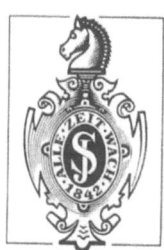

Pathologie

4 Neuropathologie Sinnesorgane
Muskulatur
Angeborene Stoffwechselkrankheiten

Ein Lehr- und Nachschlagebuch

J. Gärtner J. Peiffer H. E. Schaefer
W. Schätzle J. M. Schröder

Herausgegeben von W. Remmele

Mit 184 Abbildungen in 629 Einzeldarstellungen
und 49 Tabellen

Springer-Verlag Berlin Heidelberg GmbH 1984

Herausgeber
Professor Dr. Wolfgang Remmele
Kliniken der Landeshauptstadt, Institut für Pathologie
Ludwig Erhard-Straße 100, 6200 Wiesbaden

ISBN 978-3-642-50222-4   ISBN 978-3-642-50221-7 (eBook)
DOI 10.1007/978-3-642-50221-7

CIP-Kurztitelaufnahme der Deutschen Bibliothek
Pathologie : e. Lehr- u. Nachschlagebuch/hrsg. von W. Remmele. – Berlin ; Heidelberg ;
New York ; Tokyo: Springer
NE: Remmele, Wolfgang [Hrsg.]
4. Neuropathologie, Sinnesorgane, Muskulatur, angeborene Stoffwechselkrankheiten / [Autoren J. Gärtner . . .]. –
1984.

Bedrucken des Einbands: Siebdruckerei Löw, Stuttgart
2123/3145-54321

Vorwort

Der abschließende Band 4 der „Pathologie" hat seinen Schwerpunkt
in der Neuropathologie, also in der Pathologie des zentralen und
peripheren Nervensystems. Die engen Beziehungen dieses Themas zur
Pathologie der Sinnesorgane Auge und Ohr liegen auf der Hand; die
gemeinsame Abhandlung aller drei Kapitel in einem Band entspricht
dem üblichen Vorgehen.

Da zahlreiche Muskelerkrankungen in das Grenzgebiet zur
Neuropathologie fallen, erschien es sinnvoll, die Muskelpathologie
nicht gemeinsam mit den übrigen Erkrankungen des Stütz- und
Bewegungsapparates in Band 3, sondern vielmehr im gleichen Band
wie die Neuropathologie darzustellen.

Das Kapitel „angeborene Stoffwechselkrankheiten" knüpft in
seinem ersten Teil unmittelbar an das Neuropathologie-Kapitel an,
während der zweite Teil weitere Stoffwechselkrankheiten enthält, die
ihren Schwerpunkt in anderen Organen und Organsystemen als
dem Nervensystem besitzen. Dieses Kapitel faßt die zahlreichen
Einzelbefunde bei angeborenen Stoffwechselkrankheiten zusammen,
die in anderen Lehrbüchern der Pathologie gewöhnlich auf die
einzelnen Organkapitel verstreut sind. Die Autorenkonferenz im
Oktober 1979 beschloß einmütig, diesen Krankheiten wegen ihrer praktischen Bedeutung und angesichts der beträchtlichen Fortschritte, die
sich bei der Aufklärung ihrer biochemischen Grundlagen ergeben
haben, ein besonderes Kapitel zu widmen. Daß sich dieser Abschnitt
vor allem in seinem allgemein-pathologischen Teil auf eine Auswahl besonders wichtiger und interessanter Krankheiten beschränkt,
hat rein räumliche Gründe.

Herr Professor Dr. D. Götze und die mit der Herstellung des
Gesamtwerkes betrauten Mitarbeiter des Springer-Verlages, an erster
Stelle die Herren Matthies und Sydor, haben auch die Arbeiten an
diesem Band zu jedem Zeitpunkt tatkräftig und mit wertvollen Rat-
schlägen unterstützt. Namens aller Autoren möchte ich ihnen dafür
unseren aufrichtigen Dank sagen.

Wiesbaden, im Juli 1984   Wolfgang Remmele

Inhaltsübersicht der Bände 1, 2 und 3

Inhaltsübersicht

Autorenverzeichnis

Professor Dr. J. Gärtner
Universitäts-Augenklinik – Netzhautabteilung
Langenbeckstraße 1, 6500 Mainz

Professor Dr. J. Peiffer
Institut für Hirnforschung der Universität
Calwer Straße 3, 7400 Tübingen

Professor Dr. H. E. Schaefer
Pathologisches Institut der Universität – Ludwig Aschoff-Haus
Albertstraße 19, 7800 Freiburg i. Br.

Professor Dr. W. Schätzle
Univ.-Klinik und Poliklinik für Hals-, Nasen- und Ohrenkranke
6650 Homburg

Professor Dr. J. M. Schröder
Abt. Neuropathologie, Medizinische Fakultät
der Rheinisch-Westfälischen Technischen Hochschule
Pauwelsstraße, 5100 Aachen

Anmerkungen
- Das *detaillierte Inhaltsverzeichnis* steht jeweils am Anfang der einzelnen Organkapitel.
- Am Ende des jeweiligen Inhaltsverzeichnisses – außer beim Kapitel Neuropathologie – folgt eine Aufstellung der *weiterführenden Literatur*. Beim Kapitel Neuropathologie ist die weiterführende Literatur am Anfang jedes Teilkapitels angegeben.
- In den *Literatur-Teilverzeichnissen* innerhalb der einzelnen Organkapitel sind *Übersichtsarbeiten* durch einen vorangestellten Stern (*) gekennzeichnet.
- Die im Text erwähnten Tumoren sind mit dem Code der *ICD-O-DA-Klassifikation* (International Classification of Diseases – Oncology – Deutsche Ausgabe) versehen. Bei Sammelbezeichnungen (z. B. „maligne Lymphome", „Adenome", „Metastasen") ist nur der für diesen *Oberbegriff* gültige Code angegeben. Zur *Subklassifikation* ist der Rückgriff auf den Originaltext der ICD-O-DA (Springer, Berlin Heidelberg New York 1978) erforderlich.

Kapitel 1
Neuropathologie   Jürgen Peiffer

Inhaltsverzeichnis

Einleitung

Die Darstellung der Neuropathologie ist im Vergleich mit der Behandlung der Pathologie der übrigen Körperorgane ausführlicher sowohl im Hinblick auf den Umfang als auch auf die Zahl der aufgenommenen Literaturhinweise. Begründet wird dies damit, daß – von Handbuch-ähnlichen Publikationen abgesehen – die Darstellung der Neuropathologie in den meisten übrigen Lehrbüchern der Allgemeinen und Speziellen Pathologie ebenso wie die Darstellung der Muskelpathologie stiefmütterlich ist und nicht diejenige Information erlaubt, die nötig ist, um auch dem nicht primär neuropathologisch Arbeitenden einen ausreichenden Einblick in die Sachlage und die Problematik bestimmter Befunde zu geben. Die vorliegende Darstellung soll es sowohl dem an der Morphologie interessierten Kliniker wie jedem Pathologen erlauben, sich die für die Diagnosestellung und das Verständnis der Pathogenese erforderlichen Daten im unmittelbaren Zusammenhang mit den vergleichbaren Darstellungen der Pathologie der übrigen Körperorgane zu verschaffen. Andererseits soll der vorliegende Band für die speziell an der Pathologie des Nerven- und Skelettmuskelsystems interessierten Kliniker auch als selbständiges Nachschlagewerk dienen können.

Wie bei jeder von einem einzigen Autor verfaßten Darstellung eines ganzen Fachgebietes, die den ganzen Bereich eines Faches darzulegen bemüht ist, werden gewisse Ungleichgewichte unvermeidbar sein, auch wenn die Bemühung bestand, Ausgewogenheit zu bewahren. Unvermeidlich ist auch, daß das eine oder andere Kapitel eher auf eigener Erfahrung und spezieller wissenschaftlicher Auseinandersetzung mit der Thematik gründet, ein anderes mehr auf Literaturstudium.

Bei den Hinweisen auf die Literatur wurde vielfach auf die Erstbeschreibungen bestimmter Krankheiten oder pathogenetischer Zusammenhänge zu Gunsten von Arbeiten verzichtet, die zwar die Erstautoren nennen, aber bereits eine Problemdiskussion und -übersicht bieten. Gerade auf dem Gebiet der Neuropathologie schien mir die etwas umfangreichere Zitierung notwendig, damit der Interessierte in der Lage ist, bestimmte Darstellungen an Hand von Originalen oder speziellen Übersichten zu überprüfen und zusätzliche Erkenntnisse zu gewinnen. Dies gilt vor allem für die pathophysiologischen Abläufe, die notgedrungen nur knapp behandelt werden konnten. Ausführlicher wurde die Literatur auch dort zitiert, wo kontroverse Auffassungen bestehen oder klassische Auffassungen in jüngeren Jahren revidiert werden mußten. Generell wurde auf aktuelle Literatur besonderer Wert gelegt. Auch hypothetische, wissenschaftlich aber fruchtbar erscheinende neue Denkansätze wurden erwähnt.

Geschrieben ist der Text von einem Neuropathologen, der sich von seiner eigenen Weiterbildung her der Klinik besonders verpflichtet fühlt, weswegen auch bei verschiedenen Krankheiten wenigstens kurzgefaßte diagnostische Bemerkungen vorangestellt wurden. Dies gilt in besonderem Maße für das Stoffwechselkapitel, da hier eine eingehendere Behandlung angesichts der erheblichen Bedeutung präventorischer Maßnahmen und der Möglichkeiten der pränatalen Diagnostik notwendig erschien.

Die Darstellung wird – wie ich hoffe – auch dazu beitragen können, den gelegentlich zu hörenden Einwand zu entkräften, es handele sich bei der Neuropathologie um ein nun klassisch gewordenes Fach, in dem nach den großen Leistungen, die gerade von deutscher Seite in der ersten Hälfte dieses Jahrhunderts für die Neuropathologie erbracht worden waren, neue Entwicklungen nicht mehr zu erwarten sind. Die Ergebnisse der Immunzytochemie, die Möglichkeiten der morphologischen Darstellung von Neurotransmittern oder auch Antigenen verschiedenster Art, die enge Verbindung von Morphologie und Biochemie, die sich da und dort auch in diesem Buch niederschlägt, sollen demonstrieren, wie sehr die Wissenschaft auch auf diesem Gebiet noch im Fluß ist und wie auch von neuropathologischer Seite aus in Zukunft für die klinische Diagnostik und Therapie wie für die Grundlagenwissenschaft Bedeutungsvolles zu erwarten ist. Die Aufnahme dieser Darstellung in ein umfangreicheres Lehrbuch der Pathologie, für die ich dem Herausgeber und den übrigen Autoren dankbar bin, beweist im übrigen die enge Verbindung der Neuropathologie nicht nur zur Klinik, sondern auch zur Pathologie.

Abschließend danke ich meinen Mitarbeitern, insbesondere Frau Fridrich, Frau Nagel und Fräulein Mundle für ihre tätige Mithilfe bei der Niederschrift, bei der Erstellung der Literaturverzeichnisse und der Abbildungen.

Die Zellen des Nervensystems und ihre Verknüpfungen

Weiterführende Literatur

1. McGeer PL, Eccles JC, McGeer EG (1978) Molecular neurobiology of the mammalian brain. Plenum Press, New York London
2. Peters A, Palay SL, Webster HF (1970) The fine structure of the nervous system. Harper & Row Publishers, New York Evanston London

Morphologische und funktionelle Grundprinzipien des Nervensystems

Nerven- und Blut-Lymphsystem sind die Träger der Signale, die die Funktionen der verschiedenen Organe aufeinander abstimmen und den Organismus befähigen, auf lebensnotwendige Reize aus dem Inneren des Organismus wie aus der Außenwelt zweckentsprechend zu reagieren sowie auf lebensgefährdende Reize eine Antwort zu finden, die das Überleben, wenn auch unter Einbuße an Freiheit der Reaktionsmöglichkeiten, erlaubt. Die Verteilung der Signalübermittlung auf zwei letztlich jede Zelle erreichende Systeme ist zweckmäßig. Sie erlaubt z. B. bei der unterschiedlichen Geschwindigkeit von humoralem und neuralem System rasche Vorwarnungen und Bereitschaftshaltungen, um auf später zu erwartende gefährdende Reize sinnentsprechend reagieren zu können, sie erlaubt langsame Einstimmungen auf Belastungssituationen, z. B. in Form der Immunreaktion. Selbst innerhalb des Zentralnervensystems mit seiner überwiegend neuralen Reizvermittlung dient das Blutsystem und das System der extrazellulären Gewebsspalten, die von Liquor gefüllt sind, nicht nur der Strukturerhaltung durch Antransport der notwendigen Nahrungsstoffe wie Sauerstoff und Glukose und dem Abtransport der Metaboliten, sondern auch der Übertragung hormoneller, neuroendokriner Stoffe in organeigenen Systemen. Hierzu zählen z. B. die Beziehungen zwischen den Nervenzellen des Hypothalamus und der Hypophyse, im weiteren Sinn aber auch die Beziehungen zwischen den Nervenzellen und den sie umgebenden Gliazellen, insbesondere den Astrozyten. Dieses Wechselspiel wird durch jeden die Normvarianten übersteigenden Reiz gestört. Die Auswirkungen am Nervengewebe zu untersuchen, ist Aufgabe der Neuropathologie.

Nervenzellen

Die *Zahl* der Nervenzellen beim ausgereiften menschlichen Gehirn wird auf etwa 10 Milliarden geschätzt. Die Ausreifung ist um das 16. Lebensjahr abgeschlossen. Etwa ab dem 20. Lebensjahr gehen täglich mindestens 1000 Nervenzellen zu Grunde. Das Volumen der Nervenzellen und ihrer Fortsätze beträgt im Zentralnervensystem etwa 60%. Jede Nervenzelle erhält Informationen durch unmittelbaren synaptischen Kontakt von tausenden anderer Nervenzellen und gibt ihrerseits Informationen an zahlreiche andere Nervenzellen weiter[1].

Das klassische morphologische Beispiel der Nervenzelle ist die große, die Motorik beeinflussende *Pyramidenzelle* mit ihrem von den sogenannten Nisslschollen erfüllten und nur den Axonkegel hiervon freihaltenden Zelleib *(Perikaryon)* und dem großen, blasigen Kern mit deutlichem Nukleolus. Der lange, am Axonhügel entspringende Fortsatz, das *Axon (Synonym: Neurit),* übertrifft an Volumen das Perikaryon um ein Mehrfaches. Die zahlreichen, vom Perikaryon sich ausstülpenden *Dendriten,* die kürzer, aber stärker verzweigt sind als das Axon, dienen der Kontaktaufnahme mit den übrigen Nervenzellen und deren Fortsätzen. Die *Nisslsubstanz,* die sich bei Färbungen mit basischen Anilinfarben besonders gut darstellt, besteht aus Bläschen (Vesikel), Schläuchen (Tubuli) und flachen Hohlräumen (Zisternen des endoplasmatischen Retikulums) sowie den hieran gebundenen oder freiliegenden Ribonukleoproteingranula (Ribosomen). Dieses *endoplasmatische Retikulum* setzt sich auch auf die Dendriten fort, während das Axon Ribosomen-frei ist. Die *Mitochondrien,* die sich sowohl im Perikaryon als auch im Axon und in den Dendriten finden – hier eher langgezogen –, liegen eingehüllt in die Kanäle des endoplasmatischen Retikulums, das ihre äußere Membran bildet[4]. Das eigentliche Mitochondrion wird durch seine innere Membran und die Cristae gebildet, die sich von der äußeren Membran durch geringeren Lipid- und höheren Proteingehalt mit starker Aktivität oxidativer Enzyme unterscheiden.

Das *endoplasmatische Retikulum* ist funktionell mit der Kalziumionenregulation verbunden, vor allem aber ist es mit seinen Ribosomen die Hauptquelle der neuronalen *Proteinsynthese.* Das vom rauhen ER neu gebildete Protein folgt innerhalb des Perikaryons unterschiedlichen Wegen: Eine Fraktion wandert zum Zellkern, eine zweite, wahrscheinlich aus Enzymen bestehend, wendet sich zu den Mitochondrien und eine dritte wird im Golgikomplex mit verschiedenen Kohlenhydraten verbunden und zu Glykoproteinen umgewandelt. Diese bilden Untereinheiten für die Bildung der Neurotubuli und Neurofilamente[29].

Der *Golgiapparat* unterscheidet sich – wie im Prinzip auch ER und Mitochondrien – nicht von anderen Körperzellen mit seiner Ansammlung glatter Membranen, abgeplatteter Zisternen und Vesikel und in seiner Funktion der Protein- und damit der Enzymbildung.

Charakteristischer für die Nervenzelle sind die *Neurofibrillen*, die bereits lichtmikroskopisch bei Silberimprägnationen, unter pathologischen Bedingungen (▷ S.204, 206) auch durch Doppelbrechung, Kongophilie oder spezifische Fluoreszenz sichtbar gemacht werden können.

Elektronenmikroskopisch erweisen die Neurofibrillen sich entweder als *Neurofilamente* von 10 nm Durchmesser oder als *Neurotubuli* von 24 nm Durchmesser[40]. Man findet sie sowohl im Perikaryon wie in den Fortsätzen. Die Filamente erreichen ihre größte Dichte im Axon, die Neurotubuli dagegen in den Dendriten. Die Tubuli sind gegenüber pathologischen Vorgängen und der postmortalen Autolyse wesentlich vulnerabler als die Filamente. Diese wiederum sind im Axon stabiler als im Nervenzellkörper.

Als Zytoskelettelemente haben sie eine wesentliche Bedeutung für den axoplasmatischen Fluß (▷ S.237), durch den Proteine, Glykoproteine und andere Substanzen zentrifugalwärts, aber auch retrograd innerhalb des Axons transportiert werden. Wahrscheinlich sind auch Mikrotubuli in die Transportvorgänge eingeschlossen.

Die Neurofibrillen sind durch eine Reihe von Toxinen, vor allem Aluminium, alterierbar, wobei zopfförmige Verdickungen, entstehen die denen der Altersdemenz vom Alzheimer-Typ ähneln (▷ S.204).

Transportvorgänge laufen in ähnlicher Weise wie im Axon auch in den Dendriten ab, die die Eingangsseite für die bioelektrischen Signale darstellen.

Glykogengranula finden sich im Perikaryon der Nervenzellen ebenso wie Lipopigmente, von denen das *Lipofuszin* für verschiedene zytoarchitektonische Felder und für bestimmte Lebensalter charakteristische Ausprägungen aufweist[7]. Lipofuszinansammlungen in den Perikarya können jedenfalls in der Regel nicht als Zeichen pathologischer Veränderungen gedeutet werden. Selbst *elektronenmikroskopisch* weisen sie von der Region und dem Typ der Nervenzelle abhängige unterschiedliche Strukturen auf. Deren Kenntnis ist z.B. für die Diagnose der Zeroidlipofuszinose (▷ S.520) von Bedeutung[27].

Die im Perikaryon vorhandenen und an hydrolytischen Enzymen reichen *Lysosomen* bilden gewissermaßen das Verdauungssystem der Zelle. Sie umschließen exo- und endogenes Material, z.B. Bakterien, aber auch nicht weiter metabolisierbare Stoffe wie sie bei Enzymopathien anfallen. Diese hierbei meist in membranösen oder kristalloiden Mustern abgelagerten Stoffe charakterisieren die neuronalen Speicherkrankheiten (▷ Kapitel 5).

An bestimmte Kerngebiete und an Alterungsvorgänge gebunden sind *intrazytoplasmatische* homogene, manchmal runde bis ovale, manchmal eher stäbchenförmige *Einschlüsse* wie sie sich gelegentlich als *Bielschowsky-Körper* im Pallidum oder vor allem in den Nervenzellen des 5. und 12. Hirnnerven finden. Diese Polyglukosane enthaltenden hyalinen, *elektronenmikroskopisch* feinfilamentären Einschlüsse vor al-

lem in die großen multipolaren Neurone sind in geringen Mengen physiologisch (Abb. 1.1 a), kommen aber bei Systematrophien (▷ S.208) und mit zunehmendem Alter Hiranokörper häufiger vor[19,25,9]. Als Marinesco-Körper kommen sie bei den Systematrophien auch intranukleär vor (▷ S.202).

Diese sich auf die motorische Pyramidenzelle beziehende Beschreibung wird nicht der großen Variabilität der verschiedenen Nervenzellformen gerecht. Deren Spektrum reicht von den kleinen, chromatinreichen Körnerzellen der Kleinhirnrinde bis zu den großen Betzschen Pyramidenzellen der motorischen Rinde oder den Nervenzellen der Spinalganglien und des autonomen Systems[32].

Synapsen

Unter den Hauptabschnitten der Nervenzelle, nämlich dem Perikaryon, dem Axon, den terminalen Axonaufsplitterungen und den Dendriten, sind die beiden letztgenannten Zonen besonders bedeutungsvoll, weil sie Träger der wesentlichen *synaptischen Verknüpfung* sind. Es wird ein prä- und postsynaptischer Abschnitt an den benachbart gelegenen Kontaktzonen zweier Nervenzellen unterschieden. Das präsynaptische Axonende zeigt Ansammlungen von Vesikeln und Mitochondrien. Der Versuch, Morphologie und Chemie der Synapse in Übereinstimmung zu bringen, führte zu 2 idealtypischen *Synapsenformen:*
• *Typ I* mit breitem, 300 Å breitem Synapsenspalt und einem dichten und breiten postsynaptischen Bereich mit einer feinfädigen, plaqueähnlichen Verdichtung zum Synapsenspalt hin, funktionell als exzitatorisch, biochemisch als cholinergisch aufgefaßt.
• *Typ II:* Im Gegensatz zu dem asymmetrisch wirkenden Typ I gleichmäßig dichte, dünnere und kürzere Verdichtungszonen beidseits des synaptischen Spaltes, der nur 200 Å breit ist. Diese Synapsen werden als inhibitorisch gedeutet[10]. Sphärische Synapsenbläschen wurden als postsynaptisch erregend, ellipsoide als hemmend bezeichnet[37]. Derartige Typisierungen werden aber den komplizierten Verhältnissen nicht gerecht und gelten als verfrüht[2].

Die Entwicklung der *Synapsen* und der *Spines* - spitze Vorsprünge der Neuronenoberfläche, an denen die Synapsen meistens gelegen sind - ist vom Alter, aber auch von der Leistungsbeanspruchung abhängig. An der Bildung der dendritischen Spines, dieser für den menschlichen Kortex bedeutungsvollsten postsynaptischen Struktur, sind sowohl Vakuolen und Zisternen-artige Ausweitungen des glatten endoplasmatischen Retikulums als auch Mikrotubuli beteiligt, wobei die letzteren die Verbindung zwischen dem ER und der postsynaptischen Verdichtungsplatte herstellen[39]. Pathologische Spinebildungen finden sich z.B. bei der Menkesschen Krankheit (▷ S.522).

Jenseits des elektronendichten Synapsenspaltes weist der postsynaptische - meist dendritische - Bereich ebenfalls osmiophile, submembranöse Verdichtungen auf, die mit Mitochondrien, Mikrotubuli und

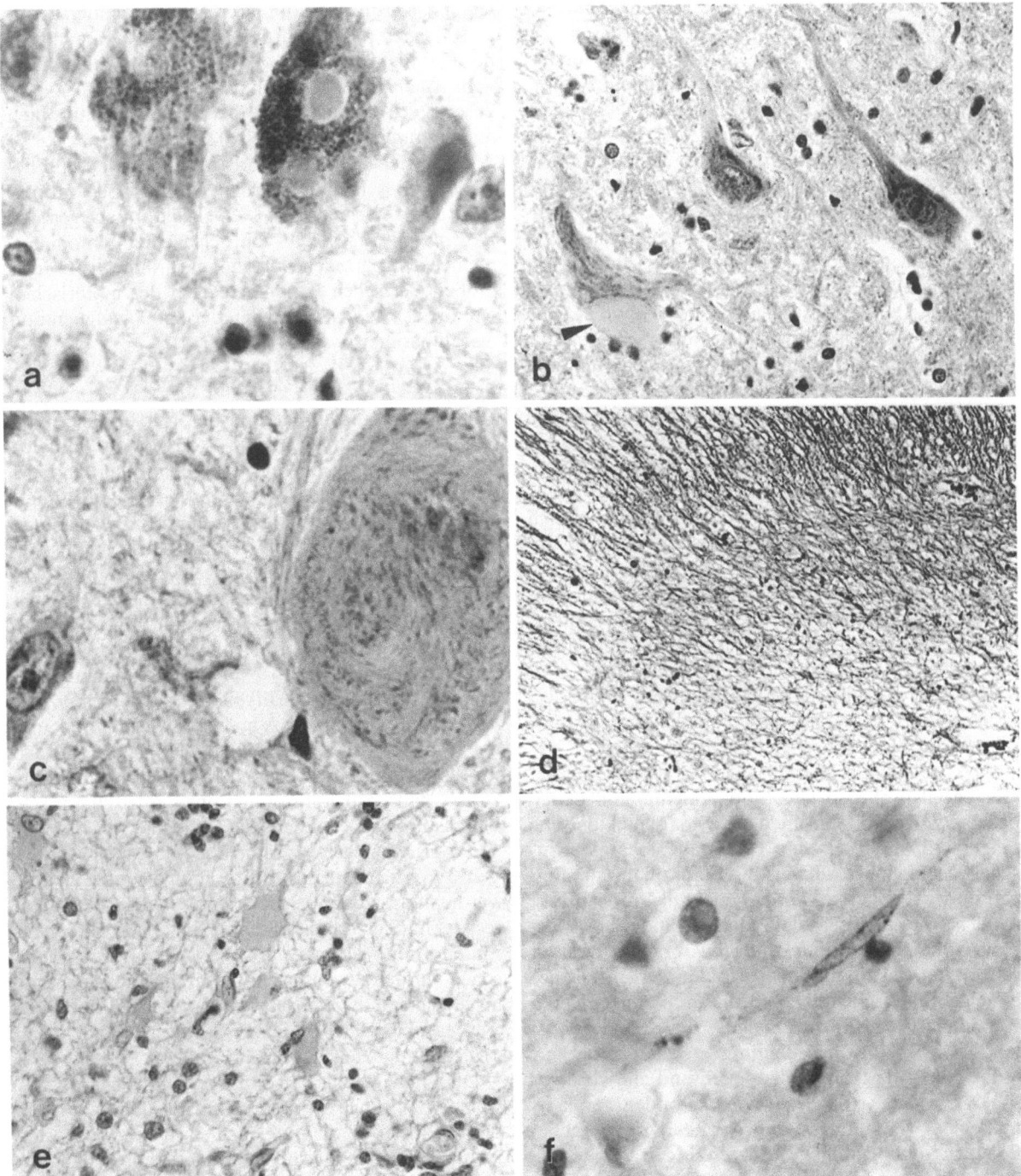

Abb. 1.1. a Intrazytoplasmatische Einschlüsse (Lewy-Körper) in Nervenzellen der Substantia nigra bei 82-jährigem Patienten mit leichtem Parkinsonismus. **b** Präsynaptische Axonschwellung im Hirnnervenkerngebiet nach hypoglykämischem Schock. **c** Ausgeprägte Axonschwellung (Sphäroid). **d** Isomorphe Fasergliose der Großhirnrinde und der Markzungen nach schwerer Hypoxieschädigung mit klinisch apallischem Syndrom. Astrozytenfaserdarstellung nach Holzer. **e** Gemästete Astrozyten in der ödematös aufgelockerten Randzone eines Tumors. **f** Stäbchenförmige Mikrogliazelle

anderen Organellen gekoppelt sind. Meist sitzen die Postsynapsen an dornförmigen Dendritenausstülpungen (spines). Die Synapsen werden von Astrozytenfortsätzen umschlossen, die auch die übrigen, synapsenfreien Nervenzelloberflächen besetzen (▷ S.9/10).

Die meist an der Spitze der Axonendigungen *(Boutons terminaux)* oder auch, z.B. an den Ranvierschen Schnürringen, entlang dem Axon vorkommenden Synapsen *(Boutons en passant)* bieten axodendritische, axosomatische (Abb. 1.1b) und axo-axonale Verknüpfungen. Daneben kommen aber auch präsynaptische Endigungen an Dendriten und Perikarya vor mit dendro-dendritischen, somato-somatischen und somato-dendritischen Synapsen[2]. Der Transport der Stoffe, die für die Erhaltung der Synapsen wie auch der Struktur der Axone und Dendriten erforderlich sind, ist an das filamentär-tubuläre Zytoskelett gebunden. Er ist energieabhängig, so daß er unter pathologischen Bedingungen des Substratmangels und unter pathologischen Elektrolytverhältnissen störbar ist.

Axonreaktion (primäre Reizung Nissl)
Bei pathologischen Vorgängen im Verlauf des Axons erfolgt im Perikaryon eine *Axonreaktion (primäre Reizung* Nissl) in Form einer initialen *Schwellung des Nervenzellkörpers,* einer *Wanderung des Kerns an den Zellrand* und einer *Chromatolyse.* Man versteht hierunter eine Auflockerung der Nisslsubstanz – meist zentral ausgeprägter –, der ultrastrukturell in der Frühphase ein Aufbrechen der ER-Zisternen in kurze Segmente und eine freie Streuung der Ribosomen über das Zytoplasma entspricht[36, 11]. Der Kernmembran lagern sich Aggregate ribosomaler Rosetten mit nur wenigen Zisternen an *(Kernkappen).*

Die zentrale Chromatolyse kann je nach Grad der Schädigung übergehen in den Zelltod mit zunehmendem Zerfall des ER und der übrigen Zellorganellen. Im Tierversuch ist die Axonreaktion bei sehr jungen Tieren ausgeprägter und führt schneller zum Zelltod[36]. Das Signal für die Axonreaktion wird über den retrograden Axonfluß vermittelt. Dieser ist auch der Träger der Information, die als *„nerve growth factor"* in adrenergen und sensorischen, aber nicht in motorischen Neuronen die Nervenzelle über Situationen im Effektorgan unterrichtet und dadurch entsprechende Wachstumsreaktionen bzw. die Synthese der adrenergen Transmitter auslöst[34].

Stoffaustausch, Extrazellularraum
Der *Austausch von Stoffen* erfolgt aber keineswegs nur von Nervenzelle zu Nervenzelle, vielmehr wurden z.B. Abgaben von Azetylcholinesterase aus Dendriten in benachbarte Gefäße[29], vor allem aber Austauschvorgänge mit der benachbarten Glia, insbesondere den Astrozyten[39], und dem extrazellulären Raum beschrieben.

Den *Extrazellularraum* bildet ein Spaltensystem, das das ganze zentrale Nervensystem durchzieht mit kontinuierlichen Verbindungen zum inneren und äußeren Liquorraum, nicht aber zu den Bluträumen, die durch die endotheliale Blut-Hirn-Schranke abgeschottet sind (▷ S.35)[38]. Sowohl vom Subarachnoidalraum wie vom Ventrikelsystem aus gelang es, Tracersubstanzen über die Interzellularspalten rasch innerhalb des Neuropils, dem Flechtwerk der Nervenzell- und Gliafortsätze, zu verteilen.

Vom Subarachnoidalraum aus dienen dieser Verteilung vor allem die *Virchow-Robinschen Räume,* die als zentralwärts immer schmaler werdende Spalten zwischen der Gefäßwandadventitia und der eingestülp-

ten Pia mater die Gefäße in das Hirngewebe begleiten. Die piale Basalmembran mit den subpialen Astrozyten bildet hier zwar eine Grenzschicht, bei der aber ein Übertritt von Substanzen nicht nur in die Astrozytenendfüße, sondern auch in die Interzellulärspalten möglich ist ähnlich wie bei den durch gap junctions relativ locker miteinander verbundenen Ependymzellen (Ausnahme: die Ependymzellen mit tight junctions im Bereich der zirkum-ventrikulären Organe. ▷ S.41[8]). Der Virchow-Robinsche Raum verengt sich um die Arteriolen und Venolen unter Fusionierung von Adventitia und Pia und verschwindet im Kapillarbereich, wo die Basalmembran, die den Gefäßen folgt und hier dem Endothel anliegt, der Basalmembran der Astrozyten eng benachbart wird, nur gelegentlich von ihr getrennt durch Perizyten.

Der durch die 20 nm dicken Interzellularspalten geschaffene *Extrazellularraum* wird auf Grund der üblichen elektronenmikroskopischen Untersuchungen, die allerdings gewisse Gewebsschrumpfungen durch die Fixierung nicht vermeiden lassen, auf *5% des Hirnvolumens* geschätzt. Intravitale Untersuchungen kommen sogar auf einen höheren Anteil *(18 bis 25,5%)*[38,13].

Haben Stoffe einmal die Blut-Hirn-Schranke im Gefäßendothel passiert, so erlaubt der Extrazellularraum eine rasche Diffusion innerhalb des Neuropils sowohl zu den Gliazellen hin als zu den Nervenzellen, wobei allerdings z.T. die Astrozyten noch zwischengeschaltet sind[38].

Gliazellen

Astrozyten

Die eben erwähnten *Interzellularspalten* werden *zu 40 bis 60% von Oberflächen der Astrozyten ausgekleidet*[42]. Die hohe Bedeutung, die den Astrozyten im Stoffwechsel des ZNS zukommt, wird bereits hierdurch offenkundig, außerdem durch die Form und Ausdehnung der Astrozyten, die als *„membrana" gliae limitans perivascularis* einerseits die Perivaskulärräume mit ihren Endfüßen umschließen, andererseits Kontakte zu den Nervenzellen gewinnen.

Die Umhüllung der Nervenzellperikarya und der Fortsätze ist allerdings sehr unterschiedlich ausgeprägt. So sind Körnerzellen, Korb- und Sternzellen der Kleinhirnrinde frei von Astrozyten, Purkinjezellen dagegen völlig von deren Fortsätzen umgeben[38]. Manchmal handelt es sich dabei auch nur um schmale lamelläre Astrozytenfortsätze, die sich zwischen das Plasmalemm der Nervenzellperikarya und die Oligodendroglia-Satellitenzellen schieben[31]. Offenbar kommt diesen Astrozytenumhüllungen eine Isolationsfunktion gegenüber unterschiedlichen Synapsen zu, besteht doch eine Beziehung zwischen dem Grad der astrozytären Umhüllung der Nervenzellen und der Homo- bzw. Heterogenität der Synapsen bzw. deren Transmitterstoffe: Bei gleichartigen präsynaptischen Endigungen ist die Gliahülle schwach, bei zahlreichen und verschiedenartigen Einflüssen ausgeprägter[22].

Morphologisch sind unter den Astrozyten *protoplasmatische und fibröse Formen zu unterscheiden.*

• *Protoplasmatische Formen:* Was bisher über die Astrozyten beschrieben wurde, bezieht sich im wesentlichen auf die protoplasmatische Form, die in der Rinde überwiegt. *Lichtmikroskopisch* handelt es sich gewöhnlich um rundliche Kerne von eher lockerem Karyoplasma, die kleiner als Nervenzellkerne sind und auch keinen so ausgeprägten isolierten Nukleolus aufweisen, andererseits größer sind als die chromatinreichen Kerne der Oligodendrogliazellen. Unter pathologischen Bedingungen schwillt das Kernvolumen der Astrozyten an unter gleichzeitiger weiterer Auflockerung des Karyoplasma bis zur sogenannten Alzheimer-II-Zelle (▷ S. 124).

Unter normalen Bedingungen lassen sich die Fortsätze lichtmikroskopisch nur durch *spezielle Imprägnationsmethoden* wie die *Cajalsche Goldsublimatfärbung* darstellen. Unter pathologischen Bedingungen – z. B. im Bereich von Ödemen oder an Nekroserändern – treten die geschwollenen Perikarya und die Fortsätze bereits im HE-Bild deutlich hervor als sogenannte *gemästete Astrozyten* (Abb. 1.1 e)

• *Fibröse Formen:* Zwischen protoplasmatischen und fibrösen Astrozyten bestehen keine prinzipiellen Unterschiede. An der Rindenmark-Grenze werden die protoplasmatischen Astrozyten zunehmend filamenthaltig. Innerhalb der weißen Substanz dominieren die *fibrösen Formen,* die hier auch an die Markscheiden angrenzen und vor allem die Ranvierschen Schnürringe mit ihren Fortsätzen umhüllen. Ihr Kern ist eher oval bis länglich, manchmal etwas eingekerbt. Die Fasern sind ausgeprägter und länger als bei den protoplasmatischen Astrozyten. Bei den auch subpial vorherrschenden fibrösen Astrozyten ist *elektronenmikroskopisch* ein höherer Gehalt an Gliafilamenten nachweisbar. Diese faserigen Astrozyten übernehmen auch vorwiegend die Aufgabe der Gewebsvernarbung. Sind ihre Fasern einigermaßen gleichgerichtet orientiert bei mit zunehmendem Alter der Vernarbung sich vermindernder Kernzahl, so spricht man von einer *isomorphen Gliose* (Abb. 1.1 d). Besonders filamentreiche Zellen werden als *piloide Astrozyten* bezeichnet (▷ S. 68, 255).

• *Corpora amylacea:* In den subpial gelegenen Astrozytenfortsätzen trifft man vor allem im Bereich der Hirnbasis an den medialen Schläfenlappenregionen auf rundliche, homogene Körperchen, die *Corpora amylacea.* Der Name ist auf die *positive Bestsche Glykogenreaktion* zurückzuführen. Bei den üblichen basischen Anilinfarben treten diese etwa 15 Mikron Durchmesser aufweisenden Körper kräftig dunkel ge-

färbt hervor. *Ultrastrukturell* bestehen sie aus dichtliegenden, verzweigten Filamenten und einer feinkörnigen Matrix, die auch Glykogengranula enthält. Die Corpora amylacea liegen innerhalb der Astrozytenfortsätze subpial und perivaskulär[26], finden sich aber auch intraaxonal in Nervenzellen[5, 35]. Es wurde eine zunehmende Häufigkeit mit steigendem Alter beschrieben[35]. Wir sahen eher Beziehungen zur Art und Schwere der Agonie.

Das ultrastrukturelle Muster der Astrozyten ist abhängig vom Reifegrad: Bei unreifen Astrozyten – z. B. bei Neugeborenen – enthalten die Astrozyten viel Mikrotubuli, dagegen wenig Filamente, während es bei ausgereiften Zellen umgekehrt ist[3].

Feinspongiöse Auflockerungen innerhalb der grauen Substanz können *durch* eine *Schwellung der Astrozytenfortsätze* bedingt sein. So wie diese Ödemreaktionen innerhalb von Stunden auftreten können, kann sich unter pathologischen Bedingungen auch das *Enzymmuster* der Astrozyten rasch ändern. Die mit Ausnahme der Glutamatdehydrogenase im Ruhezustand sehr geringe Aktivität oxidativer Enzyme kann bei gemästeten und faserbildenden Astrozyten eine starke Aktivitätserhöhung erfahren[12]. Bei den hypertrophischen Astrozyten sind darüberhinaus die Laktatdehydrogenase und andere in die Glykolyse oder den Hexosemonophosphat-Shunt einbezogene Enzyme in ihrer Aktivität verstärkt[12]. Auch unter normalen Bedingungen bestehen allerdings regionale Unterschiede in der Aktivität der Enzyme. Der Grad der Aktivität der oxidativen Enzyme ist beeinflußbar durch die Natriumkonzentration im Extrazellularraum[12]. Lysosomale Enzyme spielen in der normalen Astrozytenausstattung eine geringe Rolle. Die Astrozyten sind aber prinzipiell *fähig, zu phagozytieren*[30]; sie nehmen auch an Stoffwechselkrankheiten, die durch Enzymopathien verursacht sind, teil und speichern dann z. B. Zerebrosidsulfate oder Mukopolysaccharidkomplexe[23]. Ihre blastomatöse Entartung wird im Kapitel über die Hirntumoren abgehandelt.

Bedeutungsvoll für die Diagnostik kann dabei der *Nachweis des sauren Gliafibrillen-Proteins* sein, das einen Hauptbestandteil der Gliafilamente darstellt.

Mit seinem Molekulargewicht von 43000 unterscheidet sich diese Untereinheit der Filamente auch deutlich von den Untereinheiten der Mikrotubuli, deren Molekulargewicht 100000 beträgt, was ebenso wie die unterschiedliche Querschnittsgröße (2,5 nm bei den Filamenten, 4–5 nm bei den Mikrotubuli) für die grundsätzliche Verschiedenheit beider Strukturelemente der Astrozyten spricht[3].

• *Funktion der Astrozyten:* Unter den Aufgaben der Astrozyten spielt die *Phagozytose* die geringste Rolle. Bedeutungsvoll ist dagegen die durch die Gliafilamente mitgetragene Funktion der mechanischen *Gewebsstabilisierung* unter normalen Bedingungen und bei der Vernarbung. Die wahrscheinlich wichtigste Aufgabe liegt aber in ihrer *Beteiligung an den Stoffwechselfunktionen,* was bereits durch die oben angedeutete räumliche Beziehung zu den Interzellularspalten, den Gefäßwänden einerseits, den Nervenzellen andererseits anklang. Die Bedeutung des *Volumenanteils der Astrozytenfortsätze am Neuropil* mit 20–30%[42] wird noch dadurch verstärkt, daß die Astrozyten durch *gap junctions,* also spezielle Kontaktstellen mit erniedrigtem Membranwiderstand, miteinander verbunden sind. Diese Kontaktstellen erlauben einen leichten interzellulären *Austausch von Ionen* und anderen kleinen Molekülen[38]. Die hohe Membranleitfähigkeit für K^+ erlaubt es den Astrozyten, auf Schwankungen der K^+-Konzentration im Extrazellularraum rasch zu antworten und K^+-Ionen, die in der Umgebung der von den Astrozytenfortsätzen umhüllten Synapsen austreten, aufzunehmen und weiterzuleiten.

Diese Einschaltung in den Elektrolytstoffwechsel, die auch Kalziumionen einschließt, hat auch eine Wirkung auf den Stoffwechsel spezieller *Neurotransmitter.* So sind die Astrozyten, die auch Bindungsstellen für Serotonin, Dopamin und Azetylcholin besitzen[14], speziell in den Stoffwechsel des hemmenden Transmitters GABA (γ-Amino-Buttersäure) eingeschaltet. So wie die Astrozyten an der K^+-Homeostase beteiligt sind, so auch an der *Homeostase von GABA und Glutamat,* wozu sie auch ihr hoher Gehalt an Glutaminsynthetase befähigt[28]. Dieses Enzym inaktiviert Glutamat und wandelt es innerhalb der Astrozyten in die Aminosäure Glutamin um. Der Gehalt an Glutaminsynthetase und damit auch die Bedeutung des Einflusses der Astrozyten auf den GABA-Stoffwechsel weist regionale Unterschiede auf[28]. Die Erkenntnis, daß GABA sowohl in Neuronen als auch in Astrozyten aufgenommen und metabolisiert werden kann, daß beide Zellarten GABA-Transaminasen besitzen und daß GABA in zwei verschiedenen Kompartimenten abgebaut wird, davon das eine über die Glutaminbildung nur in den Astrozyten, beweist, *daß die Astrozyten Stoffwechseleigenschaften haben, die früher nur den Nervenzellen zugeschrieben worden waren*[28]. Die Glutamataufnahme in den Astrozyten ist allerdings 100-fach intensiver als die GABA-Aufnahme[14]. Erhöhungen der extrazellulären K^+-Konzentration stimulieren die Abgabe von GABA aus den Astrozyten. Andererseits kommt es bei einer Erhöhung der extrazellulären GABA-Konzentrationen zu einer Freisetzung von Ca^{++}[38].

Diese Daten weisen darauf hin, daß die Astrozyten in die Erregungsabläufe des Nervensystems wesentlich eingeschaltet sind. Ihre engen Kontakte zu den Interzellularspalten mit einer Art Kontrollfunktion über die hier durchfließenden Stoffwechselprodukte äußern sich auch in der Beteiligung an der Bildung der sogenannten *Glykokalyx,* einer aus Glykoproteinen, Mukopolysacchariden und Gangliosiden zusammengesetzten Substanz, deren Zuckerketten von der Membran aus in den interzellulären Raum vorspringen[38]. Die engen Beziehungen zwischen Neuronen und Astrozyten beweist andererseits der tierexperimentelle Nachweis, daß markiertes Uridin aus den Axonen in Gliazellen übertreten kann, in denen dann entsprechend markierte RNS gebildet wird[41].

Oligodendroglia

Auch diese, morphologisch durch kleinere, sehr chromatinreiche, runde Kerne und – bei entsprechender Imprägnation sichtbare – sehr kurze Fortsätze charakterisierte Zelle kommt in 2 Gestalten und gleichzeitig auch 2 Funktionen vor: Einmal als *perineuronale Satellitenzelle*[18] innerhalb der Rinde, zum anderen als *markscheidenbildendes Element.*

Im Gegensatz zur Schwannschen Zelle des peripheren Nerven werden innerhalb der weißen Substanz mehrere Axone von einer einzelnen Oligodendrogliazelle umhüllt. Auf die Vorgänge bei der Myelinisation und den Entmarkungsvorgängen wird in den Kapiteln über die Entmarkungskrankheiten und die Perinatalschäden eingegangen.

Lichtmikroskopisch sind die Oligodendrogliazellen im Marklager durch ihre Tendenz gekennzeichnet, sich in Reihen – interfaszikulär – entlang der Faserrichtung zu ordnen. *Elektronenmikroskopisch* unterscheiden sich die beiden Zellformen nicht wesentlich. Der Kern weist eine ziemlich gleichmäßige Karyoplasmaverteilung auf, manchmal mit lokalen Verdichtungen. Die Distanz zwischen der inneren und äußeren Nuklearmembran ist größer als bei den Astrozyten. Das Zytoplasma ist dicht erfüllt von Ribosomen, die teils frei liegen, teils an das endoplasmatische Retikulum gebunden sind. Das *rauhe ER* ist deutlicher ausgeprägt als das *glatte. Golgiapparat, Mitochondrien* und unterschiedlich gestaltete dense bodies unterscheiden sich nicht nennenswert von anderen Zellen. *Filamente* kommen zwar vor, sind aber deutlich weniger ausgeprägt als in den Astrozyten. *Tubuläre Strukturen* von 180–230 Å Durchmesser sind über das Zytoplasma verstreut. Sie ähneln dem Bild in den Dendriten der Neuronen[20].

● *Markscheidenbildung:* Hinsichtlich der *Markscheidenbildung* wird auf die bereits erwähnten Kapitel verwiesen. Untersuchungen, die mit Hilfe von Antiseren gegen basisches Myelinprotein vorgenommen wurden, zeigten, daß an der *Markscheidenbildung* wahrscheinlich nur die sogenannte interfaszikuläre Oligodendroglia der weißen Substanz beteiligt ist[33].

● *Remyelinisierung:* Dennoch ist gesichert, daß die perineuronale Oligodendroglia der grauen Substanz im Anschluß an Entmarkungsvorgänge die *Fähigkeit zur Remyelinisierung* hat[17]. Möglicherweise spielt diese Potenz der perineuronalen Oligodendroglia innerhalb der grauen Substanz eine Rolle für die überschießenden, pathologischen Myelinisationen wie sie beim Status dysmyelinisatus und Status marmoratus vorkommen (▷ S. 102)[17].

Das Problem der Remyelinisation innerhalb des

Zentralnervensystems steht in unmittelbarem Zusammenhang mit der *Frage der Regenerationsfähigkeit* auch *der Nervenzellen* des ZNS. Nicht nur auf Grund tierexperimenteller Untersuchungen, sondern auch auf Grund von Beispielen aus der Humanpathologie kann entgegen früheren Annahmen davon ausgegangen werden, daß Remyelinisierungen entmarkter Axone möglich sind. *Sie führen allerdings nicht zu einer ausreichenden Funktionswiederkehr,* zumal die ursprüngliche Markscheidendicke und Internodienlänge nicht mehr erreicht werden. An diesem unzureichenden Ergebnis ist wahrscheinlich die nach ausgedehnten Entmarkungsvorgängen unzureichende Zahl verfügbarer Oligodendrogliazellen schuld. Interessanter Weise können in kleinen Arealen auch innerhalb des zentralen Nervensystems Remyelinisationen durch Schwannsche Zellen auftreten[16, 15]. Im Bereich des Rückenmarks werden die Hinterwurzeln als Quelle der Schwannschen Zellen angesehen, wobei Voraussetzung eine Schädigung der subpialen Astrozyten ist. Auch an Multiple Sklerose-Herden des Gehirns wurden aber vereinzelt Remyelinisationen durch Schwannsche Zellen beobachtet, deren Herkunft hier noch unzureichend geklärt ist[15].

Ebenso wie eine begrenzte, funktionell aber nicht wirksam werdende Remyelinisierung im ZNS möglich ist, gilt dies auch für Regenerate der Nervenzellfortsätze. Innerhalb des Rückenmarks ist eine entsprechende Axonsprossung bei Ratte, Katze und Affen bis zu 9 mm Länge nachgewiesen[6]. *Elektronenmikroskopisch* ließen sich auch neue Synapsen an Stelle der alten, zu Grunde gegangenen nachweisen. Die neuen Synapsen bildeten sich vorwiegend an kollateralen Axonsprossen und erfuhren nicht die ursprüngliche Spezifität[6]. Auch hierbei ist trotz dieser beschränkten Regenerationsvorgänge eine *Funktionswiederkehr nicht zu erzielen.*

Mikroglia

Während Astrozyten und Oligodendrogliazellen als Makroglia von eindeutig neuroektodermalem Ursprung zusammengefaßt werden, ist die Mikroglia *mesodermalen Ursprungs.* Für die weit überwiegende Zahl der unter pathologischen Bedingungen proliferierenden und weitgehend die Phagozytose übernehmenden Mikrogliazellen ist davon auszugehen, daß es sich um *mononukleäre Makrophagen* handelt, die von *Blutmonozyten* oder *Gefäßwandperizyten* abstammen[21]. Sie wandern auf einen entsprechenden Gewebsreiz hin in die Nekrosezonen ein, phagozytieren die Zelltrümmer und wandern anschließend wieder zu den Blutgefäßen zurück.

● *Ruhende Mikroglia:* Daneben gibt es aber einen kleinen Anteil sogenannter *ruhender Mikroglia,* der offenbar *nicht hämatogenen Ursprungs* ist und sich auch innerhalb des normalen Zentralnervensystems nachweisen läßt. Die Kerne dieser ruhenden Mikroglia sind langgestreckt und klein, – am besten darstellbar mit Silberkarbonat-Imprägnationen nach del Rio-

Hortega, auf den die Beschreibung dieser Zelle und ihre Deutung als mesodermales Element zurückgeht. Etwa 10% der intrakortikalen Gliazellen werden der Mikroglia zugeschrieben[2].

● Im Zusammenhang mit elektiven Parenchymnekrosen oder entzündlichen Veränderungen und Ödemreizen kann es innerhalb der Rinde zu einer raschen Aktivierung der ruhenden Mikroglia in Form sogenannter *Stäbchenzellen* kommen (Abb. 1.1 f), – früher als charakteristisches Begleitsymptom der progressiven Paralyse beschrieben, heute häufiger z. B. bei frischen Ammonshornschädigungen beobachtbar. Probleme können bei dieser lebhaften Stäbchenzellproliferation hinsichtlich der Abgrenzung von ebenfalls proliferierenden Kapillarzellen auftreten. Ähnliche Schwierigkeiten können selbst bei der elektronenmikroskopischen Untersuchung auftreten[2]. Beim Kaninchen ergaben sich hinsichtlich der ruhenden Mikroglia keine Beziehungen zu Gefäßwandelementen. Das perikaryelle Zytoplasma ist ausgesprochen schmal, die Kerngröße variabel. Der Kern enthält große Brocken von Heterochromatin. Die kleinen Seitensprosse der gewundenen Zellfortsätze zeigen geringe Mengen rauhen ER's, dense bodies, Zentriolen und locker verstreute Mikrotubuli[17]. Zytoplasma und Kern sind sehr elektronendicht[20].

Eindeutiger klassifizierbar sind die aktivierten, phagozytierenden Mikrogliazellen durch ihren Gehalt an Lipiden, Myelinbruchstücken und ähnlichen Gewebstrümmern.

Literatur

1. u. 2. Weiterführende Literatur (▷ S. 6)
3. Allt G (1980) Astrocytes, filaments, and microtubules. TINS 3: 72–73
4. Allt G (1980) Neurons, mitochondria and smooth endoplasmic reticulum. TINS 3: XI–XII
5. Anzil AP, Herrlinger H, Blinzinger K, Kronski D (1974) Intraneuritic corpora amylacea. Virch Arch A Path Anat Histol 364: 297–301
6. Bernstein JJ, Bernstein ME (1973) Neuronal alteration and reinnervation following axonal regeneration and sprouting in mammalian spinal cord. Brain Behav Evol 8: 135–161
7. Braak H (1979) The pigment architecture of the human frontal lobe. Anat Embryol 157: 35–68
8. Brightman MW, Presscot L, Reese TS (1975) Intracellular junctions of special ependyma. In: Brain-endocrine interaction II. S. Karger, Basel Paris London New York Sidney, S 146–165
9. Culebras A, Segarra JM, Feldman RG (1972) Eosinophilic bodies within neurons in the human thalamus. J Neurol Sci 16: 177–182
10. Eccles JC (1964) The physiology of synapses. Springer-Verlag, Berlin
11. Egan DA, Flumerfelt BA, Gwyn DG (1977) Axon reaction in the red nucleus of the rat. Acta Neuropath 37: 13–19
12. Friede RL (1965) Enzyme histochemistry of neuroglia. In: De Robertis EDP, Carrea R (eds) Biology of neuroglia. Elsevier Publ Comp, Amsterdam (Progress in brain research, vol 15, pp 35–37)

*13. Harreveld A van (1966) Brain tissue electrolytes. Butterworth, London

14. Hertz L (1979) Functional interactions between neurons and astrocytes. I. Turnover and metabolism of putative amino acid transmitters. Progress in neurobiology, vol 13. Pergamon Press, Oxford, pp 277–323

15. Hommes OR (1980) Remyelination in human CNS lesions. In: McConnell PS, Boer GJ, Romijn HJ, Poll van de NE, Corner MA (eds) Adaptive capabilities of the nervous system. Elsevier Publ Comp, Amsterdam (Progress in brain research, vol 53, pp 39–63

16. Johnson ES, Ludwin SK (1981) The demonstration of recurrent demyelination and remyelination of axons in the central nervous system. Acta Neuropath 53: 93–98

17. Kitamura T, Tsuchihashi Y, Tatebe A, Fujita S (1977) Electron microscopic features of the resting microglia in the rabbit hippocampus, identified by silver carbonate staining. Acta Neuropath 38: 195–201

18. Ludwin SK (1979) The perineuronal satellite oligodendrocyte. Acta Neuropath 47: 49–53

19. Mendell JR, Markesbery WR (1971) Neuronal intracytoplasmic hyaline inclusions. J Neuropath Exp Neurol 30: 233–239

20. Mugnaini E, Walberg F (1964) Ultrastructure of neuroglia. In: Brodal A, Elze C, Ortmann R, Scharrer E, Töndury G, Wolff E (Hrsg) Ergebnisse der Anatomie und Entwicklungsgeschichte, Bd 37. Springer-Verlag, Berlin Göttingen Heidelberg, S 195–236

*21. Oehmichen M (1978) Mononuclear phagocytes in the central nervous system. Springer-Verlag, Berlin Heidelberg New York

22. Palay SL (1966) The role of neuroglia in the organization of the central nervous system. In: Rodahl K, Issekutz B jr (eds) Nerve as a tissue. Harper & Row Publ, New York, p 3

23. Peiffer J (1968) Gliazellen als Manifestationsorte von Stoffwechselkrankheiten. Acta Neuropath Suppl IV: 77–85

25. Probst A, Sandoz P, Vanoni Ch, Baumann JU (1980) Intraneuronal polyglucosan storage restricted to the lateral pallidum (Bielschowsky bodies). Acta Neuropath 51: 119–126

26. Ramsey HJ (1965) Ultrastructure of corpora amylacea. J Neuropath Exp Neurol 24: 25–39

27. Schlote W, Boellaard JW (1983) Role of lipopigment during aging of nerve and glial cells in the human central nervous system. In: Cervós-Navarro J, Sarkander H-I (eds) Brain aging: Neuropathology and neuropharmacology, Aging, vol 21. Raven Press, New York, pp 27–74

28. Schousboe A, Drejer J, Divac I (1980) Regional heterogeneity in astroglial cells. TINS 3: XIII

*29. Schubert PE (1976) Characteristics of dendritic and axonal transport. In: Gispen WH (ed) Molecular and functional neurobiology. Elsevier Scientific Publ Comp, Amsterdam, pp 87–109

30. Shuangshoti S, Samranvej P, Netsky MG (1979) Phagocytic astrocytes and neurons in old encephalomalacia. J Neuropath Exp Neurol 38: 235–241

31. Sotcho C, Palay SL (1968) The fine structure of the lateral vestibular nucleus in the rat. I. Neurons and neuroglial cells. J Cell Biol 36: 151–179

32. Sung JH (1980) Light, fluorescence, and electron microscopic features of neuronal intranuclear hyaline inclusions associated with multisystem atrophy. Acta Neuropath 50: 115–120

33. Sternberger NH, Toyama J, Kies MW, Webster HD (1978) Myelin basic protein demonstrated immunocytochemically in oligodendroglia prior to myelin sheath formation. Proc Natl Acad Sci USA 75: 2421–2524

34. Stoeckel K, Thoenen H (1975) Retrograde axonal transport of nerve growth factor: Specificity and biological importance. Brain Res 85: 337–341

35. Takahashi K, Iwata K, Nakamura H (1977) Intra-axonal corpora amylacea in the CNS. Acta Neuropath 37: 165–167

36. Torvik A (1976) Central chromatolysis and the axon reaction: A reappraisal. Neuropath App Neurobil 2: 423–432

37. Uchizono K (1965) Characteristics of excitatory and inhibitory synapses in the central nervous system of the cat. Nature 207: 642–643

*38. Wagner HJ, Pilgrim Ch (1979) Astroglia. Struktur sowie räumliche und funktionelle Beziehung zum Extrazellulärraum des Zentralnervensystems. Dtsch Med Wschr 104: 187–190

39. Westrum LE, Jones DH, Gray EG, Barron J (1980) Microtubules, dendritic spines and spine apparatuses. Cell Tiss Res 208: 171–181

40. Wisniewski HM, Soifer D (1979) Neurofibrillary pathology: current status and research perspectives. Mech Age Develop 9: 119–142

41. Wolburg H (1981) Axonal transport, degeneration and regeneration in the visual system of the goldfish. Advances in anatomy embryology and cell biology, vol 67. Springer-Verlag, Berlin Heidelberg New York

42. Wolff J (1968) Die Astroglia im Gewebsverband des Gehirns. Acta Neuropath Suppl IV: 33–39

Mißbildungen

Weiterführende Literatur

1. Friede RL (1975) Developmental neuropathology. Springer-Verlag, Wien New York

2. Lemire RJ, Loeser JD, Leech RW, Alvord EC (1975) Normal and abnormal development of the human nervous system. Harper & Row Publ, Hagerstown Maryland New York

Normale Gehirn-Entwicklung

Entwicklungsstadien

Die Entwicklung der Frucht *(Kyematogenese)* wird gegliedert in
• Störungen der Organanlage (*Blastogenese:* 1. bis 15. Gestationstag)
• Störungen der *Embryo- oder Organogenese* (Morphogenese; Formbildung des Organs bis 12. Woche)
• Störungen der *Feto- oder Histogenese* (Morphokinese, bis über die Geburt hinausreichend)[40].

Die Abgrenzung zwischen Embryonal- und Fetalperiode ist nicht scharf. So werden auch die Grenzen

Tabelle 1.1. Schematische Darstellung der Determinationsperioden häufiger Mißbildungen im Vergleich zu normalen Entwicklungsstufen (Gestützt auf Angaben von Zamorano u. Chuaqui 1979[91] sowie Duckett 1981[19b])

Normale Entwicklung	Zeitraum in Tagen	Mißbildungen
Neuralplatte	17.–21.	Araphie, Amyelie
Neuralrohr	19.–26.	Akranie, Anenzephalus
Schluß des Neuroporus ant.	26.	Enzephalozelen, Kranioschisis
Schluß des Neuroporus post.	27.–28.	Myelozelen, Rachischisis
Beginn der Prosenzephalonbildung	29.–30.	Holoprosenzephalie, Zyklopie
Beginn der 5-Bläschenbildung	31.–32.	Arrhinenzephalie
Beginn der Kleinhirnbläschenbildung	33.–34.	Kleinhirna- bzw. -hypoplasie
Kleinhirnentwicklung	33.–5. Mon.	Kleinhirndysplasien (Wurm 43. Tag–3. Mon.)
Beginn der Rindenbildung	35.–36.	
Kommissurenplatte und -bahnen	25.–6. Mon.	Balkenmangel (3.-Ende 5. Mon.)
	39.-Ende 2 Mon.	Syringomyelie
Vorwölbung der Stammganglien	45.	
Beginn der 3-Schichtenbildung der Großhirnrinde	47.	Agyrie, Pachygyrie, laminäre Heterotopien (43.-Ende 3. Mon.)
1. Migrationswelle	43.-Ende 3. Mon.	Noduläre Heterotopien, Porenzephalie
2.-Migrationswelle	Ende 3.-Ende 4. Mon. }	
Akzessor. Körnerschicht der Großhirnrinde	Ende 3.-Ende 9. Mon. }	Mikropolygyrie
Abschluß der Kommissurenbildung	6. Mon.	Balkendefekte
Cavum septi pellucidi	6.–9. Mon.	Persistierendes Cavum septi pellucidi
6-Schichtenrinde	Ende 7. Mon.	Rindendifferenzierungsstörungen

der Embryonalperiode unterschiedlich angegeben (Beginn: 2. bzw. 3. Woche; Ende 8. bzw. 10. Woche[58,27]). Die Embryonalperiode wurde in 23 Stufen bzw. – bewußt unschärfer – in „*Entwicklungshorizonte* für die verschiedenen Schritte der Organentwicklungen" aufgeteilt[2].

Neurulation und Kanalisation

Für die Entwicklung des Zentralnervensystems und deren Störung gibt es einige wesentliche Zeitpunkte, deren Kenntnis zum Verständnis der Mißbildungen wichtig ist (Tabelle 1.1) Das Zentralnervensystem ist das am frühesten angelegte Organ des Organismus. Seine Entwicklung beginnt mit der Bildung der Neuralplatte. Die vor diesem Zeitpunkt während der Gameto- bzw. Blastogenese erfolgenden Entwicklungsstörungen sind in der Regel mit dem weiteren Überleben nicht vereinbar.

Die *Entwicklung des ZNS* läßt sich gliedern in
• die *Bildung der Neuralplatte* (17. bis 21. Tag; 1 bis 1,5 mm Scheitel-Steißlänge),
• die *Bildung der Neuralrinne* (etwa 21. Tag; 1,5 bis 2 mm Scheitel-Steißlänge),
• die *Bildung des Neuralrohres* (19. bis 26. Tag; 2 bis 3,5 mm Scheitel-Steißlänge) mit Entstehung der sogenannten Somiten, der segmentalen Gliederung des Neuralrohres,
• den *kranialen Schluß des Neuralrohres* im Stadium von 13 bis 20 Somiten um den 25. Tag sowie
• den *kaudalen Schluß des Neuralrohres* um den 27. Tag (Scheitel-Steißlänge 2,5 mm).

An die *Neurulationsphase* schließt sich an die *Kanalisationsphase* mit der Bildung der kaudalen Rücken-

marksendigung bis zum *50. Schwangerschaftstag* und schließlich die Entwicklung des Mittel-, Klein- und Endhirns mit der Bildung der die beiden späteren Hemisphären miteinander verbindenden Kommissurenbahnen aus der Lamina reuniens (*60. Schwangerschaftstag*; Scheitelsteißlänge 30 mm). Um den *100. Tag* (Scheitelsteißlänge 130 mm) ist die Entwicklung des Balkens abgeschlossen[2].

Bei einer Scheitel-Steißlänge von 7 bis 9 mm beginnt der entwicklungsgeschichtlich wesentliche Übergang aus dem Dreibläschen- in das Fünfbläschenstadium, also die Trennung des Vorderhirns *(Prosenzephalon)* in die beiden telenzephalen Bläschen und das Zwischenhirn *(Dienzephalon)* sowie die des Rautenhirns in das kaudal an das Mesenzephalon anschließende Hinterhirn *(Metenzephalon)* und das Nachhirn[61]. Die Teilung des *Telenzephalons* erfolgt bei einer Scheitel-Steißlänge von 13 bis 17 mm.

• *Massenentwicklung* des Gehirns: Sie ist während der Fetalperiode bemerkenswert groß, variiert dabei aber zwischen verschiedenen Regionen: Zwischen dem 2. und 3. Fetalmonat beträgt die *Volumenzunahme* 416%, im letzten Schwangerschaftsmonat dagegen nur noch 42%. Im Vergleich mit anderen Körperorganen entspricht das Hirngewicht im 6. Fetalmonat 21% des Körpergewichts, bei der Geburt 15%, beim Erwachsenen dagegen nur noch 3%. Das *Kleinhirn* nimmt an dem Wachstum vom 2. bis 5. Monat deutlich weniger stark teil, wächst dagegen stark ab dem 6. Fetalmonat bis zum 6. postnatalen Monat[1].

• *Peripheres und autonomes Nervensystem:* Für die Entwicklung des peripheren und des autonomen Nervensystems sind die verschiedenen Schritte der *Neurulation* ähnlich bedeutungsvoll wie für das Zentralnervensystem: Die mit Bildung der *Neuralplatte* beginnende Neurulation führt beim 2½ Wochen alten menschlichen Embryo an den lateralen Rändern der Neuralplatte zu jeweils einer kammartigen Verdikkung, die die Neuralgrube und das spätere Neuralrohr seitlich begleitet. Um die 3,5. bis 4. Woche spezialisiert sich gemeinsam mit der Bildung des von rostral nach kaudal fortschreitenden Schlusses der Neuralrinne zum Neuralrohr diese laterale *Neuralleiste,* um in den folgenden Wochen die paravertebralen und viszeralen autonomen Ganglien, das chromaffine System sowie die Schwannschen Zellen der peripheren Nerven, die Leptomeningen und die Hautmelanoblasten zu bilden[8].

Keimlager

Die Wand des *Neuralrohres* ist der Ursprungsort der noch undifferenzierten Nerven- und Gliazellen, die später während der Gehirnentwicklung von den subependymal in der Wand der späteren Ventrikel gelegenen *Keimlagern* aus in Richtung Rinde und Stammganglien wandern.

Neuere immunzytochemische Untersuchungen haben bewiesen, daß diese *Matrixzellen* sich sehr früh in *neuronale und gliöse Zellinien* differenzieren. Die gliösen Zellen lassen sich durch ihren Gehalt an gliofibrillärem saurem Protein bestimmen. *Radiale Gliazellen* überbrücken zunächst die Distanz zwischen der Ependymschicht und der pialen Oberfläche des Zentralnervensystems. Diese radialen Gliazellen dienen als Leitschiene für die aus der Matrixzellschicht auswandernden, noch nicht voll ausdifferenzierten Nerven- und Gliazellen. Wahrscheinlich können auch die radialen Gliazellen sich später zu Astrozyten ausdifferenzieren. Die Geschwindigkeit, mit der die wandernden Neurone sich entlang den radialen Gliafasern bewegen, wird auf 2 bis 5 µm pro Stunde geschätzt[66].

Zellmigration

Die *Emigration der Glio- und Neuroblasten* zur Bildung der Großhirnrinde beginnt um die 7. Embryonalwoche, nachdem bereits in den beiden vorangegangenen Wochen eine Keimzellschicht den Hemisphärenbläschenmantel gebildet hatte, der peripherwärts ein zellfreier Randschleier angelagert war. Im Laufe der Neuroblastenemigration bilden sich zunächst die tiefen Rindenschichten. Die Sechsschichtung des Neokortex beginnt sich um den sechsten Schwangerschaftsmonat zu entwickeln.

Rindenbildung

Betrachtet man das fetale Gehirn von außen, so zeigt sich in der sonst völlig glatten – lissenzephalen – Oberfläche um die 14. Woche die erste Andeutung der späteren Sylvischen Furche. Sie wird in den folgenden Wochen überwachsen durch die *Rindenentwicklung* im Frontal-, Zentral- und Schläfenlappengebiet, wobei die Inselregion relativ versenkt bleibt. Erste Einsenkungen der Fissura calcarina und der Fissura centralis rolandi entstehen um die 24. bis 26. Woche, gefolgt von der Abgrenzung des oberen Sulcus temporalis und der Gyri prae- und postcentrales. Die wei-

tere Rindenentwicklung mit entsprechender Bildung der Sulci erfolgt nun relativ rasch um die 30. Woche. Um die 32. Woche ist die Gyrierung abgeschlossen[1].

Mikroskopisch findet sich im Großhirn ähnlich wie im Kleinhirn eine oberflächliche, *akzessorische Körnerschicht,* die der Membrana limitans gliae unterlagert ist (Abb. 1.2a). Sie erscheint um die 12. bis 13. Schwangerschaftswoche in den basalen Rindenzonen des *Allokortex* (Allo- = anders aufgebaute Rinde im Gegensatz zum Isokortex mit der typischen Sechsschichtung). Im *Isokortex* bildet sich die akzessorische Körnerschicht um die 13. bis 14. Woche, um während der 16. bis 18. Woche die gesamte Konvexität zu bedecken. Die Rückbildung dieser Schicht durch Abwanderung der Zellen in den Kortex beginnt in der Inselregion um die 27. Woche und wird abgeschlossen in Stirn- und Okzipitalrinde um die 39. Woche. Im *Kleinhirn* bildet sich die akzessorische Körnerschicht ab dem 5. Schwangerschaftsmonat im Zusammenhang mit der beginnenden starken Wachstumstendenz des Kleinhirns. Sie läßt sich auch nach der Geburt noch nachweisen und bildet sich parallel zur Entwicklung der Körnerzellschicht während des 9. bis 13. postnatalen Monats zurück. Während der ersten Postnatalmonate sind spindelförmige Zellen nach Art der akzessorischen Körnerschicht gelegentlich im Zahnkern erkennbar[1].

Bedeutungsvoll für die Interpretation möglicher perinataler Schädigungen im *Ammonshornbereich* (▷ S. 110) ist die Kenntnis, daß das *Ammonshornzellband* auch zu unterschiedlichen Zeitpunkten ausreift: Der sogenannte *resistente Bandteil* und das *Endblatt* sind früher reif als der *Sommersche Sektor.* Dieser kann daher schmale, kleine Neuroblasten zu einem Zeitpunkt enthalten, zu dem die übrigen Nervenzellen des Ammonshornbandes bereits ausgereift sind. *Diese Befunde dürfen nicht mit ischämischen Nervenzellschädigungen verwechselt werden*[1].

Mit *entzündlichen Infiltraten* ist erst nach dem 6. Fetalmonat zu rechnen[22].

Myelinisation

Während die Entwicklung der Großhirnrinde gegen Ende des zweiten Lebensjahres abgeschlossen ist, zieht sich die *Myelinisation* bis nach dem Ende der ersten Lebensdekade hin. Die Markscheidenbildung erfolgt innerhalb des Rückenmarkes in kaudokranialer Richtung an den Vorder- und Hintersträngen sowie dem Tractus cuneatus und den spinozerebellaren Bahnen sowie an den meisten Hirnnerven um die 14. Schwangerschaftswoche. Zwischen 22. und 24. Woche werden der Gollsche Strang sowie einige Oliven- und Kleinhirnverbindungen, ferner die Ansa lenticularis myelinisiert. Kurz vor der Geburt schließt sich die Markscheidenentwicklung an den kortiko- und rubrospinalen Bahnen, den Fibrae arcuatae externae, den Brückenfasern, den kortiko-zerebellaren Fasern, der vorderen Kommissur und dem Nervus opticus an. Der Markscheidenbildung geht eine starke

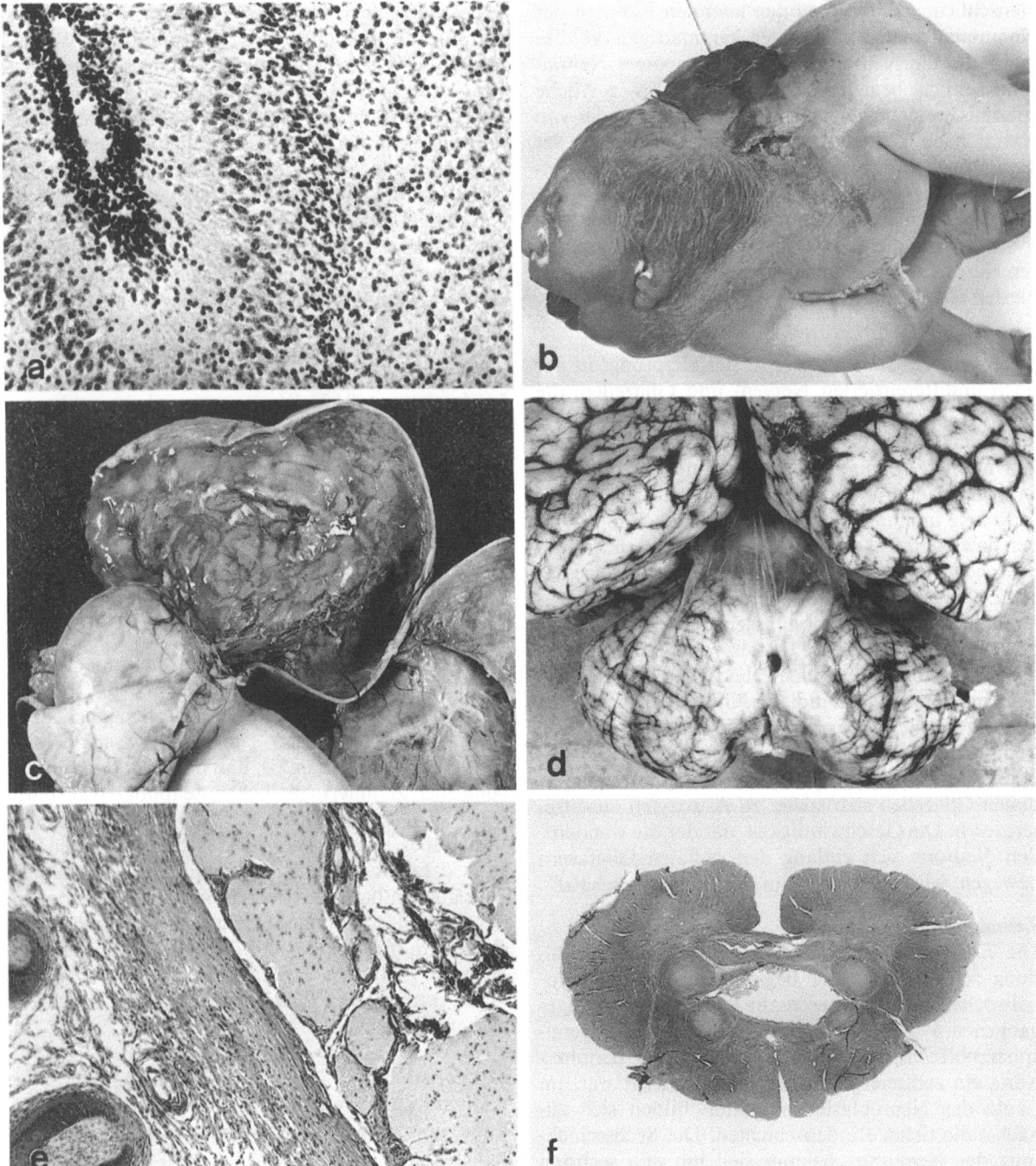

Abb. 1.2. a Akzessorische Körnerschicht der Großhirnrinde und unausgereifte Rindenstruktur bei Zwillingsfrühgeburt aus der 27. Schwangerschaftswoche mit Atemnotsyndrom. **b** Inienzephalie mit dorsaler Zelenbildung. **c** Ausgeprägte okzipitale Enzephalozele. **d** Dandy-Walker-Syndrom mit Wurmaplasie. Dünnhäutige Zyste an Stelle des Wurms mit Einblick in den Boden des 4. Ventrikels. **e** Meningomyelozele mit Verlagerung zentralnervösen Gewebes in den Zelensack dicht unterhalb der Epidermis mit ihren Hautanhangsgebilden. **f** Syringomyelie mit Stiftgliosen beidseits der spinalen Höhlenbildung

Verdichtung des Gliazellbestandes voraus (sogenannte *Myelinisationsglia*)[1].

Ein Cavum septum pellucidi ist bei Neugeborenen ein Regelbefund ebenso wie kleinere Lücken in der Ependymzellschicht. Das Cavum verschließt sich gewöhnlich während der ersten 2 Lebensjahre[1].

Dieser unvollständige Überblick über einige Daten der normalen Entwicklung kann eine systematische Darstellung nicht ersetzen wie sie in Lehrbüchern der Embryologie gegeben wird.

Mißbildungen

Definitionen

Büchner[10] unterscheidet

- *Mißbildungen* („Veränderungen im Aufbau und im Stoffwechsel des ganzen Organismus oder einzelner Organe, welche irreversibel in der Bildungsepoche des Organismus, also während der Entwicklungsperiode entstehen") von
- *Fehlbildungen*, die nach der Entwicklung auftreten und als Reifungshemmungen und -störungen von den Mißbildungen abzugrenzen seien.

In gleichem Sinne sprechen wir von Mißbildungen bei embryonal entstandenen Störungen der Organanlage und -entwicklung, von Fehlbildungen bei fetal entstandenen Reifungshemmungen und Differenzierungsstörungen[62]. Diese Unterscheidung ist für das Zentralnervensystem im Vergleich zu den übrigen Körperorganen deswegen bedeutungsvoll, weil die zentralnervöse Differenzierung mit Abschluß der Fetalperiode noch nicht zu einem Ende gekommen ist, sich vielmehr z.B. bei der Myelinisation bis weit in die Postnatalphase erstreckt und auch dann noch störbar ist. Die Bemarkung der Axone jener Nervenzellen, die die kompliziertesten intrakortikalen Verknüpfungen innerhalb der Assoziationszentren herstellen, ist z.B. erst gegen Ende des 5. Lebensjahres abgeschlossen. Noch problematischer wird es, wenn die funktionelle Reifung des Zentralnervensystems zur Diskussion steht, die in der Ausbildung der Dendriten und der synaptischen Verknüpfungen ihr morphologisches Substrat findet. Diese Spine- und Synapsenbildung ist auch von der funktionellen Inanspruchnahme potentieller Leistungen, also vom Training abhängig.

Die Begriffe Mißbildung und Fehlbildung haben in der anglo-amerikanischen Literatur keine unmittelbare Entsprechung, obwohl hier malformation von deformation unterschieden wird. („Malformation is a primary structural defect that results from localized error in morphogenesis"; „Deformation is an alteration in shape and/or structure of a previously formed part"[58]). Im Begriff der Deformation sind damit auch Schädigungen des bereits entwickelten Gehirns einschließlich der physiologischen Abbauerscheinungen an überschüssig gebildeten Zellen enthalten.

Im Hinblick auf die zum Zeitpunkt der Geburt noch nicht abgeschlossene Differenzierung ist der Begriff der *kongenitalen Mißbildung* problematisch. Dies gilt umsomehr, als nur etwa ⅓ der zentralnervösen Mißbildungen bereits zum Zeitpunkt der Geburt klinisch erkennbar ist[58].

Die Kenntnis der normalen Entwicklung erlaubt es, aus dem morphologischen Bild, das der Neuropathologe an einem pränatal verstorbenen Embryo oder Fetus bzw. postnatal vorfindet, auf den ungefähren Zeitpunkt rückzuschließen, zu dem das ZNS durch eine Schädigung getroffen wurde.

Die *Determinationsperiode* (Synonym: Teratogenetische Terminationsperiode) bestimmt den Zeitraum in der Entwicklung, in dem eine teratogene Noxe eine spezifische Mißbildung erzeugen kann. Unter dem *Determinationspunkt* (Synonym: Teratogenetischer Terminationspunkt) ist der Zeitpunkt zu verstehen, nach dessen Ablauf eine bestimmte Mißbildung durch eine teratogene Noxe nicht mehr erzeugt werden kann.

Die Bedeutung einer solchen Feststellung erwies sich beispielsweise bei der Fahndung nach den Ursachen der gehäuften Dysmelien vor einigen Jahren. So war es möglich, aus der Art der Mißbildung auf die nur wenige Tage dauernde Periode rückzuschließen, in der eine Noxe eingewirkt haben mußte. Damit gelang die Aufklärung der Bedeutung der Thalidomidwirkung. Der morphologischen Analyse und der Feststellung des wahrscheinlichen Schädigungszeitpunktes folgt also die Frage nach der Ätiologie.

Die Feststellung einer Determinationsperiode hat beim Zentralnervensystem insofern einen besonderen Aspekt, als unterschiedliche Regionen des gleichen ZNS ganz verschiedene Entwicklungsstadien erreicht haben können. Die gleiche Noxe kann so zum gleichen Zeitpunkt in einem bereits weitgehend entwickelten Gebiet – z.B. des Palaeocortex – zu Differenzierungsstörungen oder auch zur Schädigung bereits voll ausdifferenzierten Gewebes mit dem Ergebnis einer Narbe führen, in der Nachbarschaft aber in einem noch in der Entwicklungsphase befindlichen Gebiet zu einer Mißbildung. Daher trifft man am gleichen Gehirn z.B. Mikrogyrien und Ulegyrien (siehe auch Kapitel Perinatalschädigung).

Mißbildungen und Fehlbildungen des ZNS sind häufig (schwankende Angaben zwischen 25 und 89%[58]) kombiniert mit *Mißbildungen anderer Körperorgane*.

Eine typische derartige Kombination stellt beim *Morbus Down* die zerebrale Fehlbildung und die Herzmißbildung dar.

Definitorisch zu trennen sind die genetische Bedingtheit, die hereditäre Belastung und das familiäre Vorkommen solcher nicht selten in einer Geschwisterreihe mehrfach vorkommenden Mißbildung: Unter

- *Familiarität* wird lediglich das mehrfache Vorkommen einer Mißbildung in einer Familie bezeichnet ohne jede Festlegung in der Frage endogen oder exogen, hereditär oder nicht.
- *Hereditär* ist eine Krankheit, die durch ein mutantes Gen oder mehrere Gene verursacht und nach den Gesetzen der Genetik vererbt wird.

Eine hereditäre Erkrankung ist also immer genetisch bedingt, nicht jede genetisch bedingte Erkrankung ist aber hereditär, obwohl sie durch eine Anomalie im genetischen Material verursacht wurde. So ist der Morbus Down, soweit er durch ein zusätzliches Chromosom der G-Gruppe als Trisomie und nicht als Translokation verursacht ist, das Ergebnis einer unvollkommenen Chromosomenteilung und insofern genetisch, aber nicht hereditär bedingt[58].

Epidemiologie der Mißbildungen

Mißbildungen des ZNS umfassen etwa ⅓ aller kurz nach der Geburt erkennbaren gröberen Mißbildungen, also ohne Berücksichtigung der nur mikroskopisch erkennbaren Fehlbildungen[48] (Tabelle 1.2).

Bei einem Vergleich zwischen verschiedenen Ländern ergab sich die höchste Mißbildungsquote in Irland, Schottland und Kanada, die niedrigste in Frankreich, Mexiko und Japan. Bezogen auf 100 000 lebende Landesbewohner wurden in Irland 6,8, in Schottland 5,8 Toesfälle beobachtet, deren Ursache kongenitale Mißbildungen der ZNS waren[48]. Bei einer auf Nordirland, England und Wales bezogenen Untersuchung trafen auf 1 000 lebend und tot Geborene 3,1 mit Anenzephalus, 3,3 mit Spina bifida und 2,1 mit Hydrozephalus[23]. Unter 14 000 Autopsien von Kindern mit angeborenen oder frühzeitig erworbenen Zerebralschäden waren 27,1% Mißbildungen des Zentralnervensystems. Unter diesen war die tuberöse Sklerose mit 9% die häufigste Mißbildung[28]. Eine WHO-Statistik nennt die prozentuale Häufigkeit der ZNS-Mißbildungen unter 416 695 Einzelgeburten mit 2,6‰[78], eine Statistik aus New York mit 2,85‰ unter 2 004 744 Neugeborenen.

Tabelle 1.2. Häufigkeitsrate einiger angeborener Mißbildungen und klinischer Mißbildungssyndrome bezogen auf je 10 000 Geburten. (Gestützt auf ein Perinatalprojekt von 54 454 Geburten). (Nach Myrianthopoulos[59] 1977)

Anenzephalus	6,43
Mikrozephalie-Syndrom	15,98
Hydranenzephalie	0,55
Hydrozephalus int.	14,51
Makrozephalie-Syndrom	8,45
Porenzephalie	1,10
Kraniosynostose	5,14
Cranium bifidum	0,18
Schädelknochenefekt	0,18
Enzephalozele	2,02
Balkenmangel	0,18
Olfaktoriusdefekt	0,37
Arhinenzephalie	0,18
Rhachischisis	0,18
Meningozele, Meningomyelozele	7,35
Down-Syndrom	10,65

Ätiologie

Die Übersicht über die verschiedenen Formen von Miß- und Fehlbildungen des ZNS zeigt die wesentliche Bedeutung des Zeitpunkts, an dem eine Noxe das sich in Entwicklung befindliche Organ trifft.

Wesentlicher als die Art der Noxe ist die Determinationsperiode, denn sie entscheidet bei adäquatem Schädigungsgrad über das morphologische Mißbildungsmuster.

Selbstverständlich wird man bemüht sein, nach Analyse des wahrscheinlichen Schädigungstermins die in Frage kommende Noxe zu bestimmen. Vor voreiligen Schlüssen ist allerdings insofern zu warnen, als in vergleichbaren Fällen eine scheinbar gleiche Konstellation der Schädigung vorhanden ist, trotzdem aber nur eine beschränkte Zahl der Exponierten eine Mißbildung erleidet und selbst die Unterscheidung zwischen genetischen und exogenen Faktoren keineswegs leicht ist. Selbst bei autosomal-dominant vererbten Krankheiten wie der Aniridie erkranken 10% der Genträger nicht.

Zur Manifestation der Mißbildung bedarf es außer der *genetischen Schädigung* offensichtlich mehr oder weniger starker *exogener Reize*[45]. In der Mehrzahl der Fälle wird mit einer *multifaktoriellen Verursachung* zu rechnen sein, was die Bedeutung der Spezifität einer bestimmten Noxe verringert.

Die Verteilung der wesentlichen ätiologischen Faktoren auf *25% Genmutationen und Chromosomenanomalien, 5–10% exogene Schädigungen, 65–70% ungeklärte Fälle*[87] zeigt einerseits die Großzahl ätiologisch ungeklärter Mißbildungen, andererseits aber auch die Fragwürdigkeit der Trennung exogener Noxen von Genmutationen und Chromosomenanomalien, treten letztere doch z. B. nach Virusinfektionen oder Strahleneinwirkungen auf[51].

Teratogene Noxen

Sichere teratogene Noxen – wenn auch mit unterschiedlicher Penetranz – sind
- *physikalische Noxen* (z. B. Röntgenstrahlen, Hyperthermie[45,75])
- *metabolische Störungen* (z. B. mütterlicher Diabetes, Hypothyreose[6], Mangelernährung[19a])
- *Infektionen* (z. B. Zytomegalie, Toxoplasmose, Rubeolen)
- *chemische Noxen* (z. B. Methylquecksilber[11], Diphenylhydantoin[18], Zytostatika[51], Alkohol[63], Thalidomid).
Zytostatika, die auf der Basis des Folsäureantagonismus wirken, schädigen möglicher Weise gleich wie Diphenylhydantoin, das ebenfalls zum Absinken des Folsäurespiegels führt[18]. Gerade das Beispiel dieses

Antikonvulsivums zeigt die Schwierigkeit, exogene und endogene Faktoren zu trennen, besteht doch auch bei nicht antikonvulsiv behandelten epileptischen Müttern ein gegenüber der Norm erhöhtes Mißbildungsrisiko[38].

Chromosomenanomalien

Unter der Gruppe der mit *Chromosomenanomalien* verbundenen Mißbildungen bedarf die folgende Krankheit einer besonderen Betrachtung.

● *Morbus Down* (*Synonym:* Mongolismus; Trisomie 21)

Diese sehr häufig mit angeborenen Herzfehlern einhergehende Anomalie zeigt *makroskopisch* häufig keine Normabweichung am Zentralnervensystem. In seltenen Fällen sind unspezifische Veränderungen wie Verminderung des Hirngewichtes, plumpe Windungsbildung, verkürzte Hirnlänge, Furchenverschmelzung oder andere Differenzierungsstörungen des Kortex erkennbar[65]. Von größerer Bedeutung sind die jüngeren *zytometrischen* und *elektronenmikroskopischen* Untersuchungen: Es ergab sich eine Reduzierung der Nervenzellzahl pro Volumeneinheit auf 50% gegenüber der Norm bei 1½fach größerem Kernvolumen, gedeutet als Differenzierungsstörung, die am stärksten in der Area 17 ausgeprägt ist[13]. Mit Golgi-Methoden ließ sich eine signifikante Verminderung der Zahl der Spines entlang der apikalen Dendriten an den Pyramidenzellen des Gyrus hippocampi und cinguli nachweisen[77].

Bei älteren Mongoloiden (Durchschnittsalter 49) fanden sich *Alzheimersche Fibrillenveränderungen und granulovakuoläre Degenerationen* nach Art der Alzheimerschen Krankheit[3], wenn auch in einer etwas abweichenden Verteilung mit besonders starker Betonung im Gyrus dentatus[67]. In zahlreichen Fällen besteht eine *vermehrte Kalkablagerung* in den Stammganglien oder auch im tiefen Marklager, letzteres nach Art einer perinatalen telenzephalen Leukoenzephalopathie. Der letztere Befund hängt wahrscheinlich mit Kreislaufstörungen zusammen, die Folge des angeborenen Herzfehlers sind[56].

● *Trisomie 13–15 (Patau-Syndrom)*

Dieses Syndrom geht in einem hohen Prozentsatz mit dem morphologischen Schädigungsmuster einer Holoprosenzephalie (▷ S. 27) einher[5].

● *Trisomie 17–18 (Edwards-Syndrom)*

Auch diese Anomalie ist mit telenzephalen Entwicklungsstörungen verbunden, die aber nicht den Schweregrad der Holoprosenzephalie erreichen. Man sieht eher als Mikrodysplasien anzusprechende Anomalien in der Entwicklung der Hippocampusregion, des Corpus geniculatum laterale, des Gyrus cuneus und der unteren Oliven[54].

Alle Chromosomenanomalien weisen in einem hohen Prozentsatz *Körnerzellheterotopien im Zahnkern* des Kleinhirn auch noch nach dem 4. Lebensmonat auf.

Schließungsstörungen des Neuralrohres (dysrhaphische Störungen)

Das Spektrum der durch Störungen des Neuralrohrschlusses hervorgerufenen Mißbildungen – der Kerngruppe zentralnervöser Mißbildungen – ist sehr weit und reicht von den nur röntgenologisch nachweisbaren Anomalien des Wirbelbogenschlusses und der Spina bifida occulta über die Enzephalozelen bis zum Anenzephalus und der Akranie, dem Fehlen der Schädel- und Hirnentwicklung. Der ganze Komplex wird zusammengefaßt als *dysrhaphische Störungen*.

Epidemiologie

Die *Häufigkeit* der schweren, schon nach der Geburt makroskopisch erkennbaren Dysrhaphien (Synonym: Neural Tube Defects) beträgt in Irland und Wales 7 bis 8, in den Vereinigten Staaten 1 bis 2 auf 1000 Geburten. Das *Wiederholungsrisiko* in der gleichen Geschwisterreihe liegt in Irland bei 5%, in den Vereinigten Staaten zwischen 1,7 und 4,6%[14].

Eine Zusammenstellung verschiedenster Erhebungen ergab eine Wiederholungsrate von 3% bei Anenzephalus- und Spina bifida-Kranken in einer Geschwisterreihe. In 12,2% dieser Wiederholungsfälle wich das Erscheinungsbild von dem des vorangegangenen kranken Kindes ab[14].

Determinationsperiode

Die Determinationsperiode dieser schweren Dysrhaphien liegt *gegen Ende der 4. Schwangerschaftswoche*. Diese Dysrhaphien sind in 8% mit Hydronephrosen, in 8% mit Gaumenspalten, in je 5% mit Zwerchfellhernien und einem Nabelbruch und in 4% mit einer Hufeisenniere verbunden[15].

Der Schluß des kranialen Pols des Neuralrohres erfolgt um den 25. Schwangerschaftstag, der des posterioren Pols wenige Tage später. Bis zur 11. Woche ist das Neuralrohr weiter entwickelt und von den bindegewebigen Meningen umgeben[4]. Das Neuroektoderm hat sich vom Ektoderm getrennt[60]. Das Ergebnis der frühen Schädigung ist die Akranie und der Anenzephalus[52].

Akranie

Als *Akranie* wird das *Fehlen der bindegewebig vorgebildeten Schädelknochen bei Erhaltung, wenn auch anomaler Bildung des Gesichtsschädels* bezeichnet. Das Zentralnervensystem beschränkt sich auf Ansammlungen ungeordneter, von Bindegewebe und Gefässen durchzogener Nervenzellhaufen, die nur selten topographische Rückschlüsse auf bestimmte Kerngebiete erlauben.

Anenzephalie, Merozephalie

Bei der *Anenzephalie* bzw. – falls größere Teile des ZNS noch erhalten sind – der *Merozephalie* fällt der Schädel von den Stirnwülsten meist relativ flach zum Foramen magnum hin ab. Hier findet sich *anstelle des Scheitels* eine *sehr gefäßreiche, weiche, vielhöckerige Membran.* Die Augenbildung ist in der Regel erfolgt. Ist die Augenentwicklung ebenfalls gestört, so muß der Determinationspunkt auf den 18. Tag festgelegt werden[1]. Das Kleinhirn ist nicht entwickelt, dagegen sind die Brücke und der Hypophysenvorderlappen erhalten, nicht aber Zwischen- und Hinterlappen[60]. Infolge entsprechender hormoneller Störungen sind die *Nebennieren* und die *Gonaden hypoplastisch.*

Hinsichtlich der formalen Genese wird diskutiert, daß ursprünglich die Neurulation zu einem Schluß des kranialen Endes des Neuralrohres geführt hatte, dann aber Störungen in der Weiterentwicklung im Sinne einer Neuroschisis einsetzten[2].

Die Rate an Fehl- und Frühgeburten bei den Müttern der Anenzephalien ist deutlich erhöht. Frühe Erstgeburten und Schwangerschaften in hohem mütterlichen Alter gelten als gefährdend.

Ätiologie, Pathogenese

Als *pathogenetisch wirksamer Faktor* wurde in 59% der Mütter anenzephaler Kinder ein *Folat-Mangel* festgestellt gegenüber 15% bei einer Kontrollgruppe[32].

Morphologie

Makroskopisch ist die aus Knochendefekt, fehlgebildeten Nervengewebe und Hautdefekt zusammengesetzte Störung unverkennbar. Das sehr gefäßreiche und entsprechend dunkelrot verfärbte schwammige Gewebe setzt sich vielfach aus mehreren Knollen zusammen, die es in der Regel aber nicht erlauben, diese miteinander zusammenhängenden Blasen mit der normalen Bildung der Hirnblasen in Verbindung zu bringen. Die mißgebildeten Regionen gehören zum Versorgungsgebiet der A. carotis interna, weswegen auch deren Anlagestörung als primärer Faktor erwogen wurde[81], was allerdings den Gesamtkomplex der Mißbildung keineswegs erklärt, zumal sich die dysrhaphische Störung auch in Richtung Rückenmark kaudalwärts fortsetzen kann, so daß kombinierte Formen einer *Kraniorhachischisis* entstehen.

Mikroskopisch stellt sich eine *Area cerebro-vasculosa* dar, die aus einem Gemisch atypischer, angiomähnlich gestalteter Blutgefäße und irregulärer Streifen zentralnervösen Gewebes zusammengesetzt ist, das im wesentlichen aus Gliazellen mit uncharakteristisch verteilten, gewöhnlich nicht voll ausdifferenzierten Nervenzellen besteht. Es finden sich weite Bluträume, verlagerte Epidermisschläuche, Ependymzellnester und Ependym-ausgekleidete tubuläre Strukturen. Nur selten sieht man Ansätze zu einer Rindenbildung.

Geht das Bild über in eine Kraniorhachischisis, so sind Brücke und Medulla oblongata ebenfalls nicht entwickelt.

Inienzephalus

Als *Inienzephalus* (Inium, der Hinterhauptspol) wird eine Sonderform bezeichnet, bei der eine *starke Retroflexion des Kopfes bei gegenüber dem Anenzephalus besserer Erhaltung des Schädeldaches* vorliegt (Abb. 1.2 b). Die hiermit verbundene Schädigung der Hinterhauptsknochen ist gewöhnlich mit einer zervikalen Rachischisis verbunden. Das Foramen magnum sowie die obersten Halswirbel sind mißgebildet. Die Determinationsperiode des Inienzephalus occlusus liegt einige Tage nach derjenigen des Anenzephalus[49].

Fließende Übergänge bestehen zwischen dem Inienzephalus apertus, der Exenzephalie und den okzipitalen Enzephalozelen.

Enzephalozelen (Synonym: Cranium bifidum)

Die *Enzephalozelen* liegen in 70% in der squama occipitalis bei erhaltener hinterer Schädelgrube oder weiter kaudalwärts in Höhe von Foramen magnum und Atlas (Abb. 1.2 c). Selten sind demgegenüber frontale Enzephalozelen (20% nasofrontal, 10% intranasal)[55]. Entsprechend dem dysrhaphischen Charakter ist die *Mittellinie bevorzugt.* Frontal kann es zu einer pilzförmigen Verlagerung zentralnervösen Gewebes in Richtung Orbita, Siebbein bzw. Nase kommen[26]. Gewöhnlich sind mit den Enzephalozelen Fehlbildungen auch der übrigen Schädelknochen einschließlich des Gesichtsschädels verbunden. Selten sind die *parietalen (hochsagittalen) Zelen,* die sich äußerlich vielfach nur als eine pflaumengroße, pralle Vorwölbung der Haut äußern, gelegentlich aber auch gestielt als Enzephalozystozelen vorkommen[55]. Im intrakraniellen Anteil des Gehirns sind bei solchen Fällen gelegentlich auffallend tiefe Sulci zwischen dem Scheitellappen und dem Okzipitallappen sichtbar (sog. *Affenspalte*)[55].

Falx und Tentorium können hypoplastisch sein oder fehlen[1].

Bei diesen *Schizokranien* sind leptomeningeale und zentralnervöse Gewebsanteile über die Schädeloberfläche nach außen verlagert (daher auch *Exenzephalie*). Es bestehen starke Variationen zwischen einem breiten Übergang des Zelengewebes zum intrakraniellen Hirngewebe bis zu einem pilzförmigen Wachstum nach außen, das nur einen schmalen gliösen Stiel zum intrakraniellen Gewebe hin aufweist. Innerhalb der Zele liegt leptomeningeales Gewebe, vielfach eng verzahnt mit Epidermis und Fettgewebe. Das zentralwärts anschließende, aber wiederum durch zahlreiche schmale Gewebszungen mit dem bindegewebigen Mantel verzahnte zentralnervöse Gewebe kann Ependym-ausgekleidete Ventrikelausziehungen umgeben, wozu auch verlagertes Plexus chorioideus-Gewebe gehören kann. Das Gewebe ist meist stark vaskularisiert.

Pränatale Diagnostik

Diese schweren dysrhaphischen Störungen sind neuroradiologisch vielfach bereits *pränatal* zu diagnostizieren. Anhaltspunkte für ihr Vorliegen geben auch *Untersuchungen der Amnionflüssigkeit* und der in ihr schwimmenden Zellen. Erhöhungen des Spiegels des *Alpha[1]-Fetoproteins* sind ein empfindlicher Indikator für das Vorliegen dieser Dysrhaphien. Die Häufigkeit falsch-negativer und falsch-positiver Ergebnisse lag in einer kanadischen Studie an 1223 Amniozentesen bei 0,6%[74]. Auch die Erhöhung des *Azetylcholinesterasespiegels* in der Amnionflüssigkeit gibt Hinweise auf Störungen der Entwicklung des Neuralrohres[22]. Im Hinblick auf mögliche falsch-positive Ergebnisse kann die *zytologische Untersuchung* mit dem Vorkommen langer bipolarer Zellen neuroektodermalen Ursprungs einen weiteren diagnostischen Hinweis geben[7].

Zu den dysrhaphischen Störungen am zerviko-kranialen Ende des Neuralrohres gehören auch die Arnold-Chiarische und die Dandy-Walkersche Mißbildung.

Arnold-Chiari-Syndrom

Hierbei sind Anteile des Kleinhirnwurmes und die Tonsillen über die Ebene des Foramen magnum caudalwärts in den Spinalkanal verlagert. Die verlagerten caudalen Wurmanteile sind nicht selten druckbedingt nekrotisch.

Diese Mißbildung ist in der Regel gekoppelt mit einem *Hydrocephalus internus*[2], ähnlich wie bei den Enzephalozelen[35].

Die Medulla oblongata ist häufig dorsalwärts geknickt. *Röntgenologisch* läßt sich in 43% ein okzipitaler Lückenschädel *(craniolacunia)* erkennen[1]. Mit den caudalen Wurmanteilen sind gewöhnlich auch ausgezogene Teile des 4. Ventrikels mit Plexus chorioideus in den rostralen Bereich des Spinalkanals verlagert.

Das *klinische Bild* ist bestimmt durch den Hydrocephalus internus und die mit der eigentlichen Arnold-Chiari-Mißbildung verbundenen übrigen Mißbildungen einschließlich der nicht seltenen zerebralen Mikropolygyrien[1].

Dandy-Walker-Syndrom

Dieses Syndrom betrifft ebenfalls das Kleinhirn bzw. die hintere Schädelgrube einschließlich des Tentoriums.

Definition

Das Syndrom besteht aus einem Hydrocephalus internus, einer Hypoplasie oder Aplasie des Wurms und einer mit dem 4. Ventrikel korrespondierenden umfangreichen Zyste zwischen den beiden teilweise rudimentären Kleinhirnhemisphären bis zum First des Tentoriumdaches (Abb. 1.2 d). Der Schädel ist nicht selten vergrößert; auffallend ist das Vorspringen des Okziput.

Morphologie

Makroskopisch zeigt sich nach Entnahme des Gehirns, bei der meist die dorsal des 4. Ventrikel gelegene Zystenwand einreißt, ein breit lateralwärts ausgewalzter Boden des 4. Ventrikels, der seitwärts in die Zystenwand übergeht, die zunächst noch mit einer dünnen Kleinhirnrindenschicht bedeckt zu sein pflegt.

Auch diese Mißbildung ist vielfach kombiniert mit zerebralen Schizenzephalien, Balkenmangel, Lipomen und Aquäduktstenosen[1]. Die jeweilige Kombination der Mißbildungen bestimmt das klinische Bild, das sich hierbei später manifestiert als bei der Arnold-Chiarischen Mißbildung. Während die letztgenannte eher mit einer Hypoplasie der hinteren Schädelgrube einhergeht, ist diese beim Dandy-Walker-Syndrom in Verbindung mit dem vorspringenden Okziput eher erweitert.

Mikroskopisch zeigen Frontalschnitte durch das verbliebene Kleinhirn die einigermaßen normale Rindenbildung in den restlichen Hemisphärenanteilen, aber auch den Übergang in die dorsale Zyste an Stelle des Wurms. Es handelt sich bei beiden Syndromen um *Störungen in der Entwicklung der Flügelplatte,* speziell des *Velum medullare posterior.*

Platybasie/basiläre Impression

Fehlbildungen im kraniospinalen Übergangsbereich betreffen auch die röntgenologisch nachweisbare *Platybasie* und die *basiläre Impression,* die gelegentlich mit einer okzipito-atlantischen Fusion verbunden ist. Primäre zentralnervöse Störungen sind hiermit nicht verknüpft, doch kann es zu druckbedingten Sekundärschäden kommen.

Klippel-Feil-Syndrom

Hierbei besteht ein ausgeprägter Kurzhals, der mit Entwicklungsstörungen der Schädelknochen der Wirbelsäule und mit zentralnervösen dysrhaphischen Störungen verbunden sein kann.

Dysrhaphische Störungen im Bereich des Rückenmarks

Sie entstehen durch Störungen des Schlusses des unteres Poles des Neuralrohres während der Neurulation und der anschließenden Kanalisation. Sie äußern sich am häufigsten als *Spina bifida.*

Epidemiologie

Die *Häufigkeit* der Spina bifida wird sehr unterschiedlich angegeben, was mit den unterschiedlichen Kriterien der Definition zusammenhängt. *Routine-*

röntgenuntersuchungen bei 1 172 fortlaufenden Autopsien ergaben 5% mit Spina bifida occulta[37]. Es bestand insofern eine *Altersabhängigkeit,* als in der Gruppe der 7- und 8-Jährigen eine Spina bifida occulta des ersten Sakralwirbels in 41,6%, bei den Erwachsenen aber nur in 26,4% vorlag. Die Spina bifida cystica wurde in einer durchschnittlichen Häufigkeit von 1 bis 2,5 auf 1 000 *Lebendgeburten* festgestellt, wobei ethnische und geographische Variationen insofern bestehen, als *Weiße* 2½mal häufiger erkranken und die Schädigung in England mit 4,0 auf 1 000 Geburten wesentlich häufiger ist als in Japan (0,2) (▷ Übersicht[1]). *Frauen* sind etwas häufiger betroffen.

Klinik

Das *klinische Bild* ist abhängig von dem Ausmaß der dysrhaphischen Störung. *Atypische Behaarungen* über dem bevorzugten Sitz lumbosakral und *Fußdeformierungen* sind häufig mit einer Spina bifida gekoppelt. Je nach der Beteiligung des Rückenmarks und der Nervenwurzeln finden sich auch *schlaffe Lähmungen* und *Sensibilitätsstörungen.* Typische *Spaltbildungen in den Wirbelbögen* oder das *Fehlen von Wirbelbögen* charakterisieren den röntgenologischen Befund[4]. *Fibrolipomatöses Gewebe* ist mit diesen Mißbildungen häufig verbunden.

Spina bifida cystica

Klassifikation

Die *Spina bifida cystica* tritt als Meningozele oder Myelomeningozele auf.

> ● Unter *Meningozelen,* die 10 bis 20% der Fälle ausmachen, werden *zystische Ausweitungen des Spinalkanals nach dorsal unter die manchmal nekrotisch und frisch leukozytär infiltrierte Rückenhaut* verstanden, bei denen die Zystenwand nur Epidermis, durales und leptomeningeales Gewebe enthält.
> ● Bei *Myelomeningozelen* sind *darüberhinaus verlagerte Teile zentralnervösen Gewebes nachweisbar (Abb. 1.2 e).*

Die Abgrenzung ist vor allem an Hand des Operationsmaterials bei den jetzt üblichen sehr frühen Operationen sehr schwer, nicht zuletzt auch methodisch bedingt. Vielfach zeigen erst *Stufenschnitte* durch das entnommene Gewebe, daß doch zentralnervöses Gewebe in Form kleiner Inseln vorhanden ist. Die aus didaktischen Gründen üblicherweise gegebene schematische Darstellung mit der Unterscheidung der Meningo- und Meningomyelo-Zystozelen wird den tatsächlichen Verhältnissen nur sehr selten gerecht, liegt doch nur selten eine anatomisch klar in ihre verschiedenen Bestandteile und Hüllen analysierbare Zyste vor.

Morphologie

Mikroskopisch sieht man weit häufiger unter der ebenfalls vielfach fehlgebildeten Epidermis ein *fettgewebsarmes, wenig Hautanhangsgebilde enthaltendes fibröses Gewebe,* in das Zungen *zentralnervösen Gewebes* verlagert sind. Diese Zungen enthalten *Astrozyten,* seltener *Oligodendrogliazellen* und ebenfalls nur selten ausdifferenzierte *Nervenzellen.* Gelegentlich sieht man *Ependymzellnester,* selten Ependymschläuche. Bei der van Gieson-Färbung ist das zentralnervöse Gewebe vielfach durch seine homogen gelbliche Farbe erkennbar.

Am *Autopsiematerial* ist es eher möglich, auch die Beziehungen zum Rückenmark und seinen Hüllen darzustellen. In den schwer mißgebildeten Fällen findet sich nur eine *Area medullo-vasculosa.* Hierbei handelt es sich in der Regel um offene Dysrhaphien *(Rhachischisis).*

Unter einer *Rhachischisis* wird ein offener Rückenmarkskanal bei fehlendem Verschluß des Medullarrohres verstanden, wobei die weichen Häute lateral als Zona epithelio-serosa in die Epidermis übergehen. Bei den Meningomyelozelen (Abb. 1.3 a–b) ist das *Neuralrohr zwar geschlossen, aber in atypischer Weise,* so daß sich ein Bruchsack in die oft buckelförmig vorgewölbte Haut erstreckt. Enthält er nur Leptomeningen, so wird von einer

● *Meningozele* gesprochen. Ist ein liquorgefüllter Hohlraum damit verbunden, so liegt eine

● *Meningozystozele* vor. Ist außer den Leptomeningen auch Rückenmark in die Zele verlagert, so liegt eine

● *Meningomyelozele* vor. Enthält diese einen liquorgefüllten, erweiterten Zentralkanal, so besteht eine

● *Meningomyelozystozele.*

Unter 100 Meningomyelozelen fand sich in 29% eine Hydromyelie, also eine pathologische Erweiterung des Zentralkanals, in 14% eine *Syringomyelie* (▷ S. 23), in 36% im Bereich der Zele eine vollständige oder partiale Spaltung des Rückenmarks *(Diastematomyelie)* und in 35% eine offene Neuralplatte. Verdoppelte oder mehrfache Zentralkanäle lagen in 42% vor[24].

Spina bifida occulta

Mit der Spina bifida occulta, der sehr häufigen und durchaus nicht regelmäßig mit Enuresis und mit Rückenmarksfehlbildungen einhergehenden Variation[33], sind öfter einige Fehlbildungen gekoppelt, die gegen Ende der für die Dysrhaphien in Frage kommenden Determinationsperiode entstehen[33]. Hierzu gehören die Dermoidzysten und die dermalen Sinus. Unter einem

● *dermalen Sinus* werden feine Fisteln verstanden, die von der Haut der Sakralregion und von der Tiefe der Glutäalfalte aus – öfters mit einer Hypertrichosis oder einem Naevus vasculosus, Hyper- oder Depigmentierungen verbunden – in die Tiefe ziehen. Meist bleiben sie mit ihrem Ende extraspinal, doch gibt es auch Ver-

bindungen mit dem intraspinalen Liquorraum, wodurch meningitische Komplikationen auftreten können. Dermale Sinus sind häufig gekoppelt mit
• *Dermoidzysten* und *Lipomen,* die subkutan oder intraspinal liegen. Die Richtung der Hautfisteln ist – analog zu den Caudafasern und Nervenwurzeln – kranialwärts gerichtet über einen Verlauf von 1 bis 3 Segmenten[33]. Das den Kanal auskleidende Epithel gehört zum verhornenden Plattenepithel.

Zervikale oder sakrale Meningozelen

Diese ventralwärts gerichteten (anterioren) Zelen sind sehr selten und kommen in 85% beim weiblichen Geschlecht vor[2]. Mit ihnen gekoppelt, aber auch isoliert kann es zu Verlagerungen entodermalen Gewebes in den Spinalkanal und in das Rückenmark kommen. Diese *neurenterischen oder enterogenen Zysten* oder auch die Persistenz des frühembryonal vorübergehend vorhandenen *Canalis neurentericus* folgen Störungen in der Entwicklung um den 13. bis 15. Schwangerschaftstag.

Die Wand der Kanalreste bzw. der Zysten wird durch Schleimhautepithel des Magen-Darmtraktes gebildet[1, 83], selten auch durch Epithel der Bronchialschleimhaut[76]. Die Zysten enthalten eine klare oder milchige, visköse Flüssigkeit.

Syringomyelie

Epidemiologie
Es handelt sich um ein klinisches und morphologisches Syndrom, dem wahrscheinlich keine einheitliche Pathogenese zu Grunde liegt. Die *Häufigkeit* wird unter 100 000 Einwohnern mit 8,4 angegeben, in großen neurologischen Untersuchungsreihen zwischen 0,39 und 1,6% (Übersichten[46,69]). Angaben über ein häufigeres Betroffensein der Männer ließen sich nicht sichern[69]. Es gibt regionale Häufigkeitsunterschiede, so z.B. in Deutschland ein gehäuftes Auftreten entlang des Maintales in Unterfranken, aber auch im Rhein- und Maintal gegenüber einem seltenen Auftreten in Südwürttemberg-Hohenzollern[30]. Betroffen waren in den Regionen mit erhöhter Frequenz vor allem körperlich schwer arbeitende Menschen[30].

Klinik
Die Krankheit manifestiert sich in 60 bis 67% vor dem 40. Lebensjahr[31,69], doch kommen sowohl Erkrankungen im Kleinkindesalter wie in hohem Lebensalter vor. Es lassen sich 3 *Verlaufstypen* erkennen:
• In 65% schreiten die Symptome nur *sehr langsam* fort, gelegentlich über Jahre *stationär* bleibend.
• In 29% liegt ein *schubartiger* Krankheitsverlauf mit z. T. jahrelangem Stillstand vor;
• in 6% verläuft die Krankheit *relativ rasch* über wenige Monate und Jahre[31].

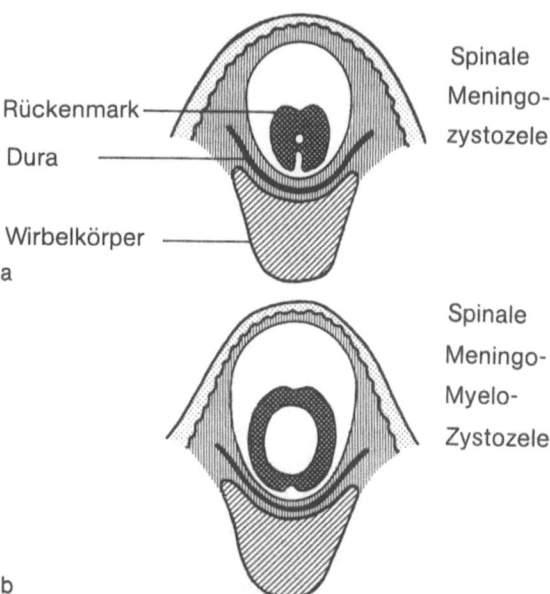

Abb. 1.3 a u. b. Spinale Zelen. Vorwölbungen der Haut über einem Bruchsack, der sich zwischen einem Wirbelspalt (spina bifida) nach dorsal erstreckt. **a** Bei einer nur aus Haut und Leptomeningen gebildeten, liquorgefüllten Ausweitung wird von einer Meningo-zystozele gesprochen. **b** Bei einer Verlagerung zentral-nervösen Gewebes in die Zelenwand liegt eine Meningomyelo-zystozele vor

Symptomatologisch stehen *dissoziierte Sensibilitätsstörungen* im Vordergrund, die nach längerem Krankheitsverlauf bei 63,8% der Kranken erkennbar sind[31]. Das Spektrum der Sensibilitätsstörungen reicht im übrigen von leichten Hyp- und Parästhesien bis zu globalen Sensibilitätsstörungen für alle Qualitäten. *Schmerzen* und *vegetative* sowie *trophische Störungen* einschließlich *neurogener Arthropathien* gehören weiterhin zum typischen Syndrom[31]. *Kyphoskoliosen* sind nicht selten und können den klinischen Symptomen Jahre vorausgehen[31]. Auch *Traumen* finden sich nicht selten in der Vorgeschichte[31, 69, 72], ebenso ist eine Kombination mit *Tumoren im Bereich der hinteren Schädelgrube und des Rückenmarkes* mehrfach beschrieben. Die Krankheit tritt gewöhnlich *sporadisch* auf, doch sind seltene *familiäre* Formen beschrieben[46].

Morphologie
Makroskopisch sind bei Betrachtung des Rückenmarks und der Medulla oblongata vielfach lokale Auftreibungen, selten auch arachnitische Verklebungen erkennbar mit einem Schwerpunkt in der zervikalen Übergangsregion.

Auf Querschnitten sieht man – rostral in der Medulla oblongata als *Syringobulbie* beginnend – *Höhlenbildungen,* die mit oder ohne Zusammenhang mit dem Zentralkanal neben diesem liegen (Abb. 1.2 f). Der Zentralkanal selbst ist vielfach stark erweitert *(Hydromyelie).* In unmittelbarem Übergang zu der gliotischen Wand der Höhlen, aber auch ohne lokale Beziehungen zu den Höhlen kommen stiftförmige Gewebsverhärtungen *(Stiftgliose)* vor.

Mikroskopisch bedarf es zur Klärung der topographischen Verhältnisse *zahlreicher,* möglichst in regelmäßigen Stufen ausgeführter *Schnitte* durch das Rückenmark, um die Beziehungen zwischen den verschiedenen Herden beurteilen zu können.

Der *Zentralkanal* ist auch bei starker Erweiterung durch seine topographische Lage und seine Auskleidung durch Ependymzellen definierbar. Bei einer starken Hydromyelie kann die Ependymauskleidung allerdings Lücken aufweisen. Andererseits finden sich in den abseits des Zentralkanals liegenden intramedullären Höhlen, den diese Krankheit ihren Namen verdankt *(Syrinx = Flöte)* vielfach ebenfalls Ependymzellauskleidungen. Häufiger allerdings fehlen Ependymzellen und man sieht lediglich eine glatte, durch Gliazellen gebildete Wand. Die Wandschichten sind sehr faserreich, wobei auch Rosenthalsche Fasern vorkommen. Dies gilt vor allem für diejenigen Fälle, bei denen sich innerhalb dieser gliotischen Wand Hämosiderinablagerungen finden.

Es gibt fließende Übergänge zu den allerdings nicht regelmäßig mit der Höhlenbildung verbundenen *Stiftgliosen.* Diese tumorähnlich sich häufig über mehrere Segmente des Rückenmarks erstreckenden Gliaverdichtungen sind faserreich und gewöhnlich zellarm. Immerhin kann es in Einzelfällen zu Schwierigkeiten in der Abgrenzung gegenüber piloiden Astrozytomen und anderen Gliomen kommen. Die Bevorzugung der Mittellinien-nahen Regionen durch die Höhlenbildung und die Stiftgliosen erklärt das klinische Bild mit der dissoziierten Empfindungsstörung und den vegetativen Symptomen.

Pathogenese

Die Möglichkeit, intravital die Ausdehnung der Höhlen computertomographisch zu verfolgen, hat neue Erkenntnisse auch für die *Pathogenese* erbracht. Es ergaben sich hieraus Argumente, eine *kommunizierende* von einer *nicht-kommunizierenden Form* der Syringomyelie zu unterscheiden. Im Zusammenhang mit dieser Unterscheidung steht die pathogenetische Gliederung in

● *Mißbildungen vom Typ der Dysrhaphie* und in
● *sekundär entstandene Höhlenbildungen nach Traumata,* in Verbindung mit *Tumoren* oder anderen Prozessen, die zu einem *Hydrocephalus internus* führen. Die Vorstellungen gehen dahin, daß es bei Traumen zu intramedullären Schranken- und Kreislaufstörungen, selten auch zu Blutungen kommt, in deren Verlauf sich eine progrediente zystische Myelopathie mit Konfluieren des kleinzystisch umgewandelten Gewebes zu größeren intramedullären Zysten einstellen kann.

Die Mehrzahl der Autoren bringt die Entstehung mit *Störungen der Liquordynamik* in Verbindung: Bei Verschlüssen der Foramina Magendi und Luschkae komme es zu einem pathologischen Liquorabfluß aus dem 4. Ventrikel in den Zentralkanal oder auch rostral unter den Boden des vierten Ventrikels als *Hydrobulbie*[21]. Arachnitische Verklebungen, Tumoren und andere die normalen Abflußverhältnisse des Liquors in der hinteren Schädelgrube und im Spinalkanal beeinflussende Krankheiten begünstigten das Eindringen von Liquor nicht nur in den Zentralkanal, sondern auch extrakanalikulär in das intramedulläre Gewebe. Die Bezeichnung „kommunizierend" bezieht sich auf den Zusammenhang der intramedullären Höhlen mit dem vierten Ventrikel.

Fehlbildungen der basalen Schädelknochen vor allem in der Atlanto-Okzipital-Region, Tumoren und verschiedene Ursachen eines Hydrocephalus internus legen es aber nahe, für einen großen Teil der Syringomyelien letzlich doch einen *Mißbildungskomplex im Sinne eines Dysrhaphiesyndroms* anzunehmen, wobei die Störung der Liquordynamik ein pathogenetisch wesentliches Moment darstellt, das auch erklärt, warum die Krankheit sich erst um das 3. oder 4. Lebensjahrzehnt klinisch zu manifestieren pflegt. Besonders die kommunizierenden Syringomyelien sind eher durch eine dysrhaphische Ätiologie erklärbar, wobei plötzliche Druckerhöhungen im Spinalraum durch Husten, Nießen, oder schwere körperliche Arbeit im Sinne eines Ventilmechanismus Liquor in den dysrhaphischen Bereich zu pressen in der Lage sind[69,21,84].

Bei Tumoren, die in der Nähe des Aquäduktes wachsen, kann es *sekundär* ebenfalls zur Entwicklung einer kommunizierenden Syringomyelie kommen[85]. Bei *Traumen* und *Arachnitiden* ist dagegen eher mit einer fehlenden Kommunikation mit dem 4. Ventrikel zu rechnen. Hierbei spielen auch dysrhaphische Schädigungen wahrscheinlich keine Rolle.

Aquäduktstenosen

Ätiologie, Pathogenese

Stenosen können auftreten, wenn der Aquädukt durch *Druck von außen bei Tumoren oder Massenverschiebungen anderer Genese* eingeengt wird, wenn es z.B. *nach Entzündungen* zu Proliferaten der Ependymzellen und der subependymalen Glia gekommen ist oder wenn eine *dysrhaphische Störung* zu Verschlüssen oder Fehlbildungen der Aquäduktes geführt hat. Sieht man im Rahmen dieses Mißbildungskapitels von den Aquäduktstenosen durch Tumoren und Massenverschiebungen ab, so zeigt sich dennoch, daß die Abgrenzung zwischen entzündlich bedingten und angeborenen, auf Mißbildungen beruhenden Stenosen keineswegs so einfach ist. Experimentelle Untersuchungen mit Mumpsvirusinfektionen haben ein breites Spektrum morphologischer Folgen ergeben, das von *entzündlichen Infiltraten* und dem Bild einer *Ependymitis granularis* bis zu *Aquäduktverschlüssen ohne Zeichen florider oder vorangegangener Entzündung* führt, von *Aufspaltungen* und *gabelförmigen, z.T. blind endenden Aquäduktverzweigungen* bis zu *gliotischen Vernarbungen*[43]. Gerade diese zarten häutigen

Verschlüsse – bevorzugt nahe dem Übergang zum 4. Ventrikel –, das Vorkommen mehrerer Ependym-zell-ausgekleideter Schläuche nebeneinander und die Verbindung mit Gliafaserverdichtungen waren aber die Kriterien für die Annahme einer dysrhaphischen Genese[12].

Differentialdiagnose dysgenetische/entzündliche Aquäduktstenose

Die Abgrenzung dysgenetischer von entzündlich ver-ursachten Aquäduktstenosen kann jedenfalls sehr schwer sein. Die Häufigkeit der Kombination derarti-ger Gliosen und aberrierender Ependymschläuche mit anderen dysrhaphischen Störungen spricht aller-dings doch zu Gunsten der Dysgenesie. Ausgeprägte subependymale Wucherungen unter dem Bild einer Ependymitis granularis lassen andererseits eher eine entzündliche Genese vermuten. Pränatal erfolgende Infektionen wie z. B. Rubeolen der Mutter sind im üb-rigen eine mögliche exogene Ursache derartiger Dys-genesien[68].

Hydrocephalus internus bei Syringomyelie

Ein die Aquäduktstenose begleitender *Hydrocephalus internus* (▷ S. 43) wird gewöhnlich als Folge der Stenose (Hydrocephalus occlusus) aufgefaßt. Die Erfahrung, daß mit dysrhaphischen Störungen ein Hydrozephalus häufig auch dann verbunden ist, wenn eine Aquäduktstenose nicht nachweisbar ist, hat zu der Hypothese geführt, daß das gemeinsame Vor-kommen von Hydrozephalus und Aquäduktstenose eher in einem umgekehrten Kausalzusammenhang gesehen werden könnte, wonach der Hydrozephalus sekundär zu einer druckbedingten Einengung des Aquäduktes führen würde[53]. Die Diskussion über den Realitätsgehalt dieser Hypothese ist noch nicht abge-schlossen. Für die Mehrzahl der Fälle halten wir die klassische, auf Dandy zurückgehende Erklärung für plausibler.

Starke *Variationen* in der Ausbildung des Aquäduk-tes hinsichtlich seiner Lumenweite und des Vorkom-mens von blind endenden oder wieder in das Haupt-lumen zurückführenden Nebenschläuchen sind auch ohne Entstehung eines Hydrocephalus internus häu-fig. Ähnlich variabel sind die Bildungen des spinalen Zentralkanals einschließlich seiner kaudalen Ausläu-fer im Filum terminale, wo sich in 25% Gabelbildun-gen und Duplikaturen finden[80].

Cava septi pellucidi

Pathogenetisch ähnliche Verhältnisse bieten sich bei den kommunizierenden *Cava septi pellucidi,* für die zwar in der Mehrzahl der Fälle eine *dysontogenetische Störung* zu unterstellen ist (Abb. 1.4a), andererseits eine *traumatische Genese* für einige Fälle als gesichert angenommen werden kann. So fanden sich bei *Boxern* häufig erweiterte und kommunizierende Cava septi

pellucidi, wobei der pathogenetische Mechanismus noch nicht hinreichend geklärt ist[9].

Die Festlegung der Grenze, von welcher Größe ab ein Cavum septi pellucidi als pathologisch und dys-ontogentisch aufzufassen ist, ist strittig. Bei *Neugebo-renen* ist ein Cavum septi pellucidi ein normaler Be-fund. Es handelt sich um einen Spaltraum, der zwischen den Septumblättern liegt und sich zwischen den absteigenden Schenkel der Fornices kaudalwärts erstreckt.

Cavum Vergae

Hierunter wird ein Spaltraum verstanden, der im kau-dalen Abschnitt des Septum pellucidum zwischen Psalterium und Splenium erscheint. Beide Cava kön-nen miteinander in Verbindung stehen. Beide kom-men als abgeschlossene Räume oder kommunizierend mit dem Ventrikelsystem vor.

Das Vorkommen eines Cavum septi pellucidi oder eines Cavum Vergae kann per se *nicht* als Zeichen ei-ner Dysplasie gedeutet werden[1]. Andererseits kann eine deutliche Verbreiterung des Cavum als Hinweis auf Anomalien in der Ausbildung der hippocampalen Kommissuren (Psalterium) oder des Balkens verstan-den werden. Bei solchen verbreiterten Cava besteht ein häufigeres Vorkommen von Epilepsien[25]. Die röntgenologisch nachweisbaren Norm-Grenzwerte der Cavumdicke werden mit 2 mm angegeben[71].

Agenesien des Septum pellucidum

Auch diese Störungen sind mit einem häufigeren Vor-kommen von Epilepsie gekoppelt[82]. Sie sind eine si-chere Mißbildung, die mit Opticus-Mißbildungen ver-bunden sein kann[1].

Verschmelzung der Thalami

Solche Verschmelzungen mit vollständigen oder weit-gehenden Atresien des 3. Ventrikels sind Fehlbildun-gen, die ebenfalls über die Variationsbreiten in der Größe der Massa intermedia hinausgehen. Sie kom-men z. B. bei alkoholbedingten Fetopathien vor[44,63].

Schizenzephalien

Sie sind Spaltbildungen der Konvexitätsrinde, die ge-wöhnlich doppelseitig auftreten und die von den en-zephaloklastischen Porenzephalien (▷ S. 102) zu un-terscheiden sind. Bei ihnen bestehen gleiche ätiolo-gische Bedingungen.

Die Ränder der Spalten, die bis zum Ventrikel rei-chen können, enthalten gewöhnlich graue Substanz, z. T. in Form kleinknotiger Heterotopien. Es kommt

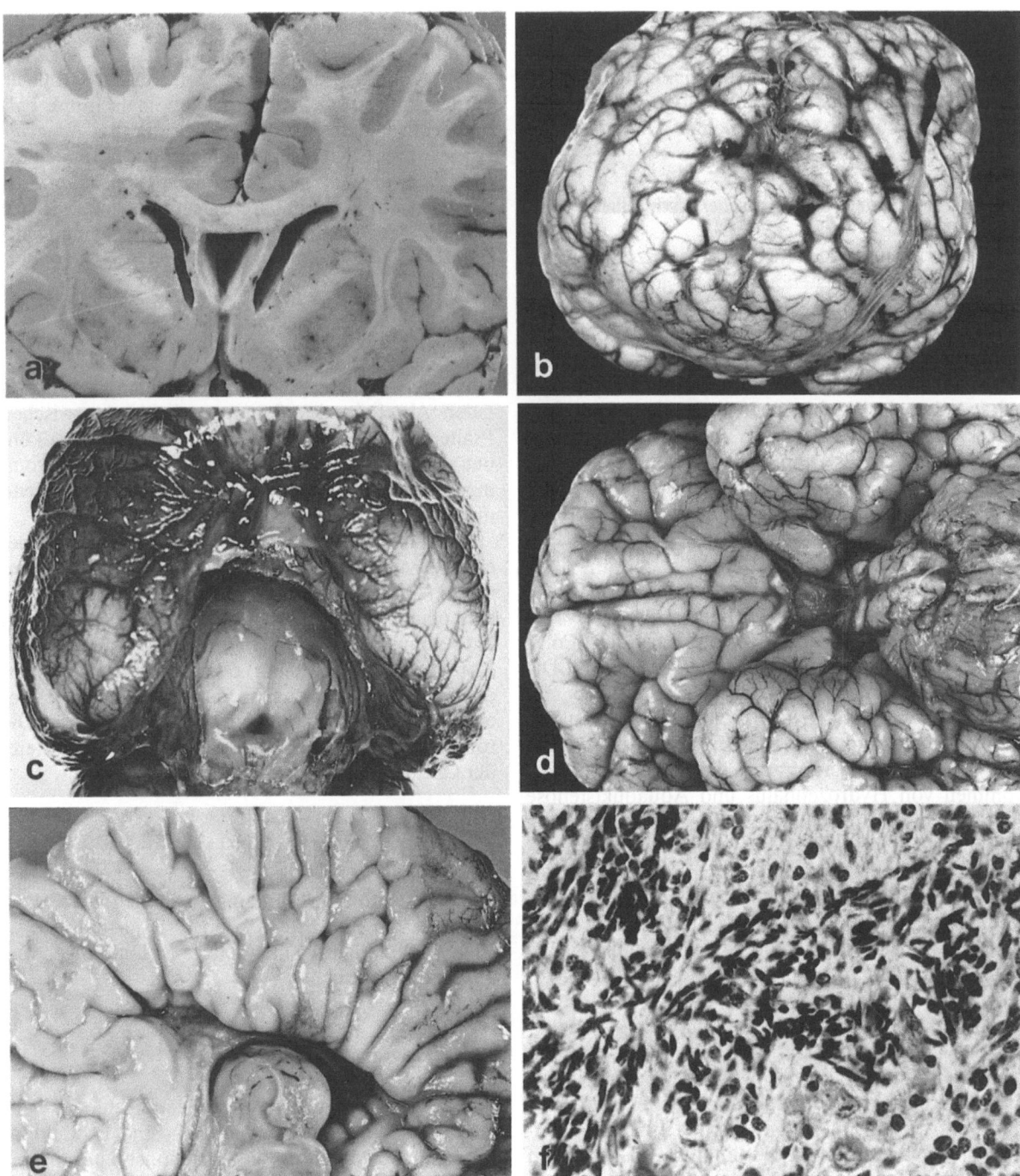

Abb. 1.4. a Megalenzephalie (1910 g schweres Gehirn eines 3-jährigen Kindes) mit stark ausgeprägtem Cavum septi pellucidi. Familiärer Schwachsinn mit Krampfanfällen. **b** Holoprosenzephalie mit univentrikulärem Gehirn und Verschmelzung der beiden Frontallappen. **c** Univentrikuläres Gehirn mit Einblick in den Übergang vom 4. Ventrikel in den gemeinsamen Ventrikelraum. **d** Arrhinenzephalie mit fehlenden Bulbi olfactorii. **e** Balkenmangel bei einem Frühgeborenen mit Arrhinenzephalie. Medialseite der Hemisphäre mit rädiär gestellten Windungsendungen. **f** Körnerzellheterotopie im Zahnkern des Kleinhirns bei Zwillingsfrühgeburt in der 27. Schwangerschaftswoche

andererseits auch ein Überwachsen von Markscheiden-haltigen, makroskopisch zuckergußähnlich aussehenden Gewebsanteilen auf die Spaltoberfläche vor[63]. Häufiger ist ein Pia-Ependymsaum[89,90].

Die Spalten, die auch an der Orbitalfläche vorkommen können, sind manchmal mit *anderen Mißbildungen* und mit einem *Hydrocephalus internus* gekoppelt. Der Hydrozephalus wird bei Fällen mit schwerer Rindenfehlbildung als Ausdruck eines frühen, persistierenden Bläschenstadiums, also als *Vesikulozephalie* gedeutet[44].

Als *Determinationsperiode* für die Entstehung der Schizenzephalien werden die ersten zwei Fetalmonate angesehen. Die erwähnten Spaltbildungen können bis zu weiten porenzephalen Defekten erweitert sein, deren Ränder dann im Gegensatz zu den in späterer Fetalzeit auftretenden enzephaloklastischen Porenzephalien von Mikropolygyrien umgeben sind[16].

Faziale Dysmorphien und Holoprosenzephalie (Mißbildungen durch Störungen der telenzephalen Entwicklung)

Im Gegensatz zu den im Grundsatz auf Störungen des Schlusses des Neuralrohres zurückzuführenden dysrhaphischen Störungen beruhen die im folgenden zu behandelnden Mißbildungen auf Störungen in der Entwicklung der rostralen Endhirnentwicklung, vor allem im Übergang vom 3- zum 5-Bläschenstadium, und in der Entwicklung der Kommissurensysteme. Auch hier sind die schwersten Mißbildungen nicht auf das Zentralnervensystem beschränkt, sondern beziehen den Gesichtsschädel, insbesondere die Augen- und Nasenregion ein. Das Spektrum reicht von diesen schweren Formen nach Art einer Zyklopie bis zum isolierten Fehlen der Bulbi und Tractus olfactorii oder partiellen Balkendefekten.

Zyklopie

Sie ist die schwerste Form einer fazialen Dysmorphie. Das Gesicht zeigt ein einzelnes, median gelegenes Auge oder 2 eng benachbarte Augen in der Höhe der üblichen Nasenwurzel. Darüber liegt ein meist kleiner Nasenbürzel. Die Nervi optici sind fusioniert oder atypisch geteilt. Sie können auch fehlen. Der Gesichtsschädel ist vor allem im Axillar- und Ethmoidbereich und orbital deformiert mit Fehlen oder atypischer Lage einzelner Knochen.

Zebozephalie

Hierbei ist der Augenabstand ebenfalls verengt *(Hypotelorismus)*, die Nase an üblicher Stelle, aber kurz und flach *("Steckdose")*. Die Foramina n. opt. liegen eng beieinander, das Septum nasi fehlt. Häufig besteht eine mittlere Lippenspalte.

Trigonozephalie

Bei dieser Mißbildung sind die beiden Stirnbeine spitzwinklig zueinander gestellt. Falx und Sella turcica fehlen gewöhnlich[2, 1]. Neben diesen ausgeprägten fazialen Dysmorphien kommen bei dem gesamten Komplex der Holoprosenzephalie, zu der die mit dem Gesichtsschädel verbundenen Hirnmißbildungen gehören, auch eine Reihe unspezifischerer und weniger stark auffallender Gesichts- und Schädelanomalien vor.

Die telenzephalen Mißbildungen gliedern sich in
* Holoprosenzephalien und
* Balkenmangel,

wobei diese beiden Gruppen, die an und für sich hinsichtlich der Formalgenese unabhängig voneinander sind, nicht selten gemeinsam vorkommen.

Holoprosenzephalie

Synonyma
Holotelenzephalie; Arrhinenzephalie

Klassifikation
Die Gruppe der Holoprosenzephalien (HPE) wird nach dem makroskopischen Aspekt gegliedert in *alobäre*[58], *semilobäre, lobäre, abortiv lobäre* Formen und in *Aplasien der Bulbi und Tractus olfactorii*. Die alobäre Form ist am schwersten mißgebildet, die semilobäre Form soll eine Zwischenstufe zu den weniger stark ausgeprägten lobären Formen darstellen.

Epidemiologie
Die meisten Fälle treten *sporadisch* auf. Es besteht keine Geschlechtspräferenz. Angaben über die *Häufigkeit* entspringen unterschiedlichen Bezugsgrößen: Auf 13 000 Geburten wurde 1 HPE beobachtet. Andere Berechnungen nennen 0,04 bis 0,07% unter allen Geburten, andererseits 4 bis 10% unter den Fällen mit kongenitalem Hydrozephalus. Unter einer großen Serie zerebraler Mißbildungen repräsentierten die HPE einschließlich des Balkenmangels 27%[41].

Klinik
Das *klinische Symptombild* schwankt je nach Ausprägung der Zerebralschädigung zwischen schwerer Idiotie, Blindheit, Anosmie und geringgradigen Verhaltensstörungen mit Riechstörungen.

Ätiologie, Pathogenese
Ätiologisch findet sich häufig eine Kombination mit Chromosomenanomalien, insbesondere mit der Trisomie 13 bis 15 oder einem Ringchromosom der Gruppe 13 bis 15, mit einem kurzen Arm des Chromosoms 18

oder mit chromosomalem Mosaizismus[1]. Es kommen andererseits Trisomien 13 bis 15 ohne Holoprosenzephalie ebenso vor wie eine HPE ohne Chromosomenanomalien.

Die *formale Genese* ist im Grundsatz auf eine Störung der Ausstülpung der sekundären telenzephalen Bläschen zurückzuführen und beruht auf einem vorzeitigen Abbruch des normalen Entwicklungsgangs in der Teilung in die Hemisphären, vielfach unter Einbeziehung der Entwicklung der Kommissurensysteme und mit Fehlen der präfrontalen granulären kortikalen Areale[88].

Morphologie

Makroskopisch weist die „klassische" Form der HPE ein *Fehlen des Interhemisphärenspaltes* bei einem extrem verkürzten und sehr breiten Gehirn mit scheinbar verschmolzenen Stirnhirnlappen und einem Fehlen der Bulbi und Tractus olfactorii auf (Abb. 1.4b). Das Gehirn enthält nur eine *gemeinsame Ventrikelhöhle*. Okzipitalwärts weichen die hier nicht verschmolzenen Hemisphären flügelartig lateralwärts ab. Kaudalwärts findet sich ein U-förmiger Hemisphärenabschluß (Abb. 1.4c), an dessen Randwulst eine zarte Deckschicht nach Art der Zisternenwände angeheftet ist, die als ursprüngliche Bedeckung des 3. Ventrikels kaudalwärts zum Tentorium bzw. Kleinhirn zieht, die gewöhnlich hypoplastisch sind. Die am Boden des einen Ventrikels liegenden *Stammganglien* wölben sich gegen den Ventrikelraum vor und sind makroskopisch meist einigermaßen regelhaft angelegt. In dem rostralen Polbereich verlaufen grobe Windungen quer von der einen zur anderen Seite. Die *Arteria cerebri anterior* ist nur einfach angelegt. Manchmal besteht eine atypische Lagerung der Hippocampusformation, die sich – lateral der Ventrikelwand folgend – nach rostro-dorsal zieht.

Mikroskopisch erweist sich die Großhirnrinde in den rostralen Gebieten als vorwiegend *allokortikal* aufgebaut mit einer Architektur, die der Area entorhinalis und praepyriformis ähnelt[1,88].

Begleitmißbildungen

Unter 28 Fällen der HPE war 26 × eine *kraniofaziale Dysplasie* vorhanden, 11 × fanden sich Mißbildungen im *Gastrointestinaltrakt*, 10 × in der Anlage der *Skelettmuskulatur* und des *Knochensystems*, 9 × im *Urogenitaltrakt* und 8 × *kardiovaskulär*[41].

Aplasie der Olfaktorii

Sie steht an dem der Schwere nach anderen Pol der HPE (Abb. 1.4d).

Der Befund kann nicht selten zufällig bei der Autopsie beobachtet werden, ohne daß klinisch irgendwelche Verdachtsmomente für das Vorliegen einer zentralnervösen Krankheit bestanden hatten. Es handelt sich bei diesen Aplasien um die *Arrhinenzephalie*

im engeren Sinne, die aber immerhin auch in 61% mit kraniofazialen Dysplasien geringen Grades verbunden ist[41].

Balkenmangel

Bei dieser Form einer Mißbildung des Kommissurensystems kann es sich um eine *totale Agenesie des Balkens* oder um *partielle Defekte* handeln. Nicht zu dieser Gruppe zu zählen sind Balkendefekte, die im Zusammenhang mit enzephaloklastischen Porenzephalien auftreten und nicht als dysgenetisch zu verstehen sind.

Formale Genese

Balken, Septum pellucidum, vordere Kommissur und Commissura hippocampalis entstehen aus einer gemeinsamen Anlage, der *Kommissurenplatte,* die sich innerhalb der ersten 14 Fetaltage entwickelt. Der Balken erscheint aber erst um die 11. bis 12. Woche und hat nicht vor der 20. Fetalwoche die volle Dichte der – allerdings noch nicht myelinisierten – Axone gewonnen[29]. Der Balken entwickelt sich zunächst dorsal, dann rostral und zuletzt in seinem kaudalen Ende mit dem Splenium.

Epidemiologie

Die *Häufigkeit* des Balkenmangels wird in Pneumenzephalographie-Serien mit 0,7% angegeben[41].

Klinik

Klinisch kann der Balkenmangel *symptomlos* sein. Immerhin finden sich aber bei etwa 80% der betroffenen Kinder *Entwicklungsstörungen*. In 70% besteht ein *Hypertelorismus* mit verbreitertem Augenabstand und abgeflachter Stirn. *Krampfanfälle* sind nicht selten. Hierbei ist aber zu berücksichtigen, daß der Balkenmangel häufig mit anderen zentralnervösen Mißbildungen gekoppelt ist[41].

Morphologie

● *Vollständiger Balkenmangel:* Er ist die häufigste Form, bei der nur die vordere Kommisur erhalten geblieben ist. Sonst sind die Hemisphären mit Ausnahme der Lamina terminalis getrennt. Bei der *makroskopischen* Betrachtung sieht man an Stelle des Balkens an der Medianseite radiär gestellte, vielfach etwas plumpe Windungen ohne die Abgrenzung eines Gyrus cinguli (Abb. 1.4e). Auf den Frontalschnitten ist darüber hinaus ein *Balkenlängsbündel* (Probstsches Bündel) zu erkennen, das in rostro-kaudaler Richtung am Dach der Seitenventrikel verläuft, die meistens etwas nach laterodorsal ausgezipfelt sind.

In *Kombination mit dem Balkenmangel* finden sich Aquäduktstenosen, zystische Verbreiterungen des Septum pellucidum, Kleinhirnwurm-Agenesien, Mikropolygyrien, aber auch Aneurysmen der Arteria cerebri anterior, arteriovenöse Mißbildungen, Meningeome und – an Stelle des Balkens – Lipome[29]. Der 3. Ventrikel ist höher als normal. Sein Dach wird durch eine bindegewebige Membran gebildet, die rostralwärts mit den Fornices in Verbindung steht. Die Commissura hippocampalis (Psalterium) kann fehlen.

• *Partialer Balkenmangel (Balkendefekte):* Hierbei ist ein Balkenlängsbündel nicht immer erkennbar. Sowohl das Splenium als auch das Rostrum kann von Partialdefekten betroffen sein.

Störungen der Nervenzellemigration und Gyrierung

Neben den dysrhaphischen Mißbildungen und den Störungen der telenzephalen Hirnbläschenbildung einschließlich der Mißbildungen der Kommissurensysteme stellen die *Fehlbildungen der Rinde von Groß- und Kleinhirn* als Differenzierungsstörungen die 3. große Gruppe zentralnervöser Malformationen dar. Am *Großhirn* gehören hierzu die Gruppe der Lissenzephalien (Agyrien und Pachygyrien), ferner die Mikrogyrien und Heterotopien, am *Kleinhirn* ebenfalls Mikrogyrien und Heterotopien.

Lissenzephalie

Formale Genese, Morphologie
Die glatte, ungyrierte Oberfläche des Gehirns, die bis zur 14. Fetalwoche, dem 1. Beginn der Sulkusbildung in der Sylvischen Fissur, die Regel ist, wird normaler Weise in den darauf folgenden Fetalwochen durch die Bildung der Gyri ersetzt. Die Windungsbildung ist um die 32. Fetalwoche abgeschlossen[1].

Wird dieser Prozeß durch entsprechende Noxen gestört, so bleibt die *Hirnoberfläche* makroskopisch entweder *weitgehend glatt (Lissenzephalie = Agyrie)* oder es bilden sich *abnorm breite Windungen* aus. Hierbei kommen Übergänge vor. Zytoarchitektonisch entsprechen diesen Fehlbildungen Abweichungen von der normalen Rindenentwicklung.

Die *normale Entwicklung des Neokortex* (▷ S. 15) beginnt um die 7. bis 8. Fetalwoche und wird in 5 Stadien gegliedert:

• *Stadium I:* Beginn einer Rindenplatte durch Migration postmitotischer Ventrikelwandzellen (7. bis 10. Fetalwoche);

• *Stadium II:* Erste Verdichtung und Verbreiterung der Rindenplatte durch verstärkte neuronale Migration (10. bis 11. Fetalwoche);

• *Stadium III:* Teilung der einheitlichen Rindenplatte in zwei Schichten (11. bis 13. Fetalwoche);

• *Stadium IV:* Verschmälerung der ventrikulären Keimzellager und erneute Verdichtung des kortikalen Zellbestandes unter Vergrößerung der Nervenzellen (13. bis 15. Woche);

• *Stadium V:* Rindenreifung von der 16. Fetalwoche bis in die Postnatalperiode[42].

Die normale Sechsschichtung der Rinde wird bei den Agyrien und Pachygyrien nicht erreicht.

Agyrie

Bei der *Agyrie* bleibt es bei einer *Vierschichtung,* bestehend aus der Molekularschicht und einer zweiten oberflächlichen Schicht, auf die eine dritte zellarme Schicht folgt, der sich zentralwärts die vierte Schicht anschließt. Die zweite, oberflächliche Zellschicht kann in 2 Unterschichten gegliedert sein, eine breite äußere, aus mittleren bis großen Pyramidenzellen bestehende und eine schmale innere polymorphzellige Schicht.

Pachygyrien

Bei den *Pachygyrien* (Abb. 1.5 a) kann es zusätzlich zu einer *Unterteilung einer Schicht kleiner Pyramidenzellen* an der Grenze zur Molekularschicht kommen. Aus dem Differenzierungsgrad der Nervenzellen in üblichen Zellpräparaten und Golgi-Präparationen kann geschlossen werden, daß die Nervenzellen der oberflächlichen Schicht ihre Migration in normaler Weise abgeschlossen haben und sich wie die Molekularschicht an regelrechter Stelle befinden.

Geschädigt ist die zellarme 3. Schicht, in der Nervenzellen und bemarkte Axone untergegangen sind, andererseits eine vermehrte Vaskularisation besteht. Während früher nur von *Migrationsstörungen* zur Erklärung dieser Phänomene ausgegangen worden war, wird nun auf Grund neuerer experimenteller Untersuchungen diskutiert, daß *bereits emigrierte Nervenzellen* in diesen zellarmen Schichten *geschädigt* wurden und hier ein *nekrobiotischer Prozeß* ablief. Dieser betraf nicht nur die dort bereits liegenden, unterschiedlich ausdifferenzierten Nerven- und Gliazellen, sondern hatte auch Auswirkungen auf die übrigen Nervenzellschichten, weil diese von den dendritischen bzw. synaptischen Verknüpfungen weitgehend ausgeschlossen wurden[79,42]. Die entwicklungsgeschichtlich als erste entwickelte große Pyramidenzellschicht ist gewöhnlich weniger stark betroffen als die später sich bildenden Nervenzellen der 2. und 4. Schicht, deren Entwicklung unter der jeweiligen Noxe besonders leidet.

Die *Determinationsperiode* für die Agyrien liegt um die 11. Fetalwoche, diejenige für die Pachygyrien zwischen der 11. und 13. Fetalwoche. Dementsprechend ist bei den Pachygyrien die Untergliederung der Rinde weiter fortgeschritten in Richtung der oben erwähnten 6-Schichtung. Die zellarme Schicht ist ebenfalls zellreicher als bei der Agyrie.

Bei den genannten Determinationsperioden wirken

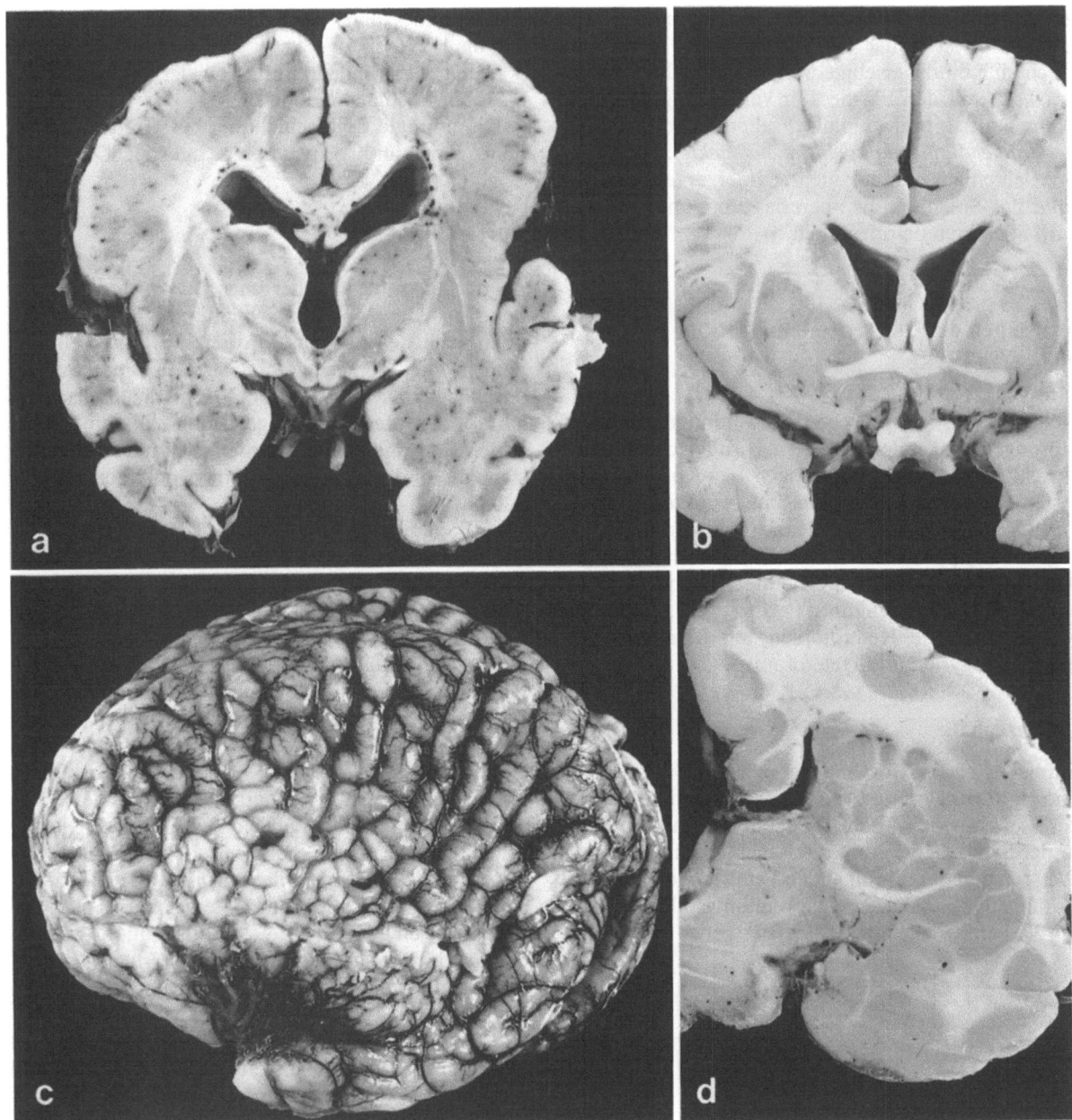

Abb. 1.5. a Pachygyre Windungsfehlbildungen. **b** Laminäre Heterotopien grauer Substanz im distalen Marklager (sogenannte zweite Rinde). **c** Mikropolygyrien. **d** Noduläre Heterotopien grauer Substanz im Marklager

sich Schädigungen auch in anderen Regionen des ZNS aus, so im Kleinhirn-Medullabereich, wo es zu *Olivenheterotopien* und zu Migrationshemmungen bei der Bildung der Kleinhirnrinde kommen kann[79, 42]. Bemerkenswert ist andererseits, daß die pachygyren oder agyren Territorien auf den Versorgungsbereich einer der großen Hirnarterien beschränkt sein können und daß die distalen Versorgungsbereiche der 2 großen Arterien stärker geschädigt sind als die proximaleren[79]. Dies spricht dafür, daß zumindest bei einem Teil der Fälle die Schädigung mit Zirkulationsstörungen zusammenhängt.

Begleitmißbildungen
Die Lissenzephalien sind häufig mit einer *Mikrozephalie* gekoppelt. Begleitende Mißbildungen der übrigen Körperorgane, vor allem Nierenzysten und Herzmißbildungen sind häufig. Das *zerebrohepato-renale Syndrom* von Zellweger gehört auch in diesen Formenkreis.

Mikrogyrien (Synonym: Mikropolygyrien)

Im Gegensatz zur Agyrie oder Pachygyrie sind hier die Windungen angelegt, aber häufig atypisch untergliedert (Abb.1.5c) und auch zytoarchitektonisch nicht normal 6-schichtig aufgebaut.

Formale Genese, Ätiologie

Die *Determinationsperiode* liegt – *später als diejenige der Lissenzephalien* – zwischen der 16. und 24. Fetalwoche, also zu einem Zeitpunkt, an dem die Migration zur Rinde weitgehend abgeschlossen ist. Immerhin zeigen Kombinationen mit Pachygyrien, daß die *Determinationsperiode ziemlich breit* ist. Ein weiteres Argument hierfür ist, daß der Grad der noch im Marklager anzutreffenden, migrierenden Nervenzellen variiert. Bei einer sich spät manifestierenden Schädigung sind Nervenzellen in Marklager und Markzungen nur noch vereinzelt erkennbar.

Ätiologie

Ätiologisch ist die exogene Entstehung der Mikrogyrien besonders eindrücklich erkennbar bei den fetalen Schädigungen durch Zytomegalie-, Toxoplasmose- oder Rubeoleninfektionen[86].

Morphologie

Mikroskopisch zeigt die mikrogyre Rinde nur eine *Vierschichtung* mit einer äußeren und inneren neuronalen Zone, die aber ein Mischbild der Nervenzelltypen der normalen 6-geschichteten Rinde enthält[42]. Eine normal ausgebildete 2. Schicht spricht dafür, daß die Nervenzellmigration abgeschlossen ist.

Differentialdiagnose gegenüber Ulegyrien

So wie zytoarchitektonisch die Grenze zwischen pachygyren und mikrogyren Bezirken und deren Determinationsperiode unscharf ist, besteht auch keine scharfe Trennungsmöglichkeit zwischen Mikrogyrien und *Ulegyrien* (*Synonym:* Enzephaloklastische Mikrogyrien; sklerotische Mikrogyrien) (▷ S.101). Während die Ulegyrien als Narbenzustand nach Rindennekrosen zu verstehen sind, waren die Mikrogyrien ursprünglich als reine Entwicklungsstörungen aufgefaßt worden. Die wachsende Erkenntnis, daß auch diese Entwicklungsstörungen meist die Folge exogener Schädigungen sind und am Beginn ihrer formalen Genese Zellnekrosen stehen, gibt der Unterscheidung die genannte Unschärfe. Nichtsdestoweniger befürworten wir nach wie vor diese Unterscheidung, zumal der *Narbencharakter mit der dichten Fasergliose, die der Ulegyrie eigen ist, den Lissenzephalien und der Mikrogyrie gewöhnlich fehlt.* In den mikrogyrierten Bereichen findet sich vielmehr eine abnorme Verdichtung markscheidenhaltiger, tangential verlaufender Fasern in den oberflächlichen, subpialen Bezirken der Molekularschicht. Nicht zuletzt dadurch sind die normalen Windungen weniger deutlich voneinander abgegrenzt, die Sulci verstrichen. Man erkennt in den ab-

norm stark unterteilten Rindenbereichen stattdessen Fusionen gegenüberliegender Molekularschichten, die an Stelle der ursprünglich die Sulci bedeckenden Leptomeningen abnorm gefäßreich sind. Auch bei den Mikrogyrien sind die distalen Perfusionsbereiche der großen Hirnarterien bevorzugt betroffen, was zusammen mit dem Ergebnis von Golgi-Imprägnationen mit dem Nachweis fibröser Astrozyten in den mittleren Rindenschichten wiederum für eine eher unscharfe Abgrenzungsmöglichkeit zu den Ulegyrien hin spricht.

Hirnwarzen

Mit diesem Namen werden bei sonst normal entwickelter Hirnoberfläche erkennbare kleine, breitbasig und abgeplattet den Gyruskuppen aufgelagerte *Rindenprominenzen* belegt, die immerhin in 26% aller Fälle einer laufenden Obduktionsserie beobachtet werden konnten[70]. Die *Zahl der Warzen pro Gehirn* schwankt zwischen 1 und 30, wobei bevorzugt der Gyrus frontalis inferior (31%), der Gyrus frontalis medius (25%) und die übrigen Frontal- und Orbitalwindungen beteiligt sind.

In dem Bereich der Hirnwarze ist die *Architektur der Rindenschichtung verändert.* Es findet sich vor allem eine verbreiterte Molekularschicht mit atypisch gelagerten und atypisch großen Nervenzellen. Kleinere Ektopien kortikalen Gewebes können sich auch *innerhalb der Leptomeningen,* gemeinsam mit Dura- und Leptomeningealanteilen sogar *extrakraniell* subkutan innerhalb der Galea finden[34].

Intrazerebrale Heterotopien

Diese Mißbildungen sind häufig sowohl mit A- und Pachgygrien wie mit Mikrogyrien verbunden.

Laminäre Form

In einer laminären Form finden sie sich vorwiegend in Verbindung mit Pachygyrien (Abb.1.5b), aber auch bei einer makroskopisch relativ normal erscheinenden Rindenstruktur. Man hat auf den Frontalschnitten den Eindruck einer *zweiten,* sich subkortikal im Marklager bogenförmig um die Ventrikel lagernden *Rindenschicht.* In der Tat weisen diese laminären Heterotopien auch mikroskopisch einen *rindenähnlichen Aufbau* auf, wobei breite Übergänge zwischen atypisch ungeordnet durcheinanderliegenden Zellen verschiedener Typen einerseits, einer ausgebildeten 6-Schichtung andererseits erkennbar sind.

Noduläre Heterotopien

Noduläre Heterotopien sind *meist kleiner* und bevorzugen die *unmittelbare Nähe der Ventrikelwand* vor allem um die Ventrikelwinkel (Abb.1.5d). Sie sind eher mit Mikrogyrien verbunden, finden sich aber auch bei einer Reihe anderer Mißbildungen, z. B. beim Balkenmangel[1].

Einzelne, locker verstreute Nervenzellen

in Marklager und Markzungen von Kleinkindern sind ein sehr häufiger Befund. Nur eine längere Persistenz über das erste Lebensjahr hinaus und eine Verdichtung im tiefen Marklager muß als pathologische Zellheterotopie bzw. Migrationshemmung aufgefaßt werden.

Ähnlich altersabhängig sind die
• *Horizontalzellen von Cajal,*
die sich in der Molekularschicht parallel zur Pia finden mit bipolarer Orientierung zweier axonaler Fortsätze. Sie können bei kindlichen Epilepsien gelegentlich noch im Schulalter beobachtet werden.

Altersabhängig ist schließlich auch eine Tendenz der Nervenzellen, sich innerhalb der Rinde in Form radiär gestellter Säulen zu orientieren. In der Regel verliert sich diese säulenförmige Anordnung, die mit der Wanderung der Neuroblasten entlang der radialen Gliazellen zusammenhängt, in den letzten Fetalwochen und ersten Postnatalwochen.

Nervenzellheterotopien im Kleinhirn

Sie können sowohl die Purkinjezellen als auch Zellen vom Typ der akzessorischen Körnerschicht betreffen.
• *Heterotope Purkinje-Zellen:* Die Purkinjezellen wandern in die Richtung ihrer endgültigen Plazierung in der Zeit zwischen der 6. und 13. Fetalwoche mit Höhepunkt in der 9. und 10. Woche, ausgehend von einer Keimlagerschicht am Dach des 4. Ventrikels. Man findet größere Inseln dichtliegender Purkinjezellen gelegentlich in den Markzungen der Kleinhirnläppchen. Derartige *heterotope Purkinjezellen* weisen als Zeichen einer mangelhaften Ausreifung vielfach *elektronenmikroskopisch* noch zahlreiche somatische Spines auf. Sie stehen in synaptischem Kontakt mit den Kletterfasern, die normaler Weise im weiteren Verlauf der Entwicklung ihre synaptischen Kontakte an den apikalen Dendriten finden. Diese sind bei den heterotopen und unausgereiften Purkinjezellen noch nicht entwickelt[47]. Das Bild ähnelt dem bei der Menkesschen Krankheit (▷ S. 522) anzutreffenden Befunden. Kombinationen mit Nierenzysten weisen auf die gemeinsame Determinationsperiode.
• *Ektopie von Körnerzellen:* Die *Körnerzellschicht der Kleinhirnrinde* entsteht durch Einwanderung von der subpial gelegenen akzessorischen Körnerzellschicht aus, die ihren Ursprung in der Rautengrubenlippe hat. Von hier aus ziehen die zunächst spindelförmigen Körnerzellen einerseits in Richtung der Kleinhirnrindenoberfläche, um dort die akzessorische Körnerzellschicht zu bilden, andererseits auch zum Zahnkern und zu den unteren Oliven. Kommt es während dieses Entwicklungsvorgangs zu Störungen, so können *Körnerzellen ektopisch innerhalb der Molekularschicht liegenbleiben,* weil die Moosfaseranschlüsse ihnen hierhin entgegengewachsen sind[20].

Sehr viel häufiger ist ein *Liegenbleiben spindeliger Körnerzellen innerhalb des Nucleus dentatus.* Diese Zellen sind vielfach perivaskulär gelagert und dürften nicht mit entzündlichen Infiltraten verwechselt werden (Abb. 1.4f).

Die *Determinationsperiode* für dieses Auswachsen der Körnerzellen liegt etwas später als diejenige der Purkinjezellen, beginnend in der 11. Fetalwoche im Zusammenhang mit den sich ebenfalls um diese Zeit bildenden Oliven und Zahnkernen[57]. Die Fältelung dieser beiden Kerne beginnt im 5. Fetalmonat, in der Olive 4 Wochen früher als im Dentatum[57].

Die Spindel- und Rundzellansammlungen im Zahnkern bilden sich gegen Ende der Fetalzeit zurück. Bei Frühgeborenen finden sie sich noch in 72% der Fälle, um bis zum 4. Postnatalmonat immer seltener zu werden. Ihre Persistenz und ungewöhnliche postnatale Dichte ist ebenso als Dysgenesie zu deuten wie eine pachygyre oder mikrogyre Formung des Zahnkern- und Olivenbandes. Ihr gemeinsames Vorkommen spricht für gestörte Koordinationen zwischen der Entwicklung der beiden Zellareale[36]. Dysgenesien zerebellarer Matrixzellen finden sich in 61% in Verbindung mit anderen Mißbildungen, vor allem bei Trisomien[39]. Umfangreiche Purkinjezellheterotopien haben ebenso den Charakter von Mißbildungen wie Mikrogyrien in der Kleinhirnrinde[50].

Mikrozephalien

Sie stellen *keine Krankheitseinheit* dar, sondern haben als Gemeinsames den verkleinerten Schädel und ein entsprechend kleines Gehirn mit Gewichten unter 900 Gramm. Es handelt sich eher um einen *klinischen* und *neuroradiologischen Begriff,* dessen *nosologisches Spektrum* von Mißbildungen, z. B. Pachy- oder Mikrogyrien, über Enzymopathien bis zu Perinatalschäden auf entzündlicher Basis reicht.

Megalenzephalien (Abb. 1.4a)

Für sie gilt ähnliches. Diese über 1600 Gramm schweren Gehirne, bei denen die Gewichtserhöhung nicht durch ein Hirnödem o. ä. erklärt werden kann, kommen im *Kleinkindesalter* mit entsprechender *Schädelvergrösserung* in erster Linie in Verbindung mit der *GM$_2$-Gangliosidose,* der *infantilen spongiösen Hirndystrophie* und der *Alexanderschen Krankheit* (▷ S. 497) vor. Auch die *tuberöse Sklerose* kann mit einer Megalenzephalie einhergehen.

Daneben gibt es aber auch *sporadische Fälle* mit atypischem zytoarchitektonischem Muster, die als *Mißbildungen* aufzufassen sind, vor allem wenn die Vergrößerung in asymmetrischer Weise nur eine Hirnhälfte oder einen Lappen betrifft[1].

Lhermitte-Duclossche Krankheit

Synonyma

Körnerzell-Hypertrophie der Kleinhirnrinde; dysplastisches Gangliozytom; Hamartom (Ganglioneurom) des Kleinhirns; diffuse zerebellare Hypertrophie; Purkinjeoma

Pathogenese

Wie die Synonyma zeigen, handelt es sich um eine Krankheit, bei der bereits die nosologische Zuordnung – Tumor oder Mißbildung – Schwierigkeiten bereitet. Die Pathogenese der erst in knapp 40 Fällen beschriebenen Krankheit ist unklar. Begleitende Mißbildungen in anderen Organen sprechen für eine Klassifikation in die Gruppe der Hamartoblastome ähnlich der tuberösen Sklerose oder der von Recklinghausenschen Krankheit. Im Vordergrund steht aber die Fehlbildung in der Differenzierung der Kleinhirnrinde, nicht der Tumorcharakter.

Klinik

Manchmal, aber keineswegs in allen Fällen, lassen zerebellar-ataktische Zeichen, Kopfschmerzen, manchmal Sehstörungen sowie die neuroradiologisch nachweisbaren Masse- und Dichtezunahmen im Kleinhirn mit gelegentlichen Verkalkungsherden an einen Tumor denken.

Morphologie

Makroskopisch sind in einem insgesamt megalenzephalen Hirn einzelne Kleinhirnläppchen oder ganze Lobuli deutlich verbreitert und aufgetrieben.

Mikroskopisch besteht eine atypische Rindenschichtung: Die meist verbreiterte Molekularschicht ist abnorm reich an myelinisierten Axonen, die teils parallel, teils senkrecht zur Oberfläche verlaufen. Die Grenze zur Körnerzellschicht ist unscharf durch ein Vorwachsen abnorm großer Körnerzellen, die die äußere Hälfte der Körnerschicht besetzen und von hier aus auf die Molekularschicht übergreifen. Typische Purkinjezellen fehlen in diesen Abschnitten, doch zeigen besonders Golgipräparate atypische neuronale, multipolare Nervenzellen mit irregulär verlaufenden Fortsätzen. Die normalen Körnerzellen sind weitgehend geschwunden, die angrenzende Markzunge ist verschmälert. Vereinzelt kommen Einschlußkörperchen und atypisches basophiles Material an der Innenseite der Kernmembranen vor (virales Material?)[3a, 66a].

Literatur

1. u. 2. Weiterführende Literatur (▷ S. 13)
3. Ball MJ, Nuttall K (1980) Neurofibrillary tangles, granulovacuolar degeneration, and neuron loss in Down syndrome: Quantitative comparison with Alzheimer dementia. Ann Neurol 7: 462–465
3a. Ambler M, Pobacar S, Sidman R (1969) Lhermitte-Duclos disease (granule cell hypertrophy of the cerebellum). Pathological analysis of the first familial cases. J Neuropath experim neurology XXVIII No 4: 622–647
4. Barson AJ (1970) Spina bifida: The significance of the level and extent of the defect to the morphogenesis. Develop Med Child Neurol 12: 129–144
5. deBarsy T, von Heule R, Adriaenssens K (1968) Etude anatomoclinique d'une trisomie 13–15. Acta Neurol Psychiat Belg 68: 311–326
6. Bass NH, Young E (1973) Effects of hypothyroidism on the differentiation of neurons and glia in developing rat cerebrum. J Neurol Sci 18: 155–173
7. Bobrow M, Evans CJ, Noble J, Patel C (1978) Cellular content of amniotic fluid as predictor of central nervous system malformations. J Med Genet 15: 97–100
* 8. Bolande RP (1970) The neurocristopathies. A unifying concept of disease arising in neural crest maldevelopment. Hum Path 5: 409–429
9. Bonitz G (1969) Zur klinisch-diagnostischen Bedeutung des erweiterten und kommunizierenden Cavum septi pellucidi („Septum-pellucidum-Cyste", „V. Ventrikel"). Nervenarzt 40: 121–128
10. Büchner F (1966) Die allgemeine Pathologie der Entwicklung. Mißbildungen und Mißbildungskrankheiten. In: Büchner F, Allgemeine Pathologie, 5. Auflage. Urban & Schwarzenberg, München Berlin Wien, S 365
11. Choi BH, Lapham LW, Amin-Zaki L, Saleem T (1978) Abnormal neuronal migration, deranged cerebral cortical organization, and diffuse white matter astrocytosis of human fetal brain: A major effect of methylmercury poisoning in utero. J Neuropath Exp Neurol 37: 719–733
*12. Colmant HJ (1955) Der Aquaeduktverschluß. Dysgenetische Gliosen und verwandte Prozesse. Arch Psychiat Ztsch Neurol 194: 17–35
13. Colon EJ (1972) The structure of the cerebral cortex in Down's syndrome. Neuropädiat 3: 362–376
14. Cowchock S, Ainbender E, Prescott G, Crandall B, Lau L, Heller R, Muir WA, Kloza E, Feigelson M, Mennuti M, Cederquist L (1980) The recurrence risk for neural tube defects in the United States: A collaborative study. Amer J Med Genet 5: 309–314
15. David TJ, Nixon A (1976) Congenital malformations associated with anencephaly and iniencephaly. J Med Genet 13: 263–265
16. Dekaban A (1965) Large defects in cerebral hemispheres associated with cortical dysgenesis. J Neuropath Exp Neurol 24: 512–530
17. DeMyer W, Zeman W (1963) Alobar holoprosencephaly (arhinencephaly) with median cleft lip and palate: Clinical, electroencephalographic and nosologic considerations. Confin Neurol 23: 1–36
18. DeVore GR, Woodbury DM (1977) Phenytoin: An evaluation of several potential teratogenic mechanisms. Epilepsia 18: 387–396
19a. Duckett S, Winick M (1981) Malnutrition and brain dysfunction. In: Black P (ed) Brain dysfunction in children etiology. Diagnosis and management. Raven Press, New York, pp 109–130
19b. Duckett S (1981) Neuropathological aspects: I. Congenital malformations. In: Black P (ed) Brain dysfunction in children etiology. Diagnosis and management. Raven Press, New York, pp 17–46
20. Ebels EJ (1972) Studies on ectopic granule cells in the cerebellar cortex – with a hypothesis as to their aetiology and pathogenesis. Acta Neuropath 21: 117–127
*21. Eggers C, Hamer J (1979) Hydrosyringomyelia in childhood clinical aspects, pathogenesis and therapy. Neuropädiat 10: 87–99
22. Eicke WJ (1943) Zur Frage der fetalen Encephalitis, Meningitis und ihren Folgeerscheinungen. Arch Psychiat 116: 568–592
23. Elwood JH (1976) Major central nervous system malformations

notified in Northern Ireland, 1969 to 1973. Develop Med Child Neurol 18: 512–520

24. Emery JL, Lendon RG (1973) The local cord lesion in neurospinal dysraphism (meningomyelocele). J Path 110: 83–96

25. Finke J, Koch G (1968) Das Cavum septi pellucidi: Vorkommen und Aussagewert. Bericht über 128 Fälle. Dtsch Z Nervenheilk 193: 154–157

26. Gisselsson L (1947) Intranasal forms of encephalomeningocele. Acta Otolaryng (Stockh) 35: 519–531

*27. Goerttler K (1964) Kyematopathien (Embryo- und Fetopathien) In: Becker PE (Hrsg) Humangenetik, Bd II. Georg Thieme Verlag, Stuttgart, S 1–54

*28. Gross H, Jellinger K, Kaltenbäck E, Pfolz H (1978) Die Phakomatosen: Übersicht über klinische und neuropathologische Befunde bei eigenen Fällen. Zbl allg Path 122: 577

*29. Harner RN (1977) Agenesis of the corpus callosum and associated defects. In: Goldensohn ES, Appel SH (eds) Scientific approaches to clinical neurology. Lea & Febiger, Philadelphia, pp 616–627

30. Hertel G, Hild J, Mönninghoff H (1972) Geomedizinische Untersuchungen über die Verbreitung der Syringomyelie in Deutschland. Z Neurol 202: 295–306

*31. Hertel G, Kramer S, Placzek E (1973) Die Syringomyelie. Nervenarzt 44: 1–13

32. Hibbard ED, Smithells RW (1965) „Folic acid metabolism and human embryopathy". Lancet 1: 1254

33. Hirt HR, Zdrojewski B, Weber G (1972) The manifestations and complications of intraspinal congenital dermal sinuses and dermoid cysts. Neuropädiat 3: 231–247

34. Hori A, Matsushita M, Kosaka K, Hanawa S, Takahashi K (1978) Extracranial subcutaneous extopic dura-meningeal tissue. Extreme minimal „meningocele occulta". Cong Anom 18: 281–284

35. Iizuka J (1973) Dysgenetische Nebenbefunde bei den Zephalozelen. Z Kinderchir 12: 16–27

36. Jacob H (1965) Zur Verlaufspathologie und zur Korrelation zentralnervöser Dysgenesien (Poliomyelencephale Dysgenesien) In: Excerpta Medica International Congress Series No 100. Proceedings of the Vth International Congress of Neuropathology, Zürich, Sept 1965, pp 699–708

37. James CCH, Lassman LP (1972) Spinal dysraphism: Spina bifida occulta. Butterworth, London

38. Janz D (1978) Haben Antiepileptika eine teratogene Wirkung beim Menschen? Dtsch Med Wschr 103: 485–487

39. Jellinger K (1974) Persistent matrix cell nests in human cerebellar nuclei. Neuropädiat 1: 28–33

40. Jellinger K (1976) Spezielle Pathologie des zentralen und peripheren Nervensystems sowie der neuromuskulären Peripherie. In: Holzner JH (ed) Spezielle Pathologie 3. Urban & Schwarzenberger, München Berlin Wien, p 141

*41. Jellinger K, Gross H, Kaltenbäck E, Grisold W (1981) Holoprosencephaly and agenesis of the corpus callosum: Frequency of associated malformations. Acta Neuropath 55: 1–10

42. Jellinger K, Rett A (1976) Agyria-pachygyria (Lissencephaly syndrome). Neuropädiat 7: 66–91

43. Johnson RT, Johnson KP (1968) Hydrocephalus following viral infection: The pathology of aqueductal stenosis developing after experimental mumps virus infection. J Neuropath Exp Neurol 27: 591–606

44. Kepes JJ, Clough C, Villanueva A (1969) Congenital fusion of the thalami (atresia of the third ventricle) and associated anomalies in a 6 months old infant. Acta Neuropath 13: 97–104

45. Kleinebrecht J (1980) Exogene Ursachen menschlicher Entwicklungsstörungen. Dtsch Ärztebl Heft 17: 1107–1117

*46. Koch G (1966) Syringomyelie. In: Becker PE (Hrsg) Humangenetik Ein kurzes Handbuch in fünf Bänden, Bd V/1. Georg Thieme Verlag, Stuttgart, pp 112–129

47. Kornguth S. Knobeloch L, Viseskul C, Gilbert E, Opitz J (1977)

Defect of cerebellar Purkinje cell histogenesis associated with type I and type II renal cystic disease. Acta Neuropath 40: 1–9

48. Kurtzke JF, Goldberg ID, Kurland LT (1973) The distribution of deaths from congenital malformations of the nervous system. Neurology 23: 483–496

49. Lemire RJ, Beckwith JB, Shepard TH (1972) Iniencephaly and anencephaly with spinal retroflexion. A comparative study of eight human specimens. Teratology 6: 27–36

50. deLeón GA, Grover WD, Mestre GM (1976) Cerebellar microgyria. Acta Neuropath 35: 81–85

51. Majewski F (1977) Über einige durch teratogene Noxen induzierte Fehlbildungen. Mschr Kinderheilk 125: 609–620

52. McCredie J (1976) Neural crest defects. J Neurol Sci 28: 373–387

53. McMillan JJ, Williams B (1977) Aqueduct stenosis – case review and discussion. J Neurol Neurosurg Psychiat 40: 521–532

54. Michaelson PS, Gilles FH (1972) Central nervous system abnormalities in trisomy E (17–18) syndrome. J Neurol Sci 15: 193–208

55. Müller K, Unger RR, Eckert H, Dietze R (1969) Über parietale Encephalocelen. Z Kinderhelk 105: 187–209

56. Murofushi K (1974) Symmetrischer Pseudokalk in Stammganglien und Großhirnmark mit diskreter Leukencephalopathie bei Down'schem Syndrom. Neuroädiat 1: 103–108

57. Murofushi K (1974) Normalentwicklung und Dysgenesien von Dentatum und Oliva inferior. Acta Neuropath 27: 317–328

*58. Myrianthopoulos NC (1977) Concepts, definitions and classification of congenital and developmental malformations of the central nervous system and related structures. In: Vinken PJ, Bruyn GW (eds) Congenital malformations of the brain and skull, part I. North-Holland Publ Comp, Amsterdam New York Oxford. (Handbook of clinical neurology, vol 30, pp 1–13

59. Myrianthopoulos NC (1977) Epidemiology of central nervous system malformation. In: Vinken PJ, Bruyn GW (eds) Handbook of clinical neurology. North-Holland Publ Comp, Amsterdam, pp 139–172

60. Nakano KK (1973) Anencephaly: A review. Develop Med Child Neurol 15: 383–400

61. Ostertag B (1956) Die systematische Einordnung der Verbildungen des ZNS und ihre Bedeutung für die Konstitutionsforschung. In: Verhandlungen der Deutschen Gesellschaft für Pathologie, 39. Tagung, Zürich vom 1.–4. Juni, 1955. Gustav Fischer Verlag, Stuttgart, pp 280–289

62. Peiffer J (1980) Fehlbildungen (Mißbildungen) und Entwicklungsstörungen. In: Rotter W (Hrsg) Lehrbuch der Pathologie, Bd IV. F. K. Schattauer Verlag, Stuttgart, p 4

63. Peiffer J, Majewski F, Fischbach H, Bierich JR, Volk B (1979) Alcohol embryo- and fetopathy. J Neurol Sci 41: 125–137

64. Peiffer J, Pfeiffer RA (1977) Hypoplasia ponto-necocerebellaris. J Neurol 215: 241–251

65. Pfeiffer RA (1971) Das Down-Syndrom (Mongolismus) In: Opitz H, Schmid F (Hrsg) Physiologie und Pathologie der Entwicklung. Springer-Verlag, Heidelberg New York. (Handbuch Kinderheilkunde, B 1/1, pp 703–729)

66. Rakic P (1981) Neuronal-glial interaction during brain development. TINS 4: 184–187

66a. Reznik M, Schoenen J (1983) Lhermitte-Duclos disease. Acta Neuropathol (Berl) 59: 88–94.

67. Ropper AH, Williams RS (1980) Relationship between plaques, tangles, and dementia in Down syndrome. Neurology 30: 639–644

68. Sarwar M, Azar-Kia B, Schechter MM, Valsamis M, Batnitzky S (1974) Aqueductal occlusion in the congenital rubella syndrome. Neurology 24: 198–201

69. Schließ G (1979) Probleme der Syringomyelie. Fortschr Neurol Psychiat 47: 557–608

70. Schulze KD, Braak H (1978) Hirnwarzen, Z mikrosk-anat Forsch (Leipzig) 92: 609–623

71. Schunk H (1963) Congenital dilatations of the septum pellucidum. Radiology 81: 610–618

72. Shannon N, Symon L, Logue V, Cull D, Kang J, Kendall B (1981) Clinical features, investigation and treatment of posttraumatic syringomyelia. J Neurol Neurosurg Psychiat 44: 35–42

73. Simpson NE, Dallaire L, Miller JR, Siminovitch L, Miller J, Hamerton JL (1979) Antenatal diagnosis of neural tube defects in Canada: Extension of a collaborative study. CMA J 120: 653–657

74. Smith AD, Wald NJ, Cuckle HS, Stirrat GM, Bobrow M, Lagercrantz H (1979) Amniotic-fluid acetylcholinesterase as a possible diagnostic test for neural-tube defects in early pregnancy. Lancet 1: 685–688

75. Smith DW, Clarren SK, Sedgwick Harvey MA (1978) Hyperthermia as a possible teratogenic agent. J Pediat 92: 878–883

76. Springer M (1972) Der Canalis neurentericus beim Menschen. Z Kinderchir 11: 183–194

77. Suetsugu M, Mehraein P (1980) Spine distribution along the apical dendrites of the pyramidal neurons in Down's syndrome. Acta Neuropath 50: 207–210

78. Stevenson AC, Johnston HA, Stewart MIP, Golding DR (1966) Congenital malformations. A report of a study of series of consecutive births in 24 centres. Bull World Hlth Org 34, Suppl 1–127

*79. Stewart RM, Richman DP, Caviness VS jr (1975) Lissencephaly and pachygyria. Acta Neuropath 31: 1–12

80. Stoltenburg-Didinger G, Bienentreu R (1981) Ependymal variations in the caudal spinal cord. Acta Neuropath Suppl VII: 386–388

81. Vogel FS, McClenahan JL (1952) Anomalies of major cerebral arteries associated with congenital malformations of the brain.

82. With special reference to the pathogenesis of anencephaly. Amer J Path 28: 701–723

82. Voigt K (1969) Kongenitale Agenesie des Septum pellucidum. Arch Psychiat Nervenkr 212: 446–456

83. Voth D, Eckert HG, Höhn P (1975) Intraspinale neurenterische Cyste mit Lungengewebsdystopie bei Myelocele. J Neurol 208: 233–239

84. Williams B (1970) The distending force in the production of communicating syringomyelia. Lancet 2: 41

85. Williams B, Timperley WR (1977) Three cases of communicating syringomyelia secondary to midbrain gliomas. J Neurol Neurosurg Psychiat 40: 80–88

86. Williams RS (1976) The cellular pathology of microgyria. Acta Neuropath 36: 269–283

87. Wilson JG (1973) Teratologic causation in man and its evaluation in non-human primates. In: Motulsky AG, Lenz W (eds) Birth defects, proceedings of the 4th international conference, Vienna 1973. Excerpta Medica, Amsterdam, pp 191–203

88. Yakovlev PI (1959) Pathoarchitectonic studies of cerebral malformations. J Neuropath Exp Neurol 18: 22–55

89. Yakovlev PI, Wadsworth RC (1946) Schizencephalies. A study of the congenital clefts in the cerebral mantle. I Clefts with fused lips. J Neuropath Exp Neurol 5: 116–130

90. Yakovlev PI, Wadsworth RC (1946) Schizencephalies. A study of the congenital clefts in the cerebral mantle. II. Clefts with hydrocephalus and lips separated. J Neuropath Exp Neurol 5: 169–206

91. Zamorano L, Chuaqui B (1979) Teratogenic periods for the principal malformations of the central nervous system. Virch Arch 384: 1–18

Hirnödem (Störungen der Blut-Hirn-Schranke)

Weiterführende Literatur

1. Hossmann KA, Schröder M, Wechsler W (1965) Das morphologische Substrat der Bluthirnschranke unter physiologischen und pathologischen Bedingungen. Verh Dtsch Ges Path 49: 350–356

2. Klatzko I, Chui E, Fujiwara K, Spatz M (1980) Resolution of vasogenic brain edema. In: Cervós-Navarro J, Ferszt R (eds) Brain edema, Advances in neurology, vol 28. Raven Press, New York, pp 359–373

Anatomie und Physiologie der Blut-Hirn-Schranke (BHS)

Der Stoffaustausch zwischen Blut und Gewebe ist im Bereich des Zentralnervensystems mit Ausnahme weniger kleiner Areale durch eine BHS selektiv geregelt. Die Erhaltung der Schrankenfunktion ist Ausdruck einer *aktiven Stoffwechselleistung*. Durch toxische Substanzen und unter anderen pathologischen Bedingungen ist sie daher störbar[28]. Das Ergebnis einer solchen Störung kann ein Hirnödem sein.

Die *BHS* wird innerhalb des ZNS im wesentlichen *durch die Endothelzellen* der Kapillaren, Venolen und Arteriolen *gebildet*. Die Endothelzellen sind dabei miteinander durch tight junctions, also spezialisierte Verschmelzungen der Plasmamembranen aneinanderstoßender Endothelzellen, verbunden. Die verschmolzenen Membranen sind 14 nm dick, während jede einzelne Plasmamembran außerhalb der tight junctions 7,5 nm dick ist[17]. Die Schrankenverhältnisse unter normalen und pathologischen Bedingungen wurden vor allem mittels des Tracers Meerrettichperoxydase, eines pflanzlichen Hämoproteins, geklärt[25,30]. Der normale Stoffaustausch zwischen Gefäßinhalt und Hirngewebe erfolgt über mikropinozytotische Vesikel, die aber wesentlich seltener sind als an den extrazerebralen Organen. Die tight junctions bilden nicht nur eine Grenze in Richtung Blut-Gewebe, sondern – wie Tierexperimente mit intraventrikulärer Tracergabe zeigten – auch für in den extrazellulären Räumen sich fortsetzende Stoffe, die die tight junctions zwischen den Endothelzellen von der Hirnseite her erreichen.

Eine BHS besteht *nicht* innerhalb der *Glandula pinealis*, der *Area postrema*, der *Eminentia mediana* und der *übrigen zirkumventrikulären Organe* mit Beziehungen zu den neurokrinen Zellen. Sie fehlt ferner an den *Gefäßen des Plexus chorioideus*. Die Schranke ist hier in die Plexusepithelien verlegt, die wiederum durch tight junctions miteinander verbunden sind. In den von der BHS-Funktion ausgenommenen Hirnarealen finden sich ähnlich wie in den übrigen Körperorganen fenestrierte Endothelien. Es handelt sich um Regionen, in denen der humorale Austausch zwischen Hirngewebe und Blut sowie umgekehrt funktionell bedeutungsvoll ist.

Die wesentliche *Bedeutung der BHS* liegt
● in der Erhaltung der Homöostase und des
Ionenmilieus,
● im Schutz vor exogenen Giften und wahrscheinlich auch
● in der Verhinderung des Verlustes von Transmittersubstanzen[4].

Die Astrozytenendfüße und die Basalmembran haben – entgegen ursprünglichen Vermutungen – keine eigentliche Schrankenfunktion. Diese ist durch entsprechende Wasserverschiebungen bzw. Ionenaustauschvorgänge für die Erhaltung des osmotischen Gleichgewichts notwendig[4].

Die Nervenzellen sind insofern nicht voll unter dem Schutz der BHS bzw. einer Blut-Liquor-Schranke, als die Schrankenfunktion der Endothelzellen an den *Endorganen in der Peripherie* nicht vorhanden ist, ebensowenig an den *autonomen Ganglien* und im Bereich des *vegetativen Nervensystems*[17], so daß von dort aus ein transaxonaler Transport retrograd möglich ist wie er für verschiedene Toxine und Viren auch gesichert ist.

Im übrigen ist für einige Versuchstiere auch an den mit einer normalen BHS versehenen intrakortikalen Arteriolen das Vorkommen kurzer Segmente beschrieben, in denen Meerrettichperoxydase bereits unter physiologischen Bedingungen transendothelial durch Vesikel in den Perivaskularraum, allerdings nur minimal, in die Astrozytenendfüße übertritt[13]. Die aktive Stoffwechselleistung der BHS spiegelt sich in dem auf 8 bis 11% des Endothel-Zytoplasmavolumens erhöhten Mitochondriengehalt (gegenüber 2 bis 5% an sonstigen Kapillaren)[23].

Pathologie der Blut-Hirn-Schranke

Synonyma
Hirnödem; Hirnschwellung

Pathogenetische Grundlagen
Eine ganze Reihe unterschiedlicher pathologischer Bedingungen führt zu einer Störung der BHS. Hierzu gehören *Ischämien, Hypoxien, Hypoglykämien, Überwässerung, Elektrolytstörungen*, schließlich eine Reihe von *toxischen Substanzen*, die entweder die Endothelien oder – wie Triäthylzinn-Verbindungen – die Zellmembranen innerhalb des Hirngewebes schädigen:

Greifen die Noxen an den Endothelien, also der eigentlichen BHS, an, so wird von einem
● *vasogenen Ödem gesprochen, sind die intrazerebralen Zell- bzw. Organellenmembranen geschädigt, so liegt ein*

● *zelliges (zytotoxisches) Ödem vor.* Die im deutschen Sprachraum früher übliche Unterscheidung zwischen *Hirnödem* und *Hirnschwellung* läßt sich auf Grund der neuen Untersuchungen nicht rechtfertigen.

Vasogenes Ödem

Beim vasogenen Ödem äußert sich die erhöhte Durchlässigkeit der BHS ultrastrukturell durch eine Zunahme der Vesikel innerhalb der Endothelzellen.

Die Vesikel können in längeren Reihen, manchmal einen Mikrokanal vortäuschend, angeordnet sein und führen zum Durchtritt sonst nicht permeabler Substanzen in den perivaskulären Raum und die Extrazellularräume des Neuropils, was zu einer entsprechenden Verbreitung dieser Räume führen kann. Liegt gleichzeitig eine Hypoxie vor, so können durch die vergrößerten Distanzen zwischen zwei benachbarten Kapillaren kritische pO_2-Werte in der Mitte zwischen zwei Kapillaren auftreten, was sich neurophysiologisch und durch Mikrobestimmungen der Druckwerte nachweisen läßt[3].

Derartige Stoffwechselstörungen sind verstärkt anzunehmen, wenn es zusätzlich zu Schwellungen der Astrogliafortsätze durch das Ödem kommt. Mit solchen Astrozytenschwellungen ist z.B. unter Bedingungen der Ischämie zu rechnen. Die Endfüße schwellen drei Stunden nach Einsetzen der Ischämie und haben nach sechs Stunden einen intensiven Schwellungszustand erreicht. Bei anhaltender Ischämie kommt es nach 18 Stunden zum Strukturzerfall. Ähnliche Veränderungen sind auch nach portokavalen Anastomosen oder unter Einwirkung von Serotonin zu beobachten. Serotonin kann z.B. aus zerfallenden Blutplättchen freigesetzt werden[2].

Besonders empfindlich reagiert die Blut-Hirn-Schranke auf *akute Blutdrucksteigerungen*. Inwieweit hierbei und vor allem unter der Injektionswirkung *hypertoner Lösungen* eine Lösung der tight junctions erfolgt[6], ist noch umstritten[31, 32].

Die hohe Bedeutung der Astrozyten für den Stoffaustausch und für die Erhaltung des Ionenmilieus in ihrer Mittlerfunktions zwischen Gefäßen und Neuronen ist allein dadurch gekennzeichnet, daß die Oberfläche der Hirnkapillaren zu 80% von Astrozytenfortsätzen besetzt ist[3].

Zytotoxisches (zelluläres) Ödem

Für das (zytotoxische) zelluläre Ödem charakteristisch sind Schwellungszustände innerhalb der Hirnrinde, *vorwiegend als Astrozytenschwellung.*

Die Schwellungen sind vielfach mit einer Vermehrung von Glykogengranula verbunden. Es ist verständlich, daß die Synapsenfunktionen sowohl durch Astrozytenschwellungen als auch durch ein extrazelluläres Ödem beeinflußt werden können, da das innere Milieu gestört ist[3, 12]. Mit den Astrozytenschwellungen sind außerdem Störungen des Kalium- und Chloridstoffwechsels verbunden[3].

Neben den beiden Grundformen des vasogenen und zytotoxischen Ödems[19], das in der humanen Pathologie angesichts der meist multifaktoriellen Genese auch in *Mischformen* vorkommt, wird folgende dritte Form unterschieden[9]:

Interstitielles, hydrozephales Ödem

Diese Ödemform ist *durch einen erhöhten Wasser- und Natriumgehalt der periventrikulären weißen Substanz gekennzeichnet,* bedingt durch einen Einstrom von Liquor durch das Ependym in das Hirngewebe bei *Liquorabflußstörungen.*

Bei derartigen vorwiegend die weiße Substanz betreffenden Ödemzuständen kommen ebenfalls sowohl extra-(inter-) wie intrazelluläre Ödemfolgen vor. Generell gilt das Mark als ödembereiter als die graue Substanz.

Beim intrazellulären Ödem lösen sich die *intraperiod lines,* also die verschmolzenen Außenwände der die Markscheiden bildenden Oligodendrogliazellen (Experimentalbeispiel: Triäthylzinnvergiftung). Der Zusammenbruch der ATP-abhängigen Natriumpumpe unter toxischen Bedingungen oder unter Hypoxie im Ischämieversuch ist charakteristisch für die Entstehung des zellulären Ödems. Die Herabsetzung des elektrischen Gewebswiderstandes läßt sich im Ischämieversuch durch den Zusammenbruch der Natriumpumpe schon nach Sekunden nachweisen. Der Natriumgehalt innerhalb der Zellen steigt rapid an, und das Wasser folgt zur Erhaltung des osmotischen Gleichgewichtes[9]. Ouabain bietet durch Hemmung der Na^+-K^+-abhängigen ATP-ase ein Modell für derartige Schrankenstörungen mit zelligem Ödem[10]. Die elektrische Ruhe nach Ischämie wird als Folge der Astrozytenschwellungen und vor allem der Veränderungen im synaptischen Bereich aufgefaßt[10]. Bei BHS-Störungen nach Ischämie ist aber auch zu berücksichtigen, daß neben den gesteigerten vesikulären Transportaktivitäten ein lokaler Schrankenzusammenbruch durch Endothelzellennekrosen vorkommen kann[7, 24].

Folgen des Hirnödems

In dem nur 5% Reserveraum enthaltenden intrakraniellen Raum kommt es durch die Flüssigkeitseinschwemmung rasch zu den klinisch sich äußernden Hirndruckzeichen[10].

Der steigende *Hirndruck* führt zu einer Herabsetzung der Blutperfusion und damit zu einer Verschlechterung der Versorgung des ödematös aufgelockerten Gewebes.

Auch der Glukosetransfer vom Blut zum Hirn ist herabgesetzt. Der *Gewebswiderstand,* der neben dem Perfusionsdruck die Ödemausbreitung beeinflußt, ist *von den lokalen Bedingungen und vom Alter des Patienten abhängig.* Bei den durch Kälteeinwirkung an Jungtieren experimentell erzeugten Ödemen ist der Gewebswiderstand im Marklager z. B. geringer, weil die Markscheidenbildung noch nicht abgeschlossen ist. Es kommt zu einem erhöhten Abstrom von Ödemflüssigkeit in den Ventrikelliquor. Dieser Abfluß ist durch Senkung des Liquordruckes verstärkbar[2] wie andererseits ein erhöhter Liquordruck bei Abflußbehinderung zu periventrikulären Ödemen führt[10].

Geringere Vaskularisation, geringerer Gewebswiderstand und erhöhte Ausweichmöglichkeiten schaffen dem kindlichen Gehirn größere Kompensationsmöglichkeiten beim Hirnödem.

Sind die Kompensationsmöglichkeiten erschöpft, dann kommt es allerdings zu einem rascheren und deletären Zusammenbruch.

Im *Fetalleben* und *während des ersten Lebensjahres* gelten die BHS und die Blut-Liquor-Schranke als *noch nicht ausgereift*[29]. Dies äußert sich z. B. durch perinatal sehr viel höhere Liquor-Proteinwerte als im Erwachsenenalter[11]. Die BHS-Funktion ist gegeben, wenn die Astrozytenendfüße und die Basalmembranen um die Gefäßschläuche voll ausgebildet sind[4]. Dennoch kann vor diesem Zeitpunkt nicht von dem Fehlen einer Schranke gesprochen werden. Diese ist vielmehr nur dem jeweiligen inneren Milieu entsprechend selektiv anders eingestellt als beim Erwachsenen, vermag aber z. B. bestimmte Proteine durchzulassen, anderen den Weg zu versperren, auch sind die Elektrolytgradienten zwischen Blut und Liquor anders[26]. Schon sehr früh sind zwischen den Endothelzellen und den Plexus chorioideus-Epithelien tight junctions ausgebildet[26].

Bei erhöhtem Hirndruck stellt sich in besonderem Maße die
• *Frage des Liquorabflusses:* Unstritig gehen die Hauptabflußwege über die *Pacchionischen Granulationen* zu den Sinus, ferner über *Arachnoidaltaschen* und die *Hinterwurzeln in das Lymphsystem.* Darüberhinaus bestehen aber noch Beziehungen zwischen Liquor und Lymphsystem über die *Lamina cribriformis,* wo sich ein schmaler Subarachnoidalraum mit Liquorfüllung zu den Fila olfactoria erstreckt und wo in beiden Richtungen Verbindungen möglich sind, deren genauer Weg (Stärke der Pinozytose im Perineurium? Fenestrierte Kapillaren) noch ungeklärt ist. Ähnliche

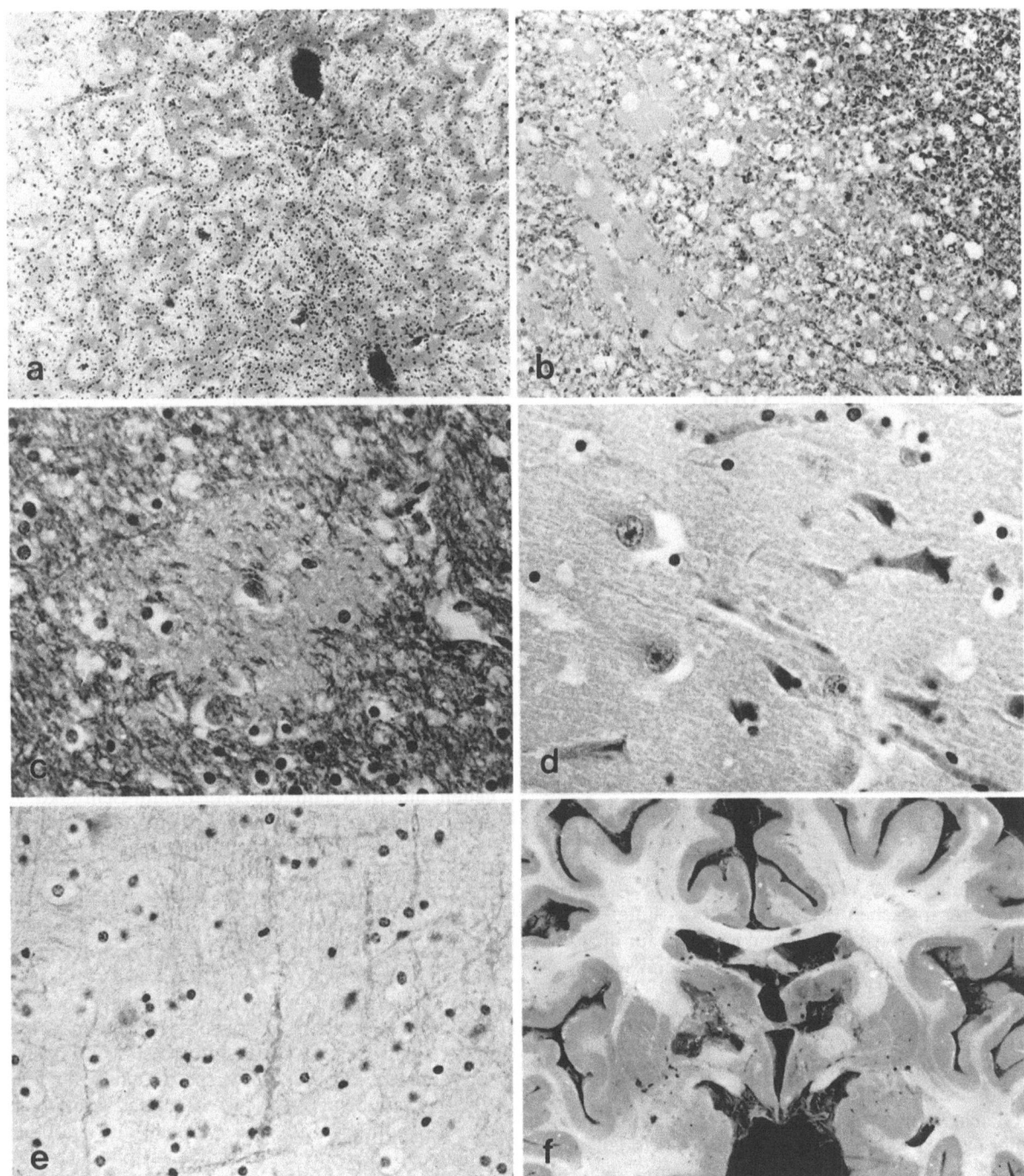

Abb. 1.6. a Ausgeprägtes perikapilläres Ödem im Frühstadium einer postvakzinalen Enzephalitis. **b** Schwere, frische Störung der Bluthirn-Schranke mit Exsudataustritt in das Marklager. **c** Perivenöse Markauflockerung bei frischer Schrankenstörung. **d** Grenzzone eines kortikalen Ödemherdes mit Schrumpfung der Nervenzellen innerhalb des Ödembereiches (rechts) und leichter Blähung der Nervenzellen an der Grenze zum Gesunden (links). **e** Oligodendroglia-Schwellung in Ödemzone. **f** Doppelseitige Nekrosen im Thalamus und in der inneren Kapsel bei Basilarisverschluß mit Übergreifen auf die A a. communicantes post. und die Thalamusarterien

Wege gehen unter Umgehung der großen Basalzisternen im Tierversuch in Richtung *Innenohr* und *tiefe Halslymphknoten,* zu denen auch der Abfluß über die Fila olfactoria erfolgt. Durch entsprechende Tracer ließ sich ein solcher Abfluß experimentell bei verschiedenen Spezies nachweisen. Möglicherweise spielen diese Wege eine Rolle für den Kontakt antigenen Materials mit dem Lymphsystem[5] bei dem sonst durch die BHS und die Blut-Liquor-Schranken als immunologisch geschützt geltenden ZNS.

Das Experiment bietet auch Möglichkeiten, die
● *Ödemrückbildung* zu verfolgen. So finden sich nach

überdosierter Bestrahlung Erweiterungen der perivaskulären Räume bereits nach 6 Stunden, ein Maximum nach 48 Stunden erreichend. Innerhalb der folgenden 6 Tage bildet sich das Ödem langsam zurück, wobei die Ödemflüssigkeit rascher verschwindet als das Eiweiß.

Humanpathologie des Hirnödems

Ätiologie, Pathogenese

Die bei der Schilderung der pathogenetischen Bedingungen aus Tierversuchen abgeleiteten Erkenntnisse sind im wesentlichen auch auf die Humanpathologie anwendbar. Ödeme spielen hier eine Rolle als *Umgebungsödeme um Tumoren, Blutungen* oder *Nekrosen,* – dem pathogenetischen Modell des vasogenen Ödems folgend. Sie kommen bei einer Reihe von *Vergiftungen* vor, z. B. bei der intervallären Verlaufsform der CO-Vergiftung, – hier eher dem Modell des zellulären (zytotoxischen) Ödems entsprechend. Darüberhinaus sind *Mikrozirkulationsstörungen, Hyperkoagulopathien, anaphylaktische Schockzustände,* z. B. nach Penizillingaben[14,20], nach Insektenstichen[18] oder nach Schutzimpfungen[21], selten auch *postischämisch* z. B. nach Strangulation[16] von schweren Ödemzuständen gefolgt. Selbstverständlich gilt dies auch für *entzündliche Erkrankungen* (▷ S.154), vor allem bei Hirnphlegmonen, in der Umgebung von Abszessen, aber auch bei der akuten perivenösen Enzephalitis. Der Grad des Ödems kann dabei bis zur schweren Purpura cerebri reichen wie man sie z. B. nach anaphylaktischem Schock findet[20]. Wie immer in der Humanpathologie handelt es sich dabei z. T. um *multifaktorielle* Geschehen, bei denen vor allem begleitende *Vaskulopathien* zu berücksichtigen sind.

Morphologie

Makroskopisch zeigt sich das Hirnödem je nach Ausmaß der Hirndrucksteigerung bereits bei der Betrachtung von außen an Hand des *Tonsillendruckkonus* und der *Unkusdruckfurchen* (▷ Abb.1.56) (▷ S.247). Auf den frischen Schnitten wirken die Schnittflächen meist sehr *flüssigkeitsreich,* doch gibt es auch eher *trokken-klebrige* Schnittflächen, was ursprünglich zu der Differenzierung zwischen Hirnödem und Hirnschwellung geführt hatte. Agonale Vorgänge und Fixierungsbedingungen beeinflussen dieses makroskopische Bild. Je nach Dauer des Ödems finden sich im Marklager zunehmende *Grautönungen der weißen Substanz.* In seltenen Fällen kommt es zur *Ödemnekrose.* Die Fibrae arcuatae sind gegenüber der ödematösen Auftreibung bemerkenswert resistent, was mit dem hier abweichenden Faserverlauf zusammenhängt, der ebenso wie das dichte Neuropil innerhalb der grauen Substanz einen höheren Gewebswiderstand bietet als das tiefe Marklager.

Mikroskopisch reicht das Spektrum von feinsten *perikapillären Aufhellungssäumen* (Abb.1.6a) über aus-

geprägtere *Serodiapedesen,* die zu breiten *Seen-ähnlichen Exsudationen* (Abb.1.6b) vor allem durch das Marklager führen können, bis zu *gemischten Sero-Erythrodiapedesen* (Abb.1.6c) oder zur *Marknekrose* mit Bildung von Makrophagen bei entsprechend langem Überleben des Ödemschadens.

Innerhalb der grauen Substanz ist das Ödem manchmal bereits makroskopisch durch eine unsystematisch fleckige Färbung sichtbar, der lichtmikroskopisch feinspongiöse, gefäßabhängige Gewebsauflockerungen entsprechen. Aneinandergrenzende Zonen geschrumpfter und geschwollener Nervenzellen markieren die Ödemränder (Abb.1.6d). Bei schwereren Ödemen kann es zur *Markdestruktion* kommen, so z. B. bei Schockzuständen nach Verbrennung, wobei begleitende hypoxisch-ischämische Faktoren zu berücksichtigen sind[27]. Derartige Markveränderungen kündigen sich im *Frühstadium* vielfach durch Schwellungszustände der Oligodendrogliazellen (Abb.1.6e) oder auch durch Homogenisierungen der Oligodendrogliakerne an[15]. Schwierig kann es sein, bei akuten Ödemen intravital entstandene von postmortalen Veränderungen zu unterscheiden[22]. Hier helfen auch am paraffineingebetteten Material noch Immunperoxidase- und spezifische Immunfluoreszenz-Techniken[33]. Eine Anfärbung von Astrozytenfortsätzen oder gar von Neuronen spricht für intravitale Proteinaufnahme.

Elektronenmikroskopisch gelten die oben erwähnten, experimentell gewonnenen Erkenntnisse weitgehend auch für die Humanpathologie. Bedeutungsvoll sind hier vor allem die *geänderten BHS-Verhältnisse in Hirntumoren.* Mit steigender Malignität der Gliome treten an Stelle der astrozytären gliösen Gefäßscheide vielfach die Fortsätze und Perikarya der Tumorzellen, außerdem entstehen fenestrierte Endothelien mit erhöhter Durchlässigkeit. Derartige den extrazerebralen Organen entsprechende Kapillarstrukturen kommen auch in Neurinomen und Meningeomen[1] vor. Bei diesen Tumoren ist im übrigen nicht nur die intratumorale Schrankenstörung und das Umgebungödem zu berücksichtigen, vielmehr kann auch die *plötzliche Druckentlastung* post operationem *zu schweren Ödementwicklungen führen*[8].

Literatur

1. u. 2. Weiterführende Literatur (▷ S.35)
*3. Bourke RS, Kimelberg HK, Nelson LR, Barron KD, Auen EL, Popp AJ, Waldman JB (1980) Biology of glial swelling in experimental brain edema. In: Cervós-Navarro J, Ferszt R (eds) Brain edema, Advances in neurology, vol 28. Raven Press, New York, pp 99–109
4. Bradbury M (1979) Why a blood-brain barrier? TINS 2: 36–38
5. Bradbury M (1981) Lymphatics and the central nervous system. TINS 4: 100–101
6. Brightman MW, Hori M, Rapoport SI, Reese TS, Westergaard E

(1973) Osmotic opening of tight junctions in cerebral endothelium. J comp Neurol 152: 317–326

7. Cervós-Navarro J (1970) Der zeitliche Ablauf des akuten Bestrahlungsödems im Gehirn. Acta Neurochir 22: 43

8. Czernicki Z, Kozniewska E (1977) Disturbances in the blood-brain barrier and cerebral blood flow after rapid brain decompression in the cat. Acta Neurochir 36: 181–187

9. Fishman RA, Chan PH (1980) Metabolic basis of brain edema. In: Cervós-Navarro J, Ferszt R (eds) Brain edema, Advances in neurology, vol 28. Raven Press, New York, pp 207–215

*10. Garcia JH, Conger KA, Morawetz R, Halsey JH (1980) Postischemic brain edema: Quantitation and evolution. In: Cervós-Navarro J, Ferszt R (eds) Brain edema, Advances in neurology, vol 28. Raven Press, New York, pp 147–169

11. Go KG, Ebels EJ, van Woudenberg F, Geerlings T (1973) The development of oedema in the immature brain. Psychiat Neurol Neurochir 76: 427–437

12. Hirano A (1980) Fine structure of edematous encephalopathy. In: Cervós-Navarro J, Ferszt R (eds) Brain edema, Advances in neurology, vol 28. Raven Press, New York, pp 83–97

13. Hsu DW, Hedley-Whyte ET (1980) Effects of insulin-induced hypoglycemia on cerebrovascular permeability to horse-radish peroxidase. J Neuropath Exp Neurol 39: 265–284

14. Huber G (1954) Penicillinschäden des Zentralnervensystems. Dtsch Ztsch Nervenheilk 171: 460–473

15. Jacob H (1965) Die Kernhomogenisierung der akut geschwollenen Oligodendroglia und der prae-amöboiden Glia beim Hirnödem. Arch Psychiat Ztsch Neurol 216: 690–704

16. Jacob H, Mumme C, Solcher H (1962) Entmarkung bei cerebralen Ödemschäden (Strangulationsmyelopathie). Arch Psychiat Ztsch Neurol 203: 311–320

17. Jacobs JM (1980) Blood barriers in the nervous system studied with horse-radish peroxidase. TINS 3: 187–189

18. Janssen W (1966) Plötzliche Todesfälle durch Insektenstiche. Dtsch Ztsch gericht Med 58: 3–17

19. Klatzo I (1967) Presidential address. Neuropathological aspects of brain edema. J Neuropath Exp Neurol 26: 1–14

20. Liebegott G (1955) Zur Pathologie des Penicillinschadens des Zentralnervensystems. Beitr path Anat 115: 206–225

21. Meriwether LS, Hager H, Scholz W (1955) Cerebral pathology following serum anaphylaxis. AMA Arch Neurol Psychiat 73: 286–292

22. Oehmichen M, Gencic M, Grüninger H (1979) Prae- und postmortale intracerebrale Plasmadiffusion. Lichtmikroskopische Untersuchungen am Hirnoedem. In: Holczabek W (Hrsg) Beiträge zur Gerichtlichen Medizin, Bd XXXVII. Verlag Franz Deuticke, Wien, S 271–275

23. Oldendorf WH, Cornford ME, Brown WJ (1977) The large apparent work capability of the blood-brain barrier: A study of the mitochondrial content of capillary endothelial cells in brain and other tissues of the rat. Ann Neurol 1: 409–417

24. Petito CK (1979) Early and late mechanisms of increased vascular permeability following experimental cerebral infarction. J Neuropath Exp Neurol 38: 222–234

25. Reese TS, Karnovsky MJ (1967) Fine structural localization of a blood-brain barrier to exogenous peroxidase. J Cell Biol 34: 207–217

26. Saunders NR, Mollgard K (1981) The natural internal environment of the developing brain. TINS 4: 56–60

27. Solcher H (1971) Striäre initiale Entmarkungsherde nach Verbrennung mit längerer Überlebenszeit. Acta Neuropath 19: 75–78

28. Steinwall O, Klatzo J (1966) Selective vulnerability of the blood-brain barrier in chemically induced lesions. J Neuropath Exp Neurol 25: 542–559

29. Wenzel D, Felgenhauer K (1976) The development of the blood-CSF barrier after birth. Neuropädiat 7: 175–181

30. Westergaard E (1977) The blood-brain barrier to horseradish peroxidase under normal and experimental conditions. Acta Neuropath 39: 181–187

31. Westergaard E (1980) Ultrastructural permeability properties of cerebral microvasculature under normal and experimental condition after application of tracers. In: Cervós-Navarro J, Ferszt R (eds) Brain edema, Advances in neurology, vol 28. Raven Press, New York, pp 55–74

32. Westergaard E, van Deurs B, Brondsted HE (1977) Increased vesicular transfer of horseradish peroxidase across cerebral endothelium, evoked by acute hypertension. Acta Neuropath 37: 141–152

33. Wilmes F, Hossmann KA (1979) A specific immunofluorescence technique for the demonstration of vasogenic brain edema in paraffin embedded material. Acta Neuropath 45: 47–51

Störung der Rückbildung embryonaler Strukturen (zirkumventrikuläre Organe) und Bedeutung der Zirbeldrüse

Weiterführende Literatur

1. Oksche A (1965) Survey of the development and comparative morphology of the pineal organ. In: Kappers JA, Schadé JP (eds) Structure and function of the epiphysis cerebri. Elsevier Publ Comp, Amsterdam London New York (Progress in brain research, vol 10, pp 3–29)

Zirkumventrikuläre Organe und Glandula pinealis

Die Behandlung dieser beiden entwicklungsgeschichtlich und funktionell besonders interessanten, wenn auch für die Neuropathologie derzeit wenig bedeutungsvollen Organe läßt sich insofern an das Kapitel über die Störungen der Blut-Hirn-Schranke anschließen, als bei den zirkumventrikulären Organen Schrankenverhältnisse vorliegen, die vom übrigen Ventrikelsystem und den normalen intrazerebralen Gefäßen abweichen. Zirkumventrikuläre Organe und Zirbeldrüse haben entwicklungsgeschichtliche und wahrscheinlich auch funktionelle Beziehungen. Die eigene Behandlung der Glandula pinealis erweist sich als Ergänzung für das Kapitel über die Endokrinologie, speziell das hypothalamisch-hypophysäre System, als notwendig.

Zirkumventrikuläre Organe

Die zirkumventrikulären Organe (CVO) gehören für den Pathologen weitgehend zur terra incognita, zumal sie weder charakteristischer Ursprungsort oder Vorzugssitz von Tumoren noch von entzündlichen Prozessen sind. Nichtsdestoweniger haben diese Organe, die sich beim Menschen postnatal weitgehend zurückbilden, während der Fetalzeit eine *sehr hohe Stoffwechselaktivität*, aus der ihre funktionelle Bedeutung erschlossen werden kann, auch wenn ihre Physiologie und Pathophysiologie noch nicht ausreichend geklärt sind[14]. Bei den CVO handelt es sich um

- das *subfornikale Organ,* das in den dorso-rostralen Anteilen des 3. Ventrikels zwischen den Foramina Monroi liegt,
- das *Organum vasculosum* der Lamina terminalis zwischen vorderer Kommissur und Chiasma opticum,
- die *Eminentia mediana* am Boden des 3. Ventrikels am Rezessus infundibularis,
- das *subkommissurale Organ* am Eingang vom 3. Ventrikel in den Aquädukt an der vorderen Unterfläche der hinteren Kommissur nahe der Glandula pinealis und
- die *Area postrema* an der Dorsalseite des Übergangs des 4. Ventrikels in den Zentralkanal.

Gemeinsam sind den CVO *fenestrierte Endothelien,* und damit engere Beziehungen zwischen dem Blut und den Parenchymzellen, spezielle Oberflächengestaltungen der ventrikelwärtigen Zellen, eine sehr starke Durchblutung bei starker Vaskularisation, z. T. mit Gefäßschlingenbildungen und ein portales System (Eminentia mediana[12]).

Das *subfornikale Organ* ist ein Rezeptor für Angiotensin II und verschiedene ebenfalls mit der Flüssigkeitsregulation und der Durstempfindung zusammenhängende Peptide[6]. Wie bei den anderen CVO besteht unmittelbarer Kontakt zum Liquor. Das Organ enthält verschiedene Neuronentypen und epiependymal gelegene Axone, die synaptische Kontakte mit Ependymzellen aufweisen. Es finden sich vorwiegend cholinerge, aber auch peptiderge und katecholaminhaltige Fasern[5]. Die Ependymzellen enthalten ausgeprägte Mikrovilli. Tanyzyten zeigen perivaskuläre Endfüße[5].

Das *Organum vasculosum* empfängt neurosekretorische Axone, die luteinisierendes Hormon-Releasing-Hormon oder Somatostatin enthalten. Vasopressin- und Oxytocin- produzierende Neurone liegen in unmittelbarer Nachbarschaft. Offenbar werden im Organum vasculosum hypothalamische Peptidhormone in das Blutgefäßsystem abgegeben[15].

Ähnlich enge Beziehungen zu neurosekretorischen Neuronen bestehen auch in der *Eminentia mediana* im Recessus infundibularis. Das Organ enthält kurze und lange kapilläre Schleifen, die zum Plexus des hypothalamo- hypophysären Systems gehören[12]. Es bestehen enge Beziehungen zwischen den Gefäßen und den Ependymzellen. Deren Lage zwischen Liquor und portalen Kapillaren spricht im Zusammenhang mit einem hohen Gehalt an Filamenten, Tubuli, vesikulären Formationen, Mikrovilli und einigen Zilien für Transportfunktionen zwischen Liquor und Blut. Es besteht eine Durchgängigkeit für Peroxidase vom Liquor her[12]. Die Eminentia mediana ist eingeschaltet in das Hormon-Releasing- bzw.- Inhibiting-System.

Das *subkommissurale Organ* enthält sekretorisch modifizierte Ependymzellen, die ein tröpfchenförmiges Sekret in die Ventrikelflüssigkeit abgeben. Diese Sekrete ordnen sich strangförmig an und durchziehen kaudalwärts das Ventrikellumen als *Reissnerscher Faden*[15], nachweisbar allerdings nur bei niedrigen Tieren. Die speziell differenzierten Ependymzellen sind auffallend lang, mit einem Kern, der an der der Ventrikeloberfläche abgewandten Basis liegt. Auch hier finden sich elektronenmikroskopisch die Zeichen sekretorischer Tätigkeit einschließlich pinozytotischer Vesikel[3]. Die Zellen des subkommissuralen Organs zeigen während der Fetalzeit Zeichen einer hohen Stoffwechselaktivität mit Austausch von Neurohormonen in das Blut sowie absorptiver und sekretorischer Funktionen zwischen Liquor und den Epithelzellen. Die Zellen enthalten große Mengen von Glykoproteinen und Glykogen, außerdem Zystin, Tyrosin, Tryptophan, Arginin. Die alkalische Phosphatase ist an den Rändern der Organe sehr aktiv[9]. Enge Beziehungen bestehen lokalisatorisch, wahrscheinlich aber auch funktionell mit der Glandula pinealis[10].

Beim Erwachsenen reduzieren sich diese CVO weitgehend auf stark gefältelte Ependymregionen am Ort der frühen CVO[7]. Manchmal finden sich noch kleinere Inseln höherer Ependymzellen als Überbleibsel der früheren spezifizierten Epithelien. Sie sind sehr chromatinreich. Inwieweit hier noch regulatorische Restfunktionen erhalten sind und warum die CVO sich ab dem 9. Fetalmonat innerhalb weniger Monate zurückbilden, ist unbekannt. Bedeutungsvoll ist lediglich, daß ihr ursprünglicher Sitz sich noch durch das Fehlen der Blut-Hirn-Schranke abzeichnet.

Glandula pinealis (Zirbeldrüse)

Funktion

Die Zirbeldrüse läßt sich entwicklungsgeschichtlich bis zu den niederen Vertebraten zurückverfolgen und gehört auch phylogenetisch zu den ältesten, bereits bei Tetrapoden des Devon, den Vorläufern der Amphibien und Echsen, nachweisbaren Organen[1]. Sie macht in der aufsteigenden Tierreihe eine interessante morphologische und funktionelle Wandlung durch. Ursprünglich als 3. Auge (Scheitelauge) ein Photorezeptor, der bei den Säugetieren eine Substanz produzierte, die zur Melanophorenkontraktion führt (Melatonin), hat das Pinealorgan bis zum Menschen einen starken morphologischen Wandel erfahren, in dessen Verlauf die unmittelbare Photosensoreneigenschaft verlorenging und durch eine nervöse Versorgung ersetzt wurde. Die endokrinen Eigenschaften blieben dagegen erhalten und erfuhren eine Differenzierung.

Das menschliche Pinealorgan empfängt eine *sympathische* und *parasympathische* Versorgung aus dem autonomen Nervensystem. Bei Ratten wurde eine Afferenz nachgewiesen, die von der Retina ausgehend über einen postchiasmalen akzessorischen Tractus opticus zum lateralen Hypothalamus, zur Mittelhirnhaube und zum Nucleus intermedio-lateralis des thorakalen Rückenmarks führt und von hier aus präganglionär zum Ganglion cervicale superior, um postganglionär die Epiphyse zu erreichen[11].

Die Durchblutung ist ähnlich hoch wie in der Neurohypophyse und wird nur von der Niere übertroffen. Es besteht ein dichtes Netz von Arteriolen und Kapillaren mit perivaskulären Räumen ähnlich anderen endokrinen Organen. Arteriell wird die Glandula pinealis über Äste der A. cerebri post. versorgt; der venöse Abfluß geht in die V. magna galeni[8].

Die Sonderstellung ergibt sich aus der eigenen autonom-nervösen Versorgung, durch die die Zirbeldrüse sich von allen anderen zentralnervösen Regionen unterscheidet, durch die Art ihrer Durchblutung und vor allem durch die metabolischen Eigenschaften: Die Zirbeldrüse bildet in ihren Parenchymzellen *Melatonin,* ein aus Tryptophan über Serotonin unter Einwirkung der Serotonin-N-Azetyl-Transferase und dann der Hydroxyindol-O-Methyl-Transferase entstehendes Indolamin. Daneben synthetisiert sie und gibt sie ab *Neuropeptide* bzw. *Proteine,* deren Natur noch nicht ausreichend aufgeklärt ist, über deren Wirkung aber zahlreiche Erkenntnisse gewonnen werden konnten[1, 2, 8, 11, 13]. Gesichert ist ein *zirkadianer Rhythmus,* der dem Tag-Nachtrhythmus bzw. dem Hell-Dunkelwechsel folgt, der aber unter den experimentellen Bedingungen der Dauerbelichtung oder der Dauerverdunkelung einen gewissen Eigenrhythmus behält, auch wenn die Abgabe der Zirbeldrüsenhormone durch diese experimentellen Bedingungen beeinflußt wird. Belichtung hemmt die Aktivität der Pinealis, Dunkelheit stimuliert sie. Die Wirkung der Aktivitätssteigerung bzw. der normalen Funktion auf dem Höhepunkt der Hormonabgabe ist eine *antigonadotrope.* Speziell werden das *luteinotrope Hormon* und das *interstitial cell stimulating hormone* gehemmt. Der *Prolaktin-Hemmfaktor* und die *ACTH-Produktion* werden ebenfalls gehemmt. Bei in Dunkelheit gehaltenen Ratten, bei denen die Hormonabgabe gesteigert ist, kommt es dementsprechend zu einer Reduktion der Reproduktionsorgane, bei in Belichtung gehaltenen Ratten tritt umgekehrt eine Pubertas praecox auf.

Diese *Pubertas praecox* ist auch das charakteristische Zeichen der Tumoren der Pinealisregion (▷ S. 262), sofern der Tumor die endokrine Funktion der Zirbeldrüse beeinträchtigt.

Nach *Pinealektomien* kommt es neben der *Entzüge-*

lung der Sexualsteuerung und der hierfür verantwortlichen endokrinen Organe auch zu einer *Verminderung* des *Prostaglandins E 1* und des *Thromboxans A 2*[4]. Über diese Prostaglandinwirkung bestehen Einflüsse auf das *T-Suppressor-Lymphozytensystem.* Im Tierexperiment kommt es nach der Ausschaltung der Pinealis zu *Hautpigmentationen* und zu *intraabdominellen Fibrosen,* insbesondere in der *Gallenblase*[4].

> *Generell führen die Zirbeldrüsenhormone zu einer Synchronisation, einer Stabilisierung und Moderation der vegetativen und endokrinen Funktionen,* die sich in entsprechender Beruhigung des EEG, in Entspannung und Stressdämpfung äußert.

Es fanden sich Parallelen zwischen dem Anstieg der Indolamin-Synthese und dem Erfolg von Meditationsübungen[13].

Auch beim *Menschen* ist der Lichtreiz offenbar die wesentlichste Afferenz, allerdings vermittelt über komplizierte und noch nicht voll aufgeklärte Wege. Noradrenalin ist der bedeutungsvollste pinealotrope Transmitter. Ungeklärt ist noch, ob Melatonin unmittelbar auch in der Peripherie wirkt oder ob es eines Zusammenspiels bzw. einer Aktivierungsrolle zwischen Melatonin und den ebenfalls sezernierten Proteinen bzw. Peptiden bedarf, die gemeinsam in den Sekretgranula angetroffen werden[13].

Zwischen Epiphyse und Hypophyse bestehen funktionelle Beziehungen, wobei die Reafferenz noch ungeklärt ist. Die Zirbeldrüse wurde als „Regulator der Regulatoren"[8] bezeichnet, die gewissermaßen den negativen Pol eines Dipols auf dienzephaler Ebene darstellt, dessen positiver Pol die Hypophyse sei[11]. Unter Dauerlicht wird z. B. der Hypophysenvorderlappen größer, das Zirbelgewicht sinkt; in der Dunkelheit verhalten sich die beiden Organe umgekehrt. Gesichert ist jedenfalls eine *regulatorische Einwirkung auf den Hypothalamus*[8, 11, 13].

Abgesehen von den genannten Tumoren der Pinealis sind Pathophysiologie und Pathomorphologie noch keineswegs durchschaubar, zumal die Pinealis z. B. hinsichtlich des Zielortes Prolaktin sowohl einen Abgabe-fördernden wie -hemmenden Faktor abgibt[2] und ähnliche in ihren Regulationsmechanismen noch undurchschaute Zügelwirkungen auch bei anderen Zirbeldrüsenhormonen anzunehmen sind.

Morphologie

Beim erwachsenen Menschen ist die zirbelförmige Glandula pinealis von feinhöckeriger Oberfläche. Beim Schneiden verspürt man meist einen starken Widerstand, der durch *kleine Kalkkonkremente (Hirnsand)* bedingt ist. Ebenfalls makroskopisch sind vielfach kleine Zysten erkennbar.

Mikroskopisch ist das Parenchym *feinlobulär* mit Nestern von großen Zellen mit ebenfalls relativ großem, chromatinarmem Kern und mit gelegentlichem

Vorkommen von stäbchenförmigen Zytoplasmaeinschlüssen. Zwischen den Parenchymzellhaufen liegen schmale Bänder kleiner, chromatinarmer Kerne vom Typ der Lymphozyten. Außerdem trifft man auf astrozytäre Glia und auf ein dichtes Gefäßnetz mit bindegewebsreichen Wänden, ferner auf kleinere, schwer einer bestimmten Zellart zuzuordnende Zellen.

Elektronenmikroskopisch sind bei Säugetieren stark ausgeprägte Golgikomplexe, zahlreiche Mitochondrien und ein stark entwickeltes rauhes endoplasmatisches Retikulum erkennbar, – Zeichen endokriner Zellen, darüberhinaus multiveskuläre Körper sowie gelegentlich ziliare Strukturen[1, 8].

Die Kalkgranula nehmen mit dem Alter zu. In 59% der über Zwanzigjährigen, in 80% der über Sechzigjährigen lassen sie sich nachweisen. Sie können ebensowenig wie die von Gliafasern ausgekleideten Zysten als pathologisch angesprochen werden.

Literatur

1. Weiterführende Literatur (▷ S. 41)
2. Chang N, Ebels I, Benson B (1979) Preliminary characterization of bovine pineal prolactin releasing (PPRF) and releaseinhibiting factor (PPIF) activity. J Neural Transmission 46: 139–151
3. Collins P, Woollam DHM (1979) The ventricular surface of the subcommissural organ: a scanning and transmission electron microscopic study. J Anat 129: 623:-631
4. Cunnane SC, Manku MS, Horrobin DF (1979) The pineal and regulation of fibrosis: Pinealectomy as a model of primary biliary cirrhosis: Roles of melatonin and prostaglandins in fibrosis and regulation of T lymphocytes. Med Hypothese 5: 403–414
* 5. Dellmann HD, Simpson JB (1974) Comparative ultrastructure and function of the subfornical organ. In: Knigge KM, Scott DE, Kobayashi H, Ishii S (eds) Brain-endocrine interaction II. The ventricular system. S. Karger, Basel, pp 166–189
6. Felix D, Schlegel W (1978) Angiotensin receptive neurones in subfornical organ. Structure-activity relations. Brain Res 149: 107–116
7. Friede RL (1961) Surface structures of the aqueduct and the ventricular walls: A morphologic comparative and histochemical study. J Comp Neurol 116: 229–247
* 8. Kappers JA (1976) The mammalian pineal gland, a survey. Acta Neurochir 34: 109–149
9. Mollgard K (1972) Histochemical investigation on the human foetal subcommissural organ. I. Carbohydrates and mucosubstances, proteins and nucleoproteins, esterase, acid and alkaline phosphatase. Histochemie 32: 31–48
10. Mollgard K, Moller M, Kimble J (1973) Histochemical investigations on the human fetal subcommissural organ. II. The „large granules". Histochemie 37: 61–74
*11. Piechowiak H (1973) Das Pinealorgan. Anatomie, Stoffwechselwege, Physiologie und Klinik. Dtsch Med Wsch 98: 2088–2094
12. Rodriguez EM (1971) Comparative and functional morphology of the median eminence. In: Brain-endocrine interaction. Median eminence: Structure and function. Int Symp, München 1971. S. Karger, Basel, pp 319–334
13. Romijn HJ (1978) The pineal, a tranquillizing organ? Life Sci 23: 2257–2274
14. Russell WO, Bowerman DL (1968) Special organs and regions. In: Minckler J (ed) Pathology of the nervous system, vol 1. McGraw-Hill Company, New York, pp 608–619
15. Weindl A (1977) Zirkumventrikuläre Organe. Euromed 20: 828–831

Hydrocephalus internus

Weiterführende Literatur

1. Adams RD, Fisher CM, Hakim S, Ojemann RG, Sweet WH (1965) Symptomatic occult hydrocephalus with „normal" cerebrospinal fluid pressure. N Engl J Med 273: 117
2. Shulman K, Graziani LJ (1977) Hydrocephalus. In: Goldensohn ES, Appel SG (eds) Scientific approaches to clinical neurology. Lea & Febiger, Philadelphia, pp 637–651

Prinzip und Definitionen

Ein *Ungleichgewicht* zwischen der *erhöhten Liquorproduktion* und einer *verminderten Liquorabsorption führt zu steigendem Liquordruck* und einem *sich erhöhenden Liquorvolumen.* Dies äußert sich in einer *Erweiterung der inneren Hirnkammern* oder/ und der *äußeren Liquorräume.*

Unter pathophysiologischen Gesichtspunkten werden unterschieden der
● *intraventrikuläre* und der
● *extraventrikuläre (kommunizierende) obstruktive* Hydrocephalus internus. Nicht im strengen Sinne diesen Prinzipien entspricht der sogenannte
● *Hydrocephalus e vacuo,* der bei diffusen markzerstörenden Prozessen zu einer Erweiterung der inneren Hirnräume als *Folge der Markschrumpfung* bzw. zu einer Erweiterung der äußeren Liquorräume durch *Rindenschrumpfungen* führt.

Bei den schon aus therapeutischen Gründen bedeutungsvolleren obstruktiven Hydrozephalusformen ist zu beachten, daß die schädigende Wirkung auf das Hirngewebe nicht nur vom *absoluten Liquordruck* abhängig ist, sondern auch von der *Oberfläche,* auf die der Druck sich auswirkt:

Mit zunehmendem Hydrozephalus werden damit die Auswirkungen immer deletärer. Die rechtzeitige Diagnostik, vor allem bei Kindern, ist deshalb notwendig, zumal inzwischen gute operative Möglichkeiten zur Therapie gerade des frühkindlich auftretenden Hydrozephalus vorliegen.

• *Liquorproduktion:* Die Angaben über deren Höhe schwanken zwischen 15 und 400 ml/d bei einem Durchschnittswert von 150–250[4]. Der Liquor wird vor allem im *Plexus chorioideus* gebildet, doch haben tierexperimentelle Ergebnisse als weitere Produktionsstätten die *Arachnoidalzellen* und das *Gewebe der Virchow-Robinschen Räume* um die in das Hirngewebe eintretenden Gefäße wahrscheinlich gemacht (ohne Beteiligung kleiner Arteriolen und Kapillaren).

• *Liquor-Absorption:* Die *Absorption* erfolgt vor allem über die *Pacchionischen Granulationen (Arachnoidal-Villi),* nach tierexperimentellen Untersuchungen wahrscheinlich weiterhin über die *spinalen Wurzeltaschen.* Vor allem unter pathologischen Bedingungen gibt es offenbar unterschiedliche Mechanismen der Störung der Liquorabsorption[10].

Mit Radioisotopen ließ sich nachweisen, daß *in die Ventrikel eingebrachtes Albumin* bereits nach wenigen Minuten mit dem Ausfluß in Richtung der äußeren Liquorwege beginnt, daß in drei Stunden die Sylvische Furche und nach 12 Stunden unter normalen Bedingungen die Subarachnoidalräume über der Konvexitätsrinde erreicht sind. Nach 24 bis 48 Stunden[5] ist die Hauptkonzentration – der Richtung auf die Pacchionischen Granulationen folgend – parasagittal. Ähnliches gilt für *lumbal eingebrachte Substanzen,* die nach 12 Stunden auch bereits in etwa ⅕ bis ⅓ der lumbal installierten Substanzmenge parasagittal nachweisbar sind. Dieser normale Abfluß zur parasagittalen Konvexität ist beim sogenannten Normaldruckhydrozephalus[1] (s. u.) gehemmt.

Elektronenmikroskopische Untersuchungen der Pacchionischen Granulationen ergaben tubulusähnliche Strukturen von 4 bis 12 μ Durchmesser, so daß große Moleküle und Blutzellen diese Membran ventilartig in Richtung der Venensinus durchdringen können[15]. Diskutiert werden auch eine aktive Sekretionsleistung der Arachnoidalzellen[12] und eine mesotheliale Barriere durch Riesenvakuolen innerhalb der Pacchionischen Granulationen[14]. Pacchionische Granulationen erscheinen ab dem 18. Lebensmonat und nehmen an Dichte im Laufe der ersten Lebensjahre zu. Die erhöhte Ödemempfindlichkeit des kindlichen Hirngewebes wird hiermit in Verbindung gebracht[6]. Angesichts der engen Beziehung zwischen Liquor und venösem Sinusblut ist davon auszugehen, daß sich ein erhöhter Sinusdruck auch im Sinne einer Liquordruckerhöhung auswirkt.

Ätiologie, Pathogenese
Für den *intraventrikulären obstruktiven Hydrozephalus* sind in erster Linie *Abflußbehinderungen* im Bereich des Aquäduktes und/oder an den Foramina Magendii bzw. Luschkae anzuschuldigen.

Ursachen für solche Verschlüsse sind
• *entzündliche Veränderungen,* die im Rahmen der späteren Vernarbungsvorgänge zu fibrotischen Verschlüssen der zuletzt genannten Foramina oder zu gliotischen Verschlüssen des Aquäduktes führen kön-

nen. Die früher häufiger als Mißbildung angesehenen *Aquäduktstenosen* mit unterschiedlichen Verzweigungen sehr schmaler Ependym-ausgekleideter und manchmal stumpf endender Aquädukt-Aberrationen sollen ebenfalls – wie tierexperimentelle Versuche mit Mumpsinfektionen gezeigt haben – die Folge von Entzündungen sein können[9, 11]. Auch

• *Subarachnoidalblutungen* können auf dem Wege über Ependymschädigungen bzw. gliotische und bindegewebige Vernarbungen die Ursache von Verschlüssen der Abflüsse aus den inneren Hirnkammern sein. Die Tatsache, daß bei 60% der Kinder mit Myelomeningozelen auch mit Aquäduktstenosen zu rechnen ist, sowie die *deutliche Bevorzugung des männlichen Geschlechtes* bei Hydrozephalus-Kindern (66%) sprechen andererseits dafür, daß doch

• *kongenitale Fehlbildungen* vor allem im Aquäduktbereich eine erhebliche Rolle spielen. Die

• *Zysten der hinteren Schädelgruben* einschließlich des *Dandy-Walker-Syndroms* sind eine weitere Ursache des Hydrozephalus im Kindesalter. In höherem Lebensalter führen

• *Tumoren* und *andere raumfordernde Prozesse* zu entsprechenden Abflußbehinderungen.

Normaldruckhydrozephalus

Synonyma
Extraventrikulärer obstruktiver Hydrozephalus; H. malresorptivus; H. aresorptivus

Klinik
Klinisch stehen im Vordergrund dieser eine zunehmende Rolle spielenden und vor allem in höherem Alter bedeutungsvollen Hydrozephalusform die *Trias* von *Sphinkterinkontinenz, Gangstörungen* und *psychischen Veränderungen (Mutismus, Torpor),* kombiniert mit *Greif-Saugreflexen,* so daß differentialdiagnostisch diese Folgen eines Hydrozephalus gegenüber präsenilen Demenzen abzugrenzen sind[3,8]. Auch *Konzentrationsschwächen, emotionale Labilität* oder in schweren Fällen ein *Korsakow-Syndrom* sind typisch[13].

Ätiologie, Pathogenese
Die Bezeichnung Normaldruckhydrozephalus ergab sich aus dem zunächst nicht nachweisbaren Abflußhindernis und normal erscheinenden Liquordrucken. Als wesentliche Ursache ließen sich inzwischen *Subarachnoidalblutungen* und *Meningitiden* nachweisen[1,3].

Mit neuroradiologischer Methode läßt sich feststellen, daß der normale Abfluß über die Pacchionischen Granulationen gestört ist, so daß sich Tracer-Substanzen nicht in die parasagittalen Arachnoidalräume der Konvexität verfolgen lassen, es vielmehr zu Anreicherungen in den basalen Subarachnoidalräumen und zu einem Eindringen in Richtung dritter Ventrikel, also zu abnormen Liquorstromrichtungen kommt. Immerhin ist *bei 40% der Fälle die Ursache aber nicht eindeutig klärbar*[3]. Auch als *Folge hypertensiver Enzephalopathien* mit multiplen Infarkten wurde ein Normaldruckhydrozephalus beschrieben[7].

Therapie

Therapeutisch ist die Anlage eines *Liquorshunts* die Methode der Wahl, wobei allerdings als Komplikation mit dem Auftreten *subduraler Hämatome* gerechnet werden muß. Mit Hilfe solcher Shunts und fortlaufender Liquordruckmessungen ließ sich auch nachweisen, daß bei Patienten mit Normaldruckhydrozephalus durchaus *kurzdauernde Liquordruckkrisen* auftreten können.

Literatur

1. u. 2. Weiterführende Literatur (▷ S. 44)
3. Adams RD (1975) Recent observations on normal pressure hydrocephalus. Schweiz. Arch. Neurol. Neurochir. Psychiat. 116: 7–15
4. Cutler RWP, Page L, Galicich J, Watters GV (1968) Formation and absorption of cerebrospinal fluid in man. Brain 91: 707
5. DiChiro G (1964) Movement of cerebrospinal fluid in human beings. Nature 204: 290
6. Dirnhofer R, Sigrist Th (1979) Zur Rolle – hämorrhagisch infarzierter – Arachnoidealzotten beim posttraumatischen Hirnödem. Acta Neuropath 45: 161–165
7. Earnest MP, Fahn S, Karp JH, Rowland LP (1974) Normal pressure hydrocephalus and hypertensive cerebrovascular disease. Arch Neurol 31: 262–266
8. Jacob H, Iizuka R, Lütcke A (1972) Präsenile leukencephalopathische Hydrocephalie. Z Neurol 202: 64–74
9. Johnson RT, Johnson KP (1968) Hydrocephalus following viral infection: The pathology of aqueductal stenosis developing after experimental mumps virus infection. J Neuropath Exp Neurol 27: 591
10. Lorenzo AV, Page LK, Watters GV (1970) Relationship between cerebrospinal fluid formation, absorption and pressure in human hydrocephalus. Brain 93: 679–692
11. Russell DS (1949) Observations on the pathology of hydrocephalus. Medical research council special report. Her Majesty's Stationery Office, London
12. Shabo AL, Maxwell DS (1968) The morphology of the arachnoid villi. A light and electron microscopic study in the monkey. J Neurosurg 29: 451–463
13. Theander S, Granholm L (1967) Sequelae after spontaneous subarachnoid haemorrhage, with special reference to hydrocephalus and Korsakoff's syndrome. Acta Neurol Scand 43: 479–488
14. Tripathi RO (1973) The ultrastructure of the arachnoid villi in relation to outflow of cerebrospinal fluid. A new concept. Lancet 2: 8–11
15. Welch K, Friedman V (1960) The cerebrospinal fluid valves. Brain 83: 454–469

Nekroseformen und zirkulatorisch, hypoxisch und hypoglykämisch bedingte Gewebsschäden

Weiterführende Literatur

1. Cervos-Navarro J (1980) Gefäßerkrankungen und Durchblutungsstörungen des Gehirns. In: Cervos-Navarro J, Schneider H, Pathologie des Nervensystems I. Springer-Verlag, Berlin Heidelberg New York (In: Doerr W, Seifert G, Uehlinger E (Hrsg) Spezielle pathologische Anatomie, Lehr- und Nachschlagewerk, Bd 13/I, S 1–412)
2. Cervos-Navarro J, Schneider H (1980) Pathologie des Nervensystems I. Springer-Verlag, Berlin Heidelberg New York
3. Lang J (1979) Gehirn- und Augenschädel. In: Lang J, Wachsmuth W (Hrsg.) Praktische Anatomie, Bd 1/1b. Springer-Verlag, Berlin Heidelberg New York
4. Lazorthes G, Gouazé A, Salamon G (1976) Vascularisation et circulation de l'encéphale. Masson, ris New York Barcelone Milan
5. Lübbers DW (1972) Physiologie der Gehirndurchblutung. In: Gänshirt H (Hrsg.) Der Hirnkreislauf. Georg Thieme Verlag, Stuttgart, S 214–250
6. Noetzel H, Jerusalem F (1965) Die Hirnvenen- und Sinusthrombosen. In: Monogr Ges Neurol Psychiat Heft 106. Springer-Verlag, Berlin Heidelberg New York
7. Oehmichen M (1978) Mononuclear phagocytes in the central nervous system. Springer-Verlag, Berlin Heidelberg New York
8. Pia HW (1968) The diagnosis and treatment of intraventricular haemorrhages. In: Luyendijk W (ed) Cerebral circulation. Elsevier Publ Comp, Amsterdam London New York (Progress in Brain Research, vol 30, pp 463–470)
9. Schneider H (1980) Kreislaufstörungen und Gefäßprozesse des Rückenmarks. In: Cervos-Navarro J, Schneider H, Pathologie des Nervensystems I. Springer-Verlag, Berlin Heidelberg New York (In: Doerr W, Seifert G, Uehlinger E (Hrsg) Spezielle pathologische Anatomie, Lehr- und Nachschlagewerk, Bd 13/I, S 511–650)
10. Stehbens WE (1975) Cerebral atherosclerosis. Arch Path 99: 582–591
11. Stochdorph O, Meessen M (1957) Die arteriosklerotische und die hypertonische Hirnerkrankung. In: Scholz W (Hrsg) Nervensystem. Springer-Verlag, Berlin Göttingen Heidelberg (Handbuch der speziellen pathologischen Anatomie und Histologie, Bd 13/1b, S 1465)
12. Ule G, Kolkmann FW (1972) Pathologische Anatomie. In: Gänshirt H (Hrsg.) Der Hirnkreislauf. Georg Thieme Verlag, Stuttgart, S 47–160
13. Zülch KJ (1971) Some basic patterns of the collateral circulation of the cerebral arteries. In: Zülch KJ (ed) Cerebral circulation and stroke. Springer-Verlag, Berlin Heidelberg New York, pp 106–122

Die Versorgungs- und Drainagebereiche des ZNS

Arterielle Versorgung

Normale Anatomie

Die Darstellung der normalen Anatomie der zentralnervösen Gefäßversorgung kann nicht Aufgabe dieses Kapitels sein. Ihre Kenntnis ist allerdings die Voraussetzung für die Deutung eines Nekrose- oder Blutungsbezirkes. Bestimmte topographische Verteilungen erlauben vielfach auf den ersten Blick eine Aussage darüber, ob eine venöse Abflußstörung oder der Verschluß eines bestimmten Arterienastes vorlag, ob das Grenzgebiet von Arterien betroffen ist oder ob angesichts einer unsystematischen Verteilung eher an embolische Vorgänge zu denken ist. Beispiel für charakteristische Verteilungsmuster werden auf den anschließenden Schemata und Abbildungen geboten. Der nur exemplarisch mögliche Hinweis auf Störungen der normalen Angioarchitektonik wird gegliedert in die *Versorgungsbereiche* der

● Arteria carotis interna
● des Vertebro-Basilaris-Systems und
● des spinalen Arteriensystems.

Anastomosen und Kollateralen

Die Frage, ob eine arterielle Stenose oder eine venöse Abflußbehinderung zu anämischen Infarkten oder hämorrhagischen Infarzierungen führt, kann nicht beantwortet werden ohne Kenntnis der Ausgleichsmechanismen, also eventueller Anastomosen oder Kollateralen.

> Von *Anastomosen* ist zu sprechen, wenn 2 Versorgungssysteme durch ein Netzwerk miteinander verbunden sind, in dem weder die Strömungsrichtung noch das Kaliber eindeutig festgelegt sind.
> *Kollateralen* sind demgegenüber parallelisierte Ausweichwege („Einbahnstraßen"), die die Versorgung eines Areals auch dann sichern, wenn eine der zuführenden Arterien einen Verschluß erfährt.

Ein Beispiel für solche *Kollateralwege* sind die beiden *Vertebralarterien.* Wird durch starke Kopfdrehungen oder -neigungen eine der beiden Arterien mechanisch eingeengt, so ist die Versorgung durch die andere gewöhnlich sichergestellt, – vorausgesetzt, daß diese Parallelarterie ausreichend weit ist[13]. Analoges gilt für die beiden *Karotiden.* Im üblichen Sprachgebrauch wird zwischen Anastomosen und Kollateralen nicht immer unterschieden.

Beispiele für *Anastomosen* finden sich vor allem im Bereich der *Hirnstammgefäße.* Hier gibt es beispielsweise bei einem Verschluß der *A. basilaris* Umgehungskreisläufe von allerdings begrenzter Kompensationsfähigkeit mit Strömungsumkehr von der A. cere-

bri posterior über die A. cerebelli superior zur A. cerebelli inferior und zum Vertebralsystem (▷ Abb. 1.19, S. 80). Ähnliches gilt für das *Subclavian Steal-Syndrom* (▷ S. 79). Bei Karotisverschlüssen ergeben sich Anastomosen über die A. carotis externa, die Ethmoidaläste, die A. ophthalmica und den Circulus Willisi[13].

Endarterien

Das Problem der Endarterien ist gekoppelt mit der Frage der Anastomosen. Es bestehen zwar im Bereich der Rindenarterien weitgehende Anastomosen, doch reichen diese bei einer allgemeinen Kreislaufinsuffizienz nicht aus, um die Versorgung in den Grenzgebieten zwischen den drei Arterien zu sichern. Immerhin gibt es *im Bereich des Großhirnmantels keine funktionellen Endarterien im Gegensatz zu den Stammganglien* (A. ant. circumflexa Heubner, A. lenticulostriata, A. lenticulooptica, A. chorioid. ant., die allerdings Beziehungen zu A. chorioid. post. hat) oder der *Brücke* (kurze und lange Rami circumflexi).

Varianten

> So eindeutig festgelegt die Grenzen der drei großen Hirnarterien sind (Abb. 1.7 a u. b), so variabel sind doch die Äste z. B. innerhalb der A. cerebri posterior[210], vor allem aber die Gestalt des Circulus Willisi, der in 25%[13] bis 79%[3] nicht „lehrbuchmäßig" angelegt ist und in 3–4% überhaupt keinen Ring mehr darstellt[3].

Vor allem die *Aa. communicantes post.* weisen starke Variationen und auch sehr unterschiedliche Dicken auf (22% hypoplastisch)[3].

Die *A. communicans ant.* ist ebenfalls häufig atypisch angelegt, darunter in 32% der Erwachsenen verdoppelt oder zumindest auf einen kurzen Abschnitt ihres Verlaufes aufgespalten[2].

Recht variabel ist auch die *A. ant. recurrens Heubner,* die gewöhnlich von der A. cerebri ant. in Höhe des Abgangs der A. communicans ant. oder proximal davon abgeht, um rückwärts zur ventralen Hälfte der Caudatumkopfes, zur angrenzenden inneren Kapsel und zum rostralen Putamenpol zu ziehen und diese zu versorgen. Sie kann von der A. cerebri media, von der A. carotis interna und von der A. chorioid. anterior ant. abgehen, selten auch distal der A. comm. ant. von den Anteriores[123]. Sie ist besonders gefährdet bei operativen Eingriffen zur Aneurysmaentfernung im Bereich ihrer Abgänge.

Eher noch variabler sind die Abgänge der *A. chorioidalis ant. und post.* Vor allem die letztere kann an recht unterschiedlichen Orten des basalen Gefäßrings, der A. cerebri post. oder der A. cerebelli sup. entspringen und auch unterschiedliche Verästelungen aufweisen, so daß Nekrosen in den hinteren Thalamusregionen, die durch Verschlüsse dieses Gefäßes bedingt sind, entsprechend unterschiedlich begrenzt

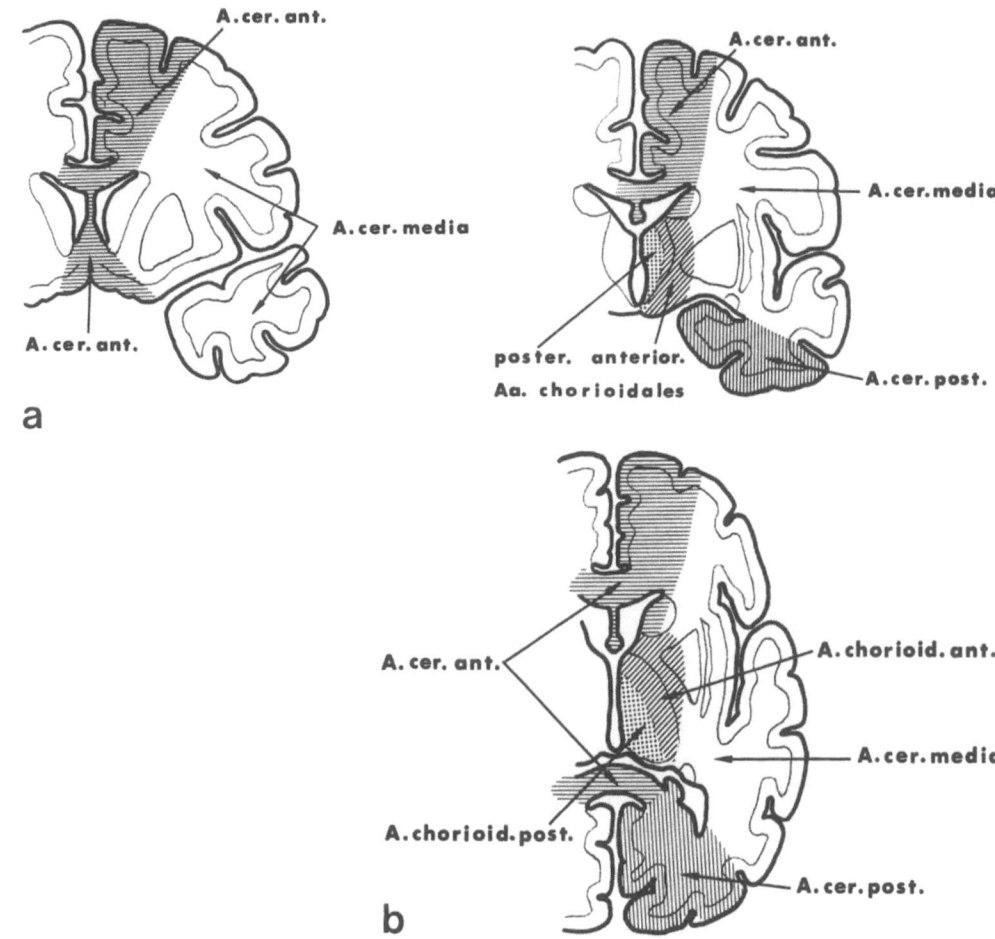

Abb. 1.7 a u. b. Arterielle Versorgungsgebiete. **a** Frontalschnitte. **b** Horizontalschnitt. (In Anlehnung an G. Lazorthes)

sein können (Abb. 1.6 f.). Es wurde daher vorgeschlagen, besser nicht vom Areal einer Arterie, sondern von einem *posteromedialen Mesenzephalothalamo-Chorioidalsystem* zu sprechen[159]. In diesem Gebiet des Mesenzephalons berühren sich die Versorgungsbereiche der Karotis und der Basilaris.

Persistenz embryonaler Gefäße
Verbunden sind solche Anomalien auch mit einer Persistenz embryonaler Gefäße, die eine Verbindung zwischen den Karotiden und dem Basilariszufluß schaffen. Derartige *karotido-basilären Anastomosen* sind regelmäßig im frühen Embryonalstadium etwa zwischen dem 5 und 15 mm-Längenstadium vorhanden. Sie werden bezeichnet nach den Hirnnerven, denen sie folgen, als *A. trigemina primitiva, A. otica primitiva und A. hypoglossica primitiva.* Die Häufigkeitsangaben über das postnatale Vorkommen der A. trigemina primitiva schwanken zwischen 0,1 und 5%[124], wobei diese Angaben sich z. T. auf Obduktionsbefunde, z. T. auf Angiographien stützen. Die höheren Angaben gehen von Angiographien aus und sind wirklichkeitsnäher, zumal die Präparation dieser Anastomosen schwierig ist und die Bedingungen der üblichen Obduktionen ihre Erkennung sehr erschweren.

Die Korrelation zu Aneurysmen im Basilarisgebiet ist hoch ebenso wie diese persistierenden Arterien vielfach mit anderen Anomalien der Basisarterien gekoppelt sind[18,124]. So fand sich ein Basilaris-Aneurysma in 20% der Fälle mit einer A. hypoglossica primitiva. Die A. communicans post. fehlt in diesen Fällen gewöhnlich oder ist hypoplastisch angelegt.

Vertebralis-Basilaris-System
Wegen der Versorgung der vitalen tegmentalen Zentren ist dieser hintere arterielle Versorgungsbereich von besonderer Bedeutung. Die Neigung der Vertebralarterien zu sehr unterschiedlicher Ausbildung der beiden parallel laufenden Arterien und die Neigung der Arteria basilaris zu atherosklerotischen Wandveränderungen verleiht diesem arteriellen Zuflußbereich ein besonderes klinisches Gewicht. Die Vertebralarterien selbst erkranken im übrigen trotz ihrer starken mechanischen Belastung durch den komplizierten, windungsreichen Durchgang durch die oberen Halswirbel und die Atlanto-Occipitalregion erst später atherosklerotisch als die A. basilaris[173], obwohl an den hämodynamisch und mechanisch besonders stark belasteten Krümmungsstellen Intimapolster und Elastikaaufsplitterungen ab dem mittleren Lebensalter sehr

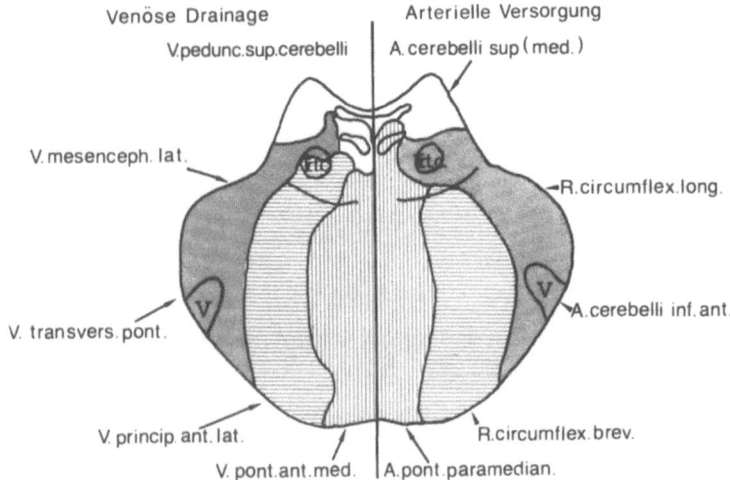

Abb. 1.8 Arterielle Versorgungs- (rechts) und venöse Drainagegebiete (links) in der Brücke

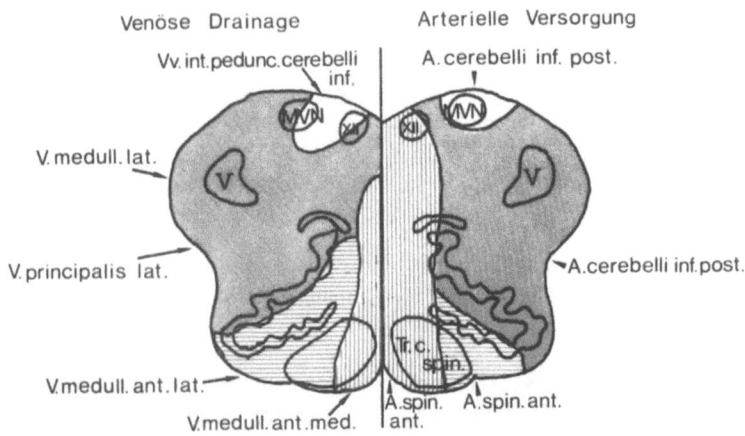

Abb. 1.9 Arterielle Versorgungs- (rechts) und venöse Drainagegebiete (links) in Höhe der Medulla oblongata. Keine Identität in den Raphe-Kerngebieten

Tabelle 1.3. Typische Infarktbereiche bei Verschlußkrankheiten im Vertebralis-Basilarisbereich

Lokalisation	Infarktzone	Ursprungsarterie	Verantwortlicher Ast
Medulla oblongata	Dorsolateraler Bezirk (Wallenberg-Syndrom)	A. vertebralis	A. cerebelli inf. post.
Brücke	Paramedian. Bezirk (anteromed.)	A. basilaris	A. pont. paramediana
	Laterobasal. Bezirk (anterolat.)	A. basilaris	A. circumflexa brevis
	Laterodorsal. Bezirk (lateral)	A. cerebelli inf. ant.	A. circumflexa longa R. lat.
		A. basilaris	A. cerebelli sup.
Mesenzephalon	Pedunculi cerebri	A. basilaris	R. paramedianus
	Basales Mesencephal.	A. cerebri post.	R. perforatus
		A. cerebelli sup.	
Kleinhirndorsum	Lobulus quadrangularis	A. basilaris	A. cerebelli sup.
Kleinhirn-Ventralfläche	Lobulus semilunaris	A. basilaris	A. cerebelli inf. post.
Thalamus	Oroventrale und mediobasale Anteile	A. cerebri post.	A. thalamogeniculata
		A. communic. post.	A. thalamoperforata
		A. basilaris	

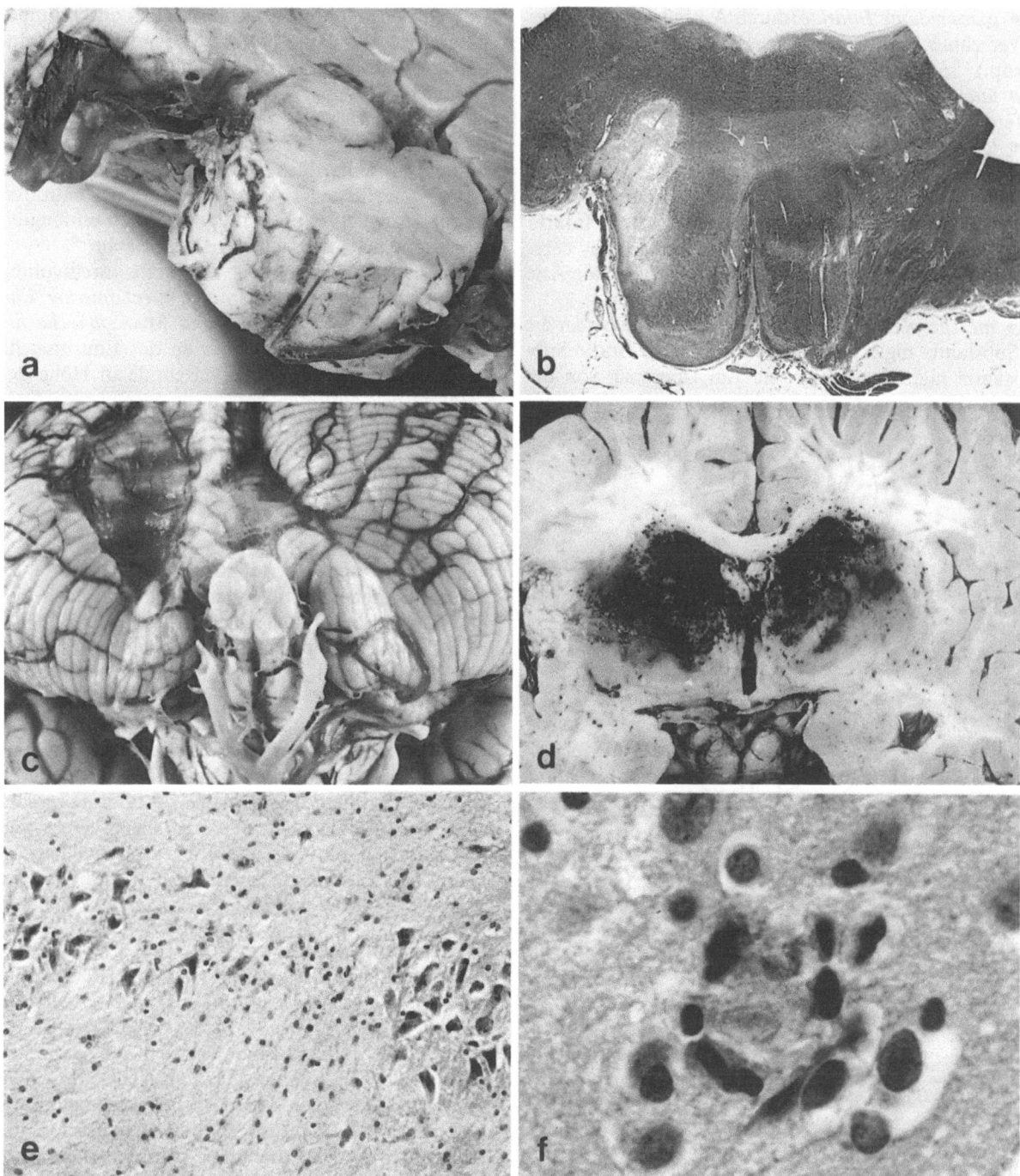

Abb. 1.10. a Wallenbergsyndrom bei Verschluß eines Astes der Rami circumflexi mit frischer Nekrose in der Medulla oblongata. **b** Teilnekrose des dorsolateralen Bereiches der Medulla oblongata bei Thrombose eines Ramus circumflexus der Arteria basilaris. Klinisch Wallenberg-Syndrom. **c** Alte Nekrose im Lobulus semilunaris des Kleinhirns. Tonsillen-Druckkonus.

d Hämorrhagische Infarzierung beider Stammganglien bei Thrombose der Vena Galeni und der Vv. internae. **e** Sektorenförmiger Nervenzellausfall im Ammonshorn mit reaktiver astrozytärer Gliose nach frühkindlicher Hypoxieschädigung. **f** Neuronophagie mit Ansammlung phagozytierender Gliazellen um eine zu Grunde gehende Nervenzelle

häufig sind. Die arteriellen Versorgungsgebiete von Medulla oblongata, Brücke und Zwischenhirn gehen aus den Abb. 1.8 und Abb. 1.9, die Infarktbereiche bei arteriellem Verschluß aus Tabelle 1.3 hervor.

Klinisch sind von besonderer Bedeutung die durch das

● *dorso-laterale (Wallenberg-)Syndrom* (Abb. 1.10 a u. b) hervorgerufenen Ausfallserscheinungen, bedingt durch Verschlüsse von Ästen der A. cerebelli inf. post. Häufiger als das Wallenbergsyndrom sind Infarkte am Brückenfuß, die je nach Verteilung unterteilt werden in

• *paramediane Infarkte* (durch A. pont. paramed. bei Verschluß der A. basilaris, selten der A. cerebellaris sup.)

• *laterobasale* (durch Verschluß der kurzen Zirkumferenzäste aus der A. basilaris) und

• *laterodorsale Infarkte* (durch Verschluß der langen Zirkumferenzäste aus der A. basilaris oder der A. cerebelli inf. ant.). Hierbei werden je nachdem eher die Pyramidenbahnen oder – beim laterodorsalen Infarkt – die tegmentalen Areale mit dem Pedunculus cerebellaris med. geschädigt. Kleinere mesenzephale Äste der rostralen Basilarisabschnitte führen zum

• *mesenzephalen Infarkt,* der die Pedunculi bis an die Substantia nigra heran zerstört[138]. Selten ist die Substantia nigra miteinbezogen. Am Übergang von der A. basilaris zur A. communicans posterior bzw. zur

A. cerebri post. führen Verschlüsse auch durch Einbeziehung der A. thalamo-perforata oder der A. thalamo-geniculata einschließlich der A. chorioid. post. zu

• *Thalamusnekrosen.*

• *Das Kleinhirn* weist an seiner Dorsalfläche meist *kleinere Infarkte* bei Stenosen der A. cerebell. sup. auf, während die Unterflächen der Kleinhirnhemisphären durch Verschlüsse der A. cerebell. inf. post. betroffen werden (Abb. 1.10c). Sie sind gewöhnlich umfangreicher als die Schädigungen der Dorsalfläche[138].

Funktionelle Störungen der Vertebralisdurchblutung können im übrigen auch infolge *mechanischer Einengungen* durch die *Sehnen und Muskelbäuche des M. colli longus* und *M. scalenus* an der Eintrittsstelle der A. vert. in das Foramen vertebrale in Höhe des 6. Halswirbels auftreten, sofern die gegenseitige Arterie hypoplastisch ist[102].

Venöse Drainage

Mantelvenen

Das venöse Drainagesystem des Gehirns ist variabler als das arterielle Zuflußsystem, doch sind auch hier die Grenzen der Drainagebereiche vor allem im Bereich des Hirnmantels ziemlich eindeutig festlegbar (Abb. 1.11). Von diagnostischem Interesse ist vor allem das Areal des Gyrus cinguli, weil hier die Einbeziehung oder Aussparung bedeutungsvoll für die Entscheidung ist, ob eine Infarkt- bzw. Infarzierungszone durch einen Verschluß der A. cerebri ant. oder durch eine Abflußstörung der medialen dorsalen Hirnmantelvenen zum Sinus sagitt. sup. bzw. der V. cerebri ant. in Richtung V. basilaris und Sinus rectus bedingt ist (Abb. 1.12). Deutlich zu unterscheiden sind auch die arteriellen und die venösen *Grenzgebiete* (Abb. 1.11).

Anastomosenvenen

Von erheblicher klinischer Bedeutung ist weiterhin das Vorhandensein zweier großer *Anastomosenvenen,* nämlich der

• *Trolardschen Vene,* die eine Verbindung zwischen den dorsalen Hirnmantel-(Brücken-)venen bzw. dem Sinus sagittalis sup. und dem Abflußgebiet der mittleren Hirnmantelvenen zum Sinus cavernosus sowie der unteren Hirnvenen zum Sinus transversus darstellt (Abb. 1.12). In ähnlicher Weise schafft die hierbei wie bei echten Anastomosen auch ihre Strömungsrichtung wechselnde

• *Labbésche Vene* eine Verbindung zwischen den mittleren Hirnmantelvenen und den unteren Venen mit Abfluß zum Sinus transversus und Sinus sphenoparietalis.

Tiefe Venen

Die Bedeutung der *tiefen Hirnvenen* erweist sich bei Perinatalschäden (▷ dort), aber auch bei Thrombosierungen der inneren Hirnvenen oder der V. magna Galeni[205] (Abb. 1.10d). Zur Vena magna Galeni bzw. zu deren Übergang in den Sinus rectus zieht auch die

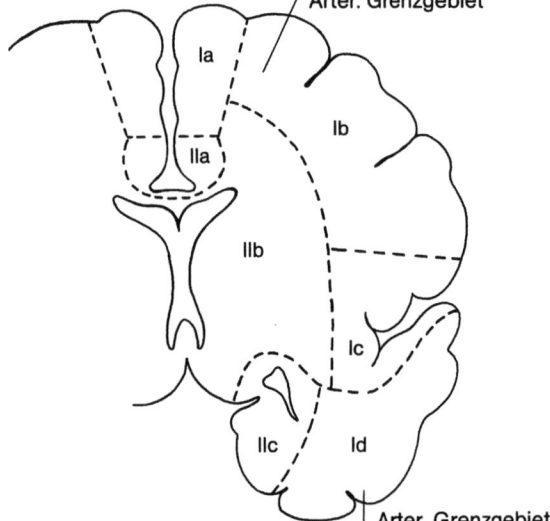

Abb. 1.11. *Schema der venösen Drainagegebiete.* (Nach Lazorthes[4], Stochdorph[205] und Lang[3])

I) Oberflächen-(Hirnmantel-)Venen

Ia) Vv. cer. sup. med.	(zum Sinus sagitt. sup.)
Ib) Vv. cer. sup. dors.	(zum Sinus sagitt. sup.)
Ic) Vv. cer. med.	(zum Sin. cavernosus, ferner über die Trolardsche Anastomose und über die Labbésche Anastomose zum Sin. sagitt. sup. bzw. zum Sin. transversus und sphenoparietalis)
Id) Vv. inferiores	(aus rostralen Abschnitten zum Sin. cavernosus und zum Sin. sphenoparietalis, aus kaudalen Abschnitten zum Sin. petros. sup. und zum Sin. transverus)

II) Tiefe Venen

IIa) V. cer. ant.	(über V. basilaris Rosenthal zum Sin. rectus)
IIb) Vv. internae (Ventrikelwandvenen)	(über V. magna Galeni zum Sin. rectus)
IIc) Vv. temporales	(über V. basilaris zum Sin. rectus oder auch wie Id zum Sin. transversus)

Ic, IIa und IIc können auch als Zisternenvenen zusammengefaßt werden[205] Striche markieren die Grenzgebiete zwischen A. cer. ant., A. cer. med. und A. cer. post.

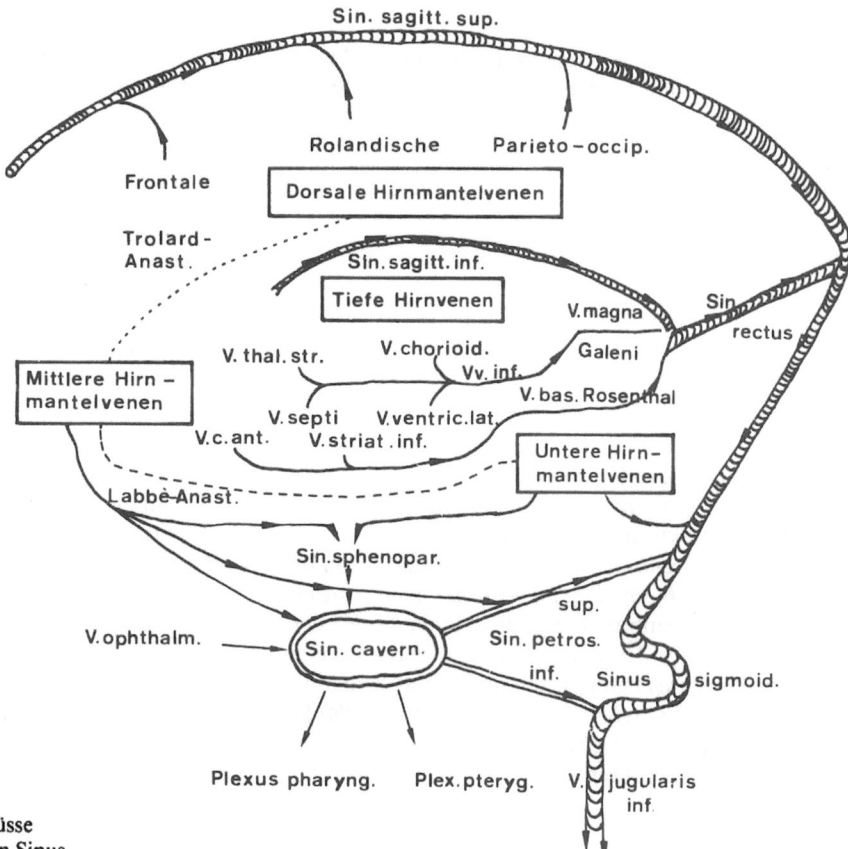

Abb. 1.12. Schema der venösen Abflüsse aus dem Gehirn zu den verschiedenen Sinus

große *V. basilaris (Rosenthal)*. Ihre Äste haben Verbindungen in Richtung Sinus petrosus, Sinus cavernosus und Sinus sphenoparietalis. Bei der Betrachtung der Großhirnkonvexität von außen ist das Drainagegebiet der mittleren Hirnvenen kleiner als das Versorgungsgebiet der A. cerebri media[205].

Venöse Drainage des Hirnstamms

Auch sie erfolgt im wesentlichen zur Vena basilaris und zum Sinus rectus hin, also zur mittleren Schädelgrube, was *von Bedeutung* ist *bei einer starken supratentoriellen Hirndrucksteigerung*, bei der der venöse Abfluß bei noch erhaltenem arteriellem Zufluß über das Vertebralissystem behindert sein kann mit entsprechenden Durchblutungsstörungen in Brücke und Medulla oblongata. Arterieller und venöser Bereich decken sich auf den Schnitten durch Brücke und Medulla oblongata in den lateralen Arealen einigermaßen, median und paramedian dagegen nicht voll, vor allem in Hinblick auf die Umgebung des Aquäduktes (▷ Abb. 1.8 u. 1.9)[39,4,96,58].

Als seltene Mißbildung ist ein arterieller *Zufluß aus extrakranialen Arterien in den Sinus sagittalis superior* aufzufassen. Hierdurch wird der Sinus arterialisiert und es kommt zu einer Strömungsumkehr in den dorsalen Brückenvenen, die zu schweren Kreislaufstörungen und der Entwicklung einer Demenz führen kann[74].

Spinale Blutversorgung

Arterielle Blutversorgung

Am Rückenmark erfolgt die arterielle Zufuhr aus *2 unterschiedlichen Ursprüngen*, nämlich

● *kranialwärts* aus der A. subclavia über Äste des Truncus costo-cervicalis, gering auch aus den Aa. vertebrales, und

● *kaudalwärts* von der Aorta durch die A. radicularis magna Adamkiewicz. Diese Hauptzuflußarterie tritt in 75% thorakal, in 25% lumbal, in 10% kaudal von L1 in den Spinalkanal ein[108]. Kommt es z. B. durch starke Stenosen oder Verschlüsse der Bauchaorta zu Stenosen auch der A. radicularis magna, so sind ischämische Läsionen bevorzugt im unteren Thorakalbereich die Folge.

Innerhalb des Rückenmarks bestehen Längsanastomosen über die A. spin. ant. und die Aa. spin. posteriores, wobei die beiden großen Gefäßterritorien miteinander verbunden sind. Im jeweiligen Segment übernehmen die A. spin. ant. und die Aa. spin. post., die durch Rami lateralis miteinander verbunden sind, die segmentale Versorgung. Trotz dieser ausgeprägten Anastomosenbildung stellen zumindest die Binnengefäße *funktionelle Endarterien* dar[108].

Auch in den *Grenzzonen* der beiden großen Zuflußgebiete kann es unter pathologischen Veränderungen zu *Kreislaufinsuffizienzen* kommen. Es läßt sich aber keine konstante „letzte Wiese" mit erhöhter Vulnerabilität zwischen den beiden Grenzzonen[228] festlegen, da die Variabilität der Zuflüsse auch zu entsprechenden Verschiebungen der Grenzzone in der Längsrichtung führt.

Als *Risikozonen* müssen *die Abschnitte C 8 und Th 3 sowie Th 4–7* angesehen werden[108]. Eine gewisse Risikozone liegt *außerdem innerhalb des Querschnittes am Grenzgebiet zwischen dem ventrozentralen und dem peripheren Stromgebiet im zentralen spinalen Grau* vor.

Venöse Drainage im Spinalbereich

Die *venösen Anastomosen* sind wesentlich ausgeprägter und auch funktionell wirksamer.

Kommt es zu *venösen Abflußstörungen,* so liegt eine *Zone erhöhter Vulnerabilität im ventralen Hinterstrangabschnitt* unter Einbeziehung des dorsalen Hinterhornumfangs[108,207]. *Ödemnekrosen* in diesem Bereich können *traumatisch* bedingt sein und in das Bild einer Syringomyelie übergehen wie andererseits *Abflußbehinderungen* zu Erythrodiapedesen bis zum Grad einer *Hämatomyelie* führen können[207].

Physiologie und Pathophysiologie der Hirndurchblutung und des Hirnstoffwechsels

Normwerte

• *Durchblutung:* 100 g Hirngewebe werden im Durchschnitt unter normalen Bedingungen pro Minute von 50 bis 55 ml Blut durchströmt. Bei einem mittleren Hirngewicht von 1 400 bis 1 500 g ergibt dies eine *Durchblutung* des ganzen Gehirns von etwa 750 ml in der Minute. Dies entspricht etwa *15% des Herzminutenvolumens für ein Organ, das 1 bis 2% des Körpergewichtes ausmacht.* Innerhalb der grauen Substanz ist hierbei von einem Mittelwert von 86,6 ± 17,1 ml/ 100 g/min. der Durchblutung auszugehen, für die weiße Substanz von einem Mittelwert von 21,7 ± 3,7 ml/100 g/min.[5]. Das *Blutvolumen des Gehirns* beträgt etwa 130 ml, die *mittlere Kreislaufzeit* 8,0 sec. Bei normaler Durchblutung wird das Blut im Gehirn also 8 × in der Minute ausgetauscht.
• Der *O2-Verbrauch* von 1^0 g Hirngewicht beträgt in der Minute 3,7 ml, der *Glukoseverbrauch* 5,5 mg. Pro Minute verbraucht das Gehirn also gut 50 ml Sauerstoff und 80 mg Glukose. Der Gesamtglukosebedarf des Gehirns liegt pro Tag zwischen 100 und 150 g[84,5].
• Der *Energiebedarf* des Gehirns wird mit etwa 17 cal/100 g/min berechnet. Das Gehirn benötigt damit etwa 20% des Ruheenergiebedarfs des Gesamtorganismus. Dieser wird normalerweise durch den ae-

roben Abbau der Glukose gedeckt (92% des Glukoseabbaus aerob, 8% anaerob). Bei *Hypoglykämie* (Absinken des Blutzuckers unter 50 mg%) nimmt der Sauerstoffverbrauch nicht in gleichem Maße wie der Glukoseverbrauch ab. Es werden daher andere Substrate hilfsweise für den Energieumsatz eingesetzt, so z. B. verstärkt Plasmaaminosäuren. Der Sauerstoff wird in den Mitochondrien umgesetzt, die mit einer entsprechend hohen Aktivität oxidativer Enzyme versehen sind. Schätzungen für die menschliche Hirnrinde nennen bei einem Verhältnis von Neuronen zu Gliazellen von 1:1,7 70% der Sauerstoffaufnahme der Hirnrinde durch die Neurone[5].
• Für die *Glukoseutilisation* ergeben sich lokal recht unterschiedliche Werte, die dem jeweiligen Energieumsatz entsprechen. Die Werte sind am höchsten in der Hörrinde, in den Colliculi inferiores und den Corpora mamillaria[197]. Sauerstoff- wie Glukoseumsatz sind im übrigen vom jeweiligen aktuellen Funktionszustand abhängig.

Angesichts der im Verhältnis zum übrigen Organismus hohen Werte des Sauerstoff- und Glukosebedarfs ist die für den Austausch dieser Stoffe zur Verfügung stehende *relative Kapillarstrecke* bemerkenswert knapp. Auf 1 mm^3 Rindengrau wird sie mit 1 200 bis 1 400 mm, auf die weiße Substanz mit 300 bis 400 mm berechnet, während für den quergestreiften Muskel 6 000 bis 8 000, für den Herzmuskel 11 000 mm berechnet wurden[2].

Definitionen der pathologischen Zustände

• *Überlebenszeit:* Hierunter versteht man den Zeitraum, der verstreichen muß, bis nach Einsetzen einer Störung eine *Funktionseinbuße* eintritt.
• *Wiederbelebungszeit:* Hierunter versteht man das im Vergleich zur Überlebenszeit längere Intervall bis zur Grenze der *irreparablen Schädigung.*
• Die *Erholungszeit* bezeichnet die *langsame Wiederkehr der Funktion* nach einer Erholungs-Latenzphase, sofern die Ischämie kurz vor dem Ende der möglichen Wiederbelebungszeit endete.
• *Zelltod* und *Manifestationszeit:* Wird die Grenze der Wiederbelebungszeit durch die Ischämie überschritten, so tritt die irreparable Schädigung mit dem *Zelltod* ein, wobei bis zur lichtmikroskopisch sichtbaren Nekrose eine *Manifestationszeit* durchlaufen werden muß.

Sieht man von unmittelbar traumatisch bedingten Gewebsschäden, von Entzündungen und die Bluthirnschranke zerstörenden Faktoren ab, so sind es Einflüsse auf den Energiestoffwechsel der Nerven- und Gliazellen und hämodynamische Kräfte, die die wesentlichen Ursachen der Nekrosen bilden.

• Unter *Hypoxie* bzw. *Anoxie* des Gewebes wird ein Mangel an verfügbarem Sauerstoff in der Zelle verstanden, der als *histotoxisch* bezeichnet wird, wenn die metabolischen Prozesse der Sauerstoffübertragung und -verwertung innerhalb der Zelle gestört sind, als *hypoxämisch,* wenn der Sauerstoffgehalt des Blutes herabgesetzt ist.

• *Asphyxie:* Von einer Asphyxie wird gesprochen, wenn durch Atembehinderung oder metabolische Störungen innerhalb des Organismus ein herabgesetzter Sauerstoffgehalt des Blutes mit erhöhten $^PCO_2$-Werten gekoppelt ist.

• *Gewebsazidosen* wirken über eine Vasodilation auf die Hirndurchblutung ein. Auf welchem Weg die Änderungen des arteriellen CO_2 die Gefäßwandmuskelzellen beeinflussen, ist im einzelnen noch nicht geklärt[5]. Eindeutig sind aber die morphologischen Veränderungen, die sich der Azidose anschließen: *Elektronenmikroskopisch* sind Dendritenschwellungen[184], Schwellungen von Astrozytenfortsätzen mit Anreicherung von Glykogengranula sowie Verminderungen und Verklumpungen der synaptischen Vesikel nachweisbar[2]. Tiere, die einer Ischämie im Anschluß an eine Hunger-Laktazidose ausgesetzt wurden, wiesen geringere Schädigungen und günstigere Restitutionsabläufe auf als Tiere, bei denen vor der Ischämie eine Hyperglykämie erzielt worden war[115]. Insofern können Azidosen also auch protektive Wirkungen unter bestimmten Stoffwechselbedingungen ausüben. Die Aktivität der histochemisch nachweisbaren Enzyme wird durch die Azidose beeinflußt[47,46].

Unter den hämodynamisch wirksamen und gegebenenfalls eine Gewebshyp- oder -anoxie hervorrufenden Konstellationen sind Oligämie, Ischämie, Stase und Thrombose definitorisch zu trennen.

• Unter *Oligämie* versteht man eine – z.B. bei herabgesetzter Herzleistung – *verringerte Blutzufuhr,* was sich letztlich am Hirngewebe durch ein mangelndes Substratangebot auswirkt.

• *Ischämien* des Gewebes bestehen bei *Unterbrechung der Durchblutung,* wobei das Blut bis zum Ort der Schädigung zunächst einen normalen Substratgehalt enthalten kann. Da bei der Ischämie auch die Abfuhr der Metaboliten gestört ist, also der *Spüleffekt fehlt,* sind die Folgen am Hirngewebe gravierender als bei der reinen Oligämie.

• *Stase:* hierbei ist die *Durchblutung* noch vorhanden, wenn auch *verlangsamt.* Viskositätssteigerungen des Blutes und Erythrozytenverformungen sowie - aggregationen fördern die Stase mit nachfolgender Störung der Bluthirnschranke durch vermehrten Plasmadurchtritt und eine Eindickung des Blutstroms. Abflußstörungen auf der venösen Seite führen über eine Stauung ebenfalls zunächst zur Stase, dann zur *Thrombosierung.*

Mechanismen der Autoregulation

Pathologische Einflüsse auf die Hirndurchblutung können innerhalb bestimmter Grenzen durch Autoregulation ausgeglichen werden. Man versteht darunter die *Fähigkeit, oberhalb eines Grenzwertes des mittleren arteriellen Blutdrucks von 60 bis 70 mmHg die Hirndurchblutung unabhängig von Schwankungen des Blut- und Perfusionsdruckes konstant zu halten.* Bei *Hypertonikern* liegt die kritische Grenze höher.

Hirndurchblutung und Gewebs-pH

Die Autoregulation reagiert besonders empfindlich gegenüber *Normabweichungen des Gewebs-pH.* Innerhalb der regulatorischen Bereiche erfolgt auf steigenden pCO_2 bzw. sinkenden extrazellulären Gewebs-pH eine Vasodilatation mit Erniedrigung des Gefäßwiderstandes. Pulmonale Insuffizienzen mit erhöhtem pCO_2 führen dementsprechend zu einer Beschleunigung der zerebralen Zirkulationszeit, soweit nicht pathologische Wandveränderungen die autoregulatorisch bedingte Vasodilatation lokal behindern.

Unter pathologischer Gewebsazidose geht die Vasodilatation in eine *Vasoparalyse* über. In frischen Ischämiezonen kommt es daher initial zu einer Hyperämie mit lokal beschleunigter Durchströmung *(Luxusperfusion)* bei gleichzeitig *herabgesetzter Sauerstoffausschöpfung.*

Eine z.B. durch pulmonale Insuffizienzen oder auch medikamentös bedingte *Vasodilatation* des übrigen Hirngewebes außerhalb des Ischämiebereiches vermag andererseits durch ein *intrazerebrales Steal-Phänomen* die lokale Perfusionssteigerung durch Abschöpfung des Blutes zu verringern und die Durchblutung in der Ischämiezone zusätzlich zu verschlechtern.

Das ebenfalls ungünstig wirkende Gegenstück hierzu ist eine *Vasokonstriktion* im nicht geschädigten Hirngewebe, die zu einer Blutverschiebung in den vasoparalytischen Infarktbereich und damit zur sekundären hämorrhagischen Infarzierung von der arteriellen Seite her führt („*Robin-Hood-Effekt*")[2]. Auch ohne solche intrazerebralen Steal-Phänomene folgt der initialen lokalen Mehrdurchblutung im Infarktbereich durch teils hypoxisch, teils azidotisch bedingte Schwellung der Astrozytenendfüße und der Endothelzellen eine Erschwerung der Mikrozirkulation mit Übergang von der Luxusperfusion zur Stase.

Beziehungen zwischen Hirndurchblutung und Hirndruck

Zwischen Hirndruck und Hirndurchblutung bestehen ebenfalls regulatorische Beziehungen:

Bei *akuter Hirndrucksteigerung* sinken zunächst der arterielle Blutdruck und die Pulsfrequenz sowie der supratentorielle Perfusionsdruck. Bei *sehr starken Drucksteigerungen* mit Steigerung des intrazerebralen Gefäßwiderstandes setzt dann allerdings der *Cushing-*

Reflex mit Blutdrucksteigerung und Herzfrequenz-erhöhung ein. Dabei handelt es sich meist um terminale Zustände[67]. Dem Cushing-Reflex gehen klinisch als Zeichen einer pathologischen Hirndrucksteigerung eine Arrhythmie, eine Bradykardie sowie eine Pupillenerweiterung voraus[67].

Bedeutung sonstiger Faktoren

Sauerstoffdruck, Gewebs-pH-Wert, aber auch der *Glukosegehalt,* über die ebenso wie über den Hirndruck zahllose Untersuchungen vorliegen, die Einflüsse auf die Hirndurchblutung bezeugen, dürfen in der Humanpathologie allerdings nicht zu isoliert betrachtet werden, modifiziert doch die Änderung eines Faktors in der Regel auch die Wirkungsweise der übrigen Faktoren. Der experimentell gesicherte Einfluß von *Neuropeptiden* und von *Prostaglandinen* auf die Hirndurchblutung ist ohnehin für die menschliche Pathologie noch nicht ausreichend geklärt.

Die durch Normabweichungen der genannten Art, insbesondere aber durch eine regionale Ischämie verursachte Störung der Hirnfunktion ist nicht zuletzt auch von der *Leistungsfähigkeit des Herzens* abhängig. Diese Komplexität der pathogenetisch wirksamen Faktoren beeinflußt daher auch das variable morphologische Schädigungsmuster.

Vulnerabilität und Pathoklise

Die *Vulnerabilitätsstaffelungen,* die für bestimmte isolierte pathophysiologische Konstellationen bei verschiedenen Versuchstieren erarbeitet worden sind, sind reproduzierbar nur unter den jeweiligen experimentellen Bedingungen bei einem bestimmten Versuchstier. Sie erlauben daher keine kritiklose Generalisierung und Übertragung auf die Humanpathologie[47]. Bereits Scholz[186] hat bei seinem Versuch, besondere Empfindlichkeitsstufen gegenüber akuter und chronischer Hypoxie sowie der Ischämie zu unterscheiden, die Mitwirkung mindestens eines vasalen und eines ortseigenen Faktors berücksichtigt und auf die komplexe Situation hingewiesen. Die von ihm postulierte besondere Empfindlichkeit des Sommerschen Sektors des Ammonshorns (Abb. 1.10e), der Purkinjezellen des Striatums und des Thalamus bei akuter zerebraler Oligämie im Gegensatz zu einer besonderen Empfindlichkeit des Pallidums bei chronischer Hypoxämie findet zwar in exemplarischen Fällen eine Bestätigung, würde absolut gesetzt aber zu einer unzulässigen Vereinfachung des Zusammenspiels unterschiedlichster pathogenetischer Faktoren führen.

Der Begriff der *Pathoklise* (C. und O. Vogt[216]) umfaßt die zelleigenen Stoffwechseleigenschaften, die eine gegenüber anderen Zellregionen unterschiedliche Reaktionsweise auf bestimmte Noxen begründen.

In seiner Unbestimmtheit ist der Begriff wenig fruchtbar.

Allein mit Hilfe des vasalen Faktors gelingt es immerhin, 3 unterschiedliche Akzentuierungen von *Schädigungen bei globalen Oligämien* zu unterscheiden:

● Gewebsschädigungen vor allem im Bereich der *Grenzzonen der Versorgungsgebiete der großen Hirnbzw. Kleinhirnarterien,* geringer in Hippocampus und Stammganglien, treten bei *plötzlich einsetzendem Blutdruckabfall* und *verminderter Herzvolumenleistung* auf.
● Bei einer *generalisierten ischämischen Schädigung in der Rinde* einschließlich des *Hippocampus* und im *Thalamus* ist eher von einer starken *initialen Vasodilatation* – z. B. nach Hypotension unter Narkose nach Kammerflimmern – auszugehen und von einem langsamen Abfall des Perfusionsdrucks bis zu einer kritischen Durchblutungsschwelle.
● *Generalisierte Rindenschädigungen,* jedoch mit gewisser *Betonung in den Grenzzonen,* sind die Folge einer Kombination des *plötzlichen Blutdruckabfalls* mit einer *sich länger hinziehenden Minderung der Hirndurchblutung*[2, 216].

Hypoglykämie

Sinkt der Blutzucker unter die physiologische Norm von etwa 50 mg%, so besteht eine Hypoglykämie, die in der Lage ist, das Zentralnervensystem zu schädigen[83].

Klinik

Übelkeit, Heißhunger, Schweißausbrüche oder Abgeschlagenheit sind Prodrome der zentralnervösen Störungen mit Übergang zu Somnolenz bis zum tiefen Koma, oft verbunden mit motorischen Reizerscheinungen[119].

Ätiologie, Pathogenese

Ursächlich kommen neben mangelnder Nahrungszufuhr, Stoffwechselstörungen wie der Galaktosämie, Glykogenspeicherkrankheiten oder leuzininduzierten Hypoglykämien schwere Leberinsuffizienzen, vor allem aber Überproduktionen von Insulin bzw. iatrogen bedingte Überdosierungen in Frage.

100 g Hirngewebe verbrauchen pro Minute 3,7 ml O_2. Mit 20–25% der von der Lunge aufgenommenen Sauerstoffmenge hat das Nervensystem einen hohen Anteil am Energiebedarf. Glukose ist dabei das wesentliche Stoffwechselsubstrat. Obwohl Hypoxien früher zu Schädigungen führen, sind die Nervenzellen auch gegenüber Hypoglykämien sehr empfindlich, vor allem, sobald die erste Kompensationsphase durch Reduktion des Sauerstoff- und Glukosever-

brauchs unterschritten wird und es zum Nährstoffmangel kommt[61]. *Besonders empfindlich gegenüber Hypoglykämien sind Frühgeborene und Säuglinge*[17]. Strenge Korrelationen zwischen Sauerstoffverbrauch, Glukoseutilisation und Hirnschädigung bestehen aber nicht. Die kompensatorisch einsetzende Metabolisierung von Milchsäure und Glutaminsäure mit ihrem Einfluß auf die Erregungsmechanismen ist für Art und Ausmaß der hypoglykämischen Schäden bedeutungsvoll.

Morphologie
Im Vordergrund stehen neben typischen *ischämischen Nervenzellschädigungen Kernpyknosen* der Nerven- und Gliazellen, darüberhinaus aber auch ausgedehntere *elektive Parenchymnekrosen*, die vielfach laminär oder pseudolaminär den Windungstälern folgen[61]. *Körnerzellnekrosen* sowie *Homogenisierung der Purkinjezellen* sind ebenfalls eine sehr häufige Folge, vor allem nach dem Umschlag eines diabetischen in ein hypoglykämisches Koma. Derartige Veränderungen wurden früher auch im Anschluß an eine Insulin-Koma-Therapie mit irreversiblen Komata beobachtet. Werden solche Zustände etwas länger überlebt, so kommt es zu intensiven *Kapillarproliferationen* innerhalb der Rinde[61].

Bei *frühgeborenen Säuglingen*, bei denen mit einer Hypoglykämiehäufigkeit von 10 bzw. 15% (bei „small for date-Säuglingen" 25–67%) zu rechnen ist[42], kommt es hierunter auch zu *Entwicklungsstörungen des Zentralnervensystems*, die sich experimentell durch einen herabgesetzten Sulfatideinbau in die Myelinlipide als Zeichen verzögerter Markscheidenbildung[42] nachweisen lassen.

Coma diabeticum

Pathogenese
Beim diabetischen Koma besteht zwar eine *Überschwemmung des Hirngewebes mit Glukose*, gleichzeitig jedoch eine starke Zurückdrängung des zerebralen Sauerstoffverbrauchs und des Glukoseverbrauchs, so daß paradoxerweise trotz der Überschwemmung der Gewebsflüssigkeit mit Glukose die zentralnervöse Glukoseaufnahme und -verbrennung reduziert sind. „Das Parenchym erstickt buchstäblich im Zuckerwasser und wird gleichzeitig ausgetrocknet"[27]. Pathogenetisch bedeutungsvoll sind weiterhin *Kaliumverluste* und eine *Azidose*, die zur Zuckerstoffwechselstörung und der histotoxischen Hypoxidose hinzutreten.

Morphologie
Die Folge ist eine Kombination der oben genannten Hirnschädigungen bei Hypoglykämie mit noch ausgeprägteren *laminären Parenchymnekrosen und Körnerzellnekrosen der Kleinhirnrinde* sowie *Parenchymschädigungen disseminierter Art in Großhirnrinde, Striatum und Pallidum*[27]. Im übrigen beherrschen meist die Fol-

gen der mit dem Diabetes mellitus verbundenen Atherosklerosen das morphologische Bild.

Nekrosestadien und -muster

Die Nervenzellen und die verschiedenen Gliazellen, ferner die mesodermalen Gefäßwandzellen, reagieren auf Hypoxie, Ischämie und die anderen oben genannten Noxen mit wenigen, *relativ gleichförmigen Schädigungsmustern*
- entweder in Form der *elektiven Parenchymnekrose*, bei der die Schädigung sich auf die Nervenzellen konzentriert, die übrigen Gewebselemente aber weitgehend verschont,
- oder in Formen der *mehr oder weniger vollständigen Gewebsnekrose*, meist als *Kolliquationsnekrose*, seltener als *Koagulationsnekrose*.

Präparationsbedingungen
Vor allem bei der Beurteilung geringgradiger Nervenzellschädigungen ist zu beachten, daß die Art der *Gewebsentnahme und -fixierung* nicht ohne Einfluß auf das histologische Bild ist: Bei *Biopsiepräparaten* aus Hirngewebe ist regelmäßig mit starken Nervenzellschrumpfungen und Überfärbungen zu rechnen, ebenso bei *Tierexperimenten mit Perfusionsfixierung* – einer eigentlich optimalen Methode –, sofern das Gewebe innerhalb weniger Stunden nach der Fixierung einem Druck ausgesetzt wurde. Bei der üblichen Formalinfixierung nach Entnahme des Gehirns bei *Autopsien* ist die Gefahr entsprechender Artefakte („dark neurons"[37,38]) mit zunehmender Fixierungsdauer geringer.

Form und Färbbarkeit der Nerven und Gliazellen ist ferner abhängig vom Verlauf der *Agone*[130, 131] und speziell vom Grad der *Gewebsazidose*.

Die elektive Parenchymnekrose

Die isolierte Schädigung der Nervenzellen tritt selten global in allen Hirnregionen gleichmäßig stark auf. Hypoxämische Hypoxien sind eher ihre Ursache als lokale Gefäßverschlüsse. Die Bezeichnung für die hierfür typische Schädigungsform der Nervenzelle, nämlich die *ischämische Nervenzellschädigung* (Spielmeyer) ist daher nur z.T. zutreffend, verallgemeinert sie doch einen pathogenetischen Teilaspekt. Bei Hypoglykämien, toxischen Zuständen oder in der Umgebung von Kontusionsherden kann man sie in gleicher Weise antreffen wie bei Oligämien oder Hypoxien.
- *Tigrolyse:* Der vor allem an den großen motorischen Nervenzellen deutliche Komplex des endoplasmatischen Retikulums, der lichtmikroskopisch als *Nisslschollen* zusammengefaßt wird, lockert sich hierbei zunächst auf, nicht selten verbunden mit einer

leichten Zellblähung. Derartige Veränderungen können bereits 20 Minuten nach einer Schädigung beginnen[47] und gelten innerhalb des Zeitraums weniger Stunden als reversibel. Das ultrastrukturelle Substrat dieser Tigrolyse ist eine *Auflösung der Ribosomenbesetzten rauhen Ergastoplasmastrukturen,* der wiederum biochemisch ein Schwund der Ribonukleinsäure und eine Hemmung der Proteinsynthese parallel geht. Im Gegensatz zur „Primären Reizung" nach Axonschädigung ist die Tigrolyse *diffus über das Zytoplasma verteilt.*

• Dem Zerfall der Nisslschollen geht parallel eine *Homogenisierung des Karyoplasma* bei zunächst noch deutlicher Nukleoluszeichnung. Die frühesten Veränderungen, die bereits 1½ Minuten nach kompletter zerebraler Ischämie elektronenmikroskopisch nachweisbar sind, bestehen in *Verklumpungen des Nervenzell-Kernchromatins*[110]. Die Kondensation der nuklearen und nukleolaren Strukturen spiegelt die herabgesetzte RNS-Synthese[110].

• *Schrumpfung von Kern und Zytoplasma:* Noch im Rahmen der ischämischen Zellveränderung schließt sich eine *Schrumpfung* des Zytoplasmas und des Kerns an, die sich beide – das Zytoplasma ausgeprägter – einer Dreiecksform annähern. Der Nukleolus hebt sich nicht mehr so gut vom Karyoplasma ab; dessen Grenzen werden unscharf und das Zytoplasma wird homogener. In der HE-Färbung gewinnt es einen lebhaft rosa Farbton, bei der Klüver-Barrera-Färbung eine kräftige Türkisfärbung, während es bei der Kresyviolett-Färbung blaß wird. Diese *eosinophile Zytoplasmaveränderung* tritt frühestens 7 Stunden nach Einsetzen der Ischämie, gewöhnlich erst 12 bis 18 Stunden danach auf[78]. Sie wurde als Koagulationsnekrose der einzelnen Nervenzelle gedeutet. Während der Nekrobiose sind die neuronalen Enzyme, insbesondere die Diaphorasen, vielfach noch überraschend aktiv[46].

Schädigungsstadien und Abgrenzungsprobleme
Zu beachten ist die Abgrenzung dieses Grades der ischämischen Nervenzellschädigung von Nervenzellschrumpfungen anderer Art wie sie – teils artefiziell – als „*dark neurons*"[37,38], teils bei frischen intrakortikalen Ödemen bei einem Nebeneinander von Arealen eher geschwollener und geschrumpfter Nervenzellen vorkommen. Entscheidend für die Beurteilung ist dabei der *Nachweis unterschiedlicher Stadien der ischämischen Nervenzellschädigung* einschließlich der Stadien, die der Schrumpfung und Eosinophilie folgen bzw. ihr auch parallel gehen.

• *Mikrovakuolisierung:* Hierbei kommt es – vorwiegend unmittelbar unter der Zellmembran –zu unterschiedlich großen, insgesamt aber kleinen *Zytoplasmavakuolisierungen* oder zu feinwabigen Auflockerungen, die auch auf den Axonkegel und die Fortsätze übergreifen können. Schwellungen der Mitochondrien, des endoplasmatischen Retikulums und der Golgizisternen sind das ultrastrukturelle Substrat[34].

Dieses Stadium der Mikrovakuolisierung gilt als *nicht mehr reversibel*[34,192]. Andererseits fanden sich im globalen Ischämieexperiment bei starker Hirndrucksteigerung irreversible Funktionsausfälle, obwohl die Mitochondrien biochemisch ihre Funktion noch erhalten hatten[192]. Die Funktionsstörung wurde daher mehr einer selektiven Hypoxieempfindlichkeit der Zellmembran einschließlich des synaptischen Transportes zugeschrieben. Die Mikrovakuolisierung wird im übrigen bei globaler Ischämie auf eine Erweiterung der Zisternen des rauhen endoplasmatischen Retikulums zurückgeführt, während die zusätzliche Mitochondrienschwellung eher bei regionaler Ischämie zu beobachten sein soll[78]. Der lichtmikroskopische Eindruck der Mikrovakuolisierung hängt ohnehin auch mit Schwellungen der präsynaptischen Endigungen zusammen, die bei regionaler Ischämie ebenso wie die Astrozytenfortsatzschwellungen parallel zu den *Mitochondrienveränderungen (floccular densities*[215]*)* der Nervenzellen auftreten.

In diesen fortgeschrittenen Stadien ist auch eine
• *feinspongiöse Gewebsauflockerung* innerhalb der Rinde erkennbar, die – 60 Minuten nach regionaler Ischämie – mit Schwellungen des Neuropils zusammenhängt[78]. Die Unterschiede des Gewebsmusters zwischen globaler und regionaler Ischämie äußern sich darin, daß die Nervenzellschädigungen bei der globalen Ischämie an den betroffenen Nervenzellen gleichförmig sind, während bei der regionalen Ischämie die Formen der Schädigung stärker streuen[78].

Nicht zur ischämischen Nervenzellveränderung gehört die *akute Nervenzellschädigung* Nissls, bei der die Mikrovakuolisierung übergeht in eine grobe Vakuolenbildung und einen Zellzerfall. Bei dieser Kolliquation der Nervenzellen liegen ebenfalls Gewebshypoxien als wesentliches pathogenetisches Moment vor.

Inkrustation nekrotischer Nervenzellen
Fließende Übergänge bestehen zwischen der Mikrovakuolisierung und der sog. *akuten Inkrustation* der zu Grunde gehenden Nervenzellen. Durch die Schwellung der präsynaptischen Endigungen und der benachbarten Gliazellfortsätze bei gleichzeitiger Schrumpfung des Nervenzellperikaryons kommt es zu zipfeligen Ausziehungen und Verdichtungen der Zellmembran. Man findet diese Veränderungen mit punktförmigen Verdichtungen an der äußeren Zellmembran oft neben den eosinophilen, der Dreiecksform angenäherten Zellen. Es ist damit ein *Endstadium* erreicht, dem das langsame Verdämmern der Zelle oder auch eine mikrogliöse Phagozytose folgt (Abb. 1.10 f.).

Ischämische Purkinjezell-Schädigung
Die *homogenisierende Purkinjezellerkrankung* ist als Analogon der ischämischen Nervenzellschädigung zu sehen. Sie findet sich außer an den Purkinjezellen auch an den Nervenzellen der unteren Oliven und des Nucleus dentatus[2]. Sie beschränkt sich in der Regel

auf eine initiale leichte Schwellung und eine anschließende Zytoplasmahomogenisierung, Eosinophilie sowie pyknotische Kernverdichtung und -schrumpfung.

Erbleichung

Wirkt sich eine regionale Ischämie in Form der elektiven Parenchymnekrose aus, so kann es zu sog. Erbleichungen (Abb. 1.13 a) kommen. Dieser Begriff ist auf
die *mangelnde Färbbarkeit* der ischämisch geschädigten Nervenzellen mit basischen Anilinfarben zurückzuführen. Solche Erbleichungen können bestimmten Rindenschichten folgen *(laminär)* oder ohne
Rücksicht auf zytoarchitektonische Grenzen auftreten
(pseudolaminär, soweit die Rinde betroffen ist). Die
Erbleichung stellt allerdings nur ein *Durchgangsstadium* dar, bevor es zur gliösen Reaktion und zur späteren Vernarbung des Gewebes kommt.

Glia-Reaktionen

Die Elektivität der Parenchymnekrose schließt nämlich *begleitende Gliazellreaktionen* und -schädigungen
nicht aus, unterscheidet sich von der vollständigen
Nekrose allerdings dadurch, daß die Gliazellen nicht
irreversibel geschädigt sind.
- *Mikroglia:* Trifft die elektive Parenchymnekrose bestimmte, gegenüber Hypoxie besonders vulnerable
Areale wie z.B. den Sommerschen Sektor des Ammonshorns, so sieht man als Reaktion auf die
ischämische Nervenzellschädigung nach etwa 15
Stunden eine Proliferation der Mikroglia in Form
der sog. *Stäbchenzellen.* Die Kerne dieser Mikroglia
sind schmal und langgestreckt (Abb. 1.13 b), das Zytoplasma bipolar in der Längsrichtung der Nervenzellen
(bzw. in der Molekularschicht der Kleinhirnrinde parallel zu den Purkinjezelldendriten) ausgerichtet. Es
können *Schwierigkeiten* entstehen, diese *Stäbchenzellen von Kapillarsprossen zu unterscheiden,* die allerdings gewöhnlich erst 1 bis 2 Tage später auftreten.
Mit Hilfe von speziellen Imprägnationsmethoden lassen sich die beiden Zellformen gut voneinander abgrenzen. Die Stäbchenzellen stellen wahrscheinlich
Reizstadien der ruhenden Mikroglia dar. Sie besitzen
aber die Potenz zur *Phagozytose* und verhalten sich im
Proliferationsstadium insofern gleich wie die aus Monozyten und Perizyten sich ableitenden mononukleären *Makrophagen*[7].
- *Makroglia:* Bereits in den Frühstadien der Ischämie
finden sich ferner *Astrozyten-,* später auch *Oligoden-
droglia-Schwellungen,* jedoch *keine Zelluntergänge.*
Die Schwellungen hängen zusammen mit der Schädigung der Nervenzellmembranen, die zu Elektrolyt-
und Flüssigkeitsverschiebungen führen, sobald der
für die Struktur und Funktionserhaltung notwendige
Energiebedarf nicht mehr gedeckt ist. Während im
Experiment die Schwellung der Astrozytenzytoplas-
mata bereits nach 15minütiger Ischämiedauer nachweisbar ist, reagieren die Oligodendrozyten und die
Kapillarzellen erst nach 60 Minuten[77].
Die proliferierten Astrozyten bilden *filamentreiche*

Fasern, die in den späteren Stadien zu einer *narbigen
Deckung* der weitgehend von seinen Nervenzellen ent-
blößten „erbleichten" Areale führen. Treten diese
elektiven Parenchymnekrosen in frühem Kindesalter
auf, so kann es innerhalb der fasergliotisch vernarbten
Rindenpartien zu einer Fehlmyelinisierung kommen
(„sog. *Plaques fibromyéliniques",* Status dysmyelinisatus (▷ S. 102).

Die in den Frühstadien bis zum Kapillarverschluß
führende Schwellung der perikapillären Astrozytenfortsätze ist eine wesentliche Voraussetzung des *„no
reflow"*-Phänomens, das nach einer transitorischen
globalen Ischämie wie z.B. nach Strangulationsver-
such, den Rückfluß in das ischämische Gewebe verhindert[44]. In ähnlicher Richtung wirken Mikrothromben (Abb. 1.13 c), die dadurch begünstigt werden, daß
es unter der Ischämie zur Blutplättchenaggregation
kommt[56]. Damit beginnen die Übergänge zum anämischen Infarkt und zur vollständigen Nekrose.

Kolliquationsnekrose

Definition, Synonyma

Diese im Gegensatz zur Erbleichung (elektive Parenchymnekrose) auch als
- *Erweichung* bezeichnete Nekroseform beschränkt
sich nicht auf die Nervenzellen, sondern geht mit irreversiblen Schädigungen der Gliazellen und vielfach
der mesodermalen Zellelemente einher. Die durch
Ischämie, Hypoxie oder Hypoglykämie verursachte
Zellschädigung ist so schwer, daß nicht nur der für die
Funktionserhaltung notwendige *Betriebsstoffwechsel*
vorübergehend gestört ist, sondern auch der für die
Zytoskelleterhaltung notwendige *Strukturstoffwechsel*
irreversibel geschädigt wird. Das Ergebnis dieser
Schädigung wird synonym auch als
- *ischämische Enzephalomalazie* oder als
- *anämischer Infarkt* bezeichnet, wobei der letztgenannte Terminus auf die Verstopfung eines zufließen-
den arteriellen Gefäßes bezogen ist, dem eine Ischämie im abhängigen Gefäßabschnitt folgt. Von einer
- *hämorrhagischen Infarzierung* (Abb. 1.13 d) wird dagegen gesprochen, wenn der venöse Abfluß gestört ist
und es zu einer Stauung mit Erythrodiapedesen gekommen ist. Ein anämischer Infarkt kann sekundär
bei Erhöhung des venösen Druckes von rückwärts
blutig imbibiert werden. Seltener sind anämische oder
hämorrhagische Infarzierungen durch ein Steal- bzw.
Robin-Hood-Phänomen bedingt (▷ S. 53).

Ausdehnung (Größe)

Ischämien, die zur Kolliquationsnekrose führen, können im Umfang zwischen *Mikronekrosen,* die die unmittelbare Umgebung einer Arteriole betreffen, *Nekrosen im Versorgungsbereich einer der großen Hirnarterien* (Abb. 1.13 e) oder der *Gesamtnekrose* im Sinne
des intravitalen Hirntodes (s. weiter unten) schwan-

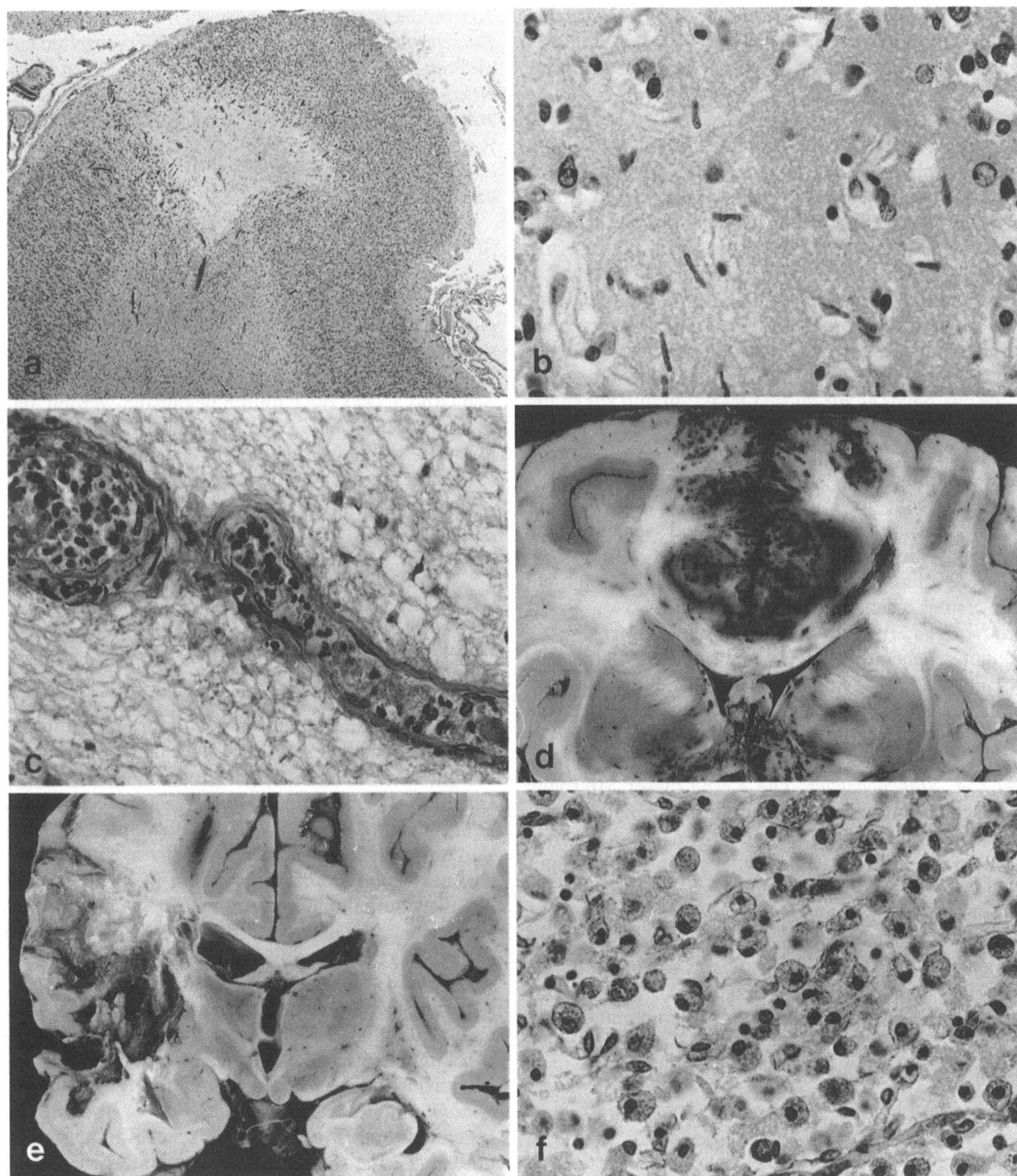

Abb. 1.13. a Erbleichung mit mangelnder Färbbarkeit der Nerven- und Gliazellen im Versorgungsbereich eines Markzungengefäßes. **b** Stäbchenzell-Mikroglia-Reaktion und Astrozyten-Kernschwellung nach 4 Wochen zurückliegendem Schock (Magenblutung) bei einem Patienten mit Leberzirrhose. **c** Leukostase bei Hyperkoagulopathie mit ödematöser Auflockerung des angrenzenden Gewebes. **d** Hämorrhagische Infarzierung im Versorgungsgebiet beider Aa. cer. anteriores. **e** Alte, zystisch umgewandelte Nekrose im Versorgungsgebiet der Arteria cerebri media. **f** Nekrose im Resorptionsstadium mit Bildung sehr zahlreicher Lipophagen (sogen. Fettkörnchenzellen)

ken. Kolliquationsnekrosen sind nicht nur Folge von Ischämien und Anoxie, sondern z. B. auch ein Begleitsymptom der nekrotisierenden Enzephalitis (▷ S.180).

Morphologie (Nekrosestadien)

Die *Mikronekrose* ist insofern ein *Modellfall für den anämischen Infarkt,* als in unmittelbarem Zusammenhang mit einem morphologisch nachweisbaren Verschluß eines arteriellen Gefäßes – z. B. bei Embolien –

die *Stadien* des Nekrosegeschehens vergleichend verfolgt werden können.

• *Frühstadium* des ersten Tages: Hierbei gleicht das Bild zunächst weitgehend dem der elektiven Parenchymnekrose. Die Störung der Blut-Hirn-Schranke und die entsprechende Schwellungsreaktion der Endothelzellen, der Perizyten und der Astrozytenfortsätze ist allerdings ausgeprägter. Ab 30 Stunden können die ersten Makrophagen an der Herdgrenze auftreten.

Immerhin ist während des Frühstadiums offenbar noch eine *Reversibilität* möglich, zumal die Schrankenstörung noch nicht vollständig ist. Selbst nach einstündiger vollständiger Ischämie bei erniedrigtem Systemblutdruck gelingt es im Affenversuch bei postischämischer Rezirkulation, die zunächst einsetzende Schwellung mit erhöhtem Gewebswassergehalt und entsprechenden Elektrolytverschiebungen zur Rückbildung zu bringen und eine funktionelle Erholung zu erreichen[98]. Hierbei lag allerdings zwar eine ischämische Gewebsschädigung, aber noch keine Kolliquationsnekrose vor.

• *Nekrosestadium im engeren Sinne:* In diesem Stadium beginnt die Auflösung der Gewebsstruktur, die *Kolliquation. Makroskopisch* sind innerhalb der ersten zwei bis drei Tage die *Infarktbereiche geschwollen,* vielfach auf der frischen, unfixierten Schnittfläche stärker *rosa-fleckig* gezeichnet und *weicher* als das angrenzende Gewebe. Mit zunehmendem Alter wird das Gewebe noch weicher, geht in eine *weißlich-gelbliche Farbe* über, um innerhalb einiger Wochen *zerfließlich* zu zerfallen und sich *kleinzystisch* umzuwandeln. Nur wenn ein anämischer Infarkt das Hirngewebe eines Kleinkindes trifft, kann es zu einer rascheren und auch weit ausgedehnteren zystischen Einschmelzung des Nekrosebereiches kommen. Solche Einschmelzungen sahen wir bereits nach 3 Wochen. Eine *Demarkation* des Infarktbezirkes ist schon wenige Tage nach der Schädigung angedeutet.

> *Mikroskopisch* sieht man nach 48 Stunden eine bereits deutliche Vermehrung von Makrophagen. Sie bilden sich aus abgelösten Perizyten und aus hämatogenen Monozyten, die in den Infarktbereich einwandern und nach 3 bis 4 Tagen wieder in Richtung der Venolen und Venen abzuwandern beginnen.

Soweit markhaltige Bereiche betroffen wurden, sind die Markscheiden zunächst abgeblaßt, um schließlich zu zerfallen und als Myelinbruchstücke in die mononukleären Makrophagen aufgenommen zu werden. Bei Sudan-Fett-Färbungen sieht man entsprechende *„Fettkörnchenzellen"* (Abb. 1.13 f). Die Randzone des anämischen Infarktes weist gewöhnlich einen deutlichen *Ödemmantel* mit *grobspongiöser Gewebsauflockerung* auf. Man sieht bereits gegen Ende des ersten Tages nach der Schädigung Axonschwellungen. Benachbart im scheinbar Gesunden

liegende Nervenzellen können das Bild der ischämischen Nervenzellschädigung oder auch Bilder der primären Reizung aufweisen, durchqueren doch ihre Fortsätze vielfach den Nekrosebereich, wo sie ebenfalls durch Unterbrechung der regionalen Axonblutversorgung der Nekrose verfallen.

> • *Resorptionsstadium:* Es beginnt um den dritten Tag und erreicht in der 2. und 3. Woche den Höhepunkt.

Während der Auflösung des Gewebes und seiner Resorption in unzähligen Phagozyten sprossen die *Kapillaren* vor allem von den Randzonen her (Abb. 1.14 a) in den Nekrosebereich hinein. Die Kapillarsprossen sind in der Regel sehr zellreich. Selten können sie vielkernige, Riesenzell-ähnliche Sprossungszapfen bilden (Abb. 1.14 b). Am Herdrand kann es zu *Lymphozyteninfiltraten* und auch zu Zeichen einer Immunreaktion mit Auftreten von *Immunoblasten* kommen. Aus den neugebildeten Kapillaren, aber auch aus der Wand erhaltener Arteriolen und Venolen bilden sich Retikulinfasern. Damit beginnt das

• *Narbenstadium:* Die in der Mantelzone des Infarktes in Verbindung mit dem Umgebungsödem proliferierenden, *zytoplasmareichen Astrozyten* (Abb. 1.14 c) bilden im Verlauf der Vernarbung unter Reduzierung ihres geschwollenen Zytoplasmaleibes Gliafasern. Diese erzeugen gemeinsam mit den Kollagenfasern, die von den Gefäßen oder auch – bei rindennahem Sitz des Infarktes – von den Meningen aus in das Narbengewebe vordringen, eine *gemischt gliös-mesenchymale Narbe.* Meistens wird der nekrotische Defekt aber nicht voll von diesen Glia- und Kollagenfasern gedeckt, vielmehr führt die Kolliquationsnekrose zur

• *(Pseudo-)Zystenbildung:* An den Zystenrändern liegen vielfach noch Wochen nach dem Infarkt Makrophagen. Die Zysten werden überbrückt von zellarmen Faserzügen. Liegen die Erweichungszysten oberflächennahe, so pflegt die *Molekularschicht erhalten* zu bleiben, weil ihre Gefäßversorgung offenbar von der Pia her noch ausreichend gesichert ist (Abb. 1.14 d). Immerhin sind diese schmalen Streifen der Molekularschicht meist von pathologischen Gliazellformen durchsetzt oder enthalten Lipo- bzw. – nach Blutungen – Siderophagen.

Dieser *erhaltene Streifen der Molekularschicht* läßt es gewöhnlich zu, ischämisch bedingte Nekrosen von traumatisch bedingten zu unterscheiden, bei denen die Molekularschicht in die Narbe einbezogen ist.

> Auch lokalisatorisch unterscheiden sich die *ischämischen Infarkte* innerhalb der Rinde von den *traumatisch verursachten* Narben dadurch, daß sie gewöhnlich nicht – wie die letzteren – auf der Windungskuppe angesiedelt sind, sondern in dem schlechter versorgten Windungstal.

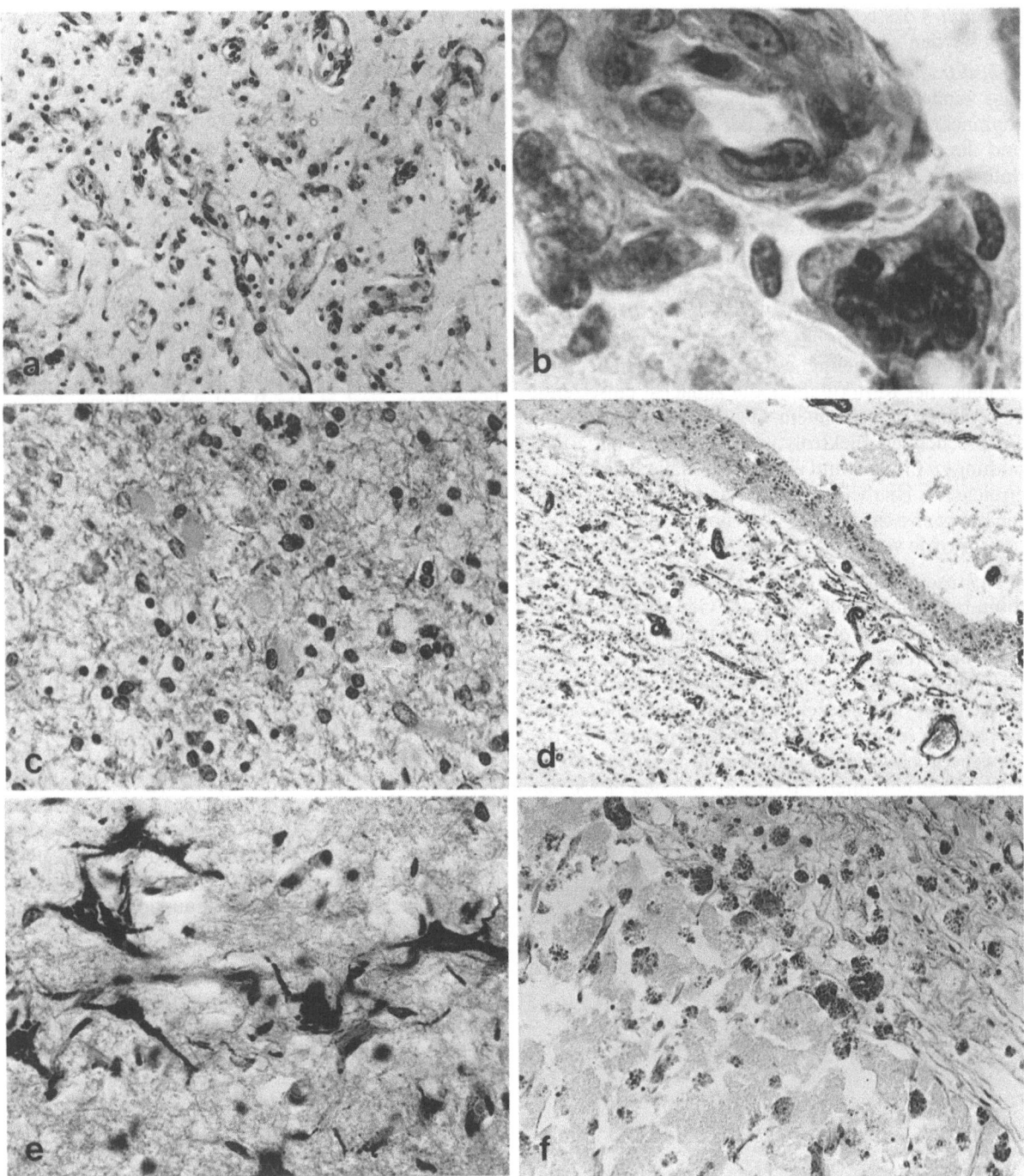

Abb. 1.14. a Starke Kapillar- und Gliazellproliferation bei 4 Wochen zurückliegender hypoxischer Rindenschädigung. **b** Nekrose der Großhirnrinde mit exzessiver Kapillarsprossung unter Bildung vielkerniger Wachstumsknospen. **c** Starke Astrozytenproliferation mit gemästeten Zellformen nach Hypoxieschädigung des Großhirns mit apallischem Syndrom. **d** Multiinfarkt-Enzephalopathie mit zystisch umgewandelter Rindennekrose, die eine schmale, besser erhaltene Randzone in der Molekularschicht aufweist. **e** Mit Kalksalzen imprägnierte nekrotische Nervenzellen am Rande einer alten Kontusionsnarbe. **f** Randgebiet einer Koagulationsnekrose (links unten) mit randständiger Ansammlung von Lipo- und Siderophagen (rechts oben)

Handelt es sich um zahlreiche Mikronekrosen mit Schwerpunkt in den *Grenzzonen* zwischen den drei großen Hirnarterien, so wird auch von einer *Granularatrophie* gesprochen (s. unten bei Thrombangitis obliterans).

An der Phagozytose nekrotischen Gewebes beteiligen sich zwar vorwiegend die mononukleären Makrophagen[7], doch nehmen auch Astrozyten, in den Grenzzonen selten sogar Nervenzellen an der Phagozytose teil[196]. Vorwiegend in den Randgebieten trifft

man auch auf *Nervenzellinkrustationen durch Eisen-
und Kalksalze* (Abb. 1.14 e). Der Eisengehalt dieser nekrotischen Zellen ist unabhängig davon, ob ein anämischer oder ein hämorrhagischer Infarkt bestand.
Frühestens treten sie 7 bis 8 Tage nach dem Infarkt
auf. Sie können über Jahrzehnte liegenbleiben[191].

Im *Kleinkindesalter* imprägnieren sich die irreversibel ischämisch geschädigten Nervenzellen besonders
häufig mit *Eisen- und Kalksalzen*. Diese *chronische* Inkrustation darf nicht verwechselt werden mit der oben
erwähnten *flüchtigen* Inkrustation während der Nekrobiose der ischämisch geschädigten Nervenzelle.

Koagulationsnekrose

Definition, Ätiologie, formale Genese
Es handelt sich hierbei um eine besondere Form der
regional begrenzten Gewebsnekrose, bei der der nekrotische Bereich nicht der langsamen Kolliquation verfällt, sondern *weitgehend unabgebaut* liegen
bleibt.

Experimentell lassen sich derartige Nekrosen durch
Hitze- und Strahleneinwirkungen reproduzieren. In
der *Humanpathologie* treten sie im Zusammenhang
mit Vaskulopathien nur selten auf, wurden früher
aber öfters im Rahmen von *Strahlenspätschädigun-
gen* beobachtet. Sie kommen ferner in Verbindung
mit *Angiomen,* insbesondere bei der *angiodysgeneti-
schen nekrotisierenden Myelopathie (Foix-Alajouanine)*
vor[227, 160].

Die *formale Genese* der Koagulationsnekrose wurde in Verbindung gebracht mit einer plasmatischen
Gewebsinfiltration[187].

Morphologie
Makroskopisch hebt sich die Koagulationsnekrose auf
den Frontalschnitten durch ihre *scharfe Abgrenzung*
und ihre meist *erhöhte Konsistenz* vom übrigen Hirngewebe ab.

Mikroskopisch finden sich in der Demarkierungszo-
ne teils *kleinzystische Gewebsauflockerungen,* teils gemischt *gliös-mesenchymale Narben,* zwischen denen
Lipo- und Siderophagen angetroffen werden können.
Selten trifft man auch auf *Fremdkörperriesenzellen,*
wird doch offenbar die *Koagulationsnekrose als
Fremdkörper* behandelt, der auch zu Immunreaktionen mit Ansammlung von *Lymphoidzellen* und *Plasmazellen* führt. Im Inneren der Koagulationsnekrose
sind die *Gefäße* manchmal noch deutlich erkennbar,
wenn auch meist mit einer entweder fibrosierten oder
fibrinoid-nekrotischen Wand. Von den Gefäßwänden
können Kollagenfasern in den nekrotischen Bereich
hineinsprossen. *Lipophagen* finden sich aber allenfalls
in geringer Menge (Abb. 1.14f). Stattdessen kann der
nekrotische Bereich von *feinkörnigen Kalkkonkrementen* übersät sein.

Kolloide Degeneration
Eine Sonderform der Koagulationsnekrose stellt die
kolloide Degeneration dar, die ursprünglich im Rahmen der *Lues cerebrospinalis* und der *progressiven
Paralyse* beschrieben worden ist[154], aber auch unabhängig davon – wenn auch sehr selten – vorkommen
kann. Wie bei der Koagulationsnekrose liegt eine *vollständige Gewebsnekrose* vor. Der Begriff bezieht sich
also nicht auf die auch als Koagulationsnekrose ge-
wertete ischämische Nervenzellschädigung allein. Die
kolloid-degenerativ veränderten Gewebspartien wirken *speckig-homogen,* sind aber in den Randpartien
vielfach *sekundär verkalkt* oder weisen sogar eine *knöcherne Metaplasie* auf[154].

Elektronenmikroskopisch liegen experimentelle Befunde nur über Koagulationsnekrosen vor[63]. Entsprechend dem lichtmikroskopischen Befund finden sich
ausgedehnte, kompakte nekrotische Massen, die von
einem Granulationsgewebe umgeben werden. Die in
der Grenzzone liegenden Makrophagen enthalten relativ große Einschlüsse des nekrotischen Gewebs-
detritus in weitlumigen Phagosomen. Zytoplasmatische Einschlüsse finden sich sogar in Plasmazellen.
Die Nekrosemassen selbst sind stapelförmig zusam-
mengesintert oder weisen dichtgepackte Granula und
Klumpen amorpher Substanz auf.

Während die bisher geschilderten Schädigungsmuster der Kolliquations- und Koagulationsnekrose die
Folge *regionaler Ischämien* oder vergleichbarer pathogenetischer Konstellationen waren, bei denen lokal
begrenzte Nekrosen neben noch funktionsfähigen
Hirnteilen vorhanden sind, wandelt sich das Bild bei
globalen Ischämien, die zu einer Unterbrechung der
Durchblutung des gesamten Gehirns führen.

Globale Ischämien

Pathophysiologie
Vorübergehende *Herz- oder Atemstillstände* und
schwere Schockzustände mit Absinken des arteriellen
Mitteldruckes auf Werte unter 70 mm Hg oder Absinken des venösen Sauerstoffdruckes unter 17 mm Hg
führen zu irreversiblen Hirnschädigungen, sofern die
Wiederbelebungszeit überschritten wurde.

Dieser Zeitraum einer tolerablen Unterbrechung
der Hirndurchblutung wird in der Regel mit 5 Minuten angegeben. Bei guter Herzleistung und ausreichendem Blutdruck im unmittelbaren Anschluß
an das Ende der Ischämie können diese Zeiten auf
12 bis 14 Minuten verlängert sein, bevor schwere
Schädigungen einsetzen[139].

Auch unterhalb dieser kritischen Grenze kann eine
Herabsetzung des Systemblutdrucks allerdings zu regionalen Ischämien führen, falls bereits lokale Vor-

schädigungen der Gefäßwände mit Stenosierung oder Faktoren vorlagen, die die Möglichkeiten der Autoregulation[76] beeinträchtigen wie z. B. eine Azidose.

Globale Ischämien, die die Wiederbelebungszeit überschreiten, waren früher mit einem Überleben selten vereinbar. Dank der modernen Methoden der Intensivbehandlung können die Patienten solche Zustände aber längere Zeit überleben, wenn auch mit schweren Hirnschädigungen. Sie äußern sich *klinisch* als ein *apallisches Syndrom* oder ein *locked in-Syndrom* (▷ S. 146, 148).

Morphologie

Nicht jede globale Ischämie führt zum intravitalen Hirntod. Die morphologischen Folgen am Hirngewebe können sich vielmehr auf ausgedehnte kortikale Nekrosen, auf symmetrische Nekrosen in den Stammganglien oder im Mes- und Metenzephalon beschränken. Der Ablauf der Nekrosen entspricht hierbei im wesentlichen dem oben bei den regionalen Ischämien geschilderten Muster.

Makroskopisch finden sich bei den mit einem Überleben vereinbaren, aber schweren Zerebralschäden vielfach ausgedehnte *Schrumpfungen und Erweichungen des Hirnmantels* (Abb. 1.15 a), wobei auf den Frontalschnitten eine Lamellierung der verschmälerten Rinde sichtbar ist. Gewöhnlich weisen auch die *Stammganglien* Nekrosen auf. Auch das *Marklager* kann sich bereits makroskopisch durch seinen entweder abnorm weichen oder – je nach Zeitintervall zwischen Schädigung und Tod – prall-elastischen Gewebswiderstand als geschädigt erweisen. Nach *Narkosezwischenfällen* oder *Barbituratvergiftungen* können die makroskopisch wahrnehmbaren Schädigungen sich auf *symmetrische Stammganglionnekrosen* beschränken[155]. Auch nach *Strangulationen* können derartige vorwiegend die Stammganglien betreffenden Nekrosen beobachtet werden[55].

Mikroskopisch sind bei der noch nicht zum intravitalen Hirntod führenden globalen Ischämie – dem makroskopischen Aspekt entsprechend – meist *schwere Kolliquationsnekrosen* vor allem der *Konvexitätsrinde* vorhanden (Abb. 1.15 b). Immerhin gibt es aber gewöhnlich auch Rindenabschnitte, in denen der Schädigungsgrad nur einer elektiven Parenchymnekrose entspricht. In den schwerer geschädigten Abschnitten, zu denen nach der Großhirnrinde einschließlich *Ammonshorn,* der *Purkinjezell-* und *Körnerzellschicht des Kleinhirns* vor allem das *Neostriatum,* dann der *Thalamus,* das *Pallidum* und die *Substantia nigra* gehören, ist es – je nach Dauer der Manifestationszeit – zur lebhaften Makrophagenbildung und zur kleinzystischen Degeneration gekommen, die auch die Lamellierung der Rinde in den mittleren Rindenschichten erklärt. *Der zeitliche Ablauf entspricht den regionalen Ischämien.* Bei rasch zum Tode führenden *Strangulationen* kann der Befund sich auf einzelne geschrumpfte, ischämisch veränderte Nervenzellen beschränken. Vor allem bei Kindern kann eine globale Ischämie

längere Zeit überlebt werden, so daß sich auch entsprechende Gliafaservernarbungen einstellen.

Elektronenmikroskopische Untersuchungen liegen von *Katzenversuchen* nach kompletter Ischämie vor. Hierbei fanden sich bei einem Überleben bis zu 120 Minuten nach der Ischämie relativ einheitliche und diffuse Nerven- und Gliazellschädigungen bereits nach 10 Minuten in Form einer Verklumpung des Kernchromatins und einer verringerten Elektronendichte des Zytoplasmas. Nach 30 Minuten bestanden Zytoplasmaschwellungen vor allem an den Astrozyten. Die innere Matrix der Mitochondrien war weniger dicht, die Mikrotubuli erschienen desintegriert. Nach 60 Minuten waren die Golgi-Zisternen und die endoplasmatischen Zisternen der Nervenzellen dilatiert mit fließenden Übergängen zum Bild der ischämischen Nervenzellschädigung[114].

Eine Besonderheit unter den Spätfolgen der globalen Ischämie mit Nekrosen im Zwischen- und Mittelhirn sowie an den Brückenkleinhirn-Verbindungen stellt die *Hypertrophie der unteren Oliven* dar, mit der besonders die *posttraumatischen apallischen Syndrome* gelegentlich gekoppelt sind[214]. Es handelt sich offenbar um eine Reaktion auf Schädigungen im Tractus tegmentalis centralis und im Pedunculus cerebellaris superior mit Schwellungen der Nervenzell-Perikarya und -dendriten sowie der – gemästeten – Astrozyten.

Intravitaler Hirntod

Pathogenese

Schwere globale Ischämien, bei denen die Überlebenszeit des Hirngewebes überschritten wurde, führen durch den Zusammenbruch der energieabhängigen Schrankenfunktionen und Membranstrukturen zu einem *malignen Hirnödem.* Hierbei kommt es zunächst zu Störungen des venösen Abflusses aus der Schädelkapsel, schließlich zur Unterbrechung der arteriellen Zufuhr, sobald der Hirndruck den arteriellen Druck überschreitet. Die *Manifestationszeit,* die zwischen dem Beginn der globalen Ischämie und dem Beginn der klinischen Zeichen des intravitalen Hirntodes liegt, beträgt durchschnittlich 24 Stunden, allerdings bei einer Variationsbreite von 1 bis 11 Tagen[290]. Die Unterbrechung der arteriellen Zuflüsse ist angiographisch nachweisbar und gehört neben dem Nullinien-EEG, der fehlenden Reaktion auf Schmerzreize, der fehlenden Lichtreaktion der weitgestellten Pupillen und dem Verlust der okulo-kephalen sowie -vestibulären Reflexe zu den *klinischen Kriterien des Hirntodes.*

Morphologie

Der Morphologe steht bei der Analyse eines Falles vielfach vor der Schwierigkeit, *Schädigungen unterschiedlichen Alters* vor sich zu haben. Dies gilt vor allem für posttraumatische Fälle intravitalen Hirntodes. Hier sind zu unterscheiden die *Primärschäden,* die während des Hirndruckanstiegs entstehenden trau-

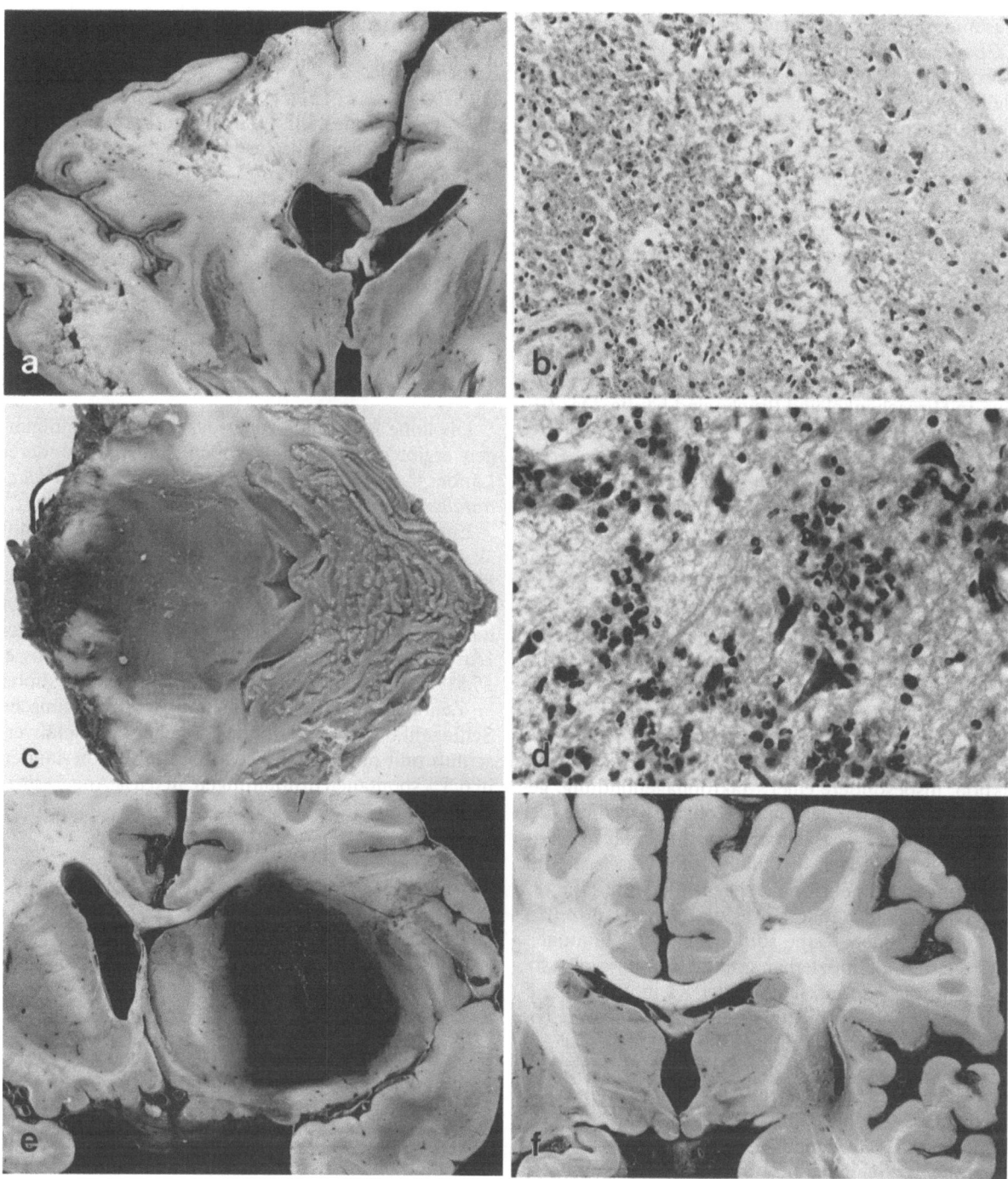

Abb. 1.15. a Schwere Hypoxieschädigung des Hirnmantels 8 Wochen vor dem Tode (Unfallschock) mit Rinden- und Marknekrosen. **b** Nekrose der mittleren und tieferen Rindenschichten bei klinisch apallischem Syndrom nach 5 Wochen zurückliegender Asystolie. In der Molekularschicht bessere Strukturerhaltung mit starker Vermehrung zytoplasmareicher Astrozyten.

c Intravitaler Hirntod mit Totalnekrose von Kleinhirn und Brükke (Zustand 3 Tage nach Atemstillstand). **d** Intravitaler Hirntod mit Reanimationsversuchen. Leukodiapedesen in das bereits nekrotische Hirngewebe. **e** Hypertensive Massenblutung aus der A. lenticulo-striata. **f** Schlitzförmige Narbe im Claustrum (Resorptionsstadium einer Massenblutung)

matischen *Sekundärschäden* und die durch die komplette Ischämie bedingten *Spätschäden*. Bei Fällen mit längerer Erhaltung des Lebens durch entsprechende Reanimationsmaßnahmen ist es gewöhnlich unschwer möglich, diese Differenzierungen auf Grund

der unterschiedlichen intravitalen Gewebsreaktionen oder der typischen morphologischen Muster vorzunehmen.

Makroskopisch imponiert beim *intravitalen Hirntod* meist eine *dunkelrot-violette* oder auch – in fixiertem

Zustand – *schmutzig-braune Farbe* der *Hirnoberfläche*. Es bestehen mehr oder weniger stark ausgeprägte, fleckförmige Subarachnoidalblutungen. Sie scheiden vielfach die leptomeningealen Gefäße ein, die über den verstrichenen Sulci verlaufen. Die *Tonsillendruckzeichen* sind *extrem ausgebildet*. Meist ist es bereits zur Nekrose der Tonsillen, wenn nicht zu einer zerfließlichen Nekrose auch der Kleinhirnhemisphären gekommen (Abb. 1.15 c). Freischwimmende Purkinjezellen und andere *Fragmente des Kleinhirngewebes im Liquor-Zellsediment* weisen bereits intravital auf derartige Nekrosen. Auf den Frontalschnitten ist das Großhirn gewöhnlich dunkel zyanotisch verfärbt und sehr brüchig. Einblutungen in die den Tentoriumzügeln benachbarten Rindenabschnitte des Gyrus hippocampus, in Hirnschenkel und Brücke sind häufig. Das *Gewicht* dieser Gehirne ist meist *extrem hoch* (1 600 bis 1 800 g). Die leptomeningealen und inneren Venen sind gewöhnlich prall gefüllt und frisch thrombosiert.

Das *mikroskopische Bild* hängt nicht zuletzt mit der agonalen Situation zusammen, d. h. mit der Frage, ob es nach Einsetzen der totalen Ischämie noch einmal zu einer wenn auch frustranen *Rezirkulation* kam oder nicht. Hat eine solche Rezirkulation stattgefunden, so finden sich nicht nur prall gefüllte Gefäße, die zwischen den Blutzellaggregationen auch bereits Fibrinausfällungen aufweisen können, sondern *Emigrationen von vorwiegend neutrophilen Granulozyten* in phlegmonöser Art in das perivaskuläre Gewebe (Abb. 1.15 d). Anzeichen einer intravitalen zelligen Reaktion, insbesondere einer Makrophagenbildung, gehören dagegen bei der reinen globalen Ischämie, der keine primäre, z. B. traumatisch bedingte Hirnschädigung vorangegangen war, nicht zum typischen Bild. Man findet vielmehr eine weitgehende Unfärbbarkeit der Nerven- und Glia- sowie der Gefäßwandzellen. Die verbliebenen Kerne sind schmal und homogen. Am ehesten identifizierbar sind die Purkinjezellreste, während die Körnerzellkerne der Kleinhirnrinde geschwollen und chromatolytisch oder in zahlreiche Kerntrümmer zersprengt erscheinen.

Der Pathogenese des intravitalen Hirntodes entsprechend finden sich deutliche *Demarkationszonen* an den Grenzen des intrakraniellen Raumes: Am Foramen opticus im Verlauf des Fasciculus opticus und in Höhe des Segmentes C1 bis C3 des Rückenmarkes zeigt sich histologisch die Abgrenzung in Form einer ödematösen Gewebsauflockerung und einer randständigen Makrophagenbildung[189]. Gewöhnlich besteht auch eine *Nekrose des Hypophysen-Vorderlappens*. Die Bedeutung der Einkapselung des Gehirns bei steigendem Hirndruck für die Entstehung des intravitalen Hirngewebstodes erweist sich im übrigen auch bei *Trepanationsöffnungen*. Das im Öffnungsbereich gelegene Hirngewebe kann hierbei von der Gewebsnekrose ausgenommen sein, weil es offenbar eine noch ausreichende Blutversorgung vom Narbenrand her erfährt[135]. 36% der Fälle des intravitalen Hirntodes zeigen sekundäre Brücken-Blutungen[290].

Zirkulatorisch bedingte Hirnschädigungen

Epidemiologie

Die *Todesursachenstatistik* der Bundesrepublik weist 1979 49,8% Todesfälle an Kreislaufkrankheiten auf (1960 39,8%). Ischämische Herzschädigungen waren mit 35,3% beteiligt, darunter 81.111 akute Herzinfarkte, denen 102,780 Hirninfarkte gegenüberstehen.

Auf 100 000 Einwohner kommen 577,6 Todesfälle an Krankheiten des Kreislaufsystems, darunter *167,5 Hirngefäßkrankheiten*, 132,2 akute Herzmuskelinfarkte. Bösartige Neubildungen stellen 252,1[35].

Die hohe Bedeutung zerebrovaskulärer Schädigungen ergibt sich auch an großen Statistiken anderer Länder[225]. *In Europa wird mit jährlich 1 Million Schlaganfällen gerechnet, davon ⅓ mit tödlichem Ausgang*[134].

Eine große *Obduktionsstatistik* aus Oslo nennt 32,2% Todesfälle an ischämischen zerebrovaskulären Krankheiten. Rund 10% entfielen auf thromboembolische Verschlüsse mit und ohne Infarkte, rund 16,5% auf Infarkte von mehr als einem halben Zentimeter Durchmesser ohne gesicherte Gefäßverschlüsse, 15,5% auf einen Status lacunaris (Infarkte unter ½ Zentimeter Durchmesser) und 7% auf klinische Schlaganfallsyndrome ohne gesicherten Gefäßverschluß und ohne Infarkt. Darüber hinaus bestanden in 6,5% spontane Hirnblutungen, in 0,8% Aneurysmarupturen[112].

Aneurysmablutungen, atherosklerotisch bedingte Infarkte und *hypertensive Gefäßveränderungen* bilden die 3 großen Krankheitseinheiten. Die Prozentsätze der wesentlichen morphologischen Befunde schwanken wie folgt:
- Thrombosen: 53–82%
- Embolien: 3–31%
- intrazerebrale Blutungen: 4–15%
- Aneurysma- und Angiomblutungen: 5–18%[141]

Die repräsentative *Harvard-Studie* nennt 53% Thrombosen, 31% Embolien, 10% intrazerebrale Blutungen, 6% Subarachnoidalblutungen durch Aneurysmen oder Angiome[141].

Thrombose oder Embolie?

Keineswegs immer gelingt es, an Hand des makroskopischen oder mikroskopischen Befundes klar zu unterscheiden, ob die Ursache eines anämischen oder hämorrhagischen Infarktes eine Thrombose oder eine Embolie ist. Die Kriterien für die Differenzierung sind bei den einzelnen Autoren auch nicht immer gleich, was die unterschiedlichen Prozentangaben verständlich macht. Gegenüber älteren Auffassungen ist jedenfalls die *hohe Bedeutung embolischer Vorgänge* beachtenswert. Es ergibt sich hieraus die Frage nach den Quellen der Embolien, die immerhin 46% der frischen Infarkte verursachen unter Bevorzugung des Media-Versorgungsgebietes[112]. In 37% der Emboliefälle war ein *kardialer Ursprung* nicht nachweisbar[141]. Die Emboliequelle ist hier in *thrombotischen Veränderungen im Verlauf der Arteria carotis* zu suchen. Bei 25% aller Schlaganfälle bestanden *Herzklappenfehler, frische Myokardinfarkte* oder *Vorhofflimmern*[141]. Das Vorhofflimmern wird als ein erheblicher Risikofaktor angesehen, findet es sich doch bei Schlaganfallpatienten ohne anamnestische Hinweise auf eine rheumatische Herzerkrankung im Verhältnis zu Kontrollen fünfmal häufiger, bei entsprechender rheumatischer Vorgeschichte sogar 17mal häufiger[117]. Chronisches idiopathisches Vorhofflimmern ist als wichtiger Vorläufer zerebraler Embolien anzusehen. Auch *transitorische ischämische Attacken* mit plötzlich einsetzenden neurologischen Herdzeichen für die Dauer von 30 Minuten bis zu 24 Stunden gelten als häufige Vorläufer eines zerebralen Infarktes[117]. Vergleichsuntersuchungen im Rahmen einer Prospektivstudie zeigten, daß 23% der Fälle mit transitorischen ischämischen Attacken innerhalb einer durchschittlichen Beobachtungszeit von 5,5 Jahren an Myokardinfarkten verstorben waren[213], was auf einen gemeinsamen pathogenetischen Faktor weist.

Pathogenese und Risikofaktoren

Der Nachweis lokaler Stenosen mittels der modernen Methoden der Neuroradiologie gibt zwar eine wesentliche Erklärung für zerebrale Infarkte, doch ist selten der *lokale* Faktor, z.B. eine atheromatös bedingte Lumeneinengung, die alleinige Ursache. Vielfach treten Zeichen einer *generellen* Kreislaufinsuffizienz hinzu, außerdem ist auch mit den bereits erwähnten Embolisierungen aus extrakraniellen Zuflußgebieten zu rechnen.

> Unter den *Risikofaktoren* ist nach übereinstimmender Meinung die *Hypertonie* von größtem Gewicht[134].

Unter atherosklerotisch bedingten thrombotischen Hirninfarkten fand sich eine Hypertonie in der Framingham-Studie siebenmal häufiger als bei normotensiven Patienten[117], wobei der systolische Blutdruck das entscheidende Kriterium war. Eine entsprechende finnische Vergleichsuntersuchung fand eine Hypertonie in der Vorgeschichte ischämischer zerebraler Infarkte bei Männern 2½-, bei Frauen 1½mal häufiger als in der übrigen finnischen Bevölkerung.

Zigarettenrauchen war 1½mal häufiger bei Männern, 3mal häufiger bei Frauen.

Der *Gebrauch oraler Kontrazeptiva* zum Zeitpunkt des Insultes war 2½mal häufiger als bei übrigen Frauen im gebärfähigen Alter.

Deutliches *Übergewicht* (mehr als 110% des Ideal-

gewichtes) war 2mal häufiger als Untergewicht. S-T-Senkungen im EKG ließen sich 12mal häufiger, Q-Wellen 7½mal häufiger nachweisen. Dagegen bestanden keine Korrelationen zum Cholesterin-Serumspiegel, während die Triglyzeridwerte im Serum bei den Infarktpatienten signifikant erhöht waren[69].

Die hohe Bedeutung der Hypertonie ist verständlicher Weise besonders eindrucksvoll bei der Gruppe mit zerebralen Blutungen, liegt diesen doch außer Aneurysmen und Angiomen vorwiegend eine hypertensive Angiopathie zu Grunde.

> Keineswegs immer vermag die Hirnsektion den klinisch festgestellten Schlaganfall durch entsprechende Befunde zu begründen. *Es bestätigten sich von 139 klinisch diagnostizierten zerebralen Thromboembolien nur 81 (58%)*[52]. Für *Blutungen* lag die *Bestätigungsrate bei 65%.*

Faßt man Thrombosen und Embolien zu einer Gruppe zusammen, so stellt sie zwischen 80 und 90% der Ursachen zerebraler Infarkte[111,112,141]. Blutviskosität, Sauerstoffsättigung des Blutes und ähnliche systematische Faktoren beeinflussen selbstverständlich ebenfalls die Manifestation vor allem thrombotischer Vorgänge. Stark herabgesetzter Blutdruck kann der Auslöser für eine Mangelversorgung in den Grenzgebieten der großen Hirnarterien sein.

Herdverteilung

Unter 400 Infarkten mit einem Nekrosedurchmesser von mehr als 0,5 cm fand sich folgende Verteilung der Herde:

Lokalisation	nicht embolisch	embolisch	fraglich
Supratentoriell			
Kortex und Marklager	108	71	31
Grenzgebiet	23	8	6
Marklager allein	28	0	8
Stammganglien	50	16	5
Infratentoriell			
Kleinhirn	15	8	3
Hirnstamm	20	0	0

• Diese Übersicht[112] zeigt zunächst, daß in einem nicht unbeträchtlichen Teil die Entscheidung, ob der Infarkt auf eine *Embolie* oder auf eine *Thrombose* zurückzuführen ist, nicht sicher getroffen werden kann.
• Es überwiegen im übrigen die *sowohl Rinde als auch Mark* betreffenden, vielfach *multiplen* Infarkte. Knapp 10% entfallen auf *Grenzgebietschäden,* was für die Bedeutung systematischer Kreislaufinsuffizienzen spricht.

Auf die einzelnen Gefäßterritorien verteilen sich die Infarkte wie folgt:

Lokalisation	nicht embolisch (n = 244)	embolisch (n = 103)
Karotis-Versorgungsgebiet		
Arteria chorioidalis anterior	8	0
A. cerebri anterior	23	2
A. cerebri media	99	64
Aa. cer. ant. und med.	12	10
Anterior + Media-Grenzgebiet	19	7
Vertebralis-Basilaris-Versorgungsgebiet		
Kleinhirn	10	5
Hirnstammäste	20	0
A. cerebri posterior	44	11
Übergreifende Infarkte	5	3
Grenzgebiet	4	1

Die Übersicht[112] zeigt den *Anteil sicher embolisch bedingter Infarkte mit etwa ⅓*[112]. *Anämische Infarkte* machen insgesamt *etwa 58%, hämorrhagische Infarkte 42%* aus, wobei hämorrhagische Infarzierungen besonders häufig sind bei embolisch bedingten Infarkten[112]. Grenzgebietsschäden entsprachen stets dem Bild des anämischen Infarktes.

Der Anteil der gesicherten Herzfehler lag bei der Emboliegruppe bei 33,3%, bei der Thrombosegruppe nur bei 13,5%[111]. Frische Myokardinfarkte bestanden im gesamten Kollektiv in 12,6%.

Der relativ hohe Anteil von Infarkten im Bereich des Kleinhirns und des Hirnstamms weist, abgesehen von den hierfür verantwortlichen Embolien und lokalen Thromben, auch auf *mechanische Wirkungen auf die zuführenden Arterien*. Besonders gefährdet gegenüber Zerrungen und lokalen Wandschädigungen sind hierbei die Vertebralarterien während ihres Durchtritts in Höhe des atlanto-okzipitalen Übergangsbereiches. Ausgeprägte Rotationen und Extensionen können hier zu Schädigungen führen, die sich z. B. in medullären Infarkten durch Vertebralis-Basilaris-thrombosen im Anschluß an chiropraktische Maßnahmen äußern können[23,133]. Auch dabei ist allerdings meist nicht allein mit diesem mechanischen pathogenetischen Faktor zu rechnen, sondern mit einem Zusammenwirken der mechanischen Schädigung mit einer atherosklerotischen oder anderweitig bedingten Vorschädigung der Gefäßwand oder mit der Kombination mit einem Blutdruckabfall.

Klinik

Die Symptomatologie ist abhängig von der *Lokalisation* der Schäden und von deren *Umfang,* ferner von der *Akuität* des Prozesses, der sich bei einer kardiogenen Embolie, einer auf dem Boden lokaler Gefäßwandveränderung langsam zunehmenden Stenosierung, einer hämorrhagischen Infarzierung oder einer Massenblutung jeweils anders darstellt. Flüchtige ischämische Attacken können bei bestehender Steno-

se durch Blutdruckschwankungen[14] oder durch Viskositätsänderungen des Blutes mit entsprechenden Störungen der Mikrozirkulation hervorgerufen werden. Ihre Symptomatologie ist durch das betroffene Gefäßterritorium bestimmt, z. B. in charakteristischer Weise bei den flüchtigen *Vertebralis-Basilaris-Insuffizienzen,* die sich bei älteren Menschen einstellen können, wenn sie mit nach hinten geneigtem Kopf beispielsweise eine Glühbirne in die Lampe schrauben. Hier ist in der Regel nicht mit nennenswerten Gewebsnekrosen als Folgeerscheinung der *transsitorischen Ischämien* zu rechnen, obwohl die morphologische Untersuchung bei Fällen mit entsprechender Anamnese vielfach überraschend ausgeprägte disseminierte, kleinherdförmige Nekrosen sowohl in der Rinde als auch – als Status lacunaris – in den Stammganglien aufzuweisen vermag. Länger als 24 Stunden anhaltende *Paresen* oder entsprechende Werkzeugstörungen wie *Aphasien* sind dagegen gewöhnlich Ausdruck intrazerebraler Infarkte. Sich über Monate und Jahre verstärkende *Demenzbilder* können die Folge einer *Multiinfarktenzephalopathie* (s. unten) sein, bei der ausgedehnte Partien der Rinde und des Marklagers von unzähligen Nekrosen verschiedenen Alters betroffen sind.

Bei der Darstellung der verschiedenen arteriellen und venösen Verschlußkrankheiten wird hinsichtlich der *pathogenetischen Grundlagen* weitgehend auf die entsprechenden Kapitel in den übrigen Bänden verwiesen, z. B. bei der Atherosklerose oder bei den Arteriitiden vom Autoimmuntyp. Die Darstellung beschränkt sich im vorliegenden Kapitel auf die besonderen neuropathologischen Aspekte.

Massenblutungen

Epidemiologie

Die Häufigkeitsangaben schwanken nicht nur infolge möglicher regionaler und ethnischer Unterschiede zwischen den Kollektiven, sondern auch deswegen, weil z. T. subdurale Blutungen, Subarachnoidalblutungen mitgezählt, andererseits Angiom- und Tumorblutungen nicht berücksichtigt wurden.

Nach einer umfangreichen Vergleichsuntersuchung verschiedener Kollektive ist *nach Ausschluß der subduralen und primär subarachnoidalen Blutungen mit 2 bis 3% in größeren Autopsieserien zu rechnen* (Schwankung zwischen 1,9 und 9,6%)[107].

Der Anteil *Farbiger* ist in amerikanischen Statistiken weit höher als es dem Anteil der Gesamtbevölkerung entspricht. Innerhalb der zerebrovaskulären Prozesse, die (s. oben) die dritthäufigste Todesursache darstellen, liegt der *Anteil intrazerebraler Blutungen* zwischen einem Fünftel und einem Drittel[106,72].

Ätiologie

In der Reihenfolge der wesentlichen ursächlichen Faktoren steht der *Hochdruck* mit 57,7% weit an der Spitze. Es folgen der Häufigkeit nach *Aneurysmablutungen* (19,1%), *Leukosen u. ä. Blutkrankheiten* (6,7%), *Angiome* (5,6%), *Tumoren* (3,1%), während alle übrigen Ursachen um 1% und niedriger liegen, so die Arteriitiden, Schwangerschaftseklampsien, Infarkte, Sinusthrombosen, kongophilen Angiopathien, mykotischen Aneurysmen[107].

Mit einer *Monokausalität* ist allerdings *keineswegs immer* zu rechnen, da zumindest die Atherosklerose einen wesentlichen zusätzlichen Gefährdungsfaktor sowohl bei den hypertensiven Angiopathien als auch bei den Aneurysmen darstellt. Andererseits sind bei den leukotischen Blutungen wie bei anderen Blutungsursachen auch begleitende Gerinnungsstörungen u. ä. systemische Störungen zu beachten, z. B. auch durch begleitende Hepatopathien[32].

Lokalisation

Die Lokalisation der Massenblutungen wird durch die Grundkrankheit mit beeinflußt. Angesichts der weit überwiegenden Bedeutung der Hypertension gelten die prozentualen Vorzugssitze vorwiegend für diese Arterienerkrankung. Auch hier liegt eine zusammenfassende Übersicht zahlreicher Untersuchungen vor.

> Danach betreffen *65,6% der hypertonen Massenblutungen die Stammganglien, 15,8% die Großhirnhemisphären, 11,6% die Brücke, 7,6% das Kleinhirn. 1,4%* der Blutungen sind *multilokulär*[107]. Innerhalb der Stammganglien sind es vor allem Putamen und Claustrum, in denen es durch Ruptur von Ästen der A. lenticulostriata zu Blutungen kommt[230] (Abb. 1.15 e). Insgesamt betreffen also 80% supratentorielle Hirnbereiche.

Die Lokalisation der durch Aneurysmarupturen bedingten Blutungen ist bestimmt durch den Vorzugssitz der Aneurysmen in den proximalen Anterior-Mediabereichen und am Circulus Willisi (siehe Kapitel Aneurysmen).

Im *Rückenmark* sind intramedulläre Blutungen selten. Meist sind es Angiomblutungen. Selten sind Blutungen aus Syringomyelien oder aus Tumoren Ursache der Blutung. Selbstverständlich können Traumata nicht nur epi- und subdurale sowie subarachnoidale Blutungen hervorrufen, sondern auch intramedulläre Blutungen[9] (⊳ S. 148).

Prognose

Die Angaben über die *Frühsterblichkeit* schwanken zwischen 45,5% innerhalb der ersten 6 Wochen und 85%[106,107,75].

Die *Spätprognose* wird als günstiger als diejenige der Hirninfarkte angesehen[75].

Für die Prognose ist bedeutungsvoll, ob die Massenblutung zum *Ventrikeleinbruch* geführt hat. Dies ist zwischen 55%[31] und 80%[107] der Fall, verständlicher Weise vorzugsweise bei primärem Blutungssitz in den Stammganglien. Am häufigsten erfolgt der Einbruch in das Vorderhorn. Ventrikeleinbrüche sind vor allem dann rasch tödlich, wenn es zur Ventrikeltamponade und zur Blutausfüllung auch des vierten Ventrikels kommt. Computertomogramme zeigen allerdings, daß Ventrikelblutungen, die nicht zur Tamponade führen, prognostisch als nicht so ungünstig anzusehen sind[220, 8]. Seltener ist der *Durchbruch durch die Rinde* mit Entstehung einer massiven Subarachnoidalblutung[32]. Prognostisch sehr ungünstig sind die primären *Brückenblutungen*. Alkoholiker gelten in dieser Hinsicht als besonders gefährdet[2].

Morphologie

Makroskopie: Wird das Gehirn eines an einer intrazerebralen Massenblutung verstorbenen Patienten im *unfixierten Zustand* seziert, so ist die Blutung in der Regel noch nicht koaguliert. Durch vorsichtiges Spülen lassen sich die Umgebungsstrukturen der Massenblutung im unfixierten Zustand besser darstellen. Manchmal gelingt es auch, die Blutungsquelle eindeutig zu bestimmen.

Im *fixierten Zustand* ist das Blut meistens verbacken und von hoher Konsistenz, so daß es beim Schneiden herausbricht und dabei die Wandstrukturen zerstört. Dieser Nachteil wird andererseits aufgewogen durch den besseren Erhaltungszustand des übrigen Gehirns, insbesondere der Ödem-Mantelzone, und durch die geringere Neigung des Gewebes, beim Durchschneiden einzureißen.

Die Tatsache, daß Massenblutungen manchmal von kleineren Blutungen kranzartig umgeben sind, rechtfertigt nicht die früher geäußerte Auffassung, es handele sich bei den Massenblutungen um ein Zusammenfließen kleiner Blutungen. Der Kranz kleiner Blutungen ist vielmehr Ausdruck des die Massenblutung umgebenden vasogenen Ödems mit Erythro- und Leukodiapedesen, deren Grundlage sekundäre lokale Angionekrosen sind[12].

Mikroskopische Altersbestimmung

Meist gibt die Anamnese ausreichenden Aufschluß über das *Alter der Blutung.* Vor allem bei multiplen und nicht so umfangreichen Blutungen, die durchaus unterschiedlichen Alters sein können, muß das ungefähre Alter auf Grund der *intravitalen Gewebsreaktionen* geschätzt werden. Hierzu gehören das Auftreten von *Siderophagen* ab dem 3. bis 4. Tag, die Entwicklung von *Hämatoidin* ab dem 11. Tag, ferner das Ausmaß der Glia- und Kapillarreaktionen der Blutungsumgebung. Diese Umgebungsreaktion ist allerdings wesentlich geringer ausgeprägt als bei anämischen Infarkten. Dies erklärt auch die relativ unbedeutende *Narbenbildung* nach Resorption der Blutung.

● *Narbenstadium:* Vor allem bei den rindennahen

Markblutungen pflegt sich die Blutungshöhle innerhalb einiger Wochen fortlaufend zu verkleinern bis ein schmaler Schlitz übrigbleibt (Abb. 1.15 f), dessen Längsausrichtung vielfach der Markfaserrichtung folgt.

Makroskopisch markiert ein schmaler rostbrauner Streifen den Ort ehemaliger Massenblutungen.

Mikroskopisch entspricht diesem Narbenstadium eine Ansammlung von Siderophagen und von Hämatoidin im schlitzförmigen Hohlraum und in dessen unmittelbarer Nachbarschaft. Diese ist geprägt von einer Fasergliose, die vorwiegend aus piloiden Astrozyten mit langgezogenen Kernen besteht. Diese piloiden Astrozyten bilden gelegentlich Rosenthalsche Fasern. Axonkugeln können noch nach Monaten innerhalb dieses Narbenareals angetroffen werden. Eine diffuse Markabblassung umgibt in einem breiten Schleier das Narbengebiet. Hinsichtlich der Morphologie der verschiedenen kausal bestimmenden Gefäßkrankheiten wird auf die anschließenden Abschnitte verwiesen.

Hypertensive Angiopathie

Synonyma
Hochdruck-Enzephalopathie; chronische Pseudourämie

Pathogenese
Der Hochdruck schädigt das Zentralnervensystem bei chronischem Bestehen durch die Entwicklung spezifisch hypertensiver Gefäßwandveränderungen einerseits und die Verstärkung anderer Arteriopathien wie der Atherosklerose andererseits. In der akuten Krise führt er darüber hinaus zur Dekompensation der hypertensiven Angiopathie in Form von Rhexisblutungen unterschiedlicher Größe.

Morphologie
Makroskopisch ist – abgesehen von den erwähnten Massenblutungen – eine Auflockerung im Putamen charakteristisch, die als *Status lacunaris* vom *Status cribrosus* zu unterscheiden ist.

• *Status cribrosus* (Synonym: Kriblüren): Hierunter werden *perivaskuläre Schrumpfräume* verstanden, *die nicht durch Abräumzellen ausgefüllt sind und deren Entstehung auf eine Retraktion, nicht aber auf eine Nekrose des perivaskulären Gewebes* zurückgeführt wird (Abb. 1.16 a).

Pathogenetisch wird der bei Hypertension chronisch auf das perivaskuläre Gewebe ausgeübte „*Verhämmerungsdruck*" verantwortlich gemacht.

• *Status lacunaris:* Hierbei handelt es sich dagegen um *kleinere perivaskuläre Gewebsnekrosen mit mikrozystischem Abbau* (Abb. 1.16 b).

Diese Mikronekrosen sind charakteristisch für die hypertensive Enzephalopathie und können neben ihrem Schwerpunkt in Putamen und Claustrum auch übergreifen auf die übrigen Stammganglien, auf innere und äußere Kapsel sowie das Marklager. Häufig, aber keineswegs regelmäßig findet sich an dem zentral gelegenen Gefäß eine *Wandhyalinose* oder ein *Mikroaneurysma* (s. unten).

• *Kugelblutungen* sind ebenfalls stark mit Hypertonie korreliert und stellen kleine, etwa hirsekorngroße Blutungen dar, die im Gegensatz zu den das Putamen-Claustrum Gebiet bevorzugenden Massenblutungen eher innerhalb der Rinde und der Markzungen anzutreffen sind (Abb. 1.16 c).

In 68% handelt es sich nicht um echte Blutungen, sondern um Mikroaneurysmen[212]. *Sie treten meistens multipel auf.*

• *Atherosklerose:* Sie weist *bei Hypertonikern* einige ebenfalls makroskopisch erkennbare Abweichungen vom Bild der Alters-Atherosklerose auf: An der A. basilaris und den anderen großen Basisarterien finden sich schmale Lipidbänder, die „leitersprossenähnlich"[12] miteinander verknüpft sein können. Diese *skalariforme Sklerose*[19] läßt sich in 30% der Hypertonikergehirne nachweisen, wesentlich seltener die fusiforme, diffuse Atherosklerose der Basisgefäße. Die Konvexitätsarterien sind dagegen bei der Hypertonie nicht selten durch atherosklerotische Plaques verändert[12].

Mikroskopisch findet sich an den nichtatherosklerotisch veränderten proximalen Arterienabschnitten eine *Mediahyperplasie*, die als Adaptations-Phänomen gedeutet wird[12].

• *Hyalinose:* Die für die Hypertonie diagnostisch bestimmende Veränderung ist die Hyalinose der kleinen Arterien und Arteriolen (*Synonyma:* Arteriosklerose und plasmatische Gefäßwandnekrose; fibrinoide Nekrose; hypertensive fibrinoide Arteriitis).

Es handelt sich um eine am besten bei van Gieson-Färbung zur Darstellung kommende, manchmal den ganzen Wandumfang, manchmal nur einzelne Sektoren betreffende Veränderung mit Verlust der normalen Wandstruktur und *Ersatz der Intima und der Media durch eine homogene, speckig-milchglasähnliche Wandauftreibung* (Abb. 1.16 d), unter der das kollagene Bindegewebe seine Rotfärbung verliert zugunsten einer schmutzig-graubraunen Tönung. Der Prozeß beginnt meist subendothelial und führt durch die Intimaverbreiterung zu einer starken, manchmal vollständigen *Lumeneinengung*. Bei Färbung mit basischen Anilinfarben zeichnen sich die hyalinen Abschnitte durch eine leichte Metachromasie aus. Verfolgt man in Stufenschnitten ein betroffenes Gefäß, so sieht

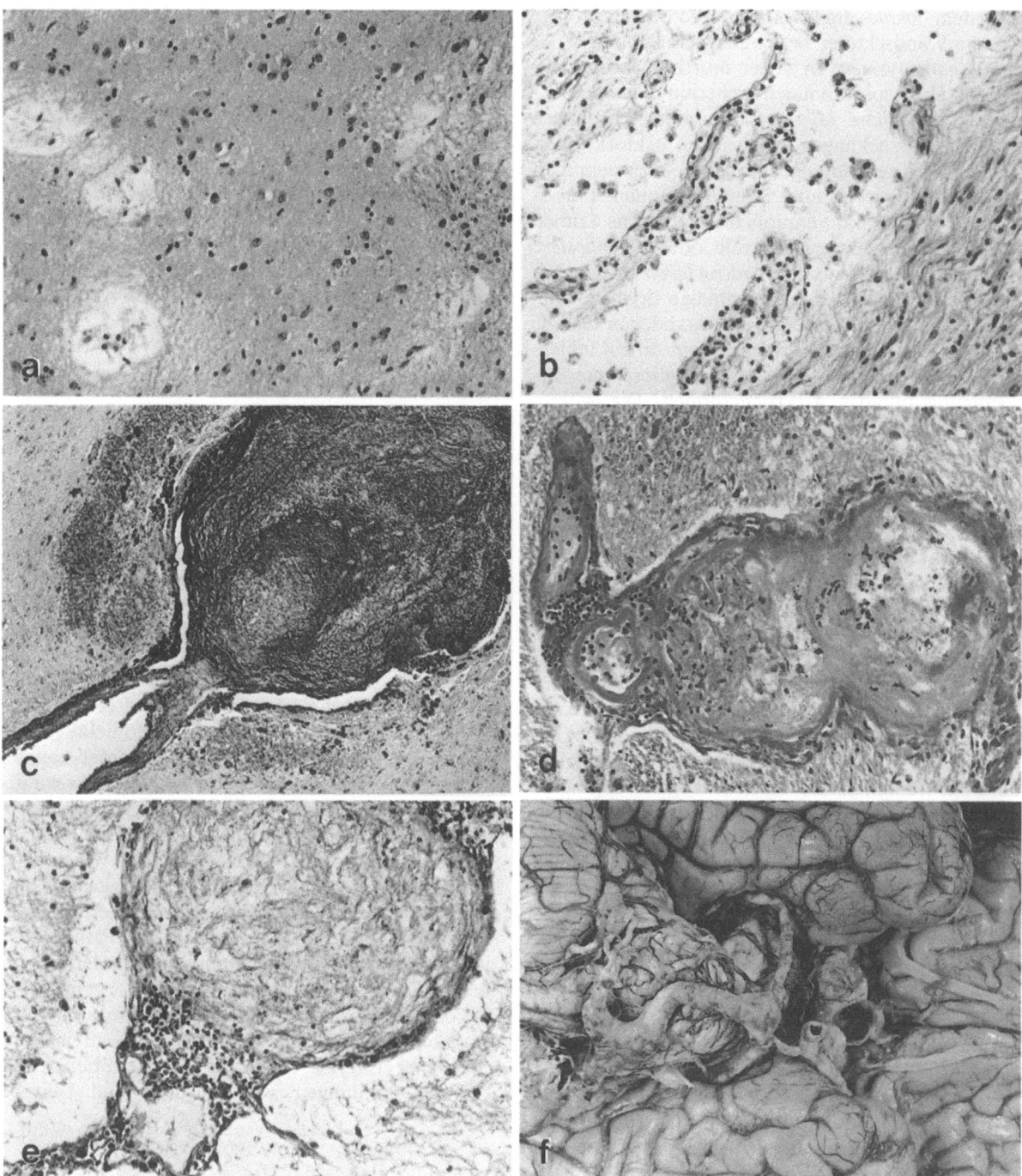

Abb. 1.16. a Status cribrosus mit perivaskulären Schrumpfräumen. **b** Status lacunaris mit perivaskulären Mikronekrosen und
Ansammlung von Lipophagen. Im angrenzenden Gewebe
Astrozytenproliferation unter Bildung piloider Astrozyten mit
langgestreckten Kernen. **c** Kugelblutung bei intramuralem
Aneurysma mit geringgradiger perivasaler Blutung auf dem Boden einer hypertensiven Angiopathie. **d** Hypertensive Angiopathie mit extremer hyalinotischer, knötchenförmiger Gefäßwand-
auftreibung und perivaskulärer Fasergliose sowie lymphozytären Adventitialinfiltraten. **e** Kollagenfaserige Knotenbildung in
einem Segment eines leptomeningealen Gefäßes bei hypertensiver Angiopathie. **f** Massive Atheromatose der extrazerebralen
Basisgefäße mit Schlängelung der ampullenartig erweiterten Arterien

man, daß sich diese Veränderungen auf bestimmte
Gefäßsegmente beschränken können.

Die Hyalinose greift von der Intima unter Verlust
der elastischen Fasern auf die Media über, weswegen
unter der Annahme einer vom Gefäßlumen her in die
Wand insudierenden Substanz auch von einer *plasma-*
tischen Durchtränkung gesprochen wird. Der auf
Scholz und Nieto[188] zurückgehende Begriff trifft das
Charakteristikum dieser Gefäßwandveränderung, mit
der aber auch andere Normabweichungen gekoppelt
sind. So finden sich *lockere Lymphozyteninfiltrate und*
Schaumzellen innerhalb der Gefäßwandschichten,

außerdem *lokale Angionekrosen,* die wiederum auf kleinere Wandsektoren beschränkt sein können.

• *Mikroaneurysmen:* In naher örtlicher Verbindung mit der Hyalinose kommen weiterhin Wandaussakkungen als *miliare Mikroaneurysmen* vor. Die bluterfüllten Aussackungen erscheinen makroskopisch vielfach als Kugelblutungen. *Mikroskopisch* sieht man bei erhaltener, wenn auch stark verdünnter, fibrotischer oder fibrinoid verquollener Wand das Lumen von frischen Erythrozyten erfüllt oder *thrombosiert.* Nicht selten liegen einzelne *Siderophagen* an der Adventitia als Hinweis auf geringgradige Erythrodiapedesen. Öfters sind die derart umgewandelten Gefäße umgeben von einem *Narbengewebsmantel* mit fehlenden Markscheiden, aber dichter Fasergliose unter Bevorzugung piloider Astrozytenformen. Die Mikroaneurysmen können auch fibrotisch umgewandelt werden, so daß man scheinbar isolierte *kollagenfaserige Knötchen* unterschiedlicher Dichte im Gewebe antrifft (Abb. 1.16e). Soweit es aus den Mikroaneurysmen zu kleinen Blutungen gekommen ist, können diese gemischt gliös-mesenchymal vernarben, wobei dann eine dichte Verflechtung astrozytärer und kollagener Fasern erkennbar ist.

• *Gefäßverschlüsse und Spasmen:* Lokale Gefäßverschlüsse im Rahmen der hypertensiven Angiopathie führen zu den anämischen Infarkten, die die Grundlage des Status lacunaris bilden. Wahrscheinlich kann darüberhinaus durch hypertensive Krisen ein lokaler *angiospastischer Insult* erzeugt werden, der ebenfalls derartige *Mikroinfarkte* verursacht, ganz abgesehen von der häufigen *Kombination* der hyalinotischen Gefäßwandveränderung *mit der Atherosklerose.* Immerhin finden sich bei ⅔ der Hypertoniker proximale Atherosklerosen[164]. Nach sechsjährigem Verlauf der Hypertonie muß damit gerechnet werden, daß bei etwa 50% der Fälle eine Hyalinose vorliegt[180]. Das Ausmaß der Hyalinose ist abhängig von der Dauer der hypertensiven Krankheit. Inwieweit auch die absolute Höhe der Blutdruckwerte bedeutungsvoll ist, ist umstritten[180,12]. In 70% der Fälle mit Hyalinose ist mit Massenblutungen zu rechnen[180].

Elektronenmikroskopisch weisen die geschädigten Arteriolen eine erhöhte Pinozytose der Endothelzellen und eine Verbreiterung des subendothelialen Raumes auf, ferner ausgeprägte regressive Veränderungen im Bereich der Media. Die myoendothelialen Kontakte sind stark verschmälert und stachelartig umgewandelt[177].

Verteilungsvarianten
Die hypertensiven Gefäßwandveränderungen sind zwar *vorzugsweise in den Stammganglien* anzutreffen, doch können sie sich *auf relativ wenige Areale beschränken.* So konnten wir z. B. bei Brückenblutungen bei einem sonst unauffälligen Gehirn am Blutungsrand eine Gruppe schwer hyalinotisch veränderter Gefäße nachweisen.

Es empfiehlt sich stets, nicht nur Gewebe aus der Umgebung von Blutungen zu entnehmen, sondern Gewebsteile von der Gegenseite zu untersuchen, die makroskopisch unauffällig erscheint.

Fibrinoide Nekrose
Hyaline Gefäßwandschädigung und *fibrinoide Nekrose* werden nicht von allen Autoren gleichgesetzt. So wird unter fibrinoider Nekrose eine lokale Gefäßwandschädigung verstanden, die mit einer homogenen oder feingranulären eosinophilen Verfärbung im HE-Schnitt und mit einer positiven Fibrinreaktion einhergeht *(PTAH-Färbung[43]).* Während die Hyalinisierung auch bei nicht malignen Hypertoniefällen, selten auch in Kontrollfällen beobachtet werden konnte, war die *fibrinoide Nekrose beschränkt auf Fälle mit extrem hohen Blutdruckwerten[43].* Die PTAH-Färbung ist bei der reinen Hyalinose negativ.

Unabhängig davon, ob hiermit wirklich wesentliche Unterschiede oder nur irrelevante Entwicklungsstadien der hypertensiven Gefäßwandveränderung angesprochen sind, ist im Hinblick auf die Pathogenese davon auszugehen, daß hyalinotisch veränderte Gefäße ihre *Fähigkeit der Autoregulation verloren* haben[125]. Die bereits erwähnte perivaskuläre Gliose ist im übrigen auch gekoppelt mit Störungen der Aktivität verschiedener Enzyme[73], was auf die gestörten Stoffwechselverbindungen zwischen Blut und Gewebe deutet.

Die arteriellen Verschlußkrankheiten

Atherosklerose (teilweise *synonym* verwandt: Arteriosklerose; Zerebralsklerose)

Epidemiologie und Vergleich mit anderen Organen
Schädigungen des Hirngewebes treten sowohl durch arteriosklerotische Veränderungen der extrazerebralen Basisgefäße und der intrazerebralen Gefäße als auch durch extrakranielle Veränderungen an den großen zuführenden Arterien (A. carotis interna, Vertebralarterien) auf.

Zwischen dem Ausmaß und dem zeitlichen Einsetzen der Atherosklerose an den großen Baucharterien und den Arterien der verschiedenen Körperorgane einerseits, der zerebralen Beteiligung andererseits bestehen keine Parallelen.

Rein zerebrale Atherosklerosen werden in größeren Obduktionsserien in nur 1–5% beobachtet[109]. Schwere atheromatöse Veränderungen der Basisarterien müssen wiederum nicht notwendigerweise mit intrazerebralen Nekrosen verbunden sein. *Auch zwischen der Basisatherosklerose und der Veränderung der kleineren Arterien der Konvexität besteht keine Korrelation.* Diese führen eher zu intrazerebralen Nekrosen ebenso wie der sich vorwiegend an den intrazerebralen Ästen der Basisgefäße manifestierende Typ. 21% der Erwachsenen mit schwerer Atherosklerose der Basisgefäße wiesen intakte intrazerebrale Arterien auf, während andererseits 55% der Patienten mit ausgeprägten intrazerebralen Gefäßatherosklerosen nur geringfügige Veränderungen an den Basisgefäßen aufwiesen[22].

> In der *zeitlichen Staffelung* erkranken zuerst die Vertebralarterien und die Karotiden in ihrem intrakraniellen Anteil, dann die großen Basisarterien in der Reihenfolge A. basilaris, A. cerebri media, A. cerebri posterior und A. cerebri anterior.

Es folgen die kleineren basalen Äste und die größten basalen Zweige sowie schließlich die Äste und Zweige der Großhirnkonvexität[12].

In *Japan* ergab sich eine *abweichende Vulnerabilitätsstaffelung* mit bevorzugter Schädigung der proximalen Anteile der A. cerebri posterior, dann der peripheren Mediabschnitte und der Aa. vertebrales bei nur geringer Beteiligung der Carotis[144].

Erste atheromatöse Wandveränderungen können bereits im *Kleinkindesalter* beobachtet werden. Ab dem 40. Lebensjahr nimmt die Häufigkeit der Atherosklerose rasch zu, um bei über 75-jährigen bereits in 95,5% der Fälle deutlich zu sein. Hinsichtlich des *Geschlechtsverhältnisses* sind nur im 6. Lebensjahrzehnt die Männer vorübergehend stärker betroffen. Frauen erkranken aber etwa 10 Jahre später als Männer[12].

Pathogenese

Die intrakraniellen Arterien unterscheiden sich von den übrigen Körperarterien durch das Fehlen der Membrana elastica externa, durch eine schmale Membrana elastica interna und durch eine verhältnismäßig schmale Lamina muscularis (Tunica media). Insofern ist die Ausgangssituation für den atherosklerotischen Schädigungsprozeß am Gehirn eine besondere. Grundsätzlich gelten aber die gleichen pathogenetischen Bedingungen wie bei den Körperarterien, d.h. es sind sowohl Faktoren von der Blutseite wie von der Gefäßwandseite her zu berücksichtigen. Auch für die Hirngefäße gilt, daß es eine benigne und eine maligne Verlaufsform gibt und daß neben dem genannten *Blutfaktor* und dem *Gefäßwandfaktor* bei den Hirngefäßen noch in besonderem Maße ein *Schrankenfaktor* zu berücksichtigen ist. Sie bestimmen gemeinsam die jeweilige Gangart der Atherosklerose[54].

Für eine große Zahl pathogenetisch wirksamer Faktoren dieses nicht als nosologische Einheit aufzufassenden Krankheitsbildes[54,176] gibt es gute experimentelle und klinische Grundlagen, auf die hier nicht näher eingegangen werden kann.

- Von der *Blutseite* her spielen Hyperlipidämien, abnorme Zusammensetzungen der Lipoproteinspektrums[203] und Prostaglandine,
- von der *Wandseite* her z.B. das Enzymsystem der Arylhydrokarbonhydroxylase[24], mit dem die Funktion der Endothelien und die Reaktivität der Wandzellen zusammenhängen, eine Rolle. Darüber hinaus sind bedeutungsvoll das molekulare Filter der proteoglykanreichen Grundsubstanz, das Muster der Skleroproteine, aber auch die Funktionsfähigkeit der Vasa vasorum vor allem auf der venösen Seite[54,20].

Unbestritten ist die Bedeutung der *plasmatischen Durchtränkung der Intima* und der *Aktivierung der glatten Muskelzellen* der Media, die in die Intima einwachsen und eine Umwandlung von kontraktilen in metabolisch aktive, proliferierende Myozyten erfahren. Diesen primären Störungen folgen die nekrobiotischen Vorgänge, die schließlich zur Bildung der Cholesterinester, der Schaumzellen und der Kalkablagerungen, also zum Atherom im engeren Sinne führen. Experimente, die mit wenigen Variablen ausgeführt wurden, zeigen, daß das Endbild der Atherosklerose tatsächlich von dem Zusammenspiel verschiedener Faktoren abhängig ist und daß z.B. durch strenge Diät auch *Rückbildungen* der Gefäßwandschädigungen *möglich* sind[26].

Neben den Gewebsschädigungen, die durch atherosklerotische Veränderungen der für die Versorgung unmittelbar verantwortlichen Gefäßwandabschnitte verursacht sind, muß zur Erklärung der Gewebsnekrosen im Gehirn auch die *embolische Verschleppung von Gewebsteilen* herangezogen werden, die sich aus atheromatösen Beeten in großen proximalen Arterienabschnitten abgelöst haben, um distal in der Peripherie zu thrombotischen Verschlüssen zu führen. Solche Embolien können sich auf *Cholesterinkristalle* beschränken[59].

Darüber hinaus können atherosklerotisch bedingte Stenosen oder gar Verschlüsse in proximalen Arterienabschnitten, insbesondere an der Arteria carotis interna einer Seite oder an einer Arteria vertebralis, die Wirkung des weiter peripher ebenfalls schwelenden atherosklerotischen Wandprozesses verschärfen, weil dann bei Blutdruckabfall, Viskositätserhöhungen des Blutes oder ähnlichen Systemfaktoren die Versorgung des Gewebes nicht mehr gewährleistet ist[11].

> Andererseits bleiben 20 bis 40% der einseitigen extrakraniellen Karotisverschlüsse klinisch folgenlos, ebenso 75 bis 80% der einseitigen Vertebralisverschlüsse[2]. Ursache hierfür ist die Fähigkeit zur *Kollateralversorgung* (▷ Abb. 1.19).

Hierbei ist allerdings zu berücksichtigen, daß diese bei sich langsam entwickelnden Stenosierungen eher gewährleistet ist als bei akut einsetzenden Verschlüssen. Außerdem wirkt sich die starke Variabilität der Gefäßversorgung vor allem im Vertebralisgebiet, aber auch an den kommunizierenden Arterien des basalen Gefäßrings auf die Möglichkeiten einer Kompensation durch Kollateralgefäße aus.

Diese *Gefäßarchitektur* ist auch nicht ohne Einfluß auf die Entwicklung der atheromatösen Veränderungen, sind diese doch bevorzugt an den Verzweigungsstellen und an Stellen besonders starker Windungen – so im Vertebralisbereich – oder an ausgeprägten Knickbildungen wie an der Arteria lenticulo-striata – anzutreffen. Mechanische Faktoren treten insofern zu den bereits erwähnten pathogenetischen Faktoren hinzu.

Morphologie

Makroskopisch sind die atheromatösen Veränderungen besonders deutlich an den basalen Arterien erkennbar. Der *Elastizitätsverlust* durch die Zerstörung der Membrana elastica interna und durch Schädigungen der Muskelschicht führt zu einer *Ausdehnung und Verlängerung des arteriellen Gefäßschlauches* (Abb. 1.16 f), der sich besonders gut an der Arteria basilaris und den Vertebralarterien beobachten läßt. Die Einlagerung von Atherombrei und die lokale Wandverhärtung durch die Sklerosierung führen zur *Knickbildung (Kinking)* oder zur *bogenförmigen Verdrehung (Coiling)*. Diese Veränderungen sind prinzipiell auch an den kleineren intrazerebralen Gefäßen nachweisbar, wo mikroangiographisch entsprechende Knäuelbildungen nachweisbar sind[89].

Die helle Farbe der Atherombeete zeigt den Wandbefall bereits bei gering ausgeprägten Veränderungen an, so nahezu regelmäßig an dem intrakraniellen Anteil der A. carotis interna und am Verzweigungsbereich der A. basilaris in den basalen Gefäßring.

> Selbst aus schwersten Auftreibungen und nahezu vollständigen Umwandlungen der Wand der A. basilaris und der Vertebralarterien kann aber nicht auf Nekrosen im Versorgungsbereich dieser Arterien geschlossen werden.

Kleine helle Stippchen oder wenige mm lange gelbliche Segmente der Konvexitätsarterien sind in dieser Hinsicht bedeutungsvoller (Abb. 1.17 a), weil sie in der Regel mit intrakortikalen Nekrosen verbunden sind. Auf den Frontalschnitten können trotz ausgeprägter atheromatöser Wandveränderungen makroskopisch erkennbare Nekrosen fehlen. Häufiger trifft man aber doch auf Nekrosen unterschiedlicher Größe und unterschiedlichen Alters.

Mikroskopisch entsprechen die Veränderungen an den Hirnarterien durchaus denen an den Gefäßen der übrigen Körperorgane. *Intimaödeme,* besonders an den Verzweigungsstellen und den Rotterschen Polstern[182], weisen auf frische Initialstadien, die auch ohne Bildung von Schaumzell- und Cholesterinester-Kristallen in eine einfache *Fibrosierung* übergehen können. Diese eigentlichen Arteriosklerosen sind am ehesten mit der Alterung gekoppelt. Die Membrana elastica interna kann dabei weitgehend erhalten geblieben sein. Kommt es zur stärkeren Verquellung der tieferen Intimaabschnitte und zu einer Aufsplitterung der Membrana elastica interna sowie zur Verquellung der Muskelschicht, so kann man in frischen Stadien eine sehr intensive *Proliferation glatter Muskelzellen* mit Einwanderung in die hierbei sich stark vorwölbende Intima beobachten. In Abhängigkeit von Ernährungsgewohnheiten, aber wohl auch genetisch bedingten Stoffwechseleigentümlichkeiten bilden sich – besonders ausgeprägt an der Intima-Mediagrenze – *Verfettungen dieser aktivierten Myozyten* aus, die dabei eine Abrundung erfahren. Dieser Prozeß geht über die „Physiosklerose" (reine Arteriosklerose) hinaus und kennzeichnet die Atherosklerose im engeren Sinn.

Mit der *Schaumzellbildung* und der Ausfällung von *Cholesterin- und Cholesterinesterkristallen* verstärkt sich die Lumeneinengung und die Verdünnung der Media. Erreichen die Atherombeete das Endothel, so kann es zu thrombotischen Auflagerungen kommen. Die *Thromben* können geschichtet sein und im Laufe von Monaten – sofern es vorher zum vollständigen Gefäßverschluß gekommen war – *rekanalisiert* werden. In unmittelbarer Umgebung atheromatöser Beete kommen gelegentlich *lockere Lymphozyteninfiltrate* vor. Entsprechend atheromatös vorgeschädigte Gefäße sind selbstverständlich besonders empfänglich für pathogenetisch andersartige Schädigungen, so z.B. auch gegenüber traumatischen Einflüssen mit dadurch mitbedingten Thrombosen.

Elektronenmikroskopisch sind vor allem die Initialstadien und der Übergang der Fettstreifen in die atheromatösen Plaques untersucht[95]. Hierbei bestätigte sich die bereits lichtmikroskopisch zu vermutende *Bedeutung von glatten Muskelzellen und Monozyten* für die Lipidaufnahme und die Bildung der atheromatösen Plaques. Am Beginn sind Lipidtropfen extrazellulär, später vorwiegend intrazellulär zu sehen. Extrazellulär kann es in den arteriosklerotischen Plaques auch zu Basalmembran-ähnlichen homogenen Substanzeinlagerungen kommen. Besser noch als lichtmikroskopisch sieht man außerdem feinste *Kalkkonkrementeinlagerungen,* vor allem bei größeren, hyalin verquollenen Plaques nahe der Elastica interna[2]. Die Zellvermehrung innerhalb der Intima ist im wesentlichen durch Einwanderung glatter Muskelzellen erklärbar[185].

Bei der *Physiosklerose (Seneszentensklerose)* des alternden Menschen soll die Elastica interna ausgeprägter aufgesplittert und zerstört sein als bei der juvenilen Sklerose[12]. Auch hierbei bleibt sie aber nicht verschont, wenn auch die Elastikadegeneration bei der Atherosklerose erst ein sekundäres Phänomen ist[2].

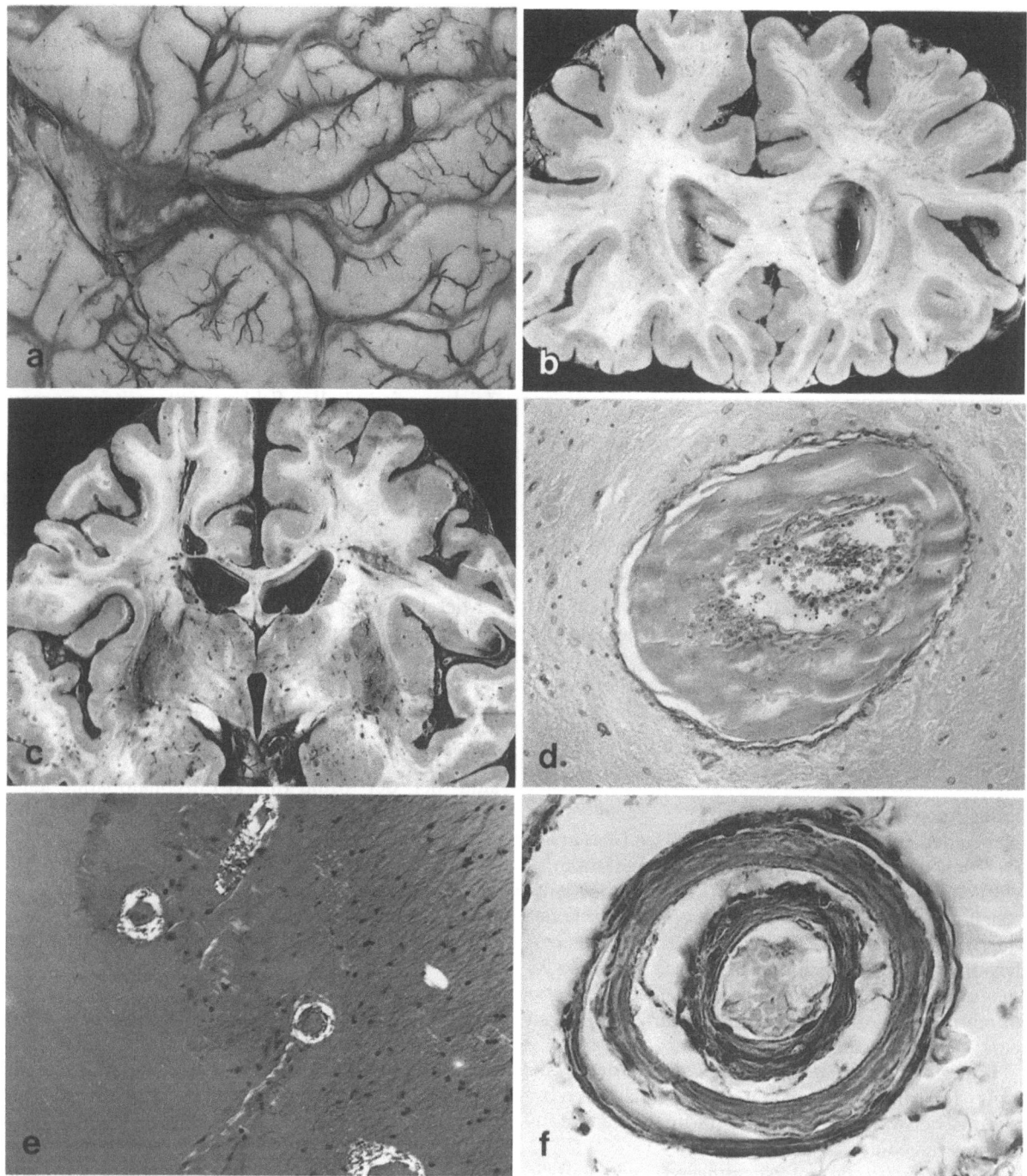

Abb. 1.17. a Ausgeprägte Atherosklerose der Pialarterien. **b** Encephalopathia subcorticalis chronica Binswanger mit diffusen, kleinherdförmigen, z.T. konfluierenden Nekrosen des frontalen Marklagers. **c** Multiinfarkt-Enzephalopathie mit zahlreichen zystisch umgewandelten Nekrosen in Marklager und Stammgan-glien. **d** Kongophile Angiopathie mit Hyalinose der Arterienwand. **e** Kongophile Angiopathie (halbpolarisiert). **f** Dissektion der Arterienwand bei hypertensiver und kongophiler Angiopathie

Für die Untersuchung der Initialstadien bedeutungs-voll waren vor allem die vergleichenden Untersuchungen an den Intimapolstern der Verzweigungsstellen bei Patienten verschiedenen Alters vom Säugling bis zum Greis[10]. Es ergab sich dabei, daß selbst im Kleinkindesalter an diesen Intimapolstern bereits de-generative Vorgänge mit Zellzerfall, Vermehrung glatter Muskelzellen und leichten entzündlichen Veränderungen vorkommen, in diesem Alter jedoch noch nicht begleitet von einer nennenswerten Phagozytosetätigkeit. Neben dem auch bei der humanen Atherosklerose vermehrt nachweisbaren interzellulären

„Zellschutt" und den ebenfalls zunächst interzellulären Lipidanreicherungen in der Intima bestehen auch Veränderungen an den Basalmembranen, deren Kontakte mit den Muskelzellen gelockert sind[10].

Binswangersche Krankheit

Synonyma
Encephalopathia chronica progressiva subcorticalis

Definition, Morphologie

> Es handelt sich um eine besondere Schädigungsform des Gehirns in der *Kombination von Atherosklerose und allerdings nicht obligater Hypertonie* mit *multiplen Mikronekrosen im Marklager* (Abb.1.17b) unter weitgehender Verschonung der Rinde.

Markscheidenschnitte, aber auch bereits van Gieson-Präparate zeigen eine diffuse Entmarkung dieser Gebiete. Die mit den Nekrosen verbundenen Gefäße weisen Hyalinosen und Wandfibrosierungen auf. Die Nekrosen können ein unterschiedliches Alter haben und zeigen dementsprechend alle Übergänge von frischen Nekrosen bis zur Zystenbildung nach Abwanderung der Phagozyten.

Pathogenese
Neben den eben erwähnten *perivaskulären Gewebsveränderungen,* die die Stoffaustauschvorgänge stören[156], wurden *Mangelversorgungen im Grenzbereich* zwischen den langen, das Marklager von der Rinde her durchsetzenden Arterienästen und kürzeren periventrikulären Ästen angenommen[109], aber auch *venös bedingte Kreislaufstörungen* mit ödematöser Gewebsdurchtränkung[11]. Die kleinen Markarterien zeigen eine Mediahypertrophie.

Eine *Abschnürung der Markkapillaren* an deren Abgangsstelle aus den Arteriolen durch die schweren hyalinotischen Wandveränderungen wird als weitere Erklärung angeboten[103].

Morphometrische Untersuchungen zeigten, daß die Binswangersche Krankheit von der Multi-Infarkt-Enzephalopathie und von der periventrikulären Leukoenzephalopathie der Erwachsenen abzugrenzen ist[150].

Multi-Infarkt-Enzephalopathie

Die multiplen Nekrosen beschränken sich hier nicht so ausgeprägt auf das Marklager. Die Stammganglien sind ebenso wie die Rindenabschnitte gewöhnlich mitbetroffen, außerdem sind die Nekrosen vielfach größer (Abb.1.17c). Die für die Binswangersche

Krankheit charakteristische Aussparung der U-Fasern gilt nicht für die Multi-Infarkt-Enzephalopathie. Gegen eine Zusammenfassung der Binswangerschen Krankheit und der Multi-Infarkt-Enzephalopathie[170] sprechen bei aller Anerkennung einer schwierigen Abgrenzung im Einzelfall folgende Argumente:

- *Klinisch* ist das Demenzbild zwar das gemeinsame Endstadium, doch sind bei der *Binswangerschen Krankheit* über Jahre langsam fortschreitende Wesensänderungen, Merkfähigkeitsstörungen, Desorientiertheit und Dysarthrien zu beobachten, während Paresen und ähnliche Herdausfälle fehlen oder nur flüchtig oder gering ausgeprägt auftreten[109]. Bei der *Multi-Infarkt-Enzephalopathie* enthält die Vorgeschichte häufiger Herzrhythmusstörungen, außerdem Zeichen wiederholter Schlaganfälle mit passageren oder auch persistierenden Lähmungen, Sprachstörungen und ähnlichen Herdzeichen.

- In der *Pathogenese* entsprechen diesem klinischen Bild auch unterschiedliche Akzentsetzungen: Obwohl Hypertonie und Atherosklerose bei beiden Formen wesentlich sind, außerdem Störungen der Gewebsversorgung in den Grenzgebieten der Hirnarterien nachgewiesen werden können, ist bei der *Binswangerschen Enzephalopathie* eher von der generellen Gefäßwandhyalinose und dem rezidivierenden Abfall des Systemblutdruckes auszugehen, bei den *Multi-Infarkt-Enzephalopathien* dagegen von embolischen Streuungen bei thrombotischen Gefäßwandaufbrüchen oder Herzklappenveränderungen[111,112]. Darüber hinaus sind bei der Multi-Infarkt-Enzephalopathie auch Summationseffekte unterschiedlicher Gewebsschäden, darunter Blutungen bei der hypertensiven Angiopathie und unterschiedlich alte und verschieden große anämische Infarkte anzunehmen[87]. Gelegentliche familiäre Beobachtungen sprechen für die Mitwirkung einzelner genetisch verankerter pathogenetischer Faktoren[198].

Schwierigkeiten der Abgrenzung ergeben sich bei der Multi-Infarkt-Enzephalopathie auch zur *Alzheimerschen Krankheit* hin. In 25% der Fälle, die klinisch als vaskulär bedingte Demenz gedeutet worden waren, war pathologisch-anatomisch kein Infarkt, wohl aber eine Alzheimersche Krankheit nachgewiesen worden[214] (▷ S.205). Deutliche Unterschiede bestehen zwischen beiden Gruppen hinsichtlich der Hirndurchblutung, die bei den vaskulär bedingten Demenzen signifikant vermindert ist.

Periventrikuläre Leukoenzephalopathie

Binswangersche Krankheit und adulte periventrikuläre Leukoenzephalopathie unterscheiden sich dadurch, daß bei der letztgenannten Krankheit die *akute Anoxie* – meist bedingt durch vorübergehendes Herzversagen – klinisch und pathogenetisch im Vordergrund steht und dementsprechend die Veränderungen auch *morphologisch weitgehend ein gleiches Alter* aufweisen. Bereits *makroskopisch* zeigen sich im periventrikulären Marklager ausgedehnte, meistens gut abgegrenzte Gewebserweichungen und Verfärbungen.

Markscheidenpräparate zeigen *mikroskopisch* eine – je nach Überlebenszeit – schwere Entmarkung, die dem Bild der CO-Vergiftung entspricht. Wie bei dieser liegt *klinisch* ein akut einsetzendes Koma vor, vielfach begleitet von Tetraplegien unter dem Bild eines Koma vigile[171]. Eine bevorzugte Schädigung der *Grenzgebiete* zwischen den langen, vom Kortex her einstrahlenden und den kurzen, aus den Stammganglienarterien stammenden Ästen liegt auch hier vor. Eine allgemeine Hypoxie kombiniert sich mit lokalen ischämischen Veränderungen, wobei durch die hypoxisch bedingte Schwellung der Endothelien und der Astrozytenfüße die Durchgängigkeit der Hirnkapillaren beeinflußt wird (sog. *no reflow-Phänomen*). Dies ist auch experimentell nachvollziehbar[88,172].

Kongophile Angiopathie

Synonyma
Drusige Gefäßwandentartung; dyshorische Angiopathie)

Diese Gefäßwanderkrankung ist häufig mit dem Vorkommen seniler Plaques verbunden (▷ S.204).

Wie in deren Kern finden sich in den Wänden kleiner Arterien und Arteriolen, seltener in den Venen *unter Bevorzugung der Media Amyloideinlagerungen* (Abb.1.17d) mit entsprechender Kongorot-Reaktion und deutlicher grünlicher Doppelbrechung (Abb. 17e) bei Betrachtung in polarisiertem Licht bzw. mit einer Fluoreszenz nach Anwendung der Thioflavin-S-Färbung[152].

Bevorzugt betroffen sind die *oberflächlichen Rindengefäße* und die *leptomeningealen Gefäße,* vor allem okzipital. Vielfach sieht man Neuritenauftreibungen im Sinne einer beginnenden Fädchenplaquebildung um die kongophil veränderten Gefäße. *Elektronenmikroskopisch* ließ sich die Einlagerung von Amyloidfilamenten und deren Übertritt in das angrenzende Gewebe beweisen (▷ S.204).

Die Gleichsetzung der kongophilen Angiopathie mit der *drusigen Gefäßentartung* wird nicht von allen Autoren vertreten[206]. Sicher ist die Bezeichnung als drusige Gefäßentartung zutreffend für die Fälle, in denen der Übergang der Amyloidfilamente in das angrenzende Gewebe erkennbar ist. Dies wurde nur bei einem Drittel der Fälle mit kongophiler Angiopathie nachgewiesen. ⅓ der Fälle mit einer Hyalinose der kleinen Hirnarterien wies gleichzeitig eine drusige Gefäßentartung auf.

In Verbindung mit der kongophilen Angiopathie besteht eine *vermehrte Gefäßwandfragilität.*

Sie kann die Ursache von *intrazerebralen Blutungen* sein. Es handelt sich meist um kleinere Kugelblutungen.

Die befallenen Gefäße bilden *intramurale Spaltbildungen* bis zur *scheinbaren Verdoppelung der Gefäßwand* (Abb.1.17f) und *miliare Aneurysmen*[30].

Bei der kongophilen Angiopathie gehört das Amyloid zum Typ des *Apud-Zell-Amyloids mit fehlendem Tryptophan*[220]. IgG und IgA sind in den betroffenen Gefäßwänden vermehrt[53].

Die kongophile Angiopathie ist häufig, aber nicht obligat mit einer *Hypertonie* verbunden. Während die Amyloidbildung bei den senilen Drusen extrazellulär und wahrscheinlich ohne Beteiligung zirkulierender Immunglobuline erfolgt[222], entsteht das Amyloid bei der kongophilen Angiopathie wahrscheinlich in Verbindung mit zirkulierenden Immunglobulinen. Der Prozeß beginnt mit einer Endozytose leichter Polypeptidketten. Bei einer intrazellulären, vermutlich intralysosomalen Proteinolyse entstehen Vc-Fragmente, die durch Exozytose wieder in den Extrazellularraum gelangen, wo sie sich zu Amyloidfibrillen aggregieren[35].

Thrombendangiitis obliterans

Synonyma
Buergersche Krankheit; Endangiitis obliterans; Spatz-Lindenbergsche Krankheit; von Winiwarter-Buergersche Krankheit

Epidemiologie, Pathogenese
Diese arterielle Verschlußkrankheit befällt mit wenigen Ausnahmen nur Männer, vorwiegend zwischen 30. und 40. Lebensjahr. Hoher Zigarettenverbrauch ist stark mit dem Auftreten der Krankheit korreliert.

Betroffen sind vorwiegend die kleinen und mittleren Extremitätenarterien, ferner am Zentralnervensystem die kortikalen Arterien. In der Körperperipherie ist die Arterienveränderung häufig mit einer *Phlebitis saltans bzw. migrans* verbunden[30].
Lindenberg und Spatz[132] hatten 2 Verteilungstypen dargestellt, von denen
• der *Typ I* eine ungleichmäßige, herdförmige Verteilung von Gefäßveränderungen einschließlich der Arteria carotis und großer extrazerebraler Gefäße zeigen,
• der *Typ II* in gesetzmäßigerer Weise symmetrisch die Konvexitätsrinde betreffen sollte. Die Veränderungen waren hier mit den *Grenzgebieten der großen Hirnarterien* verbunden (▷ Abb.1.11). Nichtsdestoweniger kann von einer Eigenständigkeit allenfalls im klinisch-epidemiologischen Sinne gesprochen werden, nicht allein auf Grund des morphologischen Befundes. Ist der Typ I ohnehin uncharakteristisch, so stellt auch der Typ II lediglich ein bestimmtes mor-

phologisches Syndrom dar, das pathogenetisch wenigstens auf 2 Faktoren zurückzuführen ist, nämlich
● eine generalisierte Verschlußkrankheit (unterschiedlicher Ätiologie)
● einen vorübergehenden, meist rezidivierenden Abfall des Systemblutdruckes.

Die Tatsache, daß neben den Arterien *auch die Venen betroffen* sind und an diesen der *entzündliche Charakter* noch ausgesprochener ist, erlaubt einerseits – trotz breiter Überlappungen – eine Abgrenzung des Idealtyps der Buergerschen Krankheit vom Idealtyp der Atherosklerose, weist andererseits pathogenetisch auf Beziehungen zum Formenkreis der sogenannten *Kollagenosen*. Zeitweise wurden auch *Pilzinfektionen* diskutiert[223], doch sind entsprechende Einzelbeobachtungen nicht generalisierbar. Die ausgesprochene Thrombosetendenz wurde mit einem erhöhten Plasmaspiegel eines Heparin-präzipitierbaren Fibrinogens und auch mit einer erhöhten Blutplättchen-Adhäsivität in Verbindung gebracht[223]. Eine geringe arterio-venöse Druckdifferenz ist bei erhöhter Blutviskosität wahrscheinlich bedeutungsvoll. Jedenfalls sind *Hyperkoagulopathien* unterschiedlicher Genese im Einzelfall ebenso zu diskutieren wie *Embolisationen*, zumal mikroskopisch hier die Unterscheidung zwischen einer lokal entstandenen Thrombose und einer zur Thrombose führenden Embolie sehr schwer sein kann. Bei aller Schwierigkeit der Abgrenzung ist es aber doch gerechtfertigt, die Buergersche Krankheit von der Atherosklerose einerseits, der Panarteriitis nodosa und vergleichbaren Krankheiten andererseits abzuheben, zumal auch histologisch gewisse Eigenarten vorhanden sind:

Morphologie
Makroskopisch wurde bereits die *Bevorzugung der Grenzgebiete der großen Hirngefäße* hervorgehoben, die sich bei Betrachtung der Konvexität in Form eines sichelförmigen Bandes etwa 1 bis 2 cm lateral des Interhemisphärenspaltes durch eine Verschmälerung der Rinde, lokale Nekrosen oder auch – selten – in Form der sogenannten *Granularatrophie* äußert (Abb. 1.18 a). Hierbei ist die Rinde punktförmig eingezogen, bedingt durch *Mikronekrosen*. Längere Strecken weißlich-grau gefärbter, faden- oder wurmförmiger, seltener auch verbreiterter leptomeningealer Gefäße sprechen ebenfalls für die Buergersche Krankheit.
Mikroskopisch sind an den bevorzugt betroffenen Extremitätenarterien (▷ Bd. 1) wie an den Hirngefäßen *akute* und *chronische Stadien* unterscheidbar, wobei in den akuten Stadien die entzündliche Komponente sehr stark ausgeprägt sein kann. Die *Intimaveränderungen* sind erheblich deutlicher als diejenigen der *Media* und der *Adventitia*. Man sieht *Intimaverbreiterungen* durch ein eher lockeres mesenchymales Bindegewebe, zwischen dem – je nach Akuität – Histiozyten, Fibroblasten, Lymphozyten und Plasmazellen liegen. Gelegentlich kommt es auch zur Riesenzellbildung. Diese Riesenzellbildung entzündet sich vielfach an Elastikabruchstücken. Die Membrana elastica interna ist aber häufig gut erhalten. Der verbreiterten Intima mit dem zerstörten Endothel lagern sich fibrosierte *Thromben* auf, die bis zum völligen Lumenverschluß führen und später wieder rekanalisiert werden können. Letztlich entscheiden dabei der gesamte Verteilungstyp, die Beteiligung der übrigen Körpergefäße, der Herzklappenbefund sowie die Anamnese über die Deutung solcher Befunde.

Differentialdiagnose
Gegenüber der *Riesenzellarteriitis* läßt sich die Buergersche Krankheit durch das weitgehende Verschontbleiben der Media abgrenzen, gegenüber der *Panarteriitis nodosa* ebenfalls durch die Intimabetonung und durch die Seltenheit fibrinoider Nekrosen. Die großen Basisgefäße sind gewöhnlich frei, was allerdings auch bei der *Atherosklerose* vorkommen kann.

Die ausgeprägten entzündlichen Reaktionen in der akuten Phase und der Verteilungstyp leiten am ehesten zur Diagnose. Massenblutungen gehören nicht zum Bild der Buergerschen Krankheit, dagegen können lokale Kleinhirnnekrosen vorkommen[146]. Gerade solche Fälle lassen aber immer wieder an die embolische Genese denken, zumal wenn gleichzeitig eine Endocarditis rheumatica verrucosa vorliegt oder die Klappen noch frische, thrombotische Auflagerungen aufweisen wie dies für manche Literaturbeobachtungen gilt[146].

Vor allem in *Spätfällen,* in denen die Entzündung zurückgetreten ist, kann die diagnostische Zuordnung allein vom Hirnbefund her unmöglich sein.

Panarteriitis nodosa

Synonyma
Periarteriitis nodosa; Kussmaulsche Krankheit

Epidemiologie
Das Zentralnervensystem ist bei dieser Krankheit relativ selten beteiligt, zumindest nicht in einem klinisch bedeutungsvollen Ausmaß. Angesichts von Literaturangaben über die *Häufigkeit,* die zwischen 8% und 80% einer zerebralen Beteiligung schwanken[2], neigen wir jedenfalls der niedrigen Zahl zu.

Morphologie
Vielfach beschränkt sich das Bild auf unspezifische entzündliche Infiltrate. *Knötchenförmige Auftreibungen* („nodosa") sind *ausgesprochen selten*[219]. Es kann dann zu perlschnurartigen Auftreibungen und Verhärtungen der Gefäßwand kommen, die durch ihre helle Farbe zusätzlich auffallen. Liquorpleozytosen und Subarachnoidalblutungen kommen gelegentlich vor in Abhängigkeit von dem Sitz des Prozesses. Es sind

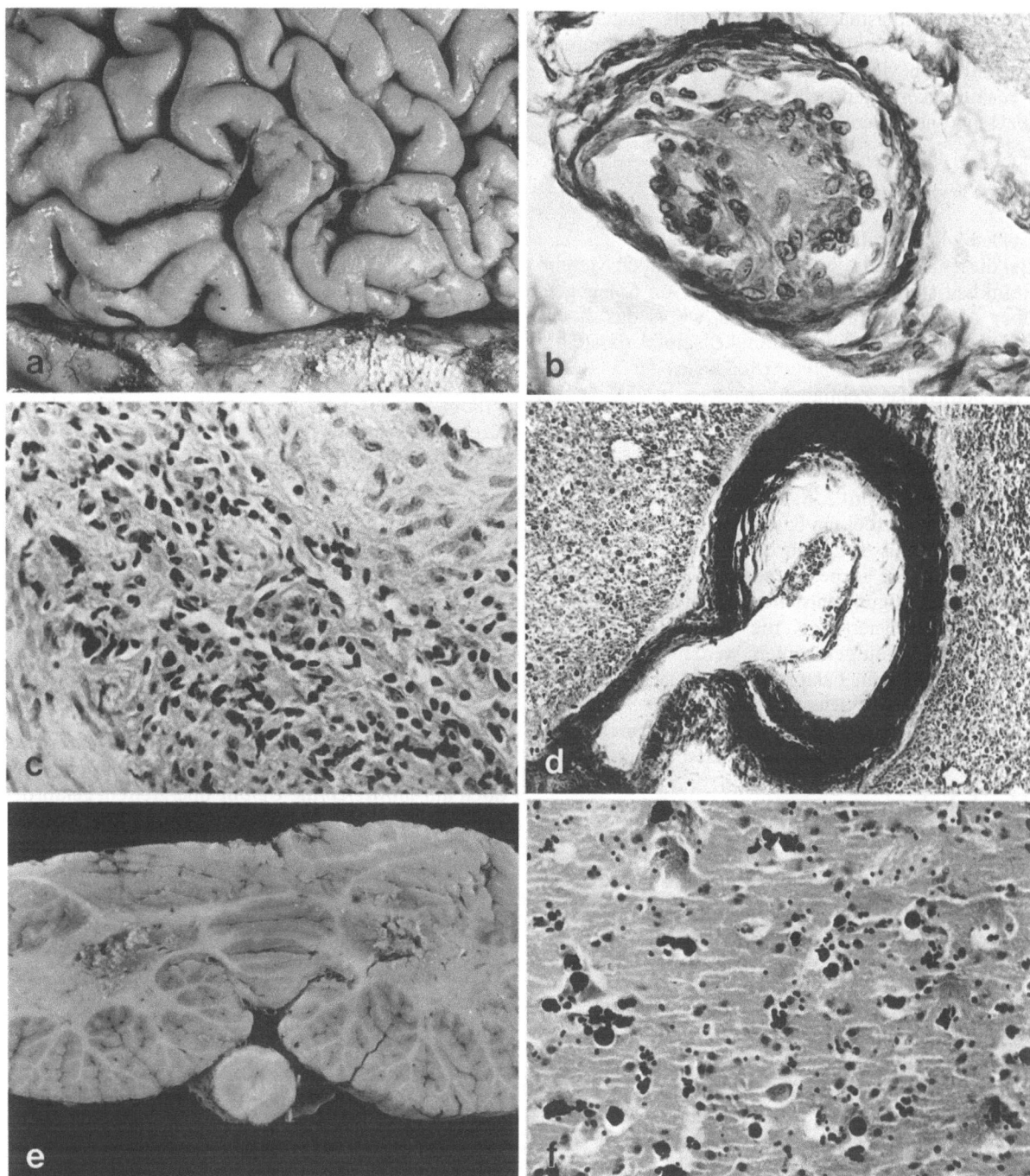

Abb. 1.18. a Granularatrophie der Rinde bei Multiinfarkt-Enzephalopathie mit Schwerpunkt in den Grenzgebieten zwischen A. cerebri anterior und media. **b** Wandadhärenter Thrombus in einem Leptomeningealgefäß im Bereich der Grenzgebiete der großen Hirngefäße bei klinisch diagnostiziertem Lupus erythematodes. **c** Morbus Horton mit entzündlicher Infiltration der verbreiterten Intima und Media sowie mit Bildung mehrkerni- ger Riesenzellen. **d** Mediaverkalkung der Pallidumarterien in Verbindung mit starker Verbreiterung der in ein lockeres Gespinst kollagener Bindegewebsfasern umgewandelten Intima. **e** Fahrsche Krankheit mit Kalkkonkrement-Ablagerungen in den Zahnkernen der Kleinhirnhemisphären. **f** Fahrsches Syndrom mit Pseudokalkkonkrementen im Neostriatum bei einem Patienten mit Morbus Down

dann die Arterienwände meist durchgehend durch alle Schichten entzündlich infiltriert, wobei lediglich die Media relativ geringer betroffen zu sein pflegt. *Fibrinoide Nekrosen* von Wandsegmenten sind ebenfalls eher selten. Sie finden sich vor allem bei den knotigen Formen. In der *Adventitia* kann es zu *Granulombildungen* mit Übergreifen auf das angrenzende Hirngewebe kommen. In der *Intima* herrschen Gewebsschwellungen und lymphozytäre, in perakuten Fällen auch granulozytäre Infiltrate vor, während in der Adventitia eher lymphoplasmazelluläre Infiltrate angetroffen werden. Ist es nicht zur Gewebsnekrose gekommen, so sind doch vielfach perivaskuläre ödematöse Gewebsauflockerungen sichtbar[135]. Eosinophile Granulozyten können den Infiltraten beigemengt sein.

Lupus erythematodes (L.E.)

Epidemiologie, Pathogenese
Bei dieser ebenfalls disseminiert auftretenden Systemkrankheit sind *Frauen* im Verhältnis von 6:1 gegenüber *Männern* häufiger betroffen, wobei das *2. und 3. Lebensjahrzehnt* einen Krankheitsgipfel darstellt[57].

Der zu den *Autoimmunkrankheiten* zu zählende L.E. betrifft das Zentralnervensystem in 25%, wobei wie bei der Panarteriitis nodosa die zufällige Verteilung der Gefäßwandentzündung die klinische Symptomatologie bestimmt. *Diagnostisch* ist intra vitam der Nachweis von *L.E.-Zellen* bedeutungsvoll. Es handelt sich hierbei um basophile, strukturlose Zytoplasmaeinschlüsse, die durch Antigen-Antikörperreaktionen auf die körpereigene DNS mit entsprechender Kernschädigung entstehen, wobei die geschwollenen, homogenisierten Kerne ausgestoßen und in Makrophagen aufgenommen werden können. Bei dem antinukleären Faktor handelt es sich um ein 7-S-Gammaglobulin, selten auch um ein 19-S-Gammaglobulin[164]. Letztlich ist die Pathogenese noch ungeklärt und selbst die Autoimmungenese strittig.

Morphologie
Fibrinoide Gefäßveränderungen und L.-E.-Körper finden sich seltener als in den übrigen Körperorganen. Die Gefäßwandveränderungen können aus *unspezifischen Intima- und Adventitia-Infiltraten* bestehen, wobei die kleinen Arterien der Leptomeningen und der Hirnrinde bevorzugt befallen sind. In fortgeschritteneren Stadien kommen *Intimaproliferate* und *Thrombenbildungen* (Abb. 1.18b) vor, wobei die Infiltrate auch auf die Venen übergreifen[164]. *Erythrodiapedesen, Blutungen* und *Nekrosen* von uncharakteristischem Verteilungstyp können die Folge der Gefäßveränderungen sein. Dabei kommen selten auch *Koagulationsnekrosen* oder das Bild der sogenannten *kolloiden Degeneration* vor[179]. Auch Herde von Axonschwellungen werden beobachtet[179].

Wegenersche Granulomatose

In seltenen Fällen kann ebenfalls das Zentralnervensystem betroffen sein[2]. Eine spezielle nosologische Differenzierung gelingt dabei meist ebensowenig wie beim L.E., beim Pseudo-L.E. oder beim *Sharp-Syndrom* (Synonym: Mixed connective tissue disease), also Krankheitsbildern, die ebenfalls zu den Immunopathien zu zählen sind[68]. Das Bild ähnelt der Panarteriitis, doch sind perivasale gemischtzellige Granulome mit Mikrogliabeteiligung deutlicher.

Riesenzellarteriitis

Synonyma
Arteriitis temporalis; Morbus Horton

Klinik
Die Krankheit ist durch die *schmerzhafte Schwellung in der Umgebung der Arteria temporalis superficialis* gekennzeichnet, die mit starken *Kopfschmerzen* und mit *Sehstörungen* gekoppelt sein kann. Vorwiegend ist das *höhere Lebensalter* betroffen. Es besteht keine Bevorzugung eines *Geschlechts*. Die Diagnose ist leicht an Hand von Biopsien der Temporalarterie zu stellen[60].

Morphologie
Mikroskopisch zeigt sich eine Arteriitis mit lymphozytären und granulozytären Zellen unter Bevorzugung des *subendothelialen Intimagewebes* und der *Adventitia*. Gelegentlich können auch *eosinophile Granulozyten* beigefügt sein. Charakteristisch ist das Auftreten von mehrkernigen Zellen vom Typ der *Fremdkörperriesenzellen*, gewöhnlich um Elastikafragmente (Abb. 1.18c). Die Muskelschicht ist gelegentlich *fibrinoid* degeneriert.

Das morphologische Bild ist abhängig von der *Krankheitsphase*. Unterschieden werden eine *exsudative Intialphase*, eine *produktive Hauptphase* und eine *regressive Endphase*.

Die Riesenzellarteriitis beschränkt sich keineswegs auf die Arteria temporalis superficialis, sondern kann auch auf *intrazerebrale Gefäße* übergreifen, gefährdet insbesondere die *Arteria ophthalmica*. Die Feststellung einer Arteriitis temporalis muß daher von therapeutischen Konsequenzen gefolgt werden.

Prognose
Sie ist bei Exzision der entzündeten Gefäßabschnitte in der Temporalarterie und einer Dexamethasonbehandlung *günstig*[2].

Takayasu-Krankheit

Synonyma
Pulseless disease, Aortenbogen-Syndrom; umgekehrte Coarctatio aortae; umgekehrtes Isthmus-Stenosesyndrom

Epidemiologie
Die *Häufigkeit* wird in *Japan* mit 0,04% der fortlaufenden Autopsien angegeben[145]. Das Verhältnis von Männern zu Frauen beträgt etwa 1:5. Betroffen sind vorwiegend junge Frauen[145].

Klinik
Es handelt sich hierbei nicht im strengen Sinn um eine Gefäßkrankheit des Zentralnervensystems, sondern um eine Erkrankung des Aortenbogens bzw. des Truncus brachiocephalicus mit Arteria carotis communis

und Arteria subclavia, die sich vorwiegend am Zentralnervensystem auswirken.

Klinisch ist charakteristisch das Vorkommen erniedrigter Blutdruckwerte an den oberen Extremitäten bis zum Schwinden der Arterienpulse an Kopf, Hals und Armen bei gegenüber der Norm eher erhöhten Blutdruckwerten an den unteren Extremitäten.

Ätiologie, Pathogenese

Ursache ist ein entzündlicher, stenosierender Prozeß an den oben erwähnten Stammarterien, der selten auf das periphere Gefäßsystem übergreift. Seine Entstehungsursachen sind ungeklärt. Die Luesreaktionen sind häufig unspezifisch positiv, der Nelsontest ist negativ.

Morphologie

Der stenosierende und obliterierende Gefäßprozeß im Truncus brachiocephalicus, der Arteria carotis communis und der Arteria subclavia greift vielfach auch auf die mesenterialen und Nierenarterien über, weswegen die Krankheit in 40% auch mit einer *Hypertonie* verbunden ist.

Die entzündlichen Veränderungen spielen sich vorwiegend in der *Adventitia* ab, die auch eine *starke Verbreiterung* erfährt. Es bestehen insofern gewisse Ähnlichkeiten mit der luetischen Mesaortitis. 28% entfallen auf ein eher granulomatös entzündliches Muster, 14% auf diffuse entzündliche Proliferate mit Lympho- und Plasmazellen und starker Fibroblastenwucherung, 58% auf eine vorwiegend fibrotische Gefäßwandumbildung[145]. Riesenzellen sind innerhalb der entzündlichen Infiltrate vor allem beim granulomatösen Typ häufig. Der Prozeß kann an der Aorta zu *dissezierenden Aneurysmen* führen[127].

Die Veränderungen am *Zentralnervensystem* hängen wesentlich vom Ausmaß der Kollateralversorgung des Gehirns ab. Diese wird überwiegend durch die beiden Aa. vertebrales übernommen. *Die Hirnarterien selbst sind nicht an der Arteriitis beteiligt.* Sie sind hypoplastisch[113], zeigen aber lokale Verschlüsse, die wahrscheinlich embolisch bedingt sind und zu entsprechenden Gewebsnekrosen führen. Insgesamt sind die zerebralen Schädigungen im Verhältnis zu den schweren Veränderungen an den proximalen Stammgefäßen aber bemerkenswert geringgradig.

Subclavian Steal-Syndrom

Ist durch die *Takayasu-Krankheit,* durch *Atherosklerose* oder *spezifisch entzündliche Gefäßwanderkrankungen* der proximale Teil der Arteria subclavia vor dem Abgang der Arteria vertebralis verschlossen, so kann es zum *subclavian steal-Syndrom* (Blutentzugssyndrom) kommen. Die linke, längere A. subclavia ist dabei etwa dreimal so oft betroffen wie die rechte[2].

Das Syndrom äußert sich darin, daß der gleichseitige, nicht mehr unmittelbare versorgte Arm arteriell auf dem Weg über die kontralaterale Subclavia, die Vertebralis und die Basilarisgabel retrograd durch die gleichseitige Arteria vertebralis versorgt wird, in der es damit zu einer Strömungsumkehr kommt.

Es entsteht hierdurch eine zerebrale Mangelversorgung im Basilarisgebiet[129].

Kohlmeier-Degos-Syndrom

Es besteht eine *maligne atrophische Papulose der Haut,* die mit einer *zerebralen Verschlußkrankheit* gekoppelt sein kann.

Die leptomeningealen Gefäße zeigen *thrombotische Verschlüsse.* Subendothelial sind Ablagerungen eines fibrinoiden Materials erkennbar, durch das die Intima aufgetrieben und das Lumen verengt wird. Das *Lumen* kann durch hyalinisiertes Bindegewebe völlig verschlossen sein. Lymphozyten sind gelegentlich intramural erkennbar.

Betroffen sind nicht nur die leptomeningealen, sondern auch die *intrazerebralen Arterien.* Auch *Venen* können aber am Prozeß beteiligt sein.

Als Folge der disseminierten Gefäßverschlüsse finden sich entsprechend *wahllos verteilte anämische Infarkte* und *hämorrhagische Infarzierungen.* Die *Ursache* des Syndroms ist noch ungeklärt[97].

Moya-Moya-Krankheit

Während das Zentralnervensystem bei der Takayasu-Krankheit im wesentlichen nur sekundär geschädigt ist, die Hauptveränderungen aber extrazerebral liegen, ist bei der ebenfalls vorwiegend in Japan vorkommenden Moya-Moya-Krankheit in erster Linie das *zentralnervöse Gefäßnetz* betroffen, während die Arterien der übrigen Organe, abgesehen von atherosklerotischen Veränderungen, frei sind[45]. Die Krankheit erhielt ihren Namen von der an Tabakrauchwolken erinnernden Gefäßzeichnung im Angiogramm.

An Stelle thrombotischer Gefäßabbrüche findet sich – besonders in den Stammganglien – ein ungewöhnlich stark ausgeprägtes Kollateralnetz feiner Gefäße, mitunter auch versorgt aus dem Versorgungsgebiet der Arteria carotis externa über transdurale Gefäße.

Epidemiologie

Betroffen sind sowohl Kinder mit einem *Vorzugsalter* von 4 bis 6 Jahren als auch Erwachsene mit einem

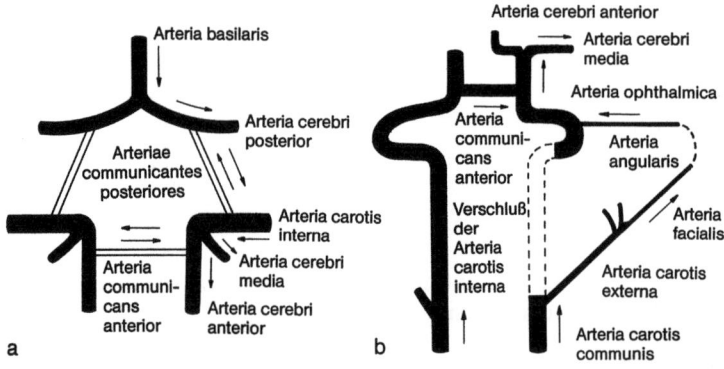

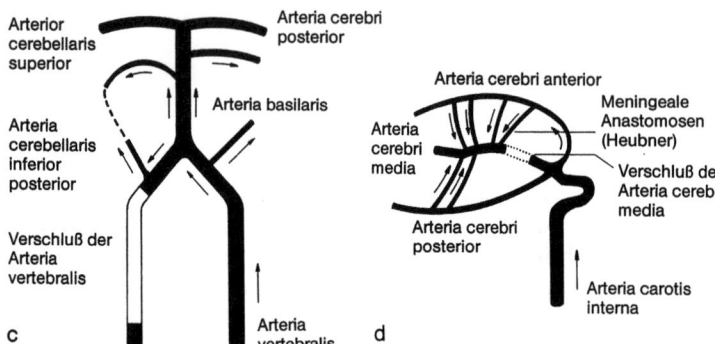

Abb. 1.19 a–d. Schema typischer zerebraler Kollateralkreisläufe bei arteriellen Gefäßverschlüssen. **a** Anastomosensystem zwischen vertebro-basilärem und beidseitigem Karotidenkreislauf über die Aa. communicantes anteriores im Circulus arteriosus Willisii. **b** Bei Verschluß einer A. carotis interna besteht Kollateralversorgung über die gleichseitige A. carotis externa und die A. ophthalmica zurück zum basalen Gefäßring und über die A. communicans anterior zum gegenseitigen Karotisstromgebiet.

c Beim Verschluß einer A. vertebralis wird die verschlußseitige Kleinhirnhemisphäre durch die gegenseitige A. vertebralis und die homolaterale A. cerebellaris inferior posterior versorgt. **d** Bei Verschluß einer A. cerebri media bestehen Anastomosemöglichkeiten mit retrograder Blutversorgung des minderversorgten Mediastromgebietes aus der A. cerebri anterior und der A. cerebri posterior. (Nach Herrschaft[91])

Gipfel im 4. Lebensjahrzehnt[45]. Die ungewöhnlich intensive Kollateralversorgung wurde mit dem Einsetzen der Krankheit im Kindesalter erklärt. Hier kann der Fortgang des Prozesses angiographisch auch besser verfolgt werden als bei den Erwachsenen.

Die Krankheit, deren *Ursache* ungeklärt ist, ist auch in der weißen und schwarzen Bevölkerung inzwischen wiederholt beobachtet worden.

Symptomatische Formen
Symptomatisch kommt das Bild vor im Zusammenhang mit *basalen Arteriitiden* z.B. bei *Tuberkulose*[208] und *atherosklerotischen Gefäßverschlüssen*[231]. Auch Verbindungen mit multiplen arteriellen Aneurysmen innerhalb des intrakavernösen Karotisabschnittes wurden beschrieben[53].

Diese symptomatischen Formen haben mit der essentiellen Form gemeinsam das angiographische Bild der netzförmigen, Angiom-ähnlichen Gefäßanastomosen mit Schwerpunkt im Stammganglienbereich.

Klinik
Dem Schwerpunkt der Verschlußkrankheit an den intrakraniellen Abschnitten beider Karotiden, an Arteria cerebri media und anterior, selten an der Arteria basilaris, entspricht das klinische Bild mit flüchtigen, zunächst transitorischen Ischämien, später mit Hemiparesen, aphasischen Störungen und den Zeichen subduraler Hämatome, die die Moya-Moya-Krankheit häufig begleiten. Sie sind wahrscheinlich Folge der extremen Kollateralisierung einschließlich erweiterter und besonders wandschwacher Kollateralgefäße vom Externakreislauf her.

Morphologie
Bereits *makroskopisch* findet sich eine abnorme Füllung der leptomeningealen Gefäße, vor allem im venösen und kapillären Bereich. Vielfach sind auch hierbei bereits Rindennekrosen erkennbar.

Die vom Prozeß betroffenen Basisarterien erscheinen segmentweise *geschrumpft* und *weißlich verfärbt. Atherome* sind mit diesem Prozeß nicht gekoppelt. Diese verschlossenen Gefäße werden begleitet von *varikös erweiterten Gefäßen*, was besonders innerhalb der Leptomeningen gut zu beobachten ist.

Mikroskopisch fehlen alle Zeichen einer Atherosklerose und einer Arteriitis, sieht man von den seltenen oben erwähnten symptomatischen Formen ab. Das *Gefäßlumen* der betroffenen Arterien ist durch ein *lockeres zellarmes Bindegewebsmaschenwerk* verschlossen. Auffällig ist die *starke Verbreiterung der Membrana elastica interna*, deren Dicke allerdings lokal sehr wechseln kann. Dies gilt auch besonders für die *stark erweiterten Begleitgefäße*, die eine auffallend dünne, muskelschwache Wand aufweisen mit breiten Lücken der Membrana elastica interna. Diese leptomeningealen, prall gefüllten Venen zeigen häufig *frische Thrombosierungen*.

Außerhalb der verschlossenen Arterienbereiche bestehen ausgeprägte Intimaverdickungen und -fibrosierungen sowie Aufsplitterungen der Elastika, – insoweit ähnlich der Arteriosklerose, jedoch ohne Atherombildung[45]. Die stark vermehrten *Kollateralgefäße* sind dagegen eher *hypoplastisch*. Im Zusammenhang mit intrazerebralen Blutungen wurden auch *miliare Mikroaneurysmen* beobachtet, allerdings bei einem Hypertoniker mit Wandhyalinosen[137].

Fibromuskuläre Dysplasie

Diese sich vorwiegend an den Nierenarterien manifestierende Krankheit kann ebenfalls die Hirnarterien betreffen und Ursache von Stenosierungen und Parenchymnekrosen sein.

Charakteristisch ist der neuroradiologische Befund mit *perlkettenähnlichen lokalen Gefäßwandausweitungen und Stenosierungszonen*, die über längere Abschnitte hintereinandergeschaltet sind.

Epidemiologie, Klinik

Betroffen sind vorwiegend *Frauen* in jüngerem und mittlerem Lebensalter, doch ist auch bei *Kindern* mit dem klinischen Bild eines Schlaganfalls an die fibromuskuläre Dysplasie zu denken[195]. Sowohl *transitorische ischämische Attacken* als auch durch Gefäßverschlüsse mit anämischen Infarkten zu erklärende *Schlaganfälle* kommen vor, ferner *Subarachnoidalblutungen* durch Gefäßwandeinrisse. Diese nicht-arteriosklerotische Wanderkrankung ist mit den der extravasalen Blutung vorausgehenden intramuralen Blutungen eine der möglichen pathogenetrischen Faktoren von Aneurysmen (▷ S. 85).

Lokalisation, Morphologie

Neben den mittleren Abschnitten der Arteria carotis interna sind die Hauptstämme der intrazerebralen Arterien von dem segmental auftretenden stenotischen Prozeß mit den anschließenden aneurysmatischen Ausweitungen betroffen.

Mikroskopisch fehlen entzündliche Veränderungen. Man trifft auf eine *Mediahyperplasie*, selten auch auf entsprechende Verbreiterungen und Fibrosierungen von Intima und Adventitia unter Frakturierung, Lückenbildung oder Verlust der elastischen Fasern. Vor allem die sich an der Karotis manifestierenden *Stenosen* sind einer operativen Behandlung zugänglich[200].

Die *Ätiologie* ist unbekannt.

Marfan-Syndrom

In Rahmen der generalisierten Gefäßwand- und Bindegewebsschwäche bieten sich Arterienveränderungen mit Mediadegenerationen bzw. -nekrosen auch an den Halsschlagadern und an den intrazerebralen Gefäßen unter Bevorzugung der großen Basisgefäße.

Bereits *makroskopisch* fällt die starke Schlängelung und die unterschiedliche, insgesamt aber die Norm weit übertreffende Weite der Gefäße auf, bedingt durch Elastikadefekte.

Es kann zu spindelförmigen Gefäßauftreibungen analog zu den fusiformen Aneurysmen (▷ S. 87) kommen. Neuroradiologisch wird bei derartigen Prozessen z. B. von einer *Megadolichobasilaris* gesprochen, – eine beschreibende Diagnose ohne nosologische Bedeutung.

Media- und Elastikaschwund mit entsprechender Wandfibrosierung ohne begleitende atherosklerotische Veränderungen kennzeichnen das *mikroskopische* Bild[80].

Die Mediaverkalkungen des Pallidums und das Fahrsche Syndrom

Verkalkungen der Pallidumgefäße

Die Arterien des Pallidums weisen bei *älteren Menschen* des öfteren (Pseudo-) *Kalkeinlagerungen in die Media* auf. Das Spektrum reicht von feinsten, strukturlosen *Körnchen* an einzelnen Mediaabschnitten über die Einlagerung von *Kalkspangen* bis zu einer *vollständigen Umwandlung der Media*, die dann auch nicht selten von einer erheblichen *Lumeneinengung* durch eine Verbreiterung der Intima begleitet ist. Die *Intima* bietet dann vielfach ein sehr lockeres kollagenfaseriges, zellarmes Maschenwerk, das in der Regel keine Makrophagen enthält (Abb. 1.18 d). Trotz dieser erheblichen Lumeneinengung kann die Mediaverkalkung nicht zu den arteriellen Verschlußkrankheiten von klinischer Bedeutung gezählt werden.

Neben diesen Mediaverkalkungen kommen auch *Verkalkungen von Arteriolen und Kapillaren* vor, wobei man den Eindruck umfangreicher freier Kalkkonkremente gewinnen kann. Ähnliche Kalkablagerungen finden sich auch nicht selten innerhalb der Lamina circumvoluta medullaris der Ammonshornformation.

Diese Kalkablagerungen entstehen auf einer *Matrix von Mukopolysacchariden bzw. Mukoproteiden* durch Einlagerung von *Kalziumphosphat,* aber auch Magnesium-, Mangan- und Eisensalzen.

Elektronenmikroskopisch lassen sich die Mineralisationen in den Initialstadien zunächst innerhalb der Basalmembranen nachweisen[85]. Beim Sezieren kann es während des Durchschneidens der kalkreichen Partien zum Einreißen von Gewebe kommen. Echte Gewebsnekrosen sind aber in der Regel nicht mit diesen Gefäßwandveränderungen verbunden. Klinische Ausfallserscheinungen lassen sich ebenfalls nicht mit diesen Veränderungen korrelieren, die gewöhnlich als Zufallsbefund beobachtet werden.

Fahrsches Syndrom

(*Synonyma:* Fahrsche Krankheit; Cerebral Calcinosis, familiäre idiopathische zerebrale Verkalkung; Striato-dentale Kalzifikation)

Dieses Syndrom unterscheidet sich hinsichtlich der formalen Pathogenese nicht von den Kalkeinlagerungen in den Pallidumarterien. Charakteristisch ist die *symmetrische Ausprägung der Verkalkungen in beiden Pallida und in den Nuclei dentati* (Abb. 1.18e). In der Regel sind die Kapillaren und Arteriolen bevorzugt betroffen (Abb. 1.18f). Es kann zu *ausgedehnten Kalkkonkrementen* kommen, was die intravitale Diagnostik mit Hilfe der Computertomographie oder bereits der Schädelleeraufnahme erlaubt. Im Computertomogramm fanden sich derartige symmetrische Stammganglienverkalkungen unter 8 000 Untersuchungen in 2 %[82].

Es handelt sich bei dem Fahrschen Syndrom *nicht um eine Krankheitseinheit.* Neben klinisch symptomlos verlaufenden Fällen gibt es vor allem im mittleren und höheren Lebensalter Erkrankungsfälle, die mit Hyperkinesen, Parkinsonismus, zerebellär-ataktischen Störungen oder auch Demenzen einhergehen.

Als *Ursachen* kommen in Frage ein Hypoparathyreoidismus, ein Pseudo-Hypoparathyreoidismus, exogene Einflüsse wie A.T.10-Überdosierungen, Kalzium- oder Vigantolgaben. Die Mehrzahl der Fälle tritt *sporadisch* auf, doch gibt es auch Beobachtungen *familiären Auftretens* mit starker Penetranz[29,148,166].

Entsprechend den klinischen Ausfallserscheinungen sind beim Fahrschen Syndrom auch die Gewebsschäden ausgeprägter. Die Kalkablagerungen können von *lokalen Entmarkungen* und *Fasergliosen* begleitet sein.

Selten gibt es Kalkablagerungen innerhalb der Gefäßwand auch bereits bei *Kleinkindern,* ja bei *Feten.*

Pseudoendarteriitis der Pia- und Rindenarteriolen

Dieses Gewebsmuster war von Nissl und Alzheimer zunächst als eine Form der luetischen Gefäßerkrankung beschrieben worden. Diese Annahme erwies sich als unzutreffend. Man sieht das starke Hervortreten der Arteriolen, Kapillaren und Venolen vielmehr gelegentlich bei ganz heterogenen Prozessen, so bei *Bleivergiftungen,* im Zusammenhang mit der *Wernickeschen Enzephalopathie* (▷ S. 130) oder bei *Altersvorgängen*[89]. Auch bei wenige Tage alten *Hypoxieschädigungen,* die das Ausmaß der elektiven Parenchymnekrose gering überschreiten, kann reaktiv ein derartiges Bild beobachtet werden.

Je nach der Ätiologie ist das angrenzende Parenchym mehr oder weniger stark geschädigt. Diese Form einer Proliferation der kleinen Gefäße, die auch mit einer starken Proliferation der Endothelien und der Adventitia bzw. der Perizyten verbunden ist, stellt nach dem derzeitigen Wissensstand *keine primäre Gefäßwanderkrankung* dar.

Thrombotische Gefäßverschlüsse

Arterielle Thrombosen

Epidemiologie, Lokalisation
Unter 3 600 *Obduktionen* von Erwachsenen fanden sich 2,5 % mit Thrombosen von Hirnarterien.

Bevorzugt sind die *großen Arterienstämme* in der Reihenfolge A. cerebri media, A. basilaris und A. carotis interna, Aa. vertebrales[143]. Am eigenen Material war der intrakranielle Anteil der Carotis interna am häufigsten betroffen. Dies entspricht auch den hier besonders ungünstigen Strömungsverhältnissen nach Durchtritt durch den Karotissiphon und am Abgang der Karotisäste in den basalen Gefäßring.

Pathogenese
Ursächlich kommen *alle arteriellen Verschlußkrankheiten* in Frage, soweit Veränderungen des Endothels und der übrigen Wandschichten die Hauptursache der Thrombenentstehung sind. Die *Atherosklerose* spielt hierbei die bedeutendste Rolle. Ihr Beispiel zeigt aber gleichzeitig, daß eben nicht nur die Wandverhältnisse, sondern auch von der Blutseite her Störungen der Gerinnungsmechanismen (Abb. 1.13c), die *Zirkulationsgeschwindigkeit* bzw. der *zerebrale Perfusionswiderstand* wesentliche pathogenetische Faktoren darstellen. *Mechanische Faktoren* (▷ S. 72) sind ebenfalls nicht zu vernachlässigen.

Morphologie
Makroskopisch zeigen frisch thrombosierte Gefäße einen im unfixierten Zustand schmierig rot-braunen, im fixierten Zustand eher etwas körnigen dunkelschwarz-roten Gefäßinhalt, der in Abhängigkeit vom

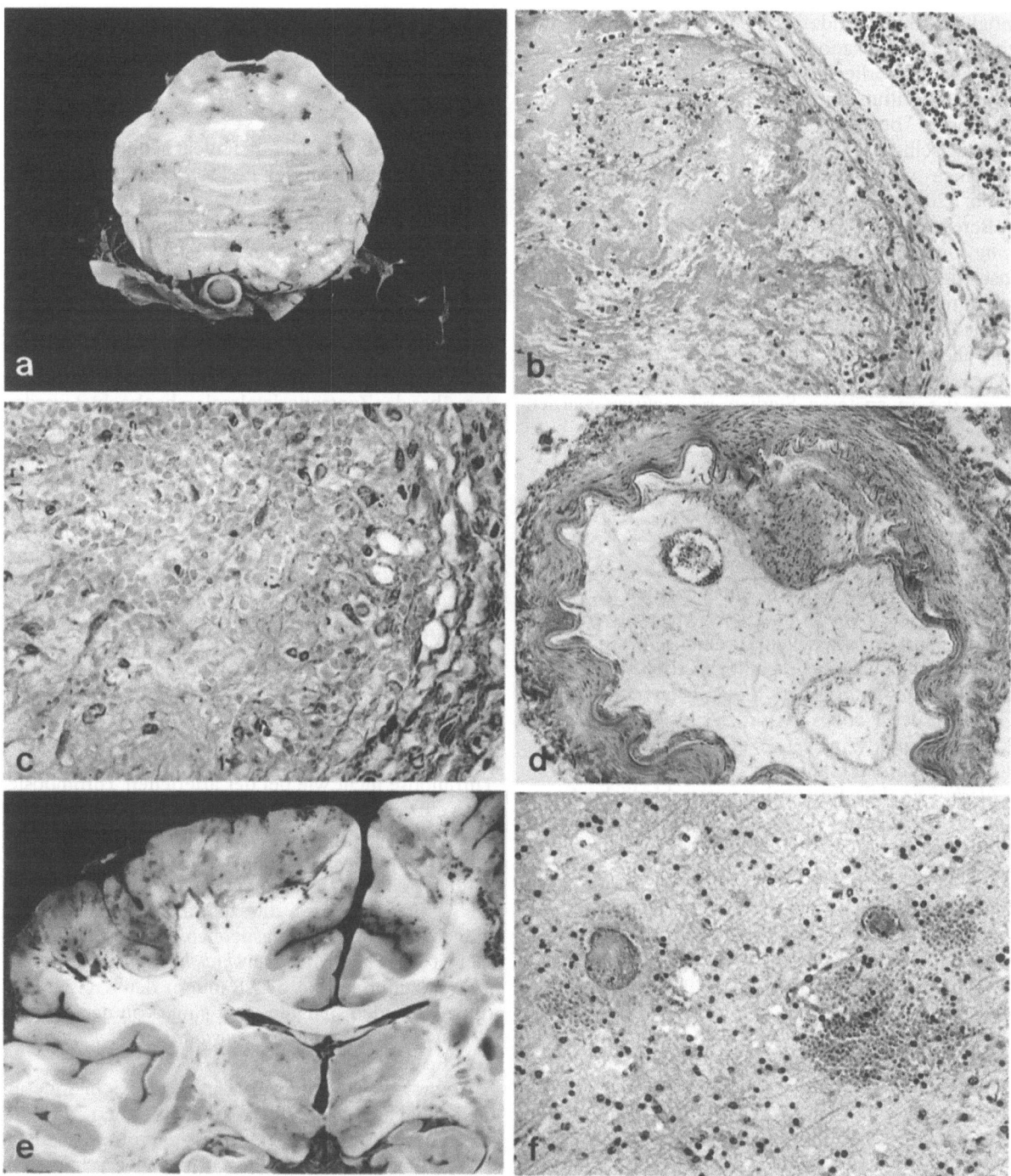

Abb. 1.20. a Thrombose der Arteria basilaris mit frischer Nekrose im Brückenfuß. **b** Frische Thrombosierung einer großen Brückenvene bei Thrombose des Sinus longitudinalis superior. **c** In Organisation befindliche Thrombose eines Leptomeningealgefäßes. **d** Alter thrombotischer Verschluß einer Arterie mit Rekanalisation unterschiedlichen Alters. **e** Hämorrhagische Infarzierung in den Drainagebezirken der thrombosierten dorsalen Brückenvenen bei Thrombose des Sinus longitudinalis superior. Beachte das Freibleiben des Cingulum. **f** Hyaline Thromben und perivaskuläre Erythrodiapedesen in der Randzone einer hämorrhagischen Infarzierung bei Thrombose des Sinus longitudinalis superior

Zeitraum seit der Entstehung der Thrombose der Gefäßwand mehr oder weniger intensiv anhaftet. Bei *älteren Thrombosen,* bei denen es bereits zu Organisationsvorgängen durch Einwachsen von Fibroblasten und Gefäßen vom subendothelialen Intimagewebe aus gekommen ist, ist der Thrombus grau verfärbt (Abb. 1.20a). Bei *sehr frischen Thromben* ist es makroskopisch schwer möglich, sie von terminalen oder gar postmortalen Blutgerinnseln zu unterscheiden.

Mikroskopisch ist eine solche Unterscheidung leicht

möglich, sobald Endothelzerstörungen und eine beginnende Organisation des Thrombus von Seiten der Gefäßwand vorliegen. Auch eine deutliche Entmischung des Blutstroms und eine Ausfällung von Fibrinnetzen beweist die intravitale Thrombenentstehung selbst dann, wenn noch keine Organisationsvorgänge von Seiten der Wand erkennbar sind (Abb. 1.20b).

Bereits nach 2 bis 3 Tagen beginnt die *Einwanderung von Fibroblasten* (Abb. 1.20c) und eine Phagozytosetätigkeit von *Monozyten*. Die *Erythrozyten* verlieren ihre klare Umrißzeichnung und verbacken, um schließlich zu zerfallen und phagozytiert zu werden. Ein unterschiedlich dichtes *Netzwerk kollagener Bindegewebsfasern* durchspinnt das ursprüngliche Lumen, das in späteren Stadien *rekanalisiert* werden kann (Abb. 1.20d).

Thrombosen der Hirnvenen und Sinus

Epidemiologie

Die venösen Thrombosen unterscheiden sich hinsichtlich der *Altergipfel* und der *Geschlechtsverteilung* deutlich von den arteriellen Thrombosen, haben auch hiervon unterschiedliche pathogenetische Bedingungen. Die *Perinatalzeit* (▷ S.98) bietet einen ersten Gipfel in der *Häufigkeit*. Ein zweiter Gipfel liegt im *Erwachsenenalter*, wobei ⅔ der Patienten vor dem 40. Lebensjahr erkranken[100]. Hinsichtlich der *Geschlechtsverteilung* finden sich unterschiedliche Angaben. Im eigenen Untersuchungsgut überwiegen Frauen im jüngeren und mittleren Lebensalter.

Pathogenese

Entzündliche Grundkrankheiten spielen eine wesentlich größere Rolle als bei den arteriellen Thrombosen. Besonders gefährdet sind Patienten mit *eitrigen Meningitiden*. Eine *erhöhte Blutviskosität* fördert verständlicher Weise die Thrombenbildung, die im übrigen vor allem von Störungen der Gerinnungsfaktoren abhängig ist, die ihrerseits z.T. durch das *Endokrinium* beeinflußbar sind. Dies erklärt auch die Gefährdung von Frauen während der *Schwangerschaft* oder während der Einnahme *hormoneller Kontrazeptiva* (s. unten). *Lokale entzündliche Prozesse* – z.B. eine otogene Osteomyelitis – fördern die lokale Thrombosebildung. *Abflußstörungen* durch erhöhten Hirndruck begünstigen ebenfalls die Ausbildung von Thrombosen[6].

Lokalisation

Während bei den *perinatal* bedingten Thrombosierungen das System der inneren Hirnvenen und der periventrikulären Regionen bevorzugt betroffen ist, überwiegen bei den *Erwachsenen* bei weitem die zu Schädigungen der Hirn-Konvexität führenden Thrombosen der Brückenvenen oder der Sinus (Abb. 1.20e).

> Innerhalb der Sinusthrombosen ist der *Verschluß des Sinus sagittalis superior am häufigsten*, gefolgt von Thrombosen der Tentoriumsinus.

Die Thrombosen beginnen nicht selten in den peripheren Venenabschnitten und schreiten langsam über die größeren Abschnitte zu den Sinus fort. Hierbei können durch seitliches Fortschreiten der Thrombose auf benachbarte Venen sukzessiv größere Versorgungsbereiche in die Abflußstörung einbezogen werden.

Morphologie

Bei Thrombosen der *Brückenvenen* wie sie besonders über der Zentroparietalregion beobachtet werden können, sind die Brückenvenen prall gefüllt und häufig von einer unterschiedlich breiten Zone hämorrhagisch infarzierten Gewebes mit entsprechend dunkler Tönung umgeben. Auf den Frontalschnitten entscheidet das Muster der hämorrhagischen Infarzierung gewöhnlich auf den ersten Blick über die venöse oder arterielle Störung, die der Infarzierung zu Grunde liegt (siehe oben).

Mikroskopisch finden sich *Entmischungen des Blutstroms* und Fibrinausfällungen ähnlich wie bei den arteriellen Thrombosen, häufiger auch verbunden mit Lumenanteilen, die durch homogen-speckige Hyalinmassen erfüllt sind (Abb. 1.20f). Entsprechend dem Rückstauungsmechanismus ist das Ergebnis der Thrombose nicht wie bei der arteriellen Thrombosierung ein vorwiegend anämischer Infarkt, sondern eine *hämorrhagische Infarzierung* mit *schwerer Ödembildung*[62]. Bereits bei Lupenbetrachtung sieht man unzählige *Sero- und Erythrodiapedesen*, die in Form eines breiten Kranzes die zentral liegenden Venen umgeben. Im Versorgungsbereich der betroffenen Venen ist das *Parenchym gewöhnlich feinspongiös aufgelockert*, zumindest an den Rändern der Kreislaufstörung. Es finden sich alle Übergänge von der *elektiven Parenchymnekrose* bis zur *vollständigen Kolliquationsnekrose* des Gewebes.

Spätschäden werden vorwiegend im Kleinkindesalter beobachtet (▷ S.98). Wird eine Venen- oder Sinusthrombose bei Erwachsenen längere Zeit überlebt, so resultieren je nach dem Ausmaß der Schädigung meist *kleinzystisch umgewandelte Rinden-Marknarben*, in denen man zwischen den Gliafaserproliferaten Lipo- und Siderophagen antreffen kann. Der Schädigungsgrad im Narbenbereich ist erheblich stärker als bei der Resorption von Massenblutungen.

Sonderformen
Hormonell bedingte Thrombosen

Unabhängig von atherosklerotischen oder entzündlichen Gefäßwanderkrankungen kann es bei jüngeren Frauen im gebärfähigen Alter zu arteriellen und venösen Thrombosen kommen. Die Frage, inwieweit die Einnahme *hormoneller Antikonzeptiva* dabei eine wesentliche pathogenetische Rolle spielt, ist durch eine große Zahl von Arbeiten – teilweise kontrovers – beantwortet worden[92,120].

Orale Kontrazeptiva führen zu einer signifikanten Verkürzung der Prothrombinzeit, zu einer signifikanten Erhöhung des Plasmafibrinogens, des Faktors VII und der Blutplättchenzahl. Diese Veränderungen begünstigen in Verbindung mit der vermehrten Thrombozytenaggregation eine Thrombenbildung[165,116,120]. Rauchen die betroffenen Frauen regelmäßig Zigaretten, so erhöht sich das Thromboserisiko um das 22fache gegenüber Nichtraucherinnen, die keine hormonellen Kontrazeptiva nehmen[161].

Vor Einführung der hormonellen Kontrazeptiva konnten arterielle und venöse Thrombosen als seltene Komplikation *gegen Ende der Schwangerschaft* und bei Frauen *kurz nach einer Geburt* beobachtet werden. Die pathogenetischen Bedingungen bei diesen Zwischenfällen sind Schocksituationen mit Mikrozirkulationsstörungen vergleichbar. Selten können derartige puerperale Thrombosen auch im *ersten Trimester einer Schwangerschaft* auftreten[126].

Außer den Thrombosen finden sich morphologisch Intimahyperplasien der Hirnarterien[105].

Störungen der Mikrozirkulation; Schock

Bei der *thrombotisch-thrombozytopenischen Purpura (Moschcowitz)* (Synonym: Thrombotische Mikroangiopathie) finden sich auch im Gehirn Schwellungen der Endothelzellen innerhalb der Arteriolen, Kapillaren und Venolen. Die Gefäße sind – besonders häufig im Stroma des Plexus chorioideus – von *hyalinen Thromben* segmentweise ausgefüllt. Die Thromben sind PAS-positiv. Ihre Natur ist nicht eindeutig geklärt *(agglutinierte Thrombozyten?)?*. Als Folge dieser Mikrozirkulationsstörung kann es zu *Nekrosen* des Plexusepithels bzw. zu Mikrothrombosen in der unmittelbaren Nähe der thrombotisch verschlossenen Gefäße kommen.

- *Hyaline Thromben* werden auch bei anderen Krankheitsbildern, die mit einer *Hyperkoagulopathie* einhergehen, beobachtet. Ihr Auftreten ist in der Regel auf Arteriolen, Kapillaren und Venolen beschränkt. Deren Störung wird als *Mikrozirkulationsstörung* zusammengefaßt. Der Hyperkoagulopathie folgt gelegentlich eine Hypokoagulopathie durch Verbrauch von Gerinnungsfaktoren[169]. In Verbindung mit der intravasalen Gerinnung können lokale Wandnekrosen mit Plasmadiffusion in das angrenzende Gewebe auftreten. Da mit den *Verbrauchskoagulopathien* häufig eine hämorrhagische Diathese gekoppelt ist, kann es zu einer Umblutung des Nekrosebereiches im Sinne der
- *Ringblutungen* kommen. Bei sehr massiver Ausprägung entsteht das makroskopische Bild der
- *Purpura cerebri.* Gelegentlich sieht man intravasal zwischen den Erythrozyten auch kleine, homogene Kügelchen, die als *Shock-Bodies* wahrscheinlich durch Aggregation von Fibrinspaltprodukten entstehen[169,181].

Aneurysmen

Die Aneurysmen (A.) der großen Hirnarterien sind ätiologisch zu untergliedern in
- angeborene A.,
- atherosklerotisch bedingte A.,
- entzündlich verursachte A. und
- traumatisch bedingte A.

Klinik

Das charakteristische Symptom ist die *akute Subarachnoidalblutung* (▷ S.141) mit heftigem *Kopfschmerz, Meningismus* und *blutigem Liquor.* Sie sollte immer Anlaß zur neuroradiologischen Suche nach einem A. sein. Rezidivierende Subarachnoidalblutungen weisen verstärkt auf ein angeborenes A.

In seltenen Fällen äußert sich ein A. als *raumfordernder Prozeß*, besonders bei den Vertebralis-Basila-

ris A., die mit ihrer fusiformen Gestalt auch seltener rupturieren[21].

Angeborene Aneurysmen

Epidemiologie
Bei der Beurteilung der Häufigkeit der A. ist zu berücksichtigen, daß von verschiedenen Autoren recht unterschiedliche Kriterien angewandt wurden, je nachdem, ob nur klinisch relevante und rupturierte A. in der laufenden Obduktionsserie gezählt wurden oder ob gezielt nach Wandschwächen gefahndet wurde. So schwanken die Angaben zwischen 0,26%[122] und 9%[174]. Unserer eigenen Erfahrung entspricht der Wert von etwa 1 bis 2%[48].

Ähnlich unterschiedlich sind die Angaben über das *Vorkommen mehrerer Aneurysmen beim selben Patienten*. Sie schwanken ebenfalls, was z. T. dadurch erklärlich ist, daß bei Statistiken, die von neuroradiologischen Befunden ausgehen, eher niedrigere Werte zu erwarten sind, weisen doch die A. nicht selten Thrombosierungen auf, so daß sie sich dem angiographischen Nachweis entziehen. Angesichts von Häufigkeitsangaben zwischen 11%[65] und 30% multipler A. neigen wir eher dem niedrigen Wert zu.

• *Geschlechtsverteilung: Bei Frauen sind A. etwas häufiger*[1]. Der *Altersgipfel der Ruptur* liegt im 5. und 6. Lebensjahrzehnt[1,48]. Nur 2% finden sich vor dem 20. Lebensjahr[153] und unterscheiden sich pathogenetisch dann meist insofern von den anderen A., als auch Mißbildungen im Bereich der großen Baucharterie oder Nierenzysten bestehen bzw. das Krankheitsbild der fibromuskulären Dysplasie vorliegt.

Pathogenese

• *Lokale Mediadefekte:* Die Hirnarterien sind im Vergleich zum Arteriensystem der übrigen Körperorgane charakterisiert durch eine sehr viel *schwächere Entwicklung der Muskelschicht* und durch *weitgehendes Fehlen der Membrana elastica externa*. Es besteht damit eine vergleichsweise physiologische Wandschwäche, die noch dadurch eine Betonung erfährt, daß in einer überwiegenden Mehrheit bereits bei Neugeborenen an den Teilungsstellen der Arterien *lokale Mediadefekte* nachweisbar sind[81]. Darüberhinaus konnte nachgewiesen werden, daß einige während der Embryonalzeit vorhandene intrazerebrale Gefäße bis zur Geburt eine *Rückbildung* erfahren[33,151]. Diese Erklärung für die Entstehung der Aneurysmen an der Stelle einer durch mangelhafte Rückbildung embryonaler Gefäße entstandenen Wandschwäche[33] gibt jedoch keine zureichende Erklärung, zumal der Vorzugssitz der A. nicht mit dem Sitz dieser embryonalen Arterienzweige, wohl aber mit den Mediadefekten an den Verzweigungsstellen der persistierenden Hirnarterien übereinstimmt[70,90,51].

• *Hypertonie, Atherosklerose:* Warum trotz der Häufigkeit solcher Mediadefekte die Entwicklung eines Aneurysma relativ selten ist, kann nur durch Heranziehung weiterer pathogenetisch wirksamer Faktoren erklärt werden. Hierzu zählen die *Hypertonie*[50,218,71], die *Atherosklerose*[218,149] bzw. die *Kombination beider Faktoren*. Nachuntersuchungen weckten allerdings auch Zweifel an der Bedeutung der Hypertonie[51,49].

• *Atherosklerotische Veränderungen* finden sich in A. außerordentlich häufig, nicht nur bei den fusiformen A., bei denen in der Atherosklerose der entscheidende pathogenetische Faktor gesehen wird, sondern auch bei den sakkulären A. Hier ist es im Einzelfall aber schwer zu entscheiden, ob es sich um eine *sekundäre* atherosklerotische Umwandlung in einem vorgeschädigten Gefäßabschnitt handelt oder ob – was wahrscheinlich ist – die Atherosklerose ein beachtenswerter *ursächlicher* Faktor ist. Unstrittig ist die Bedeu-

tung der Intimapolster, die sich an den Verzweigungsstellen der Arterien finden[194,51,202], und die als Reaktion auf hämodynamische Vorgänge mit ihrer fibrotischen Intimaverdickung und dem Elastikaverlust einen wesentlichen prädisponierenden Faktor für die Wandschwäche darstellen. Ersatz der Muskelschicht durch fibröses Bindegewebe und Untergang der elastischen Fasern sind zweifellos der morphologische Ausdruck der verschiedenen pathogenetischen Faktoren.

• *Anlagestörungen der Hirngefäße:* Zweifel sind berechtigt hinsichtlich der *erhöhten Rate an Mißbildungen* des zerebralen Gefäßsystems bei Aneurysmaträgern[51], die als Hinweis auf eine gemeinsame Anlagestörung postuliert worden waren[151]. Die Variationsbreite der basalen Gefäße ist aber so groß[162,163,193,36], daß dieser Faktor wenig Gewicht haben kann[201]. Der Terminus „angeborene A." ist daher nur mit einer „reservatio mentalis" zulässig.

• *Angeborene Wandschwächen anderer Art:* Bei in jüngerem Lebensalter auftretenden A. ist im übrigen auch noch an *angeborene Wandschwächen anderer Art* zu denken wie sie beim *Marfan-Syndrom*[66, 80], bei der *fibromuskulären Dysplasie*[175], beim *Ehlers-Danlos-Syndrom* oder bei dem *Pseudoxanthoma elasticum* vorkommen. Nicht für die Entstehung, wohl aber für die Rupturneigung wird ein kurzfristig vorangegangener Alkoholexzeß verantwortlich gemacht[79], – eine Beobachtung, die aber nicht verallgemeinert werden kann.

Weit eher spielt – vor allem im Bereich der *Begutachtungsmedizin* – die Frage einer *kurzfristigen Erhöhung des intraabdominellen Druckes* und damit eines Blutdruckanstieges (Lastenheben, Defäkation) eine Rolle. In solchen Anlässen kann aber allenfalls eine richtungsgebende Verschlimmerung des vorbestehenden Leidens gesehen werden.

Lokalisation

Bei der Verteilung der A. entfallen etwa 85 bis 90% auf den basalen Gefäßring rostral des Posteriorabgangs[1, 25], wobei auch hier unterschiedliche Literaturangaben vorliegen.

6,2% entfielen in einer größeren neurochirurgischen Serie[162] auf das Vertebralis-BasilarisGebiet. Besonders häufig betroffen sind die Abgangsstellen der A. cer. media, A. cer. anterior und A. communic. post. aus der Arteria carotis interna, ferner die Arteria communicans anterior mit ihren Übergängen in die Anteriorstämme[163]. *Spinale Arterien* beteiligen sich nur sehr selten an der Aneurysmabildung[79].

Morphologie

Makroskopisch finden sich nach Rupturblutungen die Aneurysmen vielfach nur nach *sehr sorgfältiger Präparation*, wobei am fixierten Gehirn vermieden werden muß, mit den Blutkoageln die zarte Aneurysmawand abzureißen (Abb. 1.21 a). *Die eigentliche Rupturstelle ist vielfach nur stecknadelspitzengroß.* Manchmal zeigt eine stärkere Fibrosierung oder eine lokale ältere Nekrose in unmittelbarer Umgebung des Aneurysmas, daß der tödlichen Rupturblutung bereits frühere Blutungen vorausgegangen sind. Große A. sind gewöhnlich *teilthrombosiert* (Abb. 1.21 b). Die Ruptur hat entweder zu ausgedehnten *Subarachnoidalblutungen* oder darüber hinaus zu *intrazerebralen Massenblutungen* geführt, vielfach mit *Ventrikeltamponade.* Bei diesen Fällen ist die Prognose sehr viel schlechter. Zu Ventrikeleinbrüchen disponieren vor allem die A. des Anteriorbereiches.[93].

Neben den ausgeprägten Subarachnoidalblutungen und gegebenenfalls den intrazerebralen Massenblutungen bis zur Ventrikeltamponade trifft man nicht selten auch auf meist frische *Nekrosen* im Versorgungsbereich der Arterie, an der sich das A. gebildet hat. Als Ursache dieser Nekrosen sind in der Regel – soweit nicht der operative Eingriff als Notmaßnahme den Arterienverschluß herbeiführte – arterielle *Spasmen* anzusehen. Sie entwickeln sich offenbar auf Reize hin, die die Spontanruptur und/oder der operative Eingriff bilden. Angiographisch waren Spasmen immerhin in 40% präoperativ nachweisbar[15,16]. Die z. T. allerdings angezweifelte[183] Bedeutung dieser Spasmen für die klinische Symptomatologie und die Prognose führte dazu, mit Rücksicht auf die Spasmenentwicklung operative Eingriffe nach Spontanrupturen entweder innerhalb der ersten 48 Stunden, möglichst aber erst ab der zweiten Woche durchzuführen, da sich die Spasmen vorwiegend zwischen dem 4. und 7. Tag nach der Subarachnoidalblutung nachweisen lassen[64,183,221].

Die bei den Subarachnoidalblutungen austretenden Blutzellen führen beim Zerfall zu konstriktorischen Wirkungen auf die Gefäßwände. Verantwortlich gemacht werden hierfür die beim Blutzerfall auftretenden *Prostaglandine, organische Säuren, Metaboliten von Serotonin, Hämoglobin* und *Azetylcholin.* Aus Blutplättchen treten *Peptide* aus und die Synthese von Thromboxan ist verstärkt. Intravasal dilatatorisch wirkende Stoffe können extravasal konstriktorisch wirken, vor allem im Zusammenwirken mit einzelnen der erwähnten Substanzen[222].

Die durch herabgesetztes Blutvolumen und hohe Hämatokrit-Werte zusätzlich belasteten Patienten sind durch die gestörte Zirkulation distal des Spasmus besonders gefährdet[209]. Frische elektive Parenchymnekrosen oder vollständige Gewebsnekrosen mit sekundärem malignem Hirnödem wurden von uns wiederholt im Anschluß an derartige Spasmen beobachtet.

Mikroskopisch zeigen sich an den *Rupturstellen,* die gewöhnlich an der Spitze der aneurysmatischen Vorwölbung liegen, *Reduzierungen der Wand auf eine dünne fibrotische Membran* unter Verlust der Muskel- und Elastikaschicht (Abb. 1.21 c). Die Wandverdün-

nung kann sich auf *kleine Segmente des Wandumfangs* beschränken, so daß auf der gleichen Schnittebene auch starke Intimaverbreiterungen erkennbar sind, allerdings auch hier gewöhnlich verbunden mit einer erheblichen Fibrosierung und einer Reduzierung der Muskelschicht sowie einer Frakturierung der elastischen Fasern. *Atheromatöse Veränderungen* finden sich fast regelmäßig bei Stufenschnitten durch einen größeren Resektionsbereich, sind aber selten mit der unmittelbaren Rupturstelle verbunden. Dies gilt allerdings nur für die *sakkulären,* vorwiegend am basalen Gefäßring und seinen Verzweigungen sitzenden A., nicht für die *fusiformen* A. mit ihrem Vorzugssitz an der Arteria basilaris oder den Vertebralarterien (Abb. 1.21 d).

Fusiforme Aneurysmen

Bei den fusiformen A. ist in der Regel die *gesamte Aneurysmawand schwer atherosklerotisch verändert.* Die oft sehr voluminösen, den Querschnitt der Medulla oblongata vielfach überschreitenden A. führen zu massiven Einbuchtungen und entsprechenden Verdrängungserscheinungen in der hinteren Schädelgrube. Sie werden dementsprechend *klinisch* mit Kleinhirnbrückenwinkeltumoren oder auch mit Hinterstrangdegenerationen verwechselt[158] (Abb. 1.21 e). Gewöhnlich sind sie bis auf ein kleines Restlumen *thrombosiert.* In ihrer Wand finden sich häufiger als bei den sakkulären A. *Siderophagen* als Hinweis auf kleinere intramurale Blutungen. Auch entzündliche Reaktionen in der äußeren A.-Wand sind hier häufiger zu beobachten. Eine *Hypertonie* ist meist mit den schweren atheromatösen Veränderungen gekoppelt.

Immerhin kommen aber gelegentlich fusiforme A. bei *Kindern* und *jungen Menschen ohne Atherosklerose* vor, so daß auch hier *angeborene Wandschwächen* mit verantwortlich gemacht werden müssen[158,168].

Schaumzelleinlagerungen und Verkalkungen sind nicht nur bei den fusiformen, sondern auch bei umfangreichen sakkulären Aneurysmen häufig. Auf Längsschnitten sind in naher Umgebung des eigentlichen A. Unterbrechungen der Muskelschicht sowie lokale Wandverdünnungen nicht selten. Ähnliches gilt für Unterbrechungen oder Aufsplitterungen der Membrana elastica interna. In unmittelbarer Umgebung eines A. weisen die angrenzenden *Leptomeningen* öfters Siderophagenansammlungen und eine verstärkte Fibrosierung auf als Hinweis auf frühere Mikroblutungen und lokale Reize.

Spasmen

Für die angiographisch nachweisbaren Spasmen gibt es auch morphologisch Äquivalente: Schon *makroskopisch* kann man manchmal die Engstellung des Arterienlumens mit einer deutlichen Verbreiterung der Intima erkennen[101,40,140]. *Mikroskopisch* besteht in *Frühstadien* eine Intimaschwellung sowie eine atypische Kernlagerung der Muskelzellen innerhalb der Media mit Auftreten von plumpen, als Makrophagen

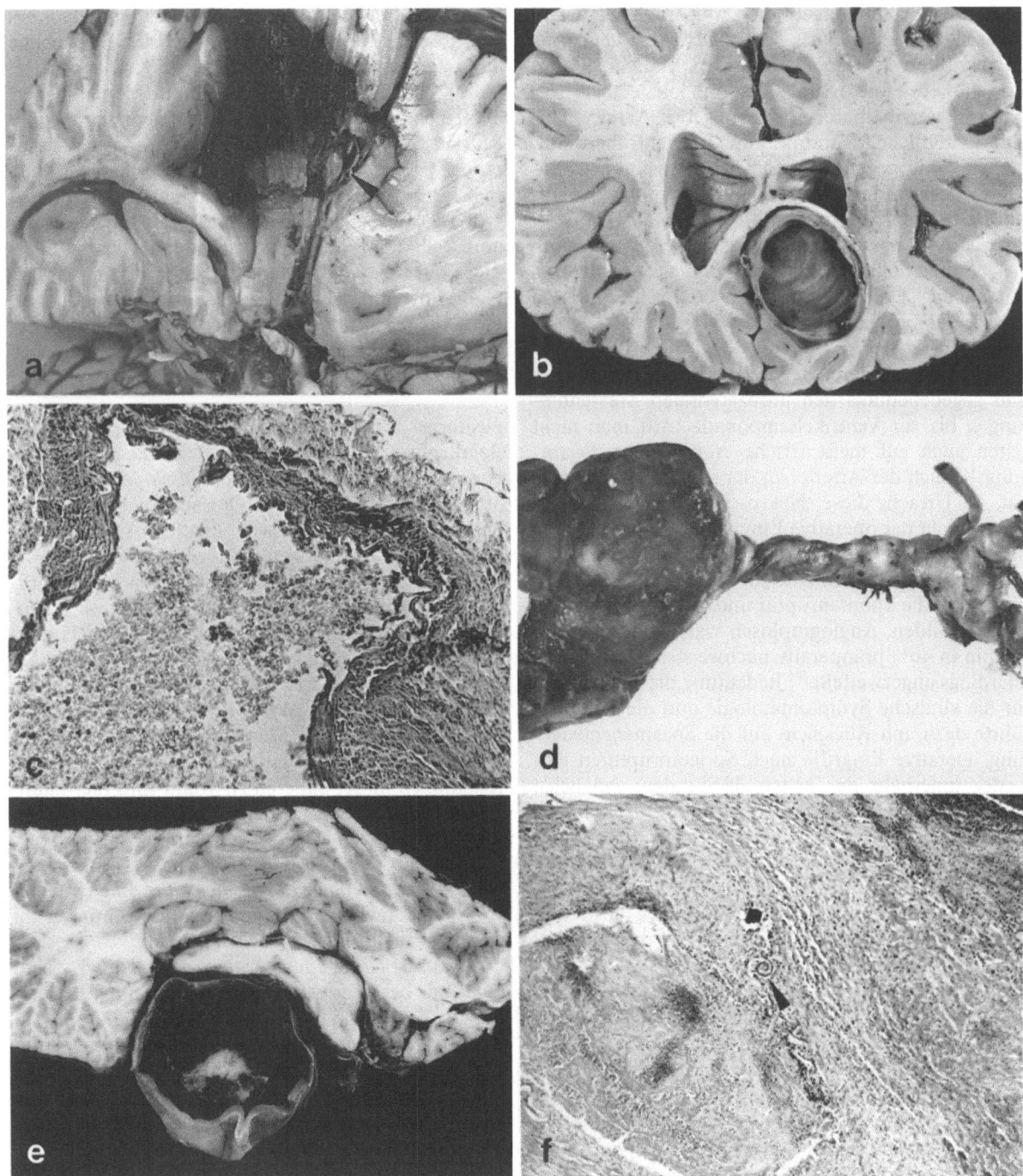

Abb. 1.21. a Rupturiertes Aneurysma der A. cer. media (Pfeil). Orbitalfläche sowie Teile des Schläfenlappens zur Darstellung der Rupturstelle horizontal, z. T. auch frontal angeschnitten. **b** Achatförmig thrombosiertes Aneurysma der A. cer. anterior. **c** Wandabschnitt einer aneurysmatisch veränderten Arterie mit starker Verdünnung der Gefäßwand unter Verlust der Media nahe der Rupturstelle. **d** Fusiformes Aneurysma der Vertebralarterien mit schweren atherosklerotischen Wandveränderungen. **e** Aneurysma der A. vertebralis, teilthrombosiert, mit starker Raumverdrängung innerhalb der Medulla oblongata (Todesfall nach chiropraktischer Manipulation). **f** Mykotisches Aneurysma einer intrazerebralen Arterie am Rande einer Massenblutung. Der Pfeil weist auf eine Elastikaaufrollung

gedeuteten, abgerundeten Zellen[101]. In *späteren Stadien* erscheint die Muskelschicht atrophisch und fibrosiert, die Intima fibrotisch verbreitert, ebenso die Adventitia. Subendothelial weist das Vorkommen von Schaumzellen und Fibroblasten auf die vorangegangene Wandschädigung. Das Bild hat Ähnlichkeit mit der von Heubner beschriebenen Endarteriitis obliterans[101].

Wir haben gesehen, daß die angeborenen und die atherosklerotisch bedingten A., die sich in erster Linie als fusiforme A. der hinteren Zuflußgebiete manifestieren, zwar systematisch voneinander getrennt werden können, daß aber hinsichtlich der pathogenetischen Faktoren eine klare Trennung keinesfalls erlaubt ist, es sich vielmehr lediglich um Akzentsetzungen auf den einen oder anderen pathogenetischen Faktor handelt. Dies gilt für die entzündlich verursachten und die dissezierenden, traumatisch bedingten A. in wesentlich geringerem Maße.

Entzündlich verursachte Aneurysmen

Epidemiologie
Die Häufigkeit der entzündlichen A. innerhalb der Gesamtgruppe der A. wird zwischen 6,2 bis 29% angegeben[65]. Die *Prognose* gilt vor allem für die proximalen Formen als schlecht (58% Mortalität[32,142]).

Ätiologie, Pathogenese, Klinik
Das *Synonym* „mykotische A." darf nicht dahingehend verstanden werden, daß es sich hierbei nur um Pilzinfektionen handele. Historisch war der Begriff „mykotisch" ursprünglich weitgehend identisch mit „entzündlich". Die Wandschwäche entsteht hierbei durch lokale entzündliche Infiltrate mit ödematöser Auflockerung der Gefäßwand und Wandzellnekrosen. Der Aneurysmaruptur geht vielfach eine kleinere intramurale Blutung innerhalb der entzündlich veränderten Gefäßwandsektoren voraus. *Diese entzündlichen A. sind sehr viel seltener als die angeborenen.* Sie weichen von diesen auch dadurch ab, daß sie kein klares Verteilungsmuster aufweisen.

Zum überwiegenden Teil handelt es sich *ätiologisch* um durch Streuung bakteriell infizierter Emboli entstandene lokale Infektionen[28]. Die Tatsache, daß die Infektionen gewöhnlich in Adventitia oder Media beginnen und erst nach Zerstörung der Membrana elastica interna die Intima erreichen, spricht für eine Infektion, die in den Vasa vasorum beginnt.

Morphologie
Mikroskopisch zeigen sich in der Umgebung der Rupturstelle *intensive entzündliche Gefäßwandinfiltrate,* unter denen neutrophile Granulozyten überwiegen, an denen aber je nach Dauer und Immunitätslage Lymphozyten und Plasmazellen beteiligt sein können. An den *Rupturrändern* sieht man nekrotische Muskel-

fasern, Makrophagen und vielfach elastische Fasern, die sich spiralig aufgerollt in den Rupturspalt hineinerstrecken (Abb. 1.21 f.).

Dissezierende (traumatische) Aneurysmen

Intramurale Blutungen in Arterienwände kommen sowohl bei *stumpfen Halstraumata (z. B. Boxschläge)* als auch bei *gedeckten Hirnverletzungen* und bei *Schädelbasisfrakturen* mit Anspießung der Arterienwand durch Knochenbruchstücke vor[121,157]. Da zwischen Intima- oder Mediariß und der Ruptur der gesamten Arterienwand durchaus Tage vergehen können, können derartige traumatisch bedingte A. auch die Grundlage der umstrittenen *Bollingerschen Spätapoplexie* sein[121]. Intimarissen sind vielfach Thrombosen aufgelagert.

Klinisch recht charakteristisch ist das durch *Risse der Arteria carotis interna innerhalb des Sinus cavernosus* verursachte Bild mit einem Exophthalmus pulsans und einer starken Stauung im Bereich der Venen der Augenhöhle. Das arterielle Blut ergießt sich hierbei in die venösen Sinus mit entsprechender Rückstauung und arterieller Durchmischung venöser Hirngefäße.

Nicht traumatisch bedingte dissezierende A.

können im Zusammenhang mit kongophiler Angiopathie (▷ S.75) auftreten, selten aber auch bei angeborenen A.[41].

Für alle rupturierten Aneurysmen mit Subarachnoidalblutung gilt, daß als *Spätfolge* der Subarachnoidalblutung ein *Hydrocephalus aresorptivus* auftreten kann (▷ S.44). Rupturierte Arterienaneurysmen können im übrigen in seltenen Fällen durch Zerreißung der Arachnoidea zu *subduralen Hämatomen* führen.

Literatur

1.–13. Weiterführende Literatur (▷ S.46)

14. Adams JH, Brierley JN, Connor RCR, Treip CS (1966) The effect of systemic hypotension upon the human brain. Clinical and neuropathological observations in 11 cases. Brain 89: 235

15. Allcock JM, Drake CG (1965) Ruptured intracranial aneurysms. The role of arterial spasm. J Neurosurg 22: 21–29

16. Allen GS, Henderson LM, Chou SN, Franch LA (1974) Cerebral arterial spasm. J Neurosurg 40: part 1, 433–441, part 2, 442–450, part 3, 451–458, vol 44: part 4, 585–593, part 5, 594–600

17. Anderson JM, Milner RDG, Strich SJ (1967) Effects of neonatal hypoglycaemia on the nervous system: a pathological study. J Neurol Neurosurg Psychiat 30: 295–310

18. Anderson N (1976) Persistent primitive hypoglossal artery with basilar aneurysm. J Neurol 213: 377–381

19. Arab A (1957) L'artériosclérose cérébrale scalariforme hypertensive. Etude anatomoclinique. Psychiat Neurol (Basel) 134: 175–193

20. Armstrong ML (1978) Connective tissue in regression. In: Paoletti R, Gotto AM (eds) Atherosclerosis reviews, vol 3. Raven Press, New York, p 147

* 21. Bailey OT (1972) Aneurysms. In: Minckler J (ed) Pathology of the nervous system. McGraw-Hill Company, New York, pp 1870–1884

22. Baker AB, Jannone A (1959) Cerebrovascular disease. Neurology 9: 321–332; 391–396; 441–446

23. Barnett HJM (1980) Progress towards stroke prevention: Robert Wartenberg lecture. Neurology 30: 1212–1225

24. Benditt EP (1978) The monoclonal theory of atherogenesis. In: Paoletti R, Gotto AM (eds) Atherosclerosis reviews, vol 3. Raven Press, New York, p 77

* 25. Berry RC, Alpers BJ, Whites JC (1966) The site, structure and frequency of intracranial aneurysms, angiomas and arteriovenous abnormalities. In: Millikan CH (ed) Cerebrovascular disease. The Williams & Wilkins Co, Baltimore, pp 40–72

26. Betz E, Schlote W (1979) Experimentelle Untersuchungen zur Verschlußkrankheit extrakranieller Gefäße. Internist 20: 510–522

27. Bodechtel G, Erbslöh F (1958) Die Veränderungen des Zentralnervensystems beim Diabetes mellitus. In: Scholz W (Hrsg) Nervensystem. Springer Verlag, Berlin Göttingen Heidelberg (Handbuch der speziellen pathologischen Anatomie und Histologie, Bd XIII/2 b, S 1717–1739)

28. Bohmfalk GL, Story JL, Wissinger JP, Brown WE (1978) Bacterial intracranial aneurysm. J Neurosurg 48: 369–382

29. Boller F, Boller M, Gilbert J (1977) Familial iodiopathic cerebral calcifications. J Neurol Neurosurg Psychiat 40: 280–285

30. Bollinger A, Hollmann B, Schneider E, Fontana A (1979) Thromboangiitis obliterans. Schweiz Med Wschr 109: 537–543

31. Boudouresques G, Hauw JJ, Escourolle R (1979) Etude anatomique de 318 hémorragies intra-parenchymateuses de l'adulte. Rev Neurol 135: 845–865

32. Boudouresques G, Hauw JJ, Meininger V, Escourolle R, Pertuiset B, Buge A, Lhermitte F, Castaigne P (1979) Etude neuropathologique des hémorragies intra-craniennes de l'adulte. Rev Neurol 135: 197–210

33. Bremer JL (1943) Congenital aneurysms of the cerebral arteries. Arch Path 35: 819

34. Brierley JB (1973) Pathology of cerebral ischemia. In: McDowell F, Brennan R (eds) Cerebral vascular diseases. Grune and Stratton, New York London, p 59

35. Bundesamt, Statistisches (1981) Sterbefälle 1979 nach ausgewählten Todesursachen. DMW 106: 157–158

36. Busch W (1966) Beitrag zur Morphologie und Pathologie der Arteria basilaris. Arch Psychiat Ztsch ges Neurol 208: 326–344

37. Cammermeyer J (1962) An evaluation of the significance of the „dark" neuron. Ergebn Anat Entwickl Gesch 6: 2

38. Cammermeyer J (1975) Histochemical phospholipid reaction in ischemic neurons as an indication of exposure to postmortem trauma. Exp Neurol 49: 252–271

39. Carpenter MB (1978) Core text of neuroanatomy, 2nd edn. The Williams & Wilkins Co, Baltimore

40. Cervos-Navarro J, Matakas F, Roggendorf W, Christmann U (1978) The morphology of spastic intracerebral arterioles. Neuropath App Neurobiol 4: 369–379

41. Chang V, Rewcastle NB, Harwood-Nash DCF, Norman MG (1975) Bilateral dissecting aneurysms of the intracranial internal carotid arteries in an 8-year-old boy. Neurology 25: 573–579

42. Chase HP, Marlow RA, Dabiere CS, Welch NN (1973) Hypoglycemia and brain development. Pediatrics 52: 513–520

43. Chester EM, Agamanolis DP, Banker BQ, Victor M (1978) Hypertensive encephalopathy: A clinicopathologic study of 20 cases. Neurology 28: 928–939

44. Chiang J, Kowada MD, Ames A, Wright RL, Majno G (1968) Cerebral ischemia. II. Vascular changes. Am J Path 52: 455–476

45. Coakham HB, Duchen LW, Scaravilli F (1979) Moya-Moya disease: clinical and pathological report of a case with associated myopathy. J Neurol Neurosurg Psychiat 42: 289–297

* 46. Colmant HJ (1961) Ergebnisse der Enzymhistochemie am zentralen und peripheren Nervensystem. Fortsch Neurol Psychiat 29: 61–124

47. Colmant HJ (1965) Zerebrale Hypoxie. In: Bargmann W, Doerr W (Hrsg) Zwanglose Abhandlungen aus dem Gebiet der normalen und pathologischen Anatomie, Heft 16. Georg Thieme, Stuttgart

48. McCormick WF, Nofzinger JD (1965) Saccular intracranial aneurysms. J Neurosurg 22: 155–159

49. McCormick WF, Schmalstieg EJ (1977) The relationship of arterial hypertension to intracranial aneurysms. Arch Neurol 34: 285–287

50. Crawford T (1959) Some observations on the pathogenesis and natural history of intracranial aneurysms. J Neurol Neurosurg Psychiat 22: 259

51. Crompton MR (1966) The pathogenesis of cerebral aneurysms. Brain 89: 797–816

52. Dalsgaard-Nielsen T (1955) Survey of 1 000 cases of apoplexia cerebri. Acta Psychiat Neurol Scand 30: 169–185

53. Debrun G, Lacour P (1974) A new case of Moyamoya disease associated with several intracavernous aneurysms. Neuroradiol 7: 277–282

54. Doerr W (1978) Arteriosclerosis without end. Virch Arch A Path Anat Histol 380: 91–106

55. Dooling EC, Richardson EP (1976) Delayed encephalopathy after strangling. Arch Neurol 33: 196–199

56. Dougherty JH, Levy DE, Weksler BB (1979) Experimental cerebral ischemia produces platelet aggregates. Neurology 29: 1460–1465

57. Dubois EL (1976) The clinical picture of systemic lupus erythematosus. In: Dubois EL (Hrsg) Lupus erythematosus, 2nd edn. University of Southern California Press, Los Angeles, pp 232–437

58. Duvernoy HM (1978) Human brainstem vessels. Springer-Verlag, Berlin Heidelberg New York

59. Eliot RS, Kanjuh VI, Edwards JE (1964) Atheromatous embolism. Circulation 30: 611–618

60. Erbslöh F (1954) Nosologische und klinische Besonderheiten der sog. Arteriitis temporalis. Verh Dtsch Ges Inn Med 60: 702–706

61. Erbslöh F (1956) Das Diabetikergehirn in der Insulin-Hypoglykämie. In: Stich W, Maske H (Hrsg) Insulin und Insulintherapie. Kolloquium der I. und II. Medizinischen Klinik der Universität München 1955. Urban & Schwarzenberg, München Berlin, pp 154–168

62. Escolá J (1962) Die Gewebsveränderungen bei Thrombosen der Sinus und cerebralen Venen. Arch Psychiat Ztsch Neurol 203: 342–357

63. Escolá J, Hager H (1964) Elektronenmikroskopische Beobachtungen bei experimentellen Koagulationsnekrosen im Säugetiergehirn. Beitr path Anat 130: 422–445

64. Farrar JK (1975) Chronic cerebral arterial spasm. J Neurosurg 43: 408–417

65. Fearnsides EG (1916) Intracranial aneurysms. Brain 39: 224–296

66. Finney HL, Roberts TS, Anderson RE (1976) Giant intracranial aneurysm associated with Marfan's syndrome. J Neurosurg 45: 342–347

67. Fitch W, McDowall DG, Keaney NP, Pickerodt VWA (1977) Systemic vascular responses to increased intracranial pressue. J Neurol Neurosurg Psychiat 40: 843–852

68. Flenker I, Ricken D (1977) Pseudo-LE und Sharp-Syndrom – zwei neue immunopathologische Krankheitsbilder. Diagnostik 10: 861–864

69. Fogelholm R, Aho K (1973) Ischaemic cerebrovascular disease in young adults. Acta Neurol Scand 49: 415–433

70. Forbus WD (1930) On the origin of miliary aneurysms of the superficial cerebral arteries. Bull Johns Hopk Hosp 47: 239–284

71. Franks AJ (1978) Prognostic factors in ruptured aneurysms of the circle of Willis: The significance of systemic hypertension. Neuropath App Neurobiol 4: 61–70

72. Freytag E (1968) Fatal hypertensive intracerebral haematomas: a survey of the pathological anatomy of 393 cases. J Neurol Neurosurg Psychiat 31: 616–620

73. Friede RL (1962) An enzyme histochemical study of cerebral arteriosclerosis. Acta Neuropath 2: 58–72

74. Friede RL, Schubiger O (1981) Direct drainage of extracranial arteries into the superior sagittal sinus associated with dementia. J Neurol 225: 1–8

75. Gänshirt H, Keuler R (1980) Intracerebrale Blutungen. Nervenarzt 51: 201–206

76. Gamache FW, Myers RE (1975) Effects of hypotension on rhesus monkeys. Arch Neurol 32: 374–380

77. Garcia JH, Kalimo H, Kamijyo Y, Trump BF (1977) Cellular events during partial cerebral ischemia. Virch Arch B Cell Path 25: 191–206

78. Garcia JH, Lossinsky AS, Kauffman FC, Conger KA (1978) Neuronal ischemic injury: Light microscopy, ultrastructure and biochemistry. Acta Neuropath 43: 85–95

79. Garcia CA, Sulcey S, Dulcey J (1979) Ruptured aneurysm of the spinal artery of Adamkiewicz during pregnancy. Neurology 29: 394–398

80. Gerhard L, Schmitz-Bauer G (1973) Hirnbasisarterienveränderungen bei Marfan-Syndrom und idiopathischer Media-Nekrose. Acta Neuropath 26: 179–184

81. Glynn IE (1940) Medial defects in the circle of Willis and their relation to aneurysm formation. J Path Bact 51: 213

82. Goldscheider HG, Lischewski R, Claus D, Streibl W, Waïblinger G (1980) Klinische, endokrinologische und computertomographische Untersuchungen zur symmetrischen Stammganglienverkalkung (M. Fahr). Arch Psychiat Nervenkr 228: 53–65

83. Gottstein U (1969) Störungen des Hirnkreislaufes und zerebralen Stoffwechsels durch Hypoglykämie. In: Quandt J (Hrsg) Die zerebralen Durchblutungsstörungen des Erwachsenenalters. Schattauer, Stuttgart, S 857

84. Gottstein, Bernsmeier A, Sedlmeyer I (1964) Der Kohlenhydratstoffwechsel des menschlichen Gehirns. II. Untersuchungen mit substratspezifischen enzymatischen Methoden bei Kranken mit verminderter Hirndurchblutung auf dem Boden einer Arteriosklerose der Gehirngefäße. Klin Wschr 42: 310

85. Guseo A, Boldizsar F, Gellert M (1975) Elektronenoptische Untersuchungen bei „striato-dentaler Calcification" (Fahr). Acta Neuropath 31: 305–313

86. Hachinski VC, Iliff LD, Zilkha E (1975) Cerebral blood flow in dementia. Arch Neurol 32: 632–637

87. Hachinski VC, Lassen NA, Marshall J (1974) Multi-infarct dementia: A cause of mental deterioration in the elderly. Lancet 2: 207–209

88. Hart MN, Galloway GM, Dunn MJ (1975) Perivascular anoxia-ischemia lesions in the human brain. Neurology 25: 477–482

89. Hassler O (1965) Vascular changes in senile brains. A microangiographic study. Acta Neuropath 5: 40

90. Hassler O (1967) Venous anatomy of human hindbrain. Arch Neurol Psychiat 16: 404

91. Herrschaft H (1981) Pathophysiologische Grundlagen zerebraler Durchblutungs- und Stoffwechselstörungen. Betriebsärztliches 33–43

92. Heyman A (1973) Oral contraception increased risk of the cerebral ischemia or thrombosis. Collaborative group for the study of stroke in young women. N Engl J Med 288: 871–878

93. Heyn K, Noetzel H (1956) Über verschiedene Formen der Rupturblutungen intercranieller Aneurysmen. Beitr path Anat 116: 61–70

94. Hillbom M, Kaste M (1981) Does alcohol intoxication precipi- tate aneurysmal subarachnoid haemorrhage? J Neurol Neurosurg Psychiat 44: 523–526

95. Hoff HF (1973) Human intracranial atherosclerosis. Virch Arch A Path Anat 361: 97–108

96. Holdorff B, Cervos-Navarro J (1971) Die Pathologie der inneren ponto-mesencephalen Venen. Der Radiologe 11: 465–471

97. Horner FA, Myers GJ, Stumpf DA, Oseroff BJ, Choi BH (1976) Malignant atrophic papulosis (Kohlmeier-Degos disease) in childhood. Neurology 26: 317–321

98. Hossmann KA, Kleihues P (1973) Reversibility of ischemic brain damage. Arch Neurol 29: 375–384

99. Hossmann KA, Schuier FJ (1979) Metabolic (cytotoxic) type of brain edema following middle cerebral artery occlusion in cats. In: Price TR, Nelson E (eds) Cerebrovascular diseases. Raven-Press, New York, pp 141–165

100. Hromadka A, Hohenegger M (1967) Primäre Hirnvenen- und Sinusthrombose bei Erwachsenen. Arch Psychiat Nervenkr 209: 79

101. Hughes JT, Schianchi PM (1978) Cerebral artery spasm. J Neurosurg 48: 515–525

102. Husni EA, Bell HS, Storer J (1966) Mechanical occlusion of the vertebral artery. JAMA 196: 475–478

103. Iglesias-Rozas JR, Holdorff B, Steiner G (1974) Trastornos vasculares en la encefalopatia subcortical cronica progresiva de Binswanger. Patologia VII: 11–18

*104. Ingvar DH (1968) Regional cerebral blood flow in cerebrovascular disorders. In: Luyendijk W (ed) Cerebral circulation. Elsevier Publ Comp, Amsterdam London New York (Progress in Brain Research, vol 30, pp 57–61)

105. Irey NS, McAllister HA, Henry JM (1978) Oral contraceptives and stroke in young women: A clinicopathologic correlation. Neurology 28: 1216–1219

106. Jellinger K (1972) Zur Ätiologie und Pathogenese der spontanen intrazerebralen Blutung. Therapiewoche 22: 1440

*107. Jellinger K (1977) Pathology of intracerebral hemorrhage. Zbl Neurochir 38: 29–42

108. Jellinger K (1980) Morphologie und Pathogenese spinaler Durchblutungsstörungen. Nervenarzt 51: 65–77

109. Jellinger K, Neumayer E (1964) Progressive subkortikale vaskuläre Enzephalopathie Binswanger. Eine klinisch-neuropathologische Studie. Arch Psychiat Nervenkr 205: 523–554

110. Jenkins LW, Povlishock JT, Becker DP, Miller JD, Sullivan HG (1979) Complete cerebral ischemia. Acta Neuropath 48: 113–125

111. Jörgensen L, Torvik A (1966) Ischaemic cerebrovascular diseases in an autopsy series, part 1. J Neurol Sci 3: 490–509

112. Jörgensen L, Torvik A (1969) Ischaemic cerebrovascular diseases in an autopsy series, part 2. J Neurol Sci 9: 285–320

113. Jušić A, Wechsler W (1965) Über die Veränderungen am Gehirn beim Aortenbogensyndrom. Dtsch Z Nervenheilk 187: 229–243

114. Kalimo H, Garcia JH, Kamijyo Y, Tanaka J, Trump BF (1977) The ultrastructure of „brain death". Virch Arch B Cell Path 25: 207–220

115. Kalimo H, Rehncrona S, Söderfeldt B (1981) The role of lactic acidosis in the ischemic nerve cell injury. Acta Neuropath Suppl VII: 20–22

116. Kannel WB (1979) Editorial: Possible hazards of oral contraceptive use. Circulation 60: 490–491

*117. Kannel WB, Dawber TR, Sorlie P, Wolf PA (1976) Components of blood pressure and risk of atherothrombotic brain infarction: The Framingham study. Stroke 7: 327–331

118. Kaplan HA, Browder J (1973) Venous aneurysm of the inferior sagittal sinus. J Neurosurg 39: 537–539

119. Knauff HG (1966) Die tiefe Hypoglykämie und ihre Folgen für das Zentralnervensystem. Münch Med Wschr 108: 2483–2490

120. Köhler GK, Krankenhagen B, Westphal K (1977) Hirninfarkte unter der Einnahme von Ovulationshemmern. Fortsch Neurol Psychiat 45: 293–305

121. Krauland W (1955) Verletzungen der A. carotis interna im Sinus cavernosus und Verletzungen der großen Hirnschlagadern mit Berücksichtigung der Aneurysmenbildung. In: Scholz W (Hrsg) Nervensystem. Springer Verlag, Berlin Göttingen Heidelberg (Handbuch der speziellen pathologischen Anatomie und Histologie, Bd 13/3, S 170–176)

122. Krayenbühl H (1951) Diskussion über supratentoriale Angiome. Exp. Medica 1. Internat. Kongreß für Neurochirurgie, Brüssel 21.–28. Juli 1957, S 54. Wien Arch Psychol Psychiat Neurol 1: 175

123. Kribs M, Kleihues P (1971) The recurrent artery of Heubner. In: Zülch KJ (ed) Cerebral circulation and stroke. Springer-Verlag, Berlin Heidelberg New York, S 40–56

124. Lahl R (1966) Carotido-basiläre Anastomose (A. primitiva trigemina) in Kombination mit Anomalien des Circulus arteriosus cerebri. Psychiat Neurol (Basel) 151: 351–365

125. Lassen NA, Agnoli A (1972) The upper limit of autoregulation of cerebral blood flow: On the pathogenesis of hypertensive encephalopathy. Scand J Clin Lab Infest 29–30: 113–116

126. Lavin PJM, Bone I, Lamb JT, Swinburne LM (1978) Intracranial venous thrombosis in the first trimester of pregnancy. J Neurol Neurosurg Psychiat 41: 726–729

127. Leu HJ (1976) Die unspezifische Aorto-Arteriitis (Takayasu-Erkrankung). Virch Arch A Path Anat Histol 370: 239–250

128. Leu HJ, Brunner U (1973) Zur pathologisch-anatomischen Abgrenzung der Thrombangiitis obliterans von der Arteriosklerose. Dtsch Med Wschr 98: 158–161

129. Lietz S (1966) Das sog. subclavian steal syndrome. Dtsch Z Nervenheilk 189: 118–135

130. Lindenberg R (1956) Morphotropic and morphostatic necrobiosis. Investigations on nerve cells of the brain. Am J Path 32: 1147

131. Lindenberg R, Noell W (1952) Über die Abhängigkeit der postmortalen Gestalt, Astrocyten von praemortalem bioelektrisch kontrollierten Sauerstoffmangel. Dtsch Z Nervenheilk 168: 499

132. Lindenberg R, Spatz H (1939) Über die Thrombendarteriitis obliterans der Hirngefäße (zerebrale Form der v. Winiwarter-Buergerschen Krankheit) Virch Arch 305: 531–557

133. Lorenz R, Vogelsang HG (1972) Thrombose der Arteria basilaris nach chiropraktischen Manipulationen an der Halswirbelsäule. Dtsch Med Wschr 97: 36–43

134. Marquardsen J (1978) The epidemiology of cerebrovascular disease. Acta Neurol Scand Suppl 67; 57: 57–75

135. Martin H, Noetzel H (1959) Die Gehirnbeteiligung bei generalisierter Panarteriitis nodosa. Beitr path Anat 121: 347–374

136. Máttyus A, Goracz G (1974) Unusual anatomo-pathological finding in long-term survival after cardiac arrest. Europ Neurol 11: 74–82

137. Mauro AJ, Johnson ES, Chikos PM, Alvord EC (1980) Lipohyalinosis and miliary microaneurysms causing cerebral hemorrhage in a patient with Moyomoya. Stroke 11: 405–412

138. Methinger H, Zülch KJ (1971) Vertebro-basilar occlusion and its morphological sequelae. In: Zülch KJ (ed) Cerebral circulation and stroke. Springer-Verlag, Berlin Heidelberg New York, S 67–81

139. Miller JR, Myers RE (1972) Neuropathology of systemic circulatory arrest in adult monkeys. Neurology 22: 888–904

140. Millikan CH (1975) Cerebral vasospasm and ruptured intracranial aneurysm. Arch Neurol 32: 433–449

141. Mohr JP, Caplan LR, Melski JW, Goldstein RJ, Duncan GW, Kistler JP, Pessin S, Bleich HL (1978) The Harvard cooperative stroke registry: A prospective registry. Neurology 28: 754–762

142. Molinari GF, Smith L, Goldstein MN, Satran R (1973) Pathogenesis of cerebral mycotic aneurysms. Neurology 23: 325–332

143. Moossy O (1959) Development of cerebral atherosclerosis in various age groups. Neurology 9: 569–574

144. Nakamura M, Yamamoto H, Kikuchi Y, Ishihara Y, Sata T, Yoshimura S (1971) Cerebral atherosclerosis in Japanese. I. Age related to atherosclerosis. Stroke 2: 400–408

145. Nasu T (1975) Takayasu's truncoarteritis in Japan. Path Microbiol 43: 140–146

146. Noetzel H, Theodossiou A (1957) Beitrag zur Morphologie und Pathogenese der generalisierten Endarteriitis obliterans bei 7 Fällen mit Gehirnbeteiligung. Beitr path Anat 117: 109–132

147. Norman MG, Becker LE (1974) Cerebral damage in neonates resulting from arteriovenous malformation of the vein of galen. J Neurol Neurosurg Psychiat 37: 252–258

148. Nyland H, Skre H (1977) Cerebral calcinosis with late onset encephalopathy unusual type of pseudo-pseudohypoparathyreoidism. Acta Neurol Scand 56: 309–325

149. Nyström SHM (1970) On factors related to growth and rupture of intracranial aneurysms. Acta neuropath 16: 64–72

150. Okeda R (1973) Morphometrische Vergleichsuntersuchungen an Hirnarterien bei Binswangerscher Encephalopathie und Hochdruckencephalopathie. Acta Neuropath 26: 23–43

151. Padget DH (1944) The circle of Willis, its embryology and anatomy. In: Dandy WE, Intracranial arterial aneurysms. Ithaca, New York, Comstock Publishing Co.

152. Pantelakis S (1954) Un type particulier d'angiopathie senilé du système nerveux central: L'angiopathie congophile. Monatsschr Psychiat Neurol 128: 219–256

153. Patel AN, Richardson AE (1971) Ruptured intracranial aneurysms in the first two decades of life – A study of 58 patients. J Neurosurg 35: 571–576

154. Peiffer J (1959) Zur kolloiden Degeneration der Hirnrinde bei progressiver Paralyse. Arch Psychiat Ztsch Neurol 198: 659–672

155. Peiffer J (1963) Symmetrische Pallidum- und Nigranekrosen nach unbemerkt gebliebenem Zwischenfall bei Barbituratnarkose. Dtsch Z Nervenheilk 184: 586–606

*156. Peiffer J (1968) Durch Alterung der Hirngefäße bedingte Abbauprozesse. In: Verhandlungen der Deutschen Gesellschaft für Pathologie, 52. Tagung in Würzburg vom 2.–6. April 1968. Gustav Fischer Verlag, Stuttgart, S 155–164

157. Peiffer J (1977) Neuropathologische Grundlagen. In: Anders G, Felten R, Kirsch A (Hrsg) Boxen und Gesundheit. Deutscher Ärzte-Verlag

158. Peiffer J, Haas H, Boellaard JW (1978) Basilaris-Vertebralis-Aneurysmen als Ursache scheinbarer Halswirbelsäulensyndrome. Dtsch Med Wschr 103: 331–335

159. Percheron G (1973) The anatomy of the arterial supply of the human thalamus and its use for the interpretation of the thalamic vascular pathology. Z Neurol 205: 1–13

160. Peters G (1970) Klinische Neuropathologie. Georg Thieme Verlag, Stuttgart

161. Petitti DB, Wingerd J (1978) Use of oral contraceptives, cigarette smoking, and risk of subarachnoid haemorrhage. The Lancet II: 234–235

162. Pia HW (1978) Classification of aneurysms of the internal carotid system. Acta Neurochir 40: 5–31

163. Pia HW (1979) Classification of vertebro-basilar aneurysms. Acta Neurochir 47: 3–30

164. Pilz P, Wallnöfer H, Klein J (1980) Thrombophlebitis der inneren Hirnvenen bei generalisiertem Lupus erythematodes. Arch Psychiat. Nervenkr 228: 31–43

165. Poller L, Thomson JM, Otridge BW, Yee KF, Logan SHM (1979) Effects of manufacturing oral contraceptives on blood clotting. Brit Med J 1: 1761

166. Prange H, Krtsch H (1978) Bemerkungen zum „Morbus Fahr". Nervenarzt 49: 484–487

167. Rabinowicz T (1979) Strokes: Some pathological aspects. In: Goldstein M, Bolis L, Fieschi C, Gorini S, Millikan CH (eds) Cerebrovascular disorders and stroke. Raven Press, New York (Advances in Neurology, vol 25, pp 65–93)

168. Read D, Esiri MM (1979) Fusiform basilar artery aneurysm in a child. Neurology 29: 1045–1049

169. Remmele W, Harms D (1968) Zur pathologischen Anatomie des

Kreislaufschocks beim Menschen. I. Mikrothrombose der peripheren Blutgefäße. Klin Wschr 46: 352

170. DeReuck J, Crevits L, DeCoster W, Sieben G, Vander Eecken H (1980) Pathogenesis of Binswanger chronic progressive subcortical encephalopathy. Neurology 30: 920–928

171. DeReuck J, Schaumburg HH (1972) Periventricular atherosclerotic leukoencephalopathy. Neurology 22: 1094–1097

172. DeReuck J, Vander Eecken HM (1978) Periventricular leukomalacia in adults. Arch Neurol 35: 517–521

*173. Rieben FW (1973) Zur Orthologie und Pathologie der Arteria vertebralis. Sitzungsberichte der Heidelberger Akademie der Wissenschaften, Mathematisch-naturwissenschaftliche Klasse, Jahrgang 1973, 3. Abhandlung. Springer-Verlag, Berlin Heidelberg New York

174. Riggs HE, Rupp C (1943) Miliary aneurysms: Relation of anomalies of the circle of Willis to formation of anourysms. Arch Neurol Psychiat 49: 615

175. Ringel SP, Harrison SH, Norenberg MD, Austin JH (1977) Fibromuscular dysplasia: Multiple „spontaneous" dissecting aneurysms of the major cervical arteries. Ann Neurol 1: 301–304

176. Robertson AL jr (1978) The spectrum of arterial disease. In: Paoletti R, Gotto AM (eds) Atherosclerosis reviews, vol 3. Raven Press, New York, p 57

177. Roggendorf W, Cervos-Navarro J, Iglesias-Rozas J (1980) Die myoendothelialen Zellkontakte der Hirngefäße bei Hypertonie. 23. Tagung der Deutschen Gesellschaft für Neuropathologie und Neuroanatomie e. V. vom 23.–25. November 1978 in Bonn. Zbl allg Path pathol Anat 124: 162

178. Roggendorf J, Cervos-Navarro J, Lazaro-Lacalle MD (1978) Ultrastructure of venules in the cat brain. Cell Tiss Res 192: 461–474

179. Rompf G (1971) Zum elektrischen Befall des Zentralnervensystems durch Lupus erythematodes. Fortsch Neurol Psychiat 39: 229–245

180. Rothemund E, Frische M (1973) Klinisch-pathologische Studie zur Entstehung der intracerebralen Gefäßhyalinose bei Hypertonie. Arch Psychiat Nervenkr 217: 195–206

*181. Rotter W (1971) Das morphologische Substrat des Schocks. Med Welt 22: 1175

182. Rotter W, Wellmer HJ, Hinrichs G, Müller W (1955) Zur Orthologie und Pathologie der Polsterarterien (sog. Verzweigungs- und Spornpolster) des Gehirns. Beitr path Anat 115: 253–294

183. Sano K, Saito I (1978) Timing and indication of surgery for ruptured intracranial aneurysms with regard to cerebral vasospasm. Acta Neurochir 41: 49–60

184. Schlote W, Betz E, Nguyen-Duong H (1975) Reversible apical swelling of dendrites in the cerebral cortex of cats during respiratory acidosis. In: Kreutzberg GW (ed) Advances in Neurology, vol 12. Raven Press, New York, pp 483–495

185. Schlote W, Boellaard JW, Betz E (1980) Experimental atherosclerosis – The animal model and its relation to the human disease. Folia Angiolog 28: 76–79

*186. Scholz W (1957) An nervöse Systeme gebundene (topistische) Kreislaufschäden. In: Scholz W (Hrsg) Nervensystem. Springer-Verlag, Berlin Göttingen Heidelberg (Handbuch der speziellen pathologischen Anatomie, Bd 13/1b, S 1326)

187. Scholz W, Hsü YK (1938) Late damage from Roentgen irradiation of the human brain. Arch Neurol Psychiat 40: 928

188. Scholz W, Nieto D (1938) Studien zur Pathologie der Hirngefäße I. Fibrose und Hyalinose. Ztsch ges Neurol Psychiat 162: 675–693

189. Schröder R (1978) Chronomorphology of brain death. Adv Neurosurg 5: 346–348

190. Schröder R, Richard KE (1980) Time-interval between a brain lesion and the onset of brain death. A contribution to the inherent dynamics of malignant brain swelling. Neurosurg Rev 3: 183–188

191. Schröder R, Schaefer HE (1977) Zeitliche Längsschnittuntersuchung über Ganglienzellverkalkungen im Randgebiet menschlicher Hirngewebsnekrosen. Zbl allg Path 121: 563

192. Schutz H, Silverstein PR, Vapalahti M, Bruce DA, Mela L, Langfitt TW (1973) Brain mitochondrial function after ischemia and hypoxia. Arch Neurol 29: 408–416

193. Seeger W (1978) Atlas of topographical anatomy of the brain and surrounding structures. Springer-Verlag, Wien New York

194. Sheffield EA, Weller RO (1980) Age changes at cerebral artery bifurcations and the pathogenesis of berry aneurysms. J Neurol Sci 46: 341–352

195. Shields WD, Ziter FA, Osborn AG, Allen J (1977) Fibromuscular dysplasia as a cause of stroke in infancy and childhood. Pediatrics 59: 899–901

196. Shuangshoti S, Samranvey P, Netsky MG (1979) Phagocytic astrocytes and neurons in old encephalomalacia. Neuropath Exp Neurol 38: 235–241

197. Sokoloff L (1979) Mapping of local cerebral functional activity by measurement of local cerebral glucose utilization with (^{14}C)deoxyglucose. Brain 102: 653–668

198. Sourander P, Walinder J (1977) Hereditary multi-infarct dementia. Acta Neuropath 39: 247–254

199. Staemmler M (1958) Kreislaufstörungen und Gefäßerkrankungen des ZNS. In: Kaufmann E, Staemmler M (Hrsg) Lehrbuch der speziellen pathologischen Anatomie, 12. Aufl, Bd. III: 1. W. de Gruyter & Co, Berlin, S 271

200. Starr DS, Lawrie GM, Morris GC (1981) Fibromuscular disease of carotid arteries: Long term results of graduated internal dilatation. Stroke 12: 196–199

201. Stehbens WE (1963) Aneurysms and anatomical variation of cerebral arteries. Arch Path. 75: 45

202. Stehbens WE (1963) Histopathology of cerebral aneurysms. Arch Neurol 8: 272–285

203. Stein Y, Friedman G, Stein O (1978) Intralysosomal accretion of cholesterol ester in vascular cells in culture and its translocation into the cytoplasm. In: Paoletti R, Gotto AM (eds) Atherosclerosis reviews, vol 3. Raven Press, New York, p 97

204. Sternby NH (1968) Atherosclerosis in a defined population. Acta Path Mikrobiol Scand 194: 1–216

205. Stochdorph O (1966) Über Verteilungsmuster von venösen Kreislaufstörungen des Gehirns. Arch Psychiat Ztsch Neurol 208: 285–298

206. Stochdorph O (1968) Zur nosologischen Stellung der kongophilen Angiopathie (sog. Altersamyloidose) des Gehirns. Verh Dtsch Ges Path 52: 233–236

207. Stochdorph O (1969) Pathologie des Rückenmarks. In: Olivecrona H, Tönnis W, Krenkel W (Hrsg) Handbuch der Neurochirurgie, Bd VII/1. Springer-Verlag, Berlin Heidelberg New York, S 238–304

208. Stoeter P, Voigt K (1976) Moyamoya-Syndrom bei tuberkulöser zerebraler Arteriitis. Fortschr Röntgenstr 124: 516–519

209. Symon L (1978) Disordered cerebro-vascular physiology in aneurysmal subarachnoid haemorrhage. Acta Neurochir 41: 7–22

210. Szikla G, Loayza P, Recoules D, Lecaque G, Salamon G (1979) The cortical territory of the posterior cerebral artery: Patterns of branching and areas of supply stereoangiographic localization of Gyri und Sulci. Anatomia Clin 1: 223–239

211. Szirmai I, Guseo A, Molnar M (1977) Bilateral symmetrical softening of the thalamus. J Neurol 217: 57–65

212. Tavcar D, Grcevic N (1980) Sind Kugelblutungen ein Modell für die Entstehung der massiven Hirnblutungen? Ergebnisse serienschnittweise untersuchter 70 Kugelblutungen. 23. Tagung der Deutschen Gesellschaft für Neuropathologie und Neuroanatomie e. V. vom 23.–25. November 1978 in Bonn. Zbl allg Path pathol Anat 124: 162

213. Toole JF, Yuson CP, Janeway R, Johnston F, Davis C, Cordell R, Howard G (1978) Transient ischemic attacks: A prospective study of 225 patients. Neurology 28: 746–753

214. Torack RM (1978) The pathologic physiology of dementia. Springer-Verlag, Berlin Heidelberg New York
215. Trump BF, Mergner WJ, Kahng MW, Saladino AJ (1976) Studies on the subcellular pathophysiology of ischemia. Circulation 53; Suppl I: 17–26
216. Vogt C, Vogt O (1922) Erkrankungen der Großhirnrinde im Licht der Topistik, Pathoklise und Pathoarchitektonik. J Physiol Neurol (Lpz) 28: 1
217. Vuia O, Rothemund E (1971) L'hypertrophie de l'olive bulbaire dans le syndrome apallique post-traumatique. Rev Neurol 125: 373–386
218. Walker AE, Allegre GW (1954) The pathology and pathogenesis of cerebral aneurysms. J Neuropath Exp Neurol 13: 248–259
219. Wechsler W (1959) Beitrag zur Pathogenese cerebraler und spinaler Gewebsschäden bei Panarteriitis nodosa. Arch Psychiat Ztsch Neurol 198: 331–364
220. de Weerd AW (1979) The prognosis of intraventricular hemorrhage. J Neurol 222: 45–51
221. Werner A (1980) Sofortoperation nach Subarachnoidalblutung? Dtsch Med Wschr 105: 110–111
222. White RP (1979) Multiplex origins of cerebral vasospasm. In: Price TR, Nelson E (eds) Cerebrovascular diseases. Raven Press, New York, pp 307–319
223. Williams G (1969) Recent views on Buerger's disease. J Clin Pathol 22: 573–578
224. Wissler RW (1978) Current status of regression studies. In: Paoletti R, Gotto AM (eds) Atherosclerosis reviews, vol 3. Raven Press, New York, p 213
225. Wolf PA, Dawber TR, Thomas HE, Kannel WB (1978) Epidemiologic assessment of chronic atrial fibrillation and risk of stroke: The Framingham study. Neurology 28: 973–977
226. Yokota A, Oota T, Matsukado Y, Okudera T (1978) Structures and development of the venous system in congenital malformations of the brain. Neuroradiol 16: 26–30
227. Zeman W (1955) Veränderungen durch ionisierende Strahlen. In: Scholz W (Hrsg) Nervensystem. Springer-Verlag, Berlin Göttingen Heidelberg (Handbuch der speziellen pathologischen Anatomie und Histologie, Bd 13/3, S 340)
228. Zülch KJ (1954) Mangeldurchblutung an der Grenzzone zweier Gefäßgebiete als Ursache bisher ungeklärter Rückenmarksschädigungen. Dtsch Ztsch Nervenheilk 172: 81–101
229. Zülch KJ (1956) Biologie und Pathologie der Hirngeschwülste. In: Olivecrona H, Tönnis W (Hrsg) Handbuch der Neurochirurgie, Bd III. Springer-Verlag, Berlin Göttingen Heidelberg, S 1
230. Zülch KJ (1961) Die Pathogenese von Massenblutung und Erweichung unter besonderer Berücksichtigung klinischer Gesichtspunkte. Acta Neurochir Suppl (Wien) 7: 51–117
231. Zülch KJ, Dreesbach HA, Eschbach O (1974) Occlusion of the middle cerebral artery with the formation of an abnormal arterial collateral system – Moyamoya type – 23 months later. Neuroradiol 7: 19–24

Perinatalschäden einschließlich Kernikterus

Weiterführende Literatur

1. Friede RL (1975) Developmental neuropathology. Springer-Verlag, Wien New York
2. Jellinger K, Seitelberger F (1977) Spongy encephalopathies in infantile spongy degeneration of CNS and progressive infantile poliodystrophy. In: Goldensohn ES, Appel SH (eds) Scientific approaches to clinical neurology. Lea & Febiger, Philadelphia, pp 323–386
3. Peiffer J (1963) Morphologische Aspekte der Epilepsien. Springer-Verlag, Berlin Göttingen Heidelberg
4. Schwartz P (1961) Birth injuries of newborn. Karger, New York
5. Solcher H (1968) Zur Neuroanatomie und Neuropathologie der Frühfetalzeit. Monogr Psychiat 127: 1–78. Springer-Verlag, Berlin Heidelberg New York
6. Urich H (1976) Malformations of the nervous system, perinatal damage and related conditions in early life. In: Blackwood W, Corsellis JAN (eds) Greenfield's neuropathology, 3rd edn. Edward Arnold, London, pp 362–469
7. Yakovley PI, Wadsworth RD (1946) Schizencephalies. A study of the congenital clefts in the cerebral mantle. I. Clefts with fused lips. J Neuropath Exp Neurol 5: 116–130
8. Yakovley PI, Wadsworth RD (1946) Schizencephalies. A study of the congenital clefts in the cerebral mantle. II. Clefts with hydrocephalus and lips separated. J Neuropath Exp Neurol 5: 169–206

Die spastische Diplegie bzw. das Little-Syndrom waren früher häufige und gefürchtete Folgen von Schäden, die während der Geburt oder der Säuglingsperiode das Gehirn trafen. Verbesserte Vorsorgeuntersuchungen und eine Optimierung der ärztlichen Versorgung in der Perinatalperiode reduzierten die Zahl dieser schweren Hirnschädigungen deutlich[28]. Dies gelang, indem einige der schädigenden Faktoren analysiert und ihnen begegnet werden konnte.

Die Perinatalschäden stellen aber einen *Folgekomplex sehr unterschiedlicher schädigender Faktoren* dar, zu denen unter anderem neben der *Hypoxie* die *Hypotonie*, die *Hypoglykämie*, die *Entgleisung der ionalen Homöostase* sowie *mechanische Faktoren* gehören.

Die Morphologie kann gewisse Hinweise auf pathogenetische Schädigungsfaktoren bieten, ist aber in ihren Aussagemöglichkeiten stark beschränkt, da das morphologische Muster, das die Antwort auf unterschiedliche pathogenetische Mechanismen darstellt, vielfach sehr ähnlich oder gar gleich ist. Dies erschwert eine systematische Darstellung der Perinatalschäden nach ätiologischen Hauptgruppen, da erhebliche Überschneidungen bestehen und eine Faktorenanalyse nur sehr beschränkt möglich ist. *Bedeutungsvoll* ist jedenfalls *der Zeitpunkt einer Schädigung:*

Generell sind bei *unreif Geborenen* periventrikuläre Ödemschäden, Nekrosen und Blutungen zu erwarten, bei *reif Geborenen* eher kortikale Schädigungen, Falx- und Tentoriumrisse mit entsprechenden subduralen Blutungen[55].

Mechanische Schädigungen

Das Gehirn ist beim Durchtreten durch den Geburtskanal vor allem bei *atypischen Kindslagen* erheblichen mechanischen Belastungen ausgesetzt. Dies gilt vor allem für die *seitliche Kompression* des noch sehr weichen Schädels. Sie kann zu einer Steilstellung des Tentoriums und zu Zerrungen innerhalb des Tentoriums, der Falx und der dorsal in Richtung des Sinus longitudinalis superior verlaufenden Venen führen.

Tentoriumrisse

Pathogenese, Morphologie
Tentoriumrisse können – *bevorzugt am freien Rand* – Folgen derartiger mechanischer Belastungen sein. Bei den im Zusammenhang mit derartigen mechanischen Schädigungen auftretenden *Blutungen* muß allerdings die Kombination mit möglichen anderen Schädigungen, vor allem hypoxischen Bedingungen, bedacht werden. Die *Massenverschiebungen* mit Zerrungen des Tentoriums und des Venensystems können auch für *Abflußstörungen in Richtung Vena Galeni* verantwortlich gemacht werden. Sie erklären die im Abflußgebiet der inneren Hirnvenen nicht seltenen *Thrombosierungen* und *Infarzierungen*[29].

Subdurale Hämatome

Epidemiologie
Die Häufigkeit der Subduralhämatome im Säuglingsalter wird in verschiedenen Statistiken sehr unterschiedlich angegeben[1]. In etwa 80% der Fälle treten sie *doppelseitig* auf[11,31]. Während die feinen intraduralen Blutungen vorwiegend unreif Geborene betreffen, sind die ausgeprägten *Subduralhämatome* ähnlich wie auch die Tentoriumeinrisse *eher bei* schwergewichtigen *Reifgeborenen* oder im Anschluß an früh postnatal erfolgende Traumata zu beobachten.

Pathogenese
Subdurale Hämatome können auch eine Konsequenz mechanischer Druckschädigungen durch das *Übereinanderschieben von Parietal-Schädelknochen* mit Blutungen in das innere Duralblatt sein.

Es gibt hierbei alle Übergänge von *feinen intraduralen Mikrohämorrhagien*, die nicht zur Hämatomentwicklung führen und die vielfach multipel auftreten, bis zum ausgeprägten, *raumverdrängenden Hämatom*.

Bei den erstgenannten intraduralen Mikroblutungen spielen Asphyxien pathogenetisch wahrscheinlich eine größere Rolle. Es ist auch nicht eindeutig, ob hierbei wirklich fließende Übergänge bestehen oder ob nicht grundsätzlich andere pathogenetische Bedingungen bei den raumverdrängenden, vielfach bilateralen subduralen Hämatomen zu unterstellen sind.

Morphologie
Diese als subdural bezeichneten Hämatome liegen nach unserer Auffassung zwar ebenfalls *intradural*, d. h. innerhalb der inneren Duralamelle. Es kann aber außerordentlich schwierig sein, die hirnwärtige Hämatomwand genau mikroskopisch zu bestimmen, zumal bei den chronifizierten subduralen Hämatomen vielfach ein weitläufiges Maschenwerk von *Neomembranen* neben *Spaltbildungen* der ursprünglichen inneren Duralamelle vorhanden ist und man auch innerhalb der dadurch gebildeten Hohlräume Arachnoidalzellnester und sekundäre Auskleidungen der Hohlräume mit dann meist abgeflachten Arachnothelien beobachten kann.

Sehr häufig finden sich *Blutungen ganz unterschiedlichen Alters* innerhalb der Duramembranen. Dies spricht dafür, daß nicht ein einmaliges mechanisches Ereignis Ursache dieser Hämatome ist, vielmehr *zusätzliche Faktoren*, die die Blutgerinnung beeinflussen, bedeutungsvoll sind. Das Auftreten von *Siderophagen*, die mehr oder weniger ausgeprägte *Sprossung von Kapillaren*, die *Bildung sinusoidaler Gefäßräume* sowie die *Bindegewebsproliferation* und eventuelle *entzündliche Begleitreaktionen* sind Kriterien, nach denen – wie beim chronischen Subduralhämatom des Erwachsenen – das Alter der Hämatome annähernd festgelegt werden kann.

Verlauf, Folgen
• *Übergang in subdurale Hygrome:* Er ist nach Resorption von subduralen Hämatomen häufig. Auffallend ist aber, daß man immer wieder einmal auch bei sehr jungen Säuglingen bereits Hygrome nachweisen kann, ohne daß es mikroskopisch gelingt, Zeichen einer vorangegangenen Blutung in Form von Siderophagen nachzuweisen.

• *Hydrocephalus internus:* Subduralhämatome und Hämatome können Ursache von Liquorabflußstörungen und insofern Ursache eines *Hydrocephalus internus* sein. Auf der anderen Seite kann aber auch bei einem starken Hydrocephalus internus anderer Ursache nach einer Druckentlastung ein Subduralhämatom auftreten – eine gefürchtete Komplikation entsprechender Shuntoperationen.

Spinale Hämatome

Im *Rückenmark* kann es zu entsprechenden Blutungen in die Dura oder auch die spinalen Leptomeningen kommen. Gefährdet sind hier vor allem *Zangengeburten*[55]. Bei diesen ausgeprägt mechanischen Schädigungen durch Zugkräfte, starke Beugung oder Verdrehung der Vertebralachse kann es – selten – auch zu *Wirbelkörperfrakturen* kommen. Sehr viel häufiger sind außer den genannten Duralblutungen *Blutungen in die Arachnoidea, Risse in den Nervenwurzeln* oder auch *intraspinale Blutungen*. Die Häufigkeit der *Todesfälle* im Säuglingsalter, die auf derartige spinale Traumen zurückgeführt wird, wird mit etwa 10% angenommen[32].

Arterielle und venöse Gefäßverschlüsse

Arterielle sowie venöse Gefäßverschlüsse sind ebenfalls Folge mechanischer Verletzungen, wobei – wie oben bemerkt – die Analyse der pathogenetisch entscheidenden Faktoren schwierig sein kann. Geburtstraumatisch bedingte Gefäßverschlüsse wurden sowohl an den *spinalen Gefäßen*[32] als auch an den *Vertebralarterien* nachgewiesen[56]. Gerade diese Schädigungen im Bereich der beiden Vertebralarterien können zu *erheblichen Kreislaufstörungen in Hirnstamm und Kleinhirn* führen.

Kreislaufstörungen durch Gefäßstenosen und -verschlüsse

Arterielle Verschlüsse

Ätiologie, Pathogenese
Arterienverschlüsse kommen in der Perinatalperiode sowohl
- *mechanisch*[32] als auch
- *embolisch* bedingt vor, wobei die Quelle des Embolus der Ductus arteriosus oder die Umbilikalgefäße sein können. Gefährdet sind für paradoxe Embolien Kinder mit angeborenen Herzfehlern und weit offenem Foramen ovale[1].
- *Störungen der Blutgerinnung* z. B. bei pulmonalen Prozessen, insbesondere beim *Syndrom der hyalinen Membranen*, können ein weiterer pathogenetischer Faktor sein, schließlich vor allem auch die
- allgemeine *Blutdrucksenkung*.

Morphologie
Je nach dem Überwiegen einzelner pathogenetischer Faktoren liegen entweder *isolierte anämische Infarkte* vor wie sie besonders häufig im Versorgungsgebiet der Arteria cerebri media anzutreffen sind oder *großräumige, häufig symmetrisch auftretende Schädigungen,* unter denen auch in charakteristischer Weise die *Grenzgebiete* zwischen den Territorien der drei großen Arterien bevorzugt sein können (Abb. 1.22a). Gerade bei diesem Verteilungstyp sichelförmig der Mantelkante parallel folgender Nekrosen ist ein Absinken des Systemblutdruckes als wesentlicher pathogenetischer Faktor anzunehmen.

Die Folge des Verschlusses großer Hirnarterien oder auch kleinerer Arterienäste ist im Säuglingsalter meist eine ausgedehnte *Zyste.*

Spatz hat auf diese besondere *Neigung des infantilen Hirns* hingewiesen, *nekrotisch gewordenes Gewebe* sehr *rasch abzubauen unter Hinterlassung zystischer Hohlräume*[51].

Eine Besonderheit arterieller Zirkulationsstörungen sind
- *Abklemmungen der Arteria cerebri posterior* oder auch Versorgungsstörungen im Ausbreitungsgebiet beider Aa. posteriores durch entsprechende mechanische Schädigungen der Vertebralarterien[56]. Das Konzept der *„incisural sclerosis"* geht auf derartige geburtstraumatisch-mechanisch bedingte Gefäßabklemmungen der Arteria cerebri posterior bzw. der Arteria chorioidalis anterior zurück[21].

Venöse bzw. Sinusthrombosen

Unter den perinatalen Zirkulationsstörungen sind sie wahrscheinlich bedeutungsvoller und häufiger als die arteriellen Schädigungen. Die *pathogenetischen Faktoren* sind allerdings noch vielfältiger und schwerer zu analysieren als bei den arteriellen Infarkten[10,12]. So wurde für die Schädigungen, die während des Geburtsvorganges einsetzen, der *unterschiedliche Druck zwischen den intrauterinen Teilen* und dem *atmosphärischen Druck* in den bereits durch den Geburtskanal hindurchgetretenen Organteilen als ein pathogenetischer Faktor von hoher Bedeutung bezeichnet[4]. Diese Möglichkeit wurde allerdings in ihrer Bedeutung wohl eher überschätzt gegenüber *Störungen der Blutgerinnung* und den Folgeerscheinungen einer *Hypotension*[42].

Verschlüsse des Sinus longitudinalis superior
Sie haben unterschiedliche Konsequenzen je nach ihrem primären Sitz: Im *frontalen Drittel* können Thrombosen ohne schwerwiegende Folgen ablaufen, weil noch ausreichende Abflußmöglichkeiten anderer Art vorhanden sind, dagegen sind Thrombosierungen im *mittleren Drittel* vor allem dann, wenn die Thrombosierung auf die *dorsalen Venen* übergreift, von schwerwiegenden Infarzierungen begleitet. Die besondere Vulnerabilität dieses Sinusabschnittes liegt darin, daß hier die dorsalen Venen von der Hirnoberfläche her nicht in einem rechten Winkel, sondern in einem spitzen Winkel entgegen der Sinusblutrichtung einstrahlen[1]. Kongenitale Herzfehler begünstigen die Thrombosierungsneigung. Im übrigen können auch Attacken heftigen Erbrechens, eine Hypernatriämie[38] oder eine Dehydratation Thrombose-fördernd sein.

Spätfolgen von Sinusthrombosen lassen sich an dem *charakteristischen Verteilungstyp der Narben entlang der Mantelkante* und *bei weitgehender Verschonung des Gyrus cinguli* erkennen.

Meist sind außer den *Markzungen der mantelkantennahen Windungen* auch das *Centrum semiovale* schwer geschädigt und der *Balken* erheblich verschmälert[18].

Der Nachweis vorangegangener Thrombosen ist sowohl am Sinus als vor allem bei den dorsalen und inneren Venen deswegen schwierig, weil innerhalb weniger Wochen eine *Rekanalisation* einsetzt.

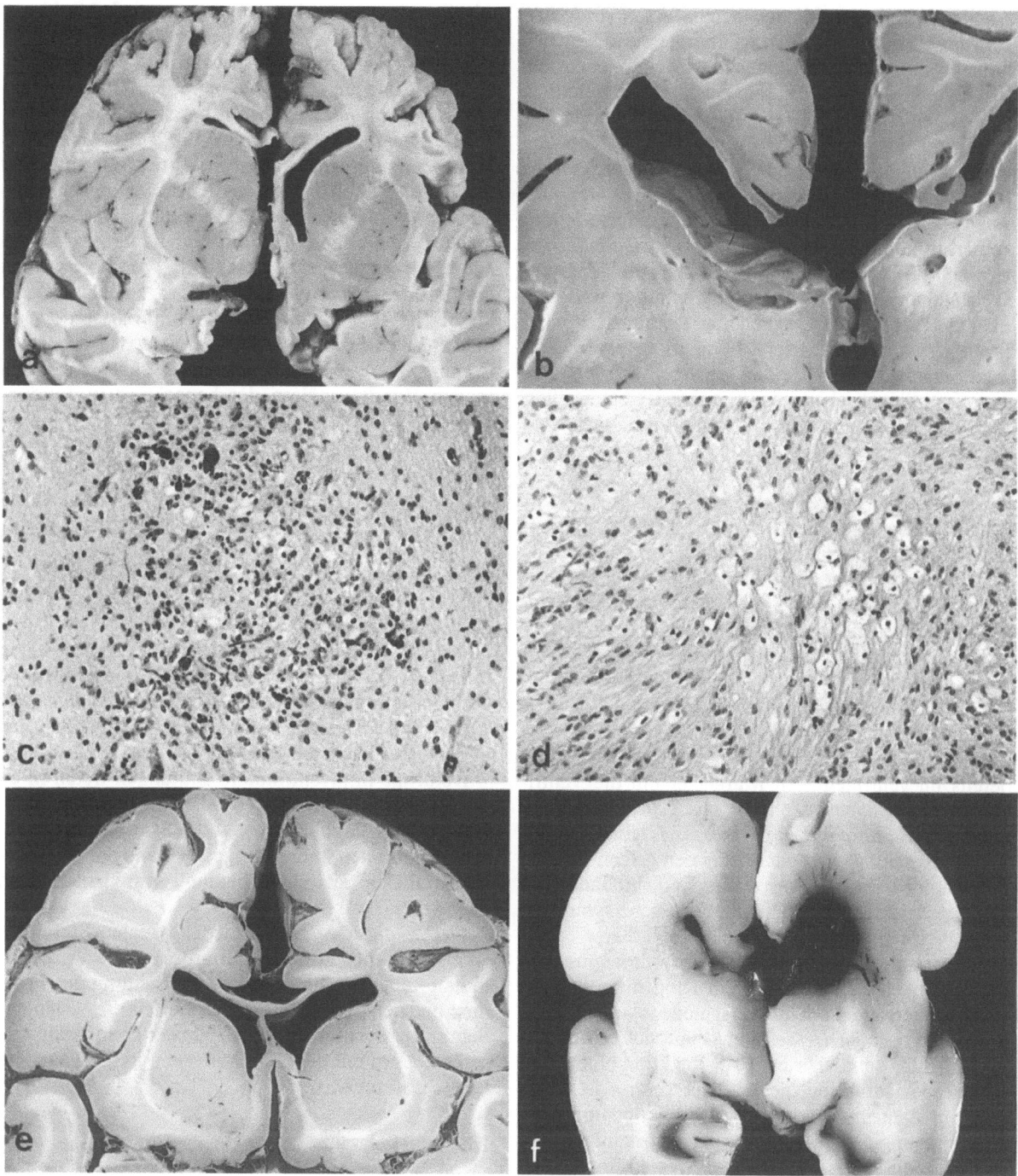

Abb. 1.22. a Symmetrische Narbenbildungen in den Grenzgebieten zwischen Aa. cer. anterior und media und im Anteriorbereich bei frühkindlicher Hirnschädigung. **b** Perinatalschädigung mit periventrikulären Zysten als Folge subependymaler Blutungen und starke Marklagerverschmälerung und -fibrosierung nach periventrikulären Marknekrosen unter Einbeziehung von Balken und Markzunge des Gyrus cinguli. **c** Leukotelenzephalopathie bei Frühgeburt. Markschädigung mit kalkinkrustierten nekrotischen Nervenzellen und starker Gliareaktion. **d** Leukotelenzephalopathie mit herdförmigen Marklager-Nekrosenarben bei deutlicher Gliareaktion und zentralen Schaumzellbildungen. 11 Monate altes Kind mit angeborenem Herzfehler. **e** Foix-Marie'sches Syndrom mit Schrumpfung der Ventrikelrandnahen frontalen Markbereiche als Folge einer Perinatalschädigung mit periventrikulären Nekrosen. **f** Ventrikelwinkelblutungen bei Frühgeburt in der 25. Schwangerschaftswoche

Venenthrombosen können bereits *gegen Ende der Schwangerschaft beim Feten* vorkommen und hier bei Sinusthrombosen zu tief in das Marklager reichenden Schädigungen führen. Hierbei zeichnen sich ähnlich wie bei den Arterien[42] *Grenzgebiete* zwischen den äußeren und den inneren Hirnvenen ab[39]. Die im Erwachsenenalter pathogenetisch bedeutungsvolle *Thrombosierungsneigung bei entzündlichen Veränderungen* spielt im Perinatalleben eine geringere Rolle. Immerhin kommen aber auch hier bei *frühkindlichen Meningitiden* vor allem dann sehr schwere zerebrale Kreislaufstörungen vor, wenn die Meningitis mit ihrer lokalen Thrombosierungsneigung kompliziert wird durch *Krampfanfälle.* Die Kombination lokaler Zirkulationsstörungen mit einer schweren Störung des Energiestoffwechsels der krampfenden Nervenzellen kann hierbei zu *schwersten Nekrosen der grauen und weißen Substanz* führen.

Thrombosen der inneren Hirnvenen und der Venae terminales

Sie bieten ein topographisch völlig anderes Muster als die Thrombosen der Sinus- und der dorsalen Konvexitätsvenen (Abb. 1.22 b). Diese *periventrikulären Infarkte* (periventrikuläre Enzephalomalazien) bilden 18,8% einer größeren Kinder-Autopsie-Serie[11]. 64% dieser Fälle waren *unreif Geborene.* Bei allen Fällen war eine starke Anoxie vorhanden gewesen, die durch Reanimationsmaßnahmen behandelt worden war.

Makroskopisch sieht man auf den Frontalschnitten bereits im ventrikelnahen Marklager um die Ventrikelwinkel *weißlichblasse* oder *gelbliche,* manchmal recht scharf *umschriebene Herde,* die sehr stark *erweicht,* manchmal aber auch – bei den gelben Herden – etwas in der *Konsistenz erhöht* sind. Vielfach sind mehrere derartiger Herdchen in nicht ganz symmetrischer Weise in beiden Hemisphären sichtbar.

Mikroskopisch ist das Bild der *periventrikulären Infarkte* je nach Zeitdauer, die ein Kind diese Schädigungen überstehen konnte, verschieden:

● An den *frischen Herden* sieht man vielfach bereits im HE-Bild, deutlicher bei PAS-Reaktion eine Mantelzone des Infarktes, die kräftiger gefärbt ist, während im Zentrum eine Gewebsdestruktion mit oder ohne spongiöse Auflockerung vorhanden ist (Abb. 1.22 c). In diesen zentralen Arealen finden sich vielfach noch frische Erytrrhodiapedesen.

● Bei etwas *älteren Herden* sind deutliche Astrozytenvermehrungen sichtbar, außerdem erscheinen bereits Lipophagen (Abb. 1.22 d), die bei Schädigungen, die 2 bis 3 Wochen überdauern, zahlreicher werden. *Verkalkungen und* durch Eisenfärbung deutlich zu machende *Mineralisationen* von Axonbruchstücken werden in diesen Infarkten nicht selten beobachtet.

● Als *Spätfolgen* finden sich um die Ventrikelwinkel *kleine Zysten*[41].

Zur Erklärung dieser periventrikulären Infarkte wurden auch *Durchblutungsstörungen in Grenzgebieten der Arterien* postuliert, die von der Oberfläche aus mit ihren langen Endästen bis in das tiefe Marklager reichen[19].

Ein anderes *Residuum* periventrikulär auftretender und das Centrum semiovale betreffender Schädigungen ist die von *Foix und Marie* beschriebene
● *Schrumpfung des Marklagers und des Balkens* in Verbindung mit einer intensiven *Fasergliose* und einer *Entmarkung* (Abb. 1.22 e), die in Form eines schmalen Streifens vom Ventrikelwinkel bis in die Markzungen verläuft, ohne aber die Fibrae arcuatae einzubeziehen[25]. Als *Ursache* für dieses Bild wurden *perinatal auftretende Ödeme* verantwortlich gemacht[23]. Auch hierbei ist aber an *arterielle Grenzgebietsschäden* zu denken, wenn diese Markverschmälerung gekoppelt ist mit entsprechenden Nekrosen bzw. gliösen Narben in den Windungstälern der benachbarten Windungen[6].

Asphyxiefolgen

Subependymale und intraventrikuläre Blutungen

Epidemiologie, Lokalisation

Unter asphyktischen Schädigungen leiden vor allem *unreife und frühgeborene Kinder*[37]. In dieser Gruppe kommen charakteristischerweise *Blutungen unter dem Ependym der Ventrikel* (Abb. 1.22 f), z. T. mit Einbruch in das Ventrikelsystem vor[1].

Derartige intraventrikuläre Blutungen treten in einer *Häufigkeit* von 1,1 : 1 000 Lebendgeburten auf[22]. Ein größerer Teil hiervon zeigt das Syndrom der hyalinen Membranen in der Lunge[36, 52], ohne daß aber klare Parallelen zwischen beiden Krankheitszeichen nachweisbar wären[13].

Der *häufigste Sitz* der subependymalen Blutungen ist oberhalb des Foramen Monroe, wo die Venae terminales eine Biegung abwärts in Richtung des Foramen machen[1]. In dieser Region treffen die Venen des Septum pellucidum und des Plexus chorioidalis zusammen, um mit den Terminalvenen in die Venae internae überzugehen.

Klinische Relevanz

Blutungen unter dem Ependym sind, wenn es zum Ventrikeleinbruch kommt, eine häufige Todesursache bei unreif Geborenen[50].

Die besondere Bedeutung der subependymalen Blutungen liegt im übrigen darin, daß durch die Blutungen die *Matrixzellen bevorzugt zerstört* werden (Abb. 1.23 a)

Morphologie

Bereits in den ersten Lebenstagen lassen sich *Reaktionen der Astrozyten* auf die Erythrodiapedesen nachweisen, ebenso die Bildung von *Makrophagen*. Die unreifen Astrozyten besitzen auffallend chromatinarme, blasse, große Kerne, bilden dagegen nur ganz kurze oder nicht erkennbare Fortsätze. Die Phagozyten entstammen wahrscheinlich den Endothelzellen oder Perizyten der Kapillaren des betroffenen Gebietes[50].

Thrombosen der subependymalen Venen im Blutungsbereich sind vermutlich nicht die Ursache der Blutungen, sondern *Sekundärerscheinungen*[1]. Diese subependymalen und intraventrikulären Blutungen sind aber in etwa ⅓ bis ¼ der Fälle kombiniert mit periventrikulären Infarkten[1].

Als *Spätfolgen* dieser subependymalen Blutungen trifft man auf Narbenbildungen am Übergang zum Nucleus caudatus, manchmal auch in Verbindung mit Siderophagen und einer hin und wieder bereits makroskopisch nachweisbaren rostbraunen Verfärbung des Gewebes (Abb. 1.23 a). Die Lokalisation unterscheidet sich mit der etwas weiter ventral gelegenen Narbenregion von derjenigen der periventrikulären Infarkte.

Kleinere Blutungen oder Erythrodiapedesebezirke finden sich bei anoxischen Frühgeborenen nicht selten auch im Stroma des *Plexus chorioideus* (zu unterscheiden von Blutauflagerungen auf dem Plexus bei intraventrikulären Blutungen), ferner unter der Pia sowie innerhalb der Kleinhirnrinde. Gegen eine mechanische Verursachung dieser Blutungen spricht ihr Nachweis bereits bei abortierten Feten[5] oder bei durch Kaiserschnitt entbundenen Kindern. Die Bedeutung der Asphyxie und schweren Anoxie wurde demgegenüber vor allem von Gröntoft (1953) betont[26, 27].

Besondere Reaktionsweisen und Vernarbungsmuster bei Perinatalschädigung

Fettige Metamorphose der Glia (Virchow)

Sie ist *häufig* bei unreif oder reif Geborenen, die innerhalb der ersten Lebenstage sterben.

Die Deutung dieses Befundes war lange Zeit umstritten. *Elektronenmikroskopisch* konnte inzwischen nachgewiesen werden, daß diese feintropfige Fetteinlagerung in die Gliazellen (Abb. 1.23 b) vor allem des Endhirn-Marklagers vorwiegend in Astrozyten erfolgt, jedenfalls keineswegs ausschließlich in den markbildenden Oligodendrogliazellen[49]. Insofern kann auch nicht ohne Vorbehalt von einer für Myelinisationsglia charakteristischen Veränderung gesprochen werden. Zu unterscheiden sind diese Gliaverfettungen jedenfalls eindeutig von den periventrikulären Infarkten einerseits, von dem disseminierten Vorkommen von Zellnekrosen im Rahmen des „programmierten Zelltodes" andererseits[43, 49].

● Bei der *fettigen Glia-Metamorphose* handelt es sich wahrscheinlich um eine *geringgradige Schädigung aus unterschiedlicher Ätiologie an metabolisch besonders aktiven, noch unreifen Gliazellen* während der hierfür besonders vulnerablen Wachstumsphase des telenzephalen Markes. Genauere Differenzierungsversuche zeigten bei einem 22 Wochen alten Fetus, daß das betroffene telenzephale Mark zu 68,8% aus Astrozyten, zu 43,5% aus Glioblasten und nur zu 7,4% aus Oligodendrozyten besteht.

Die Schädigung des Markes in dieser Entwicklungsphase kann zu einer weiteren *Unterdrückung der oligodendrozytären Zellinie* führen mit dem Ergebnis einer retardierten Markscheidenbildung oder – in den schweren Fällen – einer telenzephalen Leukoenzephalopathie.

● Die *telenzephale Leukoenzephalopathie* (Synonym: Leukotelenzephalopathie)[49] bzw. in ihren Vorstufen die fettige Metamorphose der Glia hat trotz des öfters gemeinsamen Vorkommens mit periventrikulären Infarkten[1] eine andere Lokalisation, greift sie doch auch auf Balken und innere Kapsel sowie auf die langen Markstränge des Hirnstamms über (Abb. 1.23 c). Als normales Durchgangsstadium der Myelinisation ist sie jedenfalls nicht anzusehen. Unter den Bedingungen, unter denen sie auftreten kann, spielen Hypoxie und Azidose eine besondere Rolle[35].

Als *physiologisch* sind dagegen *Lipideinlagerungen in Peri- und Endothelzellen der Markvenen sowie in den diese Gefäße umgebenden Oligodendrogliazellen* anzusehen, beginnend um die 4. postnatale Woche mit einem Höhepunkt um den 3. und 6. postnatalen Monat und einem langsamen Verschwinden um das 3. Lebensjahr. Es handelt sich hierbei offenbar um Lipide, die zur Markscheidenbildung im Überschuß gebildet worden waren und die mit dem Abschluß der Myelinisierung wieder in das Blut abgegeben werden[33].

● Als *Hypoplasie der weißen Substanz* wurde ein ebenfalls bei Kleinkindern vorkommendes Muster beschrieben, bei dem das fronto-zentrale Marklager volumenmäßig deutlich reduziert ist, ohne daß aber Zeichen einer Entmarkung oder einer nennenswerten Gliafaserreaktion sichtbar wären[15a]. Inwieweit es sich hierbei um echte hypoplastische Entwicklungsstörungen kortikaler Axone handelt oder doch nur um atypische Residuen einer telenzephalen Leukoenzephalopathie, erscheint noch nicht ausreichend geklärt.

Zwischen den genannten Markschädigungen gibt es Übergänge, wobei differentialdiagnostisch auch die Abgrenzung gegenüber frühkindlich einsetzenden orthochromatischen Leukodystrophien schwierig sein kann (▷ S. 493) (Abb. 1.24).

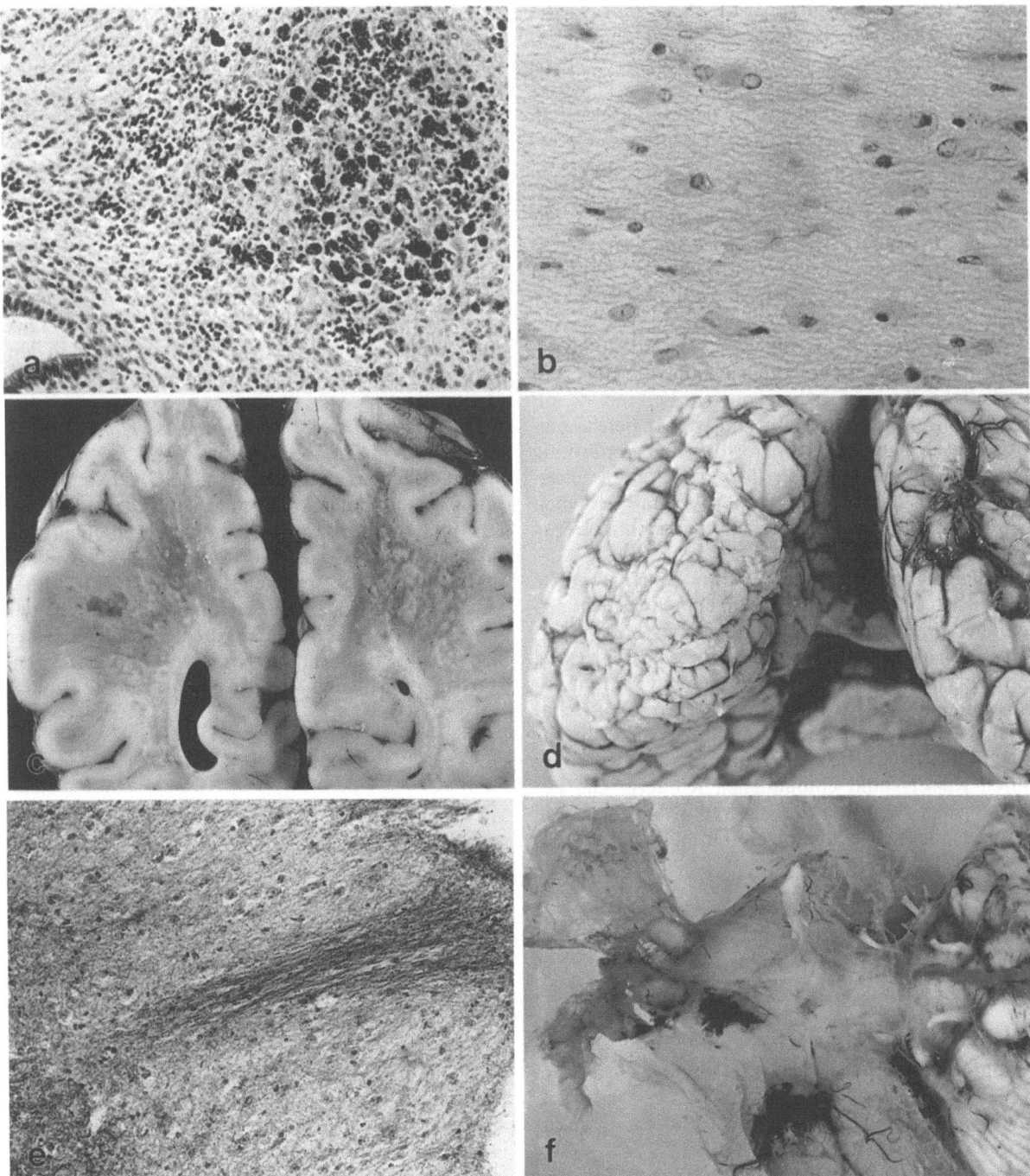

Abb. 1.23. a Siderophagenansammlungen um den Ventrikelwinkel bei 5 Tage altem Kind mit hypoplastischem Linksherzsyndrom, Mitral- und Aortenatresie sowie schwerster metabolischer Azidose. **b** Proliferation zytoplasmareicher Astrozyten im Balken-nahen frontalen Marklager bei 4 Monate altem Kind mit angeborenem Immundefekt und psychomotorischem Entwicklungsrückstand. **c** Perinatale Leukotelenzephalopathie. **d** Ulegyrien im Okzipitallappen bei schwerem Schwachsinn nach frühkindlicher Hirnschädigung. **e** Gliafasernarbe senkrecht zur Rindenoberfläche bei frühkindlicher Hirnschädigung. **f** Hydranenzephalie mit leicht einreißenden, nur unter Wasser noch darstellbaren weichen Hirnhäuten, völligem Untergang der großen Hemisphären und einem nur noch kleinen Zwischen- und Mittelhirnrest bei gut erhaltenem Kleinhirn

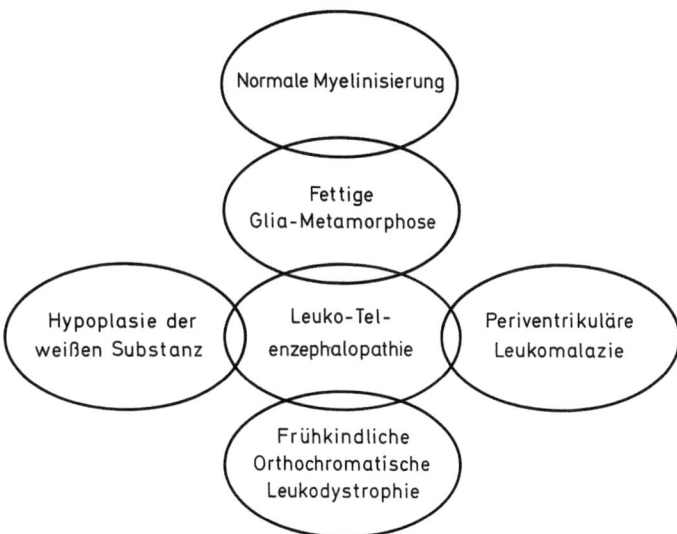

Abb. 1.24. Schema zur Differentialdiagnose von Großhirnmarkschäden im Kindesalter

Ulegyrie/Mikrogyrie

Als *Ulegyrie* wird eine charakteristische Vernarbungsform der Großhirnrinde bei Prä- und Perinatalschädigungen bezeichnet und von den als Mißbildung aufzufassenden *Mikrogyrien* mit ihrer *Fehlanlage der Rinde* unterschieden.

Tritt die Noxe bereits pränatal ein, so können an ausdifferenzierten Rindenregionen Ulegyrien auftreten, gleichzeitig in den noch nicht voll ausdifferenzierten Regionen Mikrogyrien.

Unter Ulegyrien werden Rindenschrumpfungen (Abb. 1.23 d) mit Schwerpunkt in den Windungstälern verstanden, bei denen der Nervenzellbestand deutlich gelichtet und eine sehr dichte *Fasergliose* (Abb. 1.23 e) nachweisbar ist. Vielfach finden sich noch *Mineralisationen* der nekrotischen Nervenzellen oder Nervenzellfortsätze. Diese „*mumifizierten*" oder „*inkrustierten*" Zellen bzw. Zellteile geben Kalk- und positive Eisenreaktionen.

Den Ulegyrien liegen ischämische Veränderungen zu Grunde, die im Frühstadium das Bild einer ausgedehnten Erbleichung (elektive Parenchymnekrose) oder Erweichung (Kolliquationsnekrose) bieten. Ein Abfall des Systemblutdruckes ist auch bei der Entstehung der Ulegyrien ein offenbar wesentlicher Faktor. Sie sind bevorzugt im Bereich der Grenzgebiete anzutreffen, allerdings nicht streng an diese gebunden. Meist finden sich die Ulegyrien an verschiedenen Stellen obwohl es auch eindeutig gefäßbezogene Ulegyrien bis zum Grad lobärer Sklerosen gibt. *Ulegyrien* kommen *häufiger bei reifgeborenen Kindern* vor[54,55].

Status dysmyelinisatus

Pathologische Verdichtungen von Markscheiden innerhalb der Rinde – öfters am Rande der Ulegyrien – werden als Status dysmyelinisatus (plaques fibromyélinques) bezeichnet. Sie können auch im Bereich der Stammganglien auftreten (s. u.).

Lobäre Sklerosen

Bei lobären Sklerosen ist ein *gesamter Lappen* – meist ein Versorgungsgebiet einer großen Arterie wie der Arteria cerebri posterior – von der Atrophie und der gliotischen Vernarbung betroffen.

Hemisphärenatrophie

Eine Steigerung der lobären Sklerose wäre die *Hemisphärenatrophie*, die *bei perinatalen Karotisverschlüssen* die Folge sein kann. Auf die Bedeutung begleitender Krampfstaten ist bei der Entstehung der lobären Sklerosen und Hemiatrophien hinzuweisen. Diese ausgedehnten Narbenbildungen gehen aber über das Muster der reinen Krampfschäden mit Sicherheit hinaus (siehe Kapitel über Krampfschäden[3].

Narbenbildungen im Kleinhirn

Das *Kleinhirn* weist ebenfalls öfters ausgedehntere Narbenbildungen in der Rinde auf, obwohl hier allerdings in der Regel nicht von Ulegyrien gesprochen wird. Auch am Kleinhirn kommen Grenzgebietsschäden vor, so zwischen den Aa. cerebell. inf. und sup.[6]. Ist eine ganze Kleinhirnhemisphäre betroffen, so müssen unmittelbar vaskulär bedingte Narben von sekundären Degenerationen unterschieden werden, wie sie bei ausgedehnten Kreislaufschädigungen in der kontralateralen Großhirnhemisphäre vor allem im Kindesalter vorkommen können.

Hydranenzephalie

Die *Hydranenzephalie* ist die *extremste Form einer Zirkulationsstörung mit einer Nekrose beider Großhirnhemisphären*, die lediglich Teile der Stammganglien auszusparen pflegt. Bei diesem „Blasenhirn" sind prä- und postnatal auftretende Formen zu unterscheiden: Bei den *postnatalen Schädigungen* gibt es fließende Übergänge zu den *multilokulären zystischen Enzephalopathien*[6] (s. u.). Bei den *pränatal* einsetzenden Schädigungen, die die Kerngruppe der Hydranenzephalien darstellen, sind manchmal noch Reste von Fehlbildungen in Form von *Polymikrogyrien* in den erhaltenen Rindenresten nachweisbar. Meist findet sich nur eine *ganz dünne Rindenschicht,* der eine verbreiterte, *stark fibrosierte Leptomeninx* innig verbunden ist (Abb. 1.23 f). Innerhalb der restlichen Rinde, in der die Nervenzellen weitgehend zu Grunde gegangen sind, sind *vermehrte Astrozyten,* meist aber keine ausgeprägte Fasergliose vorhanden. Eingestreute *Siderophagen* in den Glia-Leptomeningeal-Narbenstreifen geben Hinweise auf frühere Blutaustritte. Die *Ätiologie* der *Hydranenzephalie* ist im Grunde nicht ganz geklärt. In Einzelfällen konnte ein doppelseitiger Karotisverschluß bei erhaltener Basilarisversorgung festgestellt werden.

Porenzephalie

Sie hat mit der Hydranenzephalie den *weitgehenden Abbau des Marklagers* mit Bildung ausgedehnter, bis zur Rindenoberfläche reichender *Zysten* gemeinsam. Dieses mit dem erwähnten Reaktionsmuster der Kleinkinder[51] übereinstimmende Bild der raschen Abräumung nekrotischer Markmassen ist bei der Porenzephalie aber nicht so ausgedehnt. Unter Bevorzugung des Versorgungsgebietes der Arteria cerebri media finden sich *breite Kommunikationen zwischen dem Ventrikel und der Hirnoberfläche* (Abb. 1.25 a).

Die Porenzephalien sind abzugrenzen von zystischen Nekrosen, die nicht zur Kommunikation des inneren und äußeren Liquorraumes führen, außerdem von der Hydranenzephalie[6]. Man sieht am Rande der Porenzephalien gelegentlich *ulegyre Narbenbildungen.* Es kann auch ein Übergreifen der inneren ependymalen. Auskleidung der Porenzephalie auf die Außenfläche des Gehirns vorkommen, so daß *zuckergußähnliche Randsäume* auftreten[44].

Bei den durch Kreislaufstörungen oder perinatale Traumata bedingten Porenzephalien spricht man vom
• *enzephaloklastischen P.,* während porenzephale Bilder, die auf angeborene Defekte des Hirnmantels im Sinne lokaler Aplasien zurückzuführen sind, als
• *schizenzephale P.* bezeichnet werden[7,8]. Bei der letztgenannten Form fehlen die Narbenbildungen am Porenzephalierand. Stattdessen finden sich Mikrogyrien und ähnliche Zeichen von Entwicklungsstörungen. Manchmal sind aber auch bereits makroskopisch deutlich erkennbare Fehlbildungen insofern sichtbar, als die an den Porenzephalierand angrenzenden Rindenwindungen radiär auf die Porenzephalie hin ausgerichtet sind[1].

Als *Folge* der zum Teil ausgeprägten Zerstörungen des Marklagers finden sich im Sinne der sekundären Degeneration *Atrophien im Thalamus* oder auch in *Brücke* und *Kleinhirn.*

Status marmoratus

Während die vorgenannten besonderen Gewebsmuster nicht mit einem charakteristischen klinischen Syndrom gekoppelt sind, allerdings häufig eine spastische Hemiplegie in Verbindung mit einer Epilepsie aufweisen, hat der Status marmoratus ein relativ charakteristisches *klinisches Syndrom* in Form einer bereits in früher Kindheit einsetzenden *doppelseitigen Choreo-Athetose.*

> Als Status marmoratus werden morphologisch eigenartig marmoriert wirkende *Narbenbildungen vor allem des Putamens,* geringer auch des Caudatums und des Thalamus bezeichnet, die durch eine intensive *Fasergliose* und vor allem durch eine *Hypermyelinisierung* bedingt sind.

In den geschädigten Bereichen ist es zu einer erheblichen Lichtung des Nervenzellbestandes gekommen. Nicht selten finden sich *verkalkte Nervenzellen* oder frei im Gewebe liegende oder auch in den Gefäßwänden lokalisierte *Kalkkonkremente.* Fasergliose und atypische Myelinisierung stimmen im lichtmikroskopischen Bild nicht voll überein[1]. Es konnten aber *Fehlmyelinisierungen* von Astrozyten nachgewiesen werden[14].

In 70% der Fälle ließ sich eine *komplizierte Geburt* mit einem verlängerten Geburtsvorgang und schwerer Zyanose, die entsprechende Beatmungsmaßnahmen erforderlich machte, nachweisen.

Status dysmyelinisatus der Stammganglien

> Hierbei sind nicht Striatum und Thalamus, sondern das Pallidum und in geringerem Maße auch der Nucleus subthalamicus betroffen.

Nachuntersuchungen einiger Fälle und neuere Fälle haben gezeigt, daß bei diesem Muster vor allem an die *Folgen eines Kernikterus* zu denken ist[1].

Kernikterus

Klinik
Bei Serumbilirubinspiegeln Neugeborener über 30 mg%, selten auch schon bei Spiegeln um 20 mg% kann es zu dem klinischen Syndrom des Kernikterus kommen, das gewöhnlich zwischen dem 2. und 5. Lebenstag mit zunehmender *Apathie, Muskelhypotonie,*

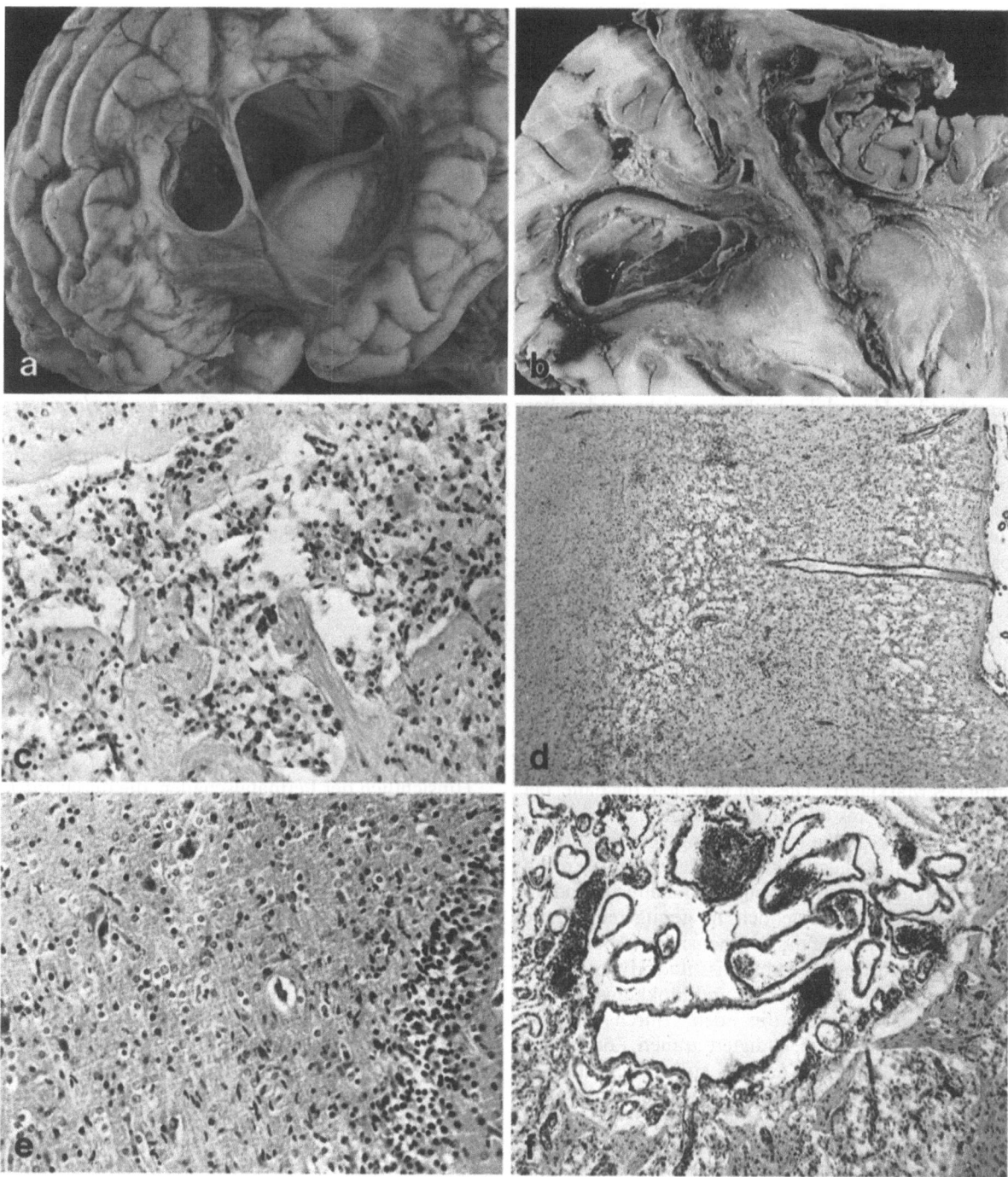

Abb. 1.25. a Porenzephalie im Versorgungsbereich der A. cer. media mit Einblick in den hydrenzephal erweiterten Ventrikel. **b** Multizystische Enzephalopathie mit Sekundärblutungen nach Trauma. **c** Intrakortikale Narbenbildungen mit fasergliotischen Strängen und Nestern von Lipophagen bei 11 Monate altem Kind mit angeborenem Herzfehler. **d** Alpers-Syndrom mit spongiöser Auflockerung von Rindenschichten in Verbindung mit ausgeprägten laminären Rindennekrosen. **e** Ausgeprägter Nervenzelluntergang mit starker Gliareaktion, darunter Alzheimer-II-Gliazellen, bei 14 Tage altem Säugling mit Kernikterus und schwerem Schockzustand (Hyperkaliämie). **f** Leptomeningeale Gefäßhyperplasien sowie intrakortikale Nekrosen im Zustand der gliös-mesenchymalen Organisation bei 11 Monate altem Kind mit angeborenem Herzfehler

aber auch mit *Opisthotonus* und schließlich *Koma* einhergehen kann[30].

Pathogenese

Ursache des Kernikterus ist in 80% eine Rh-Unverträglichkeit und in 20% eine Unverträglichkeitsreaktion des ABO-Systems[1]. Ehen, in denen die Mutter Rh-negativ, der Vater Rh-positiv ist, führen in 5% zum Bild einer fetalen Erythroblastose der Kinder. Der entscheidende Defekt bei der neonatalen Hyperbilirubinämie ist dabei eine unzureichende Bilirubinaufnahme in der Leber mit einer entsprechend unzureichenden Bindung des Bilirubins an Glukuronsäure. Dieser Mechanismus tritt nicht nur bei der Rh- und ABO-Unverträglichkeit auf. Vielmehr kann es zu einer infantilen Hyperbilirubinämie auch bei anders begründeten Schädigungen des Leberparenchyms, so bei Enzymdefekten der Glukose-6-Phosphat-Dehydrogenase oder der hepatischen Glukuronyl-Transferase *(Crigler-Najjar-Syndrom)*, kommen[1]. Bei der noch unausgereiften Blut-Hirn-Schranke tritt das Lipidlösliche unkonjugierte Bilirubin vor allem bei Albuminmangel in das zentralnervöse Gewebe ein[48].

Morphologie

Bereits *makroskopisch* ist der Kernikterus manchmal durch eine deutlich gelblich-grünliche Verfärbung des inneren Pallidumgliedes und des Nucleus subthalamicus (Corpus Luysi) erkennbar. In selteneren Fällen besteht auch eine diffuse gelblich-grünliche Verfärbung des Marklagers. Dies gilt vor allem für Fälle, bei denen ein stärkeres Hirnödem vorliegt.

Die *mikroskopische* Untersuchung zeigt im *akuten Stadium* das Vorliegen frischer Nervenzellnekrosen mit Bevorzugung von Nucleus subthalamicus und innerem Pallidumglied, jedoch in geringerem Maße auch übergreifend auf das Ammonshorn (Abb. 1.25 e), die Okulomotorius-, Vestibularis- und Hypoglossuskerne, untere Olive, Zahnkern und Flokkulus. In *späteren Stadien* besteht in den durch elektive Parenchymnekrose geschädigten grauen Zonen eine erhebliche Fasergliose, die mit einer gelegentlichen überschießenden Myelinisierung auch das *Bild des Status dysmyelinisatus* hervorrufen kann.

Ein hoher Prozentsatz (84%)[16] der Kernikterusfälle zeigte *Aspirationen von Amnionflüssigkeit* in die Lunge, was dafür spricht, daß eine *Anoxie* wahrscheinlich ein wesentlicher Faktor in der Ortswahl der ikterischen Verfärbung ist. Möglicherweise spielt diese Anoxie auch eine Rolle bei der Entstehung der Schrankenstörung, die es überhaupt erst erlaubt, daß albumingebundenes Bilirubin in das Hirngewebe übertritt. Inwieweit erhöhte Bilirubinwerte ihrerseits in der Lage sind, eine Schrankenstörung auf zytotoxischem Wege herbeizuführen[46], ist umstritten[1].

Der Kernikterus ist ein weiteres Beispiel für den Erfolg diagnostischer und therapeutischer Maßnahmen, ist doch sein Vorkommen in den letzten Jahren deutlich seltener geworden.

Zerebralschäden bei angeborenen Herzfehlern

Eine besondere Reaktionsform des Säuglingsgehirns bei angeborenen Herzfehlern, aber auch bei bronchopulmonaler Dysplasie, ist die ausgeprägte Füllung und *Hyperplasie der leptomeningealen* und weitgehend auch der intrazerebralen *Gefäße* (Abb. 1.25 f). Die leptomeningealen Venen sind vor allem über der sylvischen Furche vielfach varikös erweitert und angiomähnlich verdichtet.

Ebenfalls bei Säuglingen mit angeborenem Herzfehler, die unter dem Bild des *plötzlichen Kindstods* versterben, läßt sich bei Anwendung von Gliafasermethoden eine gegenüber der Norm vermehrte *subependymale Gliose am Boden des 4. Ventrikels* nachweisen, vor allem aber eine *Gliose im Nucleus tracti solitarii* sowie im *Nucleus dorsalis nervi vagi*, im *Nucleus ambiguus* und *retroambigualis* sowie in der *Formatio reticularis*. Diese Regionen, die für die Atemkontrolle wesentlich sind, sind offensichtlich besonders vulnerabel gegenüber kurzfristigen perinatalen Asphyxien.

> Die Lokalisation entspricht einer *besonders schlecht vaskularisierten Zone* der Medulla oblongata, weswegen als Ursache dieses Syndroms eher eine *Hypoperfusion* als eine Hypoxämie im strengen Sinne verantwortlich gemacht wurde[53].

Hinsichtlich der Perinatalschäden, die durch *Infektionen* entstehen (Toxoplasmose, Zytomegalie u. ä.) wird auf das Entzündungskapitel verwiesen, hinsichtlich der Embolien außerdem auf das Kreislaufkapitel.

Multizystische Enzephalomalazie

Synonyma

Infantile encephalomalacia with multiple cavity formation; cystencephaly; encephaloclastic polioencephaly; multilocular encephalomalacia; multilocular cystic encephalopathy of infants[17]; multicystic encephalomalacia of infants[24]; multicystic leucoencephalopathy; multiple cystic softening

Klinik

Meist im unmittelbaren Anschluß an schwere Perinatalschäden oder frühkindliche Infektionen einsetzende *progrediente Demenz* mit *spastischen Paresen,* generalisierten *Krampfanfällen* oder *Myoklonusanfällen*.

Ätiologie, Pathogenese

Eine meist durch *Perinatalschäden* oder *Krampfstaten* bei frühen zentralnervösen *Infektionen* bedingte Hypoxie wird als wesentliche Ursache angesehen[9]. Vorübergehende *Abklemmung beider Karotiden* oder Abflußstörungen in der Vena Galeni wurden ebenfalls angeschuldigt, ferner *Thrombosen* der Brückenvenen[28]. Bei Hyperammoniämien wurden ähnliche Bilder beschrieben.

Morphologie

Makroskopisch erscheint das Gehirn vielfach auffallend weich. Computertomographisch sind die *zahlreichen intrazerebralen Zysten* meist bereits festgestellt. Auf Frontalschnitten zeigen sich zahllose, meist nur durch schmale Gewebsbrücken voneinander getrennte, unterschiedlich große Zysten in den peripheren Markanteilen, nicht selten übergreifend auf die inneren Rindenschichten. Eine gewisse *Bevorzugung* weisen die *Frontal-, Zentral- und Temporalregionen auf* (Abb. 1.25 b). Zystische Nekrosen in Putamen und Pallidum sind mit den Markschädigungen gelegentlich verbunden. Kombinationen mit *Kleinhirnmißbildungen* kommen vor.

Mikroskopisch bestehen ausgedehnte *Nervenzellausfälle,* z. T. auch *zystische Rindennekrosen,* wobei die Molekularschicht erhalten bleibt. Der Parenchymdefekt ist durch eine intensive *Fasergliose* gedeckt. Manchmal trifft man auf lymphozytäre Gefäßwandinfiltrate. Markscheiden sind vielfach nur noch im Bereich der inneren Kapsel und in den tiefen Markregionen sowie im Hirnstamm nachweisbar. Am Rande der Zysten liegen sudanophile *Lipophagen,* vorwiegend bei den akuter verlaufenden Fällen.

Die *Trabekel,* die die verschiedenen Zysten voneinander abgrenzen, bestehen aus *gliazellreichem Gewebe,* in das hin und wieder *Siderophagen* eingelagert sind (Abb. 1.25 c). Es kann auch neben dieser gliotischen Septenbildung zu Vernarbungen kommen, an denen kollagenes Bindegewebe teilnimmt. Das gilt vor allem für Fälle, bei denen die multilokuläre zystische Enzephalopathie mit Residuen früherer Massenblutungen gekoppelt ist. Diese *Blutungen* müssen nicht als verantwortlich für die Entstehung der zystischen Enzephalopathie angesehen werden, sondern können – wie wir an eigenen Beobachtungen festellen konnten – auch sekundär durch Traumatisierung des bereits zystisch vorgeschädigten Gehirns auftreten. Dadurch können auch hinsichtlich der Septierung der Zysten und des Narbenbildes schwer deutbare Gewebsmuster entstehen. Einblutungen in die Zysten können bereits bei Bagatelltraumen vorkommen[18,56].

Die Zysten bevorzugen zwar das *Marklager,* können aber auch übergehen auf die *Rinde,* wobei alle Übergänge zum typischen Bild der Ulegyrie vorkommen. Es bestehen fließende Übergänge zum Syndrom der *Alpersschen Poliodystrophie.*

Alperssche Krankheit

Synonyma

Alpers-Syndrom; Poliodystrophia progressiva corticalis; diffuse progressive degeneration of the gray matter; Poliodystrophia cerebri progressiva infantilis; diffuse cortical sclerosis; cortical encephalomalacia in infancy; degeneration of the cerebral gray matter; Poliodysplasia cerebri; late juvenile degeneration of the cerebral gray matter; spongy glio-neuronal dystrophy in infancy and childhood[2]

Klinik

Beginn in *frühem Kindesalter,* manchmal nach einigen Monaten normaler postnataler Entwicklung, mit *spastischen Paresen, progredienter Demenz, Krampfanfällen,* selten *Sehnervenatrophien,* gelegentlich *Myoklonismen.* Tod nach wenigen Jahren in tiefer Demenz. Keine ethnologischen Prädilektionen. Verhältnis von Mädchen: Knaben wie etwa 2:1.

Morphologie

Makroskopisch mitunter Rindenverschmälerung. Auf Frontalschnitten sind *Sklerosen* und kleinzystisch umgewandelte *Rindennekrosen* zu sehen, manchmal auf die Markzungen übergreifend[47].

Mikroskopisch bestehen ausgedehnte *Nervenzelluntergänge in pseudolaminärer* Verteilung mit Schwerpunkt in der *Konvexitätsrinde.* Bevorzugung der *mittleren Rindenschichten.* Hier häufig ausgeprägter *Status spongiosus* bis zu kleinzystischer Degeneration (Abb. 1.25 d). Starke Astrozytenvermehrung, vielfach deutliche Kapillarsprossungen. Häufig *Meningealfibrosen.* Gelegentlich finden sich Nervenzellausfälle auch in den Stammganglien und in der Kleinhirnrinde. *Kombination mit Status marmoratus* selten, ebenso eine Beteiligung der weißen Substanz. Die Rindenschädigungen können eine deutliche Seitenbetonung aufweisen oder nur halbseitig auftreten.

Elektronenmikroskopisch wurden in einer Rindenbiopsie Riesenmitochondrien beschrieben[18].

Ätiologie, Pathogenese

Das Auftreten bei *Zwillingen* und eine gelegentliche *familiäre Häufung* wurden als Beweis für eine *genetische Komponente* genannt. Andererseits gibt es zahlreiche Fallbeschreibungen mit *Pränatalschädigungen* (Hydramnion, pathologische Kindslage, Präeklampsie, Intoxikationen der Mutter, Abortversuche u. ä.). *Perinatalschäden* mit Hypoxie oder mechanischen Geburtraumata finden sich in den Vorgeschichten ebenso wie eine Entwicklung der Krankheit im Anschluß an *postnatal durchgemachte Infektionen des Magen-Darmtraktes, Keuchhusten o. ä.*

Das *halbseitige Auftreten*[34,56] stützt in Verbindung mit den genannten exogenen Faktoren die Annahme einer *symptomatischen Entstehung,* meist auf dem Boden schwerer *Hypoxien.* Die verschiedenen ursächlichen Faktoren sprechen gegen eine Krankheitseinheit. Es muß aber wahrscheinlich
• eine *hereditäre Gruppe* von
• einer *symptomatischen Gruppe* unterschieden werden, wobei jeweils typische und atypische Verläufe zu der starken Variationsbreite dieses Syndroms beitragen.

Literatur

1.–8. Weiterführende Literatur (▷ S.95)

9. Aicardi J, Goutières F, Hodebourg De Verbois A (1972) Multicystic encephalomalacia of infants and its relation to abnormal gestation and hydranencephaly. J Neurol Sci 15: 357–373

10. Bailey OT, Hass GM (1937) Dural sinus thrombosis in early life: recovery from acute thrombosis of superior longitudinal sinus and its relation to certain acquired cerebral lesions in childhood. Brain 60: 293–314

11. Banker BQ, Larroche J (1962) Periventricular leukomalacia in infancy. Arch Neurol 7: 386–410

12. Bernheim M (1965) L'importance des thrombophlébites cérébrales dans la pathologie nerveuse de l'enfant. Ann Pediat 187: 153–160

13. Bernheim M, Larbre (1956) Les formes pseudoencéphalitiques des thrombophlébites cérébrales chez l'enfant. Rev Prat (Paris) 6: 2965–2973

14. Borit A, Herndon RM (1970) The fine structure of plaques fibromyeliniques in ulegyria and in status marmoratus. Acta Neuropath 14: 304–311

15. Brierley JB, Excell BJ (1966) The effects of profound systemic hypotension upon the brain of M. Rhesus: physiological and pathological observations. Brain 89: 269–298.

15a. Chattha AS, Richardson EP (1977) Cerebral white-matter hypoplasia. Arch Neurol 34: 137–141

16. Chen HC (1964) Kernicterus in the Chinese newborn. J Neuropath Exp Neurol 23: 527–549

17. Crome L (1958) Multilocular cystic encephalopathy of infants. J Neurol Neurosurg Psychiat 21: 146–152

18. Dekaban AS, Norman RM (1958) Hemiplegia in early life associated with thrombosis of the sagittal sinus and its tributary veins in one hemisphere. J Neuropath Exp Neurol 17: 461–470

19. De Reuck J, Chattha AS, Richardson EP (1972) Pathogenesis and evolution of periventricular leukomalacia in infancy. Arch Neurol 27: 229–236

20. Dyer N, Brill AB, Gutberlat R (1971) Timing of intracranial bleeding in newborn infants. J Nuclear Med 12: 353–354

21. Earle KM, Baldwin M, Penfield W (1953) Incisural sclerosis and temporal lobe seizures produced by hippocampal herniation at birth. Arch Neurol Psychiat 69: 27–42

22. Fedrick J, Butler NR (1970) Certain causes of neonatal death. II. Intraventricular hemorrhage. Biol Neonat 15: 257–290

23. Feigin I, Budzilovich GN (1978) Laminar scars in cerebral white matter: A perinatal injury due to edema. J Neuropath Exp Neurol 38: 314–325

24. Ferrer I, Navarro C (1978) Multicystic encephalomalacia of infancy. J Neurol Sci 38: 179–189

25. Foix C, Marie J (1927) La sclérose cérébrale centro-lobaire. A tendance symétrique. Ses rapports avec l'encephalite periaxiale diffuse. Encephale 22: 81–126

*26. Gröntoft O (1953) Intracerebral and meningeal haemorrhages in perinatally deceased infants. I. Intracerebral haemorrhages. A pathologico-antomical obstetric study. Acta Obstet Gynec Scand 32: 308–333

*27. Gröntoft O (1953) Intracerebral and meningeal haemorrhages in perinatally deceased infants. II. Meningeal haemorrhages. A pathologico-anatomical and obstetric study. Acta Obstet Gynec Scand 32: 458–498

*28. Hagberg B, Olow I, Hagberg G (1973) Decreasing incidence of low birth weight diplegia – an achievement of modern neonatal care? Acta Paediat Scand 62: 199–200

29. Holland E (1922) On cranial stress in the foetus during labour and on the effect of excessive stress on the intracranial contents; with an alaysis of 81 cases of torn tentorium cerebelli and subdural cerebral haemorrhage. J Obstet Gynaec Brit Empire 29: 549–571

30. Hsia DYY, Allen FH, Gellis SS, Diamond LK (1952) Studies of serum bilirubin in relation to kernicterus. N Engl J Med 247: 668–671

*31. Ingraham FD, Matson DD (1944) Subdural hematoma in infancy. J Pediat 24: 1–37

*32. Jellinger K, Schwingshackl A (1973) Birth injury of the spinal cord. Neuropädiat 4: 111–123

33. Jellinger K, Seitelberger F, Kozik M (1971) Perivascular accumulation of lipids in the infantile human brain. Acta neuropath 19: 331–342

34. Kammerer I (1971) Über ein halbseitiges Alperssches Syndrom. Inaugural-Dissertation aus dem Institut für Hirnforschung der Universität Tübingen, Direktor: Prof. Dr. J. Peiffer.

35. Leech RW, Alvord EC jr (1974) Glial fatty metamorphosis: An abnormal response of premyelin glia frequently accompanying periventricular leukomalacia. Am J Path 74: 603–612

36. Leech RW, Kohnen P (1974) Subependymal and intraventricular hemorrhages in the newborn. Am J Path 77: 465–476 37. Leech RW, Olson MI, Alvord EC (1979) Neuropathologic features of idiopathic respiratory distress syndrome. Arch Path Lab Med 103: 341–343

38. Macaulay D, Watson M (1967) Hypernatraemia in infants as a cause of brain damage. Arch Dis Childh 42: 485–491

39. Manterola A, Towbin A, Yakovlev PI (1966) Cerebral infarction in the human fetus near term. J Neuropath Exp Neurol 25: 479–488

40. Meyer JE (1953) Über die Lokalisation frühkindlicher Hirnschäden in arteriellen Grenzgebieten. Arch Psychiat Nervenkr 190: 328–341

41. Norman RM (1953) The pathology and etiology of infantile cerebral plasies. Proc Roy Soc Med 46: 627–631

42. Norman RM, Urich H (1962) Birth injury due to compression of cerebral arteries in London conference on the scientific study of mental deficiency. May and Baker, London, pp 299–313

43. O'Connor TM, Wyttenbach CR (1974) Cell death in the embryonic chick spinal cord. Cell Biol 60: 448–459

*44. Peiffer J, Majewski F, Fischbach H, Bierich JR, Volk B (1979) Alcohol embryo- and fetopathy. J Neurol Sci 41: 125–137

45. Pia HW (1966) Hirnverletzungen bei Kindern und ihre akuten Komplikationen. Münch Med Wschr 108: 760–768

46. Rozdilsky B, Olszewski J (1960) Permeability of cerebral vessels to albumin in hyperbilirubinemia. Neurology 10: 631–638

47. Sandbank U, Lerman P (1972) Progressive cerebral poliodystrophy – Alpers' disease. J Neurol Neurosurg Psychiat 35: 749–755

48. Saunders NR, Møllgård K (1981) The natural internal environment of the developing brain. TINS 4: 56–60

49. Schneider H, Sperner J, Dröszus JU, Schachinger H (1976) Ultrastructure of the neuroglial fatty metamorphosis (Virchow) in the perinatal period. Virch Arch A path Anat Histol 372: 183–194

50. Sherwood A, Hopp A, Smith JF (1978) Cellular reactions to subependymal plate haemorrhage in the human neonate. Neuropath App Neurobiol 4: 245–261

51. Spatz H (1921) Über die Vorgänge nach experimenteller Rückenmarksdurchtrennung mit besonderer Berücksichtigung der Unterschiede der Reaktionsweise des reifen und des unreifen Gewebes nebst Beziehungen zur menschlichen Pathologie. (Porencephalie und Syringomyelie). Nissl-Alzheimer Histolog Histopath Arb EB: 49–367

52. Spears RL, Hodgman JE, Cleland RD, Tatter D, Hanes B (1969) Relationship between hylaine membrane disease and intraventricular hemorrhage as cause of death in low birthweight infants. Am J Obstet Gynec 105: 1028–1031

53. Takashima S, Armstrong D, Becker L, Bryan C (1978) Cerebral hypoperfusion in the sudden infant death syndrome? Brainstem gliosis and vasculature. Ann Neurol 4: 257–262

54. Terplan KL (1976) Brain changes in newborns, infants and children with congenital heart disease in association with cardiac surgery. Additional observations. J Neurol 212: 225–236

55. Towbin A (1981) Neuropathological aspects: II. Perinatal brain damage and its sequels. In: Black P (ed) Brain dysfunction in children: Etiology, diagnosis and management. Raven Press, New York, pp 47–77

56. Yates PO (1959) Birth trauma to the vertebral arteries. Arch Dis Childh 34: 436–441

Pathologie der Epilepsien

Weiterführende Literatur

1. Corsellis JAN, Meldrum BS (1976) Epilepsy. In: Blackwood W, Corsellis JAN (eds) Greenfield's Neuropathology, 3rd edn. Edward Arnold, London, pp 771–795
2. Peiffer J (1963) Morphologische Aspekte der Epilepsien. Springer-Verlag, Berlin Heidelberg New York
3. Peiffer J (1970) Zur Neuropathologie der Epilepsie. In: Niedermeyer E (ed) Epilepsie problèmes actuels de pharmacopsychiatrie, vol 4, S. Karger, Basel New York, pp 42–70

Verschiedenste das Zentralnervensystem treffende Schädigungen bewirken das Auftreten von Krampfanfällen. Während im *Erwachsenenalter* die großen, tonisch-klonischen Krampfanfälle überwiegen, vielfach begleitet von psychomotorischen Anfällen als „gemeinsamer Endstrecke" unterschiedlicher Anfallstypen[15], treten im *Kindesalter* neben großen Anfällen auch sogenannte kleine Anfälle unterschiedlicher Phänomenologie auf. Die für die Anfälle verantwortliche Grundkrankheit bestimmt im wesentlichen das morphologische Bild am Zentralnervensystem. *Insofern kann von einer Pathologie der Epilepsie nur in beschränktem Grade gesprochen werden* und zwar nur bei solchen Fällen, bei denen *Anzeichen für eine entsprechende Grundkrankheit nicht oder nicht mit hinreichender Wahrscheinlichkeit gefunden werden konnten.*

Symptomatische Epilepsien

Definition

Bei Fällen, in denen eine Krankheit oder Schädigung des Gehirns nachgewiesen werden konnte und diese Schädigung als Ursache des Auftretens der Epilepsie interpretiert wurde, sprechen wir von *symptomatischen Epilepsien.*

Bereits in dieser Interpretation liegen jedoch grundsätzliche Schwierigkeiten vor allem dann, wenn es strittig sein kann, ob bestimmte morphologische Veränderungen *Ursache* oder möglicherweise *Folge* der Krampfanfälle sind.

Ätiologie

Unter den symptomatischen Epilepsien finden sich in den verschiedenen Lebensaltern unterschiedlich häufige Ursachen der Epilepsien. Wir fanden bei einer Zusammenstellung an einem größeren Obduktionsgut

● *Folgen von Infektionen und Störungen der Bluthirnschranke mit 34,5% am häufigsten vertreten,* gefolgt von *Tumoren* (13,4%) und *vaskulären Schäden* (9,4%), *Mißbildungen* (8,7%), *Geburtsschäden* (7,7%), *Traumafolgen* (6,7%) sowie einer Restgruppe von 7,1% *seltener Krankheiten* und 12,5% *ungeklärter Ursache.*

Diese nur beschränkt verwertbaren Zahlen verschieben sich bei *Kleinkindern und Kindern* insoweit, als die Anzahl der Geburtsschäden und der pränatal aufgetretenen Schäden einschließlich entsprechender Mißbildungen relativ sehr viel größer ist, auch die Gruppe der Infektionen und des Hirnödems relativ stark ansteigt, während im *mittleren Lebensalter* die Tumoren und die vaskulären Schäden stärker hervortreten[2, 33].

Eine praktisch immer bedeutungsvollere Rolle spielen die Folgen der *Schädel-Hirntraumata. Offene Hirnverletzungen* neigen in einem weit höheren Prozentsatz zur Entwicklung einer Epilepsie als *gedeckte Hirnverletzungen.* Nach offenen Verletzungen wurde in 40% die Entwicklung von Krampfanfällen beobachtet[36].

Bei der *Feststellung traumatisch bedingter Hirnschädigungen* ist es allerdings bei Fehlen einer eindeutigen Anamnese oft schwierig, zu entscheiden, inwieweit nachgewiesene Rindenprellungsherde Ursache einer sich entwickelnden Epilepsie sind oder inwieweit sie bei Stürzen im Krampfanfall entstanden und insofern also als Folge der Epilepsie zu deuten sind.

Bei den *Tumoren* beträgt die Häufigkeit symptomatischer Epilepsien unter den Oligodendrogliomen 71%, unter den Astrozytomen 59%, unter den Meningeomen 37% und den Glioblastomen 29%[24].

Lokalisation

Für die Entstehung einer symptomatischen Epilepsie bedeutungsvoll ist der Herdsitz der Schädigung. Schädigungen im Bereich der *Frontallappen* disponieren in höherem Maße zur Entwicklung von Krampfanfällen, insbesondere zur Entstehung eines Status epilepticus.

Im übrigen sind Herde im *Schläfenlappen* häufiger Ursachen einer psychomotorischen Epilepsie[21].

Iktogenität der Narbe

Die Tatsache, daß eine posttraumatische Epilepsie *vielfach erst Jahre nach dem Trauma* auftritt, weckt die Frage nach den morphologischen Bedingungen, unter denen eine Narbe iktogen wird. *Narbige Durchflechtungen* des gliösen, subpialen und leptomeningealen Gewebes (Abb. 1.26 a) neigen – wie bei den oberflächennahen Tumoren und den Traumaherden – besonders zur Entwicklung einer symptomatischen Epilepsie. Möglicherweise spielen *Regenerationsversuche am Narbenrand* ebenfalls eine Bedeutung für die erhöhte lokale Krampfbereitschaft[43]. Durch subpiale Injektion von FeCl-Lösungen experimentell erzeugte Krampfherde zeigten Verarmungen an dendritischen spines und an Dendriten-Verzweigungen[35].

In exzidierten *epileptogenen Herden* besteht eine verminderte Fähigkeit des Gewebes, gebundenes, inaktives Azetylcholin zur aktiven Form zu synthetisieren. Möglicherweise spielen Blutdruckschwankungen und mechanische Reizungen der in der Narbenumgebung verlaufenden Gefäße ebenfalls eine Rolle bei der Entwicklung der Herde[3, 13].

Es bleibt die Frage, warum bei offensichtlich sehr ähnlichen Schädigungen des Gehirns der eine Patient eine Epilepsie entwickelt, der andere nicht. Es gibt Anhaltspunkte dafür, daß bei Patienten, die eine symptomatische Epilepsie entwickeln, die *hereditäre Belastung* mit Krampfanfällen größer ist als bei Patienten, die nach einer etwa gleichen Schädigung anfallsfrei bleiben.

Hinsichtlich der *hereditären Belastung* stehen Patienten mit symptomatischer Epilepsie zwischen der Norm-Kontrollgruppe und der Gruppe der kryptogenen Epilepsien[2, 1].

Kryptogene Epilepsien

Definition

> Als kryptogene Epilepsien werden diejenigen Fälle bezeichnet, bei denen bei der üblichen lichtmikroskopischen pathologisch-anatomischen Untersuchung *Anhaltspunkte für eine Grundkrankheit, die die Epilepsie erklären könnte, nicht gewonnen werden konnten.*

Nur auf klinischen Untersuchungen beruhende Statistiken über die
● *Häufigkeitsverteilung symptomatischer und kryptogener Epilepsien* sind mit Vorbehalt zu betrachten, da vielfach erst die mikroskopische Untersuchung des Gehirns Veränderungen zeigt, die selbst mit computertomographischen Methoden nicht erfaßt werden

konnten. Wir fanden in eigenen Untersuchungsreihen den Anteil der symptomatischen Epilepsien bei etwa 80%. Knapp 20% waren der Gruppe der kryptogenen Epilepsie zuzuordnen[2]. Das Problem hierbei liegt allerdings darin, daß bei dieser Festlegung der *kryptogenen Epilepsie* auf 20% durchaus Gehirne eingeschlossen wurden, bei denen morphologische Veränderungen vorlagen, – Veränderungen allerdings, die von uns nicht als Krampfursache, sondern als Krampffolge gedeutet wurden.

Morphologische Folgen epileptischer Krämpfe

Um die Frage dieser *Krampfschädigungen* ist eine wissenschaftliche Kontroverse entstanden, die sich auf die Deutung von Nervenzellausfällen und Gliosen in der Ammonshornformation sowie in der Kleinhirnrinde bezieht. Entsprechende Veränderungen in der Ammonshornformation sind bekannt seit 1825 (Bouchet und Cazauvielh).

Ausdehnung der Nervenzellausfälle in der Ammonshornformation

Während etwa 3% der Epileptikergehirne das ausgeprägte Bild der *Ammonshornsklerose,* also der deutlich tastbaren Verhärtung und weißlichen Verfärbung des Ammonshorns aufweisen[1], ist die Zahl der mikroskopisch bei Epileptikern feststellbaren Nervenzellausfälle im Ammonshorn bei übereinstimmenden Untersuchungen an deutschem Krankengut mit 40% anzusetzen[2, 46], während eine große Untersuchungsreihe in England Werte zwischen 50 und 60% ergab[29].

Prädilektionsstellen der Ammonshornveränderungen

Innerhalb der *Ammonshornregion* zeigt sich eine gewisse Vulnerabilitätsstufung mit Bevorzugung des *Sommerschen Sektors* (h 1) und dann in der Folge geringer werdend einem Befall des *Endblatts (h 3)* und des sogenannten *resistenten Bandteils (Spielmeyerscher Sektor, Feld h 2).* Um eine gute mikroskopische Beurteilung vornehmen zu können, ist es notwendig, die Ammonshornformation so an den Frontalschnitten herauszuschneiden, daß Endblatt und Ammonshornzellband gut getroffen sind (Abb. 1.26 b und Abb. 1.27).

Diese *Vulnerabilitätsstaffelung* war von Spielmeyer – Arbeiten von Uchimura folgend – auf eine ischämische Schädigung durch Spasmen in einer entsprechenden Endarterie zurückgeführt worden. Neuere Untersuchungen zur Angioarchitektonik der Ammonshornformation haben gezeigt, daß eine *derartige Endarterie nicht vorliegt,* vielmehr die eigenartige Verteilung auf *Verengungen* und *vorübergehende Durchblutungsstörungen in der Arteria cerebri posterior* zurückzuführen ist, die in ihren Endästen und vor allem in ihren Anastomosen zum angrenzenden Versorgungsgebiet der Arteria chorioidalis anterior stark variiert[12].

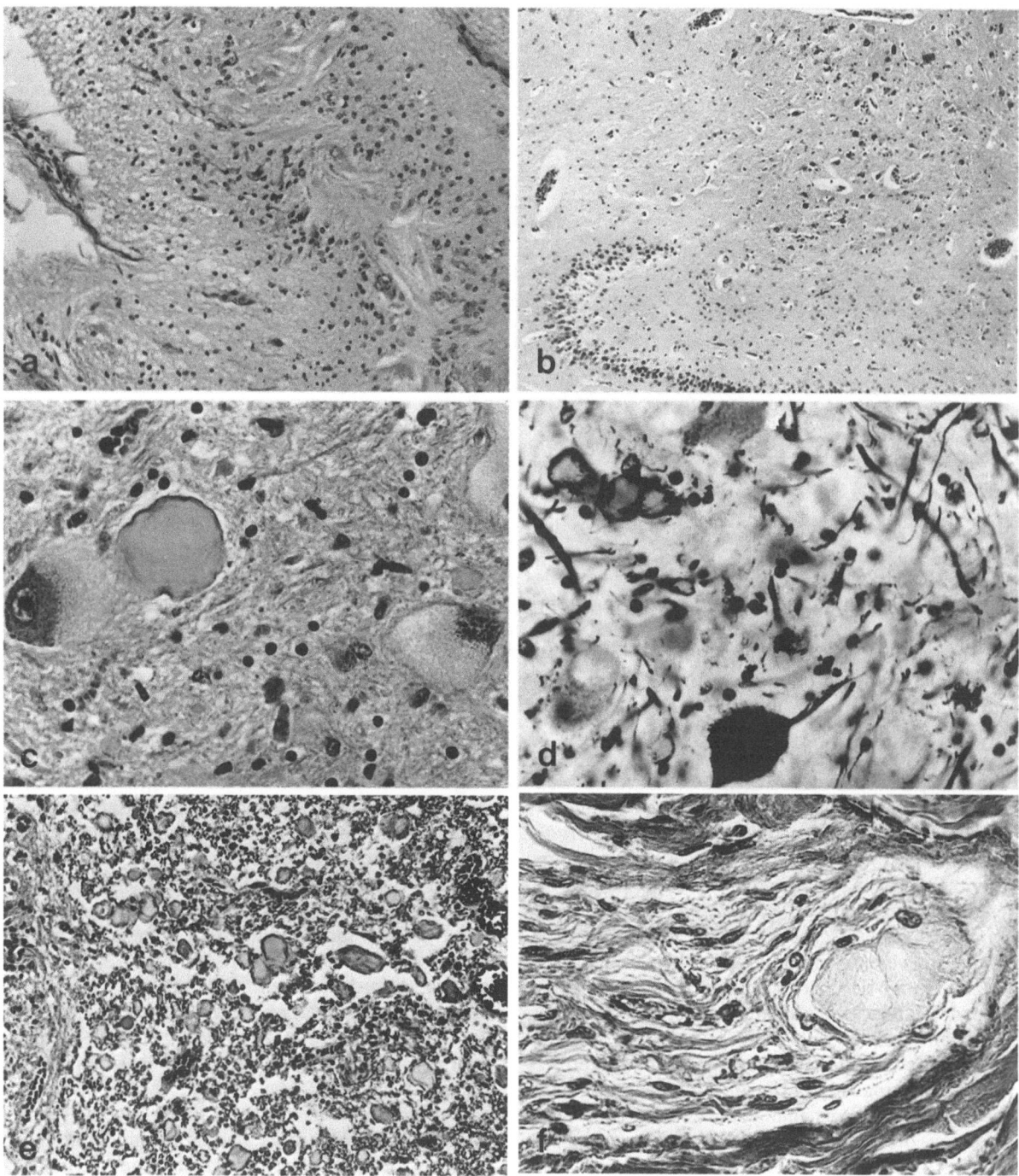

Abb. 1.26. a Narbenwindung nach frühkindlichem Hirnschaden mit symptomatischer Epilepsie. Nervenzellausfall und starke Astrozytenvermehrung mit büschelförmig verdichteten Gliafasern. **b** Nervenzellausfälle im Endblatt des Ammonshorns bei Epilepsie. **c** Präsynaptische Axonschwellungen bei Niemann-Pickscher Krankheit Typ C in Verbindung mit Zytoplasmablä-hungen der Nervenzell-Perikarya. **d** Axonauftreibungen bei neuroaxonaler Dystrophie (Bodian-Imprägnation). **e** Giant Axonal Dystrophy mit zahllosen Axonschwellungen im Bereich der Hinterstränge (Mallory). **f** Axonauftreibung in einem kleinen Nervenast innerhalb der Skelettmuskulatur bei Giant Axonal Dystrophy

Schädigungen in der Ammonshornformation wurden als *„incisural sclerosis"* durch Quetschung der Arteria cerebri posterior vor allem im Rahmen perinataler Schädigungen gedeutet (Penfield) (Übersicht siehe[2]) Die Felder h 1 und h 2 sowie teilweise der Sektor h 3 des Hippocampus werden tatsächlich üblicherweise von den gleichen Sulcusarterien als Posterioräste versorgt. Die eigenartige Vulnerabilitätsstaffelung kann aber nicht durch angioarchitektonische Besonderheiten allein erklärt werden, bedarf zu ihrer Erklä-

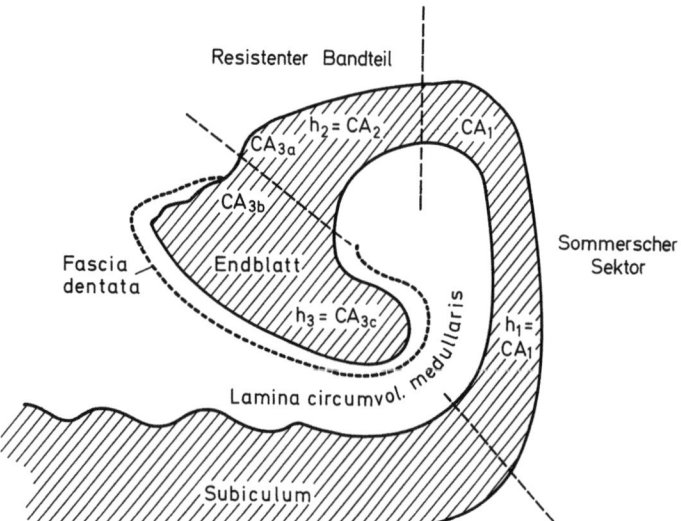

Abb. 1.27. Zytoarchitektonische Gliederung
des Nervenzellbandes des Ammonshorns

rung vielmehr noch anderer Ursachen. Unter dem
Eindruck der Untersuchungen von Spielmeyer und
Scholz war die Hypoxie bzw. die lokale Ischämie des
Gewebes als Hauptursache der Schädigungen postuliert worden, die mit 39,6% im Ammonshorn, darüberhinaus aber mit 31,8% im Kleinhirn, mit 31,2%
disseminiert in der Großhirnrinde, mit 18,9% im Thalamus, mit 7,7% in den unteren Oliven nachweisbar
sind[2].

Mikroskopische Befunde

Es handelt sich bei diesen Veränderungen um *elektive
Parenchymnekrosen,* beschränkt auf den *Untergang
von Nervenzellen,* je nach Alter der Veränderungen mit
entsprechender nachfolgender Gliazellreaktion. Frische Veränderungen wie sie z.B. im Anschluß an einen Status epilepticus beobachtet werden können, bestehen aus einer Schrumpfung der betroffenen Nervenzellen und deren Kerne. Das vielfach zu einem
schmalen Dreieck verschmälerte Zytoplasma der Nervenzellen ist eosinophil.

Schon nach 1 bis 2 Tagen zeigt eine starke Vermehrung der Mikroglia in Form von *Stäbchenzellen* die sichere intravitale Entstehung solcher Nervenzellschädigungen, die *von den sogenannten dark neurons,* im
Kresyl-Violett-Bild dunkel erscheinenden, ebenfalls
geschrumpften Nervenzellen, *zu unterscheiden* ist. In
späteren Stadien überwiegt die *astrozytäre Gliose,*
während die geschädigten Nervenzellen abgebaut
werden und einen gliotisch gedeckten Defekt hinterlassen.

Pathogenese

Neuere Untersuchungen mit Hilfe neurophysiologi-
scher und biochemischer Methoden haben gezeigt,
daß es zumindest nicht gerechtfertigt ist, derartige
Nervenzellschädigungen als allein *hypoxisch* bzw.
ischämisch bedingt zu deuten. Insofern ist die Bezeichnung dieses Types der Nervenzellschädigung als

ischämische Nervenzellschädigung problematisch.
Schon 1963 wurde auf die Bedeutung der *Störung der
Blut-Hirnschranke* und auf die *Hyperkapnie* als neben
der Hypoxie bedeutungsvolle pathogenetische Faktoren hingewiesen[2].

Gegen die Bedeutung der *Hypoxie* bei der Entstehung des Krampfschadenmusters lassen sich auch
Beobachtungen heranziehen, bei denen das Auftreten
ischämischer Reaktionen und erniedrigter O_2-Druck-
werte vermieden werden konnte. Die Hirndurchblutung ist unter solchen Versuchsbedingungen deutlich
erhöht und nicht etwa vermindert, der Sauerstoffverbrauch des Gewebes ist zwar erhöht, doch konnte
durch die Versuchsanordnung gewährleistet werden,
daß der Sauerstoffdruck auf der venösen Seite keine
kritischen Werte erreichte, so daß eine Gewebshyp-
oxie wenig wahrscheinlich ist. Immerhin konnten
dann, wenn die Krämpfe über mehr als 5 Stunden un-
terhalten wurden, akute ischämische Nervenzellnekrosen nachgewiesen werden[30,8]. Die Beziehung zur
Hypoxie allein würde auch nicht erklären, warum
nach psychomotorischen oder fokalen Krampfanfällen durchaus auch das Muster der sogenannten
Krampfschäden auftritt[37].

Dafür, daß selbst unter Bedingungen, die nicht bis
zur Hypoxie führen, und bei denen auch keine Nervenzellnekrosen auftreten, dennoch morphologisch
nachweisbare Störungen auftreten können, sprechen
Versuche mit Auslösung von *Krampfstaten bei neonatalen Tieren.* Bei diesen bleibt in deutlicher Korrelation zur Häufigkeit der ausgelösten Krampfanfälle
das *Hirnwachstum zurück,* außerdem läßt sich ein *verminderter DNS- und RNS-Gehalt* sowie eine *Herabsetzung des Proteingehaltes* im Hirngewebe nachweisen[47,48]. Die DNS-Synthesestörung geht offensichtlich
dem Zelltod voraus. Neben der *Hypoglykämie* wurde
im übrigen auch eine *Schädigung des cAMP* als einer
der Faktoren bei der Entstehung der Krampfschädigungen diskutiert[48]. Versuche mit Messung der EEG-

Veränderungen im Anschluß an auch nur einseitig ausgelöste Elektroschocks zeigten deutliche Korrelationen zwischen der Häufigkeit ausgelöster Elektrokrämpfe und dem Zeitraum des Überdauerns der EEG-Veränderungen (Übersicht[10]). Derartige EEG-Veränderungen können – bei großen Schwankungsbreiten innerhalb größerer Versuchsreihen – noch einige Monate nachgewiesen werden[49]. Die Muskelrelaxation und die Anästhesie sowie das Ausmaß der Sauerstoffversorgung wirken sich hierbei ebensowenig eindeutig aus wie die gewählte Stromintensität. Auch diese Versuche sprechen für Schädigungen durch die Krämpfe, ohne daß eine befriedigende Faktorenanalyse für die Pathogenese gelungen ist.

Bei *elektronenmikroskopischen Untersuchungen* nach experimentell ausgelösten Krämpfen zeigte sich, daß der Ca^{++}-Influx[11] in die Synaptosomen in deutlicher Korrelation zur Zahl ausgelöster Elektrokrämpfe erhöht ist. Vergleichsuntersuchungen zwischen elektrisch und chemisch ausgelösten Krämpfen ergaben keine nennenswerten Unterschiede[49]. Interessant ist der Nachweis erhöhter (met[5])-Enkephalin-Werte im Hypothalamus, in den Septumkernen, im Nucleus accumbens und im Amygdalum im Hinblick auf die therapeutische Wirksamkeit derartiger Krämpfe bei endogenen Psychosen[19]. Innerhalb von 20 Minuten reversible Funktionsstörungen nach einseitiger Elektrokrampfbehandlung sind im übrigen bereits mit Hilfe klinisch-neurologischer Untersuchungen nachweisbar[26, 27].

Alle diese Untersuchungen sprechen also dafür, daß durch Krämpfe Schädigungen des Hirngewebes auftreten können, ohne daß aber die Pathogenese ausreichend geklärt ist. Sicher kann nach dem derzeitigen Wissensstand jedenfalls nicht allein mit hypoxischen oder mit ischämischen Reaktionen gerechnet werden.

Es gibt auch durchaus Status-Fälle, bei denen keine Krampfschäden nachweisbar sind[46].

Todesursachen

Die Todesursachenfeststellung bei Epilepsien ist insofern problematisch, als in der Mehrzahl der Fälle die Grundkrankheit die Lebensdauer bestimmt. Epidemiologische Untersuchungen in den USA gehen von 5 Epilepsiekranken auf 1 000 Einwohner aus[28a]. In Wisconsin waren in der amtlichen Todesursachenstatistik unter 34 839 Todesfällen einer Bevölkerung von 3 542 000 70 Todesfälle an Epilepsie (= 0,2%) registriert[38]. In 20% erfolgte der Tod im Status epilepticus, in 17% im Zusammenhang mit anfallsbedingten Verletzungen oder Erstickungen. Ein wahrscheinlicher, wenn auch nicht bewiesener Zusammenhang zwischen Anfall und Tod wurde in 31% angenommen

einschließlich plötzlicher Herztodesfälle und Blutungen. Weitere 31% blieben ätiologisch ungeklärt[38]. Insgesamt entsprach hier die Mortalität derjenigen der Normalbevölkerung, während eine große dänische Untersuchung eine gegenüber der Durchschnittsbevölkerung *dreifach erhöhte Mortalität* nachwies[28b]. Die erhöhte Sterblichkeit betraf vor allem die Altersgruppe von 10 bis 29 und 30 bis 49 Jahren.

Beunruhigend *hoch* ist *der Anteil plötzlicher, unerwarteter Todesfälle (Mors subita)* mit rund 13% in mehreren Serien[23,51,52]. Es lag nahe, an ischämische Herzattacken zu denken. Größere Kontrollserien zeigten aber, daß ischämische Herzschädigungen bei Epileptikern weder häufiger noch – was von einzelnen Autoren angegeben worden war – seltener waren[54]. Die Erklärungen für die plötzlichen Todesfälle divergieren und sind noch nicht befriedigend. Angeschuldigt wurden *Fettembolien*[23], eine *akute Hirndrucksteigerung*[51], eine *Nebennierenrindeninsuffizienz*[51], ein *chronischer perienzephaler Prozeß*[51], *paroxysmale autonome Dysfunktionen*[46] und *fatal ausgehende Synkopen*[18]. Es spricht einiges dafür, daß die letztgenannte Ursache am ehesten anzuschuldigen ist. Eigenartig ist der *häufige Eintritt des Todes in den Nachtstunden,* wahrscheinlich aus dem Schlaf heraus[18]. Die Beziehung zwischen dem Schlaf-EEG und vorübergehenden Phasen erhöhter Krampfbereitschaft sind neurophysiologisch bekannt[18].

Zur Frage der Therapieschäden bei Epilepsien

Klinische, durch radiologische Methoden ergänzte[14, 20, 39] sowie experimentelle[25, 45] Untersuchungen sprechen dafür, daß *bei Epileptikern, die chronisch mit therapeutischen Diphenylhydantoin-(DPH) Dosen (0,25–0,6 g/d) behandelt wurden, Kleinhirn-Funktionsstörungen* auftreten können wie sie in ähnlicher Weise akut nach Hydantoin-Überdosierungen beobachtet wurden. Gefährdet sind vor allem die therapierefraktär erscheinenden Epilepsien. Die Behandlungsdauer ist offenbar bedeutungsvoller als die Höhe der Dosierung[32].

Morphologisch wurden diffuse Purkinjezell- und – geringer – auch Körnerzelluntergänge beschrieben[16], *elektronenmikroskopisch* atypische Dendritensprossen an den Purkinjezellen[42]. Der Morphologe steht damit, wenn er bei Krampfkranken Kleinhirnrindenschäden findet, vor der Frage,

- ob er Zeichen einer *originären Kleinhirn-Atrophie* vor sich hat, bei der die Anfälle nur ein Begleitsymptom darstellen,
- ob es sich um sogenannte *Krampfschäden* oder
- um *Folgen einer vorausgegangenen DPH-Behandlung* handelt.

Sorgfältige Vergleichsuntersuchungen berechtigen zu Zweifeln, ob DPH allein die Ursache solcher Kleinhirn-Atrophien ist[9,22], oder ob nicht zumindest mit einer erhöhten Vulnerabilität der Kleinhirnrinde der Patienten zu rechnen ist, bei denen durch Perinatalschäden oder andere Ursachen bei Epilepsie bereits eine Vorschädigung der Kleinhirnrinde vorlag. Wir selbst sahen Rindenschäden nur in einem sicheren Intoxikationsfall mit Überdosierung.

Lymphknotenveränderungen (▷ Bd. 1); Mundschleimhautveränderungen (▷ Bd. 2)

Literatur

1.–3. Weiterführende Literatur (▷ S. 107)
4. Annegers JF, Elveback LR, Labarthe DR, Hauser WA (1976) Ischemic heart disease in patients with epilepsy. Epilepsia 17: 11–14
5. Bakay L (1968) Changes in barrier effect in pathological states. In: Lajthia A, Ford DH (eds) Brain barrier systems. Elsevier, New York
6. Bolwig TG, Hertz MM, Westergaard E (1977) Acute hypertension causing blood-brain barrier breakdown during epileptic seizures. Acta Neurol Scand 56: 335–342
7. Brierley JB, Brown AW, Meldrum BS (1971) The nature and time course of the neuronal alterations resulting from oligaemia and hypoglycaemia in the brain of Macaca mulatta. Brain Res 25: 483–499
8. Dam M (1972) The density and ultrastructure of the Purkinje cells following diphenylhydantoin treatment in animals and man. Acta Neurol Scand (Suppl) 49: 3–65
9. Dam M, Nielsen M (1970) Purkinje's cell density after diphenylhydantoin intoxication in rats. Arch Neurol 23: 555–557
*10. Davison K, Bagley CR (1969) Schizophrenia-like psychosis associated with organic disorders of the central nervous system: A review of the literature. In: Herrington RN (ed) Current problems in neuropsychiatry. Haedley Broth., Ashford Kent. Brit J Psychiat Spec Publ 4: 113–184
11. Delgado-Escueta AV, Victor S, Davidson D (1980) The effects of electroshock convulsions on calcium transport within synaptic terminals. J Neurochem 35: 1140–1148
*12. DeReuck J, Van Kerckvoorde L, DeCoster W, vander Eecken H (1979) Ischemic lesions of the hippocampus and their relation to ammon's horn sclerosis. J Neurol 220: 157–168
13. DeRobertis E, Alberici M, DeLores Arnaiz GR (1969) Astroglial swelling and phosphohydrolases in cerebral cortex of metrazol convulsant rats. Brain Res 12: 461–466
14. Dreyer R (1966) Kleinhirndauerschädigung infolge Diphenylhydantoinintoxikation. Fortschr Neurol Psychiat 34: 224–235
14a. Freytag E (1964) 294 medicolegal autopsies on epileptics. Arch Path 78: 274–286
15. Gänshirt H (1961) Das Elektroencephalogramm in Diagnose und Behandlung der Epilepsie. Nervenarzt 32: 262–265
16. Ghatak NR, Santoso RA, McKinney WM (1976) Cerebellar degeneration following long-term phenytoin therapy. Neurology 26: 818–820
17. Haberland C (1962) Cerebellar degeneration with clinical manifestation in chronic epileptic patients. Psychiat Neurol (Basel) 143: 29–44
18. Hirsch CS, Martin DL (1971) Unexpected death in young epileptics. Neurology 21: 682–690
19. Hong JS, Gillin JC, Yang YT, Costa E (1979) Repeated electroconvulsive shocks and the brain content of endorphins. Brain Res 177: 273–278
20. Horne PD (1973) Long term anticonvulsant therapy and cerebellar atrophy. J Irish Med Assoc 66: 147–152
21. Hughes JF, Schlagenhauff RE, Curtin MJ, Brown VP (1961) Electroclinical correlation in temporal lobe epilepsy with emphasis on inter-areal analysis of the temporal lobe. EEG Clin Neurophysiol 13: 333–339
22. Iivanainen M, Viukari M, Helle EP (1977) Cerebellar atrophy in phenytoin-treated mentally retarded epileptics. Epilepsia 18: 375–386
23. Kaufmann HG, Finn R, Bourdillon RE (1966) Fat embolism following an epileptic seizure. Brit Med J I: 1081
*24. Ketz E (1974) Brain tumours and epilepsy. In: Vinken PJ, Bruyn GW (eds) Tumours of the brain and skull, part 1. North-Holland Publ Comp, Amsterdam (Handbook of clinical neurology, vol 16, pp 254–269)
25. Kokenge R, Kutt H, McDowell F (1965) Neurological sequelae following Dilantin overdose in a patient and in experimental animals. Neurology 15: 823–829
26. Kriss A, Blumhardt LD, Halliday AM, Pratt RTC (1978) Neurological asymmetries immediately after unilateral ECT. J Neurol Neurosurg Psychiat 41: 1135–1144
27. Kriss A, Halliday AM, Halliday E, Pratt RTC (1978) EEG immediately after unilateral ECT. Acta Psychiat Scand 58: 231–244
*28. Krohn W (1963) Causes of death among epileptics. Epilepsia 4: 315–321
28a. Kurland LT, Kurtzke JF, Goldberg ID (1973) Epidemiology of neurologic and sense organ disorders. Cambridge, Harvard University Press, p 29
28b. Lund M (1968) Die Mortalität von Epileptikern. Der Medizinische Sachverständige 64: 77–97
29. Margerison JH, Corsellis JAN (1966) Epilepsy and temporal lobes. A clinical, electroencephalographic and neuropathological study of the brain in epilepsy, with particular reference to the temporal lobes. Brain 89: 499–530
30. Meldrum BS, Brierley JB (1973) Prolonged epileptic seizures in primates: ischemic cell change and its relation to ictal physiological events. Arch Neurol 28: 10–17
31. Meldrum BS, Horton RW, Brierley JB (1974) Epileptic brain damage in adolescent baboons following seizures induced by allylglycine. Brain 97: 407–418
32. Narita Y (1960) A study of experimental intoxication of antiepileptic drugs (Phenobarbital, 5-5-diphenyl-hydantoin tridione). Folia Psychiat Neurol Jap 14: 367–398
33. Peiffer J (1962) Zur Genese großräumiger Kreislaufschäden des Gehirns im Kindesalter. In: Jacob H (ed) IV. International congress of neuropathology. Proceedings in 3 Bänden, vol III, Thema IV. Georg Thieme, Stuttgart
34. Posner JB, Plum F, Van Poznak A (1969) Cerebral metabolism during electrically induced seizures in man. Arch Neurol 20: 388–395
35. Reid SA, Sypert GW, Boggs WM, Willmore LJ (1979) Histopathology of the ferric-induced chronic epileptic focus in cat: A Golgi study. Exp Neurol 66: 205–219
36. Russell WR, Whitty CWM (1952) Studies in traumatic epilepsy. I. Factors influencing the incidence of epilepsy after brain wounds. J Neurol Neurosurg Psychiat 15: 93–98
37. Salcman M, Defendini R, Correll J, Gilman S (1978) Neuropathological changes in cerebellar biopsies of epileptic patients. Ann Neurol 3: 10–19
38. Schwade ED, Otto O (1954) Mortality in epilepsy. JAMA 156: 1526
39. Selhorst JB, Kaufman B, Horwitz SJ (1972) Diphenylhydantoin-induced cerebellar degeneration. Arch Neurol 27: 453–455
40. Siemes H, Siegert M, Hanefeld F (1978) Erhöhte Permeabilität der Bluthirnliquorschranke als Hinweis auf ein Hirnödem nach prolongierten Krampfanfällen. In: Doose H, Groß-Selbeck G (Hrsg) Epilepsie 1978. Georg Thieme, Stuttgart, S 85–92
41. Slater E, Beard W, Glithero E (1969) The schizophrenia like psychoses of epilepsy. Brit J Psychiat 109: 95–150
42. Snider RS, Perez del Cerro M (1967) Drug-induced dendritic sprouts on Purkinje cells in the adult cerebellum. Exp Neurol 17: 466–480

43. Stochdorph O (1964) Über Nervenzellfortsätze in Hirngewebs-narben. Arch Psychiat Nervenkr 206: 199–207
44. Terrence CF, Wisotzkey HM, Perper JA (1975) Unexpected, un-explained death in epileptic patients. Neurology 25: 594–598
45. Utterback RA (1958) Parenchymatous cerebellar degeneration with Dilantin intoxication. J Neuropath Exp Neurol 17: 516–518
*46. Veith G (1979) Über die Krampfschädigung des Gehirns. In: Bei-träge aus der Arbeit der v. Bodelschwinghschen Anstalten in Bie-lefeld-Bethel. Bethel Heft 20: 21–42
47. Wasterlain CG (1976) Effects of neonatal status epilepticus on rat brain development. Neurology 26: 975–986
48. Wasterlain CG (1979) Does anoxemia play a role in the effects of neonatal seizures on brain growth? Eur Neurol 18: 222–229
49. Weiner RD (1980) The persistence of electroconvulsive therapy-induced changes in the electroencephalogram. J Nerv Ment Dis 168: 224–228
50. Westergaard E, Hertz MM, Bolwig TG (1978) Increased permea-bility to horseradish peroxidase across cerebral vessels, evoked by electrically induced seizures in the rat. Acta Neuropath 41: 73–80
*51. Ziegler HK, Kamecke A (1967) Über den unerwarteten Tod von Epileptikern. Nervenarzt 38: 343–347
52. Zielinski JJ (1974) Epilepsy and mortality rate and cause of death. Epilepsia 15: 191–201

Neuroaxonale Dystrophien

Weiterführende Literatur

1. Seitelberger F, Jellinger K (1977) Neuroaxonal dystrophy and Hallervorden-Spatz disease. In: Goldensohn ES, Appel SH (eds) Scientific approaches to clinical neurology. Lea & Febiger, Phila-delphia, pp 1052–1072
2. Wigboldus JM, Bruyn GW (1968) Hallervorden-Spatz disease. In: Vinken PJ, Bruyn GW (eds) Handbook of clinical neurology, vol 6. North-Holland Publ Comp, Amsterdam, pp 604–631

Morphologische Elemente

Das Axon reagiert bei mechanischen Verletzungen, lokalen Kreislaufstörungen und unter der Einwirkung zahlreicher toxischer Substanzen (▷ Intoxikationen) in Form lichtmikroskopisch ähnlicher Auftreibungen, denen *ultrastrukturell* allerdings ein *verschiedenes Substrat* zu Grunde liegt (▷ Abb. 1.1 c).

Immerhin kann bereits mit Trichromfärbungen wie denen nach Masson-Goldner oder Mallory vielfach eine Differenzierung insofern getroffen werden, als *eine blaß-blaue bzw. grünliche Färbung der Axonschwellungen eher für eine lokale Anreicherung von fibrillären Strukturen (Neurofilamente, Neurotubuli, Mikrofilamente), eine kräftige, vielfach rote Färbung für Ansammlungen von Mitochondrien spricht.*

● *Neurotubuli* sind mikrotubuläre Strukturen mit einem Durchmesser von 24–26 nm, biochemisch vorwiegend aus Tubulin bestehend mit Polypeptiden von 110 000 Dalton.

● *Neurofilamente* haben einen Durchmesser von 8–10 nm und bestehen aus einem Polypeptidtriplet von 68 000 Dalton.

● *Mikrofilamente* weisen als kleinste Elemente einen Durchmesser von nur 5–6 nm auf und bestehen vor allem aus Aktin mit Polypeptiden von 46 000 Dalton[3].

Neurotubuli und Neurofilamente sind über den gesamten peripheren Nerven in langen Reihen innerhalb des Axoplasmas nachweisbar, während Mikrofilamente die axonalen Wachstumskolben bevorzugen.

Alle 3 Bestandteile des Axons bilden das sogenannte *Zytoskelett*. Sie sind beteiligt an der Erhaltung der Form des Axons, der Transportvorgänge innerhalb des Axons und an der Zellmotilität.

Definition, Klassifikation

Die Bedeutung des Zytoskeletts für den normalen Stoffwechsel und die Funktion des Axons führte dazu, lokale oder generalisierte Schädigungen, die sich vorwiegend am Axon manifestieren, als *neuroaxonale Dystrophien* zu bezeichnen[1].

Zu unterscheiden sind

● *physiologische, altersabhängige* axonal-dystrophische Vorgänge mit bestimmter Ortsprävalenz,

● *pathologische neuroaxonale* Dystrophien,

– symptomatisch bzw. begleitend,

– primäre neuroaxonale Dystrophien (im engeren Sinne).

Altersabhängige Veränderungen

Ansammlungen von Axonschollen und -auftreibungen im Nucleus cuneatus und gracilis finden wir ab mittlerem Lebensalter in zunehmender Dichte[1]. Sie unterscheiden sich *lichtmikroskopisch* nicht von den unter pathologischen Bedingungen auftretenden *Axonschollen (Sphäroide)* wie sie nach Vitamin-E-Mangel[9], bei Kindern mit Mukoviszidose oder kongenitaler Gallengangsatresie[20] oder nach Einwirkung von Pharmaka wie den Vinca-Alkaloiden[3] auftreten. Nach *zytostatischer Behandlung* finden sie sich in 90% der Kinder[10], nun allerdings nicht nur in den genannten Kerngebieten, sondern auch *diffus* im Verlauf der langen Bahnen, innerhalb der Brückenfasern und an den Verbindungswegen innerhalb der Medulla oblongata.

Morphologie

Im HE-Bild handelt es sich um leicht eosinophile, homogene oder auch zentral unterschiedlich grob granulierte Kugeln, deren Größe diejenigen von Pyramiden-Nervenzellen überschreiten kann (20–120 µ)[17,3]. Die Sphäroide sind in der Regel *argyrophil* und können deshalb mit der Bodian-Imprägnation gut dargestellt werden. *Ultrastrukturell* sind sie von einer Einheitsmembran umgeben. Ihr Gehalt an Neurofilamenten, multigranulären Körpern, glatten Membranen, tubulären und zisternalen Profilen sowie kristalloiden Strukturen variiert im Verhältnis zueinander ebenso wie ihr Gehalt an Mitochondrien unterschiedlicher Gestalt.

Symptomatische bzw. begleitende neuroaxonale Dystrophien (NaxD)

Abgesehen von den eben erwähnten Beispielen metabolischer Störungen oder toxischer Einflüsse kommen NaxD in Verbindung mit zahlreichen recht heterogenen Krankheiten vor, so dem Typ C der *Niemann-Pickschen Krankheit* (▷ Abb. 1.26 c), der *alkoholischen Enzephalopathie*, beim *Neurolathyrismus* oder unter dem Einfluß jedes *Mitosespindel-Hemmers*. Zu den Filament-anreichernden Schadstoffen gehören vor allem die *Hexakarbon-Lösungsmittel („Schnüffler"-Neuropathie)*, das *Acrylamid* und *Aluminiumsalze*.

Bevorzugter Sitz sind für diese toxischen axonalen Neuropathien die *myelinisierten Axone in der Umgebung der Ranvierschen Knötchen*.

Reaktiv findet man die Axonschollen auch in der Umgebung von Nekrosen, vor allem, wenn es bei Zirkulationsstörungen zum Austritt von Blut in das Gewebe gekommen ist. In solchen Fällen sind sie vielfach kombiniert mit piloiden Astrozyten und nicht selten auch mit Rosenthalschen Fasern.

Primäre neuroaxonale Dystrophien (im engeren Sinne)

Synonym: Hallervorden-Spatz-Syndrom

Eine *Gliederung* dieser Kerngruppe der NaxD wird in der Tabelle 1.4 gegeben. Sie berücksichtigt zunächst – vom Morphologischen ausgehend – die Frage, ob Axonschollen generalisiert anzutreffen sind oder nur mit deutlicher Ortsprädilektion (Pallidum, Nucleus subthalamicus, Substantia nigra). Die weitere *Untergliederung* erfolgt sowohl nach *morphologischen Kriterien* (Pigmentierung der befallenen Regionen, Lipophanerose, exzessive Anreicherung von sudanophilen Substanzen in Gliazellen und Nervenzellen) als auch nach dem *klinischen Verlauf*.

Generalisierte Formen der NaxD

Morphologie

Gemeinsam ist das Vorkommen von *Axonschollen* (▷ Abb. 1.26 d) und *lokalen*, vielfach kleinen, wurmförmigen *Axonschwellungen* innerhalb der *grauen Substanz*, seltener auch innerhalb des *Marklagers*, wobei Stammganglien und Kerngebiete von Brücke und verlängertem Mark stärker betroffen sind als die Großhirnrinde. Meist besteht eine *Kleinhirnrindenatrophie* mit Vorkommen von Axontorpedos, vorwiegend innerhalb der Körnerschicht nahe der Purkinjezellschicht. Die *Ganglien des autonomen Nervensystems* beteiligen sich ebenfalls am axonal-dystrophischen Prozeß.

In den Regionen, in denen Axonschollen besonders häufig vorkommen, kann das Neuropil grob spongiös aufgelockert sein. Leichte spongiöse Veränderungen sind fakultativ auch an der ersten bis dritten Schicht der Großhirnrinde nachweisbar.

Elektronenmikroskopisch enthalten die Axonschwellungen verdichtete Neurofilamente, vermehrte und geschwollene oder atypisch geformte Mitochondrien, schlauchförmig gewundene endoplasmatische Zisternen sowie multilamelläre Körper, granuläre Substanzen und dichte Körper. Neurotubuli fehlen oder sind nur gering beteiligt[14]. Man sieht sie eher im Kortex, filamentäre Strukturen dagegen eher im Dienzephalon und Hirnstamm sowie Rückenmark[21].

Derartige Veränderungen sind nicht nur im Zentralnervensystem, sondern *auch im peripheren Nervensystem* erfaßbar, so daß dadurch eine gewisse *Chance der bioptischen Diagnostik* besteht[19]. Die Schwannschen Zellen der peripheren Nerven können Anreicherungen membrano-tubulärer Profile und andere abnorme Organellen aufweisen[22]. Möglichkeiten der intravitalen Diagnostik bieten ferner *Haut- und Bindehautbiopsien*[11] sowie *Rektumbiopsien*[8]. Biochemische Befunde von diagnostischer Bedeutung sind bisher nicht erhoben worden.

Infantile Formen: Variante ohne Pallidumpigmentierung

Klinik, Prognose

Selten unmittelbar *postnatal*, häufiger im Laufe des *ersten und zweiten Lebensjahrs* einsetzende *Muskelhypotonie*, die bald in *spastische Paresen* übergeht, denen sich Torsionsspasmen, choreoathetotische Bewegungsstörungen, Myoklonien, ferner Krampfanfälle unterschiedlicher Formen hinzugesellen. Mit der psychomotorischen Entwicklungsstörung gehen *Sehstörungen* bis zur Erblindung durch Optikusatrophie, Hörstörungen und eine *progressive Demenz* parallel.

Der *Tod* erfolgt nach einem drei- bis fünfjährigen Krankheitsverlauf.

Tabelle 1.4. Neuroaxonale Dystrophien

Klin. Verlaufsformen der neuroaxonalen Dystrophien	Regelbeginn (Jahre)	Regel-Dauer (Jahre)	Klinische Hauptsymptome					Neuropathologische Hauptbefunde			
			Spasmen u. Pyramiden-bahnläsion	Ataxie	Hyperkinesen (choreoathetotische Dystonien)	Demenz	Opt. Atr.	Eisenpigm. in Pall./Luysi/Nigra	Lipophanerose	Kleinhirnatrophie	Rosenthalsche Fasern
Generalisierte Formen Infantil											
– ohne path. Pigment (Gilman u. Barret Typ III)	1–2	3–5	++	+	+	++	+	–	+	++	–
– mit path. Pigment (Gilman u. Barret Typ II)	1–4	2–7	+	+	(+)	+	+	+	+	++	–
Giant axonal Dystrophie	2–6	15–20	+	+	–	+	+	+	–	?	+
Spätinfantil-Juvenil[c]	10	13	+	+	Myoklon. Anfälle	+	–	–	–/(+)	+	–
Lokalisierte Form[a] Juvenil (Hallervor-den-Spatzsche Krankheit) (Gilman u. Barret Typ I)	7–12	8–18	+	+	++	+	(+)	+	–/(+[b])	(+)	–

[a] Spätinfantile und adulte Varianten kommen selten vor
[b] Rabinowicz u. Wildi 1955 Bini u. Papetti 1941, Bini 1952
[c] Dorfman et al. 1978

Morphologie

Es besteht *keine Pigmentanreicherung* in Pallidum, Nucleus subthalamicus und Zona rubra der Substantia nigra, aber eine *Vermehrung von sudanophilem Fett* vor allem innerhalb des Pallidum, in dem neben spongiöser Auflockerung und Axonschollen auch lockere Gliaknötchen vorkommen können. Die *Kleinhirnatrophie* ist oft schon makroskopisch deutlich erkennbar. Selten finden sich an extrazerebralen Organen vermehrte Lipideinlagerungen und Ansammlungen PAS-positiver Histiozyten, so in den von Kupfferschen Sternzellen der Leber sowie in Milz, Lymphknoten, Knochenmark und Niere[1].

Variante mit Pallidumpigment

Wir grenzen diese Form, die Gilman und Barret als *Typ II* von der Variante ohne Pallidumpigment als *Typ III* unterscheiden, ebenfalls voneinander ab, obwohl angesichts der insgesamt seltenen Literaturschilderungen hier das letzte Wort noch nicht gesprochen sein wird und es auch kritische Stimmen gegen diese Abgrenzung gibt[4].

Klinik

Der Krankheitsbeginn liegt im Verlauf des *ersten bis vierten Lebensjahres*. Die *Krankheitsdauer* ist mit zwei bis sieben Jahren etwas länger, obwohl das klinische Bild sich nicht nennenswert von der Variante I unterscheidet.

Morphologie

Gemeinsam ist die *Lipophanerose des Pallidums,* geringer auch des Thalamus sowie die ausgeprägte *Kleinhirnrindenatrophie.*

Hinzu tritt die *bereits makroskopisch sichtbare graubräunliche bis rötliche Verfärbung von Pallidum und Zona rubra der Substantia nigra,* bedingt durch *massive Pigmentablagerungen,* die meist eine positive Eisenreaktion geben und neben den bereits geschilderten Axonschollen und sonstigen Veränderungen das Bild bestimmen. In Regionen, in denen schon physiologischer Weise (▷ S. 113) neuroaxonale Veränderungen vorkommen können, sind sie bei allen diesen infantilen Formen in erhöhtem Maße vorhanden.

Elektronenmikroskopisch kommen außer den bereits oben beschriebenen Veränderungen geschlossene und offene Membranschlingen und einzelne Membranlamellen sowie multitubuläre Systeme im Axoplasma vor[12].

Giant axonal dystrophy

Diese ebenfalls infantil und generalisiert auftretende NaxD zeigt nicht nur Axonschwellungen unter Bevorzugung einer Anreicherung filamentärer Substanzen im zentralen und peripheren Nervensystem (▷ Abb. 1.26 e u. f), sondern weist pathologische filamentäre Einlagerungen auch in Endothelzellen, Hautfibroblasten und Perineuralzellen sowie Schwannschen Zellen auf[13].

Klinik

Erste Krankheitszeichen sind *Muskelhypotonie, Areflexie, Nystagmus,* breitbeiniger Gang, später *Ataxie* unter dem Bild einer chronisch progredienten Polyneuropathie, *Optikusatrophie* und in den Endstadien eine *Demenz.* Die Krankheit setzt zwischen dem *zweiten und sechsten Lebensjahr* ein und verläuft *chronischer* als die vorgenannten Krankheiten über *15 bis 20 Jahre.* Die befallenen Kinder haben oft, aber nicht regelmäßig hellblondes, gekräuseltes Haar. Kyphoskoliosen kommen vor.

Morphologie

Die Sphäroide und schmaleren, wurm- oder spindelförmigen Auftreibungen sind sehr zahlreich und erlauben die intravitale Diagnostik an Haut- und Nervenbiopsien.

Filamentansammlungen überwiegen gegenüber tubulären Strukturen. Über den Axonkugeln ist die Markscheide meist geschwunden[14]. Besonders intensiv betroffen sind die *Hinterstränge* und deren Kerngebiete. Die Nervenzellen weisen vielfach zentrale Chromatolysen auf. Als Besonderheit ist das Vorkommen zahlreicher Rosenthalscher Fasern subependymal zu werten. Ob hierin ein wesentliches differentialdiagnostisches Kriterium innerhalb der NaxD zu sehen ist, muß die Beobachtung weiterer Fälle erweisen, ebenso inwieweit Kleinhirnrindenatrophien in gleichem Maße vorkommen wie bei den übrigen infantilen generalisierten NaxD.

Ätiologie, Pathogenese

Sie ist nicht geklärt. Möglicherweise spielen Vitamin B$_{12}$-Mangelerscheinungen eine Rolle[16].

Spätinfantile und juvenile Formen der generalisierten NaxD

Diese Formen sind sehr viel seltener und variieren im klinischen Bild stärker. Auffallend ist das gemeinsame Vorkommen von *myoklonischen Anfällen*[15, 6]. Das Fehlen eines pathologischen Pigmentreichtums in Pallidum und Nigra läßt diese Fälle abgesehen von der Generalisation der NaxD von der Hallervorden-Spatzschen Krankheit abgrenzen.

Lokalisierte NaxD

Synonyma

Hallervorden-Spatzsche Krankheit; Gilman und Barret Typ I

Klinik

Die Krankheit setzt gewöhnlich zwischen dem *7. und 12. Lebensjahr* ein, doch sind seltene spätinfantile Verlaufsformen beschrieben[5]. Die *Krankheitsdauer* beträgt *8 bis 18 Jahre*[2]. Rigor, zunehmende Spastik, Hyperkinesen, Gang- und Sprachstörungen und eine nur langsam zunehmende Demenz, gelegentlich ataktische Störungen, Nystagmus, Sehstörungen und Krampfanfälle charakterisieren das klinische Bild. Dysphagien und Deformierungen des Fußes sind fakultativ, ebenso eine Retinitis pigmentosa.

Morphologie

Axonschollen, eisenhaltige Pigmentanreicherungen, manchmal auch Zeichen der Lipophanerose sind *sehr intensiv im Pallidum, ferner in der Substantia nigra* unter Bevorzugung der Zona rubra nachweisbar.

Ein vereinzeltes Vorkommen von Axonschwellungen auch an anderen Stellen wurde bereits von Hallervorden und Spatz beschrieben. Eine Atrophie des Pallidum liegt in der Regel nicht vor wie auch die Nervenzellen nicht völlig zu Grunde gehen, auch wenn ihr Bestand stark gelichtet ist. Dementsprechend besteht eine *intensive Astrozytenproliferation.*

Pathogenese

Sie ist noch ungeklärt. Es fehlen auch eindeutige neurochemische Befunde. Bemerkenswert ist im Zusammenhang mit der Pigmentanreicherung innerhalb von Pallidum und Substania nigra die Tendenz zu einer *Hyperpigmentation der Haut*[1]. Hypothetisch werden Störungen im Neuromelanin- bzw. im dopaminergen System diskutiert[7].

Literatur

1. u. 2. Weiterführende Literatur (▷ S.113)
* 3. Asbury AK (1979) Neuropathies with filamentous abnormalities. In: Aguayo AJ, Karpati G (eds) Current topics in nerve and muscle research. Excerpta Medica, Amsterdam-Oxford, pp 243–254
4. Defendini R, Markesbery WR, Mastri AR, Duffy PE (1973) Hallervorden-Spatz disease and infantile neuroaxonal dystrophy. J Neurol Sci 20: 7–23
5. Dooling EC, Schoene WC, Richardson EP (1974) Hallervorden-Spatz syndrome. Arch Neurol 30: 70–83
6. Dorfman LJ, Pedley TA, Tharp BR, Scheithauer BW (1978) Juvenile neuroaxonal dystrophy: Clinical, electrophysiological, and neuropathological features. Ann Neurol 3: 419–428
7. Elejalde BR, de Elejalde MMJ, Lopez F (1979) Hallervorden-Spatz disease. Clin Genet 16: 1–18
8. Goebel HH, Kohlschütter A, Schulte FJ (1980) Rectal biopsy findings in infantile neuroaxonal dystrophy. Neuropediat 1: 388–392
9. Lampert P, Blumberg JM, Pentschew A (1964) An electron microscopic study of dystrophic axons in the gracile and cuneate nuclei of vitamin E-deficient rats. J Neuropath Exp Neurol 23: 60–77
10. Liu HM (1978) Reactive neuroaxonal dystrophy in children. Acta neuropath 42: 237–241

11. Martin JJ, Leroy JG, Libert J, van Eygen M, Logghe N (1979) Skin and conjunctival biopsies in infantile neuroaxonal dystrophy. Acta neuropath 45: 247–251
12. Peiffer J, Brunner N, Landolt RF, Müller G, Schlote W (1976) Generalisierte infantile neuroaxonale Dystrophie mit Pallidumpigmentation und -Lipophanerose bei einem eineiigen Zwillingspaar. Neuropädiat 7: 327–350
13. Peiffer J, Schlote W, Bischoff A, Boltshauser E, Müller G (1977) Generalized giant axonal neuropathy. Acta neuropath 40: 213–218
14. Prineas JW, Ouvrier RA, Wright RG, Walsh JC, McLeod JG (1976) Giant axonal neuropathy – a generalized disorder of cytoplasmic microfilament formation. J Neuropath Exp Neurol 35: 459–470
15. Scheithauer BW, Forno LS, Dorfman LJ, Kane CA (1978) Neuroaxonal dystrophy (Seitelberger's disease) with late onset, protracted course and myoclonic epilepsy. J Neurol Sci 36: 247–258
16. Schochet SS jr, Chesson AL jr (1977) Giant axonal neuropathy:

Possibly secondary to vitamin B12 malabsorption. Acta neuropath 40: 79–83
17. Seitelberger F (1971) Neuropathological conditions related to neuroaxonal dystrophy. Acta neuropath Suppl V: 17–29
18. Seitelberger F, Gootz E, Gross H (1963) Beitrag zur spätinfantilen Hallervorden-Spatzschen Krankheit. Acta neuropath 3: 16–28
19. Shimono M, Ohta M, Asada M, Kuroiwa Y (1976) Infantile neuroaxonal dystrophy. Acta neuropath 36: 71–79
20. Sung JH, Park SH, Mastri AR, Warwick WJ (1980) Axonal dystrophy in the gracile nucleus in congenital biliary atresia and cystic fibrosis (mucoviscidosis): beneficial effect of vitamin E therapy. J Neuropath Exp Neurol 39: 585–597
21. Wisniewski H, Terry RD, Hirano A (1970) Neurofibrillary pathology. J Neuropath Exp Neurol 29: 163–176
22. Yagishita S, Itho Y, Nakano T, Oizumi J, Okuyama Y, Aoki K (1978) Infantile neuroaxonal dystrophy. Acta neuropath 41: 257–259

Das spongiös-dystrophische Gewebssyndrom

Weiterführende Literatur

1. Erbslöh F (1958) Funikuläre Spinalerkrankung. In: Scholz W, Lubarsch O, Henke F, Rössle R (Hrsg) Nervensystem. Springer-Verlag, Berlin Göttingen Heidelberg (Handbuch der speziellen pathologischen Anatomie und Histologie, Bd 13/2a, S. 1526)
2. Erbslöh F (1958) Zur Systematik der spongiösen Dystrophie des Nervensystems. In: Scholz W, Lubarsch O, Henke F, Rössle R (Hrsg) Nervensystem. Springer-Verlag, Berlin Göttingen Heidelberg (Handbuch der speziellen pathologischen Anatomie und Histologie, Bd 13/2b, S. 1681–1683)
3. Erbslöh F (1958) Das Zentralnervensystem bei Leberkrankheiten. In: Scholz W, Lubarsch O, Henke F, Rössle R (Hrsg) Nervensystem. Springer-Verlag, Berlin Heidelberg New York (Handbuch der speziellen pathologischen Anatomie und Histologie, Bd 13/2b, S. 1645)
4. Greenhouse AH (1968) The neuropathology of renal disease. In: Minckler J (ed) Pathology of the nervous system. McGraw-Hill Company, New York, pp 1029–1042
5. Jellinger K, Seitelberger F (1977) Spongy encephalopathies in infancy: Spongy degeneration of CNS and progressive infantile poliodystrophy. In: Goldensohn ES, Appel SH (eds) Scientific approaches to clinical neurology. Lea & Febiger, Philadelphia, pp 363–386
6. Noetzel H, Oster C (1957) Über Gehirnveränderungen bei Lebererkrankungen. In: Büchner F (Hrsg) Beiträge zur pathologischen Anatomie und zur allgemeinen Pathologie, Bd 118. Gustav Fischer Verlag, Stuttgart, S. 325–338

Definition, morphologische Elemente

Eine *lichtmikroskopisch erkennbare Auflockerung der grauen oder weißen Substanz*, die von feinsten Neuropilauflockerungen bis zu Gewebslücken reichen kann, die die Größe großer Pyramidenzellen überschreiten, wird als *spongiöse Veränderung* bezeichnet.

Aufbauend auf Arbeiten von O. Fischer (1911)[27] deutete Spielmeyer (1922)[59] diese von gewöhnlichen Erweichungen zu unterscheidenden Veränderungen, die er *Status spongiosus* nannte, als Begleit- und Folgeerscheinungen akuter Zerfallsvorgänge oder auch schleichend verlaufender Prozesse, bei denen die Gliawucherung mit dem Gewebszerfall nicht Schritt halten kann. „Das Zustandekommen des Status spongiosus hängt nicht allein von dem lokalen Moment der Gliaanlage, sondern auch von der Intensität und Akuität (Tempo) wie von der Eigenart des Prozesses ab"[59].

Glaubte Fischer noch an eine selbständige, einheitliche Ätiologie des spongiösen Rindenschwundes, so zeigten zunehmende Erfahrungen, daß es sich hierbei um eine *sehr weit verbreitete Reaktionsform des Gewebes unterschiedlicher Pathogenese* handelt. Die Abb. 1.28 zeigt schematisch, bei welchen Erkrankungen welchen Alters das spongiöse Gewebssyndrom beobachtet werden kann. Das Spektrum der Veränderungen bei lichtmikroskopischer Betrachtung reicht von feinsten, etwa Nukleolengröße entsprechenden Hohlräumen wie sie bei frischen Ödemzuständen innerhalb der grauen Substanz vorkommen können, über lokal begrenzte sogenannte Lückenfelder bis zu grob wabenförmigen Auflockerungen als Narbenstadium nach großräumigen Kreislaufschädigungen z. B. beim Alperssyndrom.

● Die *Lückenfelder* sind meist begleitet von Axonschwellungen (Abb. 1.29a, b) sowie lokalen Entmarkungsvorgängen und pathogenetisch gewöhnlich *toxisch* bedingt. Sie kommen aber auch im Rahmen der *nutritiv-metabolischen Störungen* bei der funikulären Spinalerkrankung oder – worauf vor allem Erbslöh (1958)[1] hingewiesen hat – bei *hepatozerebralen Schädigungen* vor. In Verbindung mit Kapillarsprossungen

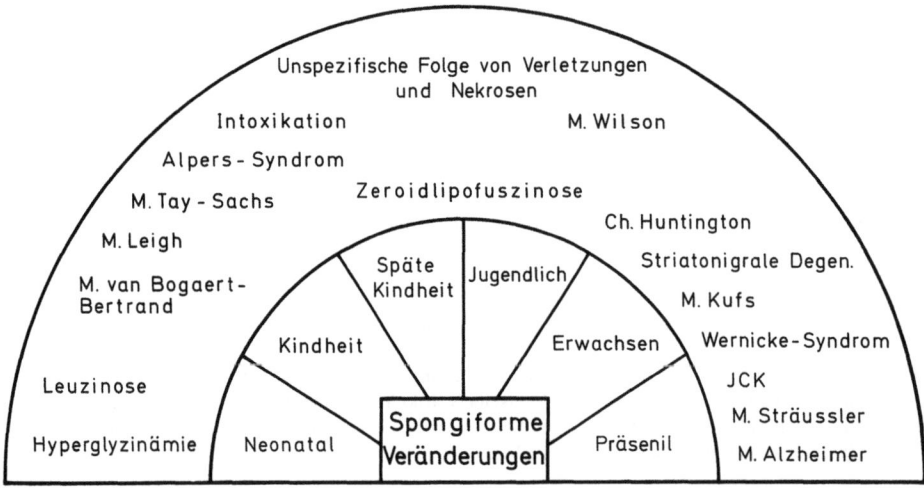

Abb. 1.28. Schematische Darstellung der Krankheiten, die in verschiedenen Lebensaltern Ursache spongiöser Hirnveränderungen sein können

und Markscheidenabblassungen findet sich die spongiöse Veränderung bei der *Wernickeschen Enzephalopathie* oder bei der *Leighschen subakuten nekrotisierenden Enzephalopathie,* in Verbindung mit massiven Astrogliosen bei den transmissiblen slow virus-Erkrankungen wie der *Jakob-Creutzfeldtschen Krankheit (JCK).* Für die diagnostische Zuordnung kommt es auf das morphologische Gesamtbild, vor allem auch auf die Lokalisation der Veränderungen an. Eine Entmarkung ist nicht regelmäßig mit der spongiösen Gewebsauflockerung verbunden. Der Versuch, spongiforme Veränderungen vom Status spongiosus im eigentlichen Sinn zu unterscheiden[45] hat sich bis jetzt nicht durchgesetzt.

• Die *spongiformen Veränderungen,* die vor allem bei der *Jakob-Creutzfeldtschen Krankheit* zu beobachten sind, sollten vor allem in den Frühstadien der Krankheit vorliegen und sich später rückbilden können. Ich halte ihre klare Trennung vom Status spongiosus auf Grund lichtmikroskopischer Untersuchung für nicht möglich, bevorzuge allerdings bei den grobspongiösen, wabenförmigen Gewebsveränderungen den Ausdruck Status spongiosus.

Elektronenmikroskopische Befunde
Die elektronenmikroskopische Untersuchung hat wesentliche Klärungen der dem spongiösen Gewebssyndrom zu Grunde liegenden Veränderungen ermöglicht, allerdings vorwiegend im Bereich tierexperimenteller Befunde oder auf Grund von Hirnbiopsien, die in unseren Breiten zu Recht unter nur sehr strenger Indikationsstellung vorgenommen werden. Das gleiche lichtmikroskopische Bild der spongiösen Veränderung kann demnach das Ergebnis einer
• *starken Reduktion der Dendriten und Neuriten* sein (z. B. bei der Pickschen Krankheit), kann aber auch auf

• *intrazellulären Schwellungszuständen* beruhen, die die Axone, die Dendriten, die Astrozytenfortsätze und die Oligodendroglia betreffen können, hier in Form einer Auflockerung des Zytoplasmas zwischen den das Axon umgebenden Zellmembranen (dense lines) oder durch eine Eröffnung der extrazellulären Räume zwischen den miteinander verschmolzenen äußeren Zellmembranen der Oligodendroglia (intraperiod lines). Schließlich können auch
• *generell erweiterte extrazelluläre Räume* Ursache einer spongiösen Gewebsauflockerung sein.

Vielfach sind *mehrere dieser Komponenten gleichzeitig* vorhanden wie auch unterschiedliche pathogenetische Mechanismen zu dem gleichen morphologischen Bild führen können. Seitelberger versuchte auf Grund dieser unterschiedlichen Bedingungen *gliale, glioneurale und gliovasale Dystrophien* zu unterscheiden[5, 55].

Die Bedeutung der Schädigung der Ionen- und Wassertransportsysteme in den Zellmembranen ließ sich als wesentliche Bedingung experimentell nachweisen, so z. B. bei der Zyanidvergiftung[33].

Ist ein starker *Verlust an Nervenzellen* Ursache der Gewebsauflockerung, so sollte von einer *spongiösen Umwandlung* gesprochen werden, während die übrigen oben genannten Bedingungen unter dem Oberbegriff *spongiöse Veränderungen* zusammenzufassen wären[59]. Demgegenüber definieren Masters und Richardson 1978[45], allerdings bezogen auf die subakuten spongiformen Enzephalopathien wie die Jakob-Creutzfeldtsche Krankheit den *Status spongiosus* als Hohlraumbildung im Neuropil (Abb. 1.29 c) bei Vorhandensein eines dichten gliösen Maschenwerkes. Die Hohlräume seien zwischen den Gliafasern gelegen, von unterschiedlicher Größe und Form. Es handele sich hierbei um ein unspezifisches Endstadium einer gliotischen Narbe. Demgegenüber sollte von *spongiformen Veränderungen* gesprochen werden,

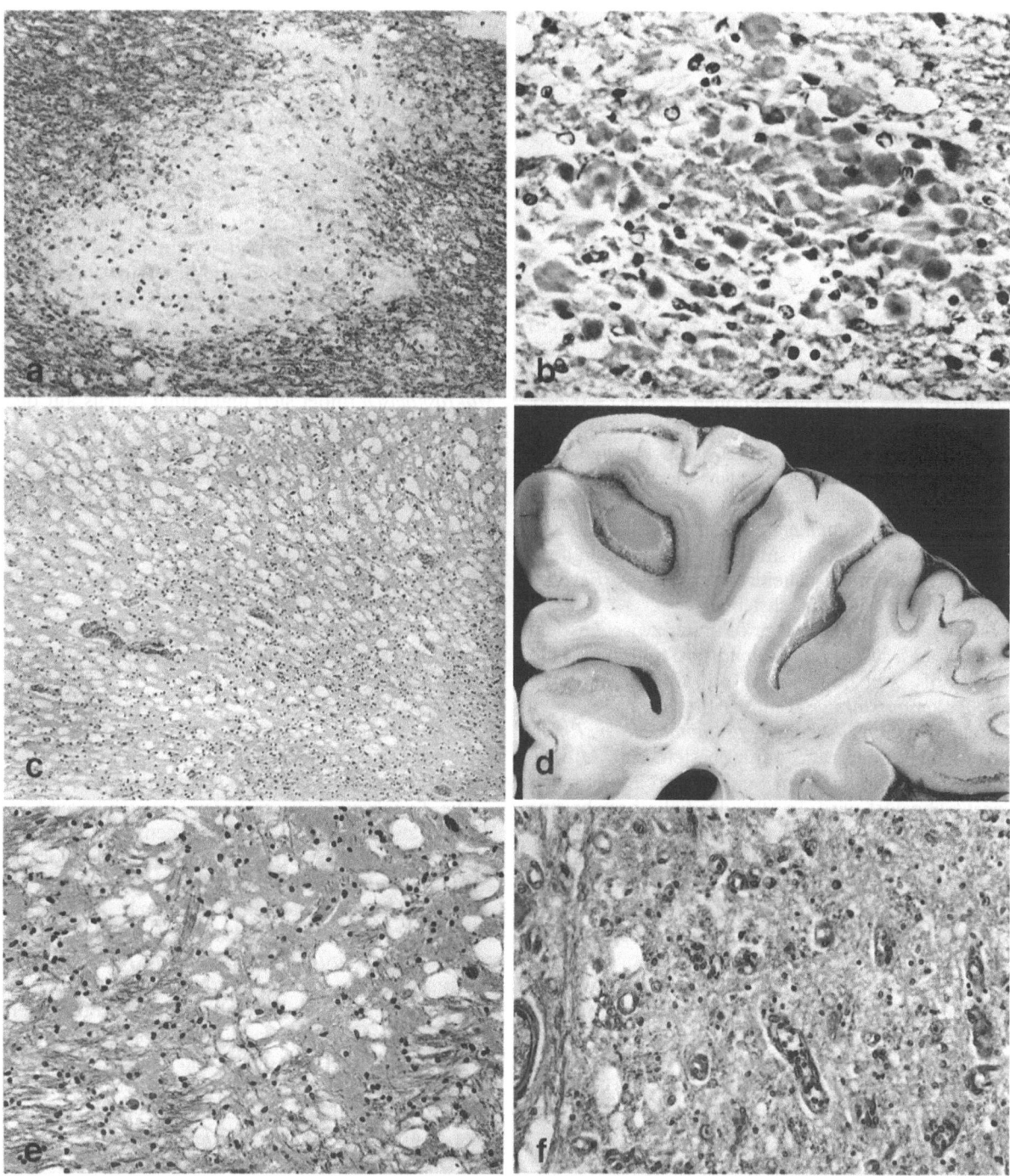

Abb. 1.29. a Lückenfeld mit Entmarkungsherd und zentralen Axonschwellungen. **b** Lückenfeld mit Axonschwellungen und leichter Gliazellreaktion. **c** Infantile spongiöse Dystrophie mit spongiöser Auflockerung der Großhirnrinde. **d** Infantile spongiöse Dystrophie mit pseudolaminären bandförmigen Nekrosen innerhalb der Großhirnrinde. **e** Infantile spongiöse Dystrophie mit grobspongiöser Gewebsauflockerung im Thalamus. **f** Infantile nekrotisierende Enzephalopathie (Morbus Leigh) mit starker Kapillarproliferation, Entmarkung und leichter Gewebsauflockerung (Tegmentum)

wenn es sich um kleine Vakuolen innerhalb des Neuropils von runder bis ovoider Gestalt handele, manchmal konfluierend und nicht innerhalb des Zellkörpers. *Elektronenmikroskopisch* sei bei diesen für transmissible slow virus-Erkrankungen typischen Verände-

rungen eine Vakuolisierung in Neuriten, Dendriten und gelegentlich in Astrozytenfortsätzen zu beobachten.

In der Literatur werden jedoch weiterhin die Begriffe der spongiformen Veränderung, der spongiösen

Degeneration und des Status spongiosus weitgehend synonym verwandt.

Infantile spongiöse Dystrophien

Synonyma
Van Bogaert-Bertrandsche Krankheit; Canavansche Krankheit

Epidemiologie, Klinik
Genaue Häufigkeitsangaben über das Krankheitsbild liegen nicht vor. Wir diagnostizierten diese Krankheit am eigenen Untersuchungsgut innerhalb von 15 Jahren unter etwa 5000 Hirnsektionen 10 mal (=0,2%). Die Krankheit tritt innerhalb einer Geschwister-Reihe häufig mehrfach auf. Es liegt wahrscheinlich eine *autosomal rezessive Vererbung* vor. Vier unserer Fälle waren *familiär*, sechs *sporadisch*. *Gehäuft sind Familien jüdischer Abstammung* aus der Westukraine und Ostpolen betroffen, doch sind auch zahlreiche Fälle in anderen Ländern einschließlich der *farbigen Bevölkerung* von Puerto Rico beschrieben.

Die Krankheit beginnt gewöhnlich zwischen dem *zweiten und sechsten Lebensmonat* und führt innerhalb von ein bis zwei Jahren zum Tod[9]. *Spätinfantile* und *juvenile Verlaufsformen* kommen aber vor[7].

Stets steht eine ausgeprägte *psychomotorische Retardierung* im Vordergrund. Initial besteht eine *Muskelhypotonie*, die in späteren Stadien durch *Rigor* und *Spastik* abgelöst wird. In 50% der Fälle besteht eine *Makrokephalie* (Differentialdiagnose: GM$_2$-Gangliosidose und Morbus Alexander). Ebenfalls etwa 50% der erkrankten Kinder leiden unter generalisierten *Krampfanfällen* und *Myoklonismen*. Athetosen, Vertikal-Nystagmus, Streckspasmen und Ertaubung kommen ebenfalls vor[5].

Das klinische Bild unterscheidet sich nicht wesentlich von früh infantil einsetzenden Sphingolipidosen (▷ S.487). Im Gegensatz zu diesen besteht aber derzeit keine Möglichkeit der intravitalen Diagnostik mit Hilfe biochemischer Methoden, durch Muskel- oder Nervenbiopsien.

Insofern liegt eine der sehr seltenen *Indikationen für eine diagnostische Hirnbiopsie* vor, soweit alle anderen diagnostischen Mittel zur Klärung ausgeschöpft wurden. Hierzu gehört insbesondere auch der Ausschluß einer *Methylmalonazidurie* und einer *Aminosäuren-Stoffwechselstörung*, die klinisch und morphologisch starke Ähnlichkeiten aufweisen können.

Über die differentialdiagnostischen klinischen Schritte informiert die Abb. 1.30. Laktat-Azidosen gehören im Gegensatz zu den genannten Differentialdiagnosen nicht zum typischen Bild.

Pathogenese
Die Ursache der Krankheit ist noch nicht geklärt. Schwellungen der Astrozyten und Aufsplitterungen in den intraperiod lines der Markscheiden ließen früh an *Störungen der Membranverhältnisse* denken. Histochemische Befunde einer stark verminderten mitochondrialen ATP-ase-Reaktion[8,9] fanden bei biochemischer Überprüfung an der Na-K-Mg-stimulierten ATP-ase keine Bestätigung[11]. Eine erhöhte Aktivität der SDH, LDH und DPN-Diaphorase[40] sowie eine Herabsetzung der Proteinkinase sind Hinweise auf *erhöhte oxidative Stoffwechselleistungen* in den alterierten Mitochondrien.

Morphologie
Makroskopisch findet sich manchmal bereits auf den Frontalschnitten eine *deutliche Lamellierung* innerhalb der *Großhirnrinde* (Abb. 1.29 d). Auch Konsistenzminderungen innerhalb der weißen Substanz oder in den etwas aufgelockerten Stammganglien sind häufig.

Mikroskopisch steht im Vordergrund die spongiöse Gewebsauflockerung (Abb. 1.29 c, e) bei der man alle Übergänge von feinmaschigen spongiösen Veränderungen bis zum gröberen Status spongiosus finden kann. Der *Nervenzellbestand* in den geschädigten Regionen ist *verringert*. Nervenzellblähungen und Speicherungsvorgänge fehlen. Die Nervenzellen können geschrumpft sein. Auch *Axonuntergänge*, selten auch -schwellungen kommen vor. Große Faserbildner sowie Alzheimer II-Gliazellen sind häufig.

Die *Lokalisation dieser Veränderungen* variiert erheblich zwischen den verschiedenen Familien und unter den sporadischen Fällen. Neben einer vorwiegenden *Rindenschädigung* unter Bevorzugung der mittleren Rindenschichten, manchmal unter Einschluß der Fibrae arcuatae, finden sich Fälle, bei denen die *weiße Substanz des Groß- und Kleinhirns* spongiös aufgelockert und entmarkt ist, wobei dann in geringer Menge auch Lipophagen angetroffen werden. Weitere Lokalisationen können in den *Stammganglien* und innerhalb der *Brücke* liegen. Manchmal treten innerhalb der spongiösen Veränderungen bizarre Gliaformen auf, die an Alzheimer I-Gliazellen erinnern. Fakultativ kommen *Kleinhirnrindenatrophien* vor. Die intrakortikalen Markscheiden sind in den betroffen Regionen gelichtet. Eine intensive Fasergliose in Rinde oder Mark gehört nicht zum typischen Bild. Die Veränderungen können selten auch auf das *Rückenmark* übergreifen.

Elektronenmikroskopisch finden sich Schwellungen der Astrozytenfortsätze sowie Auflockerungen in den intraperiod lines der Oligodendroglia. Dendriten und Axone erweisen sich ebenfalls als geschwollen. Die Mitochondrien der Astrozyten sind geschwollen und vielfach bizarr geformt mit kristallinen Einschlüssen oder einer zentral granulären Matrix mit randständig triangulären Cristae[29].

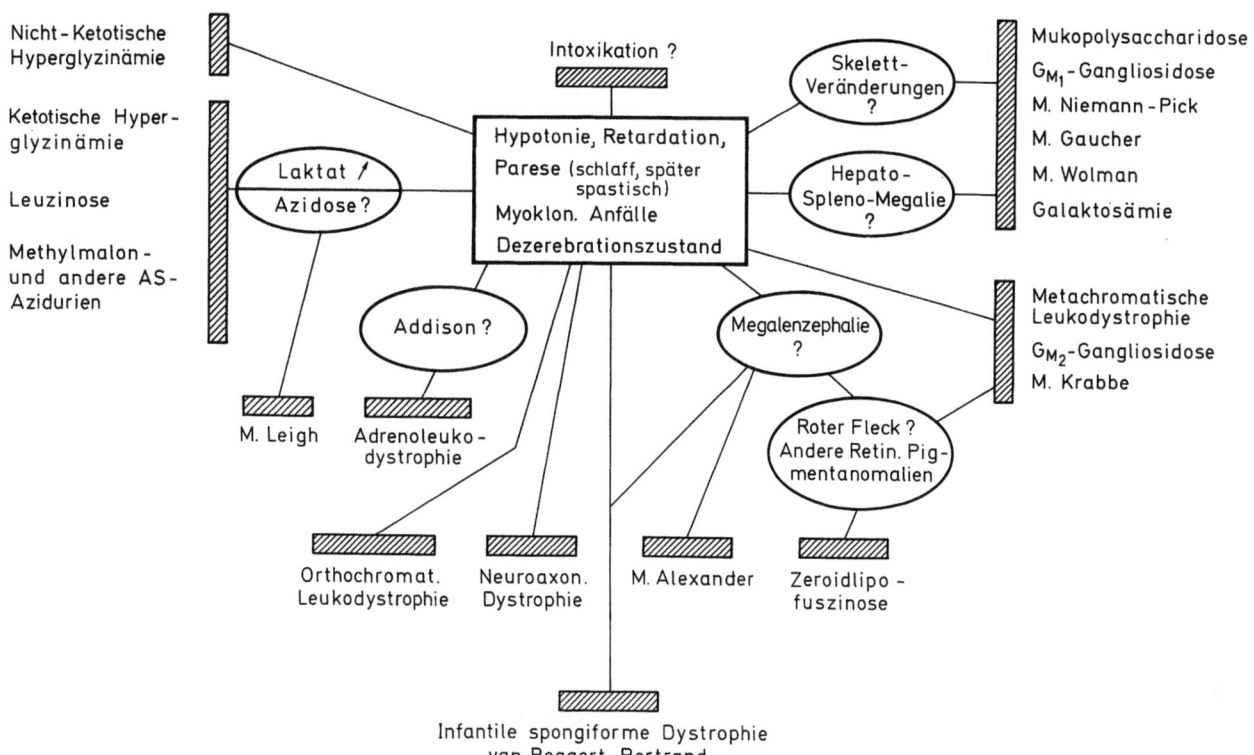

Abb. 1.30. Differentialdiagnostische Wege, um von dem unspezifischen klinischen Syndrom zerebraler Schäden im Kindesalter zu einer nosologischen Einordnung zu kommen

Tabelle 1.5. Zur morphologischen Differentialdiagnose spongiöser Prozesse

	M. van Bogaert-Bertrand	M. Leigh	M. Alpers	Lipidosen
Spongiöse Veränderungen	+++	++	++	++
Astrozyten-vermehrung	++	++	+++	+
Gefäß-proliferation	+	+++	(+)	−
Nervenzell-untergang	+	(+)	+++	+
Speicherungs-vorgänge an Nervenzellen	−	−	−	+++

Tabelle 1.6. Vorzugslokalisationen bei verschiedenen Prozessen mit spongiösen Hirnveränderungen

	M. van Bogaert-Bertrand	M. Leigh	M. Alpers	Lipidosen
Mark	+++	(+)	(+)	+
Rinde	++	(+)	+++	++
Stammganglien	+	++	+	++
Mesenzephalon	−	+	−	+
N. opticus	(+)	−	−	(+)
Tegmentum	+	+++	−	++
Unt. Oliven	−	++	(+)	+
Kleinhirnrinde	+	−	+	++
Kleinhirnmark	++	+	−	++
Rückenmark	(+)	−	−	++

Differentialdiagnose

Differentialdiagnostische Schwierigkeiten ergeben sich vor allem bei der Abgrenzung gegenüber der *Leighschen subakuten nekrotisierenden Enzephalopathie,* dem *Alperssyndrom* und den *Lipidosen.* Die differentialdiagnostisch wesentlichen Unterschiede gehen aus den Tabellen 1.5 und 1.6 hervor. Schwierigkeiten können dann auftreten, wenn neben dem Syndrom der *van Bogaert-Bertrandschen Krankheit* Kapillarvermehrungen bestehen, was gelegentlich an einzelnen Regionen neben dem sonst typisch spongiösen Bild beobachtet werden kann.

> Die starke Variabilität des klinischen und morphologischen Bildes spricht dafür, daß neben einer genetisch umschreibbaren Kerngruppe mit noch ungeklärtem biochemischem Defekt Erkrankungen anderer Pathogenese im Rahmen eines sehr ähnlichen morphologischen Syndroms vorkommen.

Subakute nekrotisierende Enzephalomyelopathie

Synonyma
Morbus Leigh; Leigh-Syndrom; infantile Form der Wernickeschen Enzephalopathie

Epidemiologie, klinisches Bild
Das wahrscheinlich *autosomal rezessiv vererbbare Krankheitsbild* (häufig Geschwister-Erkrankungen) tritt bevorzugt im Laufe des *ersten und zweiten Lebensjahrs* auf und führt innerhalb von 1–4 Jahren zum Tode[44,46]. *Juvenile* und *adulte Fälle* kommen aber vor[39]. *Appetitlosigkeit, Erbrechen, Saug- bzw. Schluckstörungen* sowie eine *Muskelhypotonie* sind Initial-Symptome, denen sich Nystagmus, Strabismus, Ertaubung, Gangstörungen, Entwicklungsretardierungen, Optikus-Atrophien sowie ein *auffallend schwaches, kraftloses Schreien* der Kinder anschließen können. Erhöhungen der Blut-Laktat-, -Pyruvat- und Alpha-Keto-Glutarat-Spiegel sind häufig, gelten aber nicht als spezifisch. Im Liquor wurden *erhöhte Endorphin-Spiegel* beobachtet[16,57], die pathogenetisch mit dem Vorkommen von Apnoe-Phasen in Verbindung gebracht wurden. Neben den *intermittierenden Laktat-Azidämien* wurden überschießende *hyperglykämische Reaktionen auf intravenöse Alanin-Gaben* beobachtet, die auf eine Störung der oxidativen Dekarboxylierung des Pyruvat deuten[23]. Ein *intermittierender Krankheitsverlauf* mit Remissionsphasen ist nicht selten[44].

Pathogenese
Eine Klärung des biochemischen Defektes ist noch nicht zweifelsfrei gelungen. Der Nachweis differenter Stoffwechselstörungen war neben den unterschiedlichen Krankheitsverläufen (juvenile und adulte Formen) Anlaß, die nosologische Einheit zu bezweifeln und einen *Morbus Leigh* im engeren Sinn von einem *Leighschen Syndrom* abzugrenzen. 1968 wurde von Hommes ein Pyruvat-Karboxylase-Defekt postuliert[35], der von anderen Autoren aber als Sekundär-Phänomen gedeutet wurde[32]. Ein Mangel an Thiamin-Triphosphat im Gehirn veranlaßte Cooper et al. 1970 einen Hemmfaktor der Thiaminpyrophosphat-TTP-Phosphotransferase anzunehmen[20]. Störungen der Pyruvat-Dehydrogenase schilderten Farmer et. al. 1973[26]. Sie konnten aus unserem Institut von Kuster-

mann-Kuhn nicht als generalisierbarer Basisdefekt bestätigt werden. 1977 sprachen sich schließlich Willems et al.[63] für eine Störung der Cytochrom-c-Oxidase im Herz- und Skelettmuskel aus.

Morphologie
Qualitativ entspricht das Schädigungsmuster demjenigen der Wernickeschen Enzephalopathie: Bei relativem Verschontbleiben der Nervenzellen findet sich eine vielfach mit spongiöser Gewebsauflockerung verbundene *Entmarkung* (Abb. 1.29 f, 1.31 a) mit einer vorwiegend *astrozytären Gliareaktion* und vor allem mit einem sehr starken Hervortreten *zellreicher Kapillaren*.

Bereits *makroskopisch* sind die betroffenen Regionen vielfach dunkelbraun verfärbt. Vorzugssitz (Tabelle 1.5 u. 1.6) sind der Boden des IV. Ventrikels, die Umgebung des Aquäduktes, untere Oliven, Vierhügelregion und Brückenhaube (Abb. 1.31 b). Der Prozeß greift manchmal auf das Kleinhirnmark sowie auf die Hirnschenkel über. Er kann Stammganglien (Abb. 1.31 c) und Großhirn-Marklager in sich einbeziehen, wobei auch multilokuläre herdförmige Veränderungen vorkommen. Auch eine kortikale Beteiligung wurde beschrieben[61]. Kombinationen mit Hinterstrang-Degenerationen bzw. dem Komplex einer Friedreichschen Krankheit sind möglich.

In seltenen Fällen können auch *Balken* und *Opticus* am Prozeß beteiligt sein. Die *Corpora mamillaria* sind im Unterschied zur Wernickeschen Enzephalopathie häufig, aber nicht regelmäßig ausgespart[46].

Die *Skelett-Muskulatur* weist elektronenmikroskopisch ebenso wie der *Herzmuskel* Zeichen einer *mitochondrialen Myopathie* mit vergrößerten Mitochondrien und dem Bild der *Ragged-red-Fasern* auf[21].

Funikuläre Spinalerkrankung

Synonyma
Funikuläre Myelose; combined degeneration of spinal cord

Pathogenese
Die funikuläre Spinalerkrankung ist das klassische spongiös-dystrophische Syndrom, von Friedreich bereits 1861 in der Differentialdiagnose zu der von ihm beschriebenen Ataxieform (▷ S. 215) erwähnt. Der ursächliche Zusammenhang mit der *perniziösen Anämie* wurde schon frühzeitig erkannt, obwohl eine ganze Reihe atrophischer Gastroenteropathien einschließlich der Zöliakie (▷ Bd. 2) oder auch Magenkarzinome, ferner Pellagra, die Bothriozephalus-Perniziosa sowie andere Grundkrankheiten ebenfalls mit einer funikulären Spinalerkrankung verbunden sein konnten. Als gemeinsamer Nenner wurde eine *Mangelversorgung mit Vitamin B_{12}* als wesentlicher pathogenetischer Faktor erkannt. Dies erlaubte auch eine entsprechende Substitutionstherapie, so daß das

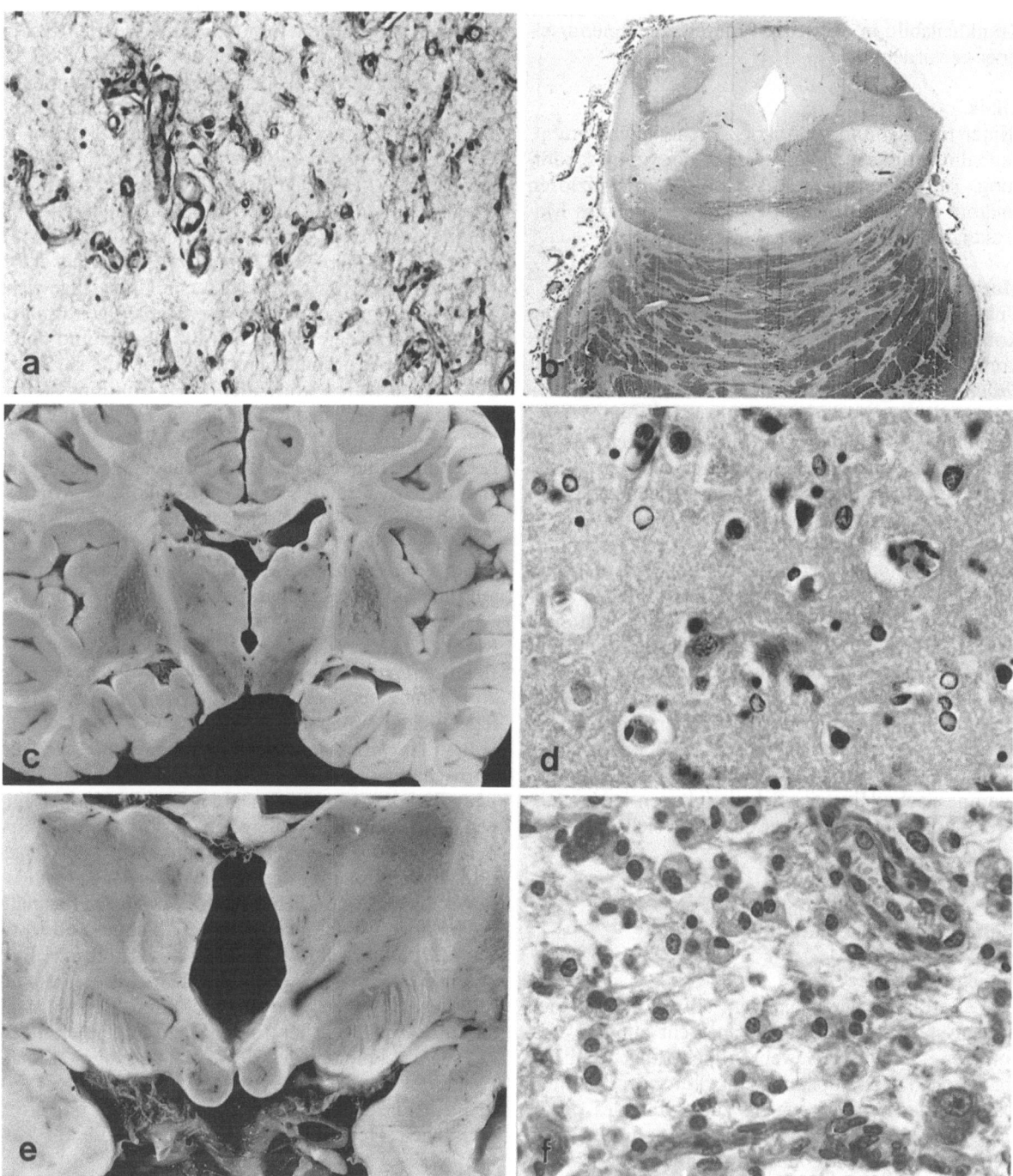

Abb. 1.31. a Kapillar- und Astrozytenproliferation in entmarktem, leicht spongiös aufgelockertem Gewebe bei infantiler nekrotisierender Enzephalopathie (Morbus Leigh). **b** Infantile nekrotisierende Enzephalopathie (Morbus Leigh) mit symmetrischen Herden in der Vierhügelregion und in der Brückenhaube. **c** Infantile nekrotisierende Enzephalopathie (Morbus Leigh). Dunkle Verfärbung der spongiös-nekrotischen Partien im Nucleus subthalamicus, in Putamen und Pallidum. **d** Alzheimer-II-Glia Zellen bei hepatogener Enzephalopathie. **e** Wernickesche Enzephalopathie mit dunkler Verfärbung der Corpora mamillaria sowie einer Ausweitung des dritten Ventrikels. Frische perivenöse Blutungen entlang dem Fasciculus mamillothalamicus. **f** Wernickesche Enzephalopathie mit spongiöser Gewebsauflockerung, Ansammlung einzelner Lipophagen und gut erhaltenen Nervenzellen im Corpus mamillare

Krankheitsbild in den letzten Jahren zunehmend seltener geworden ist.

Klinik

Hinterstrangsymptome, Ataxie, seltener auch Pyramidenbahnstörungen sind Ausdruck der Spinalschädigung. Sie können dem Ausbruch einer perniziösen Anämie und den ersten Lokalsymptomen eines Magenkarzinoms vorausgehen.

Morphologie

Unsystematisch verteilte, unscharf begrenzte, zum Konfluieren neigende Herde finden sich über das ganze *Rückenmark* verteilt, können aber auch auf das *Großhirn* übergreifen. In den Herden besteht *Markscheidenzerfall* mit Auftreten von sudanophilen Fettkörnchenzellen, die lange im Gewebe liegen bleiben können. Im Zentrum der Herde findet sich ein *spongiöses Lückenfeld* (s.o.) mit Axonschwellungen. Die *Gliazellreaktion* ist in den frischeren Stadien bemerkenswert gering, doch können alte „ausgebrannte" Herde fasergliotisch vernarben. In den fortgeschritteneren Fällen kommt es durch Konfluieren der Einzelherde zu ausgedehnteren Strangdegenerationen. Bevorzugt betroffen sind die Hinterstränge, die spinozerebellaren Stränge und die Pyramidenvorderstränge, während die graue Substanz ebenso wie die Hinterwurzel-Eintrittszone mit der Lissauerschen Zone in der Regel verschont bleiben. In solchen Spätfällen kann der Morphologe ohne entsprechende klinisch-anamnestische Hinweise Schwierigkeiten in der Differentialdiagnose gegenüber der Friedreichschen Ataxie ($\triangleright$ S.215) haben[1].

Hepatogene Enzephalomyelopathien

Pathogenese

Die Zuordnung der hepatogenen Enzephalopathien zu den spongiösen Dystrophien[3] geht auf das Vorkommen spongiöser Gewebsauflockerungen bei den chronischen Hepatopathien mit Störungen der normalen Leberdurchblutung bis zum Grad des porto-kavalen Shunts zurück. Damit ist aber nur eines von mehreren Schädigungsmustern erfaßt, das zwar für diese chronischen Formen recht charakteristisch, aber ebenso wie die übrigen unten aufgeführten Gewebsschäden für hepatogene Enzephalopathien nicht spezifisch ist.

Das Gehirn ist in 15–30% der Leberkrankheit beteiligt, insbesondere bei den nekrotischen Verlaufsformen der *Virushepatitis,* bei fortgeschrittenen *Leberzirrhosen* mit und ohne porto-kavalen Shunt und bei *akuten Leberdystrophien verschiedener Genese*[58]. Dadurch, daß das Blut die z.B. durch Zirrhose umgebaute Leber umgeht oder keinen ausreichenden Kontakt mehr mit den Hepatozyten hat, werden die aus dem Darm stammenden Eiweiße und die Abbauprodukte des Aminosäurestoffwechsels nicht mehr ausreichend

eliminiert. Sie erreichen in toxisch wirkenden Dosen über den Umgehungskreislauf das Gehirn, wobei zu diesen toxischen Substanzen *Ammoniak,* aber auch *Phenol- und Indolderivate* gehören. Außerdem wird das Gehirn aber auch von abnorm hohen Spiegeln an *essentiellen Aminosäuren* überflutet. So sind insbesondere Tyrosin, Phenylalanin, Methionin, Prolin und Alanin, ferner bestimmte Aminobuttersäuren und Methioninsulfoxyd erhöht. Besonders intensiv ist *im hepatischen Koma der Tryptophananstieg im Hirnstamm.* Damit besteht einmal ein Ungleichgewicht zwischen aromatischen und verzweigtkettigen Aminosäuren, zum anderen zwischen Blutplasma und Hirngewebe. Die neuronale Serotoninaufnahme ist wegen der Reduzierung kortikaler 5-HT-Bindungsstellen herabgesetzt. Ein leichter Abfall findet sich auch bei Noradrenalin und Dopamin[37a,53a]. Dadurch, daß die Leber nicht in der Lage ist, in normaler Weise Zucker anzubieten (normal 80 ± 18 mg Glukose je Minute) wird der Hirnstoffwechsel zusätzlich beeinflußt. *Metabolische Alkalosen* und *Hypokaliämien* sowie *andere Elektrolytstörungen* wirken sich weiterhin ungünstig auf die Hirnfunktion aus.

Klinik

Beim *akuten* Leberzerfall steht das rasch einsetzende *Koma* mit einer *deliranten Initialsymptomatik* und gelegentlichen *Krämpfen* im Vordergrund.

Bei den *chronischen* Hepatopathien äußert sich die Hirnschädigung in dem recht charakteristischen *flapping-Tremor,* – asynchron ablaufenden, doppelseitigen, 1–2 Sekunden dauernden, grobschlägigen Hyperkinesen, die in der Hand betont sind. *Verwirrtheit* und *Apathie,* anamnestische Störungen und Artikulationsschwierigkeiten leiten vom Präkoma in das tiefe Koma über, wobei auch andere, z.B. choreo-athetotische Hyperkinesen und Ataxien dieses klinische Bild ergänzen können[34,62]. Die klinischen Symptome sind mit der Höhe des Serumammoniumspiegels nicht streng korreliert. Eher finden sich Entsprechungen mit dem Liquorspiegel des Alpha-Ketoglutaramat. Diskutiert werden Beziehungen zwischen der Vermehrung dieses Metaboliten des Glutamins und einer deutlichen Hemmung der Proteinsynthese im Gehirn[62].

Morphologie

● *Alzheimer II-Zellen:* Im Vordergrund stehen Veränderungen an den Gliazellen in Form der sog. Leberglia bzw. der *Alzheimer II-Zellen* (Abb. 1.31d). Diese allerdings nicht für Hepatopathien spezifische Schädigungsform geht mit einer leichten Blähung des Astrozytenkerns einher, der auffallend chromatinarm ist, manchmal allerdings eine Kernwandhyperchromatose aufweist. Intranukleär finden sich PAS-positive kleine Einschlüsse, die glykogenhaltig sind[47], im übrigen auch von einer schmalen Kugelschale mit positiven Protein-Reaktionen umgeben sein können (*Karyosphäride*[12]).

● *Alzheimer I- und Opalski-Zellen:* Eher bei den chronischen Formen finden sich darüberhinaus Alzheimer I-Zellen und deren Degenerationsform, die *Opalski-Zellen,* – große ovale oder rundliche Zellen mit einem granulären Zytoplasma und vielfach exzentrisch angeordneten Kern. Die intrazytoplasmatischen Granula sind PAS-positiv. Die Opalski-Zellen weisen eine fehlende oder stark erniedrigte Sukzinyldehydrogenaseaktivität auf[53]. Diese astrozytäre Schädigung wird mit Störungen im Krebszyklus bei einem Mangel an Alpha-Ketoglutarat in Verbindung gebracht[53]. Die Astrozytenkerne wirken lichtmikroskopisch nackt und zeigen bei entsprechenden Silberimprägnationen das Bild der *Klasmatodendrose,* also einen Verlust bzw. eine starke Verklumpung der Fortsätze[6]. Fasergliosen fehlen dagegen in der Regel.

● *Sonstige Gliazellveränderungen:* Die Astrozyten können in kleinen Gruppen vermehrt auftreten, doch zeigten histometrische Untersuchungen, daß eine vor allem im Corpus striatum zunächst meßbare Astrozytenvermehrung nicht mehr zu sichern ist, und die Astrozyten nur relativ häufiger erscheinen, weil die *Oligodendroglia in ihrem Bestand gelichtet* ist.

In den Oligodendrogliafortsätzen finden sich elektronenmikroskopisch abnorme filamentäre Strukturen, die gelegentlich von vermehrten Mikrotubuli und selten von parakristallinen Substanzen im Zytoplasma der sich auflockernden Markscheiden-Oligodendroglia begleitet sind. In den Astrozyten vom Alzheimer Typ I ergaben sich Hinweise auf Störungen der chromosomalen Trennung beim Zellteilungsprozeß durch eine der Kolchizinwirkung analoge Störung des Spindelapparates, so daß es zu *tetraploiden Kernen* kommt[19]. Auch diese Funktionsstörung wurde mit einem erhöhten Anteil von Ammoniumionen in den Astrozyten in Verbindung gebracht, verursacht durch die mangelhafte Entgiftung im gestörten neuronalen Stoffwechsel. Beim akuten Leberkoma geht die Astrozytenschwellung ohne eine Vermehrung von Organellen einher, während bei der chronischen Verlaufsform in den geschwollenen Astrozytenendfüßen vermehrte Gliafilamente zu sehen sind[64].

● Die *spongiösen Veränderungen* sind häufig von besonders intensiven Astrozytenveränderungen begleitet. Sie finden sich bevorzugt im Neostriatum und im Kleinhirn-Zahnkern, können aber auch in der Großhirnrinde und vor allem in der Kleinhirnrinde beobachtet werden, wo sie sich besonders subpial innerhalb der Molekularschicht mit gewisser Bevorzugung der Windungstäler finden[47,19]. Diese relativ grob spongiösen Gewebsauflockerungen, die sich in gleicher Weise bei der Wilsonschen Krankheit (▷ S. 521) zeigen, sind auch bei der *Hämochromatose* wiederholt beobachtet worden[6].

● *Veränderungen der Nervenzellen:* Im Tierexperiment zeigte sich auch ein *15%iger Verlust an Nervenzellen,* besonders deutlich in der Purkinjezellschicht[24].

● *Endothelzellveränderungen:* Deutliche Permeabilitätsstörungen gehören nicht zum typischen Bild der hepatogenen Enzephalopathie. Mit Meerrettichperoxidase ließen sich elektronenmikroskopisch keine Lösungen der Endothelverknüpfungen darstellen, lediglich vermehrte, diesen Indikator enthaltende Vesikel in den Endothelzellen der Arteriolen, Venolen und Kapillaren in Verbindung mit Schwellung der Astrozytenendfüße[42].

● *Sonstige Veränderungen:* Selten sind demgegenüber *Strangdegenerationen* im Rückenmark in Verbindung mit spongiösen Auflockerungen[14] oder *Entmarkungsprozesse am peripheren Nerven* auch bei Patienten, die keine chronischen Alkoholiker waren[22]. Die gelegentlich vorkommenden Zeichen *ischämischer Schädigungen in der Großhirn- und Kleinhirnrinde*[3,19] müssen ebenso wie die *intrazerebralen Blutungen* vom Purpurabild bis zur Massenblutung als ein Schädigungsmuster aufgefaßt werden, das nicht den gleichen pathogenetischen Bedingungen unterworfen ist wie die eigentliche hepatogene Enzephalopathie. Es handelt sich hierbei vielmehr um *Folgen der hepatogenen Gerinnungsstörungen* und damit verbundener *Schockzustände* sowie *Elektrolytstoffwechselstörungen.*

Zu den Leber-Hirnschädigungen zählt auch der *Kernikterus* (▷ S. 102). Beim Kleinkind kann es außerdem zum *Crigler-Najjar-Syndrom* kommen.

Crigler-Najjar-Syndrom

Hierbei liegt ein bereits bei Geburt vorhandener schwerer, nicht hämolytisch bedingter Ikterus mit hohen Werten unkonjungierten Bilirubins vor.

Es werden *2 Verlaufstypen* unterschieden, von denen

● der *Typ I* stärkere Hyperbilirubinämien aufweist. Die Kinder sterben nach wenigen Monaten und weisen morphologisch das Bild des Kernikterus auf. Es handelt sich bei diesem Typ um einen autosomal rezessiven Erbgang.

● Der *Typ II* weist eine geringere Bilirubinerhöhung auf. Dementsprechend wird ein Kernikterus nur selten beobachtet, und die Überlebensdauer ist größer.

Bei beiden Formen liegt eine *Enzymopathie* mit einem *Defekt der Glukuronyltransferase* vor. Die Kinder weisen vielfach *massive Hypoglykämien* auf, die ihrerseits zu neuronalen Schädigungen führen können[31].

Infantile diffuse Hirndegeneration mit Leberzirrhose

Die *Pathogenese* dieses familiär auftretenden, sehr seltenen Krankheitsbildes, das ebenfalls im *Kleinkindesalter* beginnt und mit Krämpfen, Stupor, Muskelhypotonie sowie hepatogenem Aszites und schwerer Gelbsucht innerhalb weniger Monate zum Tode führt, ist ungeklärt.

Neuropathologisch wurden neben den oben geschilderten *Astrozytenveränderungen* und einem starken *Ausfall der Purkinjezellen* ausgedehnte *Nervenzellausfälle* in der Großhirnrinde festgestellt, die an das Alperssyndrom (▷ S. 105) erinnern. Eine Hyperammonämie liegt nicht vor. Das Bild könnte als eine subakute bis chronische Form des Reye-Syndroms (▷ S. 174) aufgefaßt werden[36].

Zellweger-Syndrom

Synonyma
Zerebro-hepato-renales Syndrom

Es handelt sich um ein angeborenes Mißbildungssyndrom mit Fehlbildungen des *Gesichtsschädels*, schwerer Hypotonie der *Skelettmuskulatur* und einer starken *psychomotorischen Retardierung* in Verbindung mit einer *Hepatomegalie* und *multiplen Nierenzysten* vom Typ Potter III. In den Leberparenchymzellen sowie in den proximalen Tubulusepithelien der Niere fehlen die Peroxisomen.

Neuropathologisch beschränken die Veränderungen sich auf Migrationsstörungen uncharakteristischer Art sowie entsprechende Störungen der Markscheidenbildung[49].

Porphyrien

Zu den hepatogenen Schädigungen des Nervensystems gehören im weiteren Sinne auch die *Porphyrie-Krankheiten*, von denen die *akute, intermittierende Porphyrie* regelmäßig von neurologischen Symptomen begleitet ist, die gemeinsam mit dem dunkelrot verfärbten Harn in der porphyrischen Krise und den ileusartigen Abdominalkoliken das *klinische Bild* bestimmt. Die manchmal nach dem Typ der Landryschen Paralyse aufsteigende, prognostisch ungünstige *Polyneuropathie* wird bezüglich ihres neuropathologischen Befundes bei den Schädigungsmustern des peripheren Nervensystems abgehandelt. Die eigenartigen, für das Krankheitsbild der akuten intermittierenden Porphyrie aber recht charakteristischen psychotischen Erscheinungen oder die schwer faßbaren pseudohysterischen Symptome weisen ebenso wie gelegentliche Krampfanfälle aber auch auf *zentralnervöse Schädigungen* im Zusammenhang mit der der Porphyrie zugrunde liegenden *Störung der Porphyrinsynthese* mit exzessiver Ausscheidung von Uroporphyrinen und deren Vorstufen, dem Porphobilinogen und der Delta-Aminolävulinsäure[30].

Barbiturate, Alkohol und andere toxische Substanzen vermögen zu krisenhaften Exazerbationen der hepatischen Porphyrie zu führen.

Neuropathologie
Am *Zentralnervensystem* finden sich relativ unspezifische Veränderungen in Form leichter Schrankenstörungen, ischämischer Nervenzellschädigungen, Hyali-

nosen der Arteriolen und vor allem disseminierter Lückenfelder mit spongiöser Auflockerung, Markscheidenabblassung und Axonschwellungen[37, 39, 49]. In den *Hirnnervenkerngebieten* und an den *Vorderhörnern des Rückenmarks* sind die Nervenzellen vielfach zentral chromatolytisch, was aber wahrscheinlich Folge der Polyneuropathie ist. Die vaskulären Schäden des ZNS hängen vermutlich mit der die Porphyrie häufig begleitenden Hypertonie zusammen.

Die *Pathogenese* der Lückenfelder und kleinen Entmarkungsherde ist pathogenetisch nicht geklärt.

Pankreatische Enzephalopathie

Bei Erwachsenen kommt es selten im Zusammenhang mit *Pankreas-Nekrosen* und entsprechender Amylase-Erhöhung im Serum einige Tage nach Einsetzen der abdominellen Beschwerden zu *Verwirrtheitszuständen* und Zeichen einer schweren zerebralen Funktionsstörung mit Aphasien und schließlich einem *Koma*.

Morphologisch besteht das Bild einer Purpura cerebri mit frischen perivaskulären Markscheiden-Auflockerungen und Ringblutungen. Die *Pathogenese* dieser pankreatischen Enzephalopathie ist noch ungeklärt[56]; Beziehungen zum Schocksyndrom sind wahrscheinlich.

Nephrogene Enzephalopathien

Die durch hypertensive Angiopathien bei chronischem Hochdruck verursachten Gefäßwand- und Zirkulationsstörungen des Zentralnervensystems werden im Gefäßkapitel abgehandelt. Es geht hier – obwohl nicht zu dem spongiös-dystrophischen Syndrom gehörend, doch sinnentsprechend im Anschluß an die hepatogenen Enzephalopathien – um *zerebrale Begleiterscheinungen und Folgen der Urämie und der Dialysebehandlung urämischer Zustände.* Die urämische Polyneuropathie wird im Kapitel peripheres Nervensystem erwähnt (▷ S. 242).

Urämische Enzephalopathie

Pathogenese
Dem breiten ätiologischen und pathogenetischen Spektrum der akuten und chronischen Niereninsuffizienz entspricht eine Fülle von Faktoren, die für die Pathogenese neuropathologischer Befunde verantwortlich gemacht werden. *Es gibt weder eine eindeutige und als Hauptfaktor anzusehende Noxe noch ein einheitliches Muster der Pathomorphologie.* Sieht man von der zerebralen Vaskulopathie ab, so sind bei der chronischen Niereninsuffizienz ihre *Auswirkungen auf die Blutbildung,* die *Herzfunktion,* die *verminderte Infek-*

tionsresistenz, auf *Säure-Basenhaushalt, Elektrolytregulation* und *Kalzium-Phosphorstoffwechsel* zu berücksichtigen. Beim akuten Nierenversagen sind begleitende und diese z. T. verursachenden *Schockzustände* mit Blutgerinnungsstörungen, Elektrolytentgleisungen und Blutdruckschwankungen neben den das urämische Bild letztlich bestimmenden *Harnstoff- und Kreatininanstiegen* zu beachten. Für diese ist bedeutungsvoll, daß der Harnstoffspiegel im Liquor gleichmäßig über alle Konzentrationsbereiche 85 bis 95% des Blutspiegels beträgt, während Kreatinin konzentrationsabhängig in Raten von 70 bis 30% in den Liquor abgegeben wird.

Die *Bedeutung der Blut-Liquor-Schranke* und ihre Selektivität für unterschiedliche Austauschstoffe zeigt sich auch bei der relativen Konstanz der Liquor-Kaliumkonzentrationen (zwischen 2,7 und 3,1 mval/l) unabhängig von der Höhe der Blut-Kaliumkonzentration. Es gibt aber durchaus Kaliumerhöhungen im Liquor unabhängig vom Blutkaliumwert als Ausdruck einer primären Störung des zentralnervösen Stoffwechsels. Die Blutliquorschranke erlaubt auch eine weitgehende Erhaltung der normalen Osmolaritätsbedingungen[52]. Kombinationen von Säurebasen-Haushaltsstörungen mit Absinken des pCO_2, mit Hypertonus und Überwässerung führen aber doch zu zerebralen Dekompensationen. Bedeutungsvoll sollen auch *toxisch wirkende Substanzen* sein, die dialysefähig sind und zu denen organische Säuren von niedrigem Molekulargewicht gehören, die sich während der Urämie in den Körperflüssigkeiten anreichern und zu Störungen der enzymatischen Regulationen führen. Eine gestörte Blut-Hirn-Schranke ist auch hierbei Voraussetzung für die toxische Schädigung des ZNS[28]. Bei azotämischen Patienten ist die *verschlechterte Glukoseutilisation* bedeutungsvoll[4].

Morphologie
Die Gehirne der Urämiker sind vielfach, aber nicht regelmäßig, ungewöhnlich schwer und flüssigkeitsreich. Es bestehen *Hirndruckzeichen* als Ausdruck eines *Hirnödems*. Dieses Ödem manifestiert sich mikroskopisch aber keineswegs regelmäßig. Es gibt alle *Übergänge von praktisch normalen Gehirnen bis zur Purpura cerebri* wie sie gelegentlich bei Schwangerschaftseklampsien zu beobachten ist. Es sind dies pathogenetische Situationen, die – gewöhnlich in Verbindung mit einem Schock – eine *Hyperkoagulopathie* aufweisen mit hyalinen oder fibrinösen Thrombenbildungen in den kleinen Gefäßen. Das Marklager ist hierbei bevorzugt. Schrankenstörungen sind vielfach erst Folge dieser akuten Vaskulopathie. Ausgedehntere *Blutungen* und *Nekrosen* sind nicht allein der Urämie, sondern der vorangehenden oder begleitenden Hypertonie zuzuschreiben[5]. Zu beachten ist auch die gerade bei chronischer Niereninsuffizienz gesteigerte Infektionsbereitschaft, die gelegentlich zum Bild einer *metastatischen Herdenzephalitis* oder wenigstens gelegentlich zu *Gliaknötchen* führt.

Mikroskopisch finden sich öfters *Nervenzellveränderungen* von einer Schrumpfung des Zytoplasmas mit Kernpyknose bis zur vakuolisierenden schweren Zellveränderung (Nissl). *Schwellungen der Astrozytenkerne* im Sinne der Alzheimer-II-Glia sind ebenfalls zu beobachten. Häufiger finden sich *Körnerzellnekrosen* der Kleinhirnrinde, ohne daß irgendwelche intravitalen gliösen Reaktionen vorhanden wären[48]. Es handelt sich um terminale Schädigungen, wobei eine Abgrenzung gegenüber postmortalen autolytischen Vorgängen schwierig ist. Leichte *perivaskuläre Entmarkungen* sowie *Schwellungen der Oligodendroglia* im Marklager kennzeichnen das akute urämische Ödem.

Dialysebedingte Enzephalopathie

Im Zusammenhang mit der Hämodialyse – Behandlung Niereninsuffizienter wurden *psychoorganische Symptome* mit Dysphasien und Dysarthrien, mit Krampfanfällen, myoklonischen Anfällen, Gangstörungen und der Entwicklung einer Demenz beschrieben[43].

Als *Ursache* dieser Symptome, die unabhängig von einer bestehenden hypertensiven Angiopathie und der Urämie auftraten, wurde ein *erhöhter Aluminiumgehalt des Hirngewebes* mit entsprechender toxischer Schädigung des Hirnparenchyms nachgewiesen.

Neuropathologisch fanden sich Schrumpfungen und Untergänge der *Nervenzellen* im Bereich der Präzentralregion und der Stirnhirnrinde, ferner an den unteren Oliven. Silberimprägnationen zeigen *Neurofibrillenverklumpungen*. Es wurden außerdem *Axonschwellungen* beobachtet. Die Nervenzellen sind ungewöhnlich lipopigmentreich[54].

Enzephalopathie nach Nierentransplantation

Nach *Nierentransplantationen* können – wahrscheinlich im Zusammenhang mit der immunsuppressiven Therapie – *multifokale Leukoenzephalopathien* (▷ S.173) und *Lückenfelder* (▷ S.134) beobachtet werden, außerdem Folgen septischer Prozesse mit bakteriell oder durch Pilzinfektionen bedingten *metastatischen Herdenzephalitiden*. Intrazerebrale *Massenblutungen* und *subdurale Hämatome* wurden ebenso wie ein zerebrales *malignes Lymphom* beschrieben[17].

Literatur

1.–6. Weiterführende Literatur (▷ S.118)

7. Adachi M, Volk BW (1968) Protracted form of spongy degeneration of the central nervous system (van Bogaert and Bertrand type). Neurology 18: 1084–1092

8. Adachi M, Torii J, Schneck L, Volk BW (1972) Electron micro-

scopic and enzyme histochemical studies of the cerebellum in spongy degeneration. Acta Neuropath 20: 22–31

9. Adachi M, Schneck L, Cara J, Volk BW (1973) Spongy degeneration of the central nervous system (van Bogaert and Bertrand type; Canavan's disease). Hum Path 4: 331–347

10. Adornato B, Lampert P (1971) Status spongiosus of nervous tissue. Acta Neuropath 19: 271–289

11. Adornato BT, O'Brien JS, Lampert PW, Foe TF, Neustein HB (1972) Cerebral spongy degeneration of infancy. Neurology 22: 202–210

12. Alstmann HW (1972) Glykogenhaltige Karyosphäriden in Gliakernen bei hepatogener Encephalopathie. Virch Arch Zellpath 11: 263–267

13. Azubuike JC, Gullotta F, Kallfelz HC, Gellissen K, Mende S, Exss R (1975) Juvenile spongiöse Dystrophie des ZNS mit Medullanekrose. Neuropädiat 6: 292–306

14. Bechar M, Freud M, Kott E, Kott I, Kravvic H, Stern J, Sandbank U, Bornstein B (1970) Hepatic cirrhosis with postshunt myelopathy. J Neurol Sci 11: 101–107

15. Bodechtel G, Erbslöh F (1958) Die Veränderungen des Zentralnervensystems bei Nierenkrankheiten. In: Scholz W, Lubarsch O, Henke F, Rössle R (Hrsg) Nervensystem. Springer-Verlag, Berlin Göttingen Heidelberg (Handbuch der speziellen pathologischen Anatomie und Histologie, Bd 13/2b, S. 1392–1427)

16. Brandt NJ, Terenius L, Jacobsen BB, Klinken L, Nordius A, Brandt S, Blegvad K, Yssing M (1980) Hyper-endorphin syndrome in a child with necrotizing encephalomyelopathy. N Engl J Med 303: 914–916

17. Budka H, Jellinger K, Wolf A, Zazgornik J, Stummvoll HK, Schmidt P, Pinggera WF, Kopsa H (1976) Neuropathologische Befunde nach Nierentransplantation. Wien klin Wschr 88: 175–179

18. Cavanagh JB, Blakemore WF, Kyu MH (1971) Fibrillary accumulations in oligodendroglial processes of rats sujected to protocaval anastomosis. J Neurol Sci 14: 143–152

19. Cavanagh JB, Lewis PD, Blakemore WF, Kyu MH (1972) Changes in the cerebellar cortex in rats after portocaval anastomosis. J Neurol Sci 15: 13–26

20. Copper JR, Pincus JH, Itokawa Y, Piros K (1970) Experience with phosphoryl transferase inhibition in subacute necrotizing encephalomyelopathy. N Engl J Med 283: 793

21. Crosby TW, Chou SM (1974) ,Ragged-red' fibers in Leigh's disease. Neurology 24: 49–54

22. Dayan AD, Williams R (1967) Demyelinating peripheral neuropathy and liver disease. The Lancet II: 133–134

23. DeVivo DC, Haymond MW, Obert KA, Nelson JS, Pagliara AS (1979) Defective activation of the pyruvate dehydrogenase complex in subacute necrotizing encephalomyelopathy (Leigh disease). Ann Neurol 6: 483–494

24. Diemer NK, Klee J, Schröder H, Klinken L (1977) Glial and nerve cell changes in rats with porto-caval anastomosis. Acta Neuropath 39: 59–68

25. Exss R, Gullotta F, Kallfelz HC, Völpel M (1974) Wernicke's encephalopathy and cardiomyopathy in a boy with Friedreich's ataxia. Neuropädiat 2: 162–174

26. Farmer TW, Veath L, Miller AL (1973) Pyruvate decarboxylase deficiency in a patient with subacute necrotizing encephalopathy. Neurology 23: 429

27. Fischer O (1911) Der spongiöse Rindenschwund, ein besonderer Destruktionsprozess der Hirnrinde. Z Neurol 7: 1–33

28. Fishmann RA, Raskin NH (1967) Experimental uremic encephalopathy. Arch Neurol 17: 10–21

29. Gambetti P, Mellman WJ, Gonatas NK (1969) Familial spongy ¹egeneration of the central nervous system (Van Bogaert-Bertrand disease). Acta Neuropath 12: 103–115

30. Gibson JB, Goldberg A (1956) The neuropathology of acute porphyria. J Path Bacteriol LXXI: 495–509

*31. Götze H, Sidiropoulos D, Hess FA, Berthelot P (1972) Das Crigler-Najjar-Syndrom. Helv paediat Acta 27: 335–351

32. Grover WD, Auerbach VH, Patel MS (1972) Biochemical studies and therapy in subacute necrotizing encephalopathy (Leigh's syndrome). J Pediat 81: 39–44

33. Hirner A (1969) Elektronenmikroskopische Untersuchungen zur formalen Genese der Balkenläsionen nach experimenteller Cyanidvergiftung. Acta Neuropath 13: 350–368

*34. Holm E, Striebel JP, Münzenmaier R, Kattermann (1977) Pathogenese der hepatischen Enzephalopathie. Leber Magen Darm 7: 241–254

*35. Hommes FA, Polman HA, Reerink JD (1968) Leigh's encephalomyelopathy: an inborn error of gluconeogenesis. Arch Dis Child 43: 423–426

36. Huttenlocher PR, Solitare GB, Adams G (1976) Infantile diffuse cerebral degeneration with hepatic cirrhosis. Arch Neurol 33: 186–192

37. Jellinger K, Weingarten K (1961) Neurologische Syndrome bei Porphyrinkrankheiten. Wien Z Innere Med 42: 498–512

37a. Jellinger K, Riederer P, Rausch WD, Kothbauer P (1978) Brain monoamines in hepatic encephalopathy and other types of metabolic coma. J Neural Transmis.ion Suppl 14: 103–120

38. Johnson AB (1970) Deficiency of ATPase-positve astrocytic processes in spongy degeneration of the nervous system (Canavan's disease). J Neuropath 29: 136

39. Kalimo H, Lundberg PO, Olsson Y (1979) Familial subacute necrotizing encephalomyelopathy of the adult form (Adult Leigh syndrome). Ann Neurol 6: 200–206

40. Kolkmann FW, Rana BN, Nützenadel W (1971) Zur Frage der Beziehungen zwischen Morbus Canavan (Infantile spongiöse Neurodystrophie Van Bogaert-Bertrand) und Pelizaeus-Merzbacherscher Krankheit. Neuropädiat 3: 305–324

*41. Kreidler A, Poilici I, Ionasescu V, Appel E (1963) Klinische und pathologisch-anatomische Kennzeichen der akuten intermittierenden Porphyrie. Dtsch Z Nervenheilk 185: 20–36

42. Laursen H, Westergaard E (1977) Enhanced permeability to horseradish peroxidase across cerebral vessels in the rat after portocaval anastomosis. Neuropath App Neurobiol 3: 29–43

43. Lederman RJ, Henry CE (1978) Progressive dialysis encephalopathy. Ann Neurol 4: 199–204

*44. Leiber B, Olbrich G (1974) Das neue Syndrom. Leigh-Syndrom. Mschr Kinderheilk 122: 44–45

45. Masters CL, Richardson EP jr (1978) Subacute spongiform encephalopathy (Creutzfeldt-Jakob disease) The nature and progression of spongiform change. Brain 101: 333–344

*46. Montpetit VJA, Andermann F, Carpenter S, Fawcett JS, Zborowska-Sluis D, Giberson HR (1971) Subacute necrotizing encephalomyelopathy. A review and a study of two families. Brain 94: 1–30

47. Mossakowski MJ (1965) Some aspects of the morphology and histochemistry of the cerebral changes in hepatic coma. Proceedings of the V. international congress of neuropathology, Zürich 1965, pp 981–986. Excerpta Medica Foundation 1966

48. Olsen S (1959) Über die akute Nekrose der Körnerschicht des Kleinhirns. Arch Psychiat Z ges Neurol 199: 1–13

49. Pfeifer K (1964) Hirnveränderungen bei Porphyrie. Zbl allg Path 106: 271–278

50. Pfeifer U (1979) Frühkindliche Lebercirrhose bei cerebrohepatorenalen Syndrom (Zellweger-Syndrom). Pathologe 1: 47–49

51. Prill A (1969) Die Wertigkeit des K⁺/Ca⁺⁺-Quotienten sowie der isolierten Kalium-Erhöhung im Liquor cerebrospinalis für die Beurteilung zentralnervöser Funktionen. Dtsch med Wschr 94: 1743–1749

*52. Prill A (1971) Nephrogene Enzephalopathien. Wien Z Nervenheilk 29: 72–86

53. Renkawek K, Krásnicka Z, Majdecki T, Mossakowski MJ (1973) Glial changes in vitro induced by the inhibitor of succinic dehydrogenase. Acta Neuropath 26: 107–114

53a. Riederer P, Kleinberger G, Jellinger K (1982) L-valine: mechanism of action on human hepatic encephalopathy. In: Holm E (Hrsg) Aminosäuren- und Ammoniakstoffwechsel bei Leberinsuffizienz. Witzstock, Baden-Baden Köln New York, pp 117–124

54. Sabouraud O, Chatel M, Menault F, Dien Peron J, Cartier F, Garre M, Gary J, Pecker S (1978) L'encephalopathie myoclonique progressive des dialyses. Rev Neurol 134: 575–602

55. Seitelberger F (1969) General neuropathology of degenerative processes of the nervous system. In: Neurosciences Research, vol 2. Academic Press, New Xork

56. Sharf B, Bental E (1971) Pancreatic encephalopathy. J Neurol Neurosurg Psychiat 34: 357–361

57. Snyder SH (1980) Endorphins in necrotizing encephalomyelopathy. N Engl J Med 303: 934–935

58. Spatz R, Kollmansberger A (1971) Die sog. hepatische Enzephalopathie. Münch Med Wschr 113: 1250–1255

59. Spielmeyer W (1922) Histopathologie des Nervensystems. Springer-Verlag, Berlin

60. Tariska S (1962) Recent case of familial idiocy with spongy degeneration of the neuraxis. In: Jacob H (Hrsg) IV. Internationaler Kongress für Neuropathologie, 4.–8. Sept. 1961. Proceedings vol III, Thema IV. G. Thieme, Stuttgart, pp 75–80

61. Vuia O (1975) The cortical form of subacute necrotizing encephalopathy of the Leigh type. J Neurol Sci 26: 295–304

62. Wasterlain CG, Lockwood AH, Conn M (1978) Chronic inhibition of brain protein synthesis after portocaval shunting. Neurology 28: 233–238

63. Willems JL, Monnens LAH, Trijbels JMF, Veerkamp JH, Meyer AEFH, Dam K van, Haelst U van (1977) Leigh's encephalomyelopathy in a patient with cytochrome c oxidase deficiency in muscle tissue. Pediatrics 60: 850–857

64. Zamora AJ, Cavanagh JB, Kyu MH (1973) Ultrastructural responses of the astrocytes to portocaval anastomosis in the rat. J Neurol Sci 18: 25–45

Alkohol-Schäden

Weiterführende Literatur

1. Brion S (1976) Marchiafava-Bignami syndrome. In: Vinken PJ, Bruyn GW (eds) Handbook of clinical neurology, vol 28. Elsevier North Holland, Amsterdam, pp 317–329

2. Colmant HJ (1965) Enzephalopathien bei chronischem Alkoholismus insbesondere Thalamusbefunde bei Wernickescher Enzephalopathie. Ferdinand Enke, Stuttgart

3. Goebel HH, Herman-Benzur P (1976) Central pontine myelinolysis. In: Vinken PJ, Bruyn GW (eds) Handbook of clinical neurology, vol 28. North Holland Publ Comp, Amsterdam, pp 285–316

4. Kunze K (1981) Polyneuropathien bei Mangelernährung und Alkoholabusus. In: Hopf HCh, Poeck K, Schliack H (Hrsg) Neurologie in Praxis und Klinik. Georg Thieme Verlag, Stuttgart New York, pp 247–253

5. Victor M, Adams RC, Collins GH (1971) The Wernicke-Korsakoff syndrome. Blackwell Scientific Publications, Oxford

Epidemiologie und Allgemeines

In der Bundesrepublik wird mit 1,8 Mill. behandlungsbedürftiger Alkoholkranker gerechnet. Das Verhältnis Männer zu Frauen beträgt 3:1. Neben den Auswirkungen des Alkoholismus an Leber, Pankreas und anderen Organen (▷ Bd. 2) spielen die Schädigungen des zentralen und peripheren Nervensystems sowie der Skelettmuskulatur (▷ S. 449) sowohl für den Betroffenen und seine Familie als auch für die Versicherungsgemeinschaft eine erhebliche Rolle. Ein Drittel der 2–3% Alkoholiker an der Gesamtbevölkerung zählt zu den stark Konsumierenden (mehr als 80 g Äthanol täglich). Größere *Sektionsstatistiken* zeigten von 1950 bis 1964 einen Anstieg der alkoholbedingten Todesfälle um 50% und einen weiteren Anstieg um 50% im Zeitraum 1964–1968[11].

Die Angaben über die *Häufigkeit* der verschiedenen alkoholbedingten Nervengewebsschädigungen leiden darunter, daß *keine definitorische Übereinstimmung* besteht oder zumindest die Definitionen z. B. einer alkoholischen Demenz oder auch einer Wernickeschen Enzephalopathie unscharf gehandhabt werden. Hinzu kommt, daß bei Alkoholikern mit einer *Polypathie* zu rechnen ist, so daß z. B. Auswirkungen der Leberschädigungen, häufige Traumata oder eine Mangelernährung das Bild der primären Alkoholschädigung überlagern.

Klinik

Zu unterscheiden sind an *klinischen Syndromen*
- die alkoholische Demenz
- das Wernicke-Syndrom
- das Korsakow-Syndrom
- das akute Delir
- das ataktische Syndrom
- die Polyneuropathie
- die Myopathie
- multiple Mißbildungen

Nach dem *neuropathologischen Muster* sind zu unterscheiden:
- neuronotrope Schädigungen (Groß- und Kleinhirnrindenatrophien)
- gliovasotrope Schädigungen (Wernickesche Enzephalopathie)
- myelinotrope Schädigungen (zentrale pontine Myelinolyse, Marchiafava-Bignamische Krankheit, Kleinhirnentmarkung)
- axonomyelotrope Schädigungen (Lückenfelder, spongiöses Syndrom)
- Polyneuropathien
- Embryo- und Fetopathien
- Myopathien (▷ Kapitel 4)

Delir

Das akute *Delir* kann unter dem Bild des Tremors ohne Halluzinationen *(Grad I)*, mit Halluzinationen, aber ohne Desorientiertheit *(Grad II)* oder mit Desorientiertheit *(Grad III*, eigentliches Delirium tremens), auftreten[16]. *Männer* sind in einem Verhältnis von 8–9 : 1 bevorzugt betroffen.

Die *Auslösung* erfolgt häufig durch *völlige oder relative Entziehung.* Krampfanfälle begleiten oft die akute Psychose. Gestiegene Laktat- und Pyruvat-Werte, eine herabgesetzte IgG : IgA-Relation, Serum-Transaminasenanstiege, Hämokonzentration und ein sinkender Prothrombin-Index charakterisieren das Bild.

Das *akute Delir* hat kein charakteristisches morphologisches Substrat, findet sich aber oft in der Vorgeschichte von Patienten mit Wernickescher Enzephalopathie.

Wernicke-Syndrom

Die *„Wernicke-Trias"* umfaßt das Syndrom *Somnolenz, Ataxie und Ophthalmoplegie.* Nur Fälle, bei denen im akuten Stadium eine Ophthalmoplegie bestand, sollten zum Wernicke-Syndrom gezählt werden[10]. Die komplette Trias ist aber sehr selten und ist durch *Hypotension, Hypothermie, Erbrechen und Anorexie* zu ergänzen[14]. Das klinische Wernicke-Syndrom ist ebenso wie die morphologisch nachweisbare Wernickesche Encephalopathie nicht spezifisch für Alkoholschädigungen (allerdings 90%), kommt vielmehr auch bei Malabsorption anderer Ursache, bei Magen-Darm-Erkrankungen, bei Tumoren des hämatopoetischen Systems, bei der perniziösen Anämie oder nach Hyperemesis vor. *Pathogenetisch* bedeutungsvoll sind Thiamin-Mangelzustände und Erniedrigungen der Transketolaseaktivität der roten Blutzellen als Voraussetzung der Avitaminose.

Korsakow-Syndrom

Während das Wernicke-Syndrom eine akute Krankheit ist, ist das Korsakow-Syndrom eine *chronische Erkrankung,* in deren Vordergrund die *Amnesie* steht. Kombinationen mit dem Wernicke-Syndrom sind häufig.

Alkoholische Demenz

Phänomenologisch muß die Demenz von den genannten Syndromen unterschieden werden. Es handelt sich meist nicht um eine schwere Demenz, sondern um *Einschränkungen der geistigen Leistungsfähigkeit mäßigen Grades,* die aber durch psychologische Untersuchungen gut erfaßbar sind[9]. Die Patienten weisen im Liquor eine Azidose auf, die nach Abstinenz oder deutlicher Reduktion der Alkoholmengen einer Normalisierungstendenz weichen kann[10]. Dem psychologisch erfaßbaren Grad der Demenz entsprechen CT-Befunde mit einer jüngere Patienten relativ stärker betreffenden *Erweiterung der kortikalen Furchen und des Ventrikelsystems*[27]. Die Rückbildungstendenz nach Entziehung ist unterschiedlich, ist aber bei jungen Menschen ausgeprägter.

Neuronotrope Schädigungen

Großhirnrindenatrophien

Die Bedeutung kortikaler Atrophien bei chronischem Alkoholismus ist umstritten, und es bestehen Differenzen zwischen dem neuropathologischen Befund und der neuroradiologischen Feststellung durch Pneumenzephalographien oder computertomographische Befunde. Die letzteren zeigen eindeutig *kortikale Atrophien* und *Ventrikelerweiterungen* in Prozentsätzen zwischen 55 und 75%[17]. Auf die *Rückbildungstendenz* nach relativer oder absoluter Abstinenz wurde bereits verwiesen. Möglicherweise sind agonale Ödeme die Ursache dafür, daß bei der Hirnsektion die neuroradiologisch festgestellten Atrophien vielfach nicht mehr erkennbar sind.

Traumata, zirkulatorisch bedingte Schädigungen und zerebrale Folgen der Hepatopathie müssen ausgeklammert werden, wenn die primär alkoholbedingte kortikale Atrophie geprüft werden soll. (Der Begriff der *Hirnschrumpfung* wird *im Hinblick auf die Dynamik des Geschehens dem Begriff der Atrophie vorgezogen*[27]).

Die Angaben über makroskopisch oder lichtmikroskopisch nachweisbare Atrophien bei chronischen Alkoholikern schwanken stark, was auch mit methodischen Problemen zusammenhängt. Am eigenen Material fanden wir nur seltene Fälle, bei denen der Nervenzellbestand eindeutig reduziert erschien, ohne daß hierfür andere Ursachen verantwortlich zu machen waren. Der Schlüssel liegt möglicherweise bei den *Schädigungen des Neuropils,* insbesondere in der Ausprägung der Dendriten und deren Spines, konnten doch bei Ratten im chronischen Alkohol-Versuch eindeutige *Reduktionen der Spines-Zahl* und der *Dendritendichte* in der Hippocampusformation nachgewiesen werden[26]. Diese Veränderungen sind *teilweise reversibel.*

Pathogenese

Die Alkoholwirkung auf Nervenzellen und Neuropil ist noch nicht geklärt. Chronische Alkoholgaben führen allerdings bei Mäusen zu einer 50%igen *Hemmung der Proteinsynthese* in den Nervenzellen[21]. Einflüsse des Alkohols auf den Proteinstoffwechsel ließen sich auch *ultrastrukturell* durch das Auftreten abnormer, paarförmig helikal gebauter filamentärer Strukturen im Zytoplasma hypothalamischer Nervenzellen nachweisen[32]. Auch beim Menschen wird diesen nur elektronenmikroskopisch zu sichernden Veränderungen ein verstärktes Augenmerk zu widmen sein.

Atrophie anderer Gehirnabschnitte

Vergleichbares gilt für *Kleinhirnatrophien* (Abb. 1.32b), die ebenfalls im Computertomogramm vor allem im Wurmbereich häufiger beobachtet werden als bei der Hirnsektion. Immerhin kommen Purkinjezell- und Körnerzellatrophien aber auch bereits lichtmikroskopisch nachweisbar öfters vor.

Nervenzellausfälle und astrozytäre Gliosen im *Thalamus* und *Hypothalamus* ohne begleitende Wernickesche Enzephalopathie kommen bei Patienten mit Korsakow-Syndrom in etwa 50% der Fälle vor unter Bevorzugung der medio-dorsalen Thalamuskerne[19].

Gliovasotrope Schädigungsmuster

Wernickesche Enzephalopathie

Neuropathologisch ist die Wernicke-Enzephalopathie die häufigste am zentralen Nervensystem nachweisbare Alkoholschädigung. Man sieht sie in großen neuropathologischen Obduktionsserien in 1,76%[14,23].

Männer werden mindestens 3× häufiger als Frauen betroffen.

Die ursprüngliche Bezeichnung als Pseudoencephalitis haemorrhagica superior sollte aufgegeben werden, da entzündliche Infiltrate allenfalls leicht und im Sinne einer Reaktion vorkommen und auch Erythrodiapedesen nur fakultativ auftreten.

Morphologie

Mikroskopisch steht im Vordergrund eine *Proliferation von Kapillaren und kleinen Venen* unter gleichzeitiger Vermehrung der Endothel- und Perithelzellen sowie eine unterschiedlich stark ausgeprägte *spongiöse Gewebsauflockerung* (Abb.1.32a) mit Proliferation von z. T. faserbildenden Astrozyten. Diese wird begleitet – je nach Überlebensdauer – vom Auftreten von *Sidero- und Lipophagen* und – im akuten Stadium – von *Erythrodiapedesen.*

Dieser Befund erklärt den *makroskopischen Nachweis* dunkel getönter und geschrumpfter Corpora mamillaria (▷ Abb.1.31e).

Prädilektionsort der Wernickeschen Enzephalopathie sind die *Corpora mamillaria,* die *Umgebung des 3.Ventrikels,* seltener die *Vierhügelregion* und die *Umgebung des Aquäduktes.*

In einer eigenen Serie von 101 Fällen waren nur 4× die Corpora mamillaria ausgespart. In solchen Fällen entstehen differentialdiagnostische Schwierigkeiten bei der Abgrenzung gegenüber adulten Formen der subakuten nekrotisierenden Enzephalomyelopathie Leigh.

Das gliovasotrope Schädigungsmuster bevorzugt die *graue Substanz,* wobei die Nervenzellen selbst weitgehend verschont bleiben (▷ Abb.1.31f).

Wo die Veränderungen auf vorwiegend faserhaltige Gebiete übergreifen, überwiegen *gliöse Reaktionen,* so zum Beispiel im Bereich der Massa intermedia. Das ausschließliche Vorkommen von *Erythrodiapedesen* sollte nur dann als akutes Stadium der Wernickeschen Enzephalopathie interpretiert werden, wenn nicht eine allgemeine Tendenz zur Schrankenstörung besteht und wenn die Erythrodiapedesen intensiv sind.

In seltenen Fällen greift der Prozeß bis auf den *Boden des 4.Ventrikels,* noch seltener auf die *Großhirnrinde* über, wobei dann andere pathogenetische Prinzipien vorherrschen als bei der oben erwähnten kortikalen Atrophie. Das Vorkommen gliotischer Narbenstränge entlang der *Wand des 3.Ventrikels* und ein Übergreifen auf den *Thalamus* oder auf die *Fornices* (7 Fällen in unserer Serie von 101 WE) gibt eine Erklärung für die amnestischen Störungen[18,3]. Makroskopisch war die Schädigung der Corpora mamillaria oder die Umgebung des 3.Ventrikels in unseren Serien 41mal erkennbar.

Die eigenartige Verteilung wird mit dem *hohen Transketolasegehalt in den Corpora mamillaria* in Verbindung gebracht[14]. Mit der Deoxyglukose-Technik ließ sich eine *hohe Energieverbrauchsrate in den Corpora mamillaria* nachweisen[30]. Experimentell läßt sich das Bild durch Thiaminmangel erzeugen[31].

Unabhängig vom Bild der Wernicke-Enzephalopathie wurden wohl aber im Zusammenhang mit Korsakow-Syndromen Chromatolysen der Nervenzellen im Bereich der Stammganglien und der Rinde beschrieben, die dem Bild bei Pellagra entsprechen und möglicherweise auf Nikotinsäuremangel zurückzuführen sind[17].

Elektronenmikroskopisch fand sich hierbei eine Schwellung des Neuropils ohne Beteiligung der unmittelbar kapillarnahen Glia mit hydropischen postsynaptischen Dendriten, doch ohne Zeichen einer Bluthirnschranken-Störung.

Myelinotropes Schädigungsmuster

Bei der *zentralen pontinen Myelinolyse,* der *Marchiafava-Bignamischen Krankheit* und bei *herdförmigen Entmarkungen* an verschiedenen Groß- und Klein-

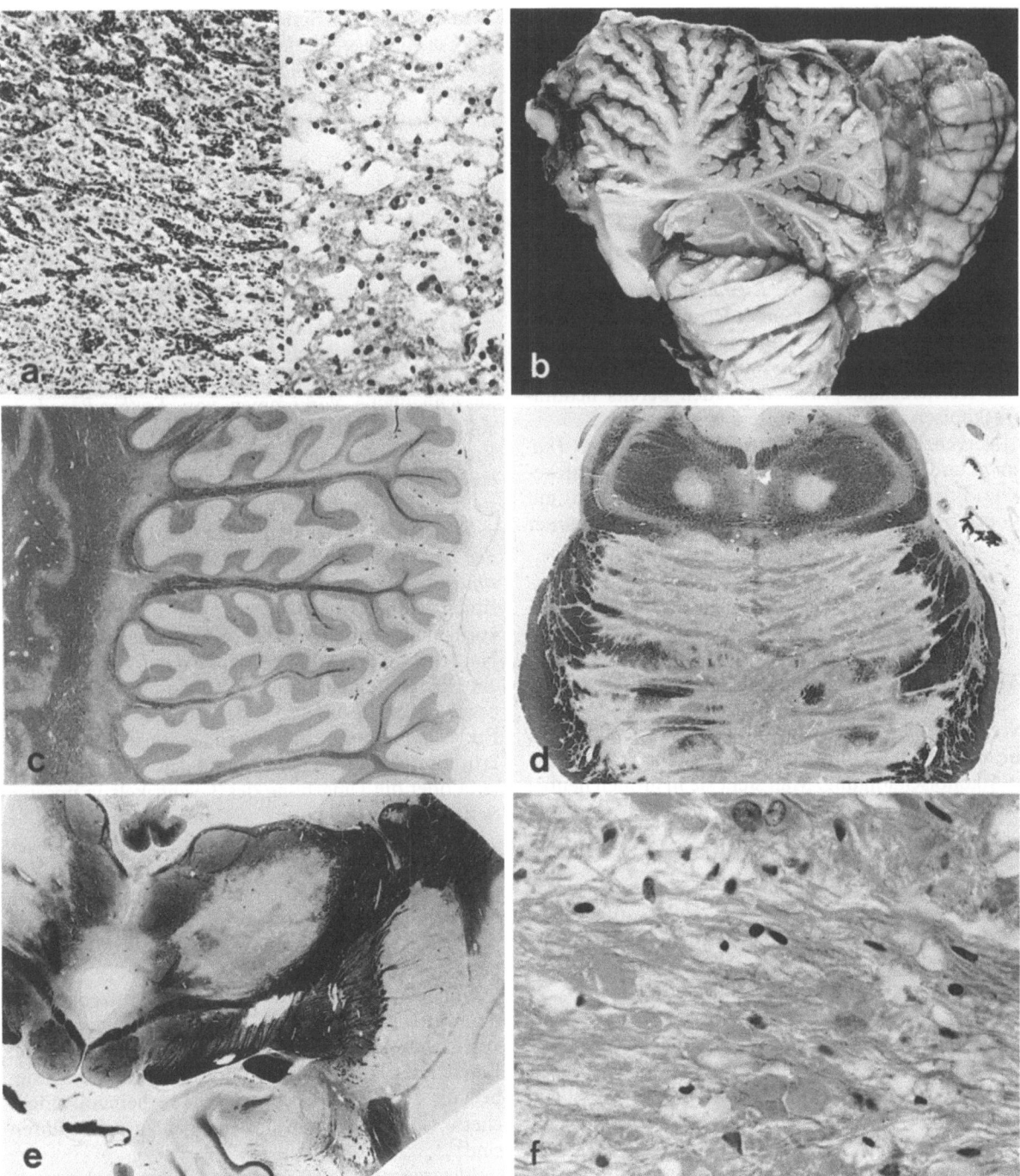

Abb. 1.32. a Wernickesche Enzephalopathie mit starker Kapillarproliferation (links) und spongiöser Auflockerung (rechts)
als Ausdruck unterschiedlicher Stadien (Corpus mamillare).
b Kleinhirnwurm-Atrophie bei chronischem Alkoholismus.
c Chronischer Alkoholismus mit subkortikalen Entmarkungsbe-
reichen in der Kleinhirnrinde. **d** Zentrale pontine Myelinolyse

(Klüver-Barrera-Färbung). **e** Zentrale pontine Myelinolyse mit
Übergreifen der Entmarkungsvorgänge auf die Thalami und auf
hypothalamische Gebiete. **f** Zentrale pontine Myelinolyse mit
Axonschwellungen im Zentrum der entmarkten Brückenberei-
che

hirnregionen (Abb. 1.32 c) sind primär die Markscheiden betroffen. Ursache ist eine Schädigung der Oligodendroglia, die aber auch von *Axonschwellungen* und
einer leichten *Astrogliareaktion* begleitet sein kann.

Zentrale pontine Myelinolyse

Epidemiologie
Die Häufigkeit in fortlaufenden Sektionsserien wird
mit 0,15–1,0% angegeben[3,29]. Wir fanden die Krankheit in 0,9%.

Klinik

Symptome sind *Augenmuskellähmungen* (ohne Vertikalparesen), *Pupillenstörungen, Fazialisparese, Tetraparesen, Dysarthrien,* ferner ein *Koma* bis zum Grad der Dezerebrationsstarre. Diese unterschiedliche Ausbreitung und die qualitativen Unterschiede in der Ausprägung erklären die starken Varianten des klinischen Bildes, die die intravitale Diagnose nur in einer Minderzahl der Fälle erlauben[24].

Morphologie

Makroskopisch finden sich – aber nicht obligat – *graubraune Verfärbungen* in Form eines auf die Spitze gestellten Karo, dessen Mittelpunkt etwa in der kaudalen Verlängerung des Foramen coecum inmitten der Brücke liegt.

Mikroskopisch stehen *Markscheidenabblassungen* bis zur vollständigen *Entmarkung* im Vordergrund (Abb. 1.32d u. e). Sie betreffen zwar nahezu immer die *zentralen Regionen*, können darüber hinaus aber rostralwärts über die dem Aquädukt benachbarten Faserzüge und die Hirnschenkel bis in die Thalami und in das temporo-okzipitale oder zentro-parietale Marklager, kaudalwärts in die *Medulla oblongata* oder dorsalwärts in das *Kleinhirnmark* übergreifen. Auf das *multilokuläre Vorkommen* der Entmarkungen hatte Adams bereits bei der Erstbeschreibung hingewiesen[6].

Die zentrale pontine Myelinolyse weist *unterschiedliche Schweregrade* auf.

● Als *Grad I* bezeichnen wir Fälle mit Markscheidenabblassung und leichter spongiöser Gewebsauflockerung, manchmal verbunden mit Oligodendrogliaschwellung, jedoch ohne sonstige nennenswerte Gliazellreaktion.

● Bei *Grad II* liegt eine deutliche Entmarkung mit gliöser Reaktion, manchmal mit einem Schwund der Oligodendroglia und dem Auftreten einzelner Lipophagen oder Axonschwellungen vor.

● Beim *Grad III* ist über ein Drittel der Fläche des Brückenfuß-Querschnittes entmarkt mit deutlicher Gliazellreaktion, vielfach verbunden mit Axonschwellungen und Makrophagenbildung (Abb. 1.32f).

Elektronenmikroskopisch findet sich ein intramyelinäres Ödem und eine Schwellung der Astrozytenfüße.

Im Hinblick auf die gelegentlich begleitende *Entmarkung in den Kleinhirnmarkzungen* (Abb. 1.32b) oder den tieferen Kleinhirnmarklager sprach Colmant von *pontozerebellaren spongiösen Dystrophien*[2].

Marchiafava-Bignamische Krankheit

Das Syndrom ist durch *Entmarkungen im Balken* gekennzeichnet, die allerdings auch auf das *tiefe Marklager* übergreifen können, so daß Beziehungen zu den multilokulären Formen der zentralen pontinen Myelinolyse bestehen. Ursprünglich nur bei Trinkern italienischen Rotweins beschrieben, gibt es inzwischen in anderen europäischen Ländern, in den USA und in Japan (nach Reiswein) typische Beobachtungen.

Morphologie

Mikroskopisch entspricht das Bild weitgehend dem der zentralen pontinen Myelinolyse bei einem elektronenmikroskopischen Befund, der an die experimentelle Zyanid-Vergiftung erinnert. Kleinere Entmarkungsherde können zu größeren konfluieren. Entzündliche Veränderungen fehlen.

Pathogenese

Wie für die Wernickesche Enzephalopathie gilt auch für die myelinotropen Schädigungen, daß der *genaue pathogenetische Mechanismus nicht bekannt* ist. In Übereinstimmung mit anderen Autoren[12] fanden wir unter 52 Fällen zentraler pontiner Myelinolyse 40 × Kombinationen mit der Wernickeschen Enzephalopathie, wobei dies fast alles Fälle mit geringem Schädigungsgrad waren. Von 12 reinen Fällen waren 5 ohne Alkoholvorgeschichte, was dafür spricht, daß wie bei der Wernickeschen Enzephalopathie (bei uns 19 von 61 ohne Alkohol) der *Alkoholismus nur eine, wenn auch wichtige Ursache ist*, bzw. daß der gemeinsame Nenner noch nicht gefunden wurde.

Elektrolytstörungen überwogen bei den nicht alkoholischen Wernicke-Fällen ebenso wie bei den Myelinolysen. Bei den letzteren waren *Elektrolytstörungen* in der Hälfte der Fälle vorhanden, und zwar Hypokaliämien und Hyponatriämien am häufigsten, jedoch auch Hyperkali- und -natriämien. Bedeutend ist offenbar der kurze Zeitraum, in dem es zu einer Änderung des Elektrolytstatus kommt (auch bei Infusionen).

Auch *maligne Tumoren* finden sich häufig kombiniert mit zentralen Myelinolysen[12].

Im Zusammenhang mit *Dialysebehandlungen, Transplantationen* sowie *Heroin-Intoxikationen* wurden ebenfalls zentrale pontine Myelinolysen beobachtet.

Im Hinblick auf die ähnlichen elektronenmikroskopischen Befunde bei der experimentellen Zyanid-Vergiftung ist die Hypothese einer *endogenen Zyanid-Freisetzung aus Vitamin B_{12}* unter Äthanol erwähnenswert[1].

Auch Verbindungen zu *Leberfunktionsstörungen* wurden diskutiert[28].

Myelino-axonotropes Schädigungsmuster

Am zentralen Nervensystem können hierzu neuroaxonal-dystrophische Prozesse im Nucleus gracilis und der Substantia nigra gezählt werden, sog. *Lückenfelder, spinale Strangdegenerationen* sowie am peripheren Nervensystem die *Polyneuropathien*. Sieht man von den Polyneuropathien (▷ S.242) ab, so sind die übrigen Schädigungen im Verhältnis zu den vorher behandelten selten und auch deutlich weniger eng mit Alkoholismus korreliert. Es handelt sich um Gewebsmuster, die auch im Rahmen hepatogener Enzephalopathien auftreten. Hinsichtlich der neuroaxonal-dystrophischen Veränderungen wird auf das entsprechende Kapitel verwiesen.

Lückenfelder

Hierunter sind *lokal begrenzte spongiöse Gewebsauf-lockerungen* zu verstehen, (Abb. 1.29 a, b) die bevorzugt im Bereich langer Bahnen, so im *Hirnschenkel*, in den Faserzügen der *Brücke* und in den *Hintersträngen*, seltener auch im *Großhirnmarklager* und im Bereich der *Stammganglien* vorkommen.

Die spongiösen Auflockerungen sind von *Axonschwellungen* begleitet, denen Entmarkungsvorgänge folgen können, doch sind diese nicht wie bei den Myelinolysen das Primäre. Man findet sie beim *Alkoholismus* gelegentlich, doch sind sie häufiger kombiniert mit *Malignomen, hämorrhagischen Diathesen* (dann auch mitunter begleitet von Zeichen der Schrankenstörung) in Verbindung mit *Zytostatika-Behandlung*, insbesondere nach Vinca-Alkaloiden, und in Verbindung mit *Elektrolytstörungen*. Der pathogenetische Mechanismus ist nicht geklärt.

Alkoholische Polyneuropathie

Klinik
Bei dieser häufigsten Form der Nervengewebsschädigung ist das *klinische Bild* durch die charakteristische Symptomatologie einer *peripheren Nervenschädigung* mit vorwiegend distal betonten sensiblen Störungen, Reflexabschwächungen, Paresen und Muskelatrophien sowie trophischen Störungen gekennzeichnet. Die Nervenstränge sind *häufig druckschmerzhaft*. Hirnnervenausfälle gehören nicht zum Bild, sondern müssen an eine Wernickesche Enzephalopathie denken lassen.

Pathogenese
Pathogenetisch handelt es sich um ein *komplexes Mangelsyndrom*, bei dem neben der verminderten Aufnahme von Folsäure und Vitamin-B$_{12}$ ein Vitamin-B$_1$-Mangel nutritiv und komsumptiv als Folge des erhöhten Kohlehydratangebotes mit entsprechendem Thiamin-Bedarf besteht[4].

Bei starkem Alkoholabusus mit *akuter* PNP herrscht die axonale Schädigung funktionell und morphologisch vor[33]. Biochemisch zeigt sich dabei ein gesteigerter Azetylcholinesterase-Transport im Axon[8], und zwar beim Tierversuch auch bei ausreichendem Thiaminangebot, so daß hierin wahrscheinlich eine direkte Alkoholwirkung auf Transportvorgänge im Axon zu sehen ist. Bei *chronischen* Fällen findet sich das Bild der Wallerschen Degeneration mit Markscheidenschwund in Verbindung mit axonalen Schädigungen.

Morphologie
Die Alkoholneuropathie entspricht derjenigen bei Thiaminmangel oder Triorthokresylphosphat-Vergiftung. Sie folgt dem Typ des *dying back* (▷ S. 243) mit einer an den distalen Enden der Nerven beginnenden *axonalen Degeneration*, wobei vor allem die dicken markhaltigen Nervenfasern degenerieren, was auf exakten Querschnitten histometrisch nachweisbar ist. Auch *segmentaler Markscheidenzerfall* kommt vor allem in den chronischen Fällen vor, ebenso sieht man hier Regenerationsphänomene.

Alkoholische Feto- und Embryopathien

Alkohol – nicht aber die Äthanol-Metaboliten – durchsetzt die Plazentarschranke. Er verteilt sich rasch in den verschiedenen Organen. Da die Alkohol-Dehydrogenase-Aktivität beim Feten und Neugeborenen relativ vermindert ist, besteht eine erhöhte Vulnerabilität des fetalen Gewebes[25].

Klinik
Die Folge fetaler Alkoholschäden ist ein Syndrom von *Mikrophthalmie, Hydroureter, Gastroschisis, Exenzephalie* bis zu weniger tiefgreifenden Mißbildungen, die ein Überleben erlauben und die bei einer recht *charakteristischen Fazies* den Verdacht auf eine entsprechende Alkoholschädigung seitens der Mutter wecken[22].

Morphologie
Morphologisch findet sich ein Spektrum *zerebraler Mißbildungen* von Mikrodysplasien wie leichten dysrhaphischen Störungen bis zu ausgeprägten enzephaloklastischen Porenzephalien[22].

Weitere Hinweise zur Pathogenese alkoholischer Schäden

Neben dem *Thiaminmangel*[7,31], der möglicherweise genetisch durch eine *Aktivitätsschwäche der Transketolase* begünstigt sein kann, kommt auch dem *Nikotinsäuremangel* Bedeutung zu. Pellagroide Hautveränderungen sollten an diese Form einer – gut therapierbaren – Mangelernährung denken lassen, die in den Zwanzigerjahren in den USA eine erhebliche Rolle spielte. Chromatolysen und leichte Zytoplasmaschwellungen der Nervenzellen sind ein Pellagrasymptom, das als Substrat des hierbei auftretenden Demenzvorganges aufzufassen ist.

Eine große Zahl spezieller Untersuchungen befaßt sich mit Störungen des *Neurotransmitter-Stoffwechsels*, der Rolle des *cAMP* oder des *Prostaglandin E 1* bzw. der *Dihomogammalinolensäure*[20,15]. Von Bedeutung ist darüber hinaus die zusätzliche Schädigung des Nervensystems durch *Erkrankung extrazerebraler Organe*, die über eine Anämie oder Thrombozytope-

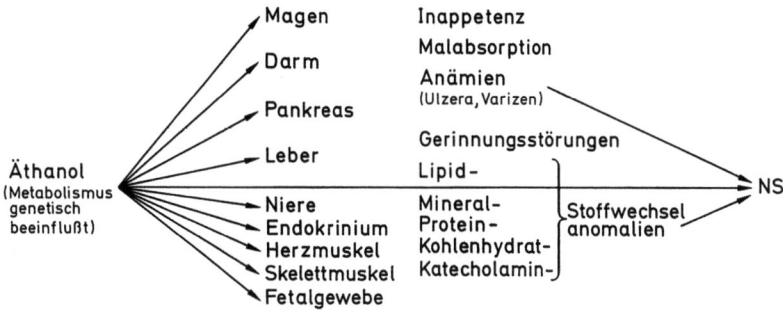

Abb. 1.33. Schema der möglichen Organschäden durch chronischen Alkoholismus

nie bei Leberschädigung und Folsäuremangel, über eine Hypertriglyzeridämie bei Pankreatopathie oder über die kongestive Kardiomyopathie den zerebralen Stoffwechsel beeinflussen[29] (Abb. 1.33).

Unterschiede in der individuellen Vulnerabilität gegenüber Alkohol können einen *genetischen Hintergrund* haben, bedingt durch unterschiedliche Aktivitäten der Alkoholdehydrogenase bzw. Aldehyddehydrogenase. So gibt es Varianten mit raschem Abbau, die in Europa in 5–20%, bei der mongolischen Rasse zwischen 50 und 90% vorkommen[13].

Literatur

1.–5. Weiterführende Literatur (▷ S.129)

6. Adams RR, Victor M, Mancall L (1959) Central pontine myelinolysis. An hitherto undescribed disease occurring in alcoholics and malnourished patients. Arch Neurol Psychiat 81: 154–172

7. Blass JP, Gibson GE (1977) Abnormality of a thiamine - requiring enzyme in patients with Wernicke-Korsakoff syndrome. N Engl J Med 297: 1367–1370

8. Bosch EP, Pelham RW, Rasool CG, Chatterjee A, Lash RW, Brown L, Munsat TL, Bradley WG (1979) Animal models of alcoholic neuropathy: morphologic, electrophysiologic, and biochemical findings. Muscle & Nerve 2: 133–144

9. Brewer C, Perret L (1971) Brain damage due to alcohol consumption: an air-encephalographic, psychometric and electroencephalographic study. Brit J Addic 66: 170–182

10. Carlen PL, Wilkinson DA (1977) Alcoholic brain damage and reversible deficits. J Nerv Ment Dis 164: 103–118

11. Craig JR, Johnson L, Lundberg GD, Tatter D, Edmonson HA, McGah S (1980) An autopsy survey of clinical and anatomic diagnoses associated with alcoholism. Arch Path Lab Med 104: 452–455

12. Endo Y, Oda M, Hara M (1981) Central pontine myelinolysis. Acta Neuropath 53: 145–153

13. Goedde, HW, Agarwal DP, Harada S (1979) Alcohol metabolizing enzymes: Studies of isozymes in human biopsies and cultured fibroblasts. Clin Genet 16: 29–33

14. Harper C (1979) Wernicke's encephalopathy: A more common disease than realised. J Neurol Neurosurg Psychiat 42: 226–231

15. Horrobin DF (1980) A biochemical basis for alcoholism and alcohol-induced damage including the fetal alcohol syndrome and cirrhosis: Interference with essential fatty acid and Prostaglandin metabolism. Med Hypotheses 6: 929–942

16. Kramp P, Hemmingsen R (1979) Delirium tremens. Acta psychiat scand 60: 393–422

17. Lishman WA (1981) Cerebral disorder in alcoholism. Brain 104: 1–20

18. Mair WGP, Warrington EK, Weiskrantz L (1979) Memory disorder in Korsakoff's psychosis. Brain 102: 749–783

19. Malamud N, Skillicorn SA (1956) Relationship between the Wernicke and the Korsakoff syndrome. AMA Arch Neurol Psychiat 76: 585–596

20. Myers RD (1978) Tetrahydroisoquinolines in the brain: The basis of an animal model of alcoholism. Clin Exp Res 2: 145–154

21. Noble EP, Tewari S (1973) Protein and ribonucleic acid metabolism in brains of mice following chronic alcohol consumption. In: Sexias FA, Eggleston S (eds) Alcoholism and the central nervous system. NY Academy of Sciences, New York, pp 333–345

22. Peiffer J, Majewski F, Fischbach H, Bierich JR, Volk B (1979) Alcohol embryo- and fetopathy. J Neurol Sci 41: 125–137

23. Peiffer J (1982) Pathologie des Zentralnervensystems bei chronischem Alkoholismus. In: Wieck HH, Schrader A, Daun H, Witkowski R (eds) Krankheit Alkoholismus pp 71–86 Perimed Fachbuch-Verlags-GmbH Erlangen

24. Powers JM, McKeever PE (1976) Central pontine myelinolysis. J Neurol Sci 29: 65–81

25. Randall CL (1977) Teratogenic effects of in utero ethanol exposure. In: Blum K (ed) Alcohol and Opiates. Academic Press, New York San Francisco London, pp 91–107

26. Riley JN, Walker DW (1978) Morphological alterations in hippocampus after long-term alcohol consumtion in mice. Science 20: 646–648

27. Ron MA, Acker W, Lishman WA (1979) Dementia in chronic alcoholism; a clinical, psychological and computerized axial tomographic study. In: Obiols J, Monclus EG, Pujol J (eds) Biological Psychiatry Today. Elsevier North Holland Biomedical Press, Amsterdam

28. Seitelberger F (1973) Zentrale pontine Myelinolyse. Schw Arch Neurol Neurochir Psychiat 112: 285–297

29. Shurtliff LF, Ajax ET, Englert E, D'Agostino AN (1966) Central pontine myelinolysis and cirrhosis of the liver. Amer J clin Path 46: 239–244

30. Sokoloff L (1979) Mapping of local cerebral functional activity by measurement of local cerebral glucose utilization with (^{14}C)deoxyglucose. Brain 102: 653–668

31. Ule G, Kolkmann FW (1968) Experimentelle Untersuchungen zur Wernickeschen Encephalopathie. Acta Neuropath 11: 361–367
32. Volk B (1980) Paired helical filaments in rat spinal ganglia following chronic alcohol administration: An electron microscopic investigation. Neuropath App Neurobiol 6: 143–153
33. Walsh JC, McLeod JG (1970) Alcoholic neuropathy. J Neurol Sci 10: 457–469

Traumatische Schädigungen und Strahlenschädigungen

Weiterführende Literatur

1. Christensen E (1956) Pathologie der intrakraniellen Blutungen. In: Olivecrona H, Tönnis W (Hrsg) Handbuch der Neurochirurgie, Bd III. Springer Verlag, Berlin Göttingen Heidelberg, S 703–766
2. Mayer ET, Peters G (1970) Pathologische Anatomie der Rückenmarkverletzungen. In: Kessel FK, Guttmann L, Maurer G Neuro-Traumatologie mit Einschluß der Grenzgebiete, Bd II. Urban & Schwarzenberg, München Berlin Wien, S 39–61
3. Peters G (1980) Pathologisch-anatomische Aspekte zur Prognose von Schädel-Hirn-Traumen. In: Faust C, Müller E (Hrsg) Die Prognose und Rehabilitation des Schädel-Hirn-Traumas. Georg Thieme Verlag, Stuttgart New York
4. Schmitt HP (1979) Akute und intervalläre Strahlenschäden des Zentralnervensystems. Springer Verlag, Berlin Heidelberg New York
5. Slager U (1968) The meninges. In: Minckler J (ed) Pathology of the nervous system. McGraw-Hill Company, New York, pp 477–486

In diesem Kapitel werden – weil vorwiegend traumatisch bedingt – die Blutungen an der Außen- und Innenseite der Dura mater sowie die Subarachnoidalblutungen behandelt, ferner die offenen und gedeckten Verletzungen des Gehirns und des Rückenmarks, schließlich die nicht im eigentlichen Sinn traumatisch durch andere physikalische Einflüsse bedingten Schädigungen des Zentralnervensystems. Perinatalschäden werden nicht innerhalb dieses Kapitels, sondern gesondert abgehandelt. Traumatische Schädigungen des peripheren Nervensystems werden auf S. 239 erwähnt.

Blutungen im Bereich der Hüllen des Zentralnervensystems

Anatomisch-physiologische Vorbemerkungen

Zu unterscheiden sind *Pachymeninx (Dura mater)* und *Leptomeninx (Arachnoidea* und *Pia* mit dem zwischen beiden Schichten gelegenen *Subarachnoidalraum).*

Dura mater

Die Dura mater besteht aus einer äußeren, dichtfaserigen und dicken Schicht, die an ihrer Außenseite im Bereich des Schädels und des Spinalkanals die *Funktion des Periosts* hat, wobei sie an der Schädelbasis den Knochen sehr eng anhaftet, während sie an den Knochen der Schädelkonvexität vor allem im jugendlicheren Alter leichter mechanisch lösbar ist. Innerhalb des Schädels ist sie eng verwoben mit der inneren Schicht, die lockerer gebaut und unter pathologischen Bedingungen reagibler ist mit Proliferation der hier ohnehin reichlicher anzutreffenden Kapillaren und Venen sowie einer Fibroblastenbildung. Die enge Beziehung zwischen beiden Duraschichten wird am Foramen magnum gelöst, wo sich innerhalb des Spinalkanals die innere Duraschicht zur Dura mater spinalis verselbständigt, während die äußere Schicht die alleinige Periostfunktion weiterführt. Elektronenmikroskopisch sind innerhalb der Dura vorwiegend Kollagenfasern mit selteneren eingestreuten elastischen Fasern erkennbar.

● *Sonderbildungen der Dura* sind die *Falx* mit ihren Anheftstellen an der Crista Galli bzw. das *Tentorium cerebelli,* das ebenso wie die *Falx cerebelli* und das *Diaphragma sellae* eine Duplikatur darstellt, in die die großen Längsblutleiter der abfließenden Venen (Sinus) eingeschlossen sind. Die Falx cerebri weist nicht selten *Verkalkungen und Verknöcherungen* auf. In der Nähe des Sinus longitudinalis superior wölben sich durch die innere Schicht der Dura die *Villi arachnoidales (Pacchionische Granulationen)* pilzförmig in die Dura vor. Sie stellen einen wesentlichen Resorptionsort des Liquor cerebrospinalis dar, der innerhalb der Granulationen durch ein hochdifferenziertes Mikrofibrillensystem mit Ventilfunktion in das Venensystem der Sinus abfließt[8]. Mit zunehmendem Alter erweisen die Pacchionischen Granulationen sich vielfach als stark fibrosiert mit gelegentlicher Einlagerung von Psammomkörpern. Diese stehen in Beziehung mit den ebenfalls nicht seltenen Arachnoidalzellansammlungen innerhalb der Villi.

● Der *Liquorstrom* verläuft – was durch Kontrastmittel neuroradiologisch quantifizierbar ist – aus seinen Bildungsstätten, hauptsächlich den Plexus chorioidei, aus den inneren Hirnkammern durch die Foramina Luschkae und Magendi in die basalen Zisternen aufwärts zu den Pacchionischen Granulationen. Die Liquor-Resorption in den letzteren kann unter pathologischen Bedingungen, vor allem nach traumatisch bedingten Blutungen, gestört sein, so daß sich ein *Hy-*

drocephalus aresorptivus (sog. *Normaldruckhydroze-phalus*) ausbildet (▷ S. 45).

• An der Innenseite der Dura mater liegt zwischen der Innenschicht und der sich daran anschließenden Arachnoidea, dem äußeren Blatt der Leptomeningen, ein virtueller Spaltraum, dessen Bezeichnung als *Spatium subdurale* eigentlich ungerechtfertigt ist. Elektronenmikroskopische Untersuchungen[8] zeigten, daß es sich vielmehr um eine *subdurale Neurothel-Schicht* handelt. Die Neurothelzellen sind über Desmosomen miteinander verbunden und bilden vielfältig miteinander verzahnte, geschichtete Zellausläufer mit Interzellularspalten von 100–150 Å[8]. Das Neurothel geht an den Grenzzonen des peripheren Nervensystems in dessen Perineuralscheide über. Diese unterscheidet sich aber vom Neurothel dadurch, daß zwischen die von Basalmembranen überzogenen Neurothelformationen Kollagenfaserschichten eingeschoben sind[8].

Arachnoidea

Die Arachnoidea als äußere Grenzschicht der Leptomeningen ist durch Basalmembranen gegen das Neurothel abgegrenzt. Sie folgt auch im Spinalraum der Dura und begrenzt den Subarachnoidalraum, dessen viszerale Grenze durch die Pia mater gebildet wird.

• Der *Subarachnoidalraum* wird von Trabekeln durchkreuzt, die von Bindegewebszellen vom Mesotheltyp überzogen sind. Diese Zellen haben die Eigenschaft mononuklearer Phagozyten, sich abzulösen und Makrophagen zu bilden[68]. Diese sind zytologisch bei Liquorpunktionen nachweisbar und erlauben ebenso wie die übrigen im Subarachnoidalraum schwimmenden bzw. aus den Gefäßen emigrierenden Zellen entsprechende diagnostische Rückschlüsse[67]. Über den Windungskuppen kann der Subarachnoidalraum gelegentlich durch Zusammenlagerung von Arachnoidalzellen und Piazellen schwinden wie der Raum sich andererseits im Bereich der Zisternen stark ausweiten kann.

Die Arachnoidalzellen stellen flache, polygonale Zellen vom Endothelcharakter dar, die auch längere Fortsätze bilden und sich örtlich als Deckzellnester vielschichtig und eng miteinander verzahnt gruppieren können. In solchen *Arachnoidaldeckzellnestern,* die auch als Ursprungsort der Meningeome angesehen werden, kann es zu *Psammomkörperbildungen* kommen wie sie auch in Verbindung mit der den Leptomeningen analogen Schicht der Tela chorioidea in Verbindung mit entsprechenden Zellnestern zu beobachten sind.

• Die *spinale Arachnoidea* weist vielfach dichtliegende *Kalkplättchen* auf, die eng mit ihr verbacken sind und die gelegentlich verknöchern. Die dorsale Fläche des Rückenmarks ist hierbei bevorzugt, ebenso der Thorakal- und Lumbalbereich. Diese Kalkplättchen sind nur in seltenen Fällen Ursache klinischer Symptome. Sie entstehen auf einer Matrix hyalinisierten kollagenen Bindegewebes und bestehen aus Kalzium-Hydroxylapatit. Sie bilden sich in den Arachnoidal-

zellnestern, aber auch in den Trabekeln, die den Subarachnoidalraum überbrücken[28,63].

Pia mater

Die Pia mater bildet die innere Schicht der Leptomeningen zum Hirngewebe bzw. zum Rückenmark hin. Hier bestehen in Form der Ligamenta denticulata an den beiden Seiten des Rückenmarks Anhaftstellen zu Arachnoidea und spinaler Dura in Höhe der Intervertebrallöcher. Die Pia bildet kaudalwärts das *Filum terminale.* Sie ist durch eine Basalmembran von der oberflächlichen Gliaschicht abgegrenzt. An der Hirnbasis enthalten die Leptomeningen häufig zahlreiche *Melanophoren,* – lang gestreckte, bipolar orientierte Zellen, die mit Melaninkörnchen voll gepropft sind. Sie dürfen nicht mit den Zellen eines Melanoms verwechselt werden.

Der *Subarachnoidalraum* wird von Gefäßen durchsetzt, die – arteriell – von hier aus in das Hirngewebe eintreten oder – venös – das Blut aus diesem in Richtung der Sinus drainieren.

Blutungen im Bereich der Dura und im Subarachnoidalraum

Epiduralhämatom

Klinik

Das in der Regel im Anschluß an traumatische Einflüsse entstehende Hämatom führt wegen seiner *gewöhnlich arteriellen Genese* rasch zu Zeichen einer einseitigen intrakraniellen Raumforderung mit *innerhalb weniger Stunden* sich entwickelnden *Halbseitenzeichen, herdseitiger Mydriasis* und *zunehmender Benommenheit.*

Ätiologie, Epidemiologie

Quelle der Blutung ist in der Regel ein *Einriß der A. meningica media* oder einer ihrer Äste in Verbindung mit Schädelfrakturen. Vereinzelt kommen Epiduralhämatome aber auch bei *venösen Blutungen* vor.

Ihre *Häufigkeit* beträgt unter einer großen Serie gedeckter Schädeltraumata 1–3% bzw. bei tödlichen Schädelhirntraumen 15%[21].

Morphologie

Die enge morphologische Verbindung von Schädelknochen und Dura erklärt die *begrenzte Ausdehnung* und die *spitzwinkelig flache Form.*

Es liegt in der Natur des Krankheitsverlaufes, daß eine *Organisation* der Blutung selten nachweisbar ist. Die *Blutungsquelle* selbst kann – vor allem bei einer Schädigung kleiner Arterienäste oder von Venen – allerdings bereits durch fibrinreiche Thromben verschlossen sein. Bei den vielfach auch post operationem noch bestehen bleibenden oder auch erst sich bildenden geringgradigen Hämatomen ohne nennenswerte Raumforderung, die dann gewöhnlich nicht arteriell bedingt sind, sind dagegen ähnliche Organisationsvorgänge der Blutung zu beobachten wie beim Subduralhämatom.

Verlauf, Prognose

Kommt es nicht zur Druckentlastung durch Operation und zum Verschluß der Blutungsquelle, so tritt der Tod als Folge der *zerebralen Massenverschiebung* und *Hirndrucksteigerung* ein. Das symptomfreie Intervall zwischen Trauma und dem Auftreten der Hirndruckzeichen beträgt je nach Intensität der Blutung nur Minuten bis wenige Stunden.

Subduralhämatom

Die vor allem in der Klinik auf Grund des unterschiedlichen Verlaufs übliche Trennung von *akuten* und *chronischen* Subduralhämatomen ist im Hinblick auf gemeinsame Ätiologie, Pathogenese und Morphologie im strengen Sinne nicht gerechtfertigt; zwar spiegeln sich unterschiedliche klinische Verläufe auch im unterschiedlichen Grad der morphologischen Veränderungen doch sind auch alle Übergangsformen möglich. Zurückgehend auf Virchow wird eigentlich nur noch im deutschen Sprachraum von einigen Autoren neben dem chronisch subduralen Hämatom als eigene Krankheit die *Pachymeningosis hämorrhagica interna* anerkannt[79], während wir in Übereinstimmung mit den meisten Autoren deren Eigenständigkeit bezweifeln und sie unter die Organisationsformen chronischer Subduralhämatome subsumieren (s.u.).

Klinik

Im Gegensatz zur Mehrzahl der Epiduralhämatome setzen die *Krankheitszeichen* der Subduralhämatome *langsamer* ein, weil es sich überwiegend um *venöse Blutungen* handelt. Das Krankheitsbild wandelt sich dabei in Abhängigkeit vom Lebensalter:
● In der *Perinatal- und Kleinkindeszeit,* in der Subduralhämatome (SDH) als *häufige Komplikation traumatisierender Entbindungen* auftreten, wurde unter 128 Autopsien von Neugeborenen mit intrakraniellen Blutungen 63mal ein SDH nachgewiesen, mehrmals *in Verbindung mit Tentoriumrissen.* Ein postnatales freies Intervall von 2–3 Tagen wird gefolgt von sehr rasch sich ausbildenden Hirndruckzeichen mit Halbseitensymptomen (sofern einseitig) oder mit Zeichen der schweren Atemdepression (vor allem bei infratentoriellen Subduralblutungen). Bei Kleinkindern liegt die Ursache neben *Stürzen* (33,3%) nicht selten in *Kindsmißhandlungen* (29,6%)[27]. Ein schwerer Schockzustand als Folge des inneren Verblutens ist im Kleinkindesalter öfters zu beobachten[83].
● Im *Erwachsenenalter* machen die Trauma-Anamnese und das *freie Intervall von einigen Tagen bis wenigen Wochen* die Diagnose in der Regel leicht. Schwieriger wird die differentialdiagnostische Abgrenzung wieder

● im *höheren Lebensalter.* Hier können ein *organisches Psychosyndrom* und die Zeichen der Demenz unter der irrigen Annahme einer Alzheimerschen Krankheit oder eines anderen atrophisierenden Prozesses zu *schwerwiegenden Fehldiagnosen* führen, vor allem wenn das SDH doppelseitig ausgeprägt ist und im Computertomogramm isodens erscheint[34,39]. Unter Erwachsenen mit einem mittleren Lebensalter von 60 Jahren waren 83% der chronischen doppelseitigen SDH sicher traumatisch bedingt bei einem mittleren Intervall zwischen Trauma und Operation von 11 Wochen. 72% der Patienten hatten unter Kopfweh, 48% unter psycho-organischen Störungen, 41% unter einem Papillenödem gelitten. 24% hatten eine Hemi-, 14% eine Paraparese. Nur einseitige Operationen führten zum Teil durch daraufhin folgende Mittellinienverschiebungen zu starken Befundverschlechterungen[39]. Bei einseitigen Hämatomen weist eine *Verschiebung des Pinealisschattens auf der Leeraufnahme* bereits auf das mögliche SDH, das dann durch Probetrepanationen gesichert werden muß.

Liquoruntersuchungen zeigen bei einem reinen SDH keine Einblutungen bzw. keine Xanthochromie. Vielfach ist aber ein SDH kombiniert mit Subarachnoidalblutungen oder traumatischen Kortexschädigungen, weswegen vielfach doch entsprechende Einblutungen in den Liquorraum mit begleitenden entzündlichen Reaktionen – meist in Form einer gemischten lymphozytär-monozytären Reaktion – nachweisbar sind. Ab 3. Tag können in den Liquor-Makrophagen Hämosiderinablagerungen gefunden werden.

Ätiologie, Pathogenese

Quelle der Blutung ist in der überwiegenden Zahl ein *Einriß einer Brückenvene* durch Scherkräfte bei einem Beschleunigungstrauma. In seltenen Fällen können auch Arterienzweige, die vom Kortex aus in die Leptomeningen führen, eingerissen werden und zu – dann rascher einsetzenden – Hämatomen führen[44, 13].

Kritische Anmerkungen zum Begriff der „Pachymeningosis haemorrhagica interna"

Die Berechtigung zur Abgrenzung eines eigenen Krankheitsbildes, der *Pachymeningosis hämorrhagica interna,* wurde u.a. auf die Doppelseitigkeit, das hohe Lebensalter, das Vorkommen nur geringgradiger intraduraler Blutungen und auf angeblich gefäßärmere, faserreichere Organisate gestützt[79]. Richtig ist, daß in höherem Lebensalter in der Anamnese vielfach nur scheinbar harmlose Bagatelltraumata genannt werden und daß die symptomfreien oder -armen Intervalle bis zur Verstärkung der Symptomatologie lang sein können. Dies begründet angesichts der Häufigkeit doppelseitigen Befalls bei eindeutig traumatisch bedingten SDH[39] und dem keineswegs eindeutig differenzierbaren histologischen Bild die Sonderstellung nicht[35, 57, 46, 1, 20].

Alte Menschen sind Opfer einer *Polypathie,* die sich auch an der Dura mater manifestieren kann. Hierzu gehören Karzinomabsiedelungen[46], Leukosen, Liquorunterdruck, Rindenatrophien mit Erweiterung der perikortikalen Subarachnoidalräume sowie Angiopathien und hämorrhagische Diathesen, die spontan zu subduralen Blutungen führen können oder bei denen ein Bagatelltrauma ausreicht, um in der „aktivierten Dura"[74] eine Blutung herbeizuführen.

Hier von einer eigenen Krankheit unter der Bezeichnung einer Pachymeningosis oder gar Pachymeningitis hämorrhagica interna zu sprechen, widerspricht der Logik der Krankheitsystematik, handelt es sich doch allenfalls um chronische subdurale Hämatome, zu denen bestimmte Grundkrankheiten wie eben Neoplasien disponieren.

Die höhere Bereitschaft im Alter, mit subduralen Blutungen zu reagieren, wird auch mit dem *herabgesetzten Gegendruck durch die Hemisphären beim Vorliegen einer Hirnatrophie* begründet[57,64]. Eine rasche Druckentlastung bei bestehendem Hydrozephalus vermag zum SDH zu führen[18]. Wie immer handelt es sich also trotz der überwiegenden Bedeutung des Traumas vielfach um ein Zusammenwirken verschiedener pathogenetischer Faktoren.

Morphologie

Makroskopisch gibt es alle Übergänge von *sehr dünnen, scheinbar intraduralen Blutungen* oder – in älteren Stadien – rostbraunen hauchartigen Verfärbungen der Durainnenseite bis zu handflächengroßen und *mehrere Zentimeter dicken Hämatomen,* die die Hirnoberfläche eindellen (Abb. 1.34a). Die umfangreichen Hämatome finden sich bevorzugt über der *Großhirnkonvexität.* Kleinere, durchaus aber auch raumfordernd wirkende Hämatome können über dem Okzipitallappen, unter dem Tentorium mit entsprechender Kleinhirneindellung und Einklemmungssymptomen, seltener auch entlang der Falx vorkommen, in der sich aber in Verbindung mit umfangreichen Hämatomen nicht selten dünne Blutauflagerungen finden. Auf den *Schnitten* durch die Hämatome sieht man deren spitzwinkeliges Auslaufen zur normalen Dura hin (Abb. 1.34b u. c). Der *Inhalt* der dicken chronischen SDH ist in fixiertem Zustand bröckelig-schmierig und schokoladenfarben. Selten finden sich Verflüssigungen bis zur reinen *Hygrombildung* mit wasserhellem Inhalt der neugebildeten Membranen, die der Durainnenseite aufliegen und die vielfach bereits makroskopisch mehrere Kammern erkennen lassen.

Mikroskopisch ist das morphologische Bild abhängig vom Zeitraum, der seit der Blutung verstrichen ist. *Frische Nachblutungen* mit gut erhaltenen Erythrozyten sind selbst in weitgehend organisierten älteren chronischen SDH zu beobachten. Das nur wenige Tage alte, akute SDH läßt bei sorgfältiger Untersuchung manchmal noch den frischen Thrombus an der Rißstelle der Brückenvenen erkennen. Bereits 14

Stunden nach der Blutung treten innerhalb der angrenzenden inneren Duraschicht und innerhalb der durawärtigen Blutungsbegrenzung polymorphkernige Leukozyten aus dilatierten Kapillaren und Venolen aus.

Im Laufe des *2. und 3. Tages* beginnen die *ersten Fibroblastenproliferationen* und ab 4. Tag ein Einwachsen von Fibroblasten in die durawärtige Hämatomwand unter gleichzeitiger Bildung von Makrophagen.

Diese *Organisationsvorgänge* schreiten in den folgenden Tagen fort, wobei um den *10. Tag* die Blutzellen des Hämatoms zerfallen. Um diese Zeit sprossen die ersten Kapillaren von der Dura aus in das Hämatom vor, das seine Organisation von der inneren Duralamelle, dagegen nicht oder nur unwesentlich von der Arachnoidea her erfährt. Innerhalb der *2. und 3. Woche* kommt es zur Entwicklung eines *dichten Organisationsgewebes* und einer *Kapsel,* die aus sehr zahlreichen Kapillaren und weitgestellten sinusoidalen venösen Bluträumen, aus zahlreichen Fibroblasten und neugebildetem kollagenen Bindegewebe besteht, zwischen dem reichlich Makrophagen, vielfach im Sinne der Siderophagen, liegen.

Die *Altersbestimmung* des Hämatoms wird mit zunehmendem Fortschreiten der Organisation schwieriger. Die *Hämatomkapsel* und die an sie angrenzende Duraschicht enthalten in späteren Stadien vielfach stimulierte *Lymphozyten* oder auch *Plasmazellen.* Mit einer vollständigen Organisation des Hämatoms und dessen weitgehendem Verschwinden wie bei intrazerebralen Massenblutungen kann nicht gerechnet werden. Ist durch das Trauma nicht nur eine Ruptur der Brückenvenen erfolgt, sondern eine *Contusio cerebri* mit Schädigung auch der Arachnoidea, so nimmt auch diese an der Organisation teil, was zu *Verlötungen der viszeralen Membran mit der oberflächlichen Hirnnarbe* führen kann.

Am Operationsmaterial kann es große Schwierigkeiten bereiten, die parietale von der viszeralen Membran zu unterscheiden, zumal man nicht selten ein *vielkammeriges Membransystem* vor sich hat (Abb. 1.34d), bei dem Arachnoidalzellen auf beiden Seiten der Membranen, und zwar auch an den Zwischenwänden, zu beobachten sind, die nicht zu einer der beiden Oberflächen gehören (Abb. 1.34e).

Die *schlechte Resorptionsfähigkeit* der SDH wurde mit einer erhöhten Fibrinolyse innerhalb des Blutkoagels in Verbindung gebracht[46]. Antiplasmin-Werte lagen im Hämatom niedriger als im Blutplasma. Die äußere Hämatommembran enthielt dafür die dreifache Menge des Gewebsaktivators, der Plasminogen in Plasmin überführt, damit Fibrin und Fibrinogen abbaut und immer wieder neue Nachblutungen fördert[33]. Es bestehen so gewisse Analogien zum Menstrualblut. Auf Grund experimenteller Untersuchun-

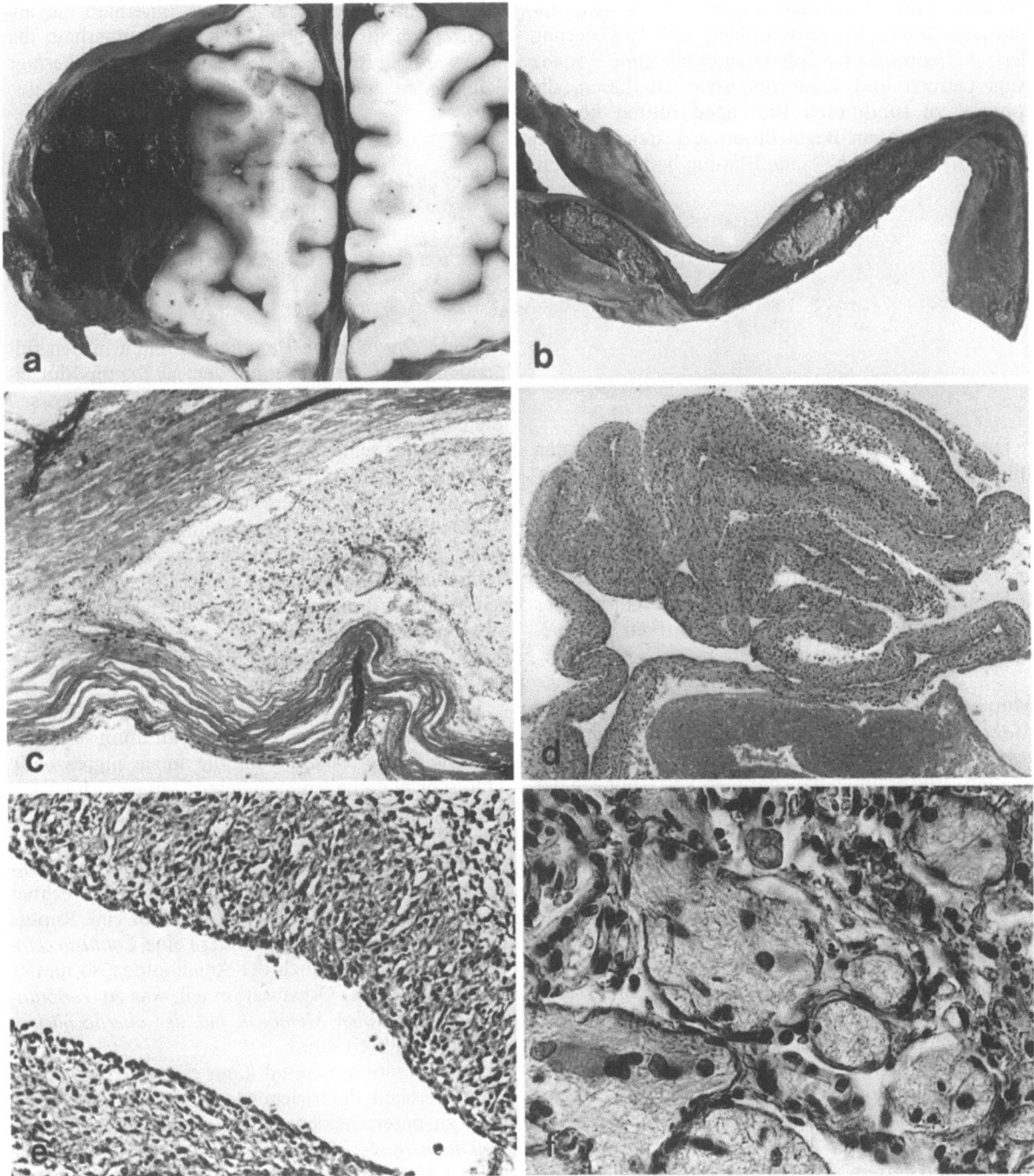

Abb. 1.34. a Subdurales Hämatom mit starker Verdrängung des rechten Stirnhirnlappens. **b** Chronisches subdurales Hämatom. Querschnitt durch die Duralamellen mit Darstellung der viszeralen Membran der Blutung. **c** Aufsplitterung der inneren Duralamellen in der Randzone eines sogenannten subduralen Hämatoms. **d** Neomembranen bei organisiertem subduralen Hämatom. **e** Membranen eines chronisch-subduralen Hämatoms mit Auskleidung der Spalträume durch Arachnothelien. Innerhalb der Membranen weite sinusoidale Bluträume. **f** Wachsende Fraktur mit Strängen zentralnervösen Gewebes zwischen bindegewebiger Vernarbung im Knochenspalt

gen wurde auch die Bedeutung der dem Blutzerfall folgenden entzündlichen Reaktion für die erhöhte Kapillarpermeabilität betont[47].

Hygrome

Posttraumatische *subdurale Hygrome* verhalten sich nach ihrer Altersverteilung und dem klinischen Bild weitgehend wie die SDH. Immerhin konnten Hygrome bereits 4 Stunden nach einem Trauma nachgewiesen werden[70], was Zweifel an der Richtigkeit der Theorie unterschiedlicher osmotischer Gradienten zwischen Hämatomflüssigkeit und Liquor weckt, durch die eine langsame Auflösung des Hämatoms durch Liquoreinfluß erklärt worden war. Auf Grund neuerer Untersuchungen, wonach die Osmolalität zwischen Hämatomflüssigkeit, Venenblut und Liquor keine signifikanten Unterschiede aufweist[93], ist es wahrscheinlich, daß zumindest ein größerer Teil der Hygrome nicht auf dem Weg über ein SDH entsteht, sondern durch *traumatische Einrisse der Arachnoidea* unter ventilähnlichen Bedingungen an der Rißstelle[70] zustandekommt.

Subarachnoidalblutungen

Sie sind eine häufige Folge *gedeckter Hirnverletzungen,* vor allem, wenn es auch zu kontusionellen Schädigungen der Hirnoberfläche gekommen war. Sie führen zu entsprechenden *Liquorblutungen* und hinterlassen nach Resorption der Blutung eine *fibrosierte Leptomeninx.* Die sich bildenden *Siderophagen* werden relativ rasch abgeschwemmt. Die Spätfolge kann bei ausgedehnteren Subarachnoidalblutungen aber ein *Hydrocephalus aresorptivus (Normaldruckhydrozephalus)* sein ($\triangleright$ S. 44)[24].

Akute basale Blutungen mit Tamponade der Zisternen kommen bei *extremen Hyperextensionen des Kopfes* und im Zusammenhang mit *Rotations-Beschleunigungstraumata* durch Gefäßeinrisse vor.

Selten können *Lumbalpunktionen* durch Anstich von Wurzelgefäßen zu ausgedehnteren *spinalen* Subarachnoidalblutungen führen.

Hirnverletzungen

Wegen der völlig anderen pathogenetischen Situation müssen *offene* Hirnverletzungen von den *gedeckten* Hirnverletzungen unterschieden werden, bei denen es nicht zu einer Eröffnung der Hüllen und zu einer Kommunikation zwischen Liquorraum bzw. Hirngewebe einerseits, extrazerebralem Gewebe einschließlich der Nasennebenhöhlen andererseits kam.

Offene Hirnverletzungen

Definition

Definitionsgemäß ist eine offene HV schon bei Knochenfissuren an der Schädelbasis und Durarissen mit Liquordurchtritt in die Nasennebenhöhlen gegeben, im übrigen bei jeder Läsion, die eine offene Verbindung von ZNS und Außenluft schafft.

Komplikationen

Es besteht dadurch im Gegensatz zur gedeckten Hirnverletzung die *Gefahr der Wundinfektion. Eitrige Meningitiden, Phlegmonen* oder *Abszeßbildungen* im verletzten Hirngewebe können daher der Verletzung folgen. Selbst jahrelang nach einer inzwischen vernarbten offenen Hirnverletzung können derartige *bakteriell bedingten Komplikationen* aus vorübergehend abgekapselten Herden auftreten[79]. Entsprechend finden sich in solchen Narben auch noch nach Jahren entzündliche Zellinfiltrate.

Ätiologie, Morphologie

Typisches Beispiel für offene Hirnverletzungen sind die *Schußverletzungen.* Sowohl bei den zu Impressionsfrakturen führenden *Tangentialschüssen* als auch bei *Durchschüssen* können feinste Knochensplitterchen in das Hirngewebe verlagert werden und dort *Fremdkörper-Reaktionen* auslösen, zu denen bei den Durchschüssen je nach Entfernung der Waffe noch *Schmauchspurenreste* kommen können.

Werden Schußverletzungen einige Tage überlebt, so können morphologisch die unmittelbaren Verletzungsfolgen mit der Trümmerzone und der sich daran anschließenden Mantelzone mit *Rhexisblutungen* unterschieden werden von den Folgen des posttraumatischen Ödems mit der starken *ödematösen Gewebsauflockerung,* den Sero- und Erythrodiapedesen. Die Erythrozyten weisen dabei meist einen besseren Erhaltungszustand auf als die Primärblutungen. Kleinere Arterien können in der Nähe der Trümmerzone im Querschnitt Wandverbreiterungen aufweisen, die z. T. durch ein intramurales Ödem, z. T. durch Spasmenbildungen zu erklären sind. Frische Blutungen können diese oder durch Fibrinthromben verschlossene kleinere Gefäße in Form von *Ringblutungen* umgeben. Die Ödemflüssigkeit breitet sich vielfach entlang der Richtung der Markfasern seenförmig aus, wobei – je nach der Überlebenszeit – die Markscheiden aufgequollen sind, zerfallen und durch Makrophagen resorbiert werden. Damit beginnt die *Resorptions- und Abräumphase,* der sich nach Rückbildung des Ödems und der entzündlichen Veränderungen die *Vernarbung* anschließt.

Vernarbungsvorgänge

Bei der *Vernarbung offener Hirnverletzungen* spielt der Anteil der Kollagenfasern eine größere Rolle als bei gedeckten Hirnverletzungen. Dies hängt mit der stärkeren Gefäßwandschädigung und den engen Kontakten zwischen den geschädigten Dura- und Leptomeninxbereichen und der Trümmerzone des Hirngewebes zusammen. Gliafasern und Kollagenfasern verflechten sich in der unmittelbaren Nachbarschaft der Trümmerzone zu einer gemischten *Fasernarbe,* die auch zu einer engen *Verlötung vernarbten Hirngewebes mit den Oberflächen* führt. Derartige Narben sind bei der Herausnahme des Gehirns vielfach nur mit dem

Messer von Knochen und Dura zu lösen. Die in den ersten Wochen der Vernarbung lebhafte Kapillarproliferation bildet sich langsam zugunsten der Fasernarbe zurück. In dieser können *Fremdkörper* mit geringen entzündlichen *Umgebungsreaktionen* ebenso wie kleinere koagulationsnekrotische Bereiche oder *Schaumzellnester* noch nach Jahren nachgewiesen werden.

Spätfolgen der Vernarbung sind *Verziehungen der Ventrikelränder zur Narbe hin*. Um infizierte Fremdkörper herum kann es außerdem noch nach Jahren zur Entwicklung sog. *Spätabszesse* kommen, die in der Regel eine ausgeprägte Kapselbildung aufweisen (▷ S.167). Sie unterscheiden sich von den bald nach der Verletzung einsetzenden *Frühabszessen* und der prognostisch sehr ungünstig zu bewertenden *Markphlegmone* mit der breiten Durchsetzung des Gewebes durch neutrophile Granulozyten (▷ S.166, auf der auch auf die vielfach traumatisch bedingten subduralen Empyeme eingegangen wird). Ausgeprägte Gewebszertrümmerungen bei offenen Hirnverletzungen können Ursache einer *Embolisation von Hirngewebsresten in die Lungenarteriolen* sein[50].

Wachsende Fraktur

Eine *Besonderheit des Kleinkindesalters* – seltener bei offenen, häufiger bei gedeckten Hirnverletzungen – ist die wachsende Fraktur der Schädelknochen. Bei Frakturen an der Schädelkonvexität mit Durarissen kann es durch Abfließen von Liquor durch die Rißwunde in die Galea zur *Kephalhydrozele* kommen. Durch das Hirnödem werden zunächst die noch weichen Schädelknochen an der Bruchspalte voneinander entfernt, außerdem retrahiert sich die Dura an den Verletzungsstellen vom Knochen. Dieser ist unzureichend – nur von Faszie und Muskulatur, nicht von der Dura her – vaskularisiert und zeigt eine nur unzulängliche Osteoblastenbildung[41]. Die Verformbarkeit des Schädels bei noch nicht abgeschlossener Ossifikation spielt offenbar eine maßgebende Rolle. 50% der Fälle entstehen während des ersten Lebensjahres, 90% vor dem Ende des 3. Lebensjahres[17, 49].

Die Entwicklung eines *Hydrocephalus aresorptivus* bei gleichzeitiger Subarachnoidalblutung begünstigt offenbar das Entstehen der wachsenden Fraktur durch Abfluß des gestauten Liquors durch den Spalt und durch Einpressen des ohnehin ödematös aufgelockerten, traumatisierten Gewebes in den Bruchspalt.

Mikroskopisch findet sich in den Narbenbereichen innerhalb der Galea und des Bruchspaltes typisches zentralnervöses, allerdings in der Regel gliotisch vernarbtes Gewebe in inniger Verbindung mit Bindegewebsfasern (Abb. 1.34f). Gelegentlich bestehen auch Ependym-ausgekleidete Spalträume im Sinne einer traumatischen Porenzephalie bei massiveren Traumatisierungen.

Gedeckte Hirnverletzungen

Epidemiologie, Klinik

Unfälle sind derzeit bei unter 45jährigen die *häufigste Todesursache*[38]. Bei etwa 70–80% der Unfalltoten sind *Schädel-Hirntraumata* die *wesentliche Todesursache*[78]. Als Hirnverletzung wurde dabei ein posttraumatisches klinisches Bild mit Bewußtlosigkeit, Amnesie und neurologischen Herdzeichen definiert.

Die Häufigkeit klinisch diagnostizierter Schädelhirn-Traumata (Kriterien: Mindestens Bewußtseinsverlust, retrograde Amnesie oder Schädelfrakturen) wurde in Minnesota in den Jahren 1965–1974 mit jährlich durchschnittlich 4% der männlichen und 2,5% der weiblichen Bevölkerung bestimmt. Um das 20. Lebensjahr bestand bei den Männern ein deutlicher Gipfel. In diesem frühen Lebensalter spielen ursächlich *Kraftfahrzeugunfälle* – 50% tödlich – die weit überwiegende Rolle, während im höheren Lebensalter *Stürze* relativ häufiger werden. Die *Prognose* ist hier bei älteren Menschen schlechter. Eine Übersicht über einige größere Statistiken nennt als Ursachen Verkehrsunfälle in 43–64%, häusliche Unfälle (Treppenstürze u. ä.) in 14–29%, Arbeitsunfälle in 5–14%[9].

Schweregrade

Korrelationsuntersuchungen zwischen klinischem Bild und morphologischem Schädigungsmuster benötigen klare Kriterien für die *Einteilung der Schweregrade*.

• Auf *klinischer Seite* wurden 4 Grade definiert[9], beginnend mit vorübergehender Verwirrtheit ohne vollständige Bewußtlosigkeit und ohne Amnesie, gefolgt als Grad 2 bis 4 von Bewußtlosigkeit, Amnesie, neurologischen Herdzeichen mit oder ohne Schädelfraktur.

• Eine entsprechende Gradierung für die *morphologischen Veränderungen* bietet der *Kontusionsindex* der auf dem Gebiet der Neurotraumatologie besonders intensiv arbeitenden Glasgower Gruppe[37]. Er berücksichtigt die Tiefe einer kontusionellen Schädigung (0: fehlend, 1: nicht durch die gesamte Kortexdicke reichend, 2: die gesamte Kortexdicke betreffend, 3: sich in die weiße Substanz erstreckend) sowie die Ausdehnung der Kontusion (0: fehlend, 1: lokalisiert, 2: mäßig ausgeprägt, 3: stark ausgeprägt). Aus den beiden Indizes wird durch Multiplikation ein gemeinsamer Kontusionsindex gebildet, der in Beziehung gesetzt wird zu den *Hauptschädigungsorten* (Stirnhirn-, Temporal-, Okzipital- und Parietallappen sowie Rinde ober- und unterhalb der Sylvischen Furche sowie Kleinhirnhemisphäre).

Mit Hilfe solcher Indizes und Gradeinteilungen ließen sich *Korrelationen zwischen klinischen Symptomen und morphologischem Befund* herstellen, die auch prognostische Schlüsse erlauben. Die ausgeprägtesten

Kontusionen zeigen sich bei Patienten mit Schädelfrakturen, geringere bei Patienten mit diffusen Schädigungen der weißen Substanz. Die Rinde war frontal und temporal am häufigsten und intensivsten geschädigt. Die Schädigungen im Bereich von Contre-coup-Herden waren nicht schwerer als diejenigen an der Kontusionsstelle selbst[7]. Herdzeichen, das Ausmaß von Schädelfrakturen und die Seite des Herdes erwiesen sich bei solchen Untersuchungen als ungeeignet für die Prognose hinsichtlich mentaler Spätfolgen. Am *prognostisch aussagekräftigsten war die Dauer der posttraumatischen Amnesie.*

Das Vorhandensein einer *Contusio cordis* oder durch *Polytraumata* bedingter *Schocksituationen* mit Störungen der Atemfunktion oder mit einer Kreislaufinsuffizienz beeinflussen neben der primären traumatischen Hirnschädigung wesentlich die Beurteilung des Schweregrades durch die zusätzliche schädigende Wirkung der Hypoxie und des durch diese begünstigten Hirnödems. *Vor allem bei kindlichen Traumata beeinflußt das Hirnödem die Prognose entscheidend*[7]. Das posttraumatische Ödem ist auch im Hinblick auf die sich sekundär entwickelnden Hirnstammblutungen (▷ S. 146) von besonderer prognostischer Bedeutung, seine Therapie entsprechend wichtig[3].

Pathophysiologische Grundlagen

Bei den direkten Hirnverletzungen sind für die Entstehung der Kortikalschädigungen, der Mark- und Stammganglienblutungen und -nekrosen die mechanischen Kräfte, die auf den Schädel einwirken, bedeutungsvoll. Die *Dicke der Schädelkalotte,* der *Ort und die Richtung der Gewalt* sowie deren *Beschleunigungsgrad* bestimmen wesentlich Art und Ausmaß des Schadens. Neben den durch unmittelbare Druckwirkung und durch eine Sogwirkung beim Zurückfedern des imprimierten Schädels entstehenden Blutungen und Gewebszerreißungen an der Kontusionsstelle spielen entsprechende *Sogwirkungen am Gegenstoßherd* eine Rolle, ferner Druckschwankungen, die sich in der Tiefe des Gehirns auswirken. *Unmittelbare Stoßverletzungen* entstehen vor allem *bei kurzem Stoß, Contre-coup-Effekte bei langer Stoßdauer*[26]. Akzelerationstraumata neigen in besonderer Weise zur Contrecoup-Entwicklung[88], doch zeigen jüngere Untersuchungen, daß die hierbei und bei Rotationstraumata auftretenden Scherkräfte in besonderem Maße auch zu Rissen der Axone und Markscheiden, selbst der Gefäße, in der Tiefe des Marklagers führen, meist verbunden mit sofort einsetzender tiefer Bewußtlosigkeit[92].

Experimente zeigen, daß der Kontusion unmittelbar ein *Anstieg der Hirndurchblutung* folgt, der aber bereits nach wenigen Minuten auf ein Drittel der normalen Durchflußmenge absinkt, um erst nach etwa 40 Minuten wieder eine Normalisierungstendenz zu zeigen[66]. Während der ersten Phase ist der O_2-Verbrauch stark gesteigert, ohne aber das anschließende Absinken der Durchblutung kompensieren zu können[66].

Die *Ödembildung* läßt sich klinisch durch das Computertomogramm bereits 20 Minuten nach einer Kontusion deutlich erkennen[43]. In Abhängigkeit von dem Ausmaß dieser Schrankenstörung und der Gewebszerstörung lassen sich *im Liquor erhöhte Enzymaktivitäten* nachweisen[55]. Im Serum bestehen dagegen keine eindeutigen Parallelitäten zwischen der Intensität der Hirnschädigung und der GOT-Aktivität. Dagegen finden sich erhöhte Plasmakatecholaminwerte in Abhängigkeit von der Schwere der Schädigung[65]. Sie werden ebenso wie die Hyperglykämie, die Glykosurie und die vermehrte Aminosäurenausscheidung auf eine traumatische *Schädigung der hypothalamischen Regionen und des Hirnstamms* zurückgeführt.

Morphologie

Makroskopisch besteht eine eindeutige

> *Vorzugslokalisation der Rindenschäden* an der Orbitalfläche und an den Schläfenlappenpolen sowie an der Basisfläche der Schläfenlappen, bedingt durch die häufigste Traumawirkung in der sagittalen Richtung einerseits, durch das hier nahezu fehlende Liquorpolster andererseits.

Man findet eine *Skala der Schweregrade* von *feinsten, pfeffer- und salzfarbenen Mikroblutungen* (Abb. 1.35 a) innerhalb der mittleren Rindenschichten über ausgedehnte, sich bis in die Markzungen und das tiefere Marklager erstreckende *Blutungen* bis zu *Zertrümmerungen der Windungskuppen,* die mit ihrem Ödemrand ebenfalls bis tief in die Markzungen reichen können (Abb. 1.35 b). Diese Nekrosen führen im Vernarbungsstadium zu dem charakteristischen Bild der *Schizogyrien* mit einer auf der Windungskuppe gelegenen Einkerbung und einer keilförmigen Narbe, deren Spitze in die Markzungen reicht (Abb. 1.35 c). Die feineren Gewebsschädigungen im Bereich des tiefen Marklagers und der Stammganglien sind makroskopisch vielfach nicht eindeutig erkennbar, während Blutungen im Bereich der Stammganglien, der Hirnschenkel und der Brücke wiederum deutlicher sind. Hier erhebt sich im besonderen Maße die Frage, inwieweit es sich um *primäre* oder *sekundäre Traumaschädigungen* handelt.

Primär traumatische Schädigungen

- *Commotio cerebri*

Die leichteste, klinisch nur durch eine vorübergehende Bewußtseinseintrübung sich äußernde Hirnschädigung, die *Commotio cerebri,* weist *makroskopisch* abgesehen von Zeichen einer leichten Hirndrucksteigerung, die auch die Folge einer extrazerebralen Schädigung mit Störung der Hirndurchblutung geringen Grades sein kann, ebensowenig Normabweichungen auf wie *lichtmikroskopisch.* Immerhin fand sich mit Hilfe von Meerrettichperoxidase im *Tierexperiment licht- wie elektronenmikroskopisch* innerhalb von

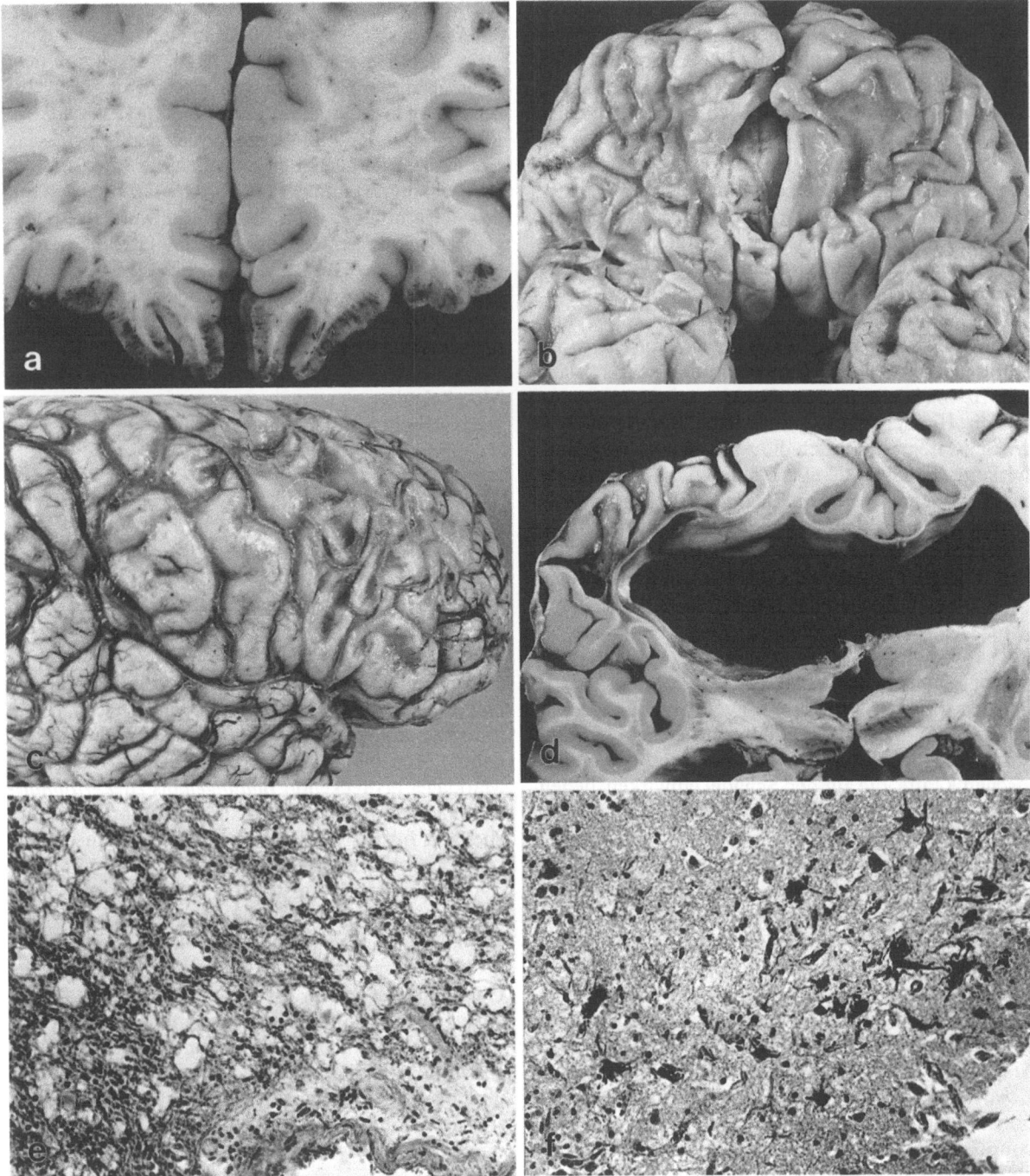

Abb.1.35. a Intrakortikale Blutungen an der Orbitalfläche bei gedecktem Schädeltrauma. **b** Schwere, ältere Rindenzerstörungen mit Eröffnung des Marklagers, mit Schizogyrien und Verlust der Gyrierung an anderen Rindenbereichen nach gedecktem Schädelhirntrauma. **c** Alte Schizogyrien bei Jahre zurückliegendem gedecktem Schädelhirntrauma. **d** Zustand nach gedecktem Schädelhirntrauma und Operation eines Subduralhämatoms. Normaldruckhydrozephalus. Symptomatische Epilepsie. Starke Ausziehung des Ventrikels zur Rinden-Marknarbe hin. **e** Spongiöse Markauflockerung nach 4 Wochen zurückliegender gedeckter Hirnverletzung. **f** Mit Kalksalzen imprägnierte, abgestorbene Nervenzellen am Rande einer traumatisch bedingten Rindennarbe

24 Stunden nach einem entsprechenden leichten Trauma eine abnorme Aufnahme der Peroxidase durch Nervenzellen der Raphe und der Substantia reticularis in Form von Vesikeln und Vakuolen in unmittelbarer Umgebung des Kerns, aber auch im Kern und im Nukleolus[81]. Derartige Hinweise auf *kurzfristig gestörte Schrankenfunktionen* ohne Nervenzelluntergang geben eine morphologische *Erklärung für das Bild der Commotio.*

Bei etwas ausgeprägterer Schädigung findet sich innerhalb der Nervenzellen der traumatisierten Region eine Aktivitätssteigerung der Sukzinyldehydrogenase und bereits 5 Minuten nach der *Traumatisierung* ein vorübergehend starkes Absinken der alkalischen Phosphatase der Gefäßwände – wiederum als Ausdruck einer Störung der Bluthirnschranke. *Elektronenmikroskopisch* bestehen innerhalb der ersten 24 Stunden neben Zeichen einer solchen Schrankenstörung auch Mitochondrienschwellungen innerhalb der Nervenzellen[53, 11]. Eine mehrfache Wiederholung solcher geringgradiger Kontusionen führt zu einer Verstärkung der Schrankenstörungen im Sinne eines *Summationseffektes,* der bei unterschwelligen Schädigungen nicht erzielt werden kann.

● *Contusio cerebri*
Die *lichtmikroskopisch* nachweisbaren Schädigungsfolgen bei Kontusionen folgen einem *Zeitablauf,* der allerdings modifizierbar ist durch die gesamte Stoffwechselsituation des Organismus (Azidose, Hypoxie, Hypotension, Elektrolyt-Stoffwechselstörungen u. ä.). Bereits innerhalb der *ersten 24 Stunden* sind Erythrodiapedesen sowie Nervenzellnekrosen und beginnende Granulozytenemigrationen nachweisbar. Im Laufe des *2. Tages* werden die ersten *Makrophagen* aktiviert, deren Proliferation vom *3. Tag* ab stark zunimmt, um je nach Ausdehnung des Herdes über eine langsame Abräumung seltener zu werden. Makrophagen können im Narbenbereich aber noch nach vielen Jahren nachgewiesen werden. Das gleiche gilt für *Siderophagen,* die ab dem 3. Tag auftreten und *ab 4.–5. Tag* nach einer Blutung stark zunehmen. Auch sie sind noch nach Jahren anzutreffen, während *Hämatoidin,* das etwa *ab dem 11. Tag* auftritt, nach Ablauf eines Jahres meist nicht mehr nachweisbar ist. *Neuronophagien* laufen während der ersten Woche ab, *Axonauftreibungen* können ab 2. Tag beobachtet werden. Man sieht sie vor allem in unmittelbarer Umgebung von Blutungen und gliös vernarbten ehemaligen Blutungen, wo piloide Astrozyten und Rosenthalsche Fasern häufig vorkommen.

Die *Kapillarvermehrung* setzt ab dem 2.–3. Tag ein und ist noch über Wochen und Monate erkennbar, um langsam mit der Bildung der gemischtgliös-mesenchymalen Narbe wieder zurückgebildet zu werden. Vor allem in der näheren Umgebung der Kontusionsherde und am Rande des Ödemmantels finden sich ab dem 3. Tag *gemästete Astrozyten.* Auch sie können noch über ein Jahr nach dem Trauma beobachtet werden. *Astrozytäre Faserbildungen* beginnen gegen Ende der ersten Woche und steigern sich ab der 2. Woche. Parallel geht – je nach Art der Traumatisierung – die Vermehrung von *Kollagenfasern.*

> Das jeweils früheste Auftreten von *Abräumzellen* wurde 14 Stunden, von Neuronophagien ebenfalls 14 Stunden, von Axonschwellungen 31 Stunden, von Lymphozyten 71 Stunden, von protoplasmatischen Astrozyten 101 Stunden nach dem Trauma festgestellt[69].

● *Spätfolgen der Rindenkontusionen*
Man beobachtet vielfach zentral zystisch umgewandelte *gliöse Narben* (Abb. 1.35 e) mit einem breiten Mantel starker *Markscheidenabblassung.* An den Rändern greifen schmale Reste der Molekularschicht häufig über die stark geschrumpfte *Schizogyrie-Einsenkung* hinüber, wobei an diesen kortikalen Grenzgebieten nicht selten *verkalkte* und mit Blutzerfallsprodukten imbibierte, eine positive Eisenreaktion gebende *Nervenzellmumien* erkennbar sind (Abb. 1.35 f). In diesen oberflächlichsten Randgebieten der Narbe kommt es auch bei gedeckten Hirnverletzungen nicht selten zu engen Verflechtungen kollagener und gliöser Fasern. Die Leptomeningen sind unmittelbar über der Narbe gewöhnlich fibrotisch verdickt und enthalten nicht selten noch Jahre nach dem Trauma einzelne Siderophagen.

● *Markschäden*
Primäre traumatische Schädigungen im *Marklager* finden sich in weit höherem Prozentsatz als dies ursprünglich angenommen worden war. Es handelt sich um durch Scherkräfte entstandene Nervenfaserrisse oder auch um Gefäßeinrisse[6, 89]. In der Umgebung der Risse liegen Axonanschwellungen (sog. *Retraktionskugeln),* meist in Verbindung mit einer ödematösen Gewebsauflockerung und dem Auftreten einzelner Lipophagen. Die primär entstandenen Blutungen werden in ähnlicher Weise abgebaut wie die Rindenblutungen. Auch im Hirnstamm können Nervenfaserrisse mit entsprechenden Axonreaktionen mit der Bodian-Imprägnation auch ohne begleitende Blutungen nachgewiesen werden. Die mit ihnen verbundenen Markscheidenläsionen lassen sich besonders gut durch die Marchi-Methode darstellen[6]. Zu etwas späteren Zeitpunkten geben mikrogliöse Reaktionen entsprechende Hinweise. *Besonders gefährdet* durch diese diffusen tiefen Hirnschädigungen ist das *frühe Kindesalter* mit seiner stärkeren Verformbarkeit des Schädels[51].

Sekundär traumatische Veränderungen
Für das Schicksal der Unfallkranken spielen die Sekundärveränderungen vielfach eine größere Rolle als die Primärschäden. *Pathogenetisch* ist es bedeutungsvoll, beide Schädigungsmuster voneinander abzugrenzen. Einfach ist die Festlegung als sekundär bei den *typischen Druckzeichen.* Sie finden sich posttrau-

matisch – ähnlich wie bei anderen raumfordernden Prozessen (▷ S. 247) –
- an den medio-basalen Rindengebieten der Schläfenlappen (bedingt durch die Tentoriumzügel),
- an der Balkenoberseite (bedingt durch die einschneidende Falx),
- bei starker supratentorieller Drucksteigerung und weitem Tentoriumspalt in der gesamten Hippocampusrinde und
- bei starker auch infratentorieller Drucksteigerung an den Dorsalflächen der Kleinhirnhemisphären,
- *am häufigsten aber an den Kleinhirntonsillen.*

Die Tonsillen können hämorrhagisch infarziert sein oder bei der Abklemmung im Foramen magnum der Nekrose verfallen. Man kann dann im Liquor schwimmend Bruchstücke der Kleinhirnrinde antreffen[82].

Bei einseitiger Raumforderung – zum Beispiel bei Subduralhämatomen in Begleitung kontusioneller Herde – kann die Herdlokalisation auf Grund klinischer Zeichen dadurch erschwert werden, daß *homolaterale Pyramidenbahnzeichen* auftreten, bedingt durch den Druck der kontralateralen Hirnschenkelränder gegen den Tentoriumzügel.

Hirnstammschädigungen

Wesentlich schwieriger ist die *Differenzierung primärer und sekundärer Blutungen und Nekrosen im Bereich der Brücke* und der Vierhügelregion (Abb. 1.36 a):

> Diese Hirnstammareale sind bei *Beschleunigungstraumata* erheblichen *Zerrungskräften* ausgesetzt, die in Verbindung mit *Torquierungen* bei *rotatorischen Komponenten primär* zu *Einrissen der Rami circumflexi aus der A. basilaris* führen können.

Besonders gefährdet ist hier der dorso-laterale Umfang der rostralen Brückenanteile und der Sulcus lateralis mesencephali. Seltener sind anämische Infarkte, die sich lateral des Aquäduktes bis in die Substantia nigra verfolgen lassen und auf entsprechende Schädigungen perforierender Äste zurückzuführen sind.

> Gegenüber diesen primären Traumafolgen finden sich *sekundär bedingte Mittelhirnblutungen* als *vorwiegend venöse Stauungsblutungen* in den *medialen Brückenabschnitten*, vielfach *keilförmig* bereits zwischen den kaudalen Nigraabschnitten basal des Aquäduktes sichtbar[62] (Abb. 1.36 b).

Die vor allem bei begleitender Schocksituation mit zerebraler Ischämie einsetzende intrakranielle Drucksteigerung führt zunächst nur supratentoriell zum Zirkulationsstop, während der Basilariskreislauf noch eine Zeitlang funktioniert. Vierhügelregion und vordere Brückenhaube drainieren über eine hintere Venengruppe supratentoriell in die Vena basilaris bzw. Galeni.

> Die medianen Hirnstammblutungen treten auf, wenn bei noch *erhaltener arterieller Zufuhr* dieser *venöse Abfluß durch den supratentoriellen Zirkulationsstop verhindert* wird[61].

Schwieriger wird die Differenzierung in primär-sekundär bei den um den *Aquädukt* herum gelegenen Blutungen, die auch bei primären Schädigungen nicht nur durch Einrisse perforierender Arterienäste, sondern auch venös dadurch entstehen können, daß im unmittelbaren Zusammenhang mit dem Trauma ein lokaler Liquor-Unterdruck in Aquädukt und 4. Ventrikel erfolgt, der Venenrisse auslösen kann[62]. Derartige Hirnstammblutungen sollten *nicht als Duret-Bernersche Blutungen bezeichnet* werden, da Duret[19] und Berner[12] in ihren Experimenten und ihren pathophysiologischen Vorstellungen völlig verschiedene Ausgangssituationen hatten: Die Duretschen Blutungen mit feinen Mikrohämorrhagien am Boden des 4. Ventrikels entsprechen eher primären Rhexisblutungen, die Bernerschen Blutungen dagegen uncharakteristischen diapedetischen Blutungen wie sie auch ohne Trauma vorkommen[22].

Klinik der traumatischen Hirnstammschädigungen

Derartige Hirnstammschädigungen sind als prognostisch ungünstig anzusehen[3]. Sie finden ihren klinischen Ausdruck im *protrahierten Koma*.
- Beim *Mittelhirnsyndrom* herrschen klinisch Streckkrämpfe, Massenbewegungen, leichtere Störungen der Atemfunktion, von Herz- und Kreislauf- sowie Temperaturregulation vor, verbunden mit Störungen der Augenmotorik und der Pupillenreaktion.
- Beim *Bulbärsyndrom* stehen die Herz-, Kreislauf- und Atem-Regulationsstörungen im Vordergrund. Es besteht ein Nullinien-EEG. Streckkrämpfe fehlen. Ist der Schlaf-Wachrhythmus erhalten und sind die Haltungs- und Stellreflexe auslösbar, so wird bei einem Patienten, der trotz geöffneter Augen nicht auf Außenreize reagiert, von einem
- *Coma vigile* bzw. vom *apallischen Syndrom* im engeren Sinne gesprochen. Die Begriffe apallisches Syndrom, Coma depassé und Dezerebration werden vielfach synonym verwandt, ebenso die Bezeichnungen Coma vigile und akinetischer Mutismus.
- Unter einem *locked in-Syndrom* (*Synonym* Pseudocoma) wird ein Zustand mit Tetraplegie einschließlich Hirnnervenlähmungen sowie manchmal einem Verlust der Schlaf-Wach-Periodik verstanden, bei dem aber vertikale Augenmotilität und Lidbewegungen ebenso wie das Bewußtsein erhalten sind. Vor allem bei traumatischer Hyperextension des Kopfes ist dieses klinische Bild als primäre Hirnstammschädigung mit Brückenfußlokalisation unter Alteration kortikospinaler und -bulbärer Bahnen sowie für horizontale

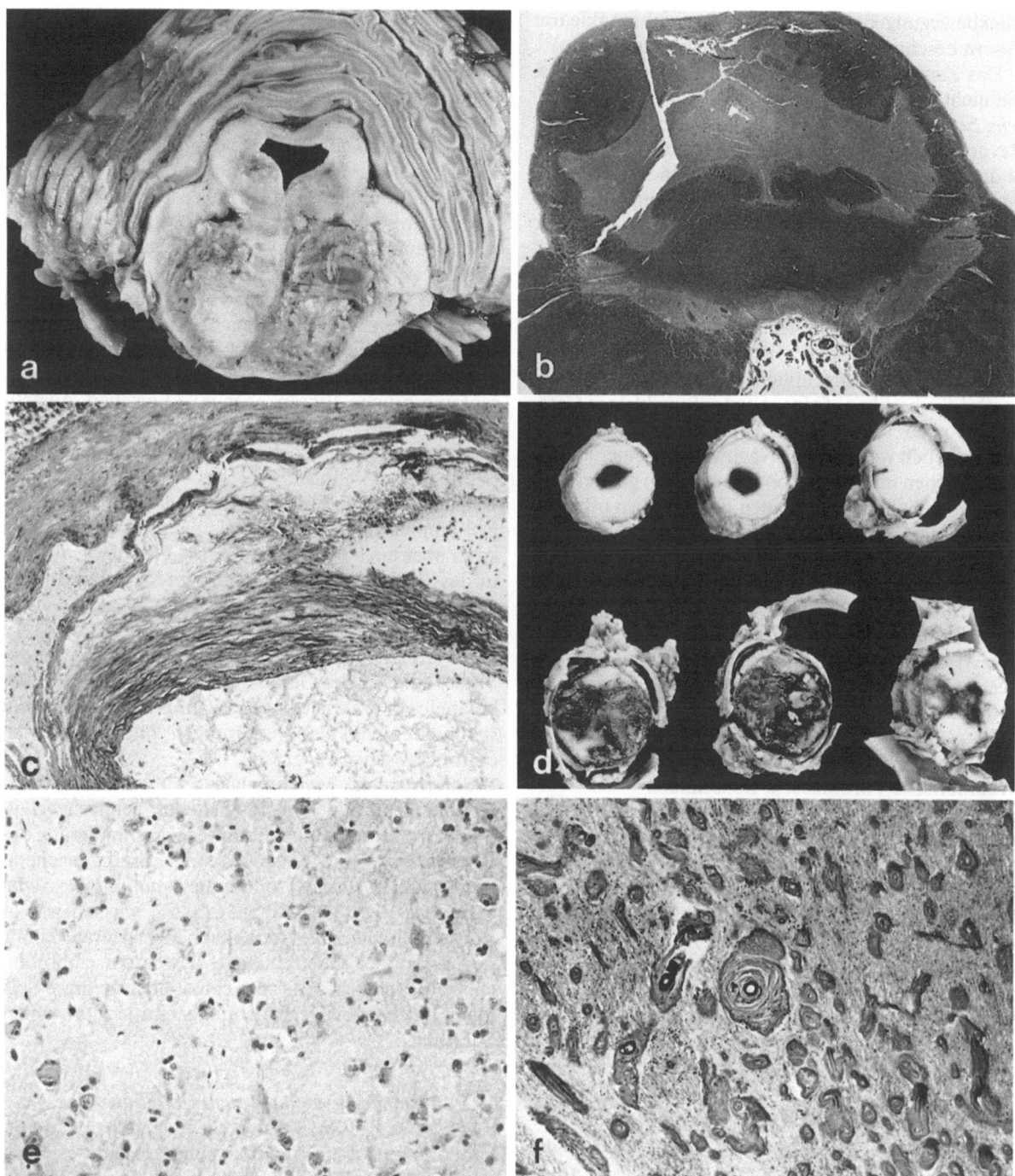

Abb. 1.36. a Zentrale Brückennekrose und Nekrose in der Rinde des rechten Lobulus quadrangularis im Übergang zum Wurm bei traumatisch bedingtem Herzstillstand mit anschließender Hirndrucksteigerung 4 Wochen vor dem Tode. **b** Sekundäre Nekrosen nach gedeckter Hirnverletzung und malignem Hirnödem in der Substantia nigra und um den Aquädukt. **c** Traumatisch bedingte intramurale Blutung in der A. carotis interna. **d** Myelomalazie bei 4 Tage zurückliegender Luxationsfraktur des Halswirbelkörpers. **e** Zentrale Chromatolyse von Nervenzellen im Durchgangsbereich der Strahlen nach Bestrahlung eines leptomeningealen malignen Lymphoms. **f** Extreme fibrotische Verbreiterung von Gefäßwänden im Hypothalamus nach einer 28 Jahre zurückliegenden konventionellen Röntgenbestrahlung eines Hypophysenadenoms mit 19.000 R

Blickbewegungen verantwortlicher supranukleärer Fasern beschrieben (meist bei Basilaristhrombosen)[52].

Das Zentralnervensystem kann auch bei Traumata, die nicht den Schädel treffen, *sekundär* über *ischämische Schädigungen*[25] in Form multipler Nekrosen mit Bevorzugung der Hippocampusregion (81%), der Stammganglien (79%), der Großhirnrinde (46%) und des Kleinhirns (44%)[25] geschädigt werden, außerdem durch *Fettembolien*.

Fettembolien

Man findet sie bei etwa 86% eines Obduktionsgutes von Unfallverletzten in der *Lunge*, dagegen aber nur sehr selten als zerebrale Fettembolien nach Durchwanderung des Lungenfilters in Form einer *Purpura cerebri*. Sie beruht auf einer Verstopfung kleiner Gefäße, die nach Wandnekrose von kleinen Ringblutungen umgeben werden. Der Nachweis einzelner kleiner Fettröpfchen im Lumen von Hirngefäßen gelingt häufiger, doch haben diese kleinen Fettröpfchen offenbar in der Regel keine Funktionsstörung zur Folge. Bei den Fettembolien handelt es sich nicht nur um Einschwemmung von Fetten aus *Weichteiltrümmerzonen*, sondern auch um *Entemulgierungen der Blutlipide im Schockzustand*. Die im Schock außerdem entstehenden Mikrothromben[54] sind auch bei der Bewertung der sekundären ischämischen Hirnschädigungen pathogenetisch zu berücksichtigen.

Traumatische Thrombosen, Boxschäden

Eine besondere Erwähnung verdienen *Hirnschädigungen*, die *durch arterielle Thrombosen* infolge stumpfer Gewalteinwirkung bedingt sind. Typische Beispiele hierfür sind *Schlagverletzungen der A. carotis* bei Boxkämpfen mit intramuralen Aneurysmabildungen und nachfolgender Thrombose[75] oder durch sonstige Gewalteinwirkungen bedingte *Karotis- oder Basilaristhrombosen*[45,60,87] (Abb. 1.36 c).

Boxtraumata sind auch unter einem anderen Aspekt beachtenswert, sind doch wiederholt bei Boxern frühzeitig einsetzende *Demenzzustände* beobachtet worden, die nicht durch kontusionelle Hirnschädigungen, Karotisthrombosen oder subdurale Hämatome erklärbar waren, bei denen sich vielmehr morphologisch das Bild einer Alzheimerschen Krankheit (▷ S. 205) fand[75]. Die *pathogenetischen Grundlagen* für die Entstehung dieser Hirnatrophien, des Hydrozephalus und der starken Verdünnung des Septum pellucidum[15] sind letztlich ungeklärt.

Spinale Traumata

Rückenmarkstraumata unterscheiden sich von den Hirntraumata durch die anderen mechanischen Bedingungen innerhalb des Spinalkanals und die spezielle Gefäßversorgung des Rückenmarkes.

● *Epiduralblutungen* führen nur selten zu Querschnittssyndromen.

● *Subarachnoidale Blutungen* breiten sich mit entsprechenden meningealen Reaktionen rasch im gesamten Spinalkanal aus.

● Besondere *Gefährdungen* bestehen *im oberen Halsmarkbereich bei Schleudertraumata*, die – wie häufig bei Auffahrunfällen – zu Peitschenschlagverletzungen des durch Fehlen entsprechender reflektorischer Abwehrspannung frei beweglichen Schädels führen. Hierbei kommt es nicht nur zu den bereits oben erwähnten Gefäßeinrissen im Hirnstamm, sondern zu *Dens-Frakturen*, die vor allem bei anschließender sehr starker Hyperflexion zu Rückenmarkstraumatisierungen führen können. Nur 25% der atlanto-axialen Verrenkungsbrüche führen aber zu klinischen Ausfallerscheinungen[36]. Es können Pseudoarthrosen des Dens entstehen, die noch nach Jahren zu einer Myelopathie führen können[2].

● Traumatisch bedingte *Nucleus pulposus-Verletzungen* können lokale Druckwirkungen hervorrufen. Es kann aber auch Nucleus pulposus-Gewebe *embolisch* in das Rückenmark verschleppt werden und dort zu einer *Myelomalazie* führen[77].

● Mechanische Einwirkungen können – analog zu den Verhältnissen am Großhirn – bei entsprechender Vorschädigung des Gefäßsystems schon bei scheinbar belanglosen Traumata zu *Gefäßthrombosierungen* und sekundären Zirkulationsstörungen führen, so nach chiropraktischen Eingriffen[42].

Sofern solche Myelomalazien eine Zeitlang überlebt werden, bilden sich entweder gemischt *gliösmesenchymale Narben* mit starker Verschmälerung des Rückenmarks und entsprechenden Strangdegenerationen oder zystische Hohlräume *(traumatische Syringomyelie;* (▷ S. 23) (Abb. 1.36 d). Zu warnen ist vor Verwechslungen mit Artefakten bei der Herausnahme des gegenüber Quetschungen besonders empfindlichen Rückenmarks mit manchmal über mehrere Segmente reichenden Verschiebungen grauer und weißer Substanz.

Grundsätzlich sollte *bei jedem Unfalltoten* eine *Obduktion* ausgeführt werden, die auch mit einer neuropathologischen Untersuchung verbunden ist. Überraschenderweise findet sich nämlich nicht ganz selten der Befund einer *Vorschädigung des Gehirns*, die für die Verursachung des Unfalls bedeutungsvoll ist. So sahen wir mehrfach Enzephalitiden, Aneurysmen oder frische anämische Infarkte[76, 40].

Tauchunfälle

Klinik, Pathogenese

Im Zusammenhang mit der Verbreitung des Sporttauchens kommen häufiger als früher tödliche Tauchunfälle zur Obduktion. Komplikationen, die sich *klinisch* durch flüchtige Sehstörungen, passagere Lähmungen oder kardiale und pulmonale Funktionsstörungen äußern und vielen Sporttauchern bekannt sind, hängen von der *Tauchtiefe*, der *Gesamttauchzeit* und den *Aufstiegszeiten* sowie der *Art der künstlichen Atmung* bzw. der *Atemgase* ab.

Entscheidend für die Zwischenfälle, insbesondere für die Todesfälle ist – soweit nicht durch andere Funktionsstörungen erklärbar – der Austritt von *Stickstoffbläschen* in das Gewebe. Mit einem Druckanstieg von einem atm über Atmosphärendruck vermehrt sich die lösbare N_2-Menge um 850 ml. Vor allem bei rascher Dekompression aus größeren Tiefen kann es zu inneren Luftembolien durch feinste Stickstoffbläschen kommen.

Morphologie
Man kann diese Bläschen bei nach Tauchunfällen aus der Wassertiefe geborgenen Leichen vielfach bereits *makroskopisch* innerhalb der leptomeningealen Gefäße erkennen. Auch auf den Schnitten zeigt sich die *Auflösung der kontinuierlichen Blutsäule durch unzählige feinste Gasbläschen*. In der Regel ist die Manifestationszeit in Verbindung mit der Unterkühlung zu kurz, um morphologisch nachweisbare Gewebsschäden erkennen zu können. Mit ihnen ist allenfalls nach längeren vergeblichen Reanimationsversuchen zu rechnen.

Strahlenschädigungen

Pathogenese
Ionisierende Strahlen bewirken
- Störungen im Bereich der *Zellkernsubstanz* mit Verlust der Replikationsfähigkeit der DNS sowie Störungen der Chromosomen und dem Ergebnis der Auslösung von Mutationen und abnormem Zellwachstum,
- *Inaktivierung von Enzymen*, Erzeugung *freier Bindungsradikale* oder *-valenzen* an Molekülen und Atomen und
- Abtötung von Zellen und Organismen durch *Zerstörung des organischen Molekulargefüges*[4].

Eine wesentliche Wirkung strahlender Energie auf den Organismus ist die *Radiolyse des Wassers* innerhalb des Gewebes mit den Sekundärwirkungen, die OH- und H-Radikale auslösen, zum Beispiel durch Reaktion mit Aminosäuren oder mit den SH-Gruppen an den Zell- und Organellenmembranen. Im Bereich komplexerer Moleküle können Strahlen die *Aktivität von Enzymen ändern*, wodurch es zur Akkumulation der von diesen Enzymen abhängigen Substanzen kommen kann. Nukleinsäure- und Proteingehalt, Neurolipidsynthese, Neurotransmitterstoffwechsel und Elektrolyte werden beeinflußt[4]. Von besonderer Bedeutung sind hierbei die Störungen der DNS.

Eine Fülle experimenteller und klinisch-anatomischer Beobachtungen hat zu einer Abklärung der Grundmechanismen der Strahlenschädigung des ZNS geführt. Sie klären auch die Hauptmanifestationsformen der Strahlenschädigung in Form der
- akuten Strahlennekrose
- Frühveränderungen
- transitorischen Strahlenschädigung
- früheinsetzenden intervallären (Spät-)Schädigung
- späteinsetzenden intervallären (Spät-)Schädigung,
die sich an Gehirn und Rückenmark manifestieren.

Der *entscheidende pathogenetische Faktor* ist die *Schädigung der Reproduktionskapazität der Zelle*. Sie reicht von der im Bereich der Humanpathologie nur bei Strahlenunfällen und nuklearen Kampfmitteln vorkommenden *akuten Strahlennekrose* über *Mutationen*, die sich erst nach mehreren Zellteilungen klinisch und morphologisch auswirken, bis zu Mutationen, die durch noch funktionierende Repair-Mechanismen ausgeglichen werden können.

Soweit die nach Gesetzen der statistischen Trefferwahrscheinlichkeit sich auswirkende Strahlenschädigung sich zum Beispiel auch nur auf die Stoffwechselschritte der Proteinsynthese bezieht, sind die *Nervenzellen* tangiert.

Deutlich *vulnerabler* sind aber die *teilungsfähigen Zellen innerhalb des ZNS*, also vor allem die *Endothel- und Muskelzellen der Gefäßwände* und die *Gliazellen*[4, 30].

Da es eines bestimmten Zeitraumes bedarf, bis nicht primär letal, sondern mutativ geschädigte Zellen nach wiederholten mitotischen Teilungen zu Gewebsstrukturschäden führen, treten auf Grund der unterschiedlichen Strahlensensibilität der einzelnen Gewebskomponenten die Schädigungen zeitlich dissoziiert auf. Markscheiden können so durch entsprechende Störungen der Oligodendrogliazellen bereits zu einem Zeitpunkt geschädigt sein, zu dem sich Gefäßveränderungen noch nicht herausbilden konnten.

Das *Grundprinzip der Strahlenschädigung* erklärt auch, daß *mit sinkender Strahlendosis die Latenzzeiten bis zum Auftreten von Gewebsstrukturschäden länger werden*[4].

Letztlich bestimmt damit auch die *Dauer des Überlebens* die Qualität der Gewebsschädigung. Dies gilt vor allem für die bei bereits niedrigeren Dosen sich erst spät manifestierenden Formen der Strahlenspätschädigung (bei 2000 bis 3000 rad)[30]. Oligodendrogliazellen können demgegenüber bereits 2 bis

4 Monate nach Bestrahlung geringe Lichtungen ihres Bestandes aufweisen[30] oder bei ultrastruktureller Untersuchung deutliche Schädigungen an den Ranvierschen Schnürringen mit Retraktion der Oligodendrogliazellen zeigen[59].

Die *erhöhte Empfindlichkeit des kindlichen zentralnervösen Gewebes*[90], die absteigend vom Fetalstadium über das Säuglings-, Kleinkindes- und Schulkindesalter geringer wird, findet mit der erhöhten Strahlensensibilität des noch in Entwicklung und Bemarkung befindlichen Gehirnes ebenso eine Erklärung wie die wieder ansteigende Vulnerabilität in hohem Lebensalter mit den dann ohnehin leichter störbaren Repair-Mechanismen (▷ S. 202)[90, 94].

Die Vergleichbarkeit der Literaturangaben über die Strahlenschädigungen leidet unter den sehr unterschiedlichen technischen Bedingungen der kurzwelligen elektromagnetischen Strahlung (Kilovolt- oder Megavoltbestrahlung) bzw. der Korpuskular-Strahlen.

Unter der Hochvolt-Therapie stieg das Risiko einer Strahlenschädigung des Rückenmarkes. Zu den Faktoren, die bei der Deutung der Pathogenese berücksichtigt werden müssen, gehören außer der Strahlendosis, der Dosisleistung, der Fraktionierung und des Bestrahlungszeitraums sowie der Größe des Bestrahlungsfeldes auf der Seite des Patienten die unterschiedliche Empfindlichkeit bestimmter Gewebsstrukturen, Lebensalter, Geschlecht, biologische Rhythmen und ähnliche individuelle Variablen wie sie sich auch aus den vorhandenen Grundkrankheiten ergeben[23].

Morphologie der akuten Strahlenschädigung

• *Akute Strahlennekrose:* Sie führt bei einer Ganzkörperbestrahlung von *mehr als 10 000 rad* innerhalb von Stunden zum Tod, wobei *ab 5 000 rad die Schädigung des ZNS im Tierexperiment führend ist*. Sie geht mit einem steilen Anstieg des inhibitorisch wirkenden Neurotransmitters GABA einher.

Bei lokaler Bestrahlung mit dem Betatron sind *oberhalb 7 000 rad graue und weiße Substanz gleichermaßen geschädigt* in Form einer akuten Strahlennekrose. Zwischen 5 000 und 7 000 rad kommt es zu Partialnekrosen im Strahlenzentrum.

Bei weiterer Reduzierung ergibt sich eine erhöhte Vulnerabilität der Markscheiden gegenüber den Nervenzellen. Es kann aber nicht – wie vielfach früher angenommen – davon ausgegangen werden, daß das zentralnervöse Parenchym hochgradig strahlenrefraktär wäre. Die relativ gute Reparationsfähigkeit hängt aber z. B. mit dem hohen Katalasegehalt zusammen, der eine Neutralisation der bei der Radiolyse des Wassers entstehenden Peroxide erlaubt.

In jedem Fall treten aber bei Dosen über 10 000 R Einzeldosis mit konventionellen Strahlenarten akute Gewebsnekrosen mit Blutungen auf[4].

Elektronenmikroskopisch fanden sich im Tierversuch bereits nach 2 Tagen *Störungen der Bluthirnschranke* mit einem Durchtreten von Meerrettichperoxidase durch Lösung der tight junctions zwischen den Endothelzellen oder durch Eröffnung einer Bresche durch Untergang von Endothelzellen. Die Peroxidase durchbricht dabei die vaskuläre Basalmembran und setzt sich in den Interzellularspalten zwischen den Astrozyten fort[71, 72]. Die *Nervenzellen* bieten bei diesen Frühveränderungen akute Schwellungen (Abb. 1.36 e), aber auch Schrumpfungen oder das Bild der schweren Zellerkrankung[10]. Sekundär kommt es zur *perifokalen entzündlichen Reaktion*.

Das *Hirnödem* durch die *Störung der Bluthirnschranke* ist der maßgebende morphologische Faktor bei der akuten Strahlenschädigung. Nächst vulnerabel ist die *Oligodendroglia*, gefolgt von der *Astroglia*, während die *Nervenzellen* relativ am wenigsten strahlenempfindlich sind.

Diese Staffelung erklärt auch die nach Überstehen der akuten Schädigung vorkommenden Spätschäden. Unter den Nervenzellen sind die Körnerzellen der Kleinhirnrinde besonders empfindlich.

Zumal bei der Beurteilung von Folgen einer Bestrahlung in *Kombination mit Zytostatikagaben* muß allerdings kritisch abgewogen werden, was Strahlenfolge, was Folge der Zytostatikabehandlung ist. Die lokalen spongiösen Markauflockerungen mit Axonschwellungen (sog. Lückenfelder) sind z. B. weit charakteristischer für Zytostatika als für Strahlenfolgen.

• *Transitorische Strahlenmyelopathie:* Das Rückenmark ist relativ empfindlicher gegenüber Bestrahlung als das Großhirn[85], was vor allem bei Anwendung ultraharter Strahlen durch die geringere Knochenabsorption und das ungehinderte Eindringen der Strahlen in die Tiefe erklärbar ist[23]. Am häufigsten trifft man Strahlenmyelopathien im *Zervikalbereich*, erklärbar durch die bestrahlungsbedürftigen Tumoren im Mundhöhlen-, Pharynx- und Larynxbereich sowie die unterschiedlichen Tumoren im Hals und oberen Mediastinalbereich einschließlich der zervikalen Lymphome. Die für solche Bestrahlungen angegebenen *Toleranzdosen*, also die Dosen, die höchstens verabreicht werden können, ohne daß eine lichtmikroskopisch nachweisbare Läsion entsteht, schwanken in der Literatur erheblich zwischen *1 000 und 6 000 rad*[23].

Unter den heute üblichen therapeutischen Bedingungen (5 500 bis 6 000 R verteilt auf 5 bis 6 Wochen) ist mit einer durchschnittlichen *Häufigkeit* der Strahlenmyelopathie von 1–5% zu rechnen.

Außer den erwähnten Frühschäden ist *klinisch* als erstes Zeichen einer sich entwickelnden Spätmyelopathie das Auftreten unangenehmer, elektrisierender Parästhesien bei Kopfbeugung *(Lhermittesches Zeichen)* erwähnenswert. Später kann es zum Bild der *neurogenen Muskelatrophie durch Wurzelschädigung* kommen oder es können sich als Ausdruck der Spätnekrose mit ihrem chronisch-progressiven, 1 bis 3 Jahre nach der Bestrahlung einsetzenden Prozeß Paraparesen entwikkeln.

Die besondere Vulnerabilität der Oligodendroglia führt zu Entmarkungen, die sich *vor allem im Bereich der Hinterstränge* auswirken und Ursache des oben erwähnten Lhermitteschen Zeichens sein können.

Die enge räumliche Beziehung von Rückenmark und Tumoren erlaubt nicht die Schonung dieser empfindlichen Bereiche und wirkt sich wegen des hohen Anteils der markhaltigen Faserstränge im Halsmark besonders stark aus. Diese transitorische Form ist seltener als die chronischen Formen. Als *Latenzzeit* werden durchschnittlich 4,7 Monate angegeben. Die Veränderungen sind im Gegensatz zu den chronischen Formen reversibel.

Chronische Spätmyelopathien

Zu unterscheiden sind hierbei die akut einsetzende und die progredient chronische Form. Der Mittelwert der *Latenzzeit* zwischen Bestrahlung und Beginn der klinischen Symptomatologie wird mit 16,4 Monaten angegeben, wobei die Extremwerte zwischen einem Monat und dreizehn Jahren liegen. Bei wiederholten Bestrahlungsserien verkürzen die Latenzzeiten sich nach der jeweils letzten Serie, was für Summationseffekte spricht[23]. Die starken Streubreiten deuten auf die schwere Vergleichbarkeit der Einzelfälle und die individuellen Schwankungen der Empfindlichkeit.

● *Akut einsetzende Form der Strahlenspätmyelopathie:* Sie führt innerhalb von Tagen zu Bildern eines inkompletten oder kompletten Querschnittssyndroms.

Im Vordergrund stehen nicht Gefäßveränderungen, sondern *Schädigungen der Glia* mit *Entmarkungsvorgängen* bis zum Grad der *Marknekrose.*

Die in ihrer Replikationsfähigkeit während der Bestrahlung geschädigten Gliazellen entwickeln nach einer Reihe von Mitosen während der Latenzphase offenbar Funktionsstörungen wie dies in ähnlicher Weise für die Endothelzellen der Gefäße gilt[30]. *Elektronenmikroskopisch* finden sich so alle Übergänge von einer Verbreiterung der Ranvierschen Knoten[59] auch noch bis in die Nachbarschaft des eigentlichen Strahlenfeldes hinein bis zur vollständigen Strahlennekrose. Die Astrozyten reagieren in Form der Alzheimerschen Typ-I-Veränderungen und manchmal grotesker Kernverbildungen[36]. Ödemvorgänge sind für diese Phase nicht wesentlich, doch können die Gefäße durchaus an der Entstehung der

Nekrose beteiligt sein, zeigen sie doch vielfach starke Endothel- und Muskelzellvermehrungen sowie diffuse Kapillarhyperplasien, wobei auch hier innerhalb der Gefäßwände atypische, bizarr verformte Zellen vorkommen können[32].

Diese Verdichtung des Gewebes durch Gefäßhyperplasien und Fibrosierungen ist vielfach schon tastbar oder im van Giesonbild in der Lupenbetrachtung erkennbar.

● *Chronisch progrediente Form der chronischen Strahlen-Spätmyelopathie:* Sie geht *klinisch* gewöhnlich (54%) mit ausgeprägten sensiblen Störungen einher, in 21% mit motorischen und sensiblen Symptomen, in 22% mit initialen Paresen[23].

Bei dieser prognostisch ungünstigen Form der Spätschädigung steht die *vaskuläre Komponente* im Vordergrund.

Die mittleren und kleinen Gefäße sind in der Hirnrinde, in Mark und Stammganglien bzw. im Rückenmark vermehrt. Sie zeigen eine erhebliche Wandverbreiterung mit starken pathologischen Umbauvorgängen in der Gefäßwand und im angrenzenden Parenchym. Man findet außer ausgeprägten Fibrosierungen lokale Wandnekrosen und intramurale Ablagerungen als Folge plasmatischer Gewebsinsudation *(plasmatische Infiltrationsnekrose* Scholz). Manchmal, aber keineswegs regelmäßig, geben diese *kolloiden Degenerationen* (Markiewicz)[56, 84] eine kongophile Reaktion wie Amyloid. Die atypischen Eiweiß-Substanzen, die sich hier niederschlagen, sind möglicherweise auch eine Folge der mutativen Strahlenschädigung von Mesenchymzellen. Darüberhinaus finden sich allerdings auch Seen-ähnliche Exsudationen eines offenbar eiweißreichen Ödems paravasal im partial-nekrotischen Parenchym, das aber in Spätfällen auch nur eine intensive kollagenfaserige Vernarbung und Hyalinosen aufweisen kann (Abb. 1.36 f). Über die fibrinoiden Nekrosen kann es selten auch zu Blutungen kommen. Auffallend ist das weitgehende Fehlen gliöser Reaktionen als Ausdruck der Strahlenschädigung der Gliazellen.

Bemerkenswert ist auch außerhalb dieser Spätnekrosen eine *Abblassung der Markscheiden* bis zur völligen *Entmarkung* und leichten *spongiösen Auflockerung* in Randgebieten des Rückenmarks.

Pathogenese der Strahlenschäden

Die vergleichende Betrachtung der verschiedenen Formen der akuten und späten Strahlenschädigung spricht für eine *Kombinationswirkung an Gefäßwänden und Parenchym,* wobei die früheren Stadien eher Folge der Schädigung der Oligodendroglia und des übrigen Parenchyms, die Spätschäden eher Folge der Gefäßwandschädigung sind. Die *Autoimmunhypothese*[34], die davon ausgeht, daß sich an die primäre Gliaschädigung eine Antigen-Antikörper-Reaktion auf das zerfallende Myelin anschließt, läßt sich mit dem relativ bunten Bild der Strahlenspätschädigung schwerlich vereinen.

Strahlenwirkungen auf Embryo und Fet

Die teratogene Wirkung von Strahlen war Ausgangspunkt exakter Untersuchungen über die Entstehung von Mißbildungen und erlaubte auch Einblicke in die Morphogenese (▷ S. 17). Sie ist Ausdruck der hohen Vulnerabilität des sich stark mausernden Gewebes[29].

Ultraschall und Laserstrahlen

Auch durch diese physikalischen Einwirkungen können im Experiment nach Eröffnung des sonst abschirmenden Schädelknochens dosisabhängige *lokale Nekrosen* und *Blutungen* erzeugt werden, die dem Bild der akuten Strahlenschädigung ähneln.

Literatur

1.-5. Weiterführende Literatur (▷ S. 136)
6. Adams JH, Mitchell DE, Graham DI, Doyle D (1977) Diffuse brain damage of immediate impact type. Brain 100: 489–502
7. Adams JH, Scott G, Parker LS, Graham DI, Doyle D (1980) The contusion index: A quantitative approach to cerebral contusions in head injury. Neuropath App Neurobiol 6: 319–324
8. Andres KH (1967) Über die Feinstruktur der Arachnoidea und Dura mater von mammalia. Z Zellforsch 79: 272–295
9. Annegers JF, Grabow JD, Kurland LT, Laws E (1980) The incidence, causes, and secular trends of head trauma in Olmsted County, Minnesota, 1935–1974. Neurology 30: 912–919
10. Arnold A, Bailey P (1954) Alterations in the glial cells following irradiation of the brain in primates. Arch Path (Chic) 57: 383
11. Bakay L, Lee JC, Lee GC, Peng JR (1977) Experimental cerebral contusion. J Neurosurg 47: 525–531
12. Berner O (1930) Über kleine, aber tödlich verlaufende traumatische Gehirnblutungen, die sog. „Duretschen Läsionen". Virch Arch 277: 386–419
13. O'Brien PK, Norris JW, Tator CH (1974) Acute subdural hematomas of arterial origin. J Neurosurg 41: 435–439
14. Brooks DN, Aughton ME, Bond MR, Jones P, Rizvi S (1980) Cognitive sequelae in relationship to early indices of severity of brain damage after severe blunt head injury. J Neurol Neurosurg Psychiat 43: 529–534
15. Corsellis JAN, Bruton CJ, Freeman-Browne D (1973) The aftermath of boxing. Psychol Med 3: 270–303
16. Craig WS (1938) Intracranial hemorrhage in the newborn. Arch Dis Child 43: 89
17. Döpper T, Spaar FW, Orthner H (1972) Zur Neuropathologie des posttraumatischen Hirndrucks im Kindesalter. Z Neurol 202: 37–51
18. Driesen W, Elies W (1974) Epidural and subdural haematomas as a complication of internal drainage of cerebrospinal fluid in hydrocephalus. Acta Neurochir 30: 85–93
19. Duret H (1878) Etudes experimentales et cliniques sur les traumatismes cerebraux. Thèse de Paris
20. Editorial (1979) Chronic subdural haematoma. Brit Med J 1: 433–434
21. Freytag E (1963) Autopsy findings in head injuries from blunt forces. Statistical evaluation of 3367 cases. Arch Path 75: 402–413
*22. Friede RL, Roessmann U (1966) The pathogenesis of secondary midbrain hemorrhages. Neurology 16: 1210–1216
*23. Fröscher W (1976) Die Strahlenschädigung des Rückenmarks. Fortsch Neurol Psychiat 44: 94–135
24. Gjerris F, Sorensen SC (1980) Colloid osmotic and hydrostatic pressures in chronic subdural haematomas. Acta Neurochir 54: 53–60
25. Graham DI, Adams JH, Doyle D (1978) Ischaemic brain damage in fatal non-missile head injuries. J Neurol Sci 39: 213–234
26. Güttinger W (1950) Der Stoßeffekt auf eine Flüssigkeitskugel als Grundlage einer physikalischen Theorie der Entstehung von Gehirnverletzungen. Z Naturforsch 5: 622–628
27. Gutierrez FA, Raimondi AJ (1975) Acute subdural hematoma in infancy and childhood. Child's Brain 1: 269–290
28. Hassler O (1967) Calcifications in the spinal aarachnoid in man. Acta Neuropath 8: 163–170
*29. Hicks SP, D'Amato CJ (1966) Effects of ionizing radiations on mammalian development. In: Advances in teratology. Logos Press, London pp 195–250
30. Hopewell JW (1979) Late radiation damage to the central nervous system: a radiobiological interpretation. Neuropath App Neurobiol 5: 329–343
31. Hupe K (1967) Fettembolie. Klinische und tierexperimentelle Untersuchungen. Fortschr Med 85: 663–666
32. Husain MM, Garcia JH (1976) Cerebral „radiation necrosis": vascular and glial features. Acta Neuropath 36: 381–385
33. Ito H, Komai T, Yamamoto S (1978) Fibrinolytic enzyme in the lining walls of chronic subdural hematoma. J Neurosurg 48: 197–200
34. Jacobson PL, Farmer TW (1979) The „hypernormal" CT scan in dementia: Bilateral isodense subdural hematomas. Neurology 29: 1522–1524
35. Jellinger K (1976) Spezielle Pathologie des zentralen und peripheren Nervensystems sowie der neuromuskulären Peripherie. In: Holzner JH (Hrsg) Spezielle Pathologie IV. Urban & Schwarzenberg, München Berlin Wien, S 141
36. Jellinger K, Lunglmayer G, Vass K (1967) Progressive Spätmyelopathie nach Luxationsfraktur des Dens epistrophei. Dtsch Z Nervenheilk 190: 107–135
37. Jennett B (1976) Assessment of the severity of head injury. J Neurol Neurosurg Psychiat 39: 647–655
38. Jennett B (1980) Research in brain trauma. TINS 3: I–V
39. Kaste M, Waltimo O, Heiskanen O (1979) Chronic bilateral subdural haematoma in adults. Acta Neurochir 48: 231–236
40. Keane JR (1973) Automobile accidents caused by unsuspected neurological disease. J Neurosurg 38: 581–583
41. Keener EB (1959) An experimental study of reactions of the dura mater to wounding and loss of substance. J Neurosurg 16: 424
42. Kipp W (1975) Tödlicher Hirnstamminfarkt nach HWS-Manipulation. Inaugural-Dissertation, Tübingen
43. Kobrine AI, Timmins E, Rajjoub RK, Rizzoli HV, Davis DO (1977) Demonstration of massive traumatic brain swelling within 20 minutes after injury. J Neurosurg 46: 256–258
*44. Krauland W, Mallach HJ, Missoni L, Spitz WU (1962) Subdurale Blutungen aus isolierten Verletzungen von Schlagadern an der Hirnoberfläche durch stumpfe Gewalt. Virch Arch path Anat 336: 87–98
45. Krauland W, Stögbauer R (1961) Zur Kenntnis der Schlagaderverletzungen am Hirngrund bei gedeckten stumpfen Gewalteinwirkungen. Beitr gerichtl Med 21: 171–180
46. Krempien B (1969) Zur Organisation subduraler Hämatome. Virch Arch path Anat 347: 129–142
47. Labadie EL, Glover D (1976) Physiopathogenesis of subdural hematomas. J Neurosurg 45: 382–392
48. Leech RW, Welch FT, Ojemann GA (1974) Subdural hematoma

secondary to metastatic dural carcinomatosis. J Neurosurg 41: 610–613

49. Lende RA, Erickson TC (1961) Growing skull fractures of childhood. J Neurosurg 18: 479–489

50. Levine MAJ (1973) Embolism of cerebral tissue to lungs. Arch Path 96: 183–185

51. Lindenberg R, Freytag E (1969) Morphology of brain lesions from blunt trauma in early infancy. Arch Path 87: 298–305

52. Lindenberg R, Freytag E (1970) Brainstem lesions characteristic of traumatic hyperextension of the head. Arch Path 90: 509–515

53. Liu HC, Lee JC, Bakay L (1979) Experimental cerebral concussion. Acta Neurochir 47: 105–122

54. Loew D, Wiedemann R, Remmele W (1971) Gerinnungsanalytische und pathologisch-anatomische Untersuchungen beim traumatischen Schock. Klin Wschr 49: 1101–1108

55. Maas AIR (1977) Cerebrospinal fluid enzymes in acute brain injury. J Neurol Neurosurg Psychiat 40: 666–674

56. Markiewicz TC (1937) Zur Frage der „kolloiden" Degeneration und ähnlicher Vorgänge im Zentralnervensystem. Z Neurol Psychiat 159: 53

*57. Markwalder TM (1981) Chronic subdural hematomas: a review. J Neurosurg 54: 637–645

58. Masdeu JC, Breuer AC, Schoene WC (1979) Spinal subarachnoid hematomas: Clue to a source of bleeding in traumatic lumbar puncture. Neurology 29: 872–876

59. Mastaglia FL, McDonald WI, Watson JV, Yogendran K (1976) Effects of x-radiation on the spinal cord: an experimental study of the morphological changes in central nerve fibres. Brain 99: 101–122

60. Mastaglia FL, Savas S, Kakulas BA (1969) Intracranial thrombosis of the internal carotid artery after closed head injury. J Neurol Neurosurg Psychiat 32: 382–388

61. Matakas F (1975) Zur Genese sekundärer Hirnstammblutungen. Zbl allg Path 119: 223

62. Mayer ET (1967) Zentrale Hirnschäden nach Einwirkung stumpfer Gewalt auf den Schädel. Arch Psychiat Z Neurol 210: 238–262

63. McCulloch GAJ (1975) Arachnoid calcification producing spinal cord compression. J Neurol Neurosurg Psychiat 38: 1059–1062

64. Mori K, Handa H (1977) Subdural haematoma (effusion) and internal hydrocephalus. Neurochir 20: 154–161

65. Nayak AK, Mohanty S, Singh RKN, Chansouria JPN (1980) Plasma biogenic amines in head injury. J Neurol Sci 47: 211–219

66. Nilsson B, Nordström CH (1977) Experimental head injury in the rat. J Neurosurg 47: 262–273

67. Oehmichen M (1976) Cerebrospinal fluid cytology. Georg Thieme, Stuttgart

68. Oehmichen M (1978) Mononuclear phagocytes in the central nervous system. Springer-Verlag, Berlin Heidelberg New York

*69. Oehmichen M, Raff G (1980) Timing of cortical contusion. Z Rechtsmed 84: 79–94

70. Oka H, Motomochi M, Suzuki Y, Ando K (1972) Subdural hygroma after head injury. Acta Neurochir 26: 265–273

71. Olsson Y, Klatzo I, Carsten A (1975) The effect of acute radiation injury on the permeability and ultrastructure of intracerebral capillaries. Neuropath App Neurobiol 1: 59–68

72. Olsson Y, Rinder L, Lindgren S, Stalhammar D (1971) Studies on vascular permeability changes in experimental brain concussion. Acta Neuropath 19: 225–233

73. Ommaya AK, Gennarelli TA (1974) Cerebral concussion and traumatic unconsciousness: Correlation of experimental and clinical observations on blunt head injuries. Brain 97: 633–654

74. Peiffer J (1969) Pathomorphologie des Hirntraumas im Kindesalter. Zbl ges Neurol Psychiat 196: 205

75. Peiffer J (1977) Neuropathologische Grundlagen. In: Anders G, Felten R, Kirsch A (Hrsg) Boxen und Gesundheit. Deutscher Ärzte-Verlag GmbH, S 173

76. Peiffer J, Boellaard JW (1967) Überraschende Hirnbefunde bei Unfalltoten. In: Dotzauer G, Hirschmann J (Hrsg) Fehldiagnose Trunkenheit. F. K. Schattauer-Verlag, Stuttgart New York, S 79–85

77. Peiffer J, Wenig C, Mäusle E (1976) Akutes Querschnittssyndrom durch Embolien von Nucleus-pulposus-Gewebe. Dtsch med Wschr 101: 583–586

78. Penzholz H (1972) Die Schädelhirnverletzung im Kindesalter. Langenbecks Arch Chir 332: 651–658

79. Peters G (1970) Klinische Neuropathologie. Georg Thieme Verlag, Stuttgart

80. Pia HW (1973) Central dysregulation. Z Neurol 204: 1–21

81. Povlishock JT, Becker DP, Miller JD, Jenkins LW, Dietrich WD (1979) The morphopathologic substrates of concussion? Acta Neuropath 47: 1–11

82. Sayer H, Wiethölter H, Oehmichen M, Zentner J (1981) Diagnostic significance of nerve cells in human CSF with particular reference to CSF cytology in the brain death syndrome. J Neurol 225: 109–117

83. Schiefer W, Lewke M, Kazner E (1968) Der hämorrhagische Schock als Leitsymptom für die Erkennung posttraumatischer intrakranieller Hämatome bei Säuglingen und Kleinkindern. Zbl Neurochir 29: 131–138

84. Scholz W (1949) Histologische und topische Veränderungen und Vulnerabilitätsverhältnisse im menschlichen Gehirn bei Sauerstoffmangel, Ödem und plasmatischen Infiltrationen. Arch Psychiat 181: 621

85. Scholz W, Ducho EG, Breit A (1959) Experimentelle Röntgenschäden am Rückenmark des erwachsenen Kaninchens. Psychiat Neurol Jap 61: 417–441

*86. Sellier K, Unterharnscheidt F (1963) Mechanik und Pathomorphologie der Hirnschäden nach stumpfer Gewalteinwirkung auf den Schädel. Hefte Unfallheilk 76: 1

87. Shaw CM, Alvord EC (1972) Injury of the basilar artery associated with closed head trauma. J Neurol Neurosurg Psychiat 35: 247–257

88. Stalhammar D (1975) Experimental brain damage from fluid pressures due to impact acceleration. Acta Neurol Scand 52: 7–26

89. Strich SJ (1961) Shearing of nerve fibres as a cause of brain damage due to head injury. Lancet 2: 443–448

90. Sundaresan N, Gutierrez FA, Larsen MB (1978) Radiation myelopathy in children. Ann Neurol 4: 47–50

91. Tatsuno Y, Lindenberg R (1974) Basal subarachnoid hematomas as sole intracranial traumatic lesions. Arch Path 97: 211–215

92. Voigt GE, Löwenhielm CGP, Ljung CBA (1977) Rotational cerebral injuries near the superior margin of the brain. Acta Neuropath 39: 201–209

93. Weir B (1971) The osmolality of subdural hematoma fluid. J Neurosurg 34: 528–533

*94. Zülch KJ (1969) Roentgen-sensitivity of cerebral tumors and so-called late irradiation necrosis of the brain. Acta Radiol 8: 92

Entzündliche Erkrankungen

Weiterführende Literatur

1. Artenstein MS (1978) Meningococcal meningitis. In: Vinken PJ, Bruyn GW (eds) Handbook of chlinical neurology, vol 33. North-Holland Publishing Company, Amsterdam, pp 21–33
2. Bodian D (1972) Poliomyelitis. In: Minckler J (ed) Pathology of the nervous system. McGraw Hill Book Company, New York, pp 2323–2344
3. Bornstein DL (1977) Tuberculous meningitis. In: Goldensohn ES, Appel StH (eds) Scientific approaches to clinical neurology. Lea & Febiger, Philadelphia, pp 461–481
4. Katz M, Plotkin StA (1977) Parainfectious encephalopathies associated with measles, mumps, chickenpox and German measles. In: Goldensohn ES, Appel StH (eds) Scientific approaches to clinical neurology. Lea & Febiger, Philadelphia, pp 415–425
5. Moore MT (1972) Meningitis. In: Minckler J (ed) Pathology of the nervous system. McGraw Hill Book Company, New York, pp 2375–2411
6. Nieberg KC, Blumberg JM (1972) Viral Encephalitides. In: Minckler J (ed) Pathology of the nervous system. McGraw Hill Book Company, New York, pp 2269–2323

Klassifikation

Entzündungen äußern sich am Zentralnervensystem in gleicher Weise wie an anderen Körperorganen durch Auftreten von immunkompetenten Zellen, die im normalen Gewebe fehlen oder dort nur vereinzelt vorkommen, sich aber auf einen chemotaktischen, physikalischen Reiz oder bei einer Antigen-Antikörperreaktion auf Erreger oder unbelebte Fremdstoffe hin im nervösen Gewebe, in der Regel perivaskulär, anreichern. Je nach Reiz und Immunitätslage wechselt das Gewebsmuster von der akuten Störung der Bluthirnschranke zu den wechselnden Formen der Infiltratzellen von neutrophilen Granulozyten über lymphozytäre, lymphomonozytäre, lymphoplasmazelluläre Infiltrate bis zu den spezifischen Formen granulomatöser Entzündung.

Die logischste *Gliederung nach der Ätiologie* kann nicht durchgehend angewandt werden, da insbesondere im Bereich der viral bedingten Infektionen der ätiologische Nachweis vielfach nicht geführt werden kann. Auch die *pathogenetischen Mechanismen* sind nicht so gut geklärt, daß sie – wie z. B. bei der experimentell allergischen Enzephalomyelitis – Grundlage einer Klassifikation sein könnten.

Die üblichen und auch hier verwandten Klassifikationsversuche stellen daher einen Kompromiß aus verschiedenen *Einteilungskriterien* dar, bei dem das diagnostische Vorgehen des Morphologen die Leitlinie bildet:
- Meningitiden,
- Spezifische und granulomatöse Meningoenzephalitiden,

- Durch Viren, Immunreaktionen oder Erregertoxine bedingte Entzündungen
  - disseminierter Verteilungstyp
  - lokal akzentuierte Enzephalomyelitiden
  - Polioenzephalomyelitiden
  - Leukoenzephalitiden
  - Panenzephalitiden

Die entzündlichen Erkrankungen der Nervenwurzeln, der peripheren Nerven und der Spinalganglien wurden integriert.

Die *Schwierigkeiten der Gliederung* zeigen sich z. B. bei der Zuordnung der Neurolues, die wir unter den spezifischen Meningoenzephalitiden abhandeln, obwohl z. B. die progressive Paralyse eigentlich zur Gruppe der Polioenzephalitiden gehörte. Die gemeinsame Ätiologie legt dieses Vorgehen nahe. In der Regel bestimmt sonst die Akzentuierung die Zuordnung, doch sind meist auch Komponenten der übrigen Gruppen nachweisbar (z. B. die Poliomyelitis anterior acuta, bei der neben der Vorderhornaffektion sowohl leichte entzündliche Infiltrate in den Nervenwurzeln und in den Leptomeningen als auch in der weißen Substanz des Rückenmarks und im Großhirn vorkommen können).

Innerhalb dieser *topographisch bestimmten Grobgliederung* erfolgt die Untergliederung teils nach *ätiologischen* Gesichtspunkten (Eitererreger, Viren), teils auf Grund bestimmter *histologischer Charakteristika* (z. B. perivenöse Enzephalitis oder nekrotisierende Enzephalitis). Vielfach kann der gleiche Erreger je nach Reaktionslage des individuellen Organismus zu unterschiedlichen Manifestationsformen führen (z. B. bei Rubeolen-Infektion).

Problematisch ist die vielfach angewandte Unterteilung in *primäre* und *sekundäre* (symptomatische, reaktive) Entzündungen. Die verbesserte Kenntnis des Ablaufs der Immunreaktionen läßt diese Trennung eigentlich nicht mehr zu, da eine „reaktive Entzündung" beispielsweise in der Umgebung einer Karzinommetastase eben in gleicher Weise Ausdruck einer Immunreaktion ist wie ein entzündliches Infiltrat als Antwort auf einen Virusbefall von Zellen. Nichtsdestoweniger entspricht es der Praxis, sich beim Entzündungskapitel im wesentlichen auf die *Erreger-bedingten Entzündungen* zu beschränken, – eine Regel, von der hier aber hin und wieder Ausnahmen gemacht werden (z. B. chemisch induzierte Enzephalitiden).

Hinter der *lokalisatorischen Unterscheidung von Polio- und Leukoenzephalitiden* stand früher die Tendenz, die erstgenannte Enzephalitisform als viral bedingt aufzufassen, bei der Leukoenzephalitis aber – im Sinne einer para- bzw. postinfektiösen E. – allergische Phänomene zu unterstellen. Diese allzu vereinfachende Unterteilung wurde schon früher ebenso kritisch bewertet[48] wie der Schluß aus dem Nachweis von Kerneinschlußkörperchen auf das Vorliegen einer Virusinfektion[43]. Die Forschungen der jüngsten Zeit über das *Phänomen der Slow Virus-Infektionen* haben die Komplexität der pathogenetischen Bedingungen bei Virusinfektionen und Immunreaktionen gezeigt.

Von morphologischer Seite aus sind dabei durch die immunfluoreszenzoptischen Untersuchungen erhebliche Fortschritte auch bei der ätiologischen Klärung von Krankheitsfällen gemacht worden, zumal solche Methoden auch bereits an Liquorzellen zu positiven Ergebnissen und einer intravitalen Diagnostik führen können.

Entzündungen der Hüllen des ZNS (Meningitiden)

Eitrig-bakterielle Entzündungen

Anatomische Voraussetzungen, Pathogenese
Bakterielle Infektionen erreichen das ZNS und seine Hüllen meist *hämatogen,* können aber auch von dem das Gehirn umgebenden *Knochensystem* mit seinen Höhlen aus auf die harte Hirnhaut und die Leptomeningen *übergreifen.* Dies gilt sowohl für Prozesse, die z. B. vom Mastoid auf dem Weg über eine Osteomyelitis mit Knochendestruktion oder über Gefäßverbindungen die Hirnhäute infizieren, als auch für offene Hirnverletzungen, zu denen bereits Haarrisse gehören, die Verbindungswege zwischen den Nasennebenhöhlen und der basalen Dura mater bzw. – durch diese hindurch – den Leptomeningen eröffnen. *Iatrogen* entstandene Hirnverletzungen, insbesondere Shunts zur Ableitung von unter Überdruck stehendem Liquor in den Peritonealraum oder die Herzkammern, sind ebenfalls bakteriellen Infektionen ausgesetzt *(Hospitalismuskeime!).*

Pachymeningitis purulenta

In der Regel handelt es sich um ein lokales Übergreifen eines *osteomyelitischen Prozesses* auf die harte Hirnhaut. Je nach Sitz kann es zur Thrombose benachbart verlaufender Gefäße bzw. Sinus kommen und zur Entzündung der Durainnenschicht mit Übergreifen auf die benachbarten Leptomeningen. Sitzt der Eiterherd in der Wirbelsäule, so kann der *spinale epidurale Abszeß* kaudalwärts absacken. Der Durchbruch des Abszesses bzw. der Phlegmone durch die Dura in den spinalen Liquorraum liegt dann vielfach tiefer als der primäre osteomyelitische Herd.

Morphologie
Morphologisch entwickelt sich – von frischen phlegmonösen Prozessen mit granulozytärer Infiltration abgesehen – ein *granulomähnliches Bild* mit Fibroblastenwucherungen, Lymphozyten- und Plasmazellinfiltraten. Die angrenzende Arachnoidea zeigt – soweit nicht infiltriert – fibrotische Verklebungen mit der das Rückenmark überziehenden Pia.

Subdurales Empyem

Es bildet sich als z. T. raumfordernde Eiteransammlung in dem sich hierbei erweiternden virtuellen Spalt zwischen der Oberfläche der inneren Duraschicht und der Arachnoidea analog zum subduralen Hämatom (Abb. 1.37 a). Auch *Hämatome* können bakteriell infiziert werden und in Empyeme übergehen[68]. Je nach Alter und Immunitätslage kapselt sich das Empyem unter Bildung von Organisationsgewebe ab.

Pachymeningitis hypertrophicans cervicalis

Sie stellt eine seltene Sonderform einer entzündlichen Duraerkrankung vor, die mit einer *starken Verbreiterung der Dura* und einer entsprechenden Einengung des zervikalen Liquorraumes bzw. des Halsmarkes einhergeht. Neben Eitererregern sind fortgeleitete tuberkulöse Prozesse und luetische Infektionen mögliche Ursachen.

Leptomeningitis purulenta (eitrige Meningitis)

Pathogenese, Ätiologie
Der Liquorraum bietet günstige Wachstumsbedingungen für Eitererreger und begünstigt durch den Liquorfluß eine rasche Ausbreitung im gesamten äußeren und inneren Liquorraum. Dies gilt vor allem, wenn durch hämatogene Streuung die Erreger im Plexus chorioideus in den Liquor übertreten und zu einer entzündlichen Reaktion im Ventrikelsystem und in den basalen Zisternen führen. Der Verlauf – perakut, akut, subakut, selten chronisch – ist u. a. durch die Art des Erregers und die Abwehrlage des Organismus bestimmt.

Die als *Hauptursache* einer eitrigen Meningitis (eM) anzusprechenden Keime ändern sich in ihrem Häufigkeitsspektrum unter dem Einfluß der wechselnden Antibiotikaregime durch Resistenzentwicklungen, sind außerdem von regionalen Unterschieden abhängig und bevorzugen verschiedene Erkrankungsalter.

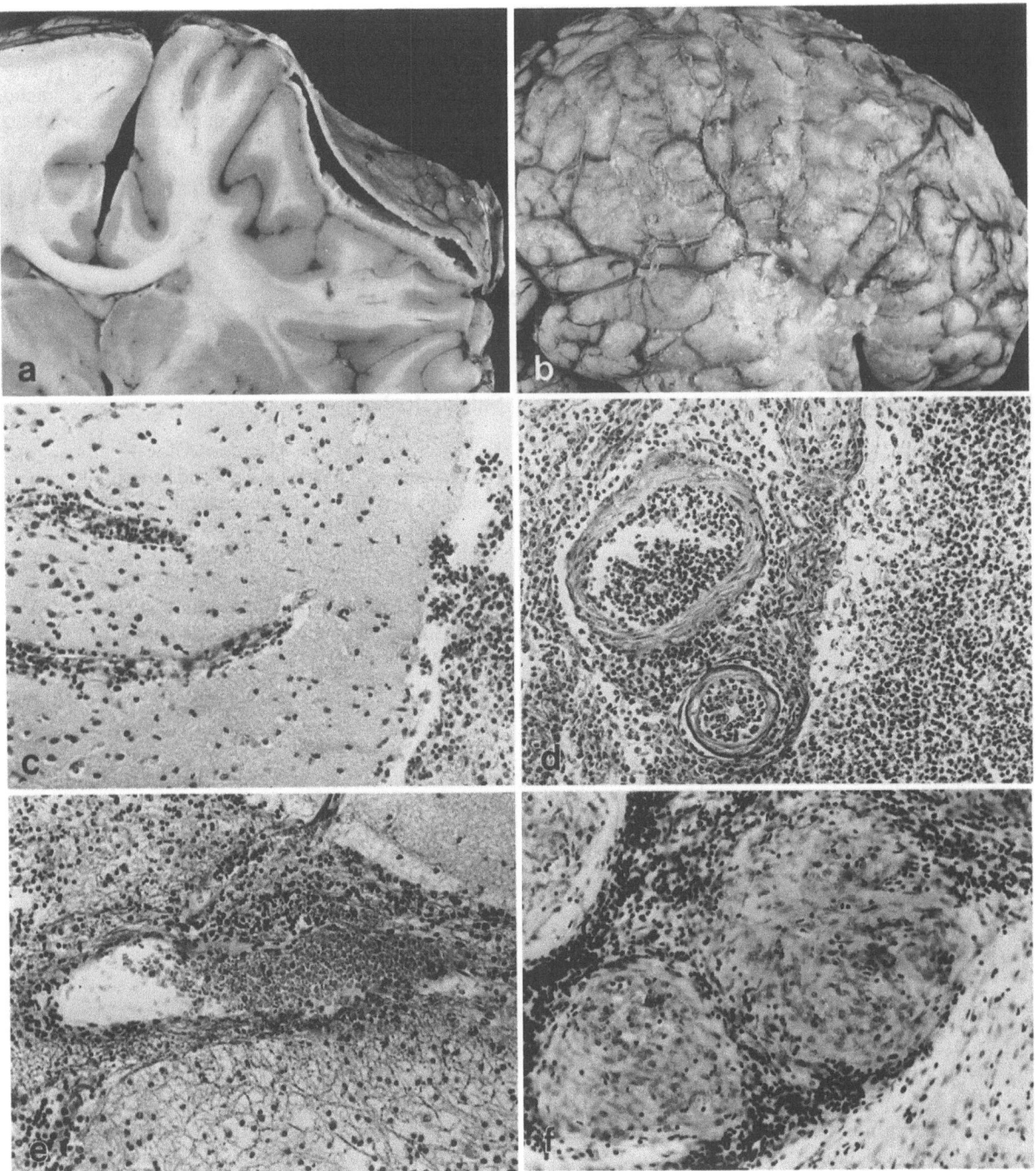

Abb. 1.37. a Subdurales Empyem mit Einbuchtung der Rinden-oberfläche. **b** Eitrige Meningitis. **c** Eitrige Meningitis mit Über-greifen der neutrophil granulozytären Infiltration auf die Pialge-fäße. **d** Eitrige Meningitis mit beginnender Thrombosierung leptomeningealer Gefäße. **e** Eitrige Meningitis mit dichter fibri-nöser Gespinstbildung im Subarachnoidalraum. **f** Listeriose-Meningoenzephalitis mit Granulomknötchen, die von Lympho-zyteninfiltraten umgeben werden

Meningokokken (serologische Gruppe A, B oder C) mit Gram-negativen, semmelförmig paarweise mit der Breitseite aneinandergelagerte Diplokokken, *Haemophilus influenzae* (Gram-negative schlanke Stäbchen) und *Pneumokokken* (Gram-positive, Spitze an Spitze liegende Diplokokken) sind für 80% der eM verantwortlich.

Die *Pneumokokken-M.* verläuft besonders foudroy-ant[80]. Bei *Kindern unter 5 Jahren* überwiegen Infektio-nen mit *Haemophilus influenzae* (bis 33%), gefolgt von *Neisseria meningitidis* und *Diplococcus pneumoniae*. Der letztgenannte Keim trifft andererseits bevorzugt die älteren Erwachsenen. *Staphylo- und Streptokok-keninfektionen* sind vor allem für die fortgeleiteten eM. verantwortlich (Otitis media u. ä.).

Epidemiologie

Die *Häufigkeit* der Todesfälle an eM beträgt seit der Antibiotikaära 0,73% der Obduktionen (früher 1,6%). Die pulmogenen eM sind aber nicht seltener geworden und machen wie der pulmogene Hirnabszeß etwa ⅓ der Todesfälle an eM aus[1,5,40]. Unter den Erregern dieser pulmogenen Infektionen dominieren Pneumokokken mit 39,3%, gefolgt von Staphylokokken (35,7%), Streptokokken (17,9%) und anderen Erregern (darunter Haemophilus infl. mit 6,0%).

Klinik

Meningismus, Kopfschmerz, Brechreiz und Gliederschmerzen sowie – seltener – Hirnnervensymptome stehen im Vordergrund. Hautblutungen und andere Zeichen einer hämorrhagischen Diathese kennzeichnen vor allem die Meningokokkeninfektionen des Kindesalters.

Der *Liquor* zeigt starke Zellerhöhungen von über 5 000/3 Zellen. In den akuten Stadien überwiegen neutrophile Granulozyten. Je nach antibiotischer Therapie, Immunitätslage und Krankheitsdauer treten Granulozyten im Laufe von Tagen zahlenmäßig zurück. Der Anteil der Monozyten und Lymphozyten nimmt zu und bestimmt die oft wochenlangen Genesungsphasen. Bei Rezidiven wie sie bei Meningokokken-M. gelegentlich vorkommen – aus zeitweise abgekapselten Herden in den Windungstälern aufflakkernd – treten die Granulozyten wieder in den Vordergrund.

Nach offenen Hirnverletzungen muß in 10 bis 15% mit Meningitisrezidiven gerechnet werden. Bei Meningokokken-M. ist auch in 46% mit *neurologischen Folgesymptomen* zu rechnen. Ihre *Letalität* beträgt bei Kindern 7%, bei Erwachsenen zwischen 40 und 60 Jahren 50%, bei über 70-jährigen 90%[1,5]. Bei allen bakteriellen M. ist der *Liquorzucker herabgesetzt,* wenn auch gewöhnlich nicht so stark ausgeprägt wie bei der tuberkulösen ME, bei Karzinosen oder Pilzmeningitiden. In den akuten Phasen der eM findet sich als Ausdruck einer Störung der Blut-Hirn-Schranke ein relatives Ansteigen des Albumins und des α-II-Makroglobulins im Liquor[90].

Morphologie

Makroskopisch besteht *in den perakuten Fällen* lediglich eine Rötung der Leptomeningen mit stärkerer Gefäßinjektion und einem Hydrops der Liquorräume. Dies gilt vor allem für das bei Kindern vorkommende *Waterhouse-Friderichsen-Syndrom,* das häufig mit *Nebennierenblutungen* oder auch mit einer *generalisierten hämorrhagischen Diathese* gekoppelt ist. Bei dieser perakuten Meningokokkensepsis tritt der Tod unter dem Bild einer schweren Zerebralschädigung manchmal schon innerhalb von Stunden nach Krankheitsbeginn ein. Selbst bei mikroskopischer Untersuchung sind vielfach nur beginnende Leukozytenemigrationen in die Gefäßwand und die unmittelbare Nachbarschaft der Leptomeningealgefäße nachweisbar.

Sehr viel *häufiger* sind *die akuten Meningitiden,* bei denen die Großhirnrinde und die basalen Häute bzw. Zisternenwände von *gelblich-weißem Eiter* bedeckt sind (Abb. 1.37 b). In *Frühstadien* sind über der Konvexität vielfach nur entlang den großen Venen über den Furchen gelbliche Einscheidungen sichtbar, die z. T. eiterbedingt, z. T. auch Ausdruck von *Fibrinausfällungen* sein können.

> *Vor allem Pneumokokken- und subakute Meningokokkeninfektionen neigen zu solchen fibrinösen Veränderungen. Pneumokokken sind es auch, die wie die Haemophilus influenzae – Bazillen die ausgeprägt eitrige Haubenmeningitis hervorrufen.*

Bei den Meningokokken-M. sammelt der Eiter sich eher an den Basalflächen und in den Zisternen an. Streptokokkeninfektionen prädestinieren zu Abszessen. Blutungen in die Liquorräume, subdural und intrazerebral, kommen bei Haemophilus infl. – und bei Meningokokken-M. vor.

Mikroskopisch herrschen in den *Frühstadien* neutrophile Granulozyten vor, zunehmend begleitet von Lymphozyten, mononukleären Phagozyten und Plasmazellen. Die *basalen Eiteransammlungen* können *zentral nekrotisieren,* so daß makroskopisch manchmal differentialdiagnostisch an eine tuberkulöse Meningoenzephalitis gedacht werden kann. Das Fehlen von Riesenzellen, die geringe Bedeutung epitheloidzelliger Reaktionen und der Erregernachweis im Schnitt, besser in der Kultur, beseitigen solche Zweifel ohne Schwierigkeit.

Vaskulitiden und *fibrinöse wie hyaline Thromben* finden sich bevorzugt bei den Meningokokken-M. (Abb. 1.37 c). Zu berücksichtigen ist bei der vielfach mit intrazerebralen Schranken- und Kreislaufstörungen verbundenen *Thrombosierungsneigung* auch die Endotoxinwirkung und die Bedeutung von Antigen-Antikörperkomplexen, die sich mit Schock und intravasaler Gerinnung auch an anderen Körperorganen schädigend äußern.

Komplikationen

• *Thrombophlebitis:* Durch ein Übergreifen des Entzündungsprozesses auf die in den Leptomeningen verlaufenden Gefäße (Abb. 1.37 d) besteht die Gefahr *einer Thrombophlebitis vor allem der großen dorsalen Brückenvenen.* Dies kann zu einer Sinusthrombose führen.

• *Aquäduktverschlüsse, Hydrocephalus occlusus internus:* Eine weitere Komplikation kann sich im Vernarbungsstadium dadurch entwickeln, daß die physiologischen Durchtrittsstellen des Liquors aus dem Ventrikelsystem in die äußeren Liquorräume durch fibrinöse Verklebungen (Abb. 1.37 e) verschlossen werden oder daß – seltener – Aufbrüche der Ependymzellen mit Wucherungen der subependymären Glia *(Ependymitis granularis)* zu Aquäduktverschlüssen führen. Die Konsequenz solcher Störungen im Liquorabfluß kann ein *Hydrocephalus internus occlusus*

sein. Selten können auch fibrinöse Verklebungen innerhalb des Subarachnoidalraums Ursache einer
• *Arachnopathia cystica* sein. Ein höherer Anteil eosinophiler Granulozyten am pleozytotischen Zellbild muß an Parasiten-bedingte Meningitiden denken lassen.

> Das *Hirngewebe* selbst ist *bei der eitrigen Meningitis* in der Regel *nur ganz geringgradig in den Randzonen bzw. durch Infiltration der durch die Pia einstrahlenden Gefäße beteiligt.*

Auch hierin bestehen deutliche Unterschiede zur tuberkulösen Meningoenzephalitis.

In Spätstadien können leichte *subpiale Fasergliosen* und eine *fibrotische Verdickung der Leptomeningen* ebenso wie die *Ependymitis granularis* auf eine abgelaufene Meningitis schließen lassen. Je nach der Dauer des Zeitintervalls seit Abklingen der akuten Meningitis finden sich in unterschiedlicher Häufigkeit noch mononukleäre Phagozyten sowie einzelne Lymphozyten und Plasmazellen in den Liquorräumen. Die Beobachtung erheblicher *Intimaverdickungen* bei Kindern nach mehrtägigem Verlauf einer eitrigen Meningitis kann – neben anderen Kriterien – entsprechende Gefäßwandschäden bei jungen Erwachsenen als Residuum einer vorangegangenen Meningitis erklären. Treten in Verbindung mit einer eM. im frühen Kindesalter Krampfanfälle, insbesondere Krampfserien auf, so kann es zu schwerwiegenden *Kreislaufstörungen mit Rindennekrosen,* einem *Hirnödem* und nachfolgenden *Markschrumpfungen* kommen.

Listeria monocytogenes-Meningitis

Die durch Listeria monocytogenes verursachte Meningitis ist eigens erwähnenswert, weil die *Infektion von der graviden Mutter auf den Fetus übertragen* werden und zu einer *neonatalen Meningitis* führen kann. In den USA beträgt ihr Anteil an den eM. 0,8%, wobei außer Kindern *Greise* und *Hinfällige* besonders gefährdet sind (Letalität 47%)[44]. In späterem Lebensalter ist die Listeriose-Meningitis selten und differentialdiagnostisch wegen der deutlichen Zuckererniedrigung nicht leicht gegen die tuberkulöse Meningoenzephalitis abzugrenzen.

Die Listerioseinfektion führt neben der basal akzentuierten Meningitis auch zu *granulomähnlichen Entzündungsreaktionen* (Abb. 1.37f) mit Lymphozyten und Plasmazellen sowie zu einer stärkeren enzephalitischen Beteiligung als bei den sonstigen eitrigen Meningitiden. Auch die Ependymitis granularis ist hier besonders intensiv ausgeprägt.

Akute abakterielle Meningitiden (aM)

Synonyma

Lymphozytäre Meningitis (nicht immer zutreffend, da z.T. monozytäre Reaktionen vorherrschen); aseptische M. (schließt auch mechanisch und chemisch verursachte M. ein); seröse M. (stadienabhängig, z.T. auch als Ausdruck für eine lokale Begleitreaktion verwandt); sympathische M. (Nachbarschaftsreaktion)

Ätiologie

Die Ursache ist meist eine *Virusinfektion,* wobei es aber in vielen Fällen – vielfach allerdings aus technisch-methodischen Gründen – nicht gelingt, den Erreger genau zu bestimmen. *Mumpsinfektionen* sind eine häufige Ursache einer aM. Selten ist eine *Ornithose* verantwortlich, wobei hier mononukleäre Phagozyten im Liquorsediment vorherrschen.

Klinik

Das *Liquorzellbild* ist wesentlich für die Differentialdiagnose dieser aM. In der Regel bestimmen lymphozytäre Pleozytosen das Bild, in den ganz akuten Phasen untermischt mit neutrophilen Granulozyten, nach einigen Tagen aber begleitet von Lymphoidzellen und Monozyten sowie Plasmazellen. Die *Zellzahlen* erreichen gewöhnlich nicht das Ausmaß der eitrigen Meningitiden, sondern bewegen sich zwischen einigen 100/3 und 2000/3 Zellen. Das klinische Krankheitsbild ist in der Regel weniger dramatisch, wenn auch nichts destoweniger mit heftigen Kopfschmerzen und Meningismus vielfach quälend.

• Die *Lymphozytäre Chorionmeningitis der Erwachsenen* weist im Rahmen der Liquorpleozytose einen relativen Anteil von bis zu 25% *eosinophiler Granulozyten* auf, ebenso eine *Bluteosinophilie.* Gewöhnlich ist die Krankheitsphase nach 8 bis 10 Tagen abgeklungen, doch kommen auch prolongierte Verläufe vor, ferner ein Vorherrschen der Enzephalitis (▷ S.176)[20].

• Als *Mollaretsche Meningitis* wird eine rezidivierende lympho-monozytäre Meningitis bezeichnet, die mit Myalgien, Hyperalgesien und Übelkeit einhergeht, abrupt einsetzt und nur wenige Tage dauert. Die Ursache ist nicht geklärt. Der IgG-Gehalt des Liquors ist im Verhältnis zum Serum erhöht, was für eine Synthese im ZNS bzw. in den Liquorzellen spricht.

Pathologisch-anatomisch ist die aM. in vielen Fällen von einer leichten enzephalitischen Reaktion begleitet wie umgekehrt virusbedingte Enzephalitiden (▷ S.176) in der Regel mit einer leichten lymphozytären Meningitis einhergehen. Parenchymschädigungen sind jedoch selten. Auch Gefäßthrombosen und Komplikationen wie bei den bakteriellen Meningitiden fehlen meist.

Chronische lymphozytäre Meningitiden und Meningoradikulitiden

Synonym

Bannwarthsches Syndrom
Das ätiologisch nicht bestimmte Syndrom äußert sich durch *Meningismus* in Verbindung mit heftigen *Neuralgien* oder auch mit *Fazialislähmungen,* seltener mit

zerebralen Symptomen. Wahrscheinlich handelt es sich überwiegend um den Ausdruck einer Zecken-vermittelten Viruskrankheit (▷ S. 177)[65].

Chronische Arachnopathien

Als Folge bakterieller und abakterieller Meningitiden, aber auch nach Blutungen, operativen Eingriffen oder nach Ruptur von Epidermoidzysten u. ä. kann es zu *fibrotischen Verdickungen* der Leptomeningen kommen, die *diffus* oder *lokalisiert* und dann vielfach *zystisch* auftreten. Zystische Arachnopathien können nach frühkindlichen Läsionen zu Hirngewebsverdrängungen führen (keine Nekrose- oder Vernarbungszeichen in der Rinde!), spinal zu Tumorsymptomen. Sie können im übrigen auch Hirnnerven und die Nervi optici durch Druckwirkung der fibrotischen Nervenscheiden schädigen und zu Funktionsstörungen führen, die dann als *Arachnitis optico-chiasmatica* bezeichnet werden. Es handelt sich dabei nicht um eine ätiologisch scharf umrissene Krankheitseinheit. Ursache der chronischen Arachnopathie kann auch eine Lues cerebrospinalis oder eine Vaskulitis im Rahmen einer Panarteriitis nodosa sein[69].

Die häufigste Ursache der *Arachnoidalzysten* ist allerdings eine Entwicklungsstörung der Leptomeningen, insbesondere der Zisternen[76]. An den Zystenrändern ist die Arachnoidalmembran aufgesplittert. Kollagenfasern sind wesentlich dichter als normal. Es fehlen die überbrückenden Trabekel des Subarachnoidalraums und die tight-junctions. Die Arachnoidalzysten finden sich in 49% in der Sylvischen Furche, in 11% am Kleinhirnbrückenwinkel, in 10% über der Vierhügelregion.

Spezifische und granulomatöse Meningoenzephalitiden

Tuberkulose

Tbc Meningoenzephalitis (TbcM)

Epidemiologie

Nach eigenen Erfahrungen ist die *Tbc Meningitis die am häufigsten klinisch nicht diagnostizierte Entzündung des ZNS.*

Angaben über die Häufigkeit schwanken sehr stark je nach den äußeren Bedingungen. So fanden sich in New York 1966 bei 8 Mill. Einwohnern nur 24 klinisch diagnostizierte Neuerkrankungen[3], während in Indien die Tbc in einem großen pädiatrischen Zentrum 9% der Aufnahmen betrug, davon 42% mit Tbc Meningitis[24]. Im gleichen Zentrum betrugen die Tu-berkulome unter allen raumfordernden Prozessen im Kindesalter 48,5%. In unseren Breiten ist mit etwa 3,7% Tuberkulosen im Obduktionsgut zu rechnen[86]. 35,5% davon sind klinisch nicht diagnostiziert. Bei der Tbc Meningitis dürfte dieser Prozentsatz noch höher liegen.

Klinik, Verlauf

Die Lokalisation des Prozesses erklärt die klinischen Symptome. In der wenige Tage bis einige Wochen dauernden *Prodromalphase* stehen Mattigkeit, erhöhte Reizbarkeit, Kopfschmerzen, erhöhte Temperaturen und Erbrechen sowie Appetitlosigkeit im Vordergrund. In der *Manifestationszeit* folgen Augenmuskelstörungen, vielfach einseitig, Fazialislähmungen, Sehstörungen, schließlich Nackensteifigkeit und zunehmende Somnolenz. Der *Liquor* zeigt Pleozytosen bis zu einigen 100/3 Zellen, unter denen Lymphozyten und Monozyten überwiegen, jedoch neutrophile Granulozyten je nach Stadium und Immunitätslage einen erheblichen Anteil bilden können.

Gerade dieses *zelluläre Mischbild* ist im Zusammenhang mit einer *Zuckererniedrigung* auf unter 50% des Blutzuckerwertes, vielfach auch mit einer *Chloriderniedrigung*, Hinweis auf eine mögliche Tbc.

Ohne Therapie führt das Krankheitsbild in drei bis sechs Wochen zum Tode. Die besonders schweren Krankheitsverläufe gehen mit einem *Mittelhirnsyndrom,* manchmal auch mit einem *apallischen Syndrom* einher, bedingt durch ein schweres Hirnödem und/ oder durch Gefäßverschlüsse mit Zirkulationsstörungen in Brücke und verlängertem Mark.

Eine rechtzeitige Behandlung kann Spätfolgen weitgehend verhindern. Zu spät einsetzende Behandlung bringt *Spätfolgen* mit sich (Hirnnervenstörungen, Wesensänderung, Hydrozephalus, hypothalamische oder seltener auch extrapyramidal-motorische Störungen).

Pathogenese

In über 90% der Fälle kommt es im Rahmen der hämatogenen Streuung der Tuberkelbazillen nicht zu einer direkten Infektion des Subarachnoidalraums, sondern zur Entwicklung kleiner Granulome an der Hirnoberfläche, an Gefäßwänden oder in den Meningen, aus denen es später je nach Immunitätslage zum Einbruch in den Subarachnoidalraum und zur floriden TbcM kommt.

Morphologie

Die entzündlichen Veränderungen betreffen vorwiegend die *basalen Zisternen* (Abb. 1.38 a) *um die Sehnerven,* die *Infundibularregion* und die *Hirnschenkel* sowie die *Brücke.*

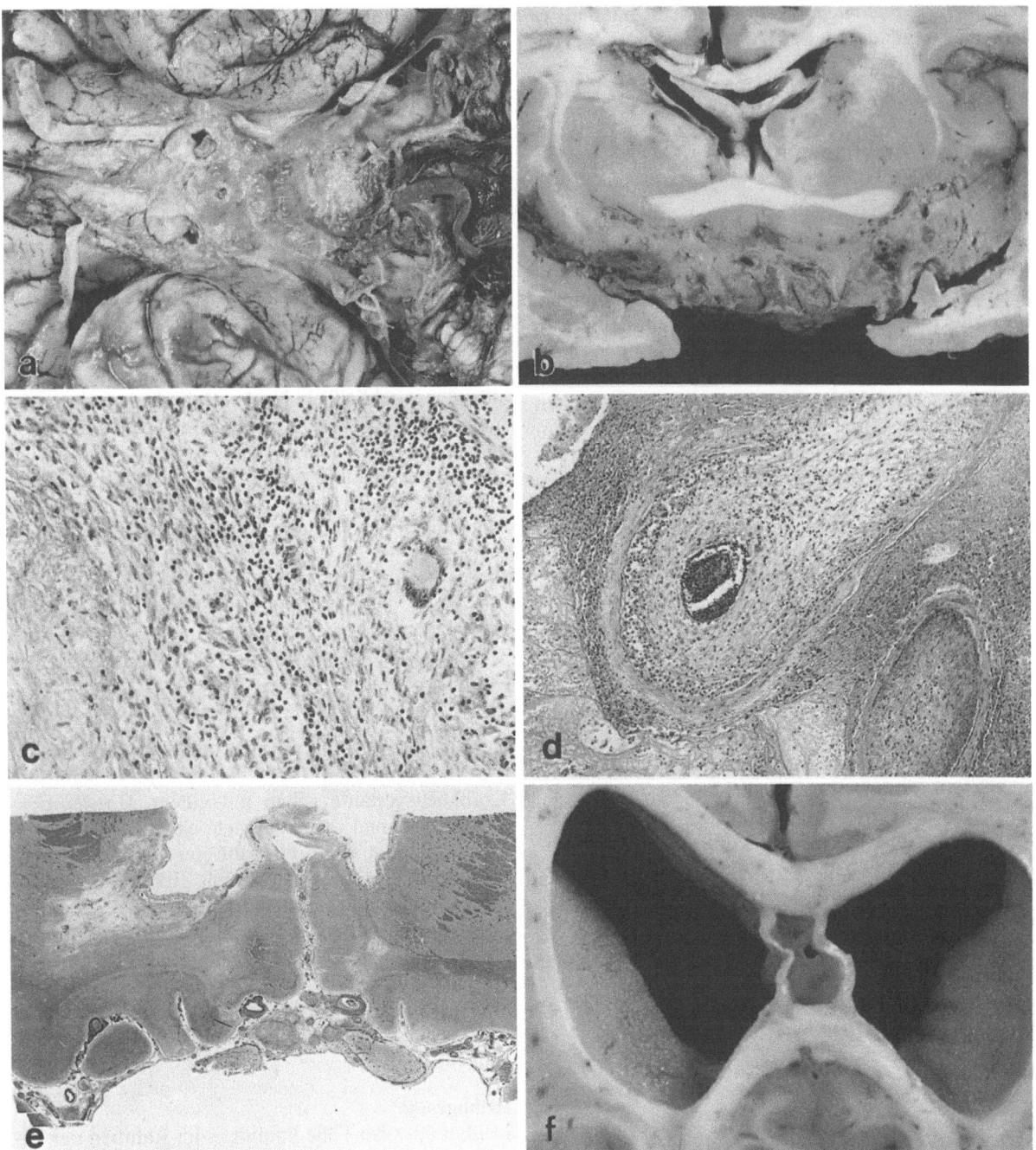

Abb. 1.38. a Tuberkulöse Meningoenzephalitis mit Schwarten-bildung um die basalen Hirnnerven und die Sehnervenkreu-zung. **b** Tuberkulöse Meningoenzephalitis mit Verschwartung der basalen Leptomeningen und Übergreifen des entzündlichen Prozesses auf die basalen Rindenregionen. **c** Verkäsungsrand bei tuberkulöser Meningoenzephalitis. Links Nekrose, in der Mitte Epitheloidzellinfiltration, rechts Langhansche Riesenzel-le. **d** Panarteriitis innerhalb der tuberkulösen Leptomeningitis mit starker Lumeneinengung durch Intimaproliferate. **e** Tuber-kulöse Meningoenzephalitis mit schweren basalen Arteriitiden und sekundären Kreislaufstörungen am Boden der Seitenventri-kel. **f** Ependymitis granularis nach tuberkulöser Meningoenze-phalitis

Es finden sich hier grau-grünlich verfärbte sulzige Schwartenbildungen (Abb. 1.38 b), die auch auf die Subarachnoidalräume an der Medialseite der Schlä-fenlappen bis in die Inselrinde übergreifen können. Die Hirnkonvexität bleibt in der Regel frei.

Mikroskopisch finden sich analog zu den übrigen Organmanifestationen *Verkäsungen,* die von dichtlie-genden Epitheloidzellen umgeben werden, wobei Langhanssche *Riesenzellen* gerade *an den Nekroserän-dern* häufig vorkommen (Abb. 1.38 c). Lymphozyteninfiltrate, nicht selten aber auch in größerer Zahl neutrophile Granulozyten, herrschen in den peripheren Infiltratregionen vor.

Von besonderer Bedeutung sind die *schweren entzündlichen Veränderungen an den die basalen Zisternen durchziehenden Gefäßen* (Abb. 1.38d).

Die *Arterien* bieten massive entzündliche Zellinfiltrate in Adventitia und Intima, nicht selten auch in Form einer Panarteriitis mit erheblichen proliferativen Vorgängen in der Intima mit starker Lumeneinengung. Riesenzellen können auch innerhalb der Intimaproliferate beobachtet werden. Die *Venen* sind in 30% der Fälle thrombosiert. Die Infiltrate greifen in ähnlicher Weise auch auf die *Hirnnerven* über. In unbehandelten Fällen trifft man bei Anwendung der Ziehl-Neelsen-Färbung auf *säurefeste Stäbchen.*

Die Thrombosen und Arteriitiden ziehen erhebliche *Kreislaufstörungen an der Gehirnbasis einschließlich der Stammganglien* nach sich (Abb. 1.38e).

Im übrigen greifen entzündliche Infiltrate auch von den Pialgefäßen aus unmittelbar auf das Hirngewebe über. Unter INH-Behandlung wandelt sich das Infiltratbild zu Gunsten eines Dominierens der Makrophagen. Während der Vernarbungsvorgänge kann es zur *Ependymitis granularis* und zu *Aquäduktverschlüssen* kommen, denen ein *Hydrocephalus internus* mit entsprechender klinischer Symptomatik folgt[3] (Abb. 1.38f).

Tuberkulome

Sie finden sich in unterschiedlicher Größe gelegentlich in Verbindung mit TbcM. Häufiger kommen sie *unabhängig von der meningealen Entzündung* vor und äußern sich dann klinisch je nach Größe und Lokalisation als *raumfordernder Prozeß.*

Mikroskopisch ist die zentrale Verkäsung umgeben von Epitheloidzellen und einem hier im Vergleich zur TbcM wesentlich geringer ausgeprägten entzündlichen Infiltrat aus Lymphozyten und gelegentlichen Plasmazellen bei deutlicherer Bindegewebskapselbildung in Verbindung mit einer starken Kapillarproliferation in der Kapselregion.

Encephalitis tuberculosa

Bei einem kleineren Teil der Tuberkulosen des ZNS ist der Prozeß begleitet von einer Entzündung vom Typ der *perivenösen Enzephalitis* mit Entmarkung, Mikroglia- und Astrozytenproliferation, selten auch unter dem Bild einer *hämorrhagischen Leukoenzephalitis* vom Purpura-cerebri-Typ mit schweren Schrankenstörungen, Erythrodiapesesen und Ringblutungen. Vereinzelt kommen auch *kortikale Nekrosen* und kleine, gefäßgebundene *unspezifische Granulome* vor[47, 19, 53].

Bei diesen zerebralen Schädigungen liegt wahrscheinlich eine *Überempfindlichkeitsreaktion* vor, bei der zirkulierende Anti-Myelin-Antikörper eine Rolle spielen.

Neurolues

Zu unterscheiden sind die *konnatalen* und die während des Lebens *acquierten* Infektionen und bei beiden Infektionsarten die zentralnervöse Erkrankungsform als *meningeale, vaskuläre* oder *parenchymatöse* Manifestation.

Infektionsmodus, klinische Erscheinungsformen

Der *Primäraffektion* folgt auf dem Lymphweg der Übertritt der Treponema pallida in das Blut. Etwa 6 bis 12 Wochen nach der Exposition kommt es zum *Sekundärstadium* der Lues. In mindestens 25% der Erkrankten kommt es zu einer *akuten Meningitis* mit entsprechender Liquorpleozytose (Lymphozyten, Plasmazellen). Diese zentralnervöse Affektion *während des Generalisationsstadiums* kann klinisch weitgehend stumm oder unter geringen Kopfschmerzen ablaufen, doch treten bereits hier gelegentlich Hirnnervensymptome, Lähmungen und flüchtige Sehstörungen auf. Auf Einzelheiten der serologischen bzw. immunzytologischen Diagnostik kann hier nicht eingegangen werden.

Nach mehrjährigem symptomlosen oder zumindest -armen Intervall tritt *als Tertiärform* die *Lues cerebrospinalis* mit spezifisch granulomatösen Entzündungen an den Leptomeningen und den Hirngefäßen, die primäre Polioenzephalitis *(progressive Paralyse)* und/ oder die *Tabes dorsalis* auf. Früher rechnete man damit, daß bei etwa 10% der Lues-Infizierten eine progressive Paralyse auftritt. Inzwischen ist diese Krankheitsform ebenso wie die Tabes dorsalis extrem selten geworden. Alle genannten Erscheinungsformen der zentralnervösen Lues kommen auch als Folge einer konnatalen Infektion vor.

Konnatale Lues

Während der ersten drei Schwangerschaftsmonate ist der Fetus vor einer maternen, diaplazentaren Infektion geschützt, da die Treponemen die Plazentaschranke in diesen frühen Schwangerschaftsstadien nicht durchbrechen; in den *späteren Schwangerschaftsstadien* ist jedoch mit einer *Infektion des Fetus* zu rechnen. Bei sehr früher Infektion kommt es vielfach zum

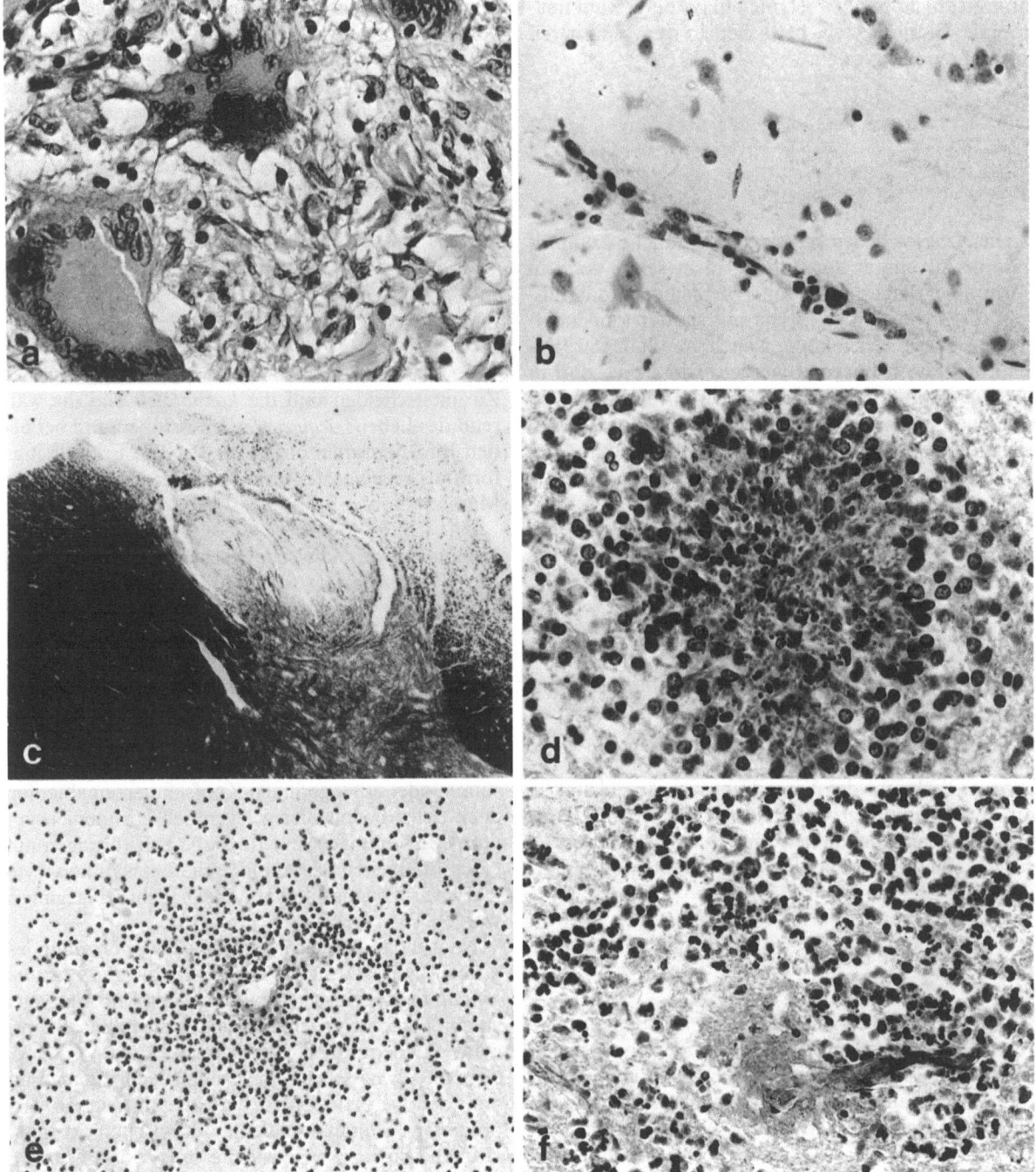

Abb. 1.39. a Mehrkernige Riesenzellen in einem Gumma. **b** Progressive Paralyse mit Nervenzelluntergängen in der Großhirnrinde, Proliferation von Mikrogliazellen und geringgradigen lympho-plasmazellulären Gefäßwandinfiltraten. **c** Tabes dorsalis mit Entmarkung im Bereich der Hinterwurzel-Eintrittszonen und der Hinterstränge mit leichter Randentmarkung. **d** Metastatische Herdenzephalitis bei Pilzsepsis. **e** Phlegmonöse Durchsetzung des Marklagers durch neutrophile Granulozyten bei schwerer Schrankenstörung im Rahmen einer Sepsis. **f** Phlegmone mit Austreten neutrophiler Granulozyten in das Markgewebe in der Umgebung einer kleinen, frisch thrombosierten Vene

Absterben der Frucht. Bereits unmittelbar nach der Geburt kann eine *spezifische Keratitis* und eine *Ertaubung* in Verbindung mit einer spezifischen Meningitis nachweisbar sein. Es handelt sich hierbei noch um Ausdrucksformen des Sekundärstadiums. Allerdings treten nur in 8% mütterlicher Luesinfektionen Zeichen einer Neurolues beim Neugeborenen auf, während immerhin 38% positive Seroreaktionen nachweisbar sind. Nach dem zweiten Lebensjahr sind serologisch 29% positiv, doch zeigen bereits 16% der

Kleinkinder zentralnervöse Symptome. Diese dominieren während der Jugendzeit bei hoher Mortalitätsziffer[49].

• *Chronische Leptomeningitis luica:* Hirnnervensymptome und die Entwicklung eines Hydrocephalus internus sind Folge der basal akzentuierten Entzündung. In den Subarachnoidalräumen finden sich vorwiegend Lymphozyten mit deutlichen Beimengungen von Plasmazellen. Gelegentlich kommen Gefäßthrombosen mit entsprechenden zerebralen Kreislaufstörungen vor. Das *Tertiärstadium* tritt vielfach vor dem 5. Lebensjahr auf. Als Lues cerebrospinalis greifen die entzündlichen Veränderungen auch auf die im Subarachnoidalraum verlaufenden Arterien und auf intrazerebrale Gefäße über. Man sieht *Mikrogummata* mit zentralen Nekrosen und einer großen Zahl vielkerniger Riesenzellen neben nun vorwiegend plasmazellulären Infiltraten (Abb. 1.39a). Diese gummösen Gefäßwandveränderungen können sich auf einen kleinen Sektor der Gefäßwand beschränken. Es kommen aber auch *Panarteriitiden* vor, wobei die Infiltrate vorwiegend die Adventitia und die Intima betreffen, in fortgeschrittenen Stadien aber auch die Muskularis und die Elastika, letztere unter Aufsplitterung der äußeren elastischen Membran. Folge der Gefäßwandveränderungen sind anämische Infarkte durch Gefäßstenosen oder thrombotische Verschlüsse, die sich klinisch durch Lähmungen oder Krampfanfälle äußern.

• Die primäre luetische Enzephalitis in Form einer *juvenilen progressiven Paralyse* tritt vorwiegend zwischen dem 10. und 15. Lebensjahr auf. Wie im Erwachsenenalter steht die progressive Demenz klinisch im Vordergrund. Optikusatrophien und lichtstarre Pupillen, Areflexien und Ataxie sind häufig. Noch weit seltener als im Erwachsenenalter ist die tabetische Form.

Lues cerebrospinalis der Erwachsenen

Bei der im Erwachsenenalter *acquirierten Lues* stehen seit 30 Jahren die meningovaskulären Manifestationen *(Lues cerebrospinalis)* ganz im Vordergrund. Sie erklären auch einige besondere Erscheinungsformen wie die periphere Optikusatrophie, bei der der entzündliche Meningealprozeß auf die äußeren Anteile des Sehnerven übergreift, ferner die als *Pachymeningitis hypertrophicans cervicalis luica* bezeichnete Entzündung und Verbreiterung der spinalen Dura mater und möglicher Weise auch die Tabes dorsalis (▷ S. 164).

Im Gegensatz zur während des Generalisationsstadiums auftretenden *Meningitis luica simplex,* die auch unbehandelt nach wenigen Wochen unter Hinterlassung einer Leptomeningealfibrose und leichter verbleibender Infiltrate abzuheilen pflegt, ist die *im Tertiärstadium* auftretende Meningitis im Rahmen der *Lues cerebrospinalis* mit erheblichen Gefäßwandveränderungen verbunden. Der entzündliche Prozeß greift auch gerne auf die subpialen oberflächlichen Rindenregionen über (nicht zu verwechseln mit der progressiven Paralyse, s. u.), was auch zu Vernarbungen zwischen Pia mater und Membrana limitans gliae führt, weswegen die fibrotischen Leptomeningen bei der Sektion nicht so leicht abziehbar sind. Plasmazellinfiltrate und erhebliche Fibroblastenwucherungen prägen in Verbindung mit einer Vaskulitis dieses Stadium. Die Gefäße sind nicht nur in Form der *Heubnerschen Endarteriitis* mit Intimaverbreiterungen und -infiltraten sowie Adventitialinfiltraten erkrankt, sondern – wie bei der konnatalen Form erwähnt – als *Panarteriitis* oder gummöse Wandschädigung. Thrombosen und Lumenverschlüsse durch die Intimaproliferate mit nachfolgenden Zirkulationsstörungen sind nicht selten. An den größeren Arterien können dadurch *fusiforme Aneurysmen* entstehen. Sie erklären gelegentliche Massenblutungen. Inwieweit die nach Nissl und Alzheimer benannte Erkrankung der kleinen Rindengefäße mit Adventitial- und Endothelzellwucherungen luesspezifisch ist, ist sehr fraglich. Wahrscheinlich handelt es sich um Reaktionen auf eine schwerere Parenchymnekrose im frischen Stadium.

Progressive Paralyse

Bei der *progressiven Paralyse* handelt es sich um eine *primäre Enzephalitis mit Schwerpunkt in der Frontal- und Temporalregion* sowie im *Neostriatum.*

Der *Nervenzellbestand* ist deutlich gelichtet. Es bestehen eine lebhafte Wucherung von Mikrogliazellen in Form sog. *Stäbchenzellen* (Abb. 1.39b), eine intensive Astrozytenproliferation und eine meist allerdings nur *spärliche plasmazelluläre Infiltration der Rindenkapillaren.* Bei Eisenreaktion finden sich reichlich eisenhaltige Pigmentablagerungen in Gliazellen (sog. *Paralyseeisen*).

Die Lokalisation, deren Entstehung nicht geklärt ist, erklärt das psychische Bild der Demenz. Greift die Enzephalitis auch auf den Parietallappen, insbesondere aber auf den Gyrus supramarginalis und angularis über, so können Werkzeugstörungen oder Krampfanfälle, ferner Sprachzerfallssymptome auftreten *(Lissauersche Herdparalyse).*

Abgesehen von der serologischen Diagnostik beweist der *Nachweis der Treponema pallida* im histologischen Schnitt die luetische Natur (Färbung nach Levaditi oder Jahnel).

Dieser Nachweis durch Noguchi erlaubte die ätiologische Klärung der progressiven Paralyse.

Tabes dorsalis

Klinik

Lanzinierende Schmerzen, die in beide Beine aus-strahlen, eine lokomotorische Ataxie und sekundär die tabische Arthropathie der Kniegelenke sind Hauptsymptome. Parästhesien und Gangunsicher-heit, Blasenfunktionsstörungen, Sehstörungen, Taub-heit und Augenmuskelstörungen treten häufig hinzu.

Morphologie

Die *Leptomeningen* sind an der Dorsalseite des un-teren Thorakal-, des Lumbal- und Sakralmarkes fibro-tisch verdickt und fibroblastenreich. Entzündliche In-filtrate durch Lymphozyten und Plasmazellen treten demgegenüber stark zurück und können ganz fehlen. Die *Hinterwurzeln* sind verschmälert, vielfach grau ge-tönt. Die *Markscheiden* erweisen sich histologisch im Bereich der Hinterwurzeln und der Eintrittszone ver-schmälert, abgeblaßt oder fehlend (Abb. 1.39 c). Axo-ne können ebenfalls gelichtet sein. Am deutlichsten ist die Markscheidendegeneration im Bereich der Goll-schen Stränge. Sie ist bis in das hohe Halsmark nach-weisbar, wo die erst in höheren Sektoren des Rücken-marks von lateral hinzutretenden Burdachschen Stränge vom Prozeß nicht betroffen sind. In den ent-markten Regionen besteht eine reaktive Fasergliose. Spirochäten sind seltener nachweisbar als bei der pro-gressiven Paralyse. Eine Koppelung mit einer Seh-nervenatrophie ist häufig.

Pathogenese

Sie ist nicht eindeutig geklärt (Druckwirkung der ent-zündeten Leptomeningen während der Vernarbungs-phase auf die Obersteiner-Redlichsche Eintrittszone der Hinterwurzeln? Unmittelbare Toxinwirkung? Lo-kale Granulome?)[85].

Sehr selten ist die *kolloide Degeneration*, eine Ko-agulationsnekrose im Rahmen der vaskulären Lues mit umgebender Fremdkörperreaktion und gelegent-licher zentraler knöcherner Metaplasie der eigenartig hyalin umgewandelten Nekrosebereiche[72] (▷ S.61).

Lepra

Epidemiologie

Lepra ist die häufigste Erkrankung der peripheren Ner-ven. Die WHO rechnet mit etwa *15 Millionen Lepra-Kranken,* wobei ein Viertel auf Indien fällt, wo in be-stimmten südlichen Regionen die Häufigkeit bis zu 30:1000 ansteigt. Männer sollen häufiger betroffen sein, doch können die besonderen Sozialstrukturen in den vorwiegend betroffenen Ländern hier zu statisti-schen Fehlern geführt haben.

Ätiologie, Krankheitsbild

Erreger ist das *Mykobakterium Leprae.* Über die Na-senschleimhaut und die Haut dringt der Erreger ent-lang der feinen sensorischen und autonomen Nerven zentralwärts. Sobald er den gemischten Nervenanteil erreicht, kann der Prozeß auf die motorischen Fasern übergreifen, so daß an der Muskulatur das Bild einer *neurogenen Atrophie,* nur sehr selten allerdings das ei-ner *Myositis* entsteht. Besonders günstige Lebensbe-dingungen bestehen für die Leprabazillen offensicht-lich an etwas kühleren Regionen, was die Lokalisation der Schädigungen erklärt: Nasenschleimhaut, Nasen-spitze, Wangenhöhe, Stirnhöhe sind bevorzugte Be-fallsgebiete. *An den dickeren peripheren Nerven* sind es die oberflächennahen, *gut tastbaren Partien z.B. am Akromion* oder an der *Kniekehle.* Erkrankungsort ist der periphere Nerv mit seinen Schwannschen Zellen unter Beteiligung der endoneuralen Gefäße.

Klassifikation

Zwischen zwei polaren Manifestationsformen,
- der *tuberkuloiden (TT) und*
- *der lepromatösen Lepra (LL)*

werden drei Übergangsformen unterschieden, von de-nen der tuberkuloide borderline Typ (BT) bevorzugt bei Negroiden vorkommt, der *lepromatöse borderline Typ (BL)* bei der weißen und der mongolischen Rasse so-wie in Südamerika. In der Mitte steht der *eigentliche borderline Typ (BB).* Insgesamt ergibt sich eine prozen-tuale Verteilung auf TT 30%, BT 45%, BB 5%, BL 7% und LL 13%. Die Typenbezeichnung faßt klinische und morphologische Charakteristika zusammen und berücksichtigt die Immunitätslage.

Beim tuberkuloiden Typ ist mit einer immunologi-schen Reaktion vom verzögerten Typ zu rechnen. Man findet wenig Erreger, die *Lepromin-Reaktion* ge-gen abgetötete Bakterien ist nach drei Wochen positiv. Bei der lepromatösen Form, bei der äußerst zahlrei-che Bazillen vorkommen, besteht keine oder eine nur sehr geringe Immunreaktion, nachweisbar auch durch Lymphozytenstimulierung und Makrophagenhemm-test.

Die Bazillen wandern *im Nerv peripherwärts,* je-doch nicht über die Spinalganglien hinaus. *Das Zentralnervensystem bleibt frei.*

Es kann aber auch in der Peripherie zur Durchwan-derung der Gefäßwand und zur hämatogenen Aus-saat kommen.

Morphologie

- Die *peripheren Nerven* sind – bevorzugt an den oben genannten exponierten Stellen – bei der *tuberkulo-iden Form deutlich verdickt* und stark druckschmerz-haft. Entsprechend dem Vergleich mit der Tuberkulo-se finden sich *zentrale Verkäsungen,* ausgeprägte *Epitheloidzellwucherungen,* Lymphozyteninfiltrate mit gelegentlichen Plasmazellbeimengungen, dagegen kaum Langhanssche Riesenzellen. Der Prozeß greift auf die Gefäßwandnerven über.

- Beim *lepromatösen Typ* stehen im Vordergrund der Makrophage und die intraneurale Exsudatbildung, die im Übergreifen auf das angrenzende Gewebe zu den eher diffusen Gewebsauftreibungen führt. Die Schwannzellen enthalten ebenso wie die Makrophagen in großen Mengen *Mykobakterium Leprae.*
- Bei den Übergangsformen verwischen sich die Reaktionsformen, doch steht stets der Nervenbefall mit Myelin- und Axonschädigungen im Vordergrund.

Starke Fibroblastenwucherungen kennzeichnen ebenso wie geringgradige Remyelinisationsvorgänge die Vernarbungszustände.

Elektronenmikroskopisch finden sich schwere Veränderungen vor allem im Endoneurium, wo es zu einer Vervielfachung der Basalmembranen um die kleinen endoneuralen Blutgefäße kommt. Durch diese Störungen der Blut-Nervenschranke sind wahrscheinlich bei der tuberkuloiden Form die Schädigungen der Schwannschen Zellen mitbedingt. Die entzündliche Vaskulopathie bietet darüberhinaus wahrscheinlich auch noch über eine lokale Nervenischämie einen der pathogenetisch wirksamen Faktoren[23, 13].

Die *Entmarkung folgt dem segmentalen Typ.* Sie geht bei der lepromatösen Form der Axonschädigung voraus[92].

Sarkoidose (Morbus Besnier-Boeck-Schaumann)

Neben einer Beteiligung *peripherer und Hirn-Nerven,* insbesondere des *Nervus facialis* in seinem Verlauf durch die von der granulomatösen Entzündung betroffenen Parotis, kommen auch *zentralnervöse Manifestationen* vor. Betroffen sind vorwiegend die basalen Leptomeningen, ferner die Infundibularregion einschließlich der Nervi optici und der Sehnervenkreuzung, seltener das Gebiet des limbischen Systems. Die *klinische Symptomatik* ist abhängig von der Lokalisation der Granulome.

Mikroskopisch zeigen sie das typische Bild *epitheloidzelliger Tuberkel ohne zentrale Verkäsung* mit lympho-monozytären Infiltraten sowie gelegentlichen Plasmazellen. In den Epitheloidzellen kommen mitunter schwach doppelbrechende kristallähnliche Einschlüsse vor *(Schaumannkörper).* Auch hyaline, homogene, proteinhaltige *Konkremente* werden gelegentlich in den Granulomen beobachtet. Selten gewinnen diese tumorähnliche Züge. Gelegentlich trifft man auf eine nur geringgradige Beteiligung *leptomeningealer Gefäße* an dieser granulomatösen Entzündung ungeklärter Ätiologie.

Wegenersche Granulomatose

Die nekrotisierende Angiitis, die große Ähnlichkeiten mit der Panarteriitis nodosa aufweist, zeigt eine charakteristische Prädilektion in den *Gefäßen der Atemwege* einschließlich der Nasennebenhöhlen in Verbindung mit einer *Glomerulonephritis* und einer vielfach tödlichen *Pneumonie.*

Sowohl die *peripheren Nerven* wie das *ZNS* können bei dieser das mittlere Alter bevorzugenden Krankheit in Form einer *Angiitis* betroffen sein. Die Infiltratzellen bestehen vorwiegend aus Granulozyten mit beigemengten Lymphozyten und Plasmazellen. Es kann zu kleinherdförmigen *Rindennekrosen* kommen (▷ S. 78).

Die *Ursache* des Krankheitsbildes ist nicht geklärt (Autoimmunprozeß?).

Durch Bakterien, Viren, Immunreaktionen, Erregertoxine oder chemisch bedingte Entzündungen vom unsystematisch-disseminierten Verteilungstyp

Bakteriell-eitrige Entzündungen

Metastatisch-septische Herdenzephalitis (m. HE)

Die m. HE ist embolisch bedingt und tritt in Verbindung mit *Endokarditiden,* aber auch bei anderen Streuherden auf.

Makroskopisch beschränkt der Befund sich vielfach auf ein leichtes Hirnödem und eine lokal manchmal wechselnd stark ausgeprägte Hyperämie.

Mikroskopisch finden sich neben disseminierten, meist wenig stark ausgeprägten entzündlichen Gefäß-wandinfiltraten kleinere *Herdchen,* die *aus neutrophilen Granulozyten, Mikrogliazellen* und – je nach Stadium – beigemengten *Lymphozyten* und progressiven Astrozyten bestehen (Abb. 1.39 d). Man trifft fließende Übergänge zu *Mikroabszessen* mit zentraler Nekrose und einem Mantel aus Entzündungszellen und proliferierenden Gliazellen. Die m. HE ist – der Genese entsprechend – stets gefäßgebunden. Manchmal sieht man auch an größeren extra- und intrazerebralen Arterien Eiterherdchen in Verbindung mit den Vasa vasorum. Hierdurch können *mykotische Aneurysmen* entstehen.

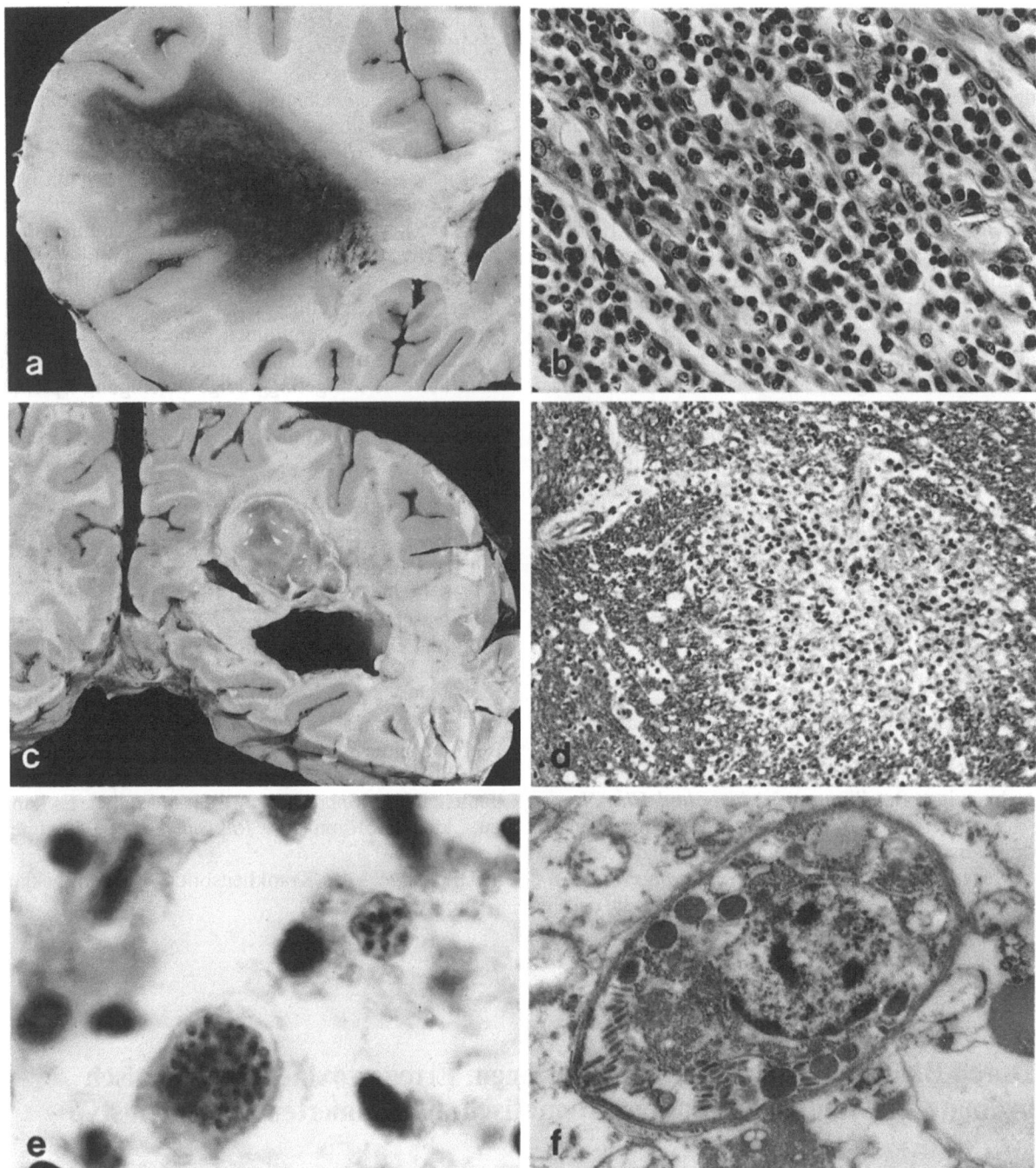

Abb. 1.40. a Hämorrhagisch-ödematös aufgelockerte Randzone eines in Entwicklung befindlichen Hirnabszesses. **b** Kapsel eines Hirnabszesses mit dichter Lagerung von Plasmazellen und Lymphozyten sowie eingestreuten neutrophilen Granulozyten. **c** Abgekapselter Hirnabszeß und frische eitrige Meningitis sowie Ependymitis bei Ventrikeleinbruch eines Hirnabszesses. **d** Peri- venöse Enzephalitis mit lebhafter Mikrogliawucherung und perivenösem Entmarkungsherd bei Tetanuserkrankung mit Krampfanfällen und 2-wöchiger Intensivtherapie. **e** Toxoplas- mose-Pseudozyste mit intrazellulären Toxoplasmen. **f** Toxoplas- ma Gondii bei nosokomialer Infektion nach Knochenmarks- transplantation (8.000:1). (Aufn. Prof. Schlote)

Phlegmone

Die Hirnphlegmone stellt eine diffuse Ausbreitung der Granulozyten im Hirngewebe – vorwiegend in der weißen Substanz – dar, die meist von einer schweren Schrankenstörung mit seröser Durchtränkung des Gewebes und Erythrodiapedesen begleitet ist. Der Akuität entsprechend kommt es gewöhnlich nicht mehr zu Gliareaktionen (Abb. 1.39 e u. f).

Hirnabszeß

Pathogenese

Die Entstehung ist ebenfalls gewöhnlich *hämatogen,* sofern nicht eine *Fortleitung* von benachbarten Osteomyelitiden oder eine *offene Hirnverletzung* die Ursache darstellen.

Morphologie

Die lokalen Gewebsnekrosen, die in Verbindung mit der bakteriellen Infektion und der Granulozytenansammlung entstehen (Abb.1.40a), werden bereits nach wenigen Tagen durch eine *Umgebungsreaktion* abgegrenzt, die durch Kapillarproliferationen, Fibroblastenwucherungen und Astrozytenproliferationen gebildet wird. Während um die zentrale Einschmelzungszone noch ein Mantel mehr oder weniger gut erhaltener neutrophiler Granulozyten bestehen bleibt, läßt sich als Ausdruck der Immun-Abwehrreaktion innerhalb der *Kapsel* ein Infiltrat nachweisen, in dem zunächst Lymphozyten und Lymphoidzellen, später in zunehmendem Maße Plasmazellen vorherrschen (Abb.1.40b). Dieses Mischbild von Lymphozyten, Lymphoidzellen und Plasmazellen mit einer unterschiedlichen Beimischung von Monozyten bestimmt auch bei oberflächennahem Sitz des Abszesses das *Liquorzellbild.* In *alten Abszessen* kann es zu einer weitgehenden Eintrocknung des Eiters und zu einer dichten bindegewebigen Kapsel kommen (Abb.1.40c), in der sich mitunter auch Kalkkonkremente niederschlagen.

Lokalisation, Komplikationen

Sitz von Hirnabszessen ist bevorzugt die *weiße Substanz.* Vor allem bei Lungen- und Leberabszessen sind auch multiple Hirnabszesse nicht selten. Sie sind zu unterscheiden von den mehrkammerigen Solitärabszessen. 40% der tödlich verlaufenden Abszesse sind *multipel.* In 22% kommt es zum *Ventrikeleinbruch*[18]. Im Gegensatz zur eitrigen Meningitis gelingt nur selten der Erregernachweis im Schnitt.

Primär eitrige, bakteriell bedingte Abszesse können *sekundär* durch *Pilzinfektionen* besiedelt werden (Abb.1.39d). Während der frühen Abszedierungsphase kann das Umgebungsödem stark ausgeprägt sein und zu stärkeren Funktionsstörungen und Massenverschiebungen Anlaß geben als dies der eigentlichen Abszeßgröße entspricht.

Mit Exotoxinwirkung verbundene Infektionen

Diphtherie-Neuritis

Durchschnittlich 70 Tage nach einer akuten Diphtherieerkrankung kann es zu Paresen der Gaumensegel, des Vagus oder Ziliarmuskels, außerdem zu peripheren Neuropathien kommen.

Morphologisch bietet sich an den betroffenen peripheren Nerven das Bild einer *segmentalen Entmarkung* durch Schädigung der Schwannzell-Membranen. Es treten Markscheidenaufsplitterungen und ein Zerfall des Myelins auf. Das *Axon* ist sekundär in meist nur geringem Grade betroffen. Wie schon das Liquorsyndrom mit hohen Gesamteiweißwerten bei nur geringer Pleozytose zeigt, ist die entzündliche Reaktion im Bereich der Leptomeningen nur sehr geringgradig ausgeprägt. Im Vordergrund steht die Toxinwirkung.

Botulismus

Das unter anaeroben Bedingungen auftretende *B-Toxin schädigt die motorischen Endplatten* und führt damit zu allgemeiner Muskelschwäche mit Betonung der Gesichts- und Schluckmuskulatur.

Morphologisch beschränken die Veränderungen sich im lichtmikroskopischen Bereich auf Nervenzellchromatolysen in den entsprechenden motorischen Kerngebieten.

Tetanus

Klinik, Ätiologie, Pathogenese

Ursache ist das *Toxin des Clostridium tetani,* ein Protein vom Molekulargewicht 140–150000 *mit starker Bindungsfähigkeit an Synaptosomen* speziell der motorischen Endplatten. Von hier erfolgt *intraaxonal* die *Wanderung* bis an die Perikarya der motorischen Nervenzellen des peripheren Neurons. Eine transsynaptische Weiterwanderung bis zu den Pyramidenzellen der Großhirnrinde ist gesichert[84]. Je kürzer die Strecke der neuralen Wanderung, umso früher treten die klinischen Symptome auf (durchschnittlich nach ein bis zwei Wochen).

Der Tetanus kann *lokal* bleiben (z.B. als *isolierter Kopftetanus).* Erreicht das Toxin Lymph- und Blutwege, so kommt es über die Schädigung aller motorischer Endplatten zum *generalisierten Tetanus.* Dieser beginnt wegen der hier kürzeren Wanderungsstrecke mit Kopfsymptomen (*Trismus* mit tonischer Muskelstarre der Gesichtsmuskulatur), die sich dann langsam absteigend auf die übrigen Körpermuskeln ausdehnen. Krampfanfälle können hinzutreten.

Die *Therapie* besteht in Entfernung der Toxineintrittsquelle (Exzision) und einer Toxinneutralisierung durch Antikörper (passive Immunisierung). Durch aktive Toxoid-Immunisierung können bei Auffrischungsimpfung Immunreaktionen auftreten.

Morphologie

Unter der Toxinwirkung ist die *Proteinsynthese beeinträchtigt.* Die vom Toxin betroffenen Nervenzellen schwellen an und werden chromatolytisch. Sie kön-

nen zu Grunde gehen unter entsprechenden Gliazellreaktionen. Wahrscheinlich als Reaktion auf die To-
xinwanderung sind verbreitete *Axonschwellungen* einschließlich präsynaptischer Sphäroidbildungen zu
erklären. Nicht selten treten *perivaskuläre Lymphozyteninfiltrate* auf. Zytoplasmavakuolisierungen *an Nervenzellen* sind möglicherweise durch zusätzliche Hyp-
oxiewirkung bedingt. In seltenen Fällen kommt es zu
disseminierten perivenösen Entmarkungsherden mit
entsprechender Gliareaktion (Typ der parainfektiösen
perivenösen Enzephalitis) (Abb. 1.40 d). Wahrscheinlich spielen hierbei wie bei den gelegentlichen Entmarkungsvorgängen am peripheren Nerven *Immunreaktionen* die wesentliche Rolle.

Proto- und Metazoen- sowie parasitenbedingte Entzündungen

Toxoplasmose

Erscheinungsformen, Epidemiologie
Das Protozoon *Toxoplasma gondii,* vielfach durch
Katzenkot übertragen, erreicht das ZNS im Zusammenhang mit einer der glandulären, miliaren oder lokalisierten Erkrankungsformen auf dem Blutweg. Die
Trophozoiten durchbrechen Zellwände und vermehren sich innerhalb der sich dadurch vergrößernden,
lichtmikroskopisch grob-granulär erscheinenden Zellen (sog. *Pseudozysten).* Die Infektion kann bereits
transplazentar erfolgen, so daß *konnatale Infektionen
und Erkrankungen des Erwachsenen* vorkommen.

Es wird mit einer Toxoplasmoseinfektion auf
1 000 Lebendgeburten gerechnet[22]. Bei etwa 5% der
Kinder mit Zeichen einer zentralnervösen Schädigung
ist die Toxoplasmose ursächlich verantwortlich zu
machen. 60% der kongenitalen Erkrankungen betreffen das ZNS. In fast 90% sind darüberhinaus okuläre
Symptome, vorwiegend in Form einer Chorioretinitis
nachweisbar. Unter Immunsuppression ist eine T.-
Enzephalitis als nosokomiale Infektion (ähnlich wie
Zytomegalie) wiederholt beobachtet worden.

Klinik
Bei etwa ⅓ der erkrankten Kinder entwickelt sich ein
Hydrozephalus. Intrazerebrale Verkalkungen, die zwar
auch bei der Erwachsenen-T.-Enzephalitis vorkommen, sind *röntgenologisch* wegen der *gröberen Kalkkonkremente* bei der konnatalen T. in etwa der Hälfte
der Fälle nachweisbar, in der Regel periventrikulär.

Das ZNS kann *primärer Manifestationsort* der Infektion sein, kann im Rahmen der *Generalisation*
(Mononukleose, Lymphadenopathie, Fieber) mit betroffen sein oder *Sitz einer chronischen Infektion* werden, die hier weiterschwelt, während die Krankheitszeichen im übrigen Organismus zurücktreten können.
Die Infektion kann sich auch durch unterschiedliche
Immunreaktionen zwischen Liquor und Serum
äußern[54, 36].

Morphologie
Es bestehen keine grundsätzlichen Unterschiede zwischen der Befallsweise des ZNS bei der kongenitalen
und bei der adulten Form.

- *Akute Infektionsphase:* In dieser Phase finden sich
vielfach *Vaskulitiden* mit lokalen Entzündungen der
Kapillarwände und einer begleitenden Mikrogliaproliferation. In den *Gliaknötchen* können Toxoplasmen
in großer Zahl nachgewiesen werden (Abb. 1.40 e).
Gelegentlich gelingt der Toxoplasmennachweis auch
bereits am Liquorsediment. Entsprechend der besseren Kapillarisierung der grauen Substanz ist diese von
den Gliaknötchen und spezifischen Entzündungs-
herdchen intensiver betroffen.

- *Chronische Verlaufsform:* Hierbei findet sich ein
Mischbild von Gewebsnekrosen und entzündlichen
Erscheinungen, wobei die durch Toxoplasmen ausge-
füllten Pseudozysten bevorzugt an den Nekroserän-
dern angetroffen werden.

Hier bestehen gemischt granulozytär-lympho-
plasmazelluläre Infiltrate sowie ausgeprägte mikrogliöse und astrozytäre Gliaproliferationen. Auch
mehrkernige Riesenzellen kommen vor. Die entzündlichen Infiltrate finden sich vor allem dort, wo es zu
einer Ruptur der Pseudozysten und zu einer frischen
Ausstreuung der Toxoplasmen aus den Pseudozysten
in das angrenzende Gewebe gekommen ist. An anderen Stellen liegen lediglich blande *Nekrosen,* deren
Ränder vielfach durch *Kalkkonkremente* gekennzeichnet sind (Abb. 1.40 f). Die Krankheit kann ein statio-
näres Narbenstadium erreichen, wobei unter Korti-
sonbehandlung oder bei einer geänderten Immunitätslage anderer Ursache Rezidive möglich sind.

- *Konnatale T.:* Bei dieser Form sind bevorzugt die
um den dritten Ventrikel und die Unterhörner gelegenen Regionen von der Infektion und der sich anschließenden Nekrose betroffen. Zumindest zum Teil
sind die Nekrosen als Folge von Gefäßverschlüssen
im Rahmen der Angiitis zu erklären, doch gibt es offensichtlich auch unmittelbar toxische Wirkungen[75].
Ventrikelerweiterungen sind bei der konnatalen T. sowohl Folge der zum Teil sehr ausgedehnten Mark-
destruktionen (e vacuo) als auch Folge von Aquäduktverschlüssen durch eine Ependymitis granularis
(Abb. 1.41 a).

Malariainfektionen

Epidemiologie, Klinik

Malaria tropica-Befall des Zentralnervensystems ist
durch den zunehmenden außereuropäischen Tourismus für differentialdiagnostische Überlegungen bei
akut einsetzenden Komazuständen wieder bedeutungsvoll geworden. Eher seltener werden die „klassischen" Verläufe beobachtet.

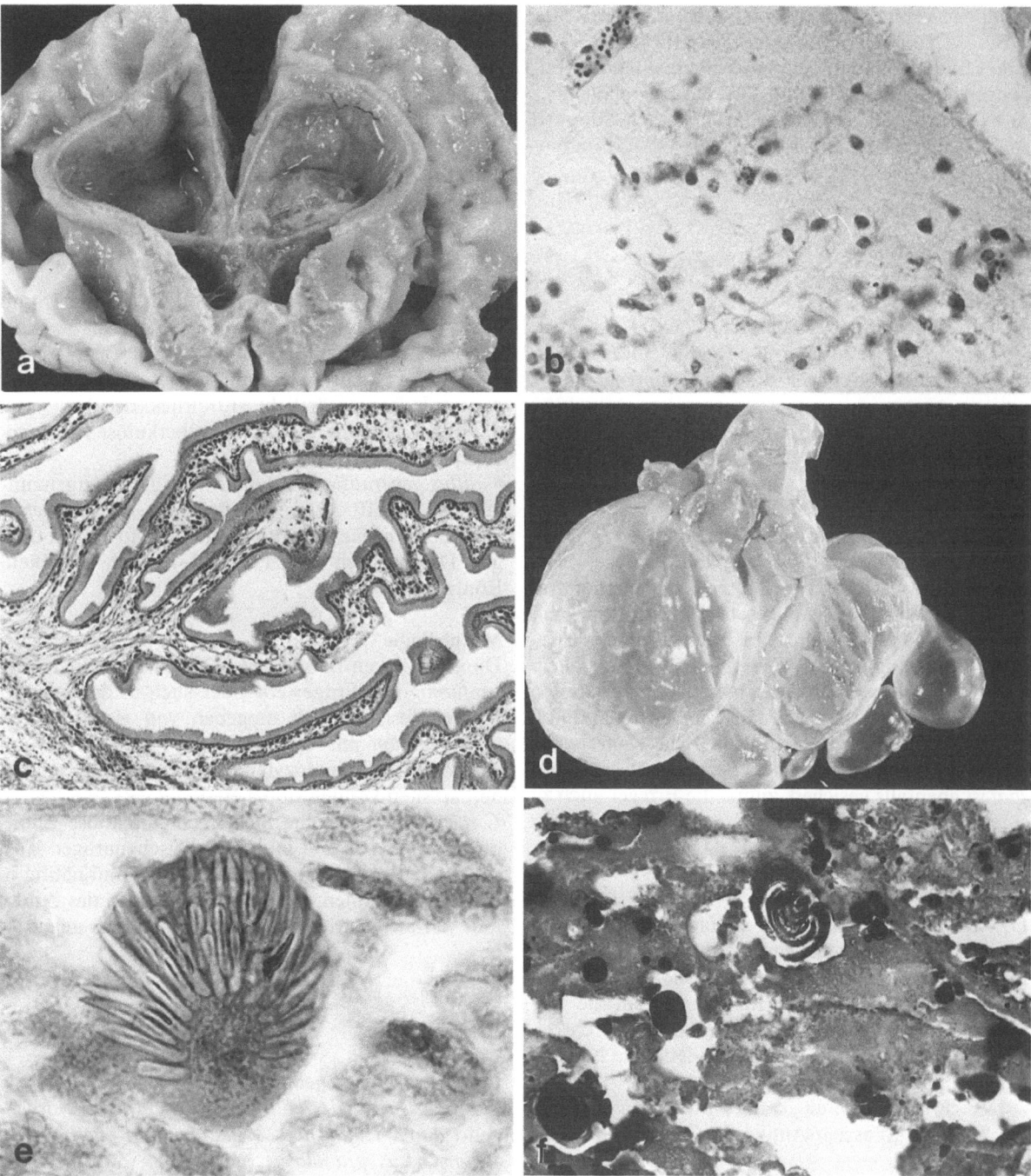

Abb. 1.41. a Schwere Mark- und Rindendestruktion bei angeborener Toxoplasmose-Enzephalitis. Massiver Hydrozephalus internus mit schweren Ependymveränderungen. **b** Malaria-Enzephalitis mit intravasalen Erregeransammlungen (schwarze Punkte zeigen befallene Erythrozyten) und deutlicher Glia-Strauchwerkbildung. **c** Wandabschnitt einer Zystizerkose-Blase mit Einlagerung von Brutkapseln im Stroma. **d** Im Subarachnoidalraum befindliche Hydatidenblasen. **e** Hakenkranz in einer Echinococcus cysticus-Tochterblase. **f** Verkalkter Echinococcus cysticus mit Tochterblasen und Trichinoseähnlicher muschelförmiger Struktur

Morphologie
Makroskopisch ist das Gehirn mit seinen Leptomeningen vielfach rauchgrau verfärbt.

Mikroskopisch bestehen je nach Dauer des Krankheitsbildes unterschiedliche Veränderungen:

● Bei *perakuten Verläufen* ist lediglich eine Kapillarstase unter Bevorzugung der grauen Substanz erkennbar. Zwischen gesunden Erythrozyten finden sich parasitenhaltige, die durch einen rundlichen, bei HE-Färbung dunklen Punkt auffallen (Abb. 1.41 b). Ent-

zündliche Veränderungen fehlen hierbei in der Regel.
• Bei *subakut bis chronisch rezidivierend verlaufenden Fällen* finden sich darüberhinaus lokale Granulombildungen mit Gliaknötchen *("Dürcksche Granulome")*. Auch Ringblutungen und Mikronekrosen kommen vor, offenbar zu deuten als Folge von Mikrothrombosen.

Amöbeninfektionen

Epidemiologie
Zu unterscheiden sind unter den vorwiegend ebenfalls durch Tourismus in unsere Region eingeschleppten Amöbenerkrankungen des Zentralnervensystems die
• *primäre Amöben-Meningoenzephalitis,* bedingt durch *Naegleria fowleri,* die vorwiegend sonst gesunde, junge Menschen mit einem fulminanten Krankheitsbild befällt, von der
• *granulomatösen Enzephalitis,* die durch *Acanthamöba sp.* verursacht wird. Diese granulomatöse Enzephalitis tritt vorwiegend bei älteren und malignomtragenden Patienten mit herabgesetzter Abwehrkraft auf. *Epidemiologisch* sind außer den eingeschleppten Erregern *Verunreinigungen in Schwimmbädern,* vor allem auch in *privaten Swimmingpools* mit angewärmten Wasser, zu berücksichtigen. Die Erreger treten durch das olfaktorische Neuroepithel auf die zentralwärts laufenden Nervenfasern über. Eine *hämatogene Aussaat* ist ebenfalls gesichert, zumal die Erreger auch zu einer Endokarditis und einer *Sepsis* mit mykotischen Aneurysmen führen können.

Morphologie
Der Trophozytoid setzt sich vielfach in den *Gefäßwänden* fest. Es entsteht beim Typ der granulomatösen Enzephalitis eine Reaktion aus *Lymphozyten, Plasmazellen, Epitheloidzellen* und *Riesenzellen* um die Trophozytoiden mit den weiten, von Vakuolen durchsetzten Zelleibern und dem durch sehr deutliche Nukleolen gekennzeichneten Kern.

Der *Erregernachweis* kann durch den indirekten Immunfluoreszenz-Antikörper-Test geführt werden[59, 60].

Parasiten

Zystizerkose

Epidemiologie, Klinik
Noch vor etwa 100 Jahren fand sich bei 2% des Berliner Obduktionsguts eine zerebrale Zystizerkose. Diese Häufigkeit besteht noch heute in Asien, Mittel- und Südamerika, während bei uns die zerebrale Erkran-

kung durch die *Larve bzw. Finne des Schweinebandwurms Taenia solium* selten geworden ist, immerhin aber durch die gestiegene Gastarbeiterzahl wieder häufiger wurde als noch vor wenigen Jahren. Es handelt sich um einen typischen Menschenparasiten, übertragen durch Genuß rohen Schweinefleisches.

> *Nur in etwa 10% der Fälle mit zerebraler Zystizerkose enthält der Darm einen zweiten Bandwurm.*

Je nach dem Verbreitungstyp der über die Darmwand in den Blutkreislauf gelangenden *Onkosphären* entstehen die Typen der
• *kortikalen* (häufig Herdanfälle!),
• *ventrikulären* (plötzliche Hirndruckkrisen),
• *basalen* (Verlauf ähnlich wie tuberkulöse Meningoenzephalitis) oder
• *diffus generalisierten Zystizerkose.* Die letztgenannte Form betrifft *50 bis 60% der Fälle mit Hirnbefall.* Eine *Eosinophilie im Liquor* ist häufig, aber nicht obligat. Diagnostisch hilfreich sind vielfach Weichteil-Röntgenaufnahmen.

Morphologie
Die Zystizerken-Blasen setzen sich *einzeln* oder *traubenförmig* im Hirngewebe oder auch in den Liquorräumen fest, vielfach umgeben von einer *Entzündungsreaktion* mit Lymphozyten, Plasmazellen und eosinophilen Granulozyten (Abb. 1.41c). Abgestorbene Parasiten können fibrosieren und verkalken. Beim *C.racemosus* liegt eine nicht mehr infektiöse Entartungsform des C. mit multiplen bläschenartigen Ausstülpungen vor[42]. Gerade diese Blasen sind häufig in den Liquorräumen, bevorzugt im Bereich des dritten und vierten Ventrikels oder im Spinalkanal anzutreffen.

Echinokokkus

Infektionsbedingungen, Klinik
Der *Mensch* ist *gelegentlicher Zwischenwirt* des vorwiegend *durch Hunde und Wildkaninchen übertragenen Echinococcus granulosus* (natürlicher Zwischenwirt: Schafe, Rinder, Schweine, Ziegen) oder des *Echinococcus multilocularis,* der vorwiegend den Fuchs betrifft (natürlicher Zwischenwirt: Feldmäuse). Der erstgenannte Parasit führt zur zystischen (Abb. 1.41d), der E. multilocularis zur alveolären Erkrankung.

> *Hauptübertragungsort* ist *die Hundeschnauze,* über die die am After austretenden Onkosphären auf den Menschen übertragen werden.

Die meisten Larven bleiben im Kapillarfilter der Leber hängen. Etwa 15% greifen auf die Lunge über und werden von dort in das Zentralnervensystem hämatogen verschleppt. Die klinische Symptomatologie ist abhängig von dem Ansiedlungsort.

Morphologie

Die *Finnen (Echinokokkusblasen)* bilden eine äußere, chitin-ähnliche *Cuticula* sowie eine innere *Keimschicht,* aus der sich Brutkapseln in das Zysteninnere vorwölben, die an ihrer Außenseite von einer Keimschicht bedeckt sind. Die Brutkapseln entwickeln *Scolices,* an denen selten Saugnäpfe, häufiger die Hakenkränze (Abb. 1.41 e) – vor allem bei stärkerer Abblendung oder Phasenkontrast – beobachtet werden können. Die Brutkapseln und Tochterzysten können absterben und verkalken, die ganzen Zysten fibrisieren und ebenfalls sekundär verkalken (Abb. 1.41 f). Außer der raumfordernden Wirkung entstehen durch die Antigennatur der Parasiten Immunreaktionen.

Pilzinfektionen

Epidemiologie

Vor der Ära der Antibiotika und der Intensivtherapie waren Pilzinfektionen des Zentralnervensystems eine extreme Seltenheit. Inzwischen werden sie sehr viel häufiger beobachtet. Genaue Inzidenzangaben an größeren Serien fehlen aber.

> In der Regel handelt es sich um *Sekundärinfektionen bei Intensivpflegepatienten* oder bei *gestörter Immunreagibilität.* Unter einer Vielzahl möglicher Pilzinfektionen überwiegen bei uns Candida, Aspergillus, Cryptococcus neoformans und seltener auch Histoplasmoma capsulatum.

Nur selten bestimmen diese Infektionen das klinische Bild. Immerhin kommen aber *Meningitiden und Pilzabszesse* vor, die mit schweren zentralnervösen Symptomen verbunden sind.

Der *Erregernachweis* gelingt vielfach am Liquorsediment durch Tusche- bzw. Muzikarminfärbungen, PAS-Reaktionen oder elektronenmikroskopische Darstellung.

In den USA spielen die Blastomykosen sowie die häufig zu Abszessen führende Nokardiose eine erhebliche Rolle[11].

Als *Eintrittspforten* kommen sowohl die *Atemwege* als auch die *Haut* in Frage. Das *Zentralnervensystem* ist in der Regel *hämatogen betroffen.* Gelegentlich erfolgt die Infektion aber auch über die Nasennebenhöhlen. Gefäßthrombosen sind der Ort, von dem aus die Pilze in das angrenzende ZNS-Gewebe übergreifen[11].

Morphologie

Chronisch-granulomatöse Meningitiden und Abszesse sind neben der *mykotischen metastatisch-septischen*

Herdenzephalitis die Manifestationsformen der Pilzinfektion. Bei der *Meningitis* ist im *Liquorsediment* ein Mischbild von Monozyten, eosinophilen und neutrophilen Granulozyten, Lymphozyten und vielfach pilzhaltigen Phagozyten nachweisbar. *Histologisch* finden sich darüberhinaus Fibrinausfällungen und lokale Granulomknötchen, die zentral Pilzansammlungen erkennen lassen. Nicht selten trifft man auf mehrkernige *Riesenzellen.* In den seltenen Fällen, in denen die Pilzinfektion im Rahmen einer offenen Hirnverletzung oder einer Osteomyelitis des Schädelknochens entsteht, kann auch eine *Pachymeningitis* vorhanden sein.

Die *mykotischen Abszesse* (Abb. 1.42 a), die intrazerebral auftreten, weisen ähnlich wie die bakteriell bedingten Abszesse zentrale Nekrosen auf, an deren Rand aber bei entsprechender Spezialfärbung, vielfach aber auch bereits bei van Gieson-Färbung oder im Phasenkontrast, der Pilznachweis gelingt (Abb. 1.42 b).

Candida albicans

Synonyma
Soor; Moniliasis

Am häufigsten ist eine *metastatisch-septische Soorenzephalitis mit kleinen Candidagranulomen.* In kleinen, fibrinhaltigen und granulozytenreichen Kapillarthromben finden sich die häufig von Lungeninfektionen hämatogen verschleppten Pilze, die die Gefäßwand mit den Pseudohyphen zunächst in Form einzelner Sprossen, später nach Wandnekrose breit durchbrechen in Verbindung mit einer sektorenförmigen *Angiitis* und einer mit dem Durchbruch in das ZNS-Gewebe verbundenen *Gliareaktion.* Der Pilz erscheint als Pseudohyphe mit astförmig hintereinander geschalteten länglichen Einzelzellen, deren Spitzen aneinandergelagert sind, manchmal aber auch Y-förmige Aufzweigungen zeigen. Gelegentlich sieht man ovale Sporen, vor allem in den oberflächlichen Regionen der Herde.

Aspergillose

Wie bei Candida handelt es sich um einen Saprophyten und eine *opportunistische Infektion.* Der Pilz wächst in sich verzweigenden Hyphen, wobei diese 2 bis 3 mal so lang und dick sind wie bei der Candida. Das morphologische Bild ähnelt der *Aktinomykose,* bei der die Mikroabszesse nur einen noch stärker eitrigen Charakter gewinnen, wobei innerhalb der bakteriell-eitrig erscheinenden Abszesse kleine, mit bloßem Auge Stecknadel- bis Hirsekorn-große Körnchen die Pilznester enthalten.

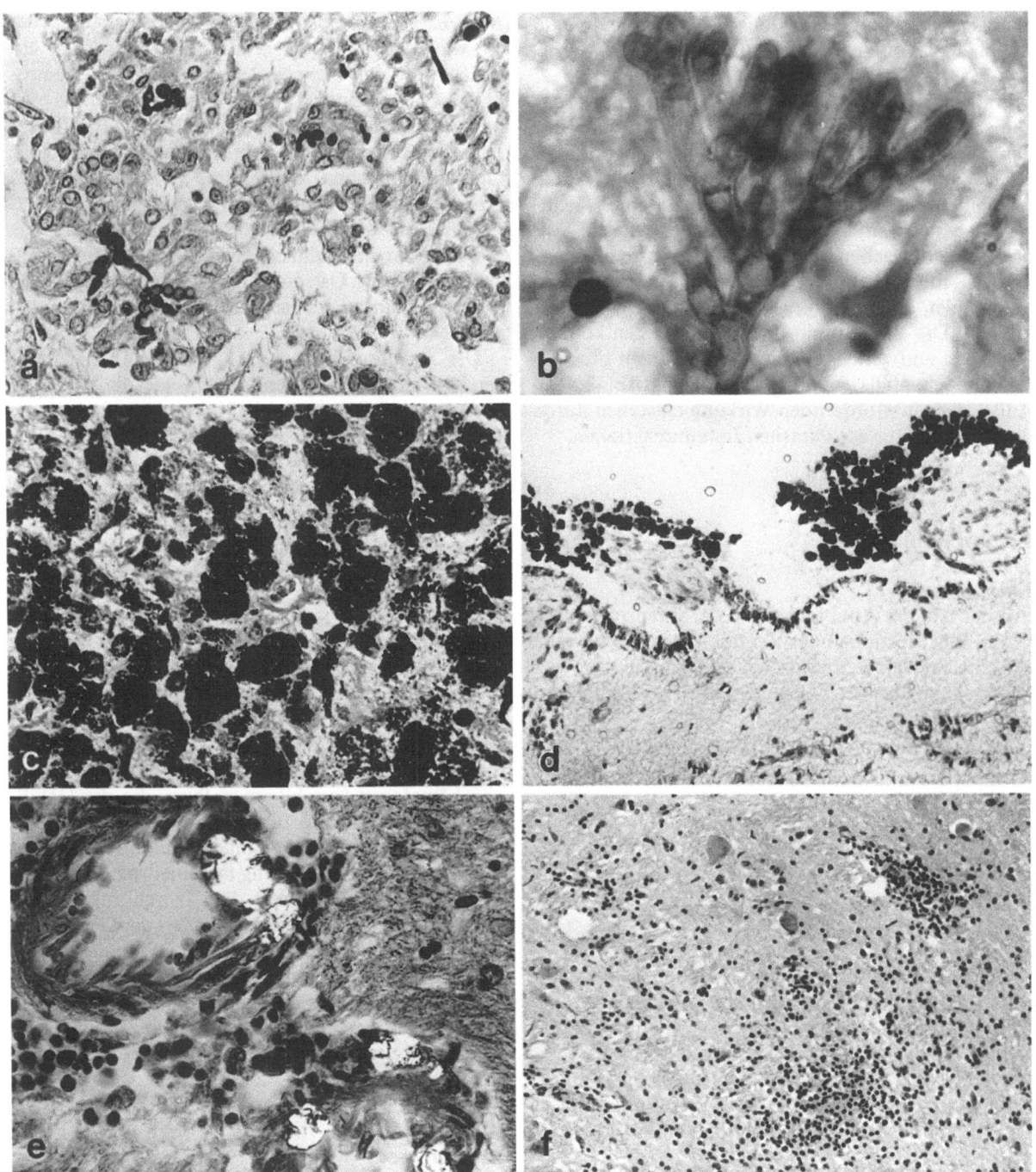

Abb. 1.42. a Soor-Sepsis mit metastatischer Herdenzephalitis. PAS-positive Pilzansammlungen innerhalb des Mikroabszesses. **b** Pilzhyphen bei mykotischer Komplikation einer akuten myeloischen Leukämie. **c** Whipplesche Krankheit mit stark PAS-positiven intrazytoplasmatischen Granula. **d** Whipplesche Krankheit mit Ependymitis granularis (Präparat Prof. Volk).

e Kalziumoxalat-Kristalle in der Wand intrazerebraler Gefäße mit entzündlicher Begleitreaktion nach intensiven Polyol-Infusionen während der Intensiv-Therapie. **f** Frische Meningoenzephalitis mit teils gefäßgebundenen, teils diffus sich im Hirngewebe ausbreitenden Lymphozyteninfiltraten (Zufallsbefund bei einem Elektrounfall einer Schizophrenen)

Kryptokokkose

Synonyma

Torulose; europäische Blastomykose

Durch Cryptococcus neoformans verursachte Infektion. Der Pilz ist gekennzeichnet durch eine *dicke* *gelatinöse Kapsel,* die sich mit Tusche auch im Liquorsediment darstellen läßt. Der Erreger selbst bleibt dabei ungefärbt, ist seinerseits aber mit *Alzianblau* oder *Muzikarmin* gut darstellbar. Im Unterschied zu den oben geschilderten Pilzformen fehlen die Verzweigungen, vielmehr liegen die umkapselten, kugeligen Pilze dicht nebeneinander gepackt.

Die *entzündliche Reaktion* kann bei intrazerebraler Ausbreitung sehr gering sein. Häufig ist die Manifestation als *chronische Meningitis* mit verdickten, opak wirkenden Leptomeningen unter *Bevorzugung der Hirnbasis.*

Bei chronischen Infektionen kann sich ein *Hydrocephalus internus* entwickeln. Intrazerebral umlagern die Pilze vielfach die Gefäße unter starker Ausdehnung der Virchow-Robinschen Räume. Die Pilze sind gewöhnlich von *Makrophagen* und *Epitheloidzellen* umgeben. Öfters trifft man auf mehrkernige Riesenzellen. Gelegentlich kommen sehr umfangreiche, *tumorähnliche Granulome* vor[67].

Versäumt man die Spezialfärbungen zur Darstellung der Schleimkapsel, so können Verwechslungen mit der Toxoplasmose vorkommen. Die *Größe* des rundlichen bis ovalen C. beträgt das Zwei- bis Dreifache der Erythrozytengröße[61].

Nach dem Ausmaß der entzündlichen Reaktion und der Nekrosetendenz wird eine *granulomatöse* von einer *reaktionsarmen gelatinösen C-Meningoenzephalitis* unterschieden, wobei die letztere die graue Substanz bevorzugt und sehr viel mehr Erreger aufweist.

Sonstige Pilzinfektionen

Die *folgenden Pilzformen* kommen in Mitteleuropa als Ursache einer ZNS-Infektion seltener in Frage, sind dagegen häufig beobachtet worden in Nord- und Südamerika. Mit Einzelfällen ist aber auch bei uns zu rechnen. Hierzu gehört die
- *Mukormykose,* eine Phykomykose, deren Hyphen auffallend breit sind.
- Die *Nokardiose* ähnelt der Aktinomykose und tritt vorwiegend in der Abszeßform auf mit zahlreichen neutrophilen Granulozyten.
- Die *Histoplasmose* bildet mikroskopisch nachweisbare, tuberkelähnliche Granulome mit verkästem Zentrum, das von Makrophagen umgeben wird, die *Histoplasma capsulatum* als feine Granula enthalten. Die Infektion äußert sich in Form *miliarer Granulome,* größerer *tumorähnlicher Histoplasmome* oder einer *Meningitis,* die der tuberkulösen Meningoenzephalitis sowohl hinsichtlich der basalen Lokalisation als auch der Tendenz zur Verkäsung und zur Riesenzellbildung ähnelt. Die entzündlichen Infiltrate können sehr erheblich sein.

Die Histoplasmose ist eine in den USA sehr verbreitete Infektion, wobei eine zentralnervöse Schädigung relativ sehr viel seltener ist als bei der Nokardiose, der Kryptokokkose, Mukormykose oder der ebenfalls sehr häufigen Kokzidiomykose.

Paraneoplastische Entzündungen

Progressive multifokale Leukoenzephalopathie

Klinik, Pathogenese
Zerebrale Symptome wie *Lähmungen, Aphasien, Sehstörungen* und *Wesensänderungen,* seltener auch Krampfanfälle in Verbindung mit malignen Lymphomen und anderen malignen Tumoren, einer Tuberkulose, Sarkoidose, Leukosen, Kollagenosen und Zuständen einer Immundefizienz, ferner nach Organtransplantationen wecken den Verdacht auf das Vorliegen einer PML.

Morphologie

Diffus und unsystematisch verteilte Entmarkungsherde, die vielfach von einem Kranz kleiner, wenig scharf begrenzter Entmarkungsherdchen umgeben sind, prägen das lichtmikroskopische Bild (▷ Abb. 1.58 c).

In Verbindung mit diesen Entmarkungen kommt es zu *Phagozytosevorgängen* zerfallenden Myelins in Astrozyten und Oligodendrogliazellen, wobei die letzteren generell eher vermehrt erscheinen. Zahlreiche der *Oligodendrogliazellen* sind blasig aufgetrieben mit Kernwandhyperchromatose und chromatinarmem Kernzentrum. Derartige Zellen sind seltener auch in der Rinde nachweisbar. Entzündliche Infiltrate können fehlen. Nicht nur das *zentrale Marklager* ist von diesen Veränderungen betroffen, vielmehr greifen diese auch auf die *Brücke,* die *Medulla oblongata* und das *Rückenmark* über[16]. Die Astrozyten sind häufig stark hypertrophiert unter bizarren tumorähnlichen Zellformen (▷ Abb. 1.58 e).

Elektronenmikroskopie: Parakristallin angeordnet erscheinende Kolonien rundlicher, seltener plump filamentärer Virionen in den Oligodendrogliazellkernen sind ein charakteristischer Befund (▷ Abb. 1.58 d). *Polyoma-Virus-Antigene* der Papova-Gruppe lassen sich immunzytologisch in Zellkernen nachweisen[62, 74]. Untersuchungen mit Hilfe der Leukozytenwanderungs-Hemmfaktoren ergaben trotz der Gegenwart von Antikörpern gegen das JC-Virus deutliche Störungen in der zellvermittelten Immunität[100].

Limbische Enzephalitis

Ebenfalls als *Begleitkrankheit von malignen Tumoren* und bei *Immundefekten* wurde eine mit Schwerpunkt das limbische System betreffende Enzephalitis beobachtet, bei der nicht die Entmarkungen, sondern die *entzündlichen Infiltrate* aus Lymphozyten, stimulierten Lymphozyten und seltener Plasmazellen im Vordergrund stehen.

Paraneoplastische Vaskulitis

Diese am peripheren Nerven auftretende Veränderung ist seltener und manifestiert sich unter dem Bild einer *Mononeuritis multiplex*[51].

Ätiologisch unzureichend geklärte entzündliche Syndrome

Morbus Behçet

Klinik

Rezidivierend auftretende *Aphthen* an der Wangenschleimhaut, Ulzerationen an der Genitalschleimhaut, *Iridozyklitis* mit Hypopyon, Aderhautentzündung und gelegentliche *Thrombosen* oder *Blutungen retinaler Gefäße* kennzeichnen die Behçetsche Krankheit, bei der es in 10 bis 25% der Fälle zusätzlich zu *zentralnervösen Zeichen* einer Entzündung mit Liquorpleozytose, Hirnnervenlähmungen, Halbseitenzeichen, Kleinhirnsymptomen oder Anfällen kommen kann. *Differentialdiagnostisch* ist im Hinblick auf die unsystematische Verteilung der Herde an eine akute Multiple Sklerose zu denken, hinsichtlich der Uveitis an das Vogt-Koyanagi-Harada-Syndrom.

Ätiologie

Die *Ursache* der auch gelegentlich mit einem *Erythema nodosum* kombinierten Krankheit ist *ungeklärt*. Wahrscheinlich handelt es sich nicht um eine Krankheitseinheit, sondern um ein klinisches *Syndrom,* das *im Rahmen der Multiplen Sklerose* vorkommt[12], wofür neuropathologische Befunde in Spätstadien sprechen, oder das *im Rahmen einer durch Immunreaktionen bedingten Panvaskulitis* auftritt. Sowohl allergische wie virale Ursachen werden diskutiert[37].

Morphologie

Das Zentralnervensystem zeigt eine *diffuse Meningoenzephalitis* mit multiplen, unsystematisch verteilten kleineren, meist gefäßgebundenen Nekroseherden mit lebhafter Lipophagenbildung, deutlicher Lymphozyteninfiltration und einer in den akuten Stadien *mikrogliösen,* im Laufe der Vernarbung *astrogliösen Reaktion.* Gefäßthrombosen lassen sich in der Regel nicht nachweisen. Auch fibrinoide Gefäßwandnekrosen fehlen. Frei von Veränderungen sind gewöhnlich Kleinhirn und Rückenmark.

Uveomeningoenzephalitis

Synonyma

Vogt-Koyanagi-Harada-Syndrom

Klinik

Die Kombination einer Uveitis mit Hörstörungen, einer Weißfärbung von Augenbrauen und Wimpern, einer Alopezie und gelegentlichen Leukodermien mit flüchtigen, rezidivierenden meningealen sowie akuten enzephalitischen Symptomen bestimmt das klinische Syndrom. Manchmal kommen auch Zeichen peripherer Nervenschädigungen hinzu.

Die *Ursache* ist *ungeklärt* (allergische Reaktion? Virusinfektion?).

Differentialdiagnostische Schwierigkeiten bestehen gegenüber der Multiplen Sklerose und dem Behçet-Syndrom.

Morphologie

Ausgeprägte, mit lymphozytären Infiltraten einhergehende Arachnitis mit nachfolgenden arachnitischen Verklebungen. Diese können hypothalamische Störungen und das Syndrom der *Arachnitis optico-chiasmatis* verursachen. Am Hirngewebe finden sich vorwiegend lymphozytäre Gefäßwandinfiltrate uncharakteristischer Art.

Reye-Syndrom

Klinik, Pathogenese

Bei Kindern plötzlich einsetzende Krankheit mit Fieber, *Durchfall, Bauchschmerzen,* manchmal auch mit Zeichen einer *Infektion des Respirationstraktes,* selten mit *morbilliformem Exanthem.* Meist besteht eine Leukozytose bei normalen Thrombozytenwerten. Krampfanfälle und Koma weisen auf eine *akute Enzephalopathie.* Im Serum bzw. im Urin finden sich Zeichen von *Leberfunktionsstörungen,* Hypoglykämien, Hyperaminoazidurien, Serumammoniaksteigerungen. Die Krankheit tritt manchmal nach einem kurzen *grippalen Vorstadium* auf.

Serologische Hinweise auf Coxsackie-, Herpes simplex-, Echo-, Influenza A und B-, Poliomyelitis- *und andere Viren* wurden ebenso beschrieben wie *toxische Einwirkungen (Aflatoxin* oder *Salizylatin*toxikationen)[15]. *Mitochondriale Enzymstörungen der Karbamylphosphatsynthetase* und der *Ornithintranskarbamylase* beeinflussen den Ureazyklus und stehen in Verbindung mit Störungen des Orotsäurestoffwechsels und damit mit der Erhöhung von Fett in der Leber[88, 94]. Einzelbeobachtungen gibt es auch bei Erwachsenen[26].

Morphologie

Im Vordergrund stehen *grobtropfige Verfettungen* des Leberparenchyms und Fettropfen in der Herzmuskulatur. Im Gehirn besteht ein starkes Ödem mit geringgradigen, unspezifischen Schädigungen der Nervenzellen. *In Purkinjezellen* wurden *intrazytoplasmatische Einschlußkörperchen* beobachtet, die aber nicht Virenkolonien entsprechen[95].

Morbus Whipple (▷ Bd. 2)

Synonyma

Intestinale Lipodystrophie; Malabsorptionssyndrom mit Steatorrhoe

Epidemiologie, Klinik

Seitens des zentralen Nervensystems kommen Bewußtseinsstörungen, *Hirnnervensymptome, Sehstörungen, Dysarthrien, Myoklonien,* ferner terminale Demenz-Zustände und die Symptome des Hydrocephalus internus vor. Es gibt auf das Zentralnervensystem beschränkte Erkrankungsformen oder auch Spätmanifestationen seitens des ZNS Jahre nach scheinbar erfolgreicher Therapie der Darmerkrankung[56].

Ätiologie, Pathogenese (▷ Bd. 2)

Neuropathologie

Selten können bereits *makroskopisch* granulomähnliche Knötchen innerhalb der Rinde oder in der Hypothalamus-Region festgestellt werden[79].

Mikroskopisch kennzeichnend sind *grob-granuläre, sichel- und hakenförmige, stark PAS-positive Einlagerungen in das Zytoplasma von Makrophagen* (Abb. 1.42 c) *sowie von Zellen des Plexus-Epithels, des Ependyms* (Abb. 1.42 d), *der Perizyten, selten auch der Astrozyten* (sogenannte *SPC: Sickle Particle containing Cells* (▷ Band 2)).

Bei deutlicher *Bevorzugung der ventrikelnahen Regionen,* speziell des 3. Ventrikels, finden sich Anreicherungen dieser Zellen, begleitet von einer entzündlichen Umgebungsreaktion. Entsprechende Einlagerungen in *Liquor-Zellen* können die intravitale Diagnose wahrscheinlich machen bzw. Anlaß zu einer Diagnose-stützenden Dünndarm-Biopsie sein[34], (allerdings kommen rein zerebrale Formen vor, s. o.).

Elektronenmikroskopisch (▷ Bd. 2) finden sich *dicht gepackte Membranreste,* als Residuen zu Grunde gegangener Bakterien gedeutet. Selten können auch gut erhaltene typische Bakterien von stäbchenförmiger Gestalt beobachtet werden[39]. Offenbar als Ausdruck spezieller Immun-Situationen können auch *Sarkoid-ähnliche Epitheloidzellgranulome* vorkommen, die keine PAS-positiven Makrophagen enthalten[9]. *Bioptisch* können in Einzelfällen die PAS-positi-

ven Ablagerungen auch in der *Skelett-Muskulatur* nachgewiesen werden[91].

Chemisch induzierte Enzephalitis

Synonym

Kalziumoxalat-induzierte Enzephalitis

Morphologie

Mit Schwerpunkt in den Stammganglien, jedoch mit geringerer Beteiligung auch der Rindengefäße, der Leptomeningealgefäße und selten des Plexus chorioideus sieht man *perivaskuläre, Arterien wie Venen betreffende Infiltratmäntel,* die vorwiegend aus neutrophilen Granulozyten und begleitenden Monozyten bestehen. Die Gefäßwände enthalten manchmal homogen-grauglasige Einlagerungen, bevorzugt an der Grenze von Intima und Muskularis. Polarisationsoptische Betrachtungen zeigen, daß diesen Einlagerungen intensiv *doppelbrechende Kristalle* entsprechen, die manchmal kranzförmig die ganze Gefäßwand umgeben und sie im Längsschnitt auf längere Abschnitte begleiten (Abb. 1.42 e), die manchmal aber auch nur einzeln anzutreffen sind. Es kommen sowohl *sarg- wie büschelförmige Kristalle* vor. Kristallographisch handelt es sich um *Kalziumoxalate.* Sie kommen in etwas geringerer Häufigkeit in den *Nierentubuli* und im *Herzmuskel* vor, wo eine unspezifische interstitielle Myokarditis die Folge sein kann.

Pathogenese

Der geschilderte morphologische Befund findet sich – von der primären Oxalose und der Äthylenglykolvergiftung abgesehen – ausschließlich *bei der Intensivpflege unterworfenen Patienten.* Meist ist es hierbei in den letzten Lebenstagen zu zerebralen Symptomen – Koma, Krampfanfälle – gekommen, die nicht immer durch die Grundkrankheit erklärbar sind. Bilanzuntersuchungen zeigten, daß die Patienten hohe Mengen von *Glukoseersatzstoffen (Xylitol, Sorbitol, Fruktose, Mannitol)* erhalten hatten und daß offensichtlich kausale Beziehungen zwischen diesen Infusionen und dem Auftreten der Oxalat-induzierten Enzephalitis bestehen. Der genaue *biochemische Pathomechanismus* ist aber *noch nicht aufgeklärt* (genetisch bedingte Polyol-Intoleranz? Heterozygote der primären Oxalose?)[73, 83].

Lokal akzentuierte Enzephalomyelitiden

Polioenzephalitiden

Allgemeine Vorbemerkungen

Die die graue Substanz bevorzugenden, poliotropen Enzephalitiden (E.), sind ätiologisch vorwiegend durch *Virusinfektionen* bedingt.

Es wäre aber falsch, einen poliotropen Verteilungstyp mit viraler Ätiologie gleichzusetzen. Auch unter den leukotropen Enzephalitiden finden sich Virusinfektionen als Ursache. In unserer Klassifikation gehen wir nicht von der Gliederung der Virusinfektionen aus, sondern vom morphologischen Muster. *Dabei beschränken wir uns auf diejenigen Enzephalitiden, mit denen im mitteleuropäischen Raum gerechnet werden muß.* Nichtsdestoweniger soll eine kurze Übersicht der vorwiegend in Frage kommenden Virusinfektionen vorangestellt werden:

Gesicherte Virusinfektionen:
● *von Mensch zu Mensch übertragen*
– *sporadisch auftretend:*
Herpesgruppe (Herpes simplex, Varizellen-Zoster, Zytomegalie); Orthomyxoviren: Influenza; Paramyxoviren: Masern, Mumps,
– *noch sporadisch und endemisch vorkommend:*
Picornaviren (pico = klein-RNA-Viren) Enteroviren: Poliomyelitis, Coxsackie, ECHO-(enteric cytopathic humano orphan) Viren
● *von Tier auf Mensch übertragen*
– Toga-Viren
– Arbo (arthropod-borne)-Viren: Zecken-übertragene E., japonica B-E., Eastern-Equine E.
– Arena-Viren: Lymphozytäre Choriomeningitis
– Rhabdoviren: Rabies; Psittakosis (Ornithosen); Enzephalomyokarditis

Wahrscheinliche Virusinfektionen:
Encephalitis epidemica (lethargica)
Infektiöse Mononukleose
Katzenkrankheit
Morbus Behçet

Gesicherte Slow Virus-Infektionen:
Subakute sklerosierende Leukoenzephalitis
Jakob-Creutzfeldtsche Krankheit
Gerstmann-Sträusslersche Krankheit.

Von den *Rickettsien-Erkrankungen* ist das Fleckfieber zu nennen.

Morphologie

Das *morphologische Muster* ist abgesehen von gewissen lokalisatorischen Akzentuierungen *bei allen Enzephalitiden ähnlich*, wenn auch *abhängig von der Akuität der Infektion* bzw. der *Virulenz des Erregers* und der *unterschiedlichen Immunitätslage der Kranken*. Eine Ausnahme machen die Slow Virus-Infektionen (s.u.).

Am *Anfang* stehen die *Hyperämie* und das *Ödem* durch Störungen der Blut-Hirn-Schranke (vasogen) oder durch Schädigung der Zellmembranen (zytotoxisch). Das Stadium der *Bluthirn-Schrankenstörung* kann bis zu *Erythrodiapedesen* und einer *Purpura cerebri* führen.

Bei *perakuten Infektionen* erfolgt der Tod in diesem Stadium, bevor entzündliche Infiltrate auftreten.

Häufiger sind aber die *akut bis subakut verlaufenden E.*, bei denen einer kurzen, granulozytär betonten Initialphase *Lymphozyteninfiltrate* folgen, denen sich *stimulierte Lymphozyten* und *Plasmazellen* in zunehmendem Maße anzuschließen pflegen. Parallel hierzu reagiert die *Mikroglia* in Form von Stäbchenzellen oder mit Phagozytosevorgängen auf die Schrankenstörung und auf die beginnenden neuronalen Schädigungen bzw. den Markscheidenzerfall, der in der Regel perivaskulär zu beobachten ist.
● *Nervenzell-Veränderungen:* Die Nervenzellen weisen Chromatolysen und Schwellungen ihres Zelleibes auf. Zytoplasmavakuolisierungen und Zellschrumpfungen sind unterschiedliche Ausdrucksformen der *Nekrobiose*, auf die Mikrogliazellen und Monozyten in Form der Neuronophagie reagieren. *Intranukleäre Einschlußkörperchen vom Typ Cowdry A* (bis nahezu die gesamte Kerngröße einnehmende homogene, eosinophile Körper mit schmalem gefärbtem Hof, selten mit feingranulärer basophiler Strukturierung) sind für manche der gesicherten Viruskrankheiten typisch. Diese Einschlußkörper sind aber *nicht spezifisch*.
● *Gliazellreaktionen* finden sich als kleine *Gliasternchen*, vorwiegend aus Mikroglia zusammengesetzt, ferner als größere *Gliaknötchen* oder als umfangreiche *Gliahaufen*, gemischt aus Mikrogliazellen, Monozyten und Lymphozyten zusammengesetzt, je nach Dauer des Prozesses auch unter Einbeziehung von Astrozyten. Diese treten sonst nur in diffuser Form mit gemästeten Zytoplasmata und faserbildend auf, um ödematös aufgelockerte, der elektiven Parenchymnekrose oder der spongiösen Gewebsveränderung unterworfene Partien narbig zu decken. Beim Untergang von Purkinjezelldendriten tritt – z.B. bei der Fleckfieber-Enzephalitis – ein Gliastrauchwerk dadurch auf, daß Gliazellen sich entlang dem ursprünglichen Dendri-

tenbaum vermehren. Bei den nekrotisierenden Enzephalitisformenen (Typ japonica B, Herpes simplex) finden sich Nekrosen von Kapillar- und Venenwänden mit fibrinösen und hyalinen Thromben, die zu entsprechenden anämischen und hämorrhagischen Infarzierungen beitragen.

Im einzelnen ist in Mitteleuropa mit den folgenden Typen poliotroper Enzephalitiden zu rechnen:

Akute diffuse lymphozytäre Polioenzephalitiden

Zeckenbedingte Arbovirus-Enzephalitis

Synonyma
Russische Frühjahr-Sommer-Enzephalitis; Europäische Sommer-Enzephalitis; Zecken-Enzephalitis

Ätiologie, Epidemiologie
Im Zusammenhang mit dem Grünen der Bäume und dem Aktivwerden der Zecke *Ixodes ricinus,* die an die Spitzen der Blätter wandert, wird diese Zecke beim Durchstreifen von Laubbüschen und Wäldern auf den Menschen übertragen. Die *Zecke* ist der *Wirt des Virus,* das in den letzten Jahrzehnten aus Rußland über Polen, Tschechoslowakei, Jugoslawien, Österreich in die Bundesrepublik, insbesonders in den unterfränkischen Raum und das obere Rheintal vordrang. Um den Biß infizierter Zecken kann es zu schmerzhaften Hauterythemen kommen.

In den endemischen Gebieten wie Unterfranken ließ sich auf Grund neutralisierender Antikörper ein *Durchseuchungsgrad* von 1,6% nachweisen, der bei in Land- und Forstwirtschaft Tätigen auf 3 bis 8% ansteigen kann.

> Selbst in Epidemiegebieten schätzt man, daß nur jede 50. bis 500. Zecke ein Virusreservoir darstellt, infiziert über Weide- und Wildtiere. Nur in 10 bis 20% kommt es zur manifesten Infektion.

Klinik, Prognose
Die *Enzephalitis* selbst tritt *zweiphasisch* auf mit einem grippalen *Initialstadium,* einem 4 bis 6 Tage währenden freien *Intervall* und einer *zweiten Phase* mit zentralnervösen Störungen.

Hohe Initialtemperaturen und deutliche Leukozytosen stehen am Anfang, gefolgt entweder von einem *meningealen,* einem *meningoenzephalitischen* oder einem der Poliomyelitis acuta anterior ähnelnden Krankheitsbild. Die beste Prognose hat die
• *meningitische Form* mit Kopfschmerzen und Meningismus.
• Bei der *meningoenzephalitischen Form* kommt es zu Trübungen des Sensoriums, zu Schlafstörungen, Hyperkinesen, Augenmuskellähmungen und vegetativen Störungen[66]. In der Regel bilden diese Symptome sich nach etwa 14 Tagen wieder zurück mit nur geringen Restsymptomen.

• Bei der *meningo-enzephalomyelitischen Verlaufsform* stehen schlaffe Lähmungen im Vordergrund, wobei Schultergürtel, proximale Armmuskulatur und Hirnnerven bevorzugt befallen sind. Bezüglich der *Rückbildung* der Lähmungen, die bis zu schlaffen Tetraparesen führen können, ist bei dieser Form die Prognose nicht so günstig[14].

Die *Diagnose* wird durch *Titeranstiege* der IgG, sicherer durch Nachweis erhöhter Antikörper vom IgM-Typ wahrscheinlich gemacht. Bei exponierten Personen sollte eine aktive Immunisierung durchgeführt werden.

Morphologie
Lymphozytäre Gefäßwandinfiltrate in Rückenmark und Hirnstamm in Verbindung mit Ödemherden und leichten Erythrodiapedesen prägen das *akute Stadium,* das auch von einer diffusen lymphozytären Meningitis und geringeren Lymphozyteninfiltraten im ganzen Zentralnervensystem begleitet ist (Abb. 1.42f). Das Ausmaß der Gliareaktion ist abhängig von der Intensität und Dauer der Schädigung. *Spätfolgen* sind morphologisch fast nur bei der enzephalomyelitischen Form zu erwarten ähnlich dem bei der Poliomyelitis vorkommenden Bild. Entsprechend den neurophysiologisch erhebbaren Befunden ist eine *Radikulitis* und *Neuritis* gelegentlich mit den enzephalitischen Erscheinungen verbunden[70].

Coxsackie-ECHO-Virusinfektionen[6]

Sie führen zu ähnlichen, prognostisch in der Regel günstig zu bewertenden Enzephalitiden mit Pleozytosen und dem makroskopischen Aspekt einer auf dem unfixierten Schnitt durch das Gehirn etwas fleckig rosa gefärbten grauen Substanz mit gelegentlichen kleinen petechialen Blutungen. *Mikroskopisch* überwiegen Lymphozyteninfiltrate an den Rinden- und Stammgangliengefäßen in Verbindung mit mäßiggradigen Mikrogliaproliferaten und gelegentlichen leichten perivenösen Markauflockerungen und Entmarkungen. Dieses Bild einer diffusen poliotropen Enzephalitis kommt auch im Zusammenhang mit *Rubeoleninfektionen* bei Jugendlichen und Erwachsenen vor.

Poliomyelitis anterior acuta

Synonyma
Spinale Kinderlähmung; Heine-Medinsche Krankheit

Ätiologie, Pathogenese
Der zu den *Enteroviren* gehörende Erreger mit drei unterschiedlichen Typen wird durch *Sprühinfektion von Mensch zu Mensch* übertragen. Er findet sich vor allem in Speichel und Faeces. Das Virus vermehrt sich in der Darmwand und geht von dort auf Lymph- und Blutwege über. Es besteht eine ausgeprägte Neurotro-

pie. *Neben der hämatogenen Verteilung wandert das Virus auch in den Axonen peripherer Nerven zentralwärts*[2]. Dieser intraneurale Weg ist zumindest tierexperimentell gesichert.

Epidemiologie, Klinik

Seit konsequenter Anwendung der *Schluckimpfung* ist die Häufigkeit der Poliomyelitis bei uns sehr stark zurückgegangen. Mit diesem weitgehenden Verschwinden der Krankheit kann aber in der Zukunft nur dann weiter gerechnet werden, wenn die Impfung konsequent weitergeführt wird. In den letzten Jahrzehnten der noch häufiger auftretenden Krankheit hatten sich stärkere *Verschiebungen zu Gunsten von Erwachsenenerkrankungen* gezeigt (s. u.).

Das klinische Bild *schlaffer Lähmungen*, denen in der Initialphase Gliederschmerzen und leichte meningeale Symptome voranzugehen pflegen, findet seine Erklärung in dem *bevorzugten Befall motorischer Nervenzellen*. Die stärkste Virusvermehrung in den Nervenzellen erfolgt einen Tag vor Ausbruch der Lähmungen. Das vorausgehende *Inkubationsstadium* dauert 10 bis 14 Tage. Für das Angehen der Krankheit sind *Dispositionen des Wirtsorganismus* bedeutungsvoll, sei es als vorangegangenes Trauma, sei es als starke körperliche Belastung.

Das plötzliche Aufschießen der entzündlichen Erscheinungen und der Nervenzellschädigungen an verschiedensten Stellen des Zentralnervensystems spricht dafür, daß *bei Menschen die hämatogene Virusausbreitung eine größere Rolle* spielt *als der neuronale Weg*.

Ein *Wandel im Auftreten der Poliomyelitis* war schon früher durch den Übergang von sporadischen zu epidemischen Erkrankungen bekannt geworden, wobei bei den letzten Epidemien in Skandinavien bereits 22,9% Erwachsenenfälle waren. 1953 waren es in Skandinavien 52% Erwachsene. Nahezu gleichhoch war die Erwachsenenquote bei der Hamburger Epidemie 1947.

Die *Lähmungen* breiten sich in der Regel in einem Zeitraum von 3 Tagen aus, begleitet von initialem hohem Fieber. *Etwa 30% der Fälle bleiben aparalytisch, 41% werden von schweren, der Rest von leichten Lähmungen gefolgt.* Hohe Lähmungen einschließlich der Hirnnerven sind nicht selten von vegetativen Funktionsstörungen begleitet, vor allem wenn die großzelligen Areale der Formatio reticularis mit den Regulationszentren für Blutdruck und Temperatur betroffen sind[8, 97].

Die *Bevorzugung proximaler Muskeln* durch die Lähmungen erklärt sich durch den besonders starken Befall medialer Nervenzellgruppen im Bereich der Vorderhörner, die diese proximalen Muskeln versorgen, im Gegensatz zu den durch dorsolaterale Nervenzellgruppen versorgten distalen und Stammuskeln.

Morphologie

derhörner bzw. der Hirnnervenkerngebiete, der hypotha- lamischen Zentren einschließlich Substantia nigra oder die mitbetroffenen Zellen der Zentralrinde oder der Kleinhirnrinde diffuse *Chromatolysen* auf. Es folgt bei fortgeschrittener Nekrobiose die *Neuronolyse* mit anschließender *Neuronophagie* durch mobilisierte Mikrogliazellen und Makrophagen (Abb. 1.43 b). In den befallenen Regionen kommt es zu einer *lebhaften Lymphozyten-Reaktion* (Abb. 1.43 a) und zu Astrozytenproliferationen. Die entzündlichen Infiltrate sind in Form einer meist nur leichten lymphozytären Meningitis auch außerhalb der grauen Substanz nachweisbar. Sie greifen einschließlich der Gliareaktionen vielfach auch auf die *Stranggebiete des Rückenmarks* über, so daß keineswegs eine ausschließliche *Polio*myelitis vorliegt. Gelegentlich sieht man *eosinophile Einschlußkörperchen im Kern* der betroffenen Nervenzellen. An Stellen besonders intensiver Nervenzellschädigung kommt es zu einer *Gewebsnekrose*, die auf das Neuropil und die Gliazellen übergreift. In perakuten und besonders schweren Krankheitsverläufen finden sich neben den Lymphozyten-Infiltraten auch *Granulozyten* in größerer Zahl.

● In der *Regenerationsphase* weisen die erhalten gebliebenen Nervenzellen gelegentlich perinukleäre zentrale Chromatolysen auf. Noch bis zu einem Jahr nach Abklingen der akuten Krankheitszeichen können entzündliche Infiltrate in den betroffenen Regionen nachgewiesen werden. Nicht unumstritten ist die Frage *postpoliomyelitischer Spätlähmungen* (Abb. 1.43 c) unter dem Bild einer spinalen Muskelatrophie Jahre bis Jahrzehnte nach der Erkrankung.

Encephalitis epidemica

Synonyma

Encephalitis lethargica; von Economosche Enzephalitis[6]

Erscheinungsform

Die *Virusätiologie* dieser primär epidemisch auftretenden Enzephalitis ist *nicht gesichert, aber wahrscheinlich*. Die letzte große Epidemie war nach dem ersten Weltkrieg in den frühen 20iger Jahren. Die Erkrankung tritt gelegentlich noch *sporadisch* auf, ist aber wegen der ungeklärten Ätiologie in der akuten Phase schwer klassifizierbar. Der *Winter* und das *kalte Frühjahr* sind bevorzugte Erkrankungszeiten. Bevorzugt ist das *jüngere und mittlere Erwachsenenalter*. Das *klinische Erscheinungsbild* schwankt stark von Epidemie zu Epidemie. Bei der letzten großen Epidemie standen Bewußtseinstrübungen und Störungen des Schlafrhythmus sowie Hirnnervensymptome und Hyperkinesen im Vordergrund. Die *Letalität* betrug bis zu 57%.

Morphologie

In der akuten Krankheitsphase findet sich *morphologisch eine intensive Gliaknötchenenzephalitis* (Abb. 1.43 d) *mit nekrotischer Komponente* und dem Schwer-

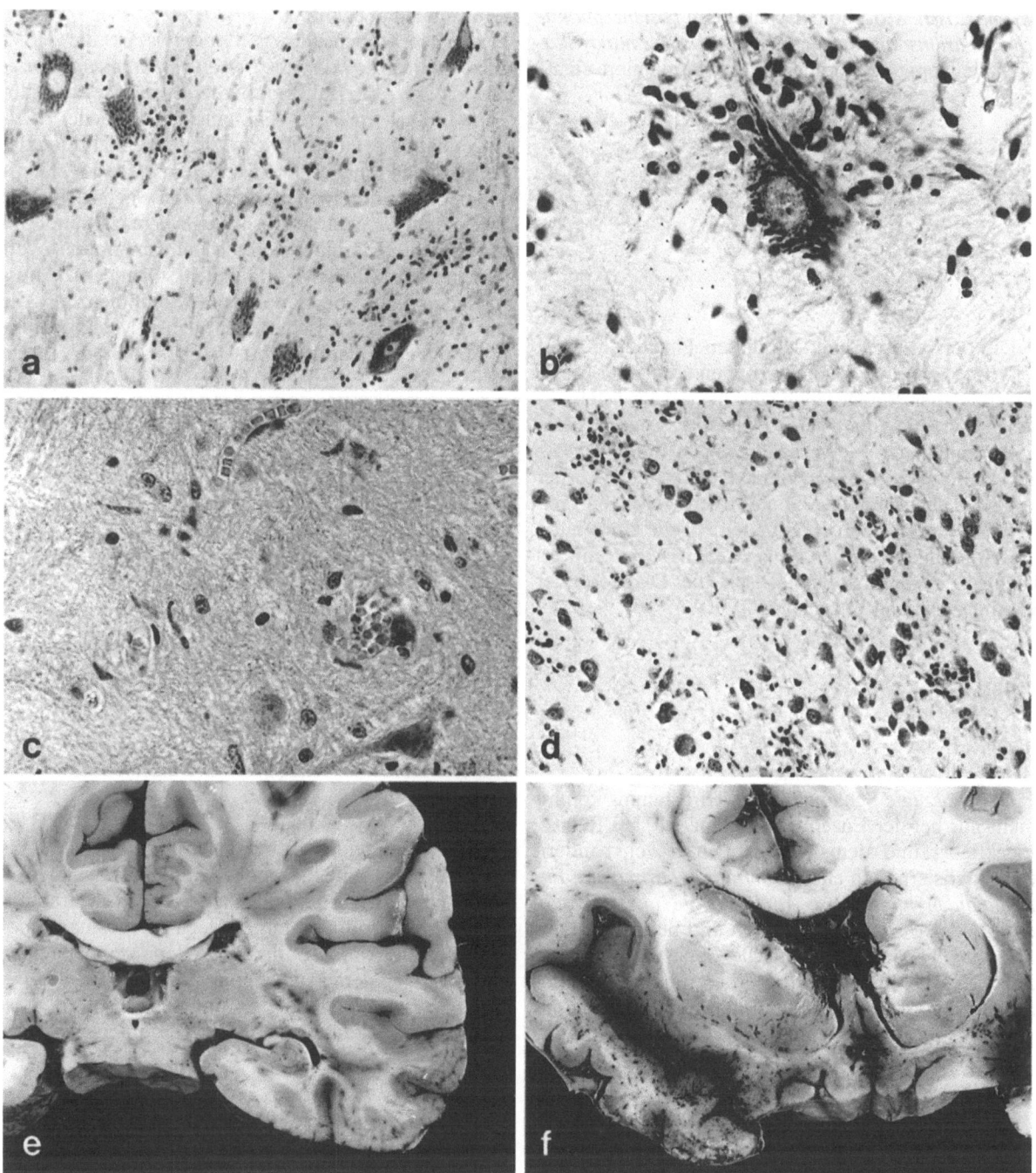

Abb. 1.43. a Poliomyelitis mit Gliazellhäufchen und degenerativen Kernveränderungen an den Nervenzellen. **b** Beginnende Neuronophagie mit perineuronaler Gliazellansammlung bei Poliomyelitis. **c** Spätstadium nach Poliomyelitis mit weitgehender Entblößung der Vorderhorns von Nervenzellen und Gliareaktion. **d** Polioenzephalitis vom Gliaknötchentyp. **e** Nekrotisierende Herpes simplex-Enzephalitis mit Nekrosevorgängen in Ammonshorn und Schläfenlappen sowie im Zingulum. **f** Nekrotisierend-hämorrhagische Herpes simplex-Enzephalitis mit Betonung im Schläfenlappen, in Inselrinde und Gyrus rectus

punkt im Mesenzephalon sowie im Tegmentum von Brücke und Medulla oblongata unter bevorzugtem Befall der Substantia nigra und des Locus coeruleus. Dieser Befallstyp erklärt die *Spätfolgen,* die Wochen bis Jahre nach Abklingen der akuten Enzephalitis einzusetzen pflegen.

Der *postenzephalitische Parkinsonismus* äußert sich klinisch neben typischen parkinsonistischen Zeichen des Ruhetremor, des Rigor, der Pro- und Retropulsion vor allem in den quälenden Blickkrämpfen mit Blinzel- und Schau-„Anfällen". Im Gegensatz zur Paralysis agitans sind die neurologischen Symptome öfters *asymmetrisch.* Morphologisch ist beim *postenzephalitischen Parkinsonismus* manchmal bereits *makroskopisch* die Depigmentierung der Substantia nigra sichtbar.

> Ihr entspricht bei mikroskopischer Untersuchung eine deutliche Lichtung des Nervenzellbestandes in der Pars compacta der Substantia nigra. Die dort liegenden Gliazellen haben das Melaninpigment aufgenommen.

Die perivenösen und -kapillären Phagozyten sind reich an Melanin. Kleinere Gruppen erhaltener Melanin-tragender Nervenzellen sind bei der unsystematischen Verteilung der Schäden vielfach zu beobachten. Die verbliebenen Nervenzellen zeigen im Gegensatz zur Paralysis agitans gewöhnlich keine Lewykörper (▷ S. 221). Ausgeprägte Gliafaserverdichtungen greifen von der Substantia nigra auch auf die Umgebung des Aquäduktes und das Zwischenhirn über und erleichtern differentialdiagnostisch die Diagnose der vorangegangenen Enzephalitis.

Hirnstammenzephalitis

Synonym
Bickerstaffsche Enzephalitis
Eine bevorzugte Schädigung des Hirnstamms kommt nicht nur bei der Enzephalitis lethargica, bei Rabies, Fleckfieber und dem Morbus Behçet vor, sondern charakterisiert auch einige *sporadisch auftretende Enzephalitiden ungeklärter Ätiologie,* die *akut bis subakut*[98] oder *chronisch*[96] verlaufen und bei denen Dysarthrien, Dysphagien, ataktische Gangstörungen und auch Muskellähmungen im Vordergrund stehen. Störungen der Atemregulation sind häufig *Ursache des Todes.*

Diese Hirnstamm-Enzephalitis kommt *paraneoplastisch* in Verbindung mit *kleinzelligen Bronchialkarzinomen* vor.

Morphologisch stehen dichte perivaskuläre *Lymphozyten-Infiltrate* sowie *Gliaknötchen* im Tegmentum und den unteren Oliven im Vordergrund. Bei den *chronischen* Fällen können diese Veränderungen begleitet sein von feinfleckigen, unscharf begrenzten *Entmarkungsherden* sowie von *Strangdegenerationen* der Pyramidenbahnen[96].

Hierbei kommt es zu *differentialdiagnostischen* Abgrenzungsschwierigkeiten gegenüber der akuten Multiplen Sklerose einerseits, dem Demenz-Myatrophische Lateralsklerose-Komplex andererseits.

Herpes simplex-Enzephalitis (HSV)

Synonym
Nekrotisierende Enzephalitis

Epidemiologie, Klinik
Neben der tuberkulösen Meningitis ist die HSV-Enzephalitis die *häufigste derzeit vorkommende Enzephalitisform.* Sie führt außerdem am ehesten zum Tode[81]. Das *klinische Bild* unterscheidet die HSV-Enzephalitis von den übrigen Virusenzephalitiden dadurch, daß nicht plötzlich einsetzende Kopfschmerzen, sondern vielfach *psychotisch* erscheinende Symptome das Stunden bis wenige Tage während *Initialstadium* charakterisieren (Halluzinationen, Verwirrtheitszustände, Merkfähigkeitsstörungen). Anosmien, vor allem aber zunehmende Somnolenz und die hinzutretenden typischen Züge einer Meningoenzephalitis weisen den Weg zur Diagnose der HSV-E.

In seltenen Fällen kommt die HSV-E. bereits bei *Säuglingen* und *Kindern* vor. Meistens sind aber *Erwachsene* betroffen. Eine Sonderform betrifft eine reine Hirnstammenzephalitis mit einem an das Wallenbergsyndrom erinnernden klinischen Bild[78].

Computertomographisch sind vielfach die beginnenden *Nekrosen* in den medio-basalen Schläfenlappenanteilen und in der Inselrinde erkennbar. Antikörper gegen HSV sind im Liquor erst ab 14. Krankheitstag nachweisbar.

> Die HSV-E. ist eine der wenigen Indikationen einer diagnostischen *Hirnbiopsie,* bei der dann das Gewebsmuster, der elektronenmikroskopische oder noch besser der immunzytochemische Erregernachweis die Diagnose sichern[81].

Die Frühdiagnose ist bei der früher innerhalb 3 bis 14 Tagen zum Tode führenden Krankheit wichtig, weil inzwischen Therapiemöglichkeiten durch Zytarabinosid und Idoxuridin bestehen. Nach Adenosinarabinosid-Therapie wurden allerdings *Rezidive* beobachtet, die nun nach dem Muster einer *postinfektiösen perivenösen Enzephalitis* verliefen und sich insofern morphologisch von der primären HSV-E. unterscheiden[52].

Morphologie

> Charakteristisch für die HSV-E. sind die *Verteilung* und die *Nekrosetendenz.* Die Veränderungen betreffen das *Limbische System* (Schläfenlappen, Inselrinde, Gyrus cinguli, Gyrus rectus) (Abb. 1.43 e u. f)

Als Erklärung hierfür wurde ein *zentropetaler intraaxonaler Ausbreitungsweg des Virus* von den Nasenschleimhäuten über den Nervus olfactorius zur Hirnbasis in Einzelfällen gesichert. Neuerdings wird eine *latente Infektion des Ganglion Gasseri* diskutiert, von dem aus bei wechselnder Immunitätslage das reaktivierte Virus entlang den Trigeminusästen zu den von diesen versorgten Leptomeningen wandern soll. Dieses Versorgungsgebiet entspricht der Prädilektion der HSV-E[25]. Tierexperimentell ist der *retrograde Virustransport innerhalb der Axone gesichert*[10].

Mikroskopisch steht die *Gewebsnekrose* im Vordergrund. Vielfach ist der *gesamte Schläfenlappen* unter Bevorzugung der Rinde nekrotisch (Abb. 1.44 a, b, c). In Abhängigkeit von der Akuität des Krankheitsverlaufes treten die zunächst deutlichen lymphozytären, z. T. auch granulozytären *Gefäßwandinfiltrate* und *Leptomeningealinfiltrate* zurück.

> Stattdessen finden sich massenhaft Phagozyten in Form von *Lipophagen* oder in späteren Stadien auch von *Siderophagen,* zumal der *nekrotisierende Prozeß nicht selten von Hämorrhagien begleitet* ist. Die *Nervenzellen gehen wie die Glia zugrunde,* sind aber häufig durch *Kalksalzimprägnationen mumifiziert.*

Bei längerem Überleben können *Fremdkörperzellreaktionen* um kalkinkrustierte Nervenzell-Perikarya und -Fortsätze beobachtet werden. Manchmal, jedoch keineswegs regelhaft, finden sich lichtmikroskopisch *intranukleäre Einschlußkörperchen vom Typ Cowdry A*[89]: Die Kerne der Nervenzellen oder Oligodendrogliazellen sind gebläht mit Wandhyperchromatose, aber sehr blassem, strukturlosem Kerninneren, in dem sich ein Einschlußkörperchen von mehrfacher Nukleolengröße deutlich abzeichnet. *Elektronenmikroskopisch* sind die Viruskapside innerhalb der betroffenen Zellkerne nachweisbar.

In Fällen, in denen die entzündliche Komponente sehr stark zurücktritt, können *differentialdiagnostische* Schwierigkeiten gegenüber primär vaskulär bedingten Nekrosen auftreten, zumal hyaline und Fibrinthromben bei der HSV-E. vorkommen können.

Die *Nekrosen* sind zumindest zum Teil durch die *Gefäßthrombosen* erklärbar[102]. Das HSV übt aber offensichtlich auch unabhängig von diesen Thrombosen eine *toxisch-nekrotische Wirkung* aus. Bedeutungsvoll ist dann für die Differentialdiagnose die lokalisatorische Verteilung der Veränderungen.

Die *Diagnosesicherung* gelingt durch immunzytologische Methoden (PAP-Methode) (Abb. 1.44 d).

Zytomegalie

Erscheinungsformen
60% der Erwachsenen haben seropositive Zytomegalie-Virus-Reaktionen. Der von sero-positiven Müttern auf die Feten übertragene Antikörperschutz hindert nicht eine *perinatale Neuinfektion* durch die im Zervikalsekret angereicherten Viren, so daß bei 20% aller Kinder mit einer *perinatalen Infektion* zu rechnen ist. Demgegenüber beträgt die Zahl *pränataler Infektionen* 1%, von denen wiederum nur etwa 10% manifeste Schädigungen entwickeln. Zunehmende Bedeutung

gewinnt die Infektion als nosokomiale Erkrankung bei Immunsuppression bzw. -insuffizienz.

Neben Gallengangsatresien, Hepatosplenomegalie und Thrombozytopenien sowie einer Non A- Non B-Hepatitis und unklaren, von einer Mononukleose begleiteten septischen Fieberschüben sind es vor allem die zentralnervöse Schädigungen mit *Mikrozephalie, Rindenfehlbildungen und periventrikulären Verkalkungen,* die das klinische Bild prägen. Unter den 80–90% symptomlos oder -arm verlaufenden Fällen befinden sich Kinder mit Hörstörungen und Sprachentwicklungsstörungen.

Komplementbindende Antikörper, besser fluoreszierende IgM-, IgG- und IgA-Antikörper geben Aufschluß über die Infektion[57].

Morphologie

> Im Vordergrund der Schäden durch *pränatale ZNS-Schädigungen* stehen ausgedehnte *Mikrogyrien* mit Bevorzugung des basalen Neokortex. *Periventrikuläre Nekrosen* enthalten reichlich *Kalkinkrustierte nekrotische Zellen* und größere *Pseudokalkkonkremente* (CT, Röntgenleeraufnahme).

Es besteht eine ausgeprägte *Ependymitis,* die auch Anlaß zum *Hydrocephalus internus* sein kann. In den nekrotischen Bereichen finden sich innerhalb von Astrozyten, Matrixzellen und auch ausgereiften Nervenzellen *intranukleäre Einschlußkörperchen* mit dunklem Zentrum und schmalem hellem Hof, manchmal multipel *(sog. Eulenaugenzellen)*[29] (Abb. 1.44 e).

Tollwut

Synonyma
Rabies; Lyssa

Klinik, Ätiologie, Pathogenese
Das Rabies-Virus gehört zur Gruppe der *RNS-haltigen Rhabdoviridae,* zu der auch das Marburg-Virus zählt. Das Virus wird vorwiegend *durch Speichel infizierter Wildtiere (Fuchs, Dachs, Marder)* bzw. durch damit in Berührung gekommene *Haustiere übertragen.* Nach einer *Inkubationszeit* von 20 bis 60 Tagen, seltener auch nach längerer Zeit, kommt es zu Zeichen pathologischer Erregbarkeit des ZNS, zu *tonischen Schlund- und Atemmuskulaturkrämpfen* und zur *Hydrophobie.* Nach einigen Tagen tritt ein *paralytisches Stadium* ein, das rasch zum *Tode* führt. Das Virus wandert *intraaxonal* über die peripheren Nerven *zentralwärts.* Atypische Verlaufsformen können unter dem Bild eines Guillain-Barré-Syndroms auftreten.

Epidemiologie
Trotz der Häufung der Infektion bei Tieren erkranken Menschen sehr selten. Das Bundesgesundheitsamt re-

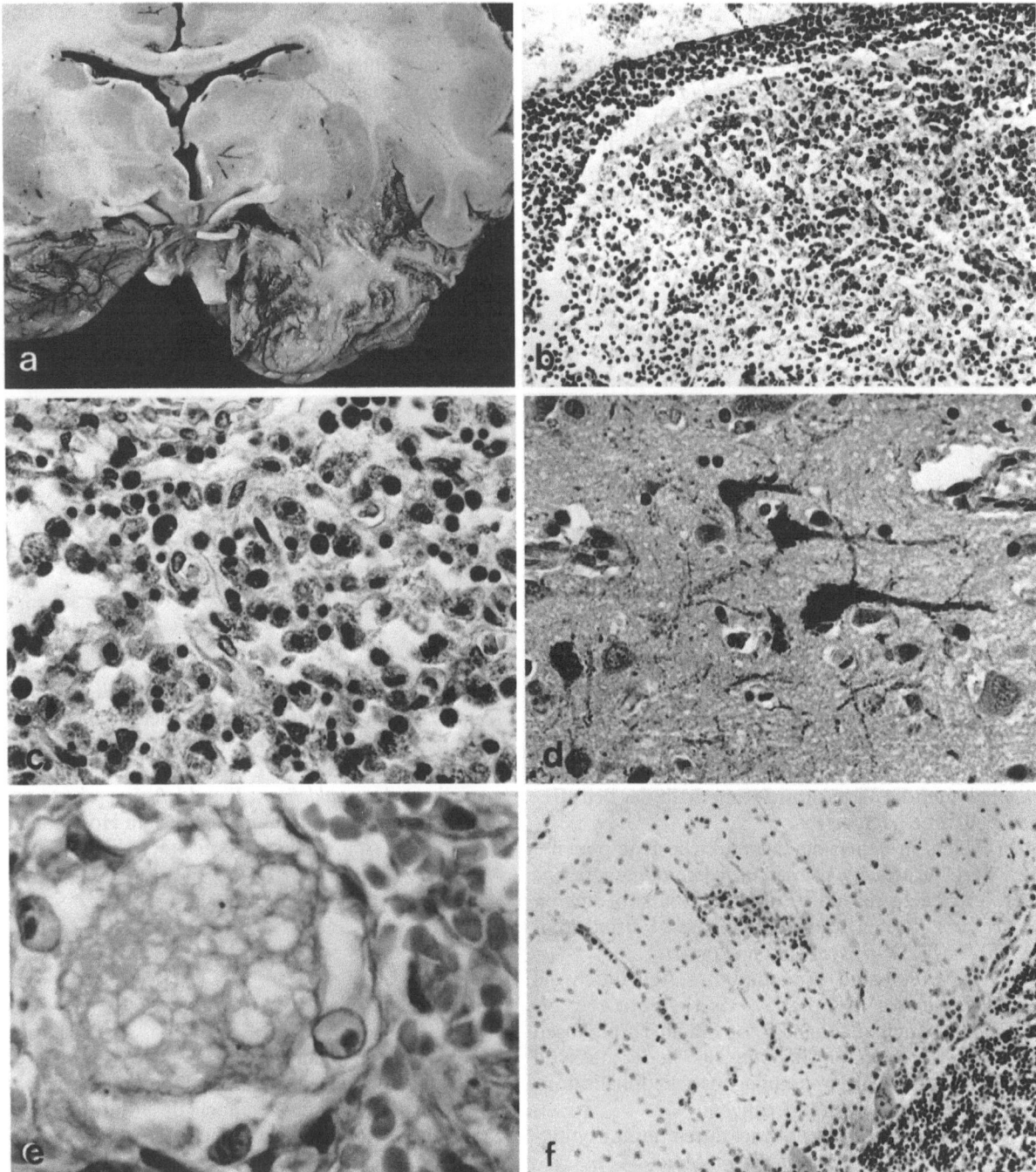

Abb. 1.44. a Nekrotisierende Herpes simplex-Enzephalitis im fortgeschrittenen Stadium mit weitgehender Nekrose des Schläfenlappens und der Inselrinde. **b** Nekrotisierende Herpes simplex-Enzephalitis mit frischer Rindennekrose und lebhafter entzündlicher Infiltration der angrenzenden Leptomeningen. **c** Herpes simplex-Enzephalitis mit Nekrose der Rinde und Ansammlungen von Lipophagen, Lymphozyten und seltenen Granulozyten. **d** Herpes simplex-Enzephalitis mit positiver Virus- Antigen-Reaktion mit der PAP-Methode. **e** Zytomegalie-Ganglioradikulitis mit grobvakuoligem Untergang einer Spinalganglienzelle und typischen Eulenaugenzellen der betroffenen Satellitenzellen, die deutliche intranukleäre Einschlußkörper aufweisen. **f** Fleckfieber-Enzephalitis mit Gliaknötchen und Gliastrauchwerkbildung innerhalb der Molekularschicht der Kleinhirnrinde

gistrierte von 1951 bis 1982 nur 16 Todesfälle an Tollwut in der Bundesrepublik Deutschland. Bei der Hälfte dieser Fälle war die Infektionsquelle im Ausland zu suchen[99a].

Morphologie

Makroskopisch besteht meist ein Hirnödem. *Mikroskopisch* finden sich diffuse perivaskuläre *Infiltrate, Gliaknötchen* und *Neuronophagien,* bevorzugt in der grauen Substanz, außerdem auch degenerative Nervenzellveränderungen. Schwerpunkt ist der *Hirnstamm* unter Bevorzugung der Kerngebiete. Die Infiltrate bestehen aus Lymphozyten mit beigefügten Monozyten und Plasmazellen bei nur wenigen neutrophilen Granulozyten. Gliaknötchen befinden sich besonders in der Hippocampusformation, die auch bevorzugter Sitz der *Negrikörper* ist, eosinophilen intrazytoplasmatischen Nervenzelleinschlüssen unterschiedlicher Größe. Bei HE-Färbung finden sich in der eosinophilen Matrix der Einschlußkörper feine basophile Binnenstrukturen.

Negrikörper sind vor allem bei Wildtier-Infektionen zu erwarten. Als spezifisch können sie nur gelten bei positiven Immunfluoreszenzreaktionen gegen Rabies-Antigen.

Im Zusammenhang mit Impfungen mit dem Hempt-Impfstoff wurden wiederholt schwere zerebrale Zwischenfälle unter dem Bild einer *perivenösen Enzephalitis,* z.T. auch in Kombination mit einer Beteiligung der grauen Substanz einschließlich einer Gliaknötchenbildung bescshrieben. In der DDR fanden sich derartige Zwischenfälle in einer Häufigkeit von etwa 1:3.335[35]. Auch Kombinationen mit eher degenerativen bzw. reaktiven Veränderungen (Nervenzellchromatolysen, Lückenfelder mit Schwerpunkt im Rückenmark) wurden beschrieben[50].

Fleckfieberenzephalitis

Die *Rikettsia prowazecki* ist Ursache dieser Enzephalitisform. Der vorwiegend durch *Kleiderläuse* übertragene Erreger führt vor allem unter schlechten hygienischen Bedingungen wie in Kriegszeiten zu *Endemien.* Im Vordergrund der klinischen Befunde steht neben dem *Hauterythem* die *Somnolenz.*

Morphologie

In den akuten Stadien bestehen neben ausgeprägtem *Ödem petechiale Blutungen.* Die subakuten Verläufe zeigen eine ausgeprägte *Gliaknötchenbildung* mit perivaskulärer Akzentuierung und einer Bevorzugung der Groß- und Kleinhirnrinde. Die Gliaknötchen sind aus Mikrogliazellen und Monozyten zusammengesetzt, anfangs mit granulozytärer Beteiligung. Kapilläre Thrombosen liegen vielfach im Zentrum der Gliaknötchen.

Innerhalb der Rinde ist die zweite bis fünfte Schicht bevorzugt betroffen. Der Prozeß führt in der Moleku-

larschicht der Kleinhirnrinde zu den recht charakteristischen, wenn auch nicht spezifischen *Gliastrauchwerkbildungen* (Abb. 1.44 f). Die entzündlichen Infiltrate greifen auch auf die Hirnnervenkerne und die Hirnnerven sowie die peripheren Nerven über. Spätfolgen sind nur selten morphologisch nachweisbar.

Lymphozytäre Choriomeningitis

Bei dieser Krankheit, die bereits im Meningitiskapitel (▷ S. 158) kurz gestreift wurde und die vorwiegend *Kleintiere* befällt, von diesen aber auf *Menschen* übertragen werden kann, sind neben *entzündlichen Infiltraten* (Schwerpunkt Rückenmark, Substantia nigra) in stärkerem Grade auch *Erythrodiapedesen* und umfangreichere *Hämorrhagien* sowie *Nekrosen* zu beobachten.

Akute diffuse lymphozytäre Meningoenzephalitis

Unter dieser Bezeichnung werden *ätiologisch nicht abgeklärte,* wahrscheinlich aber *viral* bedingte Typen zusammengefaßt, bei denen *unspezifisch psychotisch-psychogen* erscheinende *Initialstadien* der Entwicklung einer *Somnolenz* bis zum tiefen *Koma* mit *Krampfanfällen* vorangehen. Neurologische Herdsymptome wie bei den Toga-Virusinfektionen fehlen meist[45].

Morphologisch stehen *intensive Lymphozyteninfiltrate* der Gefäße der grauen Substanz im Vordergrund, doch sind *perivenöse ödematöse Markauflockerungen* ein nicht seltenes Begleitsymptom.

Herpes zoster

Erscheinungsbild, Ätiologie

Es besteht eine durch das *Varizellenvirus* verursachte Infektion der *Spinalganglien* und/oder Ganglien der Schädelbasis. Wahrscheinlich handelt es sich um das *Aufflackern einer latenten Virusinfektion* bei einem früher Varizellen-erkrankten oder -exponierten Menschen. Zirkulierende Antikörper hemmen gewöhnlich die hämatogene Aussaat, verhindern aber nicht die lokale Infektion.

Klinik

Einer kurzen Neuralgiephase folgt nach 3 bis 4 Tagen die Eruption eines *makulopapulösen Erythems,* das nach 24 Stunden *Bläschen* bildet, die innerhalb von 5 bis 10 Tagen platzen und *verkrusten.*

In 50% der Fälle sind Dermatome im Thorakalbereich betroffen. Nicht selten ist aber auch die Beteiligung des ophthalmischen Trigeminusastes mit Keratitis oder die Beteiligung des äußeren Gehörgangs und des Trommelfells, jeweils bedingt durch eine Entzündung im Ganglion Gasseri bzw. im Ganglion geniculi.

Vor allem bei älteren Menschen schließen sich lang dauernde *postherpetische Neuralgien* an. In der akuten Phase können *Muskelschwächen* und Zeichen des *Meningismus* die Hauterscheinungen überlagern. Selten kommt es auch zu Zeichen einer *Myelitis* oder zur *akuten zerebellaren Ataxie* im Rahmen einer *Varizellenenzephalitis*. Der Herpes zoster begleitet bei älteren Erwachsenen nicht selten ein Malignom.

Morphologie

Die betroffenen Ganglien zeigen intensive, anfangs *granulozytäre*, später gemischt *lymphozytär-monozytäre Infiltrate*. Mitunter kommt es zu *Erythrodiapedesen*. Die *Nervenzellen* weisen Chromatolysen und Nekrosen auf. Gelegentlich sieht man intranukleäre Einschlußkörper. Über die *Hinterwurzeln* kann der entzündliche Prozeß auf das *Rückenmark* übergreifen, wo das Bild einer *Poliomyelitis* entstehen kann, die im Gegensatz zur Heine-Medinschen Krankheit häufig *einseitig* ist. Eine leichte lymphozytäre *Meningitis* begleitet vielfach die Symptome. Neben der Radikulitis kommt es auch zu *Mononeuritiden*.

Leukoenzephalitiden

Ätiologie und *Pathogenese* sind bei den die weiße Substanz bevorzugenden und unter dem Bild perivenöser Infiltrate und Entmarkungen einhergehenden Enzephalitisformen *vielfach nicht eindeutig geklärt*.

Die nächstliegende Erklärung schloß an die weitgehende Ähnlichkeit des morphologischen Bildes mit dem bei der experimentellen allergischen Enzephalomyelitis erzielbaren Muster an. Demnach handelte es sich um die Folge von *Immunreaktionen* nach Art des bei der Multiplen Sklerose angenommenen pathogenetischen Mechanismus (▷ S. 191). Die *Mitwirkung zellgebundener Autoimmunvorgänge* bei den Entmarkungsvorgängen und die Bedeutung von Lymphozyten-Transformationen unter dem Einfluß basischen Myelinproteins ließen sich wahrscheinlich machen[4, 17]. Am einsichtigsten ist die Analogie zur experimentellen allergischen Enzephalomyelitis bei den *Komplikationen von Schutzimpfungen*, wie sie nach *Pocken-, Lyssa- und Poliomyelitis-Schutzimpfungen* beobachtet wurden. Die Bedeutung *viraler Infektionen* wird andererseits durch das Aufflackern von Enzephalitiden während der Immunsuppression z. B. nach Nierentransplantationen wahrscheinlich gemacht (z. B. Masernenzephalitis)[7].

Postvakzinale Enzephalitis bzw. Enzephalopathie

Epidemiologie, Klinik

Zerebrale Zwischenfälle im Anschluß an *Pockenschutzimpfungen* äußern sich im ersten Lebensjahr um den 8. Tag herum, bei älteren Kindern um den 10. bis 13. Tag. Um den 8. Tag ist mit dem Höhepunkt der virämischen Phase zu rechnen, während um den 12. postvakzinalen Tag bereits das postvirämische Stadium erreicht ist, was für unterschiedliche pathogenetische Bedingungen der Komplikationen spricht. *Häufigkeitsangaben* schwanken zwischen 1:4000 und 1:20000 bei etwa *20% Dauerschäden*.

Krampfanfälle stehen klinisch im Vordergrund, meist tonisch-klonisch, in 15 bis 20% auch fokal. In 60% dauern sie länger als 10 Minuten, in 20% länger als eine Stunde, wodurch sie sich von den gewöhnlichen Fieberkrämpfen dieser Altersstufe unterscheiden, ebenso durch das gleich häufige Vorkommen bei Knaben und Mädchen im Gegensatz zur Knabenwendigkeit bei den normalen Fieberkrämpfen[30]. Zerebrale *postvakzinale Komplikationen* kommen bei *zerebralen Vorschädigungen* deutlich häufiger vor. Außerdem bestehen bei 35% der Fälle Anfälle bei einem anderen Familienmitglied, so daß auch mit einem *konstitutionellen Faktor* zu rechnen ist. Nur in etwa 5% der Fälle fehlen Krämpfe, während Apathie, Bewußtseinstrübung und meningeale Reizerscheinungen zusammen mit Fieber und Erbrechen das Bild prägen.

Selten kommt es zu zerebralen Komplikationen bei der *Revakzination*[63]. Ebenfalls selten und prognostisch günstig zu bewerten ist die *postvakzinale Polyneuritis*[31].

Morphologie

Entsprechend den beiden klinischen Erscheinungstypen ist eine im ersten Lebensjahr vorwiegende

• *kongestiv-ödematöse Enzephalopathie* von der später dominierenden Enzephalitis vom perivenösen Typ zu unterscheiden[35,87]. Bei der Enzephalopathie des Säuglings können zellige entzündliche Infiltrate fehlen. Im Vordergrund steht ein *Ödem* mit perikapillären Schrankenstörungen (Abb. 1.45 a).

• *Postvakzinale Enzephalitis* (pvacE): Bei ihr besteht in unterschiedlicher Ausprägung das typische Bild der perivenösen Enzephalitis mit lymphozytären, später auch gemischt lymphozytär-plasmazellulären Infiltraten sowie *perivenösen Entmarkungherden* (Abb. 1.45 b u. c). In ihnen kann es zur starken Mikrogliaproliferation, zur Makrophagenbildung und später im Vernarbungszustand zur Gliose kommen, die sich aber lokalisatorisch deutlich von den Herden der Multiplen Sklerose unterscheidet. Gewöhnlich besteht eine leichte *lymphozytäre Meningitis*. Dementsprechend findet sich im Liquor eine lymphozytäre Pleozytose. Treten im akuten Krankheitsstadium Krampfserien auf, so können *zusätzliche hypoxische* oder *ischämische Gewebsschädigungen* in der grauen Substanz hinzutreten als Ursache des zerebralen Defektzustandes, mit dem in etwa der Hälfte der Fälle von pvacE zu rechnen ist.

Die *Verteilung* entspricht der Dichte mittelgroßer

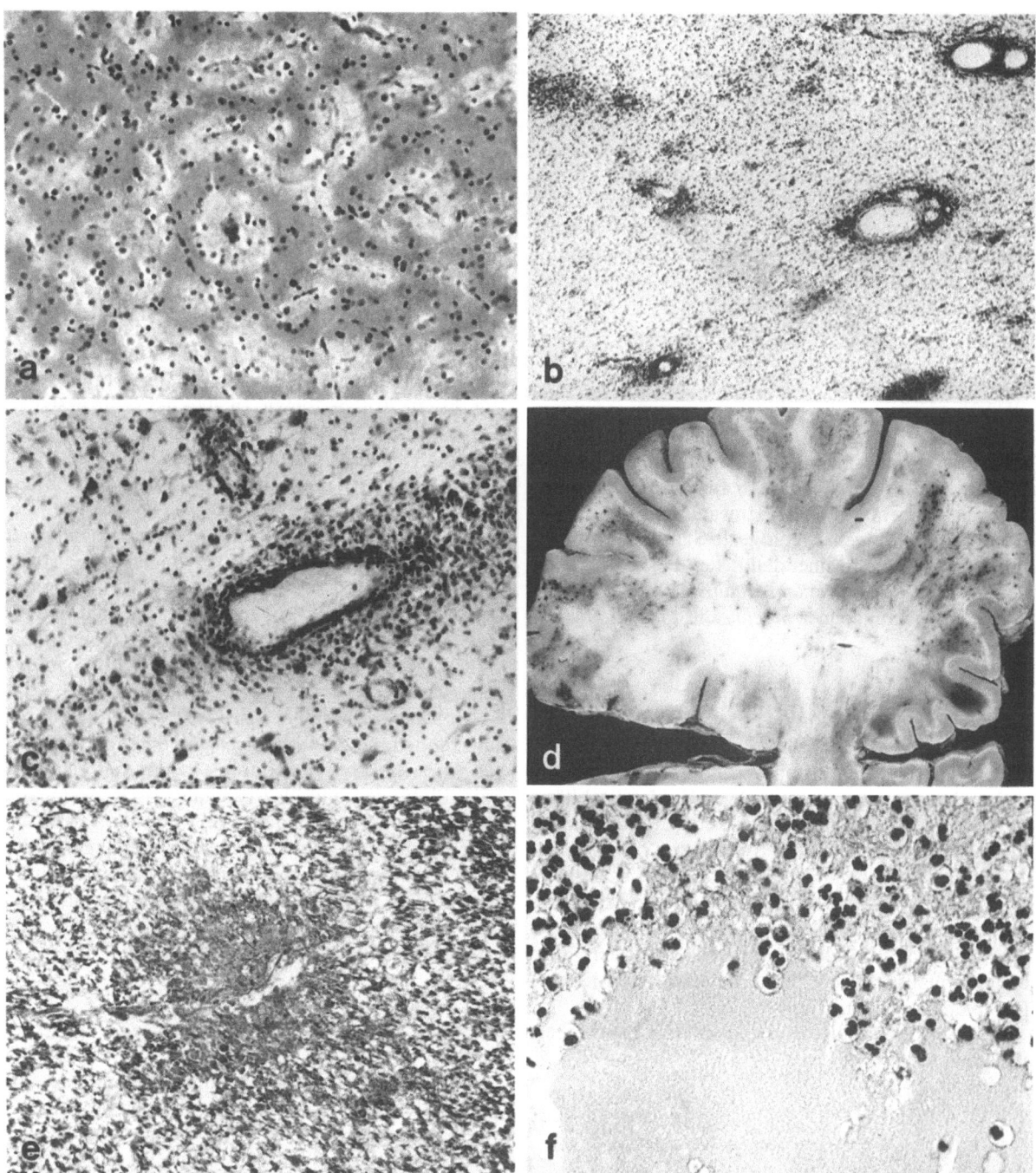

Abb. 1.45. a Ausgeprägtes perikapilläres Ödem im Frühstadium einer postvakzinalen Enzephalitis. **b** Perivenöse Gliazellvermehrung und Infiltratsäume bei postvakzinaler Enzephalitis. **c** Perivenöse Gliazellvermehrung und lockere Lymphozyteninfiltrate bei postvakzinaler Enzephalitis. **d** Purpura cerebri bei schwerer Schrankenstörung im Zusammenhang mit einer Grippevirusinfektion. **e** Mikrozirkulationsstörung mit perivenöser Serodiapedese und einer Mantelzone ödematös-spongiös aufgelockerter Marksubstanz. **f** Schwerste Schrankenstörungen mit Serodiapedesen und phlegmonöser Leukozytenemigration in das Hirngewebe

Venen, die in der *weißen Substanz* häufiger sind als in der Rinde, im Thalamus oder dem Neostriatum. *Kleinhirnmark* und auch *Rückenmark* sind dagegen nicht selten betroffen.

Die Mehrzahl der in den Infiltraten nachweisbaren *Makrophagen* ist hämatogen, doch werden auch ortsständig ruhende Mikrogliazellen aktiviert. Auffällige *Gliamitosen* kommen nicht selten vor. Auch *Axonauftreibungen* können in den Entmarkungsherden beobachtet werden.

Perivenöse Enzephalitiden bei exanthematösen Infektionskrankheiten

Das bei der pvacE beschriebene morphologische Bild kommt in ähnlicher Weise bei einer ganzen Reihe von Infektionskrankheiten vorwiegend des Kleinkindesalters vor. Diese *para- oder postinfektiösen E.* treten u. a. im Zusammenhang mit Varizellen-, Mumps-, Röteln- oder Grippeerkrankungen auf. Die ursächliche Bedeutung des jeweiligen Virus kann durch immunfluoreszenzoptische oder Immunperoxidasemethoden wahrscheinlich gemacht werden[58].

Mumps-Enzephalitis

In einer Häufigkeit von 1 : 6 000 wird die Mumps-Parotitis von zentralnervösen Symptomen gefolgt, die durchschnittlich am 7. Tag nach Beginn der Parotitis einsetzen bei einer weiten Schwankungsbreite zwischen 3 und 38 Tagen. Meningeale Symptome finden ihre Entsprechung in einer deutlichen Pleozytose. Neben der *perivenösen Markenzephalitis* kommt es öfters zu der Entwicklung einer *Myelitis* mit lokalen Nekrosen.

Rubella-Infektionen (Röteln)

führen innerhalb der ersten Woche nach Exanthemausbruch in einer von der jeweiligen Epidemie abhängigen, unterschiedlichen Häufigkeit (1 : 5 000 bis 1 : 24 000) zu enzephalitischen Symptomen. Meist handelt es sich um *akute* Enzephalitiden, doch kommen auch *chronisch-progressive* Formen vor, die bei einem stärkeren Befall auch der grauen Substanz dem morphologischen Bild der subakuten sklerosierenden Panenzephalitis ähneln[46]. Die *Letalität* der Rubella-Enzephalitis beträgt 20%.

Eine Sonderform der Rubeoleninfektion entwickelt sich bei

> • *fetaler Infektion* durch Rubeolen-infizierte Mütter. Das höchste Risiko ist zwischen der *fünften und achten Schwangerschaftswoche*, während nach der 12. Schwangerschaftswoche mit einem geringen Risiko zu rechnen ist. Das Virus beeinträchtigt die im Laufe der zerebralen Entwicklung sich abspielenden Zellteilungen und führt deswegen nicht nur zu entzündlichen Veränderungen, sondern auch zu Entwicklungsstörungen:

Die Kinder sind *mikrozephal*, vielfach *taub* mit *Herzfehlern und Katarakt*. Am Zentralnervensystem finden sich ausgedehnte *Mikropolygyrien* mit Schwerpunkt im Bereich des basalen Neokortex. Periventrikulär bestehen im Bereich von Narben nach Mark- und Parenchymnekrosen umfangreiche *Pseudokalk-*

ablagerungen. Die Gefäßwände haben ebenfalls subintimal vermehrt Mukopolysaccharide und Kalksalze aufgenommen. An kleinen Gefäßen sind Wandnekrosen sichtbar. Entzündliche Infiltrate sind in den späten Narbenstadien nur noch vereinzelt sichtbar.

Varizellen

Sie führen in 1 : 6–10 000 Erkrankungsfällen zur Enzephalitis. Von den hospitalisierten Patienten sollen 0,3% betroffen sein. In 75% treten die ZNS-Symptome in der ersten Woche nach Exanthemausbruch auf, meist zwischen 4. und 6. Tag, doch können sie auch dem Exanthemausbruch bis zu 18 Tage vorausgehen bzw. bis zu 20 Tage folgen. In 20% der Fälle bestehen *Krampfanfälle*. 10% enden *tödlich*. Mit *Spätschäden* ist bei 20% zu rechnen. In etwa der Hälfte der Fälle stehen Zeichen der zerebellaren Ataxie im Vordergrund.

Das enzephalitische Bild kann gemeinsam mit einer Hypoprothrombinämie und Hypoglykämie sowie dem morphologischen Nachweis von Verfettung der Leber und Viszeralorgane als *Reye-Syndrom*[15] (▷ S.174) auftreten. Die perivenöse Enzephalitis ist klinisch vielfach von einem *Guillain-Barré-Syndrom* begleitet.

Morphologisch äußert sich die Varizellen-E. durch eine Tendenz zu *Hämorrhagien* und unter dem Bild einer *Querschnittsmyelitis* durch Übergreifen der Infiltrate, Blutungen und Nekrosen auf das Rückenmark. Der Ataxie entsprechend besteht bei der Varizellen-Enzephalitis oft auch eine starke Beteiligung der *Kleinhirnrinde*. Auch die *Spinalganglien* sind häufig lymphozytär infiltriert und stark ödematös aufgetrieben. Gelegentlich finden sich intranukleäre Einschlußkörperchen an den Nervenzellen.

Masern

In den USA werden Masern in einer Häufigkeit von 1 : 400–1 000 von neurologischen Zeichen begleitet, im europäischen Bereich bei unter Vierjährigen dagegen in 1 : 14 153, bei 5–9jährigen in 1 : 5 502 und bei über 10jährigen in 1 : 2 538[32].

Die *neurologischen Symptome* (Hirnnervenfunktionsstörungen, Paraplegien, Muskelhypotonie, Abgeschlagenheit, Kreislaufhypotension) können dem Erythemausbruch vorausgehen, folgen aber gewöhnlich um den 5. bis 10. Tag nach. In dieser Zeit besteht auch das Maximum der Pleozytose mit Lymphozyten und Monozyten. Zwischen der Schwere der akuten Masernerkrankung und dem Grad der Spätfolgen besteht keine Korrelation. Mit bleibenden Spätschäden nach Masernenzephalitis ist in etwa 25% der Fälle zu rechnen.

Morphologisch finden sich neben den perivenösen Entmarkungen und Lymphozyteninfiltraten sowie der intensiven Gliareaktion mit z. T. atypischen Gliamitosen häufig intranukleäre Einschlußkörper in den Nervenzellen und in den Oligodendrogliazellen.

Akute hämorrhagische Leukoenzephalitis

Synonyma
Akute hämorrhagische nekrotisierende Enzephalopathie, hämorrhagische Leukoenzephalitis Hurst; Grippeenzephalitis

Ätiologie, Pathogenese
Diese E. tritt *perakut* bis *akut* auf. Der ätiologische Zusammenhang mit *Grippeviruserkrankungen* ist für einen Teil der Erkrankungen gesichert. Wahrscheinlich liegen dieser gewissermaßen extremen Form einer perivenösen Enzephalitis *hyperergische Immunreaktionen* zu Grunde.

Morphologie
Es ist mit 3 Schädigungskomplexen zu rechnen:
• *Hämorrhagisch-nekrotische Herde um Markkapillaren* bilden die Grundlagen des *Purpura cerebri*-Bildes (Abb. 1.45 d), das bereits makroskopisch sehr eindrucksvoll ist. Um extrem gestaute Kapillaren bilden sich konfluierende Mikroblutungen. Im Zentrum liegt meist eine Venole mit leukozytären und Fibrin-Thromben und einer Wandnekrose mit Austritt von Fibrin in das perivenöse Gewebe (Abb. 1.45 e). Aus den der Venole zugehörigen randständigen Kapillaren kommt es vielfach zur Umblutung dieser Nekrose im Sinne einer *Ringblutung*. Da im Mark nicht wie in der Rinde zahlreiche kapilläre Anastomosen vorhanden sind, stauen sich diese ringförmig angeordneten Kapillaren um die thrombotisch verschlossenen und nekrotischen Venen extrem an. *Ursache der Venenwandnekrose* ist wahrscheinlich ein dem Arthusphänomen vergleichbarer Mechanismus. Daneben kommen
• *perivenös angeordnete Mikrogliaherde* vor, die ebenso wie die hämorrhagisch nekrotischen Herde zu perivenösen Entmarkungen führen können. Schließlich bestehen
• *vorwiegend granulozytäre Gefäßwandinfiltrate* um die Markvenen mit Leukozytenemigration in das umgebende Gewebe.

Differentialdiagnose

Gegenüber den *typischen perivenösen Enzephalitiden* sind Leukozyteninfiltration und Hämorrhagien relativ stärker betont, gegenüber der *toxisch bedingten Purpura cerebri* sind die perivenösen Mikrogliaansammlungen deutlicher[17, 38].

Massenblutungen gehören nicht zum Bild der Hurstschen Enzephalitis. Es kann aber zu ausgedehnten Serodiapedesen kommen (Abb. 1.45 f).

Pertussis-Enzephalopathie

Epidemiologie, Klinik
Bei der Pertussis kommt es in 1,7 bis 7% der Erkrankungsfälle zu neurologischen Komplikationen. 44% entfallen auf das erste Lebensjahr, 26% auf das zweite, 30% auf die folgenden Jahre.

Nach der *Inkubationszeit* von 6 bis 20 Tagen (Durchschnitt 7 Tage) folgt dann einem 1- bis 2-wöchigen *katarrhalischen Stadium* die mehrere Wochen dauernde *paroxysmale Phase*. Die *neurologischen Zeichen* äußerten sich in 76% der Fälle in der zweiten bis vierten Woche, in 90% mit *Krampfanfällen* beginnend, in 84% in ein *Koma* übergehend.

Ätiologie, Pathogenese
Erreger ist *Bordetella Pertussis*. *Angriffspunkt* des Erregers sind die *zilientragenden Epithelien,* vorwiegend im respiratorischen Trakt, aber auch am *Ependym*.

Für die *neuropathologischen Schädigungen* ist ein ganzes *Faktorenbündel* verantwortlich zu machen, zu dem
• *Mikrohämorrhagien* durch den gesteigerten Venendruck während der Paroxysmen,
• *anoxische Schädigungen* durch Apnoe, Pneumonien und Leukostasen, vor allem aber
• *Krampfanfälle* gehören.
• *Hypoglykämien* und *Hypokalziämien* sind weiterhin bedeutsam.

Nicht ausreichend geklärt sind die unmittelbare Wirkung eines *Toxins* und *immunologische Vorgänge*. Diskutiert wird die Aktivierung eines endogenen Virus und die Potenzierung der Wirkung exogener Viren durch die Pertussisinfektion. Im Einzelfall sind auch *bakterielle Superinfektionen* von Bedeutung. Sehr wesentlich ist offenbar die Kombination eines schweren Ödems mit den Folgen von Krampfserien[93].

Morphologie
Dem Kranz unterschiedlicher pathogenetischer Faktoren entspricht das *variable neuropathologische Bild,* in dem *hypoxisch-ischämische Schädigungen* am einen Pol, *Schrankenstörungen* mit Sero- und Erythrodiapedesen am anderen Pol stehen, vielfach sich überlagernd. Die Schrankenstörungen können bis zur *Purpura cerebri* des Marklagers, seltener zum Bild *perivenöser Entmarkungen* führen, die hypoxischen Schädigungen zu erheblichen Parenchymschädigungen einschließlich schwerer *elektiver Parenchymnekrosen* im Ammonshorn.

Die eigentliche entzündliche Komponente tritt demgegenüber so stark zurück, daß besser von einer Pertussisenzephalopathie und nicht von einer parainfektiösen Pertussis-Enzephalitis gesprochen wird.

Panenzephalitis

Das gleichmäßige Betroffensein von grauer und weißer Substanz durch den entzündlichen Prozeß bestimmt das Muster dieser Enzephalitisform. Neben seltenen, nach klinischem Bild und Ätiologie *schwer klassifizierbaren Fällen* oder seltenen Erkrankungen wie der sogenannten *Marburg-Krankheit,* die ausgelöst durch aus Uganda eingeführte Meerkatzen zu einer hochmalignen Laborinfektion geführt hatte, ist der *Hauptvertreter* die *subakute sklerosierende Leukoenzephalitis.*

Subakute sklerosierende Panenzephalitis

Synonyma
Van Bogaertsche sklerosierende Leukoenzephalitis; Panenzephalitis Pette-Döring; Dawsonsche Einschlußkörperchen-Enzephalitis

Klinik
Die SSPE befällt vorwiegend *Kinder und Jugendliche.* Nach einem uncharakteristischen Vorstadium nachlassender Schulleistungen und von Verhaltensstörungen (bei 32%) folgen Kombinationen *psychointellektueller Störungen* mit *neurologischen Symptomen* (36% mit diesem Stadium beginnend), wobei diese *Initialstadien* 2½ Jahre lang dauern können. Krampfanfälle, Lähmungen, progrediente Demenz bestimmen mit Hyperkinesen, Myoklonismen und Sehstörungen das eigentliche Krankheitsbild, das nach wiederum ein bis zwei Jahren in eine *Dezerebrationsphase* übergeht, deren Dauer zwischen Wochen und ein bis zwei Jahren schwankt. Kurze *Remissionen* während des Hauptkrankheitsstadiums können vorkommen. Gruppen paroxysmaler hoher Zwischen- und Deltawellen sind vielfach mit hyperkinetischen Erscheinungen verbunden[77].

Im *Liquor* besteht eine starke *IgG-Vermehrung. Masern-Antikörper* sind *stark vermehrt.* Masern-Virus-Antigen ließ sich sowohl an Liquorzellen[27] als auch an peripheren Lymphozyten[101] durch Immunfluoreszenzmethoden nachweisen.

Epidemiologie
Auf 1 Million Einwohner kamen in den USA 1 bis 5 SSPE-Erkrankungen. In 50% der Kranken hatte eine Maserninfektion in den ersten beiden Lebensjahren stattgefunden. Das mittlere Erkrankungsalter betrug 7,2 Jahre bei einem Verhältnis Knaben zu Mädchen wie 3,3 : 1[46].

Pathogenese
Die hohen Masernantikörpertiter legten einen *Zusammenhang mit einer früheren Maserninfektion* nahe. Übertragungsversuche auf verschiedene Tiere zeigten in der Gewebekultur zytopathogene Effekte mit Rie-

senzellbildungen und intranukleären Einschlußkörperchen. Eine Virusisolation gelang aber erst nach Zellfusion mit inaktivierten Sendai-Viren. Hierbei konnten *zwei Virustypen* nachgewiesen werden, die zwar große Ähnlichkeit mit dem Masernwildvirus (Woodfolk) und dem attenuierten Masernvirus (Edmonston) aufwiesen, sich aber hiervon durch einige Parameter unterschieden[64]. Wahrscheinlich handelt es sich bei den SSPE-Viren um *Varianten des Masernvirus.* Diskutiert wird noch die Möglichkeit, daß die Kombination eines Masernkontaktes bei noch partieller Immunität als Folge mütterlicher Antikörper im Kleinkindesalter mit einer *Superinfektion durch ein zweites Virus* für den Ausbruch der Krankheit verantwortlich zu machen ist. So ergaben sich Anhaltspunkte für die Mitwirkung des *Epstein-Barr-Virus*[33]. Auch *Rubella-Panenzephalitiden* wurden beschrieben[99].

Morphologie
In der Rinde, den Stammganglien und in der Brücke und dem verlängertem Mark finden sich *innerhalb der grauen Substanz intensive,* örtlich allerdings unterschiedlich akzentuierte *entzündliche Infiltrate* aus Lymphozyten und Plasmazellen mit lebhaften Mikroglia- und *Astrozytenproliferationen.* Nicht selten trifft man auf *Glianötchen.* Die Nervenzellen enthalten gelegentlich *intranukleäre Einschlußkörperchen.* Zusätzlich zur grauen Substanz ist auch die weiße Substanz in Form einer diffusen Entmarkung und perivaskulärer Zell-Infiltrate beteiligt. Zahlreiche Lipophagen kennzeichnen die frischeren Stadien der *Entmarkung,* denen sich eine dichte Fasergliose anschließt. Ein Hydrocephalus e vacuo ist in den Spätstadien die Folge.

Immunzytologisch lassen sich mit Fluoreszenz-Methoden Masernvirus-Antigene selbst an Paraffinschnitten des Gehirns nachweisen[55].

Elektronenmikroskopisch finden sich in den betroffenen Nervenzellen Nukleokapsid-ähnliche Einschlüsse, stäbchenförmige tubuläre Strukturen mit rektangulären Untergliederungen, gelegentlich fingerprintähnliche Muster sowie in Nervenzellfortsätzen Fibrillenveränderungen ähnlich wie bei der Alzheimerschen Krankheit[28, 41, 71].

Literatur

1.–6. Weiterführende Literatur (▷ S. 154)

7. Agamanolis DP, Tan JS, Parker DL (1979) Immunosuppressive measles encephalitis in a patient with a renal transplant. Arch Neurol 36: 686–690

8. Aschenbrenner R, Nachtwey W (1961) Die akute Poliomyelitis des Erwachsenenalters. Der Internist 2: 283–292

9. Babaryka I, Thorn L, Langer E (1979) Epithelioid cell granulomata in the mucosa of the small intestine in Whipple's disease. Virch Arch A Path Anat Histol 382: 227–235

10. Bak IJ, Markham CH, Cook ML, Stevens JG (1977) Intraaxonal transport of herpes simplex virus in the rat central nervous system. Brain Res 136: 415–429

* 11. Baker RD (1972) Fungus infections of the central nervous system. In: Minckler J (ed) Pathology of the nervous system. McGraw Hill Book Company, New York, pp 2476–2503

12. Bammer H, Hofmann A, Zick R (1965) Aderhautentzündungen bei Multipler Sklerose und die sogenannte Uveoencephalomeningitis. Dtsch Zsch Nervenheilk 187: 300–316

13. Boddingius J (1976) Ultrastructural changes in blood vessels of peripheral nerves in leprosy neuropathy. Acta Neuropath 35: 159–181

14. Bodemann H, Hoppe-Seyler P, Blum H, Herkel L (1980) Schwere und ungünstige Verlaufsformen der Zeckenenzephalitis (FSME) 1979 in Freiburg. Dtsch Med Wochenschr 105: 921–924

* 15. Böhles H (1977) Das Reye-Syndrom. Dtsch Med Wschr 102: 446–451

16. Boudin G, Mikol J, Vernant JC, Bydlowski M, Bouchet N (1974) Leucoencéphalopathie multifocale progressive. Rev Neurol Paris 130: 89–102

* 17. Carpenter St, Lampert PW (1972) Postinfectious perivenous encephalitis and acute hemorrhagic leucoencephalitis. In: Minckler J (ed) Pathology of the nervous system. McGraw Hill Company, New York, pp 2260–2269

18. Cervos-Navarro J, Gullotta F, Wüllenweber R (1961) Vergleich klinischer und pathomorphologischer Befunde zur Beurteilung der Behandlungsergebnisse beim Hirnabszeß. Dtsch Ztsch Nervenheilk 183: 7–27

19. Cervós-Navarro J, Zapata JE (1965) Die reticulogranulomatöse Form der Enzephalitis tuberculosa. Dtsch Ztsch Nervenheilk 187: 397–405

20. Chesney PJ, Katcher ML, Nelson DB, Horowitz SD (1979) CSF eosinophilia and chronic lymphocytic choriomeningitis virus meningitis. J Pediat 94: 750–752

21. Clancy R, Muckle TJ, de Jesus D, Stevens D (1977) Characteristics of the immune response in a patient with Whipple's disease. Aust N Z J Med 7: 294

22. Couvreur J (1962) Aspects actuels de la toxoplasmose congenitale. Rev d'Hyg Med Soc 10: 187–200

* 23. Dastur DK (1977) The nervous system in leprosy. In: Goldensohn ES, Appel SH (eds) Scientific approaches to clinical neurology. Lea & Febiger, Philadelphia, pp 1456–1493

* 24. Dastur DK, Udani PM (1966) The pathology and pathogenesis of tuberculous encephalopathy. Acta Neuropath 6: 311–326

25. Davis LE, Johnson RT (1979) An explanation for the localization of herpes simplex encephalitis? Ann Neurol 5: 2–5

26. Davis LE, Kornfeld M (1980) Influenza A virus and Reye's syndrome in adults. J Neurol Neurosurg Psychiat 43: 516–521

27. Dayan AD, Stokes MI ((1971) Immunofluorescent detection of measles-virus antigens in cerebrospinal-fluid cells in subacute sclerosing panencephalitis. The Lancet I: 891–892

28. Dayan AD, Majumdar S, Hughes W, Heathfield KWG (1974) An unusual intranuclear structure in the brain in subacute sclerosing panencephalitis. J Neurol Neurosurg Psychiat 37: 201–206

29. Diezel PB (1954) Mikrogyrie infolge cerebraler Speicheldrüsenvirusinfektion im Rahmen einer generalisierten Cytomegalie bei einem Säugling. Virch Arch 325: 109–130

30. Doose H (1976) Pathogenese, klinisches Bild und Begutachtung von zerebralen Komplikationen nach Pockenschutzimpfung Teil I: Pathogenese und klinisches Bild. Dtsch Ärztebl 16: 1103–1106

31. Eggers Chr (1974) Die postvaccinale Polyneuritis als Komplikation nach Pockenschutzimpfung. Mschr Kinderheilk 122: 169–171

32. Ehrengut W (1965) Measles encephalitis: Age distribution and vaccination. Arch Ges Virusforsch 16: 311

33. Feorino PM, Humphrey D, Hochberg F, Chilicote R (1975) Mononucleosis-associated subacute sclerosing panencephalitis. The Lancet II

34. Feurle GE, Volk B, Waldherr R (1979) Cerebral Whipple's disease with negative jejunal histology. N Engl J Med 300: 907–908

35. Franke M, Wünscher W, Glatz W (1975) Postvakzinale Enzephalomyelitis nach Tollwutschutzimpfung kombiniert mit Polioenzephalomyelitis (Lyssa?). Psychiat Neurol med Psychol 27: 312–319

* 36. Frenkel JK (1972) Toxoplasmosis. In: Minckler J (ed) Pathology of the nervous system. McGraw Hill Book Company, New York, pp 2521–2538

37. Fröscher W, Meyer-Lindenberg J, Schlieter F, Gullota F, Bechtelsheimer H (1973) Klinisch-morphologische Befunde beim Morbus Behcet. Dtsch Med Wschr 98: 105–109

38. Gosztonyi G (1973) Acute haemorrhagic leucoencephalitis. Z Neurol 204: 43–66

39. Groodt-Lasseel M de, Martin JJ (1969) Etude ultrastructurale des lesions du systeme nerveux central dans la maladie de Whipple. Path Biol 17: 121–131

40. Haack HP (1972) Pathologisch-anatomischer Beitrag zur pulmogenen eitrigen Leptomeningitis und zum pulmogenen Hirnabszeß. Psychiat Neurol med Psychol 24: 662–668

41. Hadfield MG, David RB, Rosenblum WI (1972) Coiled nucleocapsid configuration in subacute sclerosing panencephalitis (SSPE). Acta neuropath 21: 263–271

42. Haselbeck H, Kutzner M (1980) Zur cerebralen Cysticerkose. Nervenarzt 51: 349–354

43. Hayano M, Sung JH, Mastri AR (1976) „Paramyxovirus-like" intranuclear inclusions occurring in the nervous system in diverse unrelated conditions. J Neuropath Exp Neurol 35: 287–294

44. Heck AF (1978) Listeria monocytogenes. In: Vinken PJ, Bruyn GW (eds) Handbook of clinical neurology, vol 33. North-Holland Publishing Company, Amsterdam, pp 77–95

45. Iizuka R (1965) Beitrag zur akuten diffusen lymphocytären Meningoencephalitis und Encephalopathie. Arch Psychiat u Ztsch f d ges Neurol 206: 705–717

46. Jabbour JT, Duenas DA, Sever JL, Krebs HM, Horta-Barbosa L (1972) Epidemiology of subacute sclerosing panencephalitis (SSPE). J Amer Med Assoc 220: 959–962

47. Jacob H (1956) Tuberkulose und Zentralnervensystem. Arch Psychiat u Ztsch f d ges Neurol 195: 251–263

48. Jacob H (1961) Neuropathologie der Viruserkrankungen des Zentralnervensystems. Dtsch Ztsch f Nervenheilk 182: 472–491

49. Jeans PC, Cooke JV (1930) Prepubescent syphilis. In: Clinical Pediatrics, vol 17. D. Appleton, New York

50. Jellinger K, Seitelberger F (1963) Zur Frage der zentralnervösen Komplikationen nach Wutschutzimpfung. Dtsch Ztsch Nervenheilk 184: 508–536

51. Johnson PC, Rolak LA, Hamilton RH, Laguna JF (1979) Paraneoplastic vasculitis of nerve: A remote effect of cancer. Ann Neurol 5: 437–444

52. Koenig H, Rabinowitz SG, Day E, Miller V (1979) Post-infectious encephalomyelitis after successful treatment of herpes simplex encephalitis with adenine arabinoside. N Engl J Med 300: 1089–1093

53. Kopp N, Groslambert R (1978) Leucoéncephalite aigue hémorragique au cours d'une tuberculose. Rev Neurol 134: 313–323

* 54. Kramer W (1970) Toxoplasmosis of the central nervous system in children. In: Müller-Hegemann D (Hrsg) Beiheft zur Zeitschrift Psychiatrie, Neurologie und Medizinische P Psychologie, Heft 13/14. S. Hirzel, Leipzig, pp 119–133

55. 24 Kumanishi T, In S (1979) SSPE: Immunohistochemical demonstration of measles virus antigen(s) in paraffin sections. Acta neuropath 48: 161–163

56. Lapointe LR, Lamarche J, Salloum A, Beaudry R (1980) Meningoependymitis in Whipple's disease. J Canad Sci Neurol 7: 163–167

* 57. 25 Luthardt T (1979) Zytomegalie. Dtsch Ärztebl 8: 488–492

58. Maltseva N, Manovich Z, Seletskaya T, Kaptsova T, and Niku-

lina V (1979) Rapid diagnosis of viral neuroinfections by immunofluorescent and immunoperoxidase technics. J Neurol 220: 125–130

59. Martinez AJ, Garcia CA, Halk-Miller M, Arce-Vela R (1980) Granulomatous amebic encephalitis presenting as a cerebral mass lesion. Acta Neuropath 51: 85–91

60. Martinez AJ, Sotelo-Avila C, Alcalá H, Willaert E (1980) Granulomatous encephalitis, intracranial arteritis, and mycotic aneurysm due to a free-living ameba. Acta Neuropath 49: 7–12

61. Matheis H (1960) Die Cryptococcose (Torulose) des Nervensystems. Dtsch Ztsch Nervenheilk 180: 595–639

62. Mazlo M, Herndon RM (1977) Progressive multifocal leukoencephalopathy: Ultrastructural findings in two brain biopsies. Neuropath App Neurobiol 3: 323–339

63. Meerbach W, Walch R, Wöckel W (1971) Enzephalitis nach Pockenzweitvakzination. Schweiz Med Wschr 101: 1311–1315

* 64. Meulen ter V, Käckell MY, Müller D (1972) Subakute sklerosierende Panenzephalitis. Dtsch Med Wschr 97: 983–987

* 65. Meyer-Rienecker HJ, Hitzschke B (1978) Lymphocytic meningoradiculitis. In: Vinken PJ, Bruyn GW (eds) Handbook of clinical neurology, vol 34. North-Holland Publishing Company, Amsterdam, pp 571–586

66. Moritsch H, Krausler J (1959) Die Frühsommer-Meningo-Enzephalitis in Niederösterreich 1956–1958. Dtsch Med Wschr 84: 1934–1939

67. Müller W, Schorre W, Suchenwirth R, Zitz HM, Konorza (1978) A case of fatal cryptococcus meningitis with intraventricular granuloma? Acta neurochir 44: 223–235

68. Niebeling HG (1959/60) Das subdurale Empyem. Neurochirurgia 2: 47–54

69. Oliver M, Beller AJ, Behar A (1968) Chiasmal arachnoiditis as a manifestation of generalized arachnoiditis in systemic vascular disease. Brit J Ophthal 52: 277–235

70. Osetowska E, Zelman I (1963) Caractères neuropathologiques de L'encéphalite grippale en Pologne. Acta Neuropath 2: 328–333

71. Paula-Barbosa MM, Brito R, Silva CA, Faria R, Cruz C (1979) Neurofibrillary changes in the cerebral cortex of a patient with subacute sclerosing panencephalitis (SSPE). Acta Neuropath 48: 157–160

72. Peiffer J (1959) Zur kolloidalen Degeneration der Hirnrinde bei progressiver Paralyse. Arch Psychiat u Ztsch f d ges Neurol 198: 659–672

73. Peiffer J (1979) Komplikationen bei Infusionsbehandlung. Zbl allg Path path Anat 123: 145

74. Penney JB, Weiner LP, Herndon RM, Narayan O, Johnson RT (1972) Virions from progressive multifocal leukoencephalopathy: Rapid serological identification by electron microscopy. Science 178: 60–62

75. Pilz P, Blinzinger K, Sniesko I (1978) Cerebrale Erwachsenen-Toxoplasmose bei Morbus Hodgkin. Arch Psychiat Nervenkr 225: 127–134

76. Rengachary SS, Watanabe I (1981) Ultrastructure and pathogenesis of intracranial arachnoid cysts. J Neuropath Exp Neurol 40: 61–83

77. Risk WS, Haddad FS (1979) The variable natural history of subacute slerosing panencephalitis. Arch Neurol 36: 610–614

78. Roman-Campos G, Toro G (1980) Herpetic brainstem encephalitis. Neurology 30: 981–985

79. Romanul FCA, Radvany J, Rosales RK (1977) Whipple's disease confined to the brain: A case studies clinically and pathologically. J Neurol Neurosurg Psychiat 40: 901–909

80. 12 Rosin H (1979) Meningitis purulenta. Dtsch med Wschr 104: 1277–1281

/81. Sarubbi FA, Sparling F, Glezen WP, Hill C (1973) Herpesvirus hominis encephalitis. Arch Neurol 29: 268–273

82. Schliep G, Müller W, Schaefer HE, Schröder R, Passarge Chr, Seidenfaden I, Stammler A (1979) Morbus Whipple. Fortsch Neurol Psychiat 47: 167–208

83. Schröder R, Feaux de Lacroix W, Franzen U, Klein PJ, Müller W (1974) Therapie-bedingte Form einer reno-cerebralen Oxalose? Acta Neuropath 27: 181–184

84. Schwab ME, Thoenen H (1976) Electronmicroscopic evidence for transsynaptic migration of tetanus toxin in spinal cord motoneurons: an autoradiographic and morphometric study. Brain Res 105: 213–227

* 85. Schwarz GA (1977) Neurosyphilis. In: Goldensohn ES, Appel SH (eds) Scientific approaches to clinical neurology. Lea & Febiger, Philadelphia, pp 482–497

86. Seeliger H, Gebhard W (1978) Die Tuberkulose als Todesursache im klinischen Obduktionsgut. Med Welt 29: 384–391

* 87. Seitelberger F (1966) Zum Problem der postvaccinalen Encephalomyelitis mit besonderer Berücksichtigung der zentralnervösen Komplikationen nach Pockenschutzimpfung. Der Nervenarzt 37: 59–67

88. Sinatra F, Yoshida T, Applebaum M, Mason W, Hoogenraad NJ, Sunshine P (1975) Abnormalities of carbamyl phosphate synthetase and ornithine transcarbamylase in liver of patients with Reye's syndrome. Pediat Res 9: 829–833

* 89. Spaar FW (1976) Die menschliche Herpes-simplex Encephalitis und Meningitis. Fischer, Stuttgart, New York

90. Statz A, Wenzel D, Felgenhauer K (1979) Blut-Liquor-Schranke und lokale Immunantwort im Verlauf von Meningitiden im Kindesalter. Neuropädiatrie 10: 281–289

91. Swash M, Schwartz MS, Vandenburg MJ, Pollock DJ (1977) Myopathy in Whipple's disease. Gut 18: 800

92. Swift ThR (1974) Peripheral nerve involvement in leprosy. Quantitative histologic aspects. Acta Neuropath 29: 1–8

93. Swisher CHN (1978) Neurological sequelae to pertussis infection and immunization. In: Vinken PJ, Bruyn GW (eds) Handbook of clinical neurology, vol 33. North-Holland Publishing Company, Amsterdam New York Oxford, pp 275–304

94. Thaler MM (1976) Metabolic mechanisms in Reye syndrome. Am J Dis Child 130: 241–243

95. Turel AP, Levinsohn MW, Derakhshan I, Gutierrez Y (1975) Reye syndrome and cerebellar intracytoplasmic inclusion bodies. Arch Neurol 32: 624–628

96. Ueno T, Takahata N (1978) Chronic brainstem encephalitis with mental symptoms and ataxia. J Neurol Neurosurg Psychiat 41: 516–524

* 97. Ule G (1961) Neuropathologische Aspekte klinischer Verlaufsformen der Heine-Medinschen Krankheit. Der Internist 2: 304–307

98. Waxman SG, Sabin TD, Embree LJ (1974) Subacute brain-stem encephalitis. J Neurol Neurosurg Psychiat 37: 811–816

99. Weil ML, Itabashi HH, Cremer NE, Oshiro LS, Lennette EH, Carnay L (1975) Chronic progressive panencephalitis due to Rubella virus simulating subacute sclerosing panencephalitis. N Engl J Med 292: 994–998

99a Weise HJ (1981) Zur Tollwut-Statistik. Bundesgesundheitsblatt 25/26

100. Willoughby E, Price RW, Padgett BL, Walker DL, Dupont B (1980) Progressive multifocal leukoencephalopathy (PML): In vitro cell-mediated immune responses to mitogens and JC virus. Neurology 30: 256–262

101. Wrzos H, Kulczycki J, Laskowski Z, Matacz D, Brzosko WJ (1979) Detection of measles virus antigen(s) in peripheral lymphocytes from patients with subacute slerosing panencephalitis. Arch Virol 60: 291–297

102. Zapata JE, Cervós-Navarro J (1969) Der vasculäre Faktor bei der Genese der akuten nekrotisierenden Encephalitis. Dtsch Z Nervenheilk 195: 199–218

Multiple Sklerose und verwandte Syndrome

Weiterführende Literatur

1. Boese A (ed) (1980) Search for the cause of multiple sclerosis and other chronic diseases of the central nervous system. Verlag Chemie, Weinheim Deerfield Beach, Florida Basel
2. Kurtzke JF (1970) Clinical manifestations of multiple sclerosis. In: Vinken PJ, Bruyn GW (eds) Handbook of clinical neurology, vol IX. American Elsevier, New York, pp 161–216
3. Leibowitz U (ed) (1972) Progress in multiple sclerosis. Academic Press, New York London
4. Poser S (1978) Multiple Sclerosis. Springer, Berlin Heidelberg New York
5. Silberberg DH (1977) Multiple Sclerosis. In: Goldensohn ES, Appel StH (eds) Scientific approaches to clinical neurology Lea & Febiger, Philadelphia, pp 299–324

Multiple Sklerose

Synonyma

Encephalomyelitis disseminata; Charcotsche Krankheit

Klinik

Die von *Charcot* 1868 beschriebene *Trias* von *Nystagmus, skandierender Sprache* und *Tremor* als Charakteristikum der Multiplen Sklerose (MS) ist keineswegs so dominierend. Neuere Statistiken[2,4] ergaben, daß *Reflexsteigerungen* mit 93%, *ataktische Symptome* mit etwa 80%, *Lähmungen* mit etwa 75%, *Spastik* mit 63%, *Sehstörungen* mit 61%, *Hirnstammsypmtome* mit etwa 60% im Vordergrund stehen, wobei zwischen den Geschlechtern geringgradige Unterschiede bestehen. *Diplopien* kommen in 20%, *Dysarthrien* in etwa 25% vor.

In Abhängigkeit von der Akuität finden sich *Pleozytosen* mit einer Zellzahl zwischen 20 und 80/3 bei einem Zellbild aus Lymphozyten, stimulierten Lymphozyten und Plasmazellen. Die *Gesamteiweißwerte* sind mäßig erhöht, wobei in 80% der Fälle eine deutliche *Gammaglobulinvermehrung* vorliegt. Der IgG-Spiegel im Liquor ist höher als im Serum.

Verlauf, Prognose

Der durchschnittliche *Erkrankungsbeginn* liegt bei 31 Jahren. *Kinder* sind selten betroffen. *Frauen* machen 64%, *Männer* 36% der Erkrankungsfälle aus. Man unterscheidet
- *remittierende Verlaufsformen* (46% bei Männern, 41% bei Frauen) von
- *remittierend beginnenden, dann chronisch progredienten Formen* (40%) und
- *primär progredienten Formen* (14%)[4].

Die chronisch progredienten Formen haben eine deutlich schlechtere *Prognose* (15 Jahre Überlebenszeit nach Krankheitsbeginn). Bei den primär remittierenden Formen beträgt die zusätzliche *mittlere Le-benserwartung* mehr als 20 Jahre. Immerhin sind nach 20jährigem Verlauf nach erstem Schub noch 30% der Patienten voll arbeitsfähig[4]. In Familien mit einem MS-Kranken ist das Risiko der Erkrankung anderer Familienangehöriger 15- bis 20mal so groß wie in der Durchschnittsbevölkerung.

Epidemiologie

Die *Häufigkeit der MS* läßt sich auf Grund ausgedehnter Untersuchungen in *3 Zonen* gliedern, von denen die *höchsten Erkrankungsziffern (30 bis 80 pro 100 000)* Nordeuropa, die nördlichen Vereinigten Staaten, Südkanada, Neuseeland und Südaustralien betreffen. Eine *mittlere Häufigkeit von 5 bis 25 pro 100 000* ist in den angrenzenden Zonen – in Europa z.B. die Mittelmeerländer Spanien, Italien, Südostfrankreich, Jugoslawien, aber auch die Südschweiz, Ungarn, Jugoslawien, Bulgarien und die zentrale Ukraine – nachweisbar, während eine *sehr geringe Krankheitshäufigkeit (unter 5 auf 100 000)* in Asien, den pazifischen Inseln, Afrika, Lateinamerika, Alaska und Grönland anzutreffen ist. Die geographische Verteilung spricht dafür, daß die MS ihren ursprünglichen Herd in Westeuropa hatte und von hier aus sich in die von Europa kolonisierten Gebiete ausbreitete[2, 10, 21, 22]. Lokale Häufigkeitsbereiche wie die Orkney- und Shetland-Inseln erreichen 128:100 000.

Ätiologie, Pathogenese

Die *Ursache* der MS ist letztlich noch *ungeklärt,* obwohl eine Fülle von Einzelfaktoren bekannt ist, die das Auftreten der MS beeinflussen. Ernstzunehmende Autoren bezweifeln, ob die MS eine *Krankheitseinheit* ist *oder* nicht ein *Syndrom,* das durch bestimmte Konstellationen pathogenetischer Faktoren bedingt ist. Die eigenartige geographische Verteilung läßt bereits sowohl an genetische wie an exogene Faktoren denken. Das relative Verschontbleiben der ostasiatischen Bevölkerung wurde mit genetischen Bedingungen, aber auch mit Ernährungsgewohnheiten (fischreiche Ernährung) in Verbindung gebracht, die geographische Verteilung aber auch mit der Möglichkeit der Infektion durch Viren oder andere Erreger.

- *Bedeutung exogener Faktoren:* Von besonderem Interesse waren Studien an Einwanderern aus Regionen mit hoher MS-Penetranz in Länder mit seltenem Vorkommen (Israel, Südafrika). Wer aus den gefährdeteren nördlichen Regionen nach Israel einwanderte, hatte eine 6- bis 10fach höhere Erkrankungswahrscheinlichkeit als der Einwanderer aus afro-asiatischen Regionen oder die in Israel Geborenen, unabhängig von deren nationaler Herkunft. Das Risiko der Erkrankung war bei Europäern, die nach dem 15. Lebensjahr einwanderten, 5- bis 9fach höher als bei Einwanderern vor Abschluß des 15. Lebensjahres.

Diese Beobachtung spricht dafür, daß *exogene Faktoren*, die *vor Abschluß der Pubertät* einwirken, bedeutungsvoll für die *spätere Erkrankungsbereitschaft* sind.

• *Bedeutung genetischer und Umweltfaktoren:* Unter den exogenen Faktoren, die wahrscheinlich in der Kindheit für die spätere MS-Erkrankung bestimmend sind, sind *Virusinfektionen* in erster Linie anzuschuldigen. Erhöhte Antikörpertiter gegen Masernvirus und Canine-Distemper-Virus (MV bzw. CDV) sind wiederholt in Serum und Liquor von MS-Kranken nachgewiesen worden, allerdings nicht obligatorisch. Sie sind wahrscheinlich unspezifisch, aber möglicherweise bedeutungsvoll als Ausdruck von Störungen immunregulatorischer Mechanismen[23].

Epidemiologische Studien über Beziehungen zwischen MS-Erkrankungen und Erkrankungen an CDV an Haushunden in der Schweiz ergaben keinerlei Korrelationen[37]. Nichtsdestoweniger haben Viruskontakte trotz ihrer angenommenen Unspezifität eine Bedeutung im Faktorengefüge der MS.

Die Erfahrung, daß bei nordamerikanischen Weißen die Erkrankungshäufigkeit deutlich höher ist als bei in den USA lebenden Afrikanern oder Asiaten könnte für *genetische Einflüsse* sprechen, doch zeigten weitere Untersuchungen, daß die Erkrankungshäufigkeit wesentlich von den zivilisatorischen *Umweltbedingungen* abhängt: Die scheinbar rassebedingten Unterschiede verwischen sich zu Gunsten sozio-zivilisatorischer Differenzierungen; die Erkrankungshäufigkeit ist deutlich höher bei Menschen, die ihre Jugend in Verhältnissen verbringen, die optimale sanitäre Umweltbedingungen bieten[2, 8, 21].

• *Bedeutung immunologischer Faktoren:* Bestimmte *wirtseigene Reaktionsbedingungen* erscheinen spezifischer als Viruskontakte:

Eine auffällige Anhäufung der *HLA-Determinanten* A 3, B 7, D 2 und DRL ist bei MS gesichert[9]. Sie sind lokalisatorisch an den kurzen Arm des Chromosoms 6 gebunden, der auch Gene für die Komplementbildung enthält. Auffällig ist allerdings, daß diese Histokompatibilitätsmuster bei MS-Patienten in Japan und Israel fehlen[12].

Eine Reihe von Befunden spricht für *immunregulatorische Störungen bei den Lymphozyten.* Während der akuten Phase der MS fällt z. B. der Anteil der unspezifischen Suppressor-T-Zellen mit ihrem Fc-Rezeptor für IgG extrem ab, während er in der Remissionsphase über die Norm ansteigt und hierbei abnorme Reaktionen bei der Concanavalin A-Stimulation zeigt. Lymphozyten von MS-Patienten führen bei MV-Stimulation nicht zur Bildung des Makrophagenmigrations-Hemmfaktors. Sie sind auch unfähig, Interferon zu bilden, wenn sie z. B. durch MV in vitro stimuliert wurden[38]. Immunregulatorische Defekte, die sich in solchen Abweichungen äußern, können durch Virusinfektionen dadurch beeinflußt werden, daß die

Lymphozyten selbst infiziert werden, daß Viren Suppressormechanismen induzieren, die mit der Entwicklung vom Immunantworten interferieren, oder daß durch Virusinfektionen induziertes Interferon Immunreaktionen moduliert bis zur Suppression der primären Antikörperantwort[17].

In Seren von MS-Patienten sind *lymphozytotoxische Antikörper (IgM-Antikörper)* deutlich vermehrt. Es ergaben sich Anhaltspunkte dafür, daß Antigene, die die Antikörperproduktion im ZNS stimulieren, außerhalb des ZNS auf Immunglobulin-bildende Zellen einwirken, die nach ihrer Exposition mit Antigen von der Peripherie in das ZNS einwandern[39].

Die *IgG-Bildung innerhalb des ZNS* ist *gesichert* und entspricht einer Plasmazellanreicherung nicht nur in den Entmarkungsherden selbst, sondern auch in deren Umgebung. Gesichert wurde im Serum von MS-Patienten ein Antikörper, der normale Lymphozyten zu einer zytotoxischen Reaktion gegen basisches Markscheidenprotein anregt.

• *Veränderungen des basischen Myelinproteins:* Die zytotoxische Wirkung der Lymphozyten gegen basisches Myelinprotein wird als sekundäres immunologisches Phänomen aufgefaßt[18]. Dieses *basische Myelinprotein* (BMP) ist bekannt als wesentliches Antigen für die Entstehung der *experimentellen allergischen Enzephalomyelitis (EAE)*[6]. BMP bedeckt etwa 54% der Membranoberflächen des Myelins. Ebenso wie Virus-Glykoproteine in die Plasmamembran der Wirtszelle eingebaut werden können und dadurch eine Instabilität der Myelinmembran herbeiführen, kann BMP der Wirtszelle in die Virushülle eingebaut werden, was ein Anlaß zu Immunreaktionen sein könnte[31].

BMP ist ebenso wie die Markscheidenlipide Zerebrosid und Äthanolamin-Plasmalogen sowie Sialosyl-Galaktosyl-Zeramid und GM 1 *in den Entmarkungsherden der MS weitgehend reduziert oder ganz geschwunden*[16]. Hirngewebe von MS-Kranken zeigt beim in vitro-Zusammentreffen mit Blutlymphozyten eine signifikante Vermehrung des Anteils früh rosettenbildender T-Lymphozyten während der Remissionsphase. Die früh Rosetten bildenden T-Lymphozyten, die als Marker für zellvermittelte Immunkompetenz angesehen werden, weisen während des akuten Schubes eine deutliche Reduzierung im peripheren Blut auf, während sie in der Remissionsphase dort dem Wert bei gesunden Kontrollen entsprechen. Im *akuten Schub wandert diese Subpopulation der zirkulierenden T-Lymphozyten in das Zentralnervensystem und seine Häute ein,* was von Interesse ist, weil die zirkulierenden T-Lymphozyten bei der MS durch BMP sensibilisiert sind. Eine analoge Verschiebung ergab sich auch im Verlauf der *EAE,* die vielfach *als Modell für die MS* angesehen wird. Dies trifft insofern nicht zu, als mit der klassischen EAE-Methode nur eine monophasische Krankheit erzeugt werden konnte, die zwar morphologisch dem Bild der akuten MS entspricht, im klinischen Verlauf und damit in den immunologischen Reaktionen sich von der MS aber deutlich unterscheidet. Neuere Untersuchungen mit einem Meerschweinchenstamm 13 haben allerdings zu einem eher mit der MS vergleichbaren progredienten Krankheitsverlauf bei der EAE geführt[35, 36]. Jüngere Vergleichsuntersuchungen zwischen EAE, experimenteller postvakzinaler Enzephalomyelitis und MS zeigten bei Langzeituntersuchungen starke Entsprechungen, die für eine klinisch latente Persistenz eines Virus sprechen. Dabei zeigten morphologische Untersuchungen in verschiedenen Stadien allerdings, daß subklinische entzündliche Veränderungen in geringem Grad weiterlaufen.

• Für die *Induktion ruhender Viren* wird eine hormonelle Auslösung, eine biochemische Auswirkung auf die zelluläre Proteinsynthese oder eine Koinfektion mit anderen Viren diskutiert. Während eines solchen akuten Schubes könnten auch die Abwehrmechanismen aktiviert werden, so daß der Krankheitsverlauf von der individuellen Auseinandersetzung zwischen krankheitsstimulierenden und -supprimierenden Faktoren abhängt[35].

Eine Kombination *genetischer Bedingungen, exogener Faktoren* – wahrscheinlich in Form einer Virusinfektion – und *immunregulatorischer Mechanismen,* die ihrerseits wahrscheinlich genetisch gesteuert sind, erklärt gegenwärtig am ehesten die wahrscheinliche Pathogenese der MS.

Morphologie

Makroskopie

Bei der Betrachtung des Zentralnervensystems von außen sind allenfalls an Brücke, verlängertem Mark und Rückenmark *etwas dunklere Herde* durch die Leptomeningen hindurch sichtbar.

Auf *Frontalschnitten* zeigen sich *Prädilektionen der Entmarkungsherde* um die *Ventrikelwinkel* im Bereich der *Vorderhörner* und der *Cella media* sowie um die *Hinterhörner* (Abb. 1.46 a). Nicht selten sind auch die Gebiete *um den Aquädukt* und den *Boden des vierten Ventrikels* betroffen, seltener bandförmige Bereiche unter der Leptomeninx in *Brücke* und *verlängertem Mark.*

Diese *Beziehungen zum Liquorsystem* gaben Anlaß zu Überlegungen, inwieweit ein *liquoreigener Faktor* bei der Entstehung der Herde mitwirke. Diese Frage ist ungeklärt.

Die *Farbe der Herde* ist vom Alter des Prozesses abhängig (eher rosa bei frischen, eher grau bei alten Herden, abhängig wiederum vom Fixierungszustand), die *Konsistenz* ebenfalls (eher weich bei sehr frischen, zunehmend hart durch die Gliafaservermehrung bei alten Herden).

Abgesehen von den erwähnten Prädilektionsstellen sind die *Herde völlig unsystematisch verteilt,* wobei sie von der weißen Substanz auch auf die graue Substanz übergreifen:

Mikroskopie

• *Frischer Herd:* Der *frische Herd* zeigt innerhalb der ersten Tage des Erkrankungsschubes eine *Oligodendrogliavermehrung,* die in der Regel aber nur selten beobachtet werden kann. Ihr folgt in Verbindung mit dem beginnenden Markscheidenzerfall eine *Mikrogliareaktion* mit Aufnahme feiner Markscheidenzerfallsprodukte in diese Mikrogliazellen, später auch in monozytäre bzw. von den Perithelien der Gefäße abwandernde Makrophagen.

Primärer Angriffsort der den Prozeß bestimmenden Noxe ist die *Oligodendrogliazelle,* die durch ihre Fortsätze die Axone innerhalb eines Internodiums versorgt.

Der frische Entmarkungsherd ist übersät von *sudanophilen Abräumzellen* (Abb. 1.46 d), in denen oft schon lichtmikroskopisch noch große Myelinbruchstücke sichtbar sind. In diesem Stadium finden sich – vor allem an den Herdrändern – *intensive entzündliche Reaktionen um die Gefäße,* vor allem um Venen. Gerade in frisch in Entmarkung befindlichen Herden und Herdzungen sieht man, daß die Entmarkung *perivenös* lokalisiert ist. An Infiltratzellen finden sich Lymphozyten, stimulierte Lymphozyten und Plasmazellen (Abb. 1.46 e), wobei die letzteren in älteren Herden relativ zunehmen. Andererseits nimmt die Ausprägung der entzündlichen Infiltration mit zunehmendem Alter der Herde ab. Immerhin sind auch dann – nicht zuletzt elektronenmikroskopisch – nicht selten noch geringgradige Infiltrate nachweisbar.

Gemeinsam mit dem Markscheidenzerfall kommt es zu einer lebhaften Proliferation *faserbildender Astrozyten,* die in der akuten Phase vielfach doppelkernig sind. Die Bluthirnschranke ist innerhalb der Herde geringgradig gelockert.

• *Ältere Herde:* Typisch für ältere MS-Herde ist bei *scharfer Abgrenzung des Entmarkungsherdes* der lichtmikroskopisch *nahezu vollständige Markscheidenverlust* (Abb. 1.46 b) bei erhaltenen Axonen und Nervenzellen und einer *dichten Fasergliose* (Holzer-Färbung, notfalls polarisationsoptische Betrachtung des HE-Schnittes) (Abb. 1.46 c). Diese „ausgebrannten" MS-Herde überwiegen beim chronisch MS-Kranken. Auch bei ihm kommen aber in der Regel noch frischere Stadien vor wie sie bei akut verlaufenden MS-Fällen das Bild bestimmen.

• *Alte Herde:* In den alten Herden sind die *Oligodendrozyten* deutlich reduziert. Bei Markscheidenfärbungen sieht man vielfach eine leicht rauchgraue Tönung der Entmarkungsherde *(„Markschattenherde")* (Abb. 1.46 b). *Elektronenmikroskopische* Untersuchungen zeigten, daß diese rauchgraue Färbung Ausdruck einer – wenn auch letztlich frustranen – *Remyelinisierung* ist[29]. Immunperoxidase-Untersuchungen ergaben, daß die Astrozyten, ebenso die Lymphoidzellen in den alten Plaques *IgG* enthalten, gebunden an die

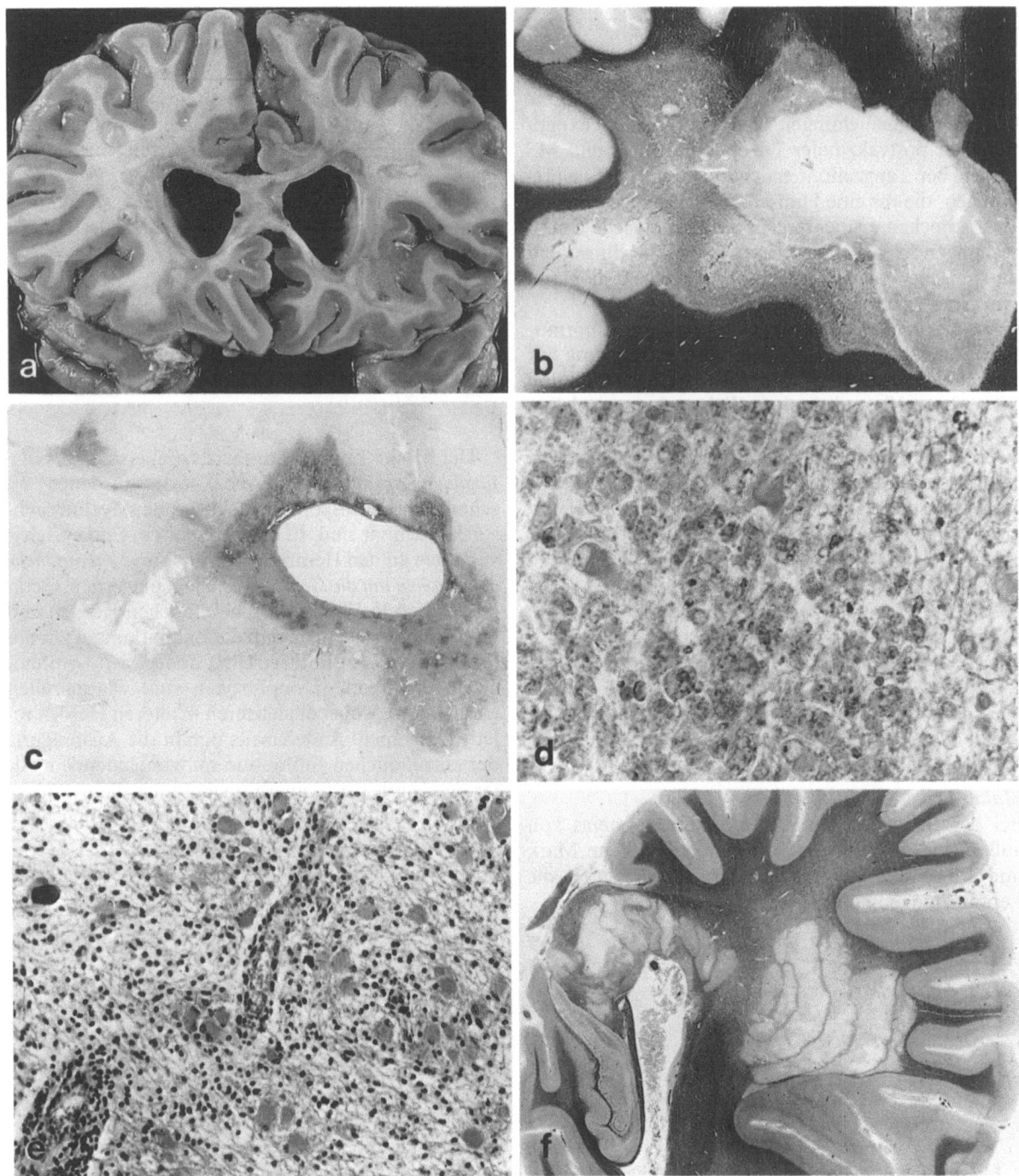

Abb. 1.46. a Multiple Sklerose mit periventrikulären Entmarkungsherden. **b** Multiple Sklerose mit mehreren Entmarkungsherden, darunter z. T. sogenannte Markschattenherde. **c** Gleiches Präparat wie b mit dichter Fasergliose (Holzer). **d** Dichte Ansammlungen von Lipophagen mit Myelinzerfallsprodukten neben gemästeten Astrozyten in einem Multiple Sklerose-Herd (Klüver-Barrera). **e** Starke Proliferation gemästeter Astrozyten sowie lymphozytäre Gefäßwandinfiltration bei akuter Multipler Sklerose. **f** Zwiebelschalenförmig aufgebauter Entmarkungsherd bei Multipler Sklerose

Gliafilamente bzw. an die Lysosomen[15]. Vergleiche des IgG-Albuminindex bewiesen die IgG-Bildung im Zentralnervensystem unabhängig von dem Serum-IgG[15]. Hauptquelle des IgG sollen die Plasmazellen sein[28].

Kombinierte histologische, biochemische und hi-stochemische Untersuchungen konnten zeigen, daß das *Hirngewebe außerhalb der Entmarkungsherde bereits deutlich abnorm* ist, z. B. eine signifikante Vermehrung des lysosomalen Enzyms Betaglukosaminidase und elektronenmikroskopisch eine gestiegene Lysosomenfragilität aufweist[7].

Elektronenmikroskopie: In scheinbar normaler weißer Substanz außerhalb der MS-Herde lassen sich zwischen den erhaltenen Myelinlamellen irreguläre Aufsplitterungen, Protrusionen und Teildegenerationen erkennen einschließlich Degenerationen im Mesaxon. Die Astrozytenkerne weisen vielfach feingranuläres Material auf. Wie in den Oligodendrozyten finden sich in großer Zahl große Heterolysosomen und primäre Lysosomen mit Markscheidenfragmenten. Diese frühen Veränderungen in den Myelinlamellen lassen an die Freisetzung eines enzephalitogenen Proteins bereits vor Einsetzen entzündlicher Reaktionen denken[30]. Virus-ähnliche Partikel wurden gelegentlich beschrieben, können aber nicht als beweisend für Virusinfektionen angesehen werden.

Varianten der multiplen Sklerose

Charakteristische Sonderformen der multiplen Sklerose stellen dar
- die konzentrische Sklerose (Morbus Balo)
- die diffus disseminierte Form (Morbus Schilder)
- die Neuromyelitis optica.

Konzentrische Sklerose (Balosche Krankheit)

Bei der konzentrischen Sklerose (Balosche Krankheit) treten die Entmarkungsherde in ausgeprägter *Zwiebelschalenformation* auf. Das Marklager kann hierbei *weitgehend symmetrisch* durch sehr umfangreiche Entmarkungsherde verändert sein, die entweder eine konzentrisch zwiebelschalenförmige Anordnung schmaler erhaltener Markzonen zwischen vollständig entmarkten Partien aufweisen oder jedenfalls eine annähernd parallele Anordnung derartig erhaltener Markstreifen. Diese sehr umfangreichen Herde sind selten, während Andeutungen einer Rhythmisierung mit schmalen erhaltenen Markstreifen auch bei der typischen multiplen Sklerose hin und wieder beobachtet werden können (Abb. 1.46 f). Die sehr auffallende Formation mit dem Wechsel entmarkter und bemarkter Streifen regte schon früh zu genetischen Spekulationen an. So wurden diese an das Muster der Tabakmosaik-Viruskrankheit erinnernden Strukturen hypothetisch mit schubweise ablaufenden Antigen- Antikörperreaktionen in Verbindung gebracht[20].

Diffus-disseminierte Sklerose

Die diffus-disseminierte Sklerose[26a, b] vereint *umfangreiche Entmarkungsherde,* die weite Teile des Marklagers einnehmen können, mit manchmal nur *einzelnen kleinen, typischen MS-Herden.* Erhaltene Markstreifen oder -inseln fehlen im Gegensatz zur konzentrischen Sklerose oder auch der Pelizaeus-Merzbacherschen Krankheit. Die Fibrae arcuatae sind vielfach verschont, doch kann der Entmarkungsprozeß auch auf die *Rinde* übergehen. *Entzündliche Infiltrate* können –

je nach Stadium – sehr intensiv sein, ebenso die Ansammlung sudanophiler Lipophagen (Abb. 1.47 c).

Die diffus-disseminierte Sklerose[27] bevorzugt das *jüngere Lebensalter* und verläuft öfters *rasch progredient.*

Synonym ist diese Verlaufsform mit der
- *Schilderschen Krankheit*[34a] (weitere *Synonyma:* Encephalitis periaxialis diffusa; sklerosierende Entzündung des Hemisphärenmarkes Spielmeyer; myelinoclastic type of diffuse sclerosis).

Auf die starke Ähnlichkeit mit der multiplen Sklerose wurde schon von Neubürger (1921)[25a] hingewiesen. Das Krankheitsbild wird auch von einigen Autoren als nosologische Einheit von den Varianten der multiplen Sklerose unterschieden[20a]. Nach dem derzeitigen Wissensstand erscheint mir aber die Einordnung als Variante der multiplen Sklerose plausibler.

Bei diesen umfangreicheren Entmarkungsherden wie sie bei der konzentrischen Sklerose und der diffus-disseminierten Sklerose vorkommen, kann die Gewebsdestruktion ausgeprägter sein als in den üblichen multiple Sklerose-Herden (Abb. 1.47 a).

Über grobspongiöse Gewebsauflockerungen kommt es bis zur *Höhlenbildung („cavitating sclerosis")*. Alte Herde sind dicht fasergliotisch vernarbt. In den frischeren Herden finden sich zahlreiche gemästete Astrozyten, manchmal auch atypische Mitosestadien *(Creutzfeldtsche Riesenzellen*[14a]*)* (Abb. 1.47 b). Die Axone sind besser erhalten als die Markscheiden, können aber ebenfalls deutliche Lichtungen aufweisen.

Neuromyelitis optica

Synonyma

Neuritis optica; Morbus Devic; Devic-Syndrom

Klinik

Vielfach im Anschluß an einen grippalen Infekt setzt akut eine *Sehschwäche* (Verschleierung, manchmal auch zentrale Skotom) auf einem Auge bis zu *doppelseitiger Erblindung* ein. Gleichzeitig oder nach einigen Tagen folgen *spinale Symptome,* bevorzugt Lähmungen bis zur Paraplegie. Am Augenhintergrund Schwellungen des Sehnervenkopfes oder auch Zeichen der retrobulbären Neuritis. Selten Ophthalmoplegie. Liquorpleozytose entsprechend den akuten Verlaufsformen der MS. 20% der Erkrankten sterben im akuten Schub, 30% im Verlauf von Monaten an den Komplikationen der Spinalschädigungen, 50% überleben mit unterschiedlich ausgeprägten Restsymptomen. Die Sehstörungen haben eine bessere Prognose als die spinalen Symptome[13].

Epidemiologie

In den *ersten 5 Lebensjahrzehnten* kommt die Krankheit etwa gleich häufig vor, dann zunehmend seltener. *Frauen* sind häufiger betroffen. Im Gegensatz zur MS

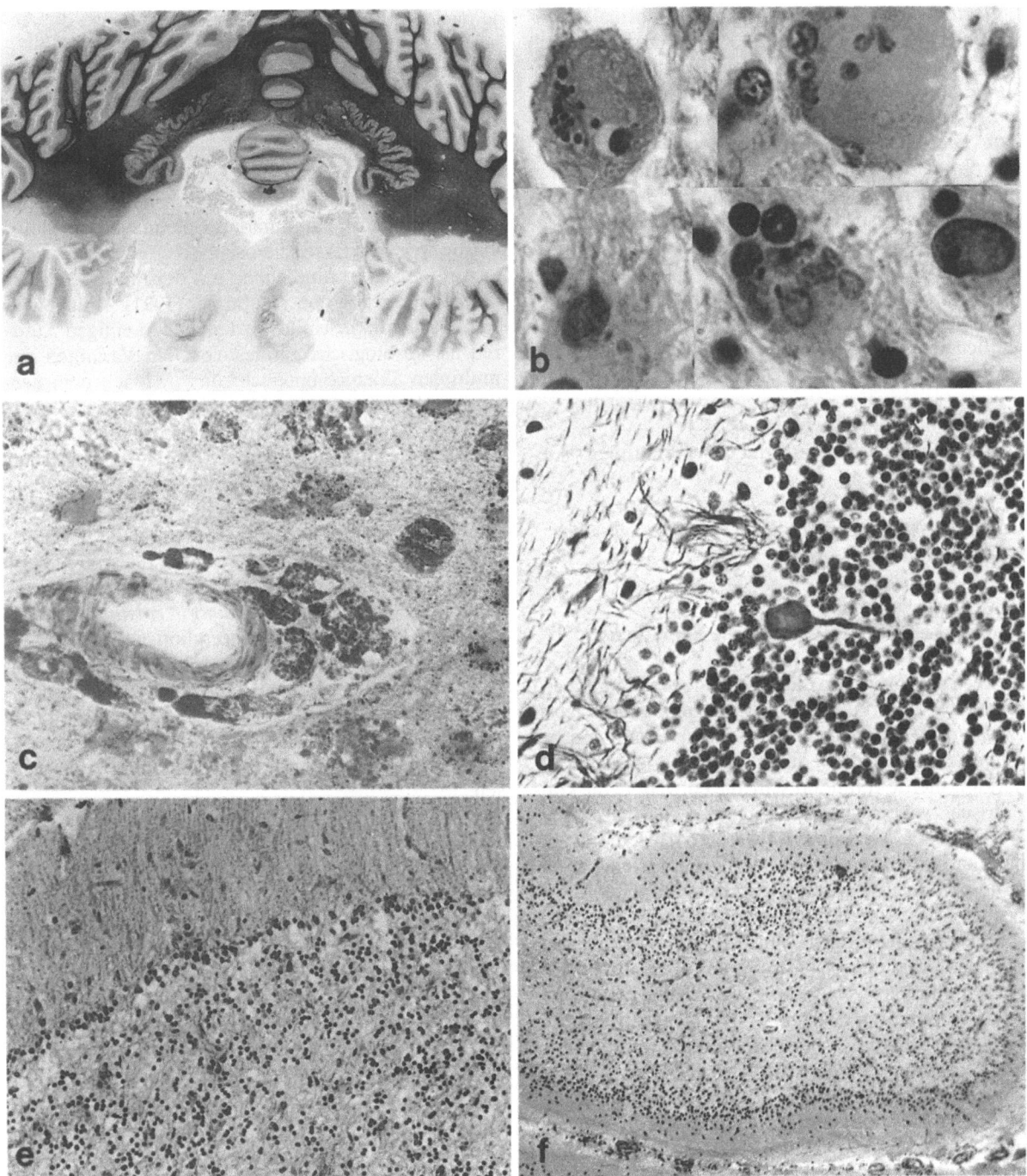

Abb. 1.47. a Diffus-disseminierte Sklerose mit Entmarkung im Bereich der Medulla oblongata und der Medulla-Kleinhirnschenkel sowie Teilen des Kleinhirnmarklagers. **b** Creutzfeldtsche Riesenzellen bei diffus-disseminierter Sklerose. **c** Diffusdisseminierte Sklerose mit Ansammlung sudanophiler Fettkörnchenzellen um Markvenen. **d** Axontorpedobildung bei Kleinhirnrindenatrophie vom Purkinjezelltyp. Sogenannte leere Körbe. **e** Weitgehende Körnerzellatrophie und Lichtung des Purkinjezellbestandes bei chronischem Alkoholismus. **f** Kleinhirnatrophie mit weitgehender Lichtung des Purkinje- und Körnerzellbestandes und Wucherung der Bergmanngliazellschicht

bestehen *keine rassischen* oder *regionalen Bevorzungen.* Es gibt keine Anhaltspunkte für hereditäre Faktoren.

Die Neuromyelitis optica (N.o.) kommt auch in Japan in ähnlicher Häufigkeit vor wie in den USA im Gegensatz zur MS. Klinisch wie morphologisch bestehen aber große Übereinstimmungen mit den akuten Verlaufsformen der MS. Auch bei der N.o. wird die Frage diskutiert, ob es sich um eine Krankheitseinheit oder um ein Syndrom handelt[13, 40].

Ätiologie, Pathogenese

Trotz der unterschiedlichen epidemiologischen Daten werden die *gleichen Faktoren wie bei der MS diskutiert.* Die *Histokompatibilitätsantigene* HL-A3,7 und LD – 7a sind wie bei der MS gehäuft[33]. Im Gegensatz zur MS ist andererseits ein erhöhter *IgG-Spiegel* nur in 18%, oligoklonales IgG nur in 41% nachweisbar, also deutlich seltener als bei der MS[34].

Morphologie

Makroskopisch finden sich vielfach beim Aufschneiden des Rückenmarkes bereits weiche, nekrotische Partien.

Mikroskopisch geht dementsprechend die Gewebsdestruktion häufig weit über den bei der MS üblichen Entmarkungsprozeß hinaus *bis zur kompletten Gewebsnekrose.*

Differentialdiagnostisch können dabei bei alleiniger Rückenmarksuntersuchung Schwierigkeiten gegenüber den verschiedenen Formen nekrotisierender Myelitis bzw. Myelopathie toxischer oder zirkulatorischer Genese auftreten. Immerhin spielen entzündliche Infiltrate mit Lymphozyten, Lymphoidzellen, seltener als bei der MS auch Plasmazellen eine stärkere Rolle. Die Herde sind vielfach disseminiert, doch kann auch eine weite Strecken des Rückenmarks kontinuierlich betreffende Entmarkung vorkommen.

Am *Nervus opticus* geht die Entmarkung bei Bevorzugung perivenöser Abschnitte bis zu feinzystischen Gewebsauflockerungen. Nekrosen sind hier jedoch seltener als im Rückenmark. Lymphozyteninfiltrate sind je nach Akuität deutlich. Der Entmarkung folgt eine reaktive Gliose wie bei der MS. Sowohl die entzündlichen Infiltrate wie die Gefäßbezogenheit der Entmarkungsherde können fehlen. Wo die Entmarkung in Nekrosen übergeht, sind die sich manchmal zystisch umwandelnden Nekrosebereiche angefüllt mit dichtliegenden sudanophilen Lipophagen.

Literatur

1.–5. Weiterführende Literatur (▷ S.191)

6. Abramsky O (1979) Oligodendroglial antigens involved in eae and multiple sclerosis. In: Boese A (ed) Search for the cause of multiple sclerosis and other chronic diseases of the central nervous system. Verlag Chemie, Weinheim Deerfield Beach, Florida Basel, p 148

7. Allen IV, McKeown SR (1979) A histological, histochemical and biochemical study of the macroscopically normal white matter in multiple sclerosis. J Neurol Sci 41: 81–91

8. Alter M, Kahana E, Loewenson R (1978) Migration and risk of multiple sklerosis. Neurology 28: 1089–1093

9. Alter M (1979) Is multiple sclerosis caused by a virus? In: Boese A (ed) Search for the cause of multiple sclerosis and other chronic diseases of the central nervous system. Verlag Chemie, Weinheim Deerfield Beach, Florida Basel, p 374

10. Alvord EC, Shaw CM, Hruby S, Sires LR (1979) The ambiguity of our clinico-pathological, enzymological and immunochemical evedences concerning the agent(s) responsible for multiple sclerosis. In: Boese A (ed) Search for the cause of multiple sclerosis and other chronic diseases of the central nervous system. Verlag Chemie, Weinheim Deerfield Beach, Florida Basel, p 454

11. Bammer H, Hofmann A, Zick R (1965) Aderhautentzündungen bei Multipler Sklerose und die sogenannte Uveoencephalomeningitis. Dtsch Ztsch f Nervenheilk 187: 300–316

12. Batchelor JR, Compston A, McDonald WI (1978) The significance of the association between HLA and multiple sclerosis. Brit Med Bull 34: 279–284

13. Cloys DE, Netsky MG (1970) Neuromyelitis optica. In: Vinken PJ, Bruyn GW (eds) Handbook of clinical neurology, vol IX. American Elsevier, New York pp 426–436

14. Courville CB (1970) Concentric sclerosis. In: Vinken PJ, Bruyn GW (eds) Handbook of clinical neurology, vol IX. North Holland Publishing Company, Amsterdam, pp 437–451

14a. Creutzfeldt G (1923) Eigenartige Riesenzellbildungen im Zentralnervensystem. Verh Ges Path 19:227–230

15. Cuzner ML, Glynn P (1979) Immunoglobulin G levels in the central nervous system in multiple sclerosis. In: Boese A (ed) Search for the cause of multiple clerosis and other chronic diseases of the central nervous system. Verlag Chemie, Weinheim Deerfield Beach, Florida Basel, p 113

16. Cuzner ML (1980) Annotation. Recent biochemical and immunological observations in multiple sclerosis. Neuropath App Neurobiol 6: 405–414

17. Denman AM (1979) Virus – lymphocyte interactions and demyelinating diseases. In: Boese A (ed) Search for the cause of multiple sclerosis and other chronic diseases of the central nervous system. Verlag Chemie, Weinheim Deerfield Beach, Florida Basel, p 163

18. Frick E, Stickl H (1980) Antibody-dependent lymphocyte cytotoxicity against basic protein of myelin in multiple sclerosis. J Neurol Sci 46: 187–197

19. Fröscher W, Meyer-Lindenberg J, Schlieter F, Gullotta F, Bechtelsheimer H (1973) Klinisch-morphologische Befunde beim Morbus Behcet. Dtsch Med Wschr 98: 105–109

20. Hallervorden J, Spatz H (1933) Über die konzentrische Sklerose und die physikalisch-chemischen Faktoren bei der Ausbreitung von Entmarkungsprozessen. Arch Psychiat 98: 641–701

20a. Jellinger K, Schnaberth G, Traugott U, Turnheim M (1976) Klinik, Liquorbefunde und pathologische Anatomie bei subakuter Entmarkungsencephalitis ("Mischform" multipler, diffuser und konzentrischer Sklerose). Nervenarzt 47:118–123

21. Kurtzke JF (1975) A reassessment of the distribution of multiple sclerosis. Acta neurol scand 51: 110–157

22. Kurtzke JF (1977) Geography in multiple sclerosis. J Neurol 215: 1–26

23. Madden DL, Wallen WC, Houff SA, Shekarchi I, Leinikki PO, Castellano GA, Holmes K, Sever JL (1979) Humoral and cellular immune responses of multiple sclerosis patients. In: Boese A (ed) Search for the cause of multiple sclerosis and other chronic diseases of the central nervous system. Verlag Chemie, Weinheim Deerfield Beach, Florida Basel, p 442

24. Monachelle M, Nazzaro P (eds) (1966) Behcet disease. Karger, Basel New York

25. Moore MT (1972) Meningitis. In: Minckler J (ed) Pathology of the nervous system, vol III pp 2375–2411

25a. Neubürger K (1921) Histologisches zur Frage der diffusen Hirnsklerose. Z Neurol 73: 336–352

26. Nieberg KC, Blumberg JM (1972) Viral encephalitides. In: Minckler J (ed) Pathology of the nervous system, vol III, pp 2269–2322

26a. Poser ChM (1957) Diffuse-disseminated sclerosis in the adult. J Neuropath Exp Neurol 16: 61–78

26b. Poser ChM, van Bogaert L (1956) Natural history and evolution of the concept of Schilder's diffuse sclerosis. Acta Psychiat Neurol Scand 31: 285–331

27. Poser ChM (1970) Myelinoclastic diffuse and transitional sclerosis. In: Vinken PJ, Bruyn GW (eds) Handbook of clinical neurology, vol IX. North Holland Publishing Company, Amsterdam, pp 469–484

28. Prineas JW, Wright RG (1978) Macrophages, lymphocytes, and plasma cells in the perivascular compartment in chronic multiple sclerosis. Lab Invest 38: 409–421

29. Prineas JW, Connell F (1979) Remyelination in multiple sclerosis. Ann Neurol 5: 22–31

30. Rinne Uk, Riekkinen PJ, Arstila AU (1970) Biochemical and electron microscopic alterations in the white matter outside demyelinated plaques in multiple sclerosis. In: Leibowitz U (ed) Progress in multiple sclerosis. Academic Press, New York London, p 76

31. Rumsby MG (1979) Oligodendrocyte – myelin sheath interrelationships. In: Boese A (ed) Search for the cause of multiple sclerosis and other chronic diseases of the central nervous system. Verlag Chemie, Weinheim Deerfield Beach, Florida Basel, p 50

32. Salk J (1979) A theory of multiple sclerosis etiology. In: Boese A (ed) Search for the cause of multiple sclerosis and other chronic diseases of the central nervous system. Verlag Chemie, Weinheim Deerfield Beach, Florida Basel, p 470

33. Sandberg-Wollheim M, Platz P, Ryder LP, Nielsen LS, Thom-
sen M (1975) HL-A histocompatibility antigen in optic neuritis. Acta neurol scand 52: 161–166

34. Sandberg-Wollheim M (1975) Optic neuritis: Studies on the cerebrospinal fluid in relation to clinical course in 61 patients. Acta neurol scand 52: 167–178

34a. Schilder P (1912) Zur Kenntnis der sogenannten diffusen Sklerose. (Über Encephalitis periaxialis diffusa). Z Neurol 10: 1–60

35. Simon J (1979) Pathogenetic considerations in multiple sclerosis: Is MS a chronic variant of postinfectious encephalomyelitis? In: Karcher D, Lowenthal A, Strosberg AD (eds) Humoral immunity in neurological diseases. Plenum Publishing Corporation, p 67

36. Turner A, Cuzner ML, Davison AN, Rudge P (1980) On the role of sensitized T-lymphocytes in the pathogenesis of multiple sclerosis. J Neurol Neurosurg Psychiat 43: 305–309

37. Vandevelde M, Meier C (1980) Multiple sclerosis and canine distemper encephalitis. J Neurol Sci 47: 255–260

38. Waksman B (1979) Introduction to session V. In: Boese A (ed) Search for the cause of multiple sclerosis and other chronic diseases of the central nervous system. Verlag Chemie, Weinheim Deerfield Beach, Florida Basel, p 371

39. Weiner HL, Schocket AL (1979) Lymphocytes in multiple sclerosis: Correlations with CSF immunoglobulins and cold-reactive lymphocytotoxic antibodies. Neurology 29: 1504–1508

40. Zarate de JCO, Tamaroff L, Sica REP, Rodriguez JA (1968) Neuromyelitis optica versus subacute necrotic myelitis: Part II. Anatomical study of two cases. J Neurol Neurosurg Psychiat 31: 641–645

Slow Virus-Erkrankungen

Weiterführende Literatur

1. Zeman W, Lenetta EH (1974) Slow virus diseases. Williams & Wilkins Company, Baltimore

Jakob-Creutzfeldtsche Krankheit

Synonyma
Subakute spongiforme Enzephalopathie; Heidenhainsche Krankheit; Creutzfeldt-Jakobsche Krankheit

Epidemiologie
Die Jakob-Creutzfeldtsche Krankheit (JCK) kommt auf der ganzen Welt vor[1]. Zu rechnen ist mit etwa 0,26 Todesfällen auf 1 Million bei erheblichen Schwankungen zwischen 0,09 (England und Wales), 1,09 (Paris-Zentrum), 1,8 (New York)[8]. Die Häufigkeit hat *in Deutschland in den letzten Jahren auffallend zugenommen*. Es überwiegen etwas die *Frauen*.

Das mittlere *Todesalter* ist 57 Jahre. Beschrieben wurden allerdings Fälle zwischen 17 und über 80 Jahren. Die durchschnittliche *Krankheitsdauer* beträgt 7,3 Monate, wovon 3,5 Monate auf die Prodromalphase, 3,9 Monate auf die durch Demenz und Myoklonismen gezeichnete Endphase entfallen. In der europäischen, insbesondere der deutschen Literatur wird meist mit längeren Krankheitsverläufen gerechnet[9].

In 15% sind zwei oder mehr *Familienmitglieder* befallen. Es gibt Einzelbeobachtungen von Erkrankung von *Ehepaaren*[8]. Wiederholt wurden Erkrankungsfälle im Anschluß an *operative Eingriffe an Auge oder Nervensystem* mitgeteilt.

Klinik
Die *Symptomatologie* ist gekennzeichnet durch *zerebellarataktische Zeichen*, progrediente *Demenz, Sehstörungen* bis zur *Erblindung, Myoklonien* und *extrapyramidal-motorische Zeichen* je nach der unterschiedlichen Akzentuierung der morphologischen Veränderungen.

Das *Prodromalstadium* ist vielfach uncharakteristisch und wird als psychotisch oder neurotisch fehlgedeutet. Während des *Vollstadiums* treten charakteristische bilateral synchrone, frontal betonte steile drei- bis vierphasige 1/sec-Wellen auf[9]. Das Vollstadium geht über in ein *Terminalstadium* mit tiefer Demenz, Krampfanfällen, schließlich einer Dezerebrationsstarre.

Ätiologie
Ursprünglich als heredodegenerativ aufgefaßt, konnte durch die Übertragbarkeit der Krankheit mittels Hirn-

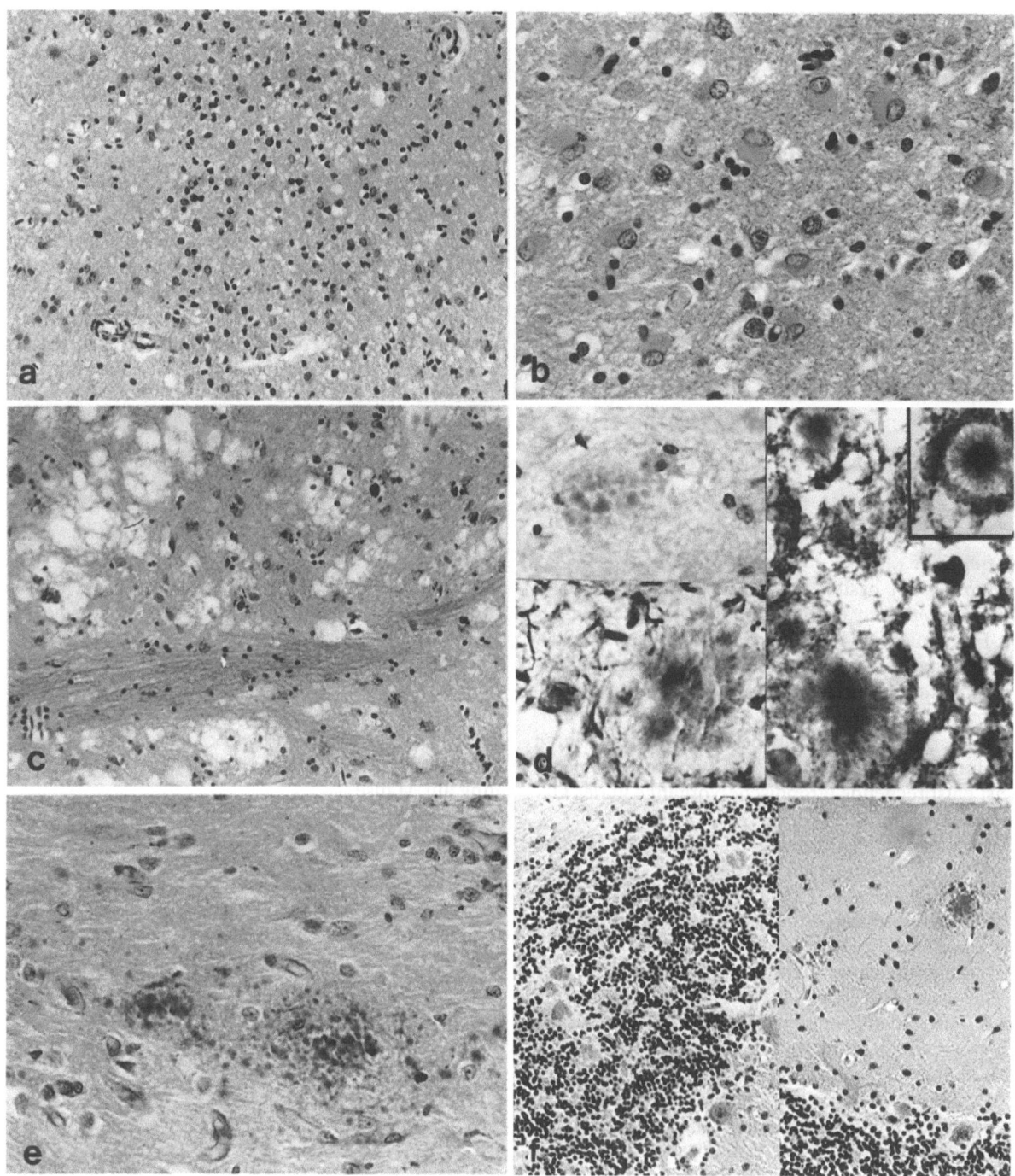

Abb. 1.48. a Spongiöse Veränderungen und Nervenzellausfälle sowie lebhafte Astrozytenproliferation im Neostriatum bei Jakob-Creutzfeldtscher-Krankheit. **b** Jakob-Creutzfeldtsche Krankheit mit Proliferation gemästeter Astrozyten. **c** Status spongiosus im Bereich der Stammganglien bei Jakob-Creutzfeldtscher Krankheit. **d** Morbus Sträussler mit multizentrischen, flokkulären Plaques (links oben) und sogenannten Kuruplaques (rechts und unten). **e** Morbus Sträußler mit multizentrischen, flokkulären Plaques in der Großhirnrinde. **f** Morbus Sträußler mit flokkulären Plaques innerhalb der Molekularschicht und der Körnerzellschicht der Kleinhirnrinde

gewebs-Überimpfung auf Tiere die *Infektiosität gesichert* werden[6]. Bei den erkrankten Tieren ergab sich morphologisch ein einheitliches Bild einer subakuten spongiformen Virus-Enzephalopathie[4]. Aus der Humanepidemiologie kann geschlossen werden, daß die

Inkubationszeit ein Jahr betragen kann, daß aber in der Mehrzahl der Fälle *Jahre, ja Jahrzehnte lange Inkubationszeiten* vorliegen, weswegen für diese Gruppe gemeinsam mit Kuru, Scrapie, einer Schafskrankheit, und einer vergleichbaren Krankheit bei Nerzen der

Begriff der *slow virus-Erkrankungen* geprägt wurde[10]. *Durch die übliche Formalinfixierung ist die Infektionsgefahr nicht zu bannen.*

Vorsichtsmaßnahmen gegen Infektion

Bei der Obduktion von JCK-Kranken bzw. beim *Umgang mit infektiösem Material* dieser Kranken und bei *Altersdementen*, bei denen eine nosologische Klärung noch nicht erfolgt ist, sollten diejenigen *Vorsichtsmaßregeln* eingehalten werden, die auch für *Hepatitis-Kranke* gelten:

Anstatt der unwirksamen 10%igen Formalinlösung oder des 70%igen Alkohols, ionisierender oder ultravioletter Bestrahlung sollte für beschmutzte Materialien eine *Autoklavenbehandlung von einer Stunde bei 121 Grad und 20 psi (2 atm.)* oder eine *Spülung* in 5%igem Hypochlorit oder 0,03%igem Permanganat vorgenommen werden[5].

Morphologie

Makroskopisch besteht meist eine im CT sichtbare *Rindenatrophie* im *Großhirn*, bei der ataktisch betonten Form auch im *Kleinhirn*. Eine mäßige Ventrikelerweiterung ist damit korreliert. Unterschieden werden *kortikale, kortiko-striatale, kortiko-spinale, kortiko-striato-spinale* und *kortiko-striato-zerebelläre Formen*[2]. Der von Heidenhain beschriebene und durch zunehmende *Sehstörung* gekennzeichnete Verlaufstyp weist entsprechende atrophische Vorgänge in der Okzipitalregion auf.

Mikroskopisch fehlen trotz der infektiösen Genese *entzündliche Infiltrate*. Im Vordergrund stehen *spongiöse Veränderungen* (Abb. 1.48 a) *und eine massive Astrozytenvermehrung* (Abb. 1.48 b) in den betroffenen Regionen. Senile Drusen oder Alzheimersche Fibrillenveränderungen gehören nicht zum Bild.

Die *spongiösen Veränderungen* äußern sich lichtmikroskopisch in kleinen rundlichen bis ovoiden Vakuolen innerhalb des Neuropils, die nicht mit den perizellulären Schrumpfräumen artefizieller Natur verwechselt werden sollten. In lang dauernden Fällen treten die spongiformen Veränderungen eher zurück. Zu unterscheiden sind sie von dem Status spongiosus (▷ S. 117), bei dem größere Hohlräume zwischen einem dichten Gliafaser-Maschenwerk liegen[7]. Die spongiforme Veränderung betrifft mit unterschiedlicher Akzentuierung Großhirnrinde, Neostriatum und Thalamus sowie Kleinhirnrinde, hier vorwiegend in Höhe der Purkinjezellschicht. Mitunter werden *geschwollene, chromatolytische Nervenzellen* beobachtet, die den Pickschen Zellen ähneln, aber keine argentophilen Kugeln enthalten.

Elektronenmikroskopisch erscheinen die Vakuolen der spongiformen Veränderung durch osmiophile Einheitsmembranen begrenzt. Sie gehören z. T. zu Nervenzellfortsätzen und enthalten an ihrer Oberfläche synaptische Bläschen, die stark geschwollen sein

können. Auch Astrozytenfortsätze und Oligodendrogliazellen können spongiös verändert sein. Die Vakuolen sind bei der JCK meist größer als bei der Alzheimerschen Krankheit[3].

Kuru

Bei der *Fore-Urbevölkerung Neuguineas* vorkommende Krankheit, die klinisch und morphologisch der JCK ähnelt, allerdings im *Kindes-* und *Jugendalter* und *ohne Demenz* einsetzt. Mit Wahrscheinlichkeit wurde die Krankheit übertragen durch *rituelle Speisung von Gehirnen Verstorbener*. Durch Übertragung von Hirngewebe Erkrankter auf Tiere gelang der Nachweis der slow virus-Natur.

Kuru unterscheidet sich *morphologisch* von der JCK durch das zusätzliche Auftreten eigenartiger *Plaques* mit radiärer Randstrahlung (Abb. 1.48 d)[11, 12].

Gerstmann-Sträusslersche Krankheit

Diese Krankheit liegt gewissermaßen zwischen JCK und Kuru. Es handelt sich um eine *um das 40. bis 60. Lebensjahr* einsetzende, zunächst ausgesprochen *zerebellär-ataktisch* betonte Krankheit, bei der nach einigen Monaten Zeichen der *Demenz* hinzutreten können. Es besteht eine *starke familiäre Belastung* durch mehrere Generationen[13,14]. An einem Fall des Tübinger Institutes gelang Tateishi jüngst die Übertragung auf Mäuse.

Morphologie

Es finden sich neben den *spongiösen Veränderungen* (Abb. 1.48 c) und starken *Astrozytenproliferationen* die für die JCK typischen zahlreichen *Plaques*. Die Besonderheit liegt darin, daß sich darüber hinaus *Kuru-Plaques* finden, vor allem aber von den typischen senilen Plaques deutlich unterscheidbare multizentrische, *flokkuläre Plaques* (Abb. 1.48 d), bei denen die Bodian-Imprägnation keine oder nur angedeutete neuritische Auftreibungen zeigt. Man sieht unterschiedlich große, in lockeren Haufen liegende PAS-positive und kongophile *Plaquekerne*, die im Gegensatz zur Alzheimerschen Krankheit nicht nur in der *Großhirnrinde*, sondern auch in den *Stammganglien*, seltener innerhalb der *weißen Substanz*, dagegen stark akzentuiert in der *Kleinhirnrinde* (Abb. 1.48 f) anzutreffen sind.

Elektronenmikroskopisch erweisen sich Gliazellen, insbesondere Astrozytenfortsätze als bedeutungsvoll für die Amyloidplaque-Bildung[15].

Literatur

1. Weiterführende Literatur (▷ S. 198)
2. Brownell B, Oppenheimer DR (1965) An ataxic form of subacute presenile polioencephalopathy (Creutzfeldt-Jakob disease). J Neurol Neurosurg Psychiat 28: 350

3. Flament-Durant J, Couck AM (1979) Spongiform alterations in brain biopsies of presenile dementia. Acta Neuropath (Berl) 46: 159–162
4. Gajdusek DC, Gibbs CJ jr (1971) Transmission of two subacute spongiform encephalopathies of man (kuru and Creutzfeldt-Jakob disease) to new world monkeys. Nature (London) 230: 588
5. Gajdusek DC, Gibbs CJ jr, Asher DM, Brown P, Diwan A, Hoffman P, Nemo G, Rohwer R, White L (1977) Precautions in medical care of, and in handling materials from, patients with transmissible virus dementia (Creutzfeldt-Jakob disease). N Engl J Med 297: 1253–1258
6. Gibbs CJ jr, Gajdusek DC (1972) Isolation and characterization of the subacute spongiform virus encephalopathies of man: kuru and Creutzfeldt Jakob disease. J Clin Pathol (London) 25, Suppl 84
7. Masters CL, Richardson EP jr (1978) Subacute spongiform encephalopathy (Creutzfeldt-Jakob disease) Brain 101: 333–344
8. Masters CL, Harris JO, Gajdusek DC, Gibbs CJ jr, Bernoulli C, Asher DM (1978) Creutzfeldt-Jakob disease: Patterns of worldwide occurrence and the significance of familial and sporadic clustering. Ann Neurol 5: 177–188
9. Meier C (1980) Die Creutzfeldt-Jakobsche Erkrankung. Akt Neurol 7: 75–86
10. Sigurdson B (1954) Observations on three slow virus infections of sheep. Maedi. Paratuberculosis. Rida, a chronic encephalitis of sheep with general remarks on infections which develop slowly an some of their special characteristics. Brit Vet J 110: 341–354
11. Gajdusek C (1967) Discussion on kuru, scrapie, and experimental kuru-like syndrome in chimpanzees. Curr Top Microbiol Immun 40: 59
12. Krücke W, Beck E, Gräfin Vitzthum (1973) Creutzfeldt-Jakob disease. Z Neurol 206: 1–24
13. Seitelberger F (1962) Eigenartige familiär-hereditäre Krankheit des Zentralnervensystems in einer niederösterreichischen Sippe. Wien Klin Wschr 74: 687–691
14. Peiffer J, (1982) Gerstmann-Sträussler's disease, atypical multiple sclerosis and carcinomas in a family of sheepbreeders. Acta Neuropathol 56: 87–92
15. Boellaard JW, Schlote W (1981) Glial plaques: Amyloid deposits characteristic of slow transmissible encephalopathies. Virch Arch (Cell Pathol) 37: 337–341

Physiologische und pathologische Hirnalterung

Weiterführende Literatur

1. Brody H, Harman D, Ordy JM (eds) (1975) Aging, vol 1. Raven Press, New York
2. Gaitz ChM (ed) (1972) Aging and the brain. Plenum Press, New York London
3. Kidman AD, Tomkins JK (eds) (1979) Muscle, nerve and brain degeneration. Excerpta Medica, Amsterdam Oxford
4. Kinsbourne M, Smith WL (eds) (1977) Aging and dementia. Spectrum, New York
5. Terry RD, Gershon S (eds) (1976) Neurobiology of Aging. Raven Press, New York

Physiologisches Altern

Bestimmungen physiologischer Veränderungen des Hirngewebes beim Altern leiden unter der Schwierigkeit, angesichts der Polypathie alter Menschen ein psychologisch und klinisch gesundes Vergleichskollektiv zu finden. Ältere Arbeiten über das schwindende *Hirngewicht* (beim Mann vom Mittelwert 1394 Gramm, bei der Frau 1250 Gramm zwischen 20 und 30 Jahren auf 1265 bzw. 1250 Gramm beim 70 Jährigen, 1170 Gramm bzw. 1060 Gramm beim 80 Jährigen) wurden relativiert durch Untersuchungen bei einer selektierten Gruppe gesunder Greise ohne Gewichtsreduktionen[68]. Die Durchschnittswerte des Hirngewichtes sind auch abhängig von der Akzeleration der Körperlänge (pro 10 cm Längenwachstum 45 Gramm Hirngewichtszunahme[35]). Der *Reifungs-grad* des Gehirns wird in den letzten Dezennien – gemessen am Hirngewicht – wesentlich früher erreicht[45]. Nach Eliminierung der säkularen Akzeleration findet sich jenseits des 60. Lebensjahres eine Gewichtsminderung um nur etwa 1%[35].

Auch bei neurologisch unauffälligen Patienten zeigt das Computertomogramm ab dem 70. Lebensjahr eine *Zunahme der Ventrikelweite*[9]. Es besteht hierbei eine enge Korrelation zu den nachlassenden zerebralen Leistungen[26]. Grundlage des leichten Hirngewebsschwundes ist – auch ohne Nekrosen oder pathologische Atrophien unterschiedlicher Ätiologie – ein *kontinuierlicher Schwund der postmitotischen Nervenzellen* von etwa tausend pro Tag ab Erreichen des Erwachsenenalters[19]. Diese global errechnete Zahl ist der Mittelwert aus örtlich in den verschiedenen Hirnregionen sehr unterschiedlich ausgeprägten, ja von Nervenzelltyp zu Nervenzelltyp unterschiedlichen Absterberaten[35,71]. Bei der starken *Redundanz der neuronalen Zellverknüpfungen* kann ein Nervenzellverlust bis zu 40% (berechnet am Fazialiskern) ohne Funktionseinbußen bleiben[11]. Bei den Purkinjezellen der Kleinhirnrinde ist pro Lebensdekade mit einem Schwund von 2,5% zu rechnen[23]. Das Gesamtvolumen z. B. des Zahnkerns sinkt stärker ab als die Nervenzelldichte[71].

Wahrscheinliche Grundlage für die funktionellen Einbußen im Alter ist der *zunehmende Schwund an Spines der Nervenzelldendriten und damit der synaptischen Kontakte*[60]. Bedeutungsvoll sind auch die Veränderungen im Nukleolar-Ribosomensystem[54], die elektronenmikroskopisch nachgewiesen wurden. Mit dem Synapsenverlust[46] sind auch Veränderungen an den Transmittersubstanzen, insbesondere im Dopaminspiegel (z. B. Reduktion von 25% im Striatum[28]) gekoppelt. Die Bindungsfähigkeiten für Dopamin sind postsynaptisch vermindert und die synaptische Transmission – sei es durch ein Altern der Release-Mechanismen, sei es durch geschädigte Syntheseprozesse – beeinträchtigt[44]. Der Spinegehalt der Dendriten, die synaptischen Funktionen und der RNS-Gehalt der Nervenzellen sind allerdings wahrscheinlich trainingsabhängig[50]. Das basische Protein, das ein Drittel des Gesamtproteingehaltes der Markscheiden ausmacht und das eine starke Bedeutung für immunpathologisch bestimmte Entmarkungsvorgänge hat, ist im Alter deutlich vermindert[6].

Veränderungen in der Immun-Reagibilität des alternden Gehirns lassen sich ebenso wie einige sicher pathologische neuronale Veränderungen im Alter mit den generellen Alterstheorien in Einklang bringen. Demnach nehmen vor allem die Kodierungsfehler zu bei gleichzeitiger Verminderung der Eliminationsfähigkeit defekter informationsübertragender Makromoleküle[10, 36].

Morphologische Elemente der Hirnalterung

Die Grenze zwischen physiologischem und pathologischem Alter ist nicht exakt zu ziehen. *Qualitativ* können sich alle Elemente, die das morphologische Bild der pathologischen Alterung unter dem klinischen Bild der Altersdemenz bestimmen, auch bei gesunden Greisen finden[57]. Bestimmend ist die *Quantität*, in der die Elemente vorkommen und in Relation zueinander stehen. Da exakte Grenzwertbestimmungen fehlen und auch auf methodische Schwierigkeiten stoßen, bestimmt die auf Erfahrung beruhende Schätzung wesentlich die Bewertung.

• *Nervenzellatrophien* äußern sich in *„einfacher Atrophie"* mit Schrumpfung von Kern und Zytoplasma, meist verbunden mit verstärkter Anfärbbarkeit durch basische Anilinfarben. Seltener ist ein Blasserwerden bis zum Schwund der Zelle. Zu objektivieren ist der Nervenzellschwund nur mit histometrischen Verfahren bei Kenntnis der physiologischen Zelldichte und des Altersgangs der verschiedenen Rinden- bzw. Kerngebiete. Bedeutungsvoll sind als Hinweis auf pathologische Lichtungen des Nervenzellbestandes die *Gliareaktion* (erhöhter Astrozytengehalt, vermehrte Fasergliose), bei hochgradiger Nervenzellatrophie mit entsprechendem Axon- und Dendritenschwund auch eine *spongiöse Gewebsauflockerung* (Beispiele: Picksche Atrophie, Jakob-Creutzfeldtsche Krankheit, Chorea Huntington).

• *Fibrosen der Leptomeningen* sowie *Fasergliosen* subpial und subependymal sind häufige Folgen stärkerer atrophisierender Vorgänge.

• *Der Lipofuszingehalt* der Nervenzellen nimmt beim alternden Gehirn zu, und zwar verstärkt in den lipophilen Kerngebieten. Innerhalb der Großhirnrinde gibt es charakteristische Unterschiede im Lipofuszingehalt, so daß geradezu von einer Pigmentarchitektonik gesprochen werden kann[14,16]. Auch bei starker neuronaler Lipofuszineinlagerung bleibt physiologischerweise der Ursprungskegel des Axons frei. Ein *Vordringen des Lipopigments in den Axonkegel* ist als *pathologisch* zu bewerten (z. B. bei der Zeroidlipofuszinose; ▷ S. 520)[15, 17]. Die Unterschiede betreffen allerdings nicht nur die Quantität der Lipofuszineinlagerungen, sondern auch das ultrastrukturelle Bild mit dem unterschiedlichen Anteil der Lipofuszinkomponenten[18,20]. Die Frage, inwieweit die Lipofuszinanreicherung Ausdruck und Ursache pathologischer Veränderungen ist, wird unterschiedlich beantwortet. Wahrscheinlich wirkt eine exzessive Lipofuszinanreicherung störend auf die Transportvorgänge in Richtung Axon[65].

Zu den *intraneuralen Einlagerungen* gehören auch die

• *Hiranokörper*, stäbchenförmige, lichtmikroskopisch teils homogen, teils feinfädig erscheinende Einlagerungen, die beim physiologischen Altern, gesteigert bei pathologischen Altersvorgängen im Zytoplasma von Nervenzellen anzutreffen sind, bevorzugt im Sommerschen Sektor des Ammonshorns.

• Als *Lewy-Körper* bezeichnet man intrazytoplasmatische Nervenzelleinschlüsse, die beim *Morbus Parkinson* (▷ S. 221) bevorzugt in der Substantia nigra, dem Locus coeruleus und dem dorsalen Vaguskern sowie anderen pigmentierten Neuronen vorkommen, darüberhinaus aber auch *in höherem Lebensalter unabhängig vom Parkinsonismus*. Im Gegensatz zu den Hiranokörpern ist der Einschlußkörper rundlich (▷ Abb. 1.1 a). Er enthält vorwiegend Protein und erweist sich elektronenmikroskopisch als dichter, filamentöser Kern mit geringgradig granulärem Material, wobei die Filamente peripherwärts sich verdünnen und ohne Membranbildung in das übrige Zytoplasma übergehen.

• *Marinesco-Körper* liegen intranukleär. Auch sie sind filamentär gebaut mit einer gitterförmigen Struktur. Man findet sie manchmal auch in Gruppen von vier bis fünf bei HE-Färbung roten Körnchen in Nervenzellkernen der Substantia nigra und des Locus coeruleus. Während die Lewy-Körper stärker mit dem Parkinsonismus korreliert sind, sind die Marinesco-Körper stärker mit zunehmendem Alter verbunden.

• *Axonschwellungen* mit Schwerpunkt in den Nuclei graciles und cuneati in Form großer Axonkugeln, die schon im HE- oder van Giesonbild erkennbar, besser aber durch Silberimprägnation darstellbar sind, gehören zum physiologischen Altern, solange keine exzessiven Grade erreicht werden[29].

Die Hippokampusformation ist auch der bevorzugte Sitz der

• *granulo-vakuolären Degeneration,* also kleiner intrazytoplasmatischer Vakuolen, die vielfach einen zentralen homogenen Kern besitzen und sich bei Silber-

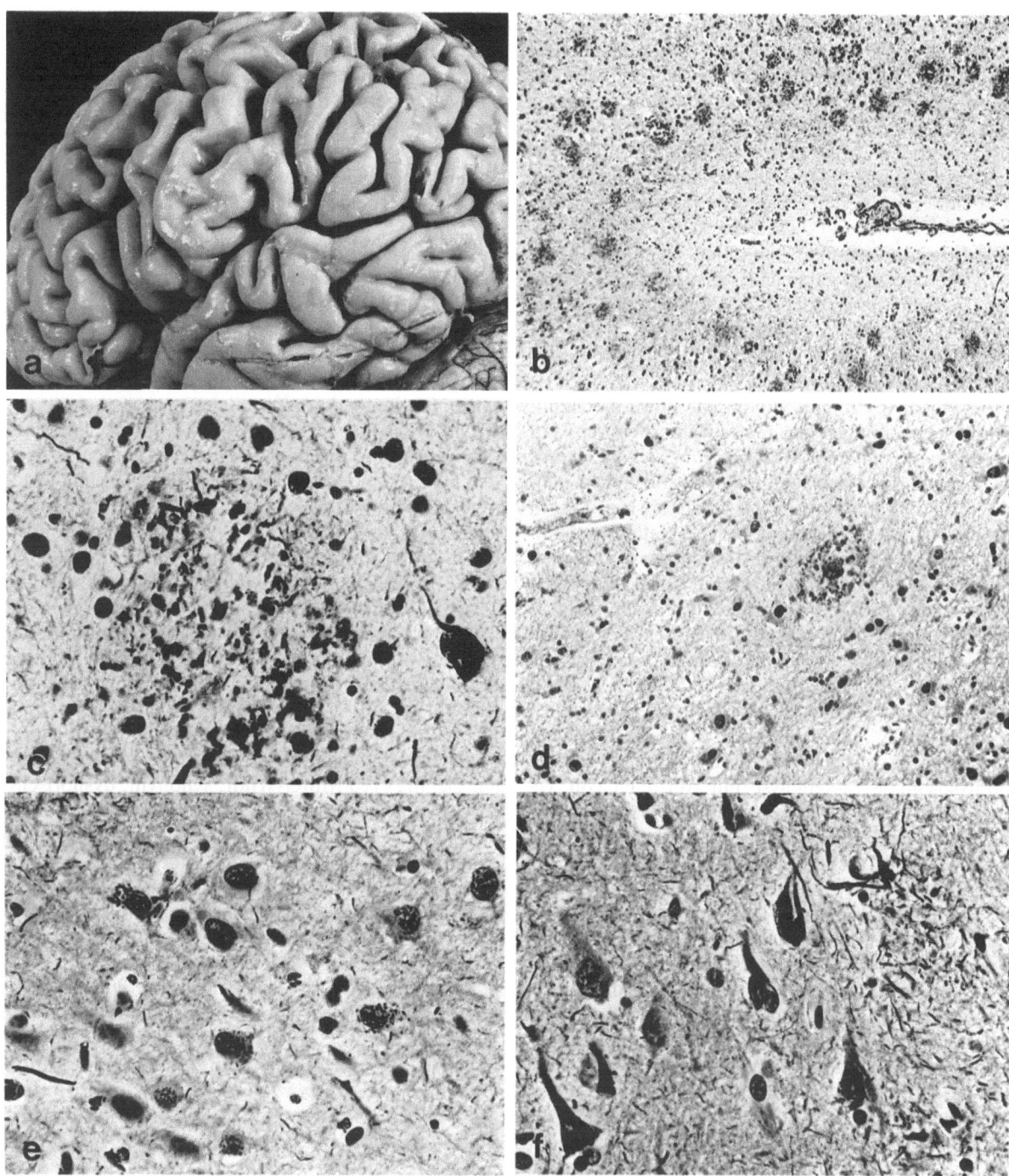

Abb. 1.49. a Diffuse Atrophie der Großhirnrinde bei Alzheimerscher Krankheit. **b** Alzheimersche Krankheit mit Durchsetzung der Großhirnrinde durch zahllose Fädchenplaques. **c** Alzheimersche Krankheit mit Fädchenplaques und Alzheimerschen Fibrillenveränderungen (rechts). **d** Alzheimersche Krankheit mit Kernplaque. **e** Alzheimersche Krankheit mit granulo-vakuolärer Degeneration des Nervenzellzytoplasmas und Alzheimerschen Fibrillenveränderungen in der Hippokampusformation. **f** Alzheimersche Fibrillenveränderungen und Fädchenplaques bei Alzheimerscher Krankheit

imprägnationen darstellen lassen (Abb. 1.49 e). Es handelt sich um membrangebundene Zytoplasmaeinschlüsse, die beim physiologischen Altern, vermehrt bei der Altersdemenz auftreten[8].
● *Senile Drusen* kommen in drei Formen vor: Der *Primitivplaque* besteht aus fädigen Gewebsverdichtun-gen, die bei Silberimprägnation sichtbar zu machen sind (Abb. 1.49 b, c); der *Kernplaque* enthält zentral eine oft schon bei HE- oder van Giesonfärbung erkennbare homogene Substanz, die von einem Kranz fädigen Materials und proliferierter Gliazellen umgeben ist (Abb. 1.49 d); bei der *„ausgebrannten" Form*

der senilen Plaques ist dieser fädige Mantelbereich geschwunden und nur noch der Kern erkennbar. Bei den fädigen Substanzen handelt es sich um pathologisch veränderte, degenerierende Neuriten, die gewissermaßen das Nest bilden, in dem sich unter Mithilfe einwandernder Mikrogliazellen bzw. Phagozyten Amyloidfilamente bilden, die schließlich den Kern des Plaques formieren. Die degenerierenden Neuriten sind geschwollen und dicht bepackt mit geschrumpften Mitochondrien und laminären dichten Körperchen. Sie enthalten zahlreiche präsynaptische Terminals. In den präsynaptischen Terminals der Plaquebereiche ist die Zahl der synaptischen Vesikel reduziert und es ergeben sich Anhaltspunkte für Synthesestörungen der Neurotransmitter[33].

Verschiedene immunzytologische und biochemische Untersuchungen machen es wahrscheinlich, daß das *initiale Ereignis* ein *lokaler Austritt von neuronalen Filamentproteinen* und anderen schwerlöslichen neuronalen Proteinen aus den geschädigten Neuriten in die extraneurale Umgebung ist. Die Neuritenschädigung wird im wesentlichen mit Alterungsvorgängen in Verbindung gebracht. Als zweite pathogenetische Komponente spielen interstitielle Glykosaminoglykane und sulfatierte Glykoproteine bei der Amyloidbildung eine Rolle, vor allem aber durch *Schrankenstörungen* austretende Serumproteine. An der weiteren Plaquebildung beteiligen sich dann Mikrogliazellen und Perizyten[58a]. Hinsichtlich der Mitwirkung von Serumproteinen wurde an eine intrazelluläre, vermutlich intralysosomale Proteinolyse mit Auftreten von Vc-Fragmenten gedacht, die durch Exozytose in den Extrazellularraum gelangten[32]. Die Zusammensetzung dieses zerebralen senilen Amyloids weicht von der des „klassischen" Amyloids der übrigen Körperorgane ab. Unterschiede lassen sich bereits histologisch durch Kombination der Kongophilie und der grünen Doppelbrechung mit einer K-Permanganat-Oxidation als Differenzierungsmethode erkennen, wobei allerdings störende Einflüsse durch zu lange Formalinfixierung zu berücksichtigen sind. Das AA- (non-serum- oder insulin-like) Protein ist in den Plaques und in den Herden dyshorischer Angiopathien vermindert[27,38,58b].

Gesichert ist das Vorkommen von Immunglobulinen im Plaquebereich, wahrscheinlich sogar als Initialveränderung bei der Bildung der Amyloidkerne der senilen Plaques. Strittig ist, ob diese Immunglobuline regelhaft aus den Blutgefäßen in das Gewebe übertreten oder ob man sie nur an denjenigen Plaques trifft, die in der Nähe von Infarkten oder atherosklerotisch geschädigten Gefäßen liegen, was gegen die Exsudation als wesentliche Ursache der Plaquebildung spräche[32,50].

Im Plaquebereich besteht eine lebhafte Aktivität von Oxidoreduktasen, saurer Phosphatase und Azetylcholinesterase, was für aktive Stoffwechselleistungen bei der Plaquebildung zeugt[64,67].

Senile Drusen finden sich in geringer Menge bereits beim physiologischen Altern. Sie kommen vorzugsweise im Mandelkern vor, wo sie auch bei pathologischer Alterung besonders dicht angetroffen werden. Bei 70-jährigen Patienten findet man sie in 65% der Fälle locker über den ganzen Neokortex verteilt. Größere Zahlen seniler Plaques bei nicht dementen Greisen kommen in der Regel nicht vor.

Zu unterscheiden von den senilen Drusen sind die *Kuru-Plaques* mit einer strahlenförmig um einen PAS-positiven und kongophilen Kern angeordneten Mantelzone sowie die für die *Sträußlersche Krankheit* (▷ S.200) charakteristischen, wenn auch nicht pathognomonischen *multizentrischen, flokkulären Plaques* (Abb. 1.48 d,e,f). Bei beiden Plaqueformen werden die Amyloidanteile von Gliaausläufern umhüllt ohne Neuritenreaktion[63].

• Die *kongophile Angiopathie* (▷ S.75) ist häufig mit dem Vorkommen seniler Plaques verbunden. Wie in deren Kern finden sich in den Wänden kleiner Arterien und Arteriolen, seltener in den Venen unter Bevorzugung der Media Amyloideinlagerungen (Abb. 1.17 d) mit entsprechender Kongorot-Reaktion und deutlicher grünlicher Doppelbrechung (Abb. 1.17 e) bei Betrachtung mit polarisiertem Licht bzw. mit einer Fluoreszenz nach Anwendung der Thioflavin-S-Färbung[49]. Bevorzugt betroffen sind die oberflächlichen Rindengefäße und die leptomeningealen Gefäße (Typ Pantelakis). Oft sieht man Neuritenauftreibungen im Sinne einer beginnenden Fädchenplaquebildung um die kongophil veränderten Gefäße (Typ Morel-Wildi; synonym: dyshorische Angiopathie, drusige Gefäßwanderkrankung). *Elektronenmikroskopisch* ließ sich die Einlagerung von Amyloidfilamenten und deren Übertritt in das angrenzende Gewebe beweisen[49,62]. (▷ S.75) Trotz mancher Überschneidungen ist die kongophile Angiopathie von der Alzheimerschen Krankheit abzugrenzen[34].

• Bei den *Alzheimerschen Fibrillenveränderungen* kommt es ebenfalls zu pathologischen Filamentbildungen. Unter polarisationsoptischer Betrachtung bei üblichen Färbungen, elektiv bei Silberimprägnation oder unter Fluoreszenz nach Thioflavin-S-Färbung, sieht man zopfartige, feinfädige Verdichtungszonen im Zytoplasma der Nervenzellen (Abb. 1.49 c, f). Der Kern wird seitenverdrängt und kann mit dem Restperikaryon zu Grunde gehen. *Elektronenmikroskopisch* bestehen die Alzheimerschen Fibrillenveränderungen aus tubulären Strukturen, die sich im Abstand von 65 bis 80 nm verknüpfen und die außerhalb der Verknüpfungspunkte eine Dicke von 22 nm haben. Diese *paired tubuli* sind in Form einer Doppelhelix angeordnet.

Selten kommen auch gerade Tubuli vor. Es bestehen Übergänge von den paired tubuli zu einzelnen Neurofilamenten. Immunfluoreszenzoptisch konnte nachgewiesen werden, daß das normale Neurofilamentprotein auch in den Alzheimerschen Fibrillenveränderungen enthalten ist[39], wenn auch in einer

Beta-Struktur, die für die Unlöslichkeit und Resistenz gegenüber proteolytischer Verdauung verantwortlich sein soll[73].

Vorzugssitz der Alzheimerschen Fibrillenveränderungen ist die Hippokampusregion wie überhaupt der anteromediale Teil der Schläfenlappenrinde. Sie können hier auch bei Gesunden im mittleren und höheren Lebensalter in rund 50% der Fälle in geringer Zahl vorkommen[61]. Bei der Alzheimerschen Krankheit treten sie in signifikanter Weise vermehrt auf. Neben dieser Alterskrankheit finden sie sich aber auch beim Morbus Down und bei Boxern (▷ S.148) nach zahlreichen k.o.-Schlägen[21]. Selten sieht man sie auch nach Enzephalitiden oder bei Leukodystrophien in Hirnnervenkerngebieten, gedeutet als *vorzeitiges lokales Altern*[72].

Experimentell lassen sich Fibrillenveränderungen, die den Alzheimerschen ähneln, mit ihnen aber nicht identisch sind, unter Einwirkung von Aluminiumsalzen erzeugen.

Außer den Nervenzellen reagiert auch die *Glia* in höherem Alter, vor allem in Form
• *abnormer Astrozytenfaserverdichtungen.* Angesichts der funktionellen Bedeutung der Astrozytenfortsätze für die Osmoregulation und den Stoffaustausch zwischen Kapillaren und Nervenzelle haben diese Veränderungen wahrscheinlich auch Bedeutung für Funktionsstörungen. Im Ventrikelependym sieht man ferner in Abhängigkeit von der Alterung das Auftreten Amyloid-ähnlicher Fibrillen, der sogenannten
• *Biondischen Ringe.*

Pathologisches Altern

Das höhere Lebensalter ist durch eine *Polypathie* gekennzeichnet, die, soweit sie nicht unmittelbar das Gehirn betrifft – z.B. durch Kombination von Alzheimerscher Krankheit und atherosklerotischen Veränderungen – über Schädigungen anderer Körperorgane das Gehirn sekundär mitbetreffen kann. Wurde früher angenommen, daß die zerebralen Gefäßkrankheiten die *häufigste Ursache zerebraler Schädigungen in höherem Lebensalter* sind, so ist inzwischen nachgewiesen, daß der Formenkreis der Alzheimerschen Krankheit überwiegt.

Größere Serien zeigten 42% mit Alzheimerscher Krankheit, 23% mit einem Mischbild Alzheimerscher Krankheit und atherosklerotischer Veränderungen, 29% Atherosklerosen, 2,8% Picksche Atrophie und 2,7% Jakob-Creutzfeldtsche Krankheit[48].

Alzheimersche Krankheit

Synonyma
Präsenile und senile Demenz; chronic brain syndrome

Definition

Während ursprünglich der Begriff Alzheimersche Krankheit nur für die *präsenilen Formen* der Demenz reserviert war, werden inzwischen auch die *senilen Demenzen* subsummiert, begründet dadurch, daß morphologisch keine Unterschiede zwischen beiden Verlaufsformen bestehen und auch das klinische Bild kontinuierliche Übergänge aufweist.

Bei den früh einsetzenden Demenzen ist der Grad der Hirnatrophie vielfach ausgeprägter[65]. Im Gegensatz zur unitarischen Auffassung[64] halten einzelne Autoren noch an der Trennung der Altersdemenzen in einen präsenilen Alzheimertyp und die senile Demenz fest[59].

Klinik, Epidemiologie
Die Diagnosestellung erfolgt gewöhnlich um das 57. Lebensjahr. Die *Krankheit* dauert durchschnittlich 7 Jahre[47]. Das *Verhältnis der Frauen* zu den Männern beträgt 1,5:1[5]. Das *Morbiditätsrisiko* liegt bei 4%[41]. Immerhin gilt die Altersdemenz vom Alzheimertyp als viert- bis fünfthäufigste Todesursache der über 65Jährigen in den USA[43]. Die Mortalitätsrate ist am höchsten bei Frauen in schlechtem Allgemeinzustand und mit Sprachzerfall als führendem Symptom[42].

Ätiologie, Pathogenese
Die Ursache ist nicht geklärt. Es gibt aber Anhaltspunkte dafür, daß ein – wahrscheinlich nur kleiner – Teil der Erkrankung durch ein transmissibles *slow virus* bedingt ist. Der Nachweis eines genetischen Faktors widerspricht nicht der Annahme einer slow virus-Infektion (vergleiche bevorzugter Befall der Frauen bei Kuru, Bevorzugung libyscher Juden bei Jakob-Creutzfeldtscher Krankheit). In einzelnen Fällen gelang durch Überimpfung von Alzheimer-Hirngewebe auf Versuchstiere die Erzeugung einer spongiösen Enzephalopathie[70]. *Gemeinsames Vorkommen von Jakob-Creutzfeldtscher Krankheit und Alzheimerscher Krankheit* in einer Familie wurde mehrfach beschrieben[22]. Ein gehäuftes Vorkommen einer Aneuploidie bei familiärer Alzheimerscher Krankheit spricht für ungleichmäßige Chromosomenverteilungen zwischen Tochterzellen bei einer vermuteten Anomalität der Mikrotubuli bzw. von tubulofilamentösem Material wie es zu den morphologischen Charakteristika der Alzheimerschen Krankheit gehört. Die *Chromosomenanomalien* wurden in eine pathogenetische Beziehung zu im Alter verminderter Immunkompetenz gebracht, die ihrerseits den Boden für das Angehen einer slow virus-Infektion bereite. Bemerkenswert ist die *häufige Kombination des Morbus Down* (▷ S.19) mit präseniler Alzheimerscher Krankheit[22]. Anomalien bestehen allerdings nicht nur im Bereich der Mi-

krotubuli, sondern auch an extraneuralen Membranproteinen z. B. der Erythrozyten[51].

Morphologie

Makroskopisch ergeben die Hirnuntersuchungen eine mit Ventrikelerweiterung einhergehende *Rindenatrophie*, vielfach fronto-temporal oder parieto-okzipital akzentuiert (Abb. 1.49 a).

Mikroskopisch stehen im Vordergrund die Alzheimerschen Fibrillenveränderungen, das Vorkommen seniler Plaques und ein Dendritenschwund. Kongophile Angiopathien sind häufig.

Alzheimersche Fibrillenveränderungen in den Nervenzellen sind das *charakteristischste histologische Merkmal.* Ihr Vorzugssitz ist die medio-temporale Rinde (limbisches System) und der Bereich zwischen den hinteren unteren Temporalarealen und der angrenzenden Parieto-Okzipitalrinde. Auch der hintere Gyrus cinguli ist vielfach stark betroffen. In diesen Regionen einschließlich Amygdalum und Hippokampusformation ist auch der Nervenzellschwund am intensivsten. Fibrillenveränderungen trifft man auch im Hypothalamus (Nuclei tuberis, Substantia innominata, Nucleus mamilloinfundibularis), also in Systemen, die in engem Zusammenhang mit dem aktivierenden System stehen und die einen hohen Monoamingehalt haben. In Golgi-Präparaten findet sich nicht nur eine erhebliche Verminderung der dendritischen Verzweigungen, man sieht vielmehr auch abnorme Dendritenbüschel[61]. Vom Nervenzellverlust sind die oberen Rindenschichten stärker betroffen. Der durchschnittliche Nervenzellverlust beträgt 36%[52]. In geringerem Grade sind die Purkinjezelldendriten betroffen.

Senile Plaques und die *granulo-vakuoläre Degeneration* der Ammonshornnervenzellen sind im Verhältnis zum normalen Altern *deutlich vermehrt.*

Bedeutungsvoll ist, daß die *Cholinazetyltransferase-Aktivität* in der Rinde doppelt so *stark vermindert* ist als dies dem Nervenzellausfall entsprechen würde. Die Alzheimersche Krankheit kann als *Erkrankung des kortikalen cholinergischen Systems* betrachtet werden[58,13]. Betroffen sind vorwiegend die präsynaptischen cholinergischen Endigungen[25]. Der besonders betroffene telenzephale Kortex stellt das Zielorgan der Neurone des Nucleus basalis bzw. der Substantia innominata dar, die Zellen des Nucleus septi das Ziel der Hippokampus-Neurone. Appel geht in einer Hypothese davon aus, daß ein am Zielort defizient werdendes Neurohormon der Auslöser des atrophisierenden Prozesses sei[7].

Stark reduziert sind aber auch die muskarinbezogenen Rezeptoren im Hippokampus sowie die GABA-Rezeptoren im Kaudatum. Die für die Glykolyse bedeutungsvolle Aktivität der Phosphofruktokinase ist auf 10% der Kontrollwerte gesunken[12]. Ein saures Protein, das *Neuronin S-6,* ist in den Alzheimer-Gehirnen stark vermindert. Dieses Protein kommt im Nervenzellzytoplasma vor. Seine Verminderung ist ein Zeichen des gestörten Proteinstoffwechsels, mögli-

cherweise bedingt durch altersabhängige Veränderungen im Verhältnis der lysosomalen Enzyme, von denen z. B. das lösliche Kathepsin A, das sonst innerhalb der Lysosomen angereichert ist, mit starker Aktivität im Zytoplasma bzw. der Zytosolfraktion nachweisbar ist[12].

Subzelluläre Fraktionen aus angereicherten paired tubuli der Alzheimerschen Fibrillenveränderungen ergaben ein *Alzheimer-charakteristisches Protein* eines Molekulargewichts von 50000 Daltons. Diese Anomalie in der biochemischen Zusammensetzung der Alzheimer-Filamente wurde in Verbindung gebracht mit einer Störung des axoplasmatischen Transports und damit letztlich mit dem Zelltod[37]. Proteinsynthesestörungen führen zu einer Verminderung des Verhältnisses von Proteinen zu Lipiden. Auch das *Verhältnis von RNS zu DNS* ist in der Rinde von Alzheimerkranken verringert. Ausdruck der gestörten Proteinsynthese ist die geringe Nukleolengröße. Vergleichende Chromatinuntersuchungen zeigten eine deutliche Herabsetzung des Euchromatingehaltes mit entsprechender *Heterochromatisierung* in Nerven- und Gliazellen, gedeutet als Ausdruck reduzierter Transkriptionsleistung[24].

Literatur

1.–5. Weiterführende Literatur (▷ S. 201)

6. Ansari KA, Loch J (1975) Decreased myelin basic protein content of the aged human brain. Neurology 25: 1045–1050
7. Appel SH (1981) A unifying hypothesis for the cause of amyotrophic lateral sclerosis, Parkinsonism, and Alzheimer disease. Ann Neurol 10: 499–505
8. Ball MJ (1978) Topographic distribution of neurofibrillary tangles and granulovacuolar degeneration in Hippocampal cortex of aging and demented patients. A quantitative study. Acta Neuropath 42: 73–80
9. Barron SA, Jacobs L, Kinkel WR (1976) Changes in size of normal lateral ventricles during aging determined by computerized tomography. Neurology 26: 1011–1013
10. Bayreuther K (1975) Die genetische Regulation des zellulären, organischen und organismischen Alterns. Verh Dtsch Ges Path 59: 110–118
11. Blinkow SM (1970) Quantitative determinations of morphological structures of the central nervous system in neurology. IX. Internat Anatomenkongreß Leningrad, 17.–22. 8. 1970
12. Bowen DM, Smith CB, Davison AN (1973) Molecular changes in senile dementia. Brain 96: 846–856
13. Bowen DM, Spillane JA, Curzon G, Meier-Ruge W, White P, Goodhardt MJ, Iwangoff P, Davison AN (1979) Accelerated ageing or selective neuronal loss as an important cause of dementia? The Lancet I: 11–14
14. Braak H (1978) The pigment architecture of the human temporal lobe. Anat Embryol 154: 213–240
15. Braak H (1979) Spindle-shaped appendages of IIIab-pyramids filled with lipofuscin: A striking pathological change of the senescent human isocortex. Acta Neuropath 46: 197–202
16. Braak H (1979) The pigment architecture of the human frontal lobe. I. Precentral, subcentral and frontal region. Anat. Embryol 157: 35–68
17. Braak H, Braak E, Gullotta F, Goebel HH (1979) Pigment-filled

appendages of the small spiny neurons: A severe pathological change of the striatum in neuronal ceroid lipofuscinosis. Neuropath App Neurobiol 5: 389–394

18. Brizzee KR, Harkin JC, Ordy JM, Kaack B (1975) Accumulation and distribution of lipofuscin, amyloid, and senile plaques in the aging nervous system. In: (1) p 39

19. Brody H (1955) Organisation of the cerebral cortex. III A study of aging in the human cerebral cortex. J Comp Neurol 102: 511–556

20. Brody H (1960) The deposition of aging pigment in the human cerebral cortex. J Gerontol 15: 258–261

21. Constantinidis J, Tissot R (1967) Lésions Neurofibrillaires d'Alzheimer généralisses sans plaques séniles. Arch Suiss Neurol Neurochir Psychiat 100: 117–130

22. Cook RH, Ward BE, Austin JH (1979) Studies in aging of the brain: IV. Familial Alzheimer disease: Relation to transmissible dementia, aneuploidy, and microtubular defects. Neurology 29: 1402–1412

23. Corsellis JAN (1976) Some observations on the Purkinje cell population and on brain volume in human aging. In: (5) p 205

24. Crapper DR, Quittkat S, De Boni U (1979) Altered chromatin conformation in Alzheimer's disease. Brain 102: 483–495

25. Davision AN (1979) Dementia – A defect of a presynaptic cholinergic terminal. In: (3) p 203

26. Earnest MP, Heaton RK, Wilkinson WE, Manke WF (1979) Cortical atrophy, ventricular enlargement and intellectual impairment in the aged. Neurology 29: 1138–1143

27. Feiden W, Reinhardt V, Gerhard L (1980) Immunohistologische und elektronenmikroskopische Befunde bei cerebraler Amyloidose. Zbl allg Pathol path Anat 124: 152–174

28. Finch CE (1973) Catecholamine metabolism in the brains of aging male mice. Brain Res 52: 261–276

29. Fuyisawa K, Shiraki H (1978) Study of axonal dystrophy. I. Pathology of the neuropil of the gracile and the cuneate nuclei in ageing and old rats: A stereological study. Neuropath App Neurobiol 4: 1–20

30. Gerhard L, Bergener M, Homayun S (1972) Angiopathie bei Alzheimerscher Krankheit. Dtsch Ztsch Neurol 201: 43–61

31. Glees P, Hasan M (1976) Lipofuscin in neuronal aging and diseases. In: Bargmann W, Derr W (eds) Normal and pathological anatomy, vol 32. G. Thieme, Stuttgart

32. Glenner GG, Terry WD (1974) Characterization of amyloid. Ann Rev Med 25: 131–135

33. Gonatas NK, Anderson W, Evangelista I (1967) The contribution of altered synapses in the senile plaque: An electron microscopic study in Alzheimer's dementia. J Neuropath Exp Neurol 26: 25–39

34. Griffiths RA, Mortimer TF, Oppenheimer DR, Spalding JMK (1982) Congophilic angiopathy of the brain: a clinical and pathological report on two siblings. J Neurol Neurosurg Psychiat 45: 396–408

35. Haug H (1975) Neuere Aspekte über den biologischen Alterungsvorgang im menschlichen Gehirn. Verh Anat Ges 69: 389–395

36. Hayflick L, Moorhead PS (1961) The serial cultivation of human diploid cell strains. Exp Cell Res 25: 585–621

37. Iqbal K, Wisniewski HM, Grundke-Iqbal I, Korthals JK, Terry RD (1975) Chemical pathology of neurofibrils. Neurofibrillary tangles of Alzheimer's presenile-senile dementia. J Histochem Cytochem 23: 563–569

38. Ishii T, Haga S (1976) Immuno-electron microscopic localization of immunoglobulins in amyloid fibrils of senile plaques. Acta Neuropath 36: 243–249

39. Ishii T, Haga S, Tokutake S (1979) Presence of neurofilament protein in Alzheimer's neurofibrillary tangles (ANT). Acta Neuropath 48: 105–112

40. Jellinger K (1977) Cerebrovascular amyloidosis with cerebral hemorrhage. J Neurol 214: 195–206

41. Jervis GA (1956) The presenile dementias. In: Kaplan OJ (ed) Mental disorders in later life, 2nd edn. Stanford University Press, Stanford, p 261

42. Kaszniak AW, Fox J, Gandell DL, Garron DC, Huckman MS, Ramsey RG (1978) Predictors of mortality in presenile and senile dementia. Ann Neurol 3: 246–252

43. Katzman R, Karasu TB (1975) Differential diagnosis of dementia. In: Fields WS (ed) Neurological and sensory disorders in the elderly. Stratton Intercontinental Medical Book Corp, New York

44. Koella WP (1979) In: Hoffmeister F, Müller C (eds) Brain function in old age. Springer, Berlin Heidelberg New York, p 418

45. Kretschmann H, Schleicher A, Wingert F, Zilles K, Löblich HJ (1979) Human brain growth in the 19th century. J Neurol Sci 40: 169–188

46. Landfield PW, Lynch G (1977) Impaired monosynaptic potentiation in vitro hippocampal slices from aged, memory deficient rats. J Gerontol 32: 523–533

47. Liston EH (1979) The clinical phenomenology of presenile dementia. J Nerv and Ment Dis 167: 329–336

48. Malamud N (1972) Neuropathology of organic brain syndromes associated with aging. In: (2) p 63

49. Mandybur TI (1975) The incidence of cerebral amyloid angiopathy in Alzheimer's disease. Neurology 25: 120–126

50. Man DMA, Davies JS, Hawkes J, Yates PO (1982) Immunohistochemical staining of senile plaques. Neuropath App Neurobiol 8: 55–61

51. Markesbery WR, Leung PK, Butterfield DA (1980) Spin label and biochemical studies of erythrocyte membranes in Alzheimer's disease. J Neurol Sci 45: 323–330

52. Mehraein P, Dietl H, Tanabe T (1976) Morphometrische Befunde bei Morbus Alzheimer. Zbl allg Path 120: 544

53. Naber D, Dahnke HG (1979) Protein and nucleic acid content in the aging human brain. Neuropath App Neurobiol 5: 17–24

54. Nosal G (1979) Neuronal involution during ageing. Ultrastructural study in the rat cerebellum. Mech Age Develop 10: 295–314

55. Ogata J, Budzilovich GN, Cravioto H (1972) A study of rod-like structures (Hirano bodies) in 240 normal and pathological brains. Acta Neuropath 21: 61–67

56. Peck A, Wolloch L, Rodstein M (1978) Mortality of the aged with chronic brain syndrome: Further observations in a five-year study. J Am Geriat Soc 26: 170–176

57. Peiffer J (1981) Hirnalterung. Schicksal und Krankheit des Menschen. Verlag Hans Huber, Bern Stuttgart Wien

58a. Powers JM (1981) An immunoperoxidase study of senile cerebral amyloidosis with pathogenetic considerations. J Neuropath Exp Neurol 40: 592–612

58b. Powers JM, Sullivan L, Rosenthal CJ (1982) Permanganate oxidation of senile cerebral amyloid and ists relationship to AA protein. Acta Neuropath 58: 275–278

59. Sjögren H, Sourander P (1962) Histopathological studies in Alzheimer's disease. In: Jacob H (ed) IV. Internationaler Kongreß für Neuropathologie, vol III. G. Thieme, Stuttgart, p 319

60. Scheibel ME, Scheibel AB (1976) Structural changes in aging brain. In: (1) p 11

61. Scheibel AB, Tomiyasu U (1978) Dendritic sprouting in Alzheimer's presenile dementia. Exp Neurol 60: 1–8

62. Schlote W (1965) Die Amyloidnatur der kongophilen, drusigen Entartung der Hirnarterien (Scholz) im Senium. Acta Neuropath 4: 449–468

63. Schlote W, Boellaard JW, Schumm F, Stöhr M (1980) Gerstmann-Sträussler-Scheinker's disease. Acta Neuropath 52: 203–211

64. Terry RD, Wisniewski HM (1970) The ultrastructure of the neurofibrillary tangles and the senile plaque. In: Wolstenholme, O'Connor (eds) Alzheimer's disease and related conditions. Churchill, London, p 145

65. Terry RD, Wisniewski HM (1972) Ultrastructure of senile dementia and of experimental analogs. In: (2) p 89

66. Terry RD (1979) Aging of the central nervous system and senile dementia. In: (3) p 187
67. Thomas E (1968) Histochemie der Alternsvorgänge des Nervensystems, insbesondere der Alzheimerschen Fibrillenveränderungen. Verh Dtsch Ges Path. 52. Tagung, Würzburg 2.–6. April 1968. G. Fischer, Stuttgart, p 74
68. Tomlinson BE, Blessed G, Roth M (1968) Observations on the brains of non-demented old people. J Neurol Sci 7: 331–356
69. Tomlinson BE (1972) Morphological brain changes in non-demented old people. In: Van Praag HM, Kalverboer AK (eds) Aging of the central nervous system. De Ervon F. Bohn, New York, p 38

70. Traub R, Gajdusek DC, Gibbs CJ (1977) Transmissible virus dementia: The relation of transmissible spongiform encephalopathy to Creutzfeldt-Jakob disease. In: (4) p 110
71. Treff WM (1975) Das Altern im ZNS, ein dissoziierter, quantitativer biologischer Prozeß. Verh Dtsch Ges Path 59: 387–391
72. Wisniewski K, Jervis GA, Moretz RC, Wisniewski HM (1978) Alzheimer neurofibrillary tangles in diseases other than and presenile dementia. Ann Neurol 5: 288–294
73. Wisniewski HM, Iqbal K (1980) Ageing of the brain and dementia. TINS 3: 226–228

Systematrophien

Weiterführende Literatur

1. Adams RD (1968) The striatonigral degenerations. In: Vinken PJ, Bruyn GW (eds) Handbook of clinical neurology, vol 6. North-Holland Publishing Company, Amsterdam, p 694
2. Alter M, Myrianthopoulos N (1977) Chronic hereditary chorea of Huntington. In: Goldensohn ES, Appel SH (eds) Scientific approaches to clinical neurology. Lea & Febiger, Philadelphia, p 1091
3. Brion S, Mikol J, Psimaras A (1973) Recent findings in Pick's disease. In: Zimmermann HM (ed) Progress in neuropathology vol II. Grune & Stratton, New York London, p 421
4. Brodal A (1969) Neurological Anatomy, 2nd edn. In relation to clinical medicine. Oxford University Press, London
5. Fahn S, Duffy P (1977) Parkinsons disease. In: Goldensohn ES, Appel SH (eds) Scientific approaches in clinical neurology. Lea & Febiger, Philadelphia, pp 1119–1158
6. Engel WK (1977) Motor neuron disorders. In: Goldensohn ES, Appel SH (eds) Scientific approaches in clinical neurology. Lea & Febiger, Philadelphia, pp 1322–1346
7. Hassler R (1953) Extrapyramidal-motorische Syndrome und Erkrankungen. In: Bergmann G v., Frey W, Schwiegk H (Hrsg) Neurologie. Springer, Berlin Heidelberg New York (Handbuch der inneren Medizin, 4. Aufl, Bd V/3, S 676)
8. Larsell O, Jansen J (1972) The comparative anatomy and histology of the cerebellum. The human cerebellum, cerebellar connections, and cerebellar cortex. The University of Minnesota Press, Minneapolis
9. Sobue I (ed) (1980) Spinocerebellar degenerations. University of Tokio Press, Tokio
10. Ule G (1957) Die systematischen Atrophien des Kleinhirns. In: Scholz W (Hrsg) Nervensystem. Springer-Verlag, Berlin Göttingen Heidelberg (Handbuch der speziellen pathologischen Anatomie und Histologie, Bd 13/1 a, S 934)

Allgemeines

Definition und Abgrenzung

Unter Systematrophien versteht man Prozesse, bei denen ein ganzes neuronales System (wie z.B. bei der myatrophen Lateralsklerose das erste und zweite motorische Neuron, beim Morbus Parkinson die dopaminergen Bahnen von Substantia nigra zum Neostriatum) *oder funktionell hintereinander geschaltete Neuronensysteme von degenerativatrophischen Vorgängen betroffen sind.*

Nach der ursprünglichen Konzeption gehören diejenigen Krankheitsprozesse *nicht* zu den Systemerkrankungen, die *vaskulär, entzündlich, blastomatös* oder *metabolisch* bedingt sind. Sowohl die Entdeckung der slow virus-Verursachung bestimmter scheinbarer Systematrophien als auch die Feststellung, daß Krankheiten mit Beteiligung von Strangsystemen wie der Morbus Refsum durch Enzymdefekte, hier im Phytan-Stoffwechsel, bedingt sind, haben dazu beigetragen, die heredodegenerativen Erkrankungen einschließlich der Systematrophien eher als einen Sammeltopf heterogener, der Aufklärung noch harrender Krankheiten zu verstehen. Es ist anzunehmen, daß mit weiterer Ursachenklärung für bestimmte Krankheiten andere systematische Zuordnungen erfolgen werden.

Primär betroffen ist bei den Systematrophien im Sinne dieser vorläufigen Komplexbildung *das Neuron*. Entmarkungsvorgänge und Gliazellveränderungen folgen reaktiv auf die Schädigung des Perikaryons, der Axone oder des Dendritennetzes. Das retrograde und anterograde Übergreifen einer Systematrophie auf das funktional gekoppelte folgende bzw. vorausgehende Neuron ist häufig. An den Beispielen des M. Parkinson, der myatrophen Lateral-sklerose und der Alzheimerschen Krankheit hat Appel (1981)[13] eine Hypothese aufgestellt, die die klassische Auffassung gewissermaßen auf den Kopf stellt: Anstelle der Primärschädigung z.B. der dopaminergen Nigra-Nervenzellen beim M. Parkinson nimmt er eine Primärschädigung im Zielorgan, hier also im Putamen, an. Durch ein Neuropeptidhormon soll normalerweise – analog zum peripheren Wachstumsfaktor bei der Hirnentwicklung – ein Reiz vom Zielort aus auf die präsynaptischen Endigungen der Neurone ausgeübt werden, der retrograd das Perikaryon erreicht und für dessen Funktion wesentlich ist. Der Ausfall dieses hormonellen Reizes in der Peripherie sei der Auslöser der Atrophie.

Kombinationen verschiedener Systematrophien wie z.B. der Chorea Huntington und der Pickschen Krankheit oder der Friedreichschen Ataxie und olivo-ponto-zerebellaren Atrophien *kommen nicht selten vor*. Bei den unten zu besprechenden nosologischen Einheiten handelt es sich jeweils nur um die idealtypischen Ausprägungen, die eine hohe Variabilität im klinischen wie im morphologischen Bild zulassen.

Funktionelle Zusammenhänge der Stammganglien

Auch wenn die Systematrophien die motorischen Endstrecken (wie bei der myatrophischen Lateral-sklerose) oder die sensorischen Afferenzen (so an den Hinterwurzeln und Hintersträngen bei der Friedreichschen Krankheit) mitbetreffen, liegt ihr *Schwerpunkt* doch in *Stammganglien, Mittelhirn* und *Kleinhirn*. Hinsichtlich der anatomischen Grundlagen der Beziehungen zwischen den verschiedenen Kerngebieten muß auf entsprechende Lehrbücher verwiesen werden. Warnsignale, Erfolgsrückmeldung und Modulation auf verschiedenen Ebenen sind *Grundprinzipien der Funktion* des Zentralnervensystems in den jeweiligen afferenten und efferenten Abschnitten. Für die Motorik ist neben den unmittelbar kortikoponti-nen bzw. kortikospinalen Verbindungen der Weg vom Kortex zum Neostriatum und Pallidum bedeutungsvoll, ferner das sehr differenzierte Kleinhirnsystem.

Hinsichtlich der *Stammganglien* ist in einem stark vereinfachten Grundkonzept des zentralen motorischen Systems (Abb. 1.50) und seiner Regulation davon auszugehen, daß vom Kortex nach Verarbeitung der vom Thalamus und von anderen Regionen der Großhirnrinde sowie der vom Kleinhirn einströmenden Afferenzen die bewußte Planung einer Aktion ausgeht. Das *Neostriatum* (Kaudatum und Putamen) mit seiner Projektion zum Pallidum und zur Pars reticularis substantiae nigrae *verarbeitet den kortikalen Bewegungsentwurf* unbewußt durch Programmierung der geplanten Bewegung bzw. durch Unterdrückung

unerwünschter Bewegung. Es steht dabei seinerseits *unter dem dopaminergen Aktivierungseinfluß* der Zona compacta substantiae nigrae sowie unter Einflüssen aus dem Zentrum medianum des Thalamus. Ist – wie bei der Parkinsonschen Krankheit – der dopaminerge nigro-striatale Einfluß auf Putamen und Caudatum vermindert, so ist offenbar die Kontrolle des Vollzugs einer Bewegung gestört wegen Unterbrechung oder Irritation des über Rinde, Neostriatum, Thalamus, zurück zur Area 4 der Großhirnrinde laufenden Regelkreises.

Anatomische und funktionelle Grundprinzipien der Kleinhirnsysteme

Die Stammganglien sind eng gekoppelt mit dem *Kleinhirn*, das als Metasystem nebengeschaltet ist und dessen Funktionen durchaus noch nicht voll erschlossen sind. Innerhalb der *Kleinhirnrinde* sind funktionell zu unterscheiden

● die Wurmregion, die *für die Regulation der Körperhaltung wesentlich* ist,

● der intermediäre Teil, der sich lateral an die Wurmregion anschließt, aber bereits zu den Hemisphären gehört und

● der laterale Anteil der Hemisphären.

Dieser laterale Anteil scheint mit dem Bewegungsentwurf in ähnlicher Weise verbunden zu sein wie das striato-pallidale System, während der intermediäre Teil die Rückmeldungen verarbeitet. Diese *Rückmeldung* in einem Regelkreis zwischen Großhirnrinde, Brückenkernen, Moosfasern zur intermediären Kleinhirnregion und zurück über den ventrolateralen Thalamuskern zur Großhirnrinde verläuft in 10 bis 20 ms, also wesentlich schneller als das 800 ms dauernde Bereitschaftspotential, das über der ganzen Großhirnrinde ableitbar ist, bevor es zu einer Muskelaktion kommt. Die Flexorenkontrolle durch die Kleinhirnrinde erfolgt vorwiegend über den Nucleus interpositus, die Extensorenkontrolle mehr über den Dachkern und den Nucleus vestibularis lateralis.

Entwicklungsgeschichtlich ist zu unterscheiden das *Archizerebellum* mit der Flokkulo-Nodular-Region, klinisch verantwortlich für Astasie, Abasie und Rumpfataxie und die vestibulo-okulären Reflexe, das *Paläozerebellum* mit den Vorderlappen als Zielort der spinozerebellaren Bahnen (Aufgabe: Tonusregulierung) und das *Neozerebellum* mit Hemisphären und Tonsillen, Folium und Tuber vermis, verantwortlich für die Koordination der Willkürmotorik. Schädigungen äußern sich in Gliedmaßenataxie, Dysmetrie, Asynergie, Adiadochokinese oder Intentionstremor. Die kaudalen Körperpartien sind im oralen Oberwurm, die oralen Körperpartien eher im kaudalen Vorderlappen und im Lobulus simplex repräsentiert[10].

Die *Purkinjezellen des Wurms* projizieren zum

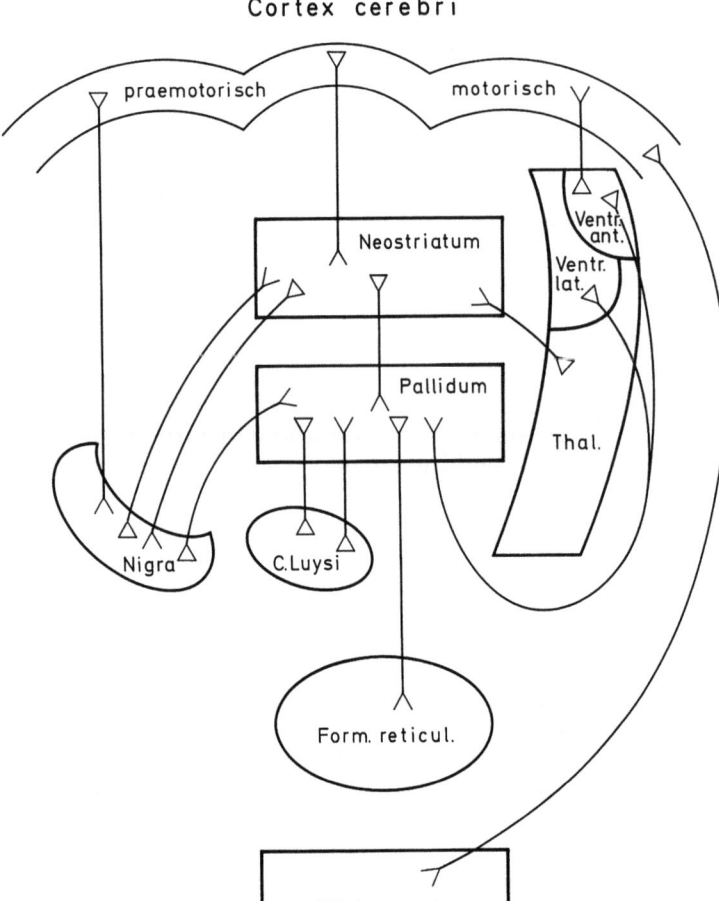

Abb. 1.50. Stark vereinfachtes Schema der Stammganglienbeziehungen. (Nach Fahn und Duffy 1977)

Dachkern, die wurmnahen Hemisphärenabschnitte zum Pfropf- und Kugelkern, die lateralen Hemisphärenabschnitte zum Zahnkern unter Wahrung der topischen Beziehungen in oro-kaudaler Richtung. Fasern des Nucleus emboliformis erreichen den Zentralkern des Thalamus, Fasern des Nucleus globosus orale Hirnnervenkerngebiete, während der dorsomediale großzellige Dentatumabschnitt zum Nucleus ruber projiziert, der kleinzellige zum Ventralkerngebiet des Thalamus[10]. Die Purkinjezellen wirken mit ihren Efferenzen hemmend auf die Entladungen der inneren Kleinhirnkerne ein.

Kleinhirnschenkel
Drei Schenkel verbinden das Kleinhirn mit dem übrigen ZNS, – die Pedunculi superior, medialis und inferior. Sie enthalten afferente und efferente Bahnen in folgender Verteilung:
● *Pedunculus superior* (Crus cerebellocerebralis, Brachium conjunctivum): Spinale Afferenzen, die über das Moosfasersystem zum Vorderlappen ziehen. Kleinhirnefferenzen aus dem Nucleus interpositus zum Nucleus ruber, zum ventro-lateralen und ventro-

anterioren Thalamuskern, ferner aus dem Nucleus dentatus als Tractus dentato-rubralis zum Nucleus ruber, schließlich vom Dachkern, kreuzend über das Hakenbündel, zur Formatio reticularis und den Vestibalarkernen.
● *Pedunculus medialis* (Crus ponto-cerebellaris): Afferenzen aus den Brückenkernen von der kontralateralen Großhirnhemisphäre über das Moosfasersystem zum gesamten Kleinhirnkortex mit Ausnahme des Lobulus flocculo-nodularis.
● *Pedunculus inferior* (Crus medullo-cerebellaris): Afferenzen aus dem Vestibularapparat über die Moosfasern zum Lobulus flocculo-nodularis, zu Uvula und Dachkern; spinale Afferenzen des Tractus spinocerebellaris ventralis über die Moosfasern zum Vorderlappen und den hinteren Anteilen des Wurms, von den retikularen Regionen über die Moosfasern zur gesamten Kleinhirnrinde und schließlich von den unteren Oliven – kreuzend – über die Kletterfasern ebenfalls zur gesamten Kleinhirnrinde. Efferenzen erreichen vom Dachkern kommend die Vestibularkerne, ebenso vom Lobulus flocculonodularis sowie dem lateralen Wurm kommend über den juxtarestiformen Körper[4, 8, 24, 57].

Untere Oliven

Die unteren Oliven erhalten ihre Afferenzen von der Großhirnrinde und vom Vestibularapparat bzw. von der zentralen Haubenbahn. Sie geben ihre Impulse über die Kletterfasern unmittelbar an die Purkinjezellen. Die stärker in die spinozerebellaren Afferenzen eingeschlossenen und über das Moosfasersystem versorgten Körnerzellen erreichen die Purkinjezellen über die Parallelfasern (Axone der Körnerzellen). Das Oliven-Kletterfaser-Purkinjesystem scheint ein Regulationssignal bei Gefahr nicht kompensierbarer Fehlinnervationen (z. B. Stolpern) zu geben. Bei Schädigungen der Afferenzen aus der zentralen Haubenbahn kann es zu Olivenzellvakuolisierungen und zu Dendritenschwellungen kommen (sogen. *Pseudo-Hypertrophie*).

Neuronentypen im Kleinhirn

Im Bereich der Stammganglien sind die verschiedenen *Nervenzelltypen* ohne Schwierigkeiten bereits im HE-Bild erkennbar. Im Kleinhirn ist der zelluläre Aufbau komplizierter, wenn man von den beiden Hauptelementen der Kleinhirnrinde, den Körnerzellen und den Purkinjezellen, absieht.

• *Purkinjezellen:* Die lipophoben, Hypoxie-empfindlichen Purkinjezellen sind bei den üblichen Zellfärbungen nur mit ihrem Perikaryon und Kern darstellbar. Ist bereits bei der HE-Färbung oder mit basischen Anilinfarben das sich innerhalb der Molekularschicht ausbreitende Dendritennetzwerk sichtbar, so ist dies meist eine Folge postmortaler Autolysevorgänge. Nur wenn sich Gliazellen entlang der Purkinjezelldendriten angesammelt haben (sogenanntes *Gliastrauchwerk*), kann von intravitalen Schädigungen der Purkinjezelldendriten ausgegangen werden. Eine andere Möglichkeit, Schädigungen der Purkinjezelldendriten und -axone festzustellen, ist die Bodianimprägnation, die bei Verdacht auf Systematrophien unbedingt angewandt werden sollte. Sie zeigt dann bei Schädigungen, insbesondere bei Lipidosen, hirschgeweihförmige Dendritenauftreibungen, sogenannte Morgensternbildungen oder Kaktus-ähnliche Figuren innerhalb der Molekularschicht. *Torpedo-förmige Auftreibungen* treffen eher die Axone und Axonkollateralen innerhalb der Körnerzellschicht (▷ Abb. 1.47 d).

• *Körnerzellen:* Die Körnerzellen – hauptsächlicher *Verarbeitungsort der Afferenzen* –, die ihre Axone als Parallelfasern in die Molekularschicht abgeben, *reagieren sowohl auf Hypoxie wie auf toxische und ödembedingte Schädigungen empfindlich* (▷ Abb. 1.47 e). Eine generelle Aufblähung der Körnerzellen bei verringerter Färbbarkeit ist meist Folge agonaler oder postmortaler Veränderungen. Diese sogenannte *akute Körnerzellnekrose* ist eindeutig zu differenzieren von den Kleinhirnrindenatrophien, die in der Regel Purkinjezell- und Körnerzellschicht in gleicher Weise betreffen (▷ Abb. 1.47 f). Immerhin gibt es Atrophien, die bevorzugt – zerebellopetal – die Körnerzellschicht oder – zerebellofugal – die Purkinjezellschicht betreffen.

Das Auftreten lokaler kernarmer Bezirke innerhalb der Körnerzellschicht ist bedingt durch Schwellungsvorgänge an den *Glomeruli cerebellosi*. Hierbei handelt es sich um die Kontaktstellen zwischen gebündelten Moosfaserendigungen („Moosfaserrosetten"), Körnerzelldendriten und Axonen der Golgizellen. Auch die Kletterfasern geben Kollateralen in die zentralen Strukturen der Glomeruli ab. Die *Schwellungen der Glomeruli* kommen vorwiegend *bei akuten Kreislaufstörungen und Ödemzuständen* vor.

Die außer den Körnerzellen und Purkinjezellen vorhandenen Nervenzellen sind in der Regel nur mit Hilfe der sehr zeitaufwendigen und launischen Golgimethoden lichtmikroskopisch darstellbar.

• *Korbzellen und Sternzellen.* Sie liegen in der Nachbarschaft der Purkinjezellen und enden mit ihrem Axon im initialen Segment des Purkinjezellaxons mit einer inselförmigen Aufsplitterung. Nur mit wenigen Dendriten haben sie Kontakt zu den Parallelfasern. Offenbar *wirken sie in langsamer Weise hemmend auf die Purkinjezellen*. Wie die *Sternzellen* gehören sie zum Interneuronensystem mit Afferenzen vom jeweils gleichen Zelltyp, von den Körnerzellen, den Sternzellen bzw. Korbzellen und von den Kletterfasern. Efferenzen gehen bei den Korbzellen zusätzlich zu Sternzellen, bei den Sternzellen zusätzlich zu Korbzellen.

Die *Hauptefferenz* der *Sternzellen* ist *inhibitorisch auf die Purkinjezellen* gerichtet, darüberhinaus auf Korbzellen und andere Sternzellen. Die Sternzellen finden sich innerhalb der Molekularschicht in unterschiedlicher Höhe: in den oberflächlichen Schichten mit kurzen, gedrehten Dendriten und einem begrenzten axonalen Feld, im mittleren Drittel mit radiären Dendriten und einem langen Axon und Axonkollateralen zu den perizellulären Körben. Trotz großer Ähnlichkeit und einer in gleicher Weise parasagittalen Anordnung der Dendritenbäume in einem schmalen Sektor quer zur Ausrichtung der Parallelfasern bestehen zwischen Korb- und Sternzellen unterschiedliche Funktionen: Die *Korbzellen empfangen* mit ihren weit verbreiteten Dendriten *Signale von allen Höhen der Molekularschicht*, während die Sternzellen einen kleineren Dendritenbereich und damit auch weniger Kontaktmöglichkeiten zu den Parallelfasern haben. Bei den Korbzellen überbrücken die Axone weite Distanzen, bei den *Sternzellen nehmen* sie *mit den Schäften der Purkinjezellendriten* der unmittelbaren Nachbarschaft *Kontakt auf*. Die aufsteigenden Korbzellkollateralen kontrollieren offenbar den Input größerer Sektoren des Purkinjezell-Dendritenbaumes.

• *Lugarozellen: Die Lugarozellen* mit bipolar entspringenden Dendriten, die parallel zur Oberfläche der Körnerzellschicht verlaufen, finden sich unmittelbar oberhalb oder in gleicher Höhe der Purkinjezellen.

• *Golgizellen:* Die *Golgizellen* liegen innerhalb der Körnerzellschicht. Sie *bilden axosomatische Synapsen mit Moos- und Kletterfasern sowie Kontakte mit den*

Tabelle 1.7. Klassifikation der spinozerebellaren Atrophien

	Hereditär	Bevorzugtes Manifestationsalter	Hinterstrangsymptome	Pyram.-Bahn Symptome	Zerebellare Symptome	EPMS-Symptome	Symptome seitens des autonomen NS
Zerebellare Formen							
Angeborene Rindenatrophie	+ −	1–8	−	(+)	+	(+)	−
Späte Rindenatrophie	−	>40 J.	−	+/−	+	−	−
Typ Holmes	+	>30 J.	−	−	+	(+)	−
Spinozerebellare Formen							
Olivopontozerebellare Atrophie	−	40–50	−	(+)	+	+	+
Typ Menzel	+	20–30	−	(+)/−	+	+	(+)/−
Spinale Form							
Friedreichsche Krankheit	+	>20 J.	+	+	(+)	−	(+)

Parallelfasern. Ihr Axonplexus beeinflußt größere Körnerzell-Territorien[4,8,24,57].

Die genauen Funktionen der verschiedenen Zellelemente sind durchaus noch nicht ausreichend bekannt, obwohl gerade auf diesem Gebiet sowohl mit neurophysiologischen wie mit biochemischen Methoden in Verbindung mit modernen morphologischen Methoden tierexperimentell ständig neue Erkenntnisse gewonnen werden, so z.B. auch über eine Funktion des Kleinhirns als „Zeituhr"[22].

Spinozerebellare Degenerationen

Klassifikation

Ausgangspunkt der Klassifikationskriterien ist hier das *morphologische Bild* (Tabelle 1.7). Nach dem Schwerpunkt der Veränderungen teilt man ein in
- *zerebellare* Atrophien
- *spinozerebellare* Atrophien
- *spinale* Atrophien[9].

Kombinationsformen auch innerhalb betroffener Mitglieder der gleichen Familie kommen vor. Es bestehen fließende Übergänge zur *Multisystematrophie,* vor allem hinsichtlich der Olivopontozerebellaren Atrophie (OPCA), die vielfach auch der Multisystematrophie (MSA) zugeordnet wird. Die *hereditären Formen* (Typ Menzel bei der OPCA bzw. Typ Holmes bei der zerebellaren Atrophie) unterscheiden sich morphologisch nicht von den *sporadischen Fällen.* Auch zwischen *infantil* einsetzenden und den sehr viel häufigeren *adulten* Fällen bestehen keine prinzipiellen Unterschiede.

Epidemiologie, Lokalisation

Epidemiologische Daten liegen nicht in ausreichender Häufigkeit vor, was auch mit der Schwierigkeit der nosologischen Zuordnung bei der ganzen Gruppe der Systematrophien zusammenhängt. In *Japan* wurde eine Häufigkeit von 3:100000 festgestellt[71]. In *Europa* gibt es Beobachtungen, die auf eine Häufigkeit von 1:100000 schließen lassen[69].

Innerhalb der verschiedenen Gruppen der spinozerebellaren Degenerationen (SCD) betreffen 50% die zerebellare Atrophie, 30% die spino-zerebellare Atrophie, 20% die spinale Form (Friedreichsche Ataxie).

Das *Verhältnis von Männern zu Frauen* ist *wie 1,5:1.* Unter den zerebellaren Atrophien entfallen 13,6% auf die späte Rindenatrophie[71], 26,1% auf die olivopontozerebellare Atrophie.

Zerebellare Atrophien (Kleinhirnatrophien)

Die Gruppe kann untergliedert werden (▷ Tabelle 1.7) in
- *angeborene* und *früh einsetzende* Rindenatrophien
- *spät einsetzende* Rindenatrophien (Atrophie tardive Marie-Foix-Alajouanine)
- *sporadische* Fälle
- *Typ Holmes*

Klinik

Ataktische Störungen mit Bevorzugung der Rumpfataxie stehen im Vordergrund, wobei je nach Ausdehnung der Atrophie auf benachbarte Systeme Muskelhypotonien, Areflexien, Störungen der Tiefensensibilität, Nystagmus, Dysmetrie, Hörstörungen, seltener bulbäre Symptome hinzutreten können. Bei den ange-

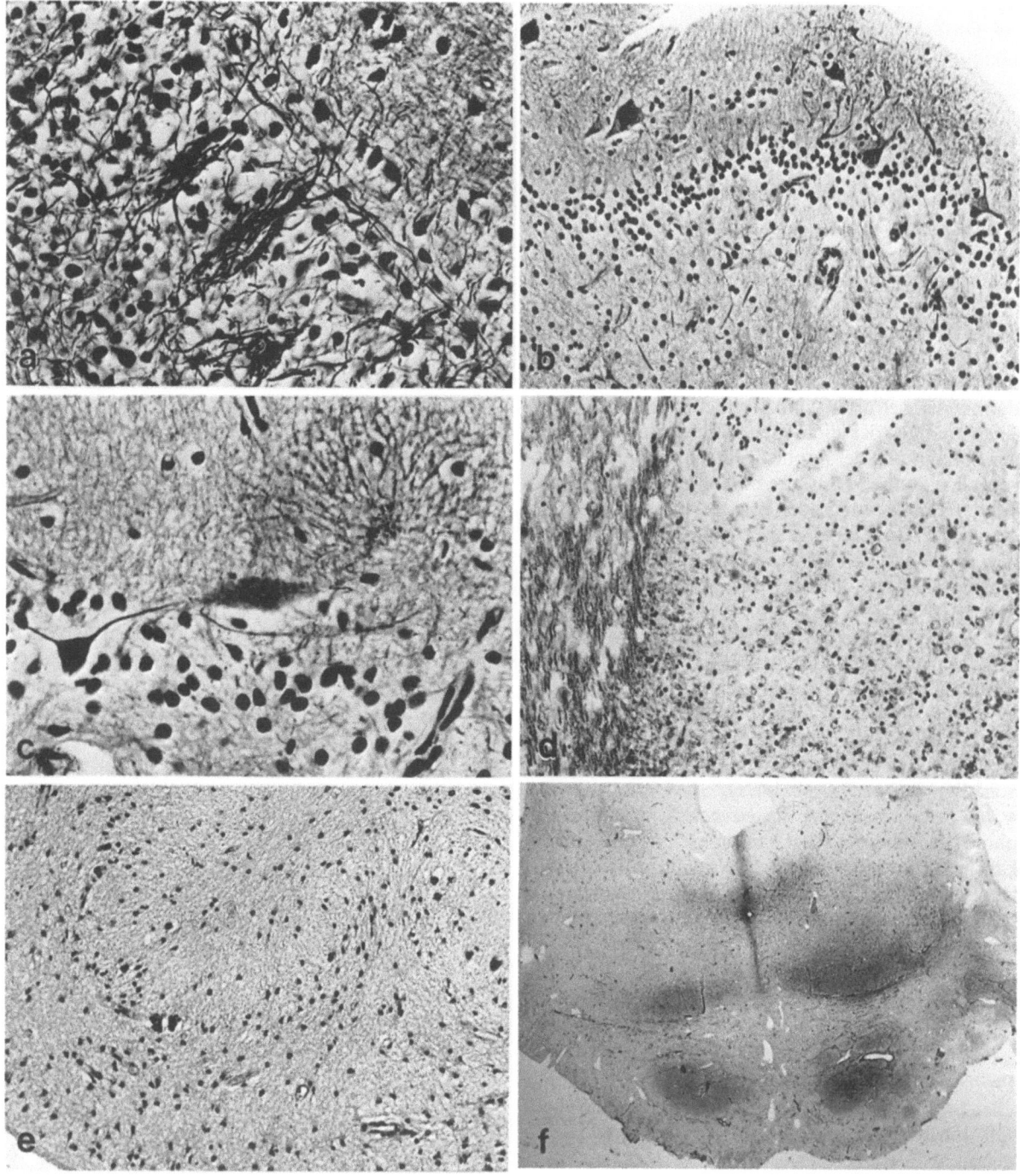

Abb. 1.51. a Leere Körbe bei Purkinje- und Körnerzelluntergang im Rahmen einer Kleinhirnatrophie. **b** Morgenstern- und Hirschgeweih-förmige Auftreibungen von Purkinjezelldendriten bei Kleinhirnrindenatrophie. **c** Purkinjezell-Dendritenauftreibung innerhalb der Molekularschicht bei Kleinhirnrindenatrophie. **d** Hinterstrangdegeneration mit einzelnen Axon-schwellungen im Randgebiet (Klüver-Barrera). **e** Olivopontozerebellare Atrophie mit weitgehendem Ausfall der Nervenzellen in den unteren Oliven und astrozytärer Defektdeckung. **f** Hypoplasia ponto-neocerebellaris. Fasergliose im Brückenfuß, in Rhaphe und Lemniscus medialis

borenen und früh einsetzenden Fällen bestehen vielfach *Entwicklungsstörungen* mit verminderter Körpergröße, Retardierung der Sexualentwicklung und einer Debilität. *Häufiger ist das Erwachsenenalter von der Krankheit betroffen.*

Morphologie
In der Regel sind Purkinje- und Körnerzellatrophien gleich stark ausgeprägt, doch kommen auch Akzentuierungen der Schädigungen beim einen oder anderen Zelltyp vor.

Bei der überwiegenden Purkinjezellschädigung sieht man bei Bodian-Imprägnation *deutlich* die leeren Körbe (Abb. 1.51 a), bei der *Körnerzellatrophie* eher *Dendritenveränderungen der Purkinjezellen* mit Morgenstern-, Hirschgeweih- oder Torpedobildungen (Abb. 1.51 b u. c).

Sekundäre Veränderungen kommen nach Purkinjezellausfall im Zahnkern und in anderen inneren Kleinhirnkernen vor, retrograd transneuronal auch in den unteren Oliven, wobei in Fällen, in denen die Kleinhirnrindenatrophie nicht diffus, sondern lokal akzentuiert ist, entsprechende, somatotopisch zugeordnete Sektoren der unteren Oliven bzw. des Zahnkerns betroffen sind. Örtlich unterschiedliche Ausprägungen der gliotischen Narbenbildung bzw. einer Entmarkung der Axone der atrophisierenden Nervenzellen können Hinweise darauf geben, ob eine sekundäre Schädigung oder eine gleichzeitig ablaufende Degeneration eines ganzen Neuronensystems vorliegt. Vielfach kann nur der *klinische Ablauf* Hinweise für die Interpretation des morphologischen Bildes bieten.

● *Angeborene Kleinhirnrindenatrophien:* Meist mit Schwachsinn kombiniert, betreffen sie in der Regel diffus die ganze Kleinhirnrinde mit Schwerpunkt im Neozerebellum. Es können vorwiegend die Purkinjezellen oder auch vorwiegend die Körnerzellen betroffen sein, doch kommen auch Kombinationen beider Schädigungen vor[10] (Abb. 1.47 f).

● *Im Erwachsenenalter einsetzende Atrophien:* Morphologisch überwiegt der Purkinjezellausfall. Die lokalisierte Spätatrophie des Kleinhirns bevorzugt Oberwurm und Lobulus quadrangularis anterior, also das Paläozerebellum. Zu den eher diffus verlaufenden Atrophien ist der *Holmes'sche-Typ* zu zählen.

Differentialdiagnose

Bei Atrophien, die vorwiegend die *Kleinhirnrinde* betreffen, muß vor der Feststellung eines degenerativen Prozesses differentialdiagnostisch eine Reihe möglicher Erkrankungen ausgeschlossen werden, die ebenfalls die Kleinhirnrinde bevorzugt schädigen. Hierzu gehören
● *metabolische* Krankheiten:
Spingolipidosen und ähnliche Speicherkrankheiten, Hypoglykämien, Hypoxien
● *toxische Schädigungen:*
Hydantoinschädigungen[12], Alkoholschädigungen, paraneoplastische Prozesse (Bronchialkarzinom)
● *infektiöse Prozesse:*
Varizellenenzephalitis,
Slow Virus-Erkrankungen (Morbus Gerstmann-Sträußler)
● *zirkulatorische Störungen:*
Thrombosen der Arteria basilaris und ihrer Kleinhirnäste,

geburtstraumatische Schädigungen (meist kombiniert mit Großhirnulegyrien).

Spinozerebellare Atrophien

Diese Gruppe verbindet Kleinhirnschädigungen mit spinalen Degenerationen geringen Grades und mit Atrophien im Bereich der unteren Oliven, der Brückenkerne und rostralerer Kerngebiete bei fließenden Übergängen zu der MSA (▷ S. 218). *Kerngruppe* ist die *olivopontozerebellare Atrophie,* die im Erwachsenenalter und dabei meist sporadisch auftritt. Die seltenere *hereditäre Form* wird als *Typ Menzel* bezeichnet.

Morphologie

Primär geschädigt sind die *afferenten Fasern* unter Bevorzugung der neozerebellaren Rinde (Tabelle 1.8). Vom Moosfaser- und Kletterfasersystem sind aber nur die distalen Abschnitte nahe der Körnerzellschicht betroffen mit entsprechender *Entmarkung* und Fasergliose. Das Dentatum-Bindearmsystem ist weniger beteiligt im Vergleich zu den *unteren Oliven* und den *Brückenfußkernen* (Abb. 1.52 e), die *starke Nervenzellausfälle* (Abb. 1.51 e), Verschmächtigungen der Kernareale *und dichte Fasergliosen* aufweisen. Entsprechend dem klinisch vielfach begleitenden Parkinsonismus finden sich Nervenzellausfälle in der Substantia nigra.

Klinik

Die im *mittleren Alter* einsetzende und *Jahrzehnte dauernde* Krankheit verursacht im Zusammenhang mit der Ataxie vor allem *Gehstörungen.* Vielfach bestehen Reflexsteigerungen und spastische Symptome. Kombinationen mit Optikusatrophie und Sprechstörungen, terminal auch Demenzen, kommen vor.

Tabelle 1.8. Morphologische Differenzierung der Multisystematrophien in Olivopontozerebellare Atrophien (OPCA) und Dentatum-Ruber-Pallidum-Luysi-Atrophie (DRPLA) (Nach Iizuka et al. 1980)[9]

	OPCA	DRPLA
Purkinjezellen	+ +	−
Dentatum	−	+ + +
Putamen	+ + +	−
Kaudatum	+ −	−
Pallidum	+	+ + +
Nucl. subthalam.	−	+ + +
Nucl. ruber	−	+ +
Subst. nigra	+ +	−
Nucl. pontis	+ + +	−
Untere Oliven	+ +	+ +

Differentialdiagnose: Hypo- und Aplasien

Von den vorwiegend postnatal sich entwickelnden spinozerebellaren Degenerationen sind im strengen Sinn abzugrenzen die Hypoplasien und Aplasien innerhalb dieses Systems. *Im Einzelfall kann die morphologische Abgrenzung von Hypoplasie und Atrophie (bzw. Degeneration) allerdings schwierig sein*, obwohl sekundäre Gliosen bei A- und Hypoplasien eigentlich fehlen müßten. Relativ einfach ist die Entscheidung bei den Kleinhirnhypoplasien, schwieriger bei den Systemhypoplasien wie der *Hypoplasia pontoneocerebellaris*, bei der – familiär – mit Mikrozephalie gekoppelt eine Anlagestörung des Nucl. dentatus und der unteren Oliven (keine Bandbildung, sondern multiple Zellinseln) mit einer Verschmächtigung des Brückenfußes und mit Kleinhirnhemisphären-Hypoplasien zusammentrifft (Abb. 1.51 f).

Spinale und neurale Atrophien

Zu dieser Gruppe gehören die *Nonne-Marie-Alajouaninesche Krankheit*, die *Pierre-Mariesche Krankheit* und die *Friedreichsche Krankheit* als Formen, die vorwiegend das Hinterstrang- und spinozerebellare System betreffen. Den Anschluß in Richtung Hinterwurzeln und peripherem Nerv stellt die Gruppe der *hypertrophischen Neuropathien* dar (*Morbus Charcot-Marie-Tooth, Roussy-Lewy-Syndrom, peroneale Muskelatrophie*).

Friedreichsche Krankheit

Sie ist der Hauptvertreter dieser vorwiegend die Hinterwurzeln und Hinterstränge betreffenden Systematrophien (Abb. 1.51 d), die aber wiederum auch auf das Kleinhirn und das verlängerte Mark übergreifen kann und hier klinische und morphologische Varianten aufzeigt, die in der Literatur auch als *Pierre-Mariesche Krankheit* geführt werden.

Klinik

Die Krankheit beginnt früher als die Mehrzahl der übrigen spinozerebellaren Degenerationen, nämlich bereits in der *späteren Kindheit* bei einem ausgeprägt *chronischen Verlauf* über *30 bis 40 Jahre*. Eine sensible Ataxie, Muskelhypotonien, Areflexien, herabgesetzte Vibrationsempfindung und andere Störungen der Tiefensensibilität sowie Parästhesien gehen der zerebellaren Ataxie, dem Nystagmus, der Dysmetrie und den Pyramidenbahnzeichen gewöhnlich voraus. Kyphoskoliosen sind häufig, ebenso der sogenannte Friedreichfuß (pes cavus). Zeichen der Kardiomyopathie sind nicht selten. In den Endstadien verstärkt sich die anfangs vielfach nur sehr leichte Demenz. Die Krankheit tritt *autosomal rezessiv* vererbbar auf.

Morphologie

Bereits bioptisch finden sich *an sensorischen Nerven* starke Lichtungen des Bestandes an myelinisierten Nervenfasern, deren Querschnittsgröße auch stärker als normal variiert. Vor allem die dicken Fasern sind betroffen. Auf präparierten Einzelfasern sieht man das Bild der *segmentalen Entmarkung* (▷ S. 241). Das perineurale Bindegewebe ist vermehrt.

Elektronenmikroskopisch[65] zeigen die Axone Filamentverdichtungen, vesikuläre Profile und dense bodies. Sehr dünne Markscheiden weisen auf Remyelinisationsvorgänge.

Makroskopisch entspricht dieser Schädigung eine Verschmächtigung der Hinterwurzeln und eine *Atrophie der Hinterstränge* mit Schwerpunkt in den Gollschen Strängen (Abb. 1.51 d). Die Markscheiden sind hier geschwunden. Es besteht eine entsprechende Fasergliose. Der Prozeß dehnt sich aus auf die Nervenzellen der Clarkeschen Säule und auf den Tractus spinocerebellaris (dorsal stärker als ventral). In wechselnder Weise sind die Purkinjezellen, Pyramidenseiten- und -vorderstränge mitbetroffen.

Biochemie

Bei Bestimmungen der HD1-Fraktion fanden sich abnorme Verschiebungen der Alpha-Lipoproteine bei allgemeiner Verringerung dieser Fraktion und relativ normalen Cholesterol- und Triglyzeridwerten[17]. Biochemisch bestehen damit gewisse Ähnlichkeiten mit dem *Bassen-Kornzweig-Syndrom* (▷ S. 569). Bedeutungsvoll sind wahrscheinlich Störungen im Pyruvat-Dehydrogenasekomplex, nämlich bei der Lipoamid-Dehydrogenase[42] bzw. bei der mitochondrialen Malat-NADP$^+$-Oxidoreduktase[72].

Hereditäre motorisch-sensorische Neuropathien (hypertrophische Neuropathien) mit peronealer Muskelatrophie

Im Rahmen der Systematrophien sind vor allem die spinalen Formen verbunden mit Erkrankungen der Nervenwurzeln und der peripheren Nerven. Bei Schwerpunkt der Veränderungen an den peripheren Nerven werden diese meist gemischt motorisch-sensorischen Neuropathien (▷ S. 244) gegliedert in

- Charcot-Marie-Toothsche Krankheit (Dyk Typ 1)
- Déjérine-Sottassche Krankheit (Dyk Typ 3)
- Roussy-Léwy-Syndrom
- sowie einige seltene Erkrankungen, z. T. kombiniert mit spastischer Spinalparalyse.

Klinik

Gemeinsam ist diesen Neuropathien *klinisch die distale Muskelatrophie mit entsprechenden Paresen, das Auftreten sensorischer Störungen, einer Areflexie, häufig eines Klumpfußes und einer Kyphoskoliose.*

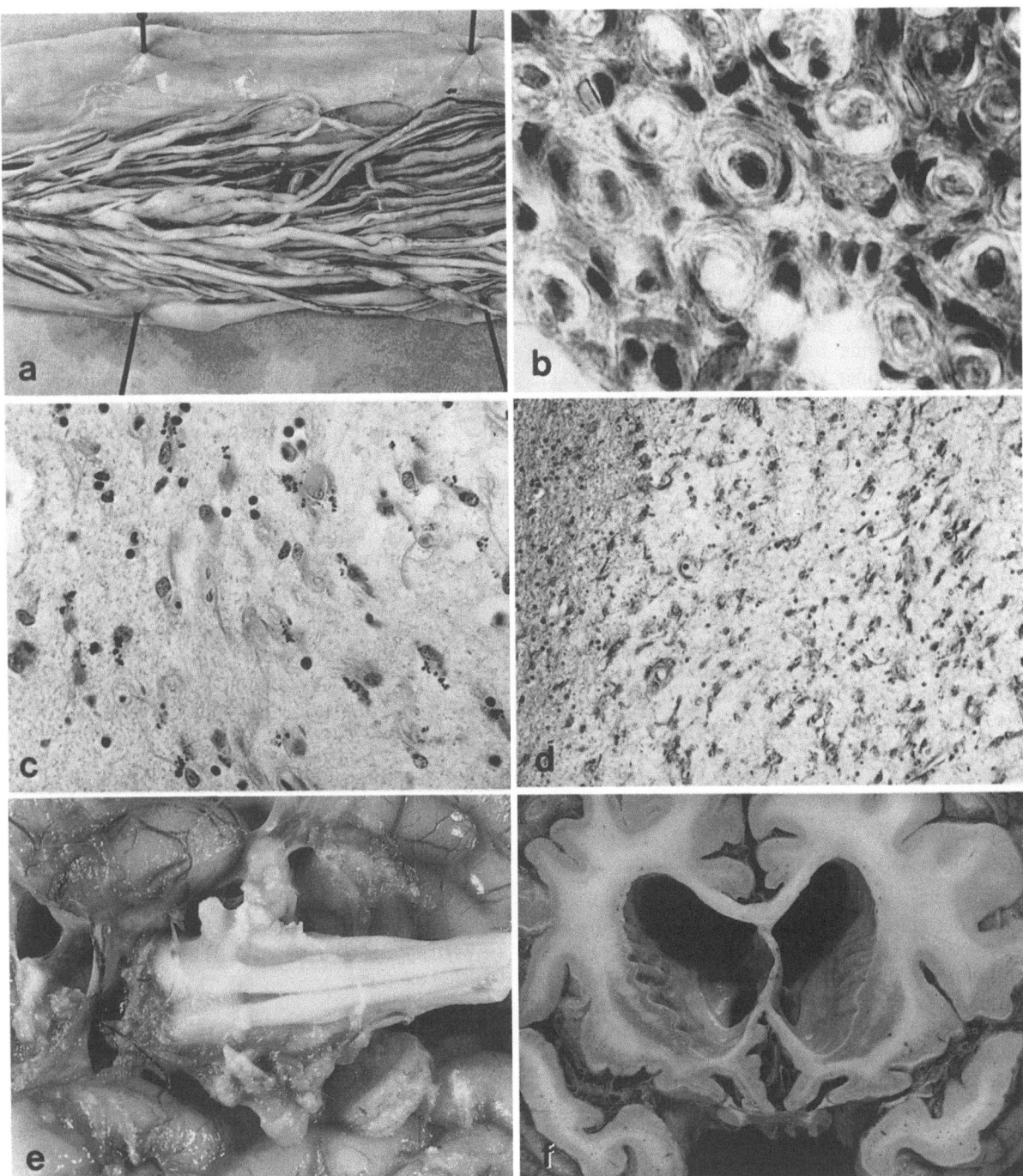

Abb. 1.52. a Hypertrophische Neuropathie bei neuraler Muskelatrophie. **b** Zwiebelschalenbildungen bei neuraler Muskelatrophie. **c** Starke Proliferation faserbildender und zytoplasmareicher Astrozyten im Putamen bei striato-nigraler Degeneration. **d** Striato-nigrale Degeneration mit starkem Nervenzellverlust und spongiöser Auflockerung im Neostriatum. **e** Olivo-ponto- zerebellare Atrophie mit starker Verschmächtigung der Brücke. **f** Chorea Huntington mit extremer Atrophie des Neostriatums und einer entsprechenden Erweiterung der inneren Hirnkammern. Mäßige Atrophie der Großhirnrinde, vor allem im Bereich der Temporalpole

Als Leitsymptom der heterogenen Gruppe ist meist eine *Verhärtung und Verdickung* (Abb. 1.52a) *peripherer Nervenstränge* palpabel, so z. B. am Nervus auricularis major oder an den proximalen Nervenstämmen. Diese Nervenverdickung ist besonders deutlich beim Déjérine-Sottas-Typ. Er unterscheidet sich durch rezessive Vererbung vom dominant vererbbaren Charcot-Marie-Tooth-Typ, von dem es eine adult einsetzende Variante gibt. Gewöhnlich setzt das Krankheitsbild aber in der *Kindheit* oder in der *Jugend* ein. Kombinationen mit zerebellaren Symptomen sowie mit *Kardiomyopathien* kommen vor.

Morphologie

Die Querschnittsgröße findet sich beim Nervus suralis um das bis zu Dreifache vermehrt[39]. *Mikroskopisch ist die Gesamtzahl der Nervenfasern reduziert, die Internodienlänge verkürzt, die normale Verteilung zwischen schmalen und breiten myelinisierten Nervenfasern von der bimodalen zu einer unimodalen Verteilung verschoben durch Verringerung der Zahl stark myelinisierter Fasern. Isolierte Fasern weisen das Bild der segmentalen Entmarkung auf.* An den betroffenen Nerven besteht eine starke Schwannzellvermehrung, wobei die Schwannschen Zellen sich in abnormer Weise zwiebelschalenförmig anordnen *("Onion bulbs")* (Abb. 1.52b). Zwischen die schalenförmig umeinandergelagerten Schwannschen Zellen ist eine dünne Schicht von kollagenen Bindegewebsfasern eingeschoben. Diese Zwiebelschalen sind ein unspezifisches, bei der hypertrophen Neuropathie allerdings in besonders starker Intensität auftretendes Schädigungsmuster.

Verbunden mit der hypertrophen Neuropathie ist vielfach eine Wucherung der Satellitenzellen in den Spinalganglien, – erklärbar dadurch, daß diese Zellen entwicklungsgeschichtlich den Schwannschen Zellen analog sind. Nervenzell-Lichtungen in den Spinalganglien und Degenerationen der Hinterwurzeln sowie der Hinterhornzellen sind häufig anzutreffen.

Bei der großen Spielbreite vor allem des klinischen Bildes und den starken Varianten in der Kombination beteiligter Systeme auch bei morphologischer Untersuchung ist eine klare nosologische Abgrenzung innerhalb dieser Gruppe häufig nicht möglich[47]. Es ist davon auszugehen, daß sich in Zukunft die eine oder andere genetisch verankerte Krankheit biochemisch definieren läßt so wie dies bereits für die *Refsumsche Krankheit* gelungen ist, die morphologisch ebenfalls unter dem Bild der hypertrophen Neuropathie verläuft (▷ S. 244).

Chorea Huntington

Synonyma

Erbliche Chorea; Veitstanz; Chorea maior

Klinik, Epidemiologie

Blitzartig arrhythmisch einschießende, manchmal salvenförmige Zuckungen größerer Muskelgruppen, aber auch einzelner Muskeln charakterisieren gemeinsam mit einer progredienten Demenz und zunehmenden Sprachstörungen die *klinische Symptomatologie.* Bizarre Hand- und Fingerhaltungen sowie eigenartig torquierende Körperbewegungen überlagern sich als athetotische Symptome dem *hyperkinetisch-hypotonen Syndrom.* Vor allem bei früh einsetzenden Erkrankungen können Versteifungen und akinetische Symptome

im Vordergrund stehen. Meist beginnt die Krankheit *zwischen 25. und 45. Lebensjahr* bei einer durchschnittlichen Krankheitsdauer von etwa 14 Jahren. Bei ausgeprägter Heredität mit einem *autosomal einfachdominanten Erbgang* gibt es *regionale Häufungen* der Chorea Huntington (ChH). Die *Penetranz* der Krankheit ist *in den Familien* erheblich (42% manifeste, 4,6% choreaverdächtige Fälle)[44].

Die ChH kommt bei Japanern und Schwarzen seltener vor, ist aber bei allen *Rassen* beobachtet worden. Die durchschnittliche *Häufigkeit* schwankt in den Literaturangaben zwischen 3 und 6,5 auf 100 000. In amerikanischen Anstalten rechnet man mit 0,2% ChH-Fällen unter den Erstaufnahmen[36]. Eine eindeutige Geschlechtsbevorzugung besteht nicht.

Etwa 1% der Fälle beginnt bereits *im Kindesalter;* hier überwiegen die *rigiden Formen.* Für die Erwachsenenform gilt bei einer durchschnittlichen Erkrankung um das 44. Lebensjahr ein *durchschnittliches Sterbealter* um das 56. Lebensjahr[73].

Ätiologie, Pathogenese

Abgesehen von dem Nachweis der Heredität liegen ätiologische Hinweise nicht vor. Eine Fülle von Arbeiten befaßt sich mit Teilaspekten der Pathogenese mit Hilfe biochemischer Methoden. Meist bleibt dabei unklar, inwieweit pathogenetisch bedeutungsvolle Primärfaktoren, inwieweit Sekundäreffekte der Zelldegeneration erfaßt sind. Versuche zum Nachweis von Störungen im *Metallstoffwechsel* (Kupfer, Magnesium, Kalzium) ergaben ebensowenig eindeutige Befunde wie Untersuchungen zum *Kohlenhydrat-, Lipid-* und *Aminosäurenstoffwechsel.* Zahlreiche Arbeiten befassen sich mit dem *Neurotransmitterstoffwechsel.* Das Dopamin-Azetylcholin-Gleichgewicht, das auch für die Parkinsonsche Krankheit entscheidend ist, ist außerdem bei der ChH offenbar in Richtung einer *abnormen Empfindlichkeit der Dopaminrezeptoren des Striatums* verschoben[2, 43]. Im Nucleus caudatus fand sich eine geringe Dopamin- und Homovanillinsäureverminderung[19] bei normalen Werten in Putamen, Pallidum und Substantia nigra.

Für diese und verwandte Phänomene gibt es mehrere, sich z. T. widersprechende Interpretationen[2]. Gesichert ist ein *reduzierter Cholinazetyltransferasegehalt vor allem im Nucleus caudatus,* der für eine bevorzugte Degeneration der neostriatalen cholinergischen Neurone spricht[14].

Der Gehalt an GABA (γ-Amino-Buttersäure, fand sich im Bereich der Stammganglien erniedrigt. Versuche, durch INH oder Aminooxiessigsäure das GABA-abbauende Enzym GABA-Aminotransferase, zu hemmen und dadurch den GABA-Gehalt zu erhöhen, führten nicht zu überzeugenden Ergebnissen[61,71a]. Die muskarincholinergischen Rezeptoren sind im Neostriatum und im Pallidum reduziert[76]. Die erhöhte *Empfindlichkeit der Dopaminrezeptoren* äußert sich auch durch erhöhte Konzentrationen des immunreaktiven gonadotropin-releasing-Hormons im Hypothalamus von Choreatikern[20]. Interessant sind Tierversuche mit Kainsäure, die ein ChH-ähnliches Bild erzeugen[71a].

Für das Vorliegen von *Immunprozessen* sprechen Beobachtungen, wonach Patienten-Lymphozyten bei Anwesenheit von ChH-Hirngewebe einen Migrationshemmfaktor produzieren als Hinweis auf eine *verzögerte Hypersensitivität.* Lediglich mit Hirngewebe von Multiple Sklerose-Kranken erfolgte eine gleichartige Reaktion, nicht mit Hirngewebe Gesunder oder an anderen Krankheiten Leidender. Gefolgert wurde hieraus hypothetisch, daß das ChH-Gen ein nicht infektiöses virales MS-Genom enthält, das im mittleren Lebensalter aktiv wird und eine Immunantwort auf ein oder mehrere Virusantigene induziert[18]. Es gibt schließlich auch Anhaltspunkte für das Vorliegen eines *universellen Defektes der Zell-Oberflächenmembranen*[66].

Morphologie

Makroskopisch steht im Vordergrund die *Atrophie des Nucleus caudatus* mit einer entsprechenden Erweiterung der Vorderhörner der Seitenventrikel (Abb. 1.52 f).

Der atrophische Prozeß greift aber auch über auf das Putamen und das Pallidum sowie auf die Großhirnrinde, was gleichzeitig die die extrapyramidalmotorischen Störungen begleitenden Demenzsymptome erklärt. Öfters ist der Balken verdünnt.

Mikroskopisch besteht eine starke *Lichtung des Bestandes an kleinen Nervenzellen im Neostriatum* bei geringerer Lichtung des Bestandes der großen Nervenzellen. Es liegt eine sehr lebhafte Vermehrung von Astrozytenkernen und eine entsprechende *Fasergliose vor* (Abb. 1.52 c)

Vermehrungen von *Lipofuszin* sowie häufig eingestreute *Hämosiderinablagerungen* gelten als unspezifische Begleitsymptome. In geringerem Grade, von Fall zu Fall allerdings recht unterschiedlich, greift der atrophisierende Prozeß auch über auf das Pallidum, den Nucleus ruber und die Substantia nigra. *Histometrische Untersuchungen* zeigten, daß die Verminderung des Nervenzellbestandes im Pallidum nicht wesentlich hinter der im Neostriatum zurückbleibt. Es gibt Autoren, die die Gliazellvermehrung als nur scheinbar bei entsprechender Schrumpfung des Kerngebietes ansehen[46]. Die *Fasergliose* spricht unserer Meinung nach gegen diese Auffassung. Im ventro-lateralen Thalamusgebiet sind die Mikroneurone bis zu 50% reduziert. Es handelt sich hierbei um präsynaptisch und postsynaptisch inhibitorisch wirkende Zellen. Der Befund hängt wahrscheinlich zusammen mit der Striatumatrophie mit entsprechender Abnahme der GABAnergen Impulse.[29]

Elektronenmikroskopisch wurde in der Rinde ein erhöhter Lipofuszingehalt der Astrozyten und der Neu-rone festgestellt. Die Mitochondrien zeigten Strukturanomalien, die aber offensichtlich nicht pathognomonisch sind[34].

Chorea minor

Synonym
Chorea Sydenham

Diese Krankheit hat weder genetisch noch pathogenetisch irgend etwas mit der Chorea Huntington zu tun und gehört nicht zu den Systematrophien.

Klinik, Epidemiologie
Gemeinsam ist lediglich die *choreiforme Hyperkinese,* während zwar Verhaltensstörungen bei vermehrter Irritabilität auftreten, jedoch keine Demenz vorkommt. Das Krankheitsbild findet sich zwischen dem *Kleinkindesalter* und dem *Ende der Pubertät.* Die *Krankheitsdauer* schwankt zwischen einigen Wochen und wenigen Jahren. Gewöhnlich dauert die Krankheitsphase nur wenige Monate. *Rezidive* kommen vor.

Das *Symptomenbild* variiert zwischen kaum als anormal erkennbaren „Zappeleien" und schweren Unruhezuständen mit Grimassieren. Durch Außenreize sind die Bewegungsstörungen provozier- und verstärkbar.

Morphologie
Pathologisch-anatomisch finden sich im Gehirn *disseminierte perivaskuläre Lymphozyteninfiltrate und Gliahäufchen.* Selten können auch ausgeprägtere Arteriitiden beobachtet werden, gelegentlich embolische Gefäßverschlüsse. Die graue Substanz ist stärker betroffen. Angesichts der häufig begleitenden Herzklappenfehler auf rheumatischer Grundlage wird das prognostisch in der Regel günstige Leiden als Ausdruck einer passageren *metastatischen Herdenzephalitis* aufgefaßt (▷ S. 165).

Multisystematrophien

Neben den spinozerebellaren Degenerationen wird die Hauptgruppe der Systematrophien durch Krankheiten gebildet, die – bei starker Variabilität selbst innerhalb der gleichen betroffenen Familie – die Stammganglien, das Mittelhirn und die Hirnnervenkerngebiete mit ihren Verbindungen zum Kleinhirn betreffen.

Unter der Bezeichnung *Multisystematrophie* (Tabelle 1.9) werden dabei *folgende Syndrome* zusammengefaßt:
- striato-nigrale Degeneration
- Dyssynergia myoclonica
- Dégénérescence-optico-cochleo-dentelée
- Dentatum-Ruber-Atrophie

Tabelle 1.9. Schematische Darstellung der morphologischen Hauptbefunde bei einigen Systematrophien

Klassische Krankheitsbilder	Neurogene Muskelatrophie	Hypertrophe Neuropathie	Nervenzellausfälle im Vorderhorn	Pyramidenbahndegeneration	Hinterstrangdegeneration	Nervenzellausfälle im autosomalen NS	Olivenschädigung	Kleinhirnrindenatrophie	Dentatum-Ruber-Pallidum-Ausfälle	Nigraausfälle	Striatumausfälle	Großhirnrinde
Hypertrophe Neuropathie	+	+	−	−	−	−	−	−	−	−	−	−
Myatrophe Lateralsklerose	+	−	+	+	−	−	−	−	−	−	−	(+)
Friedreichsche Krankheit	−	−	−	−	+	−	−	(+)	−	−	−	−
Olivopontozerebellare Atrophie	−	−	−	−	(+)	(+)	+	+	(+)	(+)	−	−
Angeborene und späte Kleinhirnrindenatrophie	−	−	−	−	−	−	(+)	+	(+)	−	−	−
Dentatum-Ruber-Corpus Luysi-Pallidumatrophie	−	−	−	−	−	−	−	(+)	+	−	−	−
Shy-Drager-Syndrom Dyssynergia myoclonia Hunt	−	−	−	−	−	+	(+)	(+)	−	(+)	−	−
Striatonigrale Degeneration	−	−	−	−	−	(+)	−	(+)	(+)	+	+	−
M. Parkinson	−	−	−	−	−	(+)	−	−	−	+	(+)	−
Chorea Huntington	−	−	−	−	−	−	−	−	−	−	+	(+)

- Shy-Drager-Syndrom
- Dentatum-Ruber-Pallidum-Luysi-Atrophie
- Supranuclear palsy
- Louis-Bar-Syndrom,

sowie *seltene Kombinationen* z.B. mit Systematrophien der motorischen Neurone einerseits, der Paralysis agitans oder der Chorea Huntington andererseits. Die beiden letztgenannten Atrophien werden in einem gesonderten Kapitel behandelt werden. Die olivo-ponto-zerebellare Atrophie (OPCA) wird von einigen Autoren der Multisystematrophie zugeordnet.

Striato-nigrale Degeneration

Klinik

Betroffen sind Erwachsene des *mittleren Lebensalters,* ausnahmsweise auch *Jugendliche.* Eine Bewegungsverlangsamung und -verarmung, Rigor, Sprech- und Schluckstörungen sowie Kauverlangsamungen, Amimie und Mikrographie stehen im Vordergrund des Symptombildes, gelegentlich begleitet von leichter Ataxie und Tremor. Choreoathetotische Bewegungsstörungen gehören nicht zum Krankheitsbild. Uncharakteristische psychische Störungen können das neurologische Bild begleiten. Neben sporadisch auftretenden Erkrankungen kommt eine *autosomal dominante Vererbung* vor[1,67]. Die *Krankheitsdauer* schwankt zwischen 2 und 7 Jahren.

Morphologie

Neuropathologisch sind die *GABAnergen,* zur Pars reticularis *substantiae nigrae ziehenden Fasern der Puta-* *men- und Kaudatumnervenzellen betroffen,* wobei das Putamen – vor allem in seinen laterokaudalen Abschnitten – stärker geschädigt ist als das Kaudatum (umgekehrt bei Chorea Huntington und Jakob-Creutzfeldtscher Krankheit). Die *Atrophie des Neostriatums* ist meist bereits makroskopisch sichtbar, vielfach begleitet von einer Pallidumatrophie und einer Abblassung der Substantia nigra. Die Markscheiden im äußeren Pallidumglied, die vom Putamen dort hinziehen, sind dünn und abgeblaßt, was vielfach deutlicher sichtbar ist als der Nervenzellverlust. Das innere Pallidumglied ist nicht beteiligt.

In den atrophischen Bereichen besteht eine *Fasergliose* (Abb. 1.52c, d). Die Substantia nigra weist eine *Melaninstreuung* auf, aber im Gegensatz zur Paralysis agitans keine Lewy-Körper in den Nervenzellen. Auffällig ist der *Pigmentreichtum des Putamens* (Abb. 1.52 d). Es handelt sich dabei sowohl um Lipofuszinanreicherungen als auch um saures Hämatin und um Neuromelaninpigment[21].

Die striatonigrale Degeneration kommt kombiniert mit der olivopontozerebellaren Atrophie vor. Es dominieren dabei allerdings die Oliven- und Brückenkernatrophien, während die Kleinhirnsymptome zurücktreten. Dementsprechend überwiegt bei der SND der Parkinsonismus, dem sich erst später leichte zerebellare Symptome hinzugesellen können, während bei der OPCA die Kleinhirnsymptome im Vordergrund stehen und erst später leichte Parkinsonssymptome hinzutreten können.

Dyssynergia myoclonica Hunt

Dieses Syndrom ist weder klinisch noch pathologisch-anatomisch eindeutig als nosologische Einheit abgrenzbar. Einer der von Hunt 1914 beschriebenen Fälle war eine Wilsonsche Krankheit. Nach eigenen Erfahrungen liegen dem Krankheitsbild vielfach *Neurolipidosen*, insbesondere die *neuroviszerale Zeroidlipofuszinose* zu Grunde. Myoklonien kommen auch bei den Dentatum-Ruber-Atrophien und anderen Multisystem-Atrophien als klinische Symptome vor.

Dentatum-Ruber-Atrophien

Die *Dentatum-Ruber-Atrophie* als zentrifugale Kleinhirnatrophie mit Schwerpunkt im Nucleus dentatus äußert sich makroskopisch durch die Verschmälerung des Pedunculus cerebellaris superior. Als *Dentatum-Ruber-Pallidum-Luysi-Atrophie* greift sie weiter rostralwärts, beginnend aber meist mit Kleinhirnsymptomen, denen sich nach 6 bis 10 Jahren hyperkinetische Symptome einschließlich choreatischer Störungen anschließen können. Psychische Störungen sind trotz der Choreasymptomatik gering ausgeprägt, wodurch diese Systematrophie sich von der Chorea Huntington unterscheidet. Das Kaudatum ist nicht betroffen. Bei Beginn im Pallidum-Luysi-System überwiegen die extrapyramidalmotorischen Störungen, auch wenn zerebellare Atrophien später hinzutreten. Umgekehrt ist es bei den primär im Dentatum beginnenden Atrophien (Synonym: *Bindearmchorea)*. Generell lassen parkinsonistische Züge eher an die SND und OPCA denken, choreoathetotische Symptome an die Dentatum-Ruber-Pallidum-Luysi-Atrophie.

Shy-Drager-Syndrom

Klinik
Vorwiegend im höheren Lebensalter auftretendes Syndrom mit *abnormem Blutdruckabfall beim Aufrichten* und Stehen mit erhöhter Atemfrequenz und sinkender Blut-CO_2-Spannung[28]. *Parkinsonistische Züge* (Amimie), zerebellar-ataktische Störungen mit Dysmetrien und Intentionstremor, Amnesien, *Potenzstörungen, verminderte Schweißbildung*, Stridor durch Stimmbandlähmungen prägen das Bild.

Pathogenese[64]
Die Zahl der *Dopamin-Rezeptoren* an den Nervenzellen der Substantia nigra ist wie beim Morbus Parkinson *vermindert,* im Unterschied zu diesem aber zusätzlich auch an den Nervenzellen des Nucleus caudatus[53].

Morphologie
Die *Melanin-haltigen Nervenzellen der Substantia nigra* sind *verringert.* Hier wie in den unteren Oliven, im Putamen und Claustrum bestehen Astrozytenvermehrungen. Die Purkinjezellen sind geschwunden mit entsprechend leeren Körben und zahlreichen Torpedobildungen bei Silberimprägnation. In den *Brückenkernen,* insbesondere im Tegmentum finden sich *Gliosen,* außerdem *Entmarkungen an den Tractus ponto-cerebellares* sowie an der seitlichen *Intermediärsäule* des Rückenmarks und an den Vorderhörnern. Dementsprechend besteht vielfach auch eine neurogene Muskelatrophie.

Supranuclear palsy

Der Schwerpunkt der Schädigungen liegt im Globus pallidus und im Corpus Luysi.
Klinisch finden sich bei den meist 50 bis 70jährigen Männern *vertikale Blicklähmungen, Dysarthrien und parkinsonistische Symptome.* Der Tod tritt nach 5 bis 6 Jahren ein.

Morphologie
Pallidum, Nucleus subthalamicus, Nucleus ruber, Substantia nigra, Tectum und Dentatum weisen Nervenzellausfälle und Fasergliosen auf. In den betroffenen Kernregionen kommen Alzheimersche Fibrillenveränderungen vor, dagegen keine senilen Drusen.
Elektronenmikroskopisch unterscheiden sich die Alzheimerschen Fibrillenveränderungen von denjenigen der Alzheimerschen Krankheit.

Louis-Bar-Syndrom

Es handelt sich um eine *progressive zerebellare Ataxie mit Teleangiektasien* der Haut und der Konjunktiven. Die *autosomal rezessive Erkrankung* beginnt im Kindesalter. Die Körpergröße ist vermindert, die Sexualentwicklung retardiert. Neben den ataktischen Störungen kommen *choreoathetotische Bewegungen* vor. Die Teleangiektasien folgen den extrapyramidalmotorischen Störungen nach. Bemerkenswert ist die *hohe Malignomrate* der Patienten, insbesondere die hohe Inzidenz an malignen Non-Hodgkin-Lymphomen[3a]. Außerdem besteht eine *abnorme Strahlensensibilität*[59, 71]. Für die Mitwirkung von abnormen Immunreaktionen spricht der Mangel an IgA und – inkonstant – IgM. *Chromosomenanomalien* wurden wiederholt beobachtet, außerdem eine extreme Insulinresistenz[15].
Pathogenetisch verantwortlich für die genannten Störungen ist ein *Defekt in den Repair-Mechanismen der DNS* (vergleichbar den beim Xeroderma pigmentosum nachgewiesenen Störungen)[59].

Morphologie
Es besteht ein starker *Purkinjezellverlust* und eine Lichtung der Körnerzellen. Zeichen der *neuroaxonalen Dystrophie* sind sowohl im *Tegmentum* als auch im Bereich der *Vorderhörner des Rückenmarks* zu finden,

wo chromatolytische wie geschrumpfte Nervenzellen vorkommen. Axonveränderungen finden sich auch in den Nervenwurzeln. Chromatolysen und Zellausfälle in Verbindung mit *atypischen Satellitenzellen* mit großen, multiformen Kernen kommen *in den Spinalganglien* vor.

Paralysis agitans

Synonyma
Morbus Parkinson, Parkinsonsche Krankheit, erbliche Schüttellähmung, idopathischer Parkinsonismus

Klinik
Tremor, Akinese und Rigor stellen die Hauptsymptome dar, in der Initialphase begleitet vielfach von Gliederschmerzen, Verstimmungszuständen, in fortgeschrittenen Phasen von einer Verarmung an Ausdrucks- und Mitbewegungen, Speichelfluß, Retro- oder Propulsionsphänomenen.

Blickkrämpfe und das *Fehlen einer Demenz* unterscheiden die Paralysis agitans (P. a.) vom postenzephalitischen oder arteriosklerotischen Parkinsonismus.

Die *6. und 7. Lebensdekade* ist bevorzugt betroffen, *Männer* erkranken häufiger (60%)[5].

Epidemiologie
In den USA wird jährlich mit 20 neuen Fällen auf 100 000 Menschen, in England mit 112 Erkrankten auf 100 000 Menschen gerechnet. Andere Untersuchungen nennen 1% der 60Jährigen und Älteren bzw. 2,6% der über 85Jährigen. Die Erkrankung anderer Familienangehöriger an P. a. wird mit Zahlen angegeben, die zwischen 4 und 41% schwanken. Sowohl dominante Vererbung wie ein Erbgang, der auf rezessive Gene schließen läßt, sind beschrieben (Übersicht[5]).

Da zum Verständnis der Pathogenese die Kenntnis der Pathologie notwendig ist, wird diese zuerst geschildert:

Morphologie
Bereits *makroskopisch* ist in vielen, aber nicht allen Fällen eine *Abblassung der Substantia nigra* bis zum völligen Pigmentverlust sichtbar (Abb. 1.53 a). Die Ursache liegt in einem *mikroskopisch* nachweisbaren Untergang der Melanin-haltigen Nervenzellen der Zona compacta substantiae nigrae mit Aufnahme von Pigmentresten in Abräumzellen, die perivaskulär angereichert sind. Es liegt aber keine Totalnekrose des Gewebes vor. Betroffen sind vor allem die zentralen Abschnitte der Zona compacta[7]. Relativ am meisten verschont ist die medialste Zellgruppe[11]. Nervenzellverlust und Pigmentstreuung beschränken sich nicht auf die Substantia nigra (Abb. 1.53 b), sondern beziehen auch den Locus coeruleus und den dorsalen Vaguskern ein. In geringem Grade können die Substantia innominata, Nervenzellen des Neostriatums und Pallidums und auch der Nervenzellbestand der Rinde betroffen sein[7, 38].

An den obligatorisch betroffenen melaninhaltigen Nervenzellen finden sich in 90% intrazytoplasmatische Einschlußkörperchen (*Lewy-Körper*) (Abb. 1.1 a), rundliche homogene Kugeln mit einem schmalen hellen Saum, der elektronenmikroskopisch aus radiär orientierten Filamenten besteht, während die zentralen Anteile zirkuläre oder längliche Profile aufweisen[30]. Die Lewy-Körper haben keine Beziehung zu Virusinfektionen. In geringerer Zahl sind sie auch bei anderen Krankheiten sichtbar. Bei der P. a. kommen sie im übrigen auch in einzelnen Nervenzellen des Kortex, der Stammganglien und des Zwischenhirns außerhalb der Substantia nigra, ferner in den sympathischen Grenzstrangganglien vor[37] (▷ S. 202).

Pathogenese
Die großen Nervenzellen der Zona compacta substantiae nigrae sind dopaminerg. Ihre Axone zielen auf die Nervenzellen des Neostriatums. Beim Ausfall der dopaminergen Impulse kommt es hier zu einem *Ungleichgewicht der Transmittersubstanzen zu Gunsten cholinerger Einflüsse.* Der *Dopaminspiegel des Neostriatums* ist *vermindert.*

Therapeutisch versucht man dies durch Gabe von L-DOPA, dem natürlichen Vorläufer des Dopamins, auszugleichen, der außerdem im Gegensatz zu Dopamin die Bluthirnschranke durchwandern kann. Andere therapeutische Wirkungsprinzipien sind die Gabe von Dopamin-Dekarboxylasehemmern, die Stimulation von Dopaminrezeptoren oder die Gabe von Anticholinergika.

Die Feststellung des Dopaminmangels im Neostriatum als Konsequenz des Untergangs der melaninhaltigen Nigranervenzellen erklärt noch nicht deren Schädigung. Eine Hypothese[16] geht davon aus, daß eine hypothalamische *Störung des APUD-Zellsystems* die Initialschädigung darstelle (APUD = fluorogenic *A*mine content (catecholamine, 5-HT) and/or amine *P*recursor *U*ptake, DOPA or 5-HTP, with presence of acid *D*ecarboxylase) (▷ Bd. 2 u. 3). Das APUD-Zellmangelsyndrom sei Ausdruck der Alterung. Es beeinträchtige den Melanininhibitions-Faktor und die katecholaminerge Kontrolle der Ausschüttung des Melanozyten-stimulierenden Hormons. Mit dem Anstieg des Plasmaspiegels dieses Hormons sei eine Lipofuszinvermehrung bei entsprechender Melaninverdrängung verbunden, die als Ursache des Untergangs der dopaminergen Nervenzellen in Nigra, Locus coeruleus und Vaguskern anzusehen sei.

Das *Ungleichgewicht cholinerger und dopaminerger Neurone im Neostriatum* mit seinen Konsequenzen für die Störung der Motilität wurde auch durch *stereotaktische Eingriffe* zu beeinflussen versucht (Abb. 1.53 c). Durch Zerstörung des ventrooralen Thalamuskerns

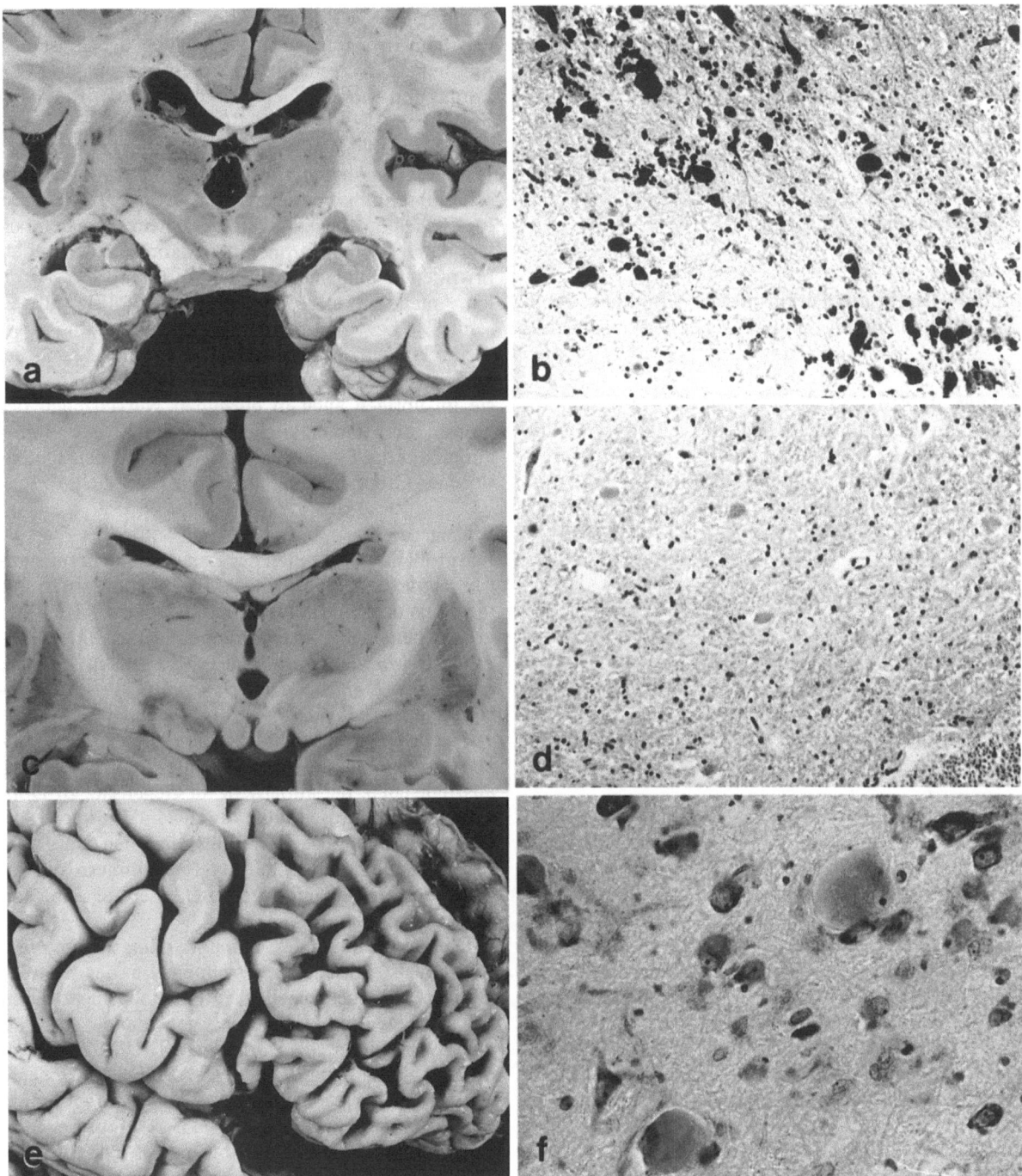

Abb. 1.53. a Depigmentierung der Substantia nigra bei postenzephalitischem Parkinsonismus. **b** Starke Pigmentstreuung innerhalb der Substantia nigra und geringgradige Lichtung des Nervenzellbestandes bei Parkinsonismus. **c** Zustand nach stereotaktischer Operation bei Parkinsonismus mit Narbenbildung unmittelbar lateral des Fasciculus mamillothalamicus. **d** Myatrophe Lateralsklerose mit Lichtung des Nervenzellbestandes in den Vorderhörnern. **e** Schwere, nußähnliche Atrophie des Stirnhirnlappens und der Schläfenlappen bei Pickscher Krankheit. **f** Sog. Picksche Zellen in der Großhirnrinde

wurde in den Regelkreis eingegriffen, der das Neostriatum mit Rinde und Thalamus sowie Pallidum verbindet. Die Komplikationsrate ist bei doppelseitigen Eingriffen deutlich höher, insbesondere im Hinblick auf Antriebsstörungen, Pseudobulbärsymptome, Dysarthrie und Lähmungserscheinungen. Ursache abrupter Verschlechterungen können Blutungen im Punktionskanal oder in der Umgebung der Zielstelle im VL-Kern des Thalamus sein[5].

Auch die P. a. ist wie die oben geschilderten Systematrophien in verschiedener Weise *mit anderen Krankheiten kombiniert,* insbesondere mit der *myatrophen*

Lateralsklerose oder auch mit der *Alzheimerschen Krankheit,* hier verständlicherweise kombiniert mit einer Demenz.

Parkinsonismus[9]

Definition, Klinik

Unter Parkinsonismus (P) werden dem Morbus Parkinson ähnliche Krankheitsbilder unterschiedlicher Ätiologie verstanden. Neben dem *arteriosklerotischen P.* ist der *postenzephalitische P,* die häufigste Form.

Es handelt sich bei letzterem um die Folgezustände der Encephalitis lethargica (▷ S.178). Die parkinsonistischen Symptome treten früher als bei der Paralysis agitans auf und sind öfters asymmetrisch. Blinzel- und Schauanfälle sind ebenfalls ausgeprägter.

Morphologie
Die Nervenzellausfälle in der Substantia nigra, in Locus coeruleus und Vaguskern zeigen einen uncharakteristischen, *diffusen Verteilungstyp.* Die fasergliotische Narbe reicht über diese Kerngebiete hinaus in die Umgebung des Aquäduktes, das Zwischenhirn und das Tegmentum. Der pathogenetische Mechanismus für den Parkinsonismus entspricht dem der P.a. Die bei der P.a. nur selten anzutreffenden Alzheimerschen Fibrillen-Veränderungen in den hauptsächlich betroffenen Kerngebieten sind hier häufiger und auch an anderen Kerngebieten der Stammganglien nachweisbar. Lewy-Körper sind dagegen selten[37].

Parkinsonistische Züge sind klinisches Hauptsymptom der *chronischen Manganvergiftung*[58, 60]. Auch die *Kohlenmonoxidvergiftung* kann Ursache eines Parkinsonismus sein (▷ S.234).

Differentialdiagnostisch zu erwähnen sind hier schließlich die *symmetrischen Stammganglienverkalkungen*[63] (Fahrsche Krankheit) (▷ S.82).

Dystonia musculorum deformans

Es handelt sich um eine Störung der Rückmeldungsmechanismen bei der Muskeltonusregulation, die sich in abnormen Haltungen und Bewegungsabläufen äußert, wobei es zu einer gleichzeitigen Innervation von Agonisten und Antagonisten kommt. Das *klinische Bild* ist sehr variabel und hat starke Ähnlichkeiten mit der Chorea Huntington einerseits, Athetosen andererseits[80]. *Morphologisch* läßt sich kein einheitliches Muster erkennen.

Motoneuronen-Atrophien

Im Gegensatz zu den spinalen Formen der spinozerebellaren Degenerationen liegt der *Schwerpunkt* der Erkrankungen bei dieser Atrophiegruppe im *ersten und zweiten motorischen Neuron,* jeweils Perikaryon und Axon betreffend.

Je nach der Beteiligung werden unterschieden
● die *myatrophische Lateralsklerose* als Erkrankung des ersten und zweiten Motoneurons, ·
● die *spastische Spinalparalyse* als Erkrankung des Axons des ersten Motoneurons und
● die *spinale Muskelatrophie* mit ihren klinischen Varianten als Erkrankung des zweiten Motoneurons.

Myatrophische Lateralsklerose (ALS)

Epidemiologie, Klinik
Etwa 12% der Erkrankungsfälle sind familiär, wobei ein *autosomal dominanter Erbgang* mit unvollständiger Penetranz vorliegt, bei dem *Männer bevorzugt* betroffen sind (ca. ⅔)[36]. Die Krankheit tritt zwischen dem 40. und 70. Lebensjahr bei einem mittleren Manifestationsalter von 52 Jahren auf.

Die *klinischen Variabeln* sind je nach Hauptsitz der Schädigung *Lähmungen mit Muskelatrophien* auf der einen, *spastische Lähmungen* auf der anderen Seite, spinale Symptome auf der einen, bulbäre auf der anderen Seite. Alle Variationen kommen vor[6]. Das *Zervikalmark* stellt einen *Vorzugssitz* dar[50].

Die Krankheit kommt in *Kombination mit anderen Systematrophien,* so mit Thalamus- und Substantia nigra-Atrophien[62,45], mit Chorea Huntington[48] oder – mit starker familiärer Belastung – in Verbindung mit einer Demenz[74] vor. Eine Besonderheit stellt der *ALS-Parkinson-Demenz-Komplex* dar, der auf Guam in hoher Penetranz, aber auch in einigen Familien in Mitteleuropa oder Canada beobachtet wurde[41,62].

Pathogenese
Für die Sonderform, die auf Guam in Verbindung mit einer progressiven Demenz auftritt, war eine *Virusätiologie* diskutiert worden, doch verliefen Übertragungsversuche negativ. Bei der klassischen ALS konnten Viren niemals nachgewiesen werden[77]. Hypothetisch wurde eine *Störung von DNS-Repair-Enzymen* in Analogie zum Louis-Bar-Syndrom (▷ S.220) und zum Xeroderma pigmentosum (▷ Bd.3) postuliert[21a].

Morphologie
Betroffen sind vorwiegend die großen *motorischen Nervenzellen* des Rückenmarkes und der motorischen Hirnnervenkerne, ferner die Pyramidenzellen der vorderen Zentralregion. Der Nervenzellausfall in den *Vorderhörnern* (Abb.1.53d) ist leichter nachweisbar

als die Lichtung des Nervenzellbestandes in der *Zentralregion.* Um sie nachzuweisen, empfiehlt sich eine besondere *Sektionstechnik:* Man sucht zuerst am Hemisphärenspalt den Lobulus paracentralis auf, schneidet an dessen vorderem und hinterem Rand frontal, so daß man eine etwa zwei- bis dreimal so dikke Frontalscheibe gewinnt wie üblich. Aus dieser Scheibe wird ein bis in das Marklager reichender Block herausgeschnitten, indem mit dem Skalpell ein Schnitt genau quer zu den – schräg nach rostro-ventral verlaufenden – Prä- und Postzentralwindungen geführt wird. Durch einen kleinen Horizontalschnitt oberhalb der Stammganglienebene wird dieser Block zum Marklager hin abgetrennt. Aus ihm können Schnitte gewonnen werden, die die Zentralwindungen optimal treffen.

Erst mit Hilfe der Marchi-Methoden kann man die Degeneration der Axone der Pyramidenzellen durch das zentrale Marklager, insbesondere durch innere Kapsel und Hirnschenkel, verfolgen[70], während Gliafaserdarstellungen hier meist enttäuschen. Bei den normalen Fettfärbungen sieht man im Großhirn nur da und dort sudanophile Lipophagen. Sie nehmen an Häufigkeit zu im Brückenfuß, in den Pyramidenbahnen und vor allem in den *Pyramidenseitensträngen des Rückenmarks.* Diese Strangdegeneration ist aber nicht bei allen Fällen der ALS stark ausgeprägt. Immerhin sieht man in der Mehrzahl der Fälle entsprechende *Entmarkungsvorgänge* in den Pyramidenseiten- und Vordersträngen bei Anwendung der Klüver-Barrera-Färbung, die sich hier wegen ihrer Kombination mit der Nervenzelldarstellung besonders empfiehlt.

Die Hauptveränderungen betreffen die Perikarya der großen, seltener der kleinen Nervenzellen der Vorderhörner. Neben dem Zellverlust finden sich *Ghost-Zellen* mit vielfach nur schattenhafter Darstellung eines geblähten Zelleibes. Neben Tigrolysen kommen auch Zellschrumpfungen sowie starke Lipopigmentanreicherungen vor. Neuronophagien durch entsprechende Gliareaktionen können gelegentlich beobachtet werden. Deutlicher ist die Astrozytenreaktion im Bereich der entmarkten Pyramidenstränge. Vom Zelluntergang *verschont bleibt die für Blasen- und Mastdarmregulation wichtige medialste Gruppe* der ventrolateralen Vorderhornnervenzellen, der sogenannte *Nucleus Onufrowicz*[52].

Von den Hirnnervenkerngebieten ist der *Nucleus hypoglossus besonders häufig betroffen.* Als Folge der Vorderhorndegeneration findet sich eine Entmarkung der Vorderwurzeln und in der Peripherie das Bild einer neurogenen Muskelatrophie (▷ S. 467).

Eine Besonderheit ist das häufige Vorkommen oxiphiler Zytoplasmaeinschlußkörperchen *(Bunina-Körper)* in den Nervenzellen[55]. Sie betreffen auch die vom degenerativen Prozeß sonst ausgesparten Nervenzellen des Nucleus Onufrowicz und des Nucleus oculomotorius[52]. Auch Einschlußkörperchen anderer Art einschließlich sogenannter *Lafora-Körper* werden gelegentlich beobachtet[56].

Spastische Spinalparalyse

Synonyma
Familiäre spastische Paraplegie

Klinik
Die im *mittleren Lebensalter* einsetzende, vielfach mehrere Geschwister befallende Krankheit betrifft vor allem Gesichtsmuskulatur und Arme. Kombinationen mit Symptomen der spinozerebellaren Atrophie sind nicht selten. Es handelt sich gewissermaßen um einen Teil des Komplexes der ALS unter Beschränkung auf das erste motorische Neuron, jedoch mit dem Schwerpunkt in der Pyramidenbahn, dem „Dying-back-Prozeß" (▷ S. 247) folgend. Häufiger als bei der reinen ALS sind Hinterstrang-Symptome, allerdings ohne nennenswerte Sensibilitätsstörungen.

Morphologie
Die *Pyramidenbahndegeneration* steht ganz im Vordergrund. Der Fasciculis gracilis ist stärker, der Fasciculus cuneatus nur geringgradig mitbeteiligt. Die spinozerebellaren Bahnen können an der Degeneration teilnehmen[70].

Spinale Muskelatrophien

Es handelt sich um eine Gruppe unterschiedlich verlaufender, genetisch verankerter Krankheiten, deren Gemeinsames die primäre Atrophie der motorischen Nervenzellen der Rückenmarksvorderhörner ist. Schlaffe Lähmungen, Muskelatrophien, Reflexabschwächungen ohne Beteiligung der Sensibilität sind die Folgen des Grundprozesses, der sich aber in verschiedenen Formen manifestiert:

Klinische Varianten
● *Infantile Formen* (Synonyma: Werdnig-Hoffmannsche Krankheit; infantile progressive Muskelatrophie; Amyotonia congenita Oppenheim).

Bei *autosomal-rezessiver Vererbung* und ohne Betonung eines der Geschlechter sind bei der kongenitalen Form schlaffe, hypotone Muskeln schon in den ersten Lebenswochen deutlich. Bei schlechter Prognose mit einem gewöhnlich nur 2–3-jährigem Verlauf sind bevorzugt die proximalen Extremitäten- und die Stammuskeln betroffen. Bei einer eher chronischen Variante mit etwas späterer Manifestation finden sich Verläufe bis zu 10 und mehr Jahren. Das Krankheitsende wird gewöhnlich durch aufsteigende Lähmungen im Sinne der Bulbärparalyse bestimmt.

● *Juvenile Formen:* Ausgeprägt distal betonte Atrophien finden sich beim Peronealtyp, eher den Beckengürtel betreffende Atrophien bei der Kugelberg-Welanderschen Form. Ein bevorzugter Befall des Schultergürtels liegt bei der skapulohumeralen Verlaufsform vor. Alle drei Formen können sich auch erst im Erwachsenenalter manifestieren und haben eine wesentlich günstigere Prognose mit Überlebenszeiten von 30 und mehr Jahren.

● *Adulte Formen:* Der skapulo-peroneale Typ sowie die distale Erwachsenenform (Synonym: Duchenne-Aransche Krankheit) setzen erst um das 30.Lebensjahr ein und haben einen sich um mehrere Dezennien erstreckenden Verlauf, der aber zu starken Atrophien und entsprechenden Behinderungen führen kann.

Der Typ Kugelberg-Welander kommt als autosomal-rezessiv vererbbare, als autosomal-dominante und als X-chromosomal-rezessive Variante vor. Pseudohypertrophien der Waden sind nicht selten. Bei allen spinalen Muskelatrophien sind elektromyographisch die Zeichen der Vorderhornschädigung durch Faszikulationen und Denervierungspotentiale gekennzeichnet. Auch klinisch kann das Faszikulieren manchmal an der betroffenen Muskulatur, häufiger an der Zungenmuskulatur beobachtet werden. Der skapulo-peroneale Typ ist autosomal-dominant vererblich, ebenso der peroneale Typ. Bei den distalen Atrophieformen des Erwachsenenalters können differentialdiagnostische Schwierigkeiten gegenüber den Initialstadien der myatrophen Lateralsklerose auftreten.

Die *Pathogenese* aller Formen ist noch ungeklärt.

Morphologie

Die intravitale Diagnostik der verschiedenen spinalen Muskelatrophien stützt sich neben den klinischen und neurophysiologischen Daten im wesentlichen auf das Ergebnis der Muskelbiopsie (▷ S. 421, 467 ff). Der die Muskelatrophien bedingende Vorderhornprozeß mit *Ausfall der Nervenzellen* und einer *relativ geringgradigen Gliazellreaktion* ist am ausgeprägtesten bei der Werdnig-Hoffmannschen Krankheit, bei der es zu einer weitgehenden Lichtung des Nervenzellbestandes in den überwiegend betroffenen Rückenmarksregionen kommen kann. Die verbliebenen Nervenzellen sind bei der infantilen Form, seltener bei den adulten Formen vielfach chromatolytisch. Häufig trifft man auch auf stark geschrumpfte Nervenzellen. Mitunter sind die *Vorderwurzeln verschmälert* und *markarm*. Gelegentlich kommen Nervenzelldegenerationen – dem Grundtyp der Multisystematrophie genähert – auch in der Brücke und im Thalamus vor.

Picksche Atrophie

Synonyma

Picksche Krankheit; präsenile Systematrophie der Frontotemporalregion

Epidemiologie, Klinik[6]

Angaben über die *Häufigkeit* der Pickschen Atrophie (PA) schwanken stark, was wohl damit zusammenhängt, daß die klinische Differentialdiagnose Schwierigkeiten bereiten kann. In Skandinavien soll die PA häufiger sein als die Alzheimersche Krankheit, wobei beide zusammen in Schweden 0,1% der Todesursa-

chen betragen sollen[68], während in den Vereinigten Staaten ein Verhältnis von PA zu Alzheimerscher Krankheit von 2:7%[49], in Frankreich von 0,6:11,9%[25] genannt wird. Der letztere Wert entspricht unseren eigenen Erfahrungen. Größere Serien morphologisch gesicherter PA-Fälle aus jüngerer Zeit liegen nicht vor.

Das *Erkrankungsalter* schwankt meist zwischen 40 und 60 Jahren (im Durchschnitt 54 Jahre), wobei aber Erkrankungsfälle in jüngerem und späterem Alter bekannt wurden[68].

Klinisch steht im Vordergrund die progrediente *Demenz*, die vielfach beginnt mit Störungen im sozialen Verhalten mit mangelndem Taktgefühl, Enthemmungszeichen und Veränderungen der Persönlichkeit. Mnestische Störungen, Wortverständnisstörungen, Apathie und Antriebsstörungen treten hinzu. Agnosien und Apraxien sind im Gegensatz zur Alzheimerschen Krankheit weniger stark ausgeprägt (nach Auffassung der europäischen Psychiatrie[26,81] im Gegensatz zu amerikanischen Autoren[75]).

Der durchschnittliche *Krankheitsverlauf* beträgt 7 Jahre bei allerdings starken individuellen Schwankungen[81]. Familiäre Fälle sind wiederholt beschrieben, doch besteht kein klarer Erbgang[81].

Kombinationen von PA und Alzheimerscher Krankheit kommen vereinzelt vor, ebenso Kombinationen mit myatropher Lateralsklerose, Chorea Huntington und anderen degenerativen Erkrankungen.

Ätiologie, Pathogenese

Unbekannt. In Hirn und roten Blutkörperchen wurden *erhöhte Zinkkonzentrationen* gefunden, außerdem eine *erhöhte Zinkausscheidung im Urin*[26,27], weswegen eine primäre oder sekundäre Störung des Zinktransportes durch die Blutproteine diskutiert wird[49].

Morphologie

Makroskopie: Das individuell wechselnde klinische Bild hängt zusammen mit lokalisatorisch unterschiedlichen Akzentuierungen des hirnatrophischen Prozesses. Während die Okzipitalregion, die Zentral- und Präfrontalregion sowie die hinteren ⅔ des Schläfenlappens gewöhnlich nicht oder nur geringfügig betroffen sind (im Gegensatz zur Alzheimerschen Krankheit) gibt es innerhalb der *bevorzugt* atrophischen *Stirn- und Schläfenlappen* (Abb. 1.53 e) Typen mit einem bevorzugten Befall des limbischen Systems, mit temporo-orbitalem Sitz und mit Bevorzugung der frontalen Konvexität[26].

Mikroskopisch fehlen senile Drusen und Alzheimersche Fibrillenveränderungen, die die Alzheimersche Krankheit charakterisieren, oder treten jedenfalls ganz zurück gegenüber dem Auftreten von *Nervenzellschwellungen* und *argyrophilen Einschlüssen* von eher kugeliger Gestalt.

Diese „*Silberkugeln*" bevorzugen das Ammonshorn, während die Nervenzellschwellungen (Abb. 1.53 f) (sogenannte *Pick-Zellen*) die neokortikalen Schläfenlappen- und Stirnhirnregionen bevorzugen. Die Nervenzellschwellungen trifft man vor allem bei den rascher verlaufenden Fällen, die Pickkörper bei den längeren Krankheitsverläufen. Auch *Hiranokörper* (▷ S. 202) kommen häufig vor.

Nervenzellausfälle sind nicht nur in der Rinde, sondern auch im Caudatum deutlich, seltener sind Pallidum, Thalamus und Substantia nigra betroffen. Bei immerhin 30% finden sich nur atrophisierende Vorgänge mit *starker Fasergliose* ohne Nervenzellschwellungen oder argyrophile Kugeln[31]. Betroffen sind vorwiegend die Schichten I–III[40]. Die Gliazellvermehrung mit dichter Fasergliose ist subkortikal betont.

Elektronenmikroskopisch erweisen sich die Pickschen Körper als zusammengesetzt aus 100 bis 120 Å dicken Filamenten in Verbindung mit Lipofuszineinlagerungen und auf 200 Å geschwollenen Neurotubuli[54]. Während bei der Alzheimerschen Krankheit vorwiegend die Neurotubuli erkrankt sind, betrifft die PA vorwiegend die *Neurofilamente*. Beides ist Ausdruck eines gestörten Proteinstoffwechsels[3].

Literatur

1.–10. Weiterführende Literatur (▷ S. 208)

*11. Alvord EC jr (1968) The pathology of Parkinsonism. In: Minckler J (ed) Pathology of the nervous system. McGraw Hill Book Company, New York, pp 1152–1161

12. Ando S, Mizushima S (1978) Pathology of cerebellar degeneration probably due to chronic diphenyl-hydantoin intoxication. In: Sobue I (ed) Spinocerebellar degenerations. University of Tokio Press, Tokio, p 223

13. Appel SH (1981) A Unifying hypothesis for the cause of amyotrophic lateral sclerosis, parkinsonism, and Alzheimer disease. Ann Neurol 10: 499–505

14. Aquilonius SM, Eckernäs SA, Sundwall A (1975) Regional distribution of choline acetyltransferase in the human brain: Changes in Huntington's chorea. J Neurol Neurosurg Psychiat 38: 669–677

15. Bar RS, Levis WR, Rechler MM, Harrison LC, Siebert C, Podskalny J, Roth J, Muggeo M (1978) Extreme insulin resistance in ataxia telangiectasia. N Engl J Med 298: 1164–1171

*16. Barbeau A (1976) Parkinson's disease: Etiological considerations. In: Yahr MD (ed) The basal ganglia. Raven Press, New York, pp 281–292

17. Barbeau A (1980) Biochemistry of Friedreich's ataxia. In: Sobue I (ed) Spinocerebellar degenerations. University of Tokio Press, Tokio, p 303

18. Barkley DS, Hardiwidjaja SI, Tourtellotte WW, Menkes JH (1978) Cellular immune responses in Huntington disease. Neurology 28: 32–35

19. Bernheimer H (1973) Brain dopamine and the syndromes of Parkinson and Huntington. Clinical morphological and neurochemical correlations. J Neurol Sci 20: 415

20. Bird ED Chiappa SA, Schenk G (1976) Brain in immunoreactive Gonadotropinreleasing hormone in Huntington's choroa and in non-Chorea Subjects. Nature 260: 536

21. Borit A, Rubinstein J, Urich H (1975) The striatonigral degenerations – putaminal pigments and nosology. Brain 98: 101–112

21a. Bradley WG, Krasin F (1982) A new hypothesis of the etiology of amyotrophic lateral sclerosis. The DNA hypothesis. Arch Neurol 39: 677–680

22. Braitenberg V (1977) On the texture of brains. Springer-Verlag, New York Heidelberg Berlin

23. Bridges BA, Harnden DG (1982) Ataxia-telangiectasia, a cellular and molecular link between cancer, neuropathology, and immu-

ne deficiency. John Wiley & Sons Chichester New York Brisbane Toronto Singapore

*24. Chan-Palay V (1977) Cerebellar dentate nucleus. Organization, cytology and transmitters. Springer-Verlag, Berlin Heidelberg New York

25. Constantinidis J, Garrone G, de Ajuriaguerra J (1962) L'hérédité des démences de l'age avancé. Encephale 4: 301

26. Constantinidis J, Richard J, Tissot R (1974) Pick's disease. Europ Neurol 11: 208–217

27. Constantinidis J, Richard J, Tissot R (1977) Maladie de Pick et métabolisme du zinc. Rev Neurol (Paris) 133: 685–696

28. Chokroverty S, Sharp JT, Barron KD (1978) Periodic respiration in erect posture in Shy-Drager syndrome. J Neurol Neurosurg Psychiat 41: 980–986

29. Dom R, Malfroid M, Baro F (1976) Neuropathology of Huntington's Chorea. Neurology 26: 64–68

30. Duffy PE, Tennyson VM (1965) Phase and electron microscopic observations of Lewy bodies and melanin granules in the substantia nigra and locus caeruleus in Parkinson's disease. J Neuropath Exp Neurol 24: 398–414

31. Escourolle R (1956) La maladie de Pick. Etude d'ensemble et synthese anatomo-clinique. thèse Paris

*32. Fahn S (1977) Secondary Parkinsonism. In: Goldensohn ES, Appel StH (eds) Scientific approaches to clinical neurology. Lea & Febiger, Philadelphia, pp 1158–1189

33. Frank G, Vuia O (1973) Chorea Huntington – amyotrophische Lateralsklerose – spastische Spinalparalyse. Z Neurol 205: 207–220

34. Goebel HH, Heipertz R, Scholz W, Iqbal K, Tellez-Nagel I (1978) Juvenile Huntington Chorea: Clinical, ultrastructural, and biochemical studies. Neurology 28: 23–31

35. Haberlandt WF (1959) Zur Genetik und Demographie der Charcotschen Krankheit im Raum von Westfalen. Dtsch Ztsch f Nervenheilk 180: 55–83

36. Haberlandt WF (1961) Klinisch-genetische Beobachtungen bei der Huntingtonschen Chorea. Ärztl Prax 13: 1225

37. Hartog Jager WA (1969) Sphingomyelin in Lewy inclusion bodies in Parkinson's disease. Arch Neurol 21: 615–619

38. Hassler R (1938) Zur Pathologie agitans und des postencephalitischen Parkinsonismus. J Psychol Neurol 48: 367

*39 Hopkins AP, Dyk PJ (1977) Peroneal muscular atrophy, hypertrophic neuropathy and hereditary sensory neuropathy. In: Goldensohn ES, Appel StH (eds) Scientific approaches to clinical neurology. Lea & Febiger, Philadelphia, pp 1398–1414

*40. Jakob H (1979) Die Picksche Krankheit. Springer, Berlin Heidelberg New York

41. Kaiya H, Mehraein P (1974) Zur Klinik und pathologischen Anatomie des Muskelatrophie-Parkinsonismus-Demenz-Syndroms. Arch Psychiat Nervenkr 219: 13–27

42. Kark RAP, Rodriguez-Budelli M, Blass JP (1978) Evidence for a primary defect of lipoamide dehydrogenase in Friedreich's ataxia. In: Kark RAP, Rosenberg RN, Schut LJ (eds) Advances in neurology, vol 21. Raven Press, New York pp 163–180

43. Klawans HL jr (1971) Cerebrospinal fluid homovanillic acid in Huntington's Chorea. J Neurol Sci 13: 277

44. Koch G (1966) Krankheiten mit vorwiegender Beteiligung des extrapyramidalen Systems. In: Becker PE (Hrsg) Humangenetik Bd V/1. G. Thieme, Stuttgart, S 130

45. Kosaka K, Mehraein P (1978) Myatrophische Lateralsklerose kombiniert mit Degeneration im Thalamus und der Substantia nigra. Acta Neuropath 44: 241–244

46. Lange H, Thörner G, Hopf A, Schröder KF (1976) Morphometric studies of the neuropathological changes in choreatic disease. J. Neurol Sci 28: 401–425

*47. Lapresle J (1978) The spinocerebellar degenerations: Contribution of peripheral nerve pathological studies to the understanding of certain allied disorders with hypertrophic neuritis. I: Sobue I (ed) Spinocerebellar degenerations. University of Tokio Press, Tokio, pp 185

48. Mackay RP (1963) Course and prognosis in amyotrophic lateral sclerosis. Arch Neurol 8: 117–127

49. Malamud N (1977) zit. nach Constantinidis u. Mitarb. (1962)

*50. Malamud N (1968) Neuromuscular diseases. In: Minckler J (ed) Pathology of the nervous system. McGraw Hill Book Company. New York, pp 712–725

*51. Malamud N (1968) Infantile progressive muscular atrophy. In: Minckler J (ed) Pathology of the nervous system. Mc Graw Book Company, New York, pp 725–730

52. Mannen T, Iwata M, Toyokura Y, Nagashima K (1977) Preservation of a certain motoneurone group of the sacral cord in amyotrophic lateral sclerosis: Its clinical significance. J Neurol Neurosurg Psychiat 40: 464–469

*53. Miyazaki M (1980) Shy-Drager syndrome: a nosological entity? The problem of orthostatic hypotension. In: Sobue I (ed) Spinocerebellar degenerations. Univ Tokio Press, Tokio, p 35

*54. Mikol J, Brion S, Cuicharnaud L, Waks O (1980) A new case of Pick's disease. Acta Neuropathol (Berl) 49: 57–61

*55. Oppenheimer DR (1976) Disease of the basal ganglia, cerebellum and motor neurons. In: Blackwood W, Corsellis JAN (eds) Greenfield's neuropathology. E. Arnold Publ., London pp 608–651

56. Orthner H, Becker PE, Müller D (1973) Recessiv erbliche amotrophische Lateralsklerose mit „Lafora-Körpern". Arch Psychiat Nervenkr 217: 387–412

*57. Palay SL, Chan-Palay V (1974) Cerebellar cortex. Cytology and organization. Springer-Verlag, Berlin Heidelberg New York

58. Parnitzke KH, Peiffer J (1954) Zur Klinik und pathologischen Anatomie der chronischen Braunsteinvergiftung. Arch Psychiat Ztsch Neurol 192: 405–429

59. Paterson MC, Smith PJ (1979) Ataxia telangiectasia: An inherited human disorder involving hypersensitivity to ionizing radiation and related DNA-damaging chemicals. Ann Rev Genet 13: 291–318

60. Peiffer J (1956) Zur Pathogenese der zentralnervösen Störungen bei der chronischen Manganvergiftung. Arch Gewerbepath Gewerbehys 14: 408–427

61. Perry ThL, Wright JM, Hansen S, Allan BM, Baird PA, MacLeod PM (1980) Failure of aminooxyacetic acid therapy in Huntington disease. Neurology 30: 772–775

62. Pinsky L, Finlayson MH, Libman I, Scott BH (1975) Familial amyotrophic lateral sclerosis with dementia: A second Canadian family. Clin Genet 7: 186–191

63. Prange H, Krtsch H (1978) Bemerkungen zum „Morbus Fahr". Nervenarzt 49: 484–487

64. Quik M, Spokes EG, Mackay AVP, Bannister R (1979) Alterations in (H3) spiperone binding in human caudate nucleus, substantia nigra and frontal cortex in the Shy-Drager syndrome and Parkinson's Disease. J Neurol Sci 43: 429–437

65. Rizzuto N, Monaco S, Noretto G, Galiazzo-Rizzuto S, Fiaschi A, Forti A, DeMaria R (1981) Friedreich's ataxia. A light and electron microscopic study of peripheral nerve biopsies. Acta Neurpath Suppl VII: 344–347

66. Rosenberg RN (1981) Biochemical genetics of neurologic disease. New Engl J Med 305: 1181–1193

67. Rosenberg RN, Nyhan WL, Bay C, Shore P (1976) Autosomal dominant striatonigral degenerations. Neurology 26: 703–714

68. Sjögren H (1952) Clinical and genetical analyses and pathologic examination of the brains in 72 cases of Alzheimer's disease and Pick's disease. Actual Sci 1169: 341

69. Skre H (1980) Epidemiology of spinocerebellar degenerations in Western Norway: Hereditary ataxias. In: Sobue I (ed) Spinocerebellar degenerations. University of Tokio Press, Tokio, p 103

70. Smith MC (1960) Nerve fibre degeneration in the brain in amyotrophic lateral sclerosis. J Neurol Neurosurg Psychiat 23: 269–282

71. Sobue I, Takayanagi T, Yamamoto H (1980) Clinical features of spinocerebellar degenerations in Japan. In: Sobue I (ed) Spinocerebellar degenerations. University of Tokio Press, Tokio, p 3

71 a. Spokes EGS (1981) The neurochemistry of Huntington's chorea. TINS 4: 115–118

72. Stumpf DA, Parks JK, Eguren LA, Haas R (1982) Friedreich ataxia: III. Mitochondrial malic enzyme deficiency. Neurology 32: 221–227

73. Taylor AMR, Harnden DG (1975) Ataxia telangiectasia: a human mutation with abnormal radiation sensitivity. Nature 258: 427–429

74. Tomonage M (1980) Selective appearance of Bunina bodies in amyotrophic lateral sclerosis. J Neurol 223: 259–267

*75. Torack RM, Berg L (1977) Neuronal disease and progressive dementia in adults. In: Goldensohn ES, Appel Sh (eds) Scientific approaches to clinical neurology vol I. Lea & Febiger, Philadelphia, p 245

76. Wastek GJ, Stern LZ, Johnson PC, Yamamura HI (1976) Huntington's disease: Regional alteration in muscarinic cholinergic receptor binding in human brain. Life Sci 19: 1033–1039

77. Weiner LP, Stohlman SA, Davis RL (1980) Attempts to demonstrate virus in amyotrophic lateral sclerosis. Neurology 30: 1319–1322

78. Wendt GG, Landzettel I, Solth K (1960) Krankheitsdauer und Lebenserwartung bei der Huntingtonschen Chorea. Arch Psychiat Ztsch f ges Neurol 201: 298–312

79. Viola M (1976) RNA tumorviruses as causative agents of chronic neurological disease. In: Andrews JM, Johnson RT, Brazier MAB (eds) Amyotrophic lateral sclerosis: Recent Research Trends. Academic Press, New York.

*80. Zeman W. Dyken (1968) Dystonia musculorum deformans. In: Vinken PJ, Bruyn GW (eds) Handbook of clinical neurology, vol 6. North-Holland Publishing Company, Amsterdam pp 517–543

81. Zerbin-Rüdin E (1967) Picksche Krankheit. In: Becker PE (Hrsg) Humangenetik Bd V/2. G. Thieme, Stuttgart, S 126

Intoxikationen

Weiterführende Literatur

1. Spencer PS, Schaumburg HH (1980) (eds) Experimental and clinical neurotoxicology. Williams & Wilkins, Baltimore London

Die Darstellung in diesem Abschnitt beschränkt sich im wesentlichen auf *Schädigungen, die das Zentralnervensystem treffen.* Soweit der Schwerpunkt der Intoxikationen auf dem *peripheren Nervensystem* liegt, wird dies im Kapitel über die Polyneuropathien behandelt. Unter Verweis auf die Darstellung der Intoxikationsfolgen an den übrigen Körperorganen wird auf pathogenetische Probleme nur insoweit eingegangen als sie für die neuropathologischen Befunde von Bedeutung sind. Die Tabelle 1.10 gibt eine Übersicht über die *Haupt-Angriffspunkte* verschiedener toxischer Substanzen.

Tabelle 1.10. Schema der Hauptangriffsgebiete verschiedener Schadstoffe. (In Anlehnung an Hirano und Llena[19])

Dominierender Angriffsort	Lokalisatorische und qualitative Besonderheiten	Toxische Substanz
Nervenzelle Perikaryon	Desintegration der rauhen ER, Ribosomenverlust, damit gestörte Proteinsynthese	Methyl-Quecksilber
	Rauhes ER u. Organellen	Heroin
	Lipopigmente als MCB, kurvilineare Strukturen, Fingerprint-Muster	Chloroquin, Perhexilinmaleat, Azetyläthyl-Tetramethyl-Tetralin, Chlorphentermin, Diphenylhydantoin
Axon	10 nm-Filamentvermehrung	Aluminiumverbindungen, IDPN
	Mikrotubuli-Schädigung mit kristalloiden Strukturen	Kolchizin, Vinca-Alkaloide
	Neuroaxonale Dystrophie (Hypoglossuskern u. a. Hirnnervenkerngebiete)	Zytostatika (MTX u. ä.)
	Distale Axonopathie (dying back-Typ) (▷ S.243)	Clioquinol (SNOM), Akrylamid, n-Hexane, Methyln-butylketon, 2,5-Hexanedion, Arsen, Karbondisulfid, Triorthokresylphosphat, Porphyrie
Spinalganglienzellen	Ribosomenschädigung	Adriamyzin (Doxorubizin), Methylquecksilber, Triorthokresylphosphat
Synapsen	Schwellung und Vakuolisierung, vor allem an Dendriten	Glutamat, Methioninsulfoximin, Ouabain
Kleinhirn-Nervenzellen	Körnerzellzerfall oder – bei noch unabgeschlossenem Wachstum – Entwicklungshemmungen. Kontaktlose Spines an Purkinjezelldendriten	Thiophen, Cycasin, Cytosin-Arabinosid, Organ. Quecksilberverbindungen
Astrozyten	Glykogenvermehrung Fortsatzschwellungen Kerneinschlüsse	Mono-Na-Glutamat, Methioninsulfoximin
Oligodendroglia	Splitting der Markscheiden in der intraperiod line	Triäthylzinn, Isonikotinsäure-Hydrazid, Hexachlorophen, Zyanid
	Schwellung der inner loops; Entmarkung im Pedunc. cerebelli sup.	6-Aminonikotinamid, Cuprizone, Diphtherietoxin
Plexusepithelien	Nekrosen	Tertiäre Amine
Endothelzellen	Proliferationssteigerung (Kleinhirn, Stammganglien)	Bleiverbindungen

Vergiftungen mit anorganischen Verbindungen

Bleivergiftung

Synonym
Encephalopathia saturnina

Epidemiologie
In den USA wird mit 12000 bis 16000 jährlichen Erkrankungsfällen und 200 Todesfällen gerechnet. Kinder sind besonders gefährdet. Pathologische Bleiwerte fanden sich in 10 bis 25% der Slumkinder[32].

Pathogenese
Früher spielten Bleifarben und bleihaltige Glasuren sowie wasserleitende Bleirohre eine größere Rolle. Heute sind *Autoabgase* und Expositionen gegenüber *Bleitetraäthyl* die wesentlichsten Vergiftungsgelegenheiten. Der *Bleigehalt der Luft* ist in verkehrsreichen Städten 10 × höher als auf dem Land[31].

Der pathogenetische Mechanismus der Bleivergiftung ist aber nach wie vor nur unzureichend erklärt. *Erhöhte Koproporphyrin III- und Deltaaminolävulinsäure-Werte im Urin* korrespondieren mit der Anämie. Der Bleigehalt des Hirngewebes ist erhöht, allerdings nicht in allen Fällen klinisch dokumentierter Bleivergiftungen, ziemlich regelmäßig allerdings bei Kindern, die überhaupt relativ häufiger und schwerer erkranken. Im Tierversuch mit unreifen Tieren war der Bleigehalt der Nervenzellmitochondrien erhöht und die Atmungsrate der Mitochondrien herabgesetzt, – ein Befund, der erwachsenen Tieren fehlte. Eine Brücke zur klinischen Symtomatologie und zum morphologischen Schädigungsmuster ließ sich aus diesen Befunden aber nicht konstruieren[18].

Klinik
Darmkoliken, Erbrechen, Durchfälle, Comata und Krämpfe bestimmen die *akute Vergiftung*, Obstipation, Hautblässe, Kopfschmerzen und Übelkeit, terminal Zeichen eines schweren organischen Psychosyndroms die *chronische Vergiftung*. Zeichen einer *Schädigung der peripheren Nerven* gesellen sich zu den zentralnervösen Störungen hinzu (▷ Kapitel Polyneuropathie).

Morphologie
Makroskopisch finden sich bei akuten Vergiftungen Zeichen des Hirnödems und der Hyperämie. Auf Frontalschnitten sind gelegentlich, aber keineswegs regelmäßig, petechiale Blutungen in grauer und weißer Substanz sichtbar. Kleinhirnatrophien kommen ebenfalls vor.

Mikroskopisch finden sich bei der *akuten Vergiftung* Zeichen einer *Störung der Blut-Hirn-Schranke* mit perivaskulären eiweißreichen Exsudationen. In seltenen Fällen kann das *Marködem* zu diffusen Entmarkungen und – in Verbindung mit lockeren Lymphozyteninfiltraten – zu einem der Schilderschen Krankheit ähnlichen Bild führen.

Im Vordergrund der *chronischen Vergiftung* stehen *auffallende Proliferationen der zellreichen Kapillaren* innerhalb der Groß- und Kleinhirnrinde. *Subpiale Astrozytenvermehrungen* sowie eine starke *Stäbchenzellvermehrung* der Mikroglia innerhalb der Molekularschicht der Kleinhirnrinde erkennt man neben gelegentlichen *Mikrogliaknötchen*[47]. Der Purkinjezellbestand ist gelichtet, die Körnerzellen sind öfters atrophisch. Die *Hyalinosen der Arteriolen* spiegeln wahrscheinlich die Hypertonie wider, die auf eine ebenfalls bleibedingte Nierenschädigung zurückzuführen ist. Bemerkenswert ist das Vorkommen *Alzheimerscher Fibrillenveränderungen*, die auch elektronenmikroskopisch das typische Bild der twisted tubuli aufweisen[39]. Untersuchungen in Queensland (Australien) zeigten lockere Korrelationen zwischen dem Bleigehalt im Knochenmark und dem Vorkommen relativ dichtliegender *Kalkkonkremente* innerhalb der Körnerzellen der Kleinhirnrinde und im Pallidum[59]. Zentrale Chromatolysen der Vorderhornzellen sind wohl Ausdruck der Schädigung des peripheren Nerven mit axonaler Degeneration und Markscheidenschädigungen vom Typ der Wallerschen Degeneration[15].

All diese Veränderungen sind aber weder konstant nachweisbar noch pathognomonisch[28].

Quecksilbervergiftung

Synonym
Erethismus mercurialis

Klinik
Kürschner, Thermometermacher, Verspiegeler waren früher besonders gefährdet. Seit Einführung entsprechender arbeitsmedizinischer Schutzmaßnahmen sind diese Vergiftungsquellen stark zurückgegangen. Gefahren bestehen heute eher aus dem *industriellen Bereich* bei unsachgemäßer Abfallaufarbeitung. Das gravierendeste Beispiel hierfür war die
- *Minimata-Krankheit* unter japanischen Fischern, die Quecksilber-verseuchte Fische aus einer Bucht entnommen hatten, in die stark Quecksilber-haltige Industrieabwässer eingeleitet wurden[15].

Methylquecksilberverbindungen sind derzeit die häufigste Vergiftungsquelle.

Während die *akute Vergiftung* unter abdominellen Krankheitszeichen verläuft, stehen bei der *chronischen Vergiftung* zentralnervöse Funktionsstörungen im Vordergrund. Depressionen, erhöhte Reizbarkeit, starke innere Unruhe, Intentionstremor, Dyssynergien und zerebellare Störungen prägen das Bild. Periphernervöse Störungen treten demgegenüber zurück[31].

Morphologie
Makroskopisch finden sich allenfalls Rindenatrophien im Bereich der Calcarina und der Kleinhirnrinde.

Mikroskopisch zeigte sich bei den jüngeren Untersuchungen, die vorwiegend bei Vergiftungen mit organi-

schen Quecksilberverbindungen erfolgten, *Nervenzellausfälle in der Großhirnrinde*, die eine eindeutige Akzentuierung in der Area striata und im Gyrus temporalis superior, geringer auch in der Area 8 des Frontallappens aufweisen[15]. Mit dem Nervenzelluntergang kann ein ausgeprägter *Status spongiosus* verbunden sein. Die Ausfälle können bei *chronifiziertem Verlauf* Vernarbungen durch eine dichte *Fasergliose* erfahren. Innerhalb der Nervenzellen und der Phagozyten treten kleine Granula auf, die einen hohen Quecksilbergehalt aufweisen.

Im *Kleinhirn* besteht eine ausgeprägte Atrophie der Körnerzellschicht bei relativ besserem Erhaltungszustand der Purkinjezellen. Axontorpedos werden häufig beobachtet. Die *Stammganglien* sind demgegenüber nur geringgradig betroffen. Eine leichte Entmarkung besteht gelegentlich in den *Hintersträngen*, noch seltener in den Pyramidenseitensträngen (klinisch manchmal Zeichen einer myatrophischen Lateralsklerose).

Bei noch floriden Fällen können Neuronophagien und Stäbchenzellvermehrungen innerhalb der *Großhirnrinde* beobachtet werden[41]. In der *Kleinhirnrinde* können stark ausgeprägte Dendritenveränderungen der Purkinjezellen mit Hirschgeweih- und Morgenstern-Figuren vorkommen[15].

Elektronenmikroskopisch wurde in Spinalganglienzellen bei experimenteller Methylquecksilbervergiftung eine Desintegration des rauhen ER mit Verlust der Ribosomen beobachtet. Es erschienen ferner hyaline Einschlüsse bzw. intraneuronale Vakuolisierungen[10].

Mangan-Vergiftungen
Synonym: Braunstein-Vergiftung

Epidemiologie, Klinik
Hauptquelle chronischer Mangan-Vergiftungen ist der Staub, der in Braunsteingruben und -mühlen, aber auch beim Transport des Erzes (Hafenarbeiter!) auftritt. Arbeiten mit Trockenelementen, an Schmelzöfen oder beim Lichtbogenschweißen sind ebenso gefährlich wie der Umgang mit Benzin, das Mn als Antiklopfmittel enthält.

Klinisch stehen im Vordergrund parkinsonistische Symptome, emotionale Instabilität und Halluzinationen, wobei aber Rigor, Tremor und Sprachstörungen das Bild beherrschen.

Pathogenese
Unter Mangan-Einwirkung ist der intrazelluläre cAMP-Spiegel durch *Hemmung der Adenylatzyklase-Aktivität* gesenkt. Gleichzeitig findet sich eine *Aktivierung der cAMP-Phosphodiesterase*[49]. Es besteht ein Abfall des Serotoninspiegels und eine Erniedrigung der Aktivität der aromatischen L-Aminosäuren-Dekarboxylase[23]. Das Hirngewebe enthält erniedrigte Dopamin- und Homovanillinsäure-Werte, was auf eine *Störung des Katecholaminstoffwechsels* weist[7].

Mangan verstärkt die Autoxidation von Dopamin unter Freisetzung von toxisch wirkenden O_2-, H_2O_2- und HO-Radikalen[12a].

Morphologie

In gutem Einklang mit diesen biochemischen und klinischen Befunden finden sich *elektive Parenchymnekrosen* mit *konsekutiver Gliose* vorwiegend im inneren Pallidumglied und an den großen Striatumzellen. Das pathogenetisch Primäre ist hierbei wahrscheinlich die chronische Gewebshypoxidose durch die *Depression der Enzymaktivitäten*, während die Störungen im Katecholaminstoffwechsel die Folge der Nervenzellausfälle sein dürften.

Innerhalb des *Plexus chorioideus* können sich starke Vermehrungen von Mangan, aber auch von Blei finden, die bereits *makroskopisch* zu einer *schwärzlichen Verfärbung* des verhärteten Plexusgewebes führen[44].

Chronische Wismut-Vergiftung

Nach chronischer Einnahme von Wismutsalzen als Mittel gegen Obstipation oder auch als Hautcreme wurden vor allem in Frankreich zahlreiche Vergiftungsfälle unter dem Bild einer Enzephalopathie beobachtet. *Klinisch* beginnt das Bild mit Schlafstörungen, Seh- und Höreinbußen, um später Dysarthrien, Ataxien, Myoklonismen und Halluzinationen zu zeigen. Die Blut- und Urinspiegel ergaben bei den Patienten um das Zehn- bis Hundertfache erhöhte Werte[30].

Die *Pathogenese* ist ungeklärt, zumal davon ausgegangen werden konnte, daß eine Resorption durch den Darm und durch die Haut eine nur geringe Rolle spielt. Möglicherweise im Zusammenhang mit neuen Trägerstoffen und Emulgatoren kommt es aber offenbar zu einer erhöhten Resorption und auch zu einer Ablagerung von Wismut im Hirngewebe[14].

Morphologisch bestehen perivenöse Lymphozyteninfiltrate in den Stammganglien und im periventrikulären Mark bei relativer Verschonung der Groß- und Kleinhirnrinde. Die Nervenzellen sind sehr reich an Lipofuszin. Ob der Nachweis von *Lewy-Körpern* in der Substantia nigra krankheitstypisch ist, erscheint fraglich. Die *intrazerebralen Gefäße* sind vielfach hyalinotisch umgewandelt. In den Stammganglien besteht ein *Status cribrosus*, vielfach auch ein *Status lacunaris*[14]. Die Veränderungen sind insgesamt wenig charakteristisch. Ihr Zusammenhang mit der Vergiftung ist völlig unklar.

Thallium-Vergiftung

Als Wirkstoff in *Salben* (Enthaarung, früher auch bei Infektionskrankheiten) und als *Schädlingsbekämpfungsmittel* ist Thallium noch immer ein gebräuchliches Gift. Die Aufnahme erfolgt durch die Haut mit kontaminierten Speisen oder durch Inhalation. Es wird sehr rasch resorbiert. Die Vergiftung zeigt sich durch *Alopezie* sowie durch *Ataxie* und *Lethargie* und als Zeichen einer *peripheren Schädigung* durch ausgeprägte Gliederschmerzen, Sensibilitätsstörungen und Muskelatrophien. Selten kommt es zu *Myoklonismen* und *Krämpfen*, häufiger zu *psychischen Störungen*[5].

Morphologisch wurden am Zentralnervensystem chromatolytische Nervenzellen in der motorischen Rinde, in Pallidum und Substantia nigra sowie im Kerngebiet des 3. Hirnnerven und an den Vorderhornzellen beobachtet[22, 48]. Bedeutungsvoller sind die Veränderungen im peripheren Nervensystem mit einer *Polyneuropathie vom dying back-Typ*. Das pathogenetische Prinzip der Schädigung ist unklar.

Arsen-Vergiftung

Das seit altersher bekannte Gift wird heute noch in *Pestiziden*, bei *Woll-Konservierungsmitteln* sowie in der *Hütten- und Schmelzindustrie* verwandt. Die Resorption erfolgt über Lunge und Gastrointestinaltrakt. Auffallend ist die Resistenz mancher Menschen.

Klinisch äußert sich die Vergiftung vorwiegend als *Polyneuropathie*, wenn auch gelegentlich verbunden mit Anorexien und Brechreiz, einer Melanose und Keratose der Haut.

Morphologisch beschränken sich die Veränderungen am Zentralnervensystem auf *Ausfälle* und *Chromatolysen* an den *Vorder- und Hinterstrang-Nervenzellen* und auf geringgradige Markscheidenabblassungen in den Hintersträngen[48].

Cadmium-Vergiftungen

Erhöhte Cadmiumwerte wurden vor allem im *Industriestaub* in der Umgebung entsprechender Werke gefunden. Zeichen zentralnervöser Störungen sind nicht bekannt, wohl aber Schädigungen von Seiten des *peripheren und autonomen Nervensystems*.

Morphologisch fanden sich im Tierexperiment in Nervenzellen des Trigeminuskerngebietes und in Spinalganglien periphere Chromatolysen mit Einlagerungen *elektronenmikroskopisch* feingranulären Materials geringer Elektronendichte in den peripheren Arealen des Nervenzellzytoplasmas[3]. Die Ribosomen des rauhen ER waren verschiedentlich aufgelöst, die Zisternen waren erweitert oder auch fragmentiert. Ebenso fanden sich Mitochondrienschädigungen und Einlagerungen umfangreicher Lipidkörperchen, letzteres besonders in den Satellitenzellen der *Spinalganglien*, aber auch in Endothelzellen und am peripheren Nerven in Schwannschen Zellen. Geschrumpfte und nekrotische Zellen wurden ebenfalls beobachtet. Das *Ganglion cervicale superior* ist stark betroffen, nicht dagegen das Ganglion coeliacum. Besonders stark geschädigt sind die Endothelzellen der Blutgefäße des Ganglion cervicale superior und des Nervus ischiadicus, wo sich schon lichtmikroskopisch Erythrodiapedesen und Zeichen einer gestörten Schranke finden. Die *Pathogenese* ist ungeklärt[3].

Vergiftungen mit organischen Verbindungen

Clioquinol-, Oxichinolin- und Oxichinaldin-Vergiftungen

Diese zur *Behandlung von Diarrhön* häufig verwandten Mittel, für die durch die Arzneimittelkommission der Deutschen Ärzteschaft *Dosisbeschränkungen* empfohlen wurden, führen bei chronischer Einnahme zu neurotoxischen Erscheinungen. Am eindrucksvollsten ist die Häufung entsprechender Erkrankungen in Japan unter der Bezeichnung der *subakuten myelooptischen Neuropathie (SMON)*[34].

Klinik

Die chronische Vergiftung führt zu *Abnahme des Sehvermögens*, zu *Hinterstrangataxien*, Zeichen einer *Pyramidenbahnläsion* und zur *sensomotorischen Polyneuropathie*. Blasenstörungen sind häufig. Der pathogenetische Zusammenhang zwischen diesem klinischen Syndrom und der Einnahme der Medikamente ließ sich auf Grund einer groß angelegten japanischen Untersuchung sichern[27].

Morphologie

Der Schwerpunkt der Schädigungen liegt im Rückenmark und an den peripheren Nerven. Es handelt sich hier um eine *Axonopathie mit sekundärer Markscheidenschädigung*. Schwere Schädigungen weisen die *Spinalganglienzellen* auf. Im *Rückenmark* besteht eine Entmarkung der *Hinterstränge* unter Bevorzugung des Gollschen Strangs. Die *Vorderhornzellen* zeigen das Bild der primären Reizung. Es finden sich zahlreiche Axonsphäroide. Zytoplasmavakuolisierungen kommen mit entsprechender Astrozytenreaktion in den unteren Oliven vor. Leichte Purkinjezellschädigungen mit dem Vorkommen von Axontorpedos innerhalb der Körnerzellschicht ergänzen das Bild[58].

Chlorochin-Schädigungen

Die Chlorochin-enthaltenden Pharmaka (z. B. Resochin) sind lysosomotrop[24] und finden Anwendung vor allem bei *rheumatischen Erkrankungen* und bei der Behandlung der *Malaria*. Der amphiphile Charakter wirkt sich membranstabilisierend aus, ist aber auch Ursache einer Nebenwirkung, die das Chlorochin (Chloroquine) gemeinsam mit einer Reihe anderer amphiphiler Substanzen hat, so den *trizyklischen Neuroleptika*, den *Cholesterolsynthese-Hemmern (Triparanol, AY-9944)*, dem *Appetitzügler Chlorphentermin* oder dem Herzmittel *Perhexilin*[13, 24].

Morphologie

Charakteristisch für Chlorochin und die genannten übrigen amphiphil wirkenden Substanzen ist das Bild einer *experimentellen Neurolipidose* (Speicherungsdystrophie). Man findet in den Nervenzellen mit Schwerpunkt in den *Spinalganglien* membranöse Schichtungskörper vom Typ der multilamellären Körperchen oder auch lamellär oder hexagonal angeordnete, kristalloide Einschlüsse[24]. Das Bild ähnelt insofern dem *Muster der GM$_2$-Gangliosidose* oder auch – mit kurvilinearen Profilen – dem der *neuroviszeralen Zeroidlipofuszinose* (▷ S. 520). Die Perikarya der Retinazellen, aber auch die intrazerebralen Gliazellen nehmen an den Speicherungsvorgängen ebenso teil wie das periphere Nervensystem mit intraaxonalen Ballonierungen oder Axonschwellungen im Bereich der Muskelspindeln[13]. Es gibt allerdings Prädilektionsstellen, zu denen unter anderem auch die neurosekretorisch wirksamen Nervenzellen des hypothalamo-hypophysealen Systems gehören. Analog zur Zeroidlipofuszinose geben die betroffenen Zellen eine sehr intensive Reaktion bei Darstellung der sauren Phosphatase[25, 38].

Vergiftungen durch Phosphorverbindungen Phosphorsäureester (E 605)

Epidemiologie

Die zur *Schädlingsbekämpfung* benutzten Phosphorsäureester gehören zu den am häufigsten zu suizidalen Zwecken benutzten Giften. Das Gift wird durch Inhalation, perkutan (z. B. bei Landwirten) oder suizidal peroral wirksam.

Pathogenese

Pathogenetisch führt E 605 zu einer *Hemmung der Cholinesterase*, die im Gegensatz zu der schlagartigen Wirkung der Zyanverbindungen je nach Dosis mit einer gewissen Latenz von mindestens 5 bis 10 Minuten einsetzt. Bei perkutaner Gabe gibt es auch *chronische Vergiftungen*. Kinder sind besonders gefährdet.

Klinik

Dem pathogenetischen Mechanismus entsprechend bestehen klinisch starke *Reizerscheinungen in parasympathisch innervierten Erfolgsorganen* (Miosis, Bradykardie, Bronchospasmus, Darmspasmus, Tränen- und Speichelfluß), vor allem aber *zentralnervös bedingte Symptome* (Tremor, Myoklonien, Koordinationsstörungen). Anorexie und Nausea folgen den muskarinartigen Wirkungen. *Generalisierte Muskelzuckungen* gehen über in die *Lähmung des Atem- und Vasomotorenzentrums*. Therapeutisch sind hohe Atropindosen erforderlich.

Morphologie

Bei der *Autopsie* fällt bereits die *außerordentlich starke Totenstarre* mit kontrakter Muskulatur auf. Am Zentralnervensystem besteht eine Hyperämie[35]. In der Humanpathologie sind wegen des rasch eintretenden Todes am ZNS mikroskopisch nachweisbare Schädigungen in der Regel nicht erkennbar. Experimente, die mit verschiedensten organischen Phosphorverbindungen vorgenommen wurden, ergaben vorwiegend *Axonschädigungen* im zentralen und peripheren Nervensystem, im letzteren allerdings bevorzugt. Mit den Axonschwellungen gingen *Markscheidenuntergänge* einher, die z. B. innerhalb des Kleinhirn und des Rükkenmarks zu retrograden Entmarkungsvorgängen führten, entsprechend dem Typ der distalen Axonopathie (▷ S. 243). Mit präparierten Einzelfasern ergaben sich teils Bilder der Wallerschen Degeneration, teils segmentale Entmarkungen[11].

Sonstige organische Giftstoffe

Methylchlorid

Methylchlorid und Methylbromid werden in der *Kälteindustrie* verwandt.

Klinisch äußert sich die *akute Vergiftung* durch Kopfschmerzen, Übelkeit, Erbrechen, Schwindelgefühle, Tremor und unsicheren Gang sowie eine Pulsbeschleunigung und einen Blutdruckabfall[58]. Bei leichteren Vergiftungen kann ein Stunden oder Tage dauerndes symptomfreies Intervall den Intoxikationserscheinungen vorausgehen. *Chronische Vergiftungen* äußern sich in Somnolenz, Störungen von Seiten des extrapyramidalmotorischen Systems und exogenen Psychosen sowie in Amblyopien. Auch polyneuropathische Symptome wurden beobachtet. Die *Pathogenese* ist noch unzureichend geklärt.

Morphologisch finden sich *Nekrosen der Körnerzellschicht* sowie Axontorpedobildungen in der Körner- und Purkinjezellschicht, vor allem ausgeprägte Chromatolysen sowie z. T. auch Vakuolisierungen der *Nervenzellen* in den Hinterstrangkerngebieten. Die Nervenzellen der Hinterhörner und der Vorderhörner enthalten nicht selten große, geschichtete argentophile Einlagerungen. Im übrigen sieht man disseminierte Zeichen einer *neuroaxonalen Dystrophie,* die auch auf die Spinalganglien und den peripheren Nerven übergreift[58, 26].

Trichloräthylen, Toluol, Nitrosegase

Das Kleinhirn ist ebenfalls vorwiegend betroffen in Form einer Schädigung der Purkinjezellen. Vergiftungen mit Trichloräthylen sind insofern bedeutungsvoll geworden, als dieser Stoff nicht nur gewerblich als *industrielles Reinigungsmittel,* sondern auch als Suchtmittel der sogenannten *Schnüffler* verwandt wird. Dies gilt auch für *Toluol,* bei dem es nach Inhalationssucht zu Koordinationsstörungen, Ataxien und Dysarthrien kommt[4, 33]. Bei einer größeren Serie von Patienten, die industriellen Lösungsmitteln ausgesetzt waren, zeigten sich pneumenzephalographisch in 64% Zeichen einer Hirnatrophie. Neuropathologische Befunde liegen nicht vor[21].

Bei einem Elektroschweißer, der in einem schlecht belüfteten Raum gearbeitet hatte, beobachten wir eine akute tödliche Vergiftung, die durch *Nitrosegase* hervorgerufen war und zu einer Purpura cerebri mit schwerer Schrankenstörung geführt hatte (Abb. 1.54a). Der pathogenetische Mechanismus (NO_2?) ist noch unzureichend geklärt[62].

Thiophen (C_4H_8S), Tetrachlorkohlenstoff

Thiophen führt selektiv zu *schweren Körnerzellnekrosen* im Kleinhirn mit nachfolgender Wucherung der Bergmanngliazellen und Degenerationen der dendritischen Spines innerhalb der Molekularschicht[2,17]. Das Kleinhirn ist auch der Angriffsort der *Tetrachlorkohlenstoffvergiftung,* bei der es zu Purkinjezelluntergängen und entsprechender Wucherung der Bergmann-Glia kommt[12].

Hexachlorophen, n-Hexan

Hexachlorophen führt zu einer *Aufsplitterung der Markscheiden* in der intraperiod line und entsprechenden *spongiösen Veränderungen* im Hemisphärenmarklager, vor allem in der Ventrikelnähe subependymal, im Kleinhirnmarklager und in den markreichen Faserzügen der Brücke und der Medulla oblongata[60]. Die Vergiftung kommt vor allem bei *Kindern* vor, die dieses *Desinfektionsmittel* oral zu sich nehmen[36].

n-Hexan ist ein *industrielles Lösungsmittel,* das vorwiegend das *periphere Nervensystem* betrifft (▷ S. 244). Es ist besonders interessant wegen seiner Beziehungen zur giant axonal neuropathy (▷ S. 115), mit der es die nicht nur auf das periphere Nervensystem beschränkten Axonschwellungen und die Filamentanreicherung gemeinsam hat[55].

Methylalkohol

Intoxikationen durch Äthylalkohol werden im Kapitel über die spongiös-dystrophischen Syndrome abgehandelt. Die Methylalkoholvergiftung, die in Notzeiten gewöhnlich in Ermangelung von Äthylalkohol häufiger wird, durch Verwechslung mit diesem aber auch in normalen Zeiten sporadisch immer wieder zu beobachten ist, kann zu *schweren symmetrischen Groß- und Kleinhirn-Marknekrosen* führen, die auch auf die Stammganglien übergreifen.

Mikroskopisch findet sich das Bild einer schweren Schrankenstörung mit Ödemnekrose[43]. In besonders starkem Maße betroffen sind im übrigen die Nervenzellen der Retina und der Nervus opticus als Substrat der bis zur *totalen Erblindung* reichenden Amblyopie. Ödematöse Schwellungszustände und Nervenzellchromatolysen sind die Grundlage dieser Symptome.

Suchtmittel und Pharmakaschädigungen

Heroin und Morphium

Bei der Beurteilung der Folgeerscheinungen der Suchtdrogen, insbesondere des *Heroins,* sind die *drogenspezifischen Schädigungen* von den *Begleitsymptomen* zu trennen. Zu den letzteren gehören neben einer Mangelernährung Luftembolien, Spritzenabszesse mit Sepsis, nicht zuletzt aber die schweren Schockzustände, die vor allem bei Polytoximanen auftreten können. Embolien, Querschnittsmyelopathien oder

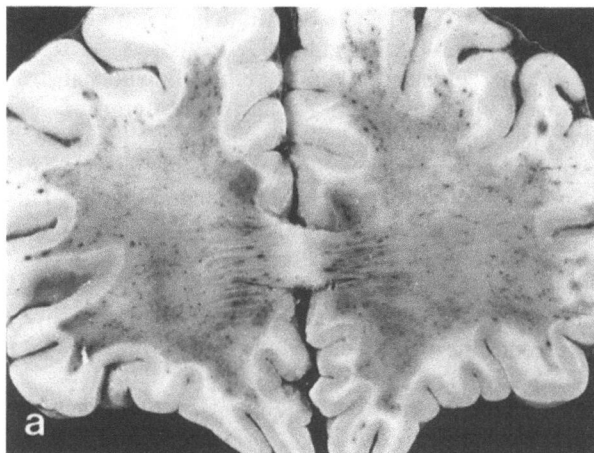

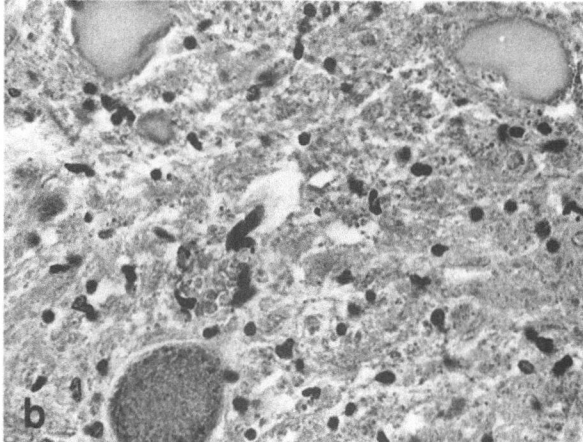

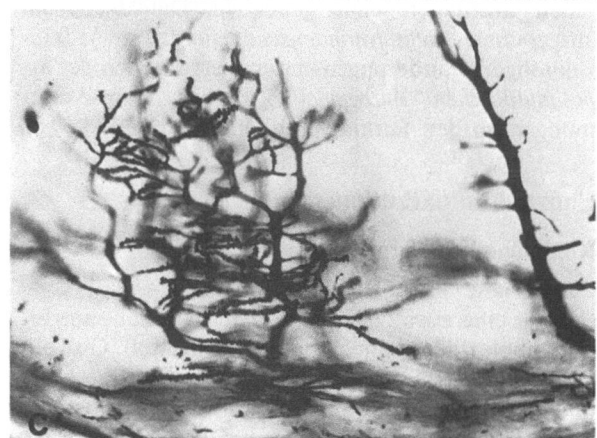

Abb. 1.54. a Purpura cerebri nach Vergiftung eines in geschlossenem Raum arbeitenden Elektroschweißers durch Nitro-Gase. **b** Axonschwellungen in den Hirnnervenkerngebieten nach Methotrexat-Therapie. **c** Spine-Verlust und Dendritenverarmung der Purkinjezellen nach 3maliger Lithium-Überdosierung mit anschließendem organischem Psychosyndrom und Dauerhyperkinesen

auch akute Rhabdomyolysen sind morphologisch nachweisbare Gewebsschäden, die insofern sekundärer Natur sind. Auch allergische Reaktionen auf Begleitsubstanzen des Heroins gehören zu solchen Sekundärphänomenen.

Die *reine Heroinwirkung,* die allerdings auch nicht ganz abgelöst von der meist vorhandenen Mangelernährung gesehen werden kann, besteht in einem *akuten Hirnödem* und einer *starken Atemdepression*[51]. Ein Drogen-bedingter Atemstillstand oder eine extreme Atemdepression stellt die wesentliche Ursache des Ödems und der hypoxischen Gewebsschädigungen dar.

Dem Heroin beigefügtes *Chinin* ist Ursache der bei Heroinsüchtigen vorkommenden Erblindungen[53]. Ähnliche Bedingungen bestehen hinsichtlich der *Morphium-*Intoxikationen, bei denen es zu *umfangreichen Entmarkungen* ähnlich dem Bild bei der intervallären Form der CO-Vergiftung kommt[57]. Während hier wie bei vielen Heroin-Zwischenfällen die Frage offenbleibt, inwieweit es sich hierbei nicht um Sekundärerscheinungen bei den schweren Schockzuständen handelt, gibt es doch Anhaltspunkte durch tierexperimentelle Untersuchungen, daß Heroin auch eine unmittelbar toxische Wirkung auf Nervenzellen ausübt[53]. Es führt auch zu Chromosomenaberrationen[54].

Haschisch und Marihuana

Haschisch bzw. Marihuana, deren Wirkstoff *Delta-9-Tetrahydrokannabinol* ist, führt *nicht* zu lichtmikroskopisch nachweisbaren Dauerschäden des Zentralnervensystems. Eine auf Pneumenzephalographien beruhende Untersuchung, die Hirnatrophien beschrieben hatte[9], fand bei späteren Untersuchungen keine Bestätigung. Auch psychologische Untersuchungen erbrachten keine überzeugende Beweise für eine Dauerschädigung[50].

An Rhesusaffen wurden *elektronenmikroskopisch* Erweiterungen der Synapsenspalten vor allem in der Septumregion und im Hippokampus beschrieben, ferner stäbchenähnliche Filamenteinschlüsse in Nervenzellkernen[16]. Diese Untersuchungen bedürfen noch der Bestätigung, nachdem groß angelegte Untersuchungen zu dem Schluß kamen, daß Kannabinol in Höhe der üblichen Drogendosen keine zentralnervösen Schädigungen verursacht bzw. hinterläßt.

Zytostatika-Schäden

Neurotoxische Schädigungen der *Zytostatika* werden im Kapitel über die Hirntumoren behandelt. Die *Lükkenfelder mit Axonauftreibungen* (Abb. 1.54 b) die sich hierbei unter anderem finden, sind ein Syndrom, das auch bei der Behandlung mit anderen Pharmaka, so z. B. mit dem Antibiotikum *Gentamycin,* beobachtet wurde[61].

Psychopharmaka-Schäden

Ein morphologisches Substrat für die klinisch bekannten Dauerhyperkinesen, die gelegentlich der psychopharmakologischen Behandlung mit trizyklischen Neuroleptika folgen, konnte nicht eindeutig nachgewiesen werden. Betroffen sind aber sicher die Dopamin-Transmissionsvorgänge im mesolimbisch-striatalen System mit einer Überempfindlichkeit der Dopaminrezeptoren. Bei Überdosierungen mit *Lithiumsalzen* in der Behandlung der Zyklothymie fanden sich nach einem ebenfalls mit extrapyramidalmotorischen Störungen einhergehenden Defektsyndrom ausgedehnte *Kleinhirnrindenschädigungen* sowie feinvakuolige Veränderungen in den Nervenzellen der *hypothalamischen Kerngebiete*[46], ferner Spine-Verarmungen an den Purkinje-Zelldendriten (Abb. 1.54 c).

Sonstige Intoxikationen

Kohlenmonoxidvergiftung

Pathogenese

CO hat eine etwa 250fach größere Affinität zum Eisenkomplex des Hämoglobins als Sauerstoff. Obwohl das restliche Hämoglobin normal Sauerstoff-gesättigt und die Blutsauerstoff-Spannung normal ist, ist der Anteil verfügbaren Sauerstoffs für das Gewebe stark herabgesetzt. Es entsteht dadurch die Situation einer *histotoxischen Hypoxidose.* Das klinische Bild hängt ab von dem Grad der Ersetzung des Oxyhämoglobins durch Karboxyhämoglobin. Klinische Zeichen beginnen bei etwa 20%, tödlich ist eine CO-Konzentration von 70% und mehr[8]. Zu beachten ist hierbei nicht nur der Ersatz von Oxyhämoglobin durch CO-Hb, sondern ein Einfluß des CO auf den noch nicht ersetzten O_2, dessen Dissoziationskurve geändert wird, was ebenfalls dazu beiträgt, die Menge verfügbaren Sauerstoffs herabzusetzen.

Epidemiologie, Klinik

Haushaltsunfälle und Suizidversuche durch Leuchtgas machten vor Jahren 18% aller exogenen Intoxikationen aus (Schlafmittelvergiftungen 61%)[45]. Inzwischen sind *Motorenabgase* von praktisch größerem Gewicht. In den USA wird mit einem Atmosphärenanteil von CO gerechnet, der zu 60% durch Auspuffgase entsteht. Bei einem normalen Luftgehalt von 0.01 bis 1 Teil auf eine Million kann es in sehr *verkehrsdichten, schlecht belüfteten Straßen* zu *Werten von 140* kommen. Als *tolerabel* werden *Werte bis zu 50* angesehen. Selbst hierbei besteht aber für Patienten mit *kardiovaskulären Krankheiten* ein erhöhtes Risiko. Nicht zu unterschätzen ist hierbei die zusätzliche Gefährdung durch das beim *Zigarettenrauchen* entstehende CO. Zigarettenrauch hat einen durchschnittlichen CO-Gehalt von 4%. Bei einem mittleren Gehalt von

1,2% pro COHb bei Nichtrauchern erreicht der COHb-Gehalt bei Rauchern 8%[1].

Bei der *akuten Vergiftung* stehen Bewußtseinstrübungen bis zum tiefen Koma im Vordergrund. Sie können von Pyramidenbahnzeichen, seltener auch von extrapyramidalen Störungen begleitet sein. Als *Spätfolge* schwerer akuter Vergiftungen werden Parkinsonismusbilder, amnestische Syndrome, selten auch Demenzen beobachtet[45,52]. Gelegentlich treten diese Spätfolgen nach einem symptomarmen *Intervall* auf. CO-Vergiftungen Schwangerer können zu schweren zentralnervösen Schäden der Feten führen[6].

Morphologie

Makroskopisch fällt bei akuten CO-Vergiftungen die *hellrosa,* vielfach auch *leicht orange getönte Farbe der Hirnoberfläche* auf. Die leptomeningealen Gefäße sind stark blutgefüllt. Manchmal finden sich auch feine petechiale Blutungen im Marklager. Wurde die Vergiftung einige Tage bis wenige Wochen überlebt, so können sich *Nekrosen* im Bereich der *Pallida* abzeichnen. Bei dem intervallären Verlaufstyp bestehen darüberhinaus ausgedehnte *Erweichungen des Großhirnmarklagers.*

Mikroskopisch entspricht das Schädigungsmuster einer schweren Hypoxie, d. h., es finden sich je nach Schweregrad *elektive Parenchymnekrosen* oder *Kolliquationsnekrosen* im Verlauf der Großhirnrinde, in der Kleinhirnrinde, in *Pallidum* und in der *Substantia nigra.* Die häufige, wenn auch nicht regelmäßige Betonung der Schädigung in den beiden letztgenannten Arealen ist eine Eigenart der CO-Vergiftung. Ammonshornschädigungen mit Schwerpunkt im Endblatt und im Sommerschen Sektor entsprechen dem Hypoxiemuster. Bei längerem Überleben bilden sich die typischen Abbaustadien mit Makrophagenbildung bis zur zystischen Umwandlung vor allem des Globus pallidus.

Bei den *fetalen Vergiftungen* finden sich schwerste Schädigungen bis zum Grad einer *Hydranzephalie* und mit Kombinationen der Nekrosefolgen mit *Entwicklungsstörungen*[6].

Intervalläre (komatöse) Form der CO-Vergiftung (CO-Leukoenzephalopathie)

Sie betrifft mit Schwerpunkt das *Marklager* mit einer weit ausgedehnten, allerdings die Fibrae arcuatae in der Regel verschonenden *Entmarkung.* Auch hier folgt das Gewebsmuster den typischen Abbaustadien von der leichten *Markscheidenabblassung* bis zur *Kolliquationsnekrose.* In *Spätstadien* können die Nekrosen durch astrozytäre Fasergliosen narbig gedeckt sein. Die Entmarkung ähnelt manchmal mit einer kleinfleckigen Verteilung bei unscharfer Randbildung dem Muster der multifokalen Leukoenzephalopathie. Es bestehen fließende Übergänge bis zur vollständigen Entmarkung *(Grinkers disease). Pathogenetisch* werden diese Entmarkungen auf *Marködeme* zurückgeführt, die sich der reinen Hypoxieschädigung aufpfropfen[29]. Blutdruckabfall und Azidose erwiesen sich experimentell als bedeutungsvoll.

Zyanvergiftung

Pathogenese

Zyanid führt zu einer sehr raschen Bindung mit dem 3-wertigen Eisen der Zytochromoxidase, was zur Unfähigkeit der Zelle führt, Sauerstoff zu nutzen. Der Zytochromoxidase-Zyanidkomplex bildet sich sehr rasch im gesamten Organismus aus und führt über eine *histotoxische Hypoxie* zum raschen Tod. *Suizidale Vergiftungen* mit Kaliumzyanid, aber auch *Arbeitsunfälle* durch Arbeiten mit Zyanid-bildenden Salzen sind die häufigste Vergiftungsursache.

Chronische Zyanidvergiftungen, z. B. durch Einnahme von zyanhaltigen Fruchtkernen oder Pflanzen, sind demgegenüber *selten*[1].

Klinisch stehen Ateminsuffizienz, Koma und Krämpfe im Vordergrund. Bei intensivtherapeutischen Maßnahmen, die den Tod hinauszögern, finden sich Zeichen des apallischen Syndroms und des spinalen Schocks.

Morphologie

In *akuten Todesfällen* beschränken die Veränderungen sich auf *frische, reaktionslose ischämische Nervenzellschädigungen,* soweit die Manifestationszeit hierfür überhaupt ausreichte. Bei längerer Reanimation finden sich Zeichen der schweren *hypoxischen Schädigung der grauen Substanz,* darüberhinaus aber auch Entmarkungsvorgänge im tiefen Marklager und im Balken sowie in den Sehnerven.

Elektronenmikroskopisch lassen sich im Experiment Zeichen des *zytotoxischen Ödems* in den Markscheiden mit Auflösung der Zwischenlinie und Schwellung des Mesaxons, ferner Astrozytenschwellungen nachweisen[20].

Natriumazid-Vergiftung

Pathogenetisch bestehen Beziehungen zur Zyan-Vergiftung insofern, als NaN_3 ebenfalls die Aktivität der Zytochromoxidase und damit die Atemfunktion des Hirngewebes hemmt.

Morphologisch finden sich im Tierexperiment *symmetrische Striatumnekrosen.* In der Frühphase sind die Nervenzell- und Gliazellnekrosen von einer starken Füllung der vasoparalytischen Kapillaren begleitet. Die Nekrosen können auch auf den *Balken* übergreifen, worin sich ebenfalls Parallelen zur Zyan-Vergiftung zeigen[37].

Literatur

1. Weiterführende Literatur (▷ S. 227)
2. Albrechtsen R, Jensen H (1973) Histochemical investigation of thiophen necrosis in the cerebellum of rats. Acta Neuropath 26: 217–223
3. Arvidson B (1980) Regional differences in severity of Cadmium-induced lesions in the peripheral nervous system in mice. Acta Neuropath 49: 213–224
4. Baker AB (1958) The nervous system in trichlorethylene. J Neuropath Exp Neurol 17: 649–655
* 5. Bank WJ (1980) Thallium. In: Spencer PS, Schaumburg HH (eds) Experimental and clinical neurotoxicology. Williams & Wilkins, Baltimore London, pp 570–577
6. Bankl H, Jellinger K (1967) Zentralnervöse Schäden nach fetaler Kohlenoxydvergiftung. Beitr path Anat 135: 350–376
7. Bonilla E, Diez-Ewald M (1974) Effect of L-Dopa on brain concentration of Dopamine and homovanillic acid in rats after chronic manganese chloride administration. J Neurochem 22: 297–299
8. Brierley JB (1976) Cerebral hypoxia. In: Blackwood W, Corsellis JAN (eds) Greenfield's neuropathology. Edward Arnold, London, pp 43–85
9. Campbell AMG, Evans M, Thomson JLG, Williams MJ (1971) Cerebral atrophy in young cannabis smokers. The Lancet II: 1219–1224
10. Chang LW, Hartmann HA (1972) Ultrastructural studies of the nervous system after mercury intoxication. I. Pathological changes in the nerve cell bodies. Acta Neuropath 20: 122–138
11. Davis CS, Richardson RJ (1980) Organophosphorus compounds. In: Spencer PS, Schaumburg HH (eds) Experimental and clinical neurotoxicology. Williams & Wilkins, Baltimore London, pp 527–544
12. Diemer NH (1976) Number of Purkinje cells and Bergmann astrocytes in rats with CCl_4-induced liver disease. Acta Neurol Scand 55: 1–15
12a. Donaldson J, LaBella FS, Gesser D (1980) Enhanced autoxidation of dopamine as a possible basis of manganese neurotoxicity. Neurotoxicology 2: 53–64
13. Drenckhahn D, Lüllmann-Rauch R (1979) Drug-induced experimental lipidosis in the nervous system. Neurosci 4: 697–712
14. Escourolle R, Bourdon R, Galli A, Galle P, Jaudon MC, Hauw JJ, Gray F (1977) Etude neuropathologique et toxicologique de douze cas d'encéphalopathie bismuthique (EB). Rev Neurol 133: 153–163
15. Eto K, Takeuchi T (1978) A pathological study of prolonged cases of minamata disease. Acta Path Jap 28: 565–584
16. Heath RG, Fitzjarrell AT, Fontana CJ, Garey RE (1980) Cannabis sativa: Effects on brain function and ultrastructure in rhesus monkeys. Biol Psychiat 15: 657–690
17. Herndon RM (1968) Thiophen induced granule cell necrosis in the rat cerebellum. An electron microscopic study. Exp Brain Res 6: 49–68
18. Holtzman D, Herman MM, Hsu JS, Mortell P (1980) The pathogenesis of lead encephalopathy. Virch Arch A Path Anat Histol 387: 147–164
19. Hirano A, Llena JF (1980) The central nervous system as a target in toxic-metabolic states. In: Spencer PS, Schaumburg HH (eds) Experimental and clinical neurotoxicology. Williams & Wilkins, Baltimore London, pp 24–34
20. Hirner A (1969) Elektronenmikroskopische Untersuchungen zur formalen Genese der Balkenläsionen nach experimenteller Cyanvergiftung. Acta Neuropath 13: 350–368
21. Juntunen J, Hernberg S, Eistola P, Hupli V (1980) Exposure to industrial solvents and brain atrophy. Europ Neurol 19: 366–375
22. Kennedy P, Cavanagh JB (1976) Spinal changes in the neuropathy of Thallium poisoning. J Neurol Sci 29: 295–301
23. Kimura M, Yagi N, Itokawa Y (1978) Effect of subacute manganese feeding on serotonin metabolism in the rat. J Toxicol Environm Hlth 4: 701–707
24. Klinghard GW (1976) 21. Lysosomen bei experimenteller Speicherdystrophie durch chronische Intoxikation mit Chlorochin. Verh Dtsch Ges Path 60: 229–232
25. Klinghardt GW (1981) Pathologie des Neurons – Bevorzugungen und Unterschiede im Befall neuronaler Systeme bei experimenteller Speicherdystrophie durch Chlorochin. Acta histochim, Suppl 24: 41–46
26. Kolkmann FW, Volk B (1975) Über Körnerzellnekrosen bei der experimentellen Methylchloridvergiftung des Meerschweinchens. Exp Path 10: 298–308

27. Kono R (1975) Introductory review of subacute myelo-optico-neuropathy (smon) and its studies done by the smon research commission. Jap J Med Sci Biol 28: 1–21
28. Krigman MR, Bouldin TW, Mushak P (1980) Lead. In: Spencer PS, Schaumburg HH (eds) Experimental and clinical neurotoxicology. Williams & Wilkins, Baltimore London, pp 490–507
29. Lapresle J, Fardeau M (1966) Les leuco-encéphalopathies de l'intoxication oxycarbonée. Acta Neuropath 6: 327–348
30. Loisseau P, Henry P, Jallon P, Legroux M (1976) Encéphalopathies myocloniques iatrogènes aux sels de bismuth. J Neurol Sci 27: 133–143
31. Ludwig GD (1977) Mercury poisoning. In: Goldensohn ES, Appel SH (eds) Scientific approaches to clinical neurology. Lea & Febiger, Philadelphia, pp 1380–1383
32. Ludwig GD (1977) Lead poisoning. In: Goldensohn ES, Appel SH (eds) Scientific approaches to clinical neurology. Lea & Febiger, Philadelphia, pp 1347–1373
33. Malm G, Lying-Tunell U (1980) Cerebellar dysfunction related to toluene sniffing. Acta Neurol Scand 62: 188–190
34. Mamoli B, Thaler A, Heilig P, Siakos G (1975) Subakute Myelo-Optico-Neuropathie (S.M.O.N.) nach Clioquinolmedikation. J Neurol 209: 139–147
35. Maresch W (1957) Die Vergiftung durch Phosphorsäureester. Arch Toxicol 16: 285–319
36. Marinez AJ, Boehm R, Hadfield MG (1974) Acute hexachlorophene encephalopathy: Clinico-neuropathological correlation. Acta Neuropath 28: 93–103
37. Miyoshi K (1967) Experimental striatal necrosis induced by sodium azide. Acta Neuropath 9: 199–216
38. Neville HE, Maunder-Sewry CA, Mc Dougall J, Sewell JR, Dubowitz V (1979) Chloroquine-induced cytosomes with curvilinear profiles in muscle. Muscle & Nerve 2: 376–381
39. Niklowitz WJ, Mandybur TI (1975) Neurofibrillary changes following childhood lead encephalopathy. J Neuropath Exp Neurol 34: 445–455
40. Noetzel H (1955) Schädigung und Verkalkung der Körnerschicht des Kleinhirns bei chronischer experimenteller Sublimatvergiftung. Beitr path Anat 115: 226–236
41. Okeda R, Funata N, Takano T, Miyazaki Y, Higashino F, Yokoyama K, Manabe M (1981) The pathogenesis of carbon monoxide encephalopathy in the acute phase – physiological and morphological correlation. Acta Neuropath 54: 1–10
42. Okinaka S, Yoshikawa M, Mozai T, Mizuno Y, Terao T, Watanabe H, Ogihara K, Hirai S, Yoshino Y, Inose T, Anzai S, Tsuda M (1964) Encephalomyelopathy due to an organic mercury compound. Neurology 14: 69–76
43. Orthner H (1953) Methylalkoholvergiftung mit besonders schweren Hirnveränderungen. Virch Arch 323: 442–464
44. Parnitzke KH, Peiffer J (1954) Zur Klinik und pathologischen Anatomie der chronischen Braunsteinvergiftung. Arch Psychiat Ztsch Neurol 192: 405–429
45. Pauleikhoff B, Müller-Fahlbusch H, Mester H, Meißner U (1971) Über Spätfolgen, insbesondere Merkschwäche, nach Vergiftung mit Kohlenmonoxyd. Fortschr Neurol Psychiat 39: 349–377
46. Peiffer J (1981) Clinical and neuropathological aspects of long-term damages to the central nervous system after Lithium. Arch Psychiatr 231: 41–60
47. Pentschew A (1965) Morphology and morphogenesis of lead encephalopathy. Acta Neuropath 5: 133–160
48. Politis MJ, Schaumburg HH, Spencer PS (1980) Neurotoxicity of selected chemicals. In: Spencer PS, Schaumburg HH (eds) Experimental and clinical neurotoxicology. Williams & Wilkins, Baltimore London, pp 613–630
49. Prasad KN (1974) Manganese inhibits adenylate cyclase activity and stimulates phosphodiesterase activity in neuroblastoma cells: Its possible implication in manganese-poisoning. Exp Neurol 45: 554–557
50. Ray R, Prabhu GG, Mohan D, Nath LM, Neki JS (1979) Chronic cannabis use and cognitive functions. Indian J Med Res 69: 996–1000
51. Richter RW, Pearson J, Bruun B (1973) Neurological complications of addiction to heroin. Bull NY Acad Med 49: 3–21
52. Ringel SP, Klawans HL jr (1972) Carbon monoxide-induced parkinsonism. J Neurol Sci 16: 245–251
53. Roizin L (1977) Chemogenic lesion: A multifactor pathogenic concept. In: Roizin L, Shiraki H, Grcević N (eds) Neurotoxicology. Raven Press, New York
54. Roizin L, Liu JC, Fischman HK (1980) The central nervous system and chromosomes in narcotic addiction. TINS 3: 58–60
55. Schaumburg HH, Spencer PS (1976) Degeneration in central and peripheral nervous systems produced by pure n-hexane: An experimental study. Brain 99: 183–192
56. Shiraki H (1975) The neuropathology of subacute myelo-optico-neuropathy, „smon", in the humans. Jap J Med Sci Biol 28: 101–164
57. Sudo K (1968) Über einen Fall mit ausgedehnten fleckförmigen Entmarkungen als Folge eine protrahierten Ödems nach akuter Morphium Intoxikation. Kyushu Neuro-psychiat 14: 198–206
58. Thomas E (1960) Veränderungen des Nervensystems bei Vergiftung mit niedrigen Halogenkohlenwasserstoffen. Dtsch Z Nervenheilk 180: 530–561
59. Tonge JI, Burry AF, Saal JR (1977) Cerebellar calcification: A possible marker of lead poisoning. Pathology 9: 289–300
60. Tripier MF, Bérard M, Toga M, Martin-Bouyer G, Le Breton R, Garat J (1981) Hexachlorophene and the central nervous system. Acta Neuropath 53: 65–74
61. Watanabe I, Hodges GR, Dworzack DL, Kepes JJ, Duensing GF (1978) Neurotoxicity of intrathecal gentamicin: A case report and experimental study. Ann Neurol 4: 564–572
62. Winblad S (1940) Über Purpura cerebri bei Vergiftung mit nitrosen Gasen nebst einer Studie über Morphologie und Pathogenese der capillaren Hirnblutungen. Z Gerichtl Med 33: 73–94

Pathologie des peripheren Nervensystems

Weiterführende Literatur

1. Arnason BG (1977) Polyneuritis. In: Goldensohn ES, Appel StH (eds) Scientific approaches to clinical neurology. Lea & Febiger, Philadelphia, pp 1494–1509
2. Griffin JW, Price DL, Hoffman PN, Clark AW, Drachman DB,

Pestronk A (1979) Toxic axonal neuropathies. In: Aguayo AJ, Karpati G (eds) Current topics in nerve and muscle research. Excerpta Medica, Amsterdam Oxford, p 282
3. Kreutzberg GW (1972) Neural degeneration and regeneration. In: Minckler J (ed) Pathology of the nervous system. McGraw-Hill Company, New York, pp 2678–2687
4. Krücke W (1974) Pathologie der peripheren Nerven. In: Olivecro-

na H, Tönnis W, Krenkel W (Hrsg) Handbuch der Neurochirurgie, Bd VII/3. Springer-Verlag, Berlin Heidelberg New York
5. Spencer PS, Schaumburg HH (eds) (1980) Experimental and clinical neurotoxicology. Williams & Wilkins, Baltimore London

Normaler Aufbau

Das periphere Nervensystem beginnt an den Wurzelaustrittsstellen. Hier endet die Bluthirnschranke und beginnt eine andere Zusammensetzung der Hüllen der Axone, die in den Nervenfaszikeln gebündelt sind. Die Dura mater mit der subdural gelegenen Neurothelschicht, die den virtuellen Subduralspalt kennzeichnet und die anschließende Arachnoidea mit dem bis zur Pia reichenden Subarachnoidalraum werden abgelöst durch das Epineurium, das Perineurium, das Endoneurium und die Schwannschen Zellen mit ihren Basalmembranen.

Axon

Das *Axon* kann als der Zytoplasmateil der Nervenzelle verstanden werden, der kein granuläres endoplasmatisches Retikulum und keine Ribosomen enthält[21]. Seine *Strukturkomponenten* sind Mikrotubuli, Neurofilamente und Mikrofilamente. Mikrotubuli und Neurofilamente bestehen aus langen polymeren Strukturen von der Länge mehrerer Mikrons und verlaufen der Längsrichtung des Axons parallel. Die Aktinhaltigen Mikrofilamente bilden innerhalb des Axons ein Netzwerk. Mitochondrien, ein agranuläres Retikulum und – in den Katecholamin- und Peptid-führenden Neuronen – dense core-Granula sind weiterhin intraaxonal anzutreffen, nicht aber die für die Proteinsynthese notwendigen Ribosomen[14].

Ein Teil dieser Strukturelemente hat enge Beziehungen zum sogen. *Axonfluß*, also zu den intraaxonalen Transportvorgängen. Wie die Tabelle 1.11 zeigt, besteht er aus mindestens 5 unterschiedlich schnell wandernden Komponenten. Vergleichende experimentelle Untersuchungen mit markierten Proteinen machen es wahrscheinlich, daß z.B. die schnell wan-

dernden Proteine zu Membran-gebundenen Strukturen gehören oder dem agranulären endoplasmatischen Retikulum integriert sind[24]. Nach ihrer Bildung im granulären E.R. des Perikaryons bewegen sie sich in größeren Strukturkomplexen distalwärts.

Tubulin als Untereinheit der Mikrotubuli besteht aus 3 stets gemeinsam wandernden Proteinen, die als Triplet an der Bildung der *Neurofilamente* und *Mikrotubuli* beteiligt sind. Die etwas schneller wandernde Komponente aus *Aktin* und *Clathrin* wird als Teil des mikrotrabekulären Systems angesehen, während einige Enzyme wie die *Enolase* oder die *CPK* dem Zytosol zugeordnet werden[20]. Von Spezies zu Spezies und an verschiedenen Nerven bestehen unterschiedliche Flußgeschwindigkeiten. Neben dem anterograden gibt es auch einen retrograden, distal-proximalen Fluß, der z.B. für *Tetanustoxin* in den sensorischen Neuronen mit 13 mm/std, in adrenergen Neuronen mit 3 mm/std gemessen wurde[30].

Aus der Störbarkeit des Transports einzelner Komponenten durch bestimmte Toxine oder andere pathogenetische Faktoren lassen sich das morphologische Bild einiger Polyneuropathien und einige Phänomene bei Axonunterbrechung erklären.

Markscheide

Neben intakten intraaxonalen Transportvorgängen gehört ein normaler Aufbau der Markscheide zu den Funktionsvoraussetzungen des peripheren Nerven.

Die *Markscheide* wird hier durch die *Schwannschen Zellen* gebildet (am ZNS durch die *Oligodendroglia*). Je nach der Dicke der Markscheiden werden *markhaltige (-reiche)* und *marklose bzw. markarme Fasern* des peripheren Nerven unterschieden. Nahezu synonym wird auch von *Myelin* gesprochen, obwohl es sich hierbei eigentlich um die Lipid-Proteinkomplexe handelt, aus denen sich die Markscheiden biochemisch zusammensetzen.

Die *Myelinisation* beginnt zu dem Zeitpunkt, an dem das aussprossende Axon seinen Zielort erreicht,

Tabelle 1.11. Geschwindigkeit des intraaxonalen Transports. (Nach Lasek, 1980)[20]

Komponenten des anterograden Transports	Typ	Geschwindigkeit in mm/die	Materialart	Vermutete Strukturzugehörigkeit
Schnell	I	200–400	Glykoproteine u. -Lipide, Azetylcholinesterase, Serotonin, Peptide	Vesikel, agranuläres Retikulum, Granula
Mittel	II	50	Mitochondriale Proteine	Mitochondrien
Mittel	III	15	Noch undefinierte Proteine	?
Langsam	IV	2–4	Aktin, Clathrin, Myosinähnliches Protein, Enolase, CPK	Mikrotrabekel, Matrix, Mikrofilamente
Langsam	V	0,2–1	Neurofilament-Triplet-Protein, Tubulin	Mikrotubulin-Neurofilament-Netzwerk

d. h. beim wachsenden Organismus ab einem Axondurchmesser von 1–2 μ.

Markreiche Nervenfasern

An den markreichen Nervenfasern bildet der handtuchförmig um das Axon gewickelte Zelleib der Schwannschen Zelle eine Lamellenstruktur mit ultrastrukturell charakteristischer Abfolge von Querschnittskonturen:

• Als *Hauptlinie (dense line, period line)* wird die kräftigere Membran bezeichnet, die durch Verschmelzung der Innenwände des Zelleibes entsteht,

• als *Zwischenlinie (intraperiod line)* die durch Verschmelzung der beiden sich gegenüberliegenden Außenwände der Schwannschen Zelle gebildete feinere Membran. Bei der Bildung der intraperiod line verschwindet der extrazelluläre, bei der Bildung der Hauptlinie der intrazytoplasmatische Raum.

Dieser Komplex der das Axon mantelförmig umgebenden Membranen der Schwannschen Zellen wird als *Markscheide* bezeichnet. Nahe dem peripher gelegenen Kern dieser Zellen und der inneren axonalen Umschlagstelle bleiben schmale Zytoplasmareste bestehen, die als *Mesaxon* bezeichnet werden.

Unter *pathologischen Bedingungen* können extra- und intrazellularer Raum sich wieder entfalten, wodurch es zu einer *Auflockerung der Markscheide* und zu einer *Desintegration* der regelmäßig aufeinanderfolgenden Lipid- und Proteinschichten kommt.

Die im Längsverlauf des Axons aneinanderstoßenden Schwannschen Zellen bilden an ihren Grenzen einen durch den *Ranvierschen Schnürring* markierten „Knoten". Der durch eine Schwannsche Zelle umhüllte Axonabschnitt wird als *Internodium* bezeichnet.

Die Internodienlänge beträgt 0,1 bis 1,8 mm, die Länge der Ranvierschen Schnürringe 0,3 bis 2 μm. An Einzelfaserzupfpräparaten (teased fibre) ist erkennbar, daß die Basalmembran den Ranvierschen Schnürring überbrückt[8].

Marklose (markarme) Nervenfasern

An *marklosen Nerven* sind mehrere Axone vom Zytoplasma einer Schwannschen Zelle ummantelt.

Etwa 75% der Axone der intrakutanen Nerven und der Hinterwurzeln, 50% der Muskelnerven und 30% der Vorderwurzelaxone sind marklos.

Ihre *Querschnittsgröße* erreicht maximal 3 μm. Die Schwannzellfortsätze sind bei den marklosen oder -armen Fasern teleskopartig oder fingerförmig ineinander verzahnt, wobei an den Grenzzonen Desmosomen-ähnliche Strukturen auftreten. Regenerationsversuche zeigen, daß die *Schwannzellen der marklosen Axone* durchaus die *Potenz zur Markscheidenbildung* besitzen[7].

Zwischen dem Axondurchmesser und der Markscheidendicke bestehen charakteristische Beziehungen, die aber während der De- und Regeneration Veränderungen erfahren. Bei einem Axondurchmesser von 5 μ wird mit 20 Lamellen, bei 10 μ mit 50 Lamellen gerechnet[4]. Die Schwannschen Zellen sind von einer kräftigen Basalmembran umgeben, die als makromolekulärer Filter gilt. Die Abfolge Markscheidenumhüllter Axonabschnitte und -freier *Ranvierscher Schnürringe,* hier mit erhöhter Azetylcholinesterase-Aktivität, ist die morphologische Basis der *saltatorischen Erregungsleitung* im Nerven.

Neurophysiologisch meßbare Unterschiede der *Nervenleitgeschwindigkeit* oder der unterschiedlichen Funktion der Nervenfasern finden gewisse Entsprechungen im Markgehalt der Fasern.

• Die skelettomotorische *Fasergruppe A* mit afferenter und efferenter somatischer Funktion ist markreich mit einem Faserdurchmesser von 9–17 μ und einer Leitgeschwindigkeit von 50–100 m/sec.

• Geringer ist der Markgehalt der präganglionären, viszeralen und vegetativen Fasern der *Gruppe B.*

• Zur *Gruppe C* werden marklose somatische afferente und postganglionäre viszerale Fasern zusammengefaßt.

Eine erhöhte Aktivität der alkalischen Phosphatase findet sich im Bereich der *Schmidt-Lantermannschen Einkerbungen,* bei denen es sich nicht – wie früher angenommen – um einen Artefakt handelt, sondern um physiologische, auch ultrastrukturell sehr charakteristische Spaltbildungen, deren Funktion noch nicht voll erklärbar ist. Es bleiben in diesen spiralig angeordneten Spalten der Hauptlinien Zytoplasmareste erhalten ebenso wie in den den Ranvierschen Schnürringen benachbarten Aufspaltungen der Markscheide. Die Schmidt-Lantermannschen Einkerbungen sind in charakteristischer Weise in die Wallersche Degeneration (▷ S. 239) einbezogen, bei der an der axon-nahen Seite der Einkerbungen die Aufspaltung der intraperiod line beginnt, begleitet von Organellenschädigungen im Axon[14].

Zwischen Axon und Markscheide bestehen auch insofern Wechselwirkungen, als die Struktureigenschaft des *Axolemms* z. B. hinsichtlich seiner Natriumkanäle durch die Schwannschen Zellen beeinflußt wird. Das Myelin hat demnach nicht nur eine Isolationsfunktion, sondern ist auch an der Spezialisierung des Axolemms beteiligt[25].

Hüllen

Mehrere Axone werden zu einem kleinen *Faszikel* zusammengefaßt, der einen gemeinsamen *Endoneuralraum* aufweist, in dem die umhüllten Axone verlaufen. Der Endoneuralraum besteht aus vorwiegend längsgerichteten Kollagenfasern. Er enthält Fibrozyten und das das Axon umgebende Kapillarnetz. Innerhalb des Endoneuralraums laufen die entzündlichen Prozesse am Nerven ab. Hier liegen auch die *Renaut-Körper,* zylindrische, hyaline, aus Kollagenfasern und Glukosaminoglykanen bestehende Einlagerungen in den Endoneuralraum in Verbindung mit sternförmigen Fibrozyten[32].

Axonfaszikel und Endoneurium werden umhüllt vom *Perineurium*. Das Perineurium ist eine Fortsetzung des subdural gelegenen Neurothels[6]. Es bildet die wesentlichste Nervenscheide, die die eigentliche Diffusionsbarriere des peripheren Nerven darstellt. Die Perineuralzellen sind durch Zonulae occludentes *(tight junctions)* eng miteinander verknüpft. Sie bilden *ultramikroskopisch* lamellenförmige Schichten, zwischen denen Kollagenfaserschichten gelagert sind. Sie besitzen auffallend dicke Basalmembranen. Das Perineurium ist sehr enzymaktiv und gibt histochemisch eine positive PAS-Reaktion. Es beginnt an der Wurzelaustrittsstelle und endet distal dicht vor den Endorganen (Muskelspindel, Pacini-Körperchen u. ä.) geschlossen bzw. an den intramuskulären Nervenendigungen offen[4].

Die verschiedenen, vom Perineurium umschlossenen Nervenfaszikel werden als peripherer Nerv vom *Epineurium* umschlossen. Es stellt eine auch elastische Fasern enthaltende Bindegewebshülle dar, die nach außen zu als Verschiebeschicht fungiert, zum Perineurium hin ein Stratum fibrosum bildet.

Gefäße

Das Gefäßnetz des peripheren Nerven sichert über *zwei voneinander weitgehend unabhängige,* zahlreiche Anastomosen aufweisende *Netze* die *longitudinale* und *vertikale Versorgung* des Nerven. Ischämische Schädigungen des Nerven können nur dort auftreten, wo Arterien pathologische Wandveränderungen oder Thrombosen aufweisen oder größere venöse Abschnitte thrombosieren. Arterieller Zufluß und venöser Abfluß verlaufen innerhalb des Epineuriums, wobei segmentale Äste zur regionalen Versorgung abgegeben werden. Im Endoneuralraum liegen im wesentlichen die Kapillaren, nur selten Arteriolen und Venolen. Bei lokaler Unterbrechung der Blutzufuhr bzw. -abflusses sind *Kompensationen durch Anastomosen* möglich.

Pathologische Reaktionsformen

Wallersche Degeneration

Pathogenese
Schädigungen, die den peripheren Nerven durch *Kontinuitätsunterbrechung* oder bei erhaltener Kontinuität durch *Druck, Zirkulationsstörung, toxische Einflüsse, thermische Schäden* und ähnliches treffen, werden durch ein *relativ monomorphes Schädigungsmuster* beantwortet, bei dem allerdings die zwischen Perikaryon der versorgenden Nervenzelle und Schä-

digungsort gelegenen proximalen Abschnitte von den distal des Schädigungsortes gelegenen Abschnitten gesondert zu untersuchen sind, weil sie unterschiedlich reagieren.

Erst die Kenntnis des Axonflusses und seiner ultrastrukturellen wie biochemischen Grundlagen erlaubt das volle Verständnis für diese Vorgänge der Wallerschen Degeneration. Was am Beispiel der traumatischen Schädigung mit Kontinuitätsunterbrechung dargestellt wird, gilt sinnentsprechend auch für sonstige Schädigungen wie toxisch bedingte Axonopathien im Rahmen der Polyneuropathien ($\triangleright$ S. 242), bei denen die Wallersche Degeneration sekundär einsetzt.

Veränderungen des proximalen Stumpfes
Am proximalen Stumpf beginnt bereits *nach 4 Stunden* eine Auftreibung des Axons mit einer lokalen Anreicherung von Mitochondrien, Vesikeln, Neurotubuli, Neurofilamenten und Enzymen. Es handelt sich um einen Aufstau transportablen Materials, der *nach 2 bis 4 Tagen* seinen Höhepunkt erreicht hat. Die benachbarten Schmidt-Lantermannschen Einkerbungen werden hierbei aufgetrieben[14]. Das Ausmaß der Axonschwellung ist dem Kaliber der geschädigten Nervenfasern einigermaßen proportional[4]. *Ab 2. Tag* beginnt proximal ein Aussprossen aus dem Axonstumpf mit einer am Nervus medianus 2–4, 5, am Nervus radialis 4–5 mm/Tag betreffenden Geschwindigkeit[3]. Die Markscheiden ziehen sich proximalwärts etwas vom Axonstumpf zurück und schwellen ebenfalls an. Eine nennenswerte Proteinsynthese im Bereich des proximalen Axonstumpfes erfolgt nicht, doch können möglicherweise kleine Moleküle gebildet werden[3].

Elektronenmikroskopisch zeigen die regenerierenden Axone sehr dichte Neurofilamente und Neurotubuli. Gemeinsam mit Vesikeln bilden sie ein neuroendoplasmatisches Retikulum. Die vermehrten Mitochondrien werden eher als ein passives Phänomen in Folge des Axoplasmastaus betrachtet[10].

Das *Perikaryon* der Nervenzellen reagiert auf die distale Schädigung des Axons in Form einer *retrograden Zellveränderung (primäre Reizung),* die sich bei lichtmikroskopischer Betrachtung in einer mäßiggradigen *Schwellung des Zelleibes* und einer vor allem *zentralen Homogenisierung der Nissl-Schollen* bzw. des endoplasmatischen Retikulums äußert.

Das Nervenzellvolumen ist *nach 2 Tagen* um das 2,6-fache erhöht. Auch der RNS-Gehalt ist vermehrt, obwohl die Chromatolyse eine RNS-Verminderung vortäuscht, die aber angesichts des vermehrten Volumens nur relativ ist. Nach 2 Tagen beginnen Gliazellen um die geschädigte Nervenzelle zu wuchern, maximal am 4. Tag mit einem um das 30-fache erhöhten Thymidineinbau[3]. Die Chromatolyse ist also als ein regenerativer Vorgang zu verstehen[32]. Der Nukleolus

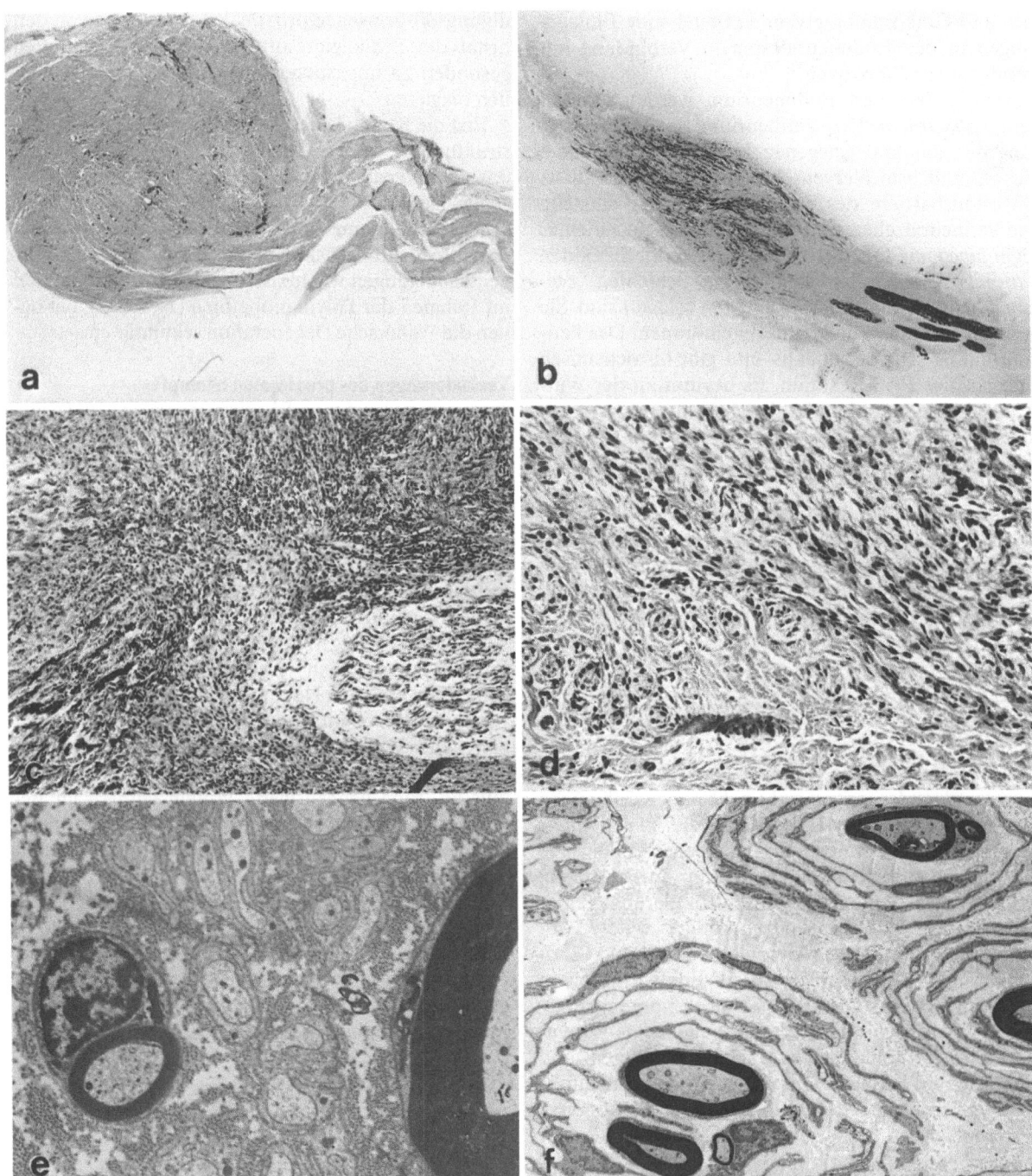

Abb. 1.55. a Traumatisches Neurom mit knotenförmiger Auftreibung des peripheren Nerven (nach Stichverletzung). **b** Traumatisches Neurom mit Unterbrechung des Nerven. Rechts unten erhaltene Markscheiden des proximalen Stumpfes. **c** Neurombildung nach ein Jahr zurückliegender interfaszikulärer Nervennaht im Anschluß an Suralisdurchtrennung. **d** Neurombildung nach ein Jahr zurückliegender Nervennaht. Aberrierende Nervenfasern und Zwiebelschalenbildungen. **e** Zustand nach traumatischer Nervenschädigung mit zahlreichen Regeneraten noch markloser Axone (Aufn. Prof. Schlote). **f** Hypertrophische Neuropathie mit Zwiebelschalenbildung der Schwannzellen. (Aufn. Prof. Schlote)

vergrößert sich, der Nukleinsäuregehalt des Kerns nimmt zu als Ausdruck einer gesteigerten RNS-Synthese. Die Protein-Synthese ist nach den elektronenmikroskopischen Untersuchungen vor allem im Bereich der Peripherie des Perikaryons anzusiedeln.

Veränderungen des distalen Axonabschnittes
Am distalen Axonabschnitt läuft zunächst ein dem proximalen Stumpf analoger Vorgang mit Schwellung des stumpfnahen Abschnittes ab. Auch hier kommt es zur Anreicherung von Mitochondrien und anderen

Organellen als Folge des zentropetalen Axonflusses. Die Markscheiden retrahieren sich zunächst. Im Gegensatz zum proximalen Anteil folgen nun aber eine Axonfragmentierung und ein Markscheidenzerfall. Der Myelinzerfall während des sich anschließenden resorptiven Stadiums macht *vom 8. bis 12. Tag* das sog. *Marchi-Stadium* durch (mit dieser Fettfärbemethode anfärbbare Myelinbruchstücke). *Ab 12. Tag* bilden sich die sudanophilen Fettkörnchenzellen durch einwandernde Makrophagen, deren Fortsätze die Markscheidenlamellen zusätzlich auflockern. Während das Axon zerfällt und resorbiert wird, kommt es zu einer Proliferation von Schwannschen Zellen, die ein dem ursprünglichen Faszikelverlauf folgendes sog. *Büngnersches Band* bilden.

Regeneration

Bei der Regeneration orientieren sich die ab 3. bis 4. Tag aus dem proximalen Stumpf aussprossenden Axone an den Büngnerschen Bändern. Diese aussprossenden Axone werden erneut myelinisiert (Abb. 1.55e), wobei im Regenerat die Markscheide über längere Zeit dünner bleibt als im ursprünglichen Nerven.

Neurombildung

Gelingt es den aussprossenden Axonen nicht, die inzwischen gebildete bindegewebige Narbe zu durchstoßen und Anschluß an die Büngnerschen Bänder zu finden, so kommt es zur Bildung eines *Neuroms*. Die aussprossenden Axone mit ihren Endknötchen durchflechten sich hierbei und werden z.T. zu Mikrofaszikeln zusammengefaßt, die von Perineuralzellen umgeben sein können (Abb. 1.55a–d). *Lichtmikroskopisch* lassen sich diese aberrierenden Axone besonders gut mit der Bodian-Imprägnation darstellen. Nach traumatisch bedingten Kontinuitätsverletzungen finden sich im Nerombereich vielfach *entzündliche Reaktionen* und – bei offenen Verletzungen – *Fremdkörper-Reaktionen*. Auch geschlossene Traumata können aber unmittelbar oder über Gefäßschädigungen bzw. Druck durch Frakturenränder zu Neurombildungen führen.

Segmentaler Entmarkungstyp

Vor allem bei der Untersuchung einzeln präparierter Nervenfasern kann man beobachten, daß bei diesem Typ *im Gegensatz zur Wallerschen Degeneration nur einzelne Internodien der Entmarkung verfallen* sind.

Es handelt sich also um *primär einzelne Schwannzellen betreffende Krankheitsvorgänge,* die sich insofern prinzipiell vom Schädigungsmuster der Wallerschen Degeneration unterscheiden. *Metabolische Störungen* der Schwannzellen wie sie z.B. bei *Sphingolipidosen* (metachromatische Leukodystrophie) oder auch im

Zusammenhang mit *Ischämien* vorkommen können, rufen diesen segmentalen Entmarkungstyp hervor. Er beginnt am Ranvierschen Schnürring mit einer Retraktion des Myelins vom Axon, also einer Verbreitung der Ranvierschen Zone. Es schließt sich ein lysosomaler Abbau des Myelins an mit entsprechendem Auftreten sudanophiler Cholesterinester.

Pathogenese

Pathogenetisch ist die segmentale Entmarkung zu gliedern in die bereits erwähnten
- *metabolisch bedingten Schädigungen* und in eine
- *durch Immunvorgänge bedingte Entmarkung* im Rahmen *entzündlicher Prozesse,* insbesondere des Guillain-Barré-Syndroms. In Anwesenheit von Lymphozyten schieben sich hierbei Makrophagenfortsätze durch die Basalmembran und zwischen die Markscheidenlamellen, wodurch die Markscheide aufgelockert wird und schließlich zerfällt.

Regeneration

Die Regeneration ähnelt bei der segmentalen Entmarkung – soweit es überhaupt zu einer Regeneration kommt, was z.B. bei Enzymopathien wie der metachromatischen Leukodystrophie nicht zu erwarten ist – dem Bild der frühen Nervenbildung mit lebhafter Proliferation der Schwannschen Zellen. Dem entspricht eine *verkürzte Internodienlänge,* die mit 300 bis 400 µm dem embryonalen Entwicklungsstand entspricht im Gegensatz zu einer normalen Internodienlänge des Erwachsenen von über 1 000 µm[32].

Bei der *experimentellen allergischen Neuritis* und der *Diphtherie-Neuropathie,* die ein Beispiel für diese segmentale Entmarkung sind, beginnt die Remyelinisation etwa 2 Wochen nach der Entmarkung. Die Messung der Internodienlänge erlaubt auch noch nach abgeschlossener Regeneration eine Unterscheidung ungeschädigter und regenerierter Nervenfasern. Diese Feststellung gilt allerdings nur für diejenigen Fälle, bei denen das gesamte Internodium zugrundegegangen und durch neueinwachsende Schwannzellen ersetzt worden war. Erfolgt die Remyelinisierung von dem Rest der erhalten gebliebenen Schwannzelle aus, so bleibt es bei der ursprünglichen Internodienlänge.

Auf den Querschnitten können remyelinisierte Fasern von ungeschädigten nur dann unterschieden werden, wenn es zu einer überschießenden Schwannzellformation gekommen ist, die zu zwiebelschalenähnlichen Anordnungen führte wie sie charakteristisch für die hypertrophen Neuropathien sind (▷ S.244) (Abb. 1.55f). Diese *„Onion-bulbs"* sind aber keineswegs spezifisch für die systematisierten hypertrophen Neuropathien, sondern kommen auch bei Regeneration nach pathogenetisch andersartigen Nervenfaserschädigungen vor. Bevorzugt treten sie allerdings bei chronischen Schädigungen vom Typ der segmentalen Entmarkung auf. Den halbmondförmig in mehreren Schichten das Axon umgebenden Schwannschen Zellen sind Kollagenfaserschichten zwischengelagert[13].

Polyneuropathien

Terminologie

Die Begriffe *Polyneuritis* und *Polyneuropathie* werden fälschlicherweise vielfach synonym gebraucht, was nicht zuletzt mit der Schwierigkeit zusammenhängt, die entzündlich bzw. auf der Grundlage von Immunreaktionen ausgelösten Polyneuritiden von den auf toxisch-metabolischer Basis entstandenen oder seltener auch vaskulär bedingten Neuropathien (PNP) zu unterscheiden.

Klinik

Die PNP weisen vorwiegend *distal- und beinbetonte sensorische und motorische Störungen* auf[15]. Der Verteilungstyp hängt mit der erhöhten Vulnerabilität der langen Nervenfasern durch die überwiegend metabolisch-toxischen Schädigungen zusammen. Parästhesien, Störungen der Oberflächen- oder Tiefensensibilität, schlaffe Paresen mit Muskelatrophien, trophische Störungen kennzeichnen in wechselnder und für bestimmte Ätiologien bzw. pathogenetische Grundmuster unterschiedlicher Akzentuierung das klinische Bild.

Liquorzellerhöhungen fehlen in der Regel und auch Liquor-Eiweißerhöhungen sind eher selten, soweit nicht das Rückenmark selbst mitbetroffen ist wie bei der Refsumschen Krankheit, der metachromatischen Leukodystrophie, der Friedreichschen Krankheit oder den Kombinationsformen von Strangdegenerationen und hypertropher Polyneuropathie.

Morphologie

Die *Systematik* (Tabelle 1.12), der wir folgen, geht von der *Akzentuierung der jeweiligen Schädigung* aus, wobei aber mit Überlappung der Schädigungsmuster gerechnet werden muß.

So können unterschieden werden
- *neuronale (perikaryelle)* Neuropathien
- *axonale* Neuropathien
- *demyelinisierende* Neuropathien
- *interstitielle* Neuropathien[16,27,28].

Die neurophysiologischen und morphologischen Grundlagen für diese verschiedenen Typen sind im wesentlichen bei toxikologischen Untersuchungen an Versuchstieren gewonnen worden, lassen sich aber weitgehend auch auf die Humanpathologie übertragen. Die Neurotoxine werden auf dem Blutweg verteilt und greifen an den verschiedenen Zielorten der Oberflächenmembranen, des Kerns oder des Zytoplasmas an, wobei die Nervenzellen durch ihre starke Oberflächenvergrößerung mit den langen Fortsätzen und durch die besonderen Versorgungsbedingungen

Tabelle 1.12. Schematische Darstellung der Schädigungsmuster des peripheren Nervensystems und einiger wesentlicher Ursachen der Schädigungen. (Unter Verwendung von Angaben von Sluga[26] sowie Spencer und Schaumburg[5])

Neuronale (perikaryelle) Neuropathien ("dying forward")	Axonale Neuropathien			Demyelinisierende Neuropathien			Interstitielle Neuropathien
	Kaliberstarke, markreiche Nervenfasern		Kaliberschwache, markarme Nervenfasern	Toxisch	Hypertrophe Neuropathien u. a. motor.-sensor. hereditäre Neuropathien wie	Genetisch bedingte Enzymopathien komplexer Lipide	
	Distal ("dying back")	Proximal	Sensorische Neuropathien				
Adriamycin, Vincristin Aluminium, Hg-Verbindungen, Thalidomid, Cadmium, (Blei), (Vincristin)	Akrylamid, Karbondisulfid, Clioquinol, n-Hexan, 2,5-Hexanedion, Methyl-n-butylketon, Organ. Phosphorverbindungen, Thallium, (Vincristin), (Arsen)	Iminodipropionitril		Alkyl-Zinn, Hexachlorophen, (Blei), Tellur, INH, Cuprizon, Cytosin-Arabinosid, Azetyläthyltetramethyltetralin	Peroneale Muskelatrophie M. Refsum Myelin-Strukturanomalien Paraproteinämien	Metachromat. Leukodystrophie, M. Krabbe, Adreno-Leukodystrophie	Amyloidose Angiopathien (Diabet. Mikroangiopathie, Panarteriitis, Erythematodes)
	Giant axonal dystrophy	ALS					

in diesen Fortsätzen gegenüber anderen Organzellen besonders vulnerabel sind.

Eine erhöhte Empfindlichkeit der sensorischen Fasern erklärt sich z. B. durch die Besonderheiten der Gefäßversorgung in den Spinalganglien und den Hinterwurzeln. Dort ist jeweils die Blut-Nerven- bzw. die Blut-Hirn-Schranke weniger dicht, so daß die Toxine die Perikarya bzw. die Wurzeln leichter erreichen[28].

Neuronale (perikaryelle) Neuropathien

Charakteristisches Beispiel für diese Schädigungsform ist das *Adriamycin*, das an den Spinalganglien und an den autonomen Nervenzellen zu Störungen des nuklearen DNS-Stoffwechsels und zur Hemmung der RNS-Synthese im Nukleolus führt[16]. Es kommt zu starken Schwellungen des Perikaryons und zu Ansammlungen von Neurofilamenten, wobei der zentrofugale Transport gestört und die Peripherie durch den gestörten Proteineinbau in den proximalen Axonabschnitten distal unterversorgt wird.

Es liegt im Grunde ein „dying forward-Prozeß" vor[28]. *Aluminium, Vincristin* sowie organische *Quecksilberverbindungen* wie bei der Minimata-Krankheit oder anorganische Quecksilberverbindungen wie bei chronischem Gebrauch Quecksilber-haltiger Laxantien sind ebenso wie Thalidomid, Cadmium oder Azetyl-Äthyl-Tetramethyl-Tetralin typische Beispiele von Toxinen, die diesen Schädigungstyp hervorrufen.

Axonale Neuropathien

Sie können untergliedert werden in
• *distale* und
• *proximale* Formen[27].
Je nach dem pathogenetischen Schädigungsprinzip werden unter den axonalen PNP auch
• *desintegrative* und
• *dystrophische Schädigungsmuster* unterschieden.

Desintegrative Form
Die desintegrative Form findet pathogenetisch ihren gemeinsamen Nenner in einer Störung des Intermediärstoffwechsels, der die *ganze Axonlänge* betrifft, sich allerdings morphologisch nicht überall gleich stark auswirkt, so daß er bei proximalen und – seltener – bei distalen Axenopathien vorkommen kann.

Zu den *ätiologischen Faktoren* gehören Diabetes mellitus, Alkohol, Urämie (Folge eines dialysierbaren Metaboliten?), Nitrofuran, vor allem bei gleichzeitig bestehender Niereninsuffizienz, ferner INH, Disulfiram und andere Schadstoffe. Soweit es sich um Hydrazid- oder Hydroxylamin-Verbindungen handelt, liegt das *gemeinsame pathogenetische Prinzip* in der Umsetzung mit Aldehyden oder Ketonen zu schwerlöslichen, kristallinen Verbindungen, die dann toxisch wirken[18].

Ein noch umfangreicherer gemeinsamer pathogenetischer Faktor ist die *Hemmung glykolytischer Enzyme* durch Neurotoxine, wodurch die für die Erhaltung des axonalen Transportes notwendige Energie nicht zur Verfügung gestellt werden kann[29].

Beim desintegrativen Typ ist bereits lichtmikroskopisch eine bevorzugte Schädigung der großkalibrigen Fasern zu erkennen. *Elektronenmikroskopisch* sind zunächst innerhalb des Axons vermehrte, in ihren Membranen offensichtlich geschädigte Zellorganellen erkennbar. Die Neurofilamente und Neuro- bzw. Mikrotubuli verklumpen oder zerfallen und sekundär kommt es zu Veränderungen an den Markscheiden mit Auflockerung der Lamellen und einer Verbreitung des Restzytoplasmas nahe dem Kern der Schwannschen Zelle (sog. Mesaxon). Je nach Schädigungsgrad erfolgt schließlich ein Markscheidenzerfall nach dem Muster der Wallerschen Degeneration.

Dystrophische Form
Beim dystrophischen Typ der axonalen Neuropathien greift der Schädigungsmechanismus, der sich vorwiegend an den Neurofilamenten und -tubuli auswirkt, nicht über die gesamte Axonstrecke an. Er bevorzugt vielmehr die distalen Axonabschnitte. Dies ist der *häufigste Schädigungstyp* unter allen Polyneuropathien.

Betroffen sind besonders die *langen, kaliberstarken markhaltigen Axone.* Hier kommt es zur distalen, *retrograden Degeneration,* während das Perikaryon deutlich weniger geschädigt ist und die periphere Degeneration überleben kann. Dieser Schädigungstyp wird auch als *dying back-Prozeß* bezeichnet.

> Pathogenetisch ist beim dying back-Muster eine *toxische Schädigung der Transportmechanismen* mit Störungen des Axonflusses anzunehmen.

So ist die Kolchizin-Wirkung auf die langsame Komponente des Axonflusses ein Analogon für die auch unter der *Zytostatika-Therapie* in vivo eintretende Hemmung der Spindelapparate durch Einwirkung auf das 6-s-Protein als einer Untereinheit des die Mikrotubuli aufbauenden Proteins[26]. Durch die Hexakarbon-Verbindung wird der schnelle axonale Transport gestört.

Beim *dystrophischen Schädigungstyp* sind lichtmikroskopisch bei Bodian-Imprägnation Axonschwellungen oder auch -fragmentationen vor allem distal zu beobachten. *Elektronenmikroskopisch* erkennt man Filamentaggregationen unter Bevorzugung der den Ranvierschen Schnürring benachbarten, anschwellenden Axonabschnitten. Die paranodale Myelinretraktion und die anschließenden Entmarkungsvorgänge werden als sekundär aufgefaßt[28, 2].

Differentialdiagnostisch ist gegenüber der *giant axo-*

nal dystrophy (siehe neuroaxonale Dystrophien) das Fehlen generalisierter Filamentanomalie bedeutungsvoll. Auch die dort sichtbaren elektronendichten Granula zwischen den vermehrten Neurofilamenten fehlen bei den distalen Axonopathien. Es finden sich jedoch vermehrt Mitochondrien, dense bodies, Vesikel, tubuläre Zisternen und reichlich Neurofilamente. Es wird diskutiert, ob es zwischen Neurofilamenten und Mikrotubuli sowie zwischen diesen und vesikulären Strukturen Übergänge gibt[10].

Die dystrophische Form mit dem dying back-Muster kommt auch bei der *myatrophen Lateralsklerose* und bei den *spinalen Muskelatrophien,* dem *Friedreichsyndrom* oder bei *Vitaminmangel* vor.

Toxisch bedingte Neuropathien

Die toxisch bedingten Neuropathien können *gegliedert* werden in

- *energieabhängige* (z.B. Thiaminmangel, Alkohol, Nitrofuran, Arsen),
- *Pyridoxalphosphat-abhängige* (z.B. Isoniazid, Porphyrie) *und*
- *filamentäre Neuropathien* (z.B. n-Hexane, Akrylamid, Vincristin)[11].

Ätiologisch sind Karbondisulfid sowie 2,5-Hexanedion-Verbindungen wie sie in Lösungsmitteln im Schusterhandwerk oder bei Klebstoffen verwandt werden, die häufigste Ursache. Ein möglicher Angriffsort ist die Glyzeraldehyd-3-Phosphat-Dehydrogenase[28].

Proximale Axonopathien

kommen nach Einwirkung von IDPN (Beta-Beta-Iminodiproprionitril) vor, einem den Lathyrismus imitierenden Toxin. Die Proteinsynthese im Perikaryon ist dabei nicht gestört, wohl aber der axonale Transport vor allem hinsichtlich der langsamen Komponente. Dabei kommt es zur Neurofilamentanreicherung und Axonschwellung vorwiegend in den proximalen Abschnitten. Auch hier ist die Entmarkung als sekundär zu deuten[2]. Die myatrophe Lateralsklerose und die spinalen Muskelatrophien mit ihren Perikaryon-nahen Axonschwellungen werden ebenfalls diesem Reaktionstyp zugeordnet[28].

Demyelinisierende Neuropathien

Diese PNP sind durch eine *primäre Schädigung der Schwannschen Zellen bei relativem Verschontbleiben der Axone* gekennzeichnet. Auch hier sind – zumindest initial – die großkalibrigen Fasern bevorzugt. Der *Befall* ist vorwiegend *segmental,* also das von einer Schwannschen Zelle versorgte Intermedium betreffend. Dem Schädigungsziel entsprechend gehört das dying back-Muster nicht zu diesen PNP, zu deren *Ursachen* Bleivergiftungen, Lipidstoffwechselstörungen (metachromatische Leukodystrophie) oder Störungen des Proteinstoffwechsels zählen.

Je nach dem vorherrschenden Muster der Gewebsschädigung, das allerdings auch bestimmte biochemischen Störungen entspricht, werden die demyelinisierenden Neuropathien aufgegliedert in den

- *hypertrophen* Typ
- den Typ mit *Strukturläsionen*
- den Typ mit *Abbauläsionen*[27].

Hypertropher Typ

Beim hypertrophen Typ steht die *überschießende Schwannzellproliferation* im Vordergrund bei weitgehender, wenn auch nicht vollständiger Schonung des Axons. Im Rahmen der *Regeneratwucherungen* der Axonsprosse und der Schwannschen Zellen kann es hierbei einerseits zur überschießenden Axonbildung, also zur Hyperneurotisation der durch die wuchernden Schwannschen Zellen gebildeten Büngnerschen Bänder und zu kleinen Gruppen von Regeneraten mit noch dünnen Markscheiden kommen. Andererseits können auch Zwiebelschalenformationen dadurch entstehen, daß nicht alle der durch mitotische Teilung vermehrten Schwannschen Zellen ein eigenes Axon zur Myelinbildung finden, sie vielmehr in das „2. oder 3. Glied" abgeschoben werden. Solche hypertrophneuropathischen Prozesse sind charakteristisch für die neuralen Muskelatrophien vom Typ des M. Déjérine-Sottas, der Charcot-Marie-Toothschen Krankheit und Roussy-Levyschen Form (▷ S.215). Auch der Diabetes kann aber dieses Schädigungsmuster hervorrufen, ebenso die Refsumsche Krankheit (▷ S.521).

Typ mit Strukturläsionen

Die demyelinisierenden PNP vom Typ der Strukturläsion treten z.B. unter *Zytosin-Arabinosid*-Therapie auf. Das Toxin greift hierbei an der Schwannschen Zelle an. Unter *Hexachlorophen* kommt es zur Aufspaltung der Myelinlamellen durch Lösung der intraperiod line. *Hexamedion* verursacht vorwiegend starke Proliferationen der Neurofilamente und des agranulären endoplasmatischen Retikulums, *Blei* eine hydropische Schwellung im Zytoplasma der Schwannschen Zellen. Unter *Tellur* kommt es zur Einlagerung elektronendichter Körperchen und zu Membrankomplex-Ablagerungen[19].

In Analogie zu den Axonopathien wurden bei den demyelinisierenden PNP *distale* (Perikaryon-ferne) und *proximale* (Perikaryon-nahe) *Schädigungsformen* der Schwannschen Zellen unterschieden, wobei bei den distalen Myelinopathien die langen Internodien mit großen Schwannschen Zellen und der distale Paranodalabschnitt bevorzugt geschädigt sind. *Isoniazid, Cuprizon* und *Hexachlorophen* folgen diesem Schädigungstyp[28].

Die genannte Untergliederung der toxischen PNP vermag nicht alle Neurotoxine ausschließlich einer bestimmten Gruppe zuzuordnen, ganz abgesehen von der Unterscheidung primärer und sekundärer Entmarkungsvorgänge. Isoniazid greift z. B. sowohl die Schwannschen Zellen als auch das Neuron im Perikaryon wie im Axon an[5,28]. Ähnliches gilt für Nitrofurantoin[9]. Diese übergreifende Störung ist beim INH durch dessen Störung des Vitamin-B-6-Stoffwechsels erklärbar.

Typ mit Abbauläsionen

Neben diesen unmittelbar toxisch bedingten Myelinopathien, die durch die Schädigung der ein Internodium versorgenden Schwannschen Zellen bevorzugt *segmental* auftreten und daher besonders gut an einzeln präparierten Markfasern im Längsschnitt beobachtbar sind, gibt es segmentale Neuropathien, die durch *Enzymopathien* bedingt sind. Das charakteristischste Beispiel für diese PNP vom *Typ der Abbauläsion* ist die *metachromatische Leukodystrophie* (▷ S. 489). Selten ist eine bei *Paraproteinämien* vorkommende Strukturläsion mit atypischer Periodik innerhalb der Markscheiden[27].

Kombinationen zwischen eher demyelinisierenden und eher axonalen Neuropathien sind nicht selten.

Die bisherige Darstellung bezog sich vorwiegend auf die toxisch bedingten PNP.

Metabolische Neuropathien

Sie kommen unter anderem beim *Diabetes mellitus,* bei *Urämie* und *hepatogen*[17] vor. Vor allem bei den hepatogen bedingten Polyneuropathien sind der chronische Alkoholismus, der vielfach die Ursache der Leberschädigung bildet, ferner ein begleitender Diabetes mellitus oder eine Glukoseintoleranz zu berücksichtigen. Bei der Urämie sind Metaboliten, die durch die Dialyse rasch ausschwemmbar sind, der wahrscheinlich wirksame pathogenetische Faktor, während beim Diabetes mellitus mit mehreren Faktoren zu rechnen ist. Bei den symmetrischen PNP sind ebenfalls Metaboliten (Sorbitol?) bedeutungsvoll, bei den Mononeuropathien und der sog. *multiplen Mononeuritis* mit hierbei zu unterstellenden lokalen Schädigungen des Nerven eher vaskuläre Faktoren und ein endoneurales Ödem mit erhöhter lokaler Druckempfindlichkeit.

Durch die generelle Wachstumsstörung, die sich im Tierexperiment bei Jungtieren demonstrieren läßt, kann auch der Faserdurchmesser herabgesetzt sein. Im übrigen handelt es sich bei den diabetischen PNP um eine Kombination von segmentalen Entmarkungen und von Axonopathien. Für alle metabolischen Neuropathien gilt, daß sie gegenüber Ischämien eine besonders starke Vulnerabilität aufweisen[31].

Interstitielle Neuropathien

Schädigungen des peripheren Nerven durch lokale Infarzierungen bei *diabetischer Mikroangiopathie* oder *Panarteriitis nodosa* werden zu dieser inhomogeneren Gruppe ebenso gezählt wie die *Amyloidose*[27]. Soweit es sich um *entzündliche Gefäßerkrankungen* handelt, werden diese z. T. auch den Polyneuritiden zugeord-

net. Der entzündliche Prozeß spielt sich bei solchen Gefäßerkrankungen vorwiegend innerhalb des Epineuriums ab. Liegt die Schädigung wie bei eher metabolisch bedingten Erkrankungen an den Endstrecken (diabetische Mikroangiopathie, Amyloidose, Paraproteinämie), so sind vorwiegend die Endo- und Perithelzellen der im Endoneuralraum verlaufenden Gefäße betroffen. Die wuchernden, verdickten Basalmembranen bilden miteinander verzahnte Lamellen, wobei ihre Funktion als Diffusionsbarriere herabgesetzt ist[8].

Klinisch verlaufen die durch Vaskulopathien oder lokale Ischämien bedingten PNP eher unter dem Bild der *Mononeuritis multiplex* mit unsystematischen, jedenfalls nicht wie bei den übrigen PNP symmetrisch distal betonten Ausfallserscheinungen. Dies erklärt sich durch den *unsystematischen Befall* verschiedenster Abschnitte des Nervenverlaufes.

Idiopathische Neuritis

Synonym

Landry-Guillain-Barré-Strohl-Syndrom

Definition

Es handelt sich um eine entzündliche Erkrankung des peripheren Nerven, die morphologisch dem Muster der *experimentellen allergischen Neuritis* folgt. Meist geht sie mit einer *Polyradikuloneuritis* einher.

Klinik

Vorwiegend bei *Erwachsenen* auftretende, *subakut* verlaufende Krankheitsbilder mit innerhalb weniger Tage sich entwickelnden *Paresen, Parästhesien* und *Reflexabschwächungen*. Im Rahmen der aufsteigenden Lähmung können die Hirnnerven und die die Atemmuskulatur versorgenden Nerven mitbetroffen werden.

Der *Liquor* zeigt eine deutliche Eiweißerhöhung bei einer nur geringgradigen oder fehlenden Zellzahlvermehrung. Häufig tritt die Krankheit 2 bis 3 Wochen nach einem unspezifischen *grippalen Infekt* oder aber auch *nach gesicherten Virusinfektionen* auf, vor allem aus der Herpes-Virusgruppe (25%, darunter 8% mit Epstein-Barr-Virusinfektion, 10% Zytomegalievirus)[12]. Influenza, infektiöse Mononukleose, aber auch wenige Wochen zuvor durchgemachte *operative Eingriffe* werden häufig festgestellt[1].

Morphologie

Die betroffenen Nerven weisen eine ausgeprägte entzündliche Veränderung mit *lymphozytären Infiltraten* und nach einigen Tagen auftretenden zahlreichen *Makrophagen* auf. Die proximalen Abschnitte sind – im Gegensatz zu den PNP – stärker geschädigt. Auch *sti-*

mulierte Lymphozyten und *Plasmazellen* kommen vor.

Den Infiltrationen folgen *Auflockerungen der Markscheidenlamellen* durch ein Vordringen der Makrophagenfortsätze, gefolgt schließlich vom *Zerfall der Markscheiden* und der Aufnahme der Zerfallsprodukte durch proliferierende Schwannsche Zellen nach dem Muster der demyelinisierenden PNP. Die Makrophagen spielen sowohl im Rahmen des immunologischen Geschehens wie bei der Destruktion der Markscheiden eine wesentliche Rolle[23].

Das Ausmaß der *Besserung* hängt vom Grad der Nervenschädigung ab. Die *Prognose* ist schlechter bei sehr proximaler Schädigung, die zudem nicht nur zur Demyelinisation, sondern sekundär auch zur schweren Axonopathie führt[22]. Als *Spätfolgen* finden sich nicht nur ausgeprägte Zwiebelschalenformationen, sondern bei Übergreifen des Prozesses auf die Hinterwurzeln und die sensorischen Fasern auch *Strangdegenerationen* innerhalb des Rückenmarkes[22].

Im Zusammenhang mit der starken Erhöhung des Eiweißgehaltes im Liquor kann es zu Ablagerungen von Proteinen in den Arachnoidalzotten (Pacchionische Granulationen) kommen, wodurch *Liquorabflußstörungen* auftreten können, mit denen die flüchtigen Papillenödeme in einen pathogenetischen Zusammenhang gebracht wurden[1].

Pathogenetisch handelt es sich bei den Entzündungsvorgängen um eine *Immunreaktion vom verzögerten Typ*. Die idiopathische Polyneuritis tritt nicht nur *postinfektiös* auf, sondern auch im Rahmen einer *Serumkrankheit* oder im Anschluß an *Rabies-Schutzimpfungen*.

Literatur

1.–5. Weiterführende Literatur (▷ S. 236)
6. Andres KH (1967) Über die Feinstruktur der Arachnoidea und Dura mater von Mammalia. Z Zellforsch 79: 272–295
7. Berthold CH (1978) Morphology of normal peripheral axons. Physiology and Pathobiology of Axons, ed: S.G. Waxman, Raven Press, New York
* 8. Bischoff A (1981) Pathologische Anatomie. In: Hopf HC, Poeck K, Schliack H (Hrsg) Neurologie in Praxis und Klinik. Georg Thieme Verlag, Stuttgart New York, S 210–217
9. Blakemore WF (1980) Isoniazid. In: Spencer PS, Schaumburg HH (eds) Experimental and clinical neurotoxicology. Williams & Wilkins, Baltimore London, p 476
10. Blümcke S, Niedorf HR (1965) Elektronenoptische Untersuchungen an Wachstumsendkolben regenerierender peripherer Nervenfasern. Virch Arch path Anat 340: 93–104
11. Cavanagh JB (1979) The „dying back" process. Arch Path Lab Med 103: 659–664
12. Dowling PC, Cook SD (1981) Role of infection in Guillain-Barré syndrome: Laboratory confirmation of herpesviruses in 41 cases. Ann Neurol Suppl 9: 44–55
13. Dyck PJ (1966) Histologic measurements and fine structure of biopsied dural nerve: normal, and in peroneal muscular atrophy, hypertrophic neuropathy, and congenital sensory neuropathy. Proc Mayo Clin 41: 742–774
14. Ghabriel MN, Allt G (1979) The role of Schmidt-Lanterman incisures in Wallerian degeneration. Acta Neuropath 48: 83–103
15. Gibbels E (1980) Tabellarische Anleitung zur Differentialdiagnose der Polyneuropathien. Fortsch Neurol Psychiat 48: 31–66
16. Jacobs JM (1979) Perikaryal neurotoxins. In: Aguayo AJ, Karpati G (eds) Current topics in nerve and muscle research. Excerpta Medica, Amsterdam Oxford, p 299
17. Kardel T, Nielsen VK (1974) Hepatic neuropathy. Acta Neurol Scand 50: 513–526
18. Klinghardt GW (1963) Ein gemeinsames biochemisches Schädigungsprinzip bei einigen ätiologisch verschiedenen Formen von Polyneuropathie. Nervenarzt 34: 231–234
19. Lampert PW, Braheny SL, Powell HC (1979) Neuropathies caused by myelinotoxic agents. In: Aguayo AJ, Karpati G (eds) Current topics in nerve and muscle research. Excerpta Medica, Amsterdam Oxford, p 292
20. Lasek RJ (1980) Axonal transport: a dynamic view of neuronal structures. TINS 3: 87–91
21. Lasek RJ, Katz MJ (1979) The axon and its origins. In: Aguayo AJ, Karpati G (eds) Current topics in nerve and muscle research. Excerpta Medica, Amsterdam Oxford, p 232
22. Oppenheimer DR, Spalding JMK (1973) Late residua of acute idiopathic polyneuritis. J Neurol Neurosurg Psychiat 36: 978–988
23. Prineas JW (1981) Pathology of the Guillain-Barré syndrome. Ann Neurol Suppl 9: 6–19
24. Rasool CG, Bradley WG (1978) Studies on axoplasmic transport of individual proteins: 1-acetylcholinesterase AChE) in acrylamide neuropathy. J Neurochem 31: 419–425
25. Rosenbluth J (1979) Freeze fracture studies of nerve fibers: Evidence that regional differentiation of the axolemma depends upon glial contact. In: Aguayo AJ, Karpati G (1979) Current topics in nerve and muscle research. Excerpta Medica, Amsterdam Oxford, p 200
26. Sluga E (1974) Polyneuropathien. Springer-Verlag, Berlin Heidelberg New York
27. Sluga E (1980) IV. Differentialdiagnostische Bedeutung der Nervenbiopsien. Monatsschr Kinderheilk 128: 64–68
28. Spencer PS, Schaumburg HH (1979) Neurotoxic chemicals as probes of cellular mechanisms of neuromuscular disease. In: Aguayo AJ, Karpati G (eds) Current topics in nerve and muscle research. Excerpta Medica, Amsterdam Oxford, p 274
29. Spencer PS, Sabri MI, Schaumburg HH, Moore CL (1979) Does a defect of energy metabolism in the nerve fiber underlie axonal degeneration in polyneuropathies? Ann Neurol 5: 501–507
30. Stoeckel K, Schwab M, Thoenen H (1977) Role of gangliosides in the uptake and retrograde axonal transport of cholera and tetanus toxin as compared to nerve growth factor and wheat germ agglutinin. Brain Res 132: 273–285
31. Thomas PK (1979) Metabolic neuropathies. In: Aguayo AJ, Karpati G (eds) Current topics in nerve and muscle research. Excerpta Medica, Amsterdam Oxford, p 255
32. Weller RO, Cervos-Navarro J (1977) Pathology of peripheral nerves. Butterworths, London Boston

Tumoren des Nervensystems

Weiterführende Literatur

1. Harkin JC, Reed RJ (1969) Tumors of the peripheral nervous system. Atlas of tumor pathology, 2nd series, fasc 3. Armed Forces Institute of Pathology, Washington
2. Krücke W (1974) Pathologie der peripheren Nerven. In: Olivecrona H, Tönnis W, Krenkel W (Hrsg) Handbuch der Neurochirurgie, Bd.7, 3.Teil. Springer, Berlin Heidelberg New York
3. Rubinstein LJ (1979) Tumors of the central nervous system. Atlas of tumor pathology, 2nd series, fasc. 6. Armed Forces Institute of Pathology, Washington
4. Russell DS, Rubinstein LJ (1977) Pathology of tumours of the nervous system, 4th edn. Edw. Arnold, London
5. Thomas DGT, Graham DI (1980) (eds) Brain tumours. Scientific basis, clinical investigation and current therapy. Butterworth & Co, London Boston
6. Henschen F (1955) Tumoren des ZNS und seiner Hüllen. In: W. Scholz (ed) Handbuch der speziell. pathol. anat. Histologie, Bd XIII, 3. Spinger, Berlin Göttingen Heidelberg
7. Zülch KJ (1979) Histological typing of tumours of the central nervous system. International histological classification of tumours, no 21. World Health Organization, Genf
8. Zülch KJ (1980) Principles of the new World Health Organization (WHO) classification of brain tumors. Neuroradiol 19: 59–66
9. Zülch KJ (1956) Biologie und Pathologie der Hirngeschwülste. In: Olivercrona H, Tönnis W (Hrsg) Handbuch der Neurochirurgie, 3.Band. Springer, Berlin Göttingen Heidelberg

Allgemeines

Ursachen und Wirkung der Raumforderung

Die *klinischen Krankheitszeichen* einer intrakraniellen und intraspinalen Geschwulstentwicklung sind abhängig
- von der *Eigenart* der Geschwulst,
- von ihrem *Sitz* und
- von der *Umgebungsreaktion* des nicht blastomatös umgewandelten Gewebes.

Neben der lokalen Gewebsschädigung durch die Geschwulst ist die *Raumforderung* Hauptursache klinischer Funktionsstörungen. Was hierüber im Zusammenhang mit den Geschwülsten gesagt wird, gilt analog für Raumforderungen, die durch Durablutungen, intrazerebrale Blutungen, Abszeßbildungen, maligne Hirnödeme, Sinusthrombosen o. ä. bedingt sind.
- Bei *supratentoriellen* Raumforderungen ist – vom möglichen Hirngewebs-Prolaps bei offenen Hirnverletzungen abgesehen – die einzige Ausweichmöglichkeit für Liquor und Hirngewebe die durch Schädelbasis und die Tentoriumschenkel gebildete Lücke in Richtung der hinteren Schädelgrube und weiter in Richtung Foramen magnum.
- Raumfordernde Prozesse innerhalb der *hinteren*

Schädelgrube führen sowohl zu Massenverschiebungen in Richtung Foramen magnum als auch in Richtung Tentoriumschlitz.

Makroskopisch nachweisbare Zeichen tumorbedingter Massenverschiebungen
- *Supratentorielle Drucksteigerung:* Gewöhnlich schon im CT erkennbar, sind – von rostral nach kaudal – folgende Befunde zu erheben: Einengungen eines Seitenventrikels, Verschiebungen der Stammganglien in Richtung Mittellinie mit entsprechenden Verschiebungen des Septum pellucidum sowie Hernienbildungen eines Gyrus cinguli unter dem Falxrand zur Gegenseite, ferner Verschiebungen in axialer Richtung. Sie führen zu einem Anpressen medialer Strukturen der Schläfenlappen gegen den Tentoriumrand und zu einer *Hernienbildung in Richtung hintere Schädelgrube* (Abb.1.56a). Hierbei kommt es häufig zu Einkerbungen an der Oberfläche des Gyrus hippocampi mit Einblutungen in die oberen Rindenschichten bis in die Ammonshornformation hinein (Abb.1.56b). Die *klinischen Auswirkungen* solcher Massenverschiebungen können sowohl hinsichtlich der neurologischen Symptomatologie als auch der EEG-Befunde die durch den Tumor primär erzeugten Symptome überlagern. Kommt es im Zusammenhang mit der Hernienbildung zu einem Anpressen des gegenüberliegenden Brückenrandes gegen den ihm anliegenden Tentoriumzügel, so können dadurch bedingte Pyramidenbahnzeichen die Tumorlokalisation erschweren.
- *Infratentorielle Drucksteigerung:* Hierbei können sich an den Lobuli quadrangulares beidseits lateral der Wurmregion Einkerbungen der Kleinhirnoberfläche durch das Tentorium einstellen (Abb.1.56c), außerdem bei jeder intrakranillen Raumforderung ein *Druckkonus der Kleinhirntonsillen.* Die Tonsillen können – je nach Akuität und Ausmaß des Hirndrucks – hämorrhagisch infarziert (Abb.1.56d) bzw. nekrotisch werden. Abtropfendes nekrotisches Kleinhirnrindengewebe aus den Tonsillen kann Anlaß dafür sein, daß *im Liquor-Zellsediment Purkinjezellen* und ähnliche Rindenelemente gefunden werden. Hämorrhagische Infarzierungen treten im übrigen häufig auch im Bereich der medialen Okzipitallappenrinde durch entsprechende Abklemmung abund zuführender Gefäße auf (Abb.1.56e). Bei der Bewertung des Kleinhirntonsillenkonus ist eine gewisse Zurückhaltung geboten, wenn nicht auch anderweitige Zeichen einer Massenverschiebung bzw. Hirndrucksteigerung – z.B. ausgeprägte *Unkus-Druckfurchen* – vorliegen. Die Deutung des Tonsillenkonus als physiologische Ausfüllung des vorhandenen Schädelinnenraumes bei der Akzeleration des Gehirns[110] erscheint uns nicht gerechtfertigt.

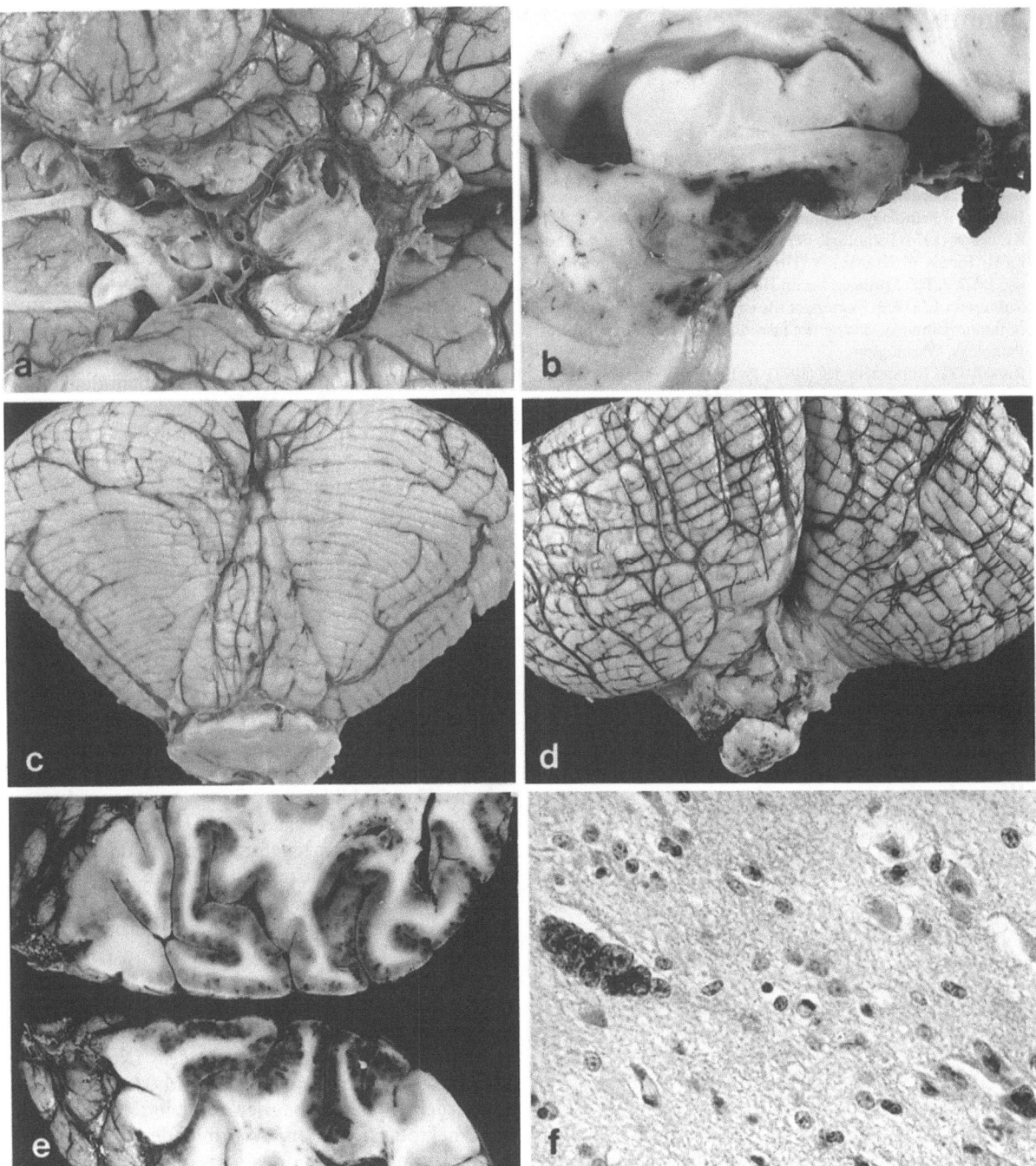

Abb. 1.56. a Ausgeprägte Hernienbildung des Gyrus hippocampus bei supratentorieller Drucksteigerung. Beginnende Blutungen und Nekrosen an den Druckstellen. **b** Druckblutungen im Gyrus hippocampi durch Einschneiden der Tentoriumkante bei gesteigertem Hirndruck. **c** Schnürfurchen des Tentoriums bei infratentorieller Drucksteigerung und Hernienbildung von Teilen des Wurms in Richtung mittlere Schädelgrube. **d** Kleinhirntonsillen-Druckkonus mit beginnender Nekrose der Tonsillenspitzen. **e** Hämorrhagische Infarzierungen im Versorgungsgebiet der Aa. cerebri posteriores bei malignem Hirnödem. **f** Kerngruppe eines Astrozytoms in einem sonst nur leicht ödematös veränderten Gewebe in der Randzone des Tumors

Partialfaktoren der Raumforderung

Für die *Raumforderung* sind außer *Tumorsitz und -größe* eine Reihe von *Einflußfaktoren* verantwortlich zu machen, die *in einem mathematischen Modell berechenbar* sind[88]. Hierzu gehören von Seiten des vaskulären Systems das arterielle und venöse *Blutvolumen*, das Volumen der *Tumorvaskularisation* sowie die *Mikrozirkulation*. Von Seiten des umgebenden Gewebes ist das *Volumen des Ödems*, der proliferierenden Zellen einschließlich *der entzündlichen Infiltratzellen* und eventueller *Tumormetastasierungen* zu berücksichtigen, schließlich *Mittellinienverschiebungen* und das *Liquorvolumen*.

Im *peritumoralen Ödembereich* ist die weiße Substanz in ihrem spezifischen Gewicht vermindert, das Volumen auf das 1,6fache vermehrt durch Aufnahme eines Transsudates[120]. Der Wassergehalt ist von 69,1 ∓ 0,9 auf mehr als 80% erhöht, der Natriumgehalt von 163 auf 390 meq/kg. Entsprechend ist *durch das Ödem die Mikrozirkulation deutlich reduziert*[54]. Vor allem bei bereits vorbestehenden Gefäßerkrankungen kann die hämodynamische Wirkung des Umgebungsödems und der Massenverschiebung auch zu juxtaneoplastischen ischämischen Insulten führen. Diese sind von den intratumoralen Blutungen zu differenzieren, können wie diese aber zu einer apoplektiformen Verschlechterung des Zustandsbildes Anlaß geben[82].

„Pseudotumor cerebri"

Als „Pseudotumor cerebri" werden Ödemzustände mit der *Symptomatologie einer intrakraniellen Raumforderung* bezeichnet, bei denen *kein Tumor im engeren Sinne* vorliegt. Hierzu gehören u. a. der sogenannte Normaldruckhydrozephalus (▷ S. 44) oder abakterielle Meningitiden. Es handelt sich *nicht* um ein klar definiertes Krankheitsbild. Der Ausdruck sollte zu Gunsten differenzierterer Diagnostik aufgegeben werden[47].

Allgemeine Neuropathologie der Tumoren

Pathophysiologische Grundlagen

Besonderheiten gegenüber der allgemeinen Tumorpathologie bestehen bei den Tumoren des ZNS zum einen durch die erwähnte *beengte intrakranielle Lage,* zum anderen durch das *Bestehen der Bluthirn-Schranke* und der dadurch gegebenen *besonderen immunologischen Situation* zumindest in den Initialstadien der hirneigenen Tumoren.

Ergebnisse der experimentellen Neuroonkologie

Die experimentelle Neuroonkologie hat in den letzten Jahren wesentliche Aufschlüsse erbracht, auf die hier allerdings nur in kurzen Randbemerkungen eingegangen werden kann. Der alte Streit um die Cohnheimsche oder Willissche Tumorentstehung konnte insofern zu Gunsten der Willisschen Hypothese entschieden werden, als auch bei Untersuchung von Frühstadien experimenteller Tumoren die blastomatöse Transformation in bestimmten Feldern erfolgt. Innerhalb der Felder vermehren sich die Tumorzellen allerdings *monoklonal,* wenn sie auch letztlich im Gesamttumor zusammenfließen. Mit Methyl- oder Äthylnitrosamin ergaben sich dabei speziesabhängige Prädilektionen für bestimmte Tumortypen (Gliome und Sarkome im ZNS, Schwannome im peripheren NS).

Die *Tumorentstehung* ist ein mehrschrittiger Gang, der auch von mehreren Faktoren abhängig ist. Neben dem *Karzinogen* ist ein *Promotor-Faktor* bedeutungsvoll[107]. Das Karzinogen selbst wird wirksam erst nach einer in vivo-Umwandlung – in der Regel – zu einem Alkyl-Kation, wobei die kanzerogene Wirkung mit dem relativen Ausmaß der O^6-Alkylierung des Guanins in der DNS zunimmt. Das Gehirn ist offenbar weniger als andere Organe in der Lage, diese schädlichen DNS-Bestandteile durch excision repair zu entfernen, bevor durch *Fehlkodierungen* während der nächstfolgenden DNS-Replikation permanente Änderungen der genetischen Information entstehen[72,86].

Vorzugssitz für das Angehen experimenteller Tumoren ist die *subependymale Platte* um den Ventrikel, insbesondere der *Bereich um die Ventrikelwinkel*[79]. Die potentielle Malignität der Zellcluster ließ sich elektronenmikroskopisch vor der Feststellung lichtmikroskopisch wahrnehmbarer Kriterien erkennen[136, 71]. Die transformierten Zellen der subependymalen Platte können *an Ort und Stelle* zur Tumorbildung führen. Sie können aber auch im Laufe der Weiterentwicklung *rindenwärts wandern* und erst dort zu Gliomen auswachsen. Der vorherrschende Zelltyp in diesen Gliomen kann stark variieren, bedingt dadurch, daß es sich bei der subependymalen Platte um eine pleomorphe Zellpopulation handelt. Insgesamt erscheinen Oligodendrozyten hinsichtlich der Tumortransformation vulnerabler zu sein[58].

Die Tatsache, daß die subependymale Platte auch beim Menschen vorkommt, macht es wahrscheinlich, daß diese Befunde der experimentellen Neuroonkologie mit Vorsicht auch auf die Humanpathologie übertragen werden können[108].

Dies gilt offenbar nicht für die Versuche der *Hirntumorentstehung durch Viren*, für die experimentelle Beweise geführt werden konnten[21], während entsprechende Anhaltspunkte beim Menschen bisher nicht gefunden werden konnten.

Die Erhaltung teilungsfähiger Zellen um die Ventrikelwinkel mit entsprechender Empfindlichkeit gegenüber Karzinogenen zeigt eine Ausnahme von der generellen Regel, wonach das ZNS als statisches Gewebe bezeichnet wird, das sich hinsichtlich seiner Teilungsfähigkeit von Nieren-, Leber- und Muskelgewebe, vor allem aber von den Erneuerungsgeweben der Haut, des Darmepithels oder des Knochenmarks unterscheidet[81].

Trauma als ursächliches Moment

Zu den möglichen Kofaktoren in der Ursachenkette der Hirntumorentstehung wird auch – nicht zuletzt aus praktischen Erfordernissen der Zusammenhangsgutachten – die Frage der ursächlichen *Bedeutung vorangegangener Hirntraumata* diskutiert. Bei kritischer Betrachtung der Literaturfälle und bei Anwendung der allgemein akzeptierten Kriterien bleiben nur wenige Fälle übrig, bei denen ein ursächlicher Zusammenhang zwischen Tumor und Trauma ärztlich erwogen werden muß. Zülch[143,144] hat folgende *Kriterien* formuliert:

- Guter Gesundheitszustand vor dem Unfall
- Angemessene Schwere des Kopftraumas
- Übereinstimmung zwischen Schädigungssitz und Sitz der Geschwulst
- Angemessenes Zeitintervall zwischen Trauma und Tumorbildung
- Histologie, zumindest bioptische Sicherung des Geschwulstgewebes
- Den versorgungsrechtlichen Definitionen des Unfalls entsprechender Schädigungsmechanismus

Von besonderer theoretischer Bedeutung ist dabei die *Dauer der Latenzzeit zwischen Unfall und Geschwulstwachstum*[144], wobei besonders die langsam wachsenden fibrillären Astrozytome Schwierigkeiten bereiten können. Bei ihnen nennt die Literatur bis zu 30-jährige Verlaufszeiten[93] mit terminaler Entwicklung eines polymorphzelligen Glioblastoms. Tierexperimentell ergaben sich Hinweise darauf, daß ein Unfall die Überlebenszeit und die Seitenwahl der Entwicklung experimenteller Tumoren im Sinne eines *Kokarzinogens* beeinflußt[92].

Kontrolle des Tumorwachstums
Die Kontrolle des Tumorwachstums steht *unter dem Einfluß von Chalonen* und des *Gefäßwachstumsfaktors*[55].
- Die *Chalone* hemmen die Mitosen. Atypische Mitoseformen (abgesprengtes Chromosom in Metaphase, 3-Gruppen-Metaphase, hohle Spindel, verstreute Chromosomen bei fehlender Spindel, multipolare Mitosen, Chromosomenverklebungen, ausgebliebene Zytoplasmateilung)[119] finden sich vor allem in den maligneren menschlichen Gliomen nicht selten. Bei diesen Tumoren wurde die *Volumen-Verdoppelungszeit* auf einige Monate geschätzt[53]. Unter der Annahme einer DNS-Synthesephase von 15 Stunden wurde die Volumenverdoppelung bei malignen Gliomen auf 10 Tage, bei Astrozytomen Grad I auf 36 Tage, bei Ependymomen auf 9 Tage, bei Meningeomen auf 34 Tage berechnet[127]. Bei den Frühveränderungen experimenteller Tumoren sind Veränderungen nicht nur morphologisch, sondern auch biochemisch erfaßbar, so z.B. durch eine Erhöhung der Aktivität der Adenylatzyklase[115]. Tumorknoten können bis zu einem Durchmesser von 2 bis 3 mm avaskulär wachsen. In dem dann beginnenden kritischen Stoffwechselstadium wird ein
- *Tumor-Angiogenese-Faktor* freigesetzt[29], der zur Gefäßneubildung führt. Die neugebildeten Gefäße entsprechen in den Tumorinitialstadien den ortständigen Gefäßen, verlieren in fortgeschritteneren Wachstumsstadien aber die Eigenschaften der Bluthirnschranke und werden permeabel[138]. In den Spätstadien maligner Gliome bleibt das Gefäßwachstum relativ zurück, was zur Entstehung von Nekrosen beiträgt. In diesen Spätstadien treten neben den anfänglich wachsenden Kapillaren großkalibrige (sinusoidale, lakunäre und glomeruläre) Formen auf[122]. Die Endothelzellen werden dünner und entwickeln villöse Fortsätze in das

Lumen. Die perivaskulären Glia- oder Tumorzellfortsätze bilden nur noch eine inkomplette Zellage um die Gefäße. Extravasate sind in den malignen Gliomen häufig[102].
- Die *Besonderheiten der Bluthirnschranke* und das *Fehlen eines lymphatischen Gewebes im ZNS* wurden als Begründung dafür angeführt, daß das ZNS ein immunologisch privilegiertes Organ sei[89]. Zumindest während des Tumorwachstums kommt es aber im Zusammenhang mit der erhöhten Permeabilität zu *Immunreaktionen* auf die Tumorantigene. Als *Antigene* kommen hierbei in Frage das nervenspezifische, stark saure *S-100-Protein,* das sich vor allem in Oligodendrogliazellen, Astrozyten und Schwannschen Zellen findet, ferner das *GFA-Protein,* das zuerst in Multiple Sklerose-Herden gewonnen wurde und ein Hauptprotein der Gliafilamente darstellt, schließlich das *basische Myelinprotein* der Markscheiden[24]. Derartige Nervengewebs-Antigene können selbstverständlich auch bei Hirntraumen und anderen Prozessen in Kontakt mit immunpotenten Blutzellen kommen. Die Tatsache, daß es hierbei nicht zu häufigen allergischen Enzephalitiden kommt, wird auf das Vorliegen protektiver Mechanismen und auf entsprechende Suppressorzellen zurückgeführt[17]. Bei Tumoren äußern sich die immunologischen Reaktionen morphologisch in entsprechenden *Infiltratzellen* innerhalb und um das Geschwulstgewebe sowie innerhalb des Liquorraumes. Sofern die Infiltrate in Gliomen und deren unmittelbarer Umgebung nicht durch Nekrosen oder Blutungen bedingt sind, bestehen Korrelationen zwischen dem Grad perivaskulärer Lymphozyteninfiltrationen und der Überlebenszeit[16, 104]. Lymphozytäre Liquorreaktionen fanden sich in 50% der Glioblastome gegenüber 24,1% bei den Meningeomen[139].

Extrazerebrale Metastasierung
Die Bluthirn-Schranke hemmt zunächst auch die extrazerebrale Metastasierung intrakranieller Tumoren. Als Metastasierung wird hierbei nicht die Ausbreitung von Geschwulstzellen innerhalb der Liquoräume verstanden, sondern eine *Tumorzellverschleppung auf dem Blut- bzw. Lymphwege.* Auch *Shunts* kommen in zunehmendem Maße für derartige Metastasierungen in Frage.

Eine Literaturübersicht zeigt, daß an extrazerebralen Metastasen multiforme Glioblastome mit 25,1%, Medulloblastome mit 22,2%, Meningeome mit 18,7%, Ependymome mit 9,2%, Sarkome mit 8,7% beteiligt sind. Eine jüngere Studie nennt einen Gliomanteil von 39,5%[106].

Bei männlichen Glioblastomträgern ist die Metastasierung erheblich häufiger.

Hauptsitz der Metastasen sind Lunge, Skelettsystem, Lymphknoten und Leber[75].

Malignitätskriterien und Klassifikationsprobleme

Die Bewertung der Malignität hängt bei den zentralnervösen Tumoren nicht nur vom Gewebsmuster, sondern auch vom Sitz sowie – wie in der Allgemeinpathologie – von der Reaktionslage des Organismus ab.

In der Neuroonkologie wird daher der Begriff der *biologischen Wertigkeit* eines Tumors bevorzugt. Er umfaßt alle Kriterien, die Einfluß auf das Wachstum des Tumors und damit auf die klinische Prognose haben.

Die *rein morphologischen Kriterien der Malignität* betreffen
- den Grad der Dedifferenzierung der Tumorzellen,
- die Pleomorphie des Tumors,
- die Art des invasiven Wachstums,
- das Vorkommen regressiver Veränderungen und Tumornekrosen,
- die Art der Gefäßreaktion,
- die Ausbreitung auf dem Liquorwege.

Grading

Das in der allgemeinen Tumorpathologie übliche *Staging ist in der Neuroonkologie nicht anwendbar*, z. B. weil nicht mit entsprechenden Lymphknotenbeteiligungen u. ä. zu rechnen ist. Zur Bewertung der Malignität wird aber ein *Grading* angewandt, das sich auf die genannten Malignitätskriterien stützt.

Zunächst angewandt auf Astrozytome, später auch auf andere Gliome, ist eine Einteilung in die *Grade I bis IV (benigne, semibenigne, semimaligne, maligne)* üblich. Namhafte Onkologen befürworten allerdings eine der Praxis eher entsprechende *Dreiteilung (benigne, semimaligne, maligne)*[15].

Die Erfahrung zeigt, daß die Bestimmung des Malignitätsgrades eines Tumors auf Grund einer diagnostischen Hirnpunktion oder eines bei der Operation entnommenen Biopsiematerials deswegen irreführend sein kann, weil der Malignitätsgrad, manchmal auch das zur Diagnose führende Gewebsmuster innerhalb der gleichen Geschwulst örtlich wechseln kann.

Da *der jeweils maligneste Anteil die Prognose bestimmt,* wird das Grading an ihm orientiert.

Das Grading sollte nicht auf andere diagnostische Methoden wie die Computertomographie und auch nicht auf hierfür ungeeignete, weil primär benigne oder hochmaligne Tumoren (z. B. Medulloblastom) übertragen werden[74].

- Mit *Grad I* wird ein Gliom bezeichnet, das *bei mittlerer Zelldichte eine weitgehende Isomorphie der Tumorzellen* aufweist. In erster Linie handelt es sich dabei um fibrilläre Astrozytome, piloide Astrozytome und – selten – Oligodendrogliome, während protoplasmatische und gemästetzellige Astrozytome nicht dem Grad I entsprechen. Nekrosen, mehr als einzelne Mitosen sowie vermehrte und atypische Gefäße schließen die Zuordnung zum Grad I aus.
- Dem *Grad II* sind Tumoren zuzurechnen, die entweder eine *erhöhte Zelldichte* oder eine *weniger ausgeprägte Isomorphie* aufweisen. Die Mitosezahl kann erhöht sein, vor allem finden sich *atypische Mitoseformen.* Kapillarproliferationen mit geschwollenen und vermehrten Endothelzellen verweisen mindestens auf den Grad II.
- Für eine Einordnung als *Grad III* spricht eine *erhöhte Polymorphie*, das Auftreten von *Nekrosen* oder das gelegentliche, vor allem an den Tumorrändern sichtbare Vorkommen *zellreicher, mitunter schlingenförmig angeordneter Gefäße.*
- Der *Grad IV*, praktisch identisch mit der Diagnose eines *multiformen Glioblastoms*, umfaßt additiv *ausgedehnte Gewebsnekrosen*, in der Regel mit kernreichen Nekroserändern, die dem Gewebe bei der Lupenbetrachtung ein Leopardenfell-ähnliches Muster verleihen, *intratumoral weite sinusoidale venöse Gefäße* mit fibrotisch veränderten Wänden und vor allem *an den Herdrändern glomerulumähnliche*, vielfach verzweigte oder dicht aneinandergelagerte *kleine Gefäße*, die einen sehr hohen Endothel- und Perizytenreichtum aufweisen, schließlich eine *ausgeprägtere Zellpolymorphie* und *wechselnde Zelldichten*. Der Gehalt an typischen und atypischen Mitosen ist in der Regel, aber keineswegs immer erhöht. *Gallertzysten* und *Tumorblutungen* verleihen den Gliomen des Grads IV ihr makroskopisch oft *buntes Aussehen.*

Das *Auftreten von Riesenzellen* und *monströsen Zellen* ist keineswegs immer Ausdruck eines hohen Malignitätsgrades, zumal wenn eine Chemo- oder Strahlentherapie vorausgegangen ist, die das Auftreten solcher atypischer Zellformen durch das Eingreifen in den Zellteilungsmechanismus begünstigten.

Wesentlich ist für die Gradierung das *Nebeneinander* der verschiedenen Malignitätskriterien, sofern höhere Malignitätsgrade angenommen werden. Das gelegentliche Vorkommen glomerulärer Gefäße ohne gleichzeitige Nekrosetendenz und vermehrte Kernpolymorphie rechtfertigt z. B. noch nicht die Einstufung in den Grad IV.

Klassifikation

Die Festlegung der Malignität steht in unmittelbarem Zusammenhang mit der Frage der Klassifikation der

Hirntumoren[42]. Vergleichbar mit den Klassifikations-problemen bei den malignen Lymphomen fließen hier *histogenetische* und *zytogenetische Kriterien* sowie empirische Daten hinsichtlich *Manifestationszeit, Verlauf* und *Prognose* in die Klassifikationsbemühungen hinein.

Seit den klassischen Klassifikationen durch Bailey und Cushing (1926)[130] wurde eine große Zahl unterschiedlicher Klassifikationen angewandt, die vergleichende epidemiologische Studien einschließlich der Therapiestudien erschwerten. Der erste Vorschlag einer internationalen Klassifikation durch die Union Internationalis Contra Cancrum (UICC) wurde nicht allgemein angenommen, so daß jüngst eine *neue Klassifikation durch eine Empfehlung der WHO* eingeführt werden mußte[8]. Diese Klassifikation ist auch unserer Darstellung zu Grunde gelegt (▷ Tabelle 1.14).

Präoperative klinische Diagnostik

Die präoperative klinische Diagnostik der Hirntumoren ist durch *Sitz des Tumors, Schnelligkeit des Geschwulstwachstums* und *begleitende Grundkrankheiten* oder *Altersveränderungen* sowie den Grad des *Hirndrucks* bestimmt.

Ohne hier auf die Klinik eingehen zu können, soll darauf hingewiesen werden, daß herdbetonte oder generalisierte *Krampfanfälle* ein häufiges Symptom intrazerebraler Tumoren sind. Bei Oligodendrogliomen fanden sich Krampfanfälle in 75% der Anamnese, bei Astrozytomen in 65%, bei multiformen Glioblastomen in 50%, bei Meningeomen in 60%[118]. Jede Erstmanifestation einer Epilepsie muß den Tumorverdacht wecken, insbesondere bei Anfällen, die erstmals nach dem 25. Lebensjahr auftreten.

Die *Computertomographie* hat entscheidende Fortschritte in den Möglichkeiten der Frühdiagnostik erbracht, bedarf im Verdachtsfall aber in der Regel noch der Ergänzung durch die Angiographie oder andere Methoden der intravitalen Diagnostik.

Zu diesen zählt auch die qualitative Untersuchung des *Liquorzellsediments* (die *Zellzählung* allein *genügt niemals*). Ein *Tumorverdacht* ist am Liquorsediment zu erheben, wenn mindestens 4 der vorliegenden 7 *Kriterien* erfüllt sind:
- mehr als 5 Zellen im Blickfeld bei höheren Vergrößerungsstufen,
- das Auftreten von Zellgruppen,
- Zellen mit mehr als einem Kern,
- auffallend prominente Nukleoli oder mehr als 3 deutliche Nukleoli,
- Kerngrößen von mehr als der Hälfte der Zellgröße,
- starke Pleomorphie,
- stark basophiles Zytoplasma[15].

Die Liquorsediment-Diagnostik erlaubt Abgrenzungen von Hirntumoren gegenüber entzündlichen Prozessen mit Tumorsymptomatik[139,140]. *Artdiagnostische Hinweise* gestattet das Liquorsediment nur selten, insbesondere bei leukotischen oder karzinomatösen Meningealprozessen, beim malignen Lymphom, beim Medulloblastom[26,98a], manchmal beim Ependymom und Plexuspapillom. Häufiger wird man sich mit der Nennung des Tumorverdachts begnügen müssen, vor allem, wenn nur eine einzelne atypische Zelle im Sediment zu entdecken ist.

Epidemiologie

Statistische Daten beziehen sich auf die Häufigkeit der einzelnen Tumortypen, auf die Häufigkeit der Hirntumoren überhaupt, auf ihre Geschlechtsverteilung, auf hereditäre und ethnographische Daten sowie auf das Vorzugsalter der verschiedenen Tumorarten. Einige dieser Daten seien hier vorweg genannt:

Häufigkeit im Obduktionsgut

Die Zahlenangaben über die *Häufigkeit* der Tumoren schwanken bei den verschiedenen Autoren erheblich, was eine Folge der unterschiedlichen Selektion der Untersuchungsreihen ist[87]. In einer auf die Obduktion von 1376 primärer ZNS-Tumoren gestützten Studie machen diese 2,6% aller Obduktionen und 9,6% aller bösartigen Geschwülste aus[135]. Sie werden damit hinsichtlich der Häufigkeit aller malignen Geschwülste nur vom Lungen- und Magenkarzinom (15,9 bzw. 15,5%) übertroffen, während sie etwa gleichhäufig sind wie die Neoplasien des blutbildenden und lymphatischen Systems (10,0%), der weiblichen Geschlechtsorgane (10,0%) und des Dickdarms (8,9%). 50% dieser ZNS-Tumoren entfielen auf die Gruppe der Gliome. Im *Kindesalter* stellen die Hirntumoren nach den Leukosen die zweitgrößte Tumorgruppe[58a] (▷ Bd.3). Die Zahl jährlicher Neuerkrankungen an Hirntumoren ist in der DDR auf 6 pro 100 000 der *erwachsenen Bevölkerung* zu schätzen[42].

Eine sich auf Erhebungen in vielen Staaten beziehende WHO-Statistik fand eine durchschnittliche Inzidenz von 5 auf 100 000, doch gibt es sehr sorgfältige Studien, die in Schweden 11,4, in Israel 12,8 Hirntumoren auf 100 000 berechneten (9,7 bei primären Hirntumoren). In Rochester (USA) wurden sogar 15,8 primäre Tumoren des ZNS auf 100 000 Einwohner gezählt. 36% der Tumoren wurden erst bei der Obduktion diagnostiziert (57% hiervon waren Meningeome). Das Verhältnis von Meningeomen zu Gliomen betrug 1,2 : 1,0[87]. Die Angaben über die relative Häufigkeit der verschiedenen Tumorarten variieren stark (z. B. in einer Connecticut-Studie 69% Gliome und ein Gliom: Meningeom-Verhältnis von 3,6 gegenüber 40% Gliomen und einem Gliom: Meningeom-Verhältnis von 0,8 in einer Rochester-Studie). Derartige Differenzen hängen nicht zuletzt mit der Altersgliederung des untersuchten Kollektivs zusammen[118].

Relative Häufigkeit der einzelnen Tumortypen

Über die *Häufigkeit* der einzelnen Tumortypen orientiert die Tabelle 1.13, zu der kritisch zu äußern ist, daß

Tabelle 1.13. Relative Häufigkeit der intrakraniellen Tumoren

Tumorart	Prozentualer Anteil an intrakraniellen Tumoren					
Autoren (s. u.)	a	b	c	d	e	f
Astrozytome (Grad I u. II)	27,0	18,5	20–40	20–30	20–30	7,1
Piloide Astrozytome (Spongioblastome)	2,8	6,0	5,6	–	–	7,1
Anaplast. Astrozytome	–	–	–	–	–	–
Mixed Glioma	–	2,0	–	–	–	–
Oligodendrogliome	2,5	4,5	3–5	5–10	5–6	7,8
Ependymome	3,4	2,5	–	3,5–7}	6	4,6
Plexuspapillome	0,6	0,3	0,5–0,6	–	–	0,5
Pineozytome u. -blastome	0,7	1,0	–	–	0,4–1,0	0,4
Gangliogliome u. ä.	0,1	0,3	–	–	–	0,4
Glioblastome	20,5	13,5	–	15–20	(50% der Gliome)	13,3
Medulloblastome	2,8	3,0	–	3–5	–	4,0
Medulloepitheliome	–	–	–	–	–	–
Gliomatosis cerebri	–	–	–	–	–	–
Neurinome, N'fibrome	4,5	8,1	8–10	8	–	7,5
Anaplast. Neurinome u. a.	–	–	–	–	–	–
Meningeome	20,2	21,0	–	13–18	–	18,1
Meningeal-Sarkome	–	–	–	1–3	–	–
Melanome	–	–	–	–	–	–
Maligne Lymphome	2,4	–	–	1	–	1,9
Hämangioblastome	0,6	1,5	–	1–2	–	1,5
Monsterzellul. Astrozytome	–	–	–	–	–	–
Germinome	–	–	–	0,5	–	–
Teratome, Hamartome	–	–	–	–	–	0,3
Kraneopharyngeome	1,1 }	4,3	–	3	–	2,7
Dermoide, Epidermoide	1,2 }		–	1	–	1,6
Kolloidzysten	–	–	–	–	–	–
Granularzell-Myoblastome	–	–	–	–	–	–
Lipome	–	–	–	–	–	–
Angiome	1,9	–	–	–	–	2,1
Hypophysenadenome	4,0	9,0	–	10	–	7,0
Chordome	– }	3,6	–	0,2–0,3	–	0,2
Chondrome	– }					
Glomus-Tumoren	–	–	–	–	–	0,3
Karzinom Metastasen	–	14,5	–	5–39	–	4,1

a) Warzok R, Güthert H, Schreiber D (1977) Probleme der speziellen Pathologie der Hirntumoren. Zbl Neurochirurgie 38: 11–18

b) Peiffer J, Sammlung des Instituts für Hirnforschung der Universität Tübingen

c) Gullotta F (1971) Compendia di neuropathologis. Piccin editore, Padova

d) Jellinger K (1978) Pathology of brain tumors with relation to prognosis. Zb Neurochirurgie 39: 285–300

e) Thomas DGT, Graham DI (1980) Brain Tumors. In: Thomas DGT, Graham DI (eds) Brain Tumors. Butterworths, London Boston Sydney Wellington Durban Toronto

f) Zülch KJ, Christensen E (1956) Pathologische Anatomie der raumbeengenden intrakraniellen Prozesse. In: Olivecrona H, Toennis W (eds) Handbuch der Neurochirurgie, 3. Band, Springer-Verlag, Berlin Göttingen Heidelberg

die diagnostischen Kriterien nicht überall gleich angewandt wurden und die Differenzierung der Tumorarten nicht der WHO-Klassifikation (Tabelle 1.14) entspricht.

Geschlechtsverteilung

Sie weist ein deutliches Überwiegen des männlichen Geschlechtes bei nahezu allen Tumoren mit Ausnahme der Meningeome und Neurinome auf[87]. Hereditäre Einflüsse bestehen vor allem beim Retinoblastom, beim Kleinhirnangioblastom sowie bei der tuberösen Sklerose.

Hirntumoren im Kindesalter (▷ Bd. 3)

Eine besondere Beachtung verdienen die Hirntumoren im Kindesalter, unter denen *7% als angeboren* zu gelten haben[74]. In den *ersten 3 Lebensjahren* betrafen 38% das Großhirn, 16% die Mittellinienstrukturen, 46% die hintere Schädelgrube[135]. Unter diesen konnatalen Tumoren überwiegen Teratome, Plexuspapillome und unklassifizierbare Gliome[74]. Bei Ausdehnung auf das *1. bis 15. Lebensjahr* standen unter 132 erfaßten Tumoren die Astrozytome zahlenmäßig an der Spitze (40), gefolgt von Kraniopharyngeomen und Epidermoidzysten (16), Sarkomen (12) und Ependymomen (8)[40]. Die Mehrzahl der Mittellinientumoren erwies sich als benigne Astrozytome.

Rassenunterschiede

Über rassische Unterschiede gibt es nur vereinzelte Publikationen, darunter an dem großen Untersuchungsgut des amerikanischen Armed Forces Institute of Pathology, Washington, das unter den primären Hirntumoren ein Verhältnis der *weißen Amerikaner zur schwarzen amerikanischen Bevölkerung wie 13,7 : 1* fand, insbesondere die Gliome betreffend. Andererseits waren bei den Hypophysenadenomen die Schwarzen häufiger betroffen. Relativ häufig war auch ihr Anteil bei den Meningeomen und Neurinomen[28].

Spezielle Neuroonkologie

Die Gliederung entspricht den Empfehlungen der WHO[7,8] (Tabelle 1.14).

Die *WHO-Klassifikation* nimmt nicht ausdrücklich zu ihrer Ableitung aus histogenetischen Prinzipien Stellung, fußt aber letztlich weitgehend auf dem von Bailey und Cushing (1926) geschaffenen Gliederungsprinzip[12]. Dieses System stützte sich seinerseits auf die Methoden und Erkenntnisse der spanischen Schule von Hortega.

Die Bezeichnungen unterstellen histogenetisch bestimmbare Elemente für die Onkogenese: Medulloepitheliom, Medulloblastom, Pinealoblastom, Pinealom, Ependymoblastom, Ependymom, Neuroepitheliom, Spongioblastoma multiforme, Spongioblastoma uni-

Tabelle 1.14. WHO-Klassifikation der Hirntumoren

I. Tumoren des neuroepithelialen Gewebes
A. Tumoren der Astrozyten
  1. Astrozytome
    a. fibrillär
    b. protoplasmatisch
    c. gemästetzellig
  2. Pilozytotisches Astrozytom
  3. Subependymales Riesenzellenastrozytom
    (ventrikulärer Tumor der tuberösen Sklerose)
  4. Astroblastom
  5. Anaplastisches (malignes) Astrozytom
B. Tumoren der Oligodendroglia
  1. Oligodendrogliom
  2. Gemischtes Oligo-Astrozytom
  3. Anaplastisches (malignes) Oligodendrogliom
C. Tumoren des Ependyms und des Plexus chorioideus
  1. Ependymom
    Varianten:
    a. Myxopapilläres Ependymom
    b. Papilläres Ependymom
    c. Subependymom
  2. Anaplastisches (malignes) Ependymom
  3. Plexuspapillom (Papillom des Pl. chorioideus)
  4. Anaplastisches (malignes) Plexuspapillom
D. Tumoren der Gl. pinealis (Epiphyse)
  1. Pineozytom (Pinealozytom)
  2. Pineoblastom (Pinealoblastom)
E. Neuronale Tumoren
  1. Gangliozytom
  2. Gangliogliom
  3. Ganglioneuroblastom
  4. Anaplastisches (malignes) Gangliozytom und Ganglio-
    gliom
  5. Neuroblastom
F. Gering differenzierte und embryonale Tumoren
  1. Glioblastom
    Varianten:
    a. Glioblastom mit sarkomatöser Komponente (gemischtes
      Glioblastom und Sarkom)
    b. Riesenzellglioblastom
  2. Medulloblastom
    Varianten:
    a. Desmoplastisch
    b. Medullomyoblastom
  3. Medulloepitheliom
  4. Primitives polares Spongioblastom
  5. Gliomatosis cerebri

II. Tumoren der Nervenscheidenzellen
A. Neurilemmom (Schwannom, Neurinom)
B. Anaplastisches (malignes) Neurilemmom (Schwannom,
  Neurinom)
C. Neurofibrom
D. Anaplastisches (malignes) Neurofibrom (Neurofibrosarkom,
  neurogenes Sarkom)

III. Tumoren der Meningen und verwandter Gewebe
A. Meningeom
  1. Meningotheliom (endotheliomatös, synzytial, arachnothe-
    liomatös)
  2. Fibrös (fibroblastisch)
  3. Transitional (gemischt)
  4. psammös
  5. angiomatös
  6. hämangioblastisch
  7. hämangioperizytisch

Tabelle 1.14 (Fortsetzung)

  8. papillär
  9. anaplastisches (malignes) Meningeom
B. Meningeale Sarkome
  1. Fibrosarkom
  2. polymorphzelliges Sarkom
  3. primäre meningeale Sarkomatose
C. Xanthomatöse Tumoren
  1. Fibroxanthom
  2. Xanthosarkom (malignes Fibroxanthom)
D. Primäre melanotische Tumoren
  1. Melanom
  2. Meningeale Melanomatose
E. Sonstige

IV. Primäre maligne Lymphome

V. Tumoren vaskulären Ursprungs
A. Hämangioblastom (kapilläres Hämangioblastom)
B. Monsterzelluläres Sarkom

VI. Keimzelltumoren
A. Germinom
B. Embryonales Karzinom
C. Choriokarzinom
D. Teratom

*VII. Sonstige Mißbildungstumoren und tumorähnliche Verände-
rungen*
A. Kraniopharyngeom
B. Zyste der Rathkeschen Tasche
C. Epidermoidzyste
D. Dermoidzyste
E. Kolloidzyste des dritten Ventrikels
F. Enterogene Zyste
G. Sonstige Zysten
H. Lipom
I. Choristom (Pituizytom, Granularzell-„Myoblastom")
J. Hypothalamisches neuronales Hamartom
K. Nasale gliale Heterotopie (nasales Gliom)

VIII. Vaskuläre Fehlbildungen
A. Kapilläre Teleangiektasie
B. Kavernöses Hämangiom
C. Arterio-venöse Fehlbildung
D. Venöse Fehlbildung
E. Sturge-Webersche Krankheit (zerebrofazial oder zerebro-
  trigeminal)

IX. Tumoren des Hypophysenvorderlappens
A. Hypophysenadenome
  1. azidophil
  2. basophil (mukoidzellig)
  3. gemischt azidophil-basophil
  4. chromophob
B. Hypophysäres Adenokarzinom

X. Lokale Ausbreitung regionaler Tumoren
A. Glomus jugulare-Tumor (Chemodektom, Paragangliom)
B. Chordom
C. Chondrom
D. Chondrosarkom
E. Olfaktorius-Neuroblastom (Ästhesioneuroblastom)
F. Adenoid-zystisches Karzinom (Zylindrom)
G. Sonstige

XI. Metastatische Tumoren

XII. Unklassifizierte Tumoren

polare, Astroblastom, Astrozytom, Oligodendrogliom, Neuroblastom, Ganglioneurom, Papilloma chorioideum. Der Nachweis solcher Elemente in der normalen Entwicklungsreihe ist aber keineswegs für alle Tumorarten gesichert[97].

Die praktischen Erwägungen folgende Unterteilung in Gliome (Astrozytome, Oligodendrogliome) einerseits, Paragliome (Ependymome, Plexuspapillome, Pinealome, Neurinome) andererseits durch Zülch[9] bzw. Henschen[6] wurde in den WHO-Empfehlungen nicht aufgegriffen.

Tumoren des neuroepithelialen Gewebes

Astrozytäre Tumoren

Astrozytom (A.)
(ICD-0-DA M-9400/3)

Klassifikation, Morphologie
Die A. werden untergliedert in den *fibrillären, protoplasmatischen* und *gemästetzelligen Typ* des A, die *pilozytotischen* A., die *subependymalen Riesenzell-A* (periventrikuläre Knoten der tuberösen Sklerose), die *Astroblastome* und die *anaplastischen (malignen) Astrozytome.*

Diese Gliederung trennt die Astrozytome des Malignitätsgrades I und II von den zuletzt angeführten anaplastischen A. Der Anteil der malignen A. an der Gesamtzahl der A. beträgt 34,9% (bei den Oligodendrogliomen 15,4%)[121].
● Das *fibrilläre Astrozytom* ist der am weitesten ausdifferenzierte, in der Regel auch wenig zelldichte, dafür aber breit infiltrierende Tumor, dessen Grenzen oft schwierig zu bestimmen sind, vor allem am Biopsiematerial aus Tumorgrenzzonen (Abb. 1.56 f). Gegenüber reaktiven Gliosen vermag eine abweichende Kerngröße und -form hier manchmal den diagnostischen Ausschlag zu geben.

Makroskopisch treiben die A. das Gewebe diffus auf (Abb. 1.57 a), wobei am frischen Schnitt eine leichte Rosatönung, am fixierten Gewebe eine fahle Blässe vorherrscht. Es handelt sich um Großhirntumoren. Die Gewebskonsistenz ist zäh-elastisch und manchmal gummiähnlich. Der Tumor ist nicht selten zystisch umgewandelt.

Mikroskopisch überwiegen Zellen mit unregelmäßig ausgerichteten Zytoplasmafortsätzen (Abb. 1.57 b), zwischen denen sich bei zunehmenden regressiven Veränderungen spongiöse Hohlräume, schließlich kleine Zysten bilden.

Im Gegensatz zum Oligodendrogliom mit seinen perinukleären Schrumpfräumen liegen die *Kerne* beim Astrozytom entsprechend der Bedeutung der Zellfortsätze an den *scheinbaren Überschneidungspunkten des Fasergitters.*

Mit Hilfe von *Spezialfärbungen* wie den PhosphorWolframsäure-Hämatoxylin-Techniken nach Mallory oder Masson, besser noch durch *Elektronenmikroskopie,* lassen sich die intrazytoplasmatischen Fibrillen bzw. Filamente in den Gliafasern darstellen. Wie auch bei den übrigen A.-Formen sind die Fasern gut mit Hilfe der immunzytologischen PAP-Methode zur Darstellung des Sauren Gliafibrillenproteins (GFAP) sichtbar zu machen. Die kleinen *Zysten* sind manchmal von einem bei HE-Färbung zartrosa gefärbten Exsudat erfüllt. Mitunter finden sich Kalkkonkremente, wenn auch seltener als beim Oligodendrogliom oder bei den piloiden Astrozytomen des Kleinhirns.
● Das *protoplasmatische A.* erscheint *makroskopisch* weicher und regelmäßiger von bereits makroskopisch erkennbaren kleinen Zysten durchsetzt.

Mikroskopisch ist diese grobspongiöse bis kleinzystische Gewebsumwandlung deutlicher als beim fibrillären Astrozytom (Abb. 1.57 c). Dementsprechend treten die Faserstrukturen relativ zurück. Stattdessen sind die Perikarya breiter, wenn auch nicht so ausgeprägt wie bei den gemästetzelligen Astrozyten. Die Zellfortsätze sind lichtmikroskopisch nur auf kurze Strecken verfolgbar. Intrazytoplasmatische Fibrillen sind nur in geringem Grade nachweisbar.
● Beim *gemästetzelligen Astrozytom* können demgegenüber die Faserfortsätze sehr kräftig und breit sowie über eine lange Strecke verfolgbar sein, insbesondere auch mit den Endfüßen zu den Gefäßen. Bestimmend ist aber das Vorkommen meist dichtgelagerter, pflasterförmiger gemästetzelliger Astrozyten mit ihrem weit ausgedehnten, homogenen Zytoplasma (Abb. 1.57 d). Häufiger als bei den beiden ersterwähnten Astrozytomformen finden sich Zeichen einer beginnenden Anaplasie mit unterschiedlichen Kerngrößen, wechselndem Chromatingehalt und atypischen Kernformen. Auch der Gehalt atypischer Mitosen ist vielfach größer. Entsprechendes gilt für die Häufigkeit und die Art der Gefäße.
● Das *pilozytotische (Synonym: piloide) A.* ist im Gegensatz zu den übrigen A.-Typen ein *Tumor des Kleinhirns und der Mittellinie.* Diese Kleinhirn-Astrozytome, die früher auch als *Spongioblastome* bezeichnet wurden, unterscheiden sich von den übrigen A. auch dadurch, daß sie das *Kindes- und Jugendalter bevorzugen* und – zumindest hinsichtlich der Kleinhirnformen – eine wesentlich *bessere Prognose* haben als die das Erwachsenenalter bevorzugenden Großhirnastrozytome[76]. *Makroskopisch* ist bei den Mittellinientumoren vielfach nur eine diffuse Auftreibung der betroffenen Regionen – häufig Hypothalamus, Hirnschenkel und Brücke – sichtbar, wobei die ursprünglichen architektonischen Merkmale verwischen. Der Tumor ist meist blaßgelb gefärbt und wechselt in seiner Konsistenz zwischen eher derberen und – entsprechend der stärkeren zystischen Umwandlung – schwammig-weichen Regionen. Vor allem im Kleinhirn finden sich häufig umfangreichere Zysten (Abb. 1.57 e). Im Unter-

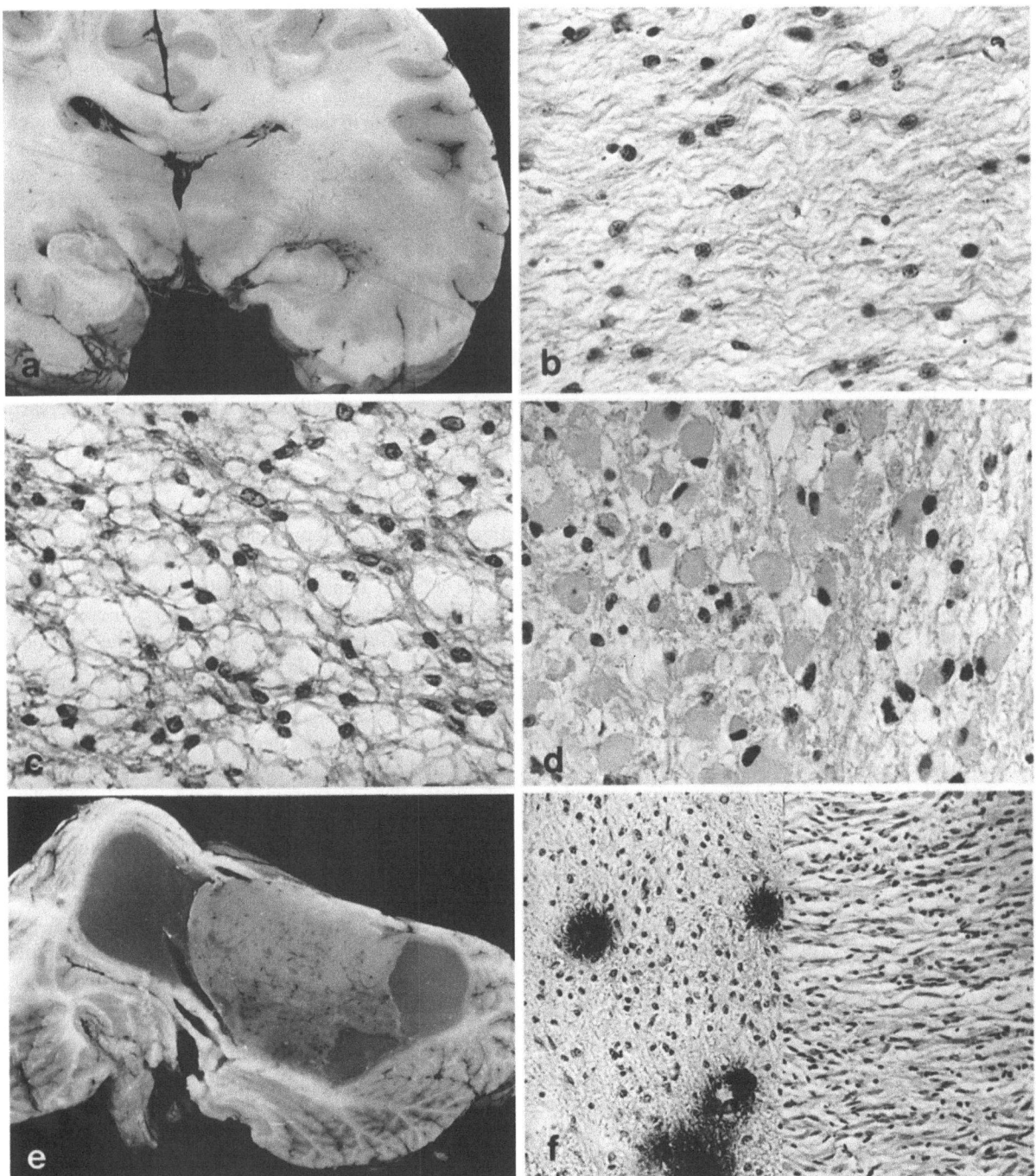

Abb. 1.57. a Diffus wachsendes Astrozytom (Grad II–III). **b** Fibrilläres Astrozytom (Grad I). **c** Spongiös umgewandeltes protoplasmatisches Astrozytom. Die Tumorzellkerne liegen in der Regel im Verlauf der die kleinen Zysten umschließenden Gewebs-brücken. **d** Gemästetzelliges Astrozytom. **e** Piloides Kleinhirnastrozytom mit gallertig-zystischer Umwandlung. **f** Piloides Astrozytom mit langgestreckten, schmalen Tumorzellen (rechts) und Kalkkonkrementen (links)

schied zum ebenfalls mit Zysten einhergehenden Kleinhirnangioblastom ist der umgebende Tumoranteil meist breiter und weniger scharf abgrenzbar.

Mikroskopisch bietet der Tumor ein eher isomorphes Muster, bei dem in den Mittellinienstrukturen längsgestreckte Kerne mit einem bipolaren Zytoplasma, das zu langen Faserfortsätzen ausgezogen ist, vor-

herrschen (Abb. 1.57 f). Neben diesen faserreichen Partien ist bei der Kleinhirnlokalisation öfters auch ein eher abgerundeter Zelltyp anzutreffen, bei dem Abgrenzungsschwierigkeiten zum Oligodendrogliom-Muster vorkommen können.

Die *Rosenthal'schen Fasern* sind gewissermaßen die *Visitenkarte des piloiden A.* Sie sind bereits bei Routi-

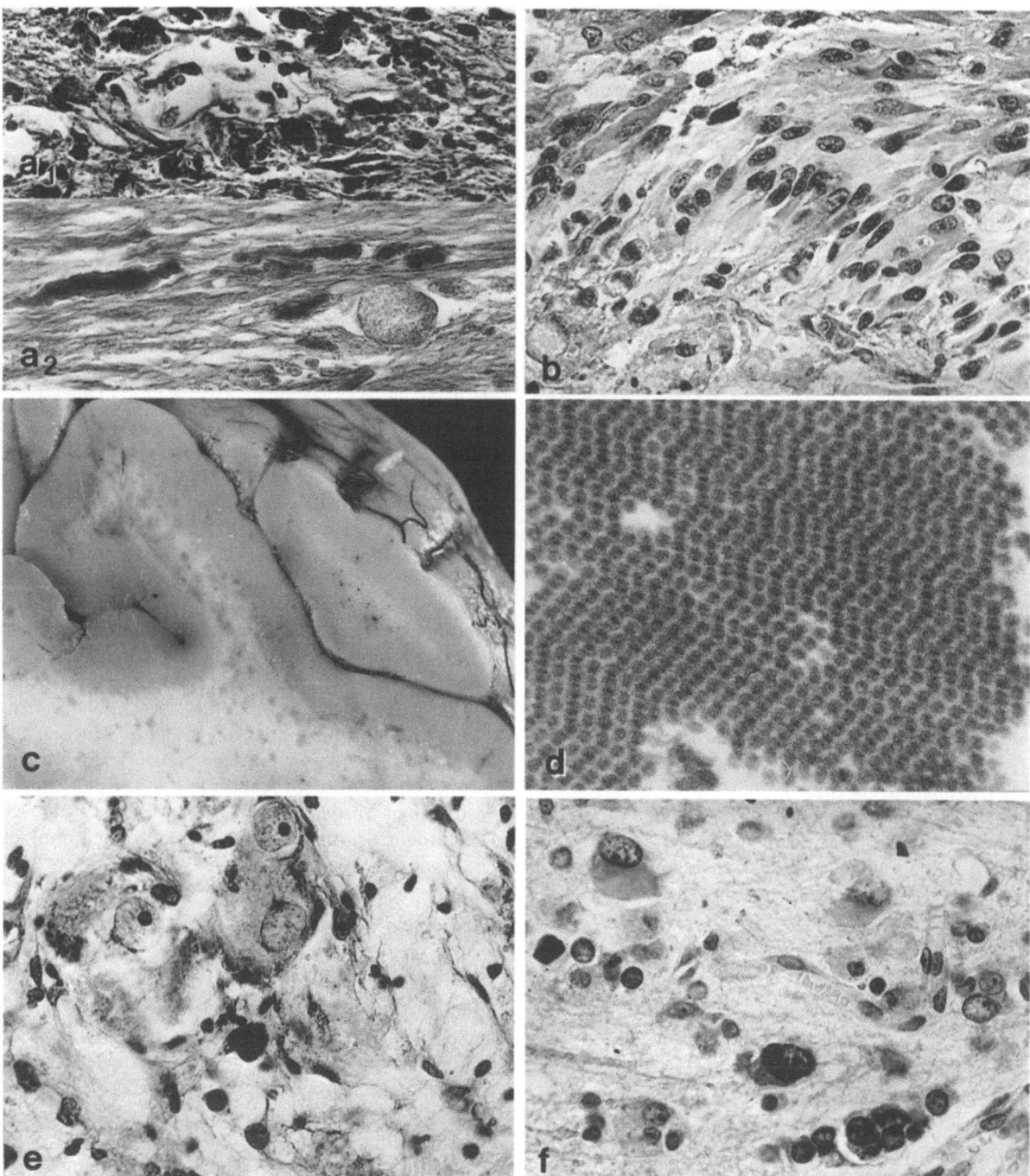

Abb. 1.58. a Rosenthalsche Fasern bei piloidem Astrozytom der Mittellinie. Perivaskuläre Lagerung (oben) oder längsgerichtet im Verlauf der Tumorzellen in Verbindung mit einer Axonkugel (unten). **b** Astroblastom mit zytoplasmareichen Tumorzellen, die eine Tendenz zur radiären Ausrichtung um Gefäße aufweisen. **c** Multifokale Leukoenzephalopathie. **d** Polyoma-Viruskolonie in Oligodendrogliazelle bei multifokaler Leukoenzephalopathie (80.000). (Aufn. Prof. Schlote). **e** u. **f** Tumorartige Gliazelldedifferenzierungen bei multifokaler Leukoenzephalopathie

nefärbungen wahrnehmbar, besonders gut aber mit Markscheiden- oder Trichromfärbungen. Sie erscheinen als wurmförmige, seltener unregelmäßig abgerundete Gebilde, die sich besonders in den Randgebieten des Tumors zu den Leptomeningen zu, manchmal auch betont um Gefäße finden (Abb. 1.58 a). *Elektronenmikroskopische Untersuchungen* zeigten, daß es sich hierbei um dichtgelagerte Gliafilamente handelt[116]. Sie enthalten andererseits kein gliofibrilläres saures Protein.

Eine weitere Besonderheit liegt in der Tendenz der Kleinhirn-A., die Pia zu durchbrechen und mit den Tumorfasern den *Subarachnoidalraum* zu *überbrükken,* wobei innige Verflechtungen mit kollagenen Bin-

degewebsfasern der Leptomeningen vorkommen können, meist aber die gliösen Fasern dominieren. Dieses
*Einbrechen in den Subarachnoidalraum ist hier nicht
als Zeichen einer erhöhten Malignität zu bewerten.* Gefäße können in den pilozytotischen A. vermehrt sein
mit starken Fibrosierungen der Gefäßwände. Häufig
finden sich *Kalkkonkremente* abgelagert (Abb. 1.57f),
besonders an den Randpartien des Tumors.

● Die *Optikusgliome* bilden den rostralen Verteilungstyp der pilozytotischen A., vielfach bereits makroskopisch durch die Auftreibung der Sehnerven und des
Chiasma erkennbar[134].

Mit meiner Meinung nach gewissem Recht wurden
früher diese Mittellinientumoren als *polare Spongioblastome* vom Kleinhirnastrozytom abgegrenzt. Die
neue WHO-Klassifikation faßt sie aber unter dem
Oberbegriff der pilozytotischen A. zusammen. In diesen polar orientierten Tumoren können gelegentlich
Palisadenstellungen der Kerne beobachtet werden[3].
Die Optikusgliome treten im überwiegenden Maß vor
dem 20. Lebensjahr, mit 75% sogar vor Abschluß des
12. Lebensjahrs auf. Ihre Wachstumstendenz ist relativ gering, doch kommen ausnahmsweise malignere
Formen vor, vor allem, wenn Erwachsene betroffen
sind. Bei den Optikusgliomen fand sich in 60% der
Fälle eine *Kombination mit einer Neurofibromatose*[57].
Ein infiltrierendes Übergreifen auf die hypothalamischen Regionen ist nicht selten.

● Das *subependymale Riesenzellastrozytom* ist identisch mit der *tuberösen Sklerose (Bourneville-Pringle-
sche Krankheit)* (▷ S. 279).

● Als *Astroblastom* werden A. bezeichnet, die mikroskopisch vielfach Beziehungen zu den gemästetzelligen A. haben und wie diese häufiger Zeichen beginnender Anaplasie aufweisen. Als charakteristisch gilt
die radiäre Ausrichtung der Tumorzellfortsätze zu den
Gefäßen (Abb. 1.58b), wobei im Gegensatz zum
Ependymom kernfreie perivaskuläre Höfe die Ausnahme bilden. Die Eigenständigkeit der Astroblastome ist umstritten.

Sowohl für die fibrillären wie für die protoplasmatischen, gemästetzelligen und astroblastomatösen
A. gilt, daß *Übergänge* zwischen den verschiedenen
nen Ausprägungsmustern am gleichen Tumor vorkommen können, daß das gleiche Astrozytom
sich also unterschiedlich ausdifferenzieren kann.
„Reinrassige" Formen sieht man am ehesten beim
fibrillären und gemästetzelligen A.

Diese Übergänge und Varianten gelten besonders
für das in der WHO-Klassifikation eigens ausgewie-
sene
● *anaplastische A.*, bei dem es sich im Grunde um den
Grad III bzw. IV der geschilderten A. handelt. Zum
Unterschied gegenüber dem Glioblastoma multiforme ist das Grundmuster des weniger malignen A.-Ty-
pes noch deutlicher erkennbar. Es besteht noch nicht
das volle Spektrum des multiformen Glioblastoms.

Die Unterscheidung zwischen beiden Formen ist aber
oft schwierig und öffnet der persönlichen Interpretation mangels scharfer Kriterien Tür und Tor. *Blutungen* oder *Nekrosen* können neben der *Zellpolymorphie* ebenso vorkommen wie *pathologische Gefäße*. Bei
dem Vorhandensein all dieser Kriterien sollte aber
eher die Diagnose eines multiformen Glioblastoms gestellt werden.

Eine nicht in die WHO-Klassifikation aufgenom-
mene Variante, das *Pleomorphe Xanthoastrozytom*,
geht von Gliazellnestern in den Leptomeningen aus
(in 1% der Bevölkerung vorkommend, häufiger bei
Patienten mit Mißbildungen). Die im jugendlichen
und mittleren Erwachsenenalter auftretenden Tumoren bestehen aus zytoplasmareichen, relativ großen,
oft dicht aneinander gelegenen und *spindelförmigen,
aber fortsatzarmen Zellen, deren eosinophiles Plasma
feinste Vakuolen oder granuläre Strukturen* aufweist.
Die Kerne sind groß, zentral blaß, mit starker Kernwandhyperchromatose und nicht seltenen Plasmain-
vaginationen. Es besteht ein Retikulinfasernetzwerk
zwischen den Tumorzellen. Im Elektronenmikroskop
sind die Tumorzellen vielfach von Basalmembranen
umgeben (wie physiologischerweise zahlreiche der
oberflächennahen Astrozyten). Sie enthalten Filamente und osmiophile Verdichtungen wie bei Rosenthalschen Fasern. Mehrkernige Riesenzellen von bizar-
rem Aussehen wurden wiederholt beschrieben. Trotz
dieser Pleomorphie und gelegentlicher Mitosen hat
der Tumor eine *relativ günstige Prognose*. Er war ursprünglich als fibröses Xanthom der Leptomeningen
beschrieben worden[69a].
Die eindeutig positive GFAP-Reaktion der Tumorzellen bewies aber seine astrozytäre Natur[4,69b].

Verlauf, Prognose
▷ S. 260 bei Oligodendrogliom

Oligodendrogliom (O.) (ICD-0-DA M-9450/3)

Epidemiologie, Lokalisation
Das O. ist ein *Großhirntumor des Erwachsenenalters*
(mittleres Manifestationsalter ähnlich wie bei den
nicht malignen Astrozytomen um das 36. Lebensjahr[121]).

Hinsichtlich ihrer *Vorzugslokalisation* unterscheiden sich die O. nicht von den Astrozytomen (35,3%
frontal, 31,4% temporal, 22,5% parietal, 6,3% okzipital, 4,5% oraler Hirnstamm[121]).

Morphologie
Makroskopisch treiben die O. dort, wo sie die Rinde
infiltrieren, die Windungen auf, wobei aber in der
Regel eine gyrierte Oberfläche bestehen bleibt
(Abb. 1.59a). Auf dem Schnitt ist das Bild nicht ganz
so homogen und blaßgefärbt wie bei den Grad I-
Astrozytomen. Man sieht Farbvarianten, gelegentli-
che Blutungen und vielfach auch schärfer abgegrenzte
Tumorbezirke.

Mikroskopisch zeigt sich in den Randpartien eine im
Vergleich zu den A. nicht so breite Infiltrationszone.

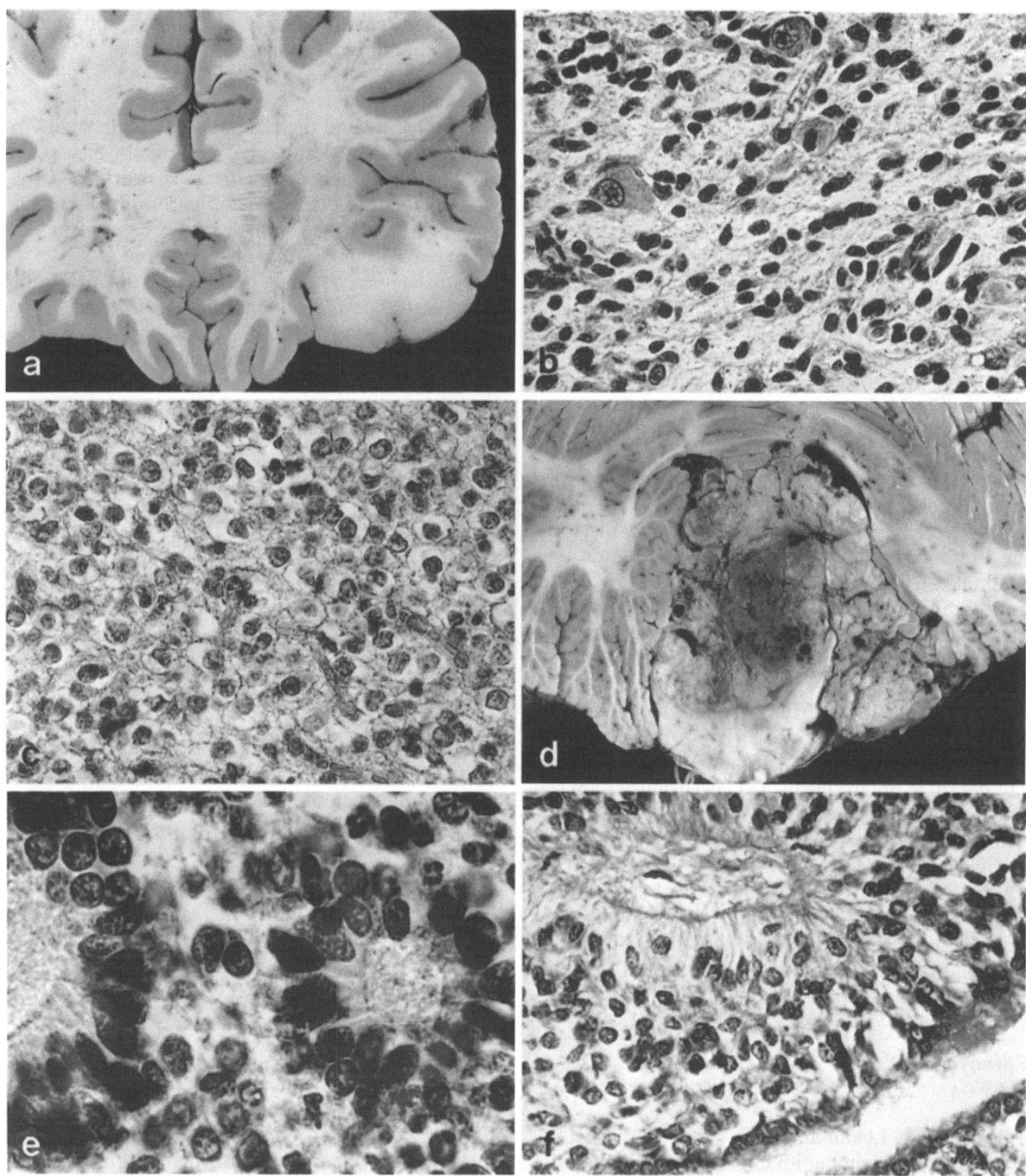

Abb. 1.59. a Oligodendrogliom mit Auftreibung der Großhirnrinde. **b** Mixed glioma mit Oligodendrogliompartie innerhalb der grauen Substanz. Erhaltene Nervenzellen. **c** Oligodendrogliom mit charakteristischer Honigwabenstruktur durch perinukleäre Schrumpfräume. **d** Ependymom des 4. Ventrikels. **e** Ependymom mit Medulloepitheliom-ähnlicher Rosettenbildung um ein virtuelles Zentrum. **f** Ependymom mit Ependymzell-Auskleidung von Tumorspalträumen sowie typischen Strahlenkränzen der Tumorzellfortsätze um ein Gefäß

Auffällig ist aber, wie weit sich entlang der Molekularschicht Tumorzellen in der Rinde peripherwärts des eigentlichen Tumorknotens erstrecken können. In den Randpartien finden sich häufig *verstärkte Satellitenbildungen* der O.-Zellen um die erhalten gebliebenen Nervenzellen. Diese sind oft auch in den dichtinfiltrierten Partien noch gut erkennbar, besser als bei den Astrozytomen (Abb. 1.59 b). Es dominiert ein rundkerniger Zelltyp von mittlerem Chromatingehalt und lichtmikroskopisch oft schwer abgrenzbarem Zellleib, es sei denn, die regressiven Veränderungen hätten eingesetzt. Man sieht dann die typische *Honigwabenstruktur* (Abb. 1.59 c), die durch perinukleäre Schrumpfräume gebildet wird (im Gegensatz zum A. liegen die Kerne hier also in der Mitte der kleinen Gewebshohlräume).

In den Randpartien finden sich häufig zahlreiche *Kalkkonkremente*, mitunter bereits in der Röntgenleeraufnahme bzw. im CT darstellbar. Diese Kalkkonkremente sind sehr charakteristisch für das O., jedoch nicht spezifisch. Innerhalb desselben Tumors kann es zu *stärker polymorphzelligen Partien* kommen. Rhythmische, palisadenähnliche Anordnungen der Tumorkerne können selten beobachtet werden. Auch geschwollene, abgerundete Zelleiber ohne perinukleäre Hofbildung kommen vor. Mitunter sieht man feingranuläre oder homogene Körper zwischengelagert. Bei den Graden 2 und 3 kann der *Gefäßgehalt* sehr eindrucksvoll sein. Verbunden ist dies mit einer Endothel- und Perithelkern-Vermehrung.

Verlauf, Prognose

Die *50%ige Überlebenschance* wurde für Oligodendrogliome des Grads I auf 19 Monate (Astrozytom I 20 Monate), für Grad II 5 Monate (Astrozytom 7 Monate, Glioblastom 1,8 Monate) berechnet. Die *mittleren Überlebenszeiten* nach makroskopisch vollständiger Tumorexstirpation betrugen bei den mindestens 2 Monate Überlebenden beim Grad I 48 Monate, beim Grad II 23 Monate bei gleicher Dauer wie bei Astrozytomen, was gleichzeitig ein Beweis für die Gültigkeit der morphologischen Gradierung ist[121].

● *Gemischte Oligo-Astrozytome (mixed glioma)*
Sie verbinden am selben Tumor unterschiedliche Ausdifferenzierungen des Glioms. Bei Anwendung von Großflächenschnitten am Autopsiematerial zeigt sich, daß derartige unterschiedliche Gewebsmuster am selben Tumor häufiger sind als dies auf Grund von Biopsieuntersuchungen angenommen wird.

● *Anaplastische Oligodendrogliome* zeigen als Vertreter des Malignitätsgrades III und IV beim Grundmuster des O. verstärkte Zellpolymorphien, darunter vielfach mit riesenzelligen und monsterzellulären Elementen, mit Nekrosen und pathologischen Gefäßen analog zu den anaplastischen Astrozytomen.

Ependymom (E.)
(ICD-0-DA M-9391/3)

Epidemiologie, Lokalisation

Das E. kommt nicht nur im Großhirn, sondern häufig auch in der hinteren Schädelgrube in Verbindung mit dem Boden des vierten Ventrikels, außerdem am Ende des Spinalkanals als Filum terminale-E. vor. Es erscheint ferner *nicht nur im Erwachsenenalter, sondern auch bei Kindern und Jugendlichen,* hier sogar häufiger. Sein Ausgangsgewebe ist das Ependym, dessen Wachstumsstrukturen es in gut ausdifferenzierten Formen imitiert. Dieser Ausgangsort erklärt auch die Vorzugslokalisationen im gesamten ZNS.

Die Angaben über die *Vorzugssitze* schwanken in den verschiedenen Serien. Unsere Erfahrungen entsprechen den Angaben von Arendt[10], wonach unter den supratentoriellen E. Kinder und Erwachsene gleich häufig betroffen sind, unter den etwa ebenso häufigen infratentoriellen E. die Kinder- und Jugendgruppe aber doppelt so häufig vertreten ist.

Morphologie

Makroskopisch sind die E. relativ gut abgrenzbar. Wo sie vom Boden des vierten Ventrikels aus gegen das Ventrikellumen exophytisch vorwachsen (Abb. 1.59 d), haben sie *Blumenkohl-ähnliches Aussehen.* Die Großhirn-E. sind gewöhnlich in der Konsistenz derber, in der Färbung bunter als die A. und O.

Mikroskopisch ist das Charakteristikum der E. die rosettenartige *radiäre Anordnung der Tumorzellen zu einem zentral gelegenen Gefäß* (Pseudorosette Bailey's bzw. Wright's Rosette) oder zentriert auf ein virtuelles Zentrum (Abb. 1.59 e) bzw. ein nicht vaskuläres Lumen (Bailey's und Flexner's Rosette). Diese *Strahlenkränze* (Abb. 1.59 f) werden durch die Zellfortsätze der Tumorzellen gebildet, deren Kerne am peripheren Zellende gelagert sind, wodurch das eigentümliche Muster mit den kernfreien Höfen entsteht. Die Fasern sind meist GFAP-positiv. Die Kerne sind bei den gut ausdifferenzierten Formen rundlich bis oval, manchmal auch polygonal. Rubinstein betont die gleichförmige punktartige Chromatinverteilung über den Kern mit seiner deutlichen Kernmembran als Unterscheidungsmerkmal gegenüber anderen Gliomen[3].

Die perivaskulären Pseudorosetten sind häufiger als die echten Ependymrosetten. In den Zellfortsätzen kann man lumenwärts der Rosettenzentren vor allem bei Trichromfärbungen die *Blepharoblasten* erkennen, die dem Bau der normalen Ependymzelle entsprechen. Dieser Befund ist aber keineswegs häufig zu beobachten wie überhaupt keineswegs alle Ependymome die genannten Charakteristika in jeder Schnittfläche aufweisen.

Gerade bei den E. gibt es *sehr vielfältige Varianten* des Gewebsmusters, so daß die Diagnose dieses Tumors bei diesen atypischen Fällen zu den schwierigen Aufgaben gehört. Aus der Vielzahl der Varianten heben sich drei typische hervor:

● Das *myxopapilläre E.* ist ein bei den *Filum terminale-Tumoren* vorherrschendes Muster, bei dem die Ependymzellen in meist geringer Dichte an den Rändern lockerer, z. T. hyalinisierter bindegewebiger Fasernetzwerke liegen. Dazwischen trifft man auf muzinös degenerierte, PAS-positive Zellen. Diese Tumorform ist sehr reich an weitgestellten Gefäßen, die dann vielfach von den blasigen myxomatösen Tumorzellen epithelartig umgeben sind. Blutungen innerhalb des Tumorgewebes sind häufig. Sie können auch Ursache von *Subarachnoidalblutungen* im Spinalkanal sein. Die Anordnung der Tumorzellen um die Gefäße oder auch um die myxomatösen Stromaanteile (Abb. 1.60 a) ist häufig papillenähnlich. Es kann zu einem starken Zurücktreten der Tumorzellen gegenüber locker-myxomatös oder dicht kollagenfasrig gebauten Partien kommen.

Bei den *papillären E.* ist die Ähnlichkeit mit Plexus chorioideus-Strukturen noch ausgeprägter, wenn

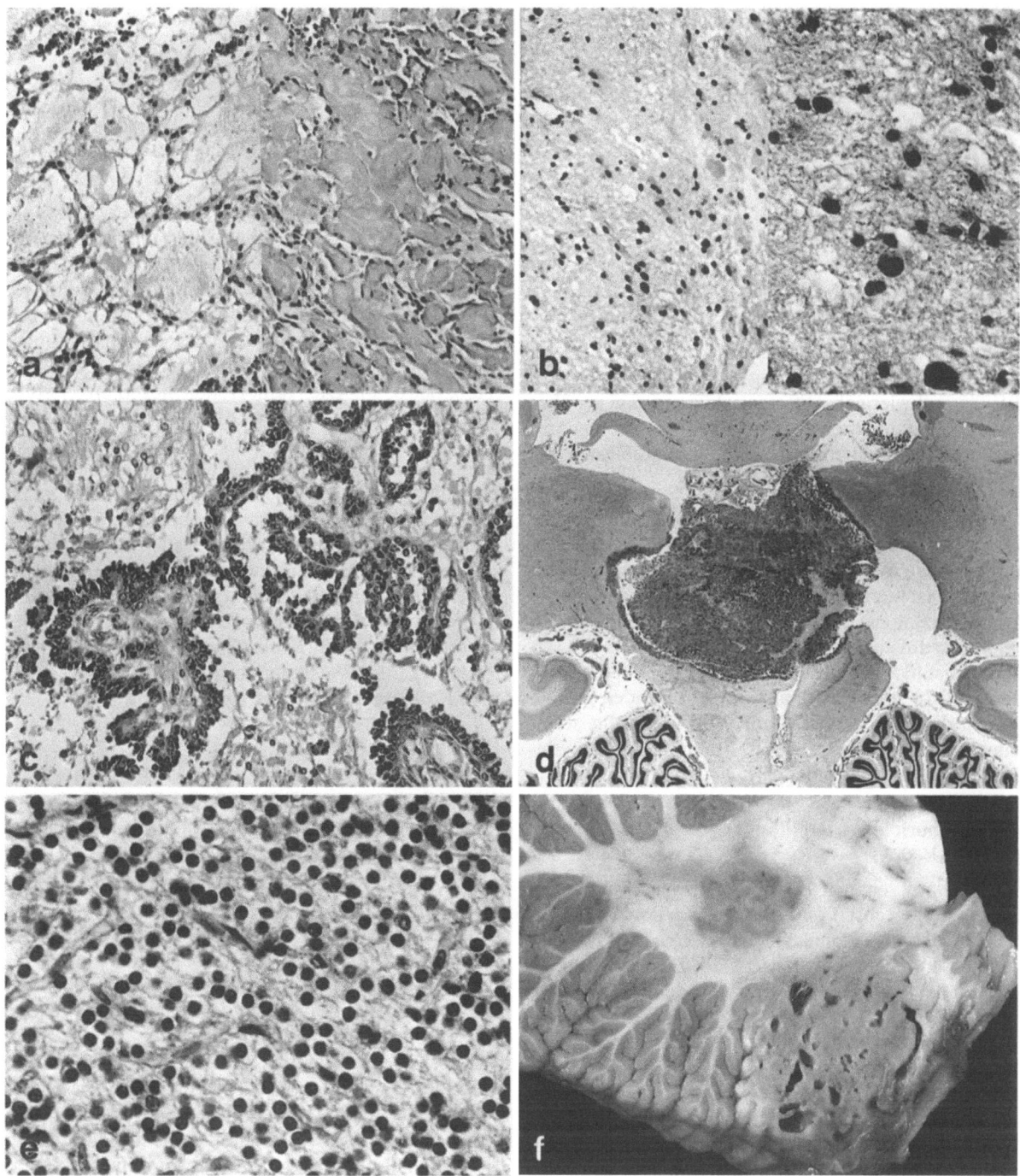

Abb. 1.60. a Myxopapillomatöses Ependymom mit nur sehr schmalen Tumorzellstreifen zwischen den myxomatös (links) oder kollagenfasrig umgewandelten Stromapartien (rechts). **b** Subependymales, zellarmes Astrozytom (sog. Subependy-

mom) mit sehr unterschiedlich großen, chromatinreichen Tumorzellen. **c** Plexuspapillom. **d** Pineozytom. **e** Pineozytom mit relativ gleichförmigen rundlichen Tumorzellen. **f** Gangliogliom der Kleinhirnrinde

auch in den solideren Tumoranteilen das E.-Muster vorzuherrschen pflegt.

Immerhin können bei den ausgeprägt papillomatösen Partien *differentialdiagnostische Schwierigkeiten gegenüber dem Plexuspapillom* auftreten. Innerhalb der solideren Tumorteile trifft man auch beim typischen E. immer wieder einmal auf Spalträume, die epithelähnlich von Ependymzellen ausgekleidet sind.

• Das *Subependymom* wächst ebenfalls – seinem Ursprungsgewebe, der subependymalen Glia und den Tanyzyten entsprechend[32, 33] – an den Wänden der Seitenventrikel und des vierten Ventrikels, und wölbt sich gelegentlich *pilzförmig* gegen das Ventrikellumen vor. Betroffen sind vor allem *Erwachsene* (mittleres Alter 39 Jahre)[112]. Es handelt sich um ausgesprochen zellarme Tumoren (Abb. 1.60 b) mit starkem Fasergehalt und kleinen Zellgruppen neben locker gestreuten einzelnen Tumorzellen, deren Kerne ausdifferenzierten Ependymomzellen ähneln und die auch gelegentliche Blepharoblasten aufweisen. Der Tumor hat eine relativ gute Prognose. Gelegentlich weist er Mikrozysten und Kalkkonkremente auf.

- *Anaplastische (maligne) E.* weisen analog zu den anaplastischen A. und O. vor allem *hochgradige Zellpolymorphien* auf, während Nekrosen eine geringere Bedeutung haben als bei den Glioblastomen. Auch hier sind scharfe Abgrenzungen aber nicht immer möglich. Soweit noch der Grundcharakter des Ependymoms deutlich ist, wird auch von *Ependymoblastomen* gesprochen, wobei aber klar sein muß, daß ein Ependymoblast als Ursprungszelle nicht bekannt ist. Bei der schwierigen Differentialdiagnose gegenüber dem Medulloepitheliom (▷ S.266) entscheidet der Nachweis von Zilien und/oder Blepharoblasten zugunsten des Ependymoblastoms.

Verlauf, Prognose

Die *klinische Laufzeit* ist abhängig vom Sitz und beträgt wenige Wochen bis zu einigen Jahren. Bedeutungsvoll ist hierbei und im Hinblick auf die klinische Symptomatologie die *Neigung der E., sich auf dem Liquorwege auszubreiten* und Tochtergeschwülste zu setzen[31]. Nicht zuletzt auch aus diesen Gründen gilt die *Prognose* zumindest bei Kindern als ungünstig, wenn auch durch postoperative Bestrahlung die Überlebenszeiten deutlich verlängert werden können[125].

Plexus chorioideus-Papillom
(ICD-0-DA M-9390/0)

Diese relativ seltenen Tumoren (Ausgangspunkt: Plexusepithel) wachsen *vor allem bei Kindern* in der Ventrikelumgebung. Konnatale Formen wurden wiederholt beschrieben. *Vorzugssitz* sind die septumnahen Partien der Seitenventrikel und der Kleinhirnbrückenwinkel.

Der Tumor wächst *papillär* gegen das periventrikuläre Hirngewebe vor, wobei die Grundstruktur des Plexus chorioideus meist noch erkennbar ist (Abb.1.60c), obwohl die Epithelzellen ihre Einschichtigkeit verlieren und mehrzeilig sowie in größeren, kompakten Knötchen angeordnet sein können.

Bei der *malignen Variante,* dem *anaplastischen Plexuspapillom,* ist entsprechend der epithelialen Struktur auch die Bezeichnung eines *Plexuskarzinoms* immer wieder gewählt bzw. diskutiert worden. Die Abgrenzung gegenüber dem typischen Plexuspapillom ist unscharf. Bei beiden Formen kann es zur *Liquoraussaat der Tumorzellen* kommen.

Differentialdiagnostisch kann es allenfalls Schwierigkeiten gegenüber dem *papillomatösen Ependymom* geben, bei dem aber in der Regel die Ependymcharakteristika deutlich genug sind. Bei den malignen Plexuspapillomen ist das Erkrankungsalter höher. Die bei den Papillomen ausgeprägte *Liquor-Übersekretion*

mit der Tendenz der Hydrozephalusbildung ist dagegen geringer ausgeprägt[80].

Pineozytom (P.)
(ICD-0-DA M 9361/1)

Synonym
Pinealozytom

Diese Tumoren der Gl. pinealis sind *von den Germinomen* (Synonyma: Dysgerminom, Teratom, ektopisches Pinealom) der Pinealis (▷ S.275) zu unterscheiden.

Der Tumor bietet *mikroskopisch* das Grundmuster der Glandula pinealis mit ausgereiften Parenchymzellen von meist rundlichem, etwas chromatinarmem Kern und uncharakteristisch geformten Zelleibern (Abb.1.60d, e). Die Tumorzellen liegen in Nestern und zeigen manchmal eine Orientierung zu den Gefäßen. Sie können *Rosetten* um feinmaschige Faserbezirke bilden. Es bestehen insofern Ähnlichkeiten mit Neuroblastomen. In seltenen Fällen wurden selbst *retinaähnliche Zellformationen* beobachtet[128]. Die sich darin ausdrückenden Beziehungen zu neuronalen Elementen finden eine gewisse Stütze im gelegentlichen Auftreten von *Gangliozytomen* in der Pinealis.

Die Tumoren können *Gallertzysten* bilden und bieten im Schnitt durch *Blutungen* und *Nekrosen* ein relativ buntes Bild. Wie in der normalen Zirbeldrüse kommen *Kalkkonkremente („Hirnsand")* vor.

Pineoblastom (Pinealoblastom)
(ICD-0-DA M 9362/3)

Bei diesen Tumoren sind die Tumorzellen kleiner und dunkler mit deutlicher Ähnlichkeit mit den Zellen des Medulloblastoms. *Differentialdiagnostische Schwierigkeiten* diesem Tumor gegenüber können vor allem dann entstehen, wenn ein Pineoblastom sich auf dem Liquorweg ausbreitet und Absiedelungen in der Umgebung des vierten Ventrikels, insbesondere im Kleinhirn verursacht. *Rosettenbildungen* kommen auch bei dieser maligneren Form vor, *Blutungen* und *Nekrosen* sowie *Mitosen* sind häufiger.

Selbst in ausdifferenzierten Pineozytomen wurden einzelne *typische Nervenzellen* beobachtet. Dieser Befund legt es nahe, diese Tumoren dem Neuroepithel zuzuordnen, das in der Glandula pinealis Differenzierungen in Richtung von Pineozyten, Gliazellen und Neuronen erfährt[49].

Selten ist die Gl. pinealis Sitz eines *endodermalen Sinustumors (Dottersacktumors)* (▷ S.275 u. Bd.3).

Neuronale Tumoren

Die hier zusammengefaßten *Gangliozytome* (ICD-0-DA M-9490/0), *Gangliogliome* (ICD-0-DA M-9505/1), *Ganglioneuroblastome* (ICD-0-DA M-9490/1) und *anaplastischen (malignen) Gangliozytome und Gangliogliome* (ICD-0-DA M-9505/1) können als Varianten des gleichen Geschwulstmusters mit unterschiedlichen Akzentuierungen der Elemente gemeinsam dargestellt werden.

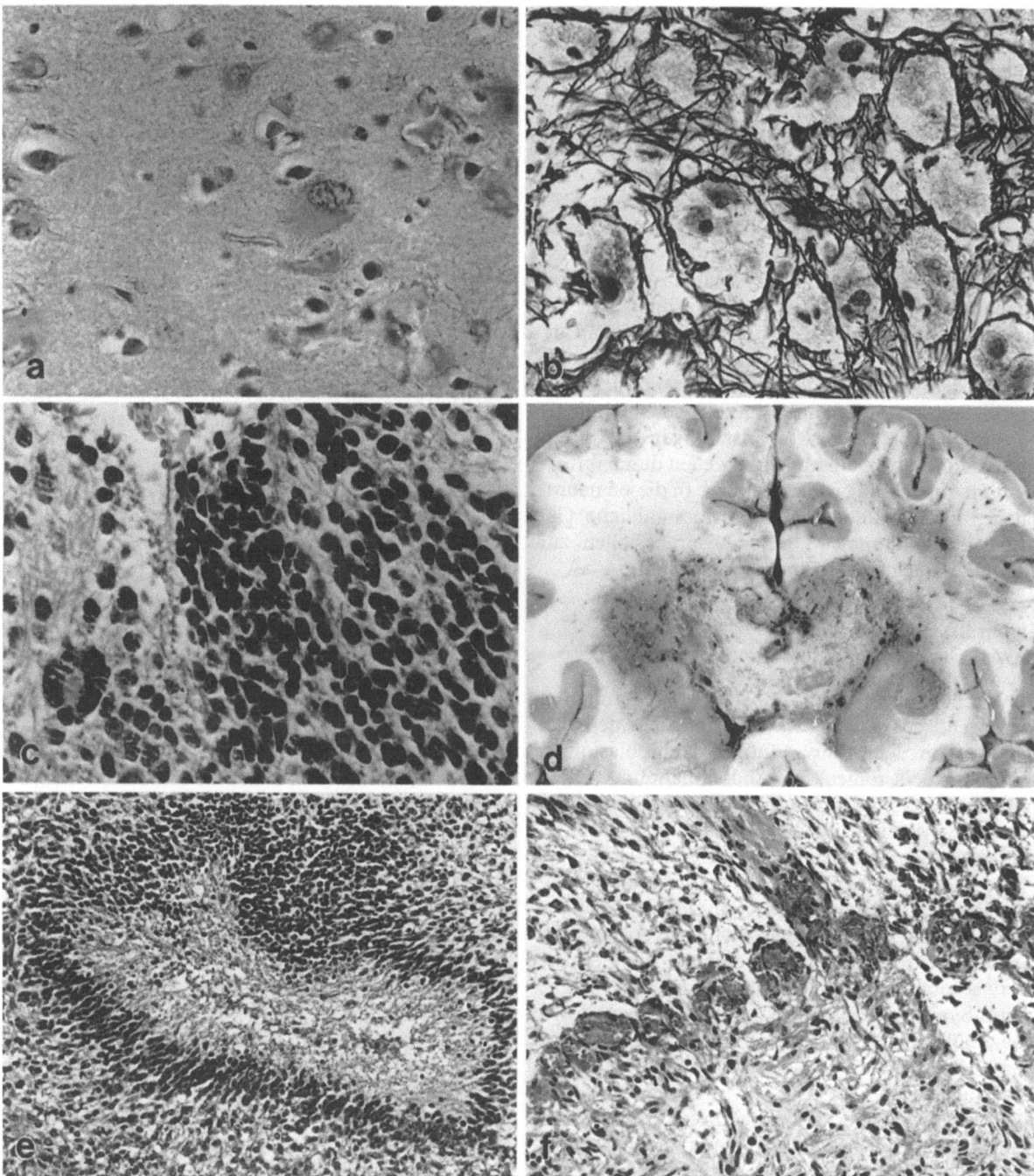

Abb. 1.61. a Gangliogliozytom mit Wucherung atypischer neuronaler und gliöser Zellen. **b** Gangliogliozytom mit Kollagenfaser-
bildung zwischen den Tumorzellen (Gomori). **c** Ganglioneuroblastom, das von thorakal her in den Spinalkanal eingewachsen
war. Kleinzellige Tumorpartien mit gelegentlicher Rosettenbildung (links unten). **d** Multiformes Glioblastom (Schmetterlings-
gliom) mit Ausbreitung im Balken und Übergreifen auf die Balken-nahen Frontalmarkregionen und das Septum pellucidum.
e Multiformes Glioblastom mit girlandenförmigen Tumorzell-
verdichtungen um Nekrosebereiche. **f** Multiformes Glioblastom
mit Aufreihung pathologischer schlingenförmiger Gefäße

- Der höhere Anteil an *Nervenzellen* bestimmt die
  Einordnung als *Gangliozytom,*
- der höhere Anteil an Gliazellen die Einordnung
  als *Gangliogliom,*
- ein höherer Anteil *unreifer Nervenzellen* die Einordnung als *Ganglioneuroblastom.*

Epidemiologie, Lokalisation
Die Tumoren sind *sehr selten,* befallen vor allem *Kinder, Jugendliche* und *junge Erwachsene.* Bevorzugter
Sitz ist der Boden des 3. Ventrikels und die hypothalamische Region. Seltener sind Schläfen- und Frontallappen sowie das Kleinhirn betroffen.

Morphologie

Makroskopisch sind die Tumoren gewöhnlich *klein,* haben eine erhöhte Konsistenz und können eine rauhe Oberfläche bieten, die durch die häufig anzutreffenden *Kalkkonkremente* bedingt ist (Abb. 1.60 f). Es sind langsam wachsende Tumoren, die in Folge ihres Sitzes zu *endokrinen Störungen* führen können.

Mikroskopisch finden sich neben eher *astrozytären Elementen Nervenzellen* von vielfach atypischer Größe und Form, die als solche aber nach ihrer Kern- Plasmarelation und der Kern- und Nukleolusstruktur ansprechbar sind (Abb. 1.61 a). Im Einzelfall kann die Zuordnung allerdings Schwierigkeiten bereiten ähnlich wie bei den Tumoren der tuberösen Sklerose. Es besteht vielfach ein *starker Faserreichtum,* nicht nur an Gliafasern, sondern auch an kollagenen Bindegewebsfasern (Abb. 1.61 b). Von ortsständigen Nervenzellen sind die blastomatösen Nervenzellen durch ihre irreguläre Ausrichtung unterscheidbar. In diesen neuronalen Tumoren können Mikroangiom-ähnliche Gefäßpartien vorkommen. Beziehungen bestehen zur Lhermitte-Duclosschen Krankheit (▷ S. 33).

Zerebrales Neuroblastom
(ICD-0-DA M-9470/3)

Hierbei handelt es sich um *extrem seltene* Tumoren vorwiegend des *Kindesalters.* Sie unterscheiden sich insofern von den relativ häufigen Neuroblastomen (Sympathikoblastomen) des Abdominalraums. Diese Tumoren, die vom *Sympathikussystem* ausgehen, können vom Abdominal- oder Thorakalraum aus infiltrierend gegen den Spinalkanal vorwachsen.

Vor Ende des 9. Lebensmonats kommen im Nebennierenbereich Blastemgruppen physiologischerweise vor. In der Rückbildungsphase können Verwechslungen mit Neuroblastomen vorkommen, die Berichte über scheinbare Spontanheilungen erklären. Die Neuro-Sympathikoblastome sind biochemisch durch eine erhöhte Ausscheidung von Katecholaminen und deren Metaboliten erfaßbar, die den zerebralen Neuroblastomen fehlt.

Mikroskopisch überwiegen bei diesen in der ersten Lebensdekade auftretenden Tumoren, die meist wohl umschrieben, eher derb, gelegentlich zystisch und vielfach sehr umfangreich sind, die *dichtliegenden kleinen, chromatinreichen Zellen* (Abb. 1.61 c). Mit Silberimprägnationen lassen sich kurze Axonfortsätze darstellen, die pathognomonisch sind. Der Tumor ist sehr mitosereich. Die Tumorzellen ordnen sich gelegentlich in Rosettenform.

Elektronenmikroskopisch ließen sich synapsenähnliche Strukturen nachweisen[100].

Neben dieser klassischen Form wird eine *desmoplastische Variante* mit höherem Bindegewebs- und Faseranteil sowie eine Übergangsform beschrieben[52]. Im Gegensatz zum Medulloepitheliom (▷ S. 266), bei dem die Epithelschicht einer Basalmembran aufsitzt, fehlt eine solche beim Neuroblastom.

Schlecht differenzierte und embryonale Tumoren

Glioblastoma (Glioblastoma multiforme)
(ICD-0-DA M-9440/3)

Klassifikation, Epidemiologie, Lokalisation
Die Einordnung dieses Tumors in einer gesonderten Rubrik außerhalb der Gliome in der WHO-Gliederung erscheint mir problematisch, da Entdifferenzierungswege zumindest von den verschiedenen Astrozytomarten und den Oligodendrogliomen nicht nur zu den malignen Varianten dieser Tumoren, sondern auch zum multiformen Glioblastom (mG) führen. Andererseits läßt sich die Sonderstellung durch das charakteristische *Erkrankungsalter (45 bis 55 Jahre),* das rasche Wachstum mit entsprechend *schlechter Prognose* und das charakteristische makroskopische und mikroskopische Bild rechtfertigen.

Die mG umfassen etwa 50% der Gliome[65] und sind mit 15 bis 20% aller *intrakraniellen Tumoren* mit die häufigsten Hirngeschwülste neben den Astrozytomen und den Meningeomen. *Männer* sind doppelt so häufig betroffen[9].

Der Tumor bevorzugt die *Frontal- und Temporalregion* und breitet sich häufig *schmetterlingsförmig* (Abb. 1.61 d) über den Balken auf die Balken-nahen Regionen der Gegenseite aus. Er kann auch vom Balken in das Septum pellucidum einwachsen.

Morphologie
Makroskopisch ist für das mG charakteristisch die *relativ scharfe Abgrenzung* zumindest von Teilen des Tumors und das ausgesprochen *bunte Aussehen* am frischen wie am fixierten Gewebe. Bedingt ist dies durch das Nebeneinander von eher grau-rosa gefärbten soliden Tumorpartien, eher gelblich gefärbten Nekrosebereichen, frischen und älteren, rot erscheinenden Blutungen und gelegentlichen grünlichen Gallertzysten. Die *Konsistenz* des Tumors wechselt zwischen derben Partien des soliden Tumors und den weicheren Nekrosebereichen. In 6% soll ein multizentrisches Wachstum vorhanden sein[4]. Der Tumor bevorzugt das *Marklager.* Bereits kleine Tumorareale können von einem ausgeprägten Ödem umgeben sein und dadurch entsprechende *Hirndrucksymptome* hervorrufen, die unter einer entsprechenden Antiödemtherapie vorübergehend zurückgehen.

Mikroskopisch ist das mG gekennzeichnet durch eine *hohe Tumorzelldichte,* wobei durchaus nicht immer eine ausgeprägtere *Kern-* bzw. *Zellpolymorphie* (Abb. 1.62 b) vorhanden sein muß, vielmehr auch relativ isomorphe Partien aus rundkernigen Zellen oder – seltener – auch aus länglichen, fusiformen Zellen vorkommen können. Wesentlich für die Diagnose ist die *Kombination mit ausgedehnten Nekrosen,* die zungenförmig das Geschwulstgewebe durchsetzen und palisadenförmig von einem Saum dichtliegender Tumorzellen umrandet sind (Abb. 1.61 e). Hinzu kommen die ausgeprägten *Gefäßproliferate* (Abb. 1.61 f), die sich nicht nur in Form weitlumiger, manchmal thrombo-

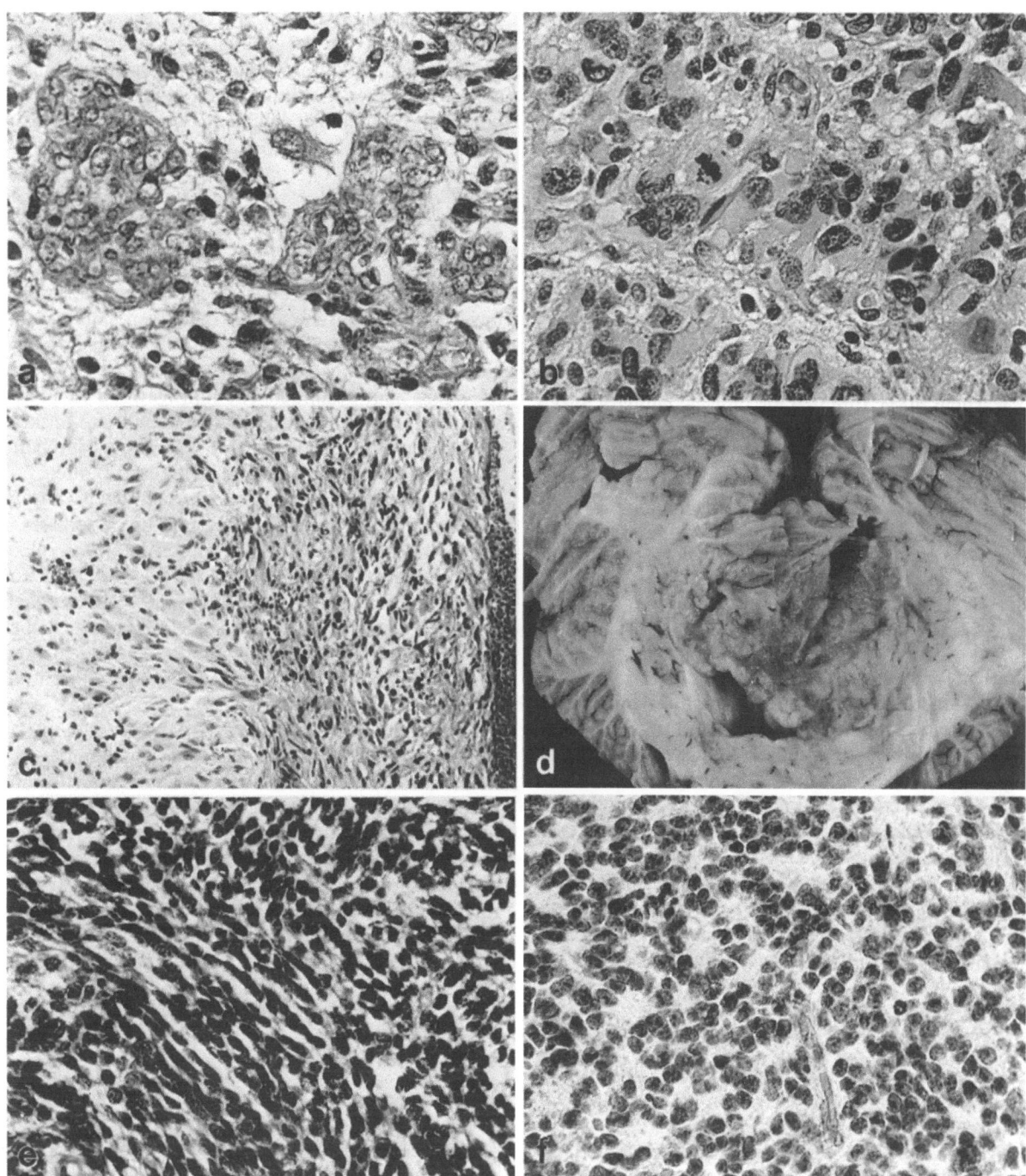

Abb. 1.62. a Schlingenförmig angeordnete, pathologisch kernreiche Gefäße eines multiformen Glioblastoms. **b** Starke Zellpolymorphie und Mitosen in einem multiformen Glioblastom. **c** Gliosarkom mit sarkomatöser Tumorentwicklung innerhalb der Leptomeningen (rechts). **d** Medulloblastom. **e** Rübchenförmige Zellformen bei Medulloblastom des Kleinhirns. **f** Eher rundliche Zellformen bei Medulloblastom mit angedeuteter Rosettenbildung

sierter Gefäße mit sehr breiten, fibrosierten Wänden äußern, sondern – vor allem an den Tumorrändern – *in Form glomerulum-ähnlicher Gefäßknäuel.* Diese weisen eine sehr starke Vermehrung von Endo- und Perithelzellen auf, wobei es vielfach in den Gefäßbündeln kaum noch möglich ist, die Wandgrenzen zu bestimmen (Abb. 1.62 a). *Blutungen* unterschiedlichen

Alters mit entsprechenden Residuen in Form von Sidero- und Lipophagen sind häufig erkennbar.

In vielen Fällen bestehen dichte *Lymphozyteninfiltrate* um die Gefäße vor allem der Randbezirke des Tumors. Sie sind Ausdruck immunologischer Reaktionen gegen Tumorzellantigene.

● *Glioblastome mit sarkomatösen Komponenten* (mixed glioblastoma and sarcoma) weisen eine gegenüber dem „klassischen" mG erhöhten Anteil einer blastomatösen Mitreaktion des *Tumor-Gefäß-Bindegewebes* auf (Abb. 1.62 c). Solche sarkomatösen Veränderungen sollen in 8% der mG vorkommen[91].

- *Riesenzell-Glioblastome* enthalten in größerer Zahl – vielfach beschränkt auf bestimmte Tumorareale, hier aber sehr zahlreich – *monströse Riesenzellen*, die durch Zytoplasmainvaginationen scheinbare Kerneinschlüsse aufweisen können oder in deren Zelleib feingranulierte Einlagerungen lichtmikroskopisch sichtbar sind. Diese Riesenzell-Glioblastome sind auffallend *scharf abgegrenzt*. Hinsichtlich der Überlebenschance sind sie etwas günstiger zu beurteilen. Im Hinblick auf ihren Gefäß- und Bindegewebsgehalt hat Zülch diese Tumoren als monsterzelluläre Sarkome von den Glioblastomen abgegrenzt. Die WHO-Klassifikation ist bei dieser Tumorform nicht ganz eindeutig, da die monsterzellulären Sarkome auch bei den Tumoren der Blutgefäße abgehandelt werden. Hierin spiegeln sich offensichtlich unterschiedliche Auffassungen zwischen Rubinstein[3] und Zülch[8]. Der *Nachweis des sauren GFA-Proteins* in Faserfortsätzen in Riesenzellglioblastomen spricht allerdings für deren gliöse Natur[23].

Verlauf, Prognose

Fälle mit stark ausgeprägten Lymphozyteninfiltraten weisen eine längere Überlebenszeit auf[22], die bis zu vier Jahre reichte, während die durchschnittliche postoperative *Überlebenszeit* nach alleiniger Chemotherapie 30 Wochen, nach kombinierter Chemotherapie und Bestrahlung 44,5 Wochen beträgt (operiert ohne Folgetherapie 14,3 Wochen)[85]. Bei länger überlebenden mG ergaben Nachuntersuchungen Zweifel an der Richtigkeit der Diagnose[44]. *Prognostisch etwas günstiger* sind mG mit röntgenologisch oder histologisch nachweisbaren *Kalkkonkrement-Einlagerungen*[131].

Medulloblastom
(ICD-0-DA M-9470/3)

Epidemiologie, Klinik, Prognose, Lokalisation

Das Medulloblastom (Mbl) ist ein Tumor des *Kindesalters* von *hoher Malignität* und *bevorzugtem Sitz im Kleinhirn*. Diesem Sitz entsprechend gehören zu den klinischen *Leitsymptomen* Erbrechen, Kopfschmerz, Gangunsicherheit, Sehverschlechterung und Hirnnervenläsionen. Die *Anamnese* dauert gewöhnlich weniger als 6 Monate.

Mit *postoperativer Strahlenbehandlung* beträgt die Einjahres-Überlebenszeit 75%, die Dreijahres-Überlebenszeit 15–37%. Die Tumorzellen können wegen der Neigung des Mbl, sich in den Liquorräumen auszubreiten, häufig im Liquorsediment festgestellt werden. *Extrazerebrale Metastasierungen* kommen im Zusammenhang mit Shunt-Operationen zur Überwindung des Hydrocephalus internus vor. Das *männliche Geschlecht* ist etwa doppelt so häufig von Mbl betroffen. *Vorzugssitz* des Medulloblastoms ist die wurmnahe

Kleinhirnregion (Abb. 1.62 d). Von hier aus kann der Tumor sich in der Umgebung des vierten Ventrikels ausbreiten und mittels Liquormetastasen sowohl in supratentorieller Richtung als auch in Richtung Spinalkanal Tochterabsiedelungen bilden, z. T. auch in Form eines kontinuierlichen Tumorwachstums.

Morphologie

Mikroskopisch handelt es sich um einen *zelldichten Tumor*, der aus rundlichen bis rübchenförmigen Kernen besteht (Abb. 1.62 e), ohne daß in der Regel lichtmikroskopisch deutlichere Zelleiber und -fortsätze sichtbar wären. Atypische Mitosen können häufig sein. Der Tumor bildet gelegentlich *Palisaden-förmige Strukturen* und *Pseudorosetten* (Abb. 1.62 e, f). Die Abgrenzung zum gesunden Kleinhirngewebe ist unterschiedlich scharf. Manchmal sieht man breite Infiltrationszonen von der Kleinhirnoberfläche aus durch die Körnerzellschicht zu den massiven Tumorpartien.

In sehr seltenen Fällen gelingt es, entweder *ausdifferenzierte neuronale Elemente* oder auch – teratoid – zwischengeschaltete quergestreifte *Muskelfasern* zu beobachten (sogen. *Medullomyoblastom*). Auch astrozytäre Partien wurden beschrieben[13]. An solchen Beobachtungen entzündeten sich Diskussionen über die Histogenese dieses Tumors[111]. Im allgemeinen wird jetzt die äußere Körnerzellschicht als Proliferationszone angesehen[67].

Eine Sonderform stellt das

- *Desmoplastische Medulloblastom* (sogenanntes Arachnoidalsarkom des Kleinhirn) dar. Dieser Tumor betrifft häufiger *Adoleszenten* und *Erwachsene* und ist biologisch als nicht so maligne aufzufassen wie das typische Medulloblastom[19a]. Dem entspricht auch ein anderes morphologisches Muster, bei dem ein vielfach *hoher Gehalt an Retikulinfasern* zwischen den rundlichen bis spindelförmigen Kernen erkennbar ist. Auch *Pseudoxanthomzellen* und *vermehrte Gefäße* kommen vor[43].

Medulloepitheliom
(ICD-0-DA 9501/3)

Dieser sehr seltene, beide Geschlechter in gleicher Weise betreffende Tumor bevorzugt das *Kindesalter* (Durchschnittsalter 2 Jahre, 2 Monate), doch sind auch drei Fälle im Alter von 12, 15 und 23 Jahren beschrieben[113]. Die Prognose ist schlecht (durchschnittliche Verlaufsdauer ab Symptomenbeginn 6 Monate).

Makroskopisch finden sich scharf begrenzte, graurosa verfärbte, fleischig wirkende Tumoren in Ventrikelnähe der vorderen und hinteren Schädelgrube.

Mikroskopisch entspricht das Grundmuster dem Bau des primitiven Neuralrohrs mit epithelartiger Anordnung kuboider Zellen, die dem primitiven Medullarepithel entsprechen[111] (ähnlich wie in Abb. 1.59 e). Der Tumor bietet papilläre und tubuläre Strukturen, enthält zahlreiche Mitosen, dagegen keine Zilien oder Blepharoblasten wie das Ependym. Es kommen Ausdifferenzierungen aus den primitiven

Zellen des Medullarepithels in Richtung von Gliazellen und Nervenzellen vor[113]. *Differentialdiagnostisch* ist das Gewebe gegenüber Ependymomen, insbesondere der papillomatösen Variante, gegenüber Plexuspapillomen und Teratomen abzugrenzen. Gerade gegenüber dem Teratom ist die Abgrenzung besonders schwer, zumal auch ein erhebliches bindegewebiges Stroma vorhanden sein kann[61].

Der Tumor wächst sehr rasch und hat eine entsprechend *ungünstige Prognose*.

Primitives polares Spongioblastom
(ICD-0-DA M-9423/3)

Auch dieser Tumor ist *sehr selten* und bevorzugt das *Kindes- und Jugendalter*. Er besteht aus länglichen, polar orientierten Zellen wie sie in der paraventrikulären weißen Substanz des menschlichen Feten von 10 bis 18 Wochen vorkommen[3]. Dementsprechend bevorzugt der Tumor die Umgebung des Ventrikelsystems, breitet sich aber auch in den Liquorwegen aus.

Die Zellen sind palisadenförmig parallel gelagert. Zwischen den Kernreihen sieht man außer den relativ spärlichen Gliafasern kollagene Bindegewebsfasern und Gefäße. In besser ausdifferenzierten Teilen kann das Bild dem des piloiden Kleinhirnastrozytoms ähneln. Die Prognose ist aber schlechter.

Medulloepitheliome, primitive polare Spongioblastome, Neuro-, Ependymo- und Medulloblastome wurden auch als *primitive neuroepitheliale Tumoren* zusammengefaßt[111]. Dieser Vorschlag ist Ausdruck der oft schwierigen Differentialdiagnose zwischen den genannten Tumoren. Unter Ausklammerung des einigermaßen klar definierten Medulloepithelioms wurde auch der Vorschlag gemacht, auf die bisherigen Bezeichnungen weitgehend zu verzichten und – ausgehend vom mikroskopischen Bild – eine Gruppe *primitiver neuroektodermaler Tumoren* zu bilden mit der deskriptiven Untergliederung in Tumoren mit gliöser, ependymaler, neuronaler sowie multi- oder bipotentialer Differenzierung. Bei Auftreten im Kleinhirn sollten diese Tumoren – in Klammern gesetzt – als Medulloblastome, bei Auftreten im Pinealisbereich als pineale Parenchymtumoren bezeichnet werden[109a].

Gliomatosis cerebri
(ICD-0-DA M-9381/3)

Es findet sich hierbei unter diffuser Auftreibung des Gehirns, insgesamt aber erhaltener Konfiguration eine *diffuse Gliazellvermehrung* in weißer und grauer Substanz, wobei in den stärker betroffenen Regionen Markscheidenabblassungen und Teilnekrosen vorkommen. Eine besondere Altersdisposition besteht nicht, entsprechend variabel ist auch die *Dauer des Krankheitsverlaufes* (zwischen Wochen und 20 Jahren). Der Hirnstamm ist vor allem in den Spätstadien häufig mitbeteiligt, was sich klinisch im Vorkommen von Hirnnervensymptomen äußert. Diese den

Hamartomen verwandte und seltene blastomatöse Umwandlung des Hirngewebes findet sich bei *tuberöser Sklerose* und *von Recklinghausenscher Krankheit*[4].

Neurinom, Neurofibrom

Neurinom
(ICD-0-DA M-9560/0)

Synonyma
Neurolemmom; Schwannom; Schwannzelltumor

Ebenso wie seine Variante, das Neurofibrom, ist das N. ein Tumor der Hüllzellen des peripheren Nervensystems bzw. der Hirnnerven. Zu diesen, die peripheren Axone einscheidenden Zellen gehören in erster Linie das Analogon der zentralen Oligodendroglia, die *Schwannschen Zellen,* außerdem die Bindegewebszellen, die das Endo-, Epi- und Perineurium bilden. Die seit jeher angenommene Genese aus den Schwannzellen fand elektronenmikroskopisch ihre Bestätigung in dem Nachweis der für diese Zellen im Gegensatz zu den Fibrozyten und Fibroblasten charakteristischen *Basalmembran*.

Lokalisation
Obwohl die Neurinome (N.) prinzipiell an allen Hirnnerven und Nervenwurzeln auftreten können, bestehen doch eindeutige Vorzugssitze, so im *Kleinhirnbrückenwinkel* (Abb. 1.63 a) als charakteristisches *Akustikusneurinom* oder auch als Neurinom des *Nervus trigeminus* und – seltener – im *Spinalkanal,* manchmal in Form von Sanduhrgeschwülsten mit einem Teil innerhalb des Spinalkanals, dem anderen jenseits des Foramen intervertebrale, das dann in der Regel ausgeweitet ist. Entsprechende Ausweitungen sind bei den Akustikusneurinomen röntgenologisch auch am Meatus acusticus internus häufig sichtbar.

Klinik
Bei *Kleinhirnbrückenwinkeltumoren* finden sich klinisch Hörstörungen, Augenmuskelstörungen, Nystagmus (Gradenigo-Komplex), zerebellar-ataktische Störungen und auch sensible Störungen im Kopfbereich.

Morphologie
Makroskopisch sind die N. in der Regel scharf abgegrenzt. Sie wachsen verdrängend. Ihre Konsistenz ist derb. Sie besitzen eine feinhöckerige, unregelmäßige Oberfläche. Auf dem Schnitt bieten sie ein grau-rosafarbenes, vielfach asbestartiges Gewebe, doch kommen auch Zysten und weiche Nekrosebereiche vor.

Mikroskopisch dominieren polar orientierte Zellen mit länglichem Kern, die sich in Zügen anordnen, wobei diese Züge vielfältig miteinander verflochten sein können und auf dem Anschnitt als scheinbar kleine, rundliche Kerne erscheinen, falls diese quergetroffen

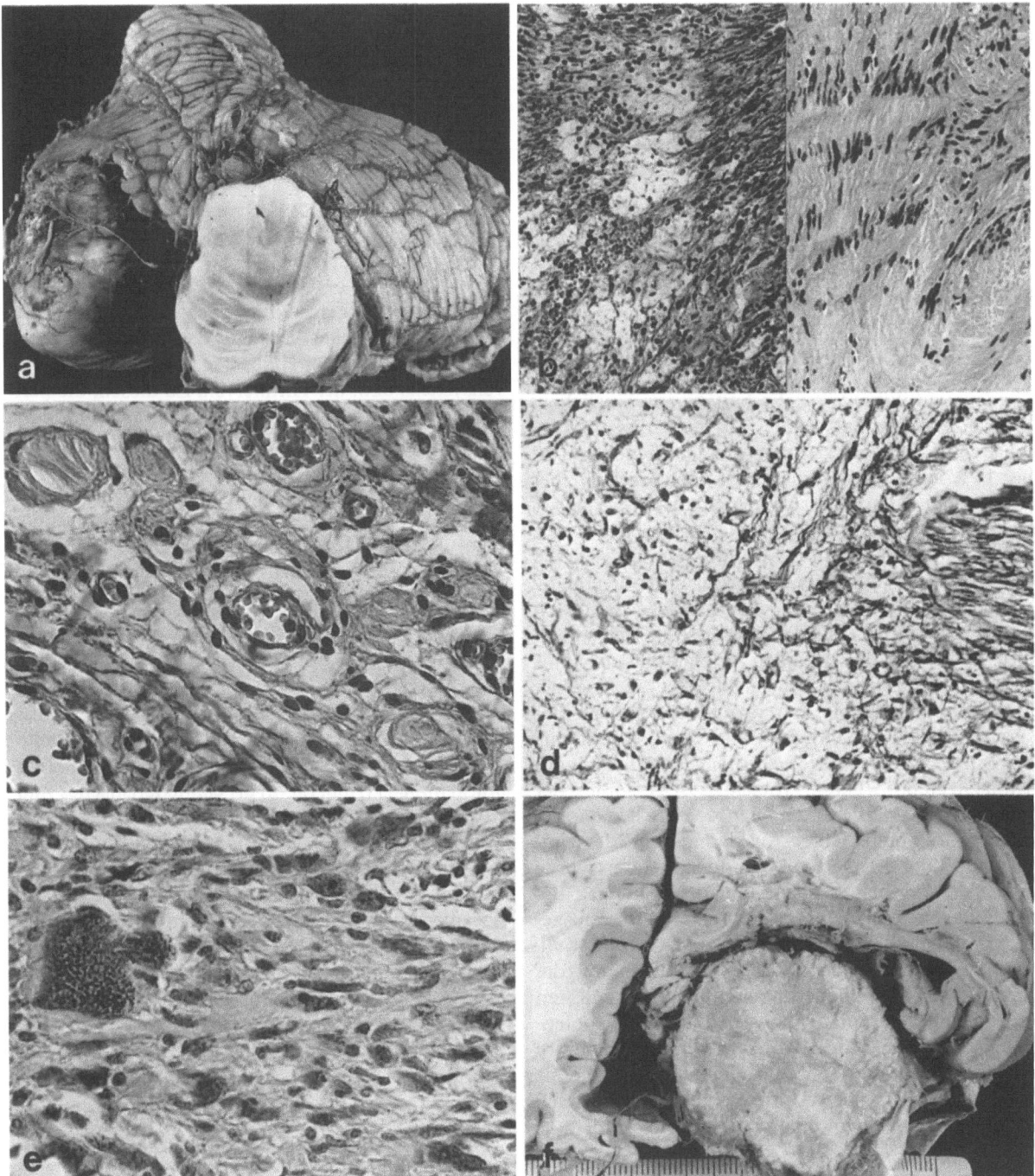

Abb. 1.63. a Akustikus-Neurinom im Kleinhirnbrückenwinkel mit starker Verdrängung der einen Kleinhirnhemisphäre. **b** Neurinom mit Schaumzellbildung (links) und Palisadenstellung der Kerne (rechts). **c** Sog. Tastkörperchenbildung in einem Neurofi-brom. **d** Neurofibrom. **e** Malignes Neurolemmom mit starker Kernpolymorphie. **f** Olfaktorius-Meningeom mit starker Verdrängung der basalen Stirnhirnpartien und ausgedehnten sekundären Marknekrosen

sind. Die Züge können sich auch lokal entflechten und durch regressive Veränderungen im Tumor aufgelockert werden. Es bilden sich dann *Schaumzellnester* (Abb. 1.63 b), während ausgedehntere Tumornekrosen eher selten sind. Die Tumoren können recht gefäßreich werden und auch Tumorblutungen aufweisen. Die als *Palisadenstellung* bekannte rhythmische Anordnung der Geschwulstkerne in einigermaßen ne-

beneinander ausgerichteten Kernen (Abb. 1.63 b), die von der nächsten Kernreihe durch einen kernarmen Faserabschnitt getrennt sind, ist zwar recht charakteristisch für das N., findet sich aber keineswegs in jedem Tumor. Einzelne Psammomkörper können differentialdiagnostische Schwierigkeiten gegenüber fibroblastischen Meningeomen bereiten.

Das bisher beschriebene Muster mit den längsge-

richteten Tumorzellen und gelegentlichen Palisadenstellungen der Kerne wird auch als *Antoni A-Typ* dem
Antoni B-Typ gegenübergestellt, bei dem das Geschwulstgewebe lockerer gebaut, die Kerne weniger
gleichmäßig ausgerichtet und vielfach eher sternartig
geformt sind. Bei diesem *retikulären Wachstumstyp*
sind nichtsdestoweniger die Tumorzellgrenzen in der
Regel scharf, wobei zwischen den Tumorzellen eine
wäßrige Matrix vorkommen kann. Im allgemeinen
hat der Typ B eine stärkere Kernpolymorphie. Bei beiden Typen können plexusartige, girlandenförmig angeordnete Gefäße vorkommen. *Elektronenmikroskopische Untersuchungen* am Bindegewebe zeigten, daß
ein abnormes „long spacing collagen" vorkommt.

Neurofibrome
(ICD-0-DA M-9540/0)

Nicht nur von Schwannschen Zellen, sondern auch
von *Perineuralzellen* ausgehende Tumoren, bei denen
es zu einer *mukoiden bzw. myxomatösen Verbreiterung
des subperineuralen Endoneuralgewebes* kommt mit
Aufsplitterung der Perineurallamellen. Das sehr stark
aufgelockerte, von kräftigen Bindegewebszügen
durchsetzte Gewebe (Abb. 1.63 d) kann noch von gut
erhaltenen, wenn auch schmalen Nervenfasern mit erhaltenen Markscheiden durchzogen werden.

Elektronenmikroskopische Untersuchungen zeigen,
daß diese Axone von neoplastischen Schwannzellen
umgeben sind, daß aber auch die neoplastischen Perineuralzellen die Potenz haben, sich um die Axone zu
wickeln. Sie dominieren bei den *Tastkörperchenneuro-
fibromen*[137]. In den Tastkörperchen (Abb. 1.63 c) wurden allerdings auch Schwannsche Zellen nachgewiesen, woraus geschlossen wurde, daß Perineuralzellen
wie Schwannsche Zellen nur spezielle Ausdifferenzierungen der gleichen Zelle seien[126]. Im Gegensatz zum
Neurinom sind Zysten selten und auch fibrotisch verdickte Gefäße eher die Ausnahme[2]. Der Tumor ist
zellarm und zeigt zwischen der myxomatösen Matrix
manchmal sternförmige Myxomzellen.

Man unterscheidet unterschiedliche Wachstumsty-
pen
- Der *Typ I* zeigt eine *deutliche Kapsel* und wächst *ple-
xiform*,
- der *Typ II* wächst *ohne Kapsel diffus* und kann sogenannte *Rankenneurome* bilden,
- der *Typ III* wird bestimmt durch das häufige Vorkommen von *Tastkörperchen*. Diese Strukturen finden
sich bevorzugt an der Kopfschwarte[2].

Sonderformen und schwer klassifizierbare Sarkome

Neurofibromatose von Recklinghausen
(ICD-0-DA M 9550/1)

Sie wird als eine den dysgenetischen Hamartomen na-
hestehende Krankheit bezeichnet, bei der Neurofibrome an zahlreichen Stellen sowohl an den Nervenstämmen als auch an den Verästelungen in der Haut

vorkommen. Die Neurofibrome sind nicht selten gekoppelt mit Meningeomen und Hämangioblastomen.

Maligne Neurinome und Neurofibrome
(ICD-0-DA M 9540/3)

Sie zeichnen sich durch höhere Zelldichte und eine
deutliche *Polymorphie* beim Überwiegen großer, spindeliger Zellen aus (Abb. 1.63 e). Diese sind bei Neuro-
fibromen häufiger. Allerdings handelt es sich nicht
immer um Dedifferenzierungen vorher benigner Ner-
venscheidentumoren, sondern offensichtlich auch um
primär maligne Tumoren. Diese hochmalignen Tumoren durchbrechen die Perineuralscheide und wachsen
breit infiltrierend in die Weichteile ein. Sie enthalten
z. T. Rhabdomyoblasten[1,46]. Die malignen Nerven-
scheidentumoren werden eingeteilt[1] in
- maligne Schwannome,
- maligne epitheloide Schwannome,
- maligne melanozytische Schwannome,
- Nervenscheidenfibrosarkome und maligne Mesenchymome.

Unter den *malignen epitheloiden Schwannomen*
werden Tumoren verstanden, die zytologisch dem
amelanotischen Melanom gleichen, wobei sowohl
spindelzellartige Elemente als auch runde und poly-
edrische Zellen, letztere vielfach in Nestern, vorkommen[1].

Bei ähnlichem Aussehen enthalten die *malignen
melanozytischen Schwannome* Melanin-führende Tumorzellen. Der Tumor ist sehr selten.

Bei der Neurofibromatose von Recklinghausen
kommen darüberhinaus auch *Weichteilsarkome* ohne
Beziehung zu Perineuralzellen oder Schwannschen
Zellen vor *(maligne Mesenchymome)*. Die als primitive
neuroektodermale Tumoren klassifizierte Gruppe
überschneidet sich mit den Sympathikoblastomen
bzw. Neuroblastomen.

Maligne Neurofibrome können hormonell aktiv
sein. Der Nachweis von ACTH und anderen Hormonen läßt sich immunzytologisch mit der PAP-Methode führen.

Rhabdomyosarkome
(ICD-0-DA M-8900/3)

Diese Tumoren enthalten große, zytoplasmareiche,
pleomorphe Zellen, in denen manchmal bereits bei
polarisationsoptischer Betrachtung lichtmikroskopisch, sicher aber elektronenmikroskopisch Myofilamente nachweisbar sind (⊳ S. 461 und Bd. 3). Diese reinen Rhabdomyosarkome haben *keine Ortsprävalenz*.
Sie kommen besonders häufig bei *Kindern* vor[58a] und
können mit einer Neurofibromatose kombiniert sein[141].

Zu unterscheiden hiervon sind nach Rubinstein die
Medullomyoblastome als Teratome, die Zellen des Medulloblastoms und Myoblasten mit Querstreifung enthalten. Sie finden sich außer im Kleinhirn im Hirn-
stammbereich. Sie werden aus dem Ektomesenchym
der Neuralrinne abgeleitet[105].

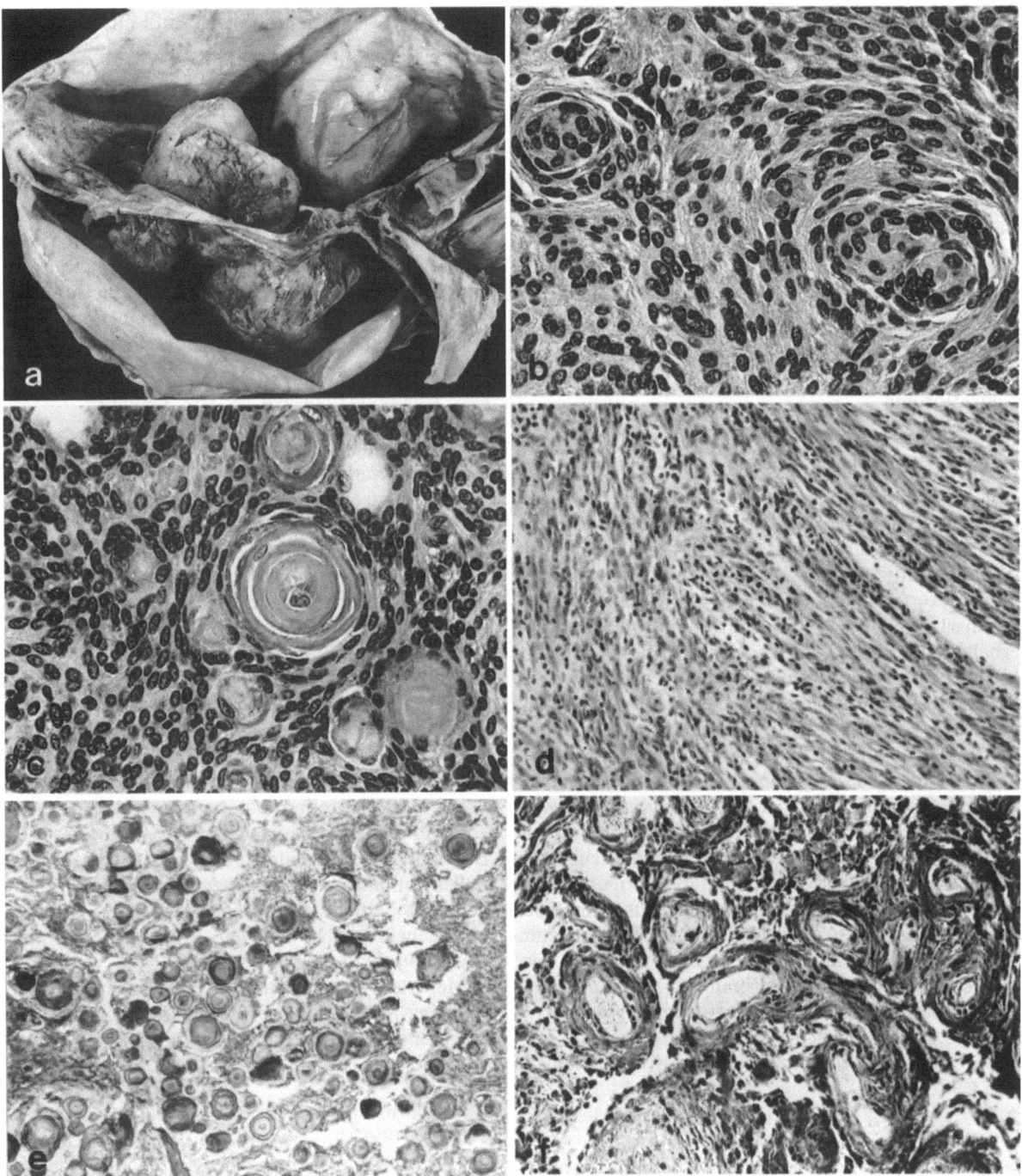

Abb. 1.64. a Multiple Falxmeningeome mit sanduhrförmigem Wachstum gegen die Medialseite beider Hemisphären. **b** Zwiebelschalenformationen in einem endotheliomatösen Meningeom. **c** Psammomkörper und Zwiebelschalenformationen in ei- nem endotheliomatösen Meningeom. **d** Fibromatöses Meningeom. **e** Psammomatöses Meningeom. **f** Angioplastisches Meningeom

Tumoren der weichen Häute und des verwandten Gewebes

Meningeom
(ICD-0-DA M-9530/0)

Die Meningeome (M) werden unterteilt in
- Meningotheliome (endotheliomatöse, synzytiale, arachnotheliomatöse M)   (M-9531/0)

- fibröse (fibroblastische)   (M-9532/0)
- Übergangsformen (gemischte)   (M-9537/0)
- psammomatöse   (M-9533/0)
- angiomatöse   (M-9534/0)
- hämangioblastische   (M-9535/0)
- hämangioperizytotische   (M-9536/0)
- papilläre   (M-9538/1)
- anaplastische (maligne M)   (M-9530/3)

Histogenese

Ursprungszelle sind die Zellen der Leptomeningen, insbesondere die Arachnoidalzellen, wobei daran zu erinnern ist, daß kleinere Arachnoidal-Deckzellnester häufig als Zufallsbefunde anzutreffen sind. Vor allem im Bereich der Arachnoidalzotten sind sie der Ursprungsbereich der M. In der eben genannten Aufgliederung (nach der WHO-Klassifikation) spiegelt sich das unterschiedliche Muster, das die Tumorzellen gemeinsam mit ihren Gefäßen bilden.

Epidemiologie, Lokalisation

Wie die Tabelle 1.13 zeigte, gehören die M. *zu den häufigsten intrakraniellen Tumoren.* Darüberhinaus stellen sie neben den Schwannomen den *häufigsten Tumor im Spinalkanal* dar (25%)[3]. M. kommen in *jedem Lebensalter* vor mit gewisser Bevorzugung des 5. und 6. Lebensjahrzehntes bei den *Frauen* (zerebral 2:1, spinal 4:1).

Vorzugssitze sind die Falx, Keilbein und Olfaktoriusrinne (Abb. 1.63 f), Tentorium und Spinalkanal neben den die Konvexität des Großhirns von dorsolateral verdrängenden Tumoren. Wegen des sehr langsamen Wachstums bleiben die M. oft jahrelang symptomlos oder sie werden von ganz unspezifischen Mißempfindungen begleitet, sodaß die Patienten erst nahe an der zerebralen Dekompensation zum Neurologen kommen. Trotz ihrer guten Abgrenzung und dem rein verdrängenden Wachstum besteht bei großen M. ein erhebliches Operationsrisiko, vor allem durch das postoperative Ödem. Selten kommen M. auch intrazerebral vor, ausgehend vom Plexus chorioideus. *Multiples Auftreten* ist möglich, vor allem im Rahmen der Recklinghausenschen Krankheit.

Morphologie

Makroskopisch handelt es sich um sehr *derbe* Tumoren mit manchmal *höckeriger Oberfläche,* die auf dem Schnitt eine graue, manchmal asbestartige Oberfläche bieten (Abb. 1.63 f), von denen sich kleine Blutungen oder der Gefäßnabel abheben. Besonders im Spinalkanal kann das Durchschneiden der hier wesentlich kleineren Tumoren von körniger Oberfläche durch das zahlreiche Vorkommen *kalkhaltiger Psammomkörper* erschwert sein. Im übrigen äußern sich die verschiedenen Varianten vorwiegend im mikroskopischen Bild. Die Tumoren der Konvexität haften oft fest an der Innenseite der Dura mater (Abb. 1.64 a), können diese und die Sinuswände durchwandern und in Form kleiner Trabekel in die Schädelkalotte einwachsen. Diese ist dadurch manchmal deutlich vorgewölbt und bietet im Röntgenbild senkrecht zur Oberfläche gestellte längliche Spiculae.

Das Tumorgewebe kann in die *Markräume der Knochen einwachsen* und diese ausfüllen, führt aber in der Regel nicht wie ein destruierender Prozeß zur Knochenzerstörung.

Mikroskopie

• *Meningotheliomatöses M.* Dieser Tumor bildet die Hauptgruppe der M. (*Synonyma:* Endotheliomatöses, synzytiales, arachnotheliomatöses M.) und bietet meist ein recht einheitliches Bild relativ gut abgrenzbarer Zellen mit rundlichen bis ovalen Kernen mäßigen Chromatinreichtums, die den physiologischen Deckzellnestern der Arachnoidea gleichen (Abb. 1.64 b). Charakteristisch sind die *Zwiebelschalenbildungen,* die von lockereren Zellwirbeln bis zu kleinen Zwiebeln aus schmalen, schalenförmigen Zellen bestehen. Bei lichtmikroskopischer Betrachtung sind die Zentren vielfach hyalin umgewandelt und bei van Gieson-Färbung kräftig rot gefärbt.

Durch Einlagerung von Kalksalzen kommt es zu den oft völlig verkalkt erscheinenden *Psammomkörpern* (Abb. 1.64 c). Daneben kommen aber auch Pseudopsammomveränderungen in Form runder, eosinophiler hyaliner Zelleinschlüsse vor, die auch PAS-positiv sind.

Elektronenmikroskopisch bestehen sie aus feingranulärem Material mit einem dichteren Zentrum und kleinen Vakuolen[69]. Die intrazellulären Einschlüsse stellen wahrscheinlich am ehesten ein sekretorisches Produkt dar mit Anreicherung proteinösen, später hyalinisierenden und verkalkenden Materials[30]. Manche Tumoren fallen durch ihre scharf abgesetzte Kernzeichnung bei Kernwandhyperchromatose und chromatinarmem, gebläht wirkendem Kerninhalt auf. Die Kerne können *intranukleäre Vakuolen* bzw. *Zytoplasmainvaginationen* aufweisen.

Der *Gefäßgehalt* der Tumoren wechselt erheblich auch innerhalb der gleichen Geschwulst. Im Bereich der Hauptzu- und -abflüsse finden sich oft weitlumige Gefäße mit stark fibrosierter Wand. Kleine Gefäße können hyalin umgewandelt sein.

• *Fibröser (fibroblastischer) Typ* des M.: Er weist eine *stärkere polare Orientierung der Tumorzellen* und ein Wachstum in Zellzügen und breiteren Wirbeln (Abb. 1.64 d) auf, so daß differentialdiagnostisch Schwierigkeiten in der Abgrenzung gegenüber einem Neurinom auftreten können, die allerdings in der Regel bei der Durchmusterung größerer Flächen durch das Vorkommen von Zwiebelschalen-Figuren und Psammomkörpern beseitigt werden können.

• *Übergangsformen:* Sie liegen zwischen den beiden geschilderten Hauptformen und enthalten sowohl synzytiale als auch fibromatöse Anteile, wobei besonders zahlreiche kleinere Wirbelbildungen vorkommen, oft relativ locker gebaut und mit zentralen Kapillaren.

• *Psammomatöses M.:* Bei diesem Typ, der vorwiegend im Spinalkanal vorkommt, ist der Anteil der Psammomkörper sehr hoch, manchmal so hochgradig, daß ein Körperchen am anderen liegt (Abb. 1.64 e).

Für die *Tumorgefäße* des Meningeoms gilt, daß die Verbindungen zwischen den Endothelialzellen gelockert sind und Fensterungen in den Membranen der

Kapillarendothelien vorkommen, sodaß eine erhöhte Schrankendurchlässigkeit für Proteine besteht[84].

• Von einem *angiomatösen M.* oder *angioblastischen M.* wird gesprochen (Abb. 1.64f), wenn der Gehalt an sinusoidalen, unklassifizierbaren oder weiten kapillären Gefäßen mit entsprechenden Wandfibrosierungen so zunimmt, daß das Gewebsbild dadurch bestimmt wird. Zwischen den Gefäßen sind dann noch die typischen Bereiche des endotheliomatösen M. in vielfach allerdings kleineren Nestern sichtbar. Vorwiegend handelt es sich dabei um supratentorielle, mit der Dura in Verbindung stehende Gefäße[3].

Die in der WHO-Klassifikation vorgesehene *Abgrenzung zwischen dem angiomatösen und dem hämangioblastischen M.* erscheint reichlich theoretisch, zumal am selben Tumor eher angiomatöse Partien mit zahlreichen weitgestellten, breiten Gefäßen einerseits, einem Kleinhirnangioblastom entsprechende zellreiche Partien mit lebhafter Kapillarbildung andererseits vorkommen können.

Nicht ganz scharf ist auch die *Abgrenzung zum Hämangioperizytomtyp,* da auch der hämangioblastomatöse Typ ähnlich wie beim Kleinhirnangioblastom hämangioperizytomatöse Anteile aufweisen kann. Die Hämangioperizytome haben eine höhere Zelldichte und weisen vermehrt Nekrosen sowie Mitosen unter Betonung der perivaskulär liegenden Tumorbereiche auf[27].

Die Zuordnung dieses sehr seltenen Tumors zu den Meningeomen ist insofern nicht überzeugend, als histologisch identische Tumoren in den übrigen Körperorganen vorkommen können. Diese Einschränkung gilt allerdings nur für diejenigen Tumoren, bei denen nicht auch deutliche Züge des Meningeoms im Sinne der Übergangs- oder Mischformen nachweisbar sind. Sie bevorzugen lokalisatorisch die *hintere Schädelgrube.* Bei Anwendung von Retikulinzellfaserfärbungen zeigt sich dem allgemeinen Charakter dieses Tumors entsprechend ein dichtes Netzwerk von Retikulinfasern. Die Mehrzahl der Hämangioperizytome ist gutartig, doch gibt es maligne Verlaufsformen, ohne daß dieser Verlauf histologisch eindeutig an Hand bestimmter Kriterien voraussehbar wäre.

• *Papilläre M.* stellen eine *seltene Variante* dar, bei der beim Grundtyp des meningotheliomatösen M. papilläre Wachstumsformen auftreten, gewöhnlich verbunden mit einer stärkeren Polymorphie. Der Tumor gilt auch als *weniger benigne.*

• *Anaplastische (maligne) M.* werden M. genannt, bei denen eine Entdifferenzierung vom Grundmuster der benignen M. deutlich ist, ohne daß der ganze Tumor bereits als meningeales Sarkom anzusprechen ist.

Als *atypisch,* wenn auch noch nicht unbedingt im Sinne einer Entartung zu bewerten sind auffallend blasige, chromatinarme Kerne, ein sehr starker Gefäßreichtum, eingestreute spindelzellige Partien, Tumornekrosen, Xanthomzellnester, wechselnde Zelldichte, Abspaltung einzelner Zellen von den gegen das Nachbargewebe vordrängenden Tumorzapfen.

Als *verdächtig auf eine beginnende Entartung* bewerten wir das Auftreten einzelner Mitosen, zahlreicher kleiner, hyperchromatischer, pyknotischer Kerne, Nester mit polymorphen Kernen, Riesenzellen und eine starke kollagenfaserige Reaktion des benachbarten Hirngewebes, papilläre Strukturen, infiltrierendes Wachstum gegen die Dura, ein Vorherrschen spindelzelliger Elemente mit Wirbelbildungen.

Sicher maligne sind Meningeome, bei denen einzelne Tumorzellen infiltrierend gegen das Hirngewebe oder gegen den Knochen (außerhalb der Haversschen Kanäle) vorwachsen, eine ausgeprägte Kernpolymorphie und ein höherer Mitosereichtum besteht sowie ein Einbruch von Tumorzellen in die Gefäßwände oder eine Tumorzellaussaat im Liquorraum vorliegt.

Ein einzelnes der genannten Kriterien beweist mit Ausnahme der letztgenannten Gruppe noch keine Dedifferenzierung. Je mehr dieser Kriterien nachweisbar sind, umso gerechtfertigter ist es, den Verdacht auf eine maligne Entartung auszusprechen.

Erwähnenswert ist, daß an Gewebskulturen von Meningeomen *SV 40-bezogene T-Antigene* durch indirekte Immunfluoreszenz nachweisbar waren[114,142]. *Chromosomenanalysen* ergaben außerdem bei etwa der Hälfte der Tumoren einen gleichmäßigen Karyotyp, in der anderen Hälfte aber 2 und mehr Zellinien, meist mit einem Mosaik von Zellen mit normalem Karyotyp und solchen mit Monosomie 22[142]. Bemerkenswert ist schließlich ein statistisch signifikant höheres gemeinsames Vorkommen von Meningeomen und Malignomen in den anderen Körperorganen[14]. Unabhängig davon ist das gelegentliche Vorkommen metastasierender angioblastischer Meningeome[103].

Meningeale Sarkome
(ICD-0-DA M-9530/3)

Diese Tumoren sind mit den Varianten des Fibrosarkoms, des polymorphzelligen Sarkoms und des primären Meningealsarkoms[18] nicht als maligne entartete Meningeome, sondern als *primäre Sarkomgruppe* zu verstehen. Sie folgt mit ihrem histologischen Muster dem der übrigen Organsarkome. Die Prognose ist ungünstig. Der Verlauf geht über wenige Monate.

Auch die *primär melanotischen Tumoren* folgen den Strukturen entsprechend melanotischen Tumoren der Körperorgane. Erwähnenswert ist allerdings, daß an den basalen Meningen physiologischerweise recht dichtliegende Melanophoren vorkommen, die nicht mit entsprechenden Melanin-führenden Tumoren verwechselt werden dürfen. Diese *physiologische Melanose* kann in gesteigerter Form kombiniert sein mit pigmentierten Hautnävi als familiär vorkommendes neurokutanes Pigmentsyndrom.

Bei der *neurokutanen Melanose,* einem nichtfamiliären Leiden, das mit einer peripheren Neurofibromatose gekoppelt sein kann, kann es zur blastomatösen

Transformation und zur malignen Entartung sowohl an den z. T. riesenzelligen Hauttumoren als auch innerhalb der Leptomeningen kommen[1].

Maligne Non Hodgkin-Lymphome
(ICD-0-DA M-9591/3)

Synonyma
Retikulum-Zellsarkom; Granulomenzephalitis; Mikroglioma; Mikrogliomatose; neoplastische Retikulosen; primäre zerebrale blastomatöse Retikulosen; Granuloma infiltrans

Klassifikationsprinzipien, Epidemiologie
Vor allem durch immunzytologische Untersuchungen konnte wahrscheinlich gemacht werden, daß diese früher als unterschiedliche, z. T. nicht einmal der Tumorgruppe zugehörige Krankheitseinheiten verstandenen, sich auch nach Verteilungstyp und histologischem Muster unterscheidenden intrakraniellen Tumoren zur Gruppe der malignen Non Hodgkin-Lymphome (NH-ML) zu zählen sind. Es gelten die gleichen Klassifikationskriterien wie bei den ML der übrigen Körperorgane entsprechend der Kiel-Klassifikation in NH-ML niedrigen und hohen Malignitätsgrades (▷ Bd. 1). *Nicht am ZNS anwendbar sind die hierfür gültigen Staging-Kriterien* für die Ausbreitung und die sich hieraus ergebenden therapeutischen Konsequenzen. Die zerebralen NH-ML kommen *sekundär* im Rahmen systemischer Blastomatosen vor, aber auch als *primäre* Tumorerkrankungen des ZNS[38].

Epidemiologie
Unter allen Hirntumoren machen die primären ML des ZNS etwa 1% aus bei einem Durchschnittsalter von 57,3 Jahren[63]. Die zerebralen NH-ML-Fälle gelten als strahlensensibel.

Größere Autopsieserien von NH-ML ergeben eine *Beteiligung des ZNS* in 23,7%[38] bzw. 26% aller ML[63] sowie 32,2% der NH-ML (einschließlich der akuten lymphatischen Leukämie), ferner eine *Epiduralaussaat* in 4,4%.

> Der ZNS-Befall war am häufigsten bei Lymphoblastomen (54,3%), gefolgt vom Immunozytom (32%), dem Zentrozytom und der chronischen lymphatischen Leukämie (28%) sowie dem Immunoblastom (24%)[63]. Nur sehr selten ist das ZNS bei Plasmozytomen betroffen.

Primäre, auf das ZNS beschränkte ML-Fälle treten in etwa 10% aller ML auf[63]. Bei den sekundären NH-ML-Fällen ist das ZNS meist erst in den Spätstadien betroffen.

Pathogenese, Ätiologie
Hierzu wird auf das allgemeine Tumorkapitel über die ML verwiesen (Bd. 1). Die Besonderheit im ZNS liegt darin, daß hier normalerweise kein lymphatisches Gewebe vorkommt und an den Tumorbildungen Zellen vom Typ der Mikroglia beteiligt sind. Dies stellt allerdings insofern kein Argument zu Gunsten einer Separierung dieser ZNS-ML dar, als mit entsprechenden Imprägnationsmethoden Zellen vom Typ der Mikroglia auch in extrazerebralen ML nachgewiesen werden konnten[56].

Lokalisation, Ausbreitung
Ein Übergreifen extrakraniellen bzw. -spinalen Tumorgewebes auf die *Dura mater* kommt in 4,5% der ML-Fälle vor[63]. Der *Liquorraum* einschließlich der Nervenwurzeln ist bei der akuten lymphatischen Leukämie in über 80% der Fälle beteiligt, bei der Gesamtgruppe der NH-ML in 45%.

Die intrazerebralen Tumoren treten in makroskopisch unterschiedlicher Form, Größe und Ausbreitung auf[56], wobei eine gewisse *Bevorzugung der Mittellinienstrukturen* (Abb. 1.65, a u. b) entweder im Balken-Septumgebiet oder im Hypothalamus-Infundibulargebiet vorkommt. Tumorblutungen (Abb. 1.65 c) betreffen 14% der ML, wobei wiederum die akute lymphatische Leukämie besonders stark betroffen ist. Angesichts der Häufigkeit der *leptomeningealen Tumorzellaussaat* kommt der liquorzytologischen Diagnostik verständlicherweise eine große Bedeutung zu. In der Regel besteht eine Pleozytose bis zu einigen 100/3 Zellen mit wechselnd hohem Anteil an Tumorzellen. Die Trefferquote beträgt über 75%[63]. Immunzytologische Kriterien wie sie unser Arbeitskreis auf Liquorzellen anwandte, erlauben öfters eine intravitale Klassifikation.

Morphologie
Makroskopisch kann in Fällen einer diffusen meningealen Tumorinfiltration eine zuckergußähnliche Verdickung und Trübung der Leptomeningen beobachtet werden.

Mikroskopisch lassen sich vielfach noch Tumorzellen in den Leptomeningen oder auch perivaskulär in Fällen nachweisen, die makroskopisch keine entsprechenden Verdachtsmomente geboten hatten.

Hinsichtlich der *mikroskopischen Klassifikation* gelten die gleichen Kriterien wie bei den NH-ML der übrigen Körperorgane (▷ Bd. 1). Überwiegend handelt es sich um *B-Zelltumoren,* doch kommen auch immunoblastische Sarkome vom *T-Zelltyp* vor[99].

Schwierigkeiten in der Diagnostik entstanden früher vor allem hinsichtlich der *Deutung der lymphozytären Infiltrate,* die als Zeichen reaktiver Entzündung, nicht als Bestandteil des Geschwulstgewebes bewertet wurden. Gerade die als *Granulomenzephalitis* oder als *Granuloma infiltrans* bezeichneten, vielfach mit einem dichten Retikulinfasernetz einhergehenden Tumoren der Hypothalamusregion wurden daher häufig von den ML abgegrenzt. Immunzytologische Untersuchungen zeigten inzwischen aber, daß es sich auch hierbei um NH-ML, meist vom Typ des lymphoplasmozytoiden Immunozytoms handelt.

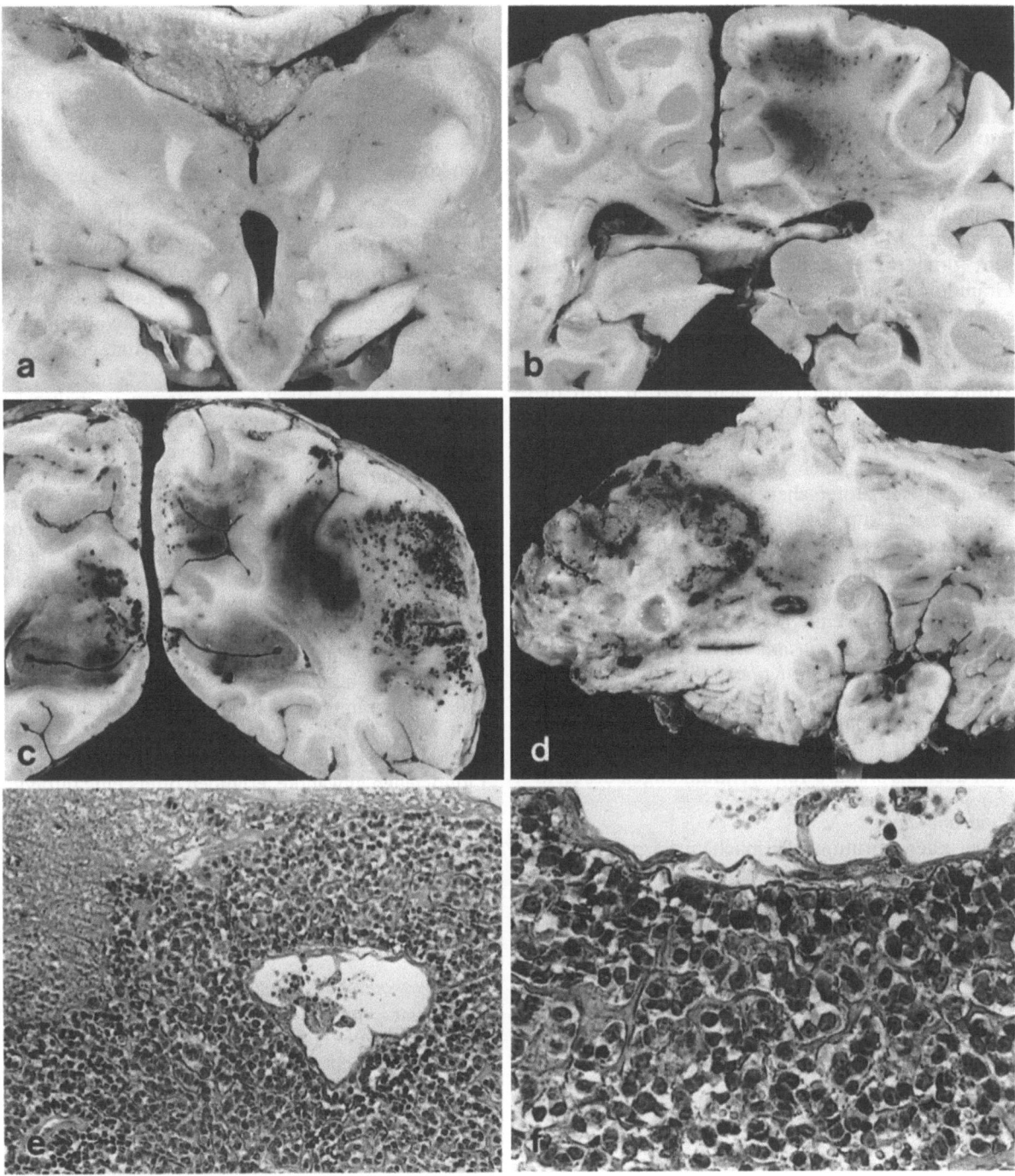

Abb. 1.65. a Malignes Non-Hodgkin-Lymphom mit Wachstum innerhalb des Balkens und des Septum pellucidum sowie in der Infundibularregion. **b** Diffuses Wachstum eines malignen Non-Hodgkin-Lymphoms mit hämorrhagischer Komponente. **c** Akute lymphatische Leukämie mit multiplen Blutungen.

d Kleinhirnangioblastom. **e** Kleinhirnangioblastom. Randzone mit großblasigen Tumorzellen und einem hohen Gehalt an Kapillaren und kleinen Venen. Scharfe Abgrenzung gegenüber dem Kleinhirngewebe. **f** Kleinhirnangioblastom mit typischen blasenförmigen Tumorzellen

Mykosis fungoides   (ICD-0-DA M-9700/3)

Das vorwiegend die Haut betreffende Infiltrat greift in seltenen Fällen auch auf die *Leptomeningen* und das *Gehirn* über[25, 48].

Die gemischtzelligen Infiltrate aus retikulo-histiozytären Elementen, Lymphozyten, stimulierten Lymphozyten, Plasmazellen, eosinophilen Granulozyten,

Monozyten und seltenen Mastzellen und neutrophilen Granulozyten werden in ihren dichteren Partien von einem deutlichen Gitterfasernetz durchzogen. Bei leptomeningealer Beteiligung lassen sich die Zellen auch im *Liquor-Zellsediment* nachweisen[25]. Als *Mykosiszellen* werden besonders große, polymorphe und hyperchromatische Zellen bezeichnet (▷ Bd.3). Riesenzellen und Mitosen sind ebenfalls nicht selten. Von den Gefäßwänden aus greift der Prozeß gelegentlich auf das zentralnervöse Parenchym über, wobei Nekrosen und Blutungen vorkommen können[132].

Hämangioblastom
(ICD-0-DA M-9161/1)

Synonyma
Angioretikulom; Hämangioblastom; angioblastisches Retikulom; Lindau-Tumor; Lindau-Zysten; kapilläres Hämangioendotheliom

Klinik
Selten bei *Kindern,* vorwiegend zwischen dem *35. und 40. Lebensjahr* auftretender Tumor. Gelegentliches familiäres Vorkommen. *Rezidive* nicht selten. Trotzdem *Prognose* gut. Keine eindeutige Geschlechtsbevorzugung.

Epidemiologie
Unter den Hirntumoren machen die Kleinhirnangioblastome 1,5[9] bzw. 2,4%[101] aus, unter den Kleinhirntumoren 7,3%[101].

Der eigentliche *von-Hippel-Lindau-Komplex* besteht aus einer Retina-Angiomatose, abdominellen Zysten sowie dem Kleinhirnangioblastom. 20% der Fälle werden *autosomal-dominant* vererbt mit kompletter oder inkompletter Penetration. Bei 20% der Kleinhirnangioblastome besteht eine *Erythrozytose* (▷ Bd. 1). Etwa in ⅘ der Fälle ist das Kleinhirn betroffen, immerhin in ⅕ sind es andere Regionen des Nervensystems einschließlich des Rückenmarks.

Morphologie
Makroskopisch handelt es sich um einen meist scharf abgegrenzten, die Kleinhirnhemisphären bevorzugenden Tumor mit zystischer Umwandlung (Abb. 1.65 d), wobei die kompakten Tumorpartien oft nur einen kleinen Anteil am Rande der Zyste ausmachen.

Mikroskopisch lassen sich ein *xanthomatöser (wabenzelliger),* ein *spindelzelliger* und ein – *maligner – pleomorph undifferenzierter Typ* unterscheiden[83] (Abb. 1.65 e). Vielfach überwiegen die blasigen, wasserhellen Zellen mit zentralem Kern (Abb. 1.65 f) sie liegen als größere solide Tumorareale neben den gefäßreichen Partien, die teils aus größeren Venen bestehen, teils im Sinne eines Angioretikuloms bzw. Angioperizytoms Kapillaren bilden.

Elektronenmikroskopisch lassen sich Endothelzellen, Perithelzellen und Stromazellen innerhalb des Tumors differenzieren, wobei die Perizyten von ihrer eigenen Basalmembran eingescheidet werden, die sich von der Basalmembran der Endothelzellen abgrenzen läßt. Die Stromazellen enthalten z.T. sehr zahlreiche membrangebundene Lipideinschlüsse[20]. Diese *Lipidspeicherung* ist vielfach bereits lichtmikroskopisch an Fettfärbungen gut darstellbar. Bindegewebsversilbe-

rungen bestätigen die intensive Gefäßbildung im Tumor.

Monsterzelluläres Sarkom
(ICD-0-DA M-9481/3)

Die Eigenständigkeit dieses Tumors ist nicht unumstritten (▷ S.265). Es handelt sich um einen *ausgeprägt riesenzelligen* und von *abstrusen Kern- und Zellformen* durchsetzten Tumor, der deutliche Beziehungen zu den Gefäßwänden besitzt. Er ist *makroskopisch* in der Regel scharf abgegrenzt und häufig zystisch.

Die *Prognose* gilt als etwas günstiger als diejenige der typischen Glioblastome.

Keimzelltumoren

Hierzu gehören Germinome, Teratome, gemischte Germinome mit teratoiden Arealen, embryonale Karzinome und Dottersacktumoren (endodermale Sinustumoren), Teratokarzinome, Choriokarzinome und ektopische Pinealome.

Germinom
(ICD-0-DA M-9064/3)

Epidemiologie
Die Germinome machen etwa ¾ dieser den Seminomen und Gonaden-Tumoren histologisch sehr ähnlichen und die Pinealisregion bevorzugenden, jedoch an anderen Stellen ebenfalls vorkommenden Tumoren aus. Bei den Germinomen überwiegen die *Männer* mit etwa 75%[62]. Die Gruppe der Keimzelltumoren beträgt *0,48% der Hirntumoren,* ist aber in *Japan* 5 bis 10 mal häufiger als diese für Europa geltende Zahl[109].

Klinik
Es überwiegen entsprechend dem bevorzugten Tumorsitz in der Umgebung des Infundibulums, der Neurohypophyse bzw. des Chiasmas Sehstörungen, ein Diabetes insipidus und Zeichen der Hypophyseninsuffizienz. *Prognostisch* gelten die Teratome als gutartig, die Germinome, embryonalen Karzinome und die übrige Restgruppe als eher maligne bei allerdings guter Strahlensensibilität. Die *Prognose* ist bei Patienten von über 25 Jahren als ungünstiger[66].

Morphologie
Mikroskopisch ist bei den Germinomen vorwiegend mit relativ großen, zytoplasmareichen, rundlichen Zellen zu rechnen (Abb. 1.66 a), zwischen denen zahlreiche kleinere, lymphozytenähnliche, chromatinreiche Zellen liegen, was auch zur Unterscheidung gegenüber dem Pineozytom (▷ S.262) dient. Sind außer den gelegentlich vorkommenden kleinen epithelialen (Abb. 1.66 b) oder Ependym-ausgekleideten Zysten eindeutige Bestandteile dreier Keimblätter nachweisbar, so sollte von *Teratomen* gesprochen werden. Die Tumoren neigen zur Aussaat auf dem Liquorweg.

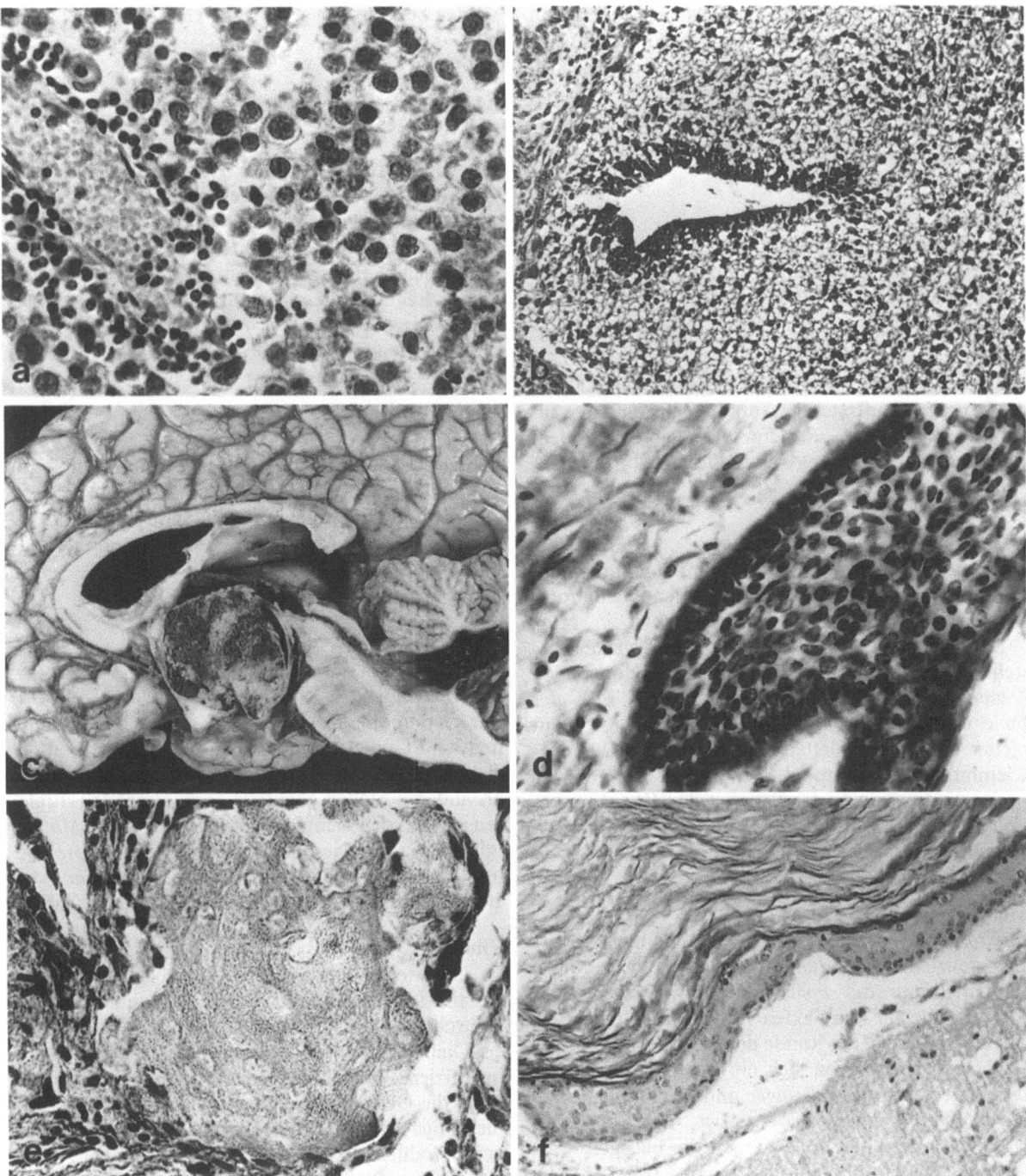

Abb. 1.66. a Germinom der Pinealis. **b** Teratom der Pinealis mit Ependymzell-begrenzten Spalträumen. **c** Kraniopharyngeom. **d** Kraniopharyngeomrand mit epithelähnlichen Tumorstrukturen. **e** Keratoid umgewandelter Tumorzellzapfen eines Kraniopharyngeoms. In der Umgebung Gewebsspalten durch Herauslösung von Cholesterinester-Kristallen. **f** Wand einer Epidermoidzyste. Schmales epidermales Epithel, das dem Hirngewebe unmittelbar anliegt. Zysteninhalt (links oben) aus abgeschilferten Hornschichten. An der Grenzschicht keratohyaline Granula in den Zellen des Stratum corneum

Embryonale Karzinome
(ICD-0-DA M-9070/3)

Hierbei überwiegt eine kleinere Tumorzelle, die als undifferenziert und multipotent anzusehen ist. Entsprechend dieser Multipotenz bilden die Tumorzellen *tubuläre, papilläre* oder *solide Strukturen,* wobei das Zytoplasma vielfach klar und durchsichtig ist.

Mißbildungstumoren und tumorähnliche Veränderungen

Kraniopharyngeom (▷ Bd.3)
(ICD-0-DA M-9350/1)

Synonym
Tumor der Rathkeschen Tasche

Der Tumor sitzt an der Sellabasis (Abb.1.66c) und stammt von Resten des Ductus craniopharyngealis. Sehstörungen, Hirnnervensymptome und endokrine Funktionsstörungen charakterisieren dem Sitz entsprechend das klinische Bild.

Makroskopisch finden sich oft recht ausgedehnte, knollige, im Schnitt bunt wirkende Tumoren mit starken Anteilen gelblicher, fettiger bzw. öliger Substanzen, mit öliger oder mit wasserklarer Flüssigkeit gefüllten Zysten und kompakteren, häufig grau-rosa oder durch starken Blutgehalt tief rot gefärbten soliden Partien. Der Tumor kann in die Sellaregion und in Richtung dritten Ventrikel verdrängend vorwachsen und sich auch an der Hirnbasis lateral ausbreiten.

Mikroskopisch zeigen die Zysten eine Auskleidung mit einem *squamösen Epithel*. Häufiger sind solidere Tumorknoten und -zapfen, die aus einem dichtgelagerten Epithelzellverband bestehen (Abb.1.66d), der dem Bild der *Ameloblastome (Adamantinome)* entspricht. Gelegentlich kommen *keratoide Umwandlungen* (Abb.1.66e) und Kalkeinlagerungen, selten auch Verknöcherungen vor. Häufig sind dagegen starke lymphozytäre Umgebungsreaktionen. Das angrenzende Hirngewebe zeigt vielfach sehr stark ausgeprägte gliöse Faserverdichtungen mit Vorkommen Rosenthalscher Fasern.

Zysten der Rathkeschen Tasche
(ICD-0-DA M-2650.0)

Hierunter versteht man intraselläre, mit Tumorsymptomen einhergehende Zysten, die von einem kuboiden oder auch zilientragenden Epithel ausgekleidet sind.

Epidermoidzyste/Dermoidzyste
(ICD-0-DA M-3341.0)   (ICD-0-DA M-9084/0)

Die *Epidermoidzysten* können recht umfangreich werden. Sie sind ausgekleidet von einer epidermisähnlichen Epithelschicht mit deutlichen Keratoidgranula und einem abschilfernden Stratum corneum (Abb. 1.66f). Der *Zysteninhalt* besteht aus diesen sich zersetzenden Hornlamellen.

Es kann zum *Platzen solcher Zysten* und damit zum Bild einer *akuten aseptischen Meningitis* kommen. Hierbei werden Teile des Zysteninhaltes (Cholesterin und Cholesterinester) innerhalb des Liquorraumes verschleppt und *lokale Granulome* hervorgerufen.

Enthält die Zystenwand nicht nur die typischen Epithelschichten, sondern auch *Hautanhangsgebilde* (Talg- und seröse Drüsen, Haarbälge) so wird von *Dermoidzysten* gesprochen. Auch hier sind entzündliche Umgebungsreaktionen oft sehr intensiv ausgeprägt.

Kolloidzyste
(ICD-0-DA M-9395/0)

Synonym
Paraphysenzyste; neuroepitheliale Zyste

Die kugeligen Zysten kommen vorwiegend am *Foramen interventriculare* vor (Abb.1.67a). Sie können durch die an einem schmalen Stiel am Ependym anhaftenden ballonförmigen, meist etwa kirschgroße Blase zu Verschlüssen des Foramen interventriculare und damit zu plötzlichen Drucksteigerungen in einem oder beiden Seitenventrikeln führen. Heftige Kopfschmerzattacken von plötzlichem Auftreten in Verbindung mit einem entsprechenden CT-Befund (hohe Dichte des Zysteninhalts) weisen auf das Vorliegen dieser Kolloidzysten.

Ihre *Herkunft* ist umstritten. Die ursprüngliche Annahme, wonach es sich um Reste sich rückbildender Paraphysenanteile handele, wird angezweifelt, weil Paraphysen nur bei Fischen, Amphibien und Reptilien gesichert sind und kein Flimmerepithel enthalten. Daher wird auch diskutiert, ob es sich um abgesprengte Abschnitte des respiratorischen Epithels handele[129,51]. Andere Autoren interpretieren die Zellen als Teile des Epithels des Plexus choreoideus, zumal dieses auch extraventrikulär vorkommen könne[96].

Mikroskopisch handelt es sich um einfache Lagen säulenförmiger oder kubischer, gewöhnlich aber abgeflachter Epithelzellen, die gelegentlich Zilien, selten auch Blepharoplasten zeigen (Abb.1.67b). Selten sind auch sekretorische Epithelzellen eingestreut, als mukoide Zellen Alzianblau-positiv, als granulierte Zellen Alzianblau-positiv und kräftig PAS-positiv. Beide Zellformen sind auch elektronenmikroskopisch differenzierbar[78].

Enterogene Zysten
(ICD-0-DA M-2666.0)

Die sehr seltenen Zysten sind von einem *schleimsezernierenden Epithel* ausgekleidet, das dem Darmepithel ähnelt. Diese Zysten finden sich vorwiegend im *Rückenmark* und im Rahmen dysraphischer Störungen in dessen Umgebung.

Arachnoidalzysten ▷ Entzündungskapitel (▷ S.158).

Lipom
(ICD-0-DA M-8850/0)

Die gelblichen Tumoren liegen bevorzugt in der Balkenregion, kommen aber auch in der Cauda equina, im Bereich des Spinalkanals, hypothalamisch oder in der Vierhügelplatte vor. Unter den spinalen Tumoren machen die Lipome 1% aus. Sie sind *nicht selten mit anderen Mißbildungen gekoppelt*[123], vor allem in Fällen

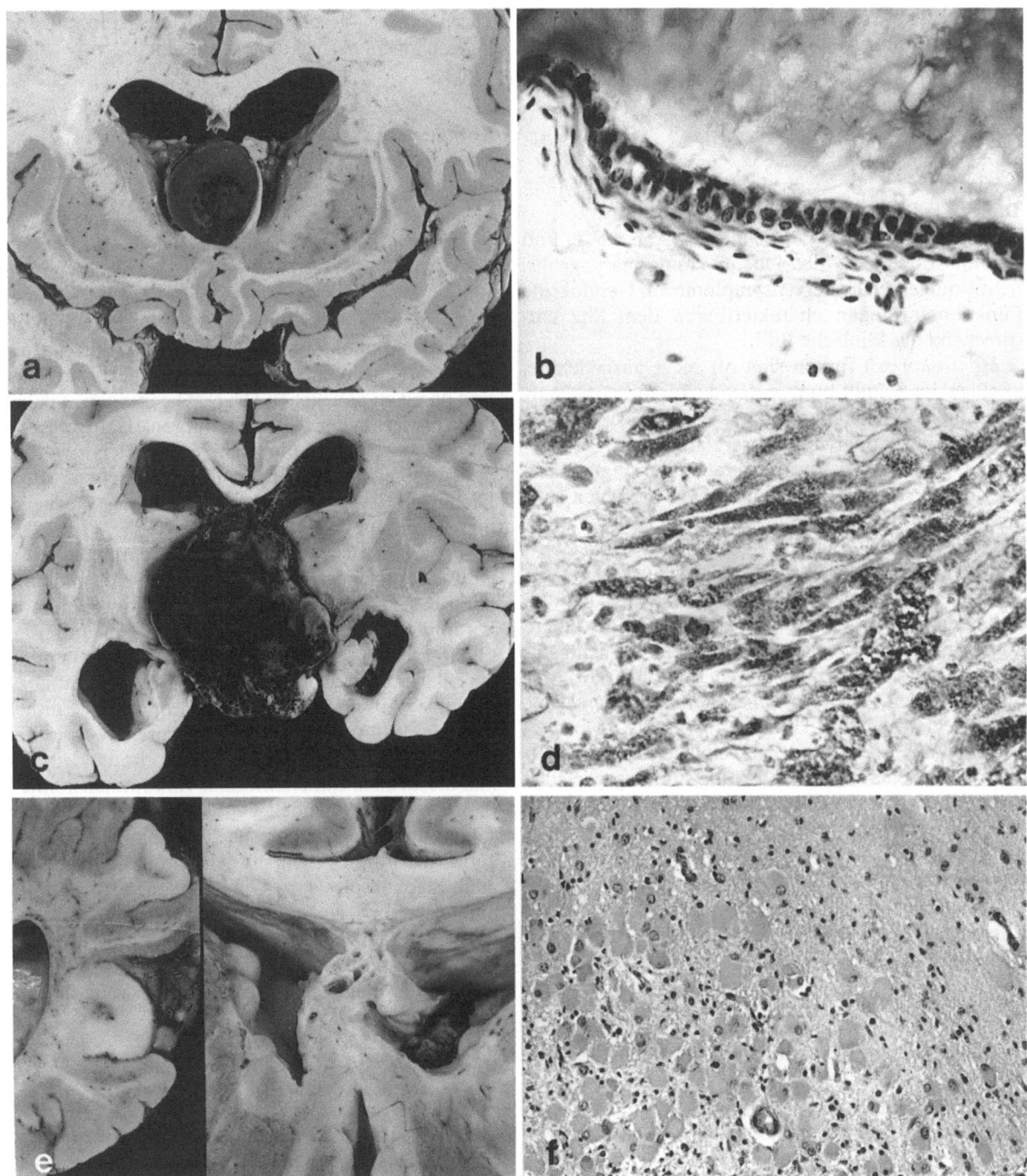

Abb. 1.67. a Kolloidzyste (sog. Paraphysenzyste) am Foramen interventriculare. **b** Membranschicht einer Kolloidzyste. **c** Granularzelltumor des Hypothalamus. **d** Granularzelltumor mit spindelförmigen, von PAS-positiven Granula erfüllten Tumorzellen. **e** Tuberöse Sklerose mit weißlich verfärbten Rindenauftreibungen (links) und gegen das Ventrikellumen sich vorwölbenden Knoten (rechts). **f** Tuberöse Sklerose mit zytoplasmareichen atypischen Gliazellen

von Balkenmangel, wobei epileptische Krampfanfälle ein häufiges klinisches Symptom sind[35].

Mikroskopisch handelt es sich um typische Lipommuster, wobei davon ausgegangen wird, daß es sich um Fehldifferenzierungen embryonalen Meninxgewebes handelt, nicht um Versprengungen ektodermaler Keime[36].

Granularzellmyoblastom (ICD-0-DA M-9580/0)
Synonym

Choristom; Hypophysenstieltumoren; Abrikossoff-Tumoren; Pituizytom

Die Tumoren (▷ Bd. 3) sitzen bevorzugt im Bereich des Hypophysenstiels und des Tuber cinereum (Abb. 1.67 c).

Mikroskopisch bestehen sie aus rundlichen bis spindelzelligen, zytoplasmareichen Zellen, die dicht von PAS-positiven Granula erfüllt sind (Abb. 1.67 d). Mit Immunperoxidase-Reaktionen fanden sich Antigene des embryonalen Karzinomgewebes. Die Zellen haben eine auffallende Polyploidie des Kerns mit einem hexadekaploiden Chromosomensatz[133].

Befallen sind *Männer* häufiger als *Frauen,* wobei das *mittlere Lebensalter* bevorzugt ist[124].

Tuberöse Sklerose
(ICD-0-DA M-9550/1)

Synonyma
M. Bourneville-Pringle; neurokutane Dysplasie; Epiloia

Epidemiologie, Klinik
Die Angaben über die *Häufigkeit* schwanken zwischen 1:50000 und 1:150000. Die *Knaben* leicht bevorzugende Krankheit vererbt sich *dominant* mit allerdings hoher intrafamiliärer Variabilität und bei 80% *sporadischen Fällen,* die für Neumutationen sprechen[34].

Beginn in der *Kindheit* mit Schwachsinn und Krampfanfällen. Nur ⅓ der Kranken überschreitet das 20. Lebensjahr, ⅓ stirbt vor Erreichen des 1. Lebensjahrzehnts[73].

Die *Haut* kann pigmentarme Flecken (white spots) aufweisen, die häufig der Spaltrichtung der Haut folgen. Auch chagrinleder-ähnliche, grobporige, derbe Hautveränderungen sind – vor allem im Beckenbereich – zu beobachten. Um die Nase finden sich als *Adenoma sebaceum* bezeichnete angiomähnliche Fibrömchen. Sie bilden sich vielfach erst im Laufe des *Schulalters* aus.

Sub- oder periunguale Fibrome, Zahnfleischpapillome, *Skelettveränderungen* mit Peri-, En- oder Exostosen[68] und zystischen Aufhellungen, Teleangiektasien sowie retinale Gliome können die zentralnervösen Veränderungen begleiten. In 23% der Fälle finden sich *Rhabdomyome. Nierentumoren* und *Hamartome* liegen in 42% der Fälle vor[117]. Auch *andere Mißbildungen* wie Syndaktylien, Dysrhaphien oder Kolobome sowie die Sturge-Webersche Krankheit können mit der tuberösen Sklerose kombiniert sein[73].

Morphologie
Bereits *makroskopisch* und entsprechend auch computertomographisch finden sich *in Ventrikelnähe derbe Knoten,* die sich gegen das Ventrikellumen vorwölben (Abb. 1.67 e) und die ohne Berücksichtigung architektonischer Strukturen in das Marklager in der Umgebung des Ventrikelwinkels und in die Stammganglien übergehen. Analoge Verhärtungen, die auf den frischen Schnitten vielfach weißlich und von asbestartiger Struktur sind, lassen sich auch innerhalb der dann gewöhnlich aufgetriebenen Rinde ohne charakteristischen Verteilungstyp nachweisen.

Mikroskopisch handelt es sich bei diesen Tumoren um wechselnd dichte Ansammlungen typischer und atypischer Astrozyten sowie schwer klassifizierbarer, vielfach gigantozellulärer Zellformen mit vielfach weiten Zellfortsätzen, die teils als Varianten von Astrozyten anzusprechen sind, teils Ähnlichkeiten mit großen Nervenzellen aufweisen (Abb. 1.67 f). Die Tumoren werden nach der WHO-Klassifikation als *gigantozelluläre Subependymome* bezeichnet.

Es kommt ein Wachstum in dichten Zügen und mit gegenseitigen Verflechtungen vor (Abb. 1.68 a), aber auch in sehr lockerer Ansammlung der Zellen in einem dichten Faserfilz. Kollagenfaserige Durchsetzungen der vorwiegend gliösen Faserfilze treten vielfach in Verbindung mit ausgeprägten *Kalkkonkrement-Ablagerungen* auf, die diese Knoten auch bereits in der Röntgenleeraufnahme erkennen lassen. Außer den Knoten kommen auch einzeln gelegene atypisch große Zellen in der Rinde vor, vielfach mit hohem Lipid- und Glykogengehalt des Zytoplasma. Darin äußert sich eine generelle dysgenetisch-blastomatöse Tendenz[59], der das Auftreten der verschiedenen *Organtumoren vom dysplastischen Typ* entspricht. Sie sind *meist benigne,* doch kommen auch *Leio-, Fibro- und Angiosarkome* vor. Immunologische Untersuchungen zeigten zwar erhöhte IgG-Serumspiegel, aber sonst keine Zeichen eines Immundefektes wie er beim Louis-Bar-Syndrom anzunehmen ist[34]. An der Herzmuskulatur und in der Milz finden sich als Ausdruck der gleichen Stoffwechselstörung PAS-positive und stark glykogenhaltige noduläre Histiozytosen. Auch in diesen Organen kann man riesenzellige Elemente und große Zytoplasmavakuolen beobachten[90].

Hypothalamische neuronale Hamartome
(ICD-0-DA M-9321/0)

Sie bestehen aus z. T. atypisch geformten Nervenzellen, die sich im Infundibularbereich, vor allem im Tuber cinereum oder – seltener – in den Corpora mamillaria, tumorähnlich verdichten und dann klinisch das Bild der *Pubertas praecox* hervorrufen.

Nasale Gliome
(ICD-0-DA M-2616.0)

Die Tumoren bestehen aus ektopischem zentralnervösem Gewebe, das im Sinne eines Astrozytoms gliomatös umgewandelt sein kann[98]. Wir beobachteten ähnliche Heterotopien auch im *Mastoidbereich.*

Vaskuläre Mißbildungen

Kapilläre Teleangiektasien

Es handelt sich um extrem weitgestellte Kapillaren, seltener auch Venolen und Venen mit manchmal

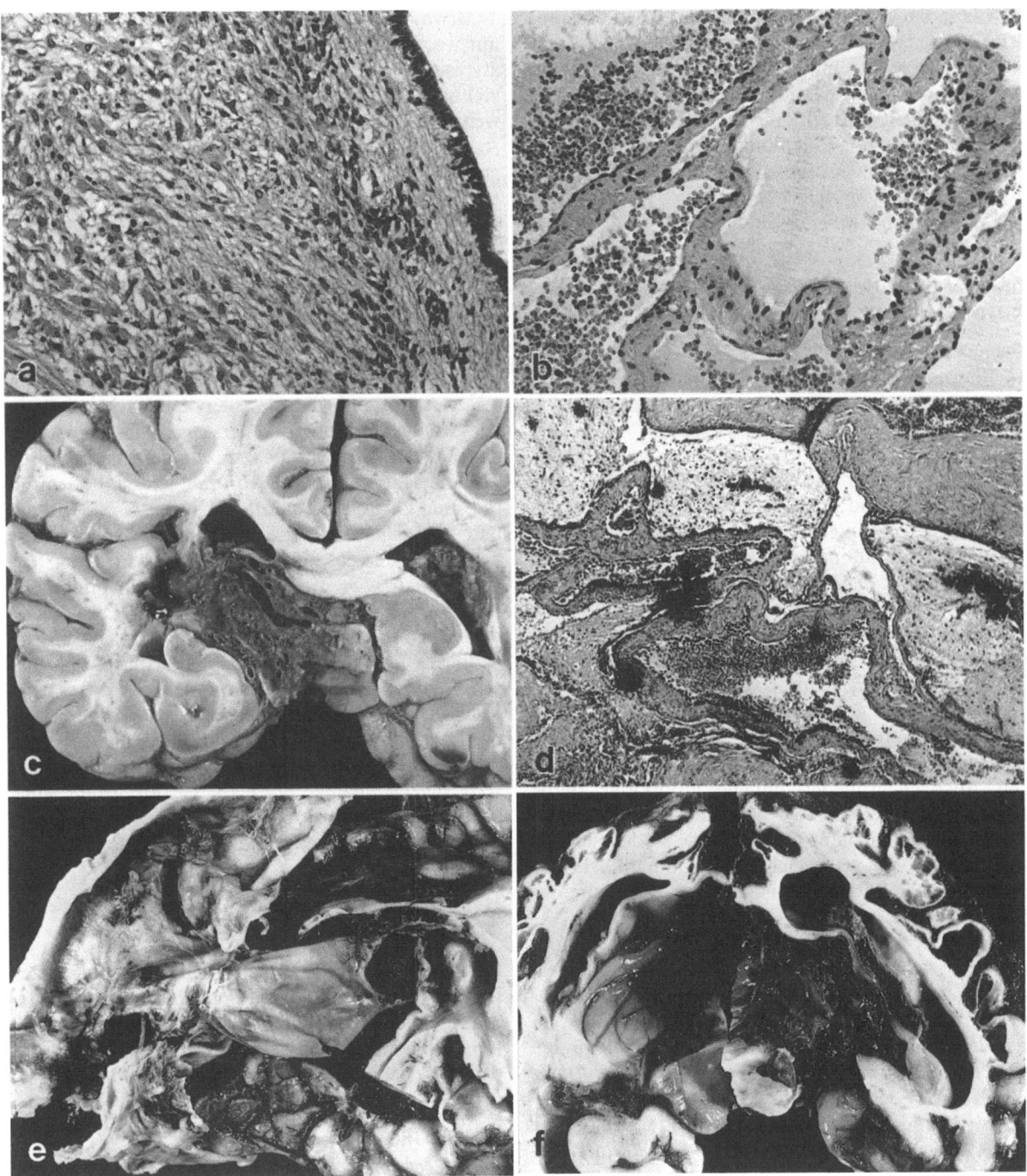

Abb. 1.68. a Tuberöse Sklerose mit subependymalem Ventrikelknoten aus langgestreckten, zytoplasmareichen Gliazellen. **b** Kavernöses Angiom. **c** Rankenangiom. **d** Arteriovenöses Angiom mit schmalen Bändern zentralnervösen Gewebes zwischen den angiomatösen Gefäßen. **e** Dysplasie der Vena Galeni und der Tentoriumvenen. **f** Dysplasie der Vena Galeni und der inneren Hirnvenen mit schweren Rinden- und Marknekrosen

leicht fibrosierter Wand. Zwischen den sich nicht unmittelbar berührenden ektatischen Gefäßen liegt ein narbig verändertes, astrozytenfaserreiches Gewebe, zwischen dem häufig kleine Mengen von Siderophagen angetroffen werden können.

Meist handelt es sich nur um *sehr kleine,* vielfach *makroskopisch* nur mit Mühe nachweisbare Gefäßmißbildungen, die aber *Quelle tödlicher Massenblutungen* sein können.

Nicht selten findet man diese teleangiektatischen Angiome aber eher als Zufallsbefund mit deutlicher *Prädilektion* in den zentralen Anteilen der Brücke. Nach Massenblutungen ist es vielfach kaum noch möglich, die Quelle einer solchen Blutung in einem teleangiektatischen Mikroangiom nachzuweisen.

Kavernöse Angiome
(ICD-0-DA M-9121/0)

Betroffen sind gewöhnlich größere Areale. Sie unterscheiden sich von den übrigen Angiomen dadurch, daß die Angiomwände ohne zwischengeschaltetes Hirngewebe unmittelbar aneinandergrenzen (Abb. 1.68 b). Die Kavernome bevorzugen das Marklager und die Stammganglien und kommen nicht selten *multipel* vor. Auch hier ist meist eine deutliche gliöse Umgebungsreaktion mit Ansammlungen von Siderophagen nachweisbar, wobei häufig Rosenthalsche Fasern und Axonschwellungen beobachtet werden können. Die Angiomwände und das umgebende Gewebe können *Kalkkonkremente* enthalten.

Die Wand der kavernösen Gefäße ist vielfach sehr stark fibrotisch verdickt, ohne daß die charakteristischen Wandschichten noch differenziert werden können. Thrombosierungen kommen vor.

Arteriovenöse Mißbildungen

Diese Gefäßmißbildungen zeigen deutlicher die Charakteristika der Wandschichten der Arterien und Venen und sind seltener in Form der Mikroangiome nachweisbar. Es kann zu ausgedehnten
• *Rankenangiomen* (ICD-0-DA M-9123/0) (Abb. 1.68 c) kommen, die die Leptomeningen oder auch Hirnschenkel und Stammganglien durchsetzen. Dadurch, daß es nicht zur Differenzierung von Kapillaren gekommen ist (Abb. 1.68 d), bestehen *Kurzschlüsse zwischen dem arteriellen und venösen Kreislauf* mit einem entsprechend verringerten Strömungswiderstand und einem *z. T. hohen Shuntvolumen,* das sich auch pathophysiologisch auswirkt. Dementsprechend finden sich in der Umgebung der Angiome Kreislaufstörungen mit *Rinden-Marknekrosen* und z. T. ausgeprägten *Kalkinkrustationen* der zu Grunde gegangenen Nervenzellen. Thrombosierte Gefäße sind häufig, ebenso Anzeichen früherer Mikroblutungen in Form dichter Ansammlungen von Siderophagen. Auch Lymphozyteninfiltrate sind in der Nachbarschaft der Angiome häufig anzutreffen[19].

Venöse Mißbildungen

Betroffen sind vorwiegend die Leptomeningen des Großhirns, bevorzugt auch als sogenannte *Varicosis spinalis* die spinalen weichen Häute. Die Gefäßmißbildungen sind zu unterscheiden von der *Angiodysgenesie* nach *Foix-Alajouanine,* bei der auch im Sinne eines arteriovenösen Angioms intraspinale Gefäßdysplasien sichtbar sind. Bevorzugt ist der *Spinalkanal,* doch können diese Gefäßmißbildungen selten auch auf die Medulla oblongata übergreifen. In ihrer Umgebung finden sich gliotische Narben, in denen neben Siderophagen nicht selten auch Lipophagen und Rosenthalsche Fasern sowie Axonkugeln beobachtet werden können. Die *Foix-Alajouaninesche Angiomatose* kann zu schweren spinalen Funktionsstörungen führen, während die *Varicosis spinalis* mit ihren oft sehr weit gestellten, stark geschlängelten Gefäßen meist keine klinische Symptomatologie hervorruft.

Dysplasie der Vena Galeni
Die umfangreiche Mißbildung ist in der Regel gekoppelt mit entsprechenden Erweiterungen der Tentoriumsinus und der zur Vena Galeni zuführenden intrazerebralen Venen (Abb. 1.68 e). Bei dieser bevorzugt im *Kleinkindesalter* nachweisbaren venösen Mißbildung kommt es zu sehr schweren Kreislaufstörungen vor allem im Bereich der hinteren Großhirnabschnitte mit *multizystischen Mark- und Rindendegenerationen* sowie ausgedehnten *Kalkinkrustationen* in den vernarbten Hirnarealen (Abb. 1.68 f). Durch die Verbesserung der röntgendiagnostischen Möglichkeiten ist die Diagnose dieser Fehlbildung relativ leicht geworden. Ihr Umfang macht allerdings operative Korrekturen in der Regel unmöglich.

Sturge-Webersche Krankheit
(ICD-0-DA M-7631.0)

Synonym
Zerebrofaziale oder zerebrotrigeminale Angiomatose

Es handelt sich um eine kombinierte Gefäßmißbildung, die sowohl bestimmte Ausbreitungsgebiete von Trigeminusästen – und damit die Gesichtshaut – als auch die Hirnoberfläche befällt.

Während im Gesichtsbereich ein *Naevus flammeus* besteht, ist in der *Leptomeninx* und der *darunterliegenden Rinde* eine *teleangiektatische Gefäßverbreitung* sichtbar, die vorwiegend das kapilläre, aber auch das venöse Netz betrifft (Abb. 1.69 a). Ausgedehnte *Kapillarverkalkungen* und das Vorkommen freier Kalkkonkremente bestimmen (Abb. 1.69 b) das Bild. Diese Kalkkonkremente sind oft schon in der Röntgenleeraufnahme nachweisbar. Die Veränderungen beschränken sich vielfach auf begrenzte Areale mit Bevorzugung der Parietallappen.

Die Patienten leiden meist an epileptischen *Krampfanfällen.* Im angiodysplastischen Bereich bestehen ausgedehnte *Narben* mit deutlicher Lichtung des Nervenzellbestandes und erheblicher astrozytärer Gliose. In seltenen Fällen ist die Angiomatose nicht nur auf Haut- und Leptomeningen beschränkt, sondern greift auch auf die *Aderhaut der Augen* über. Es wird daher auch von neuroektodermalen bzw. neurokutanen Dysplasien gesprochen[19].

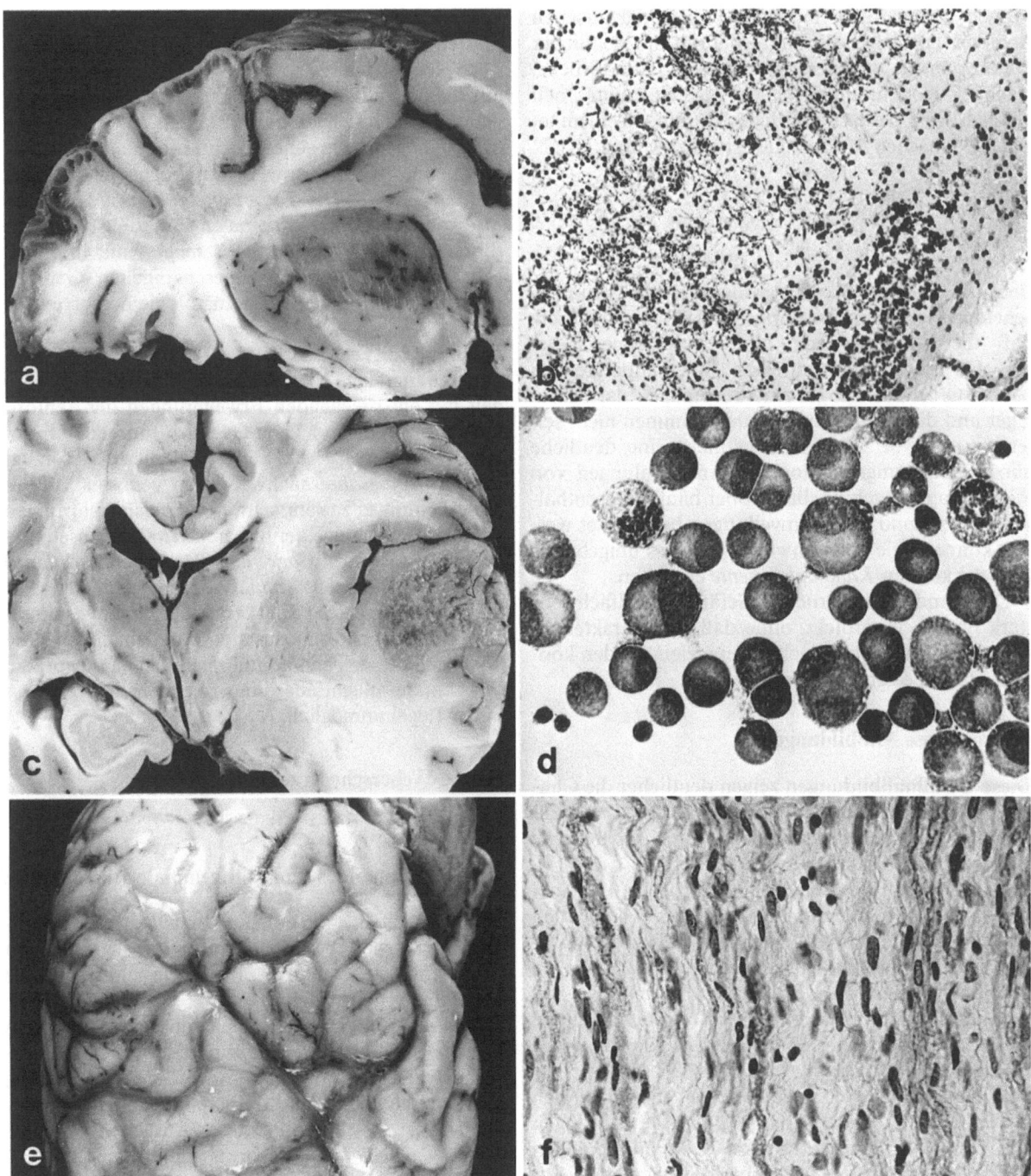

Abb. 1.69. a Sturge-Webersche Krankheit mit feinzystischer Rindendegeneration in Verbindung mit pathologischer Vaskularisation der Fronto-Zentralrinde. **b** Sturge-Webersche Krankheit mit ausgedehnten Kalkkonkrementablagerungen in freier Form und gebunden an Nervenzell-Perikarya und -axone. **c** Karzinom-Metastase mit schwerem Umgebungsödem und Massenverschiebung. **d** Liquorsediment (Methode nach Sayk) mit dichter Aussaat von Karzinomzellen bei Meningosis carcinomatosa (anaplastisches Bronchialkarzinom). **e** Meningosis leucaemica mit zuckergußähnlicher Verdickung der Leptomeningen (akute myeloische Leukämie). **f** Paraneoplastische Neuropathie (bei kleinzelligem Bronchialkarzinom) mit deutlicher Markscheidenlichtung und Schwannzellproliferation im peripheren Nerven

Arteriovenöse Fistelbildungen im Sinus cavernosus

Sie sind stets durch exogene Einflüsse (meist Traumen) entstanden.

Wo Arterien frei durch venöse Sinus verlaufen, kommt es durch Einriß der Arterienwände zur sofortigen Shuntbildung. Es kann dadurch zu erheblichen sekundären Kreislaufstörungen im Bereich des Gehirns und der Augenregion kommen.

Bezüglich der *Hypophysentumoren* wird auf das Kapitel über die endokrinen Störungen verwiesen. Entsprechendes gilt hinsichtlich der *Chordome*, der *Chondrome* und der *Glomus jugulare-Tumoren* sowie ähnlicher Tumoren des knöchernen Schädelraumes (▷ Bd. 3).

Metastatische Tumoren, Leukämien
(ICD-0-DA M-8000/6)   (ICD-0-DA M-9800/3)

Vor allem *Bronchialkarzinome* neigen dazu, in das Zentralnervensystem zu infiltrieren, doch kommen Metastasen praktisch jedes malignen Tumors des Organismus auch gelegentlich im ZNS vor.

Die *klinische Bedeutung* hängt ab von dem Sitz der vielfach multiplen Tumoren und von dem Umgebungsödem, das sehr viel umfangreicher sein kann als der eigentliche metastatische Tumor (Abb. 1.69 c). Die metastatischen Tumoren sind gegenüber dem Hirngewebe *meist scharf abgegrenzt*, können aber in Form kleiner Tumorzellzungen, manchmal auch entlang von Gefäßen, gegen das angrenzende Hirngewebe vorwachsen. Bei oberflächennahem Sitz kommt es in der Regel zu einer Aussaat der Tumorzellen in die Leptomeningen (Abb. 1.69 d), sodaß bei der Liquorsedimentuntersuchung eine intravitale Diagnostik möglich ist.

Diese liquorzytologischen Nachweismethoden für Tumorzellen spielen eine besondere Rolle bei den *Leukämien*, die ebenfalls das Zentralnervensystem in einem hohen Prozentsatz befallen. Vor allem in der Therapie kindlicher Leukosen ist der Tumorzellnachweis im Liquor bedeutungsvoll (Abb. 1.69 e), da bei der üblichen zytostatischen Behandlung die Blut-Hirnschranke oft den Übertritt der Zytostatika in den Liquor verhindert, so daß hier vorhandene Tumorzellen die Quelle eines Rezidivs sein können.

Die *Häufigkeit* zerebraler Metastasen hängt von dem jeweiligen Untersuchungsgut ab, das z. B. in einer neurochirurgischen Serie nur 5%, an einer unselektierten Autopsieserie 37–41% betrug[50]. *Bei 10–20% der Karzinomtoten kann mit Hirnmetastasen gerechnet werden.* In 15% der Fälle, in denen das Gehirn Metastasen aufweist, ist der Primärtumor nicht nachweisbar. In der Regel wird es sich dabei um das oft sehr kleine kleinzellige Bronchialkarzinom handeln.

Die Karzinommetastasen bevorzugen die Rindenmarkgrenze, sind aber unsystematisch verteilt. Während Bronchialkarzinome – wie oben erwähnt – häufigste Quelle zerebraler Metastasierungen sind, folgen in abnehmender Häufigkeit Mammakarzinome, Leber- und Gallenwegskarzinome, Urogenitaltumoren und maligne Lymphome.

Paraneoplastische Syndrome

Tumorzellen, darunter vorwiegend diejenigen der kleinzelligen Bronchialkarzinome, können Hormonähnliche Substanzen und Hormone bilden. Auf letztlich noch nicht geklärtem Wege können in Verbindung mit Karzinomen – deren klinischer Manifestation z. T. Jahre vorausgehend – zerebrale, spinale und neurale Schädigungen auftreten[50].

Am Großhirn findet sich die sogenannte
- *limbische Enzephalitis,* die nicht selten gekoppelt ist mit einer akuten Kleinhirnrindendegeneration und mit einer sensorischen Neuropathie. Diese lymphozytäre Enzephalitis bevorzugt entweder das limbische System oder auch den Hirnstamm. Entsprechend dem bevorzugten Erkrankungsalter der Karzinome handelt es sich vorwiegend um Patienten des 50. bis 70. Lebensjahres. Angst, Halluzinationen, Agitiertheit und Depressionen können klinische Symptome einer solchen paraneoplastischen Enzephalitis sein. Die Krankheitsdauer kann zwischen wenigen Wochen und zwei Jahren schwanken.

Im *Kleinhirn* findet sich paraneoplastisch eine
- *Lichtung des Purkinjezellbestandes,* die diffus beide Hemisphären und den Wurm betrifft (im Unterschied zu den alkoholbedingten und sonstigen toxischen Neuropathien). Entzündliche Infiltrate sind dabei in der Kleinhirnrinde in der Regel nicht vorhanden, gelegentlich allerdings im Bereich des Kleinhirnmarkes und des Zahnkerns.

Nicht unumstritten ist das Vorkommen einer
- *myatrophen Lateralsklerose,* bei der in 4,8% der Fälle Karzinome vorkommen sollen.
- Die *nekrotisierende Myelopathie* geht mit einer akut bis subakut verlaufenden Paraplegie einher. *Morphologisch* handelt es sich um relativ unspezifische Entmarkungen sowie um Lückenfelder mit allen Übergängen bis zur vollständigen Gewebsnekrose. Die *Pathogenese* dieses sehr seltenen Begleitsymptoms von Karzinomen ist ungeklärt.
- Eine Besonderheit der Neuroblastome ist das klinische Bild des *Opsoklonus*. Hier wird eine Einwirkung auf Kleinhirnrinde und das Olivensystem angenommen[50].
- *Sensorische Neuropathien* mit Entmarkungsvorgängen in den Hinterwurzeln (Abb. 1.69 f), manchmal verbunden mit leichten entzündlichen Infiltraten, werden ebenso zu den paraneoplastischen Syndromen gezählt wie das
- *Eaton-Lampert-Syndrom* mit klinisch myasthenischen Zügen bei proximal betonter Muskelschwäche

vor allem der Beine. Ähnlich dem Botulismus, der Magnesium- oder Neomycin-Intoxikation wird eine Azetylcholin-Release-Hemmung angenommen.

● *Polymyositiden* mit relativ geringgradiger Lymphozyteninfiltration kommen ebenso vor wie Typ-II-Faserdegenerationen mit reichlich zentralen Kernen in der Skelettmuskulatur.

Bei Leukosen ist eine wenn auch relativ seltene Komplikation die

● *multifokale Leukoenzephalopathie,* bei der die Mitwirkung einer Virusinfektion gesichert werden konnte (▷ S.173) (Abb.1.58c–f).

Ist diese multifokale Leukoenzephalopathie relativ charakteristisch und histologisch gut erkennbar, gilt dies für zahlreiche der vorgenannten paraneoplastischen Syndrome keineswegs. Was hierbei zufälliges Zusammentreffen ist, was Ursache-Folge-Beziehungen zum malignen Primärtumor sind, muß im Einzelfall vielfach offen bleiben und ist auch statistisch allenfalls wahrscheinlich zu machen.

> Besondere Schwierigkeiten bestehen dann, wenn durch *therapeutische Maßnahmen ähnliche Schädigungen* hervorgerufen werden konnten, so z.B. in Form der Kleinhirnrindendegenerationen.

Nicht zu den paraneoplastischen Syndromen zu zählen ist das begleitende Auftreten eines *Herpes zoster,* von *Pilzinfektionen* oder von einer *Meningitis* als Folge der allgemeinen Abwehrschwäche und der z.T. therapiebedingten Leukopenie. Auch das Auftreten von *Embolien* bei einer begleitenden Endokarditis oder das Vorkommen von *duralen oder intrazerebralen Blutungen* bei Thrombozytopenien oder intravasalen Koagulierungen zählt nicht zu dieser Gruppe.

Schädigungen durch Malignomtherapie

Sowohl *nach Strahlenbehandlung* als auch *nach Chemotherapie* kann es vor allem in den gliomatösen Tumoren zu einem gehäuften *Auftreten von Riesenzellen* und atypischen Kernformen kommen. Die Mitoserate ist dabei signifikant herabgesetzt[39]. Dieses Vorkommen vermehrter Riesenzellen kann nicht als Ausdruck einer erhöhten Malignität gedeutet werden, ist vielmehr Folge der therapeutisch bedingten Eingriffe in den Teilungsmechanismus der Tumorzellen.

Pathogenese
Sowohl hinsichtlich der Strahlenbehandlung als auch der Chemotherapie mit Zytostatika ist davon auszugehen, daß diese Therapiemethoden drei verschiedene *Zellpools* betreffen.

● *Der Pool A* besteht aus den postmitotischen, präsynthetischen G 1-Zellen, den DNS-synthetisierenden S-Zellen, den prämitotischen, postsynthetischen G 2-Zellen sowie den in der Mitose befindlichen M-Zellen.

● Der *Pool B* enthält grundsätzlich nicht proliferierende Zellen, die aber die Teilungspotenz besitzen, während

● der *Pool C* aus nicht mehr teilungsfähigen bis toten Zellen besteht.

Bei den Glioblastomen nimmt man an, daß das Verhältnis des Pools A zum Pool B + C wie 1 : 3–5 ist, d.h. daß etwa 1 Drittel der Tumorzellen sich in Teilung befindet.

Von den *Chemotherapeutika* hemmen *BCNO* und *CCNO* vor allem die S-Phase, *Methotrexat* (Folsäureantagonist, der die Umwandlung von Folinsäure in die wirksame Folsäure durch Bindung der Dihydrofolat-Reduktase verhindert) die S-Phase (Störung der DNS-Synthese). Auch *Arabinosid-Zytosin* hemmt durch Schädigung der DNS-Polymerase die S-Phase, während die *Vinca-Alkaloide* die N-Phase beeinflussen. Die *Bestrahlung* wirkt vorwiegend auf die G-2- und frühe M-Phase.

Von den zentral neurotoxisch wirkenden Chemotherapeutika durchbrechen die Blut-Hirnschranke leicht das *Zytosinarabinosid* und das *5-Fluorourazil,* das vor allem eine starke toxische Wirkung auf das Kleinhirn ausübt. Die übrigen Zytostatika sind nur schwer schrankengängig, doch spielt hierbei die Dosierung eine Rolle, außerdem die Mitwirkung zusätzlich schrankenschädigender Faktoren wie einer Bestrahlung.

Morphologie
Generell ist hinsichtlich der *Neurotoxizität* der Chemotherapeutika die

● *unmittelbare Schädigung* des zentralen oder peripheren NS zu unterscheiden von

● *sekundären Schädigungen,* die durch den Angriff der Zytostatika an anderen Körperorganen bedingt sein können.

Bei den aus therapeutischer Indikation *intrathekal* verabreichten Mitteln, vor allem dem Methotrexat (MTX), ist mit einer neurotoxischen Wirkung im Sinne einer vor allem periventrikulär angeordneten Koagulationsnekrose in seltenen Fällen etwa 3 bis 5 Monate nach Beginn der Behandlung zu rechnen. Nur bei hohen Dosen neurotoxisch ist das alkalisierende *Nitrogenmustard,* gering neurotoxisch das *Zyklophosphamid.* Die *Vincaalkaloide* durchbrechen die Blut-Hirnschranke nicht. Das häufig verwandte *Vincristin* ist aber ein stark neurotoxisches Mittel an den peripheren und den Hirnnerven. Es kommt hier zu symmetrischen Neuropathien in 50 bis 80% der Patienten, wobei die Erwachsenen 3 × häufiger betroffen sind als die Kinder. Auch die Nerven des *autonomen Systems* werden durch Vincristin angegriffen, was sich durch Verstopfung, Ileus, Harnretention und Blutdruckabfall äußern kann. Der Nerv weist Entmarkung sowie Axonschädigungen auf.

Elektronenmikroskopisch finden sich Aggregationen

von 9 bis 10 mn-Filamente. Vincristin hemmt die Mitosespindeln. Der Spindelapparat besteht aus Mikrotubuli. In ähnlicher Weise sind offenbar auch die Mikrotubuli innerhalb der Axone durch Vincristin angreifbar[50].

Eine seltene Therapiefolge ist die *Entwicklung eines Sarkoms nach Bestrahlung* intrazerebraler Tumoren. Es handelt sich dabei um *Fibrosarkome* oder *Gliosarkome* (so nach einem bestrahlten Meningeom[11,37]). Ebenso kommen – auch nach Zytostatika-Behandlung primäre oder sekundäre zerebrale maligne Lymphome vor. Hierbei spielt die iatrogene Immunsuppression wahrscheinlich ebenso eine Rolle wie beim Auftreten nosokomialer Infektionen (z. B. Zytomegalie-, Herpes simplex- oder Toxoplasmose-Enzephalitiden).

Literatur

1.–9. Weiterführende Literatur (▷ S. 247)

10. Arendt A (1975) Ependymomas. In: Vinken PJ, Bruyn GW (eds) Handbook of clinical neurology, vol 18. North Holland Publ. Amsterdam, p 105

11. Averback P (1978) Mixed intracranial sarcomas: Rare forms and a new association with previous radiation therapy. Ann Neurol 4: 229–233

12. Bailey P, Cushing H (1926) A classification of the tumors of the glioma group on a histogenetic basis with a correlated study of prognosis. Lippincott, Philadelphia London Montreal

13. Barnard RO, Pambakian H (1980) Astrocytic differentiation in medulloblastoma. J. Neurol Neurosurg Psychiat 43: 1041–1044

14. Bellur SN, Chandra V, McDonald LW (1979) Association of meningiomas with extraneural primary malignancy. Neurology 29: 1165–1168

15. Black PM, Callahan LV, Kornblith PL (1978) Tissue cultures from cerebrospinal fluid specimens in the study of human brain tumors. J Neurosurg 49: 697–704

16. Brooks WH, Markesbery WR, Gupta GD, Roszman TL (1978) Relationship of lymphocyte invasion and survival of brain tumor patients. Ann Neurol 4: 219–224

17. Brooks WH, Roszman TL, Mahaley MD, Woosley RE (1977) Immunobiology of primary intracranial tumours. II. Analysis of lymphocyte subpopulations in patients with primary brain tumours. Clin exp Immunol 29: 61

18. Budka H, Pilz P, Guseo A (1975) Primary leptomeningeal sarcomatosis. Clinicopathological report of six cases. J Neurol 211: 77–93

19. Cervos-Navarro J, Schneider H (1980) Pathologie des Nervensystems. I. Durchblutungsstörungen und Gefäßerkrankungen des Zentralnervensystems. Spezielle pathologische Anatomie, Bd 13/1. Springer-Verlag Berlin Heidelberg New York

19a. Chatty EM, Earle KM (1971) Medulloblastoma. A report of 201 cases with emphasis on the relationship of histologic variants to survival. Cancer 28: 977–983

20. Chaudhry AP, Montes M, Cohn GA (1978) Ultrastrucutre of cerebellar hemangioblastoma. Cancer 42: 1834–1850

21. Copeland DD, Vogel FS, Bigner DD (1975) The induction of intracranial neoplasms by the inoculations of avian sarcoma virus in perinatal and adult rats. J Neuropath Exp Neurol 34: 340–358

22. DiLorenzo N, Palma L, Nicole S (1977) Lymphocytic infiltration in long-survival glioblastomas: Possible host's resistance. Acta Neurochir 39: 27–33

23. Duffy PE, Rapport M, Graf L (1980) Glial fibrillary acidic protein and Alzheimer-type senile dementia. Neurology 30: 778–782

24. Eng LF, Rubinstein LJ (1978) Contribution of immunohistochemistra to diagnostic problems of human cerebral tumors. J Histochem Cytochem 26: 513

25. Engelhardt P, Richter R (1973) Meningocerebrale Manifestation der Mycosis fungoides. Z Neurol 205: 297–306

26. Engelhardt P, Zobl H, Richter K (1976) Die Artdiagnose von Tumoren des Zentralnervensystems. J Neurol 211: 203–215

27. Fabiani A, Favero M, Trebini F (1980) On the primary meningeal tumors with special concern to the hemangiopericytoma pathology and biology. Zbl Neurochir 41: 273–284

28. Fan K-J, Kovi J, Earle KM (1977) The ethnic distribution of primary central nervous system tumors: AFIP, 1958 to 1970. J Neuropath Exp Neurol 36: 41–49

29. Folkman J (1976) The vascularisation of tumours. Scient Amer 234: 58–73

30. Font RL, Croxatto JO (1980) Intracellular inclusions in meningothelial meningioma. J Neuropath 39: 575–583

31. Freshney RI (1980) Tissue culture of glioma of the brain. In: Thomas DGT, Graham DI (eds) Brain tumours. Butterworth & Co, London Boston pp 21

32. Friede EL, Pollak A (1978) The cytogenetic basis for classifying ependymomas. J Neuropath Exp Neurol 37: 103–118

33. Fu Y-S, Schen ATL, Kay S, Young HF (1974) Is subependymoma (subependymal glomerate astrocytoma) an astrocytoma or ependymoma? Cancer 34: 1992–2008

34. Galant SP, Fowler GW, Amin L, Davis R, Fish CH (1976) Immunological status in tuberous sclerosis. Develop Med Child Neurol 18: 503–511

35. Gastaut H, Regis H, Gastaut JL, Yermenos E, Low MD (1980) Lipomas of the corpus callosum and epilepsy. Neurology 30: 132–138

36. Gaupp R, Jantz H (1942) Zur Kasuistik der Balkenlipome. Nervenarzt 15: 58

37. Gerlach H, Jänisch W (1979) Intrakranielles Sarkom nach Bestrahlung eines Hypophysenadenoms. Zbl Neurochir 40: 131–136

38. Gerlach H, Jänisch W, Schreiber D, Feist H, Wessel H (1980) Beteiligung des Zentralnervensystems bei generalisierten Nicht-Hodgkin-Lymphomen, Archiv für Geschwulstforschung, Bd 50, Heft 1, 1–10

39. Gerstner L, Jellinger K, Heiss WD, Wöber G (1977) Morphological changes in anaplastic gliomas treated with radiation and chemotherapy. Acta Neurochir 36: 117–138

40. Gjerris F (1978) Clinical aspects and long-term prognosis in supratentorial tumors of infancy and childhood. Acta neurol scand 57: 445–470

41. GroßSelbeck G (1977) Neurokutane Dysplasien im Kindesalter. Med Welt 28: 1450–1454

42. Güthert H, Warzok R (1977) Probleme der allgemeinen Pathologie der Hirntumoren. Zbl Neurochir 38: 3–10

43. Gullota F (1967) Vergleichende Untersuchungen zur Morphologie und Genese der sog. Medulloblastome. Acta Neuropath 8: 76–83

44. Gullotta F, Bettag W (1967) Zur Frage der längeren Überlebenszeit bei Glioblastomen. Acta Neurochir 16: 122–128

45. Gullotta F, Neumann J (1980) Medulloblastome und zerebelläre Sarkome. Eine histologisch-katamnestische Untersuchung. Neurochir 23: 35–40

46. Gussion JG, Enzinger FM (1979) Malignant Schwannoma associated with von Recklinghausen's neurofibromatosis. Virch Arch A Path Anat Histol 383: 43–57

47. Heidrich R, Küstner R, Koch K (1980) zur Problematik des sog. Pseudotumor cerebri. Zbl Neurochir 41: 193–200

48. Heintel H, Heintel-Tröster U, Worbes Chr (1969) Mycosis fungoides mit Beteiligung der Leptomeningen, Hirnnerven, Rük-

kenmarkswurzeln und Spinalganglien „Meningeosis mycoides fungosa". Dtsch Z Nervenheilk 196: 156–165

49. Herrick K, Rubinstein LJ (1979) The cytological differentiating potential of pineal parenchymal neoplasms (true pinealomas). Brain 102: 289–320

50. Hildebrand J (1978) Lesions of the nervous system in cancer patients. Monograph series of the European Organization for research on treatment of cancer, vol 5. Raven Press, New York

51. Holbach KH, Gullotta F (1977) Zur Formalgenese intrasellärer und intraventrikulärer Zysten. Neurochir 20: 186–188

52. Horten BC, Rubinstein LJ (1976) Primary cerebral neuroblastoma. Brain 99: 735–756

53. Hoshino T, Barker M, Wilson CB (1975) The kinetics of cultured human glioma cells. Acta Neuropath 32: 235

54. Hossmann KA, Wechsler W, Wilmes F (1979) Experimental peritumorous edema. Acta Neuropath 45: 195–203

55. Houck JC, Kanagalingam K, Hunt C, Attalah C, Chung A (1977) Lymphocyte and fibroblast chalones: Some chemical properties. Science 196: 896

56. Houthoff HJ, Poppema S, Ebels EJ, Elema JD (1978) Intracranial malignant lymphomas. Acta Neuropath 44: 203–210

57. Hoyt WF, Baghdassarian SA (1969) Optic glioma of childhood. Brit J Ophthalmol 53: 793

58. Jänisch W, Schreiber D, Warzok R, Osske G (1970) Frühstadien von Geschwülsten des Zentralnervensystems. Experimentell-morphologische Untersuchung. Exp Path (Jena) 4: 60–68

58a. Jänisch W, Güthert H, Schreiber D (1976) Pathologie der Tumoren des Zentralnervensystems. VEB Gustav Fischer Verlag, Jena

59. Jakob H (1964) Zentralnervöse Zell- und Gewebsdysfunktionen bei tuberöser Sklerose. Arch Psychiat Ztsch f d ges Neurol 206: 208–.227

60. Janzer RC, Friede RL (1981) Do Rosenthal fibers contain glial fibrillary acid protein? Acta Neuropath 55: 75–76

61. Jellinger K (1972) Cerebral Medulloepithelioma. Acta neuropath 22: 95–101

62. Jellinger K (1973) Primary intracranial germ cell tumours. Acta Neuropath 25: 291–306

63. Jellinger K (1979) Maligne Lymphome des Zentralnervensystems, Sonderdurck aus Lymphknotentumoren. Urban & Schwarzenberg, München Wien Baltimore

64. Jellinger K, Sunder-Plassmann M (1973) Connatal intracranial tumours. Neuropäd 4: 46–63

* 65. Jellinger K (1978) Glioblastoma multiforme: morphology and biology. Acta Neurochir (Wien) 42, 5

66. Jenkin RDT, Simpson WJK, Keen CW (1978) Pineal and suprasellar germinomas. J Neurosurg 48: 99–107

67. Kadin ME, Rubinstein LJ, Nelson JS (1970) Neonatal cerebellar medulloblastoma originating from the fetal external granular layer. J Neuropath Exp Neurol 29: 583–600

68. Kämmerer K, Dihlmann W, Dörstelmann D (1971) Rudimentärzeichen der tuberösen Sklerose am Skelett. Fortschr Röntgenstr 115: 306–312

69. Kepes J (1975) The fine structure of hyaline inclusions (pseudopsammoma bodies) in meningiomas. J Neuropath Exp Neurol 34: 282–289

69a. Kepes JJ, Kepes M, Slowik F (1973) Fibrous xanthomas and xanthosarcomas of the meninges and the brain. Acta Neuropath 23: 187–199

69b. Kepes JJ, Rubinstein LJ, Lawrence F (1979) Pleomorphic xanthoastrocytoma: a distinctive meningocerebral glioma of young subjects with relatively favorable prognosis. Cancer 44: 1839–1852

70. Ketz E (1974) Brain tumors and epilepsy. In: Vinken PJ, Bruyn GW (eds) Handbook of clinical neurology, vol 16. North-Nolland Publ Comp, Amsterdam Oxford. p 254

71. Kleihues P (1976) Chemische Kanzerogenese im Nervensystem. Zbl allg Path 120: 529–548

72. Kleihues P, Lantos PL, Magee PN (1976) Chemical carcinogenesis in the nervous system. Int Rev Exp Path 15: 153–232

73. Koch G (1966) Phakomatosen. In: Becker PE (Hrsg) Humangenetik Bd V/1. Georg Thieme, Stuttgart, pp 34–111

74. Koos WTh, Salah S (1972) Frühkindliche maligne Hirntumoren. Neuropäd 3: 348–357

75. Kretschmer H (1974) Die extrakranielle Metastasierung intrakranieller Geschwülste. Zbl Neurochir 35: 81–112

76. Kuhlendahl H, Miltz H, Wüllenweber R (1973) Die Astrozytome des Großhirns. Acta Neurochir 29: 151–162

77. Kuhlendahl H, Stochdorph O, Hübner G (1975) Zur nosologischen Stellung und histologischen Herleitung des sog. Kleinhirnastrozytoms. Acta Neurochir 32: 235–245

78. Landolt-Weber UM (1973) Ultrastruktur einer Kolloidcyste des dritten Ventrikels. Acta Neuropath 26: 59–70

79. Lantos PL, Pilkington GJ (1979) The development of experimental brain tumours. A sequential light and electron microscope study of the subependymal plate. I. Early lesions. Acta Neuropath 45: 167–175

80. Laurence KM (1979) The biology of choroid plexus papillom in infancy and childhood. Acta neurochir 50: 79–90

81. Leblond CP (1964) Classification of cell populations on the basis of their proliferative behaviour. Natl Canc Inst Monogr 14: 119

82. Lehmann HJ (1980) Der juxtaneoplastische ischämische Insult. Nervenarzt 51: 733–736

83. Leu HJ, Rüttner JR (1973) Angioretikulome des Zentralnervensystems. Acta Neurochir 29: 73–82

84. Long DM (1973) Vascular ultrastructure in human meningioma and schwannomas. J Neurosurg 38: 409–419

85. Mahaley MS, Vogel FS, Burger P, Ghatak NR (1977) Neuropathology of tissues from patients treated by the brain tumor study group. National Cancer Institute Monograph 46, Dez 1977. Modern concepts in brain tumor therapy: Laboratory and clinical investigations DHEW Publ. No (NIH) 77–1236

86. Margison GP, Kleihues P (1975) Chemical carcinogenesis in the nervous system. Preferential accumulation of ^{6}o-methylguanine in rat brain deoxyribonucleic acid during repetitive administration of N-methyl-N-nitrosourea. Biochem J 148: 531

87. McKeran RO, Thomas DGT (1980) The clinical study of gliomas. In: Thomas DGT, Graham DI (eds) Brain tumours. Scientific basis, clinical investigation and current therapy. Butterworth & Co. London Boston

88. McKeran RO, Wilde GD (1980) Mathematical models of glioma growth. In: Thomas DGT, Graham DI (eds) Brain tumours. Butterworth & Co., London Boston Sydney, p 182

89. Medawar PB (1948) Immunity to homologous grafted skin. III. Fate of skin homografts transplanted to brain, to subcutaneous tissue and to anterior chamber of the eye. Br J exp Path 29: 58

90. Morales JB (1961) Congenital rhabdomyoma, tuberous sclerosis, and splenic histiocytosis. Arch Path 71: 485–493

91. Morantz RA, Feigin I, Ransohoff J (1976) Gliosarcoma: a clinical and pathological survey of 24 cases. J Neurosurg 45: 398

92. Morantz RA, Shain W (1978) Trauma and brain tumours: An experimental study. J Neuropath E p. Neurol 37: 662

93. Mrówka R, Boguńska C, Kulesza J, Bazowski P, Wencel T (1978) Grave cranio-cerebral trauma 30 years ago as cause of the brain glioma at the locus of the trauma. Zbl f Neurochir 39: 57–64

94. Müller W, Slowik F, Schröder R (1978) Studies on the biology of Medulloblastoma. Adv Neurosurg 5: 232–235

95. Neidhardt M (1968) Das embryonale (Rhabdomyo-)Sarkom. Ztsch f Kinderheilk 103: 169–181

96. Netsky MG, Shuangshotti S (1975) The choroid plexus in health and disease. University Press of Virginia, Charlottesville VA.

97. Niessing K (1980) Materialquelle, Entwicklung und Differenzierung der Neuroglia. In: Oksche A (ed) Handbuch mikroskopische Anatomie, Bd IV, 10. Teil, S 56–113

98. Oehmichen M (1971) Extracerebrale Gliome im Gesichtsbereich. Acta Neuropath 17: 321–330

98 a. Oehmichen M (1976) Cerebrospinal fluid cytology. An introduction and atlas. Georg Thieme Publ. Stuttgart

99. Oehmichen M, Gärtner HV, Knittle-Jung U (1977) T-cell type immunoblastic sarcoma diagnosed primarily by CSF cell membrane features. Klin Wschr 55: 37–40

100. Ojeda VJ, Jacobsen PF, Papadimitriou JM (1980) Primary cerebral neuroblastoma. Case report with light microscopy, tissue culture and electron microscopy study. Pathology 12: 269–274

101. Olivercrona H (1952) The cerebellar angioreticulomas. J Neurosurg 9: 317–330

102. Pakula H, Mennel HD, Zülch KJ (1978) Gross vaxcularization of experimentally induced transplanted tumors of the central and peripheral nervous system. Acta Neuropath 43: 185–190

103. Palacios E, Azar-Kia B (1975) Malignant metastasizing angioblastic meningiomas. J Neurosurg 42: 185–188

104. Palma L, DiLorenzo N, Guidetti B (1978) Lymphocytic infiltrates in primary glioblastomas and recidivous gliomas. J Neurosurg 49: 854–861

105. Pasquier B, Couderec P, Pasquier D, Hong PM, Pellat J (1975) Primary rhabdomyosarcoma of the central nervous system. Acta Neuropath 33: 333–342

106. Pasquier B, Pasquier D, N'Golet A, Panh MH, Couderc P (1979) Le potentiel metastatique des tumeurs primitives du systeme nerveux central. Rev Neurol 135: 263–278

107. Pierce GB, Shikes R, Fink LM (1978) Cancer: A problem of developmental biology. New Jersey: Prentice-Hall

108. Pilkington GJ, Lantos PL (1979) The development of experimental brain tumours. A sequential light and electron microscope study of the subependymal plate. II. Microtumours. Acta Neuropath 45: 177–185

109. Riverson E, Brunngraber CV, Zülch KJ (1973) Beitrag zur Frage der „ektopischen" Pinealome. Zbl Neurochir 34: 32–40

109 a. Rorke LB (1983) The cerebellar medulloblastoma and its relationship to primitive neuroectodermal tumors. J Neuropath Exp Neurology 42: 1–15

110. Röthig W (1976) Der sog. Druckkonus des Kleinhirns. Gegenbaurs morph Jahrb, Leipzig 122: 882–907

111. Rubinstein LJ (1972) Presidential address. J Neuropath Exp. Neurol 31: 7–26

112. Scheithauer BW (1978) Symptomatic subependymoma. J Neursurg 49: 689–696

113. Scheithauer BW, Rubinstein LJ (1979) Cerebral medulloepithelioma. Child's Brain 5: 62–71

114. Scherneck S, Lübbe L, Geissler E, Nisch G, Rudolph M, Wählte H, Weickmann F, Zimmermann W (1979) Detection of simian virus 40 related T-antigen in human meningiomas. Zbl Neurochir 40: 121–130

115. Schiffer D, Giordana MT, Mauro A, Racagni G, Bruno F, Pezzotta S, Paoletti P (1980) Experimental brain tumors by transplacental ENU. Acta Neuropath 49: 117–122

116. Schlote W (1966) Rosenthalsche „Fasern" und Spongioblasten im Zentralnervensystem. Beitr z path Anat allg Path 133: 225–248

117. Schmitt J (1959) Les formes viscérales des phacomatoses. Doin, Paris

118. Schoenberg BS, Christine BW, Whisnant JP (1978) The resolution of discrepancies in the reported incidence of primary brain tumors. Neurology 28: 817–823

119. Schröder R (1964) Die relative Häufigkeit atypischer Mitosen in Astrocytomen und Glioblastomen. Zbl Neurochir 24: 289

120. Schröder R (1973) Vergleichende Untersuchung zum spezifischen Gewicht des peritumoralen, menschlichen Hirngewebes. Acta Neurochir 28: 341–351

121. Schröder R, Müller W, Bonis G, Vorreith M (1970) Statistische Beiträge zum Grading der Gliome. Acta Neurochir 23: 1–29

122. Schuhmacher M (1981) Neuroradiologie experimenteller Hirntumoren. Enke Verlag, Stuttgart

123. Selosse P, Granieri U (1968) Lipome intrarachidien au cours d'un syndrome de malformations craniorachidiennes complexes. Acta Neurol Psychiat Belg 68: 287–297

124. Shousha S, Lyssiotis T (1979) Granular cell myoblastoma: positive staining for carcinoembryonic antigen. J Clin Path 32: 219–224

125. Shuman RN, Alvord EC, Leech RW (1975) The biology of childhood ependymomas. Arch Neurol 32: 731–739

126. Smith TW, Bhawan J (1980) Tactile-like structures in neurofibromas. Acta Neuropath 50: 233–236

127. Steel GG (1977) The growth kinetics of tumours. Oxford University Press, London

128. Stefanko SZ, Manchot WA (1979) Pinealoblastoma with retinoblastomatous differentiation. Brain 102: 321–332

129. Stochdorph O (1963) Zur Abkunft der Foramen-Monroi-Cysten. Nervenarzt 34: 226–229

130. Stochdorph O (1979) How to handle brain tumor classifications. In: Marguth F (ed) Advances in neurosurgery, vol 7. Springer, Berlin, pp 381–384

131. Takeuchi K, Hoshino K (1977) Statistical analysis of factors affecting survival after glioblastoma multiforme. Acta Neurochir 37: 57–73

132. Trebbin H, Gutjahr L (1969) Mycosis fungoides mit Beteiligung des Gehirns. Acta Neuropath 13: 282–288

133. Ule G, Tschahargane C, Haag D, Berlet H, Volk B (1975) Maligner Granularzelltumor des Großhirnmarklagers. Acta Neuropath 32: 143–155

134. Walter GF (1978) Kleinhirnastrocytome und Opticusgliome – eine vergleichende feinstrukturelle Untersuchung. Virch Arch A Path Anat Histol 380: 59–79

135. Warzok R, Günther H, Schreiber D (1977) Probleme der speziellen Pathologie der Hirntumoren, Zbl Neurochir 38: 11–18

136. Wechsler W, Kleihues P, Matsumoto D, Zülch KJ, Ivankovic S, Preussmann R, Druckrey H (1969) Pathology of experimental neurogenic tumors chemically induced during prenatal and postnatal life. Ann NY Acad Sci 159: 360–408

137. Weiser G (1978) Neurofibrom und Perineuralzelle. Virch Arch A Path Anat Histol 379: 73–83

138. Weller RO, Foy M, Cox S (1977) The development and ultrastructure of the microvasculature in malignant gliomas. Neuropath App Neurobiol 3: 307–322

139. Wiethölter H (1979) Immunocytological CSF alterations and brain tumors. In: Karcher D, Lowenthal A, Strosberg AD (eds) Humoral immunity in neurological diseases. Plenum Publishing Cooperation, New York, pp 271–275

140. Wiethölter H, Peiffer J, Dichgans J (1980) Zytologische Diagnostik entzündlicher Prozesse der Hirnbasis mit Tumorsymptomatik. In: Mertens HG, Przuntek H (Hrsg) Pathologische Erregbarkeit des Nervensystems und ihre Behandlung. Verhandlungen der Deutschen Gesellschaft für Neurologie, Bd 1. Springer-Verlag, Berlin Heidelberg, pp 533–535

141. Yagishita S, Itoh Y, Chiba Y, Fujino H (1979) Primary rhabdomyosarcoma of the cerebrum. Acta Neuropath 45: 111–115

142. Zankl H, Ludwig B, May G, Zang KD (1979) Karyotypic variations in human meningioma cell cultures under different in vitro conditions. J Cancer Res Clin Oncol 93: 165–172

143. Zülch KJ (1951) Die Hirngeschwülste. Joh Ambr Barth. Leipzig, S 29

144. Zülch KJ, Mennel HD (1970) Gehirntumor und Trauma. Hefte z Unfallheilk 107: 33–44

Kapitel 2

Auge J. Gärtner

Inhaltsverzeichnis

Weiterführende Literatur

1. Duane TD (ed) (1981) Clinical ophthalmology. Vol 1–5. Revised edn. Harper & Row, Philadelphia
2. Fine BS, Yanoff M (1979) Ocular histology. A text and atlas, 2nd edn. Harper & Row, Hagerstown New York San Francisco London
3. Garner A, Klintworth GK (eds) (1982) Pathobiology of ocular disease. A dynamic approach. Marcel Deccer, New York
4. Graymore CN (ed) (1970) Biochemistry of the eye Academic Press, London and New York
5. Hogan MJ, Zimmerman LE (1962) Ophthalmic pathology. An atlas and textbook. 2nd edition. Sanders Co, Philadelphia
6. Hogan MJ, Alvarado JA, Weddell JE (eds) (1971) Histology of the human eye. An atlas and textbook. WB Saunders Company, Philadelphia London Toronto
6a. Jakobiec FA (ed) (1982) Ocular anatomy, embryology and teratology. Harper & Row, Philadelphia
7. Kreibig W (1961) Das Auge und sein Hilfsapparat. In: Staemmler M (Hrsg) Lehrbuch der speziellen pathologischen Anatomie, 11. und 12. Auflage, III. Band, 2. Teil, Walter de Gruyter & Co, Berlin S. 1001–1119
8. Mann I (1966) Culture, race, climate and eye diseases. An introduction to the study of geographical ophthalmology. Charles C Thomas, Springfield
9. Mausolf FA (ed) (1980) The eye and systemic disease, 2nd edn. Mosby, St. Louis Toronto New York
10. Naumann GOH (1980) Pathologie des Auges (Spezielle pathologische Anatomie Bd 12) Springer, Berlin Heidelberg New York
11. Nicholson DH (ed) (1980) Ocular pathology update. Masson Publishing USA, New York Paris Barcelona Milan Mexico City Rio de Janeiro
12. Offret G, Dhermy P, Brini A, Bec P (1974) Anatomie pathologique de l'oeil et de ses annexes. Masson et Cie, Paris
13. Records R (1979) Physiology of the human eye and visual system. Harper & Row, Hagerstown
14. Reese AB (1976) Tumors of the eye, 3rd edn. Harper & Row, Hagerstown New York San Francisco London
15. Sachsenweger R (1971) Altern und Auge. Ein Handbuch der Gerontologie und Geriatrie des menschlichen Sehorgans. VEB Georg Thieme, Leipzig 1971
16. Wessely K (Hrsg) Spezielle Pathologie des Auges, bearbeitet von Abelsdorff G, Elschnig A, Ginsberg S, Greef R, Hertel E, v. Hippel E, Kümmel R, Löhlein W, Peters A, Schieck F, Seidel E, v. Szily A, Wessely K. In: Henke F, Lubarsch O (Hrsg) Handbuch der speziellen pathologischen Anatomie und Histologie, XI. Band in 3 Teilen, Teil I 1928, Teil II 1931, Teil III 1937. Springer, Berlin
17. Yanoff M, Fine BS (1982) Ocular pathology. A text and atlas, 2nd edn. Harper & Row, New York Evanston San Francisco London

Anatomie, Entwicklungsgeschichte

Das normal gebaute rechtsichtige *(emmetrope)* menschliche Auge hat die Form einer leicht asymmetrischen Kugel. Seine Länge beträgt ca. 24 mm. Topographisch gliedert sich der Augapfel (Bulbus oculi) in die *Augenhüllen,* den *Bulbuskern* und in die *Anhangsorgane*[9,10].

Die *Augenhüllen* bestehen aus der äußeren Augenhaut mit Hornhaut (Kornea) und Lederhaut (Sklera), der mittleren Augenhaut mit Aderhaut (Chorioidea), Strahlenkörper (Ziliarkörper, Corpus ciliare) und Regenbogenhaut (Iris), und der inneren Augenhaut mit Pigmentepithel und Netzhaut (Retina).

Die mittlere Augenhaut wird, da sie reich vaskularisiert ist, auch Gefäßhaut (Tunica vasculosa) genannt bzw. nach ihrer Farbe – der Bulbus sieht nach Entfernung der Sklera einer bläulich-schwarzen Weintraube ähnlich – Uvea (= lat., die Weintraube). Netzhaut und Pigmentepithel werden aufgrund ihrer gemeinsamen Ableitung aus der Wand der Augenblase (Abb. 2.1) von Embryologen und Anatomen zusammen als Netzhaut bezeichnet. Im klinischen Sprachgebrauch wird jedoch ausschließlich das frühere innere Augenbecherblatt Netzhaut genannt. Zur exakten Unterscheidung vom Pigmentepithel ist der Terminus sensorische Netzhaut vorzuziehen.

Bestandteile des *Bulbuskerns* sind Linse (Lens crystallina) mit Aufhängeapparat (Zonula Zinnii), Kammerwasser (Humor aqueus) und Glaskörper (Corpus vitreum). Als *Anhangsorgane* gelten Augenhöhle (Orbita) und Orbitainhalt, Augenlider (Palpebrae) und Tränenapparat (Apparatus lacrimalis) sowie die Bindehaut (Tunica conjunctiva).

Eine Darstellung des okulären Lymphgefäßsystems gibt Grüntzig[5].

Der Aufbau des fertigen Auges läßt sich nur entwicklungsgeschichtlich[2,4,6,7,8,13] verstehen (Abb. 2.1 a–g): Ebenso wie die gesamte Hirnanlage ist auch die *Augenblase* von mesenchymalem Bindegewebe umgeben. Die Zellen dieses *Kopf- bzw. periokularen Mesenchyms* haben keinen einheitlichen Ursprung. Zum Teil stammen sie vom Mesoderm, zum Teil von der Neuralleiste ab. Die aus der Neuralleiste stammenden Zellen werden zu Fibroblasten des größten Teils der Sklera, der Kornea, zu den sogenannten Hornhautendothelien, sowie zu den Pigment-, Muskel- und Bindegewebszellen der Uvea. Die Gefäßendothelien sind mesodermalen Ursprungs[6] (▷ S. 329). Die Grenze, besser gesagt die Verbindung zwischen Augenblase und periokularem Mesenchym, bildet eine Basallamina. In den als Sehventrikel bezeichneten Hohlraum der Augenblase ragen, ebenso wie in die Hirnventrikel, Kinozilien und Mikrovilli der primitiven Ependymzellen[4a].

Nach Umbildung der primären Augenblase in den *Augenbecher* überzieht die Basallamina weiterhin beide Blätter des Augenbechers; auch an der Becherinnenseite. Das den Augenbecher unmittelbar umgebende mesenchymale Bindegewebe (Analogon der Leptomeninx des nervösen Zentralorgans) erstreckt sich auch in den im Embryonalstadium noch gefäßhaltigen Innenraum des Augenbechers, den postnatal avaskulären Glaskörper. Entwicklungsgeschichtlich gesehen ist der gesamte, vollständig (Vorder- und Hinterkammer) bzw. zu 99% (Glaskörper) aus Wasser bestehende intraokulare Hohlraum des adulten Auges eine *modifizierte leptomeningeale Zisterne*[4c].

Der ursprüngliche Sehventrikel verengt sich durch die Annäherung der beiden Augenbecherblätter zu einem schmalen Spalt, in dem sich Kinozilien und Mikrovilli der Ependymzellen bzw. deren Abkömmlinge gegenüberliegen. Durch Vorwachsen der beiden Augenbecherblätter entstehen die beiden unterschiedlich pigmentierten epithelialen Schichten des Ziliarkörpers und der Regenbogenhaut. Dabei kommt es am Rand des Augenbechers zur Ausbildung des *M. sphincter und des M. dilatator pupillae* aus der vorderen, weniger pigmentierten Schicht des Irisepithels.

Im unteren Abschnitt des sich formierenden Augenbechers bleibt zunächst ein Einschnitt *(Becherspalte),* der sich auch auf den Augenbecherstiel fortsetzt *(Stielspalte).* Beide zusammen bilden die sog. *fetale Augenspalte.* Hierdurch wird allen retinalen Neuronen in gleicher Weise der kürzeste Zugang zum Gehirn ermöglicht. Würde der Augenbecher sich ohne Bildung einer unteren Augenspalte einstülpen, so würde der Augenbecherstiel nur mit dem äußeren Blatt des Bechers zusammenhängen; eine direkte Verbindung mit dem inneren Blatt wäre nicht gegeben. Augenbecher- und Stielspalte sind also für die spätere Funktion notwendig. Der Verschluß der Augenspalte erfolgt durch Entgegenwachsen der Spaltränder bis zur Verschmelzung, nach vorheriger Auflösung der Basallamina an den sich nähernden Spalträndern (Lit. ▷ S. 299[8]). In der Entwicklung der Beziehungen zwischen sensorischer Netzhaut und Sehrinde spielen *neurotrophische Faktoren* von Zellen des Okzipitallappens eine Rolle[1].

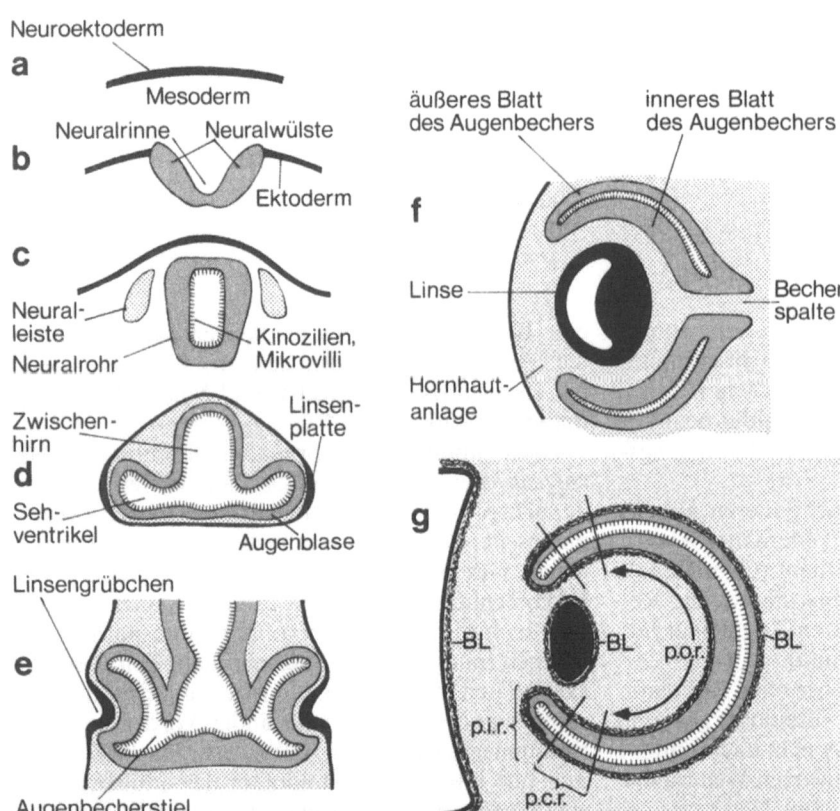

Abb. 2.1a–g. Schematische Darstellung der Entwicklung des Auges unter besonderer Berücksichtigung der von der Neuralleiste abstammenden Gewebe sowie der vom Ektoderm und den beiden Schichten des Augenbechers produzierten Basallaminae. (a–f Modifiziert nach Abbildungen bei Clara[2a], Fleischhauer[4a], und Forssmann-Heym[4b]). **a** Das Ektoderm differenziert sich über der – im Bild nicht dargestellten – Chorda dorsalis zum Neuroektoderm. **b** Aus dem Neuroektoderm entsteht unter Verdickung die Neuralplatte, die sich in der Längsachse des Embryos einsenkt und so die Neuralrinne bildet. Die beiden Seitenteile der eingesenkten Neuralplatte sind die Neuralwülste. **c** Die Neuralrinne wird durch Zusammenwachsen der freien Ränder der Neuralwülste zum Neuralrohr und verlagert sich dabei in die Tiefe. Gleichzeitig wandern aus den Neuralwülsten Zellen aus, die beiderseits des Neuralrohrs je einen Zellstrang bilden, die Neuralleiste. **d** Weiter entwickeltes Neuralrohr. Die Abbildung zeigt einen Querschnitt durch den hinteren Teil des Vorderhirns (= Zwischenhirn), aus dem sich die Augenblasen gegen das Ektoderm vorschieben. Das größtenteils aus der Neuralleiste stammende, die zentralvenösen Strukturen wie auch später die ektodermale Linse umgebende Gewebe (Kopf- bzw. periokulares Mesenchym) ist in dieser und in den Abb. e–g durch den Punktraster gekennzeichnet. Die im periokularen Mesenchym liegenden Gefäße mit ihren mesodermalen Endothelien sind weggelassen. **e** Wenn die Augenblase sich zum Augen-

becher vertieft, wird eine kreisförmige Ektodermzone, die Linsenplatte, gleichsam in die Vertiefung hineingesogen, wodurch das Linsengrübchen entsteht. **f** Querschnitt durch den Augenbecher vor Schluß der Becherspalte. Das Linsengrübchen hat sich zum Linsenbläschen geschlossen, vom Ektoderm abgelöst und ist von periokularem Mesenchym umgeben. Im Innern der so gebildeten Linse entsteht durch intensive mitotische Tätigkeit der Epithelien ein Linsenwulst, dessen Konvexität nach außen (vorn) gerichtet ist. Auf diese Weise wird der Hohlraum des ursprünglichen Linsenbläschens immer mehr eingeengt und schließlich vollständig ausgefüllt. **g** Querschnitt durch den Augenbecher nach Schluß der Becherspalte. p.o.r. = pars optica retinae (inneres Augenbecherblatt bis zur Ora serrata). Das äußere Blatt bildet in diesem Teil des Augenbechers das retinale Pigmentepithel. p.c.r. = pars ciliaris retinae: Inneres Blatt = sog. nicht pigmentiertes Ziliarepithel. Es enthält vereinzelte Melaningranula. Äußeres Blatt = pigmentiertes Ziliarepithel, Fortsetzung des retinalen Pigmentepithels. p.i.r. = pars iridica retinae mit gemeinsamer Anlage (schwarz eingezeichnet) der beiden Irismuskeln im äußeren (vorderen), wenig pigmentierten Irisepithel. Das innere (hintere) stark pigmentierte Irisepithel ist das Pigmentepithel der Iris i.e.S. BL = Basallamina an der Grenze (Verbindung) zwischen ektodermalen sowie zentralnervösen Strukturen und dem periokularen Mesenchym. Näheres s. Text

Die Linse wird durch eine in den Augenbecher erfolgende blasenförmige Abschnürung des Ektoderms der seitlichen Kopfwand gebildet. Durch Zwischenschieben einer Mesenchymschicht (Anlage des Irisvorderblattes, des Hornhautstromas und des Hornhautendothels mit Descemetscher Membran) wird sie sogleich vom Ektoderm getrennt. Die äußerste Schicht des abgeschnürten Linsenbläschens bildet die

dicke Basallamina der Linsenepithelien, die klinisch sogenannte Linsenkapsel.

Nach Bildung des Augenbechers und damit der Anlage des rezeptorischen Apparates (Retina, N. opticus und Sehzentrum, Pigmentepithel, Chorioidea) induziert dieser die Entwicklung des Linsen- und Akkomodationsapparates. Die Linse wiederum wirkt als Induktor für Iris, Hornhaut, Sklera und Augenmuskulatur. Die genannten Systeme induzieren schließlich den Lid- und Tränenapparat.

Für das normale Wachstum des Auges ist auch der *Glaskörper* von Bedeutung. Drainage des corpus vitreum durch Mikrointubation während der Embryogenese führt zur Mikrophthalmie[3].

Das Sehen als vitale Eigenschaft muß aus Gründen des Überlebens das Reifealter schneller als andere Funktionen erreichen. Körper und Auge wachsen deshalb nicht in denselben Proportionen, wobei die Linse ihre autonome Eigenzeit hat. Bereits im 4. Lebensjahr ist die Morphologie des Augapfels endgültig ausgeprägt[11].

Ebenso wie die Augenblase entsteht auch die *Zirbeldrüse* (▷ S. 41) als Ausstülpung aus der Wand des embryonalen Zwischenhirns. Pineale und retinale Photorezeptoren ähneln sich morphologisch. Erstere haben allerdings beim Menschen ihre direkte Photosensitivität verloren und nur eine endokrine Funktion beibehalten. Hauptsächliches Sekretionsprodukt ist die in einem zirkadianen Rhythmus synthetisierte Aminosäure *Melatonin*. Sie wurde auch in der Netzhaut nachgewiesen[14]. Die phylogenetische Verwandtschaft zwischen retinalen Photorezeptoren und photorezeptorenartigen Pinealozyten erklärt Beobachtungen über die Miterkrankung der Zirbeldrüse bei Netzhaut-induzierter experimenteller allergischer Uveitis[6a] und beim Retinoblastom (▷ S. 349).

Literatur

1. Adler R (1982) Trophic and neurite-promoting factors in eye development: in vitro studies. In: Hollyfield JG (ed) The structure of the eye. Papers presented at the fourth international symposium on the structure of the eye, a satellite meeting of the XI international congress of anatomists, Guadalajara, Mexico, 25–27 August 1980. Elsevier biomedical, New York Amsterdam Oxford, pp 215–228

2. Badtke G (1961) Die Mißbildungen des menschlichen Auges. In: Velhagen K (Hrsg) Der Augenarzt Bd IV. Thieme Stuttgart

2a. Clara M (1943) Entwicklungsgeschichte des Menschen. Quelle und Meyer, Leipzig, S. 492

3. Coulombre AJ (1956) The role of intraocular pressure in the development of the chick eye. I. Control of eye size. J Exp Zool 133: 211–224

4. Dejean Ch, Hervouët Fr, Leplat G (1958) L'embryologie de l'oeil et sa tératologie. Masson, Paris

4a. Fleischhauer K (1972) Ependyma and subependymal layer. In: Bourne GH (ed) The structure and function of nervous tissue, vol VI. Academic Press, New York London, p 5

4b. Forssmann WG, Heym C (1982) Grundriß der Neuroanatomie. Springer, Berlin Heidelberg New York, 3. Aufl., S. 5

4c. Gärtner J The vitreous body – a modified subarachnoid space. In preparation

5. Grüntzig J (1982) Das Lymphgefäßsystem des Auges. Bücherei des Augenarztes H 93, Enke, Stuttgart

6. Johnston MC, Noden DM, Hazelton RD, Coulombre JL, Coulombre AJ (1979) Origins of avian ocular and periocular tissues. Exp Eye Res 29: 27–43

6a. Kalsow CM, Wacker WB (1978) Pineal gland involvement in retina- induced experimental allergic uveitis. Invest Ophthalmol Visual Sci 17: 774–783

7. Mann I (1964) The development of the human eye, 3rd edn British Medical Association, London

8. O'Rahilly R (1975) The prenatal development of the human eye. Exp Eye Res 21: 93–112

9. Rohen JW (1964) Das Auge und seine Hilfsorgane. In: v. Möllendorff W, Bargmann W (Hrsg) Handbuch der mikroskopischen Anatomie des Menschen. Springer, Berlin Göttingen Heidelberg New York

10. Rohen JW (1969) Morphologie. In: Velhagen K (Hrsg) Der Augenarzt, 2. Aufl Bd I. VEB Georg Thieme, Leipzig

11. Sachsenweger R (1979) Biomorphose des Auges. In: Sachsenweger R (Hrsg) Bedeutung von Strukturen und Systemen in der Ophthalmologie. Nova Acta Leopoldina Neue Folge Nr 235 Band 50. Johann Ambrosius Barth, Leipzig, pp 29–36

12. Salzmann M (1912) Anatomie und Histologie des menschlichen Augapfels. Deuticke, Leipzig und Wien

13. Seefelder R (1930) Die Entwicklung des menschlichen Auges. In: Schieck F, Brückner A (Hrsg) Kurzes Handbuch der Ophthalmologie, Bd I, S 476–518, Springer, Berlin

14. Vollrath L (1981) The pineal organ. Hdb. mikroskop. Anat d Menschen VI/7. Springer, Berlin Heidelberg New York, pp 237, 476

Histologische Technik, Leichenerscheinungen und Kunstprodukte

Die größten Probleme für die histopathologische Untersuchung bietet die *Linse*. Hier kommt es fast stets zu Spaltungen und Schichtbildungen, vor allem des Linsenkerns, da die Linse in den Fixierungsmitteln hart und der Kern bei der Einbettung nur ungenügend durchtränkt wird.

Die besten Schnitte erhält man bei der *Zelloidineinbettung* oder mit dem *Gefriermikrotom nach Einbettung in Glyzerin*[2].

In der Netzhaut kommt es an Stäbchen und Zapfen von Leichenaugen sehr bald zur Autolyse. Eine charakteristische Leichenerscheinung ist die *Langesche Falte*[3]. Sie entsteht bei der Fixation embryonaler oder fetaler Augen im Gebiet des sogenannten *Oraspaltes* (▷ S. 303) als zirkulär in den Glaskörperraum vorspringende ziemlich hohe und steile Erhebung der Pars optica retinae unmittelbar vor der Ora serrata. Wahrscheinliche *Ursache* ist Traktion des schrumpfenden Glaskörpers. Im Gebiet des Oraspaltes findet sich normalerweise ein auffallend lockerer Kontakt zwischen den hier verkümmerten Photorezeptoren und dem Pigmentepithel.

Auch der *Glaskörper* ist wegen seines hohen Wassergehaltes (fast 99%) ein für die histopathologische Untersuchung schwieriges Objekt. Die Entwässerung führt zu *Schrumpfungserscheinungen* (Abb. 2.5 a) und damit zur Deformierung vorbestehender Strukturen.

Eine weitere Veränderung der intravitalen Verhältnisse tritt ein, wenn in Paraffin oder in Mischungen von Paraffin und polymeren Zusätzen eingebettet wird. Sie beruht auf der *Wärmeschrumpfung des kollagenen Glaskörpergerüstes*[1]. Diese verursacht während 40 min bei einer Temperatur von 55 Grad C einen Volumenverlust von 30%, bei 58 Grad C einen ebensolchen von 50%. Wenn auf Erhaltung der intravitrealen Strukturen und der Lagebeziehungen des Glaskörpers zur Netzhaut Wert gelegt wird, sollte wenigstens die Wärmeschrumpfung möglichst ausgeschaltet werden. *Für lichtmikroskopische Untersuchungen* ist daher, wenn *Schnitte durch das ganze Auge* beabsichtigt sind, auch heute noch die *Zelloidineinbettung vorzuziehen*.

Die elektronenmikroskopische Untersuchung des Auges ist nicht nur von wissenschaftlichem Interesse. Sie hat praktisch-klinische Bedeutung in der *Diagnostik erbbedingter Speicherkrankheiten,* die durch die Untersuchung von Biopsiematerial aus der Conjunctiva bulbi erleichtert wird (▷ S. 377). In der *Diagnostik okulärer Viruskrankheiten* bietet die Elektronenmikroskopie einen großen zeitlichen Vorteil gegenüber dem Anlegen von Kulturen. Die Zubereitung der Tränenflüssigkeit bis zum Einbringen des Netzes in das Elektronenmikroskop dauert nur 15 min[4].

Literatur

1. Balazs EA (1961) Molecular morphology of the vitreous body. In: Smelser GK (ed) The structure of the eye. Academic Press, New York London, p 295
2. Heydenreich A (Hrsg) (1968) Mikroskopisch-histologische Untersuchungsmethoden unter besonderer Berücksichtigung des Sehorgans. Ed Leipzig, Leipzig
3. Kreibig W (1961) Das Auge und sein Hilfsapparat. In: Staemmler M (Hrsg) Lehrbuch der speziellen pathologischen Anatomie, 11. und 12. Auflage, III. Band, 2. Teil, Walter de Gruyter & Co, Berlin, S. 1087
4. Boerner CF, Lee FK, Wickliffe CL, Nahmias AJ, Cavanagh HD, Straus SE (1981) Electron microscopy for the diagnosis of ocular viral infections. Ophthalmology 88: 1377–1381

Störungen der Entwicklung

Anophthalmie

Völliges Fehlen des Auges. Selten. Meist *doppelseitig.*

Ursachen: Fehlen der Vorderhirnentwicklung, Ausbleiben der Ausstülpung der Augenblase aus dem Vorderhirn, völlige sekundäre Zurückbildung einer schon vorhandenen Augenanlage (tierexperimentell gesichert bei Einwirkung teratogener Substanzen).

Zyklopie

Verschmelzung der beiden Augenanlagen in der Medianlinie. Selten.
• *Inkomplette Verschmelzung* = zwei median miteinander vereinigte Augenanlagen, eine gemeinsame Orbita.
• *Komplette Verschmelzung* = eine mediane gemeinsame Augenanlage, eine gemeinsame Orbita.

Leichtere Grade der Zyklopie werden auch als *Synophthalmie* bezeichnet.

Kongenitaler zystischer Augapfel

Er kommt dadurch zustande, daß die *Einstülpung der Augenblase zum Augenbecher ausbleibt.* Das resultierende zystische Gebilde kann neuroepitheliale Strukturen enthalten. Meist sind diese aber zum Zeitpunkt der Geburt durch Druckatrophie geschwunden. Konjunktiva, Augenlider und orbitales Gewebe erscheinen unauffällig.

Kolobome

Angeborene Defekte der Augenhüllen, die mit Anomalien in der Entwicklung der embryonalen Augenbecherspalte bzw. Stielrinne ursächlich verknüpft sind[2,13].
• *Typische Kolobome* sind Defekte, die der Lage und dem Verlauf nach der fetalen Augenbecherspalte entsprechen,
• *atypische Kolobome* sind Verstümmelungen außerhalb dieser Gegend.

Für einen regelrechten Verschluß der Augenspalte ist das Verschwinden der die Augenbecher- bzw. Augenstielblätter überziehenden Basallamina im Bereich der sich nähernden Becherränder Vorbedingung[8]. In *ektatischen Kolobomen* ist die Sklera nach außen gewölbt. *Orbitazysten* können als Endstadien derartiger Kolobome angesehen werden.

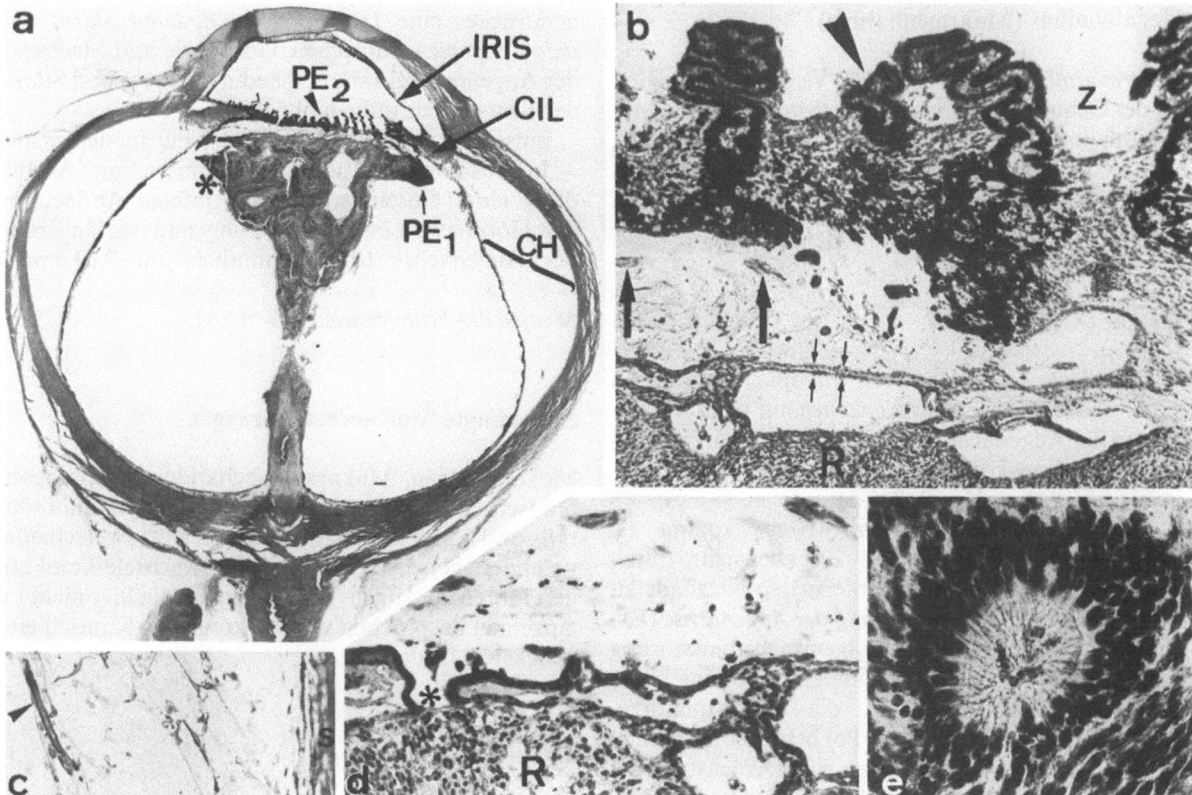

Abb. 2.2a–e. Mikrophthalmus und retinale Dysplasie bei einem 8 Monate alten Kind mit Hydrocephalus internus. Gravidität und Geburt normal. **a** Der sagittale Bulbusdurchmesser beträgt 17 mm. Die vaskularisierte Hornhaut ist verdickt. Die Iris liegt zum Teil der Hornhaut an. Die Linse fehlt. Die Chorioidea CH ist aufgesplittert (Spongiosis chorioideae). Die total abgehobene, in Falten liegende und dysplastische Netzhaut (Rosetten, Gliose) bildet einen sich verbreiternden Strang, der den Bulbus in zwei symmetrische Hälften teilt. Das retinale Pigmentepithel weist an einer Stelle PE_1 dichte miteinander verbackene, der Netzhaut anliegende Duplikaturen auf. In Höhe des Corpus ciliare CIL schiebt es sich zusammen mit einer aus Bindegewebe und Muskulatur bestehenden Platte quer in den Bulbus. Die hornhautwärts gerichteten Falten PE_2 entsprechen Ziliarkörperfortsätzen. HE, 4,5:1. **b** Ausschnitt, entsprechend der in a) mit PE_2 markierten Stelle. Bei Z rudimentäre Zonulafasern. Vordere Begrenzung der dysplastischen Retina ist ein kubisches Epithel (dünne Pfeile), das nach vorn auf das den Bulbus quer durchsetzende Septum umbiegt, aber auch netzhautwärts Duplikaturen bildet, die intraretinale Hohlräume umschließen. Der rudimentäre Glaskörper enthält Gefäße (dicke Pfeile). HE, 80:1. **c** Spongiosis chorioideae. Der Ausschnitt entspricht der in a) mit CH gekennzeichneten Stelle. S = Sklera. Der Pfeilkopf weist auf eine Aderhautkapillare. HE, 125:1. **d** Der Ausschnitt zeigt im rudimentären Glaskörper die in b) durch dicke Pfeile markierten persistierenden Gefäße, sowie die Beziehung des unpigmentierten kubischen Epithels zur übrigen, invers gelagerten Retina R. An einer Stelle (Stern) Lücke im kubischen Epithel. HE, 125:1. **e** Rosette aus der in a) mit Stern markierten Gegend. van Gieson, 312:1

Mikrophthalmus

Eine der häufigsten Mißbildungen des Auges, nicht selten mit anderen Anomalien, insbesondere des Skeletts, vergesellschaftet.

Als *Ursachen* werden Entwicklungsstörungen des inneren Augenbecherblattes, zu geringe Entwicklung des Glaskörpers, sowie in den nicht erbbedingten Fällen sekundäre regressive Veränderungen durch fetale Infektion (Toxoplasmose, Viren) diskutiert.

Okuläre Begleitanomalien sind Kolobom, gegebenenfalls mit Orbitazyste, Katarakt, Aphakie, massive Faltungen der Netzhaut (retinale Dysplasie, ▷ S.338) sowie ein in seiner Menge gegenüber einem normalen Auge ganz erheblich verminderter Glaskörper mit persistierenden Gefäßen.

Auffallend ist ein merkwürdiges Verhalten des *Pigmentepithels* (v. Hippel[10]), das ausgedehnte *Duplikaturen* mit radiär gegen die Linse – so vorhanden – gerichteten Falten bildet (Abb. 2.2a–e). v. Hippel nimmt an, daß aus einem Teil des inneren Blattes der Augenblase statt Retina Pigmentepithel hervorgeht.

Der reine Mikrophthalmus (*Nanophthalmus,* „bulbus en miniature") mit gleichmäßiger Verkleinerung aller – im übrigen regelrechten – Bestandteile ist sehr selten. Es besteht ein *fließender Übergang zum hyperopen Auge;* eine scharfe Grenzziehung zwischen beiden Veränderungen ist nicht möglich[2].

Mikrophthalmus und Nanophthalmus sind stets mit einer Mikrokornea (▷ S.308) verbunden. Wenn nicht zugleich ein Glaukom (▷ S.367) besteht, bleibt die Hornhaut klar. Ihr horizontaler Durchmesser kann bis auf 4 mm verringert sein[5a].

Megalobulbus (Makrophthalmie)

Abnorm großer Bulbus, wobei die Vergrößerung schon bei der Geburt vorhanden ist. *Postnatal* kann eine Makrophthalmie bei Myopie (pathologische Myopie), beim kongenitalen Glaukom (Hydrophthalmus (▷ Abb. 2.23 c)), bei der Neurofibromatose und beim Sturge-Weber-Syndrom entstehen.

Myopie (Achsenmyopie)

• *Physiologische Myopie* oder Myopia simplex: In dieser Weise werden *Normvarianten* mit einer Verlängerung der Augenachse bis zu ca. 6 Dioptrien bezeichnet (ophthalmoskopisch gemessen entsprechen 3 dpt etwa 1 mm Achsenlänge). Bei der

• *erbbedingten pathologischen Myopie* kommt es, meist zwischen dem 10. und 20. Lebensjahr, durch überschießende Wachstumspotenz der Netzhaut zu einer *hochgradigen Verlängerung der Augenachse* (Extremwert ca. 45 dpt). Die Längenwachstumsstörung kann sowohl die bereits physiologisch dominierende postnatale Wachstumszone, die Ora-Äquatorgegend[11], als auch den hinteren Pol betreffen; zuweilen noch nach Abschluß der allgemeinen Wachstumsperiode (→ *maligne progressive Myopie*)[3,5]. Das pathologische, unvollständig korrelierte Wachstum führt als direkte Krankheitserscheinung zu *degenerativen Veränderungen,* ohne dazu sekundärer mechanischer Einflüsse (Dehnung) zu bedürfen[1]. Die wichtigsten dieser Veränderungen betreffen neben dem *Pigmentepithel* (Rarefizierung) das *Bindegewebe:* allgemeine Verdünnung der Chorioidea, fokale peripapilläre, makuläre und periphere chorioatrophische Areale, Einrisse der Bruchschen Membran (▷ S. 322), Skleraverdünnung, evtl. mit Staphyloma posticum verum (▷ S. 314), Glaskörperdestruktion. Blutungen aus geschädigten Gefäßen der Choriokapillaris können bei entsprechender Lokalisation (macula lutea) das zentrale Sehvermögen schädigen.

• *Einfache, physiologische Achsenmyopie.* Sie ist bei *Naturvölkern* selten, bei *zivilisatorisch hochstehenden Völkern* häufig. Dies läßt sich durch *Selektion* erklären[15]: Vor 2000 Jahren und noch im Mittelalter war es einem Presbyopen ohne Brille praktisch unmöglich, Naharbeit zu verrichten und zu lesen; der Myope war somit bevorzugt und unterlag einer positiven Selektion. Als Angehöriger eines Naturvolkes ist ein Myoper hingegen bei Jagd, Fischfang, Krieg usw. von Jugend an stark benachteiligt. Der rapide Anstieg der Achsenmyopie bei Naturvölkern, die den Einflüssen der westlichen Zivilisation unterworfen wurden, z.B. den Eskimos, weist auch auf die Bedeutung der Naharbeit in der frühen Kindheit, insbesondere des Lesens, als wichtiger Faktor in der Genese der Kurzsichtigkeit hin[14]. Es wird vermutet, daß die beim Lesen infolge Konvergenz eintretende Anspannung der schrägen Augenmuskeln und Erhöhung des Augeninnendruckes eine *Distorsion der hinteren Sklera und axiale Myopie* verursachen. Geometrie und Mechanik der Augenmuskeln sind erbbedingt, Dauer und Stärke der Konvergenz milieuabhängig[9a].

Einseitiger Verschluß der Lidspalte in den ersten 3 Lebensmonaten führt bei Hühnern zur Ausbildung einer einseitigen Myopie infolge Abflachung der Hornhaut, Linsenverlagerung und Verlängerung der Augenachse (durchschnittlich um 2,03 mm)[16], ▷ S. 375.
Myopie der Frühgeborenen ▷ S. 342.

Erbbedingte Stoffwechselstörungen

Mukolipidosen, Mukopolysaccharidosen, Sphingolipidosen, Störungen des Kohlenhydrat-, Aminosäuren- und Lipoproteinstoffwechsels sowie verschiedene andere genetisch bedingte Stoffwechselerkrankungen führen zu Augenveränderungen, die hier nicht im einzelnen besprochen werden können[17]. Klinisch eindrucksvoll ist der

Albinismus

Erblicher Enzymdefekt (Mangel an Tyrosinase). Die „roten Augen" des Albino resultieren aus dem Pigmentmangel in der Iris und aus der Reflexion des Lichtes durch die Gefäße des Augenhintergrundes (▷ S. 336).

Melanocytosis oculi

Einseitige Pigmentierung der Episklera. Das *Bindehautepithel* ist *unbeteiligt,* die Iris kann jedoch mitbetroffen sein. Kommt es zusätzlich auch noch zur ipsilateralen Pigmentierung der periokularen Gewebe, so liegt eine

• *okulodermale Melanozytose* vor *(Naevus von Ota).* Die Hautveränderungen entsprechen einem „*extrasakralen Mongolenfleck".* In derart veränderten Bulbi können sich maligne Melanome entwickeln.

Fehlbildungen bei Chromosomenanomalien

Augensymptome finden sich vor allem bei *Trisomie 21* (Mongolismus, Down-Syndrom)[9], *Trisomie 18* (Edwards)[7] und bei *Trisomie 13* (Patau-Syndrom, Bartholini-Syndrom, Reese-Blodi-Straatsma-Syndrom, „okulo-zerebrales Syndrom", „Dysplasia encephaloophthalmica"). Auch wenn statt der autosomalen Chromosomen die Geschlechtschromosomen betroffen sind, kann es zu Abnormalitäten der Augen kommen; am häufigsten beim *Noonan-Syndrom* (Tabelle 2.1).

Tabelle 2.1. Wichtige Augenbefunde bei Chromosomenanomalien

Trisomie 21	Mongoloide Augenbraue
	Epikanthus
	Myopie
	Kongenitale und juvenile Katarakt
	Weißliche Irisflecke (Brushfield)
	Irishypoplasie
	Keratokonus, Keratoglobus (selten)
Trisomie 18 (sehr selten)	Epikanthus
	Blepharophimosis
	Mikrophthalmus
	Kongenitales Glaukom
	Retinale Dysplasie
	Hypopigmentierung des Pigmentepithels
Trisomie 13	Mikrophthalmus
	Kolobome
	Persistierender „hyperplastischer" embryonaler Glaskörper
	Retinale Dysplasie
	Katarakt
Noonan-Syndrom	„Antimongoloide Lidspalte"
	Epikanthus
	Myopie
	Keratokonus

Literatur

1. Badtke G (1956) Die heutigen Auffassungen vom Wesen und der Genese der Myopie. Die Medizinische: 339–342
2. Badtke G (1961) Die Mißbildungen des menschlichen Auges. In: Velhagen K (Hrsg) „Der Augenarzt" Bd IV, Thieme, Stuttgart
3. Barsewisch B von (1973) Die Myopie als Syndrom. Münch med Wschr 115: 1377–1384
*4. Clavert A (1978) Étude de la formation et de l'évolution normale et pathologique de l'ébauche neuroectodermique de l'oeil. Arch Anat Hist Embr norm et exp 61: 89–142
5. Curtin BJ (1979) Physiologic vs pathologic myopia: genetics vs enviroment. Ophthalmology 86: 681–691
6. Dinno ND, Lawwill T, Leggett AE, Shearer L, Weisskopf B (1976) Bilateral microcornea, coloboma, short stature and other skeletal anomalies – a new hereditary syndrome. Birth Defects 8: 109–114
7. Fulton AB, Craft JL, Zakov ZN, Howard RO, Albert DM (1980) Retinal anomalies in trisomie 18. Albrecht v Graefes Arch klin exp Ophthal 213: 195–205
8. Geeraets R (1976) An electron microscopic study of the closure of the optic fissure in the golden hamster. Am J Anat 145: 411–432
9. Ginsberg J, Ballard ET, Buchino JJ, Kinkler AK (1980) Further observations of ocular pathology in Down's syndrome. J Ped ophthal and Strab 17: 166–171
9a. Greene PR (1980) Mechanical considerations in myopia: relative effects of accomodation, convergence, intraocular pressure, and the extraocular muscles. Am J Optometry 57: 902–914
10. Hippel E von (1931) Mißbildungen. In: Henke-Lubarsch (Hrsg) Handbuch der speziellen pathologischen Anatomie und Histologie, Bd XI, Teil 2. Springer, Berlin, S. 42
11. Karlin DB, Curtin BJ (1976) Peripheral chorioretinal lesions and axial length of the myopic eye. Am J Ophthal 81: 625–635
12. Mann I (1957) Developmental abnormalities of the eye. 2nd edn. British Medical Assoc, London
13. Pagon RA (1981) Ocular coloboma, Survey ophthalmol 25: 223–236
*14. Richler A and Bear JC (1981) Nearwork and familial resamblances in ocular refraction: a population study in Newfoundland. Doc Ophthal Proc Series 28: 41–46
15. Sachsenweger R (1979) Biomorphose des Auges. In: Sachsenweger R (Hrsg) Bedeutung von Strukturen und Systemen in der Ophthalmologie. Nova Acta Leopoldina Neue Folge Nr. 235 Band 50, Johann Ambrosius Barth, Leipzig, pp 29–36
*16. Shapiro A (1981) Experimental visual deprivation and myopia. In: Feldelius HC, Alsbirk PH, Goldschmidt E (eds) Third international conference on myopia, Copenhagen 1980. Doc Ophthal Proc Series 28: 193–195
17. Wollensak J, Grajewski O (1981) Stoffwechselleiden und Auge. In: Velhagen K (Hrsg) Der Augenarzt Bd VII, 2. Aufl, VEB Georg Thieme, Leipzig, pp 610–809

Entzündungen, die das Auge als Ganzes betreffen (Ophthalmitis)

Definition

• *Endophthalmitis:* Innenräume des Auges (Glaskörper, Hinterkammer, Vorderkammer) und angrenzende Strukturen sind betroffen (Abb. 2.3 a–e).
• *Panophthalmitis:* Zusätzlich zu allen intraokularen Hohlräumen und Geweben sind auch die Bulbuswand, evtl. auch Teile der Orbita, in den entzündlichen Prozeß einbezogen.

Ätiologie, Pathogenese

Beide Formen der Ophthalmitis können *infektiös* und *nicht-infektiös* verursacht sein.
• *Krankheitserreger* sind *Bakterien, Viren* (z.B. Zoster ophthalmicus), *Pilze* (z.B. Candida), *Protozoen* (z.B. Toxoplasmosa gondii, das eine „segmentale Panophthalmitis" hervorrufen kann) oder *Würmer*[7,10,11] (z.B. Onkozerka, eine der Hauptursachen für Erblindung in Afrika[6]). Infolge zunehmender Verwendung immunosuppressiver und antineoplastischer Medikamente, langdauernder intravenöser Infusionen sowie des verbreiteten Gebrauchs von Antibiotika und der Durchführung intravenöser Injektionen mit nicht sterilem Material durch Drogensüchtige gewinnen Pilzinfektionen immer mehr an Bedeutung[5].
• *Infektionswege:* Am häufigsten werden die Erreger im Verlauf *perforierender Verletzungen* in den Bulbus eingebracht. Die *hämatogene* Entstehung einer Ophthalmitis ist seltener. Gelegentlich wird sie bei den mykotischen Endophthalmitisformen beobachtet[15]. Auch die Larven der Würmer erreichen den Bulbus über die Blutgefäße.

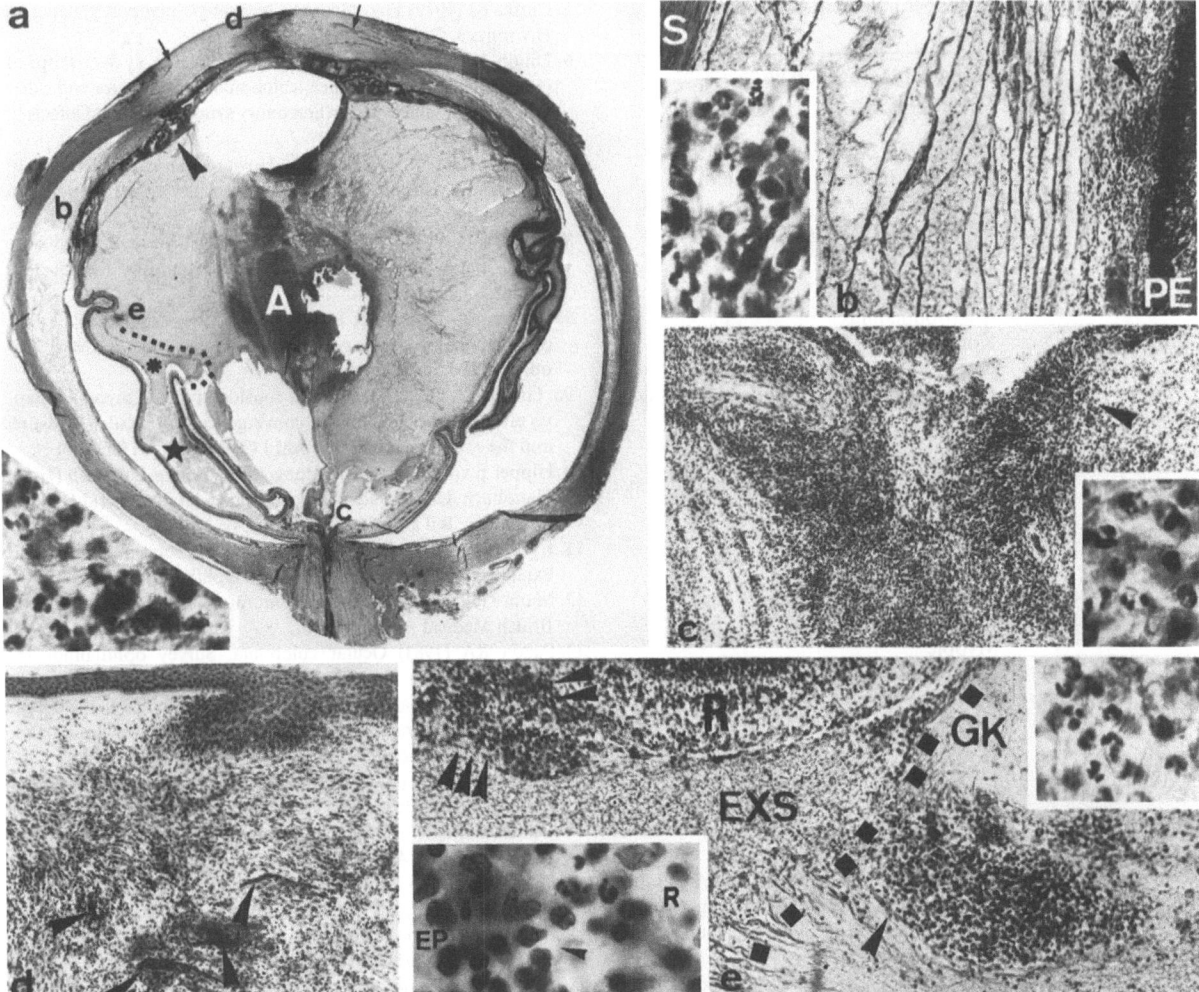

Abb. 2.3a–e. Eitrige Endophthalmitis nach penetrierender (sog. „perforierender") Verletzung. **a** In der Mitte der Hornhaut eine alle Schichten durchsetzende frisch vernarbte Wunde. Die Pfeile zeigen auf vom Limbus her einsprossende Gefäße. Gemischtzellige, vor allem neutrophile Granulozyten, aber auch Makrophagen enthaltende entzündliche Infiltrate in Iris und Ziliarkörper (Pfeilkopf), im Zentrum (A) und in der Peripherie (e) des Glaskörpers („Glaskörperabszeß"), in Netz- und Aderhaut sowie im Sehnervenkopf. Seröses Exsudat (kleiner Stern) und Blutung (großer Stern) zwischen abgelöstem Glaskörper und Netzhaut. Die abgelöste hintere Glaskörpergrenzschicht ist durch schwarze Vierecke markiert. Exsudative, durch Gewebsfixation vergrößerte Netzhautablösung. **b–e** = Lage der in den entsprechenden Abb. vergrößerten Ausschnitte. HE, 3,5:1. *Einsatz:* Zellen des entzündlichen Infiltrates im Ziliarkörper. HE, 500:1. **b** Aufsplitterung der Aderhaut (Spongiosis chorioideae) durch seröses Exsudat. Entzündliches Infiltrat in der an das Pigmentepithel (PE) angrenzenden Schicht. S = Sklera. *Einsatz:* Zellen aus der durch den Pfeilkopf markierten Gegend des entzündlichen Infiltrates. HE, 500:1. **c** Entzündung des Sehnervenkopfes (Papillitis). HE, 50:1. *Einsatz:* Zellen des entzündlichen Infiltrates (s. Pfeilkopf). HE, 500:1. **d** Neugebildetes, zahlreiche Gefäße (Pfeilköpfe) enthaltendes Granulationsgewebe im Gebiet der Hornhautperforation. HE, 50:1. **e** Entzündliche Infiltrate in der Glaskörperperipherie (ein Pfeilkopf), intra- (zwei Pfeilköpfe) und epiretinal (drei Pfeilköpfe). R = Retina, GK = Glaskörper, EXS = subvitreales seröses Exsudat. Die abgelöste hintere Glaskörpergrenzschicht ist durch schwarze Vierecke markiert. HE, 80:1. Einsatz rechts oben: Zellen des entzündlichen intravitrealen Infiltrates (s. Pfeilkopf). HE, 500:1. Einsatz links unten: Zellen des entzündlichen intra- (R) und epiretinalen (EP) Infiltrates. Der Pfeilkopf im Einsatz zeigt auf die von den Infiltratzellen durchbrochene vitreoretinale Verbindung. HE, 500:1

● *Nicht-infektiöse Ursachen:* Exogenes (bei perforierenden Verletzungen eingeschlepptes) und endogenes Fremdkörpermaterial (z. B. nach operativer oder traumatischer Eröffnung der Linsenkapsel freigewordenes und im Auge verbliebenes Linsenprotein (▷ S. 305). Allergische Phänomene spielen unter den nicht direkt-infektiösen Ursachen wahrscheinlich eine bedeutende, wenn auch in vielen Fällen noch nicht befriedigend geklärte Rolle (▷ S. 301).

Morphologie
Man unterscheidet *verschiedene Formen,* je nachdem, welche Art der entzündlichen Reaktion das Bild beherrscht (Tabelle 2.2).

Tabelle 2.2. Formen und Morphologie der Pan- und Endophthalmitis

Eitrige Ophthalmitis

Panophthalmitis	*Fulminante Form:* Eitrige Einschmelzung der Uvea und Retina. Abszeßbildung im Glaskörper, Empyem der Vorderkammer = Hypopyon (▷ S.312). Nekrose von Kornea und Limbus. Bulbusruptur. *Eitrige Tenonitis und Orbitaphlegmone.* *Subakute Form:* Diffuse schwere Entzündung wie bei der fulminanten Form, jedoch mit vorwiegend lymphoplasmozytärer anstatt eitriger (= granulozytärer) Infiltration.
Endophthalmitis	Wie bei Panophthalmitis, nur mit folgendem Unterschied: *Tenonsche Kapsel und Orbitastrukturen unbeteiligt.*

Nicht-eitrige, nicht-granulomatöse Ophthalmitis

Panophthalmitis	Vorwiegend lymphoplasmozytäre Infiltration→ *unspezifisches Granulationsgewebe*→ *Vernarbung*
Endophthalmitis	wie bei Panophthalmitis, aber *ohne Beteiligung der Tenonschen Kapsel und Orbitastrukturen.* Komplette Ausheilung möglich mit nur umschriebener Narbenbildung am Ausgangspunkt der Entzündung.

Nicht-eitrige, granulomatöse Ophthalmitis

Panophthalmitis	*Epitheloidzellgranulome mit Riesenzellen* + schwere unspezifische lymphoplasmozytäre Begleitentzündung. *Ursachen:* z.B. Fremdkörper, Pilzinfektion, selten Tbc und Lues.
Endophthalmitis	wie bei Panophthalmitis mit den gleichen Einschränkungen w.o. (Begrenzung auf den Bulbus).

Tabelle 2.3. Differentialdiagnose der granulomatösen Ophthalmitis. (Modifiziert aus Naumann 1980)

Erregerbedingt	Bakterien: Tuberkulose, Lues, Lepra Viren: Zoster ophthalmicus Pilze: Histoplasmose, Kokzidiomykose, Kryptokokkose Protozoen: Toxoplasmose Würmer: Toxokariasis
Reaktion auf autologe intraokulare Gewebe	Phakogene Ophthalmie: Linsenprotein Endophthalmitis haemo-granulomatosa: kompaktes Blutkoagel im Glaskörper[12] Cholesterin-Granulom: Cholesterinkristalle aus alter subretinaler Blutung bei Morbus Coats Sympathische Ophthalmie: uveales Melanin? Retinale Antigene?
Fremdkörper	
Ätiologisch unklare immunologische Prozesse	Sarkoidose Boeck Vogt-Koyanagi-Harada-Syndrom Morbus Still Sklero-Uveitis bei chronischer Polyarthritis

Die *Differentialdiagnose der granulomatösen Ophthalmitis ist in Tabelle 2.3 erläutert.*

Immunpathologie entzündlicher Augenveränderungen

● *Grundlagen: Pathologische Immunmechanismen* (=Allergien) sind bei einer Reihe intraokularer Entzündungen unbekannter Art sehr wahrscheinlich von Bedeutung. Dabei übt die *Uvea* die *Funktion eines Lymphknotens* aus: Intraokulares Antigen wird in den Kreislauf eingeschleust und stimuliert extraokulare lymphoide Organe. Nach 5 bis 7 Tagen können sensibilisierte Lymphozyten und Antikörper in der Uvea nachgewiesen werden. Wiederholte Exposition gegenüber dem gleichen Antigen bewirkt eine beschleunigte Aktivierung von in der Uvea verbliebenen sensibilisierten Lymphozyten (memory cells).

Immunglobuline sind in der Bindehaut und im Auge vorhanden, mit Ausnahme der Linse. Die höchsten Konzentrationen finden sich in Bindehaut, Hornhaut und Aderhaut. Vom *Komplementsystem* wurden Komponenten sowohl der klassischen Aktivierungskette als auch des Properdinwegs in der normalen Tränenflüssigkeit nachgewiesen. Auffallend ist der hohe Gehalt an *Mastzellen* im subkonjunktivalen Bindegewebe[8].

● *Manifestationsformen: Immunreaktionen vom Soforttyp* sind z.B. die Heuschnupfen-Konjunktivitis, die atopische Allergose (bei Medikamenten-Überempfindlichkeit), und die Konjunktivitis vernalis (▷ S.380). Beispiele eine *zytotoxischen Immunreaktion* sind der okuläre Pemphigus (▷ S.381) und das Ulcus rodens corneae. Als durch *Immun-Komplexe* vermittelte Reaktionen gelten Skleritis und Skleromalazie, marginale Hornhautinfiltrate sowie zahlreiche Formen von Iridozyklitis und chronischer Uveitis, z.B. die Uveabeteiligung bei chronischer Polyarthritis oder beim M. Behçet (▷ S.326). Auch die Vasculitis retinae bei Polyarteriitis nodosa (▷ S.346) gehört hierher. *Immunreaktionen vom verzögerten Typ* sind schließlich die kontaktallergische Konjunktivitis phlyktaenulosa (▷ S.379), die chronische Transplantatkrankheit (▷ S.313) und die chronischen granulomatösen Uveitiden, z.B. die sympathische Ophthalmie (▷ S.305), die phakogene Ophthalmie (▷ S.305) oder die Vogt-Koyanagi-Haradasche Krankheit (▷ S.328)[2,3,4,9,13].

● *Bedeutung autoimmunologischer Prozesse:* Zweifellos laufen in der Uvea auch autoimmunologische Prozesse ab. *Zirkulierende Autoantikörper* bei den drei letztgenannten Erkrankungen wurden nachgewiesen. Beim Wurmbefall des Auges spielen *Eosinophile* nicht nur als Killer-Zellen, sondern möglicherweise auch als Mediatoren von Autoimmunmechanismen (z.B. auf retinale Antigene) eine Rolle[14].

Ebenso wie der Verlauf von Entzündungen wird auch das biologische Verhalten von *Geschwülsten* des Auges durch immunologische Faktoren beeinflußt. Dies gilt insbesondere für das Uveamelanom (▷ S.330) und das Retinoblastom (▷ S.349)[4].

Schädigung von Zellen des Immunsystems durch den oder die Erreger des *AIDS (acquired immunodeficiency syndrome)* kann auch am Auge entsprechende Folgen haben (Zytomegalievirus-Retinitis[1a], Candida-Endophthalmitis[12a]).

Literatur

1. Aronson S, Elliot J (1972) Ocular inflammation. Mosby, St. Louis

1a. Bachman DM, Rodrigues MM, Chu FC, Straus SE, Cogan DG, Macher AM (1982) Culture-proven cytomegalovirus retinitis in a homosexual man with the acquired immunodeficiency syndrome. Ophthalmology 89: 797–804

2. Böke W, Luntz MH (eds) (1976) Proceedings of the first international symposium on immunology and immunopathology of the eye. Strasbourg, 1974. Ocular immune response. Karger, Basel New York. (Modern problems in ophthalmology 16)

3. Campinchi R, Faure JP, Bloch-Michel E, Haut J (eds) (1970) L'uvéite. Phénomènes immunologiques et allergiques. Masson, Paris

4. Char DH (1978) Immunology of uveitis and ocular tumors. Current ophthalmology monographs. Grune & Stratton, New York

5. Doft BH, Clakson JG, Rebell G, Forster RK (1980) Endogenous aspergillus endophthalmitis in drug abusers. Arch Ophthalmol 98: 859–862

6. Goldstein H (1980) The reported demography and causes of blindness throughout the world. Adv Ophthalmol 40: 1–99

7. Huismans H (1979) Tierische Parasiten des menschlichen Auges. Bücherei des Augenarztes Heft 80, Ferdinand Enke Verlag, Stuttgart

* 8. Jackson WB, Gilmore NJ (1981a) Ocular immunology: a review (first of two parts). Can J Ophthalmol 16: 3–9

* 9. Jackson WB, Gilmore NJ (1981b) Ocular immunology: a review (second of two parts). Can J Ophthalmol 16: 59–65

10. Locatcher-Khorazo D, Seegal BC (1972) Microbiology of the eye. Mosby, St. Louis

11. Luxenberg MN (1980) An experimental approach to the study of intraocular toxocara canis. Tr Am Ophth Soc 77: 542–602

12. Naumann GOH, Völcker HE (1977) Endophthalmitis haemogranulomatosa. Klin Mbl Augenheilk 171: 352–359

12a. Parke II DW, Jones DB, Gentry LO (1982) Endogenous endophthalmitis among patients with candidemia. Ophthalmology 89: 789–796

13. Rahi AHS, Garner A (1976) Immunopathology of the eye. Blackwell Scientific Publications, Oxford London Edinburgh Melbourne, pp 155–220

14. Rockey JH, Donnelly JJ, Stromberg BE, Soulsby EJL (1979) Immunopathology of *Toxocara canis* and *Ascaris suum* infections of the eye: the role of the eosinophil. Invest Ophthal Vis Sci 18: 1172–1184

15. Schwartz JN, Donelly EH, Klintworth GK (1977) Ocular and orbital phycomycosis. Surv Ophthal 22: 3–28

Traumatische Schäden

Man unterscheidet *stumpfe Prellungsverletzungen* (Contusio, richtiger Concussio bulbi), die Bulbuswand zum Teil oder vollständig eröffnende, d. h. in sie bzw. auch in das Augeninnere eindringende *(penetrierende)* und den Augapfel vollständig durchbohrende *(perforierende) Verletzungen*. Ein Fremdkörper, der Hornhaut und Linse durchschlagen hat und im Glaskörper liegen geblieben ist, verursacht eine penetrierende Augenverletzung; wenn er den Bulbus vollständig durchbohrt, bezeichnet man dies klinisch als *Doppelperforation*[20].

Contusio bulbi

Bei einer stumpfen Prellungsverletzung zerreißen je nach der Schwere des Traumas nur intraokulare Strukturen, oder es kommt zusätzlich zur Bulbusruptur.

Kontusionsfolgen

• *Hyphaema* = Blutung in die vordere Augenkammer. Gewöhnlich führen Blutungen in die Vorderkammer nicht zur Gerinnung, da das Trabekelwerk im Kammerwinkel kein Thromboplastin enthält[5]. Das ausgetretene Blut gerinnt nur, wenn gleichzeitig ein Gewebsschaden vorliegt. 75% aller Augen weisen nach Contusio bulbi mit Hyphaema eine *Vertiefung des Kammerwinkels* auf, hervorgerufen durch Einriß in den vorderen Ziliarkörper und Zurücklagerung des Ziliarmuskels zusammen mit dem Irisdiaphragma. In 7% der Augen mit dieser pathognomonischen Kontusionsdeformität kommt es, oft viele Jahre später, zum Auftreten eines *sekundären Offenwinkelglaukoms*[1] (▷ S. 367), wahrscheinlich durch Schädigung des Trabekelwerkes mit Erhöhung des Abflußwiderstandes. Ein persistierendes Hyphaema führt zur Diffusion von aus zerfallenden Erythrozyten freigewordenem Hämoglobin und zur Ablagerung geringer Mengen von Hämosiderin im Hornhautstroma *(Hämatokornea)*[19].

• *Descemetleisten* = vermehrte Bildung von Basallaminamaterial durch Endothelzellen, die postkontusionelle Rupturen der Descemetschen Membran überbrückt haben; oder Bildung eines typischen, narbigen Ersatzgewebes durch eingewanderte Keratozyten.

• *Endothelialisierung der Vorderkammer* = Auswandern von Endothelzellen über das Ende der Descemetschen Membran, evtl. bis auf die Irisoberfläche.

- *Traumatische Zyklodialyse* = Abriß des Ziliarkörpers von der Sklera.
- *Traumatische Iridodialyse* = mehr oder weniger vollständiger Abriß der Iriswurzel.
- *Traumatische Aniridie* kann bei gleichzeitiger limbärer Bulbusruptur, aber auch ohne diese vorkommen. In letzterem Fall liegt die abgerissene Iris in der Vorderkammer oder – bei gleichzeitiger Linsenluxation – im Glaskörper.
- *Aderhautrupturen* entstehen *am Ort der Prellung*, d.h. meist dicht hinter der Ora serrata, und/oder *als Contrecoupwirkung am hinteren Augenpol*, sektorenförmig konzentrisch um die Pupille. Im Gebiet der Ruptur fehlt die Aderhaut vollständig; statt dessen findet sich eine fibröse Narbenbildung mit Proliferation des Pigmentepithels in den subretinalen Raum.
- *Postkontusionelle Aderhautinfarkte* = lokalisierte chorioretinale Narben als Folge des Abrisses einer oder mehrerer kurzer hinterer Ziliararterien.
- *Chorioretinitis sclopetaria* = alte Bezeichnung für ausgedehnte schwielige Narbenprozesse nach Zerreißung der Aderhaut als Folge von Augapfelprellung durch Orbitaschußverletzung (Lobeck 1937)[11].
- *Linsenkapselrupturen* = meist am Linsenäquator.
- *Linsenluxation:* Eine Verlagerung der Linse erfolgt, wenn so viele Zonulafasern zerrissen sind, daß die Linse nicht mehr in ihrer natürlichen Position gehalten wird. Sie kann entweder in die Vorderkammer oder in den Glaskörper verlagert werden, bei einer gedeckten Skleraruptur auch unter die Bindehaut. Geringe Grade von Verschiebungen werden als *Subluxation* bezeichnet (▷ Abb. 2.23c).
- *Contusio lentis* = minimale Kapseleinrisse infolge Schädigung durch die von der Prellung ausgelöste Druckwelle. Die Risse führen zu einer subkapsulär gelegenen rosettenförmigen Linsenfasertrübung, die im späteren Verlauf sich weiter in die Tiefe verlagert *(traumatische Spätrosette)*.

Kontusionsveränderungen der Netzhaut

- *Berlinsches Ödem (Commotio retinae):* Vorübergehende Weißfärbung der Netzhaut an der Stelle, wo ein stumpfes Trauma den Augapfel getroffen hat, bzw. an der gegenüberliegenden Stelle, z.B. der Makula (Contrecoup). *Tierexperimentell* wurde 1 min nach dem Trauma ein intrazelluläres Ödem der Glia in der Nervenfaserschicht bzw. nach 30 min ein intrazelluläres Ödem der Axone der Photorezeptoren in der äußeren plexiformen Schicht sowie ein intrazelluläres Ödem der Müllerschen Zellen und der Pigmentepithelien nachgewiesen. Störungen der Blut-Netzhautschranke wurden nicht beobachtet[5,8a].

Starke Contrecoupeinwirkung am hinteren Pol kann ein *zystoides Makulaödem* (▷ S. 348) hervorrufen, das wiederum, durch Konfluieren der Mikrozysten, in eine makuläre Netzhautspaltung *(Schisis, Makulazyste)* übergehen kann. Reißt später die innere oder äußere Zystenwand ein, so bildet sich ein sog. *Schichtloch*. Beim (selteneren) Einreißen beider Zystenwände entsteht ein echtes, *durchgreifendes Makulaforamen*.

- *Postkontusionelle Netzhautablösung.* Primäre Schädigung ist sehr wahrscheinlich eine durch die Gewalteinwirkung – direkt oder durch Contrecoup – bewirkte *Ischämie* mit nachfolgender lokaler, zur intraretinalen Hohlraumbildung und schließlich durchgehender Lochbildung führender *Nekrose*. Die postkontusionellen Netzhautlöcher können nach Glaskörperdestruktion und Ausbildung sekundärer intravitrealer Fibrosierungen im Bereich der geschädigten vitreoretinalen Verbindung sowie nach Degradation der pigmentoretinalen Kittsubstanz (▷ S.335) zur *Netzhautabhebung* führen, selbst noch nach Jahrzehnten[4].
- *Postkontusioneller Orariß:* Der klinische Terminus „Orariß" beinhaltet mehrere prognostisch verschiedene Typen von Netzhautdefektbildung an der Ora serrata. Sie werden bei Lage an der vorderen (ziliaren) Begrenzung der sich zu beiden Seiten der Ora serrata erstreckenden sogenannten Glaskörperbasis als „*präbasal*", bei Lage innerhalb der Glaskörperbasis als „*intrabasal*" und bei Lokalisation an der hinteren (äquatorialen) Begrenzung als „*retrobasal*" bezeichnet. Die Häufigkeit von Einrissen im ehemaligen inneren Augenbecherblatt nach stumpfen Traumen gerade an der Ora serrata ist durch lokale anatomische Besonderheiten verständlich: An der Ora serrata findet der Übergang von den beiden fest miteinander verbundenen Epithelblättern der Pars plana zu den beiden Blättern der Neuroretina statt, die hier – und nur hier – durch einen schmalen Spalt („*Oraspalt*", ▷ S.295) voneinander getrennt sind. Hinzu kommt, daß das innere Netzhautblatt im Bereich der Ora serrata ziliarkörperwärts sich abrupt verdünnt, schlecht durch Blutgefäße ernährt wird und am meisten Bereitschaft zu degenerativen Veränderungen zeigt.
- *Postkontusionelle Netzhautblutungen:* Es handelt sich um Rhexisblutungen, die allein oder zusammen mit den vorgenannten Veränderungen auftreten können (Abb. 2.4c).

Postkontusionelle Aderhautabhebung
Hierunter versteht man eine echte Ablösung der Aderhaut von der Sklera durch *suprachorioidales Ödem* oder durch *Blutung* (aus durchtrennten Vortexvenen?). Vgl. die Pathogenese des postkontusionellen subduralen Hämatoms (▷ S. 138).

Bulbusruptur

Man unterscheidet eine *direkte* (selten) und *indirekte* Ruptur. Die indirekte Ruptur erfolgt entfernt von der Gewalteinwirkung an *anatomisch schwachen Stellen*, z.B. am Limbus corneae (▷ S.314) oder hinter den Ansätzen der geraden Augenmuskeln; oder als Contrecoupwirkung diametral entgegengesetzt der Prellung.

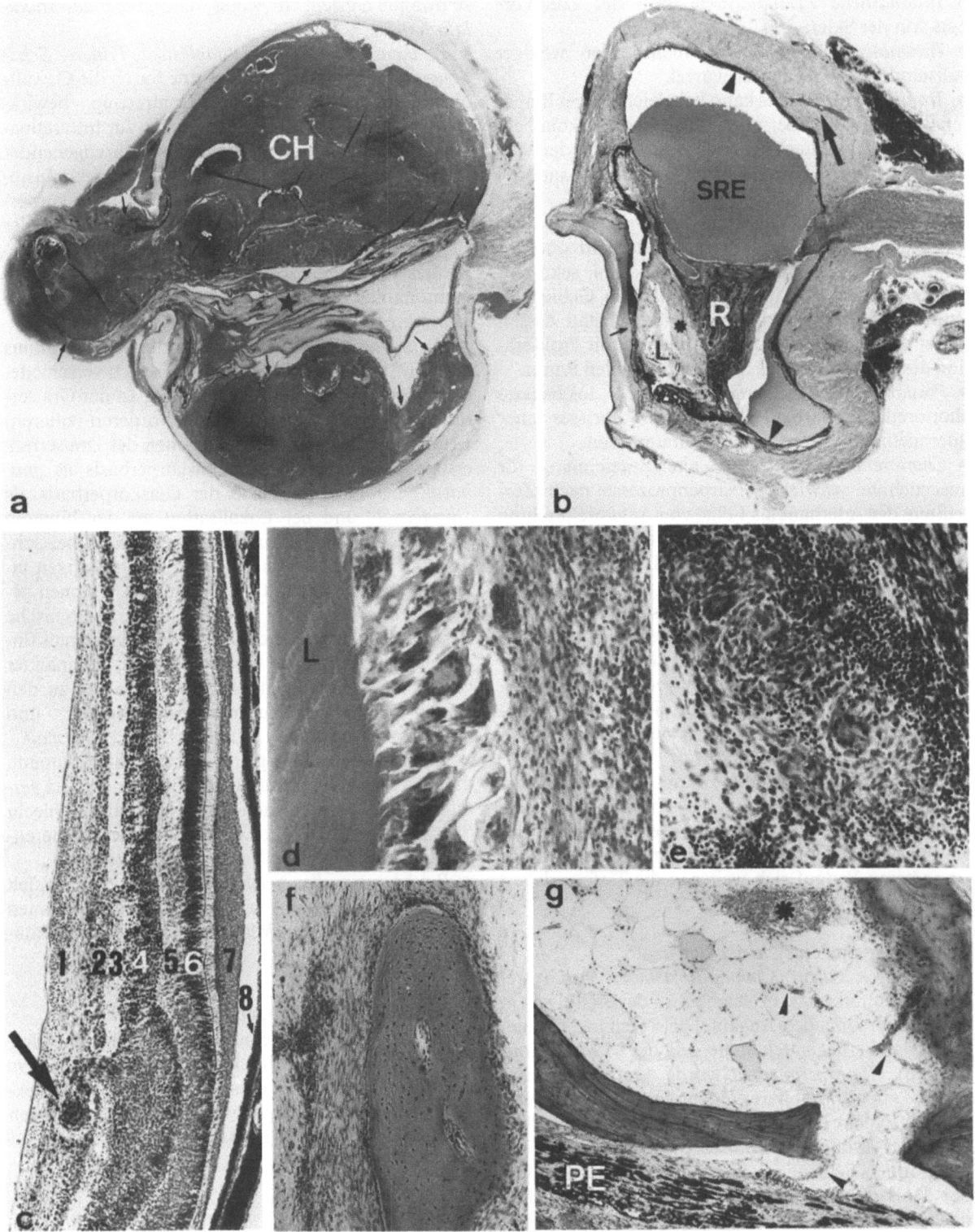

Abb. 2.4 a–g. Traumatische Schäden. **a** Expulsive Blutung nach Durchbruch eines Hornhautulcus bei Glaucoma absolutum. Die Pfeile deuten auf durch die intrachorioidale Blutung (CH) abgehobenes, stellenweise in Falten gelagertes Pigmentepithel. Die dazwischen liegende Netzhaut (Stern) ist ebenfalls gefältelt und durch die offene Hornhautwunde nach außen gedrängt. HE, 3:1. **b** Phthisis bulbi, 15 Jahre nach penetrierender („perforierender") Verletzung. Die Sklera mit längsgetroffenem Ziliar-

nerv (dicker Pfeil) ist auf ein mehrfaches verdickt. Hinter der atrophischen Iris (dünner Pfeil) die kataraktöse, zum Teil verkalkte Linse (L). Atrophie des Ziliarkörpers. Retrolentale zyklitische Schwarte (Ora-Oraschwarte, Stern), die mit der total abgehobenen und in Falten liegenden Retina (R) verbacken ist. Zwischen Netzhaut und Pigmentepithel (Pfeilköpfe) subretinales Exsudat (SRE). HE, 4,5:1. **c** Postkontusionelle Blutung im Makulabereich nach Ruptur eines Netzhautgefäßes (dicker

Penetrierende und perforierende Verletzungen des Bulbus

Als Verletzungsfolgen sind zu unterscheiden:

Durch die Verletzung selbst verursachte Zerstörungen

Sind Hornhaut oder Sklera völlig durchtrennt, so können durch den klaffenden Wundspalt Uvea, Retina, Glaskörper und Linse vorfallen *(Prolaps)*. Die Linse kann verletzt werden, wonach sie sich sofort mehr oder weniger eintrübt *(Cataracta traumatica)*. Durch Verletzung von Uvea- und/oder Retinagefäßen können schwere intraokulare Blutungen entstehen. Durch *plötzliche Druckentlastung bei Bulbuseröffnung,* auch während operativer Eingriffe, kann es aus – meist durch Arteriosklerose vorgeschädigten – Ziliar- und/oder Aderhautgefäßen zu einer massiven Blutung kommen, die alle intraokularen Gewebe aus dem Auge drängt *(expulsive Blutung,* Abb. 2.4 a)[23]. Bleibt eine die Bulbuswand eröffnende Wunde bis zur primären Versorgung offen *(externe Fistel),* oder ist sie nur durch Bindehaut gedeckt (mit der Möglichkeit einer subkonjunktivalen Filtration), so kommt es zur *chronisch persistierenden Hypotonie* mit Ausgang in Atrophie des Bulbus mit Schrumpfung (▷ S. 370).

Endzustände degenerativ veränderter Bulbi sind:
- *Atrophie ohne Schrumpfung* (z. B. postglaukomatöse Atrophie). Das Auge ist gegenüber dem Vorzustand nicht verkleinert, retinale Ganglienzellschicht und Choriokapillaris weisen jedoch Verminderung der Zellgröße und Zellzahl auf.
- *Atrophie mit Schrumpfung:* Hierbei ist das Auge verkleinert, die interne Architektur aber weitgehend erhalten. Die Sklera ist mäßig verdickt.
- *Atrophie mit Schrumpfung und Desorganisation (Phthisis bulbi)* (Abb. 2.4 b): Hierbei ist das Auge stark verkleinert, die interne Architektur ist zerstört, größtenteils durch *fibrotisches Narbengewebe,* die Sklera bis auf das Vierfache der Norm verdickt. Charakteristisch ist eine vom Pigmentepithel ausgehende *Verknöcherung* (Abb. 2.4 g). *Knorpelbildung* ist seltener (Abb. 2.4 f). Die Bruchsche Membran zwischen Pigmentepithel und Aderhaut bleibt erhalten.

Durch die Wundheilung verursachte Veränderungen

Ein *glatter Heilverlauf* ist auch bei Wunden mit Prolaps möglich, indem die eingeklemmten bzw. prolabierten Teile bindegewebig organisiert werden. Mit-

unter kommt es zur sogenannten *zystoiden Vernarbung* oder zur *Fistelbildung.* Bei der Heilung von Linsenverletzungen kann nach ausgedehnter Zertrümmerung des Linsenkerns von im Äquatorbereich verbliebenen intakten Linsenepithelien eine *regenerative Wucherung* ausgehen, die bei freibleibendem Zentrum die Form eines Rettungsringes annimmt: (▷ *Soemmeringscher Kristallwulst,* Abb. 2.8 a, ▷ S. 318).

Sympathisierende Uveitiden

In normalen Augengeweben vorkommende Antigene (Linsenprotein, äußere Segmente der Stäbchen) können immunologisch induzierte Uveitiden verursachen. *Sehr selten* kommt es zur entzündlichen *Mitbeteiligung des zweiten,* primär nicht betroffenen *Auges*[10, 12b]. Zu unterscheiden sind:

Phakogene Ophthalmie

(phakogenetische Reaktion, Endophthalmitis phakoanaphylaktica):
Linsenepithel wird bereits in der 3. Fetalwoche von einer dicken Basallamina, der späteren Linsenkapsel, umgeben, bevor das immunologische Abwehrsystem entsteht. Kommt *im fertig ausgebildeten Auge* nach traumatischer oder operativer Eröffnung der Linsenkapsel *Protein der Linsenepithelien* mit dem Kammerwasser in Berührung, so erfolgt in etwa der Hälfte der Fälle eine *allergische Reaktion*[9]. Man nimmt an, daß bei genetisch festgelegter spezifischer immunologischer Reaktivität das bisher durch die für Proteine undurchlässige Linsenkapsel vom übrigen Körper abgetrennte Linseneiweiß als körperfremd empfunden wird und zu Abwehrreaktionen führt[12b].

Mikroskopisch finden sich Infiltrationen aus neutrophilen Granulozyten, epitheloiden Makrophagen und Riesenzellen um die defekte Linse (Abb. 2.4 d), ferner *granulomatöse Reaktionen in der vorderen Uvea.* Die Netzhaut weist eine Perivaskulitis vor allem der venösen Gefäße auf. Die phakogene Ophthalmie wird in einem Teil der Fälle von Sympathischer Ophthalmie zugleich mit dieser beobachtet, und zwar als Folge einer traumatischen Linsenkapselruptur.[12b]

Sympathische Ophthalmie

Diese in typischen Fällen *ohne Linsenbeschädigung* am ersten Auge sich entwickelnde Erkrankung ist eine *Uveitis posterior,* auch wenn sich ihre Voraussetzung, die Eröffnung des primär betroffenen Auges durch Verletzung oder (heute äußerst selten) durch Opera-

---

Pfeil). Die Blutung erstreckt sich in die Nervenfaserschicht (1), in die Schicht der Opticusganglienzellen (2), in die innere plexiforme Schicht (3), in die Schicht der Bipolaren (= innere Körnerschicht) (4), in die äußere plexiforme Schicht (5), in die Schicht der Zellkerne der Rezeptoren (= äußere Körnerschicht) (6) und in den durch die Blutung erweiterten subretinalen Raum (7) zwischen Rezeptoren und Pigmentepithel (8, dünner Pfeil). HE, 64:1. **d** Phakogene Ophthalmie nach penetrierender ("perforierender") Verletzung. Histiozytäre Reaktion mit Riesenzellen an der lakunenartig angenagten Oberfläche des Linsenkerns (L). HE, 125:1. **e** Sympathische Ophthalmie nach penetrieren-

der ("perforierender") Verletzung. Phthisis bulbi. Epitheloidzelliges Granulom mit Riesenzellen in der Aderhaut. HE, 125:1. **f** Gleicher Fall. Knorpelbildung in fibrosiertem Areal der Aderhaut. HE, 50:1. **g** Phthisis bulbi, anderer Fall. Zwischen den aufgesplitterten Lamellen des proliferierten Pigmentepithels (PE) neugebildetes fibrovaskuläres Gewebe. Unter dem Pigmentepithel Anschnitt der Aderhaut. Zwischen Pigmentepithel und – nicht abgebildeter – sensorischer Netzhaut spongiöser Knochen mit Fettmark, Kapillaren (Pfeilköpfe) und Haematopoese (Stern). HE, 50:1

tion, meist im vorderen Augenabschnitt abspielt. Die Entzündung des zweiterkrankten Auges setzt gewöhnlich nach 10 bis 14 Tagen (früheste bekannte Zeitspanne 5 Tage) ein. Aber auch Intervalle bis zu 45 Jahren wurden berichtet.

Mikroskopisch finden sich in den Frühstadien oft reichlich *eosinophile Granulozyten,* eine diffuse und massive *Lymphozyteninfiltration,* weiter eine *granulomatöse epitheloidzellige Reaktion mit Riesenzellen* (Abb. 2.4 e) bei fehlender oder sehr geringer Nekroseneigung. Im allgemeinen bleibt die Entzündung auf die Uvea posterior beschränkt, d. h. Ziliarkörper und Iris sind nicht betroffen. Gelegentlich wird eine Periphlebitis der Retina[12b] und Ausbreitung in und auf die Sklera beobachtet. Nach Durchbrechen der Basallamina der Pigmentepithelien können in der Retina Ansammlungen aus hämatogenen Histiozyten und aus Epitheloidzellen auftreten. Die Epitheloidzellen in diesen, *Dalén-Fuchssche Knötchen* genannten Ansammlungen sind transformierte retinale Pigmentepithelien[3]. Auch eine Fortleitung der Entzündung in den *Sehnerven* kann erfolgen.

Dalén-Fuchssche Knötchen kommen ebenso wie die Phagozytose uvealen Pigments durch Epitheloidzellen auch bei anderen granulomatösen Uveitiden vor.

Man nimmt an, daß die sympathische Ophthalmie durch immunpathologische *(allergische) Prozesse gegen geschädigte körpereigene Augengewebe* bei konstitutions- und/oder dispositionsbedingter gesteigerter Reaktivität ausgelöst wird und fortschreitet[10, 12]. Zytotoxische und Suppressor-T-Lymphozyten wurden in chorioidalen Infiltraten und Dalén-Fuchsschen Knötchen nachgewiesen[6b]. Als Antigen wurde früher uveales Melanin angeschuldigt. Tierexperimentelle Ergebnisse lassen sich mit dieser Annahme jedoch nicht vereinbaren. Sie weisen vielmehr auf die *starke Antigenität von Netzhautgewebe, speziell der äußeren Segmente der Stäbchen,* hin[2,18]. Mischformen, die sowohl eine Uveitis anterior um freigelegtes Linsenprotein als auch eine charakteristische Uveitis posterior zeigen, entstehen nicht selten simultan in verletzten Augen.

Netzhautablösung nach penetrierender (perforierender) Verletzung

Pathogenetischer Hauptfaktor ist hier die posttraumatische Umwandlung von Teilen des Glaskörpers aus einer faserarmen Extrazellulärsubstanz in ein mehr oder weniger zell- und faserreiches, oft auch gefäßhaltiges Bindegewebe. Auch die Lochbefunde lassen sich zum Teil durch die *narbige Retraktion des Glaskörpers* erklären; mit Ausnahme der Fälle, in denen die Verletzung selbst zur Bildung eines Netzhautdefektes geführt hat. *Ausgangspunkt* einer derartigen Umwandlung ist entweder die *Perforationsstelle,* die Fibroblasten und/oder Gefäßen Gelegenheit zum Einwachsen in den Glaskörper gibt, oder aus denselben Gründen, die *Extraktionsstelle* eines intraokularen Fremdkörpers bzw. die Austrittsstelle bei Doppelperforation.

- *„Ringschwiele"* ▷ S. 337
- *„Ora-Oraschwarte"* ▷ S. 338, 346

Durch intraokulare Fremdkörper verursachte Veränderungen

Infizierte Fremdkörper haben stets schwere Entzündungen im Gefolge. Besonders gilt dies für organisches Material, z. B. Holzsplitter.

85 bis 98% aller infolge einer perforierenden Verletzung in das Auge gelangten Fremdkörper bestehen aus *Eisen oder Stahl.* Sie rufen, im Auge belassen, eine irreversible Verrostung *(Siderosis)* hervor, die bei frühzeitiger Abkapselung des Fremdkörpers lokal begrenzt bleiben kann.

Kupferhaltige intraokulare Fremdkörper führen zur *Chalkosis.* Das Kupfer wird vornehmlich in den Basallaminae abgelagert. Charakteristisch für die Chalkose ist eine rasche Destruktion und Verflüssigung des Glaskörpers. Später kommt es zu Abszeßbildungen und zum Entstehen eines Granulationsgewebes[14].

- *Implantierte Kunststofflinsen* haben bei Rhesusaffen keine oder nur geringe entzündliche Reaktionen in ihrer unmittelbaren Umgebung zur Folge[8]. Menschliche Augen weisen allerdings nach intrakapsulärer Kataraktextraktion mit Einpflanzung eines *Pseudophakos* häufiger eine chronische Iridozyklitis und ein zystisches Makulaödem auf als nach konventioneller Staroperation[16,17]. Ferner kann sich, offenbar *auch bei klinisch klarem Pseudophakos,* im Verlauf von 1–3 Jahren eine zunächst größtenteils *Fremdkörperriesenzellen,* später *fibroblastenartige Zellen* enthaltende homogene Schicht bilden, die das Fremdmaterial gegen das Augeninnere abgrenzt[21]. Die Zellen enthalten, besonders in späten Stadien, *Pigmentgranula* im Zytoplasma[22].

Diese nach intrakapsulärer Kataraktextraktion und Implantation eines Pseudophakos neugebildete homogene Schicht ähnelt in vielen Beziehungen einer natürlichen Linsenkapsel. Auffallend ist ihr geringer Zellgehalt sowie die Anheftung von Glaskörper und Zonulafasern direkt an das Kunststoffmaterial[24,25]. Postmortal entfernte intraokulare Linsen können eine *granulomatöse Reaktion* an den Haltebügeln aufweisen; am häufigsten trifft dies für Hinterkammerlinsen zu[12a].

Augenveränderungen bei extraokularem Trauma

Bei *intrakraniellen Subarachnoidalblutungen* kann es zu Stauung der Zentralvene, zu intra- und präretinalen Hämorrhagien sowie zu massiven Glaskörperblutungen kommen *(Tersonsyndrom).*

Sehnervenscheidenhämatom ▷ S. 356.

Multiple intraretinale Blutungen sowie *ischämische Mikroinfarkte* in der Nervenfaser- und Ganglienzellenschicht der Retina werden nach Kompression von Thorax und Abdomen beobachtet (*Retinopathia traumatica Purtscher* ▷ S. 346).

Strahlenschäden

Schäden durch elektromagnetische Wellen entstehen dort, wo die Wellen vom Gewebe absorbiert werden. *Ultraviolette Strahlen* und *langwelliges Infrarot* werden fast vollständig (▷ S. 320) von der Hornhaut, *kurzwellige Infrarotstrahlen* vom retinalen Pigmentepithel absorbiert.

Bei der therapeutisch, z. B. zur Abriegelung anliegender Netzhautrisse, durchgeführten *Photokoagulation mit Xenon- oder Laserstrahlen* entsteht bei therapeutischer Dosierung am Absorptionsort, dem retinalen Pigmentepithel, Wärme, die das davorliegende Gewebe in glaskörperwärts abnehmendem Ausmaß koaguliert. Die hinter dem Absorptionsort liegende Choriokapillaris wird durch Thrombose verschlossen. Im späteren Verlauf bildet sich eine chorioretinale Narbe.

Die zur Zerstörung kleiner Aderhautmelanome verwandten episkleral aufgenähten *Betastrahlenapplikatoren* haben als Spätkomplikationen *radiogene Gefäßschäden* an Netz- und Aderhautkapillaren zur Folge. Über histologische Befunde nach kurzfristig vorausgegangener Betabestrahlung berichten Schmitt und Doden[15].

Tierexperimentell wurde 2–3 Jahre nach Bestrahlung von Affenaugen mit einer Dosis von 2000 bis 5000 R eine *chronische vasookklusive Retinopathie* (Obstruktion präkapillarer Arteriolen, azelluläre Kapillaren) beobachtet[6a].

Literatur

1. Blanton FM (1964) Anterior chamber angle recession and secondary glaucoma. Arch Ophthal 72: 39–43
2. Faure JP (1980) Autoimmunity and the retina. In: Zadunaisky JA, Davson H (eds) Current topics in eye research Vol 2, pp 215–302
3. Font R, Fine BS, Messmer E, Rowsey JF (1983) Light and electron microscopic study of Dalén-Fuchs nodules in sympathetic ophthalmia. Ophthalmology 90: 66–75
* 4. Gärtner J (1976) Die traumatisch bedingte Netzhautablösung. In: Merté HJ (Hrsg) Augenärztliche Fortbildung. Jahreskurse für die praktische Augenheilkunde Band 4 Teil 3, S 283–312, Urban & Schwarzenberg, München Wien Baltimore
5. Hart JCD, Blight R, Cooper R, Papakostopoulos D (1975) Electrophysiological and pathological investigation of concussional injury. An experimental study. Trans ophthal Soc U K 95: 326–334
6. Horven I (1964) A radioautographic study of erythrocyte resorption from the anterior chamber of the human eye. Acta ophthal (Kph) 42: 600–608
6a. Irvine AR, Alvarado JA, Wara WM, Morris BW, Wood IS (1981) Radiation retinopathy: An experimental model for the ischemic-proliferative retinopathies. Tr Am Ophthal Soc 79: 103–122
6b. Jakobiec FA, Marboe CC, Knowles II DM, Iwamoto W, Chang S, Coleman DJ (1983) Human sympathetic ophthalmia. An analysis of the inflammatory infiltrate by hybridoma-monoclonal antibodies, immunochemistry, and correlative electron microscopy. Ophthalmology 90: 76–95
7. Joussen F, Spitznas M (1972) The fine structure of the human retina at the ora serrata. Albrecht v Graefes Arch klin exp Ophthal 185: 177–188
8. Juechter KB (1978) Histopathology of capsule-fixated intraocular lenses. In: Emery JM (ed) Current concepts in cataract surgery. Selected proceedings of the fifth biennial cataract surgical congress. The C. V. Mosby Company, St. Louis, pp 165–172
8a. Kohno T, Ishibashi T, Inomata H, Ikui H, Taniguchi Y (1983) Experimental macular edema of commotio retinae: Preliminary report. Jpn J Ophthalmol 27: 149–156
9. Irvine SR (1957) Zit. bei Rahi AHS, Garner A (1976) Immunopathology of the eye. Blackwell Scientific Publications Oxford London Edinburgh Melbourne p 120
10. Kraus-Mackiw E, Müller-Ruchholtz W (1980) Sympathisierende Augenerkrankungen: Diagnose und Therapie. Klin Mbl Augenheilk 176: 131–139
11. Lobeck E (1937) Die Verletzungen des Sehorgans. In: Wessely K (Hrsg) Spezielle Pathologie des Auges, bearbeitet von Abelsdorff G, Elschnig A, Ginsberg S, Greef R, Hertel E, v. Hippel E, Kümmel R, Löhlein W, Peters A, Schieck F, Seidel E, v. Szily A und Wessely K, in Henke F, Lubarsch O (Hrsg) Handbuch der speziellen pathologischen Anatomie und Histologie Band XI Teil 3, 367–539
*12. Lubin JR, Albert DM, Weinstein M (1980) Sixty-five years of sympathetic ophthalmia. A clinicopathologic review of 105 caeses (1913–1978). Ophthalmology 87: 109–121
12a. McDonnell PJ, Green WR, Maumenee AE, Iliff WJ (1983) Pathology of intraocular lenses in 33 eyes examined postmortem. Ophthalmology 90: 386–403
12b. Müller-Hermelink HK (1983) Recent topics in the pathology of uveitis. In: Kraus-Mackiw E, O'Connor GR (eds) Uveitis: pathophysiology and therapy. Thieme-Stratton Inc, New York pp 152–197
13. Naumann GOH, Gloor B (Hrsg) (1980) Wundheilung des Auges und ihre Komplikationen. Bergmann, München
14. Neubauer H, Rüßmann W, Kilp H (1977) Intraocularer Fremdkörper und Metallose. Internationales Symposium der DOG 1976. Bergmann, München
15. Schmitt H, Doden W (1979) Malignes Melanom der Aderhaut nach kurzfristig vorangegangener Beta-Bestrahlung. Ber Dtsch Ophthalmol Ges 76: 227–232
16. Stark WJ, Rosenblum P, Maumenee AE, Cowan CL (1980) Postoperative inflammatory reactions to intraocular lenses sterilized with ethylene-oxide. Ophthalmology 87: 385–389
17. Stern AL, Taylor DM, Dalburg LA, Cosentino RT (1981) Pseudophakic cystoid maculopathy. A Study of 50 cases. Ophthalmology 88: 942–946
18. Wacker WB, Donoso LA, Kaslow CM, Yankeelov JA, Organisciak DT (1977) Experimental allergic uveitis, isolation, characterization and localization of a soluble uveopathogenic antigen from bovine retina. J Immunol 119: 1949–1958
19. Wilson II FM (1980) Traumatic hyphema. Ophthalmology 87: 910–919
*20. Winthrop SR, Cleary PE, Minckler DS, Ryan SJ (1980) Penetrating eye injuries: a histopathological review. Brit J Ophthalmol 64: 809–817
21. Wolter JR (1982) Cell life on the surface of lens implants. Graefes Arch Clin Exp Ophthalmol 218: 244–249
22. Wolter JR (1982) Pigment in cellular membranes on intraocular lens implants. Ophthalmic Surgery 13: 726–732
23. Wolter JR (1982) Expulsive hemorrhage: a study of histopathological details. Graefe's Arch Clin Exp Ophthalmol 219: 155–158
24. Wolter JR (1983) Morphology of the capsule-like portion of the reactive membranes on intraocular lens implants. Graefe's Arch Clin Exp Ophthalmol 220: 58–65
25. Wolter JR (1983) Direct vitreous reaction to intraocular lens implants. Graefe's Arch Clin Exp Opthalmol 220: 110–116

Hornhaut (Kornea)

Allgemeines

Das *Hornhautepithel* stammt von demjenigen Ektoderm ab, das sich über die in die Tiefe verlagerte Linse herüberlegt. Es ist somit ursprünglich Randmaterial der Linsenplatte. Nach Ablösung und Versenkung der Linse nimmt es deren Platz ein. Hornhautfibroblasten (sogenannte *Keratozyten*) und *Hornhaut„endothel"* sind Derivate der Neuralleiste (▷ Abb. 2.1).

Für die Durchsichtigkeit der Hornhaut ist die von den spezifischen *Hornhautglykosaminoglykanen* beeinflußte[47,49] Anordnung der Kollagenfibrillen im Stroma verantwortlich. Diese 25 bis 30 nm dicken Fibrillen vom *Kollagen Typ I* bilden ein quasi-reguläres Gitter[55], d.h. eine zufällige Anordnung in kleinsten Bezirken, jedoch reguläre Anordnung in der Größenordnung der Lichtwellenlänge. Der Abstand zwischen den Fibrillen ist konstant. Er wird durch den Quellungsdruck der zwischen ihnen gelegenen Glykosaminoglykane bestimmt. Die Wasseraufnahme der Glykosaminoglykane erfolgt über die wasserdurchlässigen („Leck") Hornhautendothelien; die Wasserabgabe wird durch eine in den gleichen Zellen lokalisierte Stoffwechselpumpe bewerkstelligt. Zwischen „Leck" und „Pumpe" besteht ein Gleichgewicht, so daß der Zustand der Dehydration aufrecht erhalten wird (normaler Wassergehalt des Hornhautstromas = 78%[62]).

Das nur geringe Vorkommen von *Kollagen Typ III*[39] in der Hornhaut trägt wahrscheinlich ebenfalls zu ihrer Transparenz bei. Weitere Besonderheiten, welche die optischen Eigenschaften der Hornhaut gewährleisten, sind ihre *Gefäßlosigkeit*, die *Regelmäßigkeit des*

Epithels, und der *Tränenfilm*. Die *Hornhautdicke* schwankt mit zirkadianer Periodizität; anscheinend korreliert mit der Höhe des Serumkortisolspiegels[15].

Das *Hornhautkollagen* wird in frühen Entwicklungsstadien vom Epithel, danach von den einwandernden Fibroblasten produziert[21]. Hornhautfibroblasten können phagozytieren. Sie verlieren dabei nicht ihre Fähigkeit, Kollagen zu bilden[1,31,42]. Auch die Glykosaminoglykane des Stromas werden *in vitro* sowohl vom Epithel als auch von den Hornhautfibroblasten synthetisiert[18].

Die Hornhaut weist *zwei Basallaminae* (Kollagen Typ IV und V[39]) auf: Die nur elektronenmikroskopisch sichtbare des *Epithels*, während des ganzen Lebens von gleichbleibender Dicke[32]; und die in der Kindheit ca. 5 μ, später ca. 8–10 μ dicke Basallamina des *Endothels* (besser „Epithels", wegen der Abstammung aus der Neuralleiste), die *Descemetsche Membran*. Das *vordere*, von den Endothelien in utero produzierte Drittel der Descemetschen Membran enthält gebänderte (110 nm) Strukturen. Die *hinteren* feinfilamentösen zwei Drittel entstehen erst nach der Geburt und sind ungebändert[60,62]. In regelmäßigen Abständen angeordnete stellenweise gebänderte (55 und 110 nm) Verdickungen der Descemetschen Membran *(Hassal-Henlesche Warzen)* sind ein normaler Befund, wenn sie im Erwachsenenalter in der Hornhautperipherie auftreten. Unter pathologischen Bedingungen werden sie auch im Zentrum beobachtet (Cornea guttata, ▷ S. 310).

Die *Bowmansche „Membran"* ist ein 8 bis 14 μ dickes ungeordnetes Kollagenfibrillenfilzwerk im Anschluß an die Basallamina des Epithels.

Fehlbildungen

Megalokornea (Makrokornea)

Kongenitale Vergrößerung, Durchmesser über 13 mm. Im Gegensatz zum Hydrophthalmus (▷ S. 366) normale intraokulare Druckwerte.

Mikrokornea

Ebenfalls angeboren, Durchmesser unter 10 mm (▷ S. 297).

Angeborene Hornhauttrübungen

Sklerokornea

Sie ist eine Entwicklungsstörung, welche die Bildung des *Hornhautstromas* betrifft. Die Kollagenfasern

sind wie in der Sklera unregelmäßig gelagert, ihr Durchmesser ist variabel und größer als in der normalen Kornea. Die Descemetsche Membran ist auffallend dünn[27,43]. Die periphere, zentrale oder die gesamte Hornhaut kann getrübt sein.

Kongenitale Leukome

Sobald eine umschriebene Hornhauttrübung soviel Bindegewebe enthält, daß sie das Licht vollständig zurückwirft und deswegen *prozellanweiß* aufleuchtet, kommt ihr die Bezeichnung *„weißer Fleck" (Leukom)* zu.

Die *Pathogenese* kongenitaler Leukome ist unklar; Störungen während der Auswanderung oder terminalen Differenzierung von Zellen der Neuralleiste werden vermutet (▷ S. 372).

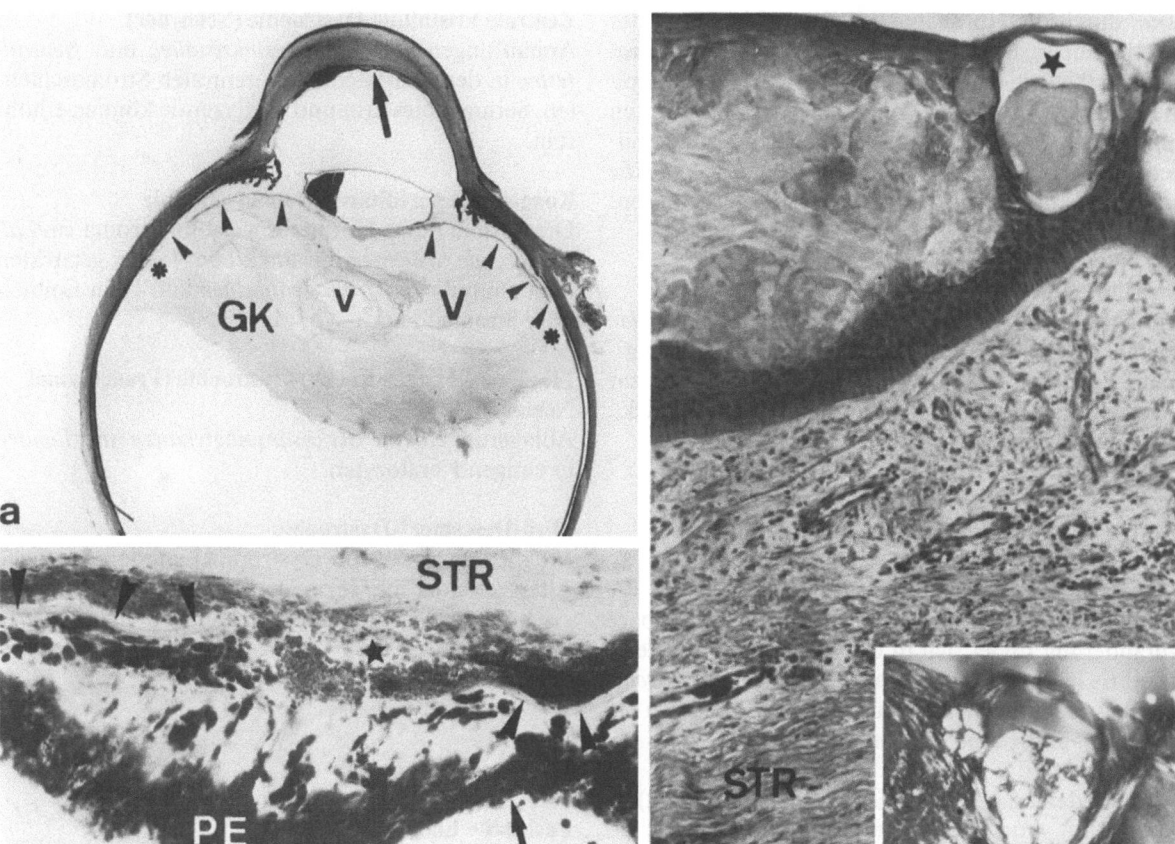

Abb. 2.5. a Angeborenes Hornhautstaphylom (leukomatöse Keratektasie). Die Iris liegt der Hornhautrückfläche an (Pfeil). Die kataraktöse Linse ist größtenteils durch die histologische Bearbeitung aus ihrer Kapsel gelöst. Der durch Fixationsartefakt geschrumpfte und bis orawärts vor dem Äquator von der Netzhaut abgelöste Glaskörper (GK) enthält verschieden große Vakuolen (V). Seine vordere Grenzschicht (Pfeilköpfe) zieht von der Gegend um die Ora serrata (Stern), der sog. vorderen Glaskörperbasis, zur hinteren Linsenkapsel. HE, 3,5:1. **b** In a) mit Pfeil markierter Teil von Iris und Hornhaut. Die Descemetsche Membran (Pfeilköpfe) ist unterbrochen. In der größeren der bei- den Lücken Gefäß, aus dem es geblutet hat (Stern). PE = Pigmentepithel der Iris, STR = Hornhautstroma. HE, 125 mal. **c** Pannus corneae inflammatorius nach früherer penetrie- render („perforierender") Verletzung. Zwischen Stroma (STR) und Epithel schiebt sich neugebildetes gefäßführendes Bindege- webe. Die Bowmansche Membran fehlt. Das Epithel ist gespal- ten; die mit homogenen, z. T. grobscholligen oder kugeligen Massen (Stern) gefüllten Spalträume stehen mit dem neugebil- deten Bindegewebe in Verbindung (nicht im Bild). HE, 125:1. **d** Doppelbrechung der beiden kugeligen Gebilde (Stern) im polarisierten Licht. 125:1

Ausschließlich *periphere* Leukome sind das *Embryotoxon posterius,* die *Axenfeldsche* und die *Riegersche Anomalie. Zentrale* Leukome sind die *Petersche Anomalie* (elektronenmikroskopische Befunde[44,62]) sowie der *Keratoconus posticus circumscriptus.* Übersicht- liche schematische Darstellungen dieser Veränderun- gen[20,62].

Angeborenes Hornhautstaphylom
(richtiger: leukomatöse *Keratektasie,* v. Hippel 1928) Bezeichnung für eine *Verwölbung und Trübung des vorderen Augensegmentes.* Die Vorderkammer ist auf- gehoben, die Iris liegt der Hornhautrückfläche an. Die Descemetsche Membran fehlt ganz oder teilweise. Das Stroma ist vaskularisiert (Abb. 2.5a u. b). Bei den überwiegenden einseitigen Fällen sind am zweiten

Auge häufig andere Anomalien vorhanden; auch kommt es oft zu Erhöhung des intraokularen Drucks (▷ S. 367).

Dystrophien (Hornhautdystrophien)

Hierunter versteht man meist autosomal dominant vererbte, primär nicht entzündliche und nicht mit einer Systemerkrankung einhergehende bilaterale Trübungen der verschiedenen Hornhautschich- ten[59, 60, 61, 62].

Epitheliale Dystrophien
Dystrophie der epithelialen Basallamina
Primäre Läsion ist wahrscheinlich die Synthese von *abnormalem Basallamina- und fibrillogranulärem Ma-*

terial durch die Hornhautepithelien. Ablagerung des Basallaminamaterials in „falscher" Richtung *(intraepithelial)* blockiert die normale Wanderung der Epithelien in Richtung zur Oberfläche. Die blockierten Epithelien erleiden regressive Veränderungen und bilden *Mikrozysten* (übliche Bezeichnung: *Cogansche mikrozystische Epitheldystrophie)*. Frühere Autoren: Vogt, Guerry, Bietti.

Juvenile epitheliale Dystrophie

Anhäufung von *fibrillogranulärem Material in basalen Epithelien.* Später Ausbildung von intrazytoplasmatischen *Vakuolen* und von *Zysten,* die in Richtung zur Oberfläche wandern. Die Basallamina ist verdickt. Autoren: Meesmann, Pameijer.

Dystrophien der Bowmanschen Membran

Oberflächliche Ringdystrophie von Reis-Bücklers

Die früheste spaltlampenmikroskopisch sichtbare Veränderung findet sich in der Bowmanschen Membran. Es handelt sich um *fibrozelluläres Bindegewebe,* das Ansammlungen eines aus *dünnen Filamenten bestehenden unbekannten Materials* enthält.

Vordere Membran-Dystrophie (Grayson-Wilbrandt)

Ablagerung von *PAS-positivem Material* zwischen Epithel und Bowmanscher Membran. Möglicherweise abgeschwächte Form einer Reis-Bücklerschen Dystrophie.

Stromadystrophien

Granuläre (bröcklige) Dystrophie (Groenouw I)

Fokale Ablagerungen eines *granulären,* vermutlich aus dem Epithel stammenden[25a] Materials in allen Stromaschichten, das sich mit der *Masson-Trichromfärbung leuchtend rot* anfärbt. *Elektronenmikroskopisch* findet man kurze rhomboide Stäbchen, bestehend aus nichtkollagenem Eiweiß („Hyalin"). Autoren: Groenouw 1890, Bücklers 1938.

Gittrige Dystrophie (Biber-Haab-Dimmer)

Anhäufungen von *Amyloid,* meist in den oberflächlichen zentralen Stromaschichten, die spaltlampenmikroskopisch gitterartige Strukturen ergeben. Eine ähnliche primäre Stromaamyloidose ist die „tropfenförmige gelatinöse Hornhautdystrophie"[66].

Makuläre (fleckige) Dystrophie (Groenouw II)

Autosomal-rezessiver Erbgang. Intra- und extrazelluläre Ansammlungen von hyaluronidaseresistentem Glykosaminoglykan, möglicherweise Keratansulfat. Auch Endothel und Descemetsche Membran sind betroffen. Nach Untersuchungen in der Gewebekultur handelt es sich um eine *primäre Erkrankung der Keratozyten*[14]. Autoren: Groenouw 1890, Bücklers 1938.

Zentrale kristalline Dystrophie (Schnyder)

Anhäufungen von *Cholesterinkristallen* und *Neutralfetten* in den oberflächlichen zentralen Stromaschichten. Serumcholesterin und Triglyzeride können erhöht sein.

Kongenitale hereditäre Stromadystrophie

Die normal dicke Hornhaut weist im Stroma *zwei alternierende Schichten* mit dicht oder locker gepackten nur 15 nm dicken *Kollagenfibrillen* auf. Kein Epithel- oder Stromaödem.

Fleckige („Fliegendreck") Dystrophie (François und Neetens)

Ablagerungen von *Glykosaminoglykanen* und *Lipiden* in einigen Keratozyten.

„Prä-Descemet"-Dystrophie

Möglicherweise keine Dystrophie, sondern einfache Altersveränderung *(Cornea farinata).* Histopathologisch finden sich Ansammlungen von *ungesättigten Fettsäuren* und *Phospholipiden* in einigen Keratozyten der tiefen Stromaschichten.

Endotheldystrophien

Fuchssche Endotheldystrophie

Infolge einer Erkrankung der Endothelzellen treten im *mittleren Lebensalter* in der zentralen Hornhaut fokale Anhäufungen von den Hassal-Henleschen Warzen ($\triangleright$ S.308) entsprechendem Basallaminamaterial auf (= *Cornea guttata).* Mit fortschreitender endothelialer Dekompensation ist die normale Dehydration des Stromas nicht mehr gewährleistet, Stroma und Epithel werden *ödematös;* auch bildet sich *fibrilläres Kollagen* zwischen Endothel und Descemetscher Membran. Die fokalen Anhäufungen können durch dazwischen gelagertes abnormes Basallaminamaterial verdeckt werden; auch kann es statt Ausbildung einer cornea guttata zu einer *uniformen Verdickung* der Descemetschen Membran kommen[34,62].

Hintere polymorphe Dystrophie

Kongenital oder kurz nach der Geburt werden spaltlampenmikroskopisch in Gruppen angeordnete Bläschen auf dem Niveau der Descemetschen Membran beobachtet (= *Herpes posterior).* Die Ultrastruktur der Descemetschen Membran bei der hinteren polymorphen Dystrophie ist charakterisiert durch eine normal dicke gebänderte (110 nm) *vordere* und eine sehr dünne nicht gebänderte *hintere* Schicht. Zwischen letzterer und den zum Teil zu epithelartigen Zellen transformierten Endothelien ($\triangleright$ S.308) findet sich fibrilläres und Basallamina-Kollagen („hintere kollagene Schicht", $\triangleright$ S.312)[62]. Von Renard et al.[47b] werden alle drei Schichten als Bestandteil der Descemetschen Membran bezeichnet. Das Stroma wird als ödematös[62], aber auch, abgesehen von der Einlagerung einer granulomatösen Substanz in den hinteren Abschnitten, als normal[47b] beschrieben.

Kongenitale hereditäre Endotheldystrophie
Die Hornhaut ist 2–3 mal dicker als normal infolge eines diffusen Epithel- und Stromaödems, hervorgerufen durch Degeneration oder fokales Fehlen der Endothelzellen. Die Descemetsche Membran kann fehlen oder bis zu 40 µ dick sein[62].

Chandlersches Syndrom
Eine seltene Form von Endotheldystrophie ist das *Chandlersche Syndrom*, das mit Iris-Stroma-Atrophie sowie mit Offenwinkelglaukom einhergeht. Es wird als klinische Variation eines iridokornealen Endothelsyndroms angesehen[51].

Hornhautdystrophien bei systemischen erbbedingten Stoffwechselstörungen

Sie werden bei *Mukopolysaccharidosen (intrazelluläre Anhäufungen von Glykosaminoglykanen = Mukopolysacchariden), Sphingolipidosen, Mukolipidosen, Eiweiß-* und *Aminosäurenstoffwechselstörungen* sowie bei *Lipidosen* und endogenenen *Metallosen* beobachtet[13a].

Bilateraler Keratokonus
Auch der bilaterale Keratokonus ist wahrscheinlich korneale Manifestation einer genetisch bedingten Systemerkrankung *(Keratochondrose)*. Autosomal dominante und rezessive Erbgänge sowie Vorkommen bei Trisomie 21 sind bekannt. Komplikation mit Spondylose, Osteoporose und Gonarthrose wurde nachgewiesen[38].

Verdünnung und konische Deformierung des Hornhautzentrums gehen einher mit Verminderung der – normal dicken – Kollagenfibrillen des Stromas und einer vermehrten Synthese der nicht kollagenen Strukturproteine durch die Keratozyten[5,45,48].

Bilateraler Keratoglobus

Im Gegensatz zum Keratokonus ist der seltene, ebenfalls bilaterale *Keratoglobus* durch eine kugelförmig vorgewölbte, am Rand verdünnte Hornhaut gekennzeichnet. Er stellt eine Variante des Keratokonus dar[20]. Ebenso wie beim Keratokonus kann ein akuter *Hydrops corneae* auftreten. Von der Megalokornea unterscheidet sich der Keratoglobus durch den normalen Hornhautdurchmesser.

Osteogenesis imperfecta congenita
In einem Fall wurden die Kollagenfibrillen des Stromas erheblich verdünnt gefunden. Der primäre Defekt wird in der Aminosäuresequenz der Prokollagenmoleküle oder im Stoffwechsel der Glykosaminoglykane vermutet[2,6b].

Erworbene Stoffwechselstörungen und degenerative Veränderungen

Arcus senilis (Gerontoxon, Greisenbogen)

Teils extra-, teils intrazelluläre *Lipidablagerungen* im peripheren Hornhautstroma, größtenteils in der Descemetschen Membran[61]. Kommt bei Hyperlipoproteinämien auch schon in jüngeren Lebensjahren vor: *Arcus juvenilis*[25].

Sphäroidale Degeneration

Bilaterale, gelblich-bräunliche Einlagerungen in den oberflächlichen Stromaschichten des Lidspaltenbereiches. 22 Synonyma, darunter *Labrador-Keratopathie, Biettische Hornhautdystrophie, keratinoide Degeneration*. Sehr wahrscheinlich korneales Äquivalent der auch an anderen Stellen des Bindegewebes vorkommenden *elastotischen Degeneration des Kollagens*. Anscheinend ist auch ein nicht kollagenes Protein beteiligt[17,50].

Hornhautbanddegenerationen

Ablagerungen von *Kalzium* im Lidspaltenbereich. Bei *systemischer Hyperkalzämie* liegen die Kristalle in den Keratozyten und Epithelien, bei *lokaler Erkrankung* extrazellulär in der Bowmanschen Membran. Der

Tabelle 2.4. Vorkommen von bandförmiger Hornhautdegeneration. (Nach Grayson)[20]

Hyperkalzämie	Sarkoidose
	Fanconi-Syndrom
	Morbus Still-Chauffard
	Hyperkalzämie (Urämie, Nebenschilddrüsenadenom)
	Hyperphosphatämie
	Multiples Myelom (Plasmozytom)
	Diskoider Lupus erythematodes
	Vitamin D – Intoxikation
	Lungen- und Knochenmetastasen mit vermehrtem Kalziumspiegel im Blut
	Ichthyosis
Gicht	
Augenkrankheiten	Chronische nicht granulomatöse Uveitis (bei juveniler rheumatoider Arthritis)
	Langdauerndes Glaukom
	Langdauerndes Hornhautödem
	Phthisis bulbi
	Sphäroidale Hornhautdegeneration
	Atrophia bulborum hereditaria (Norrie)
Idiopathisch	
Quecksilberdämpfe, quecksilberhaltige Augentropfen	
Klimatische Einflüsse (Labrador-Keratopathie)	
Trockenes Auge	

Mechanismus der Kalziumablagerung ist nicht geklärt. Bandförmige Keratopathien kommen nicht nur bei systemischer oder lokaler Hyperkalzämie, sondern auch infolge *anderer Ursachen vor* (Tabelle 2.4).

Pannus corneae

Hierunter versteht man ein vom Rand der Hornhaut in diese oberflächlich hineinwachsendes *gefäßhaltiges Bindegewebe;* meist zwischen Epithel und Bowmanscher Membran. Nicht selten wird letztere durch den Pannus fragmentiert. Die Basallamina des Hornhautepithels ist häufig mehrschichtig verdickt.

Der Pannus entsteht entweder im Gefolge entzündlicher Prozesse (*Pannus inflammatorius,* Abb. 2.5 c) oder nach endothelialer Dekompensation als Spätveränderung bei langdauernder intraokularer Drucksteigerung (*Pannus degenerativus,* ▷ Abb. 2.23 a). In einem alten Pannus kann es zu *Amyloid- und Kalziumablagerungen* kommen[9].

Keratomalazie

Nach vorangegangener Xerose (▷ S. 377) des Bindehaut- und Hornhautepithels tritt, oft ganz plötzlich, eine *Einschmelzung der Hornhaut* ein; im allgemeinen in der *unteren Hornhauthälfte*[56a].

Neben der Beteiligung der Hornhaut an erbbedingten Stoffwechselerkrankungen wird eine entsprechende Keratopathie auch bei *Medikament-induzierter Speicherkrankheit* beschrieben (▷ S. 377).

Pigmentablagerungen

finden sich als *Hämosiderose* (nach Blutungen) im Stroma, als *Melanose* (z. B. nach Trauma, oder ausgeschwemmt aus der Iris beim Diabetes mellitus) im Endothel; als *Argyrose* (nach Anwendung silberhaltiger Augentropfen) und als *Chalkose* (= Kupfereinlagerung bei hepatolentikulärer Degeneration), die beiden letzteren vorwiegend in der Descemetschen Membran[26,61].

Entzündungen (Keratitis)

Morphologische Manifestationsformen
Ein häufiges Entzündungszeichen ist das
- *Epithelödem* (inter-, später auch intrazellulär). In schweren Fällen Defekte der Basallamina. Das Epithelödem kann isoliert vorkommen; oft ist es infolge gleichzeitiger endothelialer Dekompensation mit einem
- *Stromaödem* verbunden. Letzteres begünstigt eine
- *Hyperämie der Limbus- und Irisgefäße* (Ursache: anatomische Verbindung zwischen diesen beiden Gefäßprovinzen), sowie eine
- *Vaskularisation* der normalerweise gefäßlosen *Hornhaut* mit Dissoziation, evtl. auch Aufspaltung der

Kollagenfibrillen des Stromas durch Plasmainsudation. Wahrscheinlich spielt hierbei auch eine kollagenolytische Aktivität seitens der Hornhautepithelien oder der eingewanderten Granulozyten eine Rolle[11]. Granulozytenübertritt in das Kammerwasser = *Hypopyon.* Der auslösende Faktor für die Gefäßeinsprossung ist nicht bekannt. In die vaskularisierte Hornhaut können Lymphgefäße einwachsen[8,12].

Die experimentelle tumorinduzierte Neovaskularisation der Hornhaut wird durch Glaskörperextrakt gehemmt[46].
- *„Hintere kollagene Schicht":*

Eine *unspezifische Reaktion auf Entzündung oder Verletzung* ist die Ausbildung extrazellulärer Matrix an der Hornhautrückfläche, meist in Form einer abnorm dicken Descemetschen Membran. Es handelt sich um eine azelluläre oder auch Zellen enthaltende kollagene Schicht *(retrokorneale Membran).* Sowohl Hornhautendothelien als auch Keratozyten oder subkonjunktivale Fibroblasten können an ihrer Produktion beteiligt sein. Da sie häufig von Endothel bedeckt wird, ist die Bezeichnung *„hintere kollagene Schicht"* vorzuziehen[62].

Eine ebenfalls unspezifische Reaktion sind noduläre Verdickungen der Deszemetschen Membran. Sie unterscheiden sich von den Hassal-Henleschen Warzen durch ihre Ultrastruktur und regellose Lage *(sekundäre Cornea guttata)*[47a].

Klassifikation (Tabelle 2.5)
Morphologisch unterscheidet man *nicht-ulzerierende* und *ulzerierende* Typen. Die nicht ulzerierenden[36] heilen ohne Narbenbildung ab, wenn sie nur das Epithel betreffen. Die nicht-ulzerierenden stromalen (interstitiellen) Typen, bei denen das Epithel intakt bleibt, das Stromakollagen jedoch desorganisiert wird, heilen unter Narbenbildung. Die ulzerierenden Keratitiden mit Oberflächendefekt und Zerstörung der Bowmanschen Membran heilen in jedem Fall mit Narbenbildung. Die Descemetsche Membran bleibt auch bei durchgreifenden ulzerierenden Keratitiden lange bestehen, wobei sie sich hernienartig ausbuchten kann *(Descemetozele).* Bei Einschmelzen auch der Descemetschen Membran kommt es zu Kammerwasserabfluß; evtl. zu weiteren Komplikationen (▷ S. 305).

Folgen: Leukom, Staphylom
Leukom und Staphylom (▷ S. 309), treten nicht nur als kongenitale Hornhauttrübung, sondern auch im späteren Leben auf. Wenn die Hornhaut durch Geschwürbildung hochgradig verdünnt war, kann sie dem intraokularen Druck nachgeben. Dann resultiert ein
- *ektatisches Leukom:* Es ist klinisch von einem angeborenen Staphylom nicht zu unterscheiden, da das Verhalten von Iris und Vorderkammer wegen der Trübung nicht beurteilt werden kann.
- *Leucoma adhaerens:* Es entsteht nach Durchbruch von Geschwüren oder bei perforierenden Verletzun-

Tabelle 2.5. Einteilung der Keratitis. (In Anlehnung an Offret et al. und Hogan und Zimmerman)

Oberflächliche Keratitis (Keratitis superficialis)	Keratitis dendritica (oberflächliche Form der Herpes simplex-Infektion) Zoster ophthalmicus (oberflächliche Form) Keratitis superficialis punctata (bei Schädigung durch UV-Strahlen und beim Schweißen = Keratitis photo-electrica; ferner bei Lepra) Keratitis marginalis Trachom (Trachom-Pannus mit typischen Follikeln) ($\triangleright$ S. 380) Keratoconjunctivitis epidemica ($\triangleright$ Tabelle 2.13, S. 379).
Interstitielle (paren-chymatöse) Keratitis	Keratitis disciformis (tiefe Form der Herpes simplex-Infektion) Keratitis disciformis bei Zoster ophthalmicus Luetische interstitielle Keratitis Tuberkulöse interstitielle Keratitis Lepröse interstitielle Keratitis Coganssches Syndrom (nichtluetische interstitielle Kreatitis, die mit Innenohrtaubheit, Schwindel und Ohrensausen einhergeht)
Ulzeröse Keratitis	Ulcus marginale Ringulkus (Mooren) Ringabszeß Ulcus serpens (Lokalisation zentral) Pseudomonas-Ulkus Mykotisches Ulkus

gen durch Einlagerung der Iris in die Defekte. Wird durch das Einheilen der Iris intraokulare Drucksteigerung bewirkt, so wölbt sich im weiteren Verlauf die Hornhaut insgesamt vor. Ist an der Vorwölbung wegen der Größe des Defektes im wesentlichen die *Iris* beteiligt, so bezeichnet man dies nach Fuchs (1918) als

• *Staphylom.* Es ist grundsätzlich zu unterscheiden von der

• *Keratektasie,* bei der die Wand der Vorwölbung im wesentlichen aus *Hornhaut* besteht. In vielen Fällen liegt eine Verbindung beider Veränderungen vor.

Besondere Keratitisformen

• *Marginale Infiltrate* und Ulzerationen werden bei *Autoimmunerkrankungen* (diskoider Lupus erythematodes, rheumatiode Arthritis, Periarteriitis nodosa, Wegenersche Granulomatose) beschrieben[20]. Die Ulzerationen entstehen durch Konfluieren einzelner Infiltrate. Schließlich bildet sich ein kontinuierlicher Ring in der Hornhautperipherie, der sich histologisch nicht von dem klassischen kornealen Immunring Wesselys unterscheidet. Meist treten Ringinfiltrate bzw. Ringulkus bilateral und zusammen mit nekrotisierenden Entzündungen in der vorderen Sklera auf ($\triangleright$ S. 315).

• *Ulcus rodens* (Mooren): In 25 bis 50% der Fälle[20] ebenfalls bilaterale, jedoch im Unterschied zum Ringulkus nur langsam fortschreitende Erkrankung unbe-

kannter Ursache mit Tendenz zur Ausbreitung nicht nur am Hornhautrand, sondern auch in Richtung Hornhautmitte. Ein *kollagenolytisches* und ein *proteoglykanolytisches Enzym* in der benachbarten Bindehaut wurden beim *Ulcus Mooren* in der Gewebekultur nachgewiesen[6]. Ob diesen Enzymen in vivo eine *pathogenetische Rolle* zukommt, ist jedoch fraglich[67].

Keratoplastik

Die Hornhaut wird nicht im ganzen überpflanzt, sondern eine aus ihr entnommene Scheibe mit einem Durchmesser von 5–9 mm. Bei der *durchgreifenden (perforierenden)* Keratoplastik wird die Scheibe in ihrer ganzen Dicke überpflanzt. Bei der *lamellären* Keratoplastik besteht sie nur aus einer oberflächlichen, etwa 0,5 mm dicken Hornhautschicht.

Wundheilung bei perforierender Keratoplastik

Nach tierexperimentellen Untersuchungen entsteht zunächst, wie bei jeder nicht infizierten perforierenden Hornhautwunde, ein *Fibrinpfropf* zwischen den Wundrändern. Dann verschließen von der Wirts-, aber auch von der Spenderhornhaut[29] vorwachsende *Epithelien* oberflächlich den Wundspalt. Hierauf bilden *Keratozyten (Fibroblasten)* Kollagenfibrillen. In den vorderkammerwärts gelegenen Teilen spielen nur *Endothelien* für die Wundheilung eine Rolle[35]. Die große Stoffwechselaktivität der Epithelien während der ersten Phase der Wundheilung ist morphologisch und autoradiographisch nachgewiesen[19,57]. Nach erfolgreicher Einheilung können alle Bestandteile des Transplantats mit Ausnahme der Nerven, die (oft inkomplett) vom Wirt ersetzt werden, bis zum Tod des Wirts überleben; auch die Epithelien[29].

Transplantatkrankheit

Infolge des „immunologischen Privilegs" der gefäßlosen Hornhaut überlebt die Mehrheit der Transplantate. Immunologisch bedingte Reaktionen treten *frühestens drei Wochen* nach bis dahin komplikationslos verlaufener Transplantation ein, wurden *aber auch noch 15 Jahre nach Keratoplastik* beobachtet[37].

Die Transplantatkrankheit wird begünstigt durch das Einwachsen von Gefäßen. Sie kommt aber *auch bei vollkommen klarem Transplantat* vor[13]. Die durch sensibilisierte T-Lymphozyten des Wirts verursachte Immunerkrankung verläuft entweder *akut-diffus* oder *chronisch, fokal-progressiv.*

Khodadoust und Silverstein[30] haben den Nachweis getrennter immunologischer Reaktionen auf Epithel, Stroma und Endothel erbracht. Bei den *Reaktionen auf Epithel und Stroma* finden sich gemischtzellige Infiltrate in wechselnder Zusammensetzung. Die *Reak-*

tion auf Endothel ist ausschließlich lymphoplasmazellulär. Die einwandernden Rundzellen liegen zwischen den Endothelien und zwischen diesen und der Descemetschen Membran[40]. Die resultierende Endothel-Dekompensation hat ein *Stromaödem* zur Folge. In

50–80% eingetrübter Transplantate besteht entsprechend dem Endotheldefekt eine hintere kollagene Hornhautschicht (▷ S.312)[61,62]. Die Kollagenfibrillen im eingetrübten Transplantat sind verdickt[41].

Lederhaut (Sklera)

Allgemeines

Der größte Teil der Sklera ist, ebenso wie Hornhautstroma und -endothel, ein *Derivat der Neuralleiste* (▷ Abb.2.1). Im Unterschied zur Hornhaut ist die Sklera *nicht völlig gefäßlos.* Von den vorderen und hinteren kurzen Ziliararterien ausgehende Blutgefäße senden von außen her einige Äste in das zellarme faserreiche Stroma. Nach außen zu ist die Sklera in unmittelbarem Kontakt mit dem lockeren subkonjunktivalen Bindegewebe und der faszienartigen Tenonschen Kapsel. Die Verbindung zur Aderhaut, ebenfalls ohne dazwischenliegende Basallamina, ist aufgebaut wie die Verbindung Dura-Arachnoidea[54]. Die *Kollagenfibrillen der Sklera (Typ I und III)* bilden kein geschlossenes Gittersystem, sondern ein *weitmaschiges lamelläres Netzwerk*[52,56,58]. Anatomisch schwache Stellen sind die *Sklerarinne,* eine ringförmig verlaufende Furche nahe dem vorderen Ende der Innenfläche, die den Schlemmschen Kanal (▷ S.365), aufnimmt, und der *Sehnerveneintritt.* Sie sind bei schweren Prellungsverletzungen Prädilektionsorte für Sklerarupturen bzw. Ausrisse des N.opticus. Die als *Skleralsporn* bezeichnete wulstartige zirkuläre Verdickung der Sklera, welche die hintere (ziliarkörperwärts liegende) Wand der Sklerarinne bildet, ist die vordere Insertion des Ziliarmuskels.

Fehlbildungen

Staphyloma posticum verum

Eine bei *pathologischer Myopie* vorkommende Aussackung verdünnter (0,3 bis 0,2 mm) Sklera am hinteren Pol, vorwiegend an der temporalen Seite des Sehnerven.

Blaue Sklera

Erhöhte Transparenz der Lederhaut als Folge „partieller Fixation embryonaler Verhältnisse" (▷ S.299[2]). Das *Durchschimmern der dunklen Uvea* ruft den Eindruck einer *bilateralen bläulichen Verfärbung* hervor.

Stoffwechselstörungen

Bei *Osteogenesis imperfecta congenita* (▷ S.311) wurden *granuläre Ablagerungen* zwischen normal dicken Kollagenfibrillen festgestellt, möglicherweise Glykosaminoglykane. Diese Ablagerungen werden als *Ursache der Blaufärbung* der Sklera in solchen Fällen angesehen[10]. Die *Ochronose (Alkaptonurie)* führt häufig zur Ablagerung des Pigments Alkapton an den Ansatzstellen der geraden Augenmuskeln. Die betroffenen Sklerabezirke haben ein *schiefergraues* Aussehen.

Entzündungen

Episkleritis

Die *Episkleritis* wird zu den Skleraentzündungen gezählt, obwohl sie eigentlich mehr das subkonjunktivale Gewebe betrifft. *Mikroskopisch* handelt es sich um flüchtige, nicht granulomatöse lympho-plasmazelluläre Infiltrate.

Skleritis

Die *Skleritis* ist fast immer *lokale Manifestation einer systemischen Bindegewebserkrankung*[63]. Relativ häufig ist sie bei chronischer Polyarthritis, systemischem Lupus erythematodes, systemischen Vaskulitiden, „relapsing polychondritis";, selten bei M. Behçet, M. Reiter und M. Crohn[33,65]. 45% der Skleritis- und 36,5% der Episkleritisfälle sind *bilateral.* Bei den Episkleritiden überwiegt die einfache diffuse Form mit 78% gegenüber der nodulären Form mit 22%; unter den Skleritiden die vordere Skleritis mit 98% gegenüber der hinteren Skleritis mit 2%. Unter den vorderen Skleritiden ist die diffuse Form mit 39,5%, die noduläre Form mit 44,5% vertreten. Die nekrotisierenden Formen haben einen Anteil von 13,9%[64].

Mikroskopisch stehen unregelmäßig angeordnete Nekrosen, epitheloid- und riesenzellhaltige, von Lymphozyten und Plasmazellen umgebene Granulome und vor allem vielgestaltige Gefäßveränderungen im Vordergrund. Über das Vorkommen von *in vivo* er-

Tabelle 2.6. Fluoreszenzangiographische Befunde bei Sklera-erkrankungen. (Modifiziert nach Watson)[63]

Episkleritis	
einfache	normales Gefäßbild
	vermehrte Durchströmung
noduläre	normales Gefäßbild
	vermehrte Durchströmung
	umschriebener Farbstoffaustritt
Skleritis	
diffuse	verändertes Gefäßbild
	langsame Durchströmung
noduläre	verändertes Gefäßbild
	langsame Durchströmung
	Farbstoffaustritt tief in das Gewebe
nekrotisierende	
Überwiegen der Ent-zündung	langsame Durchströmung
	verminderte venöse Perfusion
	Okklusion von Venolen
Überwiegen des Ge-webszerfalls (Scleroma-lacia perforans)	inverse Blutströmung
	Sistieren der Durchstömung
	Okklusion von Arteriolen
	große By-pass Gefäße

hobenen fluoreszenzangiographischen Befunden unterrichtet die Tabelle 2.6.

Allgemeinpathologisch ist das Vorkommen nodulär – nekrotisierender Skeleritisformen (Abb. 2.6 a u. b) bei Polyarteriitis (nodosa) und *Wegenerscher Granulomatose* bemerkenswert[3,16,23]. Prädilektionsstelle ist die vordere Sklera im Gebiet des Durchtritts der vorderen Ziliargefäße, die hier unter leichter Abknickung oder sogar unvermittelt senkrecht verlaufen. Dies begünstigt vielleicht die Ablagerung von *Immunkomplexen*. Nach Watson kann es, wenn als Folge einer initialen Entzündung der Sklera lokales Antigen produziert wird, zur Auslösung einer *Autoimmunerkrankung* kommen[63]. Interessanterweise wurden bei chronischer Polyarthritis epitheloidzellige riesenzellhaltige granulomatöse Entzündungen um fibrinoide Nekrosen auch in der Dura mater beschrieben[54]. *Tierexperimentell* gelang die Erzeugung einer progressiven destruierenden Skleritis durch intralimbale Injektion von Ovalbumin nach vorangegangener Sensibilisierung[22].

Literatur

1. Blümcke S, Rode J, Niedorf HR (1967) Phagocytierende Fibroblasten der Cornea. Beitr path Anat 135: 213–234
2. Blümcke S, Niedorf HR, Thiel HJ, Langness U (1972) Histochemical and fine structural studies on the cornea with osteogenesis imperfecta congenita. Virchows Arch Abt B Zellpath 11: 124–132
3. Böke W, Reich H (1967) Augenbeteiligung bei der Wegenerschen Granulomatose. Klin Mbl Augenheilk 151: 802–822
4. Böke W, Thiel HJ (1973) Der Metabolismus der gesunden und kranken Hornhaut. Klin Mbl Augenheilk 163: 647–661
5. Bron AJ, Tripathi RC, Harding JJ, Crabbe MJC (1978) Stromal loss in keratoconus. Trans Ophthal Soc U K 98: 393–396
6. Brown SI (1976) Mooren's ulcer. Histopathology and proteolytic enzymes of adjacent conjunctiva. Brit J Ophthal 59: 670–674

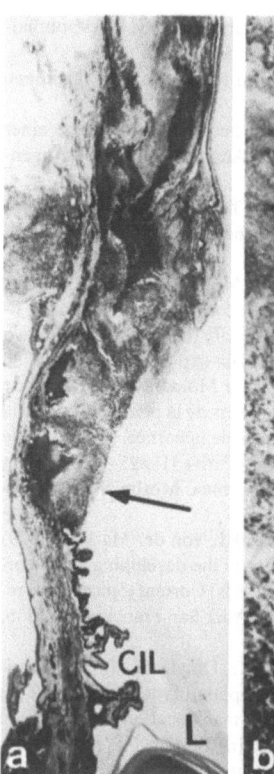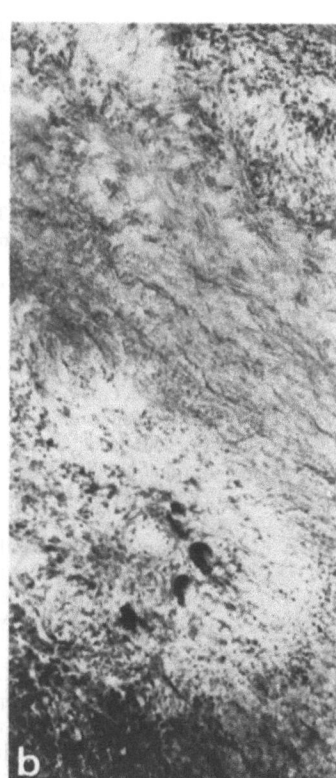

Abb. 2.6 a u. b. Scleritis nodulosa necroticans. **a** Prääquatoriale Skleranekrose. Bei den tiefschwarzen Bezirken handelt es sich um karyorrhektisch zerfallene Granulozyten. Am Rand der Nekrose dichtes Granulationsgewebe (Pfeil). L = Linse, CIL = Ziliarkörperfortsätze. HE, 15:1. **b** Riesenzellhaltiges Granulom in der durch den Pfeil markierten Gegend. Elastica – van Gieson 90:1. (Aus Gärtner, 1959[16])

6a. Burger PC, Chandler DB, Klintworth GK (1983) Corneal neovascularization as studied by scanning electron microscopy of vascular casts. Lab Invest 48: 169–180
6b. Chan CC, Green WR, Cruz ZC de la, Hillis A (1982) Ocular findings in osteogenesis imperfecta congenita. Arch Ophthal 100: 1459–1463
7. Cogan DG, Dickersin GR (1964) Nonsyphilitic interstitial keratitis with vestibuloauditory symptoms. A case with fatal aortitis. Arch Ophthalmol 71: 172–175
8. Collin HB (1970) Ultrastructure of lymphatic vessels in the vascularized rabbit cornea. Exp Eye Res 10: 207–213
9. Dhermy P, Pouliquen Y, Salvodelli M (1973) Amylose secondaire localisée de la cornée. Arch Opht (Paris) 33: 501–524
10. Eichholtz W (1972) Osteogenesis imperfecta. Elektronenmikroskopische Befunde an Sklera und Cornea. Ber Dtsch Ophthalmol Ges 71: 116–120
11. Faure JP, Graf B, de Kozak Y, Pouliquen Y (1970) Étude microscopique d'une réaction inflammatoire de la cornée du lapin. II. – Les altérations du collagène: dissociation oedémateuse, collagénolyse, fibrillogénèse. Arch Ophtal (Paris) 30: 149–160
12. Faure JP, de Kozak Y, Graf B, Pouliquen Y (1970) Lymphatiques dans la cornée vascularisée au cours du rejet d'hétérogreffes expérimentales. Arch Opht (Paris) 30: 575–588
13. Fine M, Stein M (1973) The role of corneal vascularisation in human corneal graft reactions. In: Corneal graft failure. Ciba Foundation Symposium 15, Excerpta Medica, Amsterdam pp 193: 204
*13a. François J (1981) Metabolic disorders and corneal changes. Dev Ophthal 4: 1–69
*14. François J, Victoria-Troncoso V (1979) The cornea in normal

condition and in Groenouw's macular dystrophy. Doc Ophthalmol 47: 201–396

15. Fujita S (1980) Diurnal variations in human corneal thickness. Jpn J Ophthalmol 24: 444–456

16. Gärtner J (1959) Skleritis nodulosa necroticans als Folge einer riesenzellhaltigen granulomatösen Angiitis. Klin Mbl Augenheilk 134: 505–524

17. Garner A, Fraunfelder FT, Barras TC, Hinzepeter EN (1976) Spheroidal degeneration of the cornea and conjunctiva. Brit J Ophthal 60: 473–478

18. Gnädinger MC, Schwager-Hübner ME (1975) Biosynthesis of glycosaminoglycans by mammalian corneal epithelium and fibroblasts in vitro. II. Approach to specify the GAG from the two cell types. Albrecht v Graefes Arch klin exp Ophthal 196: 21–30

19. Graf B, Pouliquen Y, Frouin MA, de Montaut F (1971) Étude morphologique de l'épithelium au cours de la phase initiale de la réparation des plaies expérimentales de la cornée. (Microscopie optique et électronique). Arch Opht (Paris) 31: 895–910

20. Grayson M (1979) Diseases of the cornea. Mosby, St. Louis Toronto London

21. Hay ED, Linsenmayer TF, Trelstad RL, von der Mark K (1979) Origin and distribution of collagens in the developing avian cornea. In: Zadunaisky JA, Davson H (eds) Current topics in eye research, Vol I. Academic Press, New York San Francisco London, pp 1–35

22. Hembry RM, Playfair J, Watson PG, Dingle JT (1979) Experimental model for scleritis. Docum Ophthal Proc Series 20: 29–32

23. Henkind P, Gold DH (1973) Ocular manifestations of rheumatic disorders: natural and iatrogenic. In: Ehrlich GE (ed) Oculocutaneous manifestations of rheumatic diseases. Rheumatology, Vol 4, Karger, Basel pp 13–59

24. Hinzpeter EN, Naumann GOH (1977) Transplantation of the cornea in man and animal. In: Handbuch der allgemeinen Pathologie Bd VI/8. Springer, Berlin Heidelberg New York pp 403–438

25. Jäger W, Eisenhauer GG (1977) Der diagnostische Wert des Arcus corneae als Hinweis auf Lipidstoffwechselstörungen. Klin Mbl Augenheilk 171: 321–330

25a. Johnson BL, Brown SI, Zaidman GW (1981) A light and electron microscopic study of recurrent granular dystrophy of the cornea. Am J Ophthal 92: 49–58

26. Johnston MC, Noden DM, Hazelton RD, Coulombre JL, Coulombre AJ (1979) Origins of avian ocular and periocular tissues. Exp Eye Res (1979) 29: 27–43

27. Kanai A, Wood TC, Polack FM, Kaufman HE (1971) The fine structure of sclerocornea. Invest Ophthalmol 10: 687–694

28. Kenyon KR (1978) Recurrent corneal erosion: Pathogenesis and therapy. Int ophthal clinics 19, Nr 2: 169–195

29. Khodadoust AA, Silverstein AM (1969a) The survival and rejection of epithelium in experimental corneal transplants. Invest Ophthal 8: 169–179

30. Khodadoust AA, Silverstein AM (1969b) Transplantation and rejection of individual cell layers of the cornea. Invest Ophthal (1969b) 8: 180–195

31. Klintworth GK (1969) Experimental studies on the phagocytic capability of the corneal fibroblast. Am J Path 55: 283–294

*32. Leuenberger PM (1978) Morphologie fonctionelle de la cornée. Adv Ophthal 35: 94–166

33. Lüders CJ, Klemens F (1963) Die rheumatoiden granulomatösnekrotisierenden Skleritiden und Episkleritiden. Zur Histopathologie, formalen Genese und nosologischen Einordnung der Krankheitsbilder. v Graefes Arch Ophthal 165: 545–584

34. Magovern M, Beauchamp GR, McTique JW, Fine BS, Baumiller RC (1979) Inheritance of Fuchs's combined dystrophy. Ophthalmology 86: 1897–1920

35. Matsuda H, Smelser GK (1973) Electron microscopy of corneal wound healing. Exp Eye Res 16: 427–442

*36. Maudgal PC, Missotten L (1980) Superficial keratitis. Bull Soc Belge d'Ophthal 187: 1–192

37. Maumenee AE (1970) Diskussionsbemerkung zum Thema „Homograftrejection". In: Advances in keratoplasty, Int Ophthalmol Clinics 10: 406

38. Nagy M, Tóth M, Nádrai A, Vigváry L, Vargányi M (1979) Ist der Keratokonus eine allgemeine Krankheit? Szemészet 116: 175–178 (ungarisch mit engl. u. dtsch. Zus. fass). Ref Zbl ges Ophthal (1980) 118, 399

39. Newsome DA, Gross J, Hassell JR (1982) Human corneal stroma contains three distinct collagens. Invest Ophthalmol Vis Sci 22: 376–381

40. Polack FM, Kanai A (1972) Electron microscopic studies of graft endothelium in corneal graft rejection. Am J Ophthalmol 73: 711–717

41. Pouliquen Y, Hamada R, Giraud JP (1973) Étude analytique de la constitution d'un greffon transfixiant homologue de la cornée, opaque (Étude au microscope optique et électronique). Arch Opht (Paris) 33: 573–592

42. Pouliquen Y, Graf B, Bisson J, Feuvrier YM, Delattre A (1970) Étude ultrastructurale d'une surcharge cornéene au cours d'un traitement par la chlorpromazine. Arch Opht (Paris) 30: 769–782

43. Pouliquen Y, Graf B, Saraux H, Bisson J, Frouin MA (1971a) Étude histologique et ultrastructurale de la cornée dans une agénésie de la chambre antérieure avec aphakie. Arch Opht (Paris) 31: 245–258

44. Pouliquen Y, Graf B, Saraux H, Bisson J, Frouin MA (1971b) Étude histologique et ultrastructurale de la cornée dans deux cas de syndrome de Peters. Arch Opht (Paris) 31: 696–708

45. Pouliquen Y, Graf B, de Kozak Y, Bisson J, Faure JP, Bourles F, Frouin MA (1970) Étude morphologique et biochimique de kératocône. I. Étude morphologique. Arch Opht (Paris) 30: 497–532

46. Preis I, Langer R, Brem H, Folkman J (1977) Inhibition of neovascularization by an extract derived from vitreous. Am J Ophthal 84: 323–328

47. Reim M (1972) Warum ist die Hornhaut durchsichtig? Ber Dtsch Ophthalmol Ges 71: 58–77

47a. Renard G, Dhermy P, Pouliquen Y (1981) Dystrophies endothélio-descémétiques secondaires. Étude histologique et ultrastructurale. J Fr Ophtalmol 4: 721–740

47b. Renard G, Petroutsos M, Savoldelli M, Pouliquen Y (1983) Dystrophic postérieure polymorphe de la cornée. J Fr Ophtalmol 6: 7–23

48. Robert L, Schillinger G, Moczar M, Junqua S, Moczar E (1970) Étude morphologique et biochimique du kératocône. II. Étude biochimique. Arch Opht (Paris) 30: 589–608

49. Robert L, Robert B, (1975) The macromolecular structure of normal cornea. In: Symposium sur la physiopathologie de la cornée. Arch Opht (Paris) 35: 1–235

50. Rodriques MM, Laibson PR, Weinreb S (1975) Corneal elastosis. Appearance of band-like keratopathy and spheroidal degeneration. Arch Ophthalmol 93: 111–114

*51. Shields MB (1979) Progressive essential iris atrophy, Chandler's syndrome, and the iris nevus (Cogan-Reese) Syndrome: a spectrum of disease. Surv Ophthal 24: 3–20

52. Spitznas M, Luciano L, Reale E (1979) Fine structure of rabbit scleral collagen. Am J Ophthal 69: 414–418

53. Schachenmayr W, Friede RL (1978) The origin of subdural neomembranes I. Fine structure of the dura-arachnoidea interface in man. Am J Path 92: 53–68

54. Schachenmayr W, Friede RL (1978) Dural involvement in rheumatoid arthritis. Acta neuropath (Berl) 42: 65–66

55. Schwarz W (1972) Anatomie der Cornea. Ber Dtsch Ophthalmol Ges 71: 12–18

56. Schwarz W, Graf Keyserlingk D (1969) Elektronenmikroskopische Untersuchungen an der Cornea, Sklera, Haut und Flosse eines durchsichtigen Fisches (Ambassis lala). Z Zellforsch 102: 78–84

56a. Sommer A, Green WR, Kenyon KR (1982) Clinicohistopathologic correlations in xerophthalmic ulceration and necrosis. Arch Ophthalmol 100: 953–963

57. Tanaka M (1980) Autoradiographic localization of ^{35}S-Sulfate and ^{3}H-proline in corneal wound healing. Jpn J Ophthalmol 24: 48–59
58. Von der Mark K, von der Mark H, Timpl R, Trelstadt RL (1977) Immunofluorescent localization of collagen types I, II and III in the embryonic chick eye. Developmental Biology 59: 75–85
'59. Waring III GO, Rodrigues MM, Laibson PR (1978a) Corneal dystrophies. I Dystrophies of the epithelium, Bowman's layer and stroma. Surv Ophthal 23: 71–122
'60. Waring III GO, Rodrigues MM, Laibson PR (1978b) Corneal dystrophies. II Endothelial dystrophies. Surv Ophthal 23: 147–168
61. Waring GO, Laibson PR, Rodrigues M (1974) Clinical and pathologic alterations of Descemet's membrane: With emphasis on endothelium metaplasia. Survey Ophthal 18: 325–368

*62. Waring III GO, Bourne WM, Edelhauser HF, Kenyon KR (1982) The corneal endothelium. Normal and pathologic structure and function. Ophthalmology 89: 531–590
63. Watson PG (1982) The nature and the treatment of scleral inflammation. Trans ophthal Soc UK 102: 257–281
64. Watson RG, Hayreh SS (1976) Scleritis and episcleritis. Brit J Ophthal 60: 163–191
65. Watson PG, Hazleman BL (1976) The sclera and systemic disorders. WB Saunders, London
66. Weber FL, Babel J (1980) Gelatinous drop-like dystrophy. A form of primary corneal amyloidosis. Arch Ophthalmol 98: 144–148
67. Young RD, Watson PG (1982) Light and electron microscopy of corneal melting syndrome (Mooren's ulcer). Brit J Ophthal 66: 341–356

Linse (Lens crystallina)

Allgemeines

Die Linse faltet sich stets in jenem Bereich des Ektoderms der seitlichen Kopfwand ab, der vom vorwachsenden Augenbecher berührt wird *(Linsenplatte)*. Sie wächst während des ganzen Lebens. Ihr Wachstum ist appositionell, d.h., die jeweils neuen Schichten lagern sich in der Linsenrinde zwiebelschalenartig über die alten. Durch die Begegnung der Schichtenden im axialen Linsenbereich kommt gleichzeitig ein radiäres Ordnungsprinzip zur Geltung, vergleichbar dem Querschnitt einer Apfelsine.

Der *Linsenkern* formiert sich bereits im Embryonalstadium und besteht demgemäß aus „altem" Gewebe. Die Linsenrinde stellt das „junge" Gewebe dar.

Ab dem Stadium des Linsenbläschens werden die – einschichtigen – Epithelien nur in der Peripherie der Linse, dem Linsenäquator, neu gebildet (germinative Zone). Dort drehen sie ihre Achse um 90 Grad und verlängern sich in den tieferen Rindenschichten unter Verlust des Zellkerns und der Mikroorganellen.

Diese verlängerten und z.T. kernlosen Linsenepithelien der Linsenrinde werden gewöhnlich als *„Linsenfasern"* bezeichnet. „Linsenfasern" sind also keine extrazellulären Gebilde, sondern differenzierte Linsenepithelien (Abb.2.7).

Im Linsenkern sind die Linsenfasern lichtmikroskopisch eine homogene Masse. *Elektronenmikroskopisch* können aber einzelne Zellen abgegrenzt werden. Kuwabara[19] hält die Fragmentierung der Zellmembranen im Linsenkern für einen Artefakt.

Die Proteinsynthese findet ausschließlich in der Linsenrinde statt. Dies bedeutet, daß die Proteine des Kerninneren so alt sind wie das Individuum selbst. Linsenproteine unterliegen *in vivo* keiner proteolytischen Degradation.

Die *Linsenkapsel* ist die Basallamina der Linsenepithelien (▷ S.294).

Der Aufhängeapparat der Linse, die *Zonula Zinii,* ist entwicklungsgeschichtlich ein Teil des Glaskörpers. Seine Veränderungen werden an entsprechender Stelle besprochen.

Altersveränderungen

Das Altern der Linse führt zum Verlust der Akkommodation und zum Auftreten von Linsentrübungen. Der Beginn der Altersveränderungen ist genetisch determiniert. Er wird außerdem durch posttranslationale Modifikationen der Biosynthese von Enzymproteinen des Linsenstoffwechsels beeinflußt[22].

Linsenkapsel
In alten Augen wird sowohl *Verdickung* als auch *Verdünnung* beobachtet[25]. Charakteristisch ist der Verlust der lamellären Schichtung des Basallaminamaterials und das Auftreten elektronendichter Einschlüsse.

Linsenepithel
Die *Zahl* der Linsenepithelien ist im Alter in der Zone des Zellängenwachstums *verringert*[19]. Zahl und Verteilung der intrazellulären Mikrofilamente variieren in den verschiedenen Altersgruppen[4].

Linsenfasern
Diese modifizierten Linsenepithelien zeigen *erhebliche regressive Veränderungen* – Verlust der Zellorganellen, einschließlich des Zellkerns, Fragmentierung der Zellmembran, Verschwinden der Desmosomen. Die Veränderungen treten in den *tiefen Rindenschichten* mehr hervor als in den oberflächlichen[18].

Linsenkern
Die hier gelegenen Linsenfasern weisen die gleichen Veränderungen auf wie die „Fasern" der tiefen Rin-

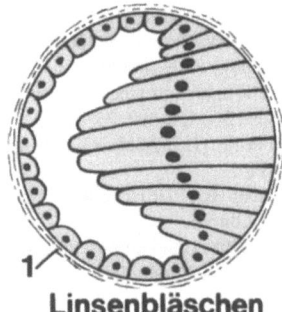

Linsenbläschen

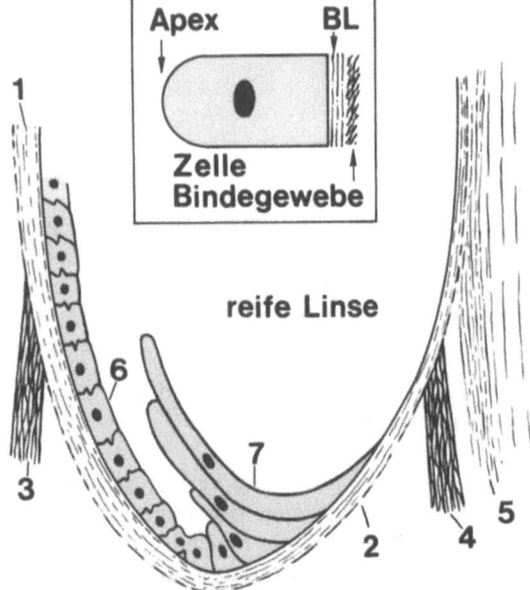

reife Linse

Abb. 2.7. Schematische Darstellung der Transformierung von Linsenepithelien zu Linsen„fasern". 1 = Basallamina (vordere Linsenkapsel); 2 = Basallamina (hintere Linsenkapsel); 3 = Bindegewebe (vordere Zonulafaser); 4 = Bindegewebe (hintere Zonulafaser); 5 = Bindegewebe (vordere Glaskörpergrenzschicht); 6 = praeäquatoriales Linsenepithel; 7 = postäquatoriales Linsenepithel (= Linsen„fasern") BL = Basallamina. (Modifiziert nach Fine u. Yanoff 1979, Ocular histology, Fig. 8-2).

denschichten, nur noch stärker ausgeprägt. Ihr Zytoplasma ist fast vollständig homogen, stellenweise auffallend elektronendicht.

Der *sagittale Durchmesser* der Linse nimmt progredient mit dem Alter zu, praktisch ausschließlich infolge *Dickenzunahme der Rinde.* Der sagittale Durchmesser des Kerns bleibt konstant[5].

Allgemeine Pathologie

Veränderungen der Linsenkapsel

Pathobiochemie
Im Alter verringert sich der Heparansulfatgehalt der Linsenkapsel. Da dieses Glykosaminoglykan nicht

nur für die Struktur, sondern auch für die Aufrechterhaltung der Transparenz der Basallamina der Linsenepithelien erforderlich ist, könnte seine Abnahme im Alter für die Pathogenese der senilen Katarakt von Bedeutung sein[20].

Senile Exfoliation (Pseudoexfoliation, Fibrillopathia epithelio-capsularis)
Hierbei kommt es zur *Ablagerung einer fibrillären Substanz,* vor allem prääquatorial. Als Ursprung werden die dort gelegenen Linsenepithelien[26], aber auch das Basallaminamaterial des Pigmentepithels der Iris und des nicht pigmentierten Ziliarepithels[9] diskutiert. Die Fibrillen mit einer Periodizität von 51 nm werden durch seitliche Aggregation von Filamenten mit einer Periodizität von 17 nm gebildet[8]. Sehr wahrscheinlich handelt es sich um *abnormes Basallaminamaterial.* Eagle et al.[10] nennen das Krankheitsbild „*basement membrane exfoliation syndrome"* (▷ S. 369). Als pathogenetischer Mechanismus soll eine durch die Globalstrahlung induzierte Proteindenaturation mit folgender extrazellulärer Ablagerung infrage kommen[27]. Es besteht eine deutlich vermehrte Frequenz der Erkrankung im *höheren Lebensalter[1].*

Veränderungen des Linsenepithels

„Wedlsche Blasenzellen" (Abb. 2.8 b)
Dies sind neugebildete Linsenepithelien, die sich nicht zu „Fasern" differenzieren, sondern unter erheblicher Vergrößerung aufquellen, schließlich ihren Kern verlieren und zerfallen. Sie haben eine *kugel- bis schlauchförmige Gestalt.* Bei Starformen, die zusammen mit anderweitigen intraokularen Erkrankungen auftreten *(Cataracta complicata),* aber auch gelegentlich beim Altersstar, schieben sie sich vom Äquator subkapsulär bis zum hinteren Linsenpol vor.

Soemmeringscher Kristallwulst (Soemmeringsche Ring-Katarakt)
Im äquatorial aufgeschnittenen Auge mehr oder weniger geschlossener Ring von Linsenresten. Es handelt sich um Wucherungen, die nach Staroperation oder perforierender Verletzung vom Linsenepithel ausgehen (Elschnig 1911) (Abb. 2.8 a), ▷ S. 305.

Befunde über Veränderungen des Linsenepithels bei beginnender Katarakt des menschlichen Auges liegen u. W. nicht vor. Bei Ratten mit Cataracta congenita wurden Frühstadien (vorderer Polstar) *elektronenmikroskopisch* untersucht. Es fanden sich Autophagosomen, Verdoppelung des prääquatorialen Epithelzellenlagers, ferner Basallaminamaterial zwischen Epithel und Linsenfasern[14,28].

Linsenepithelien können außer Basallaminamaterial unter pathologischen Umständen (vorderer Kapselstar) auch *fibrilläres Kollagen* bilden[15,23] (Abb. 2.8 c).

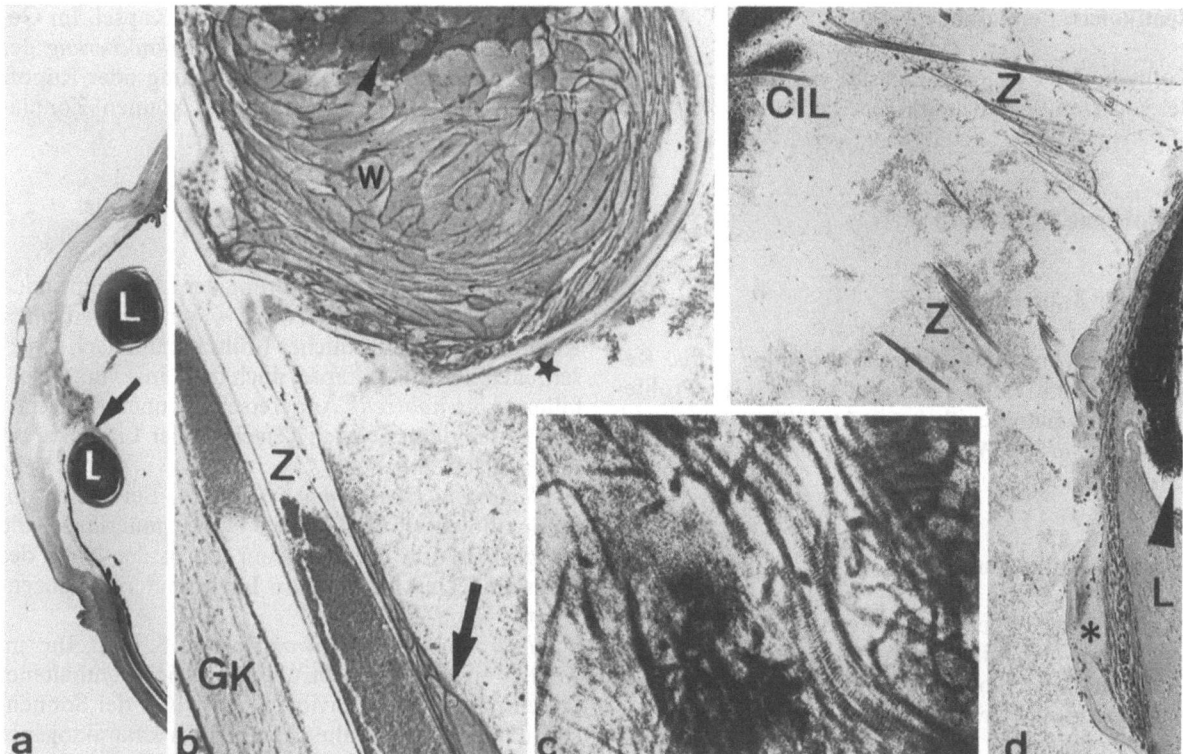

Abb. 2.8 a–d. Pathologische Linsenveränderungen. **a** Soemme-ringscher Kristallwulst nach penetrierender („perforierender") Verletzung. Der untere Teil des sagittal geschnittenen Linsenrin-ges (L) ist mit einer von der Hornhautwunde ausgehenden bin-degewebigen Schwarte verbacken (Pfeil). HE, 4:1. **b** Vom Lin-senäquator (Stern) aus proliferierende Epithelien einer Cataracta traumatica, die sich nicht zu „Fasern" umwandeln (Wedlsche Blasenzellen, W). Im Linsenkern beginnende Verkalkung (Pfeil-kopf). An den Zonulafasern (Z) versprengte Linsenepithelien (Pfeil); zwischen den Zonulafasern sowie zwischen Zonula und Glaskörper (GK) Blutungen. HE, 50:1. **c** Kollagenfibrillen in ei-nem vorderen Kapselstar. (Aus Pau und Caesar, 1967[23]). Nicht kontrastiert, 70000:1. **d** Vorderer Kapselstar nach penetrieren-der („perforierender") Verletzung. Proliferation der spindelför-mig umgebildeten Linsenepithelien mit Produktion einer homo-genen Substanz (Stern) unter der gefälteten Linsenkapsel. Die Ultrastruktur der mit dem Stern gekennzeichneten Stelle dürfte der des in c) gezeigten Kapselstars entsprechen. CIL = Teile von Ziliarkörperzotten, Z = Zonulafasern. Der Pfeilkopf deutet auf einen fortgeschrittenen Verkalkungsherd. L = Linse. HE, 50:1

Veränderungen der Linsenfasern

Bei den verschiedenen Formen des *Altersstars (Cata-racta incipiens, intumescens, matura und hypermatura)* spielen Änderungen des molekularen Aufbaus der Zellmembran der Linsenfasern eine große Rolle. Er-stes Zeichen kataraktöser Veränderungen an den Lin-senfasern ist häufig eine Auflockerung der Fasern in der Rinde. Durch Aufquellung können sie den Cha-rakter von Blasenzellen annehmen.

Morgagnische Kugeln

Alte Bezeichnung für eine weitere regressive Verände-rung der Linsenfasern. *Lichtmikroskopisch* handelt es sich um oft sehr regelmäßige runde Schollen, die fär-berisch nicht von den Fasern zu unterscheiden sind (▷ Abb. 2.9 d). *Elektronenmikroskopisch* werden neben granulärem Material komprimierte lamelläre Struktu-ren beschrieben[3a]. Wenn die Morgagnischen Kugeln beim Altersstar die gesamte Linsenrinde durchsetzen, sinkt der meist geschrumpfte Linsenkern entspre-chend der Schwerkraft nach unten *(Cataracta hyper-matura Morgagni)*.

Spezielle Pathologie

Fehlbildungen

Linsenkolobom

Das sogenannte *Linsenkolobom* ist wahrscheinlich Folge eines Zonulakoloboms, also eine *sekundäre* De-formierung des Linsenäquators.

Angeborene Katarakte[6]

Sie können als Cataracta congenita totalis oder als Trübungen, die auf bestimmte Schichten oder Zonen beschränkt bleiben, auftreten: *Zentralstar, Schichtstar, Cataracta polaris anterior, Cataracta polaris posterior.* Letztere ähneln klinisch und histologisch dem erwor-benen vorderen bzw. hinteren Kapselstar.

Lentikonus, Lentiglobus

Konische oder kugelige Ektasien der hinteren, selten der vorderen Begrenzungsfläche der Linse.

Erworbene Katarakte

Vorderer Kapselstar

Als Folge von *Trauma* oder *Entzündung* (Iritis, Keratitis) kommt es zu Nekrose, sekundär zu Proliferation von Linsenepithel mit Ausbildung einer *kollagenfaserhaltigen Matrix unter der Linsenkapsel* (Abb. 2.8 c u. d).

Hinterer Kapselstar

Nach Einwirkung einer schädigenden Noxe auf Linsenäquator oder hinteren Pol (z.B. im Verlauf einer Chorioiditis, bei Kontakt mit intraokularem Tumorgewebe) oder ohne erkennbare Ursache proliferiert das Linsenepithel vom Äquator aus unter der Linsenkapsel nach hinten (Abb. 2.8 b), meist in Form der Wedlschen Blasenzellen, die elektronenmikroskopisch viele Charakteristika der Linsenfasern aufweisen können. Zwischen den Zellen liegt filamentös-granuläres Material, wahrscheinlich vom Basallamina-Typ[11,12].

Altersstar

Epidemiologie: In der Altersklasse zwischen 52 und 64 Jahren Vorkommen in 4,6%, zwischen 75 und 85 Jahren in 46%[17].

Elektronenmikroskopisch fallen in der Kapsel fibrilläre Einlagerungen auf; im Epithel werden inter- und intrazelluläre Vakuolen, Destruktion von Zellmembranen, Mitochondrien und Zellkernen, Verdichtung des Zytoplasmas, andererseits aber auch Zellproliferationen beschrieben[13,16,21]. Nach Kobayashi und Suzuki[18] entsprechen die Veränderungen fast vollständig denjenigen in nicht kataraktösen Linsen seniler Augen. Es bestehen lediglich graduelle Unterschiede.

Linsenveränderungen bei intraokularen Erkrankungen

Kennzeichnend ist die *Cataracta complicata* (▷ S.318) am hinteren Pol, z.B. bei chronischer Uveitis, Pigmentdegeneration („Retinitis pigmentosa"), Kontakt mit intraokularem Tumor, hoher Myopie. Bei hoher Myopie und chronischem Glaukom kann allerdings auch ein Kernstar vorkommen.

Häufig ist die *Einlagerung von Kalksalzen* in Form regelloser amorpher Anhäufungen (*Cataracta calca-*rea, Abb. 2.8 b u. d) auch bei intakter Kapsel. Im Gegensatz zur Verkalkung setzt die *Verknöcherung* der Linse *(Cataracta ossea)* eine Verletzung oder Ruptur der Linsenkapsel voraus. Hierbei können Zonulafasern und Linsenform intakt bleiben[29].

Traumatische Schäden

Direkte mechanische Zerstörung der Linse führt nach Eindringen des Kammerwassers zur progredienten Katarakt. Ein entzündliches Infiltrat kann nach Überschreiten der Linsenkapsel auch das Linseninnere befallen *(Linsenabszeß)*. Andererseits können nicht infizierte Fremdkörper nach Verschluß der Linsenkapsel reaktionslos einheilen.

- *Phakogene Ophthalmie* (▷ S.305). Bei dieser immunpathologisch induzierten Uveitis anterior ist die zellige Reaktion vor allem um das in der Nähe des Kapseldefektes freiliegende Linsenmaterial konzentriert (▷ Abb. 2.4 d).
- *Elektromagnetische Strahlung* (▷ S.307): Ihr im sichtbaren Teil des Spektrums (Tageslicht) enthaltener Anteil nahe dem Ultraviolett (etwa 10% der Sonnenstrahlung) ist sehr wahrscheinlich ein kataraktogenes Agens; entweder infolge Produktion toxischer Photoprodukte im Kammerwasser bzw. in den Linsenepithelien, oder durch Photo-Oxidation von Proteinmolekülen, besonders Tryptophan[30]. Die *Röntgenkatarakt* ist durch subkapsuläre Flüssigkeitsansammlungen und Proliferation der Wedlschen Blasenzellen (▷ S.318) am hinteren Pol charakterisiert.

Linsentrübungen bei Allgemeinerkrankungen und durch Medikamente

Von den zahlreichen Linsenschädigungen können hier nur die Cataracta diabetica und die Kortison-Katarakt erwähnt werden. Pathognomonisch ist die Katarakt bei *myotonischer Dystrophie*. Die biomikroskopisch sichtbaren charakteristischen roten und grünen Kriställchen entsprechen elektronenmikroskopisch konzentrisch angeordneten vielschichtigen Membranen[7].

Veränderungen nach *Linsenimplantation (Pseudophakos)* ▷ S.306.

Literatur

1. Aasved H (1979) Prevalence of fibrillopathia epitheliocapsularis (pseudoexfoliation) and capsular glaucoma. Trans ophthal Soc U K 99: 293–295
2. Bellows JG (1975) Cataract and abnormalities of the lens. Grune & Stratton Inc., New York San Francisco London
3. Bloemendahl H, Vermorken AJM (1978) Protein synthesis in isolated and cultured epithelia from calf lenses. Interdiscipl Topic Geront 12: 41–49

3a. Broekhuyse RM (1981) Biochemistry of membranes. In: Duncan G (ed) Mechanisms of cataract formation in the human lens. Academic Press, London New York Toronto Sydney San Francisco pp 151–191

4. Bradley RH, Ireland ME, Maisel H (1979) Age changes in the skeleton of the human lens. Acta Ophthalmol (Kbh) 57: 461–469

5. Brown NAP (1973) Lens change with age and cataract: Slitimage photography. In: The human lens in relation to cataract. Ciba foundation Symposium 19 (new series). Elsevier Exoerpta Medica North-Holland, Amsterdam London New York, pp 65–78

6. Coulombre AJ (1979) Cataractogenesis: Developmental inputs and constraints. Ophthalmology 86: 1559–1570

7. Dark AJ, Streeten BW (1977) Ultrastructural study of cataract in myotonia dystrophica. Am J Ophthal 84: 666–674

8. Davanger M (1980) On the ultrastructure and the formation of pseudo-exfoliation material. Acta Ophthalm (Kph) 58: 520–527

9. Dickson DH, Ramsey MS (1979) Fibrillopathia epitheliocapsularis. Review of the nature and origin of pseudoexfoliative deposits. Trans ophthal Soc U K 99: 284–292

10. Eagle RC, Jr, Font RL, Fine BS (1979) The basement membrane exfoliation syndrome. Arch Ophthalmol 97: 510–515

11. Eshagian J, Streeten BW (1980) Human posterior subcapsular cataract. An ultrastructural study of the posteriorly migrating cells. Arch Ophthalmol 98: 134–143

12. Eshagian J, Rafferty NS, Goossens W (1981) Human cataracta complicata. Clinicopathologic correlation. Ophthalmology 88: 155–163

13. François J, Victoria-Troncoso V (1979) Cytological study of senile cataract. Doc Ophthalmologica 47: 69–87

14. Gorthy WC, Morrill DJ, Anderson JW (1980) Anterior polar cataract development in mutant wistar rats. An ultrastructural study. In: Regnault F, Hockwin O, Courtois Y (eds) Ageing of the lens. Elsevier/North-Holland Biomedical Press, Amsterdam New York Oxford, pp 207–222

15. Henkind P, Prose P (1967) Anterior polar cataract. Electronmicroscopic evidence of collagen. Am J Ophthal 63: 768–771

16. Jensen OA, Laursen AB (1980) Human senile cataract. Light- and electron-microscopic studies of the morphology of the anterior lens structures, with special reference to anterior capsular/subcapsular opacity. Acta Ophthalm (Kph) 58: 481–495

17. Kini MM, Leibowitz HM, Colton T, Nickerson RJ, Ganley J, Dawber TR (1978) Prevalence of senile cataract, diabetic retinopathy, senile macular degeneration, and open-angle glaucoma in the Framingham eye study. Am J Ophthalm 85: 28–34

18. Kobayashi Y, Suzuki T (1975) The aging lens: Ultrastructural changes in cataract. In: Bellows JG (ed) Cataract and abnormalities of the lens. Grune & Stratton, New York San Francisco London, pp 313–343

19. Kuwabara T (1975) The maturation of the lens cell: a morphologic study. Exp Eye Res 20: 427–443

20. Laurent M, Romquin N, Regnault F (1978) Purification and identification of a glycosaminoglycan in the lens capsule of bovines: Its variations during age. Interdiscipl Topics Geront 12: 71–79

21. Ogata T (1972) Electron microscopic studies on the capsule and epithelial cell of the human lens. Jap J Ophthal 16: 21–29

22. Ohrloff C (1978) Age changes of enzyme properties on crystalline lens. Interdiscipl Topics Geront 12: 158–179 (Karger, Basel)

23. Pau H und Caesar R (1967) Elektronenmikroskopische Studie zur Herkunft der Kollagenfasern im Kapselstar. Albrecht v Graefes Arch klin exp Ophthal 171: 327–336

24. Sautter H (1975) Erkrankungen der Linse. In: Velhagen K (Hrsg) Der Augenarzt, 2.Aufl Bd III, VEB Thieme, Leipzig, S 1121–1226

25. Seland JH (1974) Ultrastructural changes in the normal human lens capsule from birth to old age. Acta Ophthalm (Kbh) 52: 688–706

26. Seland JH (1979) Histopathology of the lens capsule in fibrillopathia epitheliocapsularis (FEC) or so-called senile exfoliation or pseudoexfoliation. Acta Ophthalm 57: 477–498

27. Taylor HR (1979) Pseudoexfoliation, an environmental disease? Trans ophthal Soc U K 99: 302–307

28. Wegener A, Koch HR, Komnick U (1980) Embryogenesis of an x-ray induced congenital cataract in the wistar rat In: Regnault F, Hockwin O, Courtois Y (eds) Ageing of the lens. Elsevier/North-Holland Biomedical Press, Amsterdam New York Oxford, pp 223–232

29. Wolter JR (1981) The message of a bony lens. Ophthalmic Surgery 12: 332–335

30. Zigman S (1983) The role of sunlight in human cataract formation. Surv Ophthalmol 27: 317–326

Gefäßhaut (Tunica vasculosa, Uvea)

Allgemeines

Als Uvea, Gefäßhaut oder mittlere Augenhaut bezeichnet man *Aderhaut, Ziliarkörper* und *Iris*. Die Zusammenfassung dieser drei Abschnitte unter einen Oberbegriff ist zwar aus praktisch-klinischen Gesichtspunkten gerechtfertigt, entwicklungsgeschichtlich jedoch nicht korrekt. Lediglich die Aderhaut leitet sich einheitlich von dem an der Außenseite des Augenbechers liegenden lockeren mesenchymalen Bindegewebe ab, wobei wie in der homologen Pia mater die Endothelien der Gefäße mesodermalen Ursprungs sind, Melanozyten und Bindegewebszellen jedoch von der Neuralleiste (▷ Abb. 2.1) stammen[70]. Iris und Ziliarkörper haben sowohl einen mesenchy-

malen als auch einen neuroektodermalen Anteil (▷ S.293). Während der intrauterinen Entwicklung vollzieht sich in der Aderhaut eine physiologische Hämatopoese[30].

Der Ziliarkörper bildet das *Kammerwasser* und zwar mittels Diffusion, Ultrafiltration und aktiver Sekretion aus dem Epithel (überwiegend dem nicht pigmentierten) der Processus ciliares. Vergleichende Untersuchungen über Feinstruktur und Funktion von Ziliarkörper und Plexus chorioideus der Hirnventrikel wurden von van der Zypen[83] und Davson[10] durchgeführt. Der *Ziliarmuskel* ist nach Johnston et al., (▷ S.295[6]), ein Derivat der Neuralleiste. Papillenwärts erstreckt er sich bis in die Bruchsche Membran der Aderhaut; hornhautwärts steht er in direkter morphologischer Verbindung mit dem Skeralsporn[14]

(▷ S.314) und den zur Uvea gehörenden Lamellen des Trabekulum corneosclerale. Seine Kontraktion wirkt sich demnach auf die Lage dieser Lamellen und somit auch auf den Kammerwasserabfluß aus[38].

Die *Blutversorgung* der Uvea erfolgt aus der A. ophthalmica über die *7 vorderen und 15 bis 20 hinteren Ziliararterien;* das venöse Blut verläßt den Bulbus durch die *4 Venae vorticosae.* Die *Choriokapillaris* nimmt etwa 90% des gesamten Bulbusblutes auf. Ihre sehr dünnwandigen Kapillaren sind ebenso wie die des Ziliarkörpers fenestriert, auf der Netzhautseite mehr als sklerawärts[3], und somit für Makromoleküle durchgängig[48]. Die Kapillaren der Iris und des Ziliarmuskels haben ein geschlossenes Endothel. Die *segmentale Anordnung der Aderhautvaskularisation* wird aufgrund von postmortalen Gefäßdarstellungen angezweifelt[64a], ist jedoch fluoreszenzangiografisch in vivo bewiesen. Demnach handelt es sich bei den *Aderhautarterien* um *Endarterien*[29,41,75a]. Von besonderer Bedeutung ist die Blutversorgung der Aderhaut *im Makulabereich.* Sie erfolgt durch *besondere, sehr zarte und sehr kurze Äste der kurzen hinteren Ziliararterien*[49]. Das äußere Drittel der Netzhaut, insbesondere die Rezeptoren und die ganze Netzhautdicke im Foveabereich sowie das Pigmentepithel werden vom Aderhautkreislauf ernährt.

Die extrazelluläre Matrix zwischen Pigmentepithel und Choriokapillaris besteht aus 5 Schichten: Basallamina des Pigmentepithels *(chorioretinale Verbindung*[14a]*)*, Kollagenfibrillen, Elastin, Kollagenfibrillen, Basallamina der Aderhautkapillaren. Alle 5 Schichten zusammen bilden die *„Bruchsche Membran"*[44,69] (▷ Abb. 2.12 a u. b). Sie ist für Fluoreszein und Ferritin durchgängig, nicht aber für große Moleküle[7].

Diffusionsbarrieren

● *Blut-Kammerwasserschranke:* Da das Kammerwasser und der seinen Wasseranteil über das Ziliarepithel erhaltende Glaskörper zur Aufrechterhaltung ihrer Transparenz möglichst proteinarm sein müssen, besteht zwischen uvealer Durchblutung und intraokularen Hohlräumen eine Permeationsbarrière. Sie hat zwei Komponenten[58]: Einmal die für Makromoleküle, z.B. Peroxidase (Durchmesser 3 nm) verschlossenen *Zonulae occludentes* zwischen den *nicht pigmentierten Ziliarepithelien,* zum anderen die ebenfalls für Peroxidase undurchlässigen, *nicht gefensterten Endothelien der Iriskapillaren.* Die morphologisch und funktionell mit der Blutliquorschranke zu vergleichende[83] Blut-Kammerwasserschranke ist jedoch nicht absolut impermeabel. Im Kammerwasser finden sich stets, wenn auch wenige, Plasmaproteine. Es wird angenommen, daß sie die nur relativ dichten, („leaky"[7]) Zonulae occludentes der nicht pigmentierten Ziliarepithelien passieren können[82] oder die Vorderkammer auf dem Weg über das Ziliarkörperstroma und die Iriswurzel[58] erreichen. Das Endothel der Kapillaren im Ziliarkörperstroma ist wie das Endothel der Aderhautkapillaren gefenstert und somit für zahlrei-

che Proteine permeabel[82]. Bei tierexperimenteller Serumkrankheit sind Anhäufungen von Immunkomplexen im Stroma zwischen Kapillarwand und Pigmentepithel der Ziliarfortsätze nachweisbar[55].

● *Blut-Netzhautschranke* (▷ Abb. 2.11). Sie hat ebenfalls zwei Komponenten[7]: *Zwischen Choriokapillaris und Netzhaut* liegt die sehr dichte, für Moleküle in der Größenordnung der Mikroperoxidase (Durchmesser 2 nm) undurchlässige Barrière der „nonleaky" *Zonulae occludentes* an den Apices der *Pigmentepithelien.* Sie trennt die Retina von der chorioidalen Blutzirkulation. Lichtmikroskopisch stellen sich die Zonulae occludentes zusammen mit den anschließenden Zonulae adhaerentes als kontinuierliche Schicht dar (*„Verhoeffsche Membran"* = äußere *Blut-Netzhautschranke*). Auch die *Zonulae occludentes* der *Netzhautkapillaren* gehören zum Typ der „nonleaky" Zellverbindungskomplexe. Sie trennen die Retina von der Zirkulation der die Gehirnschicht der Netzhaut versorgenden Äste der A. centralis retinae *(innere Blut-Netzhautschranke).* Die Blutnetzhautschranke mit ihrem äußeren und inneren Anteil ist das *Analogon der Blut-Hirnschranke.* Ebenso wie diese und wie die Blut-Kammerwasserschranke ist sie nicht absolut dicht, sondern für Moleküle in der Größenordnung des Fluoreszeins (Durchmesser 0,55 nm[6]) permeabel. Dies ergibt sich aus den fluoreszenzmikroskopischen Befunden Baurmanns[1c] und den sie bestätigenden Ergebnissen der quantitativen Glaskörperfluorophotometrie[39a].

Bemerkenswert ist die Fähigkeit der retinalen Pigmentepithelien zur Regeneration und Proliferation, und damit zur Wiederherstellung der Funktion des äußeren Schrankenanteils.

Fehlbildungen

Aniridie

Fehlen der Iris. Bilaterale Mißbildung mit autosomal dominantem Erbgang. Kombination von sporadischer *Aniridie mit Wilms-Tumor* = *Miller Syndrom.* Iriswurzelreste bei inkompletter Aniridie können den Kammerwinkel verschließen und führen dann zum Winkelblockglaukom (▷ S.367).

Hypoplasie des Irisstromas

Bestandteil der Riegerschen Anomalie (▷ S.309).

Angeborene Iriskolobome

Sie sind meist nach *unten gerichtet* (Störung beim Verschluß der fetalen Augenbecherspalte). Zuweilen setzen sie sich auf Ziliarkörper und Aderhaut fort.

Iriszysten

Sie entstehen *idiopathisch* oder aufgrund *traumatischer Epitheleinsprossung.* Die spontan entstandenen Zysten liegen entweder im Stroma oder an der Irishinterfläche.

- Die *Stromazysten* sind von Epithel ausgekleidet, das vermutlich aus abgesprengten Zellhaufen der Sphinkteranlage stammt.
- *Die Zysten der Irisrückfläche* sind umschriebene Abhebungen des hinteren Pigmentblattes vom vorderen, so daß ähnlich wie bei der Amotio retinae der Raum der primären Augenblase wiederhergestellt wird.

Rückbildungsstörungen des beim menschlichen Embryo ursprünglich am Augenbecherrand gelegenen Gefäßnetzes

Im 4. Embryonalmonat beginnt der Augenbecherrand über den Linsenäquator nach vorn zu wachsen. Bis zu dieser Zeit entspricht seine Lage derjenigen der *Ora serrata (= Übergang der pars optica retinae in die pars caeca retinae).* Zugleich mit dem Vorwachsen des Augenbecherrandes beginnen die Gefäße, die aus dem Glaskörperraum über ihn hinwegziehen und sich in das den Augenbecher umgebende Mesenchym erstrecken, zu verschwinden. Persistieren sie, so werden sie von dem vorwachsenden Augenbecherrand umschlossen. Zum Teil noch blutführende Reste solcher persistierender Gefäße und/oder die entsprechenden Lücken in den Augenbecherblättern wurden direkt an der Ora serrata oder in der Wand benachbarter *Pars plana-Zysten* nachgewiesen[14a,15,19,61,66]; desgleichen retinochorioidale Venenanastomosen an der Ora serrata[8].

Dystrophien (Tabelle 2.7)

Aderhautdystrophien kommen als *umschrieben* oder *diffus auftretende* Veränderungen vor. Histologische Befunde sind spärlich und sagen weniger aus über die primäre Lokalisation als klinische Untersuchungen, wie z.B. die Fluoreszenzangiographie[16,39a]. Eine ausführliche Darstellung der klinischen Charakteristika und der Erbgänge gibt Krill[40]. Bei der *Atrophia gyrata*[37a,74] und der *helikoiden peripapillären chorioidalen Dystrophie*[28] betrifft die primäre Läsion das Pigmentepithel (tapetum nigrum); Atrophie der Chorioidea, evtl. auch der Rezeptoren[40a] sind sekundäre Läsionen *(= Tapetochorioidale Dystrophien).* Die engen anatomischen und funktionellen Beziehungen zwischen Aderhaut, retinalem Pigmentepithel und sensorischer Netzhaut erschweren die Erkennung des Sitzes der *primären* Veränderungen in den genannten Geweben. Die in Tabelle 2.7 getroffene Einteilung ist daher keineswegs als in jeder Beziehung gesichert anzusehen.

Tabelle 2.7. Chorioidale (tapetochorioidale) Dystrophien. Zusammengestellt nach Yanoff und Fine[80], sowie Jäger und Käfer[35]. Primäre Läsion z.T. möglicherweise im Pigmentepithel, ▷ Text

Lokalisiert am hinteren Augenpol (▷ S.347)

Dystrophie der Choriokapillaris mit sekundärer Degeneration des Pigmentepithels und der äußeren Netzhautschichten
- zentrale areoläre Chorioidalsklerose (beschränkt auf Makulagegend oder von hier aus fortschreitend)
- paramakuläre Chorioidalsklerose
- peripapilläre Chorioidalsklerose

Dystrophie aller Chorioidea-Schichten
- zentrale Atrophia gyrata (Synon.: helikoide chorioidale Gefäßabiotrophie). Betrifft Makulagegend allein oder den größten Teil des hinteren Augenpols. Kommt zusammen mit Hyperornithinämie und systemischen Veränderungen[37a] vor.
- Progressive bifokale chorioretinale Dystrophie. Zuerst temporal, dann nasal.
- Helikoide peripapilläre chorioidale Dystrophie (Synon.: Chorioiditis areata, zirkumpapilläre Dysgenese des Pigmentepithels, geographische Chorioidopathie).
- Maligne Myopie.

Generalisiert

Diffuse Dystrophie der Choriokapillaris (Synon.: Generalisierte chorioidale Gefäßsklerose, diffuse Aderhautsklerose). Histologisch vollständiger Schwund der Choriokapillaris, des Pigmentepithels und der äußeren Netzhautschichten.

Diffuse Dystrophie aller Aderhautschichten
- Periphere Atrophia gyrata. Fortschreiten von der Peripherie nach zentral. Hyperornithinämie.
- Autosomal rezessiver Erbgang. Histologische Befunde sind, ebenso wie bei der zentralen Form, vom Menschen nicht bekannt. Nach tierexperimenteller Injektion einer geringen Menge von Ornithin in den Glaskörper kommt es zunächst zu Degeneration und Atrophie des Pigmentepithels[40a].
- Chorioideremie. Keine andere Systemerkrankung. Erbgang intermediär geschlechtsgebunden. Histologisch exzessiver Schwund der Aderhaut, des Pigmentepithels, Verlust der Rezeptoren und der äußeren Körnerschicht. Ferner wurden lokalisierte Duplikaturen des Pigmentepithels und der dazugehörigen Basallamina, Gliose der inneren Netzhautschichten und präretinale Membranbildung beschrieben[26,47].

Altersveränderungen

In Irisstroma und -muskulatur[12] kommt es zur *Zunahme* des Bindegewebes. Pigment aus atrophischen Epithelien und Stromamelanozyten wird von den *Klumpzellen (Koganei)* (▷ S.330) phagozytiert[78]. Die Basallamina an der Irishinterseite kann mehrere Schichten aufweisen[63]. Im Ziliarkörper finden sich in den Epithelien verschiedene Degenerationsprodukte, vor allem Lipofuszin. Vermehrung des interstitiellen Bindegewebes im Stroma leitet die *senile Atrophie des Ziliarmuskels* ein. Die Basallaminae von Gefäßsystem und Epithelverband sind verdickt, an der Basis (hinterkammer- bzw. glaskörperwärts) des nicht pigmentierten Epithels meist gekammert, mit eingelagertem osmiophilem Detritus[16,20,62,84] (▷ Abb. 2.22a u. b). Die *Degeneration des Ziliarepithels* führt wahrscheinlich zu verminderter Produktion von Kammerwasser[18,84]. Im Stroma, besonders der Fortsätze, nimmt das Bindegewebe häufig eine lichtmikroskopisch „hyaline" Beschaffenheit an. Ebenso wie in der Altershaut finden sich neben erhaltenen Kollagenfibrillen amorphe Bruchstücke mit Verlust der Querstreifung (▷ Abb. 2.26 a).

Eine charakteristische Altersveränderung der Fortsätze ist das nicht selten in der Mehrzahl auftretende
• sogenannte *Fuchssche Epitheliom.* Es handelt sich um eine *fokale reaktive Hyperplasie des nicht pigmentierten Epithels* mit Abscheidung von PAS-positivem Material. Primäre Läsion ist möglicherweise eine lokalisierte *Amyloidablagerung im Stroma*[22], wie sie im Alter auch im Plexus chorioideus der Hirnventrikel vorkommt.
• Lockerung des Zusammenhalts der beiden Epithelblätter im Bereich der Pars plana corporis ciliaris führt im Alter in rund 25% sonst regelrechter Bulbi[9] zur Ausbildung von *Pars-plana-Zysten.*

Die Aderhaut kann als Folge einer senilen Atrophie insgesamt verdünnt sein. Die *Bruchsche Membran* erfährt allerdings mit fortschreitendem Lebensalter meist eine *Strukturumwandlung,* die eine Verdickung zur Folge hat. Elektronenmikroskopisch handelt es sich um größtenteils aus dem retinalen Pigmentepithel stammende Ansammlungen von – Basallamina –[14a], vesikulärem, granulärem und filamentösem Material an der chorioretinalen Verbindung und in der inneren kollagenen Zone *(basale* bzw. *„lineare" Ablagerungen);* ferner um Zunahme des Kollagens und der Glykosaminoglykane. *Kugelige Anhäufungen* dieser Materialien führen zum Bild der senilen *Drusen*[44,80], im Makulabereich häufig Vorstadium einer „trockenen" (▷ S. 347) oder „feuchten" Makulopathie. Auch das bereits im Säuglingsalter (▷ S. 336) zu beobachtende *„Gitter-Kollagen"* (▷ Abb. 2.12 a) tritt ab dem 5. Lebensjahrzehnt vermehrt auf, und zwar in beiden kollagenen Schichten und in den Poren der elastischen Schicht der Bruchschen Membran[44,69], aber auch im Bereich der chorioretinalen Verbindung[14a,65a].

In der Netzhautperipherie alter Augen kommen die genannten *Veränderungen der Transitstrecke* zwischen Choriokapillaris und Pigmentepithel-Rezeptoren, insbesondere massive Ansammlungen von basallaminaartigem Material (▷ Abb. 2.12 b), zusammen mit *peripheren zystoiden Degenerationen* vor[23] (▷ S. 340). Am hinteren Pol sind sie *prädisponierender Faktor* für die folgende Krankheit.

Exsudative („feuchte", „scheibenförmige") senile Makulopathie

Sie ist hierzulande *die häufigste Ursache für Erblindung* (▷ S. 345); in etwa der Hälfte der Fälle tritt sie doppelseitig[27a,77b] auf.

Die *Pathogenese* ist umstritten. In Anbetracht des Fehlens von Netzhautgefäßen im Makulabereich dürfte der Aderhautsklerose jedoch eine entscheidende Rolle im komplexen Krankheitsgeschehen zukommen[6a].

Fluoreszenzangiographisch zu diagnostizierendes Frühsymptom ist die *seröse Abhebung des Pigmentepithels* mit oder ohne Abhebung der sensorischen Netzhaut[77b]. Neugebildete Gefäße können von der Choriokapillaris in die basalen Ablagerungen einwachsen und sie durchdringen[65a]. Dabei kommt es zu *Exsudation* und *Blutungen,* schließlich zur *Ausbildung eines subretinalen fibrovaskulären Gewebes.* Ausschwemmung von Lipid aus den neugebildeten Gefäßen mit Ansammlung an den Rändern der subretinalen Ergüsse ergibt ein Bild, das ophthalmoskopisch der durch retinale Neovaskularisation hervorgerufenen perifovealen intraretinalen Lipidablagerung (*Retinopathia circinata* ▷ S. 345) ähnelt. An der Bindegewebsneubildung ist neben Fibroblasten aus der Aderhaut auch das nicht selten stark proliferierende retinale Pigmentepithel beteiligt. Die sensorische Netzhaut weist im Bereich der Bindegewebsneubildung sekundäre Veränderungen auf: zystoides Ödem (▷ S. 348), Verlust der Rezeptoren.

Die von der Choriokapillaris ausgehende netzhautwärts gerichtete Gefäßproliferation, „ein entscheidender Schritt im Ablauf der exsudativen senilen Makulopathie"[77b], ist eine unspezifische Reaktion der Aderhaut. Sie kommt auch bei Jugendlichen vor und führt im fovealen und parafovealen Bereich zu einem charakteristischen, relativ häufigen, ebenfalls mit subretinaler Exsudation und Blutungen einhergehenden Krankheitsbild (*„Choroidopathie maculaire hémorrhagique chez les sujets jeunes",*[14b] *„fokale hämorrhagische Chorioretinopathie"*[77a]), das völlig der makulären Läsion bei der „presumed ocular histoplasmosis" (▷ S. 328) gleicht. Die Ätiologie ist unbekannt, eine Korrelation mit Histoplasma capsulatum wurde bisher nicht bewiesen.

Stoffwechselstörungen und degenerative Veränderungen

Diabetes mellitus

Charakteristische Veränderungen der Iris *bei Diabetes mellitus* sind die *Vakuolisierung des Pigmentepithels* und von der Iriskrause oder Iriswurzel ausgehende *Kapillarneubildungen (Rubeosis iridis,* ▷ S. 325). Multilamelläre Verdickungen der Basallamina des ziliaren Pigmentepithels und Verdickung des PAS-positiven Materials der Choriokapillaris mit *Obliteration der Kapillarlumina* werden ebenfalls beschrieben[80]. In der Umgebung von Aderhautarealen mit Minderperfusion finden sich zahlreiche *Mikroaneurysmen und Kapillarschlingen (diabetische Chorioidopathie*[64b], ähnlich wie bei der Retinopathia diabetica (▷ S. 345). Umschriebene minderperfundierte Areale der Choriokapillaris wurden fluoreszenzangiographisch in 47% der Fälle nachgewiesen[64b].

„Angioid streaks"

Ophthalmoskopisch handelt es sich um von der Papille aus verlaufende, *gefäßähnliche, leicht pigmentierte Bänder,* histologisch um *Risse in der Bruchschen Membran,* die von fibrovaskulärem Gewebe ausgefüllt sind. Sie werden bei verschiedenen erbbedingten Bindegewebserkrankungen beobachtet, z.B. beim Pseudoxanthoma elasticum und beim Ehlers-Danlos Syndrom[51].

Kreislaufstörungen

Arteriosklerotische Veränderungen

Die Anfangsstadien der *Krankheit Chorioidalsklerose* sind von der mit dem Alter zunehmenden *Involution der Chorioidea* ophthalmoskopisch nicht zu trennen. Fluoreszenzangiographisch ergibt die ohne funktionelle Störungen einhergehende *senile Chorioidalsklerose* keine pathologischen Befunde, abgesehen von gelegentlicher Auflockerung des Pigmentepithels. Die mit Sehstörungen verbundene *(„degenerative")* Chorioidalsklerose ist fluoreszenzangiographisch durch bessere Sichtbarkeit der großen Aderhautgefäße infolge *Atrophie des retinalen Pigmentepithels,* sowie durch umschriebene Bezirke mit *Atrophie der Choriokapillaris* und mit Farbstoffaustritt gekennzeichnet. Füllungsdefekte der Aderhaut wurden nicht beobachtet[1b].

Trotz der großen Bedeutung der chorioidalen Blutzirkulation für die Ernährung des retinalen Pigmentepithels und der sensorischen Netzhaut (▷ S.322) liegen *histologische Untersuchungen* nur in auffallend geringer Zahl vor. Sarks[65] beschreibt zwei Fälle, einen davon mit der klinischen Diagnose Zerebralsklerose. Der Blutdruck des 91 Jahre alten sonst gesunden Mannes betrug 170/80 mm Hg. *Die gesamte Aderhaut war atrophisch verdünnt,* die großen Gefäße füllten den gesamten Querschnitt der Chorioidea aus. Die *Elastica interna* war meist erhalten, die *Muskelschicht* jedoch atrophisch. Einige Gefäße bestanden nur aus *Endothelrohren,* andere waren zu *fibrotischen Strängen* obliteriert. Klinisch als „Einscheidungen" diagnostizierte Gefäßveränderungen waren keine perivaskulären Strukturen, sondern die Gefäßwand selbst. Bei einem 83-Jahre alten sonst gesunden Mann mit einem Blutdruck von 140/80 mm Hg waren die Muskelzellen der Aderhautarterien durch fibrilläres Bindegewebe ersetzt. *„Bulbiculi"* sind in hohem Alter bei Vasosklerose verschiedenen Grades makro- und mikroskopisch nachweisbare *Kreuzungsphänomene* in der Aderhaut. Es handelt sich um exzentrische, meist kugelförmige Ausbuchtungen an den Kreuzungen von hinteren Ziliararterien und den Venen des Vorticosasystems. Sie liegen zwischen der Arterie und der Sklera. Im Unterschied zu den retinalen Kreuzungsphäno-

menen (▷ S.340) handelt es sich um eine *echte Deformation des Venenlumens*[50a].

Hypertensive Chorioideopathie

(„Chorioiditis albuminurica"). Die Aderhaut ist beim akuten Hypertonus schwerer erkrankt als die Netzhaut. Es kommt zu *fibrinoider Nekrose der Arterien und Arteriolen* mit Endothelnekrosen und Verschluß der Choriokapillaris, ferner zu *Nekrosen im darüberliegenden Pigmentepithel*[11b,75]. Ophthalmoskopisch erscheinen die Pigmentepithelveränderungen als helle Flecke (Elschnigsche Herde im akuten Stadium); während der Fluoreszenzangiographie lassen sie den Farbstoff passieren. Nach Ausheilung resultieren kleine pigmentierte Flecken, die von einem schmalen hellen Saum umgeben sind (*Elschnigsche Herde* i.e.S.). Ein weiteres ophthalmoskopisches Korrelat hypertensiver Aderhautveränderungen sind die *Siegristschen Streifen,* perlschnurartige, gewöhnlich über einem hellen hervorstehenden Chorioidalgefäß angeordnete Pigmentierungen[14c].

Akute chorioidale Ischämie

Sie tritt nach *Verschluß einer hinteren Ziliararterie,* einer *Aderhautarterie* oder einer terminalen *Aderhautarteriole* ein. Ort und Ausdehnung (keil- oder fleckförmig) werden durch das verschlossene Gefäß bestimmt[29]. Arterielle Verschlüsse der Aderhaut haben eine *ischämische Nekrose* des retinalen Pigmentepithels und der äußeren Netzhautschichten (*„Aderhautinfarkt")*[25a] zur Folge.

Vortexvenenthrombose

Der Verschluß einer V. vorticosa kann iatrogen verursacht werden (z.B. während eines netzhautchirurgischen Eingriffs durch Abriß mit folgender Thrombose) oder spontan zustande kommen. Die Pathogenese der spontanen Vortexvenenthrombose ist ungeklärt; bei alten Menschen dürfte es sich um ein dem Zentralvenenverschluß vergleichbares Geschehen handeln (▷ S.343). Die durch den Verschluß einer Vortexvene hervorgerufene *Aderhaut„abhebung"* bildet sich nach etwa 3 Wochen wieder zurück[25a].

Rubeosis iridis

Hierunter versteht man die *Aussprossung neugebildeter Kapillaren* an der Irisoberfläche (▷ Abb. 2.23 d). Unter den zahlreichen *Ursachen* sind vor allem zu nennen der Zentralvenenverschluß, Uveitis, Glaukom, Trauma, Diabetes mellitus und Retinoblastom. Die *Pathogenese* ist unklar. Möglicherweise wird in hypoxischen Arealen der Netzhaut ein *vasoformativer Faktor* gebildet, der, zumal in aphaken Augen, nach vorn diffundiert und die Gefäßneubildung in der Iris stimuliert[25].

Eine häufige, für das Auge deletäre *Folge der Rubeosis iridis* ist der *progressive Verschluß des Kammerwinkels* durch neugebildetes, die Kapillarendothel-Proliferation begleitendes Bindegewebe (▷ S.369).

Ziliochorioidales Ödem (ciliochoroidal effusion, sogenannte Aderhaut- bzw. Ziliarkörper „abhebung")

Im Unterschied zur postkontusionellen echten Ziliarkörper-Aderhautabhebung (▷ S.303) liegt keine Ablösung von der Sklera durch freie Flüssigkeit (Blut) vor, sondern eine Verdickung der Aderhaut und/oder des Ziliarkörpers durch *intrauveales* Ödem. Es kommt zu einer wabenartigen Aufsplitterung der Aderhaut *(Spongiosis chorioideae[52])* bzw. der Ziliarkörperstrukturen (Abb.2.9b) mit nachfolgender *Hypotonie des Bulbus,* wahrscheinlich bedingt durch Gefäßstase im Bereich der Aderhaut und/oder des Ziliarkörpers. Die Herabsetzung des lokalen Blutdrucks führt zur Verminderung der Kammerwasserproduktion.

Als *Ursache* des Krankheitsbildes gilt eine *Permeabilitätsstörung der Uveagefäße* infolge von Arteriosklerose, Hypertonus, Diabetes, lokaler Entzündung (u.a. bei panretinaler Photokoagulation) oder infolge von plötzlichem Abfall des intraokularen Drucks nach Trauma, Kataraktextraktion und – relativ häufig – fistulierender Glaukomoperation[2a,14]. Führt die Permeabilitätsstörung sekundär zum *Austritt von Blut* aus den Gefäßen, so kommt es bei *geschlossenem Bulbus* sehr schnell zur *Erhöhung des intraokularen Drucks.* Zur expulsiven Blutung bei geöffnetem Bulbus (▷ S.305).

Entzündungen (Uveitis)

Klassifikation (Tabelle 2.8)
Man kann die Uveitis nach folgenden Gesichtspunkten einteilen:
- *Klinischer Verlauf:* akut, subakut, chronisch, chronisch-rezidivierend.

Tabelle 2.8. Einteilung der Uveitis nach ihren Ursachen. (Modifiziert nach Yanoff and Fine)[80]

Uveitis-Form	Ätiologie, Pathogenese
Nicht granulomatöse Uveitis	*Erreger-bedingt (Bakterien, Pilze)*
Eitrige Uveitis Vorherrschender Zelltyp: *polymorphkernige Leukozyten*	Direkte Inokulation der Keime („exogene" Uveitis) bei perforierender Verletzung, intraokularer Operation, Durchbruch eines Hornhautulkus oder einer Skleranekrose
	Hämatogene Inokulation („endogene" Uveitis) der Erreger bei Septikopyämie *Retinitis septica Roth* ▷ S.345
	Nicht erreger-bedingt
	Uveitis anterior beim Behçet Syndrom[48a] = Hypopyon-Iritis = polymorphkernige Leukozyten in der Vorderkammer (Yanoff and Fine[80]).
Nicht eitrige Uveitis Vorherrschender Zelltyp: *Lymphozyten, Plasmazellen*	*Erreger-bedingt* Bakteriell: wie bei eitriger Uveitis (oft nach ungenügender antibiotischer Behandlung), z.B. traumatische Iridozyklitis, aber auch „endogen" (Tuberkulose, Lues)
	Virusinfektion: Herpes simpex, Masern, Mumps, etc. Möglicherweise auch infolge direkter Inokulation von Viren nach perforierender Verletzung.
	Nicht erreger-bedingt
	Pathologische Immunmechanismen: Chronische Polyarthritis Spondylarthritis (M.Bechterew), M.Still, M.Reiter, Uveitis posterior beim Behçet Syndrom.
	Nahrungsmittel-, Pollenallergie
	Mechanisch (?): Irritation der Uvea durch in der Katarakt- und Amotiochirurgie verwendete Kunststoffe.
Granulomatöse Uveitis Vorherrschender Zelltyp: *Epitheloidzellen*	*Erreger-bedingt* Tuberkulose, Lues, Lepra; bestimmte Virus (Zoster)[29a]-, Pilz- und parasitäre Infektionen
	Nicht erreger-bedingt
	Pathologische Immunmechanismen: *Phakogene Ophthalmie, Sympathische Ophthalmie,* ▷ S.305, Sarkoidose, Wegenersche Granulomatose
	Mechanisch (?): Fremdkörper

Abb.2.9a–e. Nicht granulomatöse (a–d) und granulomatöse (e) Uveitis, a, c, d = gleicher Fall. **a** u. **c** Chronische Iridozyklitis nach penetrierender („perforierender") Verletzung. Überwiegend lympho-plasmazelluläre entzündliche Infiltrate in Iris und Corpus ciliare (CIL). Totaler Verschluß der Pupille (Occlusio pupillae, OP) durch organisiertes fibrinöses Exsudat. Iris und Linse sind durch derbes faseriges, von neutrophilen Granulozyten und Lymphozyten durchsetztes Bindegewebe miteinander verwachsen (hintere Synechie, SYN). Der Pfeilkopf zeigt auf ein aus der Iris in dieses Granulationsgewebe einwachsendes Gefäß. In der Linse dichtes entzündliches Infiltrat überwiegend aus neutrophilen Granulozyten („Linsenabszeß"). Der Spalt hinter der Linsenkapsel (L) ist ein Artefakt. D = Ende der Descemetschen Membran. HE, 50:1. *Einsatz in a):* Zellen des entzündlichen Infiltrates im Ziliarkörper. HE, 500:1. **b** Chronische Chorioretinitis nach penetrierender („perforierender") Verletzung.

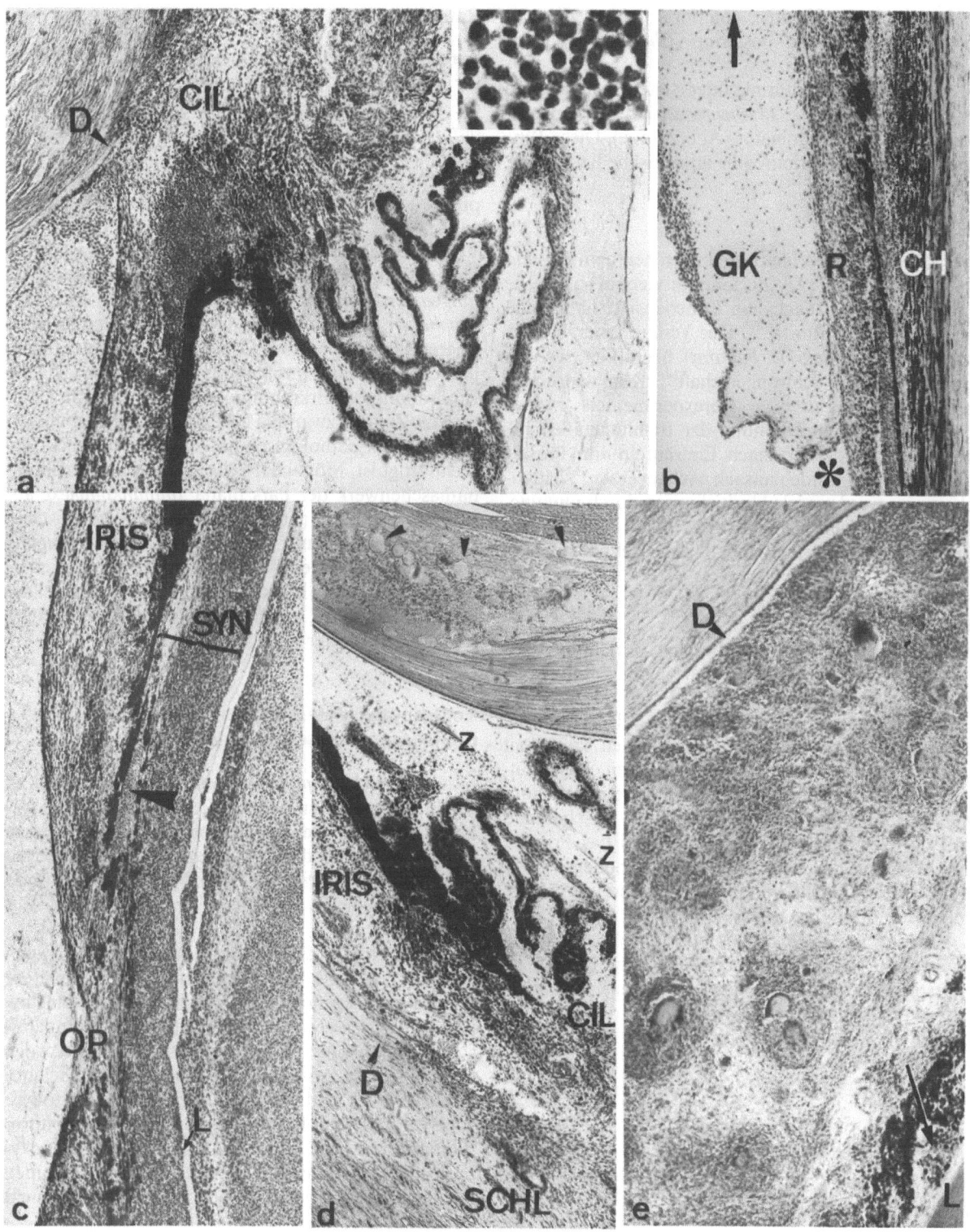

Entzündliche lympho-plasmazelluläre Infiltrate in der Chorioidea (CH). Retina (R) und Glaskörper (GK) sind sekundär beteiligt. Der Glaskörper ist an dieser Stelle der Äquatorgegend von
der Netzhautinnenfläche abgelöst; der Übergang zwischen orawärts anliegender und papillenwärts abgelöster hinterer Glaskörpergrenzschicht ist durch den Stern gekennzeichnet. Der
Pfeil zeigt in Richtung Ora serrata. HE, 50:1. **d** Entzündliches
lympho-plasmazelluläres Infiltrat im Ziliarkörper (CIL) und im
Trabekelwerk vor dem Schlemmschen Kanal (SCHL) der

Gegenseite. D = Ende der Descemetschen Membran. In der kataraktösen Linse Morgagnische Kugeln (Pfeilköpfe). Z = Zonulafasern. HE, 50:1. **e** Iritis tuberculosa. Enorme Verdickung der
Iris durch epitheloidzellige Granulome mit Langhansschen Riesenzellen. Aufhebung der Vorderkammer. Bindegewebige Verwachsung (Pfeil) mit der Linsenkapsel (L) = hintere Synechie.
D = zentraler Abschnitt der Descemetschen Membran. HE,
50:1

- *Lokalisation:* Uveitis anterior *(Iritis, Zyklitis, Iridozyklitis);* Uveitis posterior *(Chorioiditis); Panuveitis.*
- *Ausdehnung:* Herdförmig oder (seltener) diffus.
- *Histopathologisches Erscheinungsbild:* Nicht granulomatös oder granulomatös (Abb. 2.9 a–e). Diese Einteilung ist rein deskriptiv, eine ätiologische Bedeutung kommt ihr nicht zu[67a, b].

Epidemiologie

Die Uveitis tritt am häufigsten zwischen dem *20. und 50. Lebensjahr* auf; Uveitis anterior viermal so oft wie Uveitis posterior. Nach dem 70. Lebensjahr ist sie eine ausgesprochene Rarität[67a]. Der Verlauf einer Uveitis kann durch *endokrine Faktoren* beeinflußt werden (Menstruation[4b], Schwangerschaft[67a], Klimakterium – *„Menopausenuveitis"*[11a]). Tierexperimentell wurde eine Permeabilitätserhöhung der Irisblutgefäße, insbesondere der Venen, nach Einträufeln von Prostaglandin in den Bindehautsack nachgewiesen[53]. Möglicherweise werden viele Uveitisformen durch *immunologische Mechanismen* hervorgerufen[57]. Die sichere ursächliche Abklärung einer Uveitis gelingt nur selten.

Chorioretinitis

Wegen der engen topographischen Beziehungen ist mit einer Chorioiditis fast immer eine Retinitis verbunden *(Chorioretinitis).*

Befunde bei experimenteller Lues zeigen, daß die *Chorioiditis als erste Reaktion* entstehen kann mit nachfolgender Beteiligung der äußeren Netzhaut-schichten. Die chorioiditischen Veränderungen können später völlig verschwinden, so daß anscheinend nur die Netzhaut befallen ist, während das Primäre die Affektion der Aderhaut war[33a]. Treponema pallidum wurde in nicht granulomatösen und in granulomatösen Formen nachgewiesen[80].

Auch *sekundäre Beteiligung der Aderhaut nach anfänglicher Retinitis* ist möglich. Wichtigstes Beispiel einer solchen *Retinochorioiditis* ist die Augentoxoplasmose. Toxoplasma gondii wird nur in der Netzhaut gefunden, mit Prädilektion in der Nervenfaserschicht[67c].

Sonderformen der Uveitis

Heterochromiezyklitis Fuchs

Die *meist einseitige* Form ist klinisch durch hellere Irisfarbe des erkrankten Auges, Präzipitate an der gesamten Hornhautrückfläche, spätere Cataracta complicata, Glaskörpertrübungen und Sekundärglaukom gekennzeichnet. Keine Irishyperämie. *Elektronenmikroskopisch* bestehen gegenüber anderen Formen chronischer Iridozyklitiden lediglich quantitative Unterschiede[79].

Pars planitis

Sprachlich schlechte, aber eingebürgerte Bezeichnung für eine *chronische, meist doppelseitige* Erkrankung, die mit flächenhaften weißlichen Ablagerungen auf der *Pars plana* corporis ciliaris, Hyperämie der peripheren Netzhautvenolen, zellige Infiltration des Glaskörpers und Makulaödem, gelegentlich auch epipapillärer und retinaler Neovaskularisation[13a], einhergeht.

Die wenigen *histologischen Befunde* von chirurgisch unbeeinflußter Pars planitis[2,12b,27b,54] *zeigen Ansammlungen* von *Lymphozyten* und *Plasmazellen,* auch *Makrophagen, Epitheloidzellen* und *Riesenzellen* im peripheren Glaskörper über Ora serrata und Pars plana, jedoch *keine Infiltrate im Strahlenkörper,* so daß die Einordnung der Erkrankung unter die Begriffe Uveitis bzw. Zyklitis zwar aus klinischen Gesichtspunkten verständlich, pathologisch-anatomisch aber nicht gerechtfertigt ist. Möglicherweise werden im Basallaminamaschenwerk der Pars plana *Immunkomplexe* abgelagert; mit den entsprechenden morphologischen Folgeerscheinungen[17,37]. Die *experimentelle Erzeugung* eines entsprechenden Krankheitsbildes durch wiederholte intravitreale Injektion von Hyaluronat gelang beim Eulenaffen[33], nach Sensibilisierung mit Netzhautantigen bei der Ratte[46].

Vogt-Koyanagi-Haradasche Krankheit („Uveoenzephalitisches Syndrom")

Hauptsächlich bei *pigmentierten Rassen* auftretend. In Japan z.B. entfallen auf das Leiden 8% der endogenen Uveitiden. Beim voll ausgebildeten Syndrom kommt es neben der *stets bilateralen* Augenerkrankung auch zu *Beteiligung des ZNS* (Meningitis und/oder Enzephalitis), Dysakusis, Tinnitus, Vitiligo, Alopezie und Poliosis.

Die im hinteren Abschnitt beginnende, später auch Ziliarkörper und Iris ergreifende granulomatöse Uveitis mit folgender exsudativer Netzhautablösung hat *histologisch* große Ähnlichkeit mit der Sympathischen Ophthalmie. *Elektronenmikroskopisch* wurden enge Kontakte zwischen Lymphozyten und Melanozyten in Uvea und Kutis nachgewiesen[71]. Histologische Befunde vom Innenohr (die der Endolymphproduktion dienende Stria vascularis enthält Melanozyten) und von Meningen (in der Pia mater kommen ebenfalls normalerweise Melanozyten vor) sind nicht bekannt.

Pathogenetisch wird ein *Autoimmunprozeß* mit zytotoxischer Wirkung von Lymphozyten gegen Oberflächenantigene enthaltende Melanozyten diskutiert[73].

„Presumed ocular histoplasmosis"

Unter dieser Bezeichnung wird in der US-amerikanischen Literatur eine disseminierte Chorioiditis beschrieben, ophthalmoskopisch charakterisiert durch wie ausgestanzt erscheinende Herde *("Histo spots")*, sowie durch gelegentlich im Makulabereich auftretende subretinale, von der Choriokapillaris ausgehende *Neovaskularisation* mit Exsudation und Hämorrhagien (▷ S.324). Eine Korrelation der Fundusbefunde mit Histoplasmose ist in Endemiegebieten und bei positivem Histoplasmin-Hauttest anzunehmen, außerhalb von Endemiegebieten ohne direkten Erregernachweis jedoch zu bezweifeln[67d].

Mikroskopisch werden nicht granulomatöse und granulomatöse, Histoplasma capsulatum enthaltende Läsionen sowie Narbenstadien beschrieben[38a]. In Europa hat die Krankheit keine praktische Bedeutung.

„Akute multifokale plakoide Pigmentepitheliopathie"

Sie ist fluoreszenzangiographisch wahrscheinlich eine Erkrankung der Choriokapillaris. Pleozytose und Eiweißvermehrung in der Hirn-Rückenmarksflüssigkeit sind Zeichen einer gleichzeitig bestehenden (Virus?) Meningitis[4a]. Histologische Befunde sind nicht bekannt.

Traumatische Schäden

Die wichtigsten traumatischen Läsionen der Uvea sind bereits auf S.320ff. besprochen. Als Folgen operativer Eingriffe sind zu erwähnen:

● *Zustand nach Irisnaht:* Der Ansicht, daß es nach einer solchen Maßnahme nie zum richtigen Zusammenwachsen der Wundränder kommt, steht ein gut dokumentierter Fallbericht von Hinzpeter et al.[31] entgegen. Durch subkonjunktivale Gaben von Kortison wird die Heilung adaptierter Iriswunden verzögert oder verhindert.

● *Koagulationseffekte nach Lichtchirurgie* (Xenon, Laser): Die Umwandlung der photischen Energie in Wärme findet hauptsächlich an den Melaningranula der Pigmentepithelien statt. Bei therapeutischer Dosierung kommt es in der Chorioidea im Bereich der Koagulation zur *Erweiterung der Kapillarlumina* mit *entzündlichem Ödem;* am 2. bis 3. Tag nach Argonlaser-Koagulation zur *Proliferation von Melanozyten*[45]. Ein konstanter Befund sowohl nach Xenon- als auch nach Laserkoagulation ist die *Okklusion von Aderhautkapillaren,* im Gegensatz zu den Netzhautkapillaren, die, wenn überhaupt, dann nur zum Teil verschlossen werden[1a]. Bei sehr kräftiger therapeutischer Dosierung können von der Aderhaut her *dickwandige Gefäße* neugebildet werden, die durch koagulationsbedingte Risse in der Bruchschen Membran und ebenso verursachte Lücken im Pigmentepithel in den subretinalen Raum vorwachsen. Dort bilden sie die

Grundlage zur Ausbildung eines *fibrovaskulären Gewebes*[39]. Ultrastrukturelle Analysen der Gewebsveränderungen an der Iris nach Anwendung des Argon-Lasers lassen dessen klinischen Einsatz noch problematisch erscheinen[32].

Tumoren

Eine Übersicht über die in der Uvea vorkommenden Geschwülste gibt Tabelle 2.9. Zu dem benutzten Einteilungsprinzip ist zu sagen, daß die *Neuralleiste* eine selbständige, embryonale paarige Organanlage darstellt. Sie entsteht dort, wo sich das Neuralrohr von der Epidermis loslöst, und ist direkt auf das Ektoderm zurückzuführen. Die *Schwannschen Zellen* entstammen nur zum geringen Teil dem Zentralnervensystem, zum größten Teil der Neuralleiste. Die *Melanozyten* der Uvea werden, wie fast alle melaninhaltigen Pigmentzellen, ausschließlich von der Neuralleiste geliefert. Das einzige Pigment, das nicht von Neuralleistenzellen abstammt, ist das Melanin des Pigmentepi-

---

Tabelle 2.9. Geschwülste der Uvea. (Zusammengestellt nach Reese[60] und Naumann[50])

Neuroepitheliale Geschwülste
- *Leiomyom (Leiomyosarkom)* der Iris
- *Embryonaler Tumor des nicht pigmentierten Ziliarepithels (Diktyom, Medulloepitheliom;* selten). Die Zellen ähneln den Epithelien des Medullarrohrs oder der embryonalen Retina.
- *Adenom* bzw. *Adenokarzinom* des nicht pigmentierten Ziliarepithels (äußerst selten)
- *Adenom* bzw. *Adenokarzinom* des pigmentierten Ziliarepithels (äußerst selten)
- *Pseudo-adenomatöse Hyperplasie* des nicht pigmentierten Ziliarepithels; sog. *benignes Epitheliom des Ziliarkörpers (Fuchs).* Kein Tumor i.e.S. (▷ S.324).

Von der Neuralleiste abstammende Geschwülste
- *Neurilemmom (Schwannom)*
- *Malignes Neurilemmom (Schwannom)*
- *Neurofibrom* (meist diffus in Aderhaut, Ziliarkörper und Iris
- *Melanozytärer Nävus* (Naevus pigmentosus, benignes Melanom)
- *Malignes Melanom.* Häufigste maligne intraokulare Neoplasie.

Mesenchymale Geschwülste und Geschwülste der blutbildenden Organe
- *Hämangiom der Iris und des Ziliarkörpers* (selten)
- *Hämangiom der Aderhaut* (in etwa der Hälfte der Fälle beim Sturge Weber-Syndrom)
- *Osteom der Aderhaut* (selten; vorwiegend bei jungen Frauen)[68a]
- *Xanthogranulom* (Iris, Ziliarkörper)
- *Retikulumzellsarkom*[77]
- *Myeloische Leukämie*
- *Lymphatische Leukämie*

Metastasen
Ebenfalls häufig, nach einigen Autoren sogar noch häufiger als das maligne Melanom; jedoch klinisch selten diagnostiziert.

thels der Retina, des Corpus ciliare und der Iris[42,70'] (▷ Abb. 2.1).

Eine präzise Unterscheidung zwischen den Tumoren der beiden Epithelblätter des Ziliarkörpers ist nicht immer möglich[36]. Auch das sog. nicht pigmentierte Ziliarepithel enthält elektronenmikroskopisch reife Melaningranula[16]. Umgekehrt können proliferierende Pigmentepithelien ihre Fähigkeit, Melanin zu bilden, verlieren.

In der Uvea *außerhalb der beiden Epithelschichten* vorkommende pigmentierte Zellen lassen sich wie folgt klassifizieren[60]:
- *Melanozyt* = reife, Melanin produzierende Zelle ohne oder mit nur geringem Wachstumspotential,
- *Melanoblast* = unreife, melaninproduzierende Zelle mit Wachstumspotential,
- *Melanophage* = Melanin phagozytierende Zelle mit Wachstumspotential (Makrophage; in der Iris „*Klumpzelle*" (Koganei) genannt)[78].

Unter pathologischen Umständen enthält die Uvea noch weitere pigmentierte Zellen: Das seltene *Leiomyom* bzw. *Leiomyosarkom* der Iris kann, wenn es vom nur unvollständig zu Muskelzellen differenzierten, Melaningranula enthaltenden vorderen Pigmentblatt der Iris (= Dilatator pupillae) ausgeht, Pigment aufweisen[60]. Das von den Schwannschen Zellen herzuleitende *Neurilemmom (Schwannom)* bzw. maligne Schwannom besitzt ebenfalls die Fähigkeit, Melanin zu produzieren. Sein Vorkommen in der Uvea gilt als äußerst selten. Faßt man ein mit spontaner Nekrose einhergehendes malignes Aderhautmelanom als Schwannom (Antoni Typ B) auf, so wäre die Häufigkeit dieser Geschwulstart allerdings größer. *Elektronenmikroskopisch* zeigen die Zellen des malignen Melanoms der Uvea jedoch keine Charakteristika der Schwannschen Zellen[34,36].

Von allen in der Tabelle aufgeführten Geschwülsten sind lediglich Pigmenttumoren und Metastasen von praktisch-klinischer Bedeutung.

Melanozytärer Nävus
(ICD-0-DA M-8720/0)

Epidemiologie, Formen

Häufigste intraokulare Geschwulst. 11% der Patienten im mitteleuropäischen Sektionsgut weisen einen chorioidalen oder ziliaren Nävus auf; 90% aller Aderhautnaevi liegen papillenwärts vom Bulbusäquator[50].

Der melanozytäre Nävus der Papille wird als *Melanozytom* bezeichnet (▷ S. 358). Der melanozytäre Nävus der Uvea ist kongenital angelegt, tritt aber klinisch erst in späteren Lebensjahren in Erscheinung. Die *kongenitale okuläre Melanose* (mit Heterochromie der Iris) ist histologisch ein generalisierter melanozytärer Nävus. Nävus von OTA, ▷ S. 299.

Morphologie

Die histopathologische Diagnose eines melanozytären Nävus der Uvea beruht allein auf *zytologischen* Kriterien, ohne Berücksichtigung sekundärer Veränderung der Choriokapillaris (Obliteration), des Pigmentepithels und der sensorischen Retina[50]. Im allgemeinen sind die Nävuszellen *plumper* als normale Melanozyten von Aderhaut und Ziliarkörper[80].

Malignes Melanom der Uvea
(ICD-0-DA M-8720/3)

Klassifikation

Die Uvea-Melanome werden von Zimmerman aufgrund ihrer Histogenese wie folgt klassifiziert[81]:
- Melanome bei *kongenitaler okulärer* oder *okulodermaler Melanozytose,*
- Melanome bei *Neurofibromatose*
- aus einem *Nävus* entstehende Melanome,
- Melanome *unbekannten Ursprungs.*

75% aller malignen Uveamelanome entstehen aus Nävi, meist jenseits des 40. Lebensjahres. 5 bis 8% aller Uveamelanome sind maligne Irismelanome[80].

Epidemiologie

Nach Ganley und Comstock[24] wird maligne Entartung eines Aderhautnävus unter etwa 5000 Fällen einmal beobachtet[24]. *Doppelseitige* primäre uveale maligne Melanome sind eine Rarität (in den U.S.A. unter der weißen Bevölkerung einmal alle 18 Jahre = 1 : 50000000)[68]. Auch *multizentrische* primäre uveale maligne Melanome in einem Auge sind extrem selten.

Nach Beobachtungen von Reese[60] hat *Gravidität* einen *aktivierenden Einfluß auf das Tumorwachstum* (vermehrte Ausschüttung von melanozytenstimulierenden Hormonen durch die Hypophyse).

Das maligne Uveamelanom ist eine Krankheit der *weißen Rasse* mit einer jährlichen Häufigkeit von 1 : 200000[68]; bei allen *Nichtweißen* ist es *ausgesprochen selten*[59]. Das Verhältnis zwischen erkrankten Weißen und Schwarzen wird mit 8 : 1 angegeben[27].

Morphologie, Ausbreitung

Makroskopisch erfolgt das Wachstum der Geschwulst in der Aderhaut zunächst *diskoid,* dann in *kugeliger* Form. Nach Durchbruch durch die Basallamina des Pigmentepithels dringt die Geschwulst *pilzartig* unter Erzeugung einer sekundären Netzhautabhebung in Richtung Glaskörper vor. Die darüber liegende *Netzhaut* weist erhebliche *regressive Veränderungen* auf, u. U. *Zystenbildung.* Die Zysten können zu einer *sekundären Retinoschisis* konfluieren[4].

Intraokuläre Ausbreitung: Sehr selten wird die Basallamina an der vitreoretinalen Verbindung durchbrochen. Intrasklerale Ausbreitung vorzugsweise auf dem Weg über die Emissarien ist häufig; nach Don-

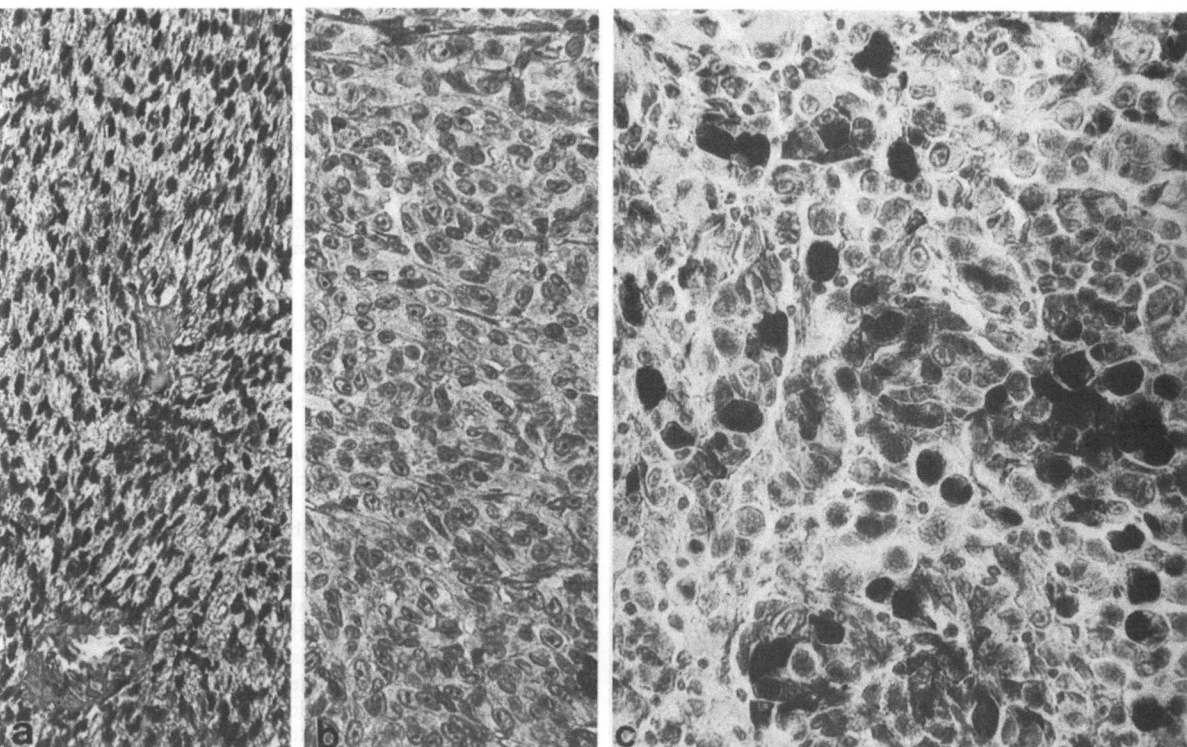

Abb. 2.10 a–c. Malignes Melanom der Uvea. **a** Spindelzelltyp A. Dichter Zellverband, spindelförmige chromatinreiche Kerne. HE, 125:1. **b** Spindelzelltyp B. Dichter Zellverband, Kerne grö-ßer mit deutlichen Nukleolen, Mitosen. HE, 312:1. **c** Epitheloidzelliges Melanom. Lockerer Zellverband, große ovale Kerne mit deutlichen Nukleolen, reichlich Mitosen. HE, 500:1

ders[13] in Nichtserienschnitten in 30%, in Serienschnitten in 80% der Fälle. Einbruch des Tumorgewebes in die Vortexvenen verschlechtert die Prognose.

Mikroskopisch ist die Häufigkeit von fokalen oder ausgedehnten *Tumornekrosen,* die sogar zur Spontanheilung führen können, beachtenswert. Die koagulationsnekrotischen Areale enthalten zahlreiche Plasmazellen[80]. Möglicherweise handelt es sich um *immunologisch ausgelöste Veränderungen.* Das maligne Melanom der Uvea besitzt an der Zelloberfläche Antigene, die an normalen Melanozyten nicht nachweisbar sind[5,56,60]. Die Stimulation des Immunsystems ist um so kräftiger, je größer der Tumor ist und je mehr Epitheloidzellen er enthält[72].

Prognose
Die Histogenese der Uveamelanome hat keine Beziehung zur Prognose.

Zytologische Klassifikation (Abb. 2.10 a–c), *Durchmesser des Tumors, mitotische Aktivität und Tiefe des Eindringens in die Sklera* sind die *sichersten Kriterien zur Beurteilung der Prognose*[81].

Nach Naumann[50] muß man bei der histologischen Untersuchung von Uveamelanomen folgendes beachten:

- die Struktur der Tumorzellen,
- ihre Anordnung,
- die Häufigkeit von Mitosen,
- Nekrosen oder andere regressive Veränderungen,
- Melaningehalt der Zellen,
- Retikulum-Faserdichte,
- Beimengung nicht neoplastischer Zellen sowie
- die Zeichen der Invasion in Sklera, Optikus, Retina, Vortex-Venen und Kammerwinkel.

Die *Prognose, bezogen auf den Zelltyp* und eine 15-Jahresüberlebensrate wird in einer auf 2652 Fällen basierenden Untersuchung für den *Spindelzelltyp A* (5% der Melanome) als sehr günstig angegeben (Überlebensrate von 92%). Von Patienten mit einem Tumor des *Spindelzelltyps B* (39% der Melanome) haben 75%, von solchen mit einem *epitheloidzelligen Tumor* (3% der Melanome) 28%, und von Patienten mit einem *gemischtzelligen Tumor* (45% der Melanome) 41% eine 15-Jahresüberlebensrate[80].

Studien über die Mortalität von Patienten mit zytologisch klassifiziertem malignen Melanom der Uvea betreffen meist Patienten, deren erkranktes Auge enukleiert wurde. Einige Autoren halten es für möglich, daß der chirurgische Eingriff die Prognose durch Tumorzellen-Aussaat, vielleicht auch durch Veränderung der Immunitätslage, verschlechtert. Die *Enukleation* wird daher nicht mehr so häufig durchgeführt wie früher; ein klinisch suspekter Aderhauttumor wird

Tabelle 2.10. Zytologische Klassifikation maligner Melanome der Uvea. (WHO-Klassifikation 1979, zit. nach Naumann[50])

Typ	Subtyp	Zytologie
Spindelzellige maligne Melanome	Spindelzelltyp A	Mehr als 75% Zellen des Spindelzelltyps A, im übrigen Spindelzelltyp B
	Spindelzelltyp B	Mehr als 25% Zellen des Spindelzelltyps B, sonst vorwiegend Spindelzelltyp A und kleine Anteile an Epitheloidzellen
Epitheloidzellige maligne Melanome	–	Mehr als 75% epitheloide Tumorzellen, im übrigen Spindelzelltyp A und/oder B
Gemischtzellige maligne Melanome	mit Spindelzelldominanz	Spindelzellanteil dominiert (aber unter 75%)
	mit Spindelzell-Epitheloidzell-Gleichgewicht	Spindelzelliger und epitheloidzelliger Tumoranteil je etwa 50%
	mit Epitheloidzelldominanz	Epitheloider Tumorzelltyp dominiert, aber unter 75%
Sonstige maligne Melanome		Alle anderen malignen Melanome, die die bisher beschriebenen Kriterien nicht erfüllen

nur beobachtet, mit Photokoagulation oder ionisierenden Strahlen behandelt. Anstelle histologischer Parameter wird infolgedessen in Zukunft der *Beobachtung des klinischen Verlaufs* eine *größere Bedeutung für die Stellung der Prognose* zukommen[68a]. *Klinisch wichtigster Parameter scheint die Tumorgröße zu sein;* nach Yanoff und Fine ist sie wichtiger als der Zelltyp.

Ein solider Uveatumor mit einem *größten Durchmesser* von 6 PD (PD = Papillendurchmesser = 1,5 mm) hat eine *günstige Prognose* (Überlebensrate ca. 73%)[80].

Literatur

1. Albert DM (1979) The association of viruses with uveal melanoma. Tr Am Ophth Soc 77: 367–421
* 1a. Apple DL (1977) Histopathology of xenon arc and argon laser photocoagulation. In: L'Esperance FA (ed) Current diagnosis and management of chorioretinal diseases. Mosby, Saint Louis, pp 25–93
1b. Archer D, Krill AE, Newell FW (1971) Fluorescein studies of choroidal sclerosis. Am J Ophthal 71: 266–285
1c. Baurmann H (1971) Grundlagen der Fluoreszenzangiographie des Augenhintergrundes. Adv Ophthal 24: 204–268
2. Bec P, Ravault M, Arné JL, Trepsat C (1980) La périphérie du fond d'oeil. Masson, Paris, p 271
2a. Bellows AR, Chylack LT, Hutchinson BT (1981) Choroidal detachment. Clinical manifestation, therapy and mechanism of formation. Ophthalmology 88: 1107–1115
3. Bernstein MH, Hollenberg MJ (1965) Fine structure of the choriocapillaris and retinal capillaries. Invest Ophthalmol 4: 1016–1025
4. Blodi FC (1977) Pathology of choroidal melanomas. Unusual aspects confusing the clinical diagnosis. Trans ophthal Soc U K 97: 362–364

4a. Bullock JD, Fletcher RL (1977) Cerebrospinal fluid abnormalities in acute posterior multifocal placoid pigment epitheliopathy. Am J Ophthalm 84: 45–49
4b. Chakrapani K, Balchender T, Vidyavati M, Vidyasagar A (1982) Ovulation-associated uveitis. Brit J Ophthal 66: 320–321
5. Char DH (1978) Immunology of uveitis and ocular tumors Grune & Stratton, New York San Francisco London, p 83–87
6. Coscas G (1980) Fluorescein angiography and the blood-retinal barrier. In: Cunha-Vaz JG (ed) The blood-retinal barriers. Plenum Press, New York London pp 211–234
6a. Coscas G (1975) In: Table ronde sur la dégénérescence maculaire sénile. Arch Opht (Paris) 35: 903–930
* 7. Cunha-Vaz J (1979) The blood-ocular barriers. Survey Ophthal 23: 279–296
8. Daicker B (1968) Retinochorioidale Venenanastomosen an der Ora serrata. Albrecht v Graefes Arch klin exp Ophthal 175: 28–33
9. Daicker B (1972) Anatomie und Pathologie der menschlichen retino-ziliaren Fundusperipherie. Karger, Basel München London New York Sidney, S 230
*10. Davson H (1979) The little brain. Trans ophthal Soc U K 99: 21–37
11. Demeler U, Hinzpeter EN, Bujara K (1980) Die Einflüsse von Kortikosteroiden auf die Iriswundheilung beim Kaninchen. In: Naumann GOH, Gloor B (Hrsg) Wundheilung des Auges und ihre Komplikationen. Bergmann, München, SS 325–330
11a. Deufrains A (1971) Die Menopausenuveitis, ein einheitliches Krankheitsbild? Ophthalmologica 163: 374–382
11b. de Venecia G, Wallow I. Houser D, Wahlstrom M (1980) The eye in accelerated hypertension. I. Elschnig's spots in nonhuman primates. Arch Ophthalmol 98: 913–918
12. Dieterich CE (1973) Die Feinstruktur von M. sphincter und dilatator und ihre Innervation in der menschlichen Iris. Diskussionsbemerkung. In: Dodt E, Schrader KE (Hrsg) Die normale und die gestörte Pupillenbewegung. Symposium der D.O.G. vom 10.–12. März 1972 in Bad Nauheim. Bergmann, München DD 22–29
13. Donders PC (1973) Malignant melanoma of the choroid. Trans ophthal Soc U K 43: 745–751
13a. Felder KS, Brockhurst RJ (1982) Neovascular fundus abnormalities in peripheral uveitis. Arch Ophthalmol 100: 750–754
14. Fogle JA, Green WR (1980) Ciliochoroidal effusion. In: Duane TD (ed) Clinical Ophthalmology, vol IV/Chap 63. Harper & Row, Hagerstown, pp 1–32
14a. Foos RY, Trese M (1982) Chorioretinal juncture. Vascularization of Bruch's membrane in peripheral fundus. Arch Ophthalmol 100: 1492–1503
14b. François J, de Laey JJ, Dakir M (1975) Choroïdopathie maculaire hémorrhagique chez les sujets jeunes. Ophthalmologica 170: 477–493
14c. Fuchs A (1930) Über Chorioiditis albuminurica. Klin Mbl Augenheilk 84: 39–52
15. Gärtner J (1964) Über persistierende periphere vitreochorioidale Gefäßanastomosen. v Graefes Arch Ophthal 166: 475–493
16. Gärtner J (1970) Electron microscopic observations on the ciliozonular border area of the human eye with particular reference to the aging changes. Z Anat Entwickl Gesch 131: 263–273
17. Gärtner J (1971) The fine structure of the vitreous base of the human eye and pathogenesis of pars planitis. Am J Ophthal 71: 1317–1327
18. Gärtner J (1971) Aging changes of the ciliary epithelium border layers and their significance for intraocular pressure. Am J Ophthal 72: 1079–1093
19. Gärtner J (1972) Fine structure of pars plana cysts. Am J Ophthal 73: 971–984
20. Gärtner J (1972) Lipid-containing substances in the basement membrane network of the human ciliary epithelium. Virchows Arch Abt B Zellpath 10: 310–321
21. Gärtner J (1973) Electron microscopic observation of a gap at the

junction of the ciliary epithelium with the retina in a human eye. Invest Ophthal 12: 623–628

22. Gärtner J (1973) Fuchs's epithelioma: Localized amyloidosis of the ciliary body in the aged. Ophthal Res 5: 102–112

*23. Gärtner J (1974) Periphere zystoide Degenerationen der menschlichen Netzhaut. Eine elektronenmikroskopische Untersuchung. Normale und pathologische Anatomie. Monographien in zwangloser Folge, Heft 29. Thieme, Stuttgart, p 31

24. Ganley JP, Comstock GW (1973) Benign nevi and malignant melanomas of the choroid. Am J Ophthalmol 76: 19–25

*25. Gartner S, Henkind P (1978) Neovascularization of the iris (Rubeosis iridis). Survey Ophthal 22: 291–312

25a. Gaudric A (1981) Les occlusions vasculaires choroïdiennes aiguës. Bull Soc Ophtal Fr, Rapport annuel: La vascularisation choroïdienne, pp 67–133

26. Ghosh M, McCulloch JC (1980) Pathological findings from two cases of choroideremia. Can J Ophthalmol 15: 147–153

27. Graham BJ, Duane TD (1980) Ocular melanoma task report Am J Ophthalmol 90: 728–733

27a. Green WR, Key SN (1977) Senile macular degeneration: a histopathologic study. Tr Am Ophth Soc 75: 180–254

27b. Green WR, Kincaid MC, Michels RG, Pederson JE, Kenyon KR, Maumenee AE (1981) Pars planitis. Trans ophthal Soc UK 101: 361–367

28. Hamilton AM, Bird AC (1974) Geographical choroidopathy. Brit J Ophthal 58: 784–797

29. Hayreh SS (1980) Acute choroidal ischaemia. Trans ophthal Soc UK 100: 400–407

29a. Hedges III TR, Albert DM (1982) The progression of the ocular abnormalities of herpes zoster. Ophthalmology 89: 165–177

*30. Heimann K (1974) Untersuchungen zur Entwicklung der menschlichen Aderhaut. Adv Ophthal 28: 3O–77

31. Hinzpeter EN, Naumann G, Ortbauer R (1974) Healing of a sutured iridotomy in man. A clinicopathological case report. Ophthalmologica 169: 390–396

32. Huber GK, van der Zypen E, Fankhauser F (1979) Die Morphologie der Primärschäden des Argon-Ion-Lasers an der Iris des pigmentierten Kaninchenauges. Albrecht v Graefes Arch klin exp Ophthal 211: 95–112

33. Hultsch E (1977) Peripheral uveitis in the owl monkey. Experimental model. Mod Probl Ophthal 18: 247–251

33a. Igersheimer J (1932) Syphilis und Auge. In: Schieck F, Brückner A (Hrsg) Kurzes Handbuch der Ophthalmologie, Bd VII. Springer, Berlin, SS 137–178

34. Iwamoto T, Jones I, Howard G (1972) Ultrastructural comparison of spindle A, spindle B and epitheloid-type cells in uveal malignant melanoma. Invest Ophthal 11: 873–889

*35. Jaeger W, Käfer O (1979) Erkennung, Klassifikation und Differentialdiagnose der heredodegenerativen Erkrankungen des Augenhintergrundes durch Chromatoophthalmoskopie. Klin Mbl Augenheilk 175: 148–175

36. Jakobiec FA, Font RL, Iwamoto T (1978) Diagnostic ultrastructural pathology of ophthalmic tumors. In: Jakobiec FA (ed) Ocular and adnexal tumors. Aesculapius Publishing Company, Birmingham, Alabama USA pp 359–453

37. James DG (1976) Diskussionsbemerkung zu Chester GH, Blach RK, Cleary PE (1976) Inflammation in the region ot the vitreous base. Pars planitis. Trans ophthal Soc UK 96: 151–157

37a. Kaiser-Kupfer MI, Kuwabara T, Askanas V, Brody L, Takki K, Dvoretzky I, Engel WK (1981) Systemic manifestations of gyrate atrophy of the choroid and retina. Ophthalmology 88: 302–306

38. Kaufman PL, Barany EH (1976) Loss of acute pilocarpine effect on outflow facility following surgical disinsertion and retrodisplacement of the ciliary muscle from the scleral spur in the cynomolgus monkey. Invest Ophthalmol 15: 793–807

38a. Khalil MK (1982) Histopathology of presumed ocular histoplasmosis. Am J Ophthalmol 94: 369–376

39. Kodama Y, Ishikawa Y, Nomura T, Taniguchi Y (1980) Choroidal neovascularization in the photocoagulated retina with diabetic retinopathy: A light and electron microscopic study. Jpn J Ophthalmol 24: 35–47

39a. Kohner EM, Alderson AR (1981) Vitreous fluorophotometry. Trans ophthal Soc UK 101: 446–449

40. Krill AE (1977) Hereditary retinal and choroidal diseases. Vol 2: Krill's hereditary retinal and choroidal diseases, with the special assistance of Desmond B Archer. Clinical characteristics. Harper & Row, Hagerstown New York San Francisco London

40a. Kuwabara T, Ishikawa Y, Kaiser-Kupfer MI (1981) Experimental model of gyrate atrophy in animals. Ophthalmology 88: 331–334

*41. de Laey JJ (1978) Fluoro-angiographic study of the choroid in man. Documenta ophthalm 45: 1–217

42. Landon DN, Hall S (1976) The myelinated nerve fibre. In: Landon DN (ed) The peripheral nerve. Chapman and Hall, London pp 1–105

43. Lehner T (1979) Immunological aspects of Behçet's syndrome. In: Dilşen N, Koniçe M, Övül D (eds) Behçet's disease. International congress series; no 467. Excerpta Medica, Amsterdam pp 203–211

*44. Lerche W (1972) Vergleichende klinische und elektronenmikroskopische Befunde über während des Lebens auftretende Strukturveränderungen der Bruchschen Membran am zentralen Augenhintergrund. Adv Ophthal 26: 209–263

45. Leuenberger PM, Englert U, Schepens JM (1977) Biologische Wirkung des Lasers auf die Netzhaut. Klin Mbl Augenheilk 170: 228–237

46. Marak GE, Jr, Rao NE (1982) Retinal's antigen disease in rats. Ophthalmic Res 14: 29–39

*47. McCulloch C (1969) Choroideremia: a clinical and pathological review. Trans Am Ophthalmol Soc 67: 142–195

48. Melamed S, Ben-Sira I, Ben-Shaul Y (1980) Ultrastructure of fenestrations in endothelial choriocapillaries of the rabbit – a freeze-fracturing study. Brit J Ophthal 64: 537–543

*48a. Michelson JB, Chisari FV (1982) Behçet's disease. Survey Ophthalmol 26: 190–203

49. Morone G, Ottaviani G, Tazzi A, Carella G (1977) Microangiotectonique de la choroide maculaire. Ann Oculist (Paris) 210: 375–381

50. Naumann GOH (1980) Uvea. In: Naumann GOH Pathologie des Auges. Springer, Berlin Heidelberg New York, S. 408–500

50a. Orbán T (1966) Mikroangiologische Probleme des Blutkreislaufs der Aderhaut als Teilerscheinung der allgemeinen Arteriosklerose. Anatomische und histologische Untersuchung. Klin Mbl Augenheilk 148: 473–483

51. Paton D (1972) The relation of angioid streaks to systemic disease. Charles C Thomas, Springfield

52. Pau H (1957) Über die Amotio chorioideae (Spongiosis chorioideae). Klin Mbl Augenheilk 130: 347–371

53. Pedersen O (1980) Increased vascular permeability in the rabbit iris induced by prostaglandin E₁. An electron microscopic study using lanthanum as a tracer in vivo. Current research in ophthalmic electron microscopy 3: 65–71

54. Pederson JE, Kenyon KR, Green WR, Maumenee AE (1978) Pathology of pars planitis. Am J Ophthal 86: 762–774

55. Peress NS (1980) Immune complex deposition in the ciliary process of rabbits with acute and chronic serum sickness. Exp Eye Res 30: 371–378

56. Rahi AHS (1973) Immunological aspects of malignant melanoma of the choroid. Trans Ophthal Soc 93: 79–91

57. Rahi AHS, Garner A (1976) Immunopathology of the eye. Blackwell scientific publications, Oxford London Edinburgh Melbourne, p 155

58. Raviola G (1977) The structural basis of the blood-ocular barriers. Exp Eye Res 25 (Suppl): 27–63

59. Raivio I (1977) Uveal melanoma in Finland. An epidemiological, clinical, histological and prognostic study. Acta ophthalmol Suppl 133, p 7

60. Reese AB (1976) Tumors of the eye, third edn. Harper & Row,

Hagerstown New York San Francisco London, pp 166, 174, 204, 277, 299, 424–426

61. Reichling W, Klemens F (1940) Über eine gefäßführende Bindegewebsschicht zwischen dem Pigmentepithel der Retina und der Lamina vitrea. Albrecht v Graefes Arch Ophthalm 141: 500–512

62. Rentsch FJ, Zypen E van der (1971) Altersbedingte Veränderungen der sog. Membrana limitans interna des Ziliarkörpers im menschlichen Auge. In: Bredt H, Rohen JW (Hrsg) Altern und Entwicklung – aging and development. Bd. 1, Schattauer, Stuttgart New York, pp 70–94

63. Ringvold A (1970) Ultrastructure of the extracellular components in the human iris. Z Zellforsch 109: 306–315

*64. Ryan SJ, Mittl RN, Maumenee AE (1980) The disciform response: An historical perspective. Albrecht v Graefes Arch Klin Ophthal 215: 1–20

64a. Saracco JB, Gastaud P, Ridings B, Legrignou B, Adrian C, Ubaud CA (1982) Problèmes poses par la notion de terminalité du réseau vasculaire choroidien. Bull Soc Opht France 82: 515–525

64b. Saracco JB, Gastaud P, Ridings B, Ubaud CA (1982) La choroidopathie diabétique. J Fr Ophtalmol 5: 231–236

65. Sarks SH (1973) Senile choroidal sclerosis. Brit J Ophthal 57: 98–109

65a. Sarks SH (1976) Ageing and degeneration in the macular region: a clinico-pathological study. Brit J Ophthal 60: 324–341

66. Sattler H (1876) Über den feineren Bau der Chorioidea des Menschen nebst Beiträgen zur pathologischen und vergleichenden Anatomie der Aderhaut. Albrecht v Graefes Arch Ophthal 22/2: 1–100

67. Schlaegel TF, Jr. (1978) Ocular toxoplasmosis and pars planitis. Grune & Stratton, New York San Francisco London

67a. Schlaegel TF, Jr (1981) General factors in uveitis. In: Duane TD (ed) Clinical Ophthalmology, vol IV/Chap 39. Harper & Row, Hagerstown, pp 1–6

67b. Schlaegel TF, Jr (1981) Etiologic diagnosis of uveitis. In: Duane TD (ed) Clinical Ophthalmology, vol IV/Chap 41. Harper & Row, Hagerstown, pp 1–5

67c. Schlaegel TF, Jr (1981) Toxoplasmosis. In: Duane TD (ed) Clinical Ophthalmology, vol IV/Chap 51. Harper & Row, Hagerstown, pp 1–17

67d. Schlaegel TF, Jr (1981) Presumed ocular histoplasmosis. In: Duane TD (ed) Clinical Ophthalmology, vol IV/Chap 48. Harper & Row, Hagerstown, pp 1–19

68. Shammas HF, Watzke RC (1977) Bilateral choroidal melanomas. Case report and incidence. Arch Ophthalmol 95: 617–623

68a. Shields JA (1983) Diagnosis and management of intraocular tumors. Mosby, St Louis Toronto London, pp 373–382

*69. Spitznas M (1974) The fine structure of the chorioretinal border tissues of the adult human eye. Adv Ophthalmol 28: 78–174

70. Starck D (1975) Embryologie. Ein Lehrbuch auf allgemein biologischer Grundlage, 3. Aufl., Thieme, Stuttgart, pp 364, 393, 397

71. Sugiura S (1978) Vogt-Koyanagi-Harada Disease. Jpn J Ophthalmol 22: 9–35

72. Sunba MSN, Rahi AHS, Morgan G, Holborow EJ (1980) Lymphoproliferative response as an index of cellular immunity in malignant melanoma of the uvea and its correlation with the histological features of the tumor. Brit J Ophthal 64: 576–590

73. Tagawa Y (1978) Lymphocyte-mediated cytotoxicity against melanocyte antigens in Vogt-Koyanagi-Harada disease. Jpn J Ophthalmol 22: 36–41

74. Takki KK, Milton RC (1981) The natural history of gyrate atrophy of the choroid and retina. Ophthalmology 88: 292–301

75. Tso MOM, Jampol LM (1982) Pathophysiology of hypertensive retinopathy. Ophthalmology 89: 1132–1145

75a. Turut P (1981) Méthodes d'exploration de la circulation choroidienne et résultats normaux. Bull Soc Ophtal Fr. Rapport annuel: La vascularisation choroïdienne, pp 39–64

76. Völcker HE, Naumann GOH (1978) Multicentric primary malignant melanomas of the choroid: Two separate malignant melanomas of the choroid and two uveal nevi in one eye. Brit J Ophthal 62: 408–413

77. Wagoner MD, Gonder JR, Albert DM, Canny CL (1980) Intraocular reticulum cell sarcoma. Ophthalmology 87: 724–727

77a. Wessing A (1975) Degenerative Erkrankungen der Makula. Ber Dtsch Ophthalmol Ges 73: 488–500

77b. Wessing A (1977) Die exsudative senile Makulopathie, klinisches Bild, Pathogenese, Prognose und Therapie. Klin Mbl Augenheilk 171: 371–384

78. Wobmann PR, Fine BS (1972) The clump cells of Koganei. The light and electron microscopic study. Am J Ophthal 73: 90–101

79. Wobmann P (1976) Die Heterochromiecyclitis Fuchs. Elektronenmikroskopische Studie von 9 Irisbiopsien. Albrecht v Graefes Arch klin exp Ophthal 199: 167–178

80. Yanoff M, Fine BS (1982) Ocular pathology. A text and atlas, 2nd edn. Harper & Row, Hagerstown New York San Francisco London pp 99, 715, 809, 823, 826, 838, 839

81. Zimmerman LE (1980) Melanocytic tumors of interest to the ophthalmologist. Ophthalmology 87: 497–502

82. Zirm M (1980) Proteins in aequous humor. Adv Ophthal 40: 100–172

*83. Zypen E van der (1971) Vergleichende licht- und elektronenmikroskopische Untersuchungen über die morphologischen Grundlagen der Liquor- und Kammerwasserzirkulation. Altern und Entwicklung – aging and development, Schattauer, Stuttgart New York, Bd 2

84. Zypen E van der, Rentsch FJ (1971) Altersbedingte Veränderungen am Ziliarepithel des menschlichen Auges. Altern und Entwicklung – aging and development, Schattauer, Stuttgart New York, Bd 1, pp 37–69

Netzhaut (Retina)

Allgemeines

Die sensorische Netzhaut ist am Ende der Schwangerschaft beim Menschen und bei Tieren, die sich kurz nach der Geburt selbständig bewegen können, voll ausdifferenziert[106], die Stelle der besten optischen Trennschärfe, eine im Zentrum der Retina gelegene gefäßlose muldenartige Vertiefung *(Fovea centralis)*, beim Menschen allerdings erst nach einigen Monaten. Ihr Durchmesser beträgt ca. 1,5 mm.

Wie die meisten Wirbeltiere hat auch der Mensch eine Netzhaut mit *zwei Rezeptorentypen (Duplizitätstheorie: Zapfen* für das Farbsehen und für das Sehen am Tag; *Stäbchen* für das Dämmerungssehen). Die Rezeptoren bilden das *erste,* die glaskörperwärts folgenden bipolaren Ganglienzellen das *zweite* und die Optikusganglienzellen mit ihren Axonen (= Nervenfaserschicht) das *dritte Neuron.* Die Rezeptoren werden auch als *Sinnesepithelschicht,* die bipolaren und Optikusganglienzellen als *Gehirnschicht* bezeichnet. Intraretinal bestehen Querverbindungen (*Horizontalzellen* und *amakrine Zellen*), welche die Doppelfunktion der Netzhaut maßgeblich beeinflussen (Abb. 2.11).

Die Rezeptoren der Fovea sind fast ausschließlich modifizierte Zapfen. Glaskörperwärts von den Fovearezeptoren liegt lediglich eine dünne Schicht von Neuronen und ein Filter aus einem gelben Pigment *(Xanthophyll)*[74,98a], die elliptische *Macula lutea.* Sie hat eine Ausdehnung von 3–5 mm und erstreckt sich demnach über die Fovea hinaus. Im anatomischen Sprachgebrauch wird der Boden der Fovea als *Foveola* bezeichnet. Er bildet eine zusätzliche Vertiefung mit einem Durchmesser von 0,3 mm. Infolge der Hohlspiegelwirkung entstehen sowohl am Boden der Foveola wie auch am Rand der Fovea bei Beleuchtung mit dem Ophthalmoskop charakteristische Reflexe: der punktförmige *Foveolar-* und der ringförmige *Wallreflex.*

In ihrer gesamten Ausdehnung ist die *Netzhaut in mehrfacher Weise mit ihrer Unterlage verbunden:* einmal durch die reißverschlußartige Verzahnung der Rezeptorenaußenglieder mit den Pigmentepithelfortsätzen; zum anderen durch die verklebende Wirkung der zwischen Netzhaut und Pigmentepithel vorhandenen proteoglykosaminoglykanhaltigen Matrix[31,71,102a]. Durch spezifische Glykoproteine und Phospholipide an den gegenüberliegenden Oberflächen der Rezeptoren und der Pigmentepithelien bewirkte Zellaggragation, fallender vitreoorbitaler Druckgradient und aktive Pumpwirkung des Pigmentepithels („negativer Druck") spielen ebenfalls eine verbindende Rolle.

Im adulten Auge führen die genannten Faktoren zu einer festen Adhärenz zwischen den beiden Blättern des ehemaligen Augenbechers[38,130]. Sie ist Voraussetzung für ihre Zusammenarbeit: Das in den Außengliedern der Stäbchen lokalisierte *Sehpigment (Sehpurpur, Rhodopsin)* kann aus dem im Plasma vorhandenen Retinol (Vitamin A) nur unter oxidativer Mitwirkung der Pigmentepithelien gebildet werden.

Die Querscheibchen *(Disci)* der Außenglieder von Stäbchen und Zapfen werden *in einem 12-stündlichen Rhythmus fortlaufend erneuert,* und zwar die Stäbchen am Tag, die Zapfen in der Nacht. Auf diese Weise bleiben alle Sehfunktionen bis an das Lebensende erhalten, wenn keine pathologischen Veränderungen der brechenden Medien oder der Netzhaut eintreten. Der zirkadiane Rhythmus der Scheibchenerneuerung wird nicht nur durch den „*Zeitgeber"* beginnendes Tageslicht, sondern auch durch *endogene Oszillatoren* bestimmt. Ob Beziehungen zur Rhythmik des pinealen oder retinalen Melatoninstoffwechsels (▷ S. 295)

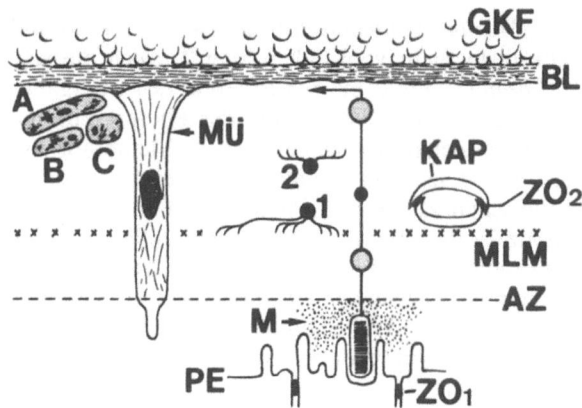

Abb. 2.11. Schematische Darstellung der Netzhautstruktur. GKF = Glaskörperfibrillen; BL = Basallamina an der vitreoretinalen Verbindung; MÜ = Müllersche Zelle; KAP = weiteste Ausdehnung des Kapillarbettes rezeptorenwärts; MLM = „middle limiting membrane"; AZ = Adhäsionszone (Zonulae adhaerentes, sog. M. limitans externa); M = proteoglykosaminoglykanhaltige Matrix; PE = retinales Pigmentepithel; ZO_1 = Schicht der Zonulae occludentes an den Apices der Pigmentepithelien, sog. Verhoeffsche Membran = äußere Blut-Netzhautschranke; ZO_2 = Zonulae occludentes der Endothelien der Netzhautkapillaren = innere Blut-Netzhautschranke; 1 = Horizontalzellen in der Schicht der Bipolaren; 2 = amakrine Zellen in der Schicht der Bipolaren (nervöse Elemente ohne deutlichen Achszylinder). alpha privativum, makros = lang; A = fibröser Astrozyt; B = protoplasmatischer Astrozyt; C = Oligodendrozyt (?). (Modifiziert nach Fine u. Yanoff 1979, Ocular histology, Fig. 6-25)

bestehen, bleibt abzuklären[7]. Die abgeschilferten Disci werden von der Pigmentepithelien phagozytiert, zunächst in Phagosomen gespeichert, enzymatisch weiter abgebaut oder in Form von Restkörperchen (Lipofuszin) gelagert[82,128]. Phagozytierte Disci wurden bereits bei Embryonen gefunden[109]. Die kontinuierliche und lebenslange Fähigkeit der Pigmentepithelien zur Phagozytose ist nicht auf die Disci beschränkt. Bok und Young[9] betrachten die *Pigmentepithelien* als *die am höchsten entwickelten Phagozyten des Körpers.*

Die genetisch kontrollierten *Melaningranula* des Pigmentepithels sind größer als diejenigen des Uveamelanins und liegen vor allem in den Fortsätzen sowie in den apikalen und mittleren Teilen des Zytoplasmas. Ihre exakte Funktion ist unklar; diskutiert wird u.a. die Umwandlung der Lichtenergie in Wärme, die von der Aderhaut abgeleitet wird. Vor allem in alten Augen kommen Kombinationen aus Melanin und Lipofuszin vor. Diese Melanolipofuszingranula können an Zahl die Melaningranula übertreffen[32].

An der Glaskörperseite ist die *Netzhaut ebenfalls in ihrer gesamten Ausdehnung fest mit dem benachbarten Gewebe verbunden* („vitreoretinal juncture", Foos 1972), wobei eine glykosaminoglykanhaltige Substanz die Kollagenfibrillen des Glaskörpergerüstes mit dem Basallaminamaterial an der Innenseite der Retina „verklebt"[49,50]. Der in der lichtmikroskopischen Ära für sehr verschiedene Strukturen gebräuchliche Begriff „*Membrana limitans interna*" ist irreführend und sollte nicht mehr verwandt werden[49]. Auch die sog. *Membrana limitans externa* in Höhe des Übergangs zwischen den Innensegmenten der Photorezeptoren und ihrem Zellkern ist keine wirkliche Membran, sondern eine Lage von Zonulae adhaerentes zwischen Müllerschen Zellen und Photorezeptoren[110]. Im Gegensatz zu den Zonulae occludentes stellen Zonulae adhaerentes keine Flüssigkeitsbarriere dar. Fine und Zimmerman bezeichnen einen bandartigen Komplex aus Synapsen und miteinander verwobenen Neuriten in der äußeren plexiformen Schicht als „*middle limiting membrane*"[34].

Bei den gliösen Elementen des Netzhautgewebes handelt es sich größtenteils um die Retina in ihrer Gänze traversierende Abkömmlinge des Ependyms (*Müllersche Zellen*). Sie haben nicht nur eine statische Funktion, sondern dienen wahrscheinlich auch als Reservoir für Metaboliten[114]. Ihre Basallamina bildet einen Teil der *vitreoretinalen Verbindung*. Außer den Müllerschen Zellen kommen in der Retina auch Astrozyten, Oligodendroglia- und Mikrogliazellen vor.

Nicht nur für den normalen Stoffwechsel, sondern auch für pathologische Vorgänge (Ödem) ist neben der Glia[122] der durch die Gesamtheit der Interzellularfugen des Netzhautgewebes repräsentierte *extrazelluläre Raum* von großer Bedeutung. Er wird für das ZNS mit 15% des Hirnvolumens angegeben; in der Kaninchenretina mit 29%[62], wobei allerdings der i.e.S. nicht dazugehörende subretinale Raum[118] mit einbezogen ist.

Das *netzhauteigene Gefäßsystem* (A. u. V.centralis retinae) liegt in der Nervenfaserschicht. Aderhautwärts erstreckt es sich bis an die Grenze des 1.Neurons, das von der Choriokapillaris ernährt wird. Die Äste der A.centralis retinae werden als *Endarterien* bezeichnet. Elektronenmikroskopisch sind sie Arteriolen ohne Elastika. Ihre Kreuzungsstellen mit den Venolen sind von einer gemeinsamen Gefäßscheide umgeben. Die Kapillaren unterscheiden sich nicht von den Hirnkapillaren. Ihre Wand besteht aus Endothel mit Zonulae occludentes), Basallamina, und in Basallaminaduplikaturen eingeschlossenen Perizyten. Ein perivaskulärer Raum fehlt[43,127]. Über äußere und innere Blut-Netzhautschranke ▷ S.322 und Abb.2.11.

Spezielle Pathologie des Pigmentepithels

Fehlbildungen

Albinismus

Fehlende Ablagerung des Melanoproteins an den Filamenten der Prämelanosomen[13]. X-chromosomaler rezessiver Erbgang (▷ S.298).

Dystrophien

Dystrophien sind *erbbedingte doppelseitige Veränderungen*. Das Pigmentepithel kann am hinteren Pol, insbesondere im Makulabereich, ophthalmoskopisch retikulär oder granulär gemustert erscheinen („*pattern dystrophies*") wie bei der *schmetterlingsförmigen Pigmentdystrophie (Deutman)*, der *retikulären Dystrophie (Sjögren)*, oder dem *Fundus pulverulentus (Slezak und Hommer)*. Nach Ansicht mancher Autoren handelt es sich um primäre Erkrankungen des Pigmentepithels.

Die *vitelliforme Dystrophie (Best)* ▷ S.347 und die als „*flecked retina diseases*" zusammengefaßten Erkrankungen *Fundus albipunctatus, juvenile Makuladegeneration (Stargardt)* ▷ S.347, *Fundus flavimaculatus (Franceschetti)* ▷ S.347 und *dominante Drusen (Deutman)* (▷ S.347) gelten aufgrund fluoreszenzangiographischer und elektrophysiologischer Untersuchungen ebenfalls als *primäre Pigmentepitheliopathien*[85]. Für den Fundus flavimaculatus bzw. die Stargardsche Makulopathie liegen auch licht- und elektronenmikroskopische Befunde vor, die in dieser Richtung gedeutet werden[25].

Nach anderer Ansicht beginnen jedoch zumindest einige der genannten Dystrophien in der *Schicht der Rezeptoren* (▷ S.347).

Entzündungen und Degenerationen

Das retinale Pigmentepithel ist bei Chorioretinitiden stets mitbeteiligt. Sekundäre Läsion der Rezeptoren kann zu entsprechenden Sehstörungen führen. Bei der kongenitalen oder frühkindlichen *Röteln-Retinopathie* handelt es sich um eine primäre Veränderung des retinalen Pigmentepithels ohne histologisch nachweisbare Läsion der Chorioidea oder der sensorischen Retina[86]. Auch die sog. *Retinitis centralis serosa* ist nach Gass primär eine Krankheit des retinalen Pigmentepithels[53], gekennzeichnet durch fokale Abhebung von der Bruchschen Membran mit fortschreitendem Verlust der Pumpwirkung des Pigmentepithels (▷ S.335) in diesem Bezirk und folgender Exsudation in den subretinalen Raum. Degenerative Veränderungen des retinalen Pigmentepithels mit Zusammenbrechen der äußeren Blut-Netzhautschranke finden sich z.B. bei angioid streaks (▷ S.325), pathologischer Myopie (▷ S.298) und beim Diabetes mellitus[24,120].

Altersveränderungen

• „*Gitterkollagen*" (curly collagen), atypisches kollagenoides Material mit einer Querstreifungsperiode von 85 bis 120 nm (▷ S.366), kommt bereits im 1.Le-

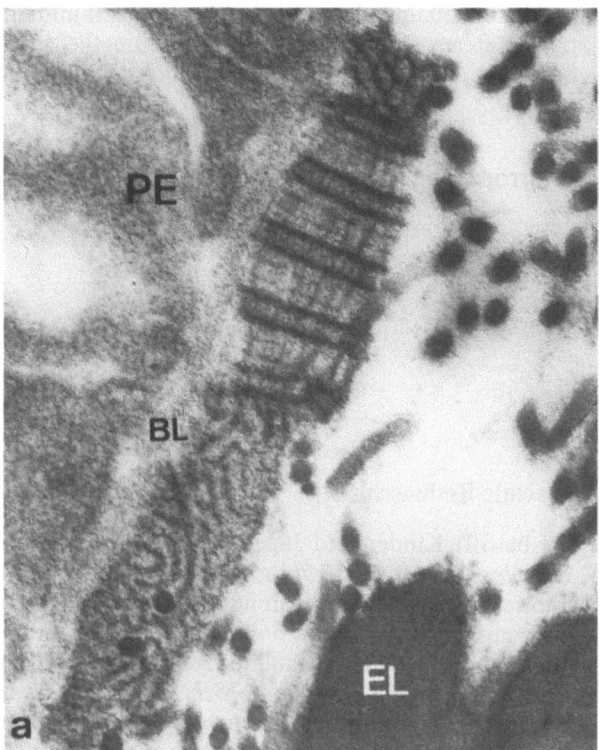

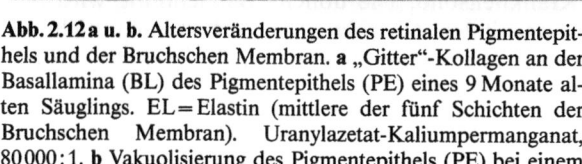

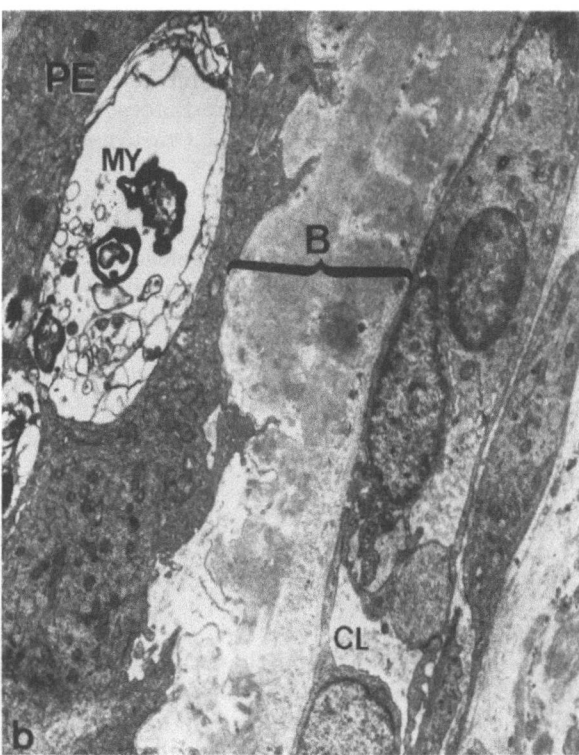

Abb. 2.12a u. b. Altersveränderungen des retinalen Pigmentepithels und der Bruchschen Membran. **a** „Gitter"-Kollagen an der Basallamina (BL) des Pigmentepithels (PE) eines 9 Monate alten Säuglings. EL = Elastin (mittlere der fünf Schichten der Bruchschen Membran). Uranylazetat-Kaliumpermanganat, 80000:1. **b** Vakuolisierung des Pigmentepithels (PE) bei einem 84 Jahre alten Mann. Myelinfiguren (MY) als Folge fettiger Degeneration. Die Transitstrecke zwischen dem Lumen der Aderhautkapillare (CL) und dem Pigmentepithel ist durch massive Einlagerung eines basallaminaartigen Materials in die Bruchsche Membran (B) verändert. Bleizitrat, 5000:1

bensjahr im Zusammenhang mit der Basallamina des Pigmentepithels vor (Abb. 2.12a). Es wird dort, ebenso wie in den anderen Schichten der Bruchschen Membran, im Alter vermehrt abgelagert (▷ S. 324).

• *Drusen,* d.h. kugelig-knollige homogene Anhäufungen an der Aderhautseite des Pigmentepithels, werden als Folge seniler funktioneller Minderwertigkeit des retinalen Pigmentepithels angesehen. Diese soll zur Exkretion ungenügend abgebauten Materials der phagozytierten Disci (▷ S. 335) in die Bruchsche Membran führen[75]. Eine Verursachung durch erbbedingte Dystrophie des Pigmentepithels (▷ S. 336) oder Altersveränderungen der Bruchschen Membran (▷ S. 324) werden ebenfalls diskutiert. *Histochemisch* bestehen die Drusen aus Glykosaminoglykanen und Zerebrosiden[29,95]. Im Tiermodell wurde nachgewiesen, daß der ophthalmoskopische Eindruck von „Drusen" auch durch einen normalen Altersprozeß des Pigmentepithels, die fettige Degeneration (Abb. 2.12b), hervorgerufen werden kann[35].

Die Bezeichnung „Druse" wird in der Mineralogie für Kristallmassen gebraucht, die sich in Hohlräumen aus eingesickerten Lösungen ausscheiden. Sie ist für die besprochenen Veränderungen schlecht gewählt, jedoch seit 1857 eingebürgert.

Besondere pathologische Reaktionen

Normalerweise teilen sich die Zellen des retinalen Pigmentepithels nicht mehr nach der Geburt. Sie *proliferieren* aber schnell in *papillärer, tubulärer* oder *diffuser Form* als Folge verschiedener Stimuli, z.B. *nach traumatischer Läsion* bei experimenteller Erzeugung einer Netzhautablösung[83], nach Photokoagulation[76,78], Kryopexie[80] oder bei *Affektionen der angrenzenden Chorioidea* (Melanom, diffuse Uveitis)[116]. Auch *Umwandlung in freie Makrophagen* ist möglich[72]. *Proliferierte Pigmentepithelien* sind im Zellverband von einer – oft vielschichtigen – *Basallamina* umgeben. Tierexperimentell wurden in lichtgeschädigter Makula auch spindelförmig umgebildete Pigmentepithelien inmitten von *Kollagenfasern* mit 50 bis 60 nm Periodizität gefunden[115] *(„fibröse Metaplasie").* Durch Zug der abgehobenen Netzhaut in der Ora serrata-Gegend bei lang bestehender totaler Ablatio retinae kann das Pigmentepithel subretinal zu zirkulärer Proliferation und Bindegewebsneubildung im Orazwickel angeregt werden *(„Ringschwiele")*[19]. Gefäße einer solchen Ringschwiele können das innere Augenbecherblatt an der Ora serrata, möglicherweise in prädisponierten Lükken der Augenbecherwand (▷ S.323) durchbrechen und in den retrolentalen Raum vorwachsen. Auf diese Weise kann in der ganzen Orazirkumferenz eine retrolentale intravitreale fibrovaskuläre Bindegewebsplatte zur Ausbildung kommen (*„Ora-Oraschwarte"* (▷ Abb. 2.4b, 2.23 e)).

Pigmentepithelien können nicht nur die ihnen zugehörige Basallamina sondern unter pathologischen Umständen basallaminaartiges, gelegentlich Kalziumsalze enthaltendes Material und fibrilläres Kollagen produzieren. Nach Verkalkung des basallaminaartigen Materials sind sie auch zur Ossifikation mit Fettmarkbildung und Hämatopoese imstande. Diese sog. *knöcherne Metaplasie* (▷ Abb. 2.4 g) wird nicht selten als Spätfolge in mikrophthalmischen oder phthisischen Augen beobachtet[97].

Tumoren

Pigmentierte und amelanotische Geschwülste des retinalen Pigmentepithels sind äußerst selten. Histologisch unterscheiden sie sich von den malignen Melanomen der Uvea; dagegen sind sie den Ependymomen vergleichbar. Extensive Infiltration von Netz- und Aderhaut wurde beschrieben[119].

Spezielle Pathologie der sensorischen Retina

Fehlbildungen

Retinale Dysplasie

Zum Krankheitsbild gehören Mikrophthalmus (▷ S.297), Fehlbildung der Netzhaut (histologisch mit echten Rosetten (▷ Abb. 2.2 e), Persistenz der embryonalen Glaskörpergefäße, und systemische Anomalien, insbesondere auch des ZNS.

Pathogenetisch wird ein fehlender Induktionsreiz seitens des Pigmentepithels auf die Morphogenese der Netzhaut diskutiert[108]. *Häufig bei Trisomie 13 bis 15*[102].

Dysplasien im Bereich der Ora serrata

Die dem früheren Augenbecherrand bis zum 4. Embryonalmonat entsprechende Ora serrata ist prädestiniert für Normvarianten und Fehldifferenzierungen[26]. Letztere können das *embryonale Gefäßnetz* betreffen (▷ S.323), oder den Übergang der sensorischen Retina in das nicht pigmentierte Ziliarepithel: idiopathischer Orariß, besser *Oradialyse* oder *Oradesinsertion*. Nicht selten hat letztere eine *Netzhautablösung* zur Folge, gewöhnlich bei emmetropen Kindern oder Ju-

gendlichen männlichen Geschlechts bilateral im temporal unteren Quadranten. Erbliche Bedingtheit wird bestritten[59a], ist aber sehr wahrscheinlich[122a].

Dystrophien

Definition

> Dystrophien sind erbbedingte, bilateral-symmetrisch auftretende Veränderungen, die stationär oder langsam progredient verlaufen.

Juvenile Retinoschisis

Sie betrifft Kinder und Jugendliche *männlichen Geschlechts* und ist *bilateral* im temporal unteren Quadranten lokalisiert. Sie kann mit einer mehr oder weniger ausgedehnten *Oradesinsertion (Oradialyse)* kombiniert sein[103]. Auch vaskuläre, zentrale *(mikrozystische Makulopathie = makuläre Schisis)* und *Glaskörperveränderungen* (hintere „Abhebung") gehören zum Krankheitsbild. Die übliche Bezeichnung wird dem kongenitalen Charakter der Erkrankung nicht gerecht[5]. Histologisch liegt die Spaltung in der Nervenfaserschicht.

Erbbedingte bilaterale rezidivierende Netzhautablösung

Sie wurde zusammen mit Myopia magna, Glaskörperdegeneration und kongenitaler Enzephalozele beobachtet. Retinoschisis oder Skelettveränderungen (▷ S.361) fehlen in der betroffenen Familie[16a].

Kolobom

▷ S.296

Retinopathia pigmentosa

Erbbedingte[70a], i.e.S. isoliert auftretende[92] Erkrankung der Rezeptoren, vor allem der Stäbchen, aber auch der Zapfen *(Rezeptordystrophie*[7a]: früher „Retinitis pigmentosa", Donders 1857). *Pathogenese unklar*. Möglicherweise handelt es sich nicht um eine primäre Affektion der sensorischen Retina. Diskutiert wird u.a. ein *genetisch festgelegter Defekt des Pigmentepithels* (Tapetum nigrum), der die „Erkennung" der abgestoßenen Disci (▷ S.335), zunächst der Stäbchen, durch bestimmte Rezeptoren der Zellwand der Pigmentepithelfortsätze verhindert[31a]. Das Material wird infolgedessen nicht phagozytiert, bleibt im subretinalen Raum liegen und gibt Veranlassung zum sekundären Zugrundegehen der Sinnesepithelien und zu weiteren Veränderungen *(„tapetoretinale Degenera-*

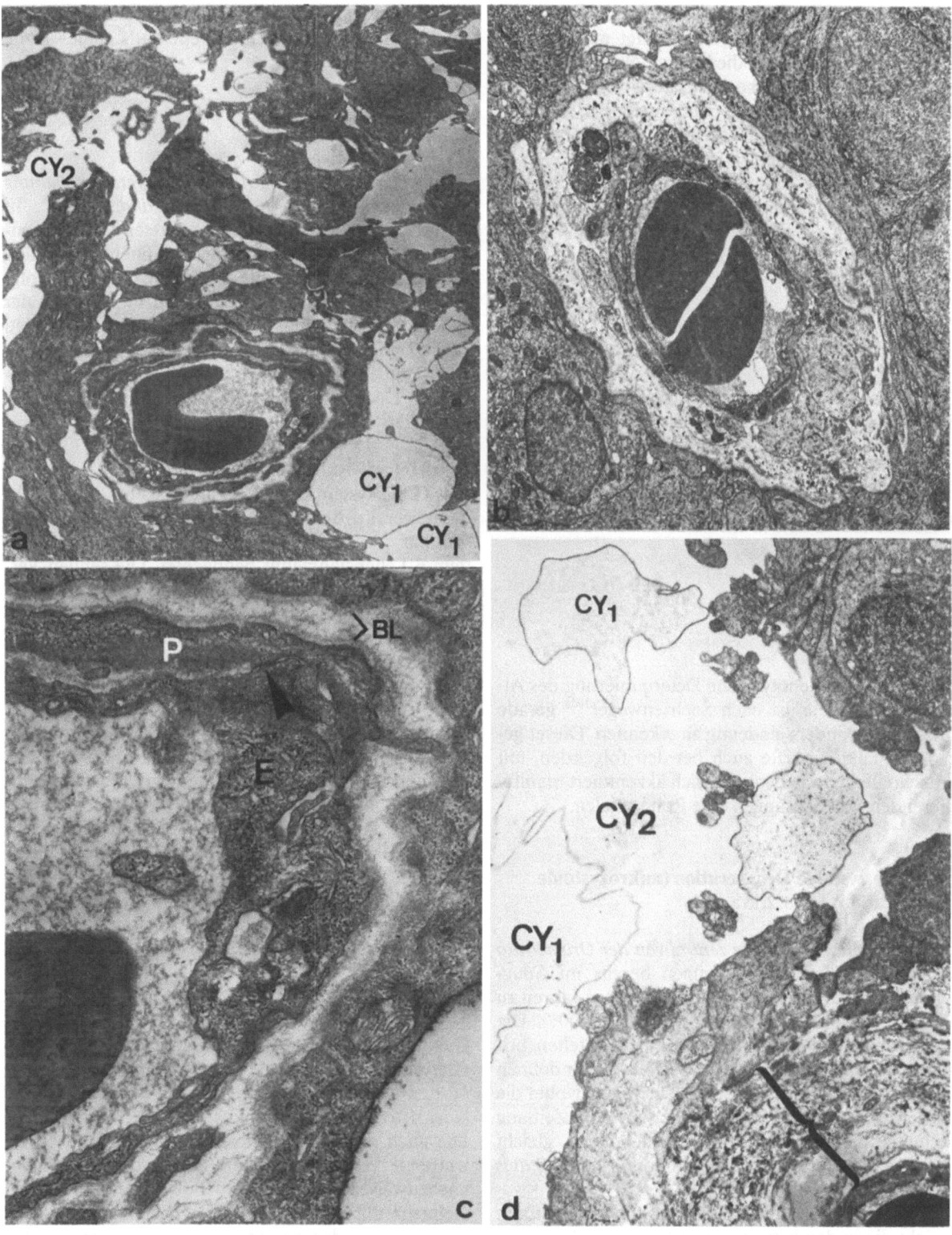

Abb. 2.13a–d. Periphere zystoide Degeneration. **a** Netzhautkapillare am Rand eines Areals von membranumschlossenen Hohlräumen (CY₁) und von Erweiterungen des extrazellulären Raumes (CY₂). Weibl., 9 Monate. Bleizitrat, 5 000 : 1. **b** Perisklerose (Kapillarsklerose) am Rand einer peripheren zystoiden Degeneration im späteren Lebensalter. Weibl., 31 J. Bleizitrat, 5 000 : 1. **c** Ausschnitt aus a). Die Kapillare ist von einem perivaskulären Raum umgeben, der von den Basallaminae (BL) der Gefäßwand und der umgebenden retinalen Glia begrenzt wird und feine Filamente enthält. Der Pfeilkopf deutet auf den Kontakt eines Perizyten (P) mit der Zellmembran einer Endothelzelle (E). Bleizitrat, 23 000 : 1. **d** Teil einer Kapillare mit ausgeprägter Perisklerose (Klammer) und benachbarten intra- (CY₁) und extrazellulären (CY₂) Hohlräumen. Gleicher Fall wie b). Uranylazetat-Kaliumpermanganat, 5 000 : 1. (Abb. a–c aus Gärtner 1974[47])

tion"). Infolge Herabsetzung des Stoffwechsels der zugrundegegangenen Rezeptoren gelangt mehr Sauerstoff aus der Aderhaut in die inneren Netzhautschichten und führt dort zur kompensatorischen Vasokonstriktion – ähnlich wie nach panretinaler Photokoagulation[129]. Die Pigmentablagerungen selbst sind von sekundärer Bedeutung[101].

Varianten einer Retinopathia pigmentosa können bei zahlreichen erbbedingten Stoffwechselstörungen vorkommen[38a,b], z. B. beim *Laurence-Moon-Bardet-Biedl-Syndrom* oder beim *M. Refsum.*

Familiäre exsudative Vitreoretinopathie

Dieser Krankheit liegt eine *autosomal dominante*[73a] Entwicklungsstörung kleiner, meist temporal gelegener Netzhautgefäße mit Nichtperfusion der entsprechenden peripheren Netzhautareale zugrunde. Fibrovaskuläre Netzhautläsionen und Glaskörperveränderungen sind Spätfolgen[77,98,10a].

Altersveränderungen

Die weitgehend genotypische Determinierung des Alterungsgeschehens ist nach Sachsenweger[105a] gerade am Auge besonders eindeutig zu erkennen. Dieser genetische Faktor dürfte auch bei den folgenden, mit fortschreitendem Lebensalter sich akzentuiert manifestierenden Veränderungen eine Rolle spielen.

Periphere zystoide Degeneration (mikrozystoide Degeneration) (Abb. 2.13 a–d)

In einer *bandartigen Zone zentral von der Ora serrata angeordnete Hohlräume* kommen bereits im *Säuglingsalter* vor; ihre Frequenz nimmt mit den Jahren zu und erreicht im *7. bis 9. Lebensjahrzehnt* 100%. Die Hyaluronat enthaltenden Hohlräume entstehen primär in der *äußeren plexiformen Schicht.* Später dehnen sie sich über die innere Körnerschicht aus, wobei die mittlere Membrana limitans (▷ S. 336) eine Zeitlang bestehen bleiben kann. Ihre Ultrastruktur gleicht grundsätzlich derjenigen der Hohlräume beim *„Status spongiosus"* des Gehirns[47].

Für die Bedeutung retinaler vaskulärer Faktoren spricht die in den betroffenen, relativ schlecht durchbluteten Arealen der Netzhautperipherie (neuropathologisch „letzte Wiese") stets zu findende *Kapillarsklerose;* von Zollinger (1944) als *„Perisklerose"* bezeichnet[112,132]. Dies trifft auch für eine in 8% der Leichenbulbi[19] in der inneren plexiformen Schicht zusätzlich vorkommende Hohlraumbildung zu, die *retikuläre zystoide Degeneration*[37]. Senile Umstrukturie-

rung der Bruchschen Membran (Transitstrecke!) spielt in der Pathogenese ebenfalls eine Rolle (▷ S. 324).

Senile Retinoschisis

Progrediente, flächenhaft-flache Netzhautspaltung ohne erkennbare reaktive Wandveränderungen[56]. In fortgeschrittenem Lebensalter auftretend, nach Konfluieren von Hohlräumen einer peripheren zystoiden Degeneration. Die senile Netzhautspaltung erfolgt demnach in der *äußeren plexiformen,* evtl. auch in der angrenzenden inneren Körnerschicht, im Unterschied zur juvenilen Retinoschisis (▷ S. 338). Das Entstehen einer senilen Retinoschisis aus einer retikulären zystoiden Degeneration wurde im großen Material von Göttinger[57] nicht beobachtet.

Netzhautgefäßsklerose

Das Gefäßsystem der Netzhaut ist vom 5. Lebensjahr an ausgereift. Alterungsprozesse, ophthalmoskopisch sichtbar als *Kaliberunregelmäßigkeiten,* werden ab dem 6. Lebensjahrzehnt beobachtet. Die senilen Veränderungen an den Netzhautgefäßen sind nicht als Index der Alternsveränderungen des ganzen vaskulären Systems zu werten. Am ehesten bestehen Beziehungen zwischen der Sklerose der Retina- und der Gehirngefäße[105a].

Kapillarsklerose

Veränderungen i. S. einer Kapillarsklerose finden sich vermehrt im höheren Lebensalter zwischen Ora serrata und Äquator. Zunächst verschwinden die Endothelzellen, später die Perizyten. Azelluläre, z. T. multilaminäre Basallaminaschläuche, die auch neugebildete Kollagenfibrillen enthalten können[45], weisen auf ein völliges Sistieren der Blutströmung in den betroffenen Kapillaren hin (Abb. 2.14 a u. b).

Senile Arteriolosklerose (▷ S. 345)

Gunnsches Phänomen (Kreuzungszeichen)
Hierunter versteht man eine *ophthalmoskopisch sichtbare sanduhrartige Verengerung der Blutsäule der von einer Arterie überkreuzten Vene an der Kreuzungsstelle.* Die nach dem ophthalmoskopischen Befund zu erwartende Venenkompression ist mikroskopisch nicht nachzuweisen. Die anscheinende Verengerung wird vielmehr durch *Verdickung, Verdichtung* und damit durch Verminderung der Transparenz der an den Überkreuzungsstellen beiden Gefäßen gemeinsamen *Bindegewebshülle* hervorgerufen[106a].

Salusscher Bogen
Die Vene erscheint an der Überkreuzungsstelle ophthalmoskopisch nicht komprimiert, sondern weicht, einen Bogen bildend, aus.

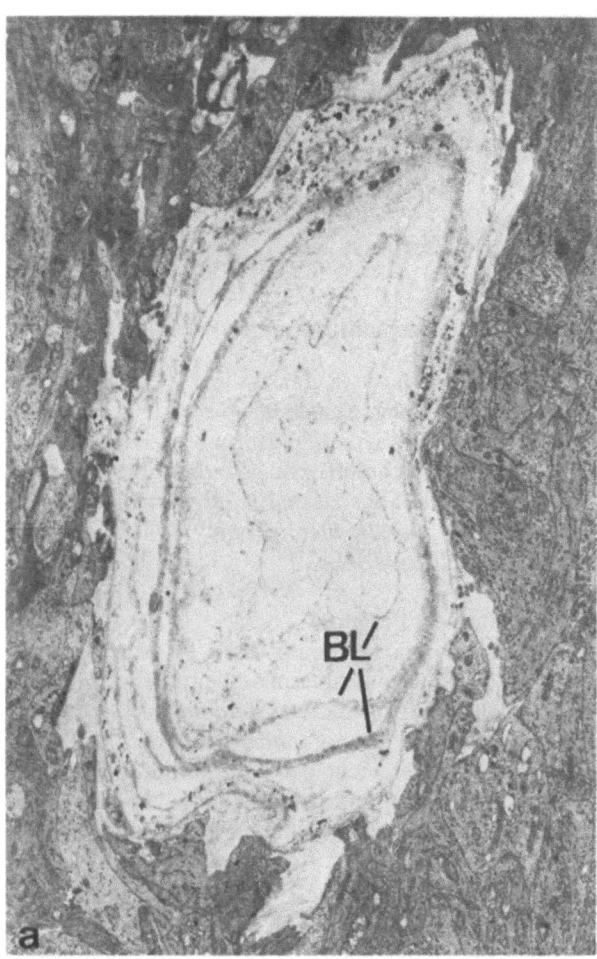

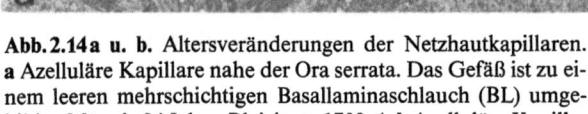

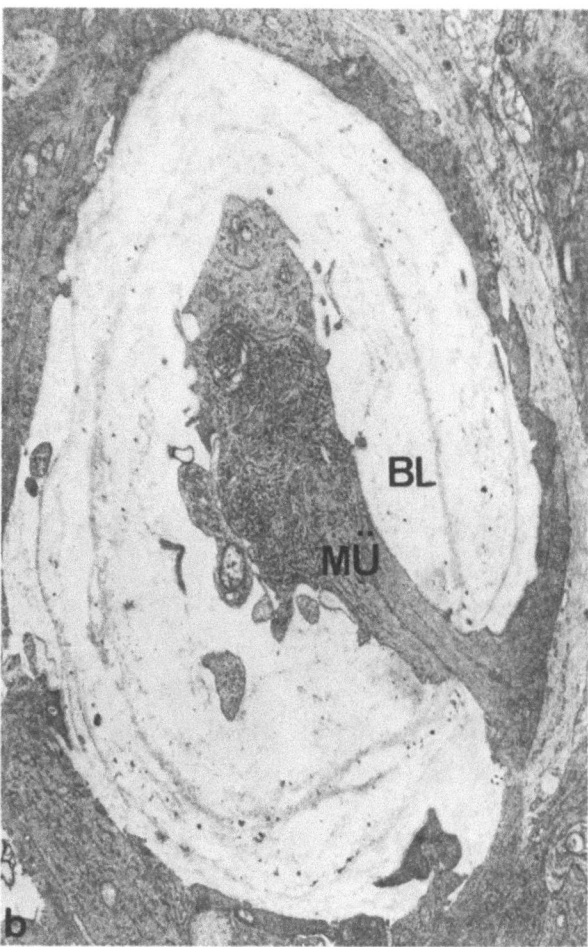

Abb. 2.14a u. b. Altersveränderungen der Netzhautkapillaren. **a** Azelluläre Kapillare nahe der Ora serrata. Das Gefäß ist zu einem leeren mehrschichtigen Basallaminaschlauch (BL) umgebildet. Männl., 84 Jahre. Bleizitrat, 6700:1. **b** Azelluläre Kapillare nahe der Ora serrata. Der Fortsatz einer Müllerschen Zelle (MÜ) hat den Basallaminaschlauch (BL) durchbrochen und ist in das Kapillarlumen eingewachsen. Gleicher Fall wie a). Bleizitrat, 5000:1. (Abb. a u. b aus Gärtner 1972/73[45])

Guistsches Zeichen

Die paramakularen Venolen sind etwas gestaut und sehen ophthalmoskopisch korkzieherartig geschlängelt aus.

Gunnsches Phänomen, Salusscher Bogen und Guistsche Venolenschlängelung treten bei über 80-jährigen Individuen unabhängig von der Höhe des Blutdrucks auf[104].

Altersveränderungen der vitreoretinalen Verbindung

● Hier kommt es, vor allem zwischen Ora serrata und Äquator, zur *Verdickung, Aufsplitterung,* evtl. auch *Defektbildung der Basallamina.* Innerhalb der Defekte kann Basallaminamaterial, aber auch fibrilläres Kollagen von den Müllerschen Zellen neu gebildet werden. Letzteres kann sich zu Strängen formieren, die, mit dem Glaskörpergerüst zusammenhängend, an der Netzhaut zerren[42,46,49] (Abb. 2.15, 2.20d). Von der Kaninchennetzhaut in vivo neu synthetisiertes Kollagen besteht aus Typ I[11].

„Glitzerpunkte"

Ophthalmoskopisch weiße Körnchen an der Netzhautinnenfläche, vereinzelt oder gruppiert *(état givré,* „Schneckenspuren") zwischen Ora serrata und Äquator. *Ultrastrukturell* Fetteinlagerungen in Müllersche Zellen und Astrozyten in atrophischen Arealen[21,22].

Glitzerpunkte werden in 70% der Fälle von seniler Retinoschisis (▷ S. 340) beobachtet[12].

„Gitterlinien", äquatoriale Degenerationen

Ebenfalls zwischen Ora serrata und Äquator lokalisierte umschriebene, meist limbusparallele *abiotrophische Areale mit Fibrose der Netzhautgefäße, Verdünnung,* evtl. *Lochbildung der Netzhaut,* Verlust von Neuronen, Anhäufung von extrazellulärem gliösem Material, Veränderungen des Pigmentepithels und Fehlen der Basallamina an der vitreoretinalen Verbindung. *Auftreten* bereits im *Alter von 17 Monaten* sowie *familiäres Vorkommen* wurde berichtet[12,97a].

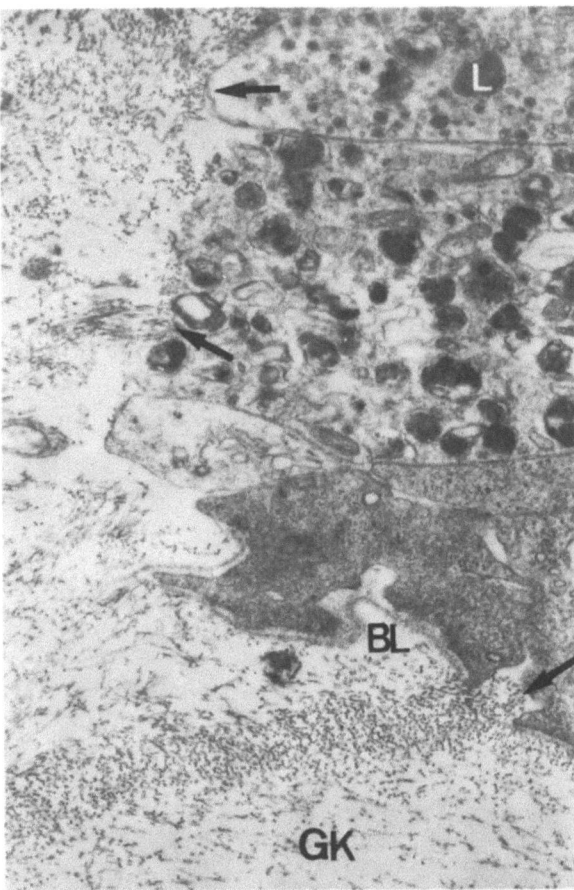

Abb. 2.15. Extrazelluläre Fibrillenneubildung (Pfeile) durch Müllersche Zellen in Defekten der Basallamina (BL) an der vitreoretinalen Verbindung. Einige Zellen enthalten zahlreiche Phagolysosomen (L). GK = Glaskörper. Uranylazetat-Kaliumpermanganat, 23000:1. (Aus Gärtner 1974[46])

Die Glaskörperfibrillen direkt über den retinalen Degenerationen sind dissoziiert oder fehlen; an den Rändern finden sich dagegen Fibrosierungen im Glaskörpergerüst.

Ophthalmoskopisch erscheinen die fibrosierten Netzhautgefäße als feine weiße verzweigte Linien. Nicht selten kommen sie im Deckel eines „Hufeisenrisses" (▷ S. 348) vor.

Weitere klinisch wichtige degenerative Läsionen zwischen Äquator und Ora serrata sind umschriebene Verdünnungen und Lochbildungen der Netzhaut. In ihrer Gesamtheit werden alle genannten Veränderungen auch als *äquatoriale Degenerationen* bezeichnet.

„Pflastersteine"

Bei der *„Pflasterstein-Degeneration"* handelt es sich um eine fokale chorioretinale Atrophie im terminalen Bereich (Äquatorgegend) des obliterierten rückläufigen Astes einer vorderen Ziliararterie[79]. Sie kommt bei 27% der normalen Bevölkerung vor[5] und hat keinen Krankheitswert in Bezug auf die Entstehung eines behandlungsbedürftigen Netzhautrisses.

Altersveränderungen der Rezeptoren

Altersveränderungen der Stäbchen in Form von Fältelungen der Außenglieder wurden von Marshall et al. beschrieben[87].

Perinatale Läsionen

Retinopathia praematurorum, retrolentale Fibroplasie

Begriffsbestimmung, Epidemiologie
Die beiden häufig synonym gebrauchten Bezeichnungen beziehen sich auf zwei Stadien des gleichen Krankheitsbildes, das zu den *häufigsten Erblindungsursachen im Kindesalter* gehört (1942 bis 1953 8000 Fälle in den USA).

Verlaufsformen, Prognose
Die Retinopathia praematurorum ist eine *Angiopathie,* die in 50% der Kinder mit einem Geburtsgewicht unter 1000 g auftritt *(aktives Stadium),* sich jedoch in 80 bis 90% der Fälle spontan zurückbildet *(regressives Stadium).* Ist dies nicht der Fall, kommt es zu einer progredienten proliferativen Reaktion mit Ausgang in ein *Narbenstadium* (retrolentale Fibroplasie)[92a,114a].

Ätiologie, Pathogenese
Ursächlich liegt ein *Sauerstoffschaden der Netzhaut,* speziell der Netzhautgefäße, zugrunde. Hoher Sauerstoffpartialdruck – zumeist im *Inkubator,* aber *auch Fälle ohne künstliche Sauerstoffzufuhr* sind bekannt[129] – führt am noch unreifen retinalen Gefäßsystem zu *Vasokonstriktion* und *arteriolärer Kapillaropathie*[93]. Die Gefäße hören schließlich auf zu wachsen. Da sich die Netzhaut jedoch auch während dieses Wachstumsstillstandes weiter entwickelt, kommt es *in einem späteren Stadium* zu *vermehrtem Sauerstoffbedarf.* Dieser hat eine *abnorme Dilatation* und *Gefäßneubildung* zur Folge, ähnlich den Vorgängen bei der diabetischen Retinopathie[129] (▷ S. 345). Möglicherweise ist die Neovaskularisation auch verursacht durch einen in den hypoxischen Arealen erzeugten *vasoproliferativen Faktor*[65,100]. Nach Einwachsen der Gefäße in den Glaskörper kann die Ausbildung neofibrovaskulären Gewebes in der Netzhautperipherie eine *Traktionsablatio* und *retrolentale Fibrosierung* zur Folge haben.

Myopie der Frühgeborenen

Die Retinopathia praematurorum ist nicht selten mit Achsenmyopie kombiniert. Von 130 Kindern mit einem Geburtsgewicht von ≦1500 g hatten 80 (260 Augen), d.h. 34%, im Alter von 5 bis 7 Jahren eine Myopie; in einem Drittel der Fälle einseitig. In 60% dieser 260 Augen war die Myopie ≧ 5dpt. Die Frühgeborenenmyopie ist nicht *progredient*[55].

Retinopathia neonatorum

Rhexisblutungen retinaler Venolen und Kapillaren treten bei Spontangeburt aus Hinterhauptslage in etwa ⅓ der Neugeborenen auf. Auch bei Lokalisation in der Makula hinterlassen sie keine bleibenden Schäden[4].

Kreislaufstörungen

Verschluß einer Netzhautarteriole

Er führt zur Schwellung *ischämischer Achsenzylinder – Segmente*[66] infolge Ausfalls der axolemmalen Ionenpumpe. Ferner bildet sich ein Aggregat lokalisierter Anhäufungen von *axoplasmischem Detritus*. Die Anhäufungen entstehen jeweils an beiden Seiten eines ischämischen Segments als Folge einer Blockade des zunächst noch andauernden ortho- und retrograden Plasmaflusses an den sich zum ischämischen Segment hin verschließenden Enden der intakt gebliebenen Teile der Achsenzylinder[125]. Dieser aus axoplasmischem Detritus bestehende sog. *„Cotton-wool-Herd"* ist demnach weder ein „weiches Exsudat" (▷ S.345) noch ein Mikroinfarkt[89].

Zentralarterienverschluß

Hierzu kommt es bei Sklerose der Zentralarterie als Folge eines *Abscheidungsthrombus,* insbesondere während der physiologischen nächtlichen Blutdruckerniedrigung oder – seltener – nach *embolischer* Verschleppung von Material aus atheromatösen Plaques der Carotis interna. Er ist typischerweise im *Niveau der Lamina cribrosa* (erhöhter Strömungswiderstand!) lokalisiert und hat eine *komplette Koagulationsnekrose* der inneren Netzhautschichten am hinteren Pol zur Folge mit irreversibler Schädigung nach 105 min[64].

Ischämische Ophthalmopathie

Darunter versteht man eine *langsam progrediente totale Ischämie* des Augenhintergrundes bei Sistieren der retinalen und chorioidalen Blutzufuhr[36].

Zentralvenenverschluß alter Menschen

Hierbei werden *zwei Formen* unterschieden[63]:
• Die *venöse Stase-Retinopathie,* oft mit einer Kapillaropathie vom ödematösen Typ, wird bei vorbestehender Einengung des Venenlumens im Niveau der Lamina cribrosa durch rheologische und zusätzliche hämodynamische Störungen auf der arteriellen Seite hervorgerufen.
• Die *hämorrhagische Retinopathie (= hämorrhagische Infarzierung)* (Abb. 2.16a u. b) ist stets mit einer ar-

teriellen Ischämie sowie mit einer Kapillaropathie vom ischämischen Typ verbunden[17].

Eine prospektive histopathologische Studie ergab bei 29 Augen mit Zentralvenenverschluß einen frischen und in 26 Fällen einen rekanalisierten Thrombus im Niveau oder hinter der Lamina cribrosa. 14 Augen zeigten Endothelproliferation, 3 Augen Phlebitis und 2 eine Periphlebitis. 4 Augen wiesen zugleich einen Zentralarterien-, 3 einen Arterienastverschluß auf[58a]. Auch beim Venenastverschluß wurden frische und rekanalisierte Thromben nachgewiesen[40c].

Venenastverschluß

Hierbei kommt es zur Kapillaropathie mit azellulären Basallaminaschläuchen, intra- und extrazellulärem Ödem[68].

Ealessche Erkrankung

Primäres, nicht entzündliches Leiden der Wand peripherer, hauptsächlich venöser, aber auch arterieller Netzhautgefäße. Überwiegendes Vorkommen bei *Männern* mit einem Altersgipfel zwischen 30 bis 40 Jahren. Führt zu *Okklusion, retinaler Hypoxie* und *Neovaskularisation*. Die charakteristischen Blutungen liegen *präretinal*[111].

Lebersche Miliaraneurysmen-Retinopathie

Auf den Versorgungsbereich einer Arteriole beschränkte Kapillarerweiterungen und *Mikroaneurysmen*. Milde Form des

Morbus Coats

Leitsymptom sind auch hier *Aneurysmen*, die jedoch *nicht auf den Kapillarbereich beschränkt* sind. Ausgedehnte *Lipidablagerungen* sowie seröse und hämorrhagische *Trans- bzw. Exsudate* resultieren aus einem Zusammenbruch der inneren Blut-Netzhautschranke (Verlust der Endothelien). In vielen Gebieten der Peripherie sind alle *Gefäße* obliteriert. 58% der meist männlichen Patienten sind jünger als 20 Jahre[126]. Michaelson[93] rechnet den M.Coats zu den *chronischen arteriolären Kapillaropathien*.

Entzündungen

Periphlebitis retinae

Sie ist eine primäre oder sekundäre (z.B. bei Chorioretinitis oder chronischer Iridozyklitis), im Unterschied zur Eales' disease *entzündliche* Erkrankung mit

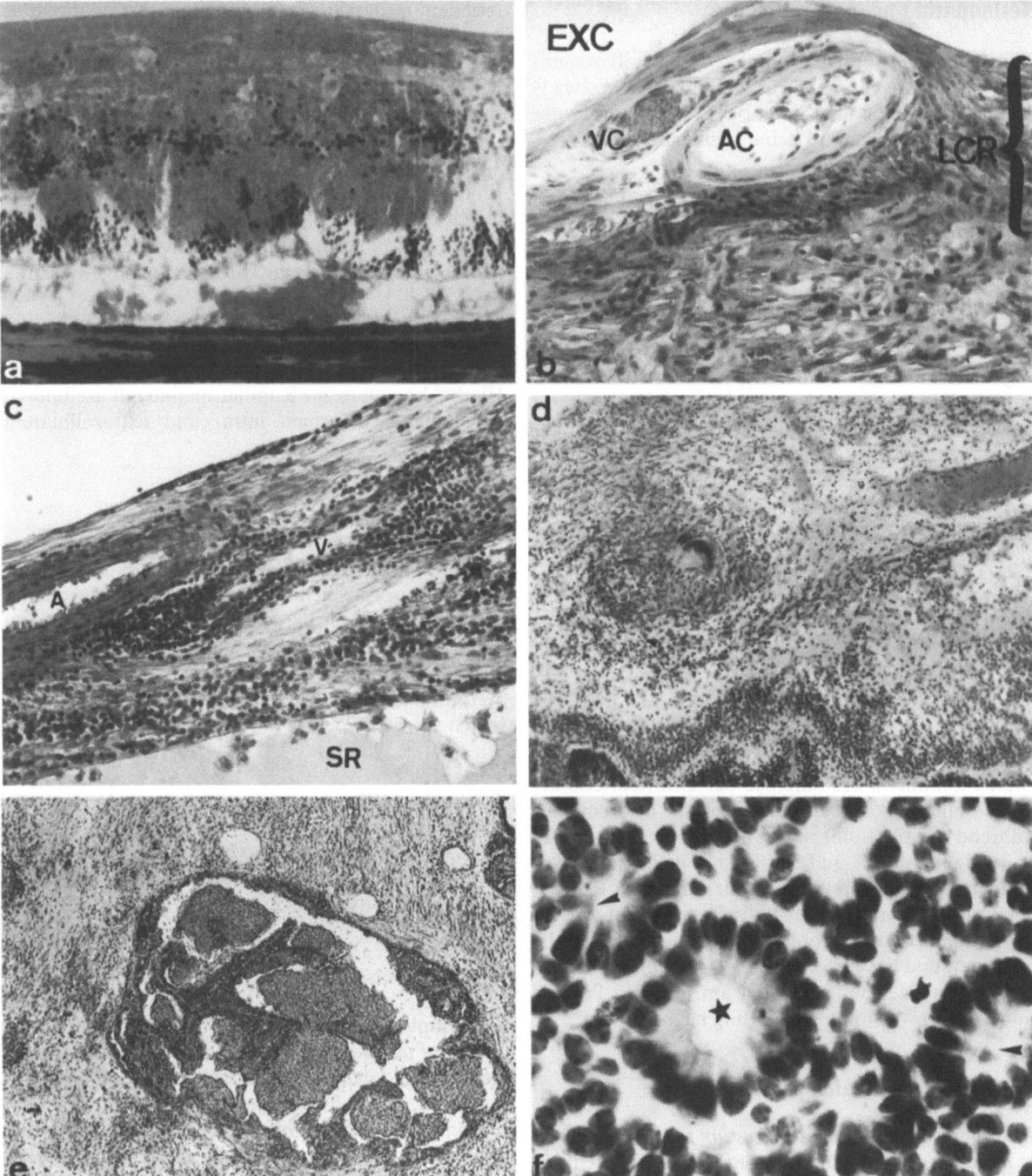

Abb. 2.16a–f. Hämorrhagische Retinopathie (hämorrhagische Infarzierung der Netzhaut bei kombiniertem Verschluß der Zentralgefäße; klinisch Neovaskularisationsglaukom bei „Zentralvenenthrombose"). **a** Zerstörung der Netzhautstruktur infolge einer alle Schichten durchsetzenden massiven Blutung. HE, 160:1. **b** Sehnervenscheibe. Teilweiser Verschluß der A. centralis retinae (AC) infolge sklerotischer Verdickung der Gefäßwand mit Endothelproliferation. Kompression der V. centralis retinae (VC) durch die starre Wand der Zentralarterie, hierdurch Einengung des mit einem frischen Thrombus gefüllten Venenlumens. LCR = Lamina cribrosa, EXC = glaukomatöse Excavation (▷ Abb. 2.23 c). HE, 200:1. **c** Periphlebitis retinae bei alter totaler Netzhautablösung, tuberkulöser Uveitis und tuberkulöser interstitieller Keratitis. Manschettenförmige Einscheidung der Vene (V) durch lymphozytäres Infiltrat. Arterie (A) ohne entzündliche Veränderungen. Subretinaler Raum (SR) mit Exsudat und Makrophagen an der Netzhautaußenseite. HE, 125:1. **d** Tuberkulose der Retina. Epitheloidzelliger Tuberkel mit Langhansscher Riesenzelle. HE, 80:1. **e** Angiomatosis retinae (von Hippel). Kapillares Angiom inmitten gliotischer Netzhaut. HE, 50:1. **f** Rosetten- (Stern) und Fleurettenbildung (Pfeilköpfe) in einem differenzierten Retinoblastom. HE, 800:1

breiten perivenösen Einscheidungen und zelliger Infiltration des Glaskörpers[111] (Abb. 2.16 c).

Eine der primären Periphlebitis retinae vergleichbare Erkrankung des ZNS ist die

• *zerebrale segmentale Phlebitis*. Auch bei dieser sind arterielle Gefäße oder andere Organe nicht beteiligt[96].

Über Entzündungen, die das Auge als Ganzes und somit auch die Netzhaut betreffen, ⊳ S. 299.

Bakterielle Retinitis

Sehr selten führt die *Tuberkulose* zu einer granulomatösen Entzündung der Netzhaut (Abb. 2.16 d) ohne gleichzeitige Affektion der Chorioidea. Bei *Bakteriämie* kommt neben einer auf Glaskörper und Uvea übergreifenden *metastatischen eitrigen Retinitis* auch eine sog. „einfache", ebenfalls „metastatische", aber auf die Netzhaut beschränkte *Retinitis septica (Roth)* vor, besonders im Gefolge einer subakuten Endokarditis. Es handelt sich um perivaskuläre eitrige Infiltrate.

Retinale Manifestationen von Allgemeinkrankheiten

Senile Arteriolosklerose

Physiologischer Alterungsvorgang (⊳ S. 340). Anhäufung von Glykosaminoglykanen in der Gefäßwand[61]. Auch langperiodisches (110 nm) Kollagen wurde in der Wand einer Netzhautarteriole beobachtet; vermutlich als Folge einer örtlichen Störung der Glykosaminoglykanproduktion[44].

Hypertensive Retinopathie

Mit steigendem Blutdruck kommt es bei noch intakter vaskulärer Autoregulation zur Konstriktion der Arteriolen und damit zur primären Okklusion der präkapillaren Arteriolen. In deren Gefolge entstehen als „cotton-wool-Herde" bzw. „weiche Exsudate" bezeichnete Veränderungen in der Nervenfaserschicht (⊳ S. 343), ferner eine ischämische *arterioläre Kapillaropathie* ohne oder mit erhöhter Permeabilität und weiteren Komplikationen, z. B. Ödem, fokale Minderperfusion und Neovaskularisation[51,93]. Die Phase der *primären Okklusion* wird *nach Zusammenbruch der Autoregulation* gefolgt von *Dilatation mit Insudation von Plasma*, insbesondere Fibrinvorstufen, in die Gefäßwand und *Nekrose der Muskelzellen*[51] *(„maligne Hypertension")*. Plasmainsudation und fibrinoide Nekrose rufen eine Anschwellung der Gefäßwand hervor, die zur *sekundären Okklusion* führt. In der äußeren plexiformen Schicht bilden sich eiweiß-, fibrin- und fetthaltige Ödeme, evtl. mit Makrophagenreak-

tion *(„harte" Exsudate)*. Bei ringförmiger, häufig perifoveolarer Anordnung spricht man von *Retinopathia* (früher: „Retinitis") *circinata*.

Diabetische Retinopathie (Chorioretinopathia diabetica, ⊳ S. 324)

Epidemiologie
In den sogenannten zivilisierten Ländern nimmt sie unter den zur Erblindung führenden Krankheiten *nach* der senilen Makulopathie und *vor* Glaukom und Altersstar den zweiten Platz ein.

Unter 2675 Teilnehmern der Framingham-Studie im Alter von 52 bis 85 Jahren wurde sie in 2%, in der Altersklasse von 75 bis 85 Jahren in 7% festgestellt (⊳ S. 321[17]).

Pathogenese
Ein wesentlicher Faktor in der Pathogenese der Krankheit ist die *Hyperglykämie*. Sie hat einerseits einen erhöhten Sauerstoffverbrauch der inneren Netzhautschichten zur Folge, andererseits ist die Abgabe von O_2 an das Gewebe durch die größere Sauerstoffaffinität des beim Diabetes vermehrten Glykohämoglobins HbA_{1c} und durch die Verminderung des Diphosphoglyzerat-Spiegels (DPG) erschwert. Aus vermehrtem Sauerstoffbedarf und verminderter -abgabe resultiert eine *autoregulatorisch-kompensatorische Gefäßdilatation* mit Erhöhung der transmuralen Druckdifferenz an Kapillaren und Venolen.

Morphologie
Diese anfänglich als normaler Vorgang anzusehende Gefäßdilatation ist, wenn sie chronisch wird, Ursache weiterer pathologischer Veränderungen (Dehnung der Gefäßwand mit Erhöhung der Permeabilität der Kapillaren, Proliferation der Endothelien, Degeneration der Perizyten[3], vermehrte Ablagerung von Basallaminamaterial, Mikroaneurysmen, Ödem, „harte" und „weiche Exsudate" (⊳ S. 343) = *Retinopathia diabetica non proliferans*). Schließlich treten Gefäßneubildungen und Blutungen aus den neugebildeten Gefäßen auf = *Retinopathia diabetica proliferans*[129].

Neben den in der Gefäßwand lokalisierten Störungen kommt auch dem *veränderten rheologischen Verhalten* große Bedeutung zu. Gesteigerte Thrombozyten – und Erythrozytenaggregation, erhöhte Viskosität und verminderte Erythrozytenverformbarkeit können arterioläre Okklusion herbeiführen. Die resultierende arterioläre Kapillaropathie hat eine Tendenz zum *Verlust der Perizyten* und zur *intraretinalen und intravitrealen Neovaskularisation* am Rand von fokalen Arealen mit kapillarer Minder- oder Nichtperfusion[24, 81, 93].

Krankheiten mit erhöhter Blutviskosität

Auch bei M. Waldenström, multiplem Myelom, Leukose, Polyzythämie, Sichelzellenanämie kommen Störungen der retinalen Mikrozirkulation vor. Die Veränderungen bei der Sichelzellenanämie ähneln denen bei Eales'scher Erkrankung. Charakteristisch sind fächerartige intravitreale Gefäßproliferationen (*„sea fans"* wegen ihrer Ähnlichkeit mit der Korallenart Gorgonia flabellum, engl. sea fan).

Kollagenosen

Auch diese Krankheiten (z. B. chronische Polyarthritis, systemischer Lupus erythematodes, Sklerodermie, Polyarteriitis nodosa) beteiligen die Netzhaut gelegentlich in Form von „cotton-wool-Herden" als Folge einer primären („toxischen", ischämischen) oder hypertensiven Retinopathie[10, 73] (▷ S. 343).

Traumatische Schäden

Bulbusprellung

Sie führt im Tierexperiment an der Stelle der Gewalteinwirkung zu sofortigen Vakuolisierung der Pigmentepithelien und Fragmentierung der Rezeptorenaußenglieder[8]. In der sensorischen Netzhaut ist charakteristische Folge das *Berlinsche Ödem,* meist am hinteren Pol (▷ S. 303). Für das Sehvermögen deletär sind *postkontusionelle Blutungen* in der Makula (▷ Abb. 2.4 c).

Perforierende Verletzung

Im Pars plana-Bereich bewirkt sie im Tierexperiment nach 4 Tagen eine von der Wunde ausgehende fibroblastische (aus dem Ziliarkörperstroma eingewanderte Fibroblasten und transformierte Ziliarepithelien) intravitreale Reaktion. Stärkere Ausmaße nimmt sie nur an, wenn Blut im Glaskörper vorhanden ist. Nach 10 Wochen verbindet eine bindegewebige „Ora-Ora-Schwarte" (▷ S. 338) die Wunde mit der peripheren Netzhaut der Gegenseite. *Epiretinale Zellproliferationen* bedecken die Innenseite der Netzhaut nach 4 bis 10 Wochen[16]. Sie bestehen aus Myofibroblasten, Fibroblasten, durch Defekte der vitreoretinalen Basallamina vorgewachsenen Gliazellen, und aus Makrophagen. Eine auf die Netzhaut übertragene Kontraktion der Myofibroblasten wird für die Fältelung und evtl. Ablösung der Netzhaut verantwortlich gemacht[15].

Prä- und epiretinale Membran

Traumatische Zellproliferationen treten nicht selten auch als Folge eines Operationstraumas, bei Netzhauterkrankungen, z. B. diabetischer Retinopathie[124a] oder bei lang bestehender senilmyoper Netzhautablösung, aber auch ohne erkennbare Ursache[107a] auf. Die Membran ist für die Sehschärfe deletär, wenn sie im Makulabereich lokalisiert ist *(präretinale Makulafibrose)* und dort zur Fältelung der Netzhaut führt *(„macular pucker").* Die ophthalmoskopisch weißliche, scharf begrenzte Schicht kann in geeigneten Fällen operativ von der Netzhaut abgezogen werden. Ihre Zellen sind rein deskriptiv häufig nicht sicher zu klassifizieren. Eine *elektronenmikroskopische* Studie gibt folgende Häufigkeit des Vorkommens der verschiedenen Zelltypen an: *Myofibroblastenartige Zellen* in 91%, *fibröse Astrozyten, Fibrozyten* und *Makrophagen* in 80% und *Pigmentepithelien* in 39% von 56 operativ entfernten „Membranen". Als extrazellulärer Bestandteil fand sich stets fibrilläres Kollagen[72] ▷ S. 361. Michels fand in seiner Serie (58 Fälle) am häufigsten Fibrozyten[94].

Lichtschädigung der Netzhaut

Sie kann entstehen nach Einwirkung von Sonnenlicht[2], Xenon-[69] oder Laserphotokoagulation[88], indirekter Ophthalmoskopie[116], Beleuchtung mit der Spaltlampe des Operations-Mikroskops[67], endovitrealer Illumination bei Glaskörperoperationen[41] und nach Einwirkung von blauem Licht[60]. Je nach dem Grad der Lichteinwirkung kommt es nur zur *phototoxischen Reaktion* mit ausschließlicher Beteiligung der Rezeptoren sowie der äußeren Körner- und plexiformen Schicht[6], oder infolge von Absorption der Lichtenergie durch das Pigmentepithel (▷ S. 335) zur *thermischen Chorioretinitis*[90]. Als hauptsächlicher pathogenetischer Faktor des akuten Lichtschadens gilt die Absorption energiereicher Protonen von Licht aus dem kurzwelligen Bereich. Hierdurch werden Zellorganellen geschädigt; vor allem die Mitochondrien[77a]. Licht ist vielleicht auch für die Auslösung der *Chlorochinmakulopathie* von Bedeutung[91]. Über Schädigung durch *ionisierende Strahlen,* ▷ S. 307.

Retinopathia traumatica (Purtscher)

Nach *Schädeltrauma, Thorax- und Abdominalkompression* wurden in der Netzhaut Schädigungen im Bereich der arteriellen und venösen Gefäße mit cottonwool Herden (▷ S. 343) und intraretinalen Blutungen beschrieben. Die *Pathogenese* ist *unklar* (venöser Rückstau?). Wegen des dauernden Funktionsausfalls muß die Krankheit von der ophthalmoskopisch ein ähnliches Fundusbild aufweisenden *Fettembolie des Auges* abgegrenzt werden[107, 123].

Makulopathien

Dystrophien

Die funktionelle Einheit sensorische Netzhaut-Pigmentepithel (▷ S. 335) ist auch im Makulabereich Manifestationsort zahlreicher *erbbedingter,* isoliert auftretender oder systemischer (zerebromakularer) Krankheiten[24a,38a,93] (Tabelle 2.11).

Unter den zumeist ausschließlich isoliert auftretenden Erkrankungen der Makula (Makuladystrophien i. e. S.) sind hervorzuheben die

- *selektive progressive Zapfendystrophie (Krill-Deutman)* mit juveniler oder adulter Verlaufsform, sowie die gelegentlich zusammen mit Heredoataxie vorkommende

- *juvenile Stargardtsche Krankheit,* ebenfalls eine Zapfendystrophie, bei der im Endstadium auch die Stäbchen betroffen sein können[101a]. Das Pigmentepithel bei der Stargardtschen Krankheit weist intrazelluläre Anhäufungen von Glykosaminoglykanen auf, die den Flecken des *Fundus flavimaculatus* entsprechen[97b]. Stargardtsche Krankheit und Fundus flavimaculatus werden als verschiedene Verlaufsformen der gleichen Krankheit angesehen[24a,40a].

- Bei der *vitelliformen Makuladystrophie (Best)* wurde elektronendichtes Material in den inneren Segmenten von zugrundegehenden Rezeptoren, sowie Lipofuszin zwischen Rezeptoren und Pigmentepithel und in den Pigmentepithelien selbst gefunden[40d,128a]. Das ophthalmoskopische Bild (Vitellus = Eidotter) hängt möglicherweise mit der Lipofuszinansammlung zwischen sensorischer Netzhaut und Pigmentepithel zusammen.

- *Makuläre Schisis* ▷ S. 338.

- *Dominante Drusen* ▷ S. 336, 337.

Von den erbbedingten lysosomalen Speicherkrankheiten führen die

- *Sphingolipidosen* durch Speicherung von Sphingolipiden in den perifovealen Ganglienzellen bei Freibleiben der ganglienzellosen (▷ S. 335) Fovea häufig zu einer ophthalmoskopisch kennzeichnenden Veränderung, dem *kirschroten Fleck.* Er wird als Frühsymptom auch beim *cherry-red spot – myoclonus syndrome* beobachtet[93]. Die Natur des bei dieser Krankheit gespeicherten Materials ist unbekannt. Bei den

- *Zeroid-Lipofuszinosen* kommt es in der Makula zum frühzeitigen Untergang der Rezeptoren mit folgender Degeneration des Pigmentepithels. Ophthalmoskopisch meist *kein kirschroter Fleck.* Tabelle 2.11 gibt eine Übersicht über die wichtigsten erbbedingten Makulaerkrankungen, die primär in der funktionellen Einheit sensorische Netzhaut-Pigmentepithel auftreten. Über erbbedingte Erkrankungen im Makulabereich, die primär in der Aderhaut lokalisiert sind, ▷ S. 323, Tabelle 2.7.

- *Altersveränderungen* der Makula sind ebenfalls genetisch determiniert. Ein *physiologischer Altersprozeß* ausschließlich der sensorischen Netzhaut, ohne nachweisbare Veränderungen des Pigmentepithels oder der Choriokapillaris, ist die *numerische Atrophie der Rezeptoren*[52]. Areoläre Atrophie des Pigmentepithels und der Rezeptoren, häufig kombiniert mit senilen Drusen, seltener mit mikro- oder makrozystoider Degeneration der sensorischen Netzhaut, ist das histolo-

Tabelle 2.11. Erbbedingte Erkrankungen der Makula

I. Isoliert auftretende Makuladystrophien
1. Makuläre Schisis
2. Selektive progressive Zapfendystrophie (Krill-Deutman)
3. Stargardtsche Krankheit (ophthalmoskopisch: Makulaherd mit umgebenden gelben Flecken) = Fundus flavimaculatus (ophthalmoskopisch: perimakuläre gelbe Flecken mit atrophischem Makulaherd)
4. Gutartige Ochsenaugendystrophie (Deutman)
5. Perizentrale Retinopathia pigmentosa (Stäbchen mehr betroffen als Zapfen)
6. Vitelliforme Dystrophie (Best)
7. Schmetterlingsförmige makuläre Pigmentdystrophie (Deutman)
8. Retikuläre Pigmentdystrophie (Sjögren)
9. Dominante Drusen (Deutman). Synon.: Doynsche Chorioidose, Malattia leventinese

II. Im Verlauf lysosomaler Speicherkrankheiten auftretende Makulopathien
1. Speicherung von Sphingolipiden in Ganglienzellen (meist „kirschroter Fleck")
   a) GM$_2$-Gangliosidose. Infantile Formen: M. Tay-Sachs[a] und Sandhoffsche Krankheit[a]. Auch juvenile und adulte Verlaufsformen
   b) M. Niemann-Pick
      aa. akute infantile („klassische") Form, Typ A[b]
      bb. subakute juvenile Form
   c) GM$_1$-Gangliosidose (selten)
      aa. infantile Form, Typ I[b]
      bb. adulte Form, Typ III
   d) Sialidose (früher Mukolipidose I)[c]
2. Speicherung eines unbekannten Materials in verschiedenen Zelltypen, darunter auch den retinalen Ganglienzellen: Cherry-red spot – myoclonus syndrome („kirschroter Fleck").
3. Speicherung eines autofluoreszierenden Lipopigmentes (Ceroid Lipofuszin) in verschiedenen Zelltypen. Meist kein „kirschroter Fleck"[38a, 55a, 131].
   a) Typ Haltia-Santavuori (2. Lebensjahr)
   b) Typ Jansky-Bielschowsky (2. bis 4. Lebensjahr)
   c) Typ Spielmeyer-Sjögren (6. bis 8. Lebensjahr)
   d) Typ Kufs (Erwachsenenalter. Sehr selten)

---

[a] Kirschroter Fleck bei über 90% der Patienten[93]
[b] Kirschroter Fleck bei ca. 50% der Patienten[54a]
[c] Kirschroter Fleck bei ca. 30% der Patienten oder seltener[54a]

---

gische Korrelat der klinisch sogenannten *„trockenen" senilen Makulopathie.*

Dominante Drusen (▷ S. 336), senile makulare Drusen (▷ S. 337), *„trockene"* und *exsudative („feuchte") senile Makulopathie* (▷ S. 324) sind nur verschiedene Verlaufsformen der gleichen erbbedingten Krankheit[38c,54]. Primär ist der Komplex Choriokapillaris-Bruchsche Membran-Pigmentepithel betroffen. Die sensorische Netzhaut ist sekundär beteiligt.

Die *Häufigkeit* der senilen Makulopathie beträgt bei 2675 Teilnehmern der Framingham-Studie im Alter von 52–85 Jahren 9%; in der Altersklasse von 75 bis 85 Jahren 28% (▷ S. 321[17]).

- *Entzündliche und degenerative Veränderungen* kommen sekundär im Rahmen anderer Prozesse vor. Von Interesse ist die beschleunigte Degeneration der Rezeptoren mit sekundärer Lipofuszinanhäufung in den Pigmentepithelien bei Vitamin-A und -E Mangelzuständen[105].

Zystoides Makulaödem

Auflockerung des Netzhautgewebes in der Makula, häufig auch in deren Umgebung, mit Ausbildung verschieden großer Hohlräume. Es handelt sich um eine *sekundäre Affektion* als Folge zahlreicher Schädigungen, z.B. Trauma, Zentralvenenverschluß, Hypertonus, Aderhautsklerose, Diabetes mellitus. *Elektronenmikroskopisch* werden Schwellung und Nekrose von Müllerschen Zellen[33a], aber auch Erweiterung des extrazellulären Raums[117] beschrieben.

Altersveränderungen und Entzündungen können auf dem Weg über ein zystoides Ödem ein *Makulaforamen* (▷ S.303) hervorrufen. Die pathogenetische Rolle von Glaskörpertraktionen wird bestritten[40b].

Netzhautablösung

Klassifikation, Ätiologie, Pathogenese

● Als Netzhautablösung (-abhebung, Amotio oder Ablatio retinae) bezeichnet man die Trennung der sensorischen Netzhaut vom Pigmentepithel. Sie erfolgt entweder *sekundär*, z.B. nach Entzündung, durchbohrender Verletzung (▷ S.306), direkter Augapfelprellung (▷ S.303), nach intrakapsulärer Starextraktion („Aphakieamotio"), infolge Glaskörpertraktion bei Retinopathia diabetica proliferans (▷ S.345), oder *primär* im Alter und bei höhergradiger Myopie *(senilmyope, „idiopathische" Amotio retinae)*.

Die *primäre („idiopathische") senil-myope Netzhautablösung* ist die kurzdauernde Endphase eines komplexen chronischen Geschehens im Gewebeverband Glaskörper-Netzhaut-Pigmentepithel-Aderhaut, das als *Kombination von Altersveränderungen* aufgefaßt werden kann. Sie ist als solche ist nicht erbbedingt[40], wohl aber sind es Teilfaktoren, die in ihrer Pathogenese eine Rolle spielen[84], z.B. hohe Myopie oder äquatoriale Degenerationen (▷ S.341)[14]. Die jährliche *Morbidität* der senil-myopen Amotio retinae wird in einem Land überschaubarer Größe (Israel) mit 9:100 000 angegeben[93]. Folgende Voraussetzungen müssen gegeben sein, damit sich die Netzhaut bei der senil-myopen Amotio rentinae vom Pigmentepithel abheben kann:

1. *Glaskörperdestruktion* mit Freiwerden von Wasser aus dem vitrealen „Hyaluronatschwamm" (Glaskörper„abhebung", ▷ S.361).

2. Durchgehende *retinale Defektbildung* nach örtlicher Nekrobiose infolge (vasosklerotischer) Minderdurchblutung in der bereits normalerweise relativ schlecht ernährten Netzhautperipherie (▷ S.340). Ein

solcher Netzhautdefekt imponiert klinisch als „Loch" oder „Riss", letzterer mit hufeisenartiger Konfiguration. Die primäre Netzhautablösung wird im angloamerikanischen Schrifttum deshalb auch als „rhegmatogen" bezeichnet (von griechisch „rhegma", der Riss). Die offene Seite des Hufeisens zeigt zur Ora serrata; der Rißdeckel ist meist mehr oder weniger aufgestellt.

3. *Defektbildung in der Basallamina an der Verbindung Glaskörper-Netzhaut* (entspricht der Basallamina an der Verbindung von Kutis und Epidermis) mit sekundärer *Fibrosierung im Defektbereich.* Am Deckelrand eines Hufeisenrisses ansetzende Fibrosierung (klinisch = *Glaskörperstrang*) kann auf diesen eine *Zugwirkung* ausüben (▷ S.342).

4. *Irreversible Lockerung der pigmentoretinalen Adhärenz.* Sie ist, wenn die drei anderen Faktoren gegeben sind, ausschlaggebend für das akute Einsetzen der Ablösung. Nur bei einem – nicht notwendigerweise zeitlichen, wohl aber örtlichen – Zusammentreffen aller vier Faktoren kann sich bei der Amotiokrankheit die sensorische Netzhaut vom Pigmentepithel ablösen. Die dazu erforderliche Degradation der in der subretinalen Matrix (▷ S.335) vorhandenen, vom Pigmentepithel synthetisierten Glykosaminoglykane Chondroitinsulfat und Hyaluronat[25a] wird durch das Enzym Hyaluronidase bewirkt. Es wurde in der subretinalen Flüssigkeit von an primärer Amotio retinae Erkrankten nachgewiesen[62a]. Die zwischen der abgelösten Netzhaut und dem Pigmentepithel befindliche subretinale Flüssigkeit ist größtenteils durch den Netzhautdefekt eingedrungenes Wasser aus dem destruierten Glaskörper, enthält aber auch Serumbestandteile aus der Choriokapillaris, vielleicht auch aus Netzhautgefäßen[6a].

Morphologie

Histologisch unterscheidet sich die echte Amotio retinae von einem Fixationsartefakt durch saubere Trennung von Rezeptoren und Pigmentepithel und durch das Vorhandensein subretinaler Flüssigkeit. Die Netzhaut kann in einem oder in mehreren Quadranten abgelöst sein. Eine trichterförmige Ablösung wird als Windenblütenamotio bezeichnet.

Verlauf, Prognose

Ohne Operation wird die Ablösung fast immer total und das Auge praktisch blind. Weitere Folgen sind nicht selten Iridozyklitiden mit Sekundärglaukom (▷ Abb.2.23e) sowie eine Cataracta complicata.

Retinoschisis

Außer der primären, juvenilen (▷ S.338) und der senilen (▷ S.340) Retinoschisis muß auch die sekundäre Netzhautspaltung erwähnt werden. Sie kommt z.B.

bei langdauernder idiopathischer Amotio retinae zur Ausbildung (▷ Abb. 2.23 e), oder infolge Traktion fibrovaskulärer Glaskörperstränge an der degenerierten Netzhaut bei Retinopathia diabetica proliferans.

Tumoren

Hamartome bei Phakomatosen
(ICD-0-DA M-9351/0)

• *Angiomatosis retinae* (v. Hippel). Angeborenes kapillares Angiom, meist in der Mehrzahl in beiden Augen auftretend (Abb. 2.16 e). Erbgang autosomal dominant mit unvollständiger Penetranz. Kombination mit zerebellaren kapillaren Angiomen (etwa 20% der Fälle) = *v. Hippel-Lindausche* Erkrankung.

Gliöse Hamartome
(ICD-0-DA M-9351/0)

Bei Neurofibromatose und tuberöser Hirnsklerose kommen gliöse Hamartome in der Netzhaut vor.

Retinoblastom
(ICD-0-DA M-9510/3)

Historische Aspekte
Bereits 1597 durch Petras Pawius in Amsterdam beschrieben, wurde die Veränderung 1809 durch James Wardrop, Chirurg in London und Verfasser der ersten „morbid anatomy of the human eye" der Weltliteratur[66a] erstmals als Tumor erkannt. Virchow (1864) hielt ihn für ein Gliom. Flexner (1891) und Wintersteiner (1897) beschrieben die klassischen *Rosetten*. Verhoeff leitete die Tumorzellen von embryonalen noch undifferenzierten Netzhautzellen ab und prägte die 1926 von der American Ophthalmological Society angenommene Bezeichnung Retinoblastom[106b].

Epidemiologie
Das Retinoblastom ist der häufigste *maligne intraokulare Tumor des Kindesalters* und nach dem malignen Melanom der Uvea die häufigste maligne intraokulare Geschwulst des menschlichen Auges. Die *Morbidität* beträgt etwa 1 auf 14000 bis 34000 Lebendgeburten. Der Tumor manifestiert sich gewöhnlich *zwischen dem 1. und 2. Lebensjahr,* in seltenen Fällen bereits bei der Geburt oder auch im *zweiten Lebensjahrzehnt* bzw. im *Erwachsenenalter*[106b, 112a].

Ätiologie, Pathogenese, Lokalisation
Der Tumor entsteht als Folge einer *somatischen* (→ unilaterales Auftreten) oder *genetischen Mutation* (→ in ⅔ der Fälle bilaterales Auftreten)[39]. Die letztere ist zuweilen mit einer *Anomalie des Chromosoms 13* kombiniert[99]. In 84% aller Fälle kommt der Tumor *multizentrisch* vor[102]. Oberflächen- und zytoplasmatische Antigene wurden nachgewiesen[33].

Die Kombination von bilateralem Retinoblastom und Pineoblastom wird als *trilaterales Retinoblastom* bezeichnet. Typische Flexner-Wintersteinersche Rosetten wurden in einem zusammen mit bilateralem Retinoblastom auftretenden Zirbeldrüsentumor (▷ S. 295) beobachtet[3a].

Morphologie, Ausbreitung
Die Histologie[1] der (selteneren) *differenzierten* Formen ist gekennzeichnet durch *rosetten-* oder *sektorenförmige* bzw. *blumenstraußartige (= „Fleuretten")* Anordnung rezeptorenartiger Elemente um ein zentrales Lumen (Abb. 2.16 f). Als *Pseudorosetten* werden kreisförmig um ein im Zentrum einer Nekrose befindliches Gefäß angeordnete Tumorzellen bezeichnet.

Undifferenzierte Formen sind aus kleinen runden oder polygonalen, keine besondere Struktur bildenden Zellen aufgebaut. Rasches Tumorwachstum führt zu ausgedehnten Nekrosen. In den nekrotischen Arealen wird Desoxyribonukleinsäure aus den zerfallenden Zellkernen freigesetzt (Präzipitation mit zirkulierenden Anti-DNS-Antikörpern?). Hierbei bilden sich als *pathognomonisch* angesehene *DNS-Kalzium-Komplexe.*

Ausbreitung: In 40% erfolgt eine *generalisierte Ausbreitung,* in 10% eine Infiltration und Blockade von Mund- und Nasenhöhle. Eine Studie von 17 Autopsiefällen[106b] beschreibt Metastasen in den Schädelknochen, in den Nebenhöhlen, den zervikalen und sonstigen Lymphknoten, intrakraniell, im Rückenmark, im Skelett, in den Eingeweiden, den Muskeln und in der Aorta.

Verlauf, Prognose
In etwa 50% der Fälle sind *Gehirnmetastasen* die Todesursache; in 1% der Fälle wurde der histologische Nachweis einer *Spontanremission* erbracht.[102] Ein rückgebildetes kalzifiziertes Retinoblastom führt meist zur *Phthisis bulbi* (▷ S. 305), so daß es ophthalmoskopisch nicht als solches erkannt wird. Die *Lebenserwartung* von Retinoblastom-Patienten hat sich grundlegend geändert. Vor 100 Jahren betrug die Letalität fast 100%. Durch rechtzeitige Diagnose, Enukleation, Strahlen- und Chemotherapie konnte sie bis auf 18%, nach einem Bericht sogar bis auf 2% gesenkt werden[106b]. Infolge des zunehmenden primären Einsatzes der Strahlentherapie kommen viele an Retinoblastom erkrankte Augen nicht mehr zur mikroskopischen Untersuchung.

Literatur

1. Albert DM, Craft J, Sang DN (1978) Ultrastructure of retinoblastoma: Transmission and scanning electron microscopy. In: Jakobiec FA (ed) Ocular and adnexal tumors. Aesculapius Publishing Co, Birmingham, Alabama, pp 157–171
2. Anaclerio AM, Wicker HS (1970) Self-induced solar retinopathy by patients in a psychiatric hospital. Am J Ophthalmol 69: 731–736

3. Ashton N (1983) Pathogenesis of diabetic retinopathy. In: Little HL, Jack RL, Patz A, Forsham PL (eds) Diabetic retinopathy. Thieme-Stratton Inc. New York. pp 85–106

3a. Bader JL, Meadows AT, Zimmerman LE, Rorke LB, Voute PA, Champion LAA, Miller RW (1982) Bilateral retinoblastoma with ectopic intracranial retinoblastoma: trilateral retinoblastoma. Cancer Genetics and Cytogenetics 5: 203–213

4. Barsewisch B von (1979) Perinatal retinal haemorrhages. Springer, Berlin Heidelberg New York, p 141

5. Bec P, Ravault M, Arné JL, Trepsat C (1980) La périphérie du fond d'oeil. Masson, Paris, pp 149, 215, 165

6. Bellhorn RW, Burns MS, Benjamin JV (1980) Retinal vessel abnormalities of phototoxic retinopathy in rats. Invest Ophthal 19: 584–595

6a. Berman ER, Zauberman H, Michaeli R (1981) Subretinal fluid: Origin, composition and studies on retinol-binding protein. Docum Ophthal Proc Series 25: 159–167

7. Besharse JC (1982) The daily light-dark cycle and rhythmic metabolism in the photoreceptor-pigment epithelial complex. In: Osborne NN, Chader GJ (eds) Progress in retinal research, vol I. Pergamon Press, Oxford New York Toronto Syndney Paris Frankfurt, pp 82–124

7a. Bird AC (1981) Retinal receptor dystrophies. Trans ophthal Soc UK 101: 39–47

8. Blight R, Hart JCD (1977) Structural changes in the outer retinal layers following blunt mechanical non-perforating trauma to the globe: an experimental study. Brit J Ophthal 61: 573–587

9. Bok D, Young RW (1979) Phagocytic properties of the retinal pigment epithelium. In: Zinn KM, Marmor MF (eds) The retinal pigment epithelium. Harvard University Press, Cambridge, Mass. London, pp 148–174

10. Bole GG (1980) Collagen and rheumatic diseases: systemic aspects. In: Mausolf FA (ed) The eye and systemic disease, 2nd ed Mosby, St. Louis Toronto London pp 91–136

10a. Brockhurst RJ, Albert DM, Zakov N (1981) Pathologic findings in familial exudative vitreoretinopathy. Arch Ophthalmol 99: 2143–2146

11. Burke JM, Kower HS (1980) Collagen synthesis by rabbit neural retina in vitro and in vivo. Exp Res 31: 213–226

* 12. Byer NE (1979) Lattice degeneration of the retina. Survey Ophthalm 23: 213–248

13. Carr RE, Siegel IM (1979) The retinal pigment epithelium in ocular albinism. In: Zinn KM, Marmor MF (eds) The retinal pigment epithelium. Harvard University Press, Cambridge, Mass. London pp 413–423

14. Ciurlo G, Zingirian M, Rossi P (1980) The fellow eye in retinal detachment. Albrecht v Graefes Arch klin Ophthalmol 214: 83–87

15. Cleary PE, Minckler DS, Ryan SJ (1980) Ultrastructure of traction retinal detachments in rhesus monkey eyes after a posterior penetrating ocular injury. Am J Ophthal 90: 829–845

16. Cleary PE, Ryan SJ (1979) Histology of wound, vitreous, and retina in eyperimental posterior penetrating eye injury in the rhesus monkey. Am J Ophthal 88: 221–231

16a. Cook GR, Knobloch WH (1982) Autosomal recessive vitreoretinopathy and encephaloceles. Am J Ophthalm 94: 18–25

* 17. Coscas G, Dhermy P (1978) Occlusions veineuses retiniennes. Masson, Paris pp 98–110, 121–123

18. Cunha-Váz JG, de Abreu JRF, Campos AJ, Figo GM (1975) Early breakdown of the blood-retinal barrier in diabetes. Brit J Ophthalm 59: 649–656

* 19. Daicker B (1972) Anatomie und Pathologie der menschlichen retino-ziliaren Fundusperipherie. Ein Atlas und Textbuch. Karger, London New York Sydney Basel München Paris pp 156–166, 204–220

20. Daicker B, Guggenheim R (1978) Rasterelektronenmikroskopische Untersuchungen an fibrösen und fibro-gliösen epiretinalen Fibroplasien. Albrecht v Graefes Arch klin exp Ophthal 207: 229–242

21. Daicker B (1978a) Die fleckige Degeneration der Netzhaut. Klin Mbl Augenheilk 172: 581–583

22. Daicker B (1978b) Die fleckige fettige Degeneration der Netzhautperipherie. Albrecht v Graefes Arch klin exp Ophthal 205: 147–155

23. Daicker B, Guggenheim R (1979) Rasterelektronenmikroskopische Untersuchungen an pigmentierten epiretinalen Fibroplasien. Albrecht v Graefes Arch klin exp Ophthal 210: 109–120

24. Davis MD, Engerman RL (1980) Pathogenesis of diabetic retinopathy. In: Friedman EA, L'Esperance FA (eds) Diabetic renal-retinal syndrome. Grune & Stratton pp 69–75

* 24a. Deutman AF (1974) Erbliche Makuladystrophien. Bücherei des Augenarztes H 65. Enke, Stuttgart

25. Eagle RC, Lucier AC, Bernardino VB, Yanoff M (1980) Retinal pigment epithelial abnormalities in fundus flavimaculatus. A light and electron microscopic study. Ophthalmology 87: 1189–1980

25a. Edwards RB (1982) Glycosaminoglycan synthesis by cultured human retinal pigmented epithelium from normal postmortem donors and a postmortem donor with retinitis pigmentosa. Invest Ophthalmol Vis Sci 23: 435–446

26. Eisner G, Daicker B (1977) Normvarianten in der Fundusperipherie. Ber Dtsch Ophthalmol Ges 74: 117–122

27. Essner E, Pino RM, Griewski RA (1980) Breakdown of blood retinal barrier in RCS rats with inherited retinal degeneration. Lab Invest 43: 418–426

28. Farkas TG, Sylvester V, Archer D (1971) The ultrastructure of drusen. Am J Ophthalmol 71: 1196–1205

29. Farkas TG, Sylvester V, Archer D, Altona M (1971) The histochemistry of drusen. Am J Ophthal 71: 1206–1215

30. Fatt I, Shantinath K (1971) Flow conductivity of the retina and its role in retinal adhesion. Exp Eye Res 12: 218–226

31. Feeney L (1973) Synthesis of interphotoreceptor matrix. I. Autoradiography of ³H-fucose incorporation. Invest Ophthalmol 12: 739–751

31a. Feeney L (1973) The phagolysosomal system of the pigment epithelium. A key to retinal disease. Invest Ophthalmol 12: 635–638

* 32. Feeney-Burns L (1980) The pigments of the retinal pigment epithelium. In: Zadunaisky JA, Davson H (eds) Current topics in eye research vol 2. Academic Press, New York London Toronto Sydney San Francisco pp 119–178

33. Felberg NT, Donoso LA (1980) Surface and cytoplasmic antigens in retinoblastoma. Invest Ophthalmol Vis Sci 19: 1242–1245

33a. Fine BS, Brucker AJ (1981) Macular edema and cystoid edema. Am J Ophthalm 92: 466–481

34. Fine BS, Zimmerman LE (1962) Müller's cells and the „middle" limiting membrane of the human retina. Invest Ophthalmol 1: 304–326

35. Fine BS, Kwapien RP (1978) Pigment epithelial windows and drusen: an animal model. Invest Ophthalm Vis Sci 17: 1059–1068

36. Font RL, Naumann G (1969) Ocular histopathology in pulseless disease. Arch Ophthal 82: 784–788

37. Foos RY, Feman SS (1970) Reticular dystoid degeneration of the peripheral retina. Am J Ophthal 69: 392–403

38. Foulds WS (1975) Aetiology of retinal detachment. Trans Ophthal Soc U K 95: 118–127

* 38a. François J (1975) Ocular manifestations of inborn errors of carbohydrate and lipid metabolism. Bibl ophthalm (Karger) 84: VII + 175

* 38b. François J (1982) Metabolic tapetoretinal degenerations. Surv Ophthalmol 26: 293–333

* 38c. François J (1974) L'hérédité des dégénerescences maculaires. Ophthalmologica 168: 417–445

39. François J, de Bie S, Matton-van Leuven MT (1978) Genesis and genetics of retinoblastoma. Jpn J Ophthalmol 22: 301–306

40. François J, Verbraeken H (1974) Hereditary detachment of the

retina in emmetropes and hyperopes. Mod Probl Ophthalm 15: 6–9

40a. François P, Turut P, Puech B, Hache JC (1975) Maladie de Stargardt et fundus flavimaculatus. Arch Ophtal (Paris) 35: 817–846

40b. Frangieh GT, Green WR, Engel HM (1981) A histopathologic study of macular cysts and holes. Retina 1: 311–336

40c. Frangieh GT, Green WR, Barraquer-Somers E, Finkelstein D (1982) Histopathologic study of nine branch retinal vein occlusions. Arch Ophthalmol 100: 1132–1140

40d. Frangieh GT, Green WR, Fine SL (1982) A histopathologic study of Best's macular dystrophy. Arch Ophtal 100: 1115–1121

41. Fuller D, Machemer R, Knighton RW (1978) Retinal damage produced by intraocular fiber optic light. Am J Ophthal 85: 519–537

42. Gärtner J (1965) Die Feinstruktur der Glaskörperrinde des menschlichen Auges an der Ora serrata im Alter. Albrecht v Graefes Arch klin exp Ophthal 168: 529–562

43. Gärtner J (1966) Elektronenmikroskopische Beobachtungen zur Morphologie der Blut-Hirnschranke an Netzhautgefäßen des Menschen. Albrecht v Graefes Arch klin exp Ophthal 171: 134–161

44. Gärtner J (1966) „Long-spacing" Kollagen in der Wand einer Netzhautarteriole. Path Microbiol 29: 55–62

45. Gärtner J (1972/73) Electron microscopic oberservations on paravascular retinal rarefaction and acellular capillaries in a senile human eye. Ophthal Res 4: 35–50

46. Gärtner J (1974) Extrazellulär fibril formation by neuroglial cells at the vitreoretinal junction of the human eye. Albrecht v Graefes Arch klin exp Ophthal 191: 77–84

47. Gärtner J (1974) Periphere zystoide Degenerationen der menschlichen Netzhaut. Eine elektronenmikroskopische Untersuchung. Normale und pathologische Anatomie. Monographien in zwangloser Folge, Heft 29. Thieme, Stuttgart, p 28

48. Gärtner J, Sinterhauf K, Schicketanz KH, Böhm G (1977) Jahreszeitliche Schwankungen im Vorkommen der idiopathischen Netzhautablösung und der Cortisolkonzentration in der subretinalen Flüssigkeit. Klin Mbl Augenheilk 171: 506–519

49. Gärtner J (1981 a) Pathology of the basal lamina at the peripheral vitreoretinal junction. Dev Ophthal 2: 353–362

50. Gärtner J (1981 b) New aspects on collagen. Dev Ophthal 2: 340–352

51. Garner A, Ashton N, Tripathi R, Kohner EM, Bulpitt CJ, Dollery CT (1975) Pathogenesis of hypertensive retinopathy. An experimental study in the monkey. Brit J Ophthal 59: 3–44

52. Gartner S, Henkind P (1981) Aging and degeneration of the human macula. I. Outer nuclear layer and photoreceptors. Brit J Ophthalmol 65: 23–28

53. Gass JDM (1977) Stereoscopic atlas of macular diseases. Diagnosis and treatment, 2nd edn. Mosby Co, St. Louis pp 28–40

54. Gass JDM (1973) Drusen and disciform macular detachment and degeneration. Am J Ophthalmol 63: 617–644

54a. Gehler J (1981) Phänotyp bei Heteroglykanosen und Sphingolipidosen. Monatsschr Kinderheilk 129: 610–620

55. Gerhard JP (1983) A propos de la myopie du prématuré. Bull Soc Opht France 83: 221–223

55a. Goebel HH, Zeman W, Damaske E (1977) An ultrastructural study of the retina in the Jansky-Bielschowsky type of neuronal ceroid-lipofuscinosis. Am J Ophthalm 83: 70–79

56. Göttinger W (1971) Beidseitig-symmetrische idiopathische Netzhautcysten. Albrecht v Graefes Arch klin exp Ophthal 183: 81–96

* 57. Göttinger W (1978) Senile Retinoschisis. Morphological relationship of the formation of spaces within the peripheral retina to senile retinoschisis and to schisis detachment. Thieme, Stuttgart, p 37

58. Green JL, Jampol LM (1979) Vascular opacification and leakage in X-linked (juvenile) retinoschisis. Brit J Ophthal 63: 368–373

58a. Green WR, Chan CC, Hutchins GM, Terry JM (1981) Central retinal vein occlusion. A prospective histopathologic study of 29 eyes in 28 cases. Retina 1: 27–55

59. Guillebon H de, Zauberman H (1972) Experimental retinal detachment. Biophysical aspects of retinal peeling and stretching. Arch Ophthalmol (USA) 87: 545–548

59a. Hagler WS (1980) Retinal dialysis: A statistical and genetic study to determine pathogenic factors. Tr Am Ophth Soc LXXCVIII: 686–733

60. Ham Jr WT, Ruffolo JJ, Mueller HA, Clarke AM, Moon ME (1978) Histologic analysis of photochemical lesions produced in rhesus retina by short-wavelength light. Invest Ophthal 17: 1029–1035

61. Hamai Y (1971) Histological studies on arteriolar sclerosis in the human retina. The localization of acid mucopolysaccharides in the walls of the central retinal artery as well as other arteries. Jpn J Ophthalmol 15: 16–27

62. Harreveld A van (1972) The extracellular space in the vertebrate central nervous system. In: Bourne GH. The structure and function of nervous tissue, vol IV physiology II and biochemistry II. Academic Press New York and London, pp 458, 462 (447–511)

62a. Hayasaka S, Shiono T, Hara S, Katsuyoshi M (1982) Lysosomal hyaluronidase in the subretinal fluid of patients with rhegmatogenous retinal detachments. Am J Ophthalm 94: 58–63

63. Hayreh SS (1980) Central vein occlusion. In: Mausolf FA (ed) The eye and systemic disease, 2nd ed. Mosby, St. Louis Toronto London, pp 223–275

64. Hayreh SS, Weingeist TA (1980) Experimental occlusion of the central artery of the retina I. Ophthalmoscopic and fluorescein fundus angiographic studies. Brit J Ophthal 64: 896–912

65. Henkind P (1978) Ocular neovascularization (The Krill memorial lecture). Am J Ophthal 85: 287–301

66. Henkind P, Bellhorn RW, Schall B (1980) Retinal edema: postulated mechanism(s). In: Cunha-Váz JG (ed) The blood-retinal barriers. Plenum Press, New York and London, pp 251–268

66a. Hirschberg J (1914) Geschichte der Augenheilkunde. Englands Augenärzte 1800–1850. In: Graefe-Saemisch-Hess (Hrsg) Handbuch der gesamten Augenheilkunde Bd. 14, 4. Abtl., drittes Buch, zehnter Abschnitt. 2. Aufl. Engelmann, Leipzig, Berlin, S 43

67. Hochheimer BF, d'Anna SA, Calkins JL (1979) Retinal damage from light. AJO 88: 1039–1044

68. Hockley DJ, Tripathi RC, Ashton N (1979) Experimental retinal branch vein occlusion in rhesus monkeys. III. Histopathological and electron microscopical studies. Brit J Ophthal 63: 393–411

69. Ishikawa Y, Ikui H (1974) Electron microscopic studies on retinal repair in the monkey after xenon photocoagulation. I. Cellular responses in the early stage of repair. Jpn J Ophthalmol 18: 334–349

70. Ishibashi T, Tanaka K, Taniguchi Y (1980) Disruption of blood-retinal barrier in experimental diabetic rats: An electron microscopic study. Exp Eye Res 30: 401–410

70a. Jay M (1982) On the heredity of retinitis pigmentosa. Brit J Ophthal 66: 405–416

71. Johnson NF (1977) Distribution of acid mucopolysaccharides in normal and detached retinae. Trans ophthal Soc U K 97: 557–564

72. Kampik A, Kenyon KR, Michels RG, Green WR, Zenaida C de la Cruz (1981) Epiretinal and vitreous membranes. Comparative study of 56 cases. Arch Ophthalmol 99: 1445–1454

73. Kandori T, Tsuru T, Chihara T (1979) Retinopathy in chronic rheumatoid arthritis: Report of two cases. Jpn J Ophthalmol 23: 73–84

73a. Kaufman SJ, Goldberg MF, Orth DH, Fishman GA, Tessler H, Katsuyoshi M (1982) Autosomal dominant vitreoretinopathy. Arch Ophthalmol 100: 272–278

74. Knowles A, Dartnall HJA (1977) The visual pigment in the receptor. In: Davson H (ed) The eye, Vol 2B, The photobiology of

vision. Academic Press, New York London San Francisco, pp 347–423

75. Kornzweig AL (1979) Aging of the retinal pigment epithelium. In: Zinn KM, Marmor MF (eds) The retinal pigment epithelium. Harvard University Press, Cambridge, Mass. London, pp 478–495

76. Kuwabara T (1979) Photic and photo-thermal effects on the retinal pigment epithelium. In: Zinn KM, Marmor MF (eds) The retinal pigment epithelium. Harvard University Press, Cambridge, Mass. London, pp 293–313

77. Laqua H (1980) Familial exudative vitreoretinopathy. Albrecht v Graefes Arch klin exp Ophthal 213: 121–133

77a. Lawwill T (1983) Three major pathologic processes caused by light in the primate retina; a search for mechanisms. Tr Am Ophth Soc 90: 517–579

78. Leuenberger PM, Englert U, Schepens JM (1977) Biologische Wirkung des Lasers auf die Netzhaut. Kln Mbl Augenheilk 170: 228–237

79. Limon S, Savodelli M (1974) Étude histologique et ultrastructurale d'une lésion de dégénérescence atrophique chorio-rétinienne périphérique. Arch Ophth (Paris) 34: 395–412

80. Lincoff H, Kreissig I (1979) Cryogenic and thermal effects on the retinal pigment epithelium. In: Zinn KM, Marmor MF (eds) The retinal pigment epithelium. Harvard University Press, Cambridge, Mass. London pp 314–333

81. Little HL (1981) Pathogenesis. In: L'Esperance FA, James WA (eds) Diabetic retinopathy. Clinical evaluation and management. Mosby, St. Louis Toronto London pp 58–88

82. Lo WK, Bernstein MH (1981) Daily patterns of the retinal pigment epithelium. Microperoxisomes and phagosomes. Exp Eye Res 32: 1–10

83. Machemer R, Laqua H (1975) Pigment epithelium proliferation in retinal detachment (massive periretinal proliferation) Am J Ophthal 80: 1–23

84. Manschot WA (1971) Pathology of hereditary conditions related to retinal detachment. Ophthalmologica 162: 223–234

85. Marmor MF (1979a) Dystrophies of the retinal pigment epithelium. In: Zinn KM, Marmor MF (eds) The retinal pigment epithelium. Harvard University Press, Cambridge, Mass. London pp 424–453

86. Marmor MF (1979b) Inflammations and degenerations of the retinal pigment epithelium. In: Zinn KM, Marmor MF (eds) The retinal pigment epithelium. Harvard University Press, Cambridge, Mass. London pp 454–477

87. Marshall J, Grindle J, Ansell PL, Borwein B (1979) Convolution in human rods: an ageing process. Brit J Ophthalmol 63: 181–187

88. Marshall J, Hamilton AM, Bird AC (1975) Histopathology of ruby and argon laser lesions in monkey and human retina. A comparative study. Brit J Ophthalmol 59: 610–630

* 89. McLeod D, Marshall J, Kohner EM, Bird AC (1977) The role of axoplasmic transport in the pathogenesis of retinal cotton-woll spots. Brit J Ophthal 61: 177–191

90. McKechnie NM, Foulds WS (1981) Qualitative observations on the variation light induced damage to the rabbit retina. Albrecht v Graefes Arch klin Ophthal 215: 305–325

91. Meier-Ruge W (1973) Toxische Maculaschäden. Ber Dtsch Ges Ophthalmol 73: 536–546

* 92. Merin S, Auerbach E (1976) Retinitis pigmentosa. Survey Ophthal 20: 303–346

92a. Merritt JC, Lawson EE, Sprague DH, Eifrig DE (1982) Lensectomy-Vitrectomy for stage V cicatricial retrolental fibroplasia. Ophthalm Surgery 13: 300–306

93. Michaelson IC (1980) Textbook of the fundus of the eye, 3rd ed. Churchill Livingstone, Edinburgh London Melbourne New York pp 250, 303–315, 321, 324, 435–460, 612–626

94. Michels RG (1983) A clinical and histopathologic study of epiretinal membranes affecting the macula and removed by vitreous surgery. Tr Am Ophth Soc 90: 580–656

95. Mishima H, Hasebe H, Kondo K (1978) Age changes in the fine structure of the human retinal pigment epithelium. Jpn J Ophthalmol 22: 476–485

96. Moore MT, Book MH (1966) Cerebral segment nodular phlebitis. J Neuropath and Exp Neurol 25: 269–282

97. Morris DA, Henkind P (1979) Pathological responses of the human retinal pigment epithelium. In: Zinn KM, Marmor MF (eds) The retinal pigment epithelium. Harvard University Press, Cambridge, Mass. London pp 247–266

97a. Murakami F, Ohba N (1982) Genetics of lattice degeneration of the retina. Ophthalmologica 185: 136–140

97b. Newell FW, Krill AE, Farkas TG (1972) Drusen and fundus flavimaculatus. Clinical, functional and histological characteristics. Trans amer Acad ophthal Otolaryng 76: 88–100

* 98. Nouhuys CE van (1982) Dominant exudative vitreoretinopathy and other vascular developmental disorders of the peripheral retina. Docum ophthal 54: I–XIII, 3–415

98a. Nussbaum JJ, Pruett RC, Delori FC (1981) Macular yellow pigment. The first 200 years. Retina 1: 296–310

99. Ozawa H, Tanaka Y, Tamura S, Kinoshita Y (1978) Retinoblastoma and D-chromosome deletion. Jpn J Ophthalmol 22: 320–325

100. Patz A (1980) Studies on retinal neovascularization (Friedenwald lecture). Invest Ophthal Vis Sci 19: 1133–1138

101. Pearlman JT, Saxton J, Flood TP, Seiff SR (1977) The clinical significance of retinitis pigmentosa without pigment: a computer analysis. In: Landers III MB Wolbarsht ML, Dowling JE, Laties AM (eds) Retinitis pigmentosa. Clinical implications of current research. Plenum Press, New York London pp 31–35

101a. Pinckers A (1982) Retinal dystrophies a functional classification. Folia ophthal (Leipzig) 7: 105–111

102. Reese AB (1976) Tumors of the eye, 3rd edn. Harper & Row, Hagerstown pp 90–132

102a. Rhodes RH (1982) An ultrastructural study of the complex carbohydrates of the mouse posterior vitreoretinal juncture. Invest Ophthal Vis Sci 22: 460–477

103. Richardson J (1973) Juvenile retinoschisis, anterior retinal dialysis, and retinal detachment. Brit J Ophthal 57: 34–40

104. Rintelen F (1957) Beiträge zu einer Geronto-Ophthalmologie. Mod Probl Ophthal 1: 485–495

105. Robinson WG, Kuwabara T, Bieri JG (1980) Deficiencies of vitamins E and A in the rat. Retinal damage and lipofuscin accumulation. Invest Ophthal & Vis Science 19: 1030–1037

105a. Sachsenweger R (1971) Altern und Auge. Ein Handbuch der Gerontologie und Geriatrie des menschlichen Sehorgans. VEB Georg Thieme, Leipzig, S 19, 220, 245

*106. Saunders LZ, Rubin LF (1975) Ophthalmic pathology of animals. Karger, Basel München Paris London New York Sydney p 112

106a. Seitz R (1962) Die Netzhautgefäße. Bücherei des Augenarztes H 40. Enke, Stuttgart

106b. Shields JA (1982) Diagnosis and management of intraocular tumors. Mosby, St. Louis, pp 437–496

107. Shiono T, Kimura R (1980) A case of monocular Purtscher's retinopathy after chest compression. Jpn J Ophthalmol 24: 384–390

107a. Sidd RJ, Fine SL, Owens SL, Patz A (1982) Idiopathic preretinal gliosis. Am J Ophthal 94: 44–48

108. Silverstein AM, Osburn BI, Prendergast RA (1971) The pathogenesis of retinal dysplasia. Am J Ophthal 72: 13–21

109. Spira AW, Huang PT (1978) Phagocytosis of photoreceptor outer segments during retinal development in utero. Am J Anat 152: 523–528

110. Spitznas M (1970) Zur Feinstruktur der sog. Membrana limitans externa der menschlichen Ratte. Albrecht v Graefes Arch klin exp Ophthal 180: 44–56

111. Spitznas M, Meyer-Schwickerath G, Stephan B (1975) The clinical picture of Eales' disease. Albrecht v Graefes Arch klin exp Ophthal 194: 73–85

112. Spitznas M, Bornfeld N (1977) The architecture of the most peripheral retinal vessels. Albrecht v Graefes Arch klin exp Ophthal 203: 217–229

112a. Suckling RD, Fitzgerald PH, Stewart J, Wells E (1982) The incidence and epidemiology of retinoblastoma in New Zealand: a 30-year survey. Brit J Cancer 46: 729–736

113. Tolentino FI, Schepens CL, Freeman HM (1976) Vitreoretinal disorders. Diagnosis and management. Saunders, Philadelphia London Toronto p 382

114. Tonus JG, Dickson DH (1979) Neuro-glial relationships at the external limiting membrane of the newt retina. Exp Eye Res 28: 93–110

114a. Tost M (1980) Die Retinopathia praematurorum – ein aktuelles Problem der Perinatalperiode. Folia ophthal 5: 127–137

115. Tso MOM (1973) Photic maculopathy in rhesus monkey: A light and electron microscopic study. Invest Ophthalmol 12: 17–34

116. Tso MOM (1979) Developmental, reactiv, and neoplastic proliferation of the retinal pigment epithelium. In: Zinn KM, Marmor MF (eds) The retinal pigment epithelium. Harvard University Press, Cambridge Mass. London pp 267–276

117. Tso MOM (1983) Pathology of cystoid macular edema. Ophthalmology 89: 902–915

*118. Tso MOM (1981) Pathology of the sub-retinal space. Doc ophthalmol proc ser 25: 11–23

119. Tso MOM, Albert DM (1972) Pathological condition of the retinal pigment epithelium. Neoplasm and nodular non-neoplastic lesions. Arch Ophthal 88: 27–38

120. Tso MOM, Cunha-Váz JG, Shih C-Y, Jones CW (1980) Clinicopathologic study of blood-retinal barrier in experimental diabetes mellitus. Arch Ophthalmol 98: 2032–2040

121. Tso MOM, Fine BS, Zimmerman LE (1972) Photic maculopathy produced by the indirect ophtalmoscope. I. Clinical and histopathologic study. Am J Ophthalm 73: 686–699

122. Uga S, Katsume K (1970) Electron microscopic observations on reactions of retinal Müller cells under pathological condition. Jpn J Ophthal 14: 223–236

122a. Verdaguer TJ, Rojas B, Lechuga M (1975) Genetical studies in nontraumatic retinal dialyses. Mod Probl Ophthal 15: 34–39

123. Wagner W (1976) Zum Morbus Purtscher. Bücherei des Augenarztes 68: 79–119

124. Wallow IHL, Engerman RL (1977) Permeability and patency of retinal blood vessels in experimental diabetes Invest Ophthalmol Visual Sci 16: 447–461

124a. Wallow IHL, Graeser ML, Stevens TS (1981) Actin filaments in diabetic fibrovascular preretinal membrane. Arch Ophthalmol 99: 2175–2181

125. Weiss P (1944) Damming of axoplasm in constricted nerve: A sign of perpetual growth in nerve fibers. Anat Rec 88: 464–479

126. Wessing A, Spitznas M (1977) Morbus Coats und Leber'sche Miliaraneurysmenretinitis. Ber Dtsch Ophthalmol Ges 74: 199–204

*127. Wise GN, Dollery CT, Henkind P (1971) The retinal circulation. Harper & Row, New York Evanston San Francisco London pp 39–48

128. Young RW (1978) The daily rhythm of shedding and degradation of rod and cone outer segment membranes in the chick retina. Invest Ophthal 17: 105–116

128a. Weingeist TA, Kobrin JL, Watzke RC (1982) Histopathology of Best's macular dystrophy. Arch Ophthalmol 100: 1108–1114

*129. Wolbarsht ML, Landers MB (1980) The rationale of photocoagulation therapy for proliferative diabetic retinopathy: a review and a model. Ophthalmic Surgery 11: 235–245

130. Zauberman H (1979) Adhesive forces between the retinal pigment epithelium and sensory retina. In: Zinn KM, Marmor MF (eds) The retinal pigment epithelium. Harvard University Press, Cambridge Mass. London pp 192–204

131. Zeman W (1976) Batten disease: Ocular features, differential diagnosis and diagnosis by enzyme analysis. Birth Defects: Orig Art Series 12: 441–453

132. Zollinger HU (1944) Die Beziehungen zwischen Gefäßsystem und peripherer zystoider Degeneration der Netzhaut. Albrecht v Graefes Arch Ophthal 146: 403–423

Sehnerv (N. opticus)

Allgemeines

In der als N. opticus bezeichneten vorgeschobenen Hirnbahn verlaufen beim Menschen 1,1–1,3 Millionen[21], hinter (chiasmawärts) der Lamina cribrosa myelinisierte Axone der retinalen Ganglienzellen. Zentrifugale, efferente Axone wurden bei verschiedenen Tieren nachgewiesen[3]. Das Neuropil enthält weiterhin fibröse Astrozyten und retrolaminar auch Oligodendrogliazellen; letztere bilden mit ihren um die Axone aufgewickelten terminalen Zellausläufern die Markscheiden[25]. Der prälaminare marklose Sehnervenabschnitt ist auf der Papillenoberfläche von einer dünnen Basallamina, Fortsetzung der retinalen Basallamina[1], überzogen. Sie wird von einer am Boden der physiologischen Exkavation besonders starken Schicht von Astrozyten *(zentraler Meniskus von Kuhnt)* gebildet. Diese Schicht setzt sich mitunter

längs der Zentralgefäße noch weit in den Sehnerven fort *(Elschnigs Schaltgewebe)*. Seitlich ist der marklose Sehnervenabschnitt auf dem Niveau der Rezeptoren durch eine die Fortsetzung der Pigmentepithelien bildende Gliaschicht abgegrenzt. Die Zellen dieses *intermediären Gewebes* (*Kuhnt* 1879) sind durch Zonulae occludentes miteinander verbunden[19]. Zwischen Pigmentepithelien und intermediärem Gewebe besteht ein Defekt in der Permeabilitätsbarrière[7]. In der Ebene der Aderhaut ist die seitliche Begrenzung des Optikus ein Bindegewebsring (*Grenzgewebe von Elschnig*, 1900). Auch hier besteht eine physiologische Lücke in der Blut-Retina bzw. -Hirnschranke[27]. Die Kollagenfasern des Rings ziehen in den Sehnerven hinein und bilden so die Lamina cribrosa.

Die *Blutversorgung* des distalen Optikus-Segmentes (Abb. 2.17) wird gespeist durch die von der A. carotis interna abzweigende *A. ophthalmica*, die sich in zwei Äste teilt. Der erste ist der gemeinsame Stamm der

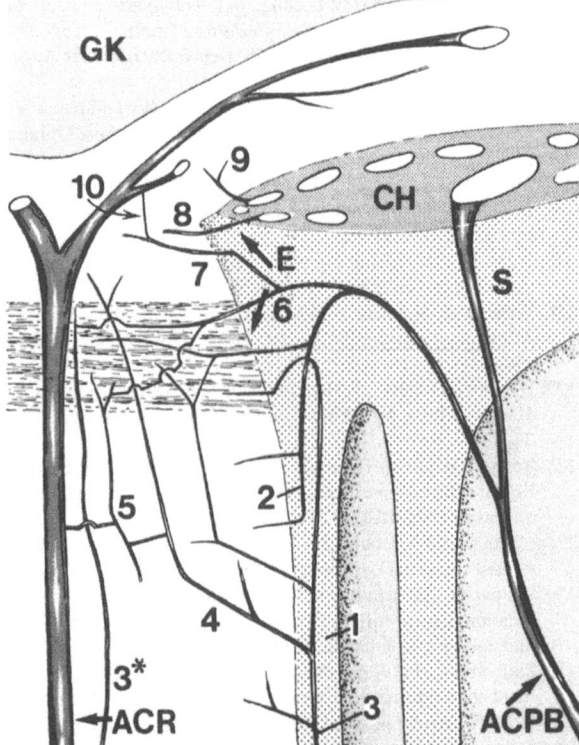

Abb. 2.17. Schematische Darstellung der arteriellen Gefäßversorgung im vorderen Teil des N. opticus. *Retrolamina:* 1 = Pia mater als Ursprung transversal und longitudinal verlaufender Gefäße. 2 = rückläufige kurze hintere Ziliararterie. 3,3* = aus der Pia stammende longitudinal verlaufende Arteriolen, mit Gefäßen im Bereich der Lamina cribrosa anastomosierend. 4 = aus der Pia stammende, die Lamina cribrosa durchquerende Arteriole. 5 = intraneurale Verzweigung der Zentralarterie, mit retrolaminären und laminären Gefäßen anastomosierend. *Lamina cribrosa.* 6 = transversal in die Lamina cribrosa eindringender Ast einer kurzen hinteren Ziliararterie, mit anderen laminären Gefäßen anastomosierend. *Praelamina:* 7 = Ast einer kurzen hinteren Ziliararterie, durch das Elschnigsche Grenzgewebe in den Sehnerven eintretend. 8 = Eindringen eines Aderhautgefäßes in die Praelamina. *Oberflächliche Nervenfaserschicht:* 9 = Eindringen eines Gefäßes der Choriocapillaris. 10 = Zweige der Zentralarterie anastomosieren mit prälaminaren Gefäßen, hier mit einem Ast einer kurzen hinteren Ziliararterie. GK = Glaskörper, CH = Chorioidea, E = Elschnigs Grenzgewebe (Ausdehnung durch Pfeile angedeutet), S = Sklera, ACR = A. centr. retinae, ACPB = A. ciliaris post. brevis. (Modifiziert nach Lieberman et al. 1976)

A. centralis retinae und der A. ciliaris post. medialis, der zweite die A. cil. post. lateralis. Die kurzen Äste der beiden hinteren Ziliararterien durchbohren die Sklera rings um den Sehnerv. Sie haben zahlreiche Verbindungen untereinander *(Zinn-Hallerscher Gefäßkranz)* und mit den Ästen der Zentralarterie[13]. Die Kapillaren des distalen Optikussegmentes entsprechen morphologisch und funktionell den Retinakapillaren[5].

Die interstitielle Flüssigkeit im distalen Optikussegment stammt aus den prälaminaren Kapillaren, der peripapillären Aderhaut, dem Liquor cerebrospinalis,

dem Glaskörper und möglicherweise auch aus dem Axoplasma der lokalen Axone[11].

• Eine epipapilläre Neovaskularisation, z. B. bei Retinopathia diabetica proliferans oder Zentralvenenthrombose, geht nicht von der Zentralarterie, sondern stets von den Ziliararterienästen aus[16].

Sehnervenscheiden

Der markhaltige Teil des Sehnerven ist wie das Gehirn von *Pia, Arachnoidea* und *Dura* umgeben. Ebenso wie in anderen Gehirnabschnitten bilden die Arachnoideazellen konzentrisch geschichtete Körperchen, in denen Kalkablagerungen auftreten können *(Corpora arenacea).* Von der Pia strahlen gefäßführende Septen in das Nervengewebe. Der Subarachnoidealraum des N. opticus steht mit dem des Gehirns in Verbindung.

Fehlbildungen

Membrana epipapillaris

Komplex aus Astrozyten, die sich durch Lücken in der Basallamina der Sehnervenscheibe oder der parapapillären Retina *flächenhaft in den Glaskörperraum* erstrecken[23]. Nicht selten damit kombiniert ist die

Bergmeistersche Papille

Sie ist ein kegelförmig angeordneter *epipapillärer Zellverband* (Rest des sogenannten „Gliamantels" der A. hyaloidea; nach van der Zypen leptomeningeales Zellmaterial, ▷ S. 364)[59].

Drusen der Papille

Im Unterschied zu den Drusen (▷ S. 337) des retinalen Pigmentepithels handelt es sich wahrscheinlich[24] um *kongenitale, azelluläre laminierte* und *verkalkende Ablagerungen neben den Gefäßen,* glaskörperwärts von der Lamina cribrosa. Sie können eine Druckatrophie der benachbarten Axone und Blutungen verursachen[12]. *Elektronenmikroskopisch* liegt eine Kalzifikation intraaxonaler Mitochondrien zugrunde. Nach Ruptur der Axone wird auf der Oberfläche der nunmehr extrazellulär liegenden Mitochondrien weiter Kalk abgelagert[27a].

Weitere Fehlbildungen

Als weitere Fehlbildungen sind
• *Aplasie,*
• *Hypoplasie,*

- *Megalopapille,*
- *inverse Papillenanlage* sowie
- *doppelte Papillenbildung* zu erwähnen. *Dysplastische Papillen* können zusammen mit kongenitalen suprasellären Tumoren vorkommen[26a]. Das
- *morning glory (Windenblüten)-Syndrom* (morning glory = Ipomea tricolor, die Prachtwinde, eine Blume aus der Gattung der Convolvulaceen) ist eine seltene, von einem Optikuskolobom (▷ S. 296) zu unterscheidende Fehlbildung. Sie ist gekennzeichnet durch eine meist vergrößerte, zentral weiße, sonst blaßrote, tunnelförmig excavierte Papille, die von einem erhöhten grauen Halo umgeben wird[12a]. Dieser graue peripapilläre Ring kann von einem chorioatrophischen Areal umgeben sein. Auch Mitbeteiligung der Makula und systemische, insbesondere intrakranielle Anomalien werden beschrieben[1b,28a].

Dystrophien

Erbbedingte Erkrankungen des Sehnerven treten meist ohne, gelegentlich aber auch mit zerebrospinalen Störungen auf. Letzteres gilt auch für die praktisch wichtige *Lebersche Optikusatrophie.* Im Frühstadium zeigt sie eine fluoreszenzangiografisch nachweisbare *zirkumpapilläre teleangiektatische Mikroangiopathie.*

Altersveränderungen

Jenseits des 60. Lebensjahres nimmt die Zahl der Axone ab, die Dicke der bindegewebigen Sehnervenscheiden und -septen dagegen zu. Infolge Mangelernährung durch sklerotische hintere Ziliararterien kann es im *Sehnervenkopf,* vor allem im Niveau der Lamina cribrosa, zur *ischämischen Schwellung der Axone* kommen[4]. Im gleichen Gebiet finden sich auch zahlreiche, PAS-positive sphärische, bis zu 50 μ große Körper, *Corpora amylacea* (Abb. 2.18). Sie gelten als Altersprodukte von Astrozyten, werden aber auch in Axonen beobachtet[28].

Kreislaufstörungen

Vordere ischämische Optikusneuropathie[10]

Sie ist ein meist sektorenförmiger *ischämischer Infarkt* im Sehnervenkopf, aber auch im retrolaminaren Gewebe. *Ursache* ist der Verschluß einer hinteren Ziliararterie infolge *Arteriosklerose,* generalisierter *Riesenzellenarteriitis*[6] oder anderer okulärer oder systemi-

scher Erkrankungen. Akuter Verschluß der Zentralarterie führt nicht nur zu einer von der Retina aszendierenden Atropie, sondern infolge der Zirkulationsstörung ihrer den Optikus versorgenden Äste, auch zu einem *primären* Gewebsschwund des Sehnerven.

Nicht entzündliches Papillenödem

- *Bei erhöhtem intrakraniellen Druck* kommt es prälaminar zur Blockade des orthograden Axoplasmaflusses mit Anschwellung der Neurone (*Stauungspapille,* Abb. 2.19a).
- Bei *akuter Hypotonie* werden ortho- und retrograde axoplasmische Bewegungen blockiert. Die axoplasmische Stase als solche bedingt keinen Funktionsausfall[11,15]. Die vaskulären Veränderungen sind sekundär[2].
- Ein nicht entzündliches Papillenödem kommt auch bei *maligner Hypertonie* und *raumfordernden intraorbitalen Prozessen* vor.

Entzündungen

Papillitis

Eine im *Sehnervenkopf lokalisierte Entzündung* wird als *Papillitis* bezeichnet (▷ Abb. 2.3c). Neben axonaler Stase ist hierbei auch der extrazelluläre Raum durch Flüssigkeit erweitert[11]. Infolge Lockerung der Blut-Optikusschranke erstreckt sich die vitreo-papilläre Diffusion nicht nur in die Interzellularfugen des Neuropils und in den perivaskulären Raum, sondern auch bis in die Lumina der Papillengefäße (Abb. 2.19c)[8].

„Optic disc vasculitis"

Hierunter ist nach Hayreh[9] eine *unspezifische Entzündung der Ziliargefäße* in der prälaminaren Region oder eine solche der Zentralvene zu verstehen.

Neuritis n. optici

Die Entzündung der retrolaminaren Sehnervenanteile *(Neuritis n. optici)* wird *topographisch* unterteilt in
- *Perineuritis* (Leptomeningitis)
- *periaxiale* Neuritis
- *axiale* Neuritis (Makulafasern!)
- *transverse* Neuritis, z. B. Neuromyelitis optica *(Devic)* und
- *disseminiert multifokale* Neuritis.
In *ätiologischer Hinsicht* sind
- *infektiöse* Neuritiden von

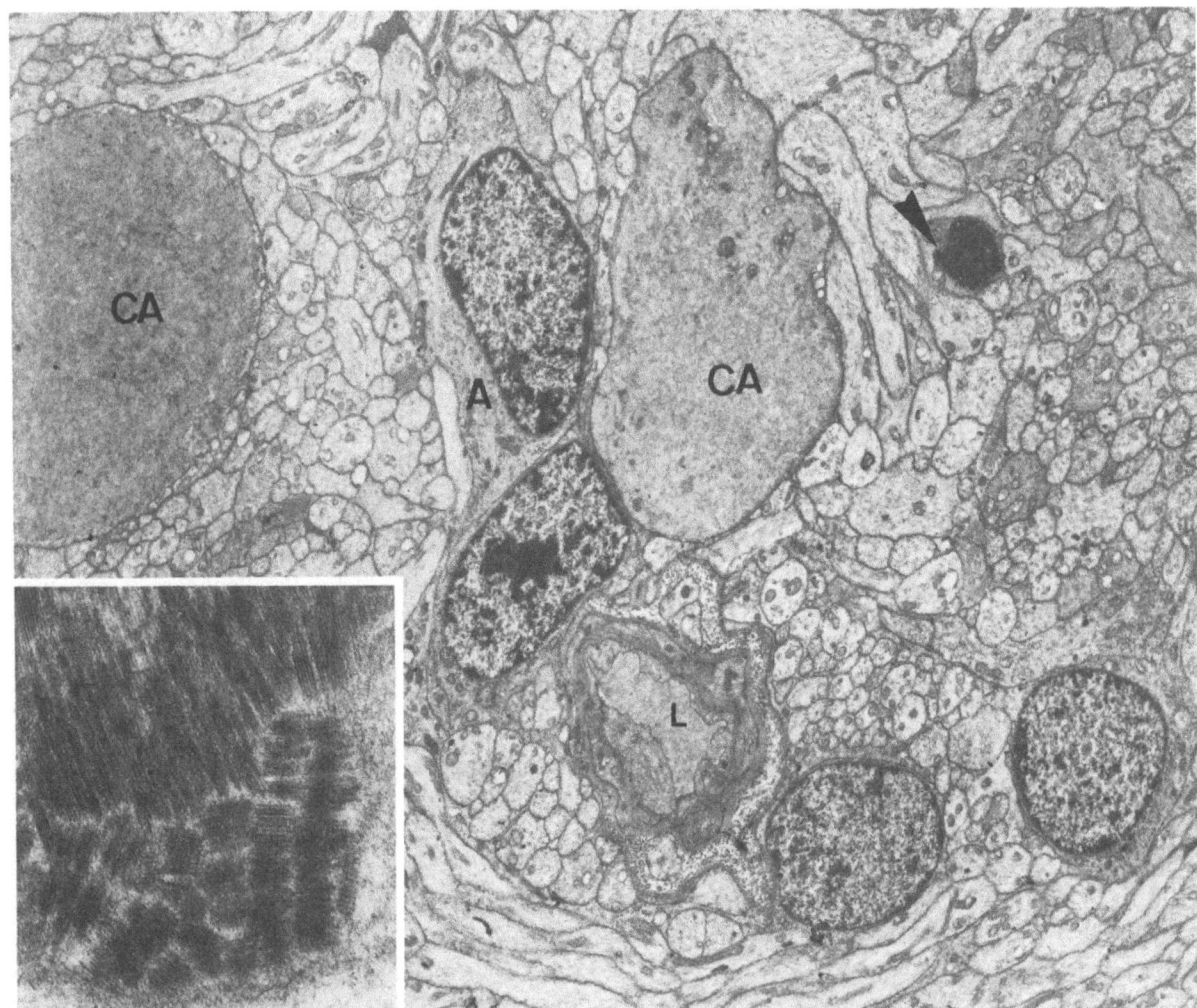

Abb. 2.18. Corpora amylacea (CA) im prälaminaren (glaskörperwärts von der Lamina cribrosa gelegenen) Teil des Sehnerven. Das Neuropil setzt sich, abgesehen von einigen Astrozyten (A), ausschließlich aus nicht myelinisierten Axonen zusammen. An einer Stelle (Pfeilkopf) intrazellulärer Einschluß unbekannter Art. Bei stärkerer Vergrößerung (Einsatz) zeigt er eine kristalline Struktur, bestehend aus in verschiedenen Richtungen angeordneten Stapeln von streng parallel gelagerten 7–8 nm dicken Membranen. L = Lumen einer Kapillare. Das Gefäß wird von einem perivaskulären, Kollagenfibrillen enthaltenen Raum umgeben. Zufallsbefund bei einem wegen malignem Melanom der Aderhaut enukleierten Auge mit ophthalmoskopisch regelrechter Papille und altersgemäß regelrechten Netzhautgefäßen. Weibl., 57 Jahre. Uranylazetat-Kaliumpermanganat, 5 000 : 1. Einsatz: 54 000 : 1

- *primär demyelinisierenden* Erkrankungen zu unterscheiden.

Alle Mikroorganismen, die eine Enzephalitis hervorrufen, können *fortgeleitet* oder *metastatisch* (Abb. 2.19 b) auch eine Sehnervenentzündung verursachen. Wichtigste primär demyelinisierende und deshalb typischerweise retrolaminar lokalisierte Erkrankung ist die *multiple Sklerose*[20,22].

Traumatische Schäden

Sehnervenscheidenhämatome (Abb. 2.19 d) kommen bei Läsionen im orbitalen oder intrakanalikulären Abschnitt, aber auch fortgeleitet aus dem Schädelinnern vor.

Experimentelle *Totaldurchtrennung oder* heftige *Quetschung* im extrakraniellen Abschnitt des Optikus mit Unterbrechung der Blutzufuhr hat *im orbitalen Teil* eine *ischämische Nekrobiose (Koagulationsnekrose)* mit bindegewebig-gliöser Organisation zur Folge, im *zerebralen Teil traumatische Nekrobiose der Stumpfenden,* initiale Axonreaktion der Axonstümpfe (▷ S. 343) und anschließende sekundäre Faserdegeneration im zerebralen Verlauf[25].

Tumoren

- Das *Melanozytom der Papille,* relativ häufig bei dunkel pigmentierten Rassen und Individuen, ist ein *benignes Hamartom* und besteht aus Nävuszellen[17,29].

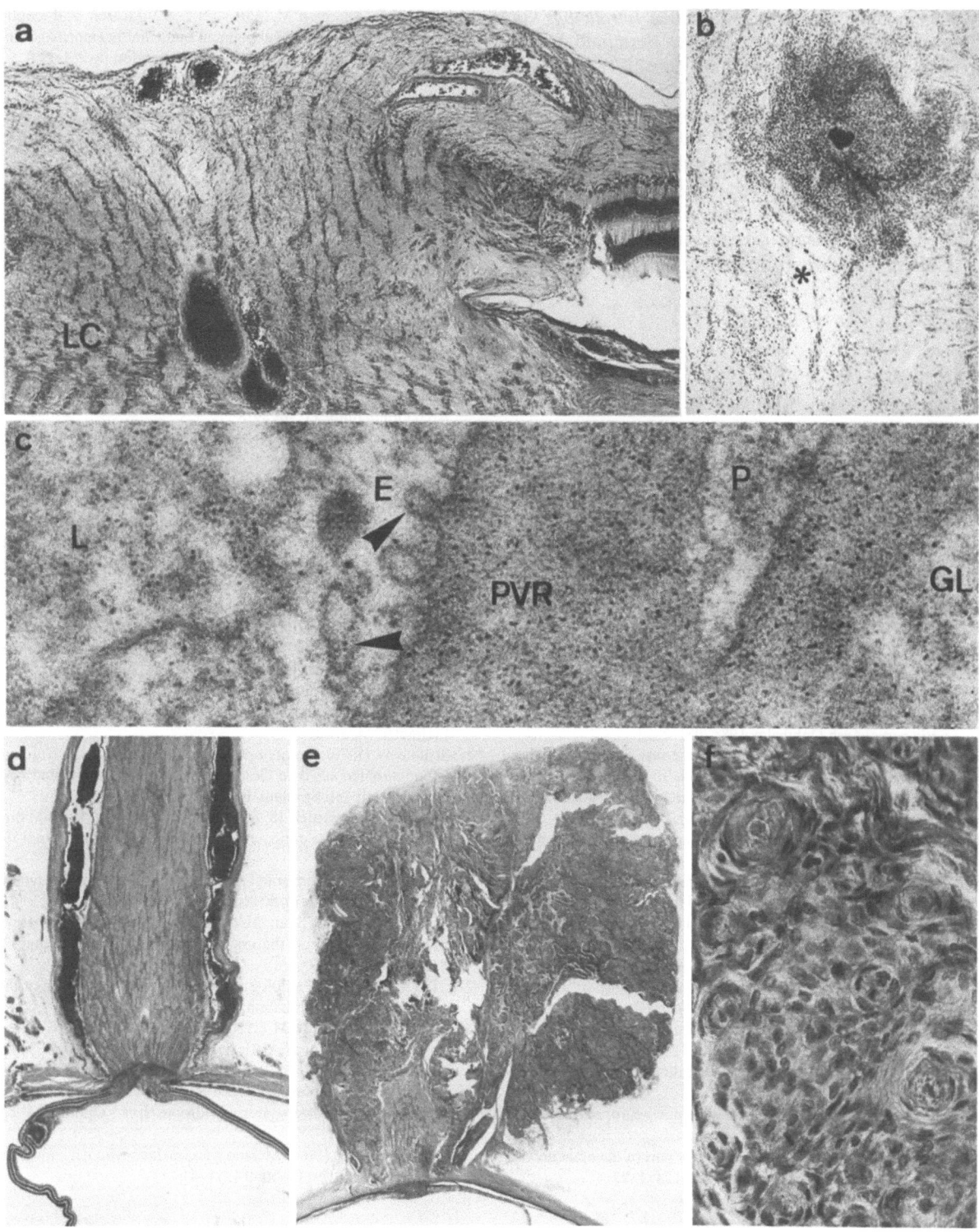

Abb. 2.19. a Beginnende, noch flache Stauungspapille. Hyperämie der Zentralgefäße. Auflockerung und pilzartige Vortreibung des prälaminaren Sehnervengewebes. LC = Lamina cribrosa. HE, 50:1. **b** Staphylokokkenmetastase im retrolaminären Sehnervenabschnitt nahe den Zentralgefäßen (Stern) bei einem Fall von allgemeiner Sepsis. Der schwarze Fleck im Zentrum des Infiltrates aus neutrophilen Granulozyten ist die Bakterienkolonie. HE, 50:1. **c** Lockerung der Blut-Optikusschranke bei malignem Melanom der Aderhaut mit epi- und intrapapillärer Geschwulstabsiedelung und begleitendem Papillenödem. Drei Stunden nach intravitaler Injektion von Ferritin in den Glaskör-

per. Ferritingranula im mit Basallaminamaterial angefüllten perivaskulären Raum einer prälaminaren Kapillare, innerhalb von Invaginationen (Pfeilköpfe) der Zellmembran einer Endothelzelle als Zeichen der Durchschleusung durch die Zelle (Zytopempsis), sowie innerhalb des Kapillarlumens. GL = Glia, P = Perizyt, PVR = perivaskulärer Raum, E = Endothel, L = Kapillarlumen. Nicht kontrastiert, 120000:1. **d** Sehnervenscheidenhämatom. HE 4:1. **e** Sehnervenscheidenmeningeom. HE 4:1. **f** Ausschnitt aus e) mit zwiebelschalenartig geschichteten Zellen („Sandkörnchen", Psammomkörner) HE, 312:1. (c aus Gärtner 1968[8])

● *Gliome* und *Meningeome* kommen *retrobulbär* vor. Primär von den Sehnervenscheiden innerhalb der Orbita ausgehende Meningeome (Abb. 2.19 e u. f) sind selten. Die Gliome sind beim Erwachsenen durch beträchtliche zytologische Variabilität innerhalb der Geschwulst gekennzeichnet[26], weshalb Hogan und Zimmerman auf eine weitere Differenzierung verzichten. Sie können eine beträchtliche meningotheliale Hyperplasie zur Folge haben, ein Charakteristikum, das bei Probeexzisionen berücksichtigt werden muß.
● Isolierte *Metastasen* im Sehnerven sind äußerst selten[1a].

Literatur

1. Anderson DR (1970) Ultrastructure of the optic nerve head. Arch Ophthal 83: 63–73

1a. Arnold AC, Hepler RS, Foos RY (1981) Isolated metastasis to the optic nerve. Surv Ophthalmol 26: 75–83

1b. Beyer WB, Quencer RM, Osher RH (1982) Morning glory syndrome. A functional analysis including fluorescein angiography, ultrasonography, and computerized tomography. Ophthalmology 89: 1362–1364

2. Cogan DG, Kuwabara T (1977) Papilledema. Exp Eye Res 25 (Suppl): 419–433

3. Cragg BG (1962) Centrifugal fibres to the retina and olfactory bulb, and composition of the supraoptic commissures in the rabbit. Exp Neurol 5: 406–427

4. Dolman CL, McCormick AQ, Drance SM (1980) Aging of the optic nerve. Arch Ophthalmol 98: 2053–2058

5. Ernest JT (1980) Pathophysiology of the vasculature of the distal segment of the optic nerve and choroid. In: Zadunaisky JA, Davson H (eds) Current topics in eye research vol 2. Academic Press, New York London Toronto Sydney San Francisco pp 179–213

* 6. Eshaghian J (1979) Controversies regarding giant cell (temporal, cranial) arteritis. Doc Ophthalmol 47: 43–67

7. Flage T, Ringvold A (1980) Demonstration of a diffusional pathway between the subretinal space and the juxtapapillary connective tissue. An in vitro experiment using horseradish peroxidase as a tracer. Acta Ophthalmol (Kph) 58: 899–907

8. Gärtner J (1968) Die Bedeutung des perivaskulären Raums der Zentralgefäße für den vitreopapillären Stofftransport beim normalen Mäuseauge und beim menschlichen Auge unter pathologischen Bedingungen. Albrecht v Graefes Arch klin exp Ophthal 175: 13–27

9. Hayreh SS (1972) Optic disc vasculitis. Brit J Ophthal 56: 652–670

10. Hayreh SS (1975) Anterior ischemic optic neuropathy. Springer, Berlin Heidelberg New York

*11. Hayreh SS (1979) Fluids in the anterior part of the optic nerve in health and disease. Survey Ophthalmol 23: 1–25

12. Henkind P, Alterman M, Wise GN (1972) Drusen of the optic disc and subretinal and subpigment epithelial haemorrhage. In: Cant JS (ed) The optic nerve. Kimpton, London pp 281–291

12a. Kindler P (1970) Morning glory syndrome: unusual congenital optic disc anomaly. Am J Ophthal 69: 376–384

*13. Lieberman MF, Maumenee AE, Green WR (1976) Histologic studies of the vasculature of the anterior optic nerve. Am J Ophthal 82: 405–423

14. Mann I (1957) Developmental abnormalities of the eye. 2nd edn. British Med Assoc, London p 118

15. Minckler DS, Tso MOM (1976) Experimental papilledema produced by cyclocryotherapy. Am J Ophthalmol 82: 577–589

16. Muraoka K, Yokochi K, Sodena Y (1979) Nature and origin of the neovascularization of the optic disc. Jpn J Ophthalmol 23: 89–96

17. Naumann GOH (1966) Beitrag zum benignen Melanocytom der Papilla nervi optici. Docum ophthalmol 20: 468–483

18. Nikoskelainen E, Sogg RL, Rosenthal AR, Friberg TR, Dorfman LJ (1977) The early phase in Leber hereditary optic atrophy. Arch Ophthalmol 95: 969–978

19. Okinami S, Ohkuma M, Tsukahara I (1976) Kuhnt intermediary tissue as a barrier between the optic nerve and retina. Albrecht v Graefes Arch klin exp Ophthal 201: 57–67

20. Perkin GD, Rose FC (1979) Optic neuritis and its differential diagnosis. Oxford University Press, Oxford pp 226–282

21. Potts AM, Hodges D, Shelman CB, Fritz KJ, Levy NS, Mangnall Y (1972) Morphology of the primate optic nerve I. Method and total fiber count. Invest Ophthal 11: 980–988

22. Rao NA (1981) Chronic experimental allergic optic neuritis Invest Ophthalmol Vis Sci 20: 159–172

23. Roth AM, Foos RY (1972) Surface of the optic nerve head I. Epipapillary membranes. Am J Ophthalmol 74: 977–985

24. Sacks JG, O'Grady RB, Choromokos E, Leestma J (1977) The pathogenesis of optic nerve drusen. A Hypothesis. Arch Ophthalmol 95: 425–428

*25. Schlote W (1970) Nervus opticus und experimentelles Trauma. Monographien aus dem Gesamtgebiet der Neurologie und Psychiatrie, Heft 131. Springer, Berlin Heidelberg New York

26. Spoor TC, Kennerdell JS, Martinez AJ, Zorub D (1980) Malignant gliomas of the optic nerve pathways. Am J Ophthalmol 89: 284–292

26a. Taylor D (1982) Congenital tumors of the anterior visual system with dysplasia of the optic discs. Brit J Ophthal 66: 455–463

27. Tso MOM, Shi CY, Ian MAJ, McLean IW (1975) Is there a blood-brain barrier at the optic nerve head? Arch Ophthal 93: 815–825

27a. Tso MOM (1981) Pathology and pathogenesis of drusen of the optic nervehead. Ophthalmology 88: 1066–1080

28. Woodford B, Tso MOM (1980) An ultrastructural study of the corpora amylacea of the optic nerve head and retina. Am J Ophthalmol 90: 492–502

28a. Yamana T, Nishimura M, Ueda K, Chijiiwa T (1983) Macular involvement in morning glory syndrome. Jpn J Ophthalmol 27: 201–209

29. Zimmerman LE (1965) Melanocytes, melanocytic nevi, and melanocytomas. Invest Ophthal 4: 11–41

Glaskörper (Corpus vitreum)

Allgemeines

Der Glaskörper, die größte Ansammlung interzellulärer Matrix im menschlichen Körper, hat *optische* und *viskoelastische Funktionen*[2,50], ist von Bedeutung für die *pränatale Ausbildung der Bulbusform* (▷ S.295) und dient als *Transportareal für Metabolite*[45].

Spaltlampenmikroskopisch zeigt er einen Aufbau aus dünnen, dicht strukturierten Schichten *(Membranellen)*, deren Anordnung artspezifisch und somit *genetisch determiniert* ist[8,9], sowie ein System ebenfalls präformierter *Zonen niedriger Strukturdichte*[60]. Der Wasseranteil des Glaskörpers beträgt fast 99%. Seine makromolekularen Bestandteile sind Kollagen Typ II *(„Vitrosin")*[54,35a], *Hyaluronat* und *lösliche Proteine*. Das dem Knorpelkollagen sehr ähnliche Glaskörperkollagen bildet, vor allem in den Membranellen (Abb.2.20a) und in seiner äußeren Begrenzung (vordere und hintere Glaskörpergrenzschicht), ein Netz 7 bis 12 nm dicker[54] Fibrillen, in das die ein zweites Netzwerk bildenden *Hyaluronatmoleküle* eingelagert sind. Letztere, elektronenmikroskopisch als feine Filamente sichtbar[47], sind hochgradig hydratisiert. Die Beziehung zwischen dem Hyaluronat-Kettenmolekül und Wasser ist ähnlich wie bei einem Schwamm: das Wasser wird im Molekülbereich eingefangen. Durch die Reibung zwischen Kollagenfibrillen und Hyaluronatmolekülen entsteht nach Balazs[2] ein stabilisierender Effekt im dreidimensionalen doppelten Netzwerk Kollagen-Hyaluronat. An den Grenzflächen (Retina, Pars plana corp. ciliaris, Linsenrückfläche) sind die Kollagenfibrillen mit dem jeweiligen Basallaminamaterial fest verbunden.

Der im übrigen *azelluläre adulte Glaskörper* enthält in seiner mit Retina und Pars plana corporis ciliaris zusammenhängenden, biomikroskopisch und histologisch aus zwiebelschalenartig angeordneten „Membranellen" bestehenden peripheren hinteren Grenzschicht *(Glaskörperrinde)* 20 bis 40 Zellen pro mm². In der Gegend der Ora serrata[19,22] und um die Papille[3] ähneln sie *Fibroblasten,* in der übrigen Glaskörperrinde *Makrophagen*. Letztere, von Balazs[3] als *„Hyalozyten"* bezeichnet, enthalten zahlreiche Lysosomen[15]. Nach Balazs und Mitarbeitern[4] sind die Fibroblasten eingewanderte und liegengebliebene Zellen des Kopfmesenchyms; für die Hyalozyten wird ein Ursprung sowohl aus dem Mesenchym als auch aus dem Knochenmark diskutiert. Andere Autoren[26,28] halten *alle* im Glaskörper vorkommenden Zellen für *hämatogene Makrophagen*. In der Gewebekultur können die fibroblastenartigen Glaskörperzellen sich abrunden und sind dann von den „Hyalozyten" morphologisch nicht zu unterscheiden[14]. Es muß darauf hingewiesen werden, daß die aus dem Kopfmesenchym abstammen-

den flachen Piazellen sich ebenfalls zu Makrophagen umwandeln können[39]. Auch Keratozyten können phagozytieren (▷ S.308).

Die *Enzymmuster* des Glaskörpers und seiner Zellen entsprechen einander, während die Verteilung im Serum deutlich von der im Glaskörper abweicht. Es handelt sich um *für das Bindegewebe charakteristische Enzymaktivitäten*[31].

Niedermolekulare Bausteine des Hyaluronats werden in den in der Glaskörperrinde vorkommenden sessilen Zellen synthetisiert; dieser Vorläufer wird dann extrazellulär polymerisiert[42].

Die in den embryonalen Glaskörper eingewanderten teils mesodermalen, teils aus der Neuralleiste stammenden Kopfmesenchymzellen (▷ Abb.2.1) schließen sich zu *primitiven Gefäßrohren* zusammen oder bleiben als *einzelne Zellen* liegen. Im letzteren Fall können sie entweder die fibroblastenartige oder die runde Form annehmen[14,20]. Parallel zur Entwicklung des retinalen Gefäßsystems verschwindet das System der A. hyaloidea einschließlich der umgebenden Mesenchymzelle; mit Ausnahme der in der Glaskörperrinde verbleibenden. Die Adventitia der A. hyaloidea wird nach Bloom et al.[5] zur Wand des *Cloquetschen Kanals*. Nach van der Zypen[62] wird diese Wand jedoch von Zellen gebildet, die mit den Zellen des Spatium leptomeningicum des Sehnerven in dichter Verbindung stehen und demnach der Meninx primitiva entstammen. Die *Kollagenproduktion* im embryonalen Glaskörper erfolgt zunächst durch das innere Netzhautblatt, später durch die in der Glaskörperrinde vorkommenden Zellen[40].

Das den embryonalen Augenbecherhohlraum zunächst ausfüllende gefäßhaltige Bindegewebe wird als *primärer Glaskörper* bezeichnet. Die dieses Bindegewebe etwa ab der 9.Woche von der Peripherie her langsam zentralwärts verdrängende bzw. ersetzende *avaskuläre* Extrazellularsubstanz stellt den *bleibenden,* sogenannten *sekundären Glaskörper* dar. Die A.hyaloidea ist im 9.Monat vollständig zurückgebildet. Eine das Endothelwachstum hemmende Substanz wurde im adulten normalen menschlichen Glaskörper nachgewiesen[33a].

Fehlbildungen

Mangelnde Rückbildung des embryonalen Glaskörpers führt zur *Persistenz eines gefäß- und fibroblastenreichen Bindegewebes* im Glaskörperraum[29,35,43], stets verbunden mit anderen Anomalien, z.B. Mikrophthalmus und/oder Cataracta congenita (▷ S.297). *Intravitreale Knorpelbildung* in mikrophthalmischen

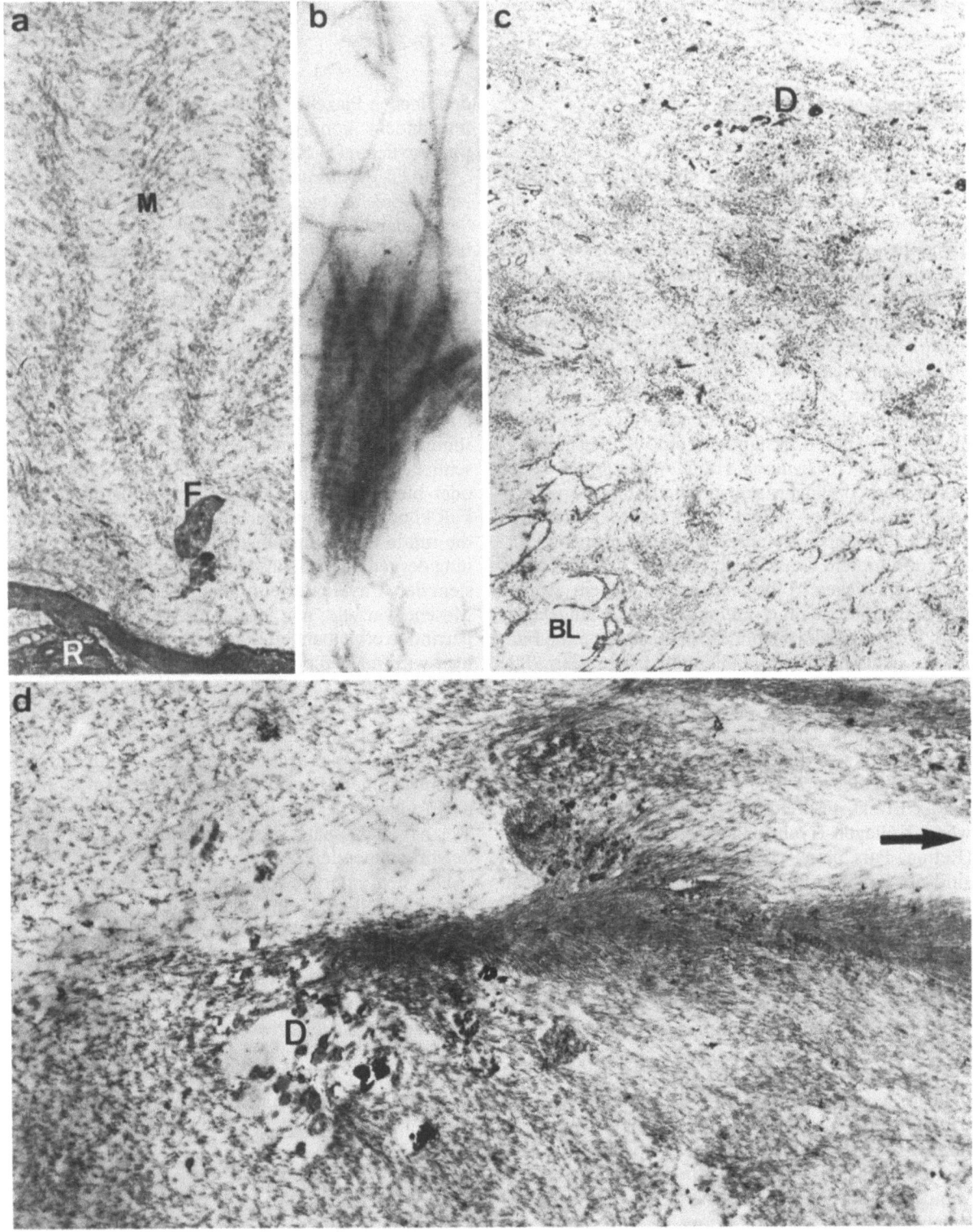

Abb. 2.20 a–d. Veränderungen des Glaskörperkollagens. **a** Jugendlicher Glaskörper mit geordnetem Gerüstwerk. Die Fibrillen einer Membranelle (M) hängen mit der Zellmembran einer Glaskörperrindenzelle vom Fibroblasten-Typ (F) zusammen. R = Retina. Weibl., 29 Jahre. Uranylazetat-Kaliumpermanganat, 5000:1. **b** Seniler Glaskörper. Fibrillenaggregation mit einer Periodizität von 25 nm. Männl., 71 Jahre. Uranylazetat, 80000:1. **c** Glaskörperdestruktion mit Fibrose bei progressiver Skleroder-

mie. D = lipidhaltiger Detritus, wahrscheinlich aus zerfallenen Fortsätzen von Glaskörperrindenzellen. BL = wabenartige Strukturen des Basallaminamaterials an der vitreoretinalen Verbindung. Männl., 47 Jahre. Uranylazetat-Kaliumpermanganat, 5000:1. **d** Senile Glaskörperdestruktion mit fortgeschrittener Fibrose D = Detritus, s. unter c). Der Pfeil zeigt in Richtung Retina. ▷ Abb. 2.15. Männl., 78 Jahre. Uranylazetat, 5000:1. (c aus Gärtner 1970[18])

Augen wurde bei Trisomie 13 ($\triangleright$ S. 299), aber auch ohne sonstige Körpermißbildungen beobachtet[61].

Dystrophien

Da sowohl Skelett als auch Glaskörper Kollagen Typ II enthalten[22], liegt es nahe, daß *erbbedingte Erkrankungen* des Bindegewebes, die den hyalinen Knorpel betreffen, auch zu Veränderungen des Glaskörpers und der im Embryonalstadium Kollagen Typ II produzierenden Netzhaut führen können. Unter den resultierenden vitreoretinalen Degenerationen mit systemischer Beteiligung sind vor allem das *Stickler-Syndrom*[41], das *Kniest-Syndrom* und die *kongenitale spondyloepiphysäre Dysplasie (Spranger)*[29a] zu nennen. Die *hereditäre vitreoretinale Degeneration ohne (Typ Wagner)* bzw. *mit (Typ Jensen) Netzhautablösung* ist als isolierte okuläre Manifestation einer systemischen Bindegewebserkrankung aufzufassen[38]. Kombination mit Skelettanomalien wurde beschrieben (*Wagner-Stickler Syndromenkomplex*[26a, 26b]).

Altersveränderungen

Ebenso wie in der Zwischenwirbelscheibe beginnt auch im adulten Glaskörper die physiologische Involution zwischen dem 40. und 50. Lebensjahr[10,51]. Alteration der Struktur der Hyaluronatmoleküle[6] bewirkt Freiwerden des Wassers aus dem „Hyaluronatschwamm" mit folgender *Destruktion* des kollagenen Gerüstwerkes *(„Hyalopathia deformans")*[16]. Die Destruktion führt einerseits zu Aggregation von Kollagenfibrillen (Abb. 220b u. d), bei größerem Ausmaß im lebenden Auge entoptisch sichtbar als *„mouches volantes";* andererseits zum Entstehen von mit Flüssigkeit gefüllten Hohlräumen *(fibrillär-vakuoläre Destruktion)*. Dabei kann die Membranellenstruktur unter Entfaltung der zwiebelschalenartigen Schichtung der Glaskörperrinde, wobei eine äußere Lamelle mit der Netzhaut in Verbindung bleibt, während eine innere das abgelöste Glaskörpergel bedeckt, oder auch unter völliger Ablösung der Glaskörperrinde von der Netzhautinnenfläche in kurzer Zeit, evtl. in Minuten[27], völlig zusammenbrechen. Das nunmehr größtenteils wasserfreie Gerüstwerk sinkt bei aufrechter Körperhaltung nach unten *(„Glaskörperabhebung")*[33,58], das frei gewordene Wasser nimmt den Raum zwischen ihm und der Netzhaut ein. Der meist nach dem 65. Lebensjahr eintretenden „Abhebung" des Glaskörpers von der Netzhaut liegt eine *Dissoziation des Basallamina-Fibrillenkomplexes an der vitreoretinalen Verbindung* zugrunde[7,12,17]. Im hochgradig achsenmyopen Auge ($\triangleright$ S. 298), das biologisch als vorzeitig alterndes

Auge gelten kann[33], ist der Glaskörper bereits vor Eintritt des Seniums destruiert.

Die Destruktion des Corpus vitreum bzw. die Ablösung des Glaskörpergels von der Netzhaut im Alter und bei hoher Myopie ist ein Faktor, der die Proliferation von neugebildeten retinalen Gefäßen in den Glaskörperraum hemmend beeinflußt. Zu intravitrealen Gefäßproliferation sind Leitstrukturen erforderlich. Diese Leitstrukturen – das kollagene Gerüstwerk – fehlen nach erfolgter „Abhebung" im hinteren, lediglich mit kammerwasserartiger Flüssigkeit gefüllten Teil des Glaskörperraums. Eine diabetische proliferierende Retinopathie ($\triangleright$ S. 345) verläuft deshalb bei jungen Patienten schwerer als bei alten[39a]. Bei hoher Myopie ist sie ausgesprochen selten.

Perinatale Läsionen

Retrolentale Fibroplasie
$\triangleright$ S. 342

Besondere pathologische Reaktionen

Epiretinale „Membranen"

Idiopathisch oder im Gefolge anderer pathologischer Veränderungen können in der Glaskörperrinde *epiretinale „Membranen"* entstehen ($\triangleright$ S. 346). Außer Glaskörper- und retinalen Gliazellen sowie Kollagenfibrillen[32,34,48] enthalten sie nach experimenteller Erzeugung einer Netzhautablösung mit Läsion des Pigmentepithels[37] oder nach intravitrealer Autotransplantation von retinalen Pigmentepithelzellen beim Kaninchen[44] auch Pigmentepithelien. Für das Vorkommen proliferierter retinaler Pigmentepithelien in idiopathischen oder bei senil-myoper Netzhautablösung auftretenden epiretinalen „Membranen" menschlicher Augen[36] sind überzeugende elektronenmikroskopische Befunde bisher noch nicht geliefert worden.

Blutungen

Eigenblutinjektion in den Glaskörper des *Kaninchenauges* führt zu *Glaskörperdestruktion mit hinterer „Abhebung" und Ausbildung von Schichten*, die zunächst aus *amorphem Material, Kollagenfibrillen* und *großen Makrophagen* bestehen. Nach Phagozytose der Zerfallsprodukte der Erythrozyten kommt es zur Autolyse der Makrophagen. Der entstandene Detritus wird wieder durch andere Makrophagen aufgenommen. Schließlich resultieren *azelluläre fibrillendichte Schichten*[13]. Die destruierende Wirkung wird Eisenionen zugeschrieben, die aus den zerfallenden Erythrozyten frei werden[46,53,55].

Nach Destruktion der normalen Glaskörperstruktur, insbesondere infolge von Blutungen, wurden Verdichtungen des Kollagengerüstes mit rollenartiger Verformung von Membranellen *(vitreous cylinders)* beobachtet[49].

Chalkosis
▷ S. 306

Hyalitis
Jede gewebliche Einheit („Histion") beantwortet lokale Schädigungen auf eigene Art[6]. Es gibt gefäßlose Histione, bei denen im Verlauf einer Entzündung Hyperämie, Emigration und Exsudation einerseits, die Zellwucherung andererseits an getrennten Orten verlaufen („akute Entzündung gefäßloser Gewebe")[25]. Dies trifft in gleicher Weise wie für Gelenkknorpel, Hornhaut, Herzklappen oder Intima auch für den Glaskörper zu. Somit erscheint der Gebrauch des Begriffes „Hyalitis"[56] gerechtfertigt.

Glaskörperbeteiligung bei nicht erbbedingten Allgemeinerkrankungen

Bei *Akromegalie* läßt sich in Analogie zu den Skelettveränderungen echographisch eine vorzeitige Glaskörperdestruktion dokumentieren[23]. Auch die *progressive Sklerodermie* führt zu intravital (echographisch)[24] und elektronenmikroskopisch[18] nachgewiesener Glaskörperdestruktion; hier mit deutlicher Fibrose (Abb. 2.20c). Bemerkenswert ist die Beteiligung des Glaskörpers beim *Morbus Whipple,* insbesondere bei fehlender gastrointestinaler Symptomatik[21].

Degenerative Veränderungen

Asteroid-Hyalopathie (Scintillatio albescens vel nivea)

Spaltlampenmikroskopisch „schneeflockenartige" wenig bewegliche, aus Kalkseifen bestehende, histochemisch *PAS-positive Einlagerungen. Ultrastrukturell* elektronendichte Partikel, zusammengesetzt aus multilaminären, Phospholipide enthaltenden Membranen. Mittels Röntgenanalyse lassen sich Kalzium und Phosphor nachweisen. Die Partikel sind von normalen Glaskörperfibrillen umgeben; gelegentlich finden sich in der Nachbarschaft Makrophagen oder vielkernige epitheloide Zellen[57,59]. *Nicht selten bei erhöhtem Serumlipidspiegel.*

Mikroskopisch sieht man bei akuter Entzündung

des Glaskörpers aus dem Ziliarkörper oder aus der Netzhaut stammende Infiltrate (▷ Abb. 2.3 e). Bei *chronischer Hyalitis* kommt es, ähnlich wie im Gelenkknorpel bei chronischer Polyarthritis, zur *Fibrose* (Abb. 2.20 c).

Cholesterin-Hyalopathie (Synchisis scintillans)

Spaltlampenmikroskopisch golden aufleuchtende frei bewegliche Einlagerungen aus Cholesterinkristallen, *nach intraokularen Blutungen* oder *Entzündungen (selten).*

Amyloid-Hyalopathie

Bilaterales Vorkommen bei *systematischer familiärer Amyloidose* oder – atypisch – *ohne sonstige*[11] nachweisbare Organmanifestation.

Literatur

1. Balazs EA (1960) Physiology of the vitreous body. In: Schepens CL (ed) Importance of the vitreous body in retina surgery. With special emphasis on reoperations. Mosby, St. Louis pp 29–48
* 2. Balazs EA (1968) Die Mikrostruktur und Chemie des Glaskörpers. Ber Dtsch Ophthalmol Ges 68: 536–572
3. Balazs EA, Toth LZ, Eckl EA, Mitchell AP (1964) Studies on the structure of the vitreous body XII. Cytological and histochemical studies on the cortical tissue layer. Exp Eye Res 3: 57–71
4. Balazs EA, Toth LZ, Ozanicz V (1980) Cytological studies on the developing vitreous as related to the hyaloid vessel system. Albrecht v Graefes klin exp Ophthal 213: 71–85
5. Bloom GD, Balazs EA, Ozanics V (1980) The fine structure of the hyaloid arteriole in bovine vitreous. Exp Eye Res 31: 129–145
6. Cottier H (1980) Pathogenese. Ein Handbuch für die ärztliche Fortbildung. Bd 2. Springer, Berlin Heidelberg New York pp 1245 u. 2131
7. Daicker B, Guggenheim R, Gywat L (1977) Rasterelektronenmikroskopische Befunde an Netzhautinnenflächen II. Hintere Glaskörperabhebung. Albrecht v Graefes Arch klin exp Ophthal 204: 19–29
8. Eisner G (1975) Zur Anatomie des Glaskörpers. Albrecht v Graefes Arch klin exp Ophthal 193: 33–56
9. Eisner G, Bachmann E (1974) Vergleichend morphologische Spaltlampenuntersuchung des Glaskörpers von Schaf, Schwein, Hund, Affen und Kaninchen. Albrecht v Graefes Arch klin exp Ophthal 192: 9–17
10. Eyre DR (1979) Biochemistry of the intervertebral disc. Int Rev Connect Tiss Res 8: 227–291
11. Ferry AP, Lieberman TW (1976) Bilateral amyloidosis of the vitreous body. Report of a case without systemic or familial involvement. Arch Ophthalmol 94: 982–991
12. Foos RY (1975) Ultrastructural features of posterior vitreous detachment. Albrecht v Graefes Arch klin exp Ophthal 196: 103–111
13. Forrester JV, Grierson I, Lee WR (1980) Vitreous membrane formation after experimental vitreous haemorrhage. In: Lee WR (ed) Current research in ophthalmic electron microscopy. Springer, Berlin Heidelberg New York 3: 93–108
14. François J, Victoria-Troncoso V, Eeckhout M (1973) The micro-

morphology of hyalocytes in tissue culture. Ophthal Res 5: 290–299

15. Freeman MI, Jacobson B, Balazs EA (1979) The chemical composition of vitreous hyalocyte granules. Exp Eye Res 29: 479–484

16. Gärtner J (1965) Die Feinstruktur der Glaskörperrinde des menschlichen Auges an der Ora serrata im Alter Albrecht v Graefes Arch klin exp Ophthal 168: 529–562

17. Gärtner J (1967) Beziehungen zwischen Fundusdiagnostik und Elektronenmikroskopie, dargestellt am Beispiel der Glaskörperrinde in der Ora-serrata-Gegend. Med Probl Ophthal 5: 154–169

18. Gärtner J (1970) Sclerodermal hyalopathy. Virchows Arch Abt A Path Anat 350: 166–178

19. Gärtner J (1971) The fine structure of the vitreous base of the human eye and pathogenesis of pars planitis. Am J Ophthalmol 71: 1317–1327

20. Gärtner J (1975) Physical structures of the vitreous. Trans ophthal Soc UK 95: 364–368

21. Gärtner J (1980) Whipple's disease of the central nervous system, associated with ophthalmoplegia externa and severe asteroid hyalitis. A clinico-pathologic study. Doc Ophthalmol 49: 155–187

22. Gärtner J (1981) New aspects of collagen. Dev Ophthal 2: 340–352

23. Gärtner J, Löpping B (1967) Über Glaskörperbeteiligung bei Akromegalie. Untersuchungen mit Ultraschall. Albrecht v Graefes Arch klin exp Ophthal 172: 254–263

24. Gärtner J, Löpping B, Holzmann H (1967) Über Glaskörperbeteiligung bei Sklerodermie. Untersuchungen mit Ultraschall. Arch klin exp Dermat 229: 110–116

25. Gedigk P (1977) Allgemeine Entzündungslehre. In: Eder M, Gedigk P Lehrbuch der allgemeinen Pathologie und der pathologischen Anatomie, 30. Aufl. Springer, Berlin Heidelberg New York pp 129–130

26. Gloor BP (1973) Zur Entwicklung des Glaskörpers und der Zonula III. Herkunft, Lebenszeit und Ersatz der Glaskörperzellen beim Kaninchen (Autoradiographische Untersuchungen mit ³H-thymidin). Albrecht v Graefes Arch klin exp Ophthal 187: 21–44

26a. Godel V, Lazar M (1982) Wagner's vitreoretinal degeneration with generalized epiphyseal dysplasia. Acta Ophthalmol 60: 469–474

26b. Godel V, Nemet P, Lazar M (1981) The Wagner-Stickler syndrome complex. Doc Ophthalmol 52: 179–188

27. Goldmann H (1967) Glaskörperabhebung. Ophthalmologica 154: 324–327

28. Grabner G, Boltz G, Förster O (1980) Macrophage-like properties of human hyalocytes. Invest Ophthalmol Vis Sci 19: 333–340

29. Haddad R, Font RL, Reeser F (1978) Persistent hyperplastic primary vitreous. A clinicopathologic study of 62 cases and review of the literature. Surv Ophthalmol 23: 123–133

29a. Hamidi-Toosi S, Maumenee IH (1982) Vitreoretinal degeneration in spondyloepiphyseal dysplasia congenita. Arch Ophthalmol 100: 1104–1107

30. Hitchings RA, Tripathi RC (1976) Vitreous opacities in primary amyloid disease. A clinical, histochemical, and ultrastructural report. Brit J Ophthalmol 60: 41–54

31. Hoffmann K, Wurster UE (1974) Bedeutung und Herkunft der Enzyme im Glaskörper des Rindes. Albrecht v Greafes Arch klin exp Ophthal 190: 79–96

32. van Horn DL, Aaberg TM, Machemer R, Fenzl R (1977) Glial cell proliferation in human retinal detachment with massive periretinal proliferation. Am J Ophthalmol 84: 383–393

*33. Hruby K (1975) Erkrankungen des Glaskörpers. In: Velhagen K (Hrsg) Der Augenarzt. VEB Georg Thieme, Leipzig, 2. Aufl, Bd III, pp 1071–1115

33a. Jacobsohn B, Sullivan D, Raymond L, Basu PK, Hasany SM (1983) Further studies on a vitreous inhibitor of endothelial cell proliferation. Exp Eye Res 36: 447–450

34. Kampik A, Green WR, Michels RG, Nase PK (1980) Ultrastructurale features of progressive idiopathic epiretinal membrane removed by vitreous surgery. Am J Ophthalmol 90: 797–809

35. Lee WR, Grierson I (1977) Posterior vitreoretinal malformation. A clinicopathologic case report. Ophthalmologica 175: 282–290

35a. Linsenmayer TF, Gibney E, Little CD (1982) Type II collagen in the early embryonic chick cornea and vitreous: Immunoradiochemical evidence. Exp Eye Res 34: 371–379

36. Machemer R, van Horn D, Aaberg TM (1978) Pigment epithelial proliferation in human retinal detachment with massive periretinal proliferation. Am J Ophthalmol 85: 181–191

37. Machemer R, Laqua H (1975) Pigment epithelium proliferation in retinal detachment (massive periretinal proliferation). Am J Ophthalmol 80: 1–23

38. Maumenee I (1979) Vitreoretinal degeneration as a sign of generalized connective tissue diseases. Am J Ophthalmol 88: 432–449

39. Merchant RE, Low FN (1979) Scanning electron microscopy of the subarachnoid space in the dog: Evidence for a non-hematogenous origing of subarachnoid macrophages. Am J Anat 156: 183–206

39a. Michels RG (1979) Die therapeutische Bedeutung der Vitrektomie bei der diabetischen Retinopathie. Tempo Medical 3: 15–22

40. Newsome DA, Linsenmayer TF, Trelstad RL (1976) Vitreous body collagen. Evidence for a dual origin from the neural retina and hyalocytes. J Cell Biol 71: 59–67

41. Nielsen CE (1981) Stickler's syndrome. Acta Ophthalmol 59: 286–295

42. Österlin SE, Jacobson B (1968) The synthesis of hyaluronic acid in vitreous I. Soluble and particulate transferases in hyalocytes. Exp. Eye Res 7: 497–510

43. Offret H, Saraux H, Limon S (1977) Étude ultrastructurale de deux cas de persistance du vitré primitif. Arch Opht. (Paris) 37: 457–472

44. Radtke ND, Tano Y, Chandler D, Machemer R (1981) Simulation of massive periretinal proliferation by autotransplantation of retinal pigment epithelial cells in rabbits. Am J Ophthalmol 91: 76–87

*45. Reeser FH, Aaberg TM (1979) Vitreous humor. In: Records RE Physiology of the human eye and visual system. Harper & Row, Hagerstown 261–295

46. Regnault FR (1970) Vitreous hemorrhage: an experimental study I. A macroscopic and isotopic study of the evolution of whole blood and hemoglobin; II. Hemoglobin degradation; III. Experimental degeneration of the rabbit retina induced by hemoglobin injection into the vitreous. Arch. Ophthal 83: 458–474

47. Rentsch FJ (1976) The fine structure of the normal and pathological vitreous body as revealed by ruteniumred. In: Yamada E, Mishima S (eds) Structure of the eye III, Jpn J Ophthalmol pp 19–37

48. Rentsch FJ (1977) The ultrastructure of preretinal fibrosis. Albrecht v Graefes Arch klin exp Ophthal 203: 321–337

49. Roizenblatt J, Grant S, Foos RY (1980) Vitreous cylinders. Arch Ophthalmol 98: 734–739

50. Roughley PJ (1975) Helix formation. Its involvement in the formation of gel structures. Trans ophthal Soc U K 95: 369–371

*51. Sachsenweger R (1971) Altern und Auge. Ein Handbuch der Gerontologie und Geriatrie des menschlichen Sehorgans. VEB Georg Thieme, Leipzig p 213

52. Sandritter W, Beneke G (1974) Allgemeine Pathologie. Lehrbuch für Studierende und Ärzte. Schattauer, Stuttgart p 482

53. Schmut G, Hofmann H (1977) Verflüssigung des Glaskörpers (Mechanismus der Glaskörperverflüssigung). In: Neubauer H, Rüssmann W, Kilp H (Hrsg) Intraocularer Fremdkörper und Metallose. Bergmann, München pp 73–77

54. Snowden JM, Swann DA (1980) Vitreous structure V. The morphology and thermal stability of vitreous collagen fibers and comparison to articular cartilage (type II) collagen. Invest Ophthalm Vis Sci 19: 610–618

55. Stefani FH (1977) Hämosiderosis bulbi als Begleitveränderung perforierender Augenverletzungen. In: Neubauer H, Rüssmann W, Kilp H (Hrsg) Intraokularer Fremdkörper und Metallose. Bergmann, München pp 37–43

56. Straub M (1913) Über Hyalitis und Cyclitis. Albrecht v. Graefes Arch Ophthal 86: 1–68
57. Streeten BW (1982) Vitreous asteroid bodies. Ultrastructural characteristics and composition. Arch Ophthalmol 100: 969–975
58. Tolentino FI, Schepens CL, Freeman HM (1976) Vitreoretinal disorders. Diagnosis and management. WB Saunders Co, Philadelphia London Toronto p 139
59. Topilow HW, Kenyon KR, Takahashi M, Freeman HM, Tolentino FI, Hanninen LA (1982) Asteroid hyalosis. Biomicroscopy, Ultrastructure, and composition. Arch Ophthalmol 100: 964–968

60. Worst JGF (1977) Cisternal systems of the fully developed vitreous body in the young adult. Trans ophthal Soc U K 97: 550–554
61. Yanoff M, Font RL (1969) Intraocular cartilage in a microphthalmic eye of an otherwise healthy girl. Arch Ophthalmol 81: 238–240
62. Zypen E van der, Fankhauser F (1982) Ultrastruktur des Canalis hyaloideus (Cloquet) und seine Rückbildung während der fetalen Wachstumsperiode. Klin Mbl Augenheilk 180: 329–332

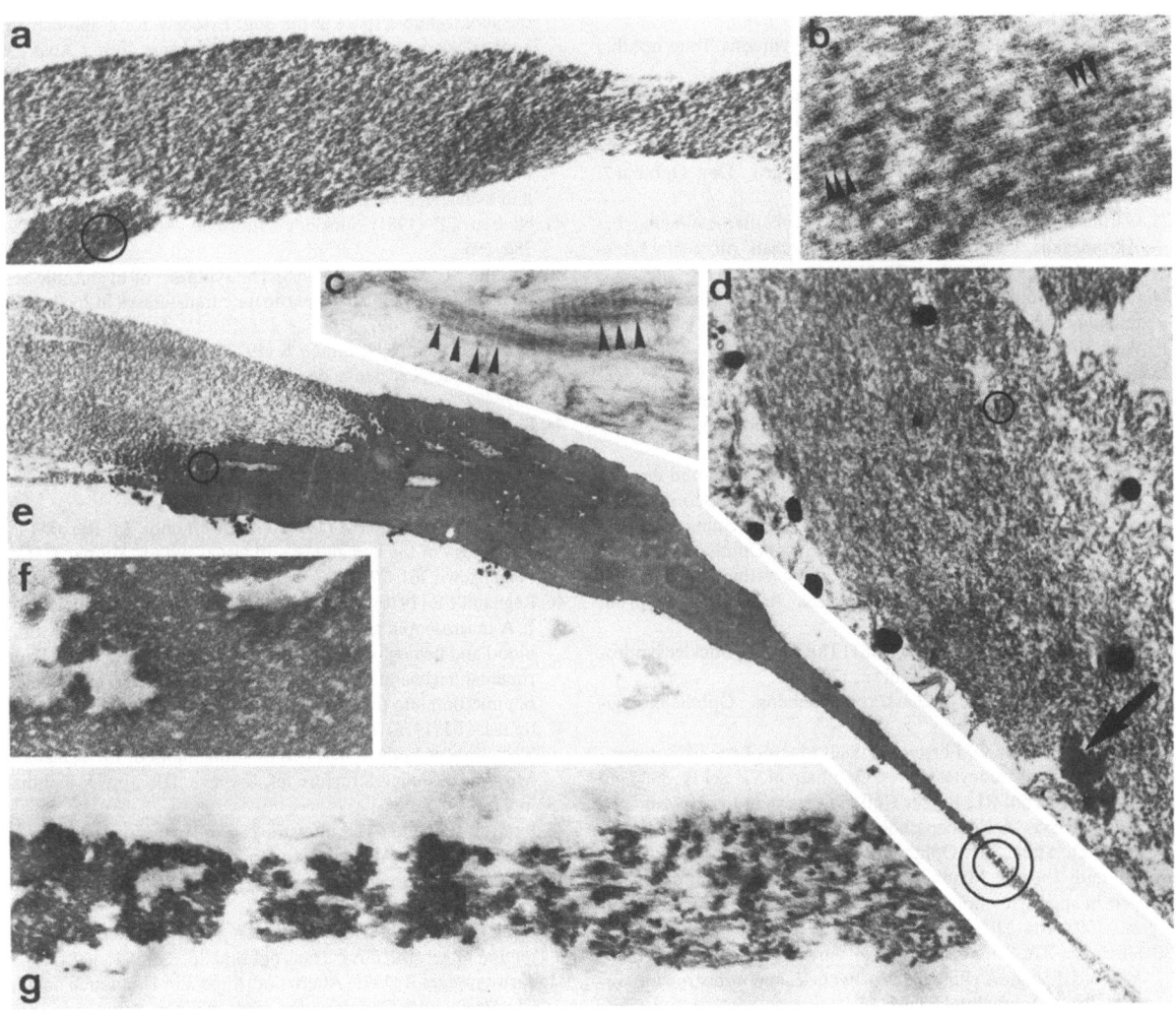

Abb. 2.21 a–g. Altersveränderungen der Zonula. **a** Zonulafaser mit zopfartig gebündelter Anordnung der Fibrillen. Weibl., 34 Jahre. Uranylazetat-Kaliumpermanganat, 5 000 : 1. **b** Eingekreistes Areal in a), stärker vergrößert. Eine Periodizität von 65 nm ist andeutungsweise erkennbar (Pfeilköpfe). Uranylazetat-Kaliumpermanganat, 23 000 : 1. **c** Eingekreistes Areal in d), stärker vergrößert. Überperioden von 50 nm (Pfeilköpfe). Weibl., 58 Jahre. Uranylazetat, 60 000 : 1. **d** Zum Teil aufgelokkerte, zum Teil verdichtete Struktur einer Zonulafaser. Am unteren Faserrand bei schwacher Vergrößerung homogen erscheinendes Material (Pfeil), entsprechend dem Material im größten Teil der Zonulafaser in e). Die osmiophilen Granula sind wahrscheinlich aus dem Ziliarepithel ausgeschwemmtes Melanin. Weibl., 58 Jahre. Uranylazetat, 5 000 : 1. **e** Größtenteils zu „amorphem" elektronendichten Material umgewandelte längsgetroffene Zonulafaser eines senilen Auges. Männl., 78 Jahre. Uranylazetat-Kaliumpermanganat, 5 000 : 1. **f** Einfach eingekreistes Areal in e). Das „amorphe" Material läßt bei stärkerer Vergrößerung eine filamentöse Struktur erkennen. Die Filamente sind geschlängelt oder bilden mehr oder weniger vollständige ringartige Strukturen. Uranylazetat-Kaliumpermanganat, 80 000 : 1. **g** Doppelt eingekreistes Areal in e). Übergang des „amorphen" Materials in aufgelockertes fibrilläres Maschenwerk. Das gleiche Maschenwerk findet sich auch am anderen Ende des in e) abgebildeten Zonulafaserstückes. Uranylazetat-Kaliumpermanganat, 80 000 : 1. (c–d aus Gärtner (1970) Albrecht v. Graefes Arch klin exp Ophthal 180: 217–230)

Aufhängeapparat der Linse (Zonula Zinnii)

Der Aufhängeapparat der Linse wird im embryonalen Auge in der schmalen Verbindung zwischen Glaskörperraum und Vorderkammer von den dort liegenden Mesenchymzellen gebildet[3,4,11]. Sie lassen sich auch im adulten Auge nachweisen (Abb. 2.22 c). Die Zonula besteht aus zwei funktionell verschiedenen Fasergruppen, *Haltefasern* und *Spannfasern*[8,9]. *Elektronenmikroskopisch* gleichen die einzelnen Zonulafibrillen den Glaskörperfibrillen, mit denen sie, zumal im Bereich der vorderen Glaskörpergrenzschicht, nicht selten in Verbindung stehen. Im Unterschied zu diesen sind sie allerdings zopfartig, wie Retikulin[5], zu 1–40 µ dicken Fasern gebündelt (Abb. 2.21 a u. b). Ihre Periodizität ist meist durch Kittsubstanz maskiert[1]; gelegentlich sind jedoch Überperioden zu erkennen (Abb. 2.21 b u. c)[5].

Untersuchungen über die *chemische Natur der Zonulafasern* erbrachten widersprüchliche Ergebnisse. Von einigen Autoren[7,10] werden sie dem *Kollagen,* von anderen[1a,10a] dem *Oxytalan* zugeordnet. Als Oxytalan bezeichnet man die Bündel aus 10 bis 12 nm dicken Fibrillen, die das Elastin, d.h. den „amorphen" zentral gelegenen Anteil der elastischen Fasern, umhüllen. Ebenso wie Retikulin (Kollagen Typ III)[2] und Oxytalan enthalten die Zonulafasern *Zystein*[10a].

Genetisch bedingte mangelnde oder fehlende Zysteinbiosynthese *(Homozystinurie)* kann Auflockerung der Struktur der Zonulafibrillen mit Linsenektopie verursachen[6,12]. Auch beim *Weill-Marchesani-Syndrom* wurde elektronenmikroskopisch Auflockerung des Gefüges der Zonulafasern beschrieben, nicht dagegen beim Marfan Syndrom[13]. Der in der Kataraktchirurgie bekannten Brüchigkeit der Zonula im senilen Auge entsprechen Veränderungen ihrer Feinstruktur (Abb. 2.21 d–g). Sie ähneln der Schädigung des kollagenen Fasermaterials bei der senilen Elastose der Haut und in der – gleichfalls altersabhängigen – Pinguekula[3]. Einwirkung von Alpha-Chymotrypsin, einem in der Kataraktchirurgie verwandten Enzym, führt zur Fragmentierung der Zonulafibrillen[1].

Literatur

1. Anderson DR (1971) Scanning electron microscopy of zonulolysis by alpha chymotrypsin. Am J Ophthal 71: 619–625
1a. Alexander RA, Garner A (1983) Elastic and precursor fibres in the normal human eye. Exp Eye Res 36: 305–315
2. Chung E, Miller EJ (1974) Collagen polymorphism: characterization of molecules with the chain composition [α1(III)₃] in human tissue. Science 183: 1200–1201
3. Gärtner J (1970a) The fine structure of the zonular fibre of the rat. Development and aging changes. Z Anat Entwickl Gesch 130: 129–152
4. Gärtner J (1970b) Elektronenmikroskopische Untersuchungen zur Struktur der Zonula bei der Ratte. Verh Anat Ges 1969, Anat Anz 126 (Erg Bd): 333–345
5. Gärtner J (1971) The normal fine structure and aging changes of the human zonular fibers. With special regard to the degeneration of collagen in senile ciliary body and in pinguecula. Z Zellforsch 114: 281–300
6. Ramsey MS, Dickson DH (1975) Lens fringe in homocystinuria. Brit J Ophthal 59: 338–342
7. Reich ME, Schmut O, Hofmann H (1976) Der Angriff verschiedener Proteasen auf isolierte Zonulafasern. Albrecht v Graefes Arch klin exp Ophthal 199: 255–260
8. Rohen JW (1979) Scanning electron microscopic studies of the zonular apparatus in human and monkey eyes. Invest Ophthalmol Vis Sci 18: 133–144
9. Rohen JW, Rentsch FJ (1969) Der konstruktive Bau des Zonulaapparates beim Menschen und dessen funktionelle Bedeutung. Morphologische Grundlagen für eine neue Akkomodationstheorie. Albrecht v Graefes Arch klin exp Ophthal 178: 1–19
10. Schmut O, Reich ME, Hofmann H (1976) Der Nachweis von zwei verschiedenen Kollagentypen in Glaskörperfibrillen und Zonulafasern. Albrecht v Graefes Arch klin exp Ophthal 201: 201–206
10a. Streeten B (1983) The nature of the ocular zonule Tr Am Ophth Soc 80: 823–854
11. Takei Y, Mizuno K (1977) Electron microscopic studies on Zonule. Its Origin and fibroblast. Albrecht v Graefes Arch klin exp Ophthal 202: 237–244
12. Wollensack J (1966) Homocystinurie und Linsenektopie. Albrecht v Graefes Arch klin exp Ophthal 169: 357–365
13. Yanoff M, Fine BS (1982) Ocular pathology. A text and atlas, 2nd edn. Harper & Row, Hagerstown New York Evanston San Francisco London p 469

Pathologischer Augeninnendruck und seine Folgen

Allgemeines

Der durch die Kammerwasserzirkulation aufrechterhaltene Augeninnendruck beträgt beim Erwachsenen im Durchschnitt 15 mm Hg. Das *Kammerwasser* wird *im Ziliarepithel produziert* (▷ S. 321), strömt durch Hinterkammer, Pupille und Vorderkammer; weiter größtenteils auf dem Weg über ein in der Skleralrinne (▷ S. 314) gelegenes limbusparalleles Endothelrohr, den *Schlemmschen Kanal,* in 20 bis 30 radiäre *Sammelkanäle* und von dort in die episkleralen

Kammerwasservenen. Bis zu etwa 20% des Kammerwassers fließen aus dem Kammerwinkel zwischen den Ziliarmuskelbündeln[41] nach hinten in die Uvea ab. Die *Funktionen des Kammerwassers* und des Liquor cerebrospinalis sowie ihrer Produktionsstätten und Abflußwege lassen sich in vieler Hinsicht vergleichen[6,35,41].

Die *Endothelien* des Schlemmschen Kanals besitzen eine zarte, stellenweise unterbrochene Basallamina. Zwischen Schlemmschen Kanal und Vorderkammer wird bei Feten in der 22. bis 24. Woche[24a,40] ein Maschenwerk von vollständig mit endothelartigen Zellen bedeckten Bindegewebstrabekeln ausgebildet. Der größte Teil der uveanahen Trabekel geht aus der Fibroblastenscheide des Ziliarmuskels hervor[41]. Die *Trabekel* bestehen aus Kollagenfibrillen, „Gitterkollagen"[28], subendothelialem Basallaminamaterial und einem elektronendichten elastika-artigen Material. Auch extrazelluläre Lysosomen, Makrophagen und Rezeptoren wurden im *trabekulären Maschenwerk* nachgewiesen[26,26a,28,38]. An der Innen-(Vorderkammer)seite des Schlemmschen Kanals liegt eine ungeordnete Zone *(juxtakanalikuläres Bindegewebe, Trabeculum cribriforme),* die neben Endothelien auch Fibroblasten, Plasmazellen und Mastzellen beherbergt[41]. Die Außenwand des Schlemmschen Kanals besteht aus besonders differenziertem Skleragewebe.

Der *Kammerwassertransport* durch die Endothelien des Schlemmschen Kanals erfolgt über ein dynamisches System transzellulärer Kanäle *("Riesenvakuolen"),* vergleichbar dem Abtransport des Liquors in den Arachnoidalzotten. Sie sind von postmortalen Vakuolen deutlich zu unterscheiden[12]. Beachtenswert ist die Anhäufung von Glykosaminoglykanen in Form von *Proteoglykanen,* darunter Hyaluronat[14], im intertrabekulären Raum an der Innenseite des Schlemmschen Kanals[35]. Infolge ihrer Fähigkeit, Wasser zu binden, dürften sie für die Höhe des physiologischen Abflußwiderstandes zwischen Vorderkammer und Kammerwasservenen eine Rolle spielen.

Altersveränderungen im Trabekelwerk

Im juxtakanalikulären Trabekelabschnitt, d.h. an der Innenwand des Schlemmschen Kanals, werden in höherem Alter zunehmend *Plaques* aus homogenem elektronendichtem Material, einschließlich „Gitter-Kollagen", beobachtet[18,28,36]. Postuliert man die Möglichkeit einer Abflußbehinderung durch dieses Material, so wird sie durch die *senile Herabsetzung der Sekretionsrate* kompensiert. Für deren Zustandekommen dürfte neben Degeneration des Ziliarepithels (vermehrtes Vorkommen von Lipofuszin und Rückbildung der dem Wasser- und Ionentransport dienenden basalen Einfältelungen" in den nichtpigmentierten Ziliarepithelien) die Einlagerung ebenfalls homogener osmiophiler Substanzen in das Basallaminamaschenwerk der nichtpigmentierten Ziliarepithelien von Bedeutung sein[10,11,41] (Abb. 2.22 a u. b).

Glaukom

Definition

Glaukom ist nach Leydhecker als *schädliche intraokulare Drucksteigerung* zu definieren[16]. Der Schaden besteht im *Gesichtsfeldausfall mit oder ohne sichtbare Papillenveränderungen.*

Die *Tensionstoleranz* ist individuell verschieden; im allgemeinen muß man aber *ab 26 mm Hg* von *Glaukom* sprechen. Ebenso wie der Hydrozephalus[13] wird auch das Glaukom *nur durch ein Abflußhindernis hervorgerufen.* „Bei normalem Abfluß entsteht keine dauernde Drucksteigerung, ein Hypersekretionsglaukom ohne Abflußbehinderung gibt es also wohl nicht[16]".

Ätiologie, Pathogenese
Folgende Glaukomarten sind zu unterscheiden:

Primäres Glaukom

Primäre Glaukome = erbbedingte[8a] Glaukomformen, bei denen sonstige pathologische Augenveränderungen als erkennbare Ursache der Drucksteigerung fehlen.

Primäre Glaukome infolge Abflußbehinderung im Trabekelwerk
● *Hydrophthalmus (Buphthalmus, kongenitales Glaukom),* (Abb. 2.23 a–c): *Morbidität* 1 auf 12 bis 18 000 Lebendgeburten, etwa 1 bis 5% aller Glaukome. *Vererbung* in 80% der Fälle rezessiv, sonst dominant. *Hornhautdurchmesser* auf 13 mm und darüber vergrößert. Charakteristisch sind *fehlende oder abnorm ausgebildete Strukturen des Trabekelwerks und der Innenwand des Schlemmschen Kanals*[17,30,34b]. Als Folge der Augenvergrößerung kommt es zur *Achsenmyopie.* Die Zonulafasern werden überdehnt und können einreißen; Subluxation der Linse ist daher

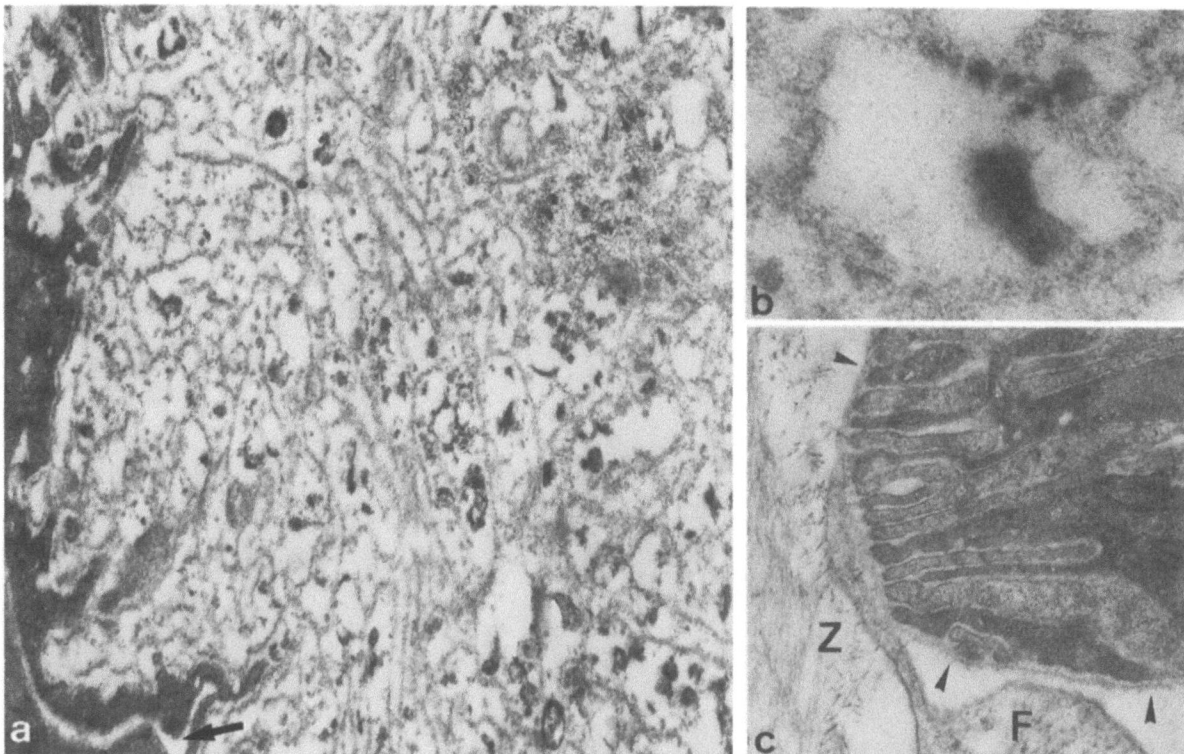

Abb. 2.22 a–c. Altersveränderungen des Ziliarepithels. **a** Basal-laminamaschenwerk an der Innenseite des nicht pigmentierten Ziliarepithels der Pars plicata mit Einlagerung osmiophiler Substanzen. Der Pfeil zeigt auf eine erweiterte Interzellularfuge. Männl., 78 Jahre. Uranylazetat-Kaliumpermanganat, 21 000 : 1. **b** Bei stärkerer Vergrößerung lassen die die in das Maschenwerk eingelagerten Substanzen eine Periodizität von 4 nm, entsprechend der Periodizität von Phospholipiden, erkennen. Gleicher Fall, andere Stelle. Uranylazetat-Kaliumpermanganat, 180 000 : 1. **c** Zum Vergleich: Nicht pigmentiertes Ziliarepithel der Pars plicata eines frühkindlichen Auges. Die Basallamina (Pfeilköpfe) ist einschichtig und überzieht zahlreiche, senkrecht zur Zellmembran stehende „basale Einfältelungen". F = Fortsatz einer Glaskörperrindenzelle vom Fibroblastentyp, Z = dieser Zelle adhärente Fibrillen einer Zonulafaser. Weibl., 9 Monate. Uranylazetat-Kaliumpermanganat, 23 000 : 1. (a u. b aus Gärtner 1972[11])

nicht selten. Hydrophthalmus kommt bei 60–70% der Patienten mit *Angiomatosis trigemino-cerebralis (Sturge-Weber)* vor[16].

• *Offenwinkelglaukom (Glaucoma simplex):* Diese Form entsteht als *Folge überschießender Altersveränderungen* (osmiophile Plaques im juxtakanalikulären intertrabekulären Raum, Hyalinose der Trabekel)[7,18,29,36]. Die hieraus resultierende Erhöhung des Abflußwiderstandes wird durch die senile Verringerung der Sekretionsrate nicht mehr kompensiert. Die *Häufigkeit* des Glaucoma simplex beträgt bei 2 675 Teilnehmern der Framingham-Studie im Alter von 52 bis 85 Jahren 3%; in der Altersklasse von 75 bis 85 Jahren 7% (▷ S. 321[17]).

Primäres Glaukom infolge Verlegung des Kammerwinkels

• *Akutes Winkelblockglaukom:* Plötzliche Blockierung des anlagemäßig engen Kammerwinkels. Auslösung durch *iatrogene oder seelisch (Aufregung, Schreck) bedingte Mydriasis* oder durch *Miotica* (verursachen stärkere Linsenwölbung).

• *Chronisches Winkelblockglaukom:* Kammerwinkel offen, aber eng und teilweise durch *Verwachsungen* (nach wiederholten akuten Druckanstiegen) verlegt.

• *Mischformen*

Sekundäres Glaukom

Sekundäre Glaukome = schädliche intraokulare Drucksteigerungen als Folge sonstiger, die Abflußwege primär betreffender pathologischer Augenveränderungen.

Sekundärglaukom infolge Abflußbehinderung im Trabekelwerk

• bei *Mißbildungen im Augen- und Kopfbereich:* Eine Reihe von Fehlbildungen, welche die korneale oder uveale Begrenzung der Vorderkammer betreffen (▷ S. 309), führt zu Erhöhung des intraokularen Drucks[33]. Die Pathogenese dieser nicht selten mit anderen Anomalien im Kopfbereich verknüpften Veränderungen wird auf Störungen in der Auswanderung oder terminalen Induktion der Zellen der Neuralleiste zurückgeführt (▷ S. 293)[15,25].

• bei *Iridozyklitis:* Verstopfung der intertrabekulären Spalten durch *Eiweiß*.

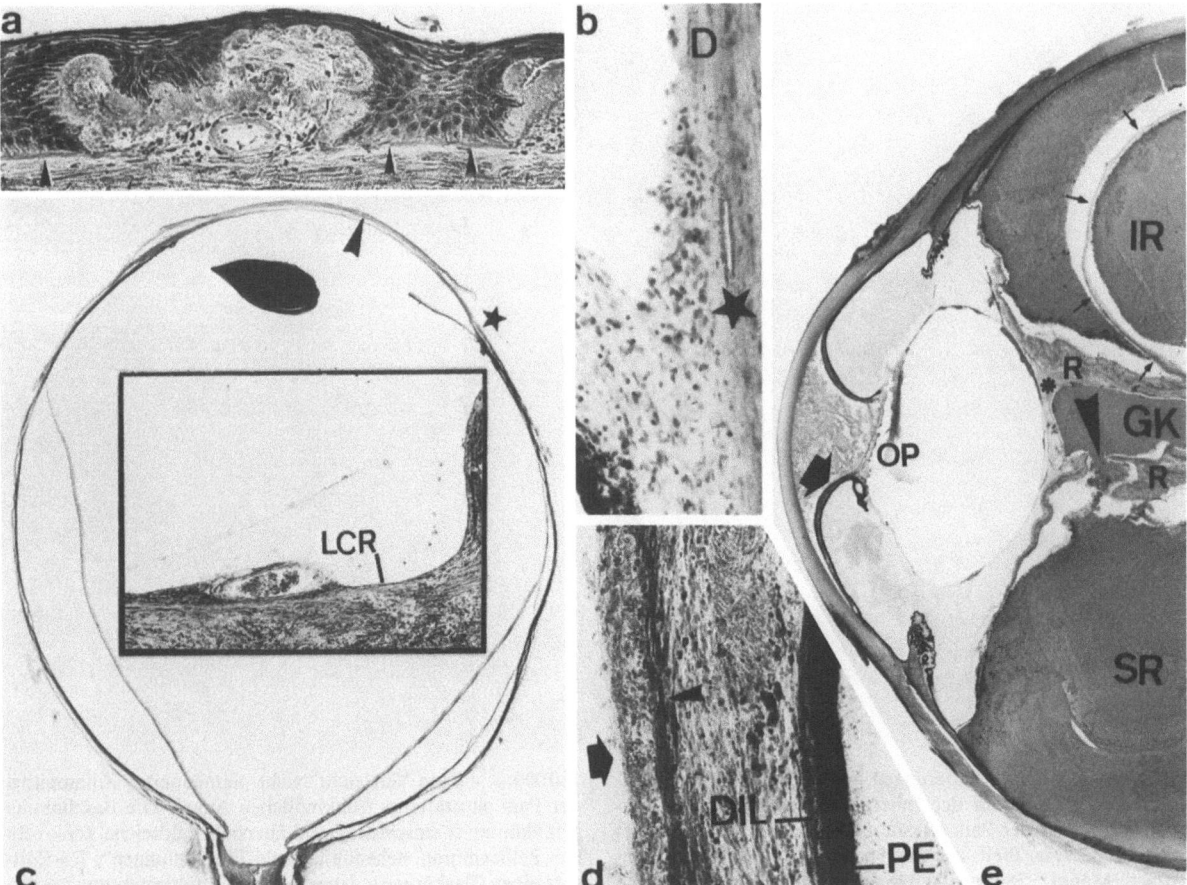

Abb. 2.23 a–e. Primär- und Sekundärglaukom. **a** Pannus degenerativus bei Hydrophthalmus aus dem in c) mit Pfeilkopf markierten Hornhautabschnitt. Die Bowmansche Membran (Pfeilköpfe) ist im Bereich der zwischen Stroma und Epithel entstandenen Ablagerungen defekt. Unter der linken der beiden Ablagerungen hyalinisiertes Gefäß. Keine entzündliche Infiltration. HE, 125:1. **b** Bildungsanomalie des Kammerwinkels (mit Stern markiertes Areal in c). Unvollständige Trennung der Iris vom trabekulären Maschenwerk. Der Schlemmsche Kanal (Stern) liegt inmitten derber kollagener Faserzüge; ein Trabeculum cribriforme ist nicht ausgebildet. D = Ende der Descemetschen Membran. HE, 160:1. **c** Hydrophthalmus. Der vertikale Hornhautdurchmesser, gemessen zwischen den Enden der Descemetschen Membran, beträgt 15,5 mm (normal 1,6 mm, ▷ Hogan-Alvarado-Wedell (1971), Histology of the human eye, p 60). Der sagittale Bulbusdurchmesser ist, einschließlich der 1,5 mm tiefen glaukomatösen Papillenexkavation, auf 34 mm vergrößert. Die Linse ist kataraktös und wegen Überdehnung bzw. Zerreißung von Zonulafasern im rechten Bildteil nach oben (im Bild links) verlagert. Hier fehlt die Iris (Operationsfolge; sog. totale Iridektomie, richtiger: Sektor-Iridektomie). *Einsatz:* Rand der glaukomatösen Exkavation. Das prälaminare Papillengewebe ist bis auf die Lamina cribrosa (LCR) verschwunden. Männl., 6 Jahre.

HE, 2,7:1. Einsatz: 50:1. **d** Rubeosis iridis aus dem in e mit dickem Pfeil markierten Irisabschnitt. Auf der Irisoberfläche liegt, vom Stroma durch eine Lage von Chromatophoren (Pfeilkopf) getrennt, eine bindegewebig-vaskuläre Proliferation (Pfeil) mit zahlreichen Kapillaren. DIL = Dilatator pupillae, PE = Pigmentepithel. HE, 125:1. **e** Sekundärglaukom bei sehr alter idiopathischer nicht geheilter Amotio retinae. Die total abgelöste Retina (R) ist durch eine Ora-Oraschwarte (Stern) trichterförmig hinter der (artefiziell aus ihrer Kapsel gelösten) Linse zusammengezogen. In der oberen Bildhälfte ist der vordere Teil einer Makrozyste (= sekundäre Retinoschisis) zu erkennen; der Verlauf ihrer dünnen Außenwand ist durch Pfeile markiert. Seröses Exsudat und Blutungen subretinal (SR), im erheblich reduzierten Glaskörperraum (GK) sowie intraretinal (IR) in der Retinoschisis. Der Pfeilkopf deutet auf einen Netzhautriß. Die Iris ist auf der Vorderkammerseite von neugebildetem fibrovaskulärem Gewebe (dicker Pfeil) überzogen, das auch die Pupille verschließt (Occlusio pupillae, OP). Napfkucheniris mit sekundärer Anlagerung der Iris an die Hornhautrückfläche. Enorme Erweiterung der Hinterkammer bei peripher aufgehobener, zentral jedoch tiefer Vorderkammer: Primärer Pupillarblock mit sekundärem Winkelblock. HE, 4,5:1

• bei *Phakogener Ophthalmie* (▷ S. 305): *Verstopfung* der intertrabekulären Spalten durch *Linseneiweiß* und *Makrophagen.*
• beim *Pigmentdispersions-Syndrom ("Pigmentglaukom"):* *Verstopfung* der intertrabekulären Spalten durch vom Pigmentepithel der Iris eingeschwemmte *Melaningranula,* durch *Klumpzellen* (▷ S. 330) und

durch hypertrophierte pigmentspeichernde *Endothelien* des Trabekelwerks[31].
• bei *Hyphäma* (▷ S. 302): *Passagere Verstopfung* der intertrabekulären Spalten durch *Erythrozyten* vor deren Resorption, durch *koaguliertes Blut* (nur bei Gewebsschaden), durch *Abbauprodukte des Hämoglobins (hämolytisches Glaukom),* durch Einwanderung von

Makrophagen bei länger bestehendem Hyphäma, durch noch erhaltene, aber regressiv veränderte Erythrozyten *(„ghost cells")* alter Glaskörperblutungen[3,4].

● *nach Zonulolyse mit Alpha-Chymotrypsin* (▷ S.365): *Verstopfung* der intertrabekulären Spalten durch *Zonulafragmente*[24].

● bei *Uveamelanom:* Verstopfung der intertrabekulären Spalten mit *Melaningranula* und *Tumorzellen*[33].

● nach *Kortisontherapie:* Bei genetischer Disposition (etwa 35% aller Menschen) kann es unter Therapie mit Kortikosteroiden zu intraokularer Drucksteigerung kommen, bei lang anhaltender Kortikosteroideinwirkung auch mit entsprechenden Schäden *(Kortisonglaukom).* Ursache ist wahrscheinlich die Beeinflussung der Ausschüttung lysosomaler kataboler Enzyme der Kammerwinkelfibroblasten und damit des Polymerisationsgrades der intertrabekulären Glykosaminoglykane[8]. *Elektronenoptisch* finden sich in den intertrabekulären Spalten des juxtakanalikulären Gewebes enorme Ansammlungen eines homogenen Materials[27]. Spaeth et al.[34a] beschreiben Ansammlungen von Glykosaminoglykanen an der Oberfläche der Trabekel.

● bei *Schädigung des Trabekelwerks durch Kontusion* (▷ S.302).

● beim *Exfoliationssyndrom* (▷ S.318) tritt in etwa 70% der Fälle ein sogenanntes *„Glaucoma capsulare"* auf. Das hierbei in den intertrabekulären Spalten vorkommende, zum Teil basallaminaartige Material dürfte auf dem Boden einer gemeinsamen Ätiologie sowohl der Linsenkapselabschilferung als auch der Abflußbehinderung im Trabekelwerk *(„basement membrane exfoliation syndrome",* ▷ S.318) in situ neugebildet werden. Es wurde beim Exfoliationssyndrom auch ohne Bestehen einer intraokularen Drucksteigerung beobachtet, so daß seine kausale Beziehung zum Glaukom bezweifelt wird[1].

Sekundärglaukom infolge Verlegung des Kammerwinkels

● *Verwachsungen im Kammerwinkel nach Iritis (Iridozyklitis),* insbesondere bei anlagemäßig engem Kammerwinkel.

● *Neovaskularisationsglaukom (Rubeosis iridis, „hämorrhagisches Glaukom"):* Von der Iris ausgehende Neubildung eines fibrovaskulären Gewebes (Abb. 2.23d). Hauptursachen sind der Diabetes mellitus und der Zentralvenenverschluß (▷ S.325, 343).

● *Linsenluxation in die Vorderkammer*

● *Verlegung des Kammerwinkels bei Cataracta intumescens, Kugellinse, sehr großer Linse;* infolge Wölbungszunahme der Linse *während iatrogener Miosis.* Auch Vordrängen der Linse durch ein großes Aderhautmelanom kann den Kammerwinkel verlegen.

Sekundärglaukom infolge Abflußbehinderung im Pupillarbereich[32]

● *Postinflammatorische Verwachsungen* zwischen Iris und Linse ausschließlich am Pupillarrand *(Seclusio pupillae)* oder mit Verschluß der Pupille durch fibrinöse Schwarte *(Occlusio pupillae)* bei normal tiefer Vorderkammer *(irido-lentikulärer Pupillarblock, „echter Pupillarblock").* Folge: Vorwölbung der Iris *(Napfkucheniris, Iris bombée),* jedoch keine Verlegung des Kammerwinkels.

● Primär gleicher Pathomechanismus bei normal tiefer Vorderkammer, jedoch infolge des durch den Pupillarblock erhöhten Augeninnendruckes *sekundär Vordrängen der Iris an ihrer schwächsten Stelle, der Iriswurzel,* und Verlegung des Kammerwinkels (Abb. 2.23e).

● *Postinflammatorische breitbasige Verwachsung* der Iris mit der Linse *(Irido-lentikulärer Block, „relativer Pupillarblock").* Dadurch Vordrängen der Iriswurzel mit sekundärer Verlegung des Kammerwinkels. Vorbedingung: *Enge Vorderkammer.*

Sekundärglaukom infolge Abflußbehinderung im zilio-vitreo-lentikulären Bereich linsenhaltiger Augen (Ziliarblock, Ziliolentikularblock, sog. *malignes Glaukom)*[32,33]

Der normale Abflußweg des Kammerwassers kann durch Anpressen der Ziliarkörperzotten an den Linsenrand verlegt werden, z.B. bei *Volumenzunahme der Linse im Alter* oder bei *Diabetes mellitus,* bei *Ziliarmuskelspasmus durch Miotika* und *relativ großer Linse,* oder nach *Netzhautoperationen* mit zirkulärer Bulbuseindellung. Ein Teil des Kammerwassers fließt dann in den Glaskörper und drückt von hinten die Linse in die Pupille, die hierdurch ventilartig verschlossen wird. Damit schiebt sich das Iris-Linsendiaphragma nach vorn und erzeugt einen sekundären Winkelblock.

Sekundärglaukom im aphaken Auge (Aphakieglaukom)[32,33]

● *Irido-vitrealer Block bei Aphakie:* Zirkuläre Adhärenz des Pupillarrandes mit der intakten vorderen Glaskörpergrenzschicht ergibt einen echten Pupillarblock. Das Iris-Glaskörpergrenzschicht-Diaphragma wird nach vorn gedrängt und erzeugt sekundär einen Winkelblock.

● *Zilio-vitrealer Block bei Aphakie:* Die intakte vordere Glaskörpergrenzschicht des aphaken Auges kann nach Ausbildung von Adhärenzen zwischen ihr und dem Ziliarepithel (z.B. nach vorangegangenem Ziliarblock des noch linsenhaltigen Auges) das Ziliarepithel vorderkammerwärts wasserdicht abriegeln. Der folgende Rückstau von Kammerwasser im Glaskörper drückt die Iris nach vorn und führt sekundär zum Winkelblock.

● Bei *defekter vorderer Glaskörpergrenzschicht* können Teile des Glaskörpergels in die tief bleibende Vorderkammer eindringen und so den Kammerwinkel verlegen.

Sekundärglaukom infolge Erhöhung des Blutdrucks in den episkleralen Venen

Thyreotroper Exophthalmus ▷ S.374,
Syndrom der oberen Hohlvene, retrobulbärer Tumor, Sinus cavernosus-Thrombose, A.carotis – Sinus cavernosus – Aneurysma[33].

Glaukomschäden

• In der *Hornhaut* führt ein *akutes Glaukom* zum inter-, später intrazellulären Ödem, sowie zur Ablösung des Epithels von der Basallamina *(Kerotopathia bullosa; reversibel)*. Bei *persistierendem hohem* Druck mit chronischem Ödem wächst fibrovaskuläres Gewebe zwischen Epithel und Bowmanscher Membran ein. Nach Verschwinden der Gefäße verbleibt eine zellarme Narbe *(Pannus degenerativus,* Abb. 2.23 a). *Langdauernde Augeninnendrucksteigerung* führt gelegentlich zum Hinüberwachsen des Endothels über den Kammerwinkel auf die Iris mit Ausscheidung einer *neuen Glashaut* auf der Irisvorderfläche.

• In der *Iris* können bei akutem Glaukom *ischämische Nekrosen* entstehen; in der *Linse* wird die veränderte Zusammensetzung des Kammerwassers, evtl. auch direkte Druckeinwirkung für fokale glykogenhaltige Linsenepithelnekrosen *(Glaukomflecken)*[2] verantwortlich gemacht.

• Die *Retina* zeigt im Endstadium eines chronischen Glaukoms eine *Atrophie der inneren Schicht* mit Untergang der Ganglienzellen und Neurone, *ohne nennenswerte Gliose.*

• *Im Sehnervenkopf* kommt es nach experimenteller akuter und chronischer Augeninnendrucksteigerung zunächst zur *Blockierung des ortho- und retrograden Axoplasmaflusses in der Ebene der Lamina cribrosa* mit den entsprechenden ultrastrukturellen Befunden wie bei „cotton-wool" Herden (▷ S.343[9,19,23]). Dabei spielt die durch die Drucksteigerung bewirkte kapilläre Ischämie als initialer Faktor keine nachweisbare Rolle; wahrscheinlicher ist *mechanische Kompression der Axone* durch die Kollagenfaserbündel der Lamina cribrosa. Bei erheblicher akuter Innendrucksteigerung kann eine ischämische Nekrose des prälaminaren Papillengewebes mit Axonverlust auftreten, sog. kavernöse Optikusatrophie *(„Schnabelsche Kavernen")*. Sie wird gelegentlich auch in nicht glaukomatösen Augen beobachtet, z. B. bei Arteriosklerose[2a]. In das nekrotische Areal wird Hyaluronat aus dem Glaskörper eingepreßt. Die Glia ist bei geringgradiger, kurzdauernder Drucksteigerung nicht beteiligt; beim chronischen Glaukom wird Gliose beschrieben[9].

Das Spätstadium eines chronischen Glaukoms ist charakterisiert durch die infolge Verlust des prälaminaren Gewebes und Ausbeulung der Lamina cribrosa nach hinten entstehende *glaukomatöse Exkavation* (Abb. 2.23 c) der atrophischen Papille.

• Als *Glaucoma absolutum* bezeichnet man den Endzustand des an Glaukom mit hohem Druck erblindeten Auges.

Von *klinischer Relevanz* sind die statistisch gesicherten Beziehungen zwischen *Glaucoma simplex* und *Zentralvenenverschluß*. Sie beruhen vielleicht auf koordinierten Altersveränderungen der extrazellulären Matrix im Trabekelwerk, in der Lamina cribrosa und im gemeinsamen perivaskulären Raum der Zentralgefäße[5]. Auch beim *Zentralarterienverschluß* besteht eine Neigung zu „primären" Glaucoma simplex[16].

Okuläre Hypotonie

Ätiologie, Pathogenese

Hypotonie-Syndrome entstehen durch *exzessiven Abfluß vom Kammerwasser,* oder durch *Mindersekretion* infolge Schädigung des Ziliarkörpers (Trauma, schwere intraokulare Krankheit, z. B. Endophthalmitis)[21].

• *Akute exzessive okuläre Hypotonie* bis auf den Wert 0 ist nur bei *Bulbuseröffnung (Trauma, Operation)* möglich. Seltene, aber deletäre Folge einer intraoperativen akuten Hypotonie ist die *expulsive Blutung* (▷ S.305).

• *Chronisch-persistierende* okuläre Hypotonie ist ebenfalls am häufigsten nach *Bulbuseröffnung;* entweder in Form *subkonjunktivaler Filtration des Kammerwassers* (gedeckte Bulbusperforation, fistulierende antiglaukomatöse Eingriffe) oder in Form einer *externen Fistel* (perforierende Bulbusverletzung, Bulbusruptur, perforiertes Hornhautulkus).

Ob eine chronisch-persistierende okuläre Hypotonie ohne Bulbuseröffnung infolge primärer Hyposekretion bei sonst Gesunden vorkommt, ist fraglich. Als Folge sekundärer Hyposekretion bei Marasmus oder im Coma diabeticum ist sie ebenfalls eine Rarität[21].

Unmittelbare *Folge* einer drastischen intraokularen Drucksenkung sind die *Erschlaffung der Bulbuswand* und die *Erhöhung der Gefäßpermeabilität.* Letztere führt zur *Aufhebung der Blut-Kammerwasser- und der Blut-Netzhautschranke*[37].

Morphologie

• Die *akute Hypotonie* ist gekennzeichnet durch Hyperämie, eiweißreiches Kammerwasser mit Blutzellen, Faltenbildung der Netzhaut, Verlust von Rezeptoren und möglicherweise durch zystoide Makulopathie.

• Bei *chronisch-persistierender Hypotonie* ist ebenfalls eiweißreiches Kammerwasser mit Blutzellen ein Indikator für die gestörte Blut-Kammerwasserschranke. An der *Uvea* wird eine *Rubeosis iridis* (▷ S.325) beobachtet, ferner kommt es zu *ödematöser Verdickung des Ziliarkörpers mit Linsenschlottern.* Die periphere Aderhaut schwillt an *(Spongiosis chorioideae,* ▷ S.326). In der Netzhaut kann intra- und interzelluläres Ödem sowie eine exsudative Amotio retinae, evtl. mit sekundärer Retinoschisis, Folge einer langdauernden Hypotonie sein. Gewebsproliferationen von Glia, Gefäßen und retinalem Pigmentepithel machen die chorioretinalen Veränderungen irreversibel[39]. Die Papille zeigt ein Ödem *("Stauungspapille e vacuo")* infolge gestörten axoplasmischen Transportes[20], später *Optikusatrophie* durch Zerfall der Axone bei erhaltenen und proliferierenden Astrozyten[21].

Persistierende Hypotonie ist nach Tumoren und Sekundärglaukom die *dritthäufigste Ursache für die Enukleation,* bedingt durch Atrophie oder Phthisis (▷ S.305).

Literatur

1. Benedikt O, Roll P (1979) The trabecular meshwork of a nonglaucomatous eye with the exfoliation syndrome. Virchows Arch A Path Anat and Histol 384: 347–355
2. Brini A, Flament J (1973) Cataracta glaucomatosa acuta. Exp Eye Res 16: 19–28
2a. Brownstein S, Font RL, Zimmerman LE, Murphy SB (1980) Nonglaucomatous cavernous degeneration of the optic nerve. Arch Ophthalmol 98: 354–358
3. Campbell DG (1981) Ghost cell glaucoma following trauma. Ophthalmology 88: 1151–1158
4. Constable IJ (1975) Pathology of vitreous membranes and the effect of haemorrhage and new vessels on the vitreous. Trans ophthal Soc U K 95: 382–386
* 5. Coscas G, Dhermy P (1978) Occlusions veineuses rétiniennes. Masson, Paris New York Barcelone Milan p 116
* 6. Davson H (1979) The Bowman lecture, 1979: The little brain. Trans ophthal Soc UK 99: 21–37
7. Fine BS (1964) Observations on the drainage angle in man and rhesus monkey: a concept of the pathogenesis of chronic simple glaucoma. Invest Ophthalmol 3: 609–646
8. François J, Victoria-Troncoso V (1974) Mucopolysaccharides et hypertension oculaire (Pathogenie du glaucome cortisonique). Ann d'Oculist (Paris) 207: 625–641
* 8a. François J (1981) Genetic predisposition to glaucoma. Dev Ophthal 3: 1–45
9. Gaasterland D, Tanishima T, Kuwabara T (1978) Axoplasmic flow during chronic experimental glaucoma I. Light and electron microscopic studies of the monkey optic nervehead during development of glaucomatous cupping. Invest Ophthalmol Vis Sci 17: 838–846
10. Gärtner J (1971) Aging changes of the ciliary epithelium border layers and their significance for intraocular pressure. Am J Ophthalmol 72: 1079–1093
11. Gärtner J (1972) Lipid-containing substances in the basement membrane network of the human ciliary epithelium. Virchows Arch Abt B Zellpath 10: 310–321
12. Grierson I, Johnson NF (1981) The post-mortem vacuoles of Schlemm's Canal. Albrecht v Graefes Arch klin exp Ophthal 215: 249–264
13. James Jr AE, Flor WJ, Novak GR, Strecker EP, Burns B, Epstein M (1977) Experimental hydrocephalus. Exp Eye Res 25 (Suppl): 435–459
14. Knepper PA, Farrman AI, Telser AG (1981) Aqueous outflow pathway glycosaminoglycans. Exp Eye Res 32: 265–277
15. Kupfer C (1979) New hypothesis on anterior chamber developmental anomalies associated with glaucoma. In: Krieglstein GK, Leydhecker W (eds) Glaucoma update. Springer, Berlin Heidelberg New York pp 27–31
16. Leydhecker W (1979) Die Glaukome in der Praxis. Ein Leitfaden. Springer, Berlin Heidelberg New York. p 6–17, 35
17. Maul E, Strozzi L, Muñoz C, Reyes C (1980) The outflow pathway in congenital glaucoma. Am J Ophthalmol 89: 667–675
18. McMenamin PG, Lee WR (1980) Age related changes in extracellular materials in the inner wall of Schlemm's canal. Springer, Berlin Heidelberg New York Current research in ophthalmic electron microscopy 3: 25–38
*19 Minckler DS, Spaeth GL (1981) Optic nerve damage in glaucoma. Surv Ophthal 26: 128–148
20. Minckler DS, Tso MOM, Zimmerman LE (1976) A light microscopic, autoradiographic study of axoplasmic transport in the optic nerve head during ocular hypotony, increased intraocular pressure, and papilledema. Am J Ophthalmol 82: 741–757
21. Naumann GOH (1980) Pathologie des Auges (Spezielle pathologische Anatomie Bd 12). Springer, Berlin Heidelberg New York pp 778, 797, 800
22. Naumann GOH, Portwich E (1976) Aetiologie und akuter klinischer Anlaß zu 1000 Enukleationen (Eine klinisch-ophthalmologische Studie). Klin Mbl Augenheilk 168: 622–630
23. Quigley HA, Addicks EM, Green WR, Maumenee AE (1981) Optic nerve damage in human glaucoma II. The site of injury and susceptibility to damage. Arch Ophthalmol 99: 635–649
24. Rauhut D, Rohen JW (1972) Electron microscopic study of the trabecular meshwork in alphachymotrypsin glaucoma. Albrecht v Graefes arch klin exp Ophth 184: 29–41
24a. Remé CH, Lalive d'Epinay S (1981) Periods of development of the normal human chamber angle. Doc Ophthalmol 51: 241–268
25. Renard G, Hirsch M, Savoldelli M, Pouliquen Y (1980) The development of the irido-corneal angle in the chick embryo. In: Lee WR (ed) Current research in ophthalmic electron microscopy, vol 3. Springer, Berlin Heidelberg New York pp 1–8
26. Rohen JW (1970) The morphologic organization of the chamber angle in normal and glaucomatous eyes. Adv Ophthalmol 22: 80–96
26a. Rohen JW (1982) Presence of matrix vesicles in the trabecular meshwork of glaucomatous eyes. Graefe's Arch Clin Exp Ophthalmol 218: 171–176
27. Rohen JW, Linnér E, Witmer R (1973) Electron microscopic studies on the trabecular meshwork in two cases of corticosteroid-glaucoma. Exp Eye Res 17: 19–31
*28. Rohen JW, Lütjen-Drecoll E (1971) Age changes of the trabecular meshwork in human and monkey eyes. A light and electron microscopic study. Altern und Entwicklung – aging and development Schattauer, Stuttgart New York 1: 1–36
29. Rohen JW (1982) The evolution of the primate eye in relation to the problem of glaucoma. In: Lütjen-Drecoll E (ed) Basic aspects of glaucoma research. Schattauer, Stuttgart pp 3–33
30. Sampaolesi R, Zarate JO, Caruso R (1979) Congenital glaucoma: Light and scanning electron microscopy of trabeculectomy specimens. In: Krieglstein GK, Leydhecker W (eds) Glaucoma update. Springer, Berlin Heidelberg New York pp 39–51
31. Scheie HG, Cameron JD (1981) Pigment dispersion syndrome: a clinical study. Brit J Ophthalmol 65: 264–269
*32. Shaffer RN (1973) A suggestes anatomic classification to define the pupillary block glaucomas. Invest Ophthalmol 12: 540–542.
33. Shields MB (1982) A study guide for glaucoma. Williams & Wilking, Baltimore London, pp 212–219, 233, 332–344, 368–370
34. Shimizu T, Hara K, Futa R (1981) Fine structure of trabecular meshwork and iris in pigmentary glaucoma. Albrecht v Graefes Arch klin Ophthal 215: 171–180
34a. Spaeth GL, Rodrigues MM, Weinreb S (1977) Steroid-induced glaucoma: A. Persistent elevation of intraocular pressure. B. Histopathological aspects. Tr Am Ophth Soc 75: 353–381
34b. Tawara A, Inomata H (1981) Developmental immaturity of the trabecular meshwork in congenital glaucoma. Am J Ophthalmol 92: 508–525
*35. Tripathi RC (1977) The functional morphology of the outflow sy-

stems of ocular and cerebrosphinal fluids. Exp Eye Res 25 (Suppl): 65–116

36. Tripathi RC (1977b) Pathologic anatomy of the outflow pathways of aqueous humor in chronic simple glaucoma. Exp Eye Res 25 (Suppl): 403:-407

37. Tso MOM, Shih CY (1976) Disruption of blood-retinal barrier in ocular hypotony: preliminary report. Exp Eye Res 23: 209–216

38. Vegge T, Ringvold A (1971) The ultrastructure of the extracellular components of the trabecular meshwork in the human eye. Z Zellforsch 115: 361–376

39. Völcker HE, Gieler J (1980) Morphologie von Uvea und Retina bei akuter und chronischer Hypotonie. In: Naumann GOH, Gloor B (Hrsg) Wundheilung des Auges und ihre Komplikationen. Bergmann, München pp 121–125

40. Wulle KG (1972) The development of the productive and draining system of the aqueous humor in the human eye. Adv Ophthalmol 26: 269–355

*41. Zypen E van der (1971) Vergleichende licht- und elektronenmikroskopische Untersuchungen über die morphologischen Grundlagen der Liquor- und Kammerwasserzirkulation. Altern und Entwicklung – aging and development, Schattauer, Stuttgart New York, Bd 2, pp 62–66, 96–97

Anhangsorgane: Augenhöhle (Orbita) und Orbitainhalt

Allgemeines

Die Besprechung der Augenhöhle und ihrer Erkrankungen erfordert wegen der Besonderheiten des Kopf- bzw. periokularen Mesenchyms (▷ S. 293) einige einleitende entwicklungsgeschichtliche *Definitionen*:

Mesoderm ist die zwischen den beiden primitiven Keimblättern gelegene geschlossene Zellschicht. Unter *Mesenchym* versteht man jedes embryonale Bindegewebe. *Primäres Mesenchym* ist das primitive, um die Chorda dorsalis gelagerte (paraxiale) Mesoderm. Die *Neuralleiste* besteht aus Zellen außerhalb und dorsolateral des Neuralrohrs (▷ S. 294). *Sekundäres Mesenchym* ist ein später auftretendes und differenzierteres embryonales Bindegewebe, das sich entweder aus dem primären Mesenchym oder aus der Neuralleiste ableitet. Als *Ektomesenchym* oder *Mesektoderm* bezeichnet man aus der Neuralleiste stammendes Mesenchym, als *hämozytisches Mesenchym* Teile des Mesoderms, die Blut- und Lymphgewebe formieren, und als *neurogenes Mesenchym* Derivate der Neuralleiste. Die Knochen der Orbita werden teils von Zellen der Neuralleiste, teils von Mesodermzellen gebildet; die äußeren Augenmuskeln von Zellen des paraxialen Mesoderms[12,13].

Das im Orbitatrichter gelegene Fettgewebe schützt den Bulbus gegen Erschütterungen. Die durch bindegewebige Septen[14] miteinander verbundenen äußeren Augenmuskeln unterscheiden sich von der Skelettmuskulatur in vielerlei Hinsicht[17]. Sie sind bei zahlreichen systemischen Myopathien beteiligt[16]. Goebel und Friedman berichten über Amyloidablagerungen im Endomysium[5].

Fehlbildungen

Viele kraniofaziale Fehlbildungen lassen sich mit Störungen während der Auswanderung neuroektodermaler Zellen aus der Neuralleiste in die Kopfregion oder während ihrer terminalen Differenzierung erklären, z. B. *Hypertelorismus ocularis, Synophthalmie, Zyklopie* oder die *Lippen-Gaumenspalte* (▷ S. 296). Bei der *kongenitalen Fibrose der extraokularen Muskeln* wird die Muskulatur durch Kollagen ersetzt[6].

Entzündlicher Exophthalmus

Die Orbita ist gelegentlich Sitz *unspezifischer* oder *spezifischer* Affektionen. Sie können durch Fremdkörper, Amyloid, Bakterien, Parasiten, rupturierte Dermatome, Hämangiome, Gefäßkrankheiten wie Polyarteriitis nodosa, Sarkoidose, Tuberkulose oder Syphilis hervorgerufen werden.

Orbitaphlegmone
Die selten gewordene, durch mögliche Beteiligung des Sinus cavernosus akut lebensgefährliche, klinisch sogenannte Orbitaphlegmone entsteht in etwa 70% der Fälle fortgeleitet aus einer Sinusitis, kann aber auch ein Furunkel der Oberlippe, der Nase oder eine banale Staphylokokkenkonjunktivitis zur Ursache haben. Ihrem anatomischen Charakter nach handelt es sich in der Mehrzahl der Fälle um eine Thrombophlebitis (Abb. 2.24a u. b).

Idiopathischer entzündlicher Pseudotumor der Orbita
Unter dieser Bezeichnung wird von Jakobiec und Jones[11] ein besonderer Typ von unspezifischer entzündlicher Affektion abgegrenzt. Er ist gekennzeichnet durch ein polymorphes Infiltrat aus Lymphozyten, Plasmazellen, Retikulumzellen, Epitheloidzellen, Makrophagen, Riesenzellen und eine ausgeprägte fibrovaskuläre Komponente. Weniger häufig finden sich neutrophile und eosinophile Granulozyten. Weitere Besonderheiten des „Pseudotumors" sind zuweilen Granulome in den äußeren Augenmuskeln und sklerosierende Lipogranulome. Die Ätiologie des „Pseudotumors" ist unklar.

Extrem selten[11] ist die Kombination eines „Pseudotumors" der Orbita mit einer entzündlichen Fribro-

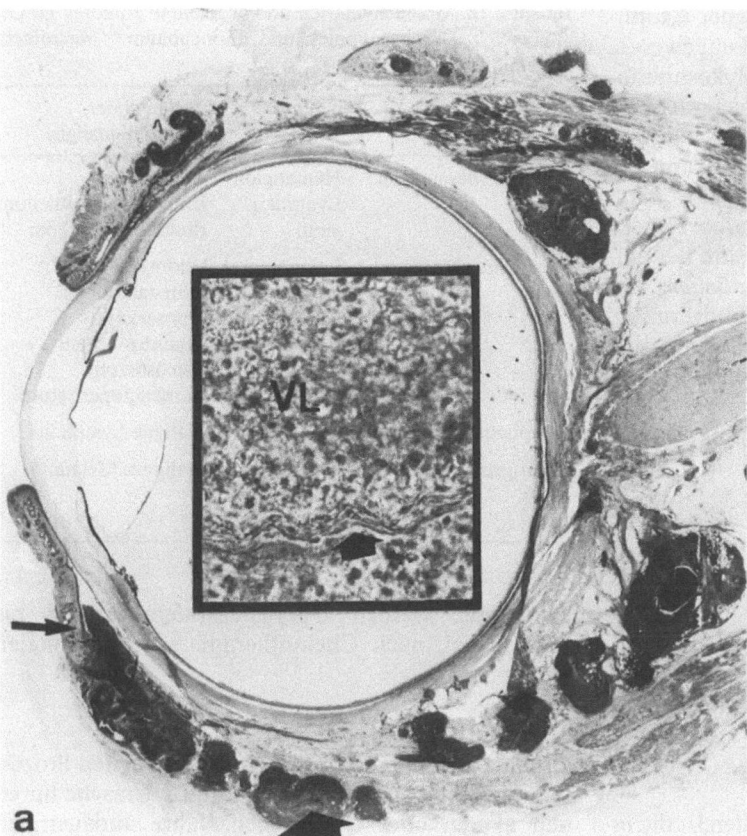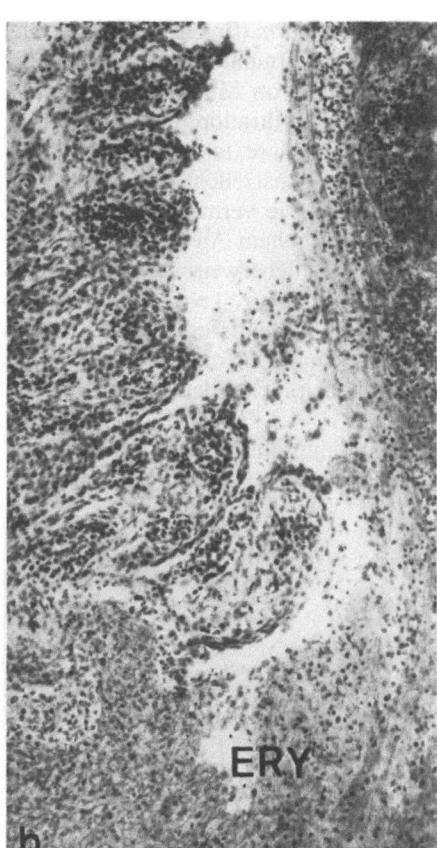

Abb. 2.24a u. b. Thrombophlebitis der Orbita, ausgehend von akuter eitriger Staphylokokkenkonjunktivitis. **a** Die Bindehautentzündung betrifft vor allem die untere Umschlagsfalte (dünner Pfeil). Die dunklen Areale sind größtenteils entzündete thrombosierte Gefäße mit perivaskulären Zellmänteln. *Einsatz:* Die in der Übersicht mit dickem Pfeil markierte entzündete Venenwand in stärkerer Vergrößerung. VL = durch Thrombus verschlossenes Venenlumen. HE, 3,3:1. *Einsatz* 250:1. **b** Das in a)

mit dünnem Pfeil markierte Areal in stärkerer Vergrößerung. Papilläre Hypertrophie der Konjunktiva tarsi. Infiltration der gefäßhaltigen Papillen vor allem mit Lymphozyten und Plasmazellen, daneben Vermehrung der ortsständigen Bindegewebszellen. Am unteren Bildrand freie Blutung (ERY). Am rechten Bildrand Oberflächenexsudat mit zahlreichen neutrophilen Granulozyten und Zerfallsprodukten. HE, 250:1

sklerose des Mediastinums, des Retroperitoneums, des Gallenblasengangs, der Schilddrüse (eisenharte Struma Riedel) und der Halsregion.

Myositis ocularis

Sie kommt gewöhnlich zusammen mit Entzündungen anderer Gewebe der Orbita vor und wird von Jakobiec und Jones als Untertyp des „Pseudotumors" aufgefaßt, ebenso wie die unspezifische entzündliche Affektion im Gebiet des Sinus cavernosus.

Exophthalmus bei Schilddrüsenüberfunktion („endokriner Exophthalmus")

Hyperthyreoidismus ist eine Folge zahlreicher Grundkrankheiten, z. B. eines thyreotoxischen Adenoms oder Karzinoms. Klinisch wichtigste Ursache ist die *Basedowsche Krankheit (Grave's disease)*.

Epidemiologie

Die Basedowsche Krankheit ist am häufigsten im *3. und 4. Lebensjahrzehnt,* bei einer Geschlechtsverteilung von 7:1 zugunsten der Frauen. Exophthalmus besteht in 70 bis 90% der Fälle[1a].

Ätiologie, Pathogenese

Die Krankheit ist *genetisch determiniert.* Pathogenetisch spricht vieles für einen *Autoimmunmechanismus,* bestehend in der Ablagerung von Thyroglobulin-Antithyroglobulinkomplexen in den äußeren Augenmuskeln. Thyroglobulin ist ein normaler Bestandteil der äußeren Augenmuskeln; in der übrigen Skelettmuskulatur kommt es nicht vor. Für die Schwellung des orbitalen Fettgewebes wird ein hypophysärer Faktor verantwortlich gemacht[23,25].

Verlaufsformen

● *Milde Form* (thyreotoxischer Exophthalmus): Eindeutige histologische Befunde fehlen.

• *Schwere Form* (thyreotroper oder maligner Exophthalmus): Vermehrung des orbitalen Fettgewebes, Einlagerung von Mukoproteinen und Glykosaminoglykanen. Infiltration der äußeren Augenmuskeln, speziell des M. rectus inf., mit Lymphozyten, Plasmazellen und Mastzellen[25]. Auch der Sehnerv kann befallen sein. Die Vermehrung des Orbitainhaltes kann zu beträchtlichem Anstieg des intraokularen Drucks führen, möglicherweise infolge Kompression der episkleralen Venen (▷ S.369). *Komplikationen* der schweren Verlaufsform sind Hornhautulzeration, -nekrose und -perforation sowie Papillenödem; beides mit entsprechendem schweren oder totalen Visusverlust.

Die Behandlung des Grundleidens bringt häufig keine Besserung der Ophthalmopathie[1a].

Tumoren

Eine Einteilung der Tumoren des Orbitamesenchyms unter embryologischen Gesichtspunkten gibt die folgende Tabelle 2.12.

Gefäßtumoren

Sie sind *insgesamt am häufigsten.* Sehr selten ist die *intravaskuläre papilläre endotheliale Hyperplasie*[24].

Rhabdomyosarkom

Häufigster primärer maligner Orbitatumor im Kindesalter. Unter 161 Fällen wurden 75% bei Kindern unter 10 Jahren beobachtet.[13a] *Klinisch* tritt das Rhabdomyosarkom als schnell zunehmender unilateraler Exophthalmus, aber auch als tastbare subkonjunktivale oder palpebrale Resistenz in Erscheinung. Bei rechtzeitiger Diagnosestellung kann durch Strahlen- und/oder Chemotherapie die früher übliche Exenteratio orbitae vermieden werden. Nach primärer Strah-

Tabelle 2.12. Mesenchymarten und abgeleitete Tumoren im Orbitabereich. (Nach Jakobiek und Tannenbaum[12], vereinfacht und modifiziert)

Histogenese	benigne	maligne oder potentiell maligne
Primäres Mesenchym	Hämangiom Lymphangiom	Angiosarkom Hämangioendotheliom Rhabdomyosarkom
Sekundäres Mesenchym	Leiomyom Histiozytom Lipom	Leiomyosarkom Fibrosarkom Liposarkom Chondrosarkom Osteosarkom Hämangioperizytom
Lymphatisches Gewebe		Maligne Lymphome
Neurogenes Mesenchym	Schwannom Neurofibrom Meningiom	Malignes Melanom

lentherapie werden Überlebensraten von 18 bis 81 Monaten, nach Chemotherapie von 12 Monaten angegeben[13a].

Maligne Lymphome

Orbitale Lymphome sind nach entzündlichen Prozessen und Hämoangiomen die häufigste Ursache für einen akuten oder chronischen, Jahre andauernden *Exophthalmus.* Das *häufigste maligne Lymphom der Orbita* ist das *lymphoblastische Lymphom.* Die meisten malignen Lymphome der Orbita und der okulären Adnexe sind lokale Manifestation eines systemischen Lymphoms[11a]. Bei der Beurteilung „lymphoider Tumoren" der Orbita und der okulären Adnexe ist die Elektronenmikroskopie eine zuverlässige Methode zur Unterscheidung polyklonaler (= entzündliche „Pseudotumoren") von monoklonalen (= maligne Lymphome) Zellproliferationen[10a]. Ein Fallbericht über ein malignes Lymphom unter Anwendung der Kiel-Klassifikation stammt von Nover[18].

Anhangsorgane: Augenlider (Palpebrae) und Tränenapparat (Apparatus lacrimalis)

Allgemeines

Der Lidapparat hat die Aufgabe, den für die optische Qualität des Auges wichtigen *präkornealen Tränenfilm* zu produzieren und für seine gleichmäßige Verteilung auf der Hornhaut zu sorgen[22]. Die erste Aufgabe übernimmt der *Drüsen-,* die zweite der *Bewegungsapparat der Augenlider.* Die Tränendrüse enthält mehrere Ar-

ten sekretorischer Zellen[22,26]; akzessorische Tränendrüsen liegen in der Bindehaut. Der präkorneale Film [1,9] weist neben und in seiner wäßrigen Phase u.a. Muzin, Lysozym und Antikörper (IgA) auf. *Meibom-, Moll- und Zeiss'sche Drüsen* steuern ein lipidhaltiges Sekret bei, das im Gegensatz zur Tränenflüssigkeit kontinuierlich gebildet wird. Die *tägliche Tränenmenge* (0,1 bis 1,0 ml) ist nach dem 70. Lebensjahr auf ⅓ bis ¼ oder weniger herabgesetzt[19]. Für den Abtransport der Tränen aus dem eine subtile Morphologie aufweisenden[17a] Tränensee via Tränenröhrchen und Tränensack in den unteren Nasengang ist die *Funktion der Tränenröhrchen* als *Saugdruckpumpe* von Bedeutung. Sie wird bewirkt durch die Tätigkeit der *Lidmuskulatur* (Lidöffnung und -schlag)[2]. Auch eine aktive Resorption der Tränenflüssigkeit durch Bindehaut und Wand der ableitenden Tränenwege ist aufgrund ihrer Ultrastruktur sowie nach Untersuchungen mit Radioisotopen anzunehmen[22a]. Im Unterlid existiert keine Öffnungsmuskulatur. Die *Lidspalte* entsteht im 7. bis 8. Embryonalmonat. Nach postnatalem längerdauerndem Verschluß gleich welcher Genese wird tierexperimentell und beim Menschen eine einseitige Achsenmyopie beschrieben[8]. Der Pathomechanismus ist unklar (▷ S. 298).

Fehlbildungen

Der *M. levator palpebrae* hat sich entwicklungsgeschichtlich vom M. rectus superior abgegliedert. Dies erklärt gelegentlich vorkommende, beide Muskeln betreffende Fehlbildungen mit resultierenden peripheren muskulären Beweglichkeitsdefekten[22]. Ebenso wie die äußeren Augenmuskeln sind auch der M. levator palpebrae und der M. orbicularis oculi bei erbbedingten Myopathien beteiligt, vor allem bei der *okulopharyngealen Muskeldystrophie*[15]. Von Bedeutung bei Chromosomenanomalien (▷ S. 298) sind der
* *Epikanthus (Mongolenfalte),* eine bogenförmige Hautfalte, die zu beiden Seiten des Nasenrückens verläuft und den inneren Lidwinkel verdeckt, sowie die
* *Blepharophimose,* eine doppelseitige Verkürzung der Lidspalte in horizontaler und vertikaler Richtung.

Stoffwechselstörungen

* *Xanthelasmen* sind meist symmetrisch angeordnete lokalisierte Ansammlungen *lipidhaltiger Histiozyten* in der Subkutis vorwiegend der medialen Lidhälften. Nicht selten bei *Diabetes mellitus* und *Hypercholesterinämie.*

Entzündungen

Die Histopathologie der entzündlichen Lidhautaffektionen unterscheidet sich nicht von den entsprechenden dermatologischen Veränderungen anderer Lokalisation. Von speziell ophthalmologischer Bedeutung sind das

* *Hordeolum externum,* die *akute eitrige* Entzündung der *Zeisschen* oder *Mollschen Drüsen* und das
* *Hordeolum internum,* die *akute eitrige* Entzündung einer oder mehrerer *Meibomscher Drüsen.*
* *Das Chalazion ist eine granulomatöse riesenzellhaltige Entzündung* einer Zeisschen oder Meibomschen Drüse.
* *Entzündungen der Tränendrüse (Dakryoadenitis)* können durch Viren, Bakterien oder Pilze verursacht sein. Unter den nicht infektiösen chronisch-granulomatösen Entzündungen ist die Sarkoidose hervorzuheben. Bei Sklerodermie und beim Sjögren Syndrom weist die Tränendrüse zusätzlich zu entzündlichen Infiltraten breite Bänder von azellulärem hyalinisiertem Kollagen auf[11]. Die durch die Beteiligung der Tränendrüse beim Sjörgren-Syndrom hervorgerufene Minderung der Tränensekretion führt zum *Syndrom des „trockenen Auges"* (Conjunctivitis sicca, ▷ Tabelle 2.13).

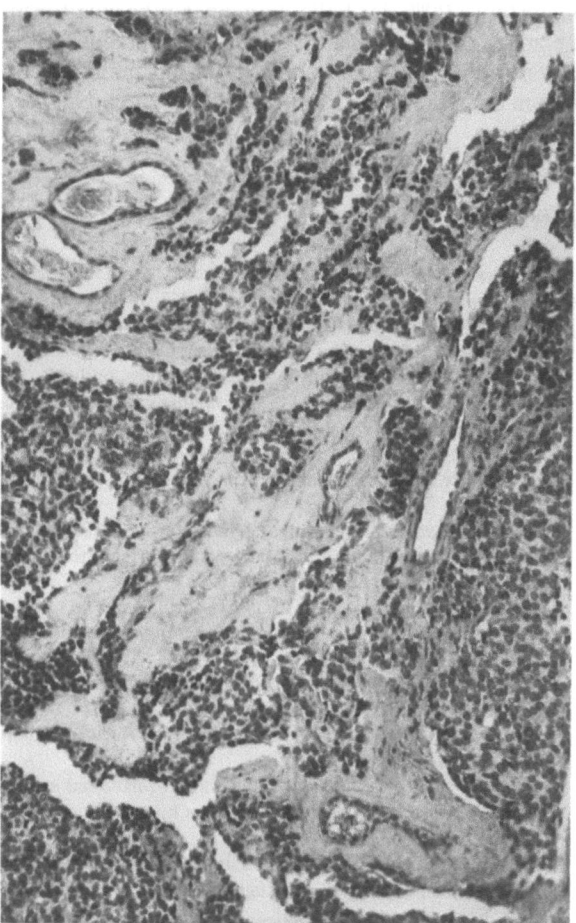

Abb. 2.25. Benigner Tränendrüsenmischtumor. Aufbau aus soliden Epithelsträngen und -zapfen, die stellenweise drüsenartige, leere oder mit eosinophilem amorphem Material gefüllte Hohlräume umschließen. Zwischengewebe hyalin entartet. HE, 125:1

Tumoren

Tumoren der Lidhaut

Ebenso wie die Entzündungen entsprechen auch die Tumoren der Lidhaut grundsätzlich den gleichnamigen Veränderungen in der übrigen Haut. Häufigster maligner, aber nicht metastasierender epithelialer Lidhauttumor ist das *Basaliom;* häufigste maligne metastasierende Geschwulst der Augenlider in Mitteleuropa das *Talgdrüsenkarzinom* der Meibomschen, seltener der Zeisschen Drüse.

Tumoren der Tränendrüse

Unter den Geschwülsten der Tränendrüse ist der dem Mischtumor der Speicheldrüse analoge *Tränendrüsenmischtumor* hervorzuheben (Abb. 2.25). Ungeachtet seiner Bezeichnung leiten sich alle seine Bestandteile, einschließlich fibrillärem Bindegewebe und Hyalinknorpel, vom Epithel ab[4]. Man unterscheidet eine *benigne* (etwa 90% der Fälle) von einer *malignen* Form. Letztere dürfte größtenteils aus der benignen Verlaufsform hervorgehen; ähnlich wie das maligne Melanom der Aderhaut aus einem präexistenten Nävus[10].

Literatur

1. Allansmith MR, Gillette TE (1980) Secretory component in human ocular tissues. Am J Ophthalmol 89: 353–361
1a. Bloch RS, Henkind P (1982) Ocular manifestations of endocrine and metabolic diseases. In: Duane TD (ed) Clinical Ophthalmology, vol II/Chap 21. Harper & Row, Hagerstown, pp 1–26
2. Busse H, Hollwich F (Hrsg) (1978) Erkrankungen der ableitenden Tränenwege und ihre Behandlung. Bücherei des Augenarztes H 74, Enke, Stuttgart, p 18
3. Flanagan JC (1979) Vascular problems of the orbit. Ophthalmology 86: 896–913
* 4. Forrest AW (1979) Lacrimal gland tumors. In: Jones IS, Jakobiec FA (eds) Diseases of the orbit. Harper & Row, Hagerstown New York San Francisco London, pp 355–370
5. Goebel HH, Friedman AH (1971) Extraocular muscle involvement in idiopathic primary amyloidosis. Am J Ophthalmol 71: 1121–1127
6. Harley RD, Rodriques MM (1978) Congenital fibrosis of the extraocular muscles. Tr Am Ophthal Soc 76: 197–226
7. Henderson JW (1980) Orbital tumors, 2nd edn. Thieme-Stratton, Stuttgart New York
8. Hoyt CS, Stone RD, Fromer C (1981) Monocular axial myopia associated with neonatal eyelid closure in human infants. Am J Ophthalmol 91: 197–200
* 9. Jaeger W (1981) Der praekorneale Film und seine Bedeutung für die Therapie des „trockenen" Auges. Bücherei des Augenarztes H 74, Enke Stuttgart, pp 40–53
10. Jakobiec FA (1980) Diskussion zu Henderson JW, Farrow GM: Primary malignant mixed tumors of the lacrimal gland. Report of 10 cases. Ophthalmology 87: 466–475
10a. Jakobiec FA, Iwamoto T, Knowles DM (1982) Ocular adnexal lymphoid tumors. Correlative ultrastructural and immunologic marker studies. Arch Ophthalmol 100: 84–98
*11. Jakobiec FA, Jones IS (1979) Orbital inflammations. In: Jones IS, Jakobiec FA (eds) Diseases of the orbit. Harper & Row, Hagerstown New York San Francisco London, pp 187–261
11a. Jakobiec FA, Jones IS (1982) Lymphomatous, plasmacytic, histiocytic and hematopoietic tumors. In: Duane TD (ed) Clinical Ophthalmology, vol II/Chap 39. Harper & Row, Hagerstown, pp 1–45
12. Jakobiec FA, Tannenbaum M (1979) Embryologic perspectives on the fine structure of orbital tumors. In: Jones IS, Jakobiec FA (eds) Diseases of the orbit. Haper & Row, Hagerstown New York San Francisco London, pp 171–185
13. Johnston MC, Noden DM, Hazelton RD, Coulombe JL, Coulombre AJ (1979) Origins of avian ocular and periocular tissues. Exp Eye Res 29: 27–43
13a. Knowles II DM, Jakobiec FA, Jones IS (1982) Rhabdomyosarcoma. In: Duane TD (ed) Clinical Ophthalmology, vol II/Chap 43. HarpeR & Row, Hagerstown, pp 1–25
14. Koorneef L (1979) Orbital septa: Anatomy and function. Ophthalmology (1979) 86: 876–880
15. Kuwabara T, Cogan DG, Johnson CC (1975) Structure of the muscles of the upper eyelid. Arch Ophthalmol 93: 1189–1197
16. Martinez AJ, Hay S, McNeer KW (1976) Extraocular muscles. Light microscopy and ultrastructural features. Acta Neuropath (Berl) 34: 237–253
17. Mühlendyck H (1980) Ringbinden- und Serpentinenfasern in den äußeren Augenmuskeln des Menschen: lichtmikroskopische und elektronenmikroskopische Untersuchungen (Normale und pathologische Anatomie Bd 39). Thieme, Stuttgart New York
17a. Murube del Castillo J (1981) Dacriologica basica. Royper, Madrid, pp 424–450
18. Nover A (1979) Maligne Non-Hodgkin-Lymphome an Lid, Orbita und Tränensack. Albrecht v Graefes Arch klin exp Ophthal 210: 211–218
19. Nover A (1981) Grundlagen und Therapie der Hypersekretion und Epiphora. Bücherei des Augenarztes H 74, Enke, Stuttgart, pp 54–62
20. Picó G (1971) Congenital anomalies of the lacrimal system. Proceedings of the first international symposium. In: Veirs ER (ed) The lacrimal system. Mosby, St. Louis, pp 3–9
21. Rahi AHS, Garner A (1976) Immunopathology of the eye. Blackwell Scientific Publications, Oxford London Edinburgh Melbourne, pp 240–244
22. Rohen JW (1980) Zur funktionellen Anatomie des Lidapparates. Ber Dtsch Ophthalmol Ges 77: 3–12
22a. Royer J, Adenis JP, Bernard JA, Metaireau JP, Reny A (1982) L'appareil lacrymal. Masson, Paris New York Barcelone Milan Mexico Rio de Janeiro, pp 206–215
23. Solomon DH, Mausolf FA (1980) The eye in endocrine diseases, especially Grave's ophthalmopathy. In: Mausolf FA (ed) The eye and systemic diasease, 2nd ed, Mosby, St Louis Toronto London, pp 448–467
24. Weber FL, Babel J (1981) Intravascular papillary endothelila hyperplasia of the orbit. Brit J Ophthalmol 65: 18–22
25. Werner SC (1979) Orbital changes in Graves' disease. In: Jones IS, Jakobiec FA (eds) Diseases of the orbit. Harper & Row, Hagerstown New York San Francisco London, pp 263–267
26. Yoshimura M, Sameshima M, Ohba N (1980) Secretory cells of the rabbit lacrimal gland: a histochemical and electron microscopic study. Jpn J Ophthalmol 24: 407–419

Anhangsorgane: Bindehaut (Konjunktiva)

Allgemeines

Die Bindehaut bedeckt die Rückfläche der Lider und die Vorderfläche des Bulbus bis zum Hornhautrand. Ihr Epithel ist über den Lidplatten und im Fornix hoch-, über dem Bulbus niedrig-prismatisch. Besonders nahe der Plica semilunaris liegen zahlreiche Schleim produzierende Becherzellen[9b], im Fornix von Ober- und Unterlid sowie in der Karunkel auch *akzessorische Tränendrüsen*. Mikrovilli, Mikroplicae und Glykokalyx der Epithelien bilden ein Gerüst für das Haftenbleiben einer das Auge schützenden Schicht aus Tränen und Schleim[17a], in der bei Bedarf paraimmunologische und immunologische Abwehrmechanismen einsetzen. An letzteren sind sowohl das lymphatische Gewebe der Bindehaut als auch die im Epithel gelegenen dendritisch verzweigten Melanozyten (Langerhansschen Zellen) beteiligt[4a].

Bei Trägern sowohl harter als auch weicher *Kontaktlinsen* besteht eine exzessive Schleimproduktion, die nicht von Becherzellen, sondern von einer „zweiten" schleimproduzierenden Zellpopulation ausgeht. Diese ebenfalls schleimbildenden Zellen unterscheiden sich von Becherzellen durch erheblich kleinere Sekretvesikel. Sie grenzen an die Oberfläche des Bindehautsacks oder liegen in der Wand tiefer Epitheleinfältelungen[9a]. Die Tunica propria der Bindehaut ist reich an Gitterfasern und enthält Lymphgefäße sowie, vor allem bei Kindern, vereinzelte Lymphfollikel und lymphozytäre Infiltrate. Ringvold[19] fand in der Tunica propria am Limbus extrazelluläres Material mit 100 nm-Bänderung und Fibrillen mit symmetrischer Querstreifung.

Fehlbildungen

● *Zystische oder solide Dermoide:* Das – häufigere – solide Dermoid entsteht durch Verlagerung von Hautgewebe beim Schluß der fetalen Gesichtsspalten. Vorkommen beim *Goldenhar-Syndrom* wurde beschrieben[2].
● *Kryptophthalmus* (totales Ablepharon mit komplettem Fehlen der Lidspalte): Hierbei wird auch der *Bindehautsack vermißt*, meist in Verbindung mit Mikrophthalmus.

Stoffwechselstörungen, degenerative Veränderungen

Erbbedingte Speicherkrankheiten

Ebenso wie die Hornhaut, ist auch die Bindehaut an erbbedingten Speicherkrankheiten beteiligt. Die Bindehautbiopsie kann hier diagnostische Hinweise geben[13,15,20]. Bei der *Mukolipidose II*[12], *III*[18] und *IV*[17] kommen in den Fibroblasten des subepithelialen Bindegewebes zahlreiche *zytoplasmatische Einschlüsse* vor.

Zystinkristalle werden bei der *Zystinose*, Pigmentablagerungen bei der *Ochronose* gefunden.

Medikamentös induzierte Speicherkrankheit
Korneale und konjunktivale Ablagerungen wurden bei der *Amidoaron-Keratopathie* beschrieben[1]. Amidoaron (Cordaron) ist eine amphiphile, kationische Verbindung. Das Medikament wird bei Angina pectoris eingesetzt.

Sonstige Stoffablagerungen
Hyperparathyreoidismus führt zu Kalziumeinlagerungen.

Pinguecula (Lidspaltenfleck) und Pterygium (Flügelfell)

Beide Veränderungen sind im Lidspaltenbereich, meist nasal, gelegene *Bindehautverdickungen*. Das Pterygium wächst auf der Hornhautoberfläche in Richtung auf die Hornhautmitte vor. Histologisch besteht bei beiden Formen weitgehende Ähnlichkeit mit der *senilen Elastose*. Ein besonderes Charakteristikum der Ultrastruktur des Pterygialepithels ist die große Menge intrazellulärer Filamente in den basalen Zellen[21]. Weiterhin wurden *elektronenmikroskopisch* bei Kombination von Pinguecula und Pterygium Veränderungen der Bindehautkapillaren und kleinen Venen in Form von Endothelschäden und verdickten, multilamellär geschichteten Basallaminae sowie Verlust der Querstreifung des Kollagens und Ansammlungen von extrazellulärem z.T. feinfilamentösem, z.T. elektronendichtem Material (Abb. 2.26b u. c) beschrieben. Aus den elektronenmikroskopischen Befunden wird geschlossen, daß die lichtmikroskopisch sich wie Elastika anfärbenden Fasern eine Degenerationsform des Kollagens[7,22], möglicherweise auch der Elastika[14] sind.

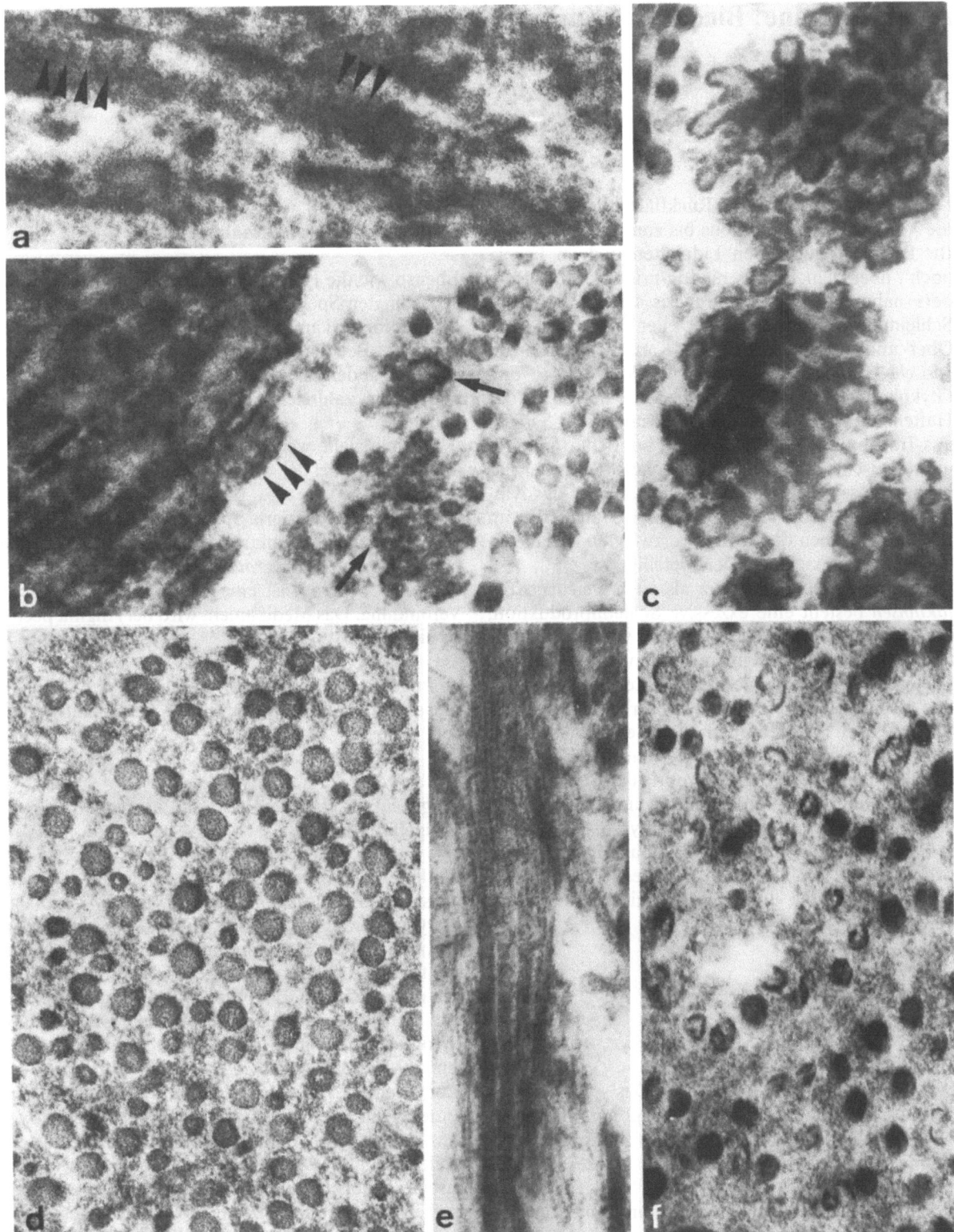

Abb. 2.26 a–f. Pathologische Veränderungen des Bindehaut-Kollagens. b–c Pinguecula, d–f Konjunktivitis lignosa. **a** Zum Vergleich: Kollagen aus dem Ziliarkörperstroma eines 77 Jahre alten Mannes. Die regelrechte, unterteilte Querstreifung ist aufgehoben. Überperioden von 50 nm sind mancherorts noch zu erkennen (Pfeilköpfe). Uranylazetat-Kaliumpermanganat, 80000:1. **b** Pinguecula. „Elastoide Degeneration" des Kollagens. Die in der linken Bildhälfte längsgetroffenen Kollagenfi- brillenbündel sind zu einer scholligen Masse zusammengesin- tert. Die regelrechte, unterteilte Querstreifung ist aufgehoben, Überperioden von 50 nm sind andeutungsweise zu erkennen (Pfeilköpfe). An quergetroffenen Fibrillen in der rechten Bild- hälfte fällt die teilweise oder vollständige Ummantelung mit ei- ner elektronendichten Schicht auf (Pfeile). Männl., 36 Jahre. Uranylazetat-Kaliumpermanganat, 80000:1. **c** Gleicher Fall, andere Stelle. Bizarr geformte Plaques, deren einzelne Bestand-

Amyloidablagerungen

Sie kommen in der Bindehaut sowohl bei *generalisierter* als auch bei *lokaler Amyloidose* vor; nicht selten zusammen mit plasmazellulären Infiltraten[9].

Xerose

Eigentümliche Trockenheit der Bindehaut. Sie wird nicht durch verminderte Tränensekretion hervorgerufen, sondern durch Veränderungen im Bindehautgewebe selbst, die zur Keratose führen. Die betroffenen Stellen heißen *Bitotsche Flecken*. Sie kommen bei verschiedenen Ernährungsstörungen vor, darunter auch bei *A-Avitaminosen*[8a]. Mindestens 5 Millionen Kinder in Afrika und Asien erkranken jährlich an A-Avitaminose; hiervon erblinden ¼ Million infolge von Keratomalazie (▷ S. 312).[19b]

Entzündungen (Konjunktivitis)

Ätiologie, Pathogenese
Eine Einteilung nach ätiologischen Gesichtspunkten gibt Tabelle 2.13: Die größte klinische Relevanz haben die *erregerbedingten Formen*[5]. Auch den bisher seltenen parasitär verursachten Konjunktivitiden dürfte im Zeitalter des Massentourismus eine Bedeutung zukommen. Wurmfragmente in Granulomen der Bindehaut fanden Ashton und Cook[2].

Morphologie

Akute Konjunktivitis
Primäre und auffallendste Erscheinung ist die *entzündliche Hyperämie*, gefolgt von *Exsudation ins Gewebe*. Da die Conjunctiva bulbi nur lose mit der Unterlage verbunden ist, können hier massive Ödeme entstehen *(Chemosis)*.
- *Exsudat:* Wie bei allen Entzündungen der Schleimhäute werden neben *schleimigen, schleimig-* oder *serös-eitrigen, eitrigen* und *hämorrhagischen* (z.B. Enterovirus 70) zwei weitere Formen unterschieden, die mit Belägen einhergehen: Bei der *fibrinösen* Form kommt es, z.B. durch Adenoviren, zur Bildung zusammenhängender abstreifbarer Pseudomembranen; bei der *pseudomembranös-nekrotisierenden* Form, z.B. durch Gonokokken, sind die Beläge fleckförmig und festhaftend. Im ersten Fall liegt Fibrin an der Stelle des Epithels, im zweiten handelt es sich um eine tiefreichende Nekrose mit Fibrin. Weitere histologische Standardveränderungen bei akuter Konjunktivitis sind Follikelbildung und Hypertrophie des Papillarkörpers.
- *Follikelbildung:* Sie ist eine Hyperplasie bereits vorhandener Lymphknötchen, die von der Peripherie her vaskularisiert werden und das Epithel halbkugelig über die Oberfläche vorbuckeln. Viruserkrankungen, aber auch der sog. Atropinkatarrh, sind stets durch Follikelbildung gekennzeichnet.
- *Hypertrophie des Papillarkörpers (papilläre Hypertrophie):* kann die verschiedensten akuten Entzündungsprozesse der Bindehaut begleiten. Grundsätzlich handelt es sich um eine entzündliche Gefäßreaktion. Papillarkörper bzw. Papillen entstehen ausschließlich dort, wo das Bindehautepithel durch in Intervallen angeordnete feine Fibrillen an der Unterlage befestigt ist, d.h. in der Tarsusregion; aber auch in der Conjunctiva fornicis. Ansammlung von Exsudat und von Granulationsgwebe zwischen den so fixierten Haltepunkten drängt das Epithel von der Unterlage ab. In den derart gebildeten Papillen sind die Bindehautgefäße sichtbar (▷ Abb. 2.24 b).
- *Conjunctivitis phlyctaenulosa.* Die Bindehautphlyktäne ist eine *flüchtige allergische Reaktion* auf verschiedene Antigene, besonders Tuberkelproteine. Das kleine, meist am Limbus gelegene Knötchen besteht aus Ansammlungen von Lymphozyten und Plasmazellen.

Chronische Konjunktivitis
Sie ist stets gekennzeichnet durch
- *persistierende Hyperämie* mit Auswanderung von *Lymphozyten*, meist vergesellschaftet mit *Plasmazellen*. Nicht selten kommt es auch zum passiven Austritt von *Erythrozyten* in das entzündete Gewebe. Weitere histologische Standardveränderungen sind, wie bei der akuten Konjunktivitis
- *Follikelbildung* und
- *papilläre Hypertrophie:* Letztere findet sich bei jeder chronischen Konjunktivitis. Spaltlampenmikroskopisch erinnert sie an das Aussehen von Pflastersteinen, z.B. bei Heuschnupfen-Konjunktivitis, beim Frühjahrskatarrh oder beim Trachom.

---

teile vergleichbar geformt sind wie die in b) durch Pfeile markierten quergetroffenen Kollagenfibrillen. Uranylazetat-Kaliumpermanganat. 80000:1. **d** Konjunktivitis lignosa. Quergetroffenes Kollagenfibrillenbündel (= Kollagenfaser) mit sehr unterschiedlicher Verteilung der Fibrillendurchmesser. Vermehrtes Vorkommen dünner Kollagenfibrillen. Zwischen den Fibrillen reichlich basallaminaartiges Material. Variabilität der interfibrillären Räume. Männl., 17 Jahre. Fix. Glutaraldehyd-Rutheniumrot. Kontr. Uranylazetat-Kaliumpermanganat, 80000:1. **e** Gleicher Fall. Aufsplitterung längsgetroffener Kollagenfibrillen. Übergang von den 30–50 nm dicken Fibrillen in feinere Elemente mit einem Durchmesser von ca 4–8 nm. Fixation und Kontrastierung wie in d u. f. 80000:1. **f** Gleicher Fall. Zahlreiche, im interfibrillären Raum liegende Lamellen, wahrscheinlich glykosaminoglykanhaltige Grundsubstanzkomponenten, die geschlossene oder mehr oder weniger offene Ringe sowie hakenartige Strukturen bilden. Vergl. b u. c. Fixation und Kontrastierung wie in d u. e. 80000:1. (d–f aus Gärtner 1974[7])

Tabelle 2.13. Einteilung der Konjunktivitis (K.) nach ätiologischen Gesichtspunkten

Erreger-bedingt	Bakteriell, unspezifisch	K. durch Staphylo- und Streptokokken, Esch. coli, Hämophilus-Conjunctividis (Koch-Weeks-Bakterien) u.a. Gonokokken-K. (Gonoblenorrhoe) C. angularis (Moraxella lacunata) C. diphterica	*Nicht erreger-bedingt*		Riesenpapillen-K. bei Kontaktlinsenträgern?
				Physikalisch, mechanisch	C. nodosa (durch Raupenhaare) Sonstige Fremdkörper-K., z.B. Staub, Kontaktlinsen
	Bakteriell, spezifisch	C. tuberculosa C. luica Sarkoidose der Konjunktiva C. leprosa Okuloglanduläres Syndrom (Parinaud-Syndrom)		Physikalisch, thermisch	K. bei Verbrennungen
				Physikalisch, Strahlen	K. durch Einwirkung von UV-Licht (Höhensonne, Gebirgsaufenthalt, Schweißarbeiten)
	Chlamydien	Trachom Einschlußkörperchen-K. (=Schwimmbad-K.) Ophthalmia neonatorum non specifica		Chemisch	K. durch Verätzungen
				Stellungsanomalien der Augenlider	Ektropium Entropium
	Virusbedingt	Keratoconjunctivitis epidemica (Adenovirus Typ 8) K. bei allgemeinen Virusinfekten (z.B. Virusgrippe, Masern, Röteln, Vakzination)		Störungen der binokularen Zusammenarbeit	Heterophorie (=latentes Schielen) Fusions- und Konvergenzschwäche, dezentrierte Brillen
				Überanstrengung	Stundenlange Naharbeit ohne Unterbrechung Ungenügend korrigierte Presbyopie Allgemeine körperliche Erschöpfung, Neurasthenie
	Mykotisch	K. bei Aktinomykose Sonstige mykotische K. (z.B. durch Leptotrichia buccalis, Rhinosporidium seeberi etc.)		Alter	C. sicca (bei nachlassender Tränensekretion) ▷ S.375
	Parasitär	K. durch Schistosomia haematobium Sonstige parasitäre K.		Konstitution	Follikelkatarrh bei lymphatischer Diathese der Kinder Blepharokonjunktivitis bei Seborrhoe
Nicht erreger-bedingt	Allergisch	Heuschnupfen-K. C. allergica (atopische Allergose) Frühjahrskatarrh (K. vernalis) C. scrofulosa (phlyktaenulosa) Conjunctivo-urogenito-synoviales Syndrom (Reiter)?		Allgemeine Stoffwechselstörung?	C. lignosa

Sonderformen

Trachom

Synonyma
Granulose; ägyptische Körnerkrankheit

Epidemiologie
Das Trachom ist die *häufigste Erblindungsursache in der Welt*. Nach Schätzungen der WHO leiden auch heute noch rund *500 Millionen Menschen* an dieser chronischen Bindehautentzündung. Die Krankheit ist *endemisch* im Osten und Südosten Europas, in den Mittelmeerländern, vom Nahen bis in den Fernen Osten, aber auch in Amerika und in Australien. Eine besondere Trachomhäufigkeit betrifft *schulpflichtige Kinder in Nordafrika und Asien*. Sie beträgt in Ägypten 70 bis 90, in Tunesien 40, in Vietnam 30, in Indien 50, in China 50 und in Lateinamerika 30 bis 60%. Eine Rassendisposition scheint nicht zu bestehen[19a]. *Frauen* sind häufiger und schwerer betroffen[6a].

Ätiologie, Pathogenese
Erreger ist ein Bakterium aus der Gruppe der *Chlamydien*. Chlamydien können sich nur in lebenden Zellen vermehren, da sie infolge eines Defektes in ihrem eigenen Energiestoffwechsel auf die energieliefernden Enzyme der Wirtszellen angewiesen sind. Die Spezies *C. trachomatis* wird aufgrund ihrer Antigenstruktur in zahlreiche *Serotypen* unterteilt, die für so unterschiedliche Krankheiten wie das Trachom, die Einschlußkörperchenkonjunktivitis, unspezifische Genitalinfekte und das Lymphogranuloma inguinale charakteristisch sind. C. trachomatis infiziert das Epithel der Bindehaut und führt dort zu einer entzündlichen Reaktion.

Klinik, Morphologie

Die WHO empfiehlt eine Einteilung in folgende Stadien:

● *Stadium I = beginnendes Trachom* mit *unreifen Follikeln,* vor allem in der Oberlidbindehaut, *leichter Papillenhypertrophie* und beginnender Keratitis (▷ Tabelle 2.5, S. 313).

● *Stadium II = manifestes Trachom* mit *Hypertrophie der Follikel und Papillen,* Läsionen des Bindehautepithels, beginnender Keratitis und Pannusbildung (▷ S. 312). In diesem Stadium einer *floriden follikulären Konjunktivitis* kommt es häufig zu *Nekrosen* im Follikelzentrum und zu *Ulzerationen* der darüber gelegenen Bindehaut („Platzen" der Follikel).

● *Stadium III = narbiges Trachom* mit *Erosionen* der Hornhaut, *narbiger Verziehung der Lider (Entropium* mit dadurch augenwärts gerichteter Stellung der Wimpern = *Trichiasis).* Das Scheuern der Wimpern verursacht Verletzungen der Hornhaut mit *Sekundärinfektion.*

● *Stadium IV = abgeheiltes Trachom* ohne Zeichen infektiöser Aktivität, aber mit allen *Folgen der Narbenbildung:* Die geschrumpfte Bindehaut verliert ihren Schleimhautcharakter und nimmt im ungünstigsten Fall einschließlich der Hornhautoberfläche die Beschaffenheit der äußeren Haut an *(Xerosis parenchymatosa conjunctivae et corneae).* Völlige *Erblindung* mit dauerndem Trockenheits- und Fremdkörpergefühl ist die Folge[19a].

Prognose

Der Verlauf ist wechselnd, auch Spontanheilung kommt vor. Die Hebung der hygienischen Verhältnisse ist mindestens so wichtig wie die medizinische Behandlung. Die Prognose hinsichtlich des Sehvermögens ist immer noch ernst, so daß die Krankheit ein beträchtliches soziales Problem darstellt[6a,19a].

Morphologie weiterer Sonderformen

● *Einschlußkörperchen(Schwimmbad)-Konjunktivitis:* Zahlreiche, im Unterschied zum Trachom jedoch nicht platzende Follikel.

● *Conjunctivitis vernalis* (Frühjahrs-Katarrh): Chronisch-entzündliche Infiltration mit auffallend viel eosinophilen Granulozyten. Ausbildung stark gewucherter „pflastersteinartiger" Follikel.

● *Riesenpapillen-Konjunktivitis bei Kontaktlinsenträgern:* Sie entsteht nach längerem Tragen von harten oder weichen *Kontaktlinsen.* Die im Oberlidtarsus lokalisierten Papillen haben einen Durchmesser von ≥ 1 mm. *Histologisch* finden sich Basophile, Eosinophile und Mastzellen in Epithel und Stroma; *ähnlich wie bei der Conjunctivitis vernalis*[1a].

● *Conjunctivitis nodosa:* Seltene, aber gefährliche Form der Konjunktivitis, verursacht durch *Raupenhaare,* die mit Widerhaken versehen sind und die mikroskopisch von einer *Fremdkörperreaktion* mit Ma-

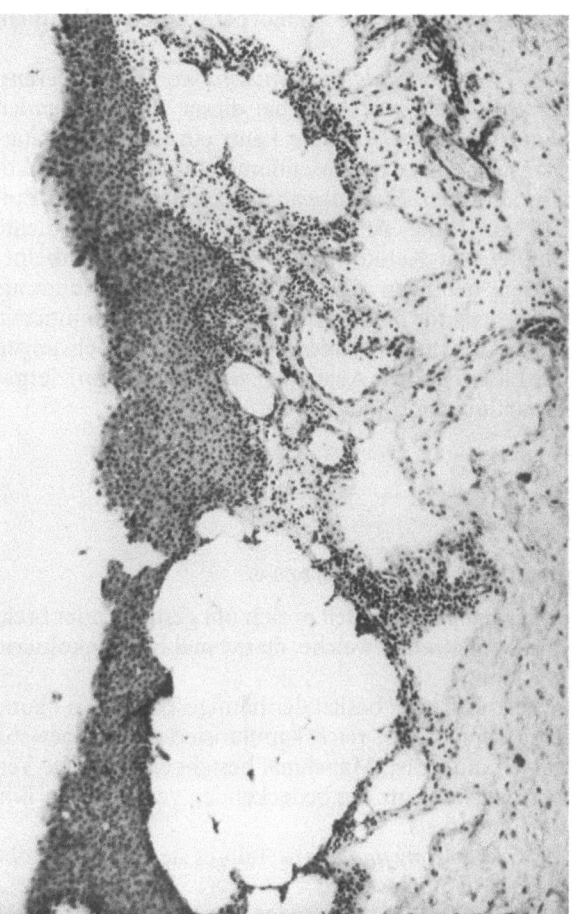

Abb. 2.27. Okuläres Pemphigoid. Subepitheliale Blasenbildung. In der angrenzenden Schicht der Tunica propria entzündliche, hauptsächlich Lymphozyten, aber auch eosinophile Granulozyten enthaltende Infiltrate. HE, 80:1

krophagen und Riesenzellen umgeben werden. Das Haar kann resorbiert werden. In schweren Fällen dringt es immer tiefer in das Gewebe ein und kann schließlich eine *Endophthalmitis* verursachen.

● *Conjunctivitis lignosa:* Ebenfalls seltene chronische Bindehauterkrankung, bei der es zur Bildung von *Pseudomembranen* kommt, die wahrscheinlich größere Mengen von Hyaluronat enthalten[16]. *Elektronenmikroskopische* Befunde (Abb. 2.26 d–f) sprechen für eine pathologisch veränderte Beziehung zwischen Glykosaminoglykanen und Fibrillen mit Verschiebung der Fibrillenquerschnitte im Histogramm. Im gleichen Fall konnte eine erhöhte Hydroxyprolinausscheidung im Urin nachgewiesen werden[8].

● *Okuläres Pemphigoid* (Abb. 2.27): Im Unterschied zum Pemphigus vulgaris, der mit intraepithelialer bzw. intraepidermaler Blasenbildung einhergeht, ist die Lokalisation der Blasen beim Pemphigoid subepidermal bzw. subepithelial. *Beim „okulären Pemphigus" handelt es sich stets um das okuläre („narbenbildende") Pemphigoid.* Mit direkter Immunfluoreszenz lassen sich an die *Basallamina* pathologisch veränderter Bindehautareale gebundene *IgG* und *Komplement* nachweisen. Zirkulierende Antikörper wurden bisher nicht gefunden[4,10].

• *Erythema exsudativum multiforme (Fuchs-Stevens-Johnson-Syndrom):* Auch bei dieser blasenbildenden *pluriorifiziellen Dermatose* kann eine schwere katarrhalische, eitrige oder pseudomembranöse Konjunktivitis auftreten. *Elektronenmikroskopisch* fallen im Epithel als frühe Anzeichen von Verhornung dichte Bündel von Keratofilamenten auf[11]. Die Epithelnekrosen bedingen eine Granulationsgewebsbildung. Folgezustände sind Verwachsungen von Conjunctiva tarsi und – bulbi *(Symblepharon)* und Verwachsungen der Lider mit dem Augapfel *(Ankyloblepharon),* ferner Verschluß der Tränenausführungsgänge.

Tumoren

Papillom   (ICD-0-DA M-8050/0)

Makroskopisch handelt es sich um gestielte oder breitbasig aufsitzende weiche, manchmal blumenkohlartige Gebilde.

Mikroskopisch besitzt der häufige Tumor ein baumartig verzweigtes, reich kapillarisiertes bindegewebiges Grundgerüst. Manchmal besteht eine geringe Verhornungstendenz des bedeckenden verbreiterten Bindehautepithels.

Maligne Umwandlung ist, falls es sie überhaupt gibt, außerordentlich selten.

Melanozytärer Nävus   (ICD-0-DA M-8720/0)

Der melanozytäre Nävus ist eine angeborene Anomalie *(Hamartom)* der Bulbus-, aber auch der Lidbindehaut. Er kommt vorzugsweise am Hornhautrand und in der temporalen Lidspaltenhälfte, sowie im Bereich der Karunkel und der Plica semilunaris vor. Der *Pigmentgehalt* in ein und derselben Geschwulst kann wechseln; zuweilen fehlt das Pigment bis zum Beginn der Pubertät. Der melanozytäre Nävus ist der *häufigste Bindehauttumor.*

Von den drei Nävusarten entsprechen der *Junctions-* und der *Compound*-Nävus den gleichnamigen Nävi der Haut. Der seltene *subepitheliale Naevus* entspricht dem intradermalen Naevus.

Bindehautnävi enthalten nicht selten *Einschlüsse* in Form *solider, adenomatöser* oder *zystischer Strukturen.* Sie bestehen aus *Bindehautepithel* mit schleimbildenden Zellen. Die zystische Komponente ist in etwa 50% der Bindehautnävi vorhanden[20a].

Maligne Umwandlung ist möglich, aber selten.

Blauer Nävus   (ICD-0-DA M-8780/0)

Der blaue Nävus ist ein *umschriebenes blaues Knötchen,* sehr ähnlich dem blauen Nävus der Haut, im Stroma der Bindehaut. Mikroskopisch besteht er aus Nävuszellen, die tiefer liegen als bei den vorgenannten Nävusarten. Der Tumor ist *gutartig.*

Angeborene Melanocytosis oculi (okuläre Melanozytose), Nävus von Ota ▷ S.299
Erworbene präblastomatöse zirkumskripte Melanose   (ICD-0-DA M-8742/2)

Klinisch handelt es sich um eine sehr variable („kommt und geht") *unilaterale, diffuse, braune Pigmentierung,* die mit der Bindehaut über der Sklera verschieblich ist. Sie kann als Pendant der nach Dubreuilh benannten Veränderung der Haut angesehen werden und ist mikroskopisch von einem Junktionsnävus nicht zu unterscheiden. Das Manifestationsalter ist 40 bis 50 Jahre. *Maligne Umwandlung* erfolgt in etwa 17% der Fälle, gewöhnlich 5 bis 10 Jahre nach Krankheitsbeginn[20a].

Malignes Melanom   (ICD-0-DA M-8720/3)

Der Tumor kommt an den gleichen Stellen wie der melanozytäre Nävus vor. Er kann entstehen
• *de novo* (25 bis 30%),
• aus einem *Nävus* (35 bis 40%), und
• aus einer *erworbenen Melanose* (25 bis 30%)[20a].

Im Unterschied zum in der Uvea lokalisierten malignen Melanom kann das maligne Melanom der Bindehaut auf dem Lymphweg metastasieren.

Carcinoma in situ   (ICD-0-DA M-8070/2)

Der *Limbusbereich* ist häufig Sitz von mäßig prominenten, milchig weißlichen Bindehautverdickungen *(Leukoplakien).* Diese können nichttumoröser Natur sein (z. B. ein keratotischer Plaque über einer Pinguecula oder ein Bitotscher Fleck, ▷ S.377); es kann sich aber auch ein beginnendes invasives Stachelzellenkarzinom darunter verbergen.

In wieder anderen Fällen entspricht das histologische Bild einem Carcinoma in situ der Zervix, zeigt also *zytologische* Zeichen der Malignität, aber *kein invasives Wachstum.* Das Carcinoma in situ der Bindehaut ähnelt histologisch – niemals klinisch – zuweilen auch dem intraepithelialen Karzinom der Haut *(Bowensche Krankheit).* *Elektronenmikroskopisch* wurde beim Carcinoma in situ der Bindehaut eine exzessive Neubildung von fibrillogranulärem Basalaminamaterial beschrieben[6].

Stachelzellenkarzinom   (ICD-0-DA M-8070/3)

Vorwiegend im *Limbusbereich* gelegen, breitet sich der Tumor gewöhnlich *per continuitatem* auf die Hornhaut und weniger zirkulär am Hornhautrand aus. Das invasive Tiefenwachstum beschränkt sich meist auf kleine Herde in der Substantia propria. Nur selten wird die Sklera durchbrochen. Auch *Metastasen* sind *selten.*

Maligne Lymphome   (ICD-0-DA M-9590/3)

Die Konjunktiva kann, wenn auch äußerst selten, im Rahmen von Systemerkrankungen, oder auch unabhängig hiervon, Tumoren vom Typ des *M. Hodgkin* und verschiedener *maligner Non-Hodgkin-Lymphome* aufweisen.

Von den Lymphomen abzugrenzen ist die häufige *benigne lymphozytäre Hyperplasie,* die nur gelegentlich mit einer allgemeinen Lymphknotenerkrankung vergesellschaftet ist. Sie besteht mikroskopisch aus reifen Lymphozyten, Retikulumzellen und Plasmazellen.

Literatur

1. d'Amico DJ, Kenyon KR, Ruskin JN (1981) Amiodarone keratopathy. Drug-induced lipid storage disease. Arch Ophthalmol 99: 257–261
1a. Allansmith MR, Korb DR, Greiner JV, Henriquez AS, Simon MA, Finnemore VM (1977) Giant papillary conjunctivitis in contact lens wearers. Am J Ophthalmol 83: 697–708
2. Ashton N, Cook C (1979) Allergic granulomatous nodules of the eyelid and Conjunctiva. The XXXV Edward Jackson Memorial lecture. Am J Ophthal 87: 1–28
3. Benjamin SN, Allen HF (1972) Classification for limbal dermoid choristomas and brachial arch anomalies. Presentation of an unusual case. Arch Ophthal 87: 305–314
4. Bettelheim H, Zehetbauer G, Kokoschka E, Kraft D, Spängler E (1973) Direkte immunfluoreszenzoptische Untersuchungen beim Pemphigus ocularis (narbenbildendes Pemphigoid) Klin Mbl Augenheilk 163: 361–362
4a. Chandler JW, Gillette TE (1983) Immunologic defense mechanisms of the ocular surface. Ophthalmology 90: 585–591
5. Coster DJ (1979) Inflammatory disease of the outer eye. Trans ophthal Soc UK 99: 463–480
6. Dark AJ, Streeten BW (1980) Preinvasive carcinoma ot the cornea and conjunctiva. Brit J Ophthal 64: 506–514
6a. Duke-Elder St (1965) System of ophthalmology, vol VIII, Part 1. Kimpton, London p 262, 289
7. Gärtner J (1971) The normal fine structure and aging changes of the human zonular fibers. With special regard to the degeneration of collagen in senile ciliary body and in pinguecula. Z Zellforsch 114: 281–300
8. Gärtner J (1974) Zur Therapie und Pathogenese der Konjunktivitis lignosa. Albrecht v Graefes Arch klin exp Ophthal 190: 229–245
8a. Ganley JP, Payne CM (1981) Clinical and electron microscopic observations on the conjunctiva of adult patients with Bitot's spots. Invest Ophth Vis Sci 20: 632–643
9. Glass R, Scheie HG, Yanoff M (1971) Conjunctival amyloidosis arisign from a plasmocytoma. Ann Ophthal 3: 823
9a. Greiner JV, Allansmith MR (1981) Effect of contact lens wear on the conjunctival mucous system. Ophthalmology 88: 821–832
9b. Greiner JV, Henriquez AS, Covington HI, Weidman TA, Allansmith MR (1981) Goblet cells of human conjunctiva. Arch Ophthalmol 99: 2190–2197
10. Herron BE (1975) Immunological aspects of cicatricial pemphigoid. Amer J Ophthal 79: 271–278
11. Kenyon KR (1979) Anatomy and Pathology of the ocular surface. International ophthalmology clinics 19, No 2: 3–35
12. Kenyon KR, Sensenbrenner JA (1971) Mucolipidosis II (I-cell disease): Ultrastructural observations of conjunctiva and skin. Invest Ophthal 10: 555–567
13. Kenyon KR (1982) Conjunctival biopsy for diagnosis of lysosomal disorders. In: Daentl DL (ed) Clinical, structural, and biochemical advances in hereditary eye disorders. Alan R Liss Inc, New York pp 103–122
14. Lemercier G, Cornand G, Burckhart MF (1978) Pincuecula et pterygion: étude histopathologique et ultrastructurale. Virchows Arch A Path Anat and Histol 379: 321–333
15. Libert J, Tondeur M, van Hoof F (1976) The use of conjunctival biopsy and enzyme analysis in tears for the diagnosis of homozygotes and heterozygotes with fabry disease. In: Bergsma D, Bron AJ, Cotlier (eds) The eye and inborn errors of metabolism, Alan R Liss, New York pp 221–239
16. Lütjen-Drecoll E, Sames K, Straub W, Krug KP (1975) Klinische, elektronenmikroskopische und histochemische Untersuchungen bei Conjunctivitis lignosa. Albrecht v Graefes Arch klin exp Ophthal 194: 175–191
17. Merin S, Livni N, Berman ER, Yatziv S (1975) Mucolipidosis IV: Ocular, systemic and ultrastructural findings. Invest Ophthal 14: 437–448
17a. Nichols B, Dawson CR, Togni B (1983) Surface features of the conjunctiva and cornea. Invest Ophthalmol Vis Sci 24: 570–576
18. Quigley HA, Goldberg MF (1971) Conjunctival ultrastructure in mucolipidosis III (pseudo-Hurler polydystrophy). Invest Ophthal 10: 568–580
19. Ringvold A (1972) The ultrastructure of the extracellular components of the limbal conjunctiva in the human eye. Acta Ophthal (Kph) 50: 393–404
19a. Rieger H (1975) Erkrankungen der Bindehaut. In: Velhagen K (Hrsg) Der Augenarzt, Bd III, 2. Aufl., VEB Thieme, Leipzig, S.629–640
19b. Sommer A (1983) Effects of Vitamin a deficiency on the ocular surface. Ophthalmology 90: 592–600
*20. Tripathi RC, Ashton N (1976) Application of electron microscopy to the study of ocular inborn errors of metabolism. In: Bergsma D, Bron AJ, Cotlier E (eds) The eye and inborn errors of metabolism. Alan R Liss, New York pp 69–104
20a. Yanoff M, Fine BS (1982) Ocular pathology. A text and atlas, 2nd edn. Harper & Row, Philadelphia, pp 796–800
21. van der Zypen F, van der Zypen E, Daicker B (1975) Zur Ultrastruktur des Pterygium I. Epithelgewebe und Drüsen des konjunktivalen Anteils. Albrecht v Graefes Arch klin exp Ophthal 193: 161–175
22. van der Zypen F, van der Zypen E, Daicker B (1975) Zur Ultrastruktur des Pterygium II Bindegewebe, Gefäß und Nervensystem des konjunktivalen Anteils. Albrecht v Graefes Arch klin exp Ophthal 193: 177–187

Kapitel 3

Ohr   W. Schätzle

Inhaltsverzeichnis

Weiterführende Literatur

1. Friedmann I (1974) Pathology of the Ear. Blackwell, Oxford
2. Moser F (1971) Die Erkrankungen an Hals, Nase, Ohr und an den oberen Luft- und Speisewegen. Fischer, Jena
3. Müller E (1974) Das Ohr. In: Doerr W (Hrsg) Organpathologie Bd. III Thieme, Stuttgart
4. Schätzle W, Haubrich J (1975) Pathologie des Ohres. In: Doerr-Seifert-Uehlinger (Hrsg) Bd. 9 Spezielle pathologische Anatomie. Springer, Berlin
5. Schuknecht HF (1974) Pathology of the Ear. Harvard University Press, Cambridge/Mass

Anatomisch-physiologische Vorbemerkungen

Man unterscheidet drei Abschnitte des Ohres:
- Äußeres Ohr
- Mittelohr
- Innenohr

Äußeres Ohr

Zum *äußeren Ohr* zählen die *Ohrmuschel (Aurikula)* und der *äußere Gehörgang (Meatus acusticus externus)*
- *Ohrmuschel:* Sie besteht aus einem elastischen Knorpelgerüst, das von Haut bedeckt ist. Nur das Ohrläppchen ist knorpelfrei.
- Der *äußere Gehörgang* hat im Anschluß an die Ohrmuschel einen knorpeligen Anteil (ein Drittel der Gesamtlänge), zum Trommelfell hin einen knöchernen Anteil. Beim Neugeborenen ist der Gehörgang noch rein knorpelig und etwa 2 cm lang. Im Laufe der ersten vier Lebensjahre entwickelt sich dann der knöcherne Gehörgang, ausgehend von kleinen Knochenhöckerchen des Annulus tympanicus. Gehörgangslänge beim Erwachsenen 2,4 bis 3,0 cm. Fassungsvermögen etwa 0,85 ml. Auskleidung durch Haut mit Anhangsgebilden im Bereich des knorpeligen Anteils. Die Anhangsgebilde fehlen im knöchernen Anteil bis auf einen hinten oben gelegenen schmalen Streifen (Kutisstreifen). Der knorpelige Teil enthält die Zeruminaldrüsen (tubuläre Knäueldrüsen = modifizierte Schweißdrüsen). Das *Ohrschmalz (Zerumen)* wird nicht von den Zeruminaldrüsen, sondern von den Talgdrüsen des Gehörgangs gebildet. Es besteht ferner aus abgeschilferten Epithelanteilen, Fettropfen, abgestoßenen Härchen und eingedrungenen Staubpartikeln. Die Zeruminaldrüsen tragen eher zur Verflüssigung des Zerumens und durch ihr Pigment zu seiner Färbung bei.

> Das äußere Ohr dient der gerichteten Schallaufnahme und der Schallzuleitung zum Mittelohr, wobei der Gehörgang als Resonator wirkt.

Mittelohr

Zum *Mittelohr* rechnet man das *Trommelfell* und die sich anschließende *Gehörknöchelchenkette* sowie den Komplex der *pneumatischen Hohlräume* (Paukenhöhle und Zellsystem des Warzenfortsatzes bzw. der Pyramide), ferner die *Ohrtrompete* (Tuba Eustachii).
- Das *Trommelfell (Membrana tympani)* besteht aus einem größeren unteren und straffen Anteil (Pars tensa) sowie aus einem kleinen oberen schlaffen Anteil (Pars flaccida). Die *Pars tensa* ist vom Annulus fibrosus umgeben, der im Bereich der *Pars flaccida* fehlt. Die Paukenhöhle *(Cavum tympani)* wird teils knöchern, teils durch das Trommelfell (seitlich), die Mündung der Tuba Eustachii (vorn) und den Zugang zum Antrum mastoideum (hinten) begrenzt. Sie enthält die
- *Gehörknöchelchenkette (Ossicula auditus)* mit *Hammer* (Malleus), *Amboß* (Incus) und *Steigbügel* (Stapes); der letztere ist in das *ovale Labyrinthfenster* eingelassen. Die Auskleidung der Pauke besteht überwiegend aus flachem bis kubischem einschichtigem Epithel, teilweise aber auch aus Flimmerepithel mit Becherzellen (vor allem in der Nähe der Tubenmündung). Bei bestimmten Reizzuständen kann der Anteil des Flimmerepithels stark zunehmen.
- Die *Ohrtrompete (Tuba Eustachii)* stellt die Verbindung zum Nasenrachenraum her. Ihr knöcherner Teil ($\frac{1}{3}$) verläuft im Felsenbein, der knorpelige Anteil ($\frac{2}{3}$) schließt sich unten an die knöcherne Schädelbasis an. Gesamtlänge beim Erwachsenen 3,5 cm.
- *Pneumatische Zellen des Warzenfortsatzes:* Die größte ist das *Antrum mastoideum,* ein etwa erbsgroßer Zugang zu den übrigen pneumatisierten Anteilen des Warzenfortsatzes. Man unterscheidet ferner topographisch verschiedene Zellgruppen, welche nach ihrer Lage zu benachbarten Strukturen benannt sind (z. B. *periantrale Zellen* in Antrumnähe, *retrosinuöse Zellen* hinter dem Sinus sigmoideus, *peribulbäre Zellen* in der Nähe des Bulbus V. jugularis und *peritubare Zellen* nahe der Tuba Eustachii. In einem Drittel der Fälle kommen *Pyramidenspitzenzellen* in der Felsenbeinpyramide vor).

Die pneumatischen Zellen sind mit einem flachen einschichtigen (manchmal auch kubischen) Epithel ausgekleidet. Die Pneumatisation setzt schon in der späten Fetalzeit ein und schreitet im Kindesalter fort. Die Ausprägung der Pneumatisation ist allerdings individuell sehr unterschiedlich (exzessive Pneumatisation oder im Gegenteil schlechte Pneumatisation mit nahezu kompaktem Warzenfortsatz). Die Zellen kommunizieren untereinander und über das Antrum mastoideum sowie den Aditus ad antrum auch mit dem Cavum tympani. Via Tuba Eustachii erfolgt die Verbindung zum Nasenrachenraum.

Das *Mittelohr* dient der möglichst verlustfreien Schallübertragung vom äußeren Milieu über Luftleitung auf die Flüssigkeiten des Innenohres.

Die von der Außenwelt erzeugten Schallwellen treffen auf das *Trommelfell,* das in einem mittleren Frequenzbereich einen ähnlichen Schallwellenwiderstand (Impedanz) wie die Luft aufweist. Dadurch werden die Luftschwingungen mit nur geringen Reflexionsverlusten auf den Trommelfell-Gehörknöchelchenapparat übertragen. Diese Übertragung erfolgt vom Trommelfell als Resonanzfläche über Hammer und Amboß auf die *Steigbügelfußplatte.* Im Bereich des ovalen Fensters werden die Schwingungen zur *Perilymphe* in der Scala vestibuli weitervermittelt. Die *Mittelohrmuskeln* (M. tensor tympani, M. stapedius) kontrahieren sich reflektorisch bei lauten Tönen und bewirken dadurch, daß die Schallwellen gedämpft werden. Dieser Übertragungsweg ist quantitativ unter normalen Verhältnissen am bedeutsamsten. Man bezeichnet ihn als

- *ossikuläre Schalleitung* oder *Luftleitung* (Ossicula = Gehörknöchelchen). Bei Unterbrechungen der Schalleitungskette entsteht eine Schalleitungsschwerhörigkeit, da bei direktem Auftreffen des Luftschalles auf das ovale oder runde Fenster wegen der großen Impedanzunterschiede zwischen Luft und Flüssigkeiten große Reflexionsverluste resultieren. Neben der Luftleitung gibt es die
- *Knochenleitung,* bei welcher die Schwingungen direkt über den knöchernen Schädel auf das Innenohr übertragen werden. Sie verhält sich zur Luftleitung quantitativ etwa wie 1:100. Das heißt: Unter normalen Umständen wird der Schall nur zum geringen Teil durch Knochenleitung auf das Innenohr übertragen.

Innenohr

Das Innenohr (Labyrinth) beherbergt das periphere Hör- und Gleichgewichtsorgan. Das Labyrinth besteht aus der

- *knöchernen Labyrinthkapsel* des Felsenbeines (2–3 mm dick, härtester Knochen des Körpers, im Gegensatz zu früheren Ansichten handelt es sich nicht um lamellären, sondern um lamellenlosen „Strähnenknochen", d.h. um eine embryonale Knochenform, deren kollagene Fasern zopf-, matten- oder strähnenförmig angeordnet sind), dem
- *Spatium perilymphaticum,* das mit Perilymphe gefüllt ist und zwischen knöchernem und häutigem Labyrinth liegt, und dem
- *häutigen Labyrinth,* das die *Endolymphe* und die beiden Sinnesorgane enthält:
- *Gleichgewichts- (Vestibular-)organ* (sensorisch innerviert von der Pars vestibularis des N. statoacusticus) und

- *Gehör- (Kochlear-)organ* (sensorisch innerviert von der Pars cochlearis des N. statoacusticus).

Vestibularorgan

Dieses Organ besteht aus dem *Sakkulus* und dem *Utrikulus* mit den drei senkrecht aufeinanderstehenden *Bogengängen* (Ductus semicirculares). Alle diese Strukturen werden von einem überwiegend flachen einschichtigen Epithel ausgekleidet, das jedoch jeweils an einer Stelle *(Macula sacculi, Macula utriculi, 3 Cristae ampullares)* durch hochzylindrisches *Neuroepithel* und schmale *Stützzellen* ersetzt ist. Die Neuroepithelien der Makulae werden von der glykoproteidhaltigen *Statolithenmembran,* diejenigen der Cristae von je einer kuppelartigen *Cupula* bedeckt. Diese Strukturen dienen der Übertragung des statischen oder dynamischen Reizes auf die Neuroepithelien.

Die *Cristae der drei Bogengänge* werden durch Drehbeschleunigung in der Ebene eines bestimmten Bogenganges gereizt, sobald die wegen ihrer Trägheit in der Gegenrichtung verschobene Endolymphe gegen die Cupula stößt. Diese schlägt wie eine Tür aus und deformiert hierbei die Stereozilien der Neuroepithelien. Hierbei entstehen Aktionspotentiale im Nervus statoacusticus, welche nach zentral fortgeleitet und dort verarbeitet werden.

Die *Makulae (Sakkuli, Utrikuli)* reagieren hingegen auf *lineare Beschleunigung* (z.B. beim Liftfahren oder beim Autofahren in Kurven bzw. geradliniger Beschleunigung). Die dichtere Statolithenmembran bleibt hinter der Bewegung der Endolymphe zurück und verbiegt dabei die Zilien der Neuroepithelien.

Gehörorgan (Kochlea)

Das Gehörorgan bildet 2½spiralige Windungen. Die Kochlea (Schnecke) enthält in der Mitte des Querschnittes, aber exzentrisch an der Außenseite der Schnecke gelegen, den *Schneckengang (Ductus cochlearis),* der *Endolymphe* enthält. Er grenzt oben und unten an das Spatium perilymphaticum an. Dessen obere Hälfte heißt *Scala vestibuli* und die Membran zwischen ihr und dem Schneckengang *Reissnersche Membran* (Paries vestibularis des Schneckenganges). Die untere Hälfte des Spatium perilymphaticum ist die *Scala tympani,* und sie ist vom Ductus cochlearis durch die *Lamina basilaris* abgegrenzt. Diese schließt innen an die knöcherne *Lamina spiralis ossea* und außen an das *Lig. spirale* an, so daß eine durchgehende Trennwand entsteht, die Scala vestibuli und tympani separiert. Nur am Schneckenende *(Helikotrema)* kommunizieren die beiden Scalae (Treppen) miteinander.

Der Ductus cochlearis beinhaltet das *Organon spirale = Cortische Organ.* Es besteht ebenso wie das Vestibularorgan aus *Neuroepithelien* (Haarzellen, Hörzellen) und *Stützzellen* (Pfeiler- oder Phalangenzellen). Zwischen den Zellen des Cortischen Organs liegen besondere, vom übrigen Schneckengang abgegrenzte *Interzellularräume,* die ebenfalls Perilymphe

(Corti-Lymphe) enthalten. Diese Räume sind der *innere und äußere Tunnel* sowie der *Nuelsche Raum*.

Die Stereozilien der Neuroepithelien werden von der *Membrana tectoria* bedeckt. Elektronenmikroskopisch besteht sie aus etwa 90 Å dicken Eiweiß-Protofilamenten und einer amorphen Substanz. Ihre Funktion entspricht im Prinzip derjenigen der Statolithenmembran und Cupulae im Vestibularorgan (▷ S.388).

Im Innenohr werden durch die Bewegungen der Steigbügelfußplatte im ovalen Fenster *Wanderwellen* in der Perilymphe der Scala vestibuli erzeugt. Da die Reissnermembran und die Basilarmembran flexibel sind, geben sie dem Druck der Wanderwellen nach. Die *Deformation der Basilarmembran* führt zu Form- und Lageänderungen der an der Membrana tectoria haftenden *Stereozilien der neuroepithelialen Haarzellen* des Cortischen Organs. Es resultieren Generatorpotentiale in den Haarzellen. Diese wiederum erzeugen bei Reizung der Haarzelle Aktionspotentiale im N. statoacusticus.

Die vom menschlichen Ohr vernommenen Schallfrequenzen liegen zwischen 20 und 20000 Hertz, bei 1000 bis 2000 Hertz ist die Hörschwelle am niedrigsten.

> Das Innenohr bewirkt somit die Umwandlung mechanischer Energie der Schwingungen der Basilarmembran bzw. der Auslenkung der Cupulae ampullares in elektrische Energie im Bereich der Hör- und Gleichgewichtsnerven sowie zentraler Bahnen.

Die komplizierten anatomischen Verhältnisse und die schwierigen physiologischen Probleme sind in ausführlichen Übersichtsarbeiten zu Anatomie und Histologie[7,9], Histochemie[12], Elektronenmikroskopie[8] und Physiologie[6,10,11] dargestellt.

Literatur

1.–5. Weiterführende Literatur (▷ S.385)
6. Arnold W, Vosteen K-H (1979) Zur Physiologie von Perilymphe und Endolymphe. In: Berendes-Link-Zöllner. HNO-Heilk. Bd. V Thieme, Stuttgart
7. Beck Chl (1979) Anatomie und Histologie des Ohres. In: Berendes-Link-Zöllner. HNO-Heilk. Bd. V Thieme, Stuttgart
8. Engström H, Engström B (1979) Ultrastruktur des inneren Ohres. In: Berendes-Link-Zöllner. HNO-Heilk. Bd. V Thieme, Stuttgart
9. Falk P (1971) Einführung in die Hals-Nasen-Ohren-Heilkunde. Thieme, Stuttgart
10. Flock Å (1971) Sensory transduction in hair cells. In: Handbook of Sensory Physiologie Bd I/14 Springer, Berlin Heidelberg New York
11. Keidel WD, Kallert S (1979) Physiologie des afferenten akustischen Systems. In: Berendes-Link-Zöllner HNO-Heilk. Bd. V Thieme, Stuttgart
12. Schätzle W (1971) Histochemie des Innenohres. Urban & Schwarzenberg, München

Äußeres Ohr

Fehlbildungen

Formen

Zu den wichtigsten Fehlbildungen des äußeren Ohres zählen:

- *Mikrotie* = *abnorm kleines und deformiertes Ohr.* Häufigkeit etwa 1/10000 bis 20000 Geburten. Die Ausprägung reicht von einer mangelhaften Ausbildung des Knorpelskeletts (Grad I) bis zu hochgradiger Hypoplasie mit Ohrrudimenten (Grad III) und vollständigem Fehlen des Ohres: Grad IV =
- *Anotie.* Die Mikrotie III° ist fast stets, die Anotie stets mit einer
- *Gehörgangsatresie* verbunden. Die letztere betrifft den *knorpeligen Anteil* (flache Mulde mit bindegewebigem Strang als Fortsetzung ▷ „*membranöse Form*", oder den *knöchernen Anteil* (knöcherne Atresieplatte)[13,17].

- *Angeborene Ohrfistel (Fistula auris congenita)* = inkomplette Vereinigung von Aurikularhöckern oder Rest der 1. Kiemenspalte bzw. der Furche zwischen Ober- und Unterkieferfortsatz (Abb. 3.1). Mündung der plattenepithelial ausgekleideten Gänge *prä-*, *retro-* oder *infraaurikulär*, im *Helix-* oder *Ohrläppchenbereich*. Häufig (in 20% doppelseitig). Gelegentlich zystische Erweiterung (Ohrzyste) oder Ansammlung von Detritus mit Superinfektion von außen.
- *Coloboma auriculae* = Längs- oder Querspaltung der Ohrmuschel. Sehr selten.
- *Coloboma lobuli* = Spaltung des Ohrläppchens. Häufiger.
- *Aplasie des Ohrläppchens:* Sehr selten.
- *Aurikularanhänge* (Abb. 3.2) = sehr häufig (0,15% der Bevölkerung). Meist vor dem Ohr gelegene, bis haselnußgroße, lappige Gebilde, die histologisch wie eine normale Ohrmuschel aufgebaut sind. Im Extrem-

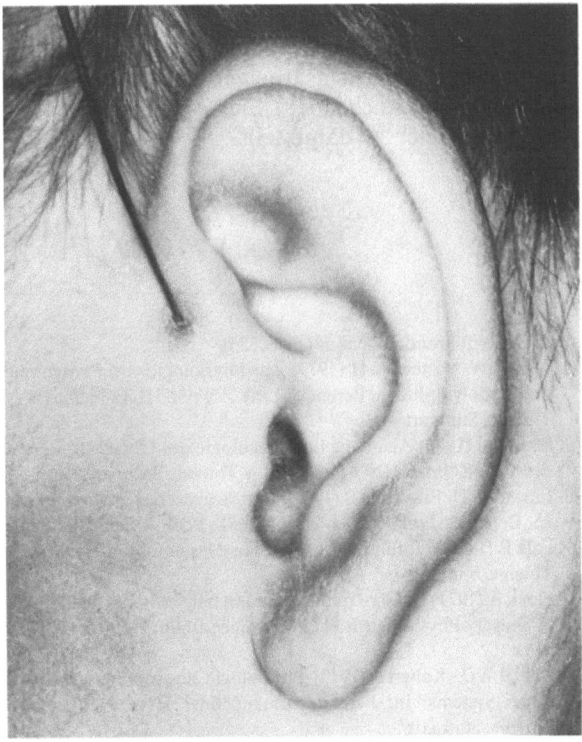

Abb. 3.1. Ohrfistel. Präaurikulär Sonde im Fistelgang

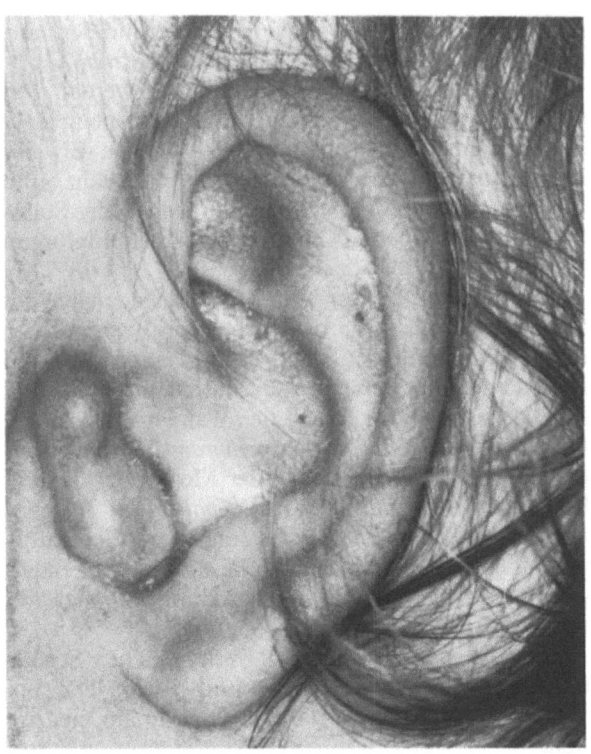

Abb. 3.2. Aurikularanhang

fall ähnelt das äußere Aussehen dem eines zweiten Ohres ▷ *Polyotie*.

● *Makrotie* = zu großes Ohr, nur bei einseitigem Auftreten sicher als Fehlbildung zu klassifizieren.

● *Gehörgangsverdoppelung* sehr selten.

● *Ohr-Halsfisteln* (hyomandibuläre Fisteln) = Rudimente der ersten oder zweiten Kiemengangsfurche mit Einmündung in den Gehörgang[15]

● *Dystopie der Ohrmuschel* = Verlagerung des Ohrmuschelansatzes in kaudaler oder ventrokaudaler Richtung. Meist mit Dysplasie der Ohrmuschel verbunden. Seltenes Extrem: *Halsohr*. Dystopie tritt gelegentlich isoliert auf, häufiger im Rahmen von Fehlbildungssyndromen, z. B. bei Trisomien häufig Ohrmuscheltiefstand, ebenso bei Ullrich-Turner-Syndrom.

● *Abstehende Ohren* kommen durch Hypertrophie des Cavum conchae mit normaler Anthelix, durch ungenügende Anthelixfaltung oder durch beide Ursachen gemeinsam zustande. Der normale Ohr-Kopfwinkel von 30° kann erheblich vergrößert sein.

Ätiologie, Pathogenese

Fehlbildungen des äußeren Ohres können *erblicher Natur* sein (familiäres Auftreten; teils dominanter, teils rezessiver Erbgang) oder auf einer *pränatalen Schädigung* durch Sauerstoffmangel, medikamentöse oder virusbedingte Embryo- und Fetopathien, Endokrinopathien (Diabetes mellitus und Hypothyreose der Mutter) oder Strahleneinwirkung auf die Mutter während der Gravidität beruhen. Manche *Chromoso-*

menaberrationen werden von Ohrmißbildungen begleitet (Trisomie[18,13–15,21]; Ullrich-Turner-Syndrom)[4,26].

Traumatische Veränderungen

Wichtig sind:

● *Erfrierungen:* Sie treten besonders gern an den Ohren auf, da diese gegen Kälteeinwirkung nur ungenügend geschützt sind und da das Unterhautgewebe nur sehr schwach entwickelt ist. Sie sind häufiger als Verbrennungen[14]. Spätfolge ist gelegentlich eine Verknöcherung der Ohrmuschel[29], die auch nach anderen Traumen entstehen kann.

● *Verbrennungen* im Rahmen eines *Sonnenbrandes* sind wegen der exponierten Lage der Ohren gleichfalls häufig, fernerhin Verbrennung, Verbrühung oder Verätzung durch Haushalts- oder Berufsunfälle.

● *Mechanische Verletzungen* bei Einwirkung *scharfer* oder *stumpfer Gewalt* sind ein häufiges Ereignis. Scherkräfte *(Boxhieb)* können das mit der Haut fest verhaftete Perichondrium vom Knorpel abheben und dadurch ein subchondrales Hämatom erzeugen ▷ *Othämatom* (Abb. 3.3). Oft genügen schon relativ geringe, aber wiederholte Traumen zur Erzeugung eines Othämatoms (z. B. bei Lastträgern).

● *„Blumenkohlohren"* sind das Resultat wiederholter Gewalteinwirkungen auf das äußere Ohr (Abb. 3.4). Das morphologische Substrat ist verschieden: Einris-

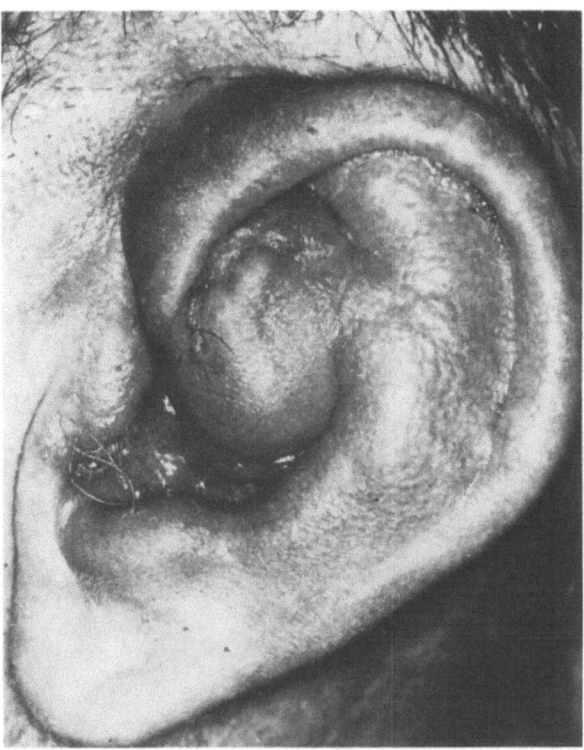

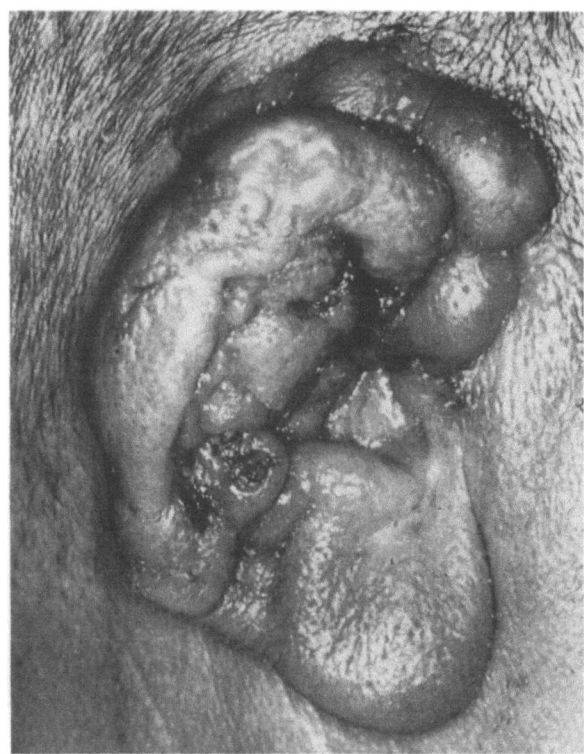

Abb.3.3. Othämatom

Abb.3.4. „Blumenkohlohr" nach Perichondritis

se, mehr oder weniger gut resorbierte und organisierte Othämatome, Perichondritis der Ohrmuschel, Bildung von Narbenkeloiden.

● *Gehörgangsverletzungen* treten v. a. bei dem Versuch auf, mit ungeeigneten Instrumenten (z. B. Haarnadel) Fremdkörper oder Zeruminalpfröpfe aus dem äußeren Gehörgang zu entfernen.

● *Fremdkörper* im Gehörgang können exogener oder endogener (Zeruminalpfropf!) Herkunft sein. *Zeruminalpfröpfe* entstehen durch einen Rückstau des von den Talg- (nicht von den Zeruminaldrüsen!) des Gehörganges gebildeten Sekrets, das zusammen mit abgeschilferten Epithelien und Härchen eindickt und verhärtet. *Ursachen* sind: konstitutionelle Faktoren, Zurückschieben des Zerumens mit Instrumenten zur „Ohrreinigung", enger Gehörgang, partielle Verlegung des Gehörganges durch Fremdkörper, Entzündungen; nicht selten eine Kombination mehrerer dieser Faktoren.

Entzündungen

Die Haut der Ohrmuschel und des Gehörganges kann im Rahmen zahlreicher Hautinfektionen *miterkranken*, z. B. bei

● *unspezifischen bakteriellen Infekten:* Impetigo, Erysipel, Furunkulose[4,22]

● *spezifischen bakteriellen Infekten:* Lues (häufiger Lues II als I), Tuberkulose.

● *Virusinfekten:* Herpes zoster oticus, Herpes simplex (selten), Varizellen, Grippe, Molluscum contagiosum[1,4].

Daneben gibt es charakteristische, *auf das Ohr beschränkte* Entzündungen, die als

Otitis externa (im engeren Sinne)

bezeichnet werden und meist durch eine Mischinfektion mit verschiedenen Bakterien (u. a. *Pseudomonas aeruginosa, Proteus vulgaris, Escherichia coli, St. pyogenes, Klebsiella pyogenes)* und/oder Pilzen *(Candida albicans, Aspergillusarten)* entstehen.

Neben der *diffusen* Form der bakteriellen Otitis externa gibt es auch eine *zirkumskripte* Form:

Gehörgangsfurunkel (Ohrfurunkel)

Es ist im knorpeligen Teil des Gehörganges lokalisiert, da nur hier Hautanhangsgebilde vorhanden sind. Die eindringenden Erreger (überwiegend Staphylokokken) rufen hier eine nekrotisierende Entzündung hervor. Entzündungen des äußeren Gehörganges werden durch resistenzmindernde Begleiterkrankungen (Diabetes mellitus, Nierenkrankheiten) begünstigt[25]. Eine besondere Verlaufsform ist die

● *nekrotisierende Otitis externa,* welche zu ausgedehnten Zerstörungen der Weichteile und des Knochens führt und über osteomyelitische Herde auch zu Hirnnervenausfällen Anlaß gibt[16]. In der Regel durch

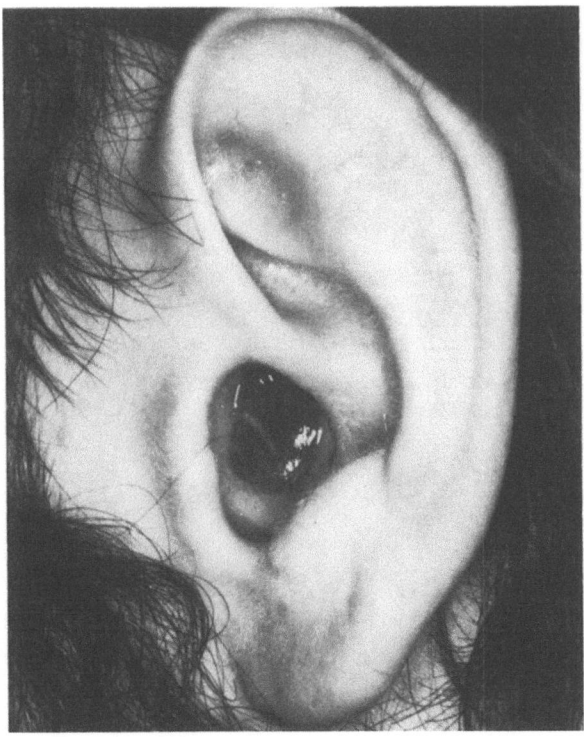

Abb. 3.5. Ohrpolyp

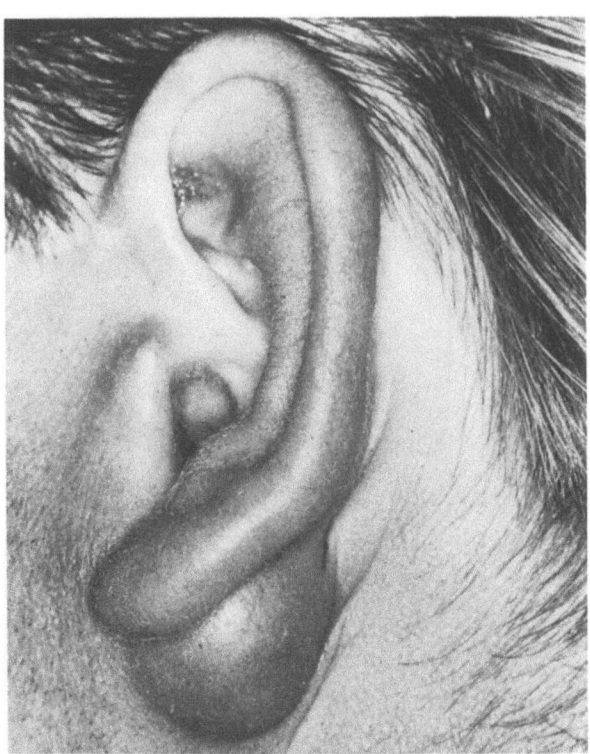

Abb. 3.6. Retroaurikuläres Atherom

Pseudomonas aeruginosa verursacht, findet sie sich meist bei älteren Diabetikern.

Otomykose

Hierbei steht die Pilzinfektion des Gehörganges im Vordergrund (5 bis 20% aller Fälle von Otitis externa). Sie wird am häufigsten hervorgerufen durch *Aspergillus niger,* aber auch durch *Aspergillus fumigatus, flavus* oder *nidulans* und durch andere Pilze *(Trichophyton violaceum, Achorion schonleinii, Trichophyton mentagrophytes* u. a.[1,20]. Lokale Anwendung von Antibiotika im Gehörgang kann ihre Entstehung begünstigen[19].

Von praktischer Bedeutung sind an Ohrmuschel und im Gehörgang wie an der übrigen Haut die

Ohrekzeme

wie das Kontaktekzem[22,27] und das mikrobielle Ekzem. Seborrhoisches Ekzem und endogenes Ekzem spielen eine geringere Rolle[22].

Entzündungen unter Beteiligung des Ohrknorpels

Hierzu zählen u. a. folgende Formen:
• *Chondrodermatitis nodularis chronica helicis,* die v. a. im höheren Lebensalter vorkommt und Männer viermal häufiger betrifft als Frauen[4], und die

• *Perichondritis,* die zu manchmal unförmiger Schwellung und Rötung des Ohres führt. Sie beteiligt Ohrmuschel und äußeren Gehörgang und hat in der Regel *entzündlich-traumatische Ursachen.* Als besonderes Krankheitsbild beteiligt die *rheumatische Perichondritis* auch andere Knorpel wie Nasenknorpel oder Bronchialknorpel. Sie wird dann gelegentlich von einer peripheren Arthropathie begleitet. Man rechnet diese Krankheit zum rheumatischen Formenkreis *("Panchondritis rheumatica")*. Teilweise werden autoimmunologische Ursachen angenommen[24]. Histologie der Knorpelveränderungen bei Seifert und Strobel[28], Elektronenmikroskopie bei Maeda und Mitarbeitern[23].

Tumoren des Haut- und Knorpelgerüsts des äußeren Ohres

In der *Haut* der Ohrmuschel und des äußeren Gehörganges kommen die *gleichen Tumoren vor, die auch in der übrigen Haut auftreten können.* Es wird auf das entsprechende Kapitel (▷ Bd. 3) und auf die ausführlichen Darstellungen der Ohrtumoren bei Friedmann[1] oder Schätzle und Haubrich[4] verwiesen.

Zu den *Pseudotumoren* wird der *Gehörgangspolyp* gezählt (Abb. 3.5), der durch eine Trommelfellperforation aus dem Mittelohr kommt.

In der Umgebung des Ohres sind häufig *Atherome* (Abb. 3.6) lokalisiert.

Adenom der Zeruminaldrüsen (Zeruminom, aurikuläres Hidradenom)
(ICD-0-DA M-8420/0)

Der Tumor ist *sehr selten,* kommt bei beiden Geschlechtern gleich häufig vor und betrifft vorwiegend das Erwachsenenalter[1,4]. Er wächst langsam, neigt aber zum Rezidiv und wird von manchen Autoren für maligne gehalten.

Makroskopisch bietet er das Bild eines Polypen, der Trommelfell und Paukenhöhle durchsetzen kann.

Mikroskopisch ähnelt das Bild dem der Schweißdrüsentumoren anderer Lokalisation. Die Epithelien wachsen solide oder bilden Drüsenazini mit manchmal verzweigten und erweiterten Lichtungen. Diese werden von einem *zweischichtigen Epithel (innen Zylinderepithel, außen kleinere und dunklere Myoepithelien)* ausgekleidet[21]. Je nach der vorherrschenden Struktur unterscheidet man verschiedene Untertypen (tubulär, glandulär, zylindromatös = kribriform etc.). Der zylindromatöse Typ scheint an dieser Stelle weniger maligne zu sein als sein Pendant in den Speicheldrüsen.

Sonstige Tumoren

• *Basaliome* und *verhornende Plattenepithelkarzinome* kommen an der Ohrmuschel etwa im gleichen Umfang vor, nach einigen Statistiken überwiegt aber der Prozentsatz der Plattenepithelkarzinome deutlich.

Nach der umfangreichen Statistik von Friedmann[1] (216 Tumoren) stehen sowohl an der Ohrmuschel als auch im äußeren Gehörgang *Papillome und Karzinome an 1. und 2. Stelle der Häufigkeit,* an der Ohrmuschel sind Basaliome noch etwas häufiger als Karzinome (Abb. 3.7–3.12).

• *Karzinome der Ohrmuschel* sind fünfmal häufiger als *Krebse des Gehörgangs* und des *Mittelohres*[18]. Das Karzinom der Ohrmuschel ist ein typischer Alterstumor, wobei Männer 8 bis 9mal häufiger als Frauen befallen sind.

• *Chondrome,* die gleichfalls an beiden Stellen vorkommen können, sind selten (unter 216 Tumoren des äußeren Ohres kein einziger Fall[1]).

Tumoren des knöchernen Gehörganges

Osteom
(ICD-0-DA M-9180/0)

Osteome stellen ca. 25% der Geschwülste dieser Lokalisation[1]. Ihre *mikroskopische* Struktur wechselt zwischen *spongiösem* und *kompaktem* Knochengewebe. Überwiegend handelt es sich um sehr kompakte, von der Kortikalis ausgehende Gebilde (Gehörgangsexostosen). Sie wachsen langsam und sind manchmal

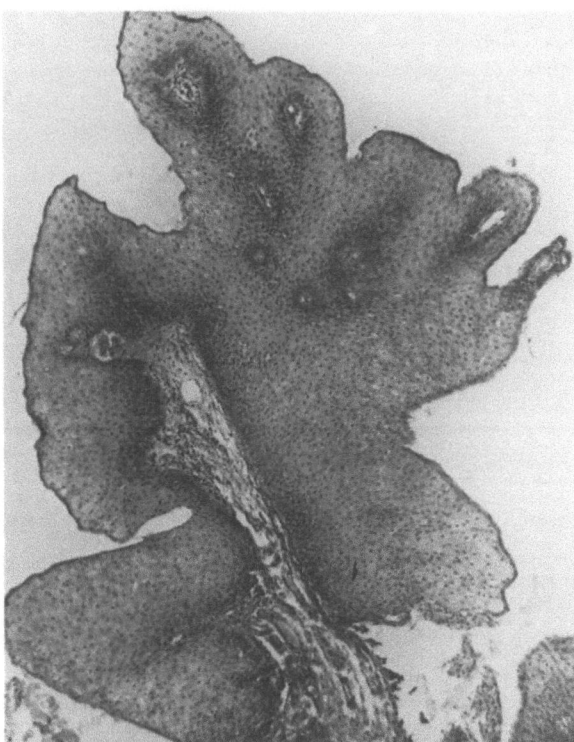

Abb. 3.7. Papillom der Ohrmuschel

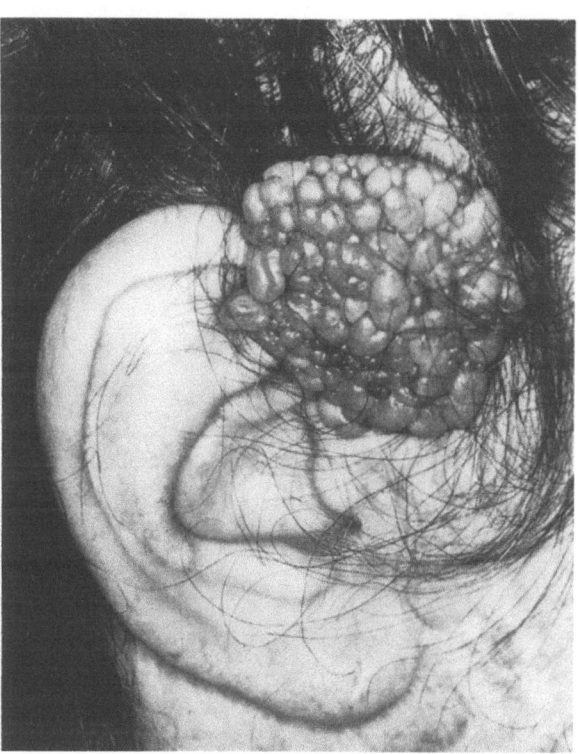

Abb. 3.8. Papillom: papillär strukturiertes Plattenepithel auf einem verzweigten bindegewebigen Stroma. HE. 50-fach

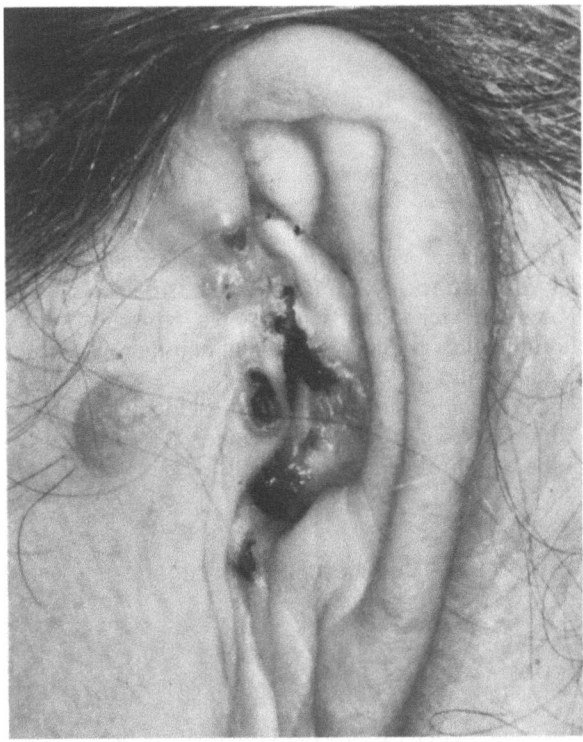

Abb. 3.9. Multiple Basaliome der Ohrmuschel

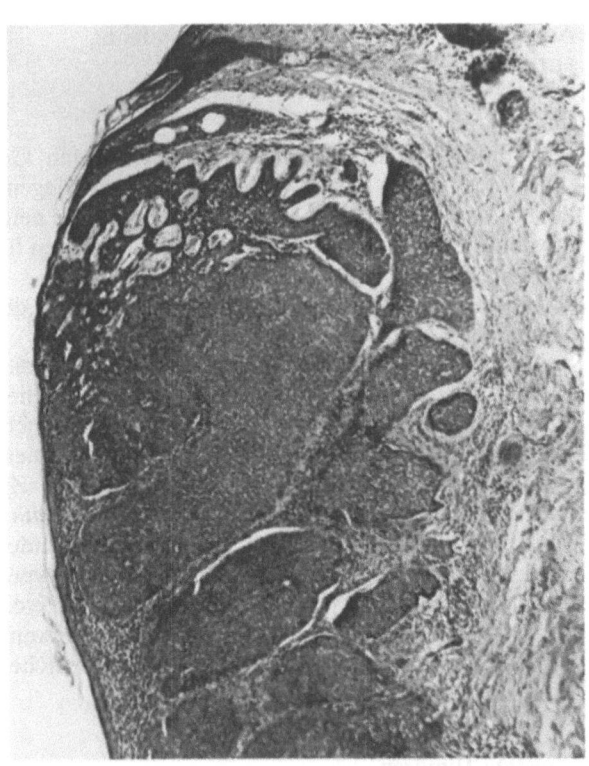

Abb. 3.10. Basaliom: solide Nester mit pallisadenförmiger Begrenzung, die atrophische Ohrmuschelhaut unterminierend. HE. 50-fach

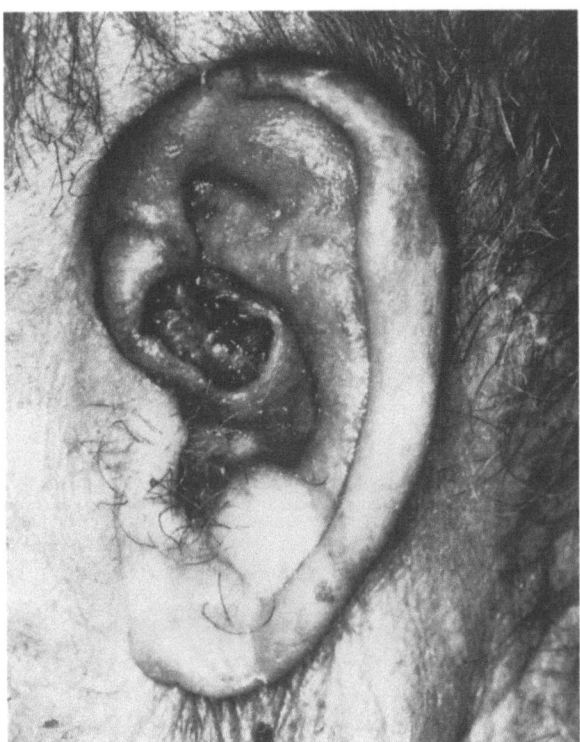

Abb. 3.11. Ohrmuschelkarzinom

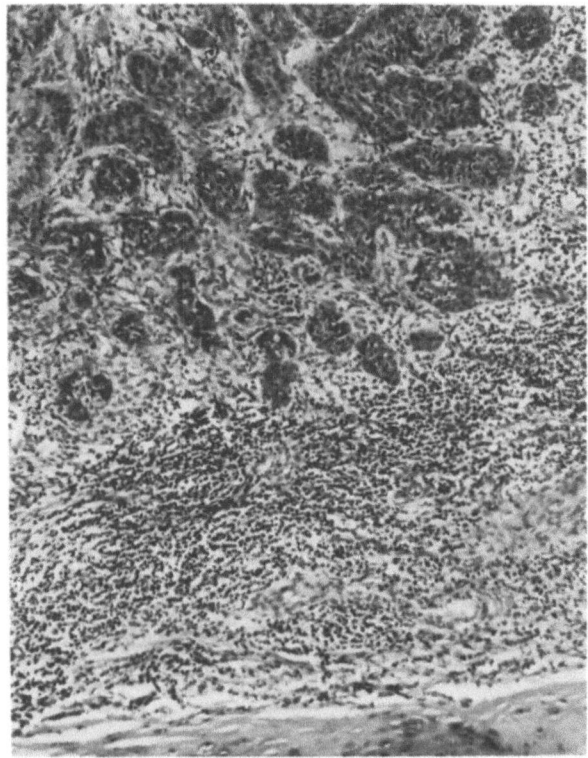

Abb. 3.12. Ohrmuschelkarzinom: Nester und Zapfen eines infiltrierend zum Knorpel hin wachsenden Plattenepithelkarzinoms. HE. 120-fach

familiär gehäuft. *Hauptlokalisation* sind der Boden des äußeren Gehörganges an der Knorpel-Knochengrenze und die Wände des äußeren Gehörganges vor dem Trommelfell. Die meisten Fälle werden bei Jugendlichen und im jungen Erwachsenenalter beobachtet. Daneben gibt es Osteome und Osteofibrome im Bereich der pneumatischen Höhlen des Schläfenbeins *(Höhlenosteome)*[4, 18].

Literatur

1.-12. ▷ S. 385, 389
*13. Altmann F (1965) Mißbildungen des Ohres. In: Berendes-Link--Zöllner, HNO-Heilk. III/1 Thieme, Stuttgart
*14. Boennighaus H-G (1979) Ohrverletzungen. In: Berendes-Link-Zöllner, HNO-Heilk. Bd. V, Thieme, Stuttgart
15. Crymble B, Braithwaite F (1964) Anomalies of the first branchial cleft. Brit. J. Surg. 51: 420–423
16. Draf W, Scheifele J (1974) Die nekrotisierende Otitis externa. HNO 22: 365–367
17. Gill NW (1969) Congenital atresia of the ear. A review of the surgical findings in 83 cases. Z. Laryng. Rhinol. 83: 551

*18. Graf K, Fisch V (1979) Geschwülste des Ohres und des Felsenbeines. In: Berendes-Link-Zöllner, HNO-Heilk. Bd. V, Thieme, Stuttgart
19. Jones EH (1965) External Otitis. Thomas, Springfield/Ill.
20. Kecht B (1974) Probleme aktueller europäischer Mykosen im HNO-Bereich. Mschr. Ohrenheilk. 108: 49–70
21. Kleinsasser O, Scharfetter G (1957) Ceruminaldrüsenadenom mit Einbruch in Dura und Kleinhirn. Zbl. Neurochirug. 17: 4–12
*22. Krumpholz K (1979) Unspezifische Entzündungen des äußeren Ohres. In: Berendes-Link-Zöllner, HNO-Heilk. Bd. V, Thieme, Stuttgart
23. Maeda S, Mogi G, Yoshida T (1973) Relapsing polychondritis; an electron microscopic observation. Otol. Fukuoka 19: 513–521
24. Makindraker NH, Libman LJ (1970) Relapsing polychondritis. J. Laryng. 84: 337–342
25. Mitschke H, Schmidt P, Kopsa H, Pils P (1976) Oto-rhino-laryngologische Komplikationen chronisch-dialysierter und nierentransplantierter Patienten. Wien Klin. Wschr. 88: 352–355
*26. Mündnich K, Terrahe K (1979) Mißbildungen des Ohres. In: Berendes-Link-Zöllner, HNO-Heilk. Bd. V, Thieme, Stuttgart
27. Rasmussen PA (1974) Otitis externa and allergic contact dermatitis. Acta otolaryng. (Stockh) 77: 344–347
28. Seifert G, Strobel W (1961) Über die chondrolytische Perichondritis („Chondromalacie") vorwiegend der Luftwege. Frankf. Z. Path. 71: 95–117
29. Sessions DG, Stallings W, Mills J, Beal DD (1971) Frostbite of the ear. Laryngoscope (St. Louis) 81: 1223–1232

Mittelohr einschließlich Os temporale

Fehlbildungen

Fehlbildungen sind häufig vergesellschaftet mit Entwicklungsstörungen des äußeren Ohres, nur selten mit solchen des Innenohres.

U. a. kennt man folgende Formen:
• *„Große" Mißbildungen* in Verbindung mit *Dyszephalien* (▷ Kapitel 1). Beispiele: Dysostosis craniofacialis und Dysostosis mandibulo-facialis[51]. Dabei ist gewöhnlich der äußere Gehörgang atretisch, die Paukenhöhle mißgebildet, das Os temporale nicht pneumatisiert, und auch die Ossikula sind fehlgebildet.
• *„Kleine" Mißbildungen* betreffen nur die *Gehörknöchelchen* und sind v. a. durch die Mikrochirurgie und verfeinerte Röntgentechnik besser bekannt geworden. *Beispiele* sind: Formanomalien eines oder mehrerer Ossikula, u. U. mit Defekten einzelner Teile (z. B. des Crus longum incudis oder des Steigbügels), Fehlen des ovalen Fensters etc.

Traumatische Veränderungen

Die Verletzungen betreffen
• das *Trommelfell: direkte Ruptur* bei mechanischer, thermischer oder chemischer Schädigung (Abb. 3.13); *indirekte Ruptur* bei Luftdruckschädigung = *Barotrauma* oder bei Frakturen der Ansatzstelle des Trommelfells (Abb. 3.14),
• die *Ossikula* (bei Frakturen und perforierenden Trommelfellverletzungen): am häufigsten Zerreißung der Amboß-Steigbügel-Verbindung; starke Dislokation des Amboß; Fraktur des Stapes,
• das *Os temporale* (bei Frakturen und Schußverletzungen): Felsenbeinlängs- und -querbrüche (erstere 9mal häufiger), kombinierte Längs- und Querbrüche[34],
• die *Tuba Eustachii* (v. a. bei Frakturen, Schuß-, Stich- und Splitterverletzungen).

Traumatische Mittelohrläsionen können durch eingedrungene *Fremdkörper* hervorgerufen werden (im Zuge einer perforierenden Trommelfellverletzung oder seltener bei chronischer Otitis media mit Trommelfelldefekt, nur ausnahmsweise über die Tube).

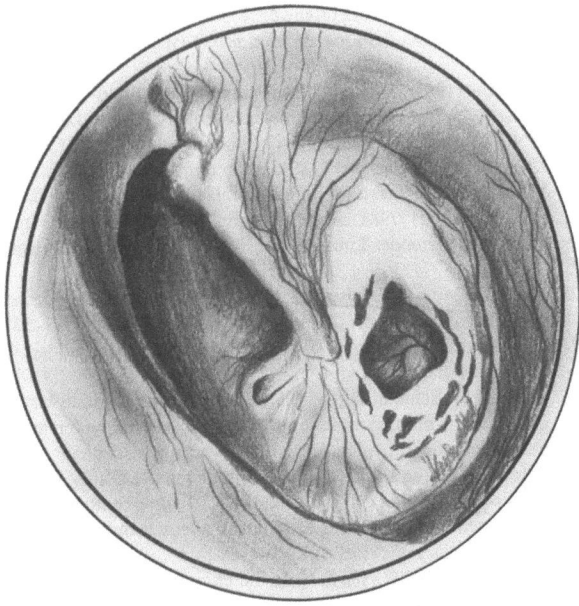

Abb.3.13. Traumatische Trommelfellperforation

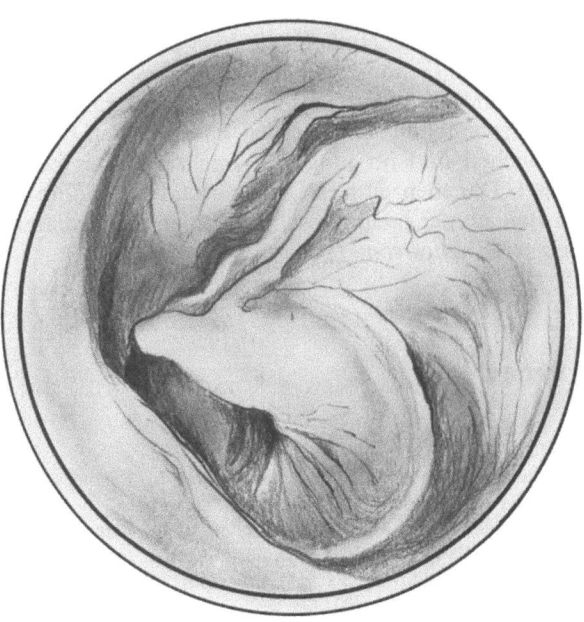

Abb.3.14. Trommelfellrandbruch bei Felsenbeinlängsfraktur

Mittelohrentzündung (Otitis media)

Epidemiologie
Die Otitis media ist eine *sehr häufige Krankheit.* In England erkranken *¼ bis ⅓ aller Kinder* einmal oder mehrfach an einer Otitis media. Auch bei uns machen etwa 80% aller Kinder vor der Einschulung wenigstens einmal eine Mittelohrentzündung durch. Ein besonders starker Anstieg der Erkrankungshäufigkeit ist in den *Wintermonaten* festzustellen.

Klassifikation

Der Kliniker unterscheidet folgende Formen:
- *Tuben-Mittelohr-Katarrh*   akut
                               chronisch
- *Mittelohrentzündung*   akut
  (im engeren Sinne)   chronisch

Unter „Mittelohrentzündung" werden dabei zunächst nur die *unspezifischen* Entzündungsformen verstanden. Somit käme als weitere Form noch hinzu:
- *Spezifische* Mittelohrentzündung.

Tuben-Mittelohr-Katarrh

Synonyma
Seröse Mittelohrentzündung, Sero- oder Hydrotympanon, Otosalpingitis, Tubotympanitis, sekretorische Otitis media, chronische exsudative Otitis media, „glue ear", „mucoid ear", Mukotympanon.

Definition

Unter einem „Tuben-Mittelohr-Katarrh" versteht man eine *gewöhnlich abakterielle („sterile") Entzündung* der Tuben- und Mittelohrschleimhaut mit Ansammlung eines *eiweißreichen serösen, schleimigen* oder *gallertigen Exsudates* in der Paukenhöhle (Abb.3.15)[1,3,4].

Ätiologie, Pathogenese
Möglicherweise beginnt die katarrhalische Entzündung mit einer *bakteriellen* oder *viralen* Infektion. Obgleich ein Virusnachweis bisher nicht gelungen ist, gilt die Mehrzahl der Fälle als virusbedingt. Es wird diskutiert, daß sich an den Infekt eine *immunologische Reaktion* anschließt.

Nach eingehenden histologischen Serienschnittuntersuchungen[3,56] steht im Mittelpunkt der Pathogenese die *entzündliche Metaplasie der Mittelohr- und Tubenschleimhaut mit vermehrtem Auftreten von Becherzellen und mukösen Drüsen (Initialstadium)*[40,46,55].

Die Drüsen- und Becherzellen produzieren vermehrt Schleim *(Sekretionsstadium)*[41]. Später degenerieren die Drüsen, wobei sich ihre Lichtung zystisch erweitert und retinierten Schleim enthält; und auch die Zahl der Becherzellen nimmt ab *(Degenerationsstadium).*

Als *begünstigende Faktoren* gelten:
- *Verschluß der Tube* (durch Adenoide, Tumoren des Nasopharynx, oder posttraumatische Narben)
- *latente Mastoiditis* (mit oder ohne Cholesteringranulom). Als weitere mögliche Ursache gilt eine

Tabelle 3.1. Morphologie des Tuben-Mittelohr-Katarrhs[1,2,3,4,5]

Krankheitsform	Makroskopie	Mikroskopie
Akuter Tuben-Mittelohr-Katarrh ↓	Trommelfell-einziehung. *„Trockener Katarrh"* ohne Exsudat in der Paukenhöhle	*Schleimhautödem mit lymphohistiozytärer Infiltration.* In der Lichtung seröses Exsudat (bei der „feuchten" Form)
fließender Übergang ↓	*„Feuchter Katarrh"* mit Exsudat in der Paukenhöhle	Unterschiedlich starke Mitbeteiligung der pneumatisierten Zellen des Warzenfortsatzes
Chronischer Tuben-Mittelohr-Katarrh	Trommelfell-einziehung u. U. verstärkt, häufig Exsudat bzw. schleimiges Sekret in der Paukenhöhle	*Transformation der Paukenhöhlenschleimhaut* (und der SH der pneumatisierten Zellen), Umwandlung in *zylindrisches Flimmerepithel*, Bildung *drüsenähnlicher Gebilde* in der Submukosa, mehr schleimiger Inhalt im Mittelohr
Idiopathisches Hämatotympanon (hämorrhagisch-seröse Otitis media, „blue ear", Otitis nigra)	Trommelfell blau durchscheinend	Blutiger Inhalt. Fast stets gleichzeitig *Cholesteringranulom*

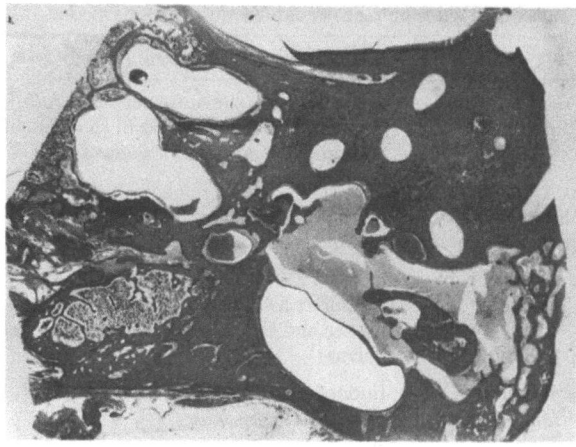

Abb. 3.15. Tubenmittelohrkatarrh: Exsudat in der Paukenhöhle. HE. Lupenübersicht

gleichfalls eine Entzündung (möglicherweise auf infektiöser Grundlage) darstellt, unscharf. Streng genommen ist *er die katarrhalische,* die *„Mittelohrentzündung"* (im engeren Sinne) die *eitrige* Variante der Otitis media.

• *ungenügend antibiotisch behandelte bakterielle Otitis media*[1,3].

Klinik, Morphologie

Der Tubenverschluß führt zur *Luftresorption in der Paukenhöhle* mit charakteristischer *Trommelfelleinziehung. Morphologisch* (und klinisch) unterscheidet man die in Tabelle 3.1 aufgeführten Formen.

Verlauf, Prognose

Der *akute Katarrh* hat *in der Regel* eine *günstige Prognose,* wenn das Exsudat frühzeitig aus der Paukenhöhle entleert wird[2].

Der *chronische Katarrh* hat eine schlechtere Prognose. Er kann zu *ostitischen Veränderungen* der knöchernen Begrenzung des Mittelohres führen[3]. Eine gefürchtete Komplikation ist die *chronisch-adhäsive Otitis media,* die am häufigsten durch einen chronischen Tuben-Mittelohr-Katarrh hervorgerufen wird.

Mittelohrentzündung (Otitis media) i. e. S.

Definition

Als Mittelohrentzündung i. e. S. bezeichnet der Kliniker die *infektiös-eitrige* Entzündung der Mittelohrräume und der pneumatischen Zellen des Schläfenbeins.

Ätiologisch und pathologisch-anatomisch ist die Grenze gegenüber dem Tuben-Mittelohr-Katarrh, der

Akute Otitis media

Ätiologie, Pathogenese

Wichtigste Erreger der bakteriellen Otitis media sind
• *Streptococcus pyogenes, Str. pneumoniae (Pneumococcus)* und *Hämophilus influenzae*[1,37]. Unter den Pneumokokken führen die *Typen 3 und 8.* Nach einer großen amerikanischen Statistik[43] sind 40 bis 50% der Fälle durch den *Pneumococcus* (meist Typ 6, 14, 19 und 23; seltener Typ 1, 3 oder 18) und 10% durch *Haemophilus influenzae* hervorgerufen. Weitere Erreger sind: *Staphylococcus pyogenes* bzw. *aureus.*

Die *Infektion* erfolgt am häufigsten über die *Tuba Eustachii,* die bei Säuglingen und Kleinkindern relativ weit und kurz ist[4,37]. Die *Keimaszension* wird durch eine Schädigung des Flimmerepithels und durch die Keimbesiedlung der Rachenmandel begünstigt. *Hämatogene* Infektionen sind *selten,* z. B. bei Scharlach oder Typhus abdominalis.
• *Viren* spielen zweifellos eine wichtige Rolle als *Wegbereiter* der bakteriellen Infektionen und vereinzelt vielleicht auch als alleinige Ursache. U. a. wurden folgende Viren aus dem Mittelohr bei Otitis media isoliert: *Influenza A, Adenovirus Typ 3, Coxsackie B 4, RS-Viren.*

Morphologie

Makroskopisch ist die Schleimhaut gerötet, ödematös aufgelockert. Cavum tympani und pneumatische Zellen enthalten bei vollentwickelter Otitis media eitriges (seröses, serös-hämorrhagisches) Exsudat.

Mikroskopisch sieht man die in Tabelle 3.2 verzeichneten Veränderungen.

Tabelle 3.2. Morphologie der akuten eitrigen Otitis media

	Mikroskopische Veränderungen
Schleimhaut Epithel	Transformation des normalerweise endothelartigen flachen Epithels in *kubisches* bis *zylindrisches Epithel*, u. U. *Bildung drüsenähnlicher Strukturen.*
Subepitheliale Schicht	*Ödem, Kapillarhyperämie, entzündliche Zellinfiltration* (Granulozyten, Lymphozyten, Histiozyten, Plasmazellen)
Knochen Regressive Veränderungen	*Verstärkte Knochenresorption* durch Osteoklasten und Granulationsgewebe, *Knochennekrose*
Progressive Veränderungen	Endostale und periostale *Knochenneubildung, Knochensklerose*
Knochenmark	Ödem, entzündliche Infiltration, Nekrosen und Granulationsgewebsbildung

Sonderformen

● *Mukosus-Otitis:* Besondere Verlaufsform, die durch *schleichenden Beginn* und nur *geringe Krankheitszeichen* charakterisiert ist[4]. *Prototyp:* Mehrzahl der Fälle von Otitis media durch Infektion mit *Pneumococcus mucosus Typ III.* Andere Erreger sind *Staphylo- und Streptokokken.*

> Die Typenbezeichnung richtet sich also nach dem durch den häufigsten Erreger verursachten *Krankheitsverlauf*, sie ist jedoch nicht *„erregerspezifisch"!*

Das Exsudat ist fadenziehend, die Knochenbeteiligung (gerade bei gut pneumatisiertem Warzenfortsatz) ist meist schwer (Abb. 3.16).

● *Scharlach-Otitis:* Man unterscheidet zwei Formen: die gewöhnliche eitrige *Otitis media bei Scharlach* und

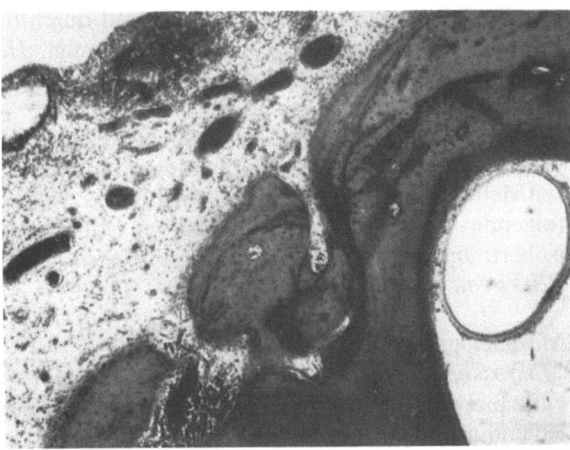

Abb. 3.16. Subakute Otitis media (Mukosusotitis): Entzündlich verdickte und infiltrierte Paukenhöhlenschleimhaut (links oben). HE. 40-fach

die nekrotisierende *Scharlach-Otitis*, die schwere Gehörschäden zurückläßt[3,4]. Eine *„Übergangsform"* nimmt zwischen beiden eine Zwischenstellung ein. Die nekrotisierende Scharlach-Otitis wird unter der Penizillinbehandlung kaum noch beobachtet[35].

● *Masern-Otitis:* Beginn meist als (hämatogene) katarrhalische Virus-Otitis, danach aszendierte bakterielle Superinfektion. Überdurchschnittlich häufige Labyrinthbeteiligung.

● *Grippe-Otitis:* Wie bei der Masern-Otitis oft nacheinander Virus- und bakterielle Infektion. Schwere hämorrhagische Entzündung. Neigung zu intrakraniellen Komplikationen.

● *Aktinomykose: Selten*, vorwiegend bei Männern zwischen dem 20. und 60. Lebensjahr[54]. Der Infektionsweg verläuft entweder *kanalikulär* über den äußeren Gehörgang (bei Trommelfelldefekt)[53] bzw. die Tube oder *direkt* aus der Umgebung bei einer Aktinomykose der Mundhöhle, des Nasopharynx oder der Gl. parotis.

Verlauf, Prognose

● *Ausheilung:* Die akute Otitis media kann mit oder ohne *Trommelfellperforation* verlaufen (Otitis media perforativa/non perforativa). Sie heilt in über 90% der Fälle *folgenlos* aus. Eventuelle Perforationen schließen sich meist unter Hinterlassung einer kaum sichtbaren Narbe[4, 5].

● *Chronische Otitis media:* Ihre Entstehung wird auf konstitutioneller Grundlage u. a. durch ungenügende antibiotische Behandlung einer akuten Mittelohrentzündung gefördert[2].

● *Eitrige Mastoiditis:* Sie kann schon frühzeitig im Verlauf einer akuten Otitis media auftreten und zu den in Tabelle 3.2 aufgeführten Knochenveränderungen führen[1,3,4,37].

● *Eitrige Petrositis:* Sie kann nur dann entstehen, wenn die Felsenbeinpyramide pneumatisiert und wenn die offene Verbindung zu den zentralen Mittelohrräumen verlegt ist. Zeitlich (mit etwas Verzögerung) und morphologisch entspricht sie der Mastoiditis. Je nach Lokalisation der Entzündung in der *Felsenbeinspitze* oder *paralabyrinthär* können weitere *Komplikationen* entstehen: v. a. im ersten Falle Pyramidenspitzeneiterung mit Trigeminusschmerzen und Abduzenslähmung bzw. Sinusthrombosen; im zweiten Falle Einbruch ins Labyrinth mit tympanogener Labyrinthitis oder ins Endokranium mit Meningitis, Epi- und Subduralabszeß oder Hirnabszeß, Schädigung des VII.–XII. Hirnnerven.

● *Akute septische Osteomyelitis des Schläfenbeines:* Heute *selten*, fast nur bei jüngeren Kindern. Sie kann *Folge* und (bei primär hämatogener Entstehung) auch *Ursache* einer eitrigen Otitis media sein.

● *Endokranielle Komplikationen* (▷ S. 402) (im engeren Sinne) sind heute *selten*. In der vorantibiotischen Ära wurde mit bis zu 2,5% otogenen intrakraniellen Komplikationen gerechnet. Heute sind es unter 0,15% der behandelten entzündlichen Ohrerkrankungen[1].

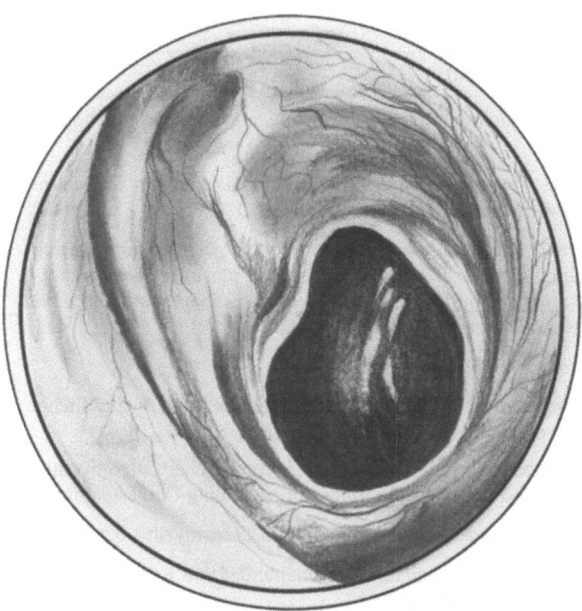

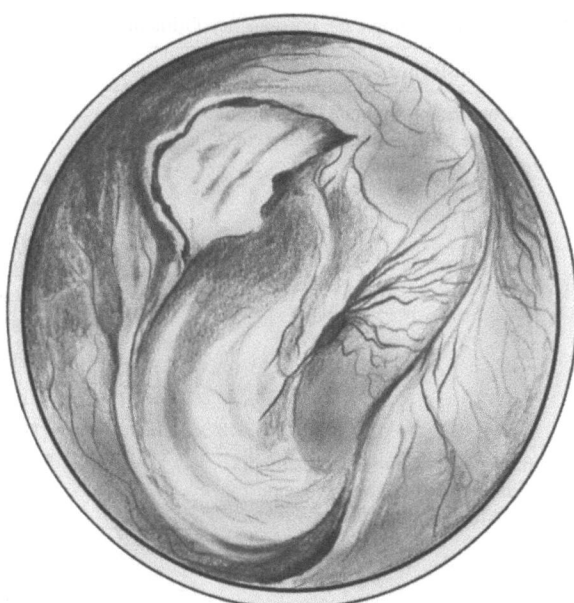

Abb. 3.17. Zentrale Trommelfellperforation bei chronisch-mesotympanaler Otitis media

Abb..3.18. Randständige Trommelfellperforation bei chronisch-epitympanaler Otitis media mit Cholesteatom

Zu den intrakraniellen Komplikationen rechnet man den otogenen *Hirnabszeß*[4,38] (gewöhnlich im basalen Teil des Schläfenlappens, seltener als Kleinhirnabszeß, die otogene *Meningitis*[4,49] (fortgeleitet v. a. in der hinteren Schädelgrube basal; hämatogen als diffuse ein- oder doppelseitige Haubenmeningitis), den *Extraduralabszeß* als nach wie vor häufigste Komplikation[4,36], den *Subduralabszeß* bzw. das *Subduralempyem* und die entzündliche *Sinusthrombose*[4,32].

● *Otogene Pyämie (Sepsis):* Verschleppung von Bakterien und infizierten Thrombenteilchen von einer Sinusthrombophlebitis aus in die *Lungen* und von dort aus in die *Organe des großen Kreislaufs (→ pyämische Abszesse).*

Chronische Otitis media

Ätiologie, Pathogenese
Die Bakterienflora bei der chronischen Otitis media zeigt eine deutliche Verschiebung zu *gramnegativen Keimen* hin. Wichtige Erreger sind: *Proteus vulgaris, Pseudomonas aeruginosa, E. coli, Klebsiella aerogenes, Klebsiella friedlanderi, Staphylococcus pyogenes.* Werden *Str. pyogenes* oder *Str. pneumoniae* gefunden, so zeigt dies gewöhnlich einen akuten Schub an.
    Begünstigende Faktoren sind u. a.
● persistierende Trommelfelldefekte
● Verlegung der Tubenlichtung durch adenoide Vegetationen, Tumoren o. ä.
● allgemeine Resistenzminderung bei Marasmus, Kachexie oder Stoffwechselkrankheiten
● vorausgegangene schwere akute Otitis media
● die „biologische Minderwertigkeit" der Mittelohrschleimhaut.

Morphologie
Man unterscheidet *zwei Hauptformen* der chronischen Otitis media. Bei der ersten besteht ein *zentraler* Trommelfelldefekt (Abb. 3.17), und die *Schleimhaut*eiterung steht im Vordergrund, bei der zweiten liegt der Trommelfelldefekt *randständig* (Abb. 3.18), und das Bild wird von der chronischen *Knochen*eiterung beherrscht. Morphologie der beiden Formen (Tabelle 3.3).

Verlauf, Prognose
Die *chronische Schleimhauteiterung* (Abb. 3.19) macht gewöhnlich keine bedrohlichen Komplikationen, kann aber auch die gleichen Folgekrankheiten nach sich ziehen wie die akute Otitis media (▷ S. 398, 399). Hierzu kommen die
● *chronisch-adhäsive Otitis media,* die auch bei persistierendem chronischem Tuben-Mittelohr-Katarrh auftreten kann. Die Paukenhöhle und die Gehörknöchelchen werden von entzündlichem Narbengewebe ausgekleidet bzw. eingemauert.
● *Tympanosklerose:* Hierunter versteht man eine starke Vermehrung und Hyalinose des submukösen Bindegewebes, das sekundär verkalken und verknöchern kann[3].
● *Die wichtigste Komplikation der chronischen Knocheneiterung* ist das *Cholesteatom,* das bei längerem Verlauf in 90% der Fälle vorhanden ist.

Cholesteatom
(ICD-0-DA M-7290.0)

Synonyma
Tumeur perlé = Perlgeschwulst (Cruveilhier 1829); Cholesteatosis; Epidermosis; squamöse Cholesteato-

Tabelle 3.3. Morphologie der chronischen Otitis media[1,3,4,5,48]

Manifestationsform	Morphologischer Befund
Chronische mesotympanale Otitis media = chronische Mittelohr*schleimhaut*eiterung *Zentraler Trommelfelldefekt*	Überwiegende Schleimhautentzündung mit weitgehender Verschonung des Knochens
	● *Zylindrische Transformation des Epithels* mit Bildung von *Becherzellen* und *drüsenähnlichen Strukturen*
	● *Granulierende und vernarbende Schleimhautentzündung* mit ungleichmäßiger Schleimhautverdickung, lymphohistio-plasmozytärer Infiltration und Bildung entzündlicher Ohrpolypen. Verkalkung und Verknöcherung des neugebildeten Bindegewebes möglich.
	● *Destruktion der Gehörknöchelchen*
	● *Cholesteringranulome* möglich (Cholesterinnadeln mit entzündlicher Fremdkörperreaktion, Hämosiderinablagerungen)
Chronische epitympanale Otitis media = chronische Mittelohr*knochen*eiterung *Randständiger Trommelfelldefekt*	Schleimhautentzündung in Verbindung mit chronischer Osteomyelitis der lateralen Wand des Kuppelraumes mit oder ohne Cholesteatom
	● *Destruktion des Knochengewebes* durch die Osteomyelitis bzw. Ostitis
	● *Verstärkter Knochenumbau* mit Nebeneinander von Knochenresorption und Knochenneubildung
	● *Granulierende Schleimhautentzündung* mit *Einbeziehung der Gehörknöchelchen* → Einmauerung der Ossikula
	● *Cholesteatom* sehr häufig, aber inkonstant (fehlt v. a. bei frühzeitiger Operation)

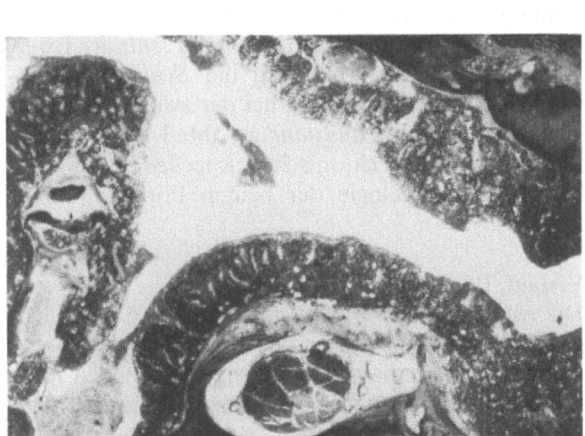

Abb. 3.19. Chronisch-mesotympanale Otitis media: Hyperplastische, teilweise polypöse Schleimhaut. HE. 40-fach

se bzw. Epitheliose; epidermoides Cholesteatom; Epidermoidzyste des Ohres u. a.

Definition

Die Bezeichnung „Cholesteatom" ist historisch begründet (Johannes Müller 1838). Sie ist in zweifacher Hinsicht *sachlich falsch:* Weder enthält die Veränderung obligat Cholesterin noch handelt es sich bei ihr um einen Tumor. Die richtige Bezeichnung wäre „*Epidermoidzyste des Mittelohres*", jedoch ist der seit über einem Jahrhundert eingebürgerte Ausdruck Cholesteatom nicht mehr auszumerzen.

Epidemiologie
Relativ häufige Erkrankung. So umfaßt die Statistik von Friedmann[1] 562 Fälle seines eigenen Untersuchungsgutes.

Das Cholesteatom ist im *Erwachsenenalter* am häufigsten, kommt aber auch schon im *Kindesalter* vor (etwa 5 bis 6% bei Kindern unter 10 Jahren).

Klassifikation
Gewöhnlich wird die Gruppe der Cholesteatome wie folgt unterteilt (Tabelle 3.4).

Tabelle 3.4. Klassifikation des Cholesteatoms

Kongenitales Cholesteatom
Erworbenes Cholesteatom („Pseudocholesteatom")
● *Primäres (genuines)* Cholesteatom (bei scheinbar oder tatsächlich intaktem Trommelfell ausgehend von der Pars flaccida)
● *Sekundäres* Cholesteatom (in der Regel bei randständigem Trommelfelldefekt nach vorausgegangener Otitis media)
● *Traumatisches (Implantations-)*Cholesteatom
● *Atypisches* Cholesteatom: Gehörgangs- und Lappencholesteatom

Die Terminologie der Unterformen des Cholesteatoms entspricht einander bei den verschiedenen Autoren, jedoch weichen die Einteilungsprinzipien teilweise voneinander ab. So wird das kongenitale Cholesteatom gelegentlich dem primären hinzugerechnet[1] und das traumatische Cholesteatom den sekundären Cholesteatomen zugeordnet.

Ätiologie, Pathogenese

● *Kongenitales Cholesteatom:* Unbestritten ist die Existenz *kongenitaler Felsenbeincholesteatome,* die sich aus der Versprengung epidermaler Keime in den Bereich des knöchernen Schädels herleitet. Daß diese Form des Cholesteatoms jedoch quantitativ eine zu vernachlässigende Rolle spielt, geht aus Serienschnittuntersuchungen an einer großen Zahl menschlicher Schläfenbeine hervor, die in keinem Fall versprengte Plattenepithelinseln ergaben. Eine umfangreiche englische Statistik[1] verzeichnet in einem Zeitraum von 18 Jahren mehr als 1 200 histologisch gesicherte Mittelohr-Cholesteatome, aber darunter nur einen einzigen Fall, der als kongenital angesehen wurde. Nach einer amerikanischen klinischen Statistik[42] beträgt der Prozentsatz kongenitaler Cholesteatome 3,7%.

● *Primäres (genuines) Cholesteatom:* Seine Entstehung ist nicht vollständig geklärt[1,2,4]. Es wird angenommen, daß das *Plattenepithel der dem äußeren Gehörgang zugewandten Seite der Pars flaccida des Trommelfells (= Shrapnellschen Membran) in die Schleimhaut des Prussakschen Raumes (der hinter der Pars flaccida liegt) eindringt.* Der Epithelproliferation gehen *tiefe Einziehungen der Pars flaccida* voraus. Die Epithelproliferation hält nur so lange an wie ihr ausreichend gefäßführendes Mesenchym zur Verfügung steht. Ist es verbraucht, so kommt das Epithelwachstum zum Stillstand, und eine *Spontanheilung des Cholesteatoms* ist möglich. Eine *granulierende Entzündung in der Paukenhöhle* hält jedoch die *Voraussetzungen für ein weiteres Epithelwachstum* aufrecht, und die Cholesteatombildung schreitet fort.

● *Sekundäres Cholesteatom:* Hier liegen die Verhältnisse am einfachsten. *Das Gehörgangsepithel wächst durch den vorhandenen Trommelfelldefekt in die Mittelohrräume hinein.* Entzündliche Reize bilden auch hier einen wichtigen prädisponierenden Faktor.

● *Traumatisches (Implantations-)Cholesteatom:* Hierbei wird das verhornende Plattenepithel im Rahmen von *Schläfenbeinfrakturen* oder *Schußverletzungen,* ferner bei *Barotrauma* mit Trommelfellruptur, in das Mittelohr verschleppt bzw. wächst durch Bruchspalten ein[1,4].

● *Atypisches Cholesteatom*

Gehörgangscholesteatom: Dieses Cholesteatom zählt zwar zu den Erkrankungen des *äußeren Ohres,* wird aber aus didaktischen Gründen an dieser Stelle abgehandelt. Häufigster Ausgangspunkt ist der *Winkel zwischen Trommelfell und Gehörgang,* in dem sich abgeschilferte Epithelien besonders leicht ansammeln können. Sekundäre Entzündung führt bei Behinderung ihrer Abstoßung zum Cholesteatom. Auch vom *Knochen* (Osteomyelitis des knöchernen Teiles des Gehörganges) und vom *Mittelohr* ausgehende Entzündungen (bei vorhandenem Trommelfelldefekt) sollen eine Cholesteatombildung im äußeren Gehörgang induzieren können.

„Lappen-Cholesteatom": Diese Form entsteht als Spätfolge einer *Tympanoplastik* aus dem *Hautläpp-chen,* wahrscheinlich ausgehend von den Haarfollikeln bei unsachgemäßer Verdünnung des Hauttransplantates.

Morphologie

Im Prinzip zeigen alle genannten Unterformen des Cholesteatoms das gleiche Aussehen:

Makroskopisch erscheint das Cholesteatom als zystisches Gebilde, das eine perlmuttartig glänzende, konzentrisch geschichtete Schnittfläche besitzt („tumeur perlé").

Mikroskopisch besteht der Zystenbalg aus unterschiedlich dickem Granulations- und Bindegewebe (Perimatrix), das von hochdifferenziertem verhorntem Plattenepithel ohne Hautanhangsgebilde bedeckt wird (Matrix). Die Lichtung enthält desquamierte, konzentrisch geschichtete Hornlamellen (Abb. 3.20).

> Die Diagnose stützt sich ausschließlich auf das Vorkommen von Plattenepithel und/oder Hornlamellen.

Sekundär hinzutretende mikroskopische Veränderungen sind: *Knochendestruktion, eitrige Entzündung, Cholesteringranulom.*

Verlauf, Komplikationen

Solange das Cholesteatom keine funktionell wichtigen Strukturen lädiert, kann es klinisch weitgehend symptomlos verlaufen. Es besteht jedoch ständig zunehmend die Gefahr, daß solche Strukturen im Zuge des fortschreitenden osteoklastischen Knochenabbaus und der entzündlichen Vorgänge in der Umgebung des Cholesteatoms betroffen werden. Wichtige Komplikationen sind:

● *Labyrinthfistel am ampullären Schenkel des horizontalen Bogenganges* = häufigste Komplikation. Unter Labyrinth- oder Bogengangsfistel versteht der Kliniker eine umschriebene Arrosion der knöchernen La-

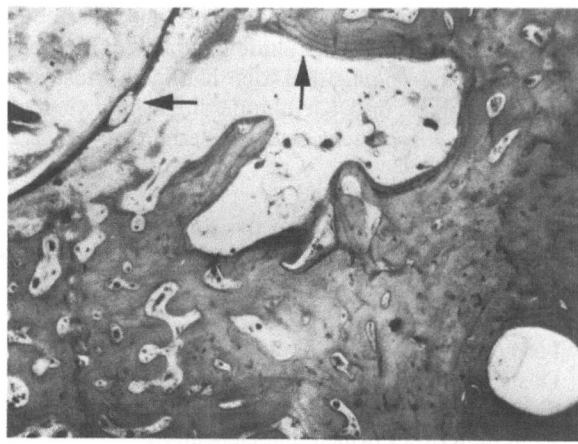

Abb. 3.20. Cholesteatom: links oben Cholesteatom mit Matrix (→). Mitte: Knochenarrosion. HE. 40-fach

byrinthwand, durch die das häutige Labyrinth freigelegt und stark gefährdet wird[2,4,5].

• *Intrakranielle Komplikationen* (▷ S.399) entstehen, wenn der ostitische Prozeß auf die *mittlere* oder *hintere Schädelgrube* übergreift.

• *Destruktion der Ossikula:* Die Gehörknöchelchen werden vom Zystenbalg des Cholesteatoms bedeckt und können schwere osteoporotische und osteomyelitische Veränderungen aufweisen[1,3]. Bei Unterbrechung der Gehörknöchelchenkette entsteht eine Schalleitungsschwerhörigkeit.

• *Läsion des N. facialis im Fazialiskanal:* Sie kann entzündlich-toxisch oder durch direktes Übergreifen des Cholesteatoms auf den Fazialiskanal erfolgen[4].

• *Labyrinthdestruktion:* Selten. Die Ausbreitung erfolgt vorwiegend innerhalb der Bogengänge, seltener in der Schneckenkapsel[2].

> Das Cholesteatom kann somit sowohl zur Mittelohr- als auch zur Innenohrschwerhörigkeit führen und darüber hinaus lebensbedrohliche Komplikationen (etwa Hirnabszesse) erzeugen. Es sollte daher stets operativ beseitigt werden[2].

Weitere Komplikationen der Otitis media, Mastoiditis

Definition

> Man versteht unter einer Mastoiditis allgemein die Entzündung der Schleimhaut und der knöchernen Septen zwischen den pneumatischen Zellen des Warzenfortsatzes (Ostitis mastoidea), während die einfache Schleimhautentzündung nicht der Mastoiditis (im Sinne ihrer klinischen Definition) hinzugerechnet wird.

Epidemiologie
Altersverteilung: Die Mastoiditis tritt in jedem Lebensalter auf, bevorzugt aber eindeutig das Kindesalter.
Geschlechtsverteilung: Bei der häufigen Mastoiditis des Säuglings- und Kleinkindesalters überwiegt das männliche Geschlecht etwa im Verhältnis von $3:2$[57].

Ätiologie, Pathogenese
Die Mastoiditis entsteht in der Regel per continuitatem bei Verlegung des Eiterabflusses zur Pauke im Bereich des Aditus ad antrum.

Formen, Morphologie, Komplikationen
Das Krankheitsbild der Mastoiditis hat sich in der antibiotischen Ära gewandelt. Nach Vivell und Vivell[57] kann man drei Formen unterscheiden:

• *Manifeste (akute) Mastoiditis:* häufig beim älteren Kind und beim Erwachsenen; selten (12% aller Mastoiditiden dieser Altersgruppe) beim Säugling oder Kleinkind.

Morphologisch ist diese Form durch die akute eitrige Einschmelzung der knöchernen Septen zwischen den Luftzellen und durch die Entstehung eines Mastoid-Empyems gekennzeichnet (Abb.3.21). Sie kann nach außen (unter die Haut) oder nach innen (ins Schädelinnere oder selten in das Labyrinth) durchbrechen.

• *Symptomenarme (subakute) Mastoiditis:* In diese Gruppe fallen *über 80% der kindlichen Mastoiditis-Fälle.* Die Knocheneiterung verläuft weniger dramatisch, weitere Komplikationen sind dementsprechend seltener. Eine Ausnahme bildet die sich protrahiert entwickelnde Mukosus-Mastoiditis des Erwachsenen, die häufiger zu weiteren Komplikationen Anlaß gibt.

• *Okkulte Mastoiditis („schleichende Mastoid-Infektion"):* Sie kommt in etwa 5% der kindlichen Fälle vor und beschränkt sich auf das Säuglingsalter, solange der Warzenfortsatz noch nicht vollständig pneumatisiert ist. *Morphologisch* findet sich in der porösen Spongiosa, die der Pneumatisierung vorangeht, eine schlecht abgegrenzte Osteomyelitis. *Sie kann als Streuherd eine Sepsis hervorrufen und wird wegen ihrer geringen lokalen Symptomatik oft nicht richtig erkannt.*

Vor- und Begleiterkrankungen
33% der Kinder mit Mastoiditis haben in der Anamnese eine

• *Otitis media,* in der Altersgruppe von 6 bis 12 Monaten sogar 42%[57]. In 27% (Altersgruppe 6 bis 12 Monate: 33%) der Fälle geht der Mastoiditis eine

• *Infektion der Atemwege* voraus. Etwa jeder 3.Fall wird von einer

• *Otitis media* bzw. von einer Bronchitis/Bronchopneumonie begleitet, jeder 6.Fall von einer Infektion des Nasenrachenraumes. Der Mastoiditis analog sind seltenere eitrige Entzündungen der Schleimhaut und des Knochens im Felsenbein (Petrositis, Petroapizitis) bzw. im Jochbein (Zygomatizitis). Für Einzelheiten sei auf[4] verwiesen, für die Ausbreitung auf das innere Ohr (tympanogene Labyrinthitis) ▷ Innenohr S.413.

Endokranielle Komplikationen
Bei Übergreifen des eitrigen Prozesses auf die mittlere oder hintere Schädelgrube können entstehen

• ein *Extraduralabszeß* bzw. im Bereich des Sinus sigmoideus ein *perisinuöser Abszeß* (Abb.3.22), dann eine septische *Sinusthrombophlebitis,*

• eine otogene *Meningitis,*

• ein *Subduralabszeß,*

• ein *Großhirnabszeß* im basalen Temporallappen oder ein *Kleinhirnabszeß* (selten).

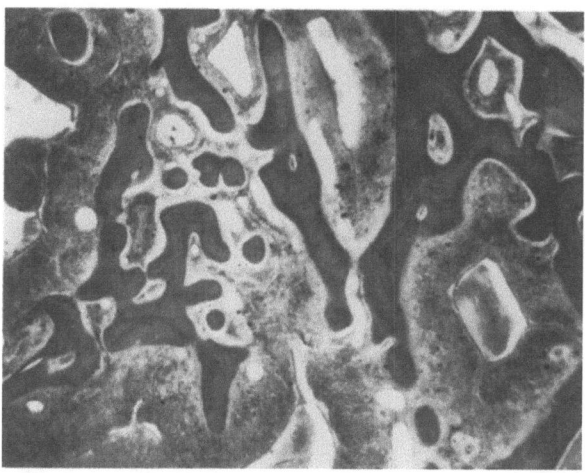

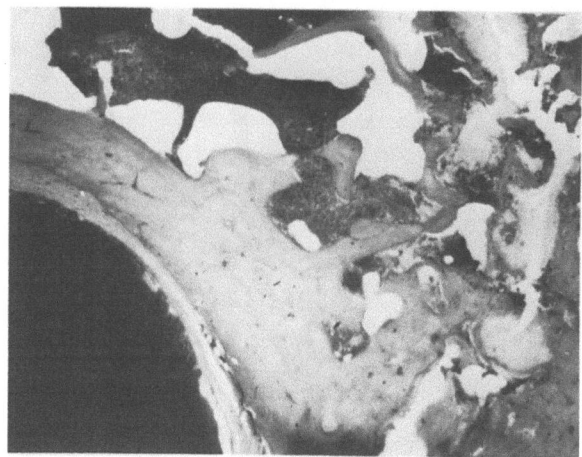

Abb. 3.21. Mastoiditis: Knöcherne Einschmelzung mit eitrigem Exsudat im Warzenfortsatz. HE. 60-fach

Abb. 3.22. Perisinuöser Abszeß und Sinusthrombose. HE. 40-fach

Spezifische Mittelohrentzündungen

Tuberkulose

Während noch 1915 annähernd 3% aller eitrigen Mittelohrentzündungen tuberkulöser Natur gewesen sein sollen, hat die Otitis media tuberculosa *heute jedenfalls in unseren Breiten sehr an Bedeutung verloren,* wenn auch die tatsächliche Häufigkeit wegen der schwierigen klinischen Diagnostik nicht genau bekannt ist. Unter mehr als 2000 Biopsien des Warzenfortsatzes (1953–1962) fand Friedmann[1] nur 9 Fälle = ca. *0,4%.* Bei 5000 Sanatoriumspatienten mit Lungentuberkulose sah sie Piaget[52] nur in 11 Fällen. Betroffen sind hauptsächlich *Kinder* und *Jugendliche* mit offener Lungentbc. Die Tuberkelbakterien erreichen das Mittelohr entweder
• *kanalikulär-aszendierend* über die *Tube* (auch bei der seltenen *primären* Mittelohrtbc im Neugeborenen- und Säuglingsalter) oder
• *hämatogen,* v. a. im Kindesalter. Dieser Infektionsweg gilt als der häufigere[54].
Morphologisch handelt es sich entweder um eine produktive oder *vorwiegend käsige Tuberkulose.*
Die *Komplikationen* sind prinzipiell die gleichen wie bei der chronischen unspezifischen Otitis media. Auch sekundäre *Cholesteatome* kommen vor. Die *Tbc-Mastoiditis* kann zu *Fistelbildungen* und *kalten Abszessen* in den Halsweichteilen führen[4].

Lues

Sie betrifft das Mittelohr seltener als das Innenohr[1,4,54]. Die *Lues II* kann *papulöse Schleimhautveränderungen,* die *Lues III Gummen* im Schläfenbeinbereich hervorrufen.

Otosklerose

Definition

Die Otosklerose ist eine ätiologisch ungeklärte, nicht-entzündliche Dystrophie des knöchernen Labyrinths, die gewöhnlich bilateral auftritt.

Epidemiologie

Morbiditätsstatistik: Man rechnet damit, daß 7% aller Europäer und 10% aller Einwohner der USA *histologisch* Veränderungen einer Otosklerose aufweisen[1,3,4]. Die klinische Otosklerose (mit Symptomen der Schwerhörigkeit) tritt in etwa *1 bis 2% aller Menschen weißer Hautfarbe* auf.

Die Otosklerose ist somit eine überaus häufige Veränderung.

Altersverteilung: Die Schwerhörigkeit setzt meist zwischen dem 20. und 30. Lebensjahr ein (Maximum 25 bis 35 J.), kann aber auch schon im Kindesalter (nur ausnahmsweise vor dem 12. Lebensjahr) oder bei älteren Erwachsenen (um das 50. Lj. und später) die ersten klinischen Symptome erzeugen[1,5,33].
Geschlechtsverteilung: Frauen erkranken etwa doppelt so häufig wie Männer[3]. Histologisch kommen Otoskleroseherde der Labyrinthkapsel bei beiden Geschlechtern gleich häufig vor.
Rassenverteilung: Die weiße Rasse ist deutlich häufiger betroffen als die schwarze (etwa 10:1); auch die gelbe Rasse scheint weniger häufig zu erkranken[30].

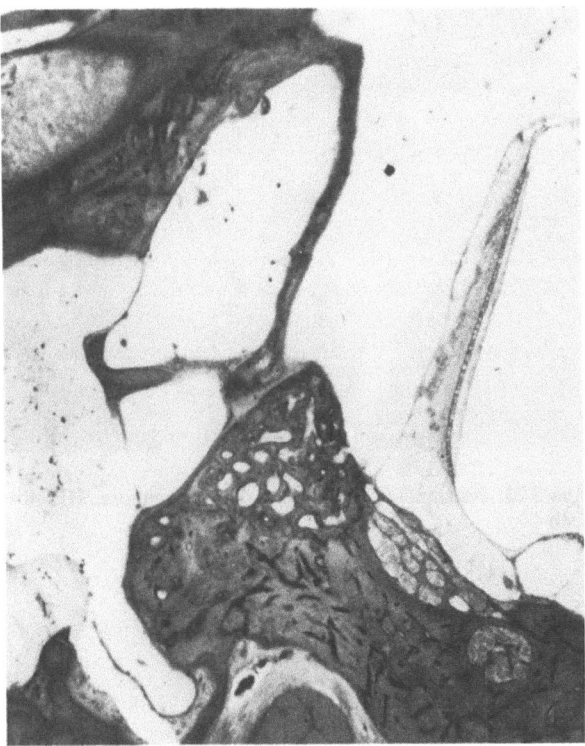

Abb.3.23. Otosklerose: Stapesankylose durch spongiösen Oto-skleroseherd mit „Geflechtknochen". HE. 40-fach

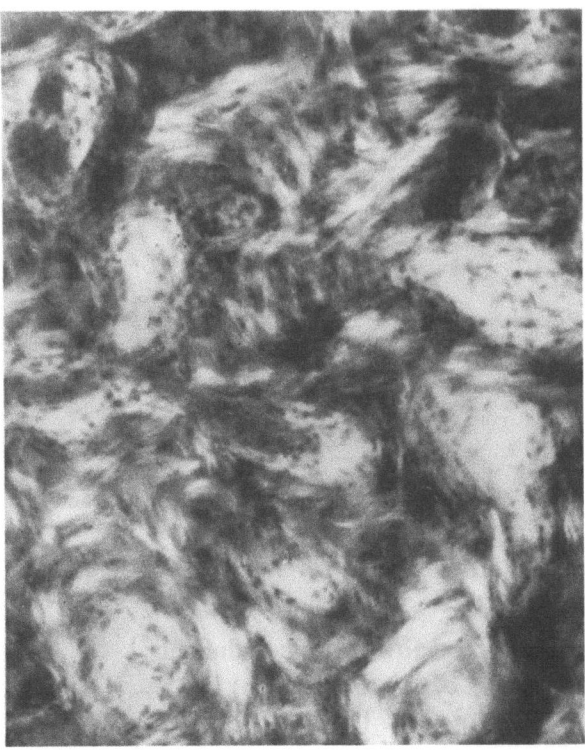

Abb.3.24. Otoskleroseherd: Geflechtknochen, im polarisierten Licht geflechtartig zueinander angeordnete Kollagenfasern bei kurzen Knochenbälkchen. HE. 120-fach

Lokalisation

Grundsätzlich kann die Otosklerose jeden Teil des Labyrinthknochens betreffen. Es gibt jedoch bestimmte *Prädilektionsstellen*[1,3,4,5]:

• „*Otosklerosewinkel*" an der vorderen Begrenzung des ovalen Fensters (ca. 80% der Fälle)[1,3]. Dabei kann die gesamte Steigbügelfußplatte betroffen sein oder auch nur deren vorderes Ende (Abb.3.23) oder beide Enden. Hierdurch wird der Steigbügel fixiert → Schwerhörigkeit.

• *Umgebung des runden Fensters* (ca. 40 bis 50%) und
• *Knochen des inneren Gehörganges* (ca. 15 bis 25%)[1,4,33].

• *Multiple Herde* sind keine Seltenheit. Außerhalb der Labyrinthkapsel werden Otoskleroseherde nur ausnahmsweise angetroffen (z. B. in der Wand des Canalis caroticus, im Tegmen tympani oder in den Ossikula selbst).

Morphologie

Makroskopisch sind die Herde meist scharf begrenzt und heben sich als *kreidig-weiße Bezirke* vom normalen gelblichen Labyrinthknochen ab. Aktive (hyperämische) Herde erscheinen mehr rötlich.

Mikroskopisch wechselt das Bild, je nachdem, welche Krankheitsphase vorliegt (Tabelle 3.5 und Abb.3.24). In diesem Zusammenhang muß darauf hingewiesen werden, daß multiple Herde beim glei-

chen Patienten oft unterschiedliche Aktivitätszeichen zeigen.

Zwischen *Lebensalter* und *Krankheitsstadium* bestehen offenbar keine strengen Beziehungen. Auch im hohen Lebensalter können aktive Herde vorkommen. Bei Jugendlichen werden sie allerdings besonders häufig angetroffen.

Verlauf, Prognose

Wie eingangs erwähnt, bleiben 9 von 10 Fällen *asymptomatisch*, und nur jeder 10. Fall entwickelt eine

• *Schwerhörigkeit:* Hierbei handelt es sich infolge der Stapes-Immobilisation um eine *Schalleitungs- (Mittelohr-)Schwerhörigkeit,* später pfropft sich bei jedem 5. Fall eine *Innenohrschwerhörigkeit* auf. Als deren Ursache wurden u. a. Abbauprodukte bzw. lytische Enzyme aus dem otosklerotischen Herd angeschuldigt, die auf dem Wege über die Peri- (und Endo-?)lymphe das Cortische Organ direkt schädigen sollen. Wahrscheinlicher ist aber eine direkte Schädigung nervaler Elemente durch knöcherne Kompression oder durch Störung ihrer Gefäßversorgung.

Ätiologie, Pathogenese

Letztlich sind die Ursachen der Otosklerose nicht geklärt[1,3,4,5,33].

Wahrscheinlich handelt es sich um eine *autosomal-dominant erbliche Störung der Matrixsynthese des Labyrinthknochens.* Biochemische und histochemische

Tabelle 3.5. Stadieneinteilung und mikroskopische Veränderungen bei Otosklerose[1,3,4,5,33]

Stadium	Mikroskopische Veränderungen
„Blaue Mäntel"	Im H. E.-*Präparat* blaßblaue perivaskuläre band- oder röhrenartige Gebilde, die Zonen verstärkten osteoklastischen Knochenabbaus mit Ersatz durch fibrillenarmen Geflechtknochen entsprechen. Die Veränderung tritt nicht nur bei der Otosklerose, sondern auch bei physiologischem Knochenumbau auf und darf daher nicht pauschal als *„inaktive Vorstufe"* der Otosklerose bezeichnet werden.
Aktive Phase (Phase des Umbaus)	Ersatz des lamellenlosen „Strähnenknochens" der Labyrinthkapsel durch *primitiven Geflechtknochen* mit regellos durcheinander verlaufenden kollagenen Fasern. Die *Grundsubstanz* färbt sich im H.E.-Präparat dunkelblau an. Die gestreckten Fibrillen des angrenzenden normalen Knochens brechen an der Grenze zum Otskleroseherd scharf ab *„wie mit dem Messer abgeschnitten".* Der neugebildete Knochen enthält vermehrt Osteoblasten von plumper Gestalt. Charakteristisch für den otsklerotischen Herd ist also eine *„Spongiosierung"* des zuvor kompakten Knochens bei gleichzeitigem Ersatz des *Strähnenknochens durch Geflechtknochen.*
Intermediärphase (Phase des Anbaus)	Der unregelmäßige Geflechtknochen wird durch Osteoklasten *lakunär resorbiert* und durch kompakten unregelmäßigen lamellären Knochen ersetzt. Mit zunehmender Dauer nimmt die Osteoklasten- und Osteoblastentätigkeit ab, und der Herd geht über in die
inaktive oder Endphase	Der Zellgehalt im Knochen- und Markgewebe nimmt ab, und die neugebildete Kompakta besteht aus blaßrotem oder rotem Knochengewebe (im H. E.-Präparat).

Befunde sprechen dafür, daß ein *Enzymdefekt* vorliegt, der möglicherweise die *Adenosintriphosphatase* betrifft. Danach könnte der ATPase-Mangel zu *ungenügender Pyrophosphatspaltung* und infolgedessen zu *ungenügender Mineralisation des Knochens* führen. Die ungenügend mineralisierte Knochensubstanz würde *verstärkt abgebaut.* Hierfür spricht u. a. die *vermehrte Aktivität lysosomaler Enzyme im Otskleroseherd,* die nicht nur biochemisch erfaßt wurde, sondern auch an elektronenmikroskopischen Befunden an den Osteozyten (reichlicher Gehalt an Lysosomen, Schwellung und Ruptur lysosomaler Membranen) abgelesen werden kann[47].

Die Otosklerose würde somit durch eine vermehrte enzymatische Destruktion minderwertigen (untermineralisierten) Knochens eingeleitet, und die anschließende Knochenneubildung wäre lediglich ein reparativer Prozeß.

Auslösende Faktoren: Man nimmt an, daß die latent vorhandene Krankheitsanlage (d. h. der zunächst inapparente Enzymdefekt) durch die Einwirkung *lokaler* oder *allgemeiner Realisationsfaktoren* manifest werden kann[33].

● *Lokale Realisationsfaktoren* erblickt man u. a. in *Durchblutungsstörungen,* insbesondere lokalen Gefäßobliterationen und Sauerstoffmangel[31], *lokalen entzündlichen Vorgängen, toxischen* und *traumatischen Schädigungen* sowie in der einzigartigen Beschaffenheit des Labyrinthknochens, der eine embryonale Knochenform darstellt. Die im Strähnenknochen liegengebliebenen Knorpelinseln stellen außerdem Zonen der Instabilität in dem sonst extrem harten Labyrinthknochen dar[1,3,4,33].

● *Allgemeine Realisationsfaktoren* sieht man in *hormonellen Störungen.* Hierfür spricht, daß die Otosklerose gewöhnlich erst *nach der Pubertät* entsteht und daß sie vielfach nach einer *Gravidität* erstmals in Erscheinung tritt oder durch eine Gravidität verschlimmert wird.

Sonstige Knochenerkrankungen

Das Schläfenbein kann an einer Reihe von Knochenerkrankungen teilnehmen, die sicher oder wahrscheinlich zu den *Dysplasien* gerechnet werden. Unter ihnen sind folgende als besonders wichtig zu nennen:

● *Osteogenesis imperfecta* (▷ Bd. 3)
● *Ostitis deformans Paget* (▷ Bd. 3)
● *Fibröse Dysplasie Jaffé-Lichtenstein* (▷ Bd. 3)
● *Achondroplasie* (▷ Bd. 3)
● *Marmorknochenkrankheit (Albers-Schönberg)* (▷ Bd. 3)

ferner *endokrine Störungen* und *Hypovitaminosen:*
● *Osteodystrophia fibrosa cystica generalisata (v. Recklinghausen)* (▷ Bd. 3)
● *Rachitis* (▷ Bd. 3) und
● *Osteoporose* (▷ Bd. 3).

Tumoren

Geschwülste im Mittelohrbereich sind selten. Relativ am häufigsten sind die *Karzinome* (fast ausschließlich – über 90% der Fälle – *Plattenepithelkarzinome)* und das *nicht-chromaffine Paragangliom.*

Diese beiden Geschwulsttypen werden nachfolgend ausführlicher dargestellt. Die übrigen Tumoren des Mittelohres sind in Tabelle 3.6 verzeichnet.

Tabelle 3.6: Übersicht der Mittelohrtumoren[1,4,5,39,44,45]

Dignität	Herkunft	Tumor	Häufigkeit
Gutartig	epithelial	Adenom der Zeruminaldrüsen	sehr selten
		Pleomorphes Adenom (ausgehend von dystopem Speicheldrüsengewebe)	sehr selten
	mesenchymal	Osteofibrom	selten
		Ossifizierendes Fibrom	selten
		Hämangiom, Lymphangiom	sehr selten
		Neurinom	selten
		Myxom	sehr selten
Bösartig	epithelial	✳ Plattenepithelkarzinom	selten
		Adenokarzinom	sehr selten
		Adenoid-zystisches Karzinom	sehr selten
	mesenchymal	Undifferenzierte Sarkome	selten[a]
		Rhabdomyosarkom (Sarcoma botryoides)	selten[a]
		Osteosarkom und andere vom Knochengewebe ausgehende Sarkome	sehr selten
		Malignes Melanom	sehr selten
Bedingt bösartig		✳ Nicht-chromaffines Paragangliom (Tumor des Glomus jugulare)	relativ häufig

Die mit ✳ bezeichneten Tumoren sind im Text ausführlicher dargestellt.
[a] aber relativ häufig, gemessen an den Karzinomen

Nicht-chromaffines Paragangliom
(ICD-0-DA M-8693/1)

Synonyma
Chemodektom; Tumor des Glomus jugulare

Definition

> Das nicht-chromaffine Paragangliom ist ein *potentiell maligner Tumor* des Glomus jugulare bzw. des Glomus tympanicum, also spezieller Gefäßstrukturen, die von parasympathischen Fasern begleitet werden und wahrscheinlich als Chemorezeptoren dienen.

Für die Paraganglien des Ohres ist diese Funktion nicht unbestritten, vielleicht handelt es sich im Gegensatz zum Glomus caroticum um funktionslose rudimentäre Strukturen.

Epidemiologie
Paragangliome des Glomus tympano-jugulare sind die häufigsten echten Mittelohrgeschwülste[39]. Bis 1957 waren 160 Fälle beschrieben[4,45], seither sind zahlreiche neue Fälle hinzugekommen[1,4,5].

Alters- und Geschlechtsverteilung: Der *Altersgipfel* liegt zwischen dem *4. und 6. Lebensjahrzehnt*, doch kommen auch Fälle vor dem 20. und nach dem 70. Lebensjahr vor. *Frauen erkranken 3 bis 5mal häufiger als Männer*[1,4,39].

Familiäre Häufung wurde vereinzelt beschrieben, v.a. bei multiplen Chemodektomen. *Multiples Auftreten* darf nicht mit Metastasierung verwechselt werden.

Lokalisation
Mehr als 90% der im Mittelohr angetroffenen Paragangliome gehen vom *Glomus jugulare* innerhalb des Canalis v. jugularis unmittelbar unter dem Boden der Paukenhöhle aus. Die Paragangliome des *Glomus tympanicum* (submukös auf dem Promontorium des knöchernen Labyrinths) sind seltener.

Morphologie
Makroskopisch erscheinen die Paragangliome des *Glomus tympano-jugulare* als graurote bis blauschwarze grobgehöckerte („brombeerartige") Geschwülste, die das Trommelfell vorwölben[1,2,3,4,39]. Von klinischer Seite wird daher empfohlen, bei länger als 4 Wochen anhaltender pulsierender Trommelfellrötung eine Probetympanotomie vorzunehmen. Die Paragangliome des *Glomus jugulare* führen im Laufe ihrer späteren Entwicklung zu umfangreichen Hirnnervenausfällen, da sie die Schädelbasis infiltrieren. Das Mittelohr bleibt zunächst über längere Zeit mehr oder weniger unauffällig.

Mikroskopisch wird das Tumorgewebe durch dicke Bindegewebssepten in *Läppchen* unterteilt. Die einzelnen Läppchen bestehen aus Gruppen von 5 bis 20 *epitheloiden Zellen*, die von einem dichten kapillären Netzwerk umgeben werden. Die Zellen besitzen ein *breites eosinophiles und häufig granuläres Zytoplasma* sowie bläschenförmige oder auch dunkle hyperchromatische *Kerne*.

Von diesem *Grundtyp („klassischer Typ", „Mischtyp")* gibt es Übergänge zu zellreichen und gefäßarmen Formen *(„parenchymatöser Typ", „Zellulär-adenomatöser Typ", „avaskulärer Typ")* bzw. zu gefäßreichen und zellarmen Formen *(„angiomatöser Typ", „vaskulär-angiomatöser Typ")*[1,4].

Verlauf, Prognose

Im großen und ganzen gelten die Paragangliome dieser Region als *gutartig*, obgleich sie *lokal destruierend wachsen*, umfangreiche *Gewebsdefekte* erzeugen und bei subtotaler Entfernung *rezidivieren* können. Die *Rezidivquote* beträgt etwa 25%[1]. Die *Fünfjahresüberlebensrate* liegt vermutlich *nahe bei 100%*, jedoch kann der Tumor auch eindeutig *malignes Verhalten* zeigen und *lymphohämatogen metastasieren*. Metastasen finden sich in den zervikalen Lymphknoten, in Leber, Milz, Lungen und Skeletsystem. Derartige Krankheitsverläufe sind allerdings selten. Die Patienten versterben jedenfalls weitaus häufiger an lokalen Folgen als an einer Metastasierung.

Plattenepithelkarzinom

(ICD-0-DA M-8070/3)

Epidemiologie

Morbiditätsstatistik: Selten. Das Royal National Throat, Nose and Ear Hospital in London verzeichnete zwischen 1949 und 1965 *auf je 8000 Neuaufnahmen nur einen Fall von malignem Mittelohrtumor*[1]. Ohrkarzinome befallen weit überwiegend die Ohrmuschel. Nur etwa 7% sind im Mittelohrbereich lokalisiert[4].

Alters- und Geschlechtsverteilung: Häufigstes Erkrankungsalter *5.–7. Lebensjahrzehnt.* Fragliche geringe Bevorzugung des weiblichen Geschlechtes[1].

Histogenese

Grundsätzlich kommen zwei Möglichkeiten in Betracht:
• *„Immigriertes" (pseudometaplastisches) Plattenepithel,* das durch einen vorhandenen Trommelfelldefekt in die Mittelohrräume eingewachsen ist;
• *Metaplastisches Plattenepithel,* das sich in den Mittelohrräumen im Rahmen einer chronischen Otitis media entwickelt hat. Dieser Weg wird für ungewöhnlich erachtet, da das flache Epithel des Mittelohres bei chronischer Entzündung dazu neigt, zylindrisches Flimmerepithel und nicht Plattenepithel zu bilden (▷ S.396). Die häufige *Kombination zwischen Karzinom und chronischer Otitis media* (etwa in 90% der Karzinome) ist mit beiden Annahmen vereinbar und spricht keineswegs zugunsten der zweiten[1,4,39].

Morphologie

Makroskopisch zerstören die Mittelohrkarzinome den angrenzenden Knochen und dehnen sich auf die Nachbarstrukturen aus (Warzenfortsatz; äußerer Gehörgang; Tuba Eustachii; Hirnnerven, bes. N.VII; Labyrinthkapsel; Schädelbasis)[1,2].

Mikroskopisch handelt es sich bei der Mehrzahl der Plattenepithelkarzinome um *hochdifferenzierte verhornende Formen,* jedoch kommen auch *undifferenzierte und anaplastische* Formen vor[1]. Adenokarzinome sind Raritäten (etwa 15 Fälle der Weltliteratur[44]).

Ausbreitung

Die *direkte* Ausbreitung auf die Nachbarorgane wurde bereits erwähnt. Sie steht im Vordergrund, Metastasen sind relativ selten. Sie finden sich v.a. in den *regionären Lymphknoten* (Lymphknoten am Warzenfortsatz, retroaurikuläre und tiefe zervikale Lymphknoten[1]).

Verlauf, Prognose

Meist wird der Tumor erst spät als solcher erkannt, da die geklagten *Beschwerden uncharakteristisch* sind. Daher ist die *Prognose* in der Regel *schlecht*. Die *Fünfjahresüberlebensrate* wird mit 15% angegeben[2].

Todesursachen sind u.a. Blutungen; eitrige Meningitis oder Hirnabszeß bei Übergreifen der eitrigen Begleitentzündung auf das Schädelinnere.

Literatur

1.–29. ▷ S.385, 389, 395

30. Altmann F, Glasgold A, Macduff JP (1967) The incidence of otosclerosis as related to race and sex. Ann. Otol. (St. Louis) 76: 377–392

31. Arnold W (1976) Veränderungen im Bereich der Mittelohrschleimhaut bei der Otosklerose. Acta Otolaryng. (Stockh.) 81: 185–196

*32. Beck Cl (1980) Otogene Sinusthrombose. In: Berendes-Link-Zöllner HNO-Heilk. Bd. VI, Thieme, Stuttgart 1980

*33. Beickert P (1979) Otosklerose (Otospongiose). In: . Berendes-Link-Zöllner HNO-Heilk. Bd. V, Thieme, Stuttgart

*34. Boenninghaus HG (1979) Ohrverletzungen. In: Berendes-Link-Zöllner HNO-Heilk. Bd. V, Thieme, Stuttgart

35. Bollobas B (1959) Die Ohrkomplikationen der akuten Infektionskrankheiten in der antibiotischen Ära. Mschr. Kinderheilk. 107: 379

36. Dawes JDK (1971) Complications of infections of the middle ear. In: Ballantyne: Diseases of the Ear, Nose and Throat

*37. Fleischer K (1979) Akute Mittelohrentzündung, Mastoiditis, Petrositis. In: Berendes-Link-Zöllner HNO-Heilk. Bd. V, Thieme, Stuttgart

*38. Ganz G (1980) Otogener Hirnabszeß. In: Berendes-Link-Zöllner HNO-Heilk. Bd. VI, Thieme, Stuttgart

*39. Graf K, Fisch U (1979) Geschwülste des Ohres und des Felsenbeines. In: Berendes-Link-Zöllner HNO-Heilk., Bd. V, Thieme, Stuttgart

40. Hentzer E (1972) Ultrastructure of the middle-ear mucosa in secretory otitis media. Acta Otolaryng. (Stockh.) 73: 394–401

41. Hilding DA, Heywoods P (1971) Ultrastructure of middle ear mucosa and organization of ciliary matrix. Ann. Otol. (St. Louis) 80: 306–312

42. House JW, Sheehy JL (1980) Cholesteatoma in intact Ear Drum. Laryngoscope. 90: 70–88

43. Howie VM (1975) Natural history of otitis media. Ann. Otol. Suppl 19: 67–72

44. Jaffé HL, Page RS (1961) Adenocarcinoma of the middle ear. Laryngoscope (St. Louis) 71: 392–395

45. Kleinsasser O (1967) Die Tumoren des Glomus jugulare und der anderen nicht chromaffinen Paraganglien im Bereich der Schädelbasis. Zbl. Neurochir. 17: 155–168

46. Lim DJ, Birck H (1971) Ultrastructural pathology of the middle ear mucosa in serous otitis media. Ann. Otol. (St. Louis) 80: 838–853

47. Lim DJ, Saunders WH (1975) Active otosclerotic foci in the stapes. Acta oto-laryng (Stockh.) 80: 255–268

48. Meyerhoff WL, Kim CS, Paparella MM (1978) Pathology of chronic otitis media. Ann. Otol. (St. Louis) 87: 749–760

*49. Moser F, Oeken FW (1966) Otogene Meningitis. In: Berendes-Link-Zöllner HNO-Heilk. Bd. III/2, Thieme, Stuttgart

*50. Müller E (1979) Narben und Defektbildung im Mittelohr und begleitende chronische Entzündungen. In: Berendes-Link-Zöllner HNO-Heilk. Bd. V, Thieme, Stuttgart

*51. Mündnich K, Terrahe K (1979) Mißbildungen des Ohres. In: Berendes-Link-Zöllner HNO-Heilk. Bd. V, Thieme, Stuttgart

52. Piaget F (1961) La pathologie auriculaire infectieuse chez le tuberculeux pulmonaire. J. franç. oto-rhinolaryng. 10: 979–986

53. Schubert K (1951) Die primäre Aktinomykose des Ohres. HNO 2: 306–309

*54. Theissing G, Kittel G (1980) Spezifische Krankheiten des Ohres. In: Berendes-Link-Zöllner HNO-Heilk. Bd. VI, Thieme, Stuttgart

*55. Tiedemann R (1979) Seröse und seromuköse Entzündungen des Mittelohres. In: Berendes-Link-Zöllner HNO-Heilk. Bd. V, Thieme, Stuttgart

56. Tos M (1976) Pathologie und Pathogenese der chronischen sekretorischen Otitis im Kindesalter. HNO 24: 37–47

57. Vivell O, Vivell W (1975) Zur Klinik und Therapie der Mastoiditis im Säuglings- und Kleinkindesalter. Therapiewoche 1975: 4867–4873

Innenohr

Vorbemerkungen

Innenohrerkrankungen können zur *Schwerhörigkeit* (bis hin zur völligen *Gehörlosigkeit = Taubheit)* und bei angeborener Störung zur *Taubstummheit* führen, da das normale Erlernen der Sprache die Kontrolle durch das Gehör voraussetzt. Schädigungen des Vestibularapparates erzeugen darüber hinaus *Störungen des Gleichgewichtssinns*.

Pathologie des Innenohres ist daher in erster Linie Pathologie der (Innenohr-)Schwerhörigkeit. Die Schilderung der Innenohrkrankheiten geht somit am besten von der Frage aus: welche faßbaren Schädigungen liegen der Innenohrschwerhörigkeit zugrunde?

Schwerhörigkeit

Epidemiologie

In der Bundesrepublik sind von 61 Millionen Einwohnern 4,4 Millionen (7,2%) nach eigener Einschätzung schwerhörig; bei den über 65Jährigen zählt jeder zweite dazu. Unter Einbeziehung der Mittelohrschwerhörigkeit haben 3 bis 6% der *Kinder* eine leichte bis mittelgradige, 0,2 bis 0,6% eine hochgradige Hörstörung.

Bei der Gesamtbevölkerung muß man mit mindestens 3% Schwerhörigen im klinischen Sinne rechnen. Schwere Grade der *Erwachsenenschwerhörigkeit* kommen bei 4 von 1000 vor.

Tabelle 3.7. Einteilung der Schwerhörigkeit. Die Tabelle schließt die genetisch bedingten Formen der *Mittelohr*schwerhörigkeit ein[1,5]

Pathogenese		Ätiologie, Formen
Genetisch bedingt	Genetische Störungen des Schalleitungsapparates	Kongenitale Anomalien und Fehlbildungen des äußeren Ohres und des Mittelohres Komplexe kongenitale Mißbildungssyndrome
	Genetische Störungen des Kochlearorgans	Aplasie/Hypoplasie Heredo-degenerative Erkrankungen Chromosomenaberrationen
Erworben	pränatal	Infektiöse Noxen Toxische Einflüsse Strahleneinwirkung Materne endokrine Störungen
	perinatal	Infektiöse Noxen Asphyxie Kernikterus Geburtstraumatische Schädigung
	postnatal	Infektiöse Noxen Toxische Einflüsse Traumatische Innenohrschäden Endokrine Störungen Altersschwerhörigkeit (Presbyakusis)

Die Schwerhörigkeit stellt damit eine sehr häufige Störung dar, wodurch die Frage nach ihren Ursachen besonders wichtig erscheint.

Klassifikation

Man kann einteilen in:
- erbliche *(genetisch bedingte, kongenitale)* und
- *erworbene* Formen der Schwerhörigkeit, wobei die letzteren *prä, peri-* oder *postnatal akquiriert* sein können. Beide Formen haben einen Anteil von etwa 50%[63], von anderer Seite wird die genetisch bedingte Schwerhörigkeit mit 35 bis 50% zahlenmäßig kaum geringer eingestuft[72]. Die Frequenz der jugendlichen hereditären Innenohrschwerhörigkeit liegt bei 1:2500[66].

Ätiologie, Pathogenese

Die erblichen und erworbenen Formen der Schwerhörigkeit lassen sich unter ätiologischen Gesichtspunkten weiter aufgliedern (Tabelle 3.7).

Genetisch bedingte Formen der Schwerhörigkeit

Genetische Störungen des Schalleitungssystems

Äußeres Ohr ▷ S. 389.
Mittelohr ▷ S. 395.

Genetische Störungen des Labyrinths

Aplasie/Hypoplasie

Das Innenohr kann schwere Mißbildungen aufweisen, die bis zur völligen Aplasie reichen. Einzelheiten Tabelle 3.8. Die Aplasie ist häufig mit hochgradigen *Dyszephalien* (▷ Kapitel 1) kombiniert. Klinisch und röntgenologisch wird oft nur eine Aplasie oder Dysplasie des lateralen Bogengangs beobachtet[75].

Innenohrfehlbildungen sind *sehr selten.* Sie sind zwar hier unter den genetischen Störungen aufgeführt, jedoch muß ausdrücklich darauf hingewiesen werden, daß die Entscheidung über die Ursache im Einzelfall oft nicht möglich ist. Neben genetischen Faktoren werden auch Viruserkrankungen in der Frühschwangerschaft, toxische Schäden (z. B. Thalidomid) und andere unbekannte Faktoren angeschuldigt[1,4,5].

Heredo-degenerative Erkrankungen

Die erbliche Taubheit (Schwerhörigkeit) begegnet uns in zwei Formen[1,4]:

Tabelle 3.8. Typen der Innenohr-Fehlbildungen

Typ der Innenohr-fehlbildung	Hauptmerkmal	Morphologische Veränderungen
Michel-Typ (Michel 1863)	Vollständige Aplasie	Aplasie der Pars petrosa des Schläfenbeines oder der knöchernen Labyrinthkapsel Mittelohr und äußeres Ohr manchmal unauffällig
Mondini-Typ (Mondini 1791)	Hochgradige Hypoplasie des knöchernen und häutigen Labyrinths	Fehlen des interskalaren Septums in den proximalen Schneckenwindungen →Scala communis + Erweiterung des Ductus und Saccus endolymphaticus; Defekte des Cortischen Organs
Scheibe-Typ (Scheibe 1892)	Aplasie des häutigen Labyrinths (Kochlea + Sakkulus)	Sacculus erweitert oder kollabiert. Erweiterung des Ductus cochlearis. Cortisches Organ aplastisch/ hypoplastisch mit Defekten der Stütz- und Haarzellen Knöchernes Labyrinth, Utrikulus und Bogengänge unauffällig

- *isoliert* als *rezessive (sporadische)* Form, die schon bei der Geburt vorhanden ist und ihren Schweregrad *unverändert* beibehält; und als *dominante ("erbliche")* Form, bei der die Schwerhörigkeit erst im Kindesalter oder während der Pubertät manifest wird und die *progredient* verläuft. Die rezessive Form ist weitaus häufiger. Beide Formen sind nur mangelhaft pathologischanatomisch untersucht. Man findet Fehlbildungen des häutigen und/oder knöchernen Labyrinths.
- *im Rahmen von Mißbildungssyndromen,* d. h. in Verbindung mit anderen Mißbildungen. Tabelle 3.9 gibt eine Übersicht wichtiger Mißbildungssyndrome, die mit Innenohrschwerhörigkeit (bzw. Taubheit) verknüpft sein können. Die Tabelle 3.8 ist keineswegs vollständig. Auch bei weiteren genetischen Störungen (z. B. *Refsum-Syndrom* = Heredopathia atactica polyneuritiformis; *zerebelläre Ataxie* Pierre Marie; *Neurofibromatose v. Recklinghausen; Chromosomenaberrationen:* Trisomie D = *Patau-Syndrom,* Trisomie E- = *Edwards-Syndrom,* Trisomie G = *Down-Syndrom)* kann eine Innenohrschwerhörigkeit mit strukturellen Störungen des Labyrinths vorkommen. Auch damit ist die Liste der möglichen Ursachen noch keineswegs erschöpft (weitere Einzelheiten ▷ Friedmann[1]).

Tabelle 3.9. Mißbildungssyndrome, die mit Innenohrschwerhörigkeit einhergehen

Syndrom, Erbgang	Symptome und Pathologische Anatomie der Innenohrveränderungen
Alport-Syndrom (Alport 1927) *autosomal-dominant?*	*Hauptmerkmale:* Angeborene Nephropathie mit fortschreitender Niereninsuffizienz + Schwerhörigkeit (Taubheit), die im Kindesalter auftritt und gewöhnlich bei Männern schwerer ist und schneller fortschreitet als bei Frauen. *Pathologisch-anatomisch:* Cortisches Organ unauffällig. Numerische Verminderung der Spiralganglienzellen in der basalen Schneckenwindung und degenerative Veränderungen der Hüllzellen der Spiralganglienzellen (Störung des Aminosäurenstoffwechsels?).
Cockayne-Syndrom (Cockayne 1936)	*Hauptmerkmale:* Disproportionierter Minderwuchs mit Kyphose; trockene Haut; Schwerhörigkeit oder Taubheit. Ferner: Prognathie, Katarakt, Retinitis pigmentosa, verstärkte Kariesneigung, Intelligenzdefekte. Beginn im 2. Lj. nach scheinbar unauffälliger Entwicklung im Säuglingsalter. *Pathologisch-anatomisch:* Hirnrindenatrophie mit Hydrozephalus, Fibrose der Leptomeninx. Innenohr?
Cogan-Syndrom I (Cogan 1945)	*Hauptmerkmale:* Nicht-syphilitische interstitielle Keratitis + Störungen des Hör- und Gleichgewichtssinns (Vertigo, Nystagmus, Ataxie, Ohrensausen, Schwerhörigkeit bis Taubheit). *Pathologisch-anatomisch:* Knochenneubildung im Labyrinth. Degeneration des Cortischen Organs sowie des Ggl. spirale und des Ggl. vestibulare. Gefäßveränderungen wie bei Panarteriitis nodosa bzw. Thrombangiitis obliterans.
Lange-Nielsen-Jervell-Syndrom (Lange-Nielsen-Jervell 1957) *autosomal-dominant*	*Hauptmerkmale:* Abnormes EKG + kongenitale Taubheit (Schwerhörigkeit) = „cardio-auditory syndrome" *Pathologisch-anatomisch:* Ausgedehnte degenerative Veränderungen des Vestibular- und Kochlearorgans mit Schrumpfung der Membrana tectoria. PAS-positive hyaline Einlagerungen in der Stria vascularis, im häutigen Labyrinth von Utrikulus und Sakkulus sowie in den Cristae.
Marfan-Syndrom (Marfan 1896)	*Hauptmerkmale:* Anomalien des Skeletsystems, des Auges und des Herzkreislaufapparates. *Taubheit (Schwerhörigkeit) soll in 6% der Fälle vorkommen.* *Pathologisch-anatomisch:* Innenohrveränderungen (knöcherne Einengung der Scala vestibuli, Erweiterung des Utrikulus, Ruptur der Wand des Sakkulus)
Muckle-Wells-Syndrom (Muckle u. Wells 1962)	*Hauptmerkmale:* Familiär auftretende fieberhafte Erkrankung mit Urtikaria, Innenohrschwerhörigkeit und generalisierter Amyloidose *Pathologisch-anatomisch:* Aplasie des Cortischen Organs; Atrophie des N. acusticus; Aplasie des vestibulären Neuroepithels
Mukopolysaccharidose-I-H (v. Pfaundler-Hurlersche Krankheit)	▷ S. 512 und Tabelle *Pathologisch-anatomisch:* Hyperplastische Mittelohrschleimhaut, z. T. mit MPS-haltigen Zellen. Osteomähnliche Bildungen im runden Fenster und an anderen Stellen. Verkalkung des Lig. spirale.
Oto-kutane Syndrome	Verschiedene Formen, z. B. Waardenburg-Syndrom (s. u.); Margolis-Syndrom = totaler Albinismus + kongenitale Taubheit; Myers-Syndrom = Ichthyosis congenita, generalisierte Alopezie + Taubheit. *Pathologisch-anatomisch (Myers-Syndrom):* Kochleo-sakkuläre Degeneration vom Scheibe-Typ (▷ Tabelle 3.7).
Pendred-Syndrom (Pendred 1896)	*Hauptmerkmale:* Angeborene Innenohrschwerhörigkeit (Taubheit) + sporadische (meist euthyreote und in den beiden ersten Lebensjahrzehnten auftretende) Struma = *Taubheit-Kropf-Syndrom* *Pathologisch-anatomisch:* Hypoplasie des Innenohres vom Mondini-Typ (▷ Tabelle 3.7). Sekundäre degenerative Veränderungen des Cortischen Organs und der Membrana tectoria. Vermehrte Bindegewebsbildung in Sakkulus, Utrikulus und entlang dem labyrinthären Endost (mit Verkalkung).
Usher-Syndrom (Usher 1914) *autosomal-rezessiv*	*Hauptmerkmale:* Schwerhörigkeit (Taubstummheit) + Retinitis pigmentosa. Ferner: Psychomotorische Entwicklungsstörungen, progressiver Schwachsinn und Ataxie (alle nicht obligat). *Pathologisch-anatomisch:* Fehlbildungen der Cochlea und des Ggl. spirale. Kombination mit dienzephal-hypophysären Störungen + Polydaktylie = Laurence-Moon-Biedl-Bardet-Syndrom.
Waardenburg-Syndrom (Waardenburg 1951) *unregelmäßig dominant*	*Hauptmerkmale:* Seitliche Verlagerung des inneren Lidwinkels, breite Nasenwurzel, zusammengewachsene Augenbrauen, partieller Albinismus (▷ otokutane Syndrome), partielle oder totale Heterochromie der Iris, Ohrmuschel- und Schlüsselbeindysplasie, Syndaktylie an allen Extremitäten, Genital- und Herzmißbildungen. *Schwerhörigkeit (Taubheit) in 50% der Fälle. 1,5 bis 2,5% der Taubstummen weisen Teilerscheinungen (nur selten das Vollbild) des Waardenburg-Syndroms auf.* *Pathologisch-anatomisch:* Mißbildungen des häutigen Labyrinths (Aplasie des Cortischen Organs, Hypoplasie des Ggl. spirale, Atrophie der Stria vascularis)

Erworbene Formen der Schwerhörigkeit

Erworbene pränatale Innenohrschäden

Das Innenohr kann im Rahmen von *Embryo- und Fetopathien* miterkranken und dabei irreversible Schäden erleiden. Als Ursachen kommen in Betracht:

- *Infektiöse Noxen:* Viren, Bakterien, Protozoen
- *Toxische Einflüsse:* Thalidomid, weitere Medikamente, z. B. Streptomycin
- *Strahleneinwirkung:* Bestrahlung der Mutter während der Gravidität
- *Endokrine Störungen:* Diabetes mellitus und andere endokrine Störungen der Mutter[61].

Infektiöse Innenohrschäden

Viren
Am wichtigsten sind die beiden folgenden Viruserkrankungen:

Röteln
Das Rötelnvirus kann nicht nur während der teratogenetischen Determinationsperiode (zwischen der 2. und 16. Schwangerschaftswoche), sondern – vermutlich über eine *seröse Labyrinthitis* – auch noch bei Infektion im 4. bis 5. Schwangerschaftsmonat Innenohrschäden mit nachfolgender Schwerhörigkeit oder Taubheit erzeugen[1,4,5]. Die Angaben über die *Häufigkeit* von Gehörschäden nach Rötelninfektion der Mutter während der ersten Schwangerschaftsmonate variieren. Man rechnet mit *15 bis 50% der betroffenen Kinder*[1]. *Morphologisch* entsprechen die Innenohrschäden häufig dem *Scheibe-Typ* (▷ Tabelle 3.7, S. 408), betreffen also vorwiegend das *häutige Labyrinth*[4]. Manchmal sind sie weniger schwer ausgebildet. Manche Befunde sprechen dafür, daß das Rötelnvirus auch eine Degeneration bereits gebildeter neuroepithelialer Strukturen herbeiführen kann, d.h. daß es über längere Zeit fortwirkt[59,84].

Zytomegalie
Wahrscheinlich kann auch die Zytomegalie Innenohrschäden verursachen[1,4]. Allerdings ist nicht bekannt, wie groß die kindliche Gefährdung bei Zytomegalieinfektion der Mutter und wie hoch der Anteil der durch Zytomegalie verursachten Fälle von kindlicher Schwerhörigkeit bzw. Taubheit ist.

Pathologisch-anatomische Untersuchungen über die durch das Zytomegalievirus hervorgerufenen Innenohrschäden liegen als Einzelbeobachtungen vor[76,82].

Bakterien, Protozoen
Lues connata
Die Häufigkeit der luischen Schwerhörigkeit ist sicher im Vergleich zu früheren Jahrzehnten stark zurückgegangen. Dennoch muß die Lues connata nach wie vor als Ursache angeborener Hörstörungen in Betracht

gezogen werden. Bis zu 5% der Patienten, die das Royal National Throat, Nose and Ear Hospital in London wegen einer Innenohrschwerhörigkeit aufsuchen, zeigen positive serologische Luesreaktionen[1]; über ⅓ der Kinder mit konnataler Lues weist Störungen des Hörvermögens auf[70].

Pathologisch-anatomisch finden sich folgende Veränderungen: Atrophie des Cortischen Organs, entzündliche Infiltrate in der Schnecke, v. a. in der Stria vascularis, im Lig. spirale und im N. statoacusticus sowie periostitische und ostitische Veränderungen der Labyrinthkapsel[70].

Toxoplasmose
Die Inzidenz bei schwangeren Frauen wird mit 0,4 bis 0,6% angenommen[1]. Nur in der Hälfte der Fälle wird der Fet infiziert, und ein Teil der infizierten Kinder zeigt später mehr oder weniger schwere zerebrale Schäden mit entsprechenden Ausfallserscheinungen und Entwicklungsstörungen.

Pathologisch-anatomisch bestehen Zeichen einer Otitis media und Verkalkungen in der Stria vascularis und im Lig. spirale.

Toxische Innenohrschäden

Thalidomid-Embryopathie
Etwa 10% der thalidomidgeschädigten Kinder mit Extremitätendysplasien zeigen Ohrmißbildungen (Anotie, Mikrotie, Fehlen des äußeren Gehörganges, Aplasie des Labyrinths)[1,4]. Auch bei normalen Extremitäten können Ohrmißbildungen vorkommen (ca. 8 bis 15% der Fälle).

Pathologisch-anatomisch ist das Innenohr aplastisch/hypoplastisch im Sinne eines Michel- oder Mondini-Typs (▷ Tabelle 3.7, S. 408)[1,4,69].

Andere Medikamente
Auch *Salizylate, Chinin* und *ototoxische Antibiotika* können die Plazenta passieren und somit ebenfalls eine Innenohrschädigung beim Embryo erzeugen. Einzelheiten ▷ S. 414 ff.

Materne endokrine Krankheiten

Diabetes mellitus
Kinder diabetischer Mütter zeigen dreimal häufiger als solche gesunder Mütter multiple Mißbildungen[1]. Diese werden offenbar hauptsächlich durch die Blutungen hervorgerufen, die Folge der diabetischen Angiopathie sind (▷ S. 414).

Pathologisch-anatomisch sieht man Blutungen in verschiedenen Teilen des Innenohres sowie degenerative Veränderungen des Kochlearorgans.

Schilddrüsenerkrankungen
Störungen der Gehörentwicklung werden im Rahmen des Pendred-Syndroms (▷ Tabelle 3.8) beobachtet,

aber auch bei mütterlicher *Hypothyreose* bzw. Behandlung der Mutter mit *Thyreostatika*.

Erworbene perinatale Innenohrschäden

Als Perinatalperiode ist der Zeitraum zwischen dem Beginn des letzten Schwangerschaftsmonats und dem Ende der 2. Lebenswoche des Kindes definiert. In dieser Phase seiner Entwicklung sind der Fet bzw. das Neugeborene durch verschiedene Faktoren gefährdet.

Perinatale Infektionen

spielen vergleichsweise eine geringe Rolle. Das Hauptkontingent der Fälle wird durch *asphyktische* und *toxische* Innenohrschäden (bei Kernikterus) gestellt. Hinzu kommen *geburtstraumatische* Schädigungen.

Asphyxie

Der *Sauerstoffmangel* betrifft in erster Linie die zerebralen Hörzentren, kann aber offenbar auch das *Cortische Organ* schädigen (▷ *beidseitiger Hochtonverlust*)[4]. Die Asphyxie wird vielfach *durch intralabyrinthäre Blutungen kompliziert,* so daß die Auswirkungen beider Noxen nicht sicher voneinander abzugrenzen sind.

Pathologisch-anatomische Untersuchungen[65] zeigten in der Kochlea keine oder geringe Veränderungen bei Läsionen im dorsalen Anteil des Nucleus cochlearis.

Kernikterus

Der Kernikterus bei Morbus haemolyticus neonatorum (▷ Bd. 1 und 3) kann gleichfalls zur Schwerhörigkeit führen. Auch hierbei ist die Diagnostik erschwert, da ein Hochtonverlust bei intaktem Hörvermögen im unteren Frequenzbereich besteht und somit das Sprachgehör nicht beeinträchtigt ist.

Pathologisch-anatomisch finden sich vorwiegend ausgedehnte Zerstörungen der Kochleariskerne und der Hörbahn, ausnahmsweise aber auch Veränderungen der neuralen Innenohrstrukturen[1,4,5,62].

Geburtstraumatische Schädigungen

können bei Zangenentbindungen auftreten. Dabei kann sowohl das knöcherne als auch das häutige Labyrinth Blutungen enthalten. Auch Frühgeburten sind durch diesen Mechanismus besonders gefährdet[60].

Erworbene postnatale Innenohrschäden

Auch sie werden durch eine Vielzahl unterschiedlicher Faktoren hervorgerufen.

Infektiöse Innenohrschäden (Labyrinthitis)

Viruserkrankungen
Masern
Der Gehörschaden ist gewöhnlich gering (vorwiegend *Hochtonverlust*). Das Virus erreicht die Endolymphe und damit das Cortische Organ entweder *hämatogen* oder über die *Leptomeninx* im Zuge einer Meningoenzephalitis.

Pathologisch-anatomisch sind nur wenige Fälle untersucht. Die Endolymphe enthält Entzündungszellen, das häutige Labyrinth enthält entzündliche, z. T. granulomartige Infiltrate. Die Membrana tectoria ist aufgerollt[1,4,5].

Mumps
Im Gegensatz zu den Masern erzeugt die Mumps meist eine einseitige, aber schwere Innenohrschädigung (bis Taubheit).

Pathologisch-anatomische Untersuchungsbefunde sind ebenfalls spärlich. Danach finden sich degenerative Veränderungen des Ductus cochlearis, des Cortischen Organs, des Glg. spirale und der Membrana tectoria[1].

Herpes zoster oticus
Die *Häufigkeit* des Herpes zoster oticus ist gering, in großen Statistiken ist er nicht oder nur mit wenigen Fällen vertreten. Er betrifft den N. statoacusticus und den N. facialis etwa gleich häufig und beide Anteile des N. statoacusticus in gleicher Frequenz. Jedes *Lebensalter* ist betroffen, am häufigsten das *5. bis 6. Lebensjahrzehnt*[67].

Klinisch treten aus vollem Wohlbefinden heraus Hör- und Gleichgewichtsstörungen (Schwindel) oder Zeichen einer Fazialisparese auf. Die Diagnose kann nur dann als sicher gelten, wenn der Nachweis florider oder eingetrockneter Bläschen gelingt (äußeres Ohr, Gesicht, Zunge, Rachen, Haut der Zervikalregion)[2].

Pathologisch-anatomisch sind die entzündlichen Veränderungen (dichte Rundzellinfiltrate) manchmal noch mehrere Monate nach der Eruption der Bläschen nachweisbar. Sie liegen im *N. facialis, N. acusticus,* in der *Chorda tympani* und in der *Haut des äußeren Gehörganges.* Auch *Cortisches Organ* und die neuroepithelialen Strukturen des *Vestibularapparates* können entzündliche und degenerative Veränderungen aufweisen[1, 58].

Sonstige Viruserkrankungen
Gehörschäden können auch durch weitere Viren hervorgerufen werden, u. a. durch das *Pocken-* und *Grippevirus*[4].

Bakterielle Erkrankungen
Bakterielle Infektionen treten als Ursache einer Innenohrschwerhörigkeit oder Taubheit deutlich hinter den Virusinfektionen zurück.

Die *eitrige Leptomeningitis* kann zu einer (meningogenen) *Labyrinthitis* führen. Früher war dies eine häufige Ursache der im Kindesalter erworbenen Taubheit, heute ist die Häufigkeit deutlich zurückgegangen. Von 110 Patienten mit bakterieller Meningitis behielten 21% eine Innenohrschwerhörigkeit oder Taubheit zurück[77].

Pathologisch-anatomisch entwickelt sich in Kochlea und Vestibularorgan eine unspezifische granulierende Entzündung, in deren Verlauf das Neuroepithel, das Spiralganglion und andere neurale Strukturen zerstört werden und die eine sekundäre Knochenneubildung nach sich zieht[1,4].

Infektionswege bei Labyrinthitis
Bakterien und Viren können das Innenohr grundsätzlich auf folgenden Wegen erreichen:
- *tympanogen,* d.h. vom Mittelohr aus[2,4,74]: Meist handelt es sich um eine chronische, nur selten um eine akute Otitis media. Die chronische Entzündung breitet sich in dieser Reihenfolge auf das Labyrinth aus: Otitis media chronica. → Paralabyrinthitis = Labyrinthostitis → umschriebene Labyrinthitis (im Bereiche der Arrosionsstelle des Labyrinthknochens) → vorwiegend umschriebene Labyrinthitis (bei Ausbreitung der Entzündung innerhalb des Labyrinths) → diffuse Labyrinthitis (Abb. 3.25).
- *meninogen* (seltener): Die Ausbreitung der Erreger erfolgt über den inneren Gehörgang oder den Kochlea Aquäduktus. Dies tritt vor allem bei Meningokokken-Meningitis ein. Knapp 40% der Patienten behalten bleibende Hörschäden zurück, bei Meningitiden durch Pneumokokken oder *Haemophilus influenzae* nur 16 bis 17%[77]. Auch der umgekehrte Infektionsweg (Labyrinth → Leptomeninx) ist möglich.
- *hämatogen* (am seltensten): Sowohl Bakterien (z.B. Staphylokokken bei eitriger Osteomyelitis) als auch Viren (z.B. Masern- oder Mumpsvirus) können auch auf dem Blutwege in das Labyrinth gelangen[4].

Spezifische Labyrinthitis

Tuberkulose
Selten: Die Infektion erfolgt entweder von den *Meningen* oder vom *Mittelohr* aus[3,4]. Die *exsudativ-verkäsende Form* erzeugt eine sequestrierende Ostitis der Labyrinthkapsel und bricht von dort aus in das häutige Labyrinth ein[83]. Die *produktive Form* greift über das runde und ovale Fenster auf die Innenohrräume über.

Lues
Häufiger: Die *Lues connata* greift auf dem Wege über eine Osteochondritis luica auf das häutige Labyrinth über. Die *erworbene Lues* beteiligt das Innenohr im Sekundär- und Tertiärstadium[1,3,4]. Sie tritt in *zwei Formen* auf: Als überwiegend *entzündliche Form* mit einer anfangs serösen, dann produktiven Labyrinthitis, durch die das Hohlraumsystem bindegewebig und

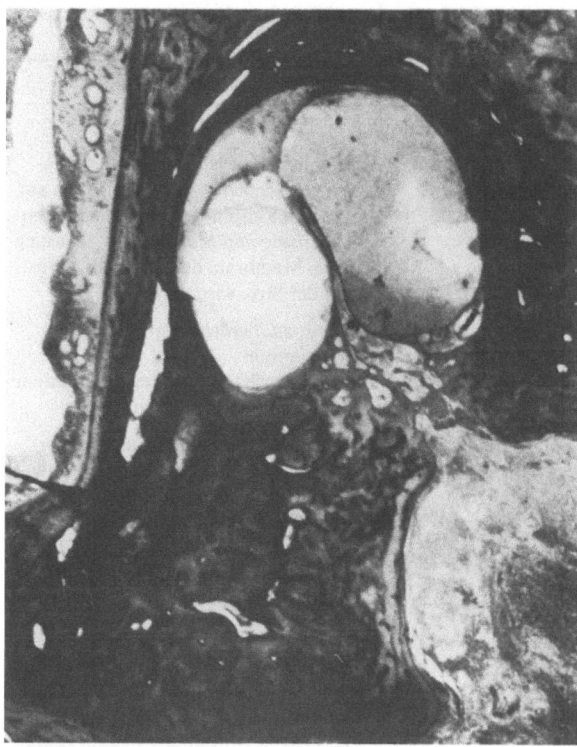

Abb. 3.25. Labyrinthitis: Exsudat in der Scala tympani. HE. 40-fach

schließlich knöchern verschlossen wird; und als überwiegend *degenerative Form* mit Atrophie des Cortischen Organs, der Ganglienzellen und des N. statoacusticus. Dabei kommen auch Gummen vor[1,3,4].

Toxische Innenohrschäden

Diese können durch zahlreiche *exogene* und *endogene Gifte* hervorgerufen werden. U.a. wirken die in Tabelle 3.10 aufgeführten Substanzen ototoxisch.

Ototoxische Antibiotika
Besonders wichtig sind die *ototoxischen* Antibiotika aus der Gruppe der *basischen Streptomyces-Antibiotika (= Aminoglykosid-Antibiotika),* zu der außer den in der Tabelle 3.9 genannten drei Substanzen *(Streptomycin, Dihydrostreptomycin* und *Neomycin)* noch zahlreiche weitere Antibiotika gehören *(Kanamycin, Gentamycin, Viomycin, Paromomycin, Vancomycin, Capreomycin, Framycetin* und *Ristocetin* sowie neuerdings *Tobramycin, Amikacin* und *Sisomicin).* Auch *Polymyxin B* und *E (Colistin)* zählen zu den ototoxischen Antibiotika[1,4,68].

Weitere ototoxische Medikamente
Diuretika (Furosemid nur in extrem hoher Dosierung[1,4], Ethakrynsäure) und das Anthelminthicum *Chenopodiumöl,* ferner Chinin und Chloroquin[1,4,5,68].

Tabelle 3.10. Innenohrschäden bei Einwirkung ototoxischer Substanzen

Chemische Substanz	Wirkung auf das Innenohr
Ototoxische Antibiotika	
Streptomycin und Dihydrostreptomycin	*Degenerative Veränderungen der äußeren Haarzellen der Kochlea* (v. a. am apikalen Zellpol), *der Neuroepithelien der Cristae und Maculae,* der Reissnerschen Membran, des Limbus spiralis und der Stria vascularis
Neomycin	*Ototoxizität erheblich größer als von Streptomycin* Innenohrschäden vergleichbar denjenigen bei Streptomycineinwirkung
Salizylate	*Akute Intoxikation:* Vaskuläre Labyrinthstörungen mit mäßigen Veränderungen am Cortischen Organ. Hemmung der Enzymaktivität *Chronische Intoxikationen:* Schädigung der Ganglienzellen und Nervenfasern, nur geringe Schädigung der Haarzellen
Chinin	Schädigung der Haarzellen, Stria vascularis und Neurone (ähnlich wie Salicylat)
Arsen, Hg-Salze	Schädigung des Cortischen Organs und der Stria vascularis mit Verminderung der Enzymaktivitäten
CO	Teils mehr zentrale, teils periphere (= kochleäre) Schäden

Tabelle 3.11. Formen, Ursachen und Morphologie des akustischen Traumas[4,80]

Art des akustischen Traumas	Physikalische Ursache	Morphologische Innenohrveränderungen
Knalltrauma	Sehr hoher, aber kurzzeitiger Schalldruck (Spitze 150 bis 180 dB, Dauer unter 2 msec)	*Umschriebener Haarzelluntergang am Übergang von der 1. zur 2. Schneckenwindung.* Hörfähigkeit für Frequenzen um 4000 Hz (bei hoher Schalldruckspitze bis etwa 6000 Hz) stark vermindert
Explosionstrauma	Schalldruck-Maximum niedriger, aber Dauer länger	*Schwere Mittel- und Innenohrschäden:* Trommelfellzerreißung, Läsion der Ossikula, Vestibulum; basale und 2. Schneckenwindung, Reissnersche Membran, Cortisches und Vestibularorgan
Akutes Lärmtrauma (= akustischer Unfall)	Schalldruckmaximum zwischen 90 und 120 dB über einige Stunden (eine Arbeitsschicht)	Ursache der Innenohrschädigung ungeklärt (keine hohe Schalldruckspitze) nerval oder direkt vaskulär ausgelöste *Störung der Innenohrdurchblutung?* Klinisch plötzlicher Hörverlust. *Path.-anat. Veränderungen unbekannt*
Chronisches Lärmtrauma (= Lärmschwerhörigkeit)	Einwirkung eines Schalldruckpegels von mehr als 90 dB über Monate und Jahre (z. B. Kesselschmiede-, Werft- und Sägewerksarbeiter)	*Schwere Degeneration der äußeren Haarzellen*

Ototoxische Gewerbegifte (außer CO, Arsen und Hg-Salzen, Tabelle 3.10).
Triorthokresylphosphat, Schwefelkohlenstoff, Tetrachlorkohlenstoff, Benzol, Nitrobenzol, Anilin, Bleisalze und andere häufig als Inhalationsnoxen zugeführte Gifte.

Genußgifte
Alkohol (?), Nikotin, v. a. über eine vaskuläre Schädigung des Innenohres[4,68].

Traumatische Innenohrschäden

Als Traumen kommen infrage:
• *Mechanische Einwirkungen:* In erster Linie handelt es sich um scharfe und stumpfe Schädeltraumen, die das Innenohr direkt oder indirekt mitbeteiligen (Blutungen häufig).
• *Akustische Traumen:* Man unterscheidet die in Tabelle 3.11 aufgeführten Formen.
• *Barotrauma:* Zu rasche Dekompression führt bei Caissonarbeitern, Tauchern und Fliegern zur Bildung von CO_2-Bläschen in der Blutbahn, die schwere Kreislaufstörungen der Labyrinthgefäße erzeugen (klinisch: Ohrensausen, Hörverlust, Drehschwindel und Übelkeit)[4].

• *Elektrische Traumen* finden sich v. a. bei *Elektrounfällen* und beim *Blitzschlag.* Die *morphologischen Veränderungen* reichen von Ödem und Blutungen bis zu Knochennekrosen unter Einbeziehung der Labyrinthkapsel.
• *Strahlenschäden* des Innenohres können entstehen, wenn eine Radium- oder Röntgenbestrahlung an die Operation von Mittelohrtumoren oder Tumoren der lateralen Gesichtsregion angeschlossen wird. Primär werden die *Neuroepithelien des Cortischen und des Vestibularorgans* geschädigt[4].

Innenohrschäden bei endokrinen Störungen

Diabetes mellitus
Zunehmende Schwerhörigkeit ist ein häufiger klinischer Befund bei Diabetes mellitus (über ⅓ der Fälle)[1].

Pathologisch-anatomisch sieht man PAS-positive hyaline Verdickungen der Kapillarwände (Einlagerung von Glykoproteiden im Rahmen der diabetischen Mikroangiopathie sowie degenerative Veränderungen am Cortischen Organ, an den Spiralganglienzellen und am Hörnerven. Auch intralabyrinthäre Blutungen kommen vor[1,4,5,73].

Hypothyreose

- Beim *endemischen Kretinismus* sind jeweils ein knappes Drittel der Fälle taubstumm oder schwerhörig.

Pathologisch-anatomisch ist v.a. das Mittelohr verändert, doch finden sich auch degenerative Innenohrveränderungen. Experimentell werden nur bei längerdauerder Hypothyreose Schäden an den Innenohrstrukturen beobachtet[71].

- Auch das *Myxödem des Erwachsenen* geht in rund der Hälfte der Fälle mit Schwerhörigkeit oder Taubheit einher.

Pathologisch-anatomisch zeigt das Labyrinth eine exzessive MPS-Ablagerung. Die Neuroepithelien und Stützzellen besitzen eine verminderte Enzymaktivität[4].

Altersschwerhörigkeit (Presbyakusis)

Klinisch macht sich ein Nachlassen der Hörfähigkeit schon im 3. Lebensjahrzehnt im oberen Frequenzbereich bemerkbar. Vom 7. Lebensjahrzehnt an, gelegentlich auch früher, besteht eine mehr oder weniger deutliche Altersschwerhörigkeit. Mit 75 Jahren sind etwa 40% aller Menschen schwerhörig[3].

Pathologisch-anatomisch ist das Bild vielgestaltig[5]. Man sieht u.a. eine Verdickung der Arterien- und Kapillarwände, eine Abnahme der Ganglienzellen des Ggl. spirale und degenerative Veränderungen im Lig. spirale, am Cortischen Organ und an der Basilarmembran. *Elektronenmikroskopisch* enthalten (vor allem die äußeren) Haarzellen große lysosomale Einschlüsse[79].

Morbus Menière

Morbus Menière (i. e. S.)

Synonyma
Idiopathischer M. Menière; Menièresche Krankheit; M. Menière im engeren Sinne

Definition

> Der Morbus Menière ist gekennzeichnet durch
> - *anfallsweise* auftretenden *Drehschwindel* (gewöhnlich zusammen mit Übelkeit und Erbrechen) in Verbindung mit
> - *Hörstörungen* und *Ohrensausen* (ein- oder doppelseitig).

Zwischen den Anfällen ist das Hörvermögen zumindest anfangs wieder hergestellt. Im späteren Krankheitsverlauf kann sich eine *bleibende Schwerhörigkeit* ausbilden[2,4].

Epidemiologie
Der M. Menière ist die häufigste Ursache des peripheren Drehschwindels (ca. 60% der Fälle)[1].

Morbiditätsstatistik: Nach einer englischen Statistik leidet jeder 1000. Mensch unter dieser Krankheit. Sie ist also *häufig*[1].

Altersverteilung: Das mittlere Lebensalter beim ersten Anfall beträgt *ca. 40 Jahre*. Die Krankheit kommt jedoch *in jedem Lebensalter* vor.

Geschlechtsverteilung: Männer erkranken etwas häufiger als Frauen.

Doppelseitige Erkrankung: 10–15%.

Morphologie
Mikroskopisch steht der *endolymphatische Hydrops* im Mittelpunkt des Erscheinungsbildes. Er betrifft hauptsächlich die *Scala media* (→ Vorwölbung der Reissnerschen Membran in die Scala vestibuli), meist auch den *Sakkulus,* seltener den *Utrikulus* und niemals die Bogengänge[1,4,5]. Wegen des starken Hydrops hat man den M. Menière mit dem Glaukom des Auges verglichen.

Endolymphatischer Hydrops und M. Menière sind dennoch nicht miteinander identisch, da es einen „sekundären" endolymphatischen Hydrops ohne Menière-Symptomatik beispielsweise bei der Otosklerose und bei der Lues connata gibt. Ferner kennt man Hydrops-Fälle, die ohne Drehschwindel und manchmal auch ohne Hörstörungen verlaufen, und schließlich gibt es Menière-Fälle ohne Hydrops. Allerdings ist hier ein passagerer, morphologisch nicht mehr nachweisbarer Hydrops nicht auszuschließen[4].

Ätiologie, Pathogenese
Trotz zahlreicher Hypothesen sind die Ursachen bis heute nicht endgültig geklärt. Man denkt an eine *multifaktorielle Genese,* wobei *Durchblutungsstörungen* eine zentrale Rolle spielen sollen. Als auslösende Faktoren der Durchblutungsstörung werden *hormonelle Faktoren, Histamin, Allergien* und *Fokaltoxikosen, Reizzustände des Sympathikus* (Zervikalsyndrom!) und *emotionelle Einflüsse* angeschuldigt. Die Bedeutung psychischer Faktoren geht daraus hervor, daß die Anfälle oft nach langdauernder beruflicher oder privater Überbeanspruchung auftreten[2, 4].

> Auf noch nicht eindeutig geklärte Weise soll die Durchblutungsstörung zu *Störungen der Produktion und Resorption der Endolymphe* führen, die als Grundlage des endolymphatischen Hydrops betrachtet werden.

Sonderformen
sind das
- *Lermoyez-Syndrom* (= Besserung des bereits vor-

handenen Gehörschadens im Anfall von Drehschwindel) und der
- *„kochleäre Menière"* (= anfallsweise auftretende Hörstörungen ohne Drehschwindel, auch fluktuierender Hörverlust genannt).

Menière-Syndrom

Im Gegensatz zum M. Menière zeigt das Menière-Syndrom zwar eine gleiche oder sehr ähnliche Symptomatik, wird aber durch bestimmte krankhafte Prozesse hervorgerufen. Dazu zählen u.a. *entzündliche, neoplastische* und *posttraumatische* Zustände.

Hörsturz

Definition

> Der Hörsturz ist ein klinisches Syndrom, gekennzeichnet durch eine plötzlich auftretende Schwerhörigkeit vom Schallempfindungstypus ohne erkennbare äußere Ursache (kein Trauma, keine Schallbelastung vorausgegangen)[81].

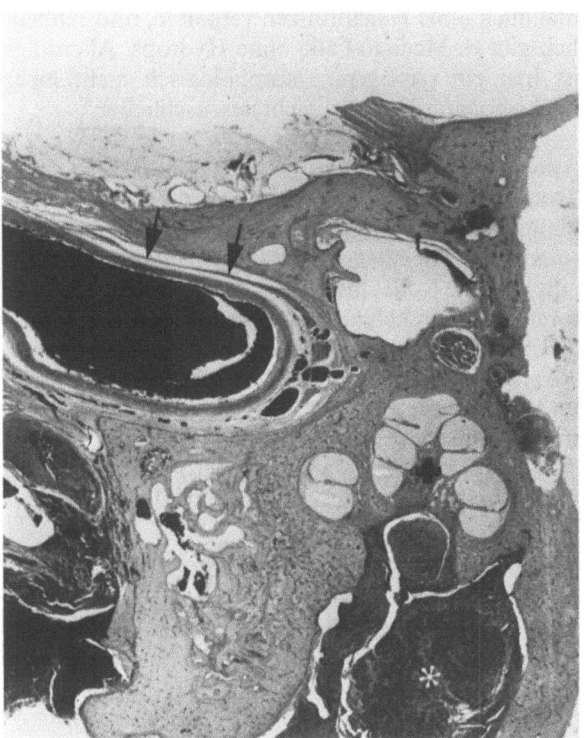

Abb. 3.26. Akustikusneurinom: Ausweitung des inneren Gehörgangs (×). Kochlea (+) Sinus sigmoideus (↓). HE. Lupenübersicht

Epidemiologie

Es handelt sich um eine *häufige* Erkrankung, die in der Regel *ein* Ohr befällt (nur ganz ausnahmsweise beidseitig), im Laufe von Jahren aber auch das andere Ohr betreffen kann. Rezidive kommen vor.

Morphologie

Bisher wurden nur Einzelfälle untersucht[78]. Es fanden sich Haarzellverluste und Atrophie der Stria vascularis.

Ätiologie, Pathogenese

Ursächlich werden zwei große Gruppen angenommen
- vaskuläre Störungen (spastische Durchblutungsstörungen der Verzweigungen der Arteria labyrinthii oder Gefäßverschlüsse),
- klinisch inapparente Viruserkrankungen des Nervus cochlearis.

Tumoren

Die meisten im Innenohr vorkommenden Geschwülste sind primär Mittelohrtumoren, die auf das Innenohr übergreifen (v.a. das *Paragangliom*) bzw. *Skelettmetastasen* maligner Geschwülste, v.a. des Prostata-, Mamma-, Schilddrüsen-, Nebennieren- und Bronchialkarzinoms. Dagegen ist das

Akustikusneurinom
(ICD-0-DA M-9560/0)

ein primär dem Innenohr zuzuordnender Tumor.

Epidemiologie

Der Tumor stellt *ca. 9% aller intrakraniellen Geschwülste*[3]. Neben den klinisch manifesten gibt es latente Formen, die nach einigen Statistiken in *ca. 2% aller Sektionen* gefunden werden[1].

Altersverteilung: Am häufigsten wird der Tumor zwischen dem *35. und 40. Lebensjahr* (30 bis 60.)[39] diagnostiziert. Bei Kindern kommt er nur ausnahmsweise vor. Im hohen Lebensalter stellt er nicht selten einen Zufallsbefund dar.

Geschlechtsverteilung: Frauen sind zweimal häufiger betroffen als Männer[1].

Lokalisation

Die Mehrzahl der Akustikusneurinome ist *einseitig* lokalisiert, 2 bis 4% der Fälle zeigen *doppelseitigen* Befall[1,3,4]. Man unterscheidet von der Lage her folgende Formen[64]:
- *Laterale Akustikusneurinome (häufigster Typ)* liegen innerhalb des inneren Gehörganges am Vestibularnerven peripher des Scarpaschen Ganglions. Sie weiten den inneren Gehörgang hochgradig aus (→ *frühzeitige Schädigung des N. facialis*) und liegen der Schneckenbasis breit auf (Abb. 3.26).

● *Vorwiegend mediale Akustikusneurinome* entstehen in Höhe des Porus acusticus internus, reichen aber mit einem zapfenförmigen Ausläufer in den inneren Gehörgang hinein (→ *trichterförmige Erweiterung im Röntgenbild*).

● *Mediale Akustikusneurinome* bilden das Gros der typischen „*Kleinhirnbrückenwinkeltumoren*" (71% der Tumoren dieser Region) und verschonen den inneren Gehörgang entweder vollständig oder bilden allenfalls eine flache Einsenkung des Porus acusticus internus[1, 64].

Morphologie

Makroskopisch ist das Neurinom meist erbs- bis kirschgroß, graurot bis grauweiß, oft etwas gelappt und fest. Es kann Nekrosen aufweisen. Nicht selten kommen auch sehr viel größere Tumoren vor.

Mikroskopisch besteht der Tumor aus spindelförmigen Zellen, die wirbel- und palisadenförmig angeordnet sind (Typ A). Ausgedehnte Nekrosen mit pseudozystischer Degeneration sind das Merkmal des Typs B[1, 4].

Verlauf, Prognose

Die durch das Akustikusneurinom ausgelösten *Gehörschäden* sind verschieden stark ausgeprägt. Dem entsprechen die differenten (teils fehlenden, teils schweren) morphologischen Veränderungen. Eine *maligne Umwandlung* einseitiger Akustikusneurinome ist unbekannt. Doppelseitige Neurofibrome, die besonders häufig im Rahmen einer Neurofibromatose v. Recklinghausen auftreten, sollten dagegen in 10% der Fälle *sarkomatös entarten*[3, 4, 64].

Literatur

1.–57. ▷ S. 385, 389, 395, 407

58. Alecsis SM, Budzilovich GN, Lieberman AN (1973) Herpes zoster oticus and facial paralysis: Clinicopathologic study and review of literature. J. Neurol. Sci. 20: 149–159
59. Bordley JE, Brookhouser PE, Hardy J, Hardy WG (1968) Prenatal rubella. Acta otolaryng. (Stockh.) 66: 1–9
60. Buch NH (1966) The inner ear of newborn infants (histopathological study). J. Laryng. 80: 765–777
61. Buch NH, Jörgensen MB (1966) Maternal diabetes and the ear of newborn, histopathology. J. Laryng. 80: 1105–1114
62. Dublin WB (1974) Cytoarchitecture of the cochlear nuclei. Arch. Otolaryng. 100: 355–359
63. Fraser GR (1974) Epidemiology of profound Deafness in Childhood. Audiology (Basel) 13: 335–341
*64. Graf K (1965) Geschwülste des Ohres. In Berendes-Link-Zöllner HNO-Heilk. Bd. III/1, Thieme, Stuttgart
65. Hall JG (1964) The cochlea and the cochlear nuclei in neonatal asphyxia. Acta otolaryng. (Stockh.) Suppl. 194
*66. Huizing EH (1980a) Hereditäre Innenohrschwerhörigkeit. In: Berendes-Link-Zöllner HNO-Heilk., Bd. VI, Thieme, Stuttgart
*67. Huizing EH (1980b) Herpes zoster oticus. In: Berendes-Zöllner HNO-Heilk. Bd. VI, Thieme, Stuttgart
*68. von Ilberg C (1980) Toxische Schäden des Hörorgans. In: Berendes-Link-Zöllner HNO-Heilk. Bd. VI, Thieme, Stuttgart
69. Jörgensen MB, Kristensen HK, Buch NH (1964) Thalidomide induces aplasia of the inner ear J. Laryng. 78: 1095–1101
70. Karmody CS, Schuknecht HF (1966) Deafness in congenital syphilisArch. Otol. 83: 18–27
71. Kohonen A, Jankiainen T, Liewendahl K, Tarkhanen J, Kaimio M (1971) Deafness in experimental hypo- and hyperthyreoidism. Laryngoscope (St. Louis) 81: 947–956
*72. Konigsmark BW, Gorlin RJ (1976) Genetic and Metabolic Deafness. Saunders, Philadelphia
73. Makishima K, Tanaka K (1971) Pathological changes of the inner ear and central auditory pathway in diabetes. Ann. Otol. (St. Louis) 80: 218–228
*74. Moser F (1966) Tympanogene Labyrinthentzündungen. In: Berendes-Link-Zöllner HNO-Heilk. Bd. III/2 Thieme, Stuttgart
*75. Mündnich K, Terrahe K (1979) Mißbildungen des Ohres. In: Berendes-Link-Zöllner HNO-Heilk. Bd. V, Thieme, Stuttgart
76. Myers EN, Stool SE (1968) Cytomegalic inclusion disease of the inner ear. Laryngoscope (St. Louis) 78: 1904–1915
77. Nadol JB (1978) Hearing Loss as sequela of meningitis. Laryngoscope 88: 739–755
78. Schuknecht HF, Benitez J, Beehuis J, Igarashi M, Singleton G, Ruedi L (1962) The pathology of sudden deafness. Laryngoscope (St. Louis) 72: 1142–1157
*79. Spoendlin H (1970) Auditory, vestibular, olfactory and gustatory organs. In: Babel-Bischoff-Spoendlin: Ultrastructure of the peripheral nervous system. Thieme, Stuttgart
*80. Spoendlin H (1980) Akustisches Trauma. In: Berendes-Link-Zöllner HNO-Heilk. Bd. VI/2, Thieme, Stuttgart
*81. Stange G, Neveling R (1980) Hörsturz. In: Berendes-Link-Zöllner HNO-Heilk. Bd. VI/2, Thieme, Stuttgart
82. Strauss M, Davis GL (1973) Viral disease of the labyrinth. I. Review of the literature and discussion of the role of cytomegalovirus in congenital deafness. Ann. Otol. (St. Louis) 82: 577–583
*83. Theissing G und Kittel G (1980) Spezifische Krankheiten des Ohres. In: Berendes-Link-Zöllner HNO-Heilk. Bd. VI/2 Thieme, Stuttgart
84. Ward PH, Honrubia V, Moore BS (1968) Inner ear pathology in deafness due to maternal rubella. Arch. Otolaryng. 87: 22–28

Kapitel 4
Skelettmuskulatur J. M. Schröder

Inhaltsverzeichnis

Weiterführende Literatur

1. Adams RD (1975) Diseases of muscle. A study in pathology. 3rd edn. Harper & Row, New York, 588 p
2. Becker PE (1964) Myopathien. In: Becker PE (Hrsg) Humangenetik. Ein kurzes Handbuch in 5 Bänden, Bd. III/1. Thieme, Stuttgart, S. 411–550
3. Bethlem J (1980) Myopathies. Second edition. North Holland Publ Co, Amsterdam New York Oxford, 281 p
4. Bourne GH (1972–1973) The structure and function of muscle. Second edition, vol I–IV. Academic Press, New York London
5. Dubowitz V (1978) Muscle disorders in childhood, vol XVI in the series: Major problems in clinical pediatrics. Schaffer AJ, Markowitz M, (eds). London Philadelphia Toronto, 282 p
6. Dubowitz V, Brooke MH (1973) Muscle biopsy: A modern approach. Vol 2 in the series: Major problems in neurology. Saunders, London Philadelphia Toronto, 475 p
7. Ebashi S, Maruyama K, Endo M (1980) Muscle contraction. Japan Scientific Press, Tokyo. Springer, Berlin Heidelberg New York, 549 p
8. Jerusalem F (1979) Muskelerkrankungen. Klinik, Therapie, Pathologie. Thieme, Stuttgart, 259 S
9. Mair WGP, Tomé FMS (1972) Atlas of the ultrastructure of diseased human muscle. Churchill Livingstone, Edinburgh London, 249 p
9a. Mastaglia FL, Walton SJ (1982) (Eds) Skeletal muscle pathology. Churchill Livingstone, Edingburgh London Melbourne New York, 648 p
10. Pette D (1980) Plasticity of muscle. Proceedings of a Symposium held a the University of Konstanz, Germany September 23–28' 1979. De Gruyter, Berlin New York, 625 p
11. Schröder JM (1982) Pathologie der Muskulatur. 813 S. Bd.15 in der Reihe: Spezielle pathologische Anatomie. Doerr W, Seifert G, Uehlinger E (Hrsg). Springer, Berlin Heidelberg New York
12. Swash M, Schwartz MS (1981) Neuromuscular Diseases. A practical approach to diagnosis and management. Springer, Berlin Heidelberg New York, 316 p
13. Vinken PJ, Bruyn GW (eds 1979) Diseases of muscle. Part I & II in: Handbook of Clinical Neurology 40: 1–585, 41: 1–512. North Holland Publ Co, Amsterdam New York Oxford
14. Walton JN (1981) Disorders of voluntary muscle. Fourth edition, 1069 p. Churchill Livingstone, Edinburgh London

Abbildungslegenden: Soweit nicht anders vermerkt, sind Ausschnitte von Semidünnschnittpräparaten abgebildet, die 1–2 μm dick sind und mit Paraphenylendiamin zur unspezifischen Kontrastvermehrung gefärbt sind. Alle Abbildungen mit einer Vergrößerung über × 2000 sind elektronenmikroskopische Aufnahmen, die mit Bleicitrat und Uranylacetat kontrastiert worden sind.

Einführung

Die Diagnostik der Skelettmuskelerkrankungen hat in den letzten 10 bis 20 Jahren außerordentliche Fortschritte erfahren, die vor allem auf die Entwicklung neuer Methoden in der Histochemie, Zytochemie, Biochemie und Elektronenmikroskopie zurückzuführen sind. Inzwischen sind *etwa 120 eigenständige Muskelerkrankungen* zu differenzieren, und in einer *internationalen Klassifikation sämtlicher bekannter neuromuskulärer Krankheiten,* die von einer internationalen Forschergruppe unter der Federführung von J. N. Walton (1968)[28] aufgestellt worden ist, sind *mehr als 600 Einzelpositionen* aufgeführt, bei denen die Skelettmuskulatur primär oder sekundär betroffen ist.

Entscheidend für die Fortschritte der Myopathologie sind vor allem die *neuen muskelbioptischen Untersuchungsmethoden* gewesen, so daß gleich zu Beginn der Darstellung ein Hinweis auf die optimale *Biopsietechnik und Präparation* angezeigt erscheint.

Technik der Biopsie

Bei der Auswahl des Muskels für eine Biopsie sollte man vermeiden, Gewebe aus hochgradig paretischen oder atrophischen Muskelgruppen zu entnehmen, da hier möglicherweise nur uncharakteristische Befunde zu erheben sind. Das Muskelgewebe kann vollständig durch Fett- oder Bindegewebe ersetzt sein. Andererseits ist es unzweckmäßig, einen Muskel zu untersuchen, der klinisch nicht betroffen erscheint.

Für eine Biopsie ist deshalb am besten ein Muskel geeignet, der *leichte bis mittelschwere klinische Symptome* aufweist (Schwäche, Schmerzen, Atrophie, Hypertrophie, Schwellung u.a.). Am häufigsten werden bei *proximaler Prozeßlokalisation* die Mm. quadriceps, biceps brachii und deltoideus für eine Biopsie infrage kommen, bei *distalen Prozessen* die Mm. tibialis anterior, gastrocnemius und peroneus. Letzterer eignet sich auch für eine Untersuchung zusammen mit dem rein sensorischen N. suralis (▷ Abb. 4.11 a–h).

Hinsichtlich der *chirurgischen Technik* empfiehlt es sich, in *Lokalanästhesie* zu operieren, dabei aber den Muskel nicht im Exzisionsbereich selbst, sondern nur in dessen Umgebung mit dem Lokalanästheticum zu infiltrieren. Der *Hautschnitt* über dem Muskelbauch muß *etwa 3 bis 5 cm lang* und *parallel zum Muskelfaserverlauf* ausgerichtet sein.

● Erstens wird nach der Inzision der Faszie ein Muskelfaserbündel von etwa 2,5 cm Länge und einem Durchmesser von ca. 0,5 cm stumpf an den Längsseiten isoliert und mit zwei Fäden im Abstand von 2 cm so umstochen, daß die Fäden das Bündel umfassen. Dieses wird dann an einem aufgelegten sterilen, etwa 2,5 cm langen und 2 mm dicken Holzstäbchen (z. B. dem rückwärtigen Ende eines Wattestäbchens) durch zwei Ligaturen befestigt und unter größter Schonung des Muskelgewebes entnommen. Vor der anschließenden Fixation sollte der *entnommene Muskelstreifen leicht gestreckt* werden, indem man die beiden Ligaturen in Richtung des jeweiligen Stabendes leicht auseinderzieht. Dadurch werden die Sarkomere gestreckt, so daß die feinstrukturelle Beurteilung erleichtert wird. Anschließend wird dieser Gewebeteil für die *Semidünnschnitt- und elektronenmikroskopische Untersuchung* sofort in gepuffertem Glutaraldehyd (z. B. 6%ig mit 0,1 molaren Phosphatpuffer nach Sørensen) fixiert.

● Zweitens wird ein etwa 2 × 0,5 × 0,5 cm großes Gewebestück für die *Paraffineinbettung* in 4%igem neutralen Formaldehyd fixiert.

● Drittens soll ein Muskelfaserbündel für die *histochemische Untersuchung* entnommen werden, das aber *nicht fixiert* werden darf, sondern möglichst rasch in flüssigem Stickstoff *tiefgefroren* werden muß. Dieses Gewebestück kann zusammen mit Trockeneis an entsprechend eingerichtete Speziallaboratorien zur weiteren histochemischen und enzymhistochemischen Untersuchung eingesandt werden. Einzelne Enzyme reagieren auch ohne Tieffrieren noch bis etwa 24 Stunden nach der Entnahme (z. B. die myofibrilläre ATPase nach Präinkubation bei pH 4,2).

Nadelbiopsien haben den Vorteil, daß sie perkutan ausgeführt werden können[20,26]; doch besteht die Gefahr, daß fokale Veränderungen, z. B. bei myositischen Prozessen, übersehen werden.

Die *Präparation motorischer Endplatten* erfordert besondere Verfahren (Einzelheiten A. G. Engel[21]).

Anatomisch-physiologische Vorbemerkungen

Normale Muskulatur

Das *Gewicht* der quergestreiften Muskulatur macht beim Erwachsenen etwa 40 bis 45% des Körpergewichtes aus, beim Neugeborenen sind es etwa 24%. Beim Menschen lassen sich nicht weniger als *434 Muskeln* zählen. Insgesamt soll es *etwa 250 Millionen quergestreifte Muskelfasern im menschlichen Körper* geben. Jede Muskelfaser ist eine große vielkernige Riesenzelle, deren Länge und Breite von einem Muskel zum anderen erheblich variieren kann. Die *längste isolierte Muskelfaser* aus dem längsten Muskel des Menschen, einem 52 cm langen M. sartorius, war *34 cm lang*[1].

Die *spindelförmige Gestalt der meisten Muskeln* ist einerseits durch die Form der Einzelfasern und andererseits durch eine größere Zahl von Muskelfasern im Muskelbauch bedingt, während an den Muskelenden weniger Muskelfasern vorhanden sind[1].

Am *Sehnenende eines Muskels* geht die einzelne Muskelfaser in eine *Sehnenfibrille* über, die sich mit den Fibrillen von anderen Muskelfasern zur Bildung der *Sehne* vereinigt.

Faserkaliber

Das Muskelfaserkaliber hängt von der Art des untersuchten Muskels, dem Alter und Geschlecht des Patienten sowie von der Untersuchungstechnik ab (▷ Abb. 4.2 a–d). In der Regel gelten Fasern mit einem Kaliber *unter 20 µm als atrophisch;* doch kommen derartig dünne Muskelfasern normalerweise bereits in den äußeren Augenmuskeln sowie überall in den Muskelspindeln vor[11]. Im M. masseter sind die Typ 2-Fasern im Mittel nur 17,9 µm dick, die Typ 1-Fasern aber 33,2 µm[27]. Als *hypertrophisch* müssen andererseits z. B. im M. quadriceps Fasern mit einem *Durchmesser über 80 µm* gelten.

Für die spezielle Muskeldiagnostik ist eine genaue Kenntnis des Faserkaliberspektrums eines jeden untersuchten Muskels erforderlich[11,22,24,25]. Ohne Kenntnis des Entnahmeortes kann man sich in der Muskeldiagnostik grob irren.

Zur Bestimmung einer Atrophie oder Hypertrophie von Muskelfasern eignen sich am besten *Faserhistogramme* (= Faserkaliberspektren), deren Erstellung allerdings umständlich ist; eine *zahlenmäßige Bestimmung* von Fasergrößenänderungen ist durch die Berechnung sog. *Atrophie-* oder *Hypertrophiefaktoren*[6] möglich.

Entwicklung der Muskelfasern

Schon bei den niederen Wirbeltieren (Zyklostomen und Fischen) ist eine Sonderung der Körpermuskulatur in eine *Stammmuskulatur* für Rumpf und Extremitäten und in eine *viszerale Muskulatur* für den Kopf und die Kiemenregion festzustellen[19]. Aus dem nichtsegmentierten Mesoderm entstehen die quergestreiften Muskeln des Kopfes, des Halses, einschließlich der Halseingeweide, des Beckenausganges und der Haut (sowie der Herzmuskulatur und aller glatten Muskelzellen, mit Ausnahme der Irismuskeln und der myoepithelialen Elemente der Schweißdrüsen, die ektodermalen Ursprungs sind).

In den *ersten Wochen des Embryonallebens* bestehen die Zellhaufen, aus denen sich die Myotome entwickeln, aus engliegenden Zellen von spindelförmiger Gestalt. Mit fortschreitender Entwicklung können *zwei Zelltypen* unterschieden werden: Der eine Typ nimmt die Gestalt sich teilender Bindegewebszellen an, der andere Typ zeigt die stärker granulierten Kerne der primitiven Muskelzellen. Diese letzteren werden *Myoblasten* genannt und vermehren sich durch mitotische Teilung. In der siebten bis neunten Woche verlängern sich die Zellen und werden vielkernig *(Myozyten)*. In der neunten Woche bilden sich in der Peripherie der Myozyten die ersten Myofibrillen, d. h. die Myozyten werden zu *Myotuben*. Schließlich entwickeln sich die *Muskelfasern* mit vollständig ausgebildeter Querstreifung und Kernen, die an der Peripherie unter dem Sarkolemm angeordnet sind. Dabei entstehen die Myozyten durch Fusion von Myoblasten.

Als wichtige *Regenerationsreserve* bleiben unter der Basalmembran der Muskelfasern sogenannte *Satellitenzellen* liegen, die undifferenzierten Vorstufen von Myoblasten entsprechen. Diese Satellitenzellen können unter pathologischen Bedingungen proliferieren und Myoblasten bilden, die wiederum analog den Verhältnissen bei der Entwicklung zu Myozyten fusionieren und zur weiteren Entwicklung von Myotuben und Muskelfasern führen können (Lit. ▷ [15]).

Zum Zeitpunkt der Geburt zeigen die Typ 1- und 2-Fasern im M. vastus lateralis mittlere Kaliber von 12 bis 13 µm im Kryostatschnitt[22] (▷ Abb. 4.2 b).

Feinstruktur normaler Muskelfasern

Die Muskelfasern sind *vielkernige Riesenzellen,* die neben den zellüblichen Organellen (Kernen, Golgi-

komplexen, Lysosomen, Mitochondrien, Lipidtropfen, Glykogengranula, Mikrotubuli u.a.) spezifisch differenzierte Zellbestandteile enthalten: die charakteristischen *quergestreiften Myofibrillen* und *zwei verschiedene Membransysteme:*
- das mit dem Sarkolemm in direkter Verbindung stehende transversale tubuläre System *(T-System)* und
- das *sarkoplasmatische Retikulum.*

Sarkoplasma und Organellen sind an der Oberfläche von einer feinen Plasmamembran, dem Sarkolemm, umhüllt, das von einer Basalmembran (besser: Basallamina) an der Außenseite bedeckt ist. (Ursprünglich umfaßte der Begriff „Sarkolemm" 4 Schichten: das Plasmalemm, die Basalmembran, ein 30 nm breites feines Flechtwerk von Kollagenfibrillen und eine äußere Schicht feiner Filamente variabler Dicke[11]).

Das T-System steht mit dem sarkoplasmatischen Retikulum im Bereich der Triaden in Höhe der A-I-Band-Grenze in einer Art synaptischem Kontakt. Auf diese Weise kann es bei einer Erregung der Muskelfasermembran über das T-System zu einer annähernd synchronen Anregung des sarkoplasmatischen Retikulums mit Abgabe von Kalziumionen im Bereich der Terminalzisternen und damit zur Auslösung des *Kontraktionsmechanismus* kommen. Die *Erschlaffungsphase* wird durch die Rückresorption der Kalziumionen in die longitudinale Komponente des sarkoplasmatischen Retikulums eingeleitet[11,23].

Während der aktiven Kontraktion werden die Aktinfilamente durch eine Art zyklischer Ruderbewegungen der Myosinquerbrücken in die Zwischenräume der Myosinfilamente hineingezogen.

Die wichtigsten histochemischen Muskelfasertypen

Im allgemeinen wird die *myofibrilläre ATPase-Reaktion* im Säugermuskel als das wichtigste und konstanteste histochemische Unterscheidungsmerkmal angesehen, wobei die Kontraktionsgeschwindigkeit einer Muskelfaser und die Aktivität ihrer myofibrillären Adenosintriphosphatase (ATPase) direkt miteinander korrelieren. In *schnellen Muskelfasern* ist die ATPase dreimal so aktiv wie in langsamen; außerdem ist sie in schnellen Zuckungsfasern alkalistabil und säurelabil, während sie in *langsamen Muskelfasern* umgekehrt säurestabil und alkalilabil ist. Viele Säugermuskeln sind zusammengesetzt aus einer Mischung der zwei Haupttypen von Muskelfasern. Fasern mit säurestabiler Aktomyosin-ATPase überwiegen in langsamen Muskeln, während diejenigen mit alkalistabiler ATPase in schnellen Muskeln überwiegen. Die *extrafusalen* (außerhalb der Muskelspindeln gelegenen) Muskelfasern besitzen über die gesamte Länge der Fasern nur eine einzige Form des Enzyms, während *intrafusale* Muskelfasern mehr als eine Aktomyosin-ATPase enthalten können.

Durch bestimmte Puffer kann man eine *„Umkehr der ATPase-Reaktion"* in den Muskelfasern, die routinemäßig bei pH 9,4 durchgeführt wird, erreichen, indem man den pH-Wert auf 4,6 und 4,2 einstellt bzw. die Kryostatschnitte in einer entsprechenden Pufferlösung präinkubiert. Die Muskelfasern lassen sich danach relativ leicht und zuverlässig in die *Typen 1, 2A* und *2B* einteilen[6,18].
- Die *Typ 1-Fasern* mit säurestabiler ATPase-Reaktion (schwache Reaktion bei pH 9,4) zeigen eine starke Nukleotidadenin-Dinukleotid-Tetrazolium-Reduktase- und Sukzinatdehydrogenase-Reaktion (d.h. eine starke oxidative Aktivität), aber eine geringe Alpha-Glycerophosphat-, PAS- und Phosphorylase-Reaktion (d.h. eine geringe glykolytische Aktivität).
- Die *Typ 2A-Fasern* weisen dagegen eine starke ATPase-Reaktion bei pH 9,4, schwache oxidative Reaktionen, aber starke glykolytische Aktivitäten auf.
- Für die *Typ 2B-Fasern* gilt das Gleiche; doch zeigen sie im Gegensatz zu den Typ 2 A-Fasern nach Präinkubation bei pH 4,6 eine relativ starke ATPase-Reaktion. Erst nach Präinkubation im stark sauren Bereich, d.h. bei pH 4,2, zeigen sowohl Typ 2 A- als auch Typ 2 B-Fasern eine annähernd gleich schwache Reaktion. Ihre ATPase ist also im stark sauren Bereich instabil.

Bemerkenswert sind einzelne rasche Fasern mit starker oxidativer *und* glykolytischer Aktivität *(histochemische „Superfasern").*

Generell gilt, daß Zuckungsgeschwindigkeit und Ausdauer einer Muskelfaser im Prinzip unabhängige Variable sind, die sehr wahrscheinlich durch die Aktivität der Motoneurone determiniert werden[11].

Nervöse Versorgung der Muskulatur

Die *alphamotorischen* Nervenfasern verzweigen sich innerhalb eines Muskels vielfältig, bevor sie die einzelnen Muskelfasern innervieren. In der äußeren Augenmuskulatur versorgt jeweils eine motorische Nervenfaser nur etwa 2 tonische und 36 Zuckungsfasern, während dieses Verhältnis im M. triceps surae etwa 1:2000 betragen soll, wenn man die Zahl der Nervenfasern mit der Zahl der Muskelfasern in Beziehung setzt. Während die alphamotorischen Nervenfasern, welche die extrafusalen Muskelfasern versorgen und zur eigentlichen Kontraktion des Muskels führen, bei der Katze nur etwa 19% der gesamten somatischen Nervenversorgung eines Muskels ausmachen, erhalten die Rezeptoren (Muskelspindeln, Golgi-Rezeptoren, Pacinische Körperchen und andere sensorische Endorgane) einen wesentlich größeren Teil an Nervenfasern eines motorischen Nerven. Außerdem gibt es reichlich marklose vegetative und sensorische Axone (Schmerz- und Temperaturfasern), die als freie Nervenendigungen u.a. an den Muskelgefäßen sowie im Fett- und Bindegewebe enden[16,17].

Die *motorischen Nervenendigungen* sind an den langsamen Zuckungsfasern weniger komplex und differenziert strukturiert als an den raschen Zuckungsfasern[11, 29].

Auf 50 bis 75 μm dicken Kryostatschnitten läßt sich die terminale Aufzweigung der motorischen Axone bestimmen. Demnach zeigen nur etwa 10% der subterminalen Nervenfasern Aufzweigungen; die meisten der verzweigten Nervenfasern innervieren zwei Muskelfasern, nur wenige drei oder gar vier. Unter pathologischen Bedingungen kann sich diese terminale Innervationsrelation (TIR) aber verändern.

Die *Muskelspindeln* bestehen im allgemeinen aus drei verschiedenen, modifizierten dünnen, „intrafusalen" Muskelfasern, die von einer perineuriumähnlichen Kapsel umgeben werden und mit drei verschiedenen, spezifisch differenzierten motorischen und zwei verschiedenen sensorischen Nervenendigungen in komplexer Verbindung stehen[16]. Das zahlenmäßige Verhältnis zwischen den Kernketten- und den Kernhaufenfasern beträgt beim Menschen 0–10:1–4 (Durchmesser: 11 bis 14 bzw. 21 bis 28 μm). Die motorischen Nervenfasern, welche die intrafusalen Muskelfasern innervieren, werden als *gammamotorische* Fasern bezeichnet; die wenigen Nervenfasern, die sowohl intra- als auch extrafusale Muskelfasern versorgen, als *betamotorische*[16,17].

Stütz- und Bindegewebe des Muskels

Jede Muskelfaser wird von einer bindegewebigen Hülle umgeben, welche die einzelnen Fasern in Bündeln (Faszikeln) bis zu mehreren hundert Fasern zusammenfaßt. Mehrere dieser Bündel vereinigen sich und bilden die *sekundären* und *tertiären Faszikel*.

Die bindegewebige Hülle des Muskels wird *Epimysium* genannt. Von ihm aus ziehen Ausläufer zwischen die primären, sekundären und tertiären Faszikel. Sie bilden das *Perimysium* und bestehen aus unterschiedlichen Mengen von kollagenem, retikulärem und elastischem Bindegewebe zusammen mit Fettzellen. Die *Blut- und Lymphgefäße* sowie die *Nervenfaszikel* liegen in dieser bindegewebigen Scheide. Ein feines Netz von Bindegewebsfasern umhüllt schließlich jede einzelne Muskelfaser. In diesem, dem *Endomysium*, liegen Kapillaren, Nervenfasern, Fibroblasten, Histiozyten und Mastzellen.

Literatur

1.–14. Weiterführende Literatur (▷ S. 420)
15. Banker BQ, Przybylski RJ, van der Meulen JP (1972) Rsearch in muscle development and the muscle spindle. Intern Congr Series No 240. Excerpta Medica, Amsterdam London Princeton, 474 p
16. Barker D (1974) The morphology of muscle receptors. In: Hunt CC (ed) Handbook of sensory physiology, vol III/2. Springer, Berlin Heidelberg New York, pp 1–190
17. Boyd IA, Davey MR (1968) Composition of peripheral nerves. Livingstone, Edinburgh, 57 p
18. Brooke MH, Kaiser KK (1974) The use and abuse of muscle histochemistry. Ann NY Acad Sci 228: 121–144
19. Clara M (1949) Entwicklungsgeschichte des Menschen, 4. Aufl, Quelle & Meyer, Heidelberg, 586 S
20. Edwards RHT, Jones DA, Maunder CA, Batra GJ (1975) Needle biopsy for muscle chemistry. Lancet 1: 736–740
21. Engel AG (1970) Locating motor end plates for electron microscopy. Mayo Clin Proc 45: 450–454
22. Farkas-Bargeton E, Diebler MF, Arsénio-Nunes ML, Wehrlé R, Rosenberg B (1977) Etude de la maturation histochémique, quantitative et ultrastructurale du muscle foetal humain. J neurol Sci 31: 245–259
23. Hasselbach W (1971) Muskel. In: Physiologie, 4. Heft. Urban & Schwarzenberg, München 123 S
24. Johnson MA, Polgar J, Weightmann D, Aplleton D (1973) Data on the distribution of fibre types in thirty-six human muscles. An autopsy study. J neurol Sci 18: 111–129
25. Polgar J, Johnson MA, Weightmann D, Appleton D (1973) Data on fibre size in thirty-six human muscles. An autopsy study. J neurol Sci 19: 307–318
26. Porro RS, Webster H de F, Tobin W (1969) Needle biopsy of skeletal muscle: a phase and electron microscopic evaluation of its usefulness in the study of muscle disease. J Neuropath exp Neurol 28: 229–242
27. Ringqvist M (1974) Size and distribution of histochemical fibre types in masseter muscle of adults with different states of occlusion. J neurol Sci 22: 429–438
28. Walton JN (1968) Classification of the neuromuscular disorders. J neurol Sci 6: 165–177
29. Zacks SI (1973) The motor endplate. Krieger, Huntington NY, 495 p

Pathologische Veränderungen der Muskulatur

Zu unterscheiden sind Erkrankungen der Skelettmuskulatur selbst (sogenannte *primäre Myopathien*) von Erkrankungen der Muskulatur, die als *Folge von endokrinen, traumatischen, ischämischen, entzündlichen und anderen nicht-neurogenen Einwirkungen* auftreten. Abzugrenzen sind diese wiederum von *Erkrankungen der motorischen Endplatte (z.B. Myasthenien)* und von *neurogenen Muskelveränderungen bzw. -atrophien*, vor allem aufgrund von Erkrankungen der peripheren oder zentralen motorischen Neurone, aber auch aufgrund von Störungen der zentralen und peripheren Tonusregulation. – Der Begriff „*Myopathie*" wird manchmal als Oberbegriff für die Gesamtheit aller Muskelkrankheiten, oft aber auch eingeengt gebraucht im Sinne einer Abgrenzung gegenüber primär neurogenen Muskelatrophien und Myositiden.

Erkrankungen der Skelettmuskulatur

Unter den Erkrankungen, die nach dem derzeitigen Kenntnisstand auf Veränderungen an den Muskelfasern selbst zurückzuführen sind, sind an erster Stelle die genetisch determinierten Krankheiten zu nennen.

Häufiger sind allerdings entzündliche Erkrankungen, die in einer repräsentativen Serie von 1000 Muskelbiopsien etwa ein Drittel (28%) aller Fälle ausmachten[11].

Genetisch determinierte Erkrankungen

Hereditär und somit genetisch determiniert sind nicht nur die Muskeldystrophien, sondern auch ein Großteil der sogenannten kongenitalen Myopathien, die myotonischen Erkrankungen, familiären periodischen Paralysen, Störungen des Kohlenhydrat- und Lipidstoffwechsels sowie evtl. die maligne Hyperthermie, einige Myoglobinurien und die Myositis ossificans generalisata. Auch ein Teil der Fehlbildungen gehört in diese Gruppe.

Muskeldystrophien

Definition

Die Muskeldystrophien sind eine inhomogene Gruppe genetisch determinierter Erkrankungen mit progressivem Skelettmuskelschwund, bei denen entsprechende Veränderungen am zentralen oder peripheren Nervensystem fehlen.

Die verschiedenen Formen der Muskeldystrophie unterscheiden sich hinsichtlich Erbgang, Krankheitsbeginn, Topik und Verlauf voneinander. Ich orientiere mich im folgenden an der Klassifikation neuromuskulärer Krankheiten, die von der Research Group on Neuromuscular Diseases in Montreal aufgestellt worden ist[14,28].

Duchennesche Muskeldystrophie

Epidemiologie
Die von Duchenne erstmalig beschriebene und nach ihm benannte Muskeldystrophie ist nach der zystischen Fibrose mit 1 Fall auf 4000 männliche Lebendgeborene die *häufigste Erbkrankheit mit progredientem malignen Verlauf im Kindesalter*[38].

Sie ist auch die schwerste Form einer erblichen Muskelerkrankung. Das Synonym „pseudohypertrophische Muskeldystrophie" ist unzweckmäßig, da die Pseudohypertrophie bei sonst typischen Fällen fehlen kann und auch bei anderen Formen neuromuskulärer Krankheiten vorkommt.

Ätiologie, Pathogenese
Der *Erbgang* ist X-chromosomal rezessiv, d.h. die Übertragung erfolgt durch heterozygote Frauen *(Konduktorinnen)* auf durchschnittlich 50% ihrer Söhne. Die Patienten erreichen nicht das fortpflanzungsfähige Alter.

Pathogenetisch steht neben den Hypothesen von einem abnormen Nerveneinfluß auf den Muskel und einem metabolischen Defekt im Innern der Muskelfaser selbst die Hypothese eines primären Plasmamembrandefektes im Zentrum der Diskussion. Dadurch könne es zu einem abnormen Kalziumeinstrom in die Muskelfasern und zu herdförmigen Destruktionsherden an der Oberfläche der Muskelfasern mit nachfolgender Nekrose kommen[11].

Lokalisation
Die Atrophien treten vor allem im Bereich des Beckengürtels, des Rumpfes, später auch des Schultergürtels und schließlich generalisiert auf.

Klinik

Die Serum-Kreatinphosphokinase (CK)-Aktivität ist so hoch wie bei kaum einer anderen neuromuskulären Erkrankung. Auch die Serum-Pyruvatkinase kann erhöht sein, kaum jedoch die anderer Serumenzyme. Eine ausgeprägte Kreatinurie kommt häufig vor.

Morphologie

Die *histopathologischen Veränderungen* im Muskel hängen stark vom untersuchten Stadium der Erkrankung ab[5].

• *Anfangs* bestehen die Veränderungen hauptsächlich aus einer Variabilität der Faserkaliber mit fokalen Arealen degenerierender oder regenerierender Fasern (Abb. 4.1a, 4.2c). *In späteren Stadien* nehmen die Faserkalibervariationen zu, ebenso das Ausmaß der Degeneration oder Regeneration. Es kommen in charakteristischer Weise abgerundete, opake Fasern[18,20,22] vor mit sogenannten Delta-Läsionen, d.h. keilförmig unter dem defekten Sarkolemm gelegene myofibrilläre Destruktionsherde[36,41]. Außerdem finden sich sog. „myoballs"[9a], zentrale Kerne, aufgesplitterte Fasern sowie eine Proliferation des Binde- und Fettgewebes.

• Mit *weiterem Fortschreiten* der Erkrankung erscheint die regenerative Aktivität weniger ausgeprägt[35], und es kommt zu einem zunehmenden Verlust an Muskelfasern, zu einem Ersatz durch Bindegewebe und später auch durch Fettgewebe.

• In den *Endstadien der Erkrankung* ist das Muskelgewebe weitgehend durch Fettgewebe mit übrigbleibenden Inseln von Muskelfasern ersetzt (Abb. 4.1b). Histochemisch fällt anfangs eine Prädominanz der Typ 1-Fasern auf sowie der relative Verlust einer Differenzierung der verschiedenen Fasertypen nach der myofibrillären ATPase-Reaktion bei pH 9,4 auf[6]. Bemerkenswert ist auch eine Zunahme der Satellitenzellen[46] sowie eine Vergrößerung der Muskelfaserkerne[44]. Die mittlere Kapillargröße zwischen den Muskelfasern ist ebenfalls erhöht, ihre Basalmembranen erscheinen redupliziert und verbreitert[29]. Im Bereich der *motorischen Endplatten* findet sich eine fokale Atrophie der postsynaptischen Falten, aber kein Hinweis auf eine Degeneration der Nervenendigungen[30].

Übrige Organe

Das *Herz* ist bei 50 bis 80% aller Fälle mit progressiver Muskeldystrophie mitbeteiligt, wobei die Duchennesche Muskeldystrophie am häufigsten und am schwersten betroffen ist. Bei 7 von 8 autoptisch untersuchten Fällen fand sich eine beträchtliche myokardiale Fibrose; davon zeigten 5 eine ausgeprägte Fibrose des epimyokardialen Anteiles der freien Wand des linken Ventrikels. Demnach ist die Duchennesche Muskeldystrophie eine *generalisierte Herz- und Skelettmuskelkrankheit*[26].

Intelligenzstörungen sind wiederholt beschrieben worden; sie seien auf eine Störung der Hirnentwicklung während des Fötallebens zurückzuführen. Doch haben die meisten pathologisch-anatomischen Unter-

suchungen am Gehirn keine konstante Anomalie ergeben[24]. Auch sind diese Ergebnisse nicht unwidersprochen geblieben.

Verlauf, Prognose

Mit Invalidität ist im Alter zwischen 9 und 11 Jahren zu rechnen; die mittlere Lebenserwartung liegt auch bei optimaler Betreuung unter 20 Jahren.

Beckersche Muskeldystrophie

Diese Krankheit wird wie die Duchennesche Muskeldystrophie durch einen *X-chromosomalen, geschlechtsgebundenen Mechanismus* übertragen[16]. Auch verhält sich diese Form der Muskeldystrophie hinsichtlich des *klinischen Bildes* und der *Verteilung der Muskelschwäche* ähnlich wie der Typ Duchenne, doch ist die Erkrankung weniger stark ausgeprägt und der Verlauf langsamer. Die Erkrankung *beginnt meistens erst im Alter von 7 Jahren*. Gehen ist noch jenseits des 20. bis 30. Lebensjahres möglich. Die *CK-Werte* im Serum sind beträchtlich erhöht.

Muskelbiopsie

Die histopathologischen und histochemischen Befunde entsprechen einer *Kombination der Befunde bei der Duchenneschen Muskeldystrophie mit denen bei der Gliedergürteldystrophie* (▷ S. 429)[27,31,40]. In allen Biopsien fand sich eine *Zunahme der Kaliberschwankungen* (Abb. 4.2c). Neben vielen kleinen, atrophischen Fasern lassen sich auch mäßig hypertrophische Fasern nachweisen. Große abgerundete opake Fasern kommen in der Hälfte der Fälle vor. Die *Fasertypendifferenzierung* ist nicht beeinträchtigt, während dies bei der Duchenneschen Dystrophie häufig der Fall ist. Ein zahlenmäßiges Überwiegen der Typ 1-Fasern wurde ebenfalls nicht beobachtet. Zentrale Kerne und aufgesplitterte Fasern kommen reichlich vor, eine Veränderung, die sonst häufiger bei der Gliedergürteldystrophie als bei der Duchenneschen Dystrophie beobachtet wird. *Basophile Fasern* liegen als Zeichen der Regeneration in allen Präparaten vor; kleine Gruppen basophiler Fasern sind jedoch seltener als bei der Duchenneschen Dystrophie anzutreffen. Besondere myofibrilläre Architekturstörungen sind nur selten zu finden. Eine *Fibrose* ist in der Regel nachweisbar, meistens in Abhängigkeit vom Stadium der Erkrankung. Auch pyknotische Kernhaufen in atrophischen Fasern sind gelegentlich zu beobachten, was sonst eher bei neurogenen Muskelatrophien zu finden ist. Das *Faserspektrum* ist unimodal, doch liegen gelegentlich atrophische Fasern in kleinen Gruppen von 3 bis 5 Fasern zusammen. Die Spinalwurzeln und die Vorderhornzellen sind bei dieser Erkrankung bisher keiner eingehenden morphometrischen Analyse zugeführt worden.

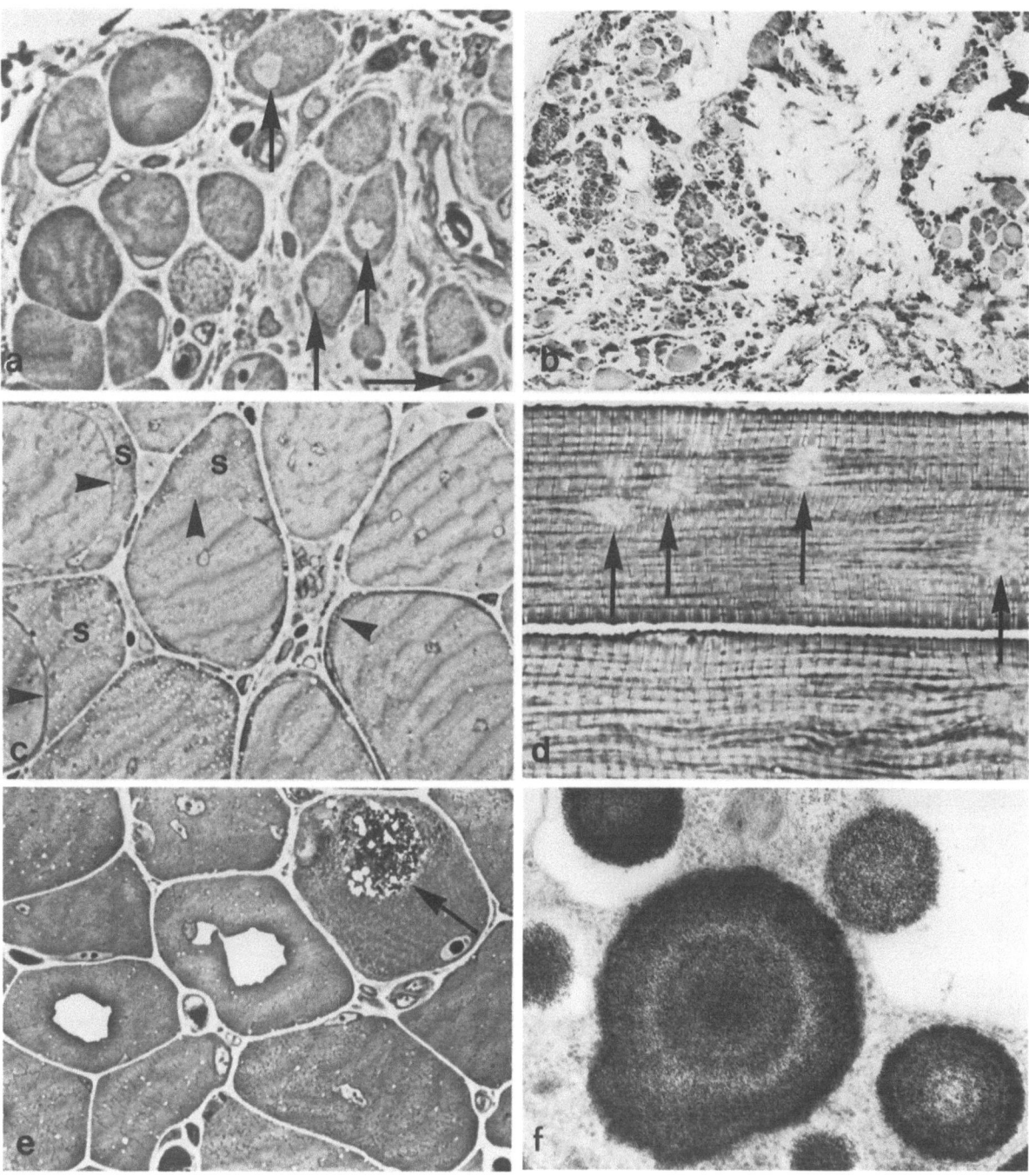

Abb. 4.1. a Duchennesche Muskeldystrophie. M. vastus lateralis eines 22 Monate alten Knaben. Ausgeprägte Muskelfaserkaliberschwankungen mit Störungen der Myofibrillenarchitektur und auffällig großen, zentralverlagerten Kernen (Pfeile). Das endomysiale Bindegewebe zwischen den Muskelfasern ist deutlich vermehrt. × 720. **b** Fortgeschrittenes Stadium der Duchenneschen Muskeldystrophie bei einem 21-Jährigen. Das Fett- und Bindegewebe ist im Sinne einer Vakatwucherung stark vermehrt. Die meisten Muskelfasern sind atrophisch und von Bindegewebe ummauert, nur wenige sind normal dick. Keine hypertrophischen Fasern (Stadium der Dekompensation). HE × 63. **c** Myotonische Dystrophie. M. peroneus longus einer 56-jährigen Frau. Typische Ringbinden (Pfeilköpfe) mit sarkoplasmatischen Massen (s) und ausgeprägten Kernvermehrungen sowie -zentralverlagerungen. × 510. **d** Familiäre „Multicore"-Krankheit. 6-jähriger Junge. M. quadriceps mit fokalen Myofibrillendefekten (Pfeile). × 1120. **e** Hypokaliämische periodische Paralyse. M. vastus lateralis eines 47-jährigen Mannes, der seit dem 17. Lebensjahr an Stunden bis 2 Tage andauernden Lähmungsanfällen litt. Die Muskelfasern enthalten einzelne oder mehrere Vakuolen, die untereinander in Verbindung stehen können. Die Sarkolemmkerne sind vermehrt und vielfach zentralverlagert. Die Faserkalibergröße variiert erheblich. In einer Faser oben rechts sind Kalziumsalze ausgefällt (Pfeil). × 540. **f** Elektronenmikroskopische Vergrößerung der in e abgebildeten Faser mit Kalziumsalzablagerungen: charakteristische konzentrische Präzipitate in Gestalt Liesegangscher Ringe (Ausfällungsmuster in gesättigten kolloidalen Lösungen). Ein Teil der elektronendichten Ablagerungen wird von Membranen des sarkoplasmatischen Retikulums umgeben. × 32000

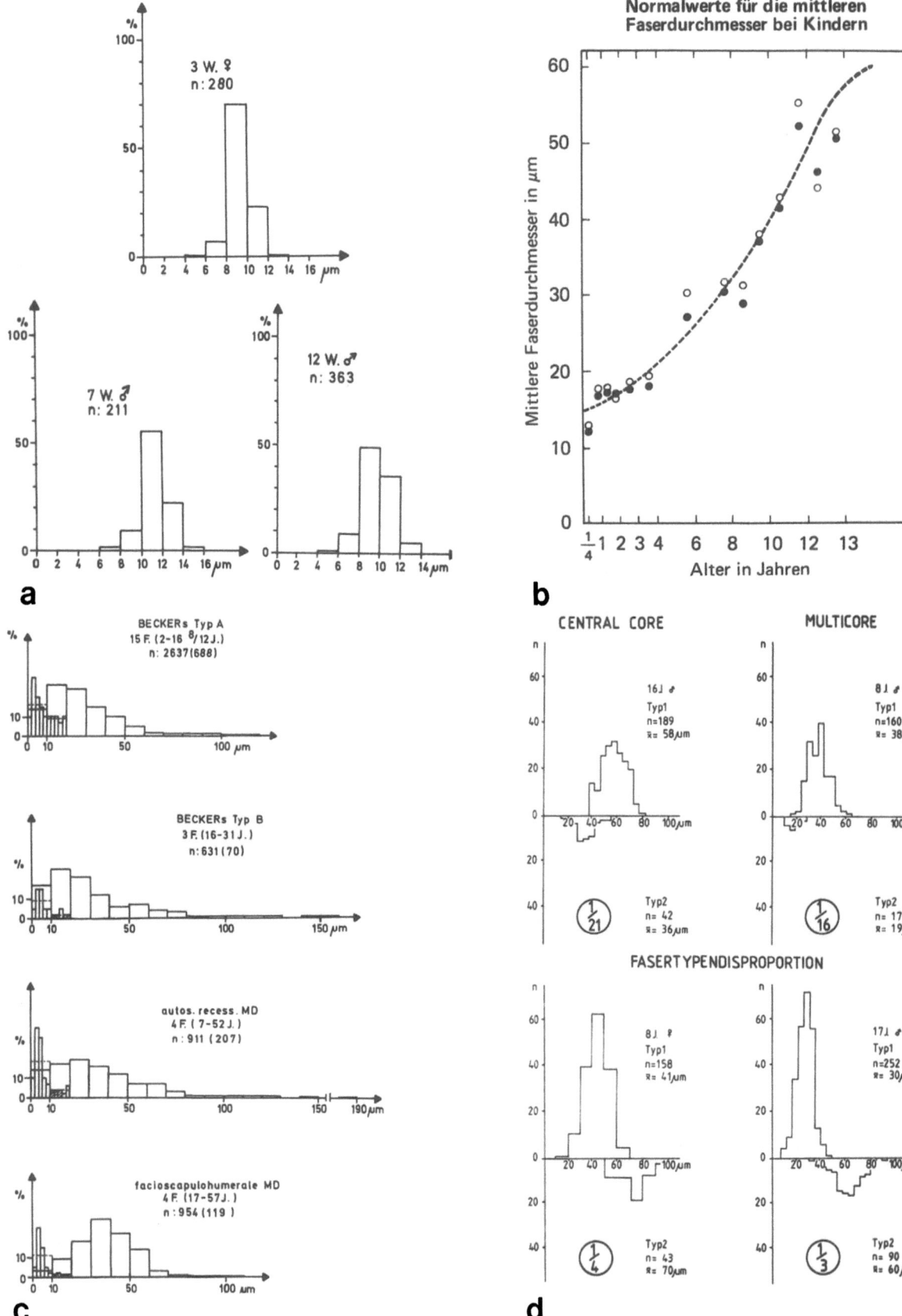

Abb.4.2. a Muskelfaserkaliberspektren im M.quadriceps von infantilen Kontrollfällen[11]. **b** Mittlere Muskelfaserkaliber in Kryostatschnitten während der Entwicklung (nach Dubowitz und Brooke[6]). ○ Typ 1-Fasern, ● Typ 2-Fasern. **c** Kaliberspektren zu Fällen mit Muskeldystrophien und **d** Muskelfaserkaliberspektren zu Fällen mit Central core- und Multicore-Krankheit sowie

Weitere X-chromosomale Formen der Muskeldystrophie

Diese sind gelegentlich beschrieben worden, so ein *benigner Typ* mit Fußkontrakturen, ein *später Typ* und ein *hemizygot-letaler Typ*[15]. Das Vorkommen einer Muskeldystrophie vom Typ Duchenne bei Mädchen (bzw. Frauen) ist zu bezweifeln; vermutlich handelt es sich dabei um besonders schwere Formen der Gliedergürteldystrophie[5]. Voraussetzung für die letztere Diagnose wäre, daß sowohl männliche als auch weibliche Patienten in einer Sippe erkrankt sind.

Fazioskapulohumerale Muskeldystrophie

Lokalisation, Klinik, Verlauf

Bei dieser *autosomal dominanten* Muskeldystrophie sind vorwiegend der *Schultergürtel* und das *Gesicht* betroffen. Die faziale Schwäche kann der skapulohumeralen vorausgehen. Darauf hatte bereits Duchenne (1872)[11] hingewiesen, der auch eine ausführliche Beschreibung dieser Erkrankung einige Jahre vor Landouzy und Dejerine (1884)[11] lieferte, obwohl der Name der letztgenannten Autoren in der Regel mit dieser Erkrankung verbunden wird[5].

Die Erkrankung beginnt in der Regel während der *Pubertät*, doch auch jederzeit zwischen Kindheit und Erwachsenenalter. Häufig kommen *abortive* und *mild erkrankte Fälle* vor. Die Muskelschwäche breitet sich in der Regel vom Gesicht und dem Schultergürtel innerhalb von 20 bis 30 Jahren auf die Beckenmuskulatur aus. Selten tritt eine schwere Behinderung auf. Die Patienten bleiben aktiv und erreichen ein *normales Lebensalter*. Die *CK-Werte* sind bei jungen Patienten mit nur geringen klinischen Symptomen in der Regel leicht erhöht, während sie nach der 5. Dekade in der Regel auf normale Werte absinken.

Morphologie

Das *histopathologische Bild* der fazioskapulohumeralen Dystrophie variiert stark in Abhängigkeit vom klinischen Verlauf. Im Vordergrund steht eine *erhöhte Variabilität der Größe beider Fasertypen*. Das Faserkaliberspektrum ist entsprechend verbreitert (Abb. 4.2 c). Auffallend häufig kommen isoliert liegende atrophische Fasern vor[5]. Diese Fasern können von reichlich Bindegewebe umgeben sein (Abb. 4.3 a). Das gilt für sog. lobulierte[3] und aufgesplitterte Fasern (Abb. 4.3 b). Gelegentlich ist auch einmal eine Ringbinde zu finden, allerdings ohne sarkoplasmatische Massen. Die Z-Streifen sind in einzelnen Fasern multifokal geringfügig verbreitert; zytoplasmatische Körperchen liegen gelegentlich in deren Nachbarschaft.

Vereinzelt sind Fasernekrosen nachweisbar, ebenso Myophagien und basophile Fasern. Es besteht *häufig eine Diskrepanz zwischen den relativ geringfügigen pathologischen Veränderungen und der ausgeprägten klinischen Schwäche desselben Muskels*. Zellinfiltrate kommen häufig vor; dabei ist es schwierig, Formen der Myositis mit fazioskapulohumeraler Verteilung oder mit Befall der fazialen und distalen Muskulatur abzugrenzen[11].

Histochemisch läßt sich weder eine gruppierte Atrophie noch eine Fasertypengruppierung nachweisen; es überwiegen gelegentlich die Typ 2-Fasern gegenüber den Typ 1-Fasern.

Kernveränderungen sind nicht auffällig. Einige zentralständige Kerne kommen jedoch vor. Fleck- oder wirbelförmig veränderte Typ 1-Fasern sind gelegentlich zu finden. Eine *Fibrose* ist seltener; sie erreicht nie stärkere Grade.

Anhang 1: Skapuloperoneales Syndrom

Abzugrenzen ist gegenüber der fazioskapulohumeralen Muskeldystrophie das *skapuloperoneale Syndrom*, das mit einem Muskelschwund und einer Muskelschwäche proximal an den oberen Extremitäten und zugleich distal an den unteren Extremitäten einhergeht und sowohl neurogenen als auch myogenen Ursprungs sein kann[3]. Dabei gibt es sporadische, autosomal dominante und X-chromosomal rezessive Erbgänge, so daß die differentialdiagnostische Abklärung einer ausführlichen histopathologischen, histochemischen, klinischen und genetischen Analyse bedarf.

Anhang 2: Krikopharyngeale Dysphagie

Die sogenannte *krikopharyngeale Dysphagie*, die auf eine Obstruktion des Schlundes durch den M. cricopharyngeus zurückzuführen ist, ist hinsichtlich ihrer Ätiologie und Pathogenese wahrscheinlich nicht einheitlich[11,21]. Die histopathologisch beobachteten Zeichen der Degeneration und Regeneration mit interstitieller Fibrose sind nach den bisherigen Untersuchungen zu uncharakteristisch, um eine genauere Klassifikation dieser Erkrankung zuzulassen.

Muskeldystrophie vom Gliedergürteltyp

Lokalisation, Klinik

Der Begriff Gliedergürteldystrophie umfaßt ursprünglich Patienten mit einer Muskelschwäche, die hauptsächlich die proximalen Muskeln des Beckengürtels (*pelvifemoraler Typ*, Leyden-Möbius) oder des Schultergürtels (*skapulohumeraler Typ*) befällt[6]. Charakteristisch ist der autosomal rezessive Erbgang[15]; dadurch ist der pelvifemorale Typ vom X-chromoso-

---

mit kongenitaler Fasertypendisproportion (aus Schröder[11]). Das Alter in Wochen (W) oder Jahren (J), Geschlecht, Zahl (n) der gemessenen Typ 1- (oben) und Typ 2-Fasern (unten), das mittlere Faserkaliber ($\bar{x}$) beider Fasertypen, die Zahl der untersuchten Fälle (F.) und das zahlenmäßige Verhältnis der Typ 2- zu den Typ 1-Fasern pro Areal (eingekreist) sind in einzelnen Abbildungen angegeben. Beckers Typ A ist identisch mit der Duchenneschen Muskeldystrophie

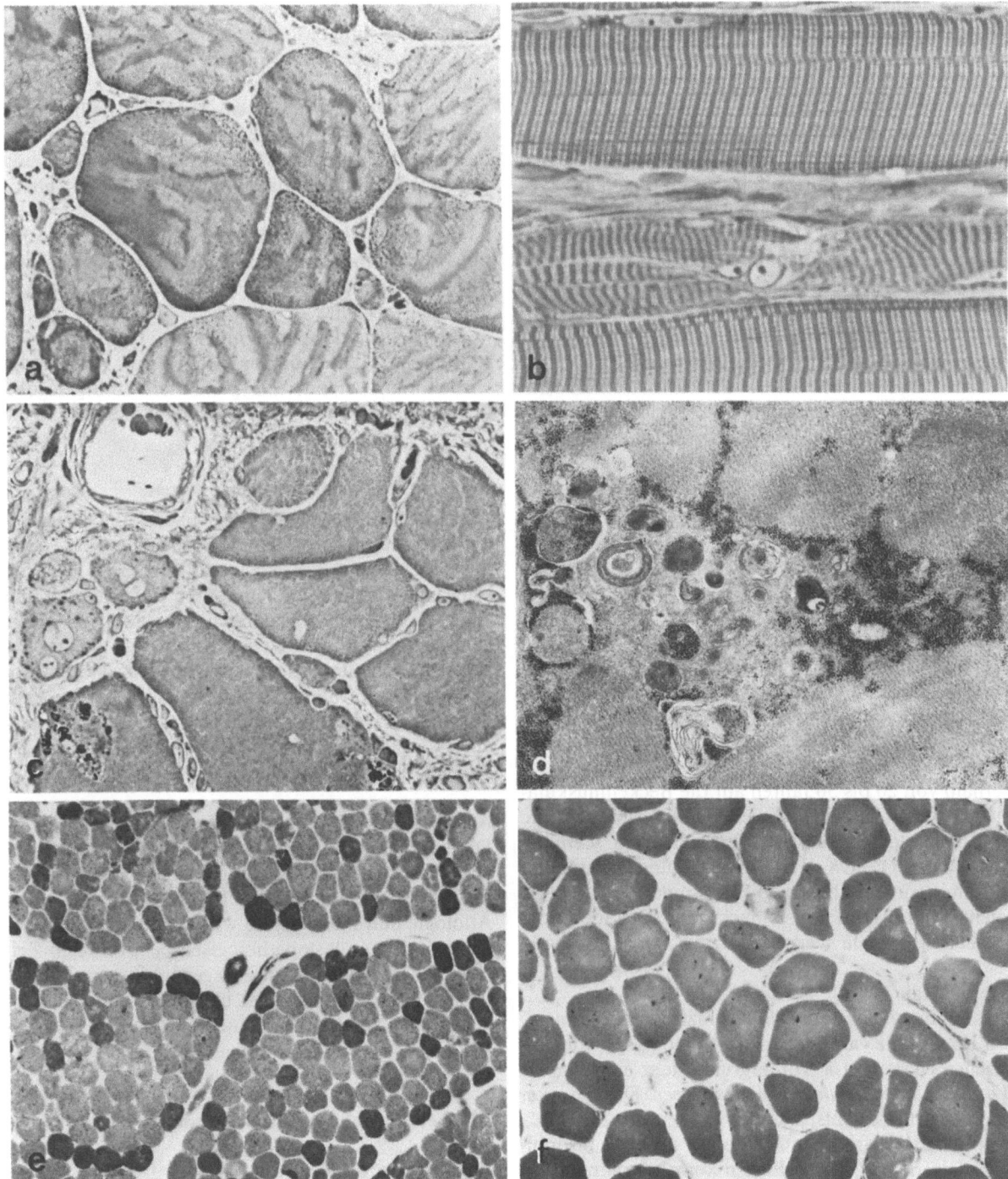

Abb. 4.3. a Fazioskapulohumerale Muskeldystrophie. M. deltoideus eines 17-jährigen Jungen. Herdförmige Faserveränderungen mit fokalen Vermehrungen des Bindegewebes um die veränderten Fasern. In Relation zur Schwere des Krankheitsbildes bemerkenswert geringe Veränderungen. × 590. **b** Gleicher Fall wie in *a*. Longitudinale Faseraufspaltung mit herdförmiger Kernvermehrung, sonst regelrechte Myofibrillenstruktur. × 700. **c** Familiäre okulopharyngeale Muskeldystrophie. M. tibialis anterior einer 61-jährigen Frau. Starke Kaliberschwankungen mit vermehrten Kernen und fokalen Degenerationsherden vor allem in subsarkolemmalen Regionen. Das Bindegewebe ist um die (in manchen Regionen auch gruppenförmig angeordneten) atro-

phischen Muskelfasern deutlich vermehrt. × 420. **d** Gleicher Fall wie in *c*. Fokale Degradation mit myelinähnlichen Figuren, autophagischen Vakuolen und vermehrtem Glykogen, das z. T. von Vakuolen eingeschlossen ist. × 16 000. **e** Autosomal rezessive distale Myopathie. M. vastus lateralis eines 22-jährigen Mannes. Die Faserkalibergröße variiert beträchtlich. Zahlenmäßig dominieren die Typ 1-Fasern. Myofibrilläre ATPase-Reaktion nach Präinkubation bei pH 9,4, × 53. **f** Gleicher Fall wie in *e*. Die Sarkolemmkerne sind stark vermehrt und vielfach zentralständig. Eine abgeflachte Faser im Bild links ist atrophisch. Ein leerer Sarkolemmschlauch und eine akute Fasernekrose sind ebenfalls zu erkennen. HE × 120 mal rezessiven, Beckerschen Typ der Muskeldystrophie zu unterscheiden. Auch benigne spinale Muskelatrophien und verschiedene andere kongenitale Myopathien sowie Fälle mit einer Polymyositis müssen von diesem autosomal rezessiv erblichen Krankheitsbild abgegrenzt werden[3].

Morphologie

Muskelbioptisch finden sich *ausgeprägte Kaliberschwankungen* mit Faserdurchmessern zwischen 2 und 100 μm[6]. Doch kommen auch extrem hypertrophische Fasern mit Durchmessern über 250 μm vor[38]. Die atrophischen Fasern liegen bei der Schultergürtelform wie bei der fazioskapulohumeralen Form vielfach einzeln. Eine bevorzugte Atrophie eines bestimmten Fasertyps ist nicht nachweisbar. Atrophische Fasergruppen mit mehr als fünf Fasern sind auf eine spinale Muskelatrophie verdächtig. Häufig dominieren Typ 1-Fasern. Bei einigen Fällen fehlen die 2 B-Fasern. *Zentralständige Kerne* sind häufig nachweisbar, darunter auch bläschenförmige Kerne. *Fasernekrosen* kommen ebenfalls häufig vor, doch liegen diese Fasern zumeist einzeln. *Basophile Fasern* und *Myophagien* finden sich seltener als bei der Duchenneschen Dystrophie. Gefleckte oder wirbelförmig veränderte Fasern sind besonders häufig zu finden und als diagnostischer Hinweis auf eine Gliedergürteldystrophie zu werten. Auch *Ringbinden* kommen bei über der Hälfte der Patienten vor. Eine *Fibrose* und *Fettvakatwucherung* ist bei fortgeschrittenen Fällen teilweise recht ausgeprägt. *Entzündliche Zellinfiltrate* können gelegentlich zu einer Verwechslung mit einer Polymyositis führen.

Bei der Diagnose müssen klinische und genetische Aspekte berücksichtigt werden, da die histopathologischen Veränderungen nicht spezifisch sind.

Verlauf, Prognose

Der Schweregrad der Erkrankung variiert erheblich. Einige Fälle erkranken früh und zeigen eine *rasche Progression,* andere Fälle, die in der Kindheit auftreten, können *sehr langsam progressiv* verlaufen und bis ins Erwachsenenalter gehfähig bleiben. Die CK-Werte sind in der Regel deutlich erhöht[5].

Distale Myopathien

Die meisten bisher beschriebenen distalen Myopathien sind *seltene,* autosomal dominant erbliche Erkrankungen, bei denen die Muskelschwäche zuerst entweder an den Füßen oder an den Händen auftritt und nur langsam oder überhaupt nicht fortschreitet. Manche dieser Fälle sind allerdings, gemessen an den neueren Untersuchungsmethoden, unvollständig untersucht, so daß eine neurogene Pathogenese nicht immer mit Sicherheit auszuschließen ist; denn in der Regel sind distale Muskelatrophien bzw. -paresen auf Polyneuropathien verschiedenster Genese zurückzuführen.

Zu unterscheiden ist eine
- *kongenitale distale Myopathie* von einer
- *distalen Myopathie mit Beginn in der Kindheit,* der
- *Myopathia distalis juvenilis hereditaria* (Biemond, 1955), die wahrscheinlich neurogen bedingt ist, sowie der
- *Myopathia distalis tarda hereditaria* (Welander, 1951)[3]. Die Welandersche Krankheit ist am eingehendsten untersucht. Das Leiden ist *autosomal dominant* erblich. Die Erkrankung beginnt zumeist im Alter von 50 Jahren, seltener vor dem 40. Lebensjahr. Das Leiden ist *langsam progressiv* und hat *keinen Einfluß auf die Lebenserwartung.*

Mikroskopisch finden sich anfangs mäßige Vermehrungen des interstiellen Bindegewebes sowie Kaliberschwankungen. Die Muskelfasern erscheinen z.T. abgerundet, die Zahl der Kerne ist vermehrt; zentrale Kerne kommen nur gelegentlich vor. In späteren Stadien werden die Muskelfasern fast vollständig vom Bindegewebe umhüllt. Die Kaliberschwankungen der Muskelfasern werden ausgeprägter, wobei zwischen extrem dünnen bis zu hypertrophischen Fasern alle Übergänge vorkommen. Auch Faseraufsplitterungen und Vakuolen sind gelegentlich zu finden. Eine Fettinfiltration ist vor allem in den Beinmuskeln nachweisbar. Myophagien sind in der Regel vorhanden. Gelegentlich sind auch perivaskuläre Rundzellen nachweisbar, die als reaktive Veränderungen anzusehen sind. In den Endstadien dominiert das Bindegewebe; gelegentlich ist eine Lipomatose nachweisbar, insbesondere in der Beinmuskulatur[19,25].
- Eine *hereditäre distale Myopathie mit Beginn in der frühen Kindheit* ist ebenfalls beschrieben worden, auch eine *autosomal rezessive Form*[11] (Abb. 4.3 e u. f).

Okuläre Syndrome

Eine Schwäche der äußeren Augenmuskeln kann *allein* oder in Verbindung mit einer *generalisierten neuromuskulären Erkrankung* oder als *Teil komplexerer Syndrome* mit Beteiligung auch anderer Systeme auftreten.

Ursächlich kommen Veränderungen im Kerngebiet der Augenmuskelnerven, im Nerven selbst, an der neuromuskulären Endplatte oder im Muskel in Frage. Eine verläßliche, morphologisch, genetisch oder biochemisch begründete Klassifikation der verschiedenen okulären Syndrome steht bisher aus[3].

Eine äußere Augenmuskellähmung *(Ophthalmoplegia externa)* und *Ptosis* gehört nicht zu der Duchenneschen, der Gliedergürtel- oder der fazioskapulohumeralen Muskeldystrophie oder zu den spinalen Muskelatrophien. Sie kommt jedoch häufig bei der *Myasthenia gravis* vor, bei der sie das einzige klinische Symptom sein kann, gelegentlich als Symptom auch

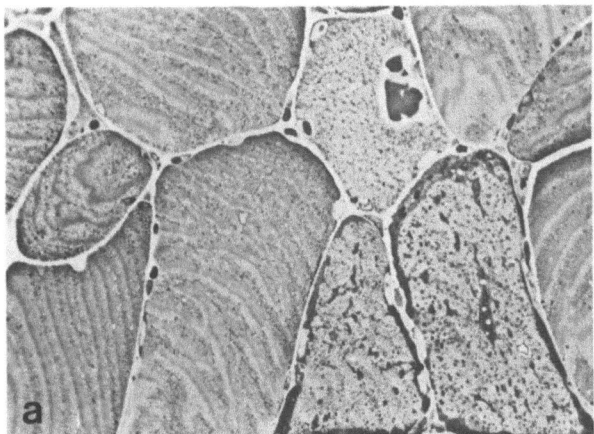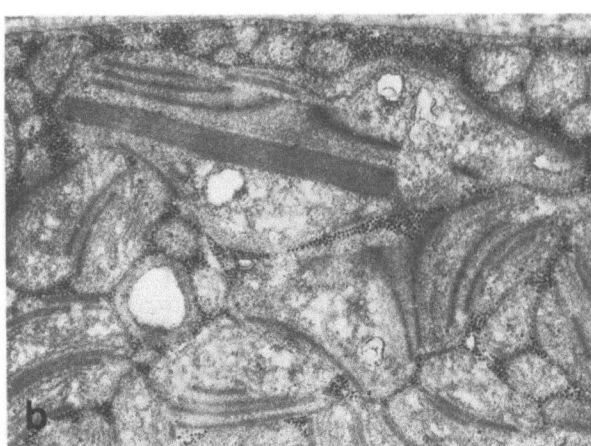

Abb.4.4. a Okulokraniosomatische neuromuskuläre Krankheit. M.biceps brachii eines 47-jährigen Mannes. Die beiden Fasern im Bild rechts unten enthalten zwischen den Myofibrillen und vor allem subsarkolemmal die in *b* abgebildeten Mitochondrien mit parakristallinen Einschlüssen. Die darüber gelegene Faser enthält zwei unterschiedlich große zytoplasmatische Körperchen, die aus einer zentralen Verdichtungszone und peripheren, radiär ausgerichteten Filamenten bestehen. Stark abgeflachte, atrophische Faser im Bild oben links. × 430. **b** Gleicher Fall wie in *a*. Subsarkolemmale Anhäufung von Mitochondrien mit parakristallinen Einschlüssen und einzelnen Vakuolen. Sarkolemm der Basalmembran am oberen Bildrand. Zwischen den Mitochondrien reichlich Glykogengranula. × 17 800

bei der *myotonischen Dystrophie* sowie bei verschiedenen kongenitalen Myopathien wie der *myotubulären Myopathie* und den *mitochondrialen Myopathien* (▷ S.437).

Bei der *differentialdiagnostischen Abgrenzung* der verschiedenen Ursachen einer Erkrankung der äußeren Augenmuskeln ist es wichtig, auf das Ausmaß der Augenbeteiligung zu achten, auf eine Verbindung mit Pupillenveränderungen, die eher auf eine neurale als auf eine myopathische Ursache hinweisen, auf die Verbindung mit einer Retinitis pigmentosa oder andere Pigmentstörungen der Retina, die Mitbeteiligung anderer Hirnnerven oder anderer Muskeln, das Vorhandensein einer Kardiomyopathie und die Verbindung mit Alterationen des Nervensystems oder anderer Systeme („Kearns-Sayre-Syndrom"[33,34]; „Ophthalmoplegia plus"[23]).

Okulopharyngeale Myopathie

Bei diesem seltenen eigenständigen, *autosomal dominant* oder *rezessiv erblichen* oder *sporadischen* Krankheitsbild ist die okuläre Myopathie mit einer Dysphagie verbunden[45]. Die *klinische Ausprägung* des Krankheitsbildes ist allerdings so variabel, daß Fälle vorkommen, die nur eine Dysphagie oder nur eine okuläre Symptomatik aufweisen. Einige Fälle haben eine Ptose ohne äußere Ophthalmoplegie, andere haben gleichzeitig eine Skelettmuskelschwäche.

Muskelbioptisch fallen fokale Degradationsherde mit Vakuolen und reichlich myelinähnlichen, lamellierten Zytoplasmakörperchen (Lipophanerose) auf (Abb.4.3 c u. d). In etwa 5% der Kerne kommen spezifische tubuläre Einschlüsse vor, die sich nur elektronenmikroskopisch nachweisen lassen und die sich von denen bei der Einschlußkörpermyositis unterscheiden: Ihr Durchmesser ist mit 8,5 nm nur etwa halb so breit wie bei letzterer[43].

Okulokraniosomatische neuromuskuläre Krankheit

Unter dieser Bezeichnung haben Olson et al. eine[39] *progressive Ophthalmoplegia externa* beschrieben, die auch mit anderen Symptomen verbunden sein kann *(„Ophthalmoplegia plus")*[23]. Diese gar nicht so seltene Erkrankung kann insbesondere mit bestimmten neurodegenerativen Veränderungen einhergehen wie Kleinhirnataxie, Pigmentdegeneration der Retina, Optikusatrophie, Herzüberleitungsstörungen, Funktionsstörungen von seiten des VIII. Hirnnerven (Hypakusis), Spastizität, vestibulären Anomalien, Dysphonien, Dysphagien, Heiserkeit, Fazialisschwäche, Mikroglossie, abnormem EEG, proximaler Gliedergürtelschwäche, distaler Schwäche, Sensibilitätsstörungen u. a.

Muskelbioptisch fallen verschiedene *feinstrukturelle Anomalien* der subsarkolemmal angehäuften *Mitochondrien* auf, außerdem *vermehrte Lipide* (Abb. 4.4a u. b). Betroffen sind meist nur etwa 1 bis 5%, manchmal 8 bis 18% der Fasern[32], wobei beide Fasertypen alteriert sein können[39]. Die veränderten Fasern liegen in der Regel isoliert und enthalten herdförmig, überwiegend subsarkolemmal angehäufte oxidative Enzymaktivitäten und feinstrukturell abnorme Mitochondrien. Die Fasern sind zumeist kleiner als normale Fasern und oft auffällig eingedellt und unregelmäßig konturiert; daran sind sie bereits in HE-Präparaten zu vermuten[11].

Die *mitochondrialen Veränderungen* bestehen in einer Vermehrung der Zahl und Größe, in konzentrisch angeordneten Cristae, häufig auch in einer vermehrten Menge an Matrixmaterial, elektronendichten Ablagerungen in der Matrix und in parakristallinen Einschlüssen im intrakristalen Raum[48] (Abb. 4.4b). In stark betroffenen Muskelfasern sind fast alle Mitochondrien deutlich verändert. Die Kristalloide sind nur in den am schwersten betroffenen Fasern zu finden. Andere Fasern sind nicht oder nur in geringem Maße verändert.

Die parakristallinen Einschlüsse der Mitochondrien sind auch in den äußeren Augenmuskeln zu finden. Sie sind zwar nicht spezifisch, doch kommen sie bei der progressiven Ophthalmoplegia externa und den sog. mitochondrialen Myopathien in auffällig vermehrter Zahl und Größe vor[28].

Weitere Syndrome mit Ophthalmoplegie

In diesem Rahmen ist auch an weitere Ursachen der Ophthalmoplegie zu denken, so z. B. *Abetalipoproteinämie, Refsum-Syndrom* (▷ Abb. 4.11 g u. h), *bestimmte familiäre Ataxien* und *spastische Tetraplegien* sowie an die sog. *lysosomale Neuromyopathie,* von der bisher nur wenige Fälle diagnostiziert worden sind. Letztere ist durch massenhafte sekundäre lysosomale Einschlüsse in den Muskelfasern charakterisiert (Lit. ▷ [11]).

Kongenitale Muskeldystrophien

Die nosologische Einheitlichkeit der kongenitalen Muskeldystrophie ist umstritten. Es handelt sich um Erkrankungen, die sich zum *Zeitpunkt der Geburt* durch eine *ausgeprägte Hypotonie* und eine *Muskelschwäche der Extremitäten, des Stammes und des Gesichtes* manifestieren. Bei einem Großteil der Fälle bestehen *Kontrakturen* in verschiedenen Muskeln bereits zum Zeitpunkt der Geburt, bei anderen entwickeln sich die Kontrakturen erst später. Intellektuelle Störungen und Herzveränderungen entscheiden nicht über die Diagnose, kommen aber häufig vor. Die Schwäche ist *relativ stationär,* und bei einigen Fällen kommt es sogar zu einer *Besserung.* Gehen ist evtl. nicht vor einem Alter von 2 Jahren möglich[5]. Eine besondere Form der kongenitalen Muskeldystrophie ist mit Fehlbildungen des Zentralnervensystems und geistiger Retardierung verbunden *(Fukuyama-Typ).* Relativ *benigne* (Typ Batten-Turner) und *maligne Verlaufsformen* (Typ De Lange) der kongenitalen Muskeldystrophie seien klinisch, wenn auch noch nicht zweifelsfrei morphologisch zu unterscheiden.

Muskelbioptisch entsprechen die Veränderungen einem dystrophischen Prozeß. Ein auffälliger Befund bei vielen Biopsien ist die *ausgeprägte Fettvakatwucherung* und die *Proliferation des Bindegewebes.* Die Muskelbiopsie macht einen wesentlich bösartigeren Eindruck, als es nach dem klinischen Bild zu erwarten wäre[5,11]. Daher kann das Biopsiebild nicht zur Bestimmung des Schweregrades der Erkrankung oder für die Prognose herangezogen werden. Die Faserkaliber variieren beträchtlich. Fasernekrosen, Myophagien oder regenerierende Fasern finden sich jedoch nur vereinzelt.

Anhang: Arthrogryposis multiplex congenita

Dieses durch Gelenkversteifungen charakterisierte Krankheitsbild sei hier anhangsweise erwähnt.

Es handelt sich nicht um eine eigenständige Krankheit, sondern um ein *Syndrom,* das in der Mehrzahl der Fälle auf eine Erkrankung der Vorderhornzellen des Rückenmarks zurückzuführen ist oder, wenn auch seltener, auf einer primären Myopathie, einer Radikulopathie oder einer Entwicklungsstörung des Gehirns bzw. des Rückenmarks beruht.

Dabei ist sowohl eine *dominante* als auch eine *rezessive* Vererbung beobachtet worden; die Mehrzahl der Fälle tritt *sporadisch* auf. Typisches Kennzeichen sind *symmetrische Kontrakturen,* wobei die distalen Gelenke stärker betroffen sind als die proximalen. Am häufigsten findet sich ein *Klumpfuß in Equinovarus-Stellung* oder eine *Flexionsdeformität der Handgelenke.* Kyphoskoliose, Brustkorbdeformitäten, abnorme Kopfhaltung und Adduktionsstellung der Gliedmaßen kommen hinzu[11].

Ebenso ist der **kongenitale Klumpfuß** (Talipes) auf eine Vielzahl von Ursachen zurückzuführen.

Der als **Sprengelsche Deformität** (angeborener Schulterhochstand) beschriebene, zumeist einseitige Schulterhochstand ist, wie der kongenitale Klumpfuß, ebenfalls von uneinheitlicher Pathogenese.

Literatur

1.–14. Weiterführende Literatur (▷ S. 420)

15. Becker PE (1972) Neues zur Genetik und Klassifikation der Muskeldystrophien. Humangenetik 17: 1–22

16. Becker PE, Kiener F (1955) Eine neue X-chromosomale Muskeldystrophie. Arch Psychiat Z Neur 193: 427–448

17. Biemond A (1955) Myopathia distalis juvenilis hereditaria. Acta pschiat scan 30: 25–38

18. Bodensteiner JB, Engel AG (1978) Intracellular calcium accumulation in Duchenne dystrophy and other myopathies: A study of 567 000 muscle fibers in 114 biopsies. Neurology (Minneap) 28: 439–446

19. Borg J, Grimby L, Hannerz J (1979) Motor neuron firing range, axonal conduction velocity, and muscle fiber histochemistry in neuromuscular diseases. Muscle & Nerve 2: 423–430

20. Boxler K, Jerusalem F (1978) Hyperreactive (hyaline, opaque, dark) muscle fibers in Duchenne dystrophy. A biopsy study of 16 dystrophy and 205 other neuromuscular disease cases and controls. J Neurol 219: 63–72

21. Cruse JP, Edwards DAW, Smith JF, Wyllie JH (1979) The pathology of a cricopharyngeal dysphagia. Histopathology 3: 223–232
22. Cullen MJ, Fulthorpe JJ (1975) Stages in fibre breakdown in Duchenne muscular dystrophy. An electron-microscopic study. J neurol Sci 24: 179–200
23. Drachman DA (1968) Ophthalmoplegia plus: The neurodegenerative disorders associated with progressive external ophthalmoplegia. Arch Neurol (Chic) 18: 654–674
24. Dubowitz V, Crome L (1969) The central nervous system in Duchenne muscular dystrophy. Brain 92: 805–808
25. Edström L (1975) Histochemical and histopathological changes in skeletal muscle in late-onset hereditary distal myopathy (Welander). J neurol Sci 26: 147–157
26. Frankel KA, Rosser RJ (1976) The pathology of the heart in progressive muscular dystrophy: epimyocardial fibrosis. Human Pathol 7: 375–386
27. Goebel HH, Prange H, Gullotta F, Kiefer H, Jones MZ (1979) Becker's X-linked muscular dystrophy. Histological, enzymehistochemical, and ultrastructural studies of two cases, originally reported by Becker. Acta neuropath (Berl) 46: 69–77
28. Hammersen F, Gidlöf L, Larsson J, Lewis DH (1980) The occurrence of paracrystalline mitochondrial inclusions in normal human skeletal muscle. Acta neuropath (Berl) 49: 35–41
29. Jerusalem F, Engel AG, Gomez MR (1974) Duchenne dystrophy, Part 1 Morphometric study of the muscle microvasculature. Brain 97: 115–122
30. Jerusalem F, Engel AG, Gomez MR (1974) Duchenne dystrophy. II Morphometric study of motor end-plate fine structure. Brain 97: 123–130
31. Johnson MA, Kohen Kucukyalcin D (1978) Patterns of abnormal histochemical fibre type differentiation in human muscle biopsies. J neurol Sci 37: 159–178
32. Karpati G, Carpenter S, Larbrisseau A, Lafontaine R (1973) The Kearns-Shy syndrome. A multisystem disease with mitochondrial abnormality demonstrated in skeletal muscle and skin. J neurol Sci 19: 133–151
33. Kearns TP (1965) External ophthalmoplegia, pigmentary degeneration of the retina, and cardiomyopathy: a newly recognized syndrome. Trans Amer ophthal Soc 63: 559–625
34. Kearns TP, Sayre GP (1958) Retinitis pigmentosa, external ophthalmoplegia, and complete heart block: Unusual syndrome with histologic study in one of two cases. Arch Ophthal 60: 280
35. Mastaglia FL, Kakulas BA (1969) Regeneration in Duchenne muscular dystrophy: a histochemical study. Brain 92: 809–818
36. Mokri B, Engel AG (1975) Duchenne dystrophy: Electron microscopic findings pointing to a basic or early abnormality in the plasma membrane of the muscle fiber. Neurology (Minneap) 25: 1111–1120
37. Moser H, Wiesmann U, Richterich R, Rossi E (1964) Progressive Muskeldystrophie. VI. Häufigkeit, Klinik und Genetik der Duchenne-Form. Schweiz med Wschr 94: 1610
38. Pongratz D (1976) Differentialdiagnose der Erkrankungen der Skelettmuskulatur anhand von Muskelbiopsien. Enzymhistochemische und histochemische Untersuchungen zur besonderen Vulnerabilität der Typ II-Faser. In: Scheid W, Wieck HH, Peters UH (Hrsg) Sammlung psychiatrischer und neurologischer Einzeldarstellungen. Thieme Stuttgart S 107
39. Olson W, Engel WK, Walsh GO, Einaugler R (1972) Oculocraniosomatic neuromuscular disease with „ragged-red" fibers. Arch neurol (Chic) 26: 193–211
40. Ringel SP, Carrol JE, Schold SC (1977) The spectrum of mild x-linked recessive muscular dystrophy. Arch Neurol (Chic) 34: 408–416
41. Schmalbruch H (1975) Segmental fibre breakdown and defects of the plasmalemma in diseased human muscles. Acta neuropath (Berl) 33: 129–141
42. Shy GM, Gonatas NK, Perez M (1966) Two childhood myopathies with abnormal mitochondria. Part 1 Megaconial myopathy. Part 2 Pleoconial myopathy. Brain 89: 133–158
43. Tomé FMS, Fardeau M (1980) Nuclear inclusions in oculopharyngeal dystrophy. Acta neuropath (Berl) 49: 85–87
44. Vassilopoulos D, Lumb EM, Emery AE (1976) Muscle nuclear size in neuromuscular disease. J Neurol Neurosurg Psychiat 39: 159–162
45. Victor M, Hayes R, Adams RD (1962) Oculopharyngeal muscular dystrophy. New Engl J Med 267: 1267–1272
46. Wakayama Y, Schotland DL, Bonilla E, Orecchio E (1979) Quantitative ultrastructural study of muscle satellite cells in Duchenne dystrophy. Neurology (Minneap) 29: 401–407
47. Welander L (1951) Myopathia distalis tarda hereditaria, 249 examined cases in 72 pedigrees. Acta med scand 141: Suppl 265
48. Zintz R (1966) Dystrophische Veränderungen in äußeren Augenmuskeln und Schultermuskeln bei der sog. progressiven Graefeschen Ophthalmoplegie. In: Kuhn E (Hrsg) Progressive Muskeldystrophie, Myotonie, Myasthenie. Springer, Berlin Heidelberg New York S 109–151

Kongenitale Myopathien

Mit der Entwicklung elektronenmikroskopischer und histochemischer Methoden in der Muskelbiopsiediagnostik ist es gelungen, aus dem „Sammeltopf" unspezifischer klinischer Diagnosen wie „Amyotonia congenita", „Myatonie" (Oppenheim), „Myosklerose", „Arthrogryposis multiplex congenita", „universale Muskelhypoplasie", „benigne kongenitale Hypotonie" u.a. eine Reihe *klar definierter Myopathien mit spezifischen oder charakteristischen strukturellen Veränderungen im Muskel abzugrenzen*[11].

Definition

Es ist wahrscheinlich zweckmäßig, den Begriff „kongenitale Myopathie" für die Gruppe als Ganzes aufrechtzuerhalten, obwohl nicht alle Fälle bereits Symptome zum Zeitpunkt der Geburt aufweisen und viele wesentlich später erkranken. Wegen des angeblichen Fehlens struktureller Veränderungen im zentralen oder peripheren Nervensystem müßten diese Erkrankungen als Myopathien betrachtet werden, doch gibt es Hinweise, daß einige strukturelle Veränderungen im Muskel das Ergebnis eines neuralen Pathomechanismus und nicht einer primären Muskelerkrankung darstellen.

Klinik

Diese Myopathien sind *in der Regel wenig progressiv,* doch gibt es Ausnahmen mit eindeutiger und manchmal relativ rascher Progression der Schwäche. Vielfach ist eine *hereditäre Belastung* nachweisbar, die in der Regel einem *autosomal dominanten* Muster folgt; doch kommen *häufig sporadische Fälle* vor, gelegentlich auch *autosomal rezessive* und *X-chromosomale.*

Klinisch lassen sich die verschiedenen kongenitalen Myopathien nicht unterscheiden, da sie sich alle in einer ähnlichen, unspezifischen Weise manifestieren[5]. Die Krankheit kann als *hypotones Syndrom* zum Zeitpunkt der Geburt oder in der frühen Kindheit oder später in Form einer Muskelschwäche auftreten. Bei einigen Kindern betrifft die Schwäche überwiegend die *proximale Muskulatur* und den *Gliedergürtel,* bei anderen ist die Schwäche mehr *generalisiert* und betrifft auch die *Gesichtsmuskulatur.* Bei einigen, wie der mitochondrialen Myopathie und der myotubulären Myopathie, sind die *Augenmuskeln* häufig mitbetroffen. Andere Myopathien, wie die Nemaline-Myopathie, zeigen häufig, wenn auch nicht regelmäßig, *dysmorphe Aspekte* als Begleitsymptom wie z. B. *Skelettdeformitäten.* Die Serumenzyme sind häufig normal, insbesondere auch die CK.

> Der einzige Weg zur richtigen Diagnose ist die *Muskelbiopsie,* wobei jedoch häufig eine ausführliche Untersuchung mit histochemischen und elektronenmikroskopischen Methoden erforderlich ist, da die Veränderungen in routinemäßig hergestellten histologischen Präparaten nach Paraffineinbettung und HE-Färbung leicht übersehen werden.

Differentialdiagnose

Abzugrenzen sind diese Erkrankungen von Glykogenosen und Lipidspeicherungskrankheiten, spinalen Muskelatrophien und peripheren Neuropathien sowie perinatalen Hirnschäden und anderen Syndromen mit früher Hypotonie wie Down-Syndrom, okulozerebrorenalem Syndrom, zerebrohepatorenalem Syndrom und perinatalen Rückenmarksverletzungen[16].

Die kongenitalen Myopathien sind *keineswegs alle selten.* Die Kenntnis der Central core-Erkrankung ist wegen der gelegentlichen Verbindung mit einer malignen Hyperthermie[22] auch von größerem praktischen Interesse, da die Patienten aufgrund der Applikation von Anästhetika an einer Hyperthermie versterben können.

Myofibrilläre Myopathien

Unter dieser Gruppe lassen sich *zwölf verschiedene kongenitale Myopathien* differenzieren, von denen einige offenbar sehr selten und erst bei einzelnen Personen diagnostiziert worden sind.

Central core-Krankheit (Zentralfibrillenerkrankung)

Die charakteristischen Muskelfaserveränderungen bestehen bei dieser *zumeist autosomal dominanten,* gelegentlich auch *autosomal rezessiven* oder *sporadischen* Krankheit in fokalen, mehr oder weniger zentralen Läsionen, in denen die Mitochondrien und Anteile der Myofibrillen fehlen. Aufgrund der zumeist zentralen Anordnung dieser Herde hat die Erkrankung ihren Namen „central core disease"[48] („core" = Kern, Mark, Innerstes) erhalten. Die Läsionen treten in den Typ 1-Fasern auf. Am besten sind sie in Gestalt herdförmiger Aufhellungen nach oxidativen Enzymreaktionen zu erkennen. In einzelnen Fällen bestehen die Muskeln fast ausschließlich aus Typ 1-Fasern. Gelegentlich sind nur noch vereinzelt atrophische Typ 2-Fasern zwischen den besser erhaltenen Typ 1-Fasern zu finden (▷ Abb. 4.2 d). Daraus läßt sich ableiten, daß die Typ 2-Motoneurone bei dieser Erkrankung geschädigt oder verändert sein müssen[32]. Bei einigen Fällen sind auch Stäbchen (Nemaline-Körper) beobachtet worden.

Möglicherweise sind die Nemaline-Myopathie und die Central core-Erkrankung verschiedene Manifestationen derselben Erkrankung; beide sind gekennzeichnet durch einen *progressiven Verlust der Typ 2-Fasern.* Gelegentlich tritt bei Fällen mit Central core-Erkrankung, wie schon erwähnt, eine *maligne Hyperthermie* auf.

Multicore (Minicore)-Krankheit

Bei dieser Krankheit finden sich statt einzelner, zentral angeordneter Läsionen mehrere kleine, mit herdförmig fehlenden Mitochondrien, fokalem Z-Band-Strömen oder herdförmiger Auflösung zuerst der Z-Streifen, später auch der übrigen Myofibrillenanteile[27,50] (▷ Abb. 4.1 d, 4.2 d). Besonders augenfällig sind die Herde nach oxidativen Enzymreaktionen (Succinatdehydrogenase, NADH, Cytochromoxidase u.a.). Auch findet sich eine fokale Verminderung des Glykogengehaltes sowie der Phosphorylaseaktivität. Die Veränderungen sind allerdings nicht völlig spezifisch; vereinzelt findet man ähnliche Herde auch bei den verschiedenen Formen der Muskeldystrophie, bei entzündlichen Myopathien und in bestimmten Stadien der Denervationsatrophie, außerdem nach Emetin- oder Glukokortikoid-Medikation.

Nemaline-(Stäbchenkörper) Myopathie

Wegen des Vorkommens charakteristischer *stäbchen-* oder *fadenförmiger Muskelfasereinschlüsse* haben Shy et al.[47] diese Myopathie nach dem griechischen Wort νῆμα = Faden bezeichnet. Wegen der auch Stäbchen („rods") genannten Einschlüsse ist ebenso der Begriff

Stäbchenkörpermyopathie („rod body myopathy") gebräuchlich. Die Einschlüsse sind auch als *„myogranules"*[21] bezeichnet worden.

Während die meisten Formen der Nemaline-Myopathie bei Fällen mit kongenitaler, nicht progressiver Myopathie beschrieben worden sind, finden sich Nemaline-Körper gelegentlich auch bei Patienten mit spätem Auftreten einer Muskelschwäche, die mit oder ohne Anzeichen einer andersartigen Muskelerkrankung verbunden sein kann.

Nach histochemischen, chemischen und ultrastrukturellen Kriterien ähneln die Stäbchen hinsichtlich ihrer Struktur und Zusammensetzung weitgehend den *Z-Streifen.* Feinstrukturell sind die Stäbchen durch 0,2 bis mehrere Mikrometer lange Strukturen mit gleicher Dichte wie in den normalen Z-Streifen gekennzeichnet[24]. Die längsorientierten Stäbchen stehen mit dünnen Filamenten in Verbindung. Sie können in die I-Bänder der angrenzenden Sarkomere eintreten. Nach autoptisch-morphometrischen Untersuchungen an Vorderhornzellen des Rückenmarks eines Falles mit Nemaline-Myopathie sind die Häufigkeitsgipfel der großen und intermediären Neurone im Histogramm in Richtung kleinerer Durchmesser verlagert; ihre Zahl weicht jedoch nicht von derjenigen der Kontrollfälle ab[44].

Nemaline-Myopathie mit Core-Fasern

Gelegentlich gibt es Fälle, bei denen Nemaline-Körper mit Corefasern in Kombination vorkommen[5].

Sphäroidkörpermyopathie

Das entscheidende diagnostische Kriterium für diese Erkrankung ist der morphologische Nachweis der sogenannten *Sphäroidkörper,* die hauptsächlich, aber nicht ausschließlich, *in den Typ 1-Fasern* vorkommen[30]. Die meisten Sphäroidkörper liegen als kugelförmige Gebilde in subsarkolemmaler Position. Sie sind in der Regel rundlich bis oval konfiguriert, 2 bis 15 mm groß und gegenüber den angrenzenden Sarkomeren scharf abgegrenzt. Sie bestehen aus *feinen Filamenten,* die mit einem Durchmesser von 12 bis 15 nm etwa die Dicke der Myofilamente aufweisen, wenn auch mit einem Durchmesser von 15 bis 20 nm gelegentlich dickere Filamente vorkommen[30].

Neuromyopathie mit myofibrillären Zytoplasmakörpern

Diese Erkrankung ist auch als *„Myopathie mit myofibrillären Aggregaten"* bezeichnet worden[37]. Die myofibrillären Zytoplasmakörper, deren fokale Anhäufung für diese Myopathie charakteristisch ist, bestehen aus *drei konzentrischen Zonen*[36]: dem zentralen Körper, dem intermediären Saum und der äußeren Hülle. *Elektronenmikroskopisch* lassen sich diese Körperchen hypothetisch aus der *Z-Scheibe* ableiten, wobei ein dichtes filamentöses Zentrum und ein umgebender heller Ring mit vielfach radiär orientierten dünnen Filamenten nachweisbar ist[41]. Dabei sind selektiv die Typ 2-Fasern betroffen. Die zytoplasmatischen Körperchen sind allerdings *nicht spezifisch* für eine bestimmte Erkrankung; vereinzelt kommen sie auch bei anderen Erkrankungen vor (z. B. bei myotonischer Dystrophie, periodischen Paralysen, neurogenen Muskelatrophien u. a.)[11]. Nach immunhistochemischen Untersuchungen stammen sie von intermediären Filamenten (Desmin) ab[41a].

Myopathie mit fokalen Myofibrillendefekten

Diese Erkrankung ist charakterisiert durch eine segmentförmige Auflösung der Myofibrillen an der Peripherie der betroffenen Fasern[11,19]. Es handelt sich hier um Typ 1-Muskelfasern. Die Zonen der Myofibrillolyse erscheinen elektronenmikroskopisch homogen und mit einem fein-granulären Material gefüllt. Sie färben sich im PAS-, Trichrom- und Phosphorwolframsäure-Präparat nur blaß, während die Myofibrillen stark gefärbt sind. Bei einzelnen Fällen sollen diese Veränderungen auch in Typ 2-Fasern vorkommen.

Myopathie mit subsarkolemmal-segmentaler Myofibrillolyse

Diese Myopathie ist durch segmentförmige subsarkolemmale, scharf begrenzte Herde charakterisiert (*„cap myopathy"* = *„Kappenmyopathie"*[29a]), in denen die Myofibrillen fragmentiert und disorientiert, aber noch nicht völlig aufgelöst erscheinen[11]. Die Ätiologie dieser Myopathie ist noch nicht geklärt.

Myopathie mit selektiver Auflösung der Myosin-Filamente

Bei einer bestimmten kongenitalen Myopathie sind selektive, zumeist zentrale Defekte der Myosin-Filamente nachgewiesen worden[51]. Doch haben wir ähnliche Veränderungen auch bei einer ätiologisch ungeklärten interstitiellen Polymyositis beobachtet[11]. Der selektive Verlust der dicken Filamente läßt auf eine Aktivierung unspezifischer proteolytischer Enzyme analog derjenigen für die Z-Bänder schließen.

Myopathie mit fetalen Muskelfasern

Bei einzelnen hypotonen Kindern fiel ein subsarkolemmaler Saum ohne mitochondriale Dehydrogenase-Aktivität, ein zahlenmäßiges Überwiegen der Typ 2-Fasern und ein weitgehendes Fehlen der Myofibrillen in der Faserperipherie auf[29]. Ob es sich um eine eigenständige Erkrankung handelt, ist noch nicht geklärt.

Neuromuskuläre Krankheit mit trilaminären Muskelfasern

Diese Myopathie ist durch sogenannte trilaminäre Muskelfasern gekennzeichnet[43]. Darin zeigt die *innerste Zone* dichte Ansammlungen von Mitochondrien, Glykogen und elektronendichtes Material sowie einzelne Filamente. Die *mittlere Zone* besteht aus Myofibrillen mit auffälligem Z-Band-Strömen. Die *äußere Zone ist* fast frei von Myofibrillen[11].

Myopathien mit Kern- oder Kernstellungsanomalien

Zu dieser Gruppe von Myopathien gehören die myotubulären oder zentronukleären Myopathien, die durch eine Zentralständigkeit der Sarkolemmkerne charakterisiert sind, und eine eigentümliche Myopathie mit besonderen degenerativen Kernveränderungen[11]. Die Bezeichnung „*myotubuläre*" Myopathie beruht auf der Annahme, daß die Muskelfasern während der Entwicklung im Stadium der Myotuben stehenbleiben, obwohl das Dickenwachstum der Muskelfasern fortschreitet[49,52]. Da jedoch nicht feststeht, ob es sich in der Tat um eine Entwicklungsstörung handelt, ist die Bezeichnung „*zentronukleäre Myopathie*" vorzuziehen[46].

Myotubuläre Myopathie mit Typ 1-Faserhypotrophie

Bei dieser, der zentronukleären Myopathie verwandten Myopathie sind, wie der Name sagt, ausschließlich die Typ 1-Fasern betroffen, die zusätzlich *hypotrophisch* bzw. *atrophisch* sind[26]. Die *Prognose* ist bei einzelnen Fällen infaust gewesen, bei anderen aber günstig[3]. Bei einzelnen Familien sind Beziehungen zur vorher beschriebenen zentronukleären bzw. myotubulären Myopathie festgestellt worden[42]; möglicherweise bestehen auch Beziehungen zur kongenitalen Fasertypendisproportion.

Nukleodegenerative Myopathie

Bei einem einzelnen Fall mit einer kongenitalen, nicht progressiven Myopathie mit Katarakt und Schwachsinn fanden sich in einer beträchtlichen Zahl von Muskelfasern auffällig umschriebene Degenerationsherde, in die regelmäßig auch die Kerne miteinbezogen waren. Da es sich jedoch um einen sporadischen Fall handelt, läßt sich eine exogene (virale?) Genese nicht mit Sicherheit ausschließen[11].

Kongenitale Fasertypendisproportion

Definitionsgemäß zeichnen sich diese Muskelbiopsien dadurch aus, daß die *Kaliber der verschiedenen Muskelfasertypen in unterschiedlicher Weise von der Norm abweichen*[15]; der Unterschied der mittleren Fasergröße beträgt mindestens 12%, meistens aber wesentlich mehr (Dubowitz u. Brooke)[6]. In der Regel liegt das durchschnittliche Faserkaliber der Typ 1-Fasern nicht wesentlich unter den Normalwerten der entsprechenden Altersstufe. Doch kommen auch einzelne atrophische Typ 1-Fasern vor. Demgegenüber sind die Typ 2-Fasern beträchtlich vergrößert (▷ Abb. 4.2 d); das gilt insbesondere für die Typ 2 B-Fasern.

Diese Myopathie darf nicht verwechselt werden mit der Typ 1-Faseratrophie, die man nach einer Immobilisation der Gelenke, z. B. bei der rheumatoiden Arthritis, findet[11]. Es ist wichtig, diese Patienten von denen mit einer Werdnig-Hoffmannschen Krankheit zu unterscheiden, da sie eine wesentlich bessere Prognose haben.

Mitochondriale Myopathien

Definition

Die mitochondrialen Myopathien sind eine heterogene Gruppe von Erkrankungen, die sich licht- bzw. elektronenmikroskopisch durch das Vorkommen *strukturell abnormer, vergrößerter, vermehrter und irregulär angeordneter Mitochondrien* in zumeist nur einzelnen Typ 1-Muskelfasern auszeichnen. Einige sind den okulären Myopathien zuzurechnen.

Morphologie

Die morphologischen Veränderungen in der Muskelbiopsie gleichen teilweise den bereits bei den okulären Myopathien dargestellten Bildern (▷ Abb. 4.4 a u. b). In Paraffin-eingebetteten HE-Präparaten werden die mitochondrialen Myopathien leicht übersehen; doch lassen sie sich aufgrund der charakteristischen, im Trichrompräparat subsarkolemmal rot gefärbten Fasern (den sogenannten „ragged-red-fibers"[25]) und aufgrund der oxidativen histochemischen Enzymreaktionen bereits vermutungsweise diagnostizieren. Die *Bestätigung der Diagnose* erfolgt durch den *elektronenmikroskopischen Nachweis der Mitochondrien*, die *abnorme Konfigurationen* mit irregulär angeordneten Cristae und *parakristallinen osmiophilen Einschlüssen* aufweisen können (▷ Abb. 4.4 b). Wegen der auffälligen Größe und der vermehrten Zahl der Mitochondrien führten Shy et al.[47a] die Bezeichnung „*megaconial*" und „*pleoconial myopathy*" ein. Wegen der gleichzeitigen Anhäufung von Lipiden und Glykogen bei bestimmten Formen dieser Erkrankungen sind auch deskriptive Bezeichnungen wie *„Mitochondrien-Lipid-Glykogen-Erkrankungen des Muskels"* oder[36] *„sudanophile mitochondriale Erkrankung"*[31] vorgeschlagen worden.

Die mitochondrialen Veränderungen sind nach experimentellen Untersuchungen morphologischer Ausdruck der entkoppelten, aber intakten mitochondrialen Atmung (Sahgal et al.[45]). Vereinzelt kommen parakristalline mitochondriale Einschlüsse auch bei normalen Kontrollpersonen vor; nur eine Vermehrung und Vergrößerung derartiger abnormer Mitochondrien zeigt einen pathologischen Prozeß an.

Verlauf, Prognose

Während die meisten mitochondrialen Myopathien nicht oder nur wenig progressiv sind, fand sich bei einer tödlich verlaufenen infantilen mitochondrialen Myopathie ein Mangel an Cytochrom-c-Oxidase. Auch wird eine Störung des NADH-Dehydrogenase-CoQ-Cytochrom-b-Komplexes diskutiert[39]. Andere Defekte spezieller Komponenten der Atmungskette sind ebenfalls nachgewiesen worden[9a].

Myopathien mit besonderen feinstrukturellen Veränderungen bei einzelnen Patienten oder Familien

Feinstrukturell charakteristische oder spezifische Veränderungen, die bisher nur bei einzelnen Patienten oder in einzelnen Sippen beschrieben worden sind, gibt es in wachsender Zahl. *Lichtmikroskopisch sind diese Myopathien nicht oder nicht mit Gewißheit zu diagnostizieren.*

Fingerabdruckkörper-Myopathie

Eine benigne kongenitale Muskelerkrankung mit zahlreichen *intrasarkoplasmatischen Fingerabdruckähnlichen Einschlüssen* haben A. G. Engel et al.[23] erstmalig beschrieben. Später fanden andere Autoren ähnliche Einschlüsse bei verschiedenartigen anderen Muskelerkrankungen, doch besteht an der Eigenständigkeit eines derartigen Krankheitsbildes kaum noch ein Zweifel. Die Fingerabdruckkörper liegen subsarkolemmal in Typ 1-Fasern. Sie bestehen aus *feinen Lamellen* mit einem Durchmesser von etwa 30 nm, die in Fingerabdruck-ähnlichen Mustern gewunden zusammenliegen. Sie werden nicht von einer Membran umgeben. Vermutlich handelt es sich um Proteine.

Sarkotubuläre Myopathie

Eine kongenitale, nicht progressive Myopathie mit vakuolig veränderten Muskelfasern, die elektronenmikroskopisch durch erweiterte und konfluiere Komponenten des sarkotubulären Systems gekennzeichnet sind, haben Jerusalem et al.[35] beschrieben.

Zebrakörper-Myopathie

Diese Myopathie ist durch eine ungewöhnliche Anhäufung sogenannter Zebrakörper charakterisiert[38], bei denen es sich um die seit langem bekannten *Leptomerfibrillen* handelt. Letztere kommen normalerweise in intrafusalen und extraokulären Muskelfasern sowie in Herzmuskelfasern vor.

Myopathien mit intrasarkoplasmatischer Akkumulation granulo-filamentöser Strukturen

Das charakteristischerweise angehäufte sogenannte granulo-filamentöse Material stellt möglicherweise eine Vorstufe der Leptomerfibrillen dar[28].

Reduktionskörper-Myopathie

Bei dieser mehr oder weniger schwer verlaufenden Myopathie findet sich eine große Zahl besonderer Sarkoplasmaeinschlüsse, die eine reduzierende Aktivität gegenüber der Menadion-gebundenen Tetrazolium-Reduktase aufweisen[17]. *Elektronenmikroskopisch* sind die reduzierenden Muskelfasereinschlüsse rundlich oder oval gestaltet; sie bestehen aus dicht liegenden, mäßig elektronendichten Partikeln, in denen Hohlräume vorkommen, die mit Glykogengranula gefüllt sind.

Myopathie mit zylindrischen Spiralen

In Muskelbiopsien von Patienten mit recht verschiedenartigen Erkrankungen sind charakteristische „zylindrische Spiralen" beschrieben worden[11,20]. Diese Spiralen bestehen aus im Querschnitt rundlichen Membranprofilen, die alternierend dunkle und helle Zonen aufweisen. Vermutlich handelt es sich um eine *spiralig angeordnete Membran-gebundene Zisterne.* Die einzelnen Zylinder sind etwa 1 µm breit und bis zu 10 µm lang. Ihre Ansammlungen sind 10 bis 300 µm groß. Dadurch lassen sie sich bereits lichtmikroskopisch lokalisieren. Nach der modifizierten Trichromfärbung erscheinen sie hellrot auf dem Querschnitt und blaugetönt, wenn sie schräg angeschnitten werden[20].

Myopathie mit tubulomembranösen Einschlüssen

Eine langsam progressive Myopathie mit „tubulomembranösen" Speicher-Körpern, deren Lamellen eine Periodizität von 8,5–9 nm aufweisen, ist ebenfalls feinstrukturell definiert[29b].

Myopathie bei Arachnodaktylie (Marfan-Syndrom)

Zu den wesentlichen Symptomen einer Arachnodaktylie gehören u. a. eine Myopathie, die durch Fingerabdruck-ähnliche Einschlüsse, abnorme Mitochondrien und membranbegrenzte elektronendichte Körper unbekannter Herkunft charakterisiert ist[33].

Myopathie mit minimalen Veränderungen („minimal change myopathy")

Da sich auch nach dem Einsatz des gesamten Arsenals diagnostischer Methoden manche, offensichtlich kongenitale Myopathien nicht differenzieren lassen, hat Dubowitz (1978)[5] vorgeschlagen, für diese Gruppe, analog dem bewährten Begriff der „minimal change nephropathy", den Ausdruck „minimal change myopathy" einzuführen. *Muskelbioptisch* sind keine oder nur geringe Veränderungen wie Faserkaliberschwankungen oder unspezifische elektronenmikroskopische Veränderungen wie ein Verlust von Myofibrillen nachweisbar. Vermutlich handelt es sich um *metabolisch verursachte Myopathien,* die sich morphologisch nicht eindeutig manifestieren und einer biochemischen Analyse bedürfen.

Literatur

1.–14. Weiterführende Literatur (▷ S. 420)

15. Brooke MH (1973) A neuromuscular disease characterized by fibre types disproportion. In: Kakulas BA (ed) Proceedings of the Second International Congress on Muscle Disease. Perth, Australia, November 1971. Intern Congr Series No 282 Excerpta Medica, Amsterdam

16. Brooke MH (1977) A clincan's view of neuromuscular diseases. Williams & Wilkins, Baltimore, 240 p

17. Brooke MH, Neville HE (1972) Reducing body myopathy. Neurology (Minneap) 22: 829–840

18. Brownell AKW, Gilbert JJ, Garcia B, Wenkebach GF, Lam AKS (1978) Adult onset nemaline myopathy. Neurology (Minneap) 28: 1306–1309

19. Cancilla PA, Kalyanaraman K, Verity MA, Munsat T, Pearson CM (1971) Familial myopathy with probable lysis of myofibrils in typ I fibers. Neurology (Minneap) 21: 579–585

20. Carpenter S, Karpati G, Robitaille Y, Melmed C (1979) Cylindrical spirals in human skeletal muscle. Muscle & Nerve 2: 282–287

21. Conen PE, Murphy EG, Donohue WL (1963) Light and electron microscopic studies of „myogranules" in a child with hypotonia and muscle weakness. Canad med Ass J 89: 983

22. Denborough MA, Dennet X, Anderson RMcD (1973) Centralcore disease and malignant hyperpyrexia. Brit med J I: 272

23. Engel AG, Angeline C, Gomez MR (1972) Fingerprint body myopathy. A newly recognized congenital muscle disease. Proc Mayo Clin 47: 377–388

24. Engel AG, Gomez MR (1967) Nemaline (Z-disc) myopathy, observations on the origin, structure, and solubility properties of the nemaline structure. J Neuropath exp Neurol 26: 601–619

25. Engel WK (1971) „Ragged-red fibers" in ophthalmoplegia syndromes and their differential diagnosis. In: Abstracts of the 2nd International Congress on Muscle Diseases, Perth, November 22–26 (1971). Excerpta Medica, Amsterdam, p 28. Int Congr Ser 237

26. Engel WK, Gold GN, Karpati G (1968) Type I fiber hypotrophy and central nuclei. A rare congenital muscle abnormality with a possible experimental model. Arch Neurol 18: 435–444

27. Engel AG, Gomez MR, Groovers RV (1971) Multicore disease. A recently recognized congenital myopathy associated with multifocal degeneration of muscle fibers. Mayo Clin Proc 46: 666–681

28. Fardeau M, Godet-Guillain J, Tomé FMS, Collin H, Gaudeau S, Boffety C, Vernant P (1978) Une nouvelle affection musculaire familiale, définie par l'accumulation intra-sarco-plasmique d'un matériel granulo-filamentaire dense en microscopie électronique. Rev neurol (Paris) 131: 411–425

29. Farkas-Bargeton E, Aicardi J, Arsenio-Nunes ML, Wehrle R (1978) Delay in the maturation of muscle fibers in infants with congenital hypotonia. J neurol Sci 39: 17–29

29a. Fidzianska A, Badurska B, Ryniewicz B, Dembek I (1981) „Cap disease": New congenital myopathy. Neurology (NY) 31: 1113–1120

29b. Fukuhara N, Kumamoto T, Hirahara H, Tsubaki T (1981) A new myopathy with tubulomembranous inclusions J Neurol Sci 50: 95–107

30. Goebel HH, Muller J, Gillen HW, Merritt AD (1978) Autosomal dominant „spheroid body myopathy". Muscle & Nerve 1: 14–26

31. Gullotta F, Payk ThR, Solbach A (1974) Sudanophile (mitochondriale) Myopathie. Z Neurol 206: 309–326

32. Isaacs H, Heffron JJA, Badenhorst M (1975) Central core diseases. A correlated genetic, histochemical, ultramicroscopic, and biochemical study. J Neurol Neurosurg Psychiat 38: 1177–1186

33. Jadro-Santel D, Grcevic N, Dogan S, Franjić F, Benc H (1980) Centronuclear myopathy with type 1 fibre hypotrophy and „fingerprint" inclusions associated with Marfan's snydrome. J neurol Sci 45: 43–56

34. Jerusalem F, Angelini C, Engel AG, Groover RV (1973) Mitochondrial-lipid-glycogen (MLG) disease of muscle. Arch Neurol 29: 162–169

35. Jerusalem F, Engel AG, Gomez MR (1973) Sarcotubular myopathy. A newly recognized, benign, congenital, familial muscle disease. Neurology (Minneap) 23: 897–906

36. Jerusalem F, Ludin H, Bischoff A, Hartmann G (1979) Cytoplasmic body neuromyopathy presenting as respiratory failure and weight loss. J neurol Sci 41: 1–9

37. Kinoshita M, Satoyoshi E, Suzuki Y (1975) Atypical myopathy with myofibrillar aggregates. Arch Neurol 32: 417–420

38. Lake BD, Wilson J (1975) Zebra body myopathy. Clinical histochemical and ultrastructural studies. J neurol Sci 24: 437–446

39. Mechler F, Fawcett PRW, Mastaglia FL, Hudgson P (1981) Mitochondrial myopathy. J neurol Sci 50: 191–200

40. Morgan-Hughes JA, Brett EM, Lake BD, Tomé FMS (1973) Central core disease or not? Brain 96: 527–536

41. Nakashima N, Tamura Z, Okamoto S, Goto H (1970) Inclusion bodies in human neuromuscular disorder. Arch Neurol (Chic) 22: 270–278

41a. Osborn M, Goebel HH (1983) The cytoplasmic bodies in a congenital myopathy can be stained with antibodies to desmin, the muscle-specific intermediate filament protein. Acta Neuropath (Berl) 62: 149–152

42. Pongratz D, Weindl A, Reichl W, Koppenwallner Ch, Heuser M, Hübner G (1976) Kongenitale zentronukleäre Myopathie. Zwei morphologische Varianten in einer Familie. Klin Wschr 54: 423–430

43. Ringel SP, Neville HE, Duster MC, Carroll JE (1978) A new congenital neuromuscular disease with trilaminar muscle fibers. Neurology (Minneap) 28: 282–289

44. Robertson WC, Kawamura Y, Dyck PJ (1978) Morphometric study of motoneurons in congenital nemaline myopathy and Werdnig-Hoffman disease. Neurology (Minneap) 28: 1057–1061

45. Sahgal V, Subramani V, Hughes R, Shah A, Singh H (1979) On the pathogenesis of mitochondrial myopathies. An experimental study. Acta neuropath (Berl) 46: 177–183

46. Sher JH, Rimalowski AB, Athanassiades TJ, Aronson SM (1967) Familial centronuclear myopathy: a clinical and pathological study. Neurology (Minneap) 17: 727–742
47. Shy GM, Engel KW, Somers JE, Wanko T (1963) Nemaline myopathy, a new congenital myopathy. Brain 68: 793–810
47a. Shy GM, Gonatas NK, Perez M (1966) Two childhood myopathies with abnormal mitochondria. I. Megaconial myopathy. II. Pleoconial myopathy. Brain 89: 133–158
48. Shy GM, Magee KR (1956) A new congenital non-progressive myopathy. Brain 79: 610–621
49. Spiro AJ, Shy GM, Gonatas NK (1966) Myotubular myopathy. Persistence of fetal muscle in an adolescent boy. Arch Neurol 14: 1–14
50. Taratuto AL, Sfaello ZM, Rezzonico C, Morales RC (1978) Multicore disease. Report of a case with lack of fibre type differentiation. Neuropädiatrie 9: 285–297
51. Yarom R, Shapira Y (1977) Myosin degeneration in a congenital myopathy. Arch Neurol 34: 114–115
52. Zimmermann P, Weber U (1979) Familial centronuclear myopathy: a haploid DNA disease? Acta neuropath 46: 209–214

Myotonische Erkrankungen

Definition

Die myotonischen Erkrankungen bestehen aus einer Gruppe von heterogenen, zumeist erblichen Krankheiten, denen das Symptom Myotonie gemeinsam ist.

Dabei wird als
- *aktive Myotonie* eine verzögerte Erschlaffung der Muskulatur nach einer willkürlichen Kontraktion bezeichnet. Diese Myotonie läßt sich mechanisch durch Beklopfen des Muskels oder elektrisch durch Muskel- oder Nervenreizung auslösen. Die myotonische Muskelstarre löst sich langsam durch wiederholte Muskelkontraktionen und verschwindet schließlich, wenn auch nur vorübergehend, ganz *(Übungseffekt)*.

Demgegenüber wird als
- *paradoxe Myotonie* eine Muskelstarre bezeichnet, die nach wiederholten Kontraktionen keinen Übungseffekt zeigt, sondern sich verstärkt. Eine besondere Form der paradoxen Myotonie ist die
- *Paramyotonie;* sie wird durch Kälte ausgelöst.

Abzugrenzen sind die *„Pseudomyotonien"* oder *„myotonoiden Kontraktionen"*, die beim Myxödem und bei der Typ II-Glykogenose vorkommen, sowie die *„Neuromyotonie"*, die auf Störungen wahrscheinlich der terminalen Innervation der Muskelfasern zurückzuführen ist.

Das myotonische Phänomen ist im Experiment durch Gabe von 20,25-Diazacholesterin und andere Cholesterin-Antagonisten sowie durch 2,4-Dichlorphenoxyazetat reproduzierbar; außerdem kommt es bei myotonischen Ziegen vor. Allen Myotonieformen gemeinsam ist eine *verminderte Chloridionendurchlässigkeit der Muskelfaserplasmamembran,* die offensichtlich auf verschiedene Weisen entstehen kann[25].

Myotonische Dystrophie

Klinik, Lokalisation, Prognose

Diese Erkrankung (Curschmann-Steinertsche Krankheit) ist eine *Multisystemerkrankung,* die außer durch eine Myotonie und einen progressiven Muskelschwund besonders häufig auch durch eine Katarakt, Stirnglatze, Hodenatrophie und verschiedene endokrine Störungen, Kardiomyopathie mit Überleitungsstörungen und eine verminderte Intelligenz oder Demenz gekennzeichnet ist[24].

Das Leiden ist *autosomal dominant* erblich. Die Häufigkeit wird auf 1:20000 bis 1:40000 geschätzt. Die Erkrankung beginnt oft zwischen dem 20. und 40. Lebensjahr, in mehr als der Hälfte der Fälle aber bereits im *Kindesalter,* nicht selten sogar im ersten Lebensjahr oder bald nach der Geburt[35]. Es kommt zu *Atrophien der distalen Muskelgruppen an der Hand, am Vorderarm und am Unterschenkel.* Der Befall der *Gesichtsmuskulatur* (Ptose, Fazialisschwäche, gelegentlich äußere Ophthalmoplegie), besonders des M. temporalis, führt zum Bild der *„Facies myopathica"* des sogenannten *„Jammergesichtes".* Die CK-Werte können bei Erwachsenen erhöht sein; in der Regel sind sie bei kongenitalen Fällen normal. Die Herzmuskulatur ist häufig mitbetroffen. Im EKG sind Überleitungs- und Rhythmusstörungen nachweisbar. Die meisten Patienten sterben um das 45. bis 50. Lebensjahr.

Morphologie

Muskelbioptisch finden sich *ausgeprägte Kaliberdifferenzen* mit besonders auffälligen und starken Vermehrungen der Sarkolemmkerne, die vielfach in langen Ketten hintereinander angeordnet sind, außerdem *Ringbinden, sarkoplasmatische Massen* an der Peripherie der Fasern mit fehlorientierten und zerstörten Myofibrillen und eine geringe Anzahl *nekrotischer bzw. degenerierender Fasern*[32] (▷ Abb. 4.1 c). Das Binde-

und Fettgewebe ist in wechselndem Ausmaß und in Abhängigkeit vom Stadium der Erkrankung proliferiert. Bei subklinischen und kongenitalen Fällen läßt sich anfangs bereits eine selektive Atrophie der Typ 1-Fasern nachweisen, die zentrale Kerne aufweisen können[6]. Die Komponenten des sarkoplasmatischen Retikulums und des tubulären Systems sind in den Muskelfasern morphometrisch nachweisbar vermehrt[20,32].

Die *motorischen Endplatten* sind bei einigen Fällen deutlich vergrößert[22]. In einigen Muskelbiopsien sind enorme Vermehrungen der intrafusalen Muskelfasern, bis zu 150 Fasern pro Spindel, beobachtet worden[23,27].

Ursache der geistigen Defekte bei der myotonischen Dystrophie sei eine pränatal erworbene *Dysgenesie des Gehirns*[30]. In Abhängigkeit vom Ausmaß der mit der myotonischen Dystrophie einhergehenden Demenz finden sich Pachygyrien und neuronale Heterotopien. Das Ventrikelsystem des Gehirns ist erweitert.

Die *Motoneurone des Rückenmarks* zeigten jedoch keine signifikante Verminderung der Gesamtzahl, wenn auch die Zahl der Gliazellen bei Fällen mit myotonischer Dystrophie signifikant erhöht war. Bei zwei Patienten war die Fläche der Zellkörper der Motoneurone beim Vergleich mit den Kontrollfällen vermindert[34].

Die Angaben über eine *Beteiligung der peripheren Nerven* sind bisher widersprüchlich. In der Regel gehört eine periphere Neuropathie nicht zum Krankheitsbild[18,28].

Myotonia congenita (Thomsen)

Diese regelmäßig *autosomal dominant* erbliche Krankheit kann sich bereits in der Kindheit manifestieren, manchmal kurz nach der Geburt[2]. Bei vielen Patienten ist eine *Muskelhypertrophie* vorhanden, die einen athletischen Aspekt hervorruft. Die Patienten haben eine *normale Lebenserwartung*. Die Häufigkeit wird auf 1:150000 bis 1:300000 geschätzt.

Muskelbioptisch finden sich hypertrophische Fasern mit vermehrten Kernen, vereinzelte Vakuolen und gelegentlich aufgespaltene Fasern. Enzymhistochemisch ist gelegentlich ein vollständiges Fehlen der Typ 2 B-Fasern gefunden worden. Die beobachteten feinstrukturellen Veränderungen sind wahrscheinlich unspezifisch, so daß bisher noch kein morphologisches Substrat des Phänomens Myotonie bekannt ist[11,33].

Rezessive generalisierte Myotonie (Becker)

An dem Vorkommen einer rezessiven Form der Myotonia congenita bestehen seit den Untersuchungen von Becker keine Zweifel mehr[26]. Die klinischen und histologischen Veränderungen erlauben jedoch keine Differenzierung der dominanten Myotonie gegenüber der rezessiv erblichen, wenn auch die Veränderungen bei der rezessiven Form möglicherweise graduell stärker ausgeprägt sind.

Chondrodystrophische Myotonie

Diese mit Zwergwuchs, Skelettdeformitäten, ungewöhnlichen Gesichtsanomalien und Blepharospasmen einhergehende Erkrankung ist bisher nur bei wenigen Fällen beschrieben worden[19].

Weitere Syndrome mit Myotonie sind bisher morphologisch nicht genauer abgrenzbar[16].

Paramyotonia congenita

Bei dieser *seltenen, autosomal dominant* erblichen Krankheit folgt der kälteinduzierten Muskelstarre eine Adynamie. Aus diesem Grunde gibt es Meinungsverschiedenheiten über die Abgrenzung gegenüber den familiären hyperkaliämischen oder normokaliämischen periodischen Paralysen, insbesondere gegenüber der Adynamia episodica hereditaria. Letztere ist jedoch durch eine Hyperkaliämie während des adynamischen Anfalls charakterisiert, die bei der Paramyotonie nicht auftritt[15].

Muskelbioptisch finden sich teilweise ausgeprägte *Muskelfaserkaliberschwankungen*. Neben hypertrophischen Fasern kommen auch reichlich völlig atrophische Fasern vor. Letztere liegen oft einzeln, z.T. aber auch in kleinen Gruppen zwischen den normal großen Fasern. Manche sind nicht abgerundet, sondern auf dem Querschnitt abgeflacht. Das endomysiale Bindegewebe ist geringgradig vermehrt; die subsarkolemmalen Kerne und die Bindegewebszellkerne sind zahlreicher als im normalen Muskel; auch kommen in unterschiedlichem Ausmaß *vermehrte zentralständige Kerne* in den Muskelfasern vor. Einige atrophische Fasern enthalten irregulär angeordnete Myofibrillen und mehrere Kerne. In anderen Muskelfasern kommen leere und zentral angeordnete *Vakuolen* vor. Vereinzelt nur sieht man Myofibrillenfreie sarkoplasmatische Massen in der Peripherie der Fasern und Aufsplitterungen einzelner Fasern. Ringbinden sind nicht zu beobachten, akute Fasernekrosen nur ausnahmsweise[33].

Ein morphologisches Substrat für die bei der Paramyotonia congenita beobachtete, in der Kälte auftretende, erhöhte Na^+-Permeabilität ist bisher nicht gefunden worden[11].

Familiäre periodische Paralysen (episodische Adynamien)

Definition

Die sogenannten periodischen Paralysen sind seltene *nicht-neurogene Erkrankungen* der Skelettmuskulatur, bei denen die Patienten unter episodenhaft (nicht eigentlich periodisch) auftretender *Muskelschwäche* (nicht unbedingt Paralyse) der Extremitätenmuskulatur und in geringem Maße auch der übrigen Muskeln leiden. Die Patienten erholen sich von derartigen Anfällen vollständig; doch kann sich langsam eine bleibende Muskelschwäche entwickeln[24].

Klassifikation

Zu unterscheiden sind die
- autosomal dominant erbliche *hypokaliämische, hyperkaliämische* und *normokaliämische periodische Paralyse,*
- *sporadische,* nichtfamiliäre Formen der periodischen Paralyse und
- eine mit *Myotonie* (Adynamia episodica myotonica) und *Paramyotonie* (Paralysis periodica paramyotonica) einhergehende Form.

Morphologie

- *Hypokaliämische periodische Paralyse:*
Histopathologisch finden sich einzelne oder mehrere, zumeist zentral liegende *charakteristische Vakuolen* in den Muskelfasern[21,31] (▷ Abb. 4.1e). Außerdem kommen aufgespaltene Fasern vor. Die Vakuolen sind unterschiedlich weit und überwiegend auf Erweiterungen des T-Systems zurückzuführen. Sie sind zumeist leer oder mit einem granulären oder hyalinen Material gefüllt. Während anfangs angenommen wurde, daß sich die Vakuolen in den Muskelfasern nur während der Anfälle entwickeln und in den anfallsfreien Intervallen zurückbilden, haben spätere Autoren eine anhaltende vakuoläre Myopathie bei Patienten beobachtet, die nach wiederholten paralytischen Anfällen eine andauernde Muskelschwäche entwickelten. Bei einigen Patienten jedoch, die eine anhaltende Muskelschwäche aufwiesen, fanden sich im paralysierten Muskel keine Vakuolen[21]. Die Vakuolen sind deshalb eher als Zeichen der andauernden Myopathie denn als Korrelat der akuten Lähmung anzusehen.

Elektronenmikroskopisch fanden sich außerdem Erweiterungen des sarkoplasmatischen Retikulums, Proliferationen der longitudinalen Komponenten des sarkoplasmatischen Retikulums *(tubuläre Aggregate)* und proliferierte Netze des T-Systems.

In einzelnen Fasern kommen von Membranen des sarkoplasmatischen Retikulums umgebene, konzentrisch geschichtete Kalksalz- bzw. *Apatitablagerungen* vor (▷ Abb. 4.1f).

- *Adynamia episodica hereditaria* (hyperkaliämische periodische Paralyse):

Hierbei finden sich demgegenüber nur *einzelne hypertrophische, z. T. auch stark atrophische Fasern* mit zentralständigen und in Reihen angeordneten Kernen[33]. Die bei der hypokaliämischen periodischen Paralyse auftretenden zahlreichen Vakuolen des T-Systems und Kalksalzablagerungen ließen sich bei der Adynamia episodica hereditaria nur selten nachweisen[9a].

- *Normokaliämische periodische Paralyse:*
Bei den wenigen untersuchten Fällen mit dieser Krankheit fanden sich muskelbioptisch Erweiterungen der longitudinalen Komponenten des sarkoplasmatischen Retikulums, vermehrtes Glykogen und tubuläre Aggregate, nicht aber die zahlreichen, bei der hyperkaliämischen periodischen Paralyse beobachteten Vakuolen bzw. Erweiterungen des T-Systems.

- Die bei der *Thyreotoxikose* auftretende periodische Paralyse ist ebenfalls mit Vakuolen, tubulären Aggregaten und anderen unspezifischen Veränderungen in den Muskelfasern verbunden, doch können diese Veränderungen auch fehlen[17,29].

Literatur

1.–14. Weiterführende Literatur (▷ S. 420)
15. Becker PE (1970) Paramyotonia congenita (Eulenburg). In: Becker PE, Lenz W, Vogel F, Wendt GG (Hrsg) Fortschritte der allg u klin Humangenetik III. Thieme, Stuttgart S 134
16. Becker PE (1977) Myotonia congenita and syndromes associated with myotonia. Clinical-genetic studies of the nondystrophic myotonias. In: Becker PE, Lenz W, Vogel F, Wendt GG (ed) Topics in human genetics. Thieme, Stuttgart
17. Bergmann RA, Afifi AK, Dunkle LM, Johns RJ (1970) Muscle pathology in hypokaliemic periodic paralysis with hyperthyroidism. Johns Hopk med J 126: 100–118
18. Borenstein S, Noel P, Jacquy J, Flament-Durand J (1977) Myotonic dystrophy with nerve hypertrophy. J neurol Sci 34: 87–99
19. Cao A, Cianchetti C, Calisti L, De Virgilis S, Ferreli A, Tangheroni W (1978) Schwartz-Jampel syndrome. Clinical electromyological and histopathological study of a severe variant. J neurol Sci 35: 175–187
20. Casanova G, Jerusalem F (1979) Myopathology of myotonic dystrophy. Acta neuropath (Berl) 45: 231–240
21. Engel AG (1970) Evolution and content of vacuoles in primary hypokaliemic periodic paralysis. Mayo Clin Proc 45: 774–814
22. Engel AG, Jerusalem F, Tsujihata M, Gomez MR (1974) The neuromuscular junction in myopathies. A quantitative ultrastructural study. In: Recent Advances in Myology. Proceedings of the 3rd International Congress on Muscle Diseases, Newcastle upon Tyne, 15–21 Sept 1974. Excerpta Medica, Amsterdam, pp 132–143 (Int Congr Ser 360)
23. Heene R (1973) Histological and histochemical findings in muscle spindles in dystrophia myotonica. J neurol Sci 18: 369–372
24. Kuhn E (1969) Hereditäre Myopathien. In: Heilmeyer L, Müller AF, Prader A, Schoen R (Hrsg) Ergebnisse der inneren Medizin und Kinderheilkunde, Bd 28 Springer, Berlin Heidelberg New York S 188–290
25. Kuhn E, Fiehn W, Rüdel R, Schröder JM, Seiler D (1979) Hereditäre und experimentelle Myotonie. Eine vergleichende Studie. Nervenarzt 50: 653–657
26. Kuhn E, Fiehn W, Seiler D, Schröder JM (1979) The autosomal recessive (Becker) form of myotonia congenita. Muscle & Nerve 2: 109–117

27. Maynard JA, Cooper RR, Ionaescu VV (1977) An ultrastructure investigation of intrafusal muscle fibers in myotonic dystrophy. Virchows Arch Abt A 373: 1–13
28. Pollock M, Dyck PJ (1976) Peripheral nerve morphometry in myotonic dystrophy. Arch Neurol (Chic) 33: 33–39
29. Resnick JS, Dorman JD, Engel WK (1969) Thyrotoxic periodic paralysis. Amer J Med 47: 831
30. Rosman NP, Rebeiz JJ (1967) The cerebral defect and myopathy in myotonic dystrophy. Neurology (Minneap) 17: 1106–1112
31. Schröder JM (1978) Vakuolisierte Muskelfasern bei Myotonien und periodischen Paralysen. In: Fortschritte der Myologie Bd. V Gutenbergdruckerei, Freiburg/Br S 20–29
32. Schröder JM, Adams RD (1968) The ultrastructural morphology of the muscle fiber in myotonic dystrophy. Acta neuropath (Berl) 10: 218–241
33. Schröder JM, Becker PE (1972) Anomalien des T-Systems und des sarkoplasmatischen Retikulums bei der Myotonie, Paramyotonie und Adynamie. Virchows Arch Abt A 357: 319–344
34. Walton JN, Irving D, Tomlinson BE (1977) Spinal cord limb motor neurons in dystrophia myotonica. J neurol Sci 34: 199–211
35. Zimmerli O, Moser H, Lattke F, v Matt B, Gerber H (1977) Die eugenische Bedeutung der Kopplung zwischen den Genloci für Dystrophia myotonica (M Steinert) und ABH-Sekretor. Schweiz med Wschr 107: 327–335

Glykogenosen

Die Glykogenspeicherkrankheiten oder Glykogenosen bilden eine Gruppe erblicher Stoffwechselkrankheiten, deren systematische Nummerierung durch Cori (1957) sich weitgehend durchgesetzt hat (Typ I–VII; Tabelle 4.1).

Davon befallen mindestens vier, klar definierte Glykogenosen die Skelettmuskulatur, nämlich die Typen II, III, V, VII und möglicherweise auch IV[24].

Da es im Skelettmuskel keine Glukose-6-Phosphatase (Hexokinase) gibt, kann es beim Typ I, der von Gierkeschen Krankheit, nicht zur Glykogenspeicherung im Muskel kommen. Gleiches gilt für den Leberphosphorylasemangel (Typ VI).

Weitere mögliche Formen einer Glykogenose aufgrund eines Enzymdefektes der *Phosphoglukomutase* oder der *Phosphohexoisomerase* sind zu diskutieren, ebenso *multiple Enzymdefekte*. Außerdem gibt es eine Reihe von Fällen mit ausgeprägter Glykogenvermehrung im Muskel, bei denen bisher *kein Enzymdefekt* nachgewiesen werden konnte[11, 22].

Beim *infantilen Saure-Maltase-Mangel* (sog. Pompesche Krankheit) finden sich die ausgeprägtesten Glykogenablagerungen im Muskel, weniger bei den spätinfantilen, juvenilen und adulten Verlaufsformen[19]. Die Ausscheidung der sauren Maltase im Urin ist vermindert, auch bei heterozygoten Genträgern[20]. Am häufigsten ist die Typ III-Glykogenose *(Amylo-1,6-Glukosidase-Mangel)*[25] (Abb. 4.5 a u. b).

Der Muskelphosphorylasemangel (McArdlesche Krankheit)[18] und der *Phosphofruktokinasemangel*[15]

Tabelle 4.1. Glykogenosen

Typ	Enzymdefekt	Bezeichnungen	Symptome von seiten der Skelettmuskulatur	Befall anderer Gewebe
I	Glukose-6-Phosphatase	Von Gierkesche Krankheit		Leber, Niere
II	Saure Maltase (saure α-1,4-Glukosidase)	Pompesche Krankheit	a) Schwere Form; generalisiert; ähnlich der infantilen spinalen Muskelatrophie b) Milde Form: ähnelt der Gliedergürteldystrophie	Herz, Nervensystem Niere, Leukozyten
III	Amylo-1,6-Glukosidase („debranching enzyme")	Grenzdextrinose; Forbessche Krankheit; Corische Krankheit	Infantile Hypotonie; geringe Schwäche	Hepatische Hypoglykämie, Ketose, Leukozyten
IV	Amylo-1,4-1,6-Transglukosidase („branching enzyme"; α-1,4 Glukan-6-Glykosyltransferase)	Amylopektinose; Andersonsche Krankheit	In der Regel keine Muskelsymptome; bei wenigen Schwäche oder Schwund	Hepatosplenomegalie, Leberzirrhose
V	Muskelphosphorylase	McArdlesche Krankheit	Belastungsintoleranz, Muskelkrämpfe, Ermüdbarkeit, Myoglobinurie	Ø
VI	Leberphosphorylase	Herssche Krankheit	Ø	Ø
VII	Phosphofruktokinase	Taruische Krankheit	Belastungsintoleranz, Muskelkrämpfe, Ermüdbarkeit, Myoglobinurie	Erythrozyten

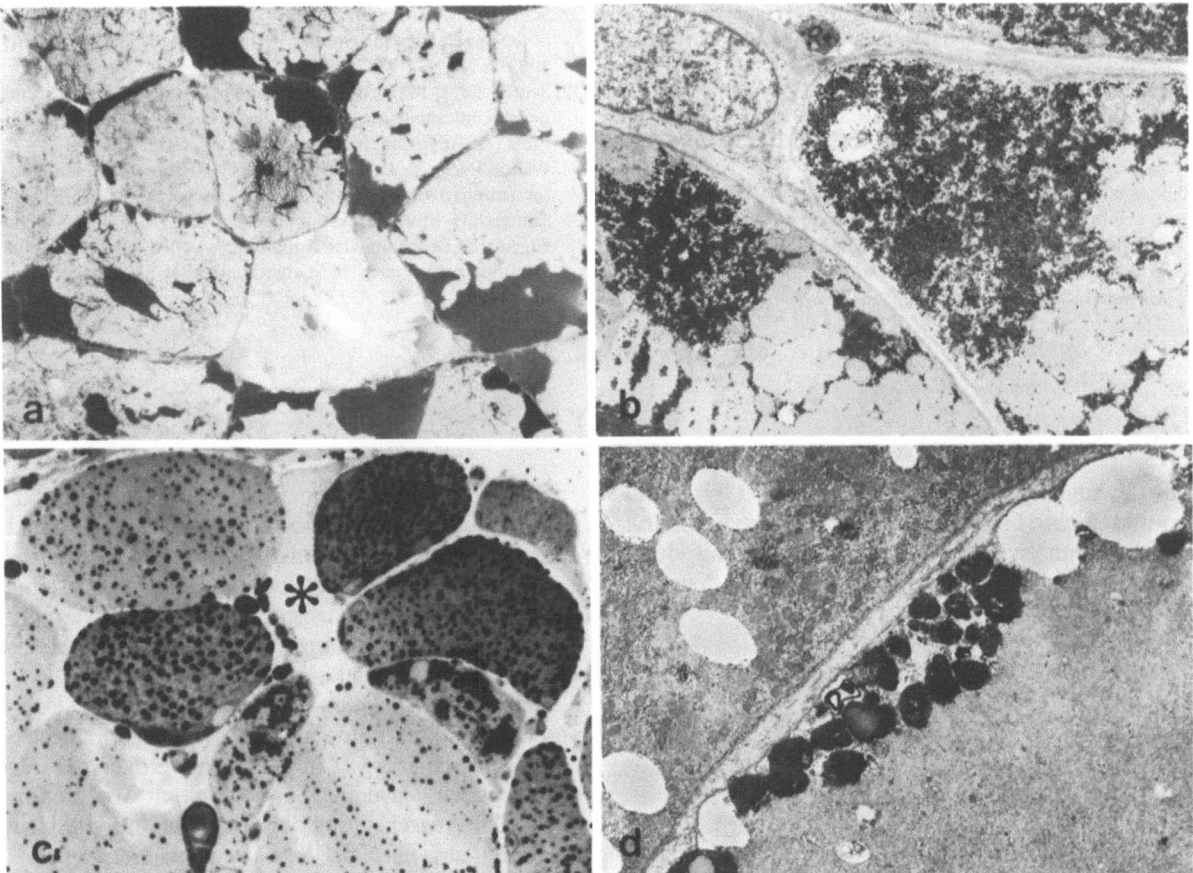

Abb. 4.5. a Amylo-1,6-Glukosidase-Mangel (Forbessche Krankheit; Glykogenose vom Typ III). M. vastus lateralis eines 21-jährigen Mannes. Subsarkolemmal und intermyofibrillär massenhaft Glykogen, das nach der PAS-Reaktion im Semidünnschnitt intensiv rot gefärbt ist. PAS × 270. **b** Gleicher Fall wie in *c*. Das subsarkolemmal und intermyofibrillär gespeicherte Glykogen ist ganz überwiegend diffus und frei, nicht vakuolär gebunden, abgelagert. × 6700. **c** Lipidspeichermyopathie. Skelettmuskulatur eines 74-jährigen Mannes, der 15 Tage nach der Biopsie an einer Aspirationspneumonie verstorben ist. Viele Fasern mit reichlich, manche Fasern mit exzessiven Mengen an Neutralfett. Neutralfetttropfen bis zu 4 µm im Durchmesser groß. Zwischen diesen Fasern ein leerer Sarkolemmschlauch (*). Ausgeprägte Kaliberdifferenzen. × 480. **d** Gleicher Fall wie in **c**. Nekrotische Muskelfaser unten rechts mit subsarkolemmalen Lipofuszinkörpern und einzelnen großen Vakuolen, die durch Extraktion der Neutralfette während der Präparation entstanden sind. Erhaltene Faser oben links ebenfalls mit abnorm zahlreichen Lipidvakuolen. × 8800

lassen sich sowohl biochemisch als auch histochemisch (in Kryostatschnitten) nachweisen. *Klinisch* gehören belastungsabhängige, durch den Ischämie-Test auslösbare Schmerzen und elektromyographische stumme Kontrakturen zum Krankheitsbild. Beide Glykogenspeicherungskrankheiten sind *histopathologisch* vor allem durch subsarkolemmale, letztere auch durch inter- und intramyofibrilläre Glykogenablagerungen gekennzeichnet.

Myoklonuskörperepilepsie (Lafora)

Bei dieser seltenen Krankheit sind charakteristische histochemische und feinstrukturelle Veränderungen zu beobachten. Etwa 5% der membranbegrenzten Strukturen mit Glykogenpartikeln zeigen Ansammlungen von 4 bis 8 nm dünnen Fibrillen, die denen der zerebralen Lafora-Körperchen gleichen. Das Material in diesen Körperchen ist vermutlich eine glykogen-

ähnliche Substanz, die wie bei der progressiven Myoklonus-Epilepsie aufgrund des metabolischen Defektes gebildet wird[16, 21].

Literatur

1.–14. Weiterführende Literatur (▷ S. 420)
15. Bonilla E, Schotland DL (1970) Histochemical diagnosis of muscle phosphofructokinase deficiency. Arch Neurol 22: 8–12
16. Carpenter S, Karpati G, Andermann F, Jacob JC, Andermann E (1974) Lafora's diseases: peroxisomal storage in skeletal muscle. Neurology (Minneap) 24: 531–538
17. Cori GT (1957) Biochemical aspects of glycogen deposition disease. In: Hottinger A, Hauser F, Berger H (eds) Modern problems in pediatrics, vol 3, Karger, Basel pp 344–358
18. Eränkö O, Palkama A (1961) Improved localization of phosphorylase by the use of polyvinyl pyrrolidine and high substrate concentration. J Histochem Cytochem 9: 585
19. Gullotta F, Stefan H, Mattern H (1976) Pseudodystrophische Muskelglykogenose im Erwachsenenalter (Saure-Maltase-Mangel-Syndrom). J Neurol 213: 199–216

20. Mehler M, DiMauro S (1976) Late-onset acid maltase deficiency. Detection of patients and heterozygotes by urinary enzyme assay. Arch Neurol (Chic) 33: 692–695

21. Neville HE, Brooke MH, Austin JH (1974) Studies in myoclonus epilepsy (Lafora body form). IV. Skeletal muscle abnormalities. Arch Neurol (Chic) 30: 466–474

22. Pearson CM (1968) Glycogen metabolism and storage diseases of types III, IV and V. Amer J clin Path 50: 29–43

23. Rowland LP, Lovelace RE, Schotland DL, Araki S, Carmel P

(1966) The clinical diagnosis of McArdle's disease: Identification of another family with deficiency of muscle phosphorylase. Neurology (Minneap) 16: 93–100

24. Schochet Jr SS, McCormick WF, Kovarsky J (1971) Light and electron microscopy of skeletal muscle in type IV glycogenosis. Acta neuropath 19: 137–144

25. Steinitz K (1967) Laboratory diagnosis of glycogen diseases. Adv clin Chem 9: 227–354

Störungen des Lipidstoffwechsels

Schon in Ruhe wird der Energiebedarf des Skelettmuskels vor allem durch den Lipidstoffwechsel gedeckt[17]. So ist es nicht verwunderlich, daß eine zunehmende Zahl von Lipidstoffwechselstörungen der Muskulatur entdeckt wird. Unter den bekannten metabolischen Störungen des Fettsäurekatabolismus ist
- der *Muskelkarnitinmangel*[18] mit einer Schwäche und einer Triglyzeridakkumulation in den Muskelfasern verbunden.
- Der *Karnitinpalmitoyltransferasemangel* ist klinisch durch Schmerzen und Anfälle von Myoglobinurie[16] charakterisiert, die durch Fasten oder Muskelarbeit ausgelöst werden, wobei nur ein geringer oder gar kein Lipidüberschuß in den Muskelfasern besteht und die Muskelkarnitinwerte normal sind.

Offensichtlich kommen aber auch zahlreiche andere, biochemisch bisher nicht näher charakterisierte Fälle mit einer
- *Lipidspeicherungsmyopathie* vor, bei denen *kein Karnitinmangel* nachgewiesen werden konnte[15]. Auf eine Lipidspeicherung in Verbindung mit *mitochondrialen Myopathien* ist bereits hingewiesen worden. Sowohl der Muskelkarnitinmangel als auch der Karnitinpalmitoyltransferasemangel läßt sich den mitochondrialen Myopathien zuordnen[9a].

Morphologie

Mikroskopisch finden sich bei den typischen Lipidspeicherungskrankheiten in nahezu allen histochemischen Typ 1-Fasern zahlreiche 1 bis 4 μm große *mit Neutralfett gefüllte Räume*. Etwa ein Drittel dieser Fasern ist deutlich atrophisch und leicht entrundet. Wenn ein Lipidlösungsmittel bei der Färbung verwendet wird, erscheinen die Räume optisch leer, so daß der Eindruck einer „vakuolären Myopathie" entsteht. Einige Fasern sind durch Lipidtropfen in exzessiver Menge charakterisiert (Abb. 4.5 c u. d). Doch sei hier noch einmal betont, daß bei dem Karnitinpalmitoyltransferasemangel keine Lipidspeicherung im Muskel nachweisbar ist, obwohl es sich um eine Störung des Lipidkatabolismus handelt. Dieser ist dann ausschließlich biochemisch zu verifizieren.

Sonderformen

Für einige Sonderformen einer Lipidspeicherungsmyopathie gibt es bisher keine biochemischen Analysen und keine weiteren Angaben zur Pathogenese, so z. B. für eine Erkrankung, die als
- *Lipidspeicherungsmyopathie mit Ichthyosis und Steatorrhoe*[21] bezeichnet worden ist, oder auch für die sogenannte
- *myotubuläre Lipidspeicherungsmyopathie mit Verkalkungen*[11,23].

Abnorme Ablagerungen von Gangliosiden in Satellitenzellen sind bei der
- *GM_1-Gangliosidose* beschrieben worden[24], bei der
- *Fabryschen Krankheit* auch abnormes Speichermaterial in den Skelettmuskelfasern[25].

Eine abnorme Vermehrung von *Zeroidpigment* in den quergestreiften Muskelfasern fand sich bei der *Abetalipoproteinämie*[20] und vor allem auch bei der
- *Zeroidlipofuszinose*[19]. Letztere Krankheit läßt sich durch eine saure Phosphatase-Reaktion, spezifisch allerdings erst durch eine elektronenmikroskopische Untersuchung der Muskelbiopsie, namentlich durch den Nachweis der sogenannten *kurvilinearen Körperchen*, diagnostizieren.

Literatur

1.–14. Weiterführende Literatur (▷ S. 420)

15. Bradley WG, Hudgson P, Gardner-Medwin D, Walton JN (1969) Myopathy associated with abnormal lipid metabolism in skeletal muscle. Lancet 1: 495–498

16. DiMauro S, DiMauro PMM (1973) Muscle carnitine palmityl transferase deficiency and myoglobinuria. Science 182: 929

17. DiMauro S, Trevisan C, Hays A (1980) Disorders of lipid metabolism in muscle. Muscle & Nerve 3: 269–288

18. Engel AG, Angelini C (1973) Carnitine deficiency of human skeletal muscle with associated lipid storage myopathy. Science 179: 899–902

19. Goebel HH, Zeman W, Pilz H (1975) Significance of muscle biopsies in neuronal ceroid-lipofuscinoses. J Neurol Neurosurg Psychiat 38: 985–993

20. Kott E, Delpre G, Kadish U, Dziatelovsky M, Sandbank U (1977) Abetalipoproteinemia (Bassen-Kornzweig-Syndrome) Muscle involvement. Acta neuropath (Berl) 37: 255–258

21. Miranda A, DiMauro S, Eastwood A, Hays A, Johnson WG, Olarte M, Whitlock R, Mayeux R, Rowland LP (1979) Lipid storage myopathy, ichthyosis and steatorrhea. Muscle & Nerve 2: 1–13

22. Scholte HR, Jennekens FGI, Bouvy JJBJ (1979) Carnitine palmitoyltransferase II deficiency with normal carnitine palmitoyltransferase I in skeletal muscle and leucocytes. J neurol Sci 40: 39–51

23. Schröder JM, Thomas G, Reddemann R (1981) Myotubuläre Lipidspeicherungsmyopathie mit Verkalkungen: eine neue Variante kongenitaler Myopathien. In: Fortschritte der Myologie, Bd. VI. Gutenbergdruckerei, Freiburg/Br S 20–27
24. Tomé FMS, Fardeau M (1976) Ultrastructural study of a muscle biopsy in a case of G_{M1} gangliosidosis type I. Path Europ 11: 15–25
25. Tomé FMS, Fardeau M, Lenoir G (1977) Ultrastructure of muscle and sensory nerve in Fabry's disease. Acta neuropath (Berl) 38: 187–194

Maligne Hyperthermie

Definition

Die maligne Hyperthermie ist eine *familiäre, dominant erbliche Erkrankung*, bei der meist tödlich verlaufende *Hyperthermie-Anfälle* mit *Myoglobinurie durch Narkose-Mittel*, insbesondere Halothane und Suxamethonium (Succinylcholin), ausgelöst werden *(„postoperativer Hitzschlag")*[16].

Klinik, Epidemiologie

Die *Häufigkeit* der Anästhesiezwischenfälle aufgrund einer malignen Hyperthermie beträgt etwa 1:15000 bei Kindern und 1:50000 bei Erwachsenen[15].

Während einer Allgemeinnarkose kommt es zu einem raschen und anhaltenden Temperaturanstieg (bis 43 °C), der mit einer generalisierten Muskelrigidität, Tachykardie, Tachypnoe, ausgeprägtem Schwitzen und Zyanose verbunden ist. Während des Anfalls steigt die Serum-CK auf Werte bis zu 50000 I. E./l oder mehr an. Zu den *Komplikationen* gehören eine Verbrauchskoagulopathie, Nierenfunktionsstörungen durch schwere Myoglobinurie, kardiale Arrhythmien und Herzstillstand. Die *Mortalität* der malignen Hyperthermie während oder unmittelbar nach einer Episode beträgt 63 bis 73%[17].

Morphologie

Muskelbioptisch haben sich bei den meisten Fällen bisher keine spezifischen strukturellen Veränderungen nachweisen lassen, doch gibt es einige Patienten mit *Central core-Erkrankung*, bei denen es zur malignen Hyperthermie nach einer Narkose gekommen ist[17]. Während im *Intervall* nur geringe, unspezifische Veränderungen oder minimale myopathische Veränderungen bestehen, finden sich *nach einem Anfall* disseminierte Muskelfasernekrosen und, je nach dem Zeitpunkt der Untersuchung, regenerierende Fasern und verschiedene „degenerative" Veränderungen wie tubuläre Aggregate, myelinähnliche Figuren, Lipidkörper und herdförmige Glykogenansammlungen. *Feinstrukturell* ließen sich im akuten Stadium Defekte der Plasmamembran mit Austritt der Glykogengranula in das Interstitium nachweisen. Gefrierätzuntersuchungen[18] ergaben Anhäufungen intramembranöser Partikel in der Plasmamembran. Einige Membranareale waren frei von Partikeln und pinozytotischen Caveolae. Die E-Fläche zeigte irreguläre Erhebungen mit korrespondierenden Defekten auf der P-Fläche.

Pathogenese

Diese Befunde lassen eine *Alteration des Lipid-Protein-Systems in der Membran* vermuten, die der Ausbildung manifester Defekte vorausgeht. Der Membrandefekt führe zu einem erhöhten Kalzium-Wert in den Muskelfasern als wesentlichem zellzerstörenden Faktor. Doch sei eine außerhalb der Skelettmuskelzellen gelegene Ursache, namentlich eine neuropathische Grundlage, als ätiologischer Faktor nicht auszuschließen.

Literatur

1.–14. Weiterführende Literatur (▷ S.420)
15. Britt BA, Kalow W (1970) Malignant hyperthermia: A statistical review. Canad Anaesth Soc J 17: 293–315
16. Denborough MA, Lowell RRH (1960) Anaesthetic death in a family. Lancet II: 45
17. Eng GD, Epstein BS, Engel WK, McKay DW, McKay R (1978) Malignant hyperthermia and central core disease in a child with congenital dislocating hips. Arch Neurol 35: 189–197
18. Schmalbruch H (1979) A freeze-fracture study of the plasma membrane of muscle fibres of a patient with chronic creatine kinase elevation suspected for malignant hyperthermia. J Neuropath exp Neurol 38: 407–418

Myoglobinurien

Myoglobin im Urin weist auf eine schwere Muskelschädigung hin, deren morphologisches Substrat in der Regel aus mehr oder weniger zahlreichen segmentalen oder ausgedehnteren *Einzelfasernekrosen (Rhabdomyolyse)* besteht. Das Myoglobin (MG 17000) wird als relativ kleines Molekül gut durch die Niere ausgeschieden; doch können übergroße Mengen an Myoglobin zu einer tubulären Insuffizienz führen. Eine Myoglobinurie tritt in der Regel erst etwa 24 Stunden nach einer akuten Muskelschädigung in Erscheinung. Nach stärkeren Belastungen kann sie auch schon einmal beim Muskelgesunden vorkommen.

Ätiologie, Pathogenese

Bei einigen Fällen von Myoglobinurie sind die Ursachen bekannt (1. *metabolische*, 2. *toxische*, 3. *traumatische* oder 4. *ischämische* Faktoren), bei anderen sind die auslösenden Ursachen nicht ersichtlich (5. *paroxysmale Myoglobinurie* oder *idiopathische Rhabdomyolyse*)[11].

• Eine *metabolische Myoglobinurie* findet sich sowohl bei bestimmten Glykogenosen (Typ V und VII) als auch bei Lipidstoffwechselstörungen und bei der malignen Hyperthermie sowie gelegentlich einmal bei der Gliedergürteldystrophie.

• *Toxische Myoglobinurien* sind bei der epidemisch aufgetretenen Haffkrankheit und vor allem auch nach Alkohol beobachtet worden, außerdem nach Barbituraten, Heroin, Kohlenmonoxid, Amphotericin B, Hornissengift u. a.

• *Traumatische Myoglobinurien* sind erstmalig in Zusammenhang mit Quetschverletzungen nach Luftangriffen beschrieben worden.

• *Ischämische Myoglobinurien* finden sich als Folge eines arteriellen Gefäßverschlusses.

Idiopathische Rhabdomyolyse

Diese kommt bei einem Teil der Patienten in einer familiären Form vor, wobei wiederum eine anstrengungsbedingte ("exerzitionelle") von einer toxischen Form unterschieden werden kann.

Mikroskopisch finden sich im akuten Stadium segmentale oder ausgedehntere Nekrosen einzelner Muskelfasern, die ungleichmäßig verteilt zwischen den intakten Muskelfasern liegen. Verschiedene Stadien der Nekrose sowie der Regeneration und Phagozytose (Myophagie) sind nebeneinander nachweisbar.

Myositis ossificans

Diese ungewöhnliche Erkrankung ist durch eine *Knochenbildung im Bindegewebe des Muskels* gekennzeichnet. Es handelt sich weder um eine Myopathie noch um eine Entzündung[2]. Zu unterscheiden sind zwei Formen:

• eine *lokalisierte Form*, die in der Regel traumatisch bedingt ist, und

• eine *generalisierte Form*, die spontan auftritt *(generalisierte "pseudomaligne" Myositis ossificans progressiva; Münchmeyersche Krankheit)*. Bei der letzteren handelt es sich wahrscheinlich um eine generalisierte Bindegewebserkrankung; denn betroffen sind nicht nur das interstitielle Gewebe im Muskel, sondern auch der Sehnen, Ligamente, Faszien und sogar der Haut *("Fibrodysplasia ossificans multiplex progressiva")*[2,11,15].

Morphologie

Histopathologisch findet sich nichtblastomatöses, neugebildetes Knochengewebe im interfaszikulären Bindegewebe des Muskels. Der Pseudotumor ist durch verschiedene Zonen gekennzeichnet: Die *innere Zone* besteht aus proliferierenden Fibroblasten, die *mittlere* aus Osteoid und die *äußere* aus reifem Knochengewebe. Die Knochenbälkchen sind dabei nicht notwendigerweise konzentrisch angeordnet, doch liegen die zellulären Areale in der Regel zentral, während die knöcherne Schale peripher angeordnet ist. Das Interstitium enthält in der Regel junges Bindegewebe mit massenhaft Grundsubstanz, die reich an sauren Mukopolysacchariden ist, und spärliche Infiltrate aus Histiozyten, Plasmazellen und vor allem Lymphozyten[15-17].

Differentialdiagnose

Differentialdiagnostisch sind die

• *noduläre Fasziitis* (oder pseudosarkomatöse Fasziitis) und die

• *proliferative Myositis* abzugrenzen, gutartige Veränderungen, die nicht mit Sarkomen verwechselt werden dürfen[16].

Literatur

1.–14. Weiterführende Literatur (▷ S. 420)
15. Azmy A, Bensted JPM, Eckstein HB (1979) Myositis ossificans progressiva. Z Kinderchir 26: 252–258
16. Enzinger FM, Weiss SW (1983) Soft tissue tumors. C. V. Mosby, St. Louis, Toronto, London 840 p
17. Lagier R, Cox JN (1975) Pseudomalignant myositis ossificans. A pathological study of eight cases. Hum Path 6: 653–665

Fehlbildungen

Angeborene Muskeldefekte oder -aplasien

Sie sind zu unterscheiden von inkonstant vorkommenden Muskeln wie z. B. dem Palmaris longus (sogenannte *Muskelvarietäten*), die sich funktionell nicht bemerkbar machen. Angeborene Muskeldefekte treten in der Regel *einseitig* und *fast immer sporadisch* auf. Am häufigsten fehlt der M. pectoralis. Doch kann nahezu jeder Muskel fehlen[2]. Meistens fehlt nur ein Teil des Muskels. Defekte der Bauchmuskulatur und des Zwerchfells können schwerwiegende Folgen haben. Echte Defekte sind in der Regel einseitig und meistens als Aplasien anzusehen; doppelseitige „Defekte" beruhen vermutlich auf fetalen Atrophien. Vereinzelt sind *familiäre Fälle* beschrieben worden. Angeborene Defekte im Bereich der Gesichtsmuskulatur können, müssen aber nicht, auf einer Aplasie der zugehörigen motorischen Hirnnervenkerne beruhen (▷ Möbius-Syndrom, S. 470).

Verschiedene Muskeldefekte sind gelegentlich mit anderen Fehlbildungen vergesellschaftet (z.B. einseitiges Fehlen der Mamma bei Aplasie des M. pectoralis).

Hetero- oder Ektopien quergestreifter Muskelfasern

Sie kommen nur selten vor und bleiben asymptomatisch, wenn sie nicht in Verbindung mit Rhabdomyomen oder Rhabdomyosarkomen auftreten. So sind quergestreifte Muskelfasern z.B. in den Leptomeningen beobachtet worden. Als *Ursprungsgewebe* werden undifferenzierte perivaskuläre Mesenchymzellen diskutiert. Oder man nimmt einen „dysembryogenetischen" Prozeß an oder eine Metaplasie aus glatten Muskelzellen[11].

Myopathien bei endokrinen Erkrankungen

Myopathien kommen bei verschiedenartigen endokrinen Erkrankungen vor. Die Muskelbeteiligung ist vielfach nur eine Nebenlokalisation der Erkrankung; in anderen Fällen stehen die Muskelsymptome im Vordergrund und können zur Diagnose der zugrundeliegenden Krankheit, z.B. einer Thyreotoxikose, führen. Eine Behandlung der hormonellen Grundkrankheit führt in der Regel zu einer vollständigen Wiederherstellung der Muskelfunktion[1].

Erkrankungen der Schilddrüse

Hierbei können mehr oder weniger schwere Myopathien sowohl bei der
● *Thyreotoxikose* (1. eine chronische und akute Myopathie, 2. Myasthenia gravis, 3. eine periodische Paralyse und 4. eine exophthalmische Ophthalmoplegie)[1] als auch beim
● *Myxödem* (1. eine Gliedergürtelmyopathie, 2. das Kocher-Debré-Semelaigne- sowie das davon nicht immer abgrenzbare Hoffmann-Syndrom und 3. eine Neuromyopathie) vorkommen[11].

Bei der hypothyreotischen Myopathie ließen sich mit Hilfe *perkutaner Nadelbiopsien* aus dem M. vastus lateralis eine selektive Typ 2-Faseratrophie und eine zahlenmäßige Reduktion dieses Fasertyps sowie eine vermehrte Anzahl zentraler Kerne nachweisen. Sowohl die Typ 2-Faseratrophie als auch die zahlenmäßige Verringerung der Typ 2-Fasern und die vermehrte Zahl zentralständiger Kerne bildeten sich während der Behandlung mit L-Thyroxin in Richtung der Normalwerte zurück[18]. Gelegentlich kann es auch zu einer ausgeprägten peripheren Neuropathie mit entsprechenden Zeichen einer Denervationsatrophie im Muskel kommen. Bei der *Hyperthyreose* sind die muskelbioptischen Befunde uncharakteristisch und in der Regel wenig ausgeprägt.

Hyper- und Hypoparathyreoidismus

Eine selektive Typ 2-Faseratrophie ließ sich auch beim

● *primären* und *sekundären Hyperparathyreoidismus* nachweisen[19]. Beim
● *tertiären Hyperparathyreoidismus* haben wir feinstrukturell im muskulären Abschnitt der motorischen Endplatte Ablagerungen von Kalziumsalzen beobachtet[21]. Die Veränderungen beim
● *Hypoparathyreoidismus* einschließlich der *Tetanie* sind nur unvollständig untersucht (Verminderung des Glykogengehaltes und der Phosphorylaseaktivität); sie sind reversibler Art[11].

Hypophysenfunktionsstörungen

Sie sind oft mit Störungen der Nebennierenrindenfunktion verbunden, so daß die Myopathie beim *Cushing-Syndrom,* bei der *Addisonschen Krankheit* und der *Steroidtherapie* manchmal schwer abzugrenzen sind. Während es bei der
● *Hypophysenunterfunktion* zu einer allgemeinen Muskelatrophie kommt, ohne weitere Zeichen einer Myopathie, sind bei der
● *Hypophysenüberfunktion (Hyperpituitarismus)* verschiedene Zeichen einer Myopathie beobachtet worden. Bei der
● *Kortikosteroidmyopathie* findet sich u.a. eine selektive Typ 2-Faseratrophie[16,20].
● Die experimentelle Applikation von *Testosteron* und *Anabolika* führt vor allem zu einem raschen Anstieg der Gesamtmengen an kontraktilem Protein mit deutlicher Vermehrung der Ribosomen. Eine *Kastration* verursacht demgegenüber im Experiment vor allem eine Verminderung der paranukleären Ribosomen[17].

Diabetes mellitus

Die sogenannte *diabetische Amyotrophie* ist überwiegend als Folge einer diabetischen Polyneuropathie anzusehen; doch gibt es experimentelle Hinweise auf eine unmittelbar diabetisch bedingte Myopathie[15,22]. Auch sind hier die auffälligen Verbreiterungen der Basalmembranen um die Muskelkapillaren als Ausdruck der diabetischen Angiopathie zu nennen, da sie bereits lichtmikroskopisch (zumal in Semidünnschnitten) gut erkannt werden können. Perikapilläre Basalmembranverbreiterungen und -reduplikationen sind allerdings nicht spezifisch; sie kommen bei zahlreichen verschiedenen Prozessen vor, insbesondere bei entzündlichen Erkrankungen, namentlich Gefäß-Bindegewebserkrankungen, bei Hypothyreose, Alkoholismus sowie spinalen und neuralen Muskelatrophien[11].

Literatur

1.–14. Weiterführende Literatur (▷ S. 420)
15. Bestetti G, Zemp C, Probst D, Rossi GL. Neuropathy and myopathy in the diaphragma of rats after 12 months of streptozotocin-induced diabetes mellitus. A light-, electron microscopic and morphometric study. Acta neuropath (Berl) 55: 11–20

16. Clark AF, Vignos PJ (1979) Experimental corticosteroid myopathy: Effect on myofibrillar ATPase activity and protein degradation. Muscle & Nerve 2: 265–273
17. Hanzlikova V, Gutman E (1978) Effect of castration and testosterone administration on the neuromuscular junction in the levator ani muscle of the rat. Cell Tiss Res 189: 155–166
18. McKeran RO, Slavin G, Ward P, Paul E, Mair WGP (1980) Hypothyroid myopathy. A clinical and pathological study. J Path 132: 35–54
19. Patten BM, Bilezikian JP, Mallette LE, Prince A, Engel WK, Aurbach GD (1974) Neuromuscular disease in primary hyperparathyreoidism. Ann intern Med 80: 182–193
20. Pleasure DE, Walsh GO, Engel WK (1970) Atrophy of skeletal muscle in patients with Cushing's syndrome. Arch neurol (Chic) 22: 118–125
21. Schröder JM, Krämer G, Rothmund M, Hopf HC (1981) Selektive Kalksalzablagerungen in der motorischen Endplatte bei Hyperparathyreoidismus. Act Neurol 8: 124–126
22. Vassilopoulos D, Lumb EM, Corrall RJM, Emery AEH (1976) Muscle karyometry in diabetic neuropathy. J Neurol 213: 257–261

Nutritive Myopathien

Ätiologie, Pathogenese

Aufgrund verschiedenartiger Diätmangelsituationen kann es zu ernährungsbedingten Myopathien kommen. Myopathien, die durch einen Mangel an Kalium, Magnesium, Phosphat, Thiamin und Vitamin C hervorgerufen werden, sind sowohl bei Menschen als auch bei Tieren beobachtet worden. Experimentell lassen sich außerdem Myopathien durch Mangel an Vitamin E, Cholin oder Biotin, Selen oder Jod und schwefelhaltiger Aminosäuren, namentlich Methionin und Zystin, hervorrufen[19]. Die praktisch wichtigste und häufigste ernährungsbedingte Myopathie ist nach der Hungeratrophie zweifellos die *akute und chronische alkoholische Myopathie* oder Muskelatrophie[15,16,18].

Morphologie

Histopathologisch findet sich bei der *akuten alkoholischen Myopathie* ein gleichförmiges Bild mit Muskelfasernekrosen und interstitiellen Reaktionen. Im *chronischen Stadium* überwiegen neurogene Muskelfaseratrophien und andere Veränderungen aufgrund einer alkoholischen Polyneuropathie[11].

Paraneoplastische Myopathien

Bestimmte neuromuskuläre Syndrome sind auf nichtmetastatische Karzinomwirkungen unbekannter Art zurückzuführen. Die häufigste Muskelkrankheit, die in Verbindung mit einem Karzinom auftritt, ist wahrscheinlich das
• *pseudomyasthenisch-myopathische Syndrom* (Lambert-Eaton-Syndrom)[17]. Dabei sind die histopathologischen Veränderungen im Muskel unspezifisch und geringgradig im Verhältnis zur klinischen Funktionsstörung. Es sei die kalziumabhängige Azetylcholinabgabe durch Nervenimpulse gestört (▷ S. 464).

Das gleichzeitige Vorkommen einer destruktiven Muskelläsion zusammen mit einer
• *Dermatomyositis* oder *Polymyositis* bei malignen Neoplasmen ist ebenfalls beobachtet worden, gelegentlich auch eine
• *denervationsbedingte Atrophie*. Davon abzugrenzen sind Fälle mit
• *akuter nekrotisierender Myopathie*[20,21]. Eine gesicherte Erklärung für die ätiologische Verknüpfung zwischen Karzinom und Myopathie oder Neuropathie gibt es bisher nicht[11].

Literatur

1.–14. Weiterführende Literatur (▷ S. 420)
15. Faris AA, Reyes MG (1971) Reappraisal of alcoholic myopathy. J Neurol Neurosurg Psychiat 34: 86–92
16. Hed R, Lundmark C, Fahlgren H, Onell S (1962) Acute muscular syndrome in chronic alcoholism. Acta med scand 171: 585–599
17. Lambert EH, Eaton LM, Rooke ED (1956) Defect of neuromuscular conduction associated with malignant neoplasms. Amer J Physiol 187: 612–613

18. Juntunen J, Teräväinen H, Eriksson K, Larsen A, Hillbom M (1979) Peripheral neuropathy and myopathy. An experimental study of rats on alcohol and variable dietary thiamine. Virchows Arch A Path Anat Histol 383: 241–252
19. Rosman NP, Schapiro MB, Haddow JE (1978) Muscle weakness caused by an iodine-deficient diet: investigation of a nutritional myopathy. J Neuropath exp Neurol 2: 192–211
20. Shy GM, Silverstein I (1965) A study of the effects upon the motor unit by remote malignancy. Brain 88: 515–528
21. Urich H, Wilkinson M (1970) Necrosis of muscle with carcinomas: myositis or myopathy? J Neurol Neurosurg Psychiat 33: 398–407

Toxische Myopathien

Ätiologie, Pathogenese

Zu den toxischen Substanzen, die eine Myopathie auslösen können, gehören vor allem Alkohol (▷ S. 449) und zahlreiche Medikamente. Schwere, medikamentös ausgelöste Myopathien sind selten; doch kommen mildere Erkrankungsformen vermutlich häufiger vor als allgemein angenommen wird. Auch medikamentös bedingte Neuropathien führen zu einer Muskelschwäche. Außerdem gibt es Substanzen, die sowohl eine Neuropathie als auch eine Myopathie induzieren (z. B. *Chloroquin, Vincristin, Perhexilinmaleat, Alkohol* u. a.) (Tabelle 4.2)[11,15].

Eine fokale Myopathie läßt sich auch durch intramuskuläre Injektionen auslösen (*„Nadelmyopathie"*). Eine *fokale Muskelfibrose mit Kontrakturen* kann aus der Injektion von *Opiaten* und *Antibiotika* resultieren. Muskelfasernekrosen und -degenerationszeichen werden nach *Clofibrat, Epsilon-Aminokapronsäure, Emetin, Heroin* und *Alkohol* beobachtet. Eine vakuoläre Myopathie mit Nekrosen und Regenerationszeichen läßt sich durch *Diuretika, Purgativa, Süßholzextrakte, Carbenoxolon* und *Amphotericin B* auslösen. *Kortikosteroide* führen zu einer Typ 2-Faseratrophie (▷ S. 448) u. a.

Myasthenische Syndrome sind durch *Aminoglykoside, Polymyxine, Tetracycline, Succinylcholin, D-Penicillamin, Propranolol, Practolol* und andere *Betablocker* auszulösen. Ein myotonisches Syndrom läßt sich durch *20,25-Diazacholesterin, Suxamethonium, Propranolol* und *2,4-Dichlorphenoxyacetat* auslösen.

Morphologie

Mikroskopisch lassen sich dabei u. a. unspezifische Einzelfasernekrosen feststellen. (Auf die Auslösung einer malignen Hyperthermie mit Anästhetika wurde bereits oben hingewiesen.) (▷ auch *Endokrine Myopathien, Tetanus, Botulismus* und *Erkrankungen der motorischen Endplatte*).

Literatur

1.–14. Weiterführende Literatur (▷ S. 420)
15. Lane RJM, Mastaglia FL (1978) Drug-induced myopathies in man. Lancet II: 562–565

Traumatische und ischämische Muskelläsionen

Muskelkater

Die häufigste mechanische Muskelschädigung stellt wahrscheinlich der sogenannte Muskelkater dar. Die herrschende Auffassung, der Muskelkater sei auf eine Anhäufung von sauren Stoffwechselprodukten im Muskel nach einer Überanstrengung zurückzuführen, ist überholt; denn die anfallenden Salze der Milchsäure verschwinden spätestens nach einer Stunde vollständig aus dem Muskel und aus dem zirkulierenden Blut. Der typische Muskelkater tritt 24 bis 48 Stunden nach einer meistens relativ starken Muskelbeanspruchung auf, und zwar vorwiegend bei untrainierten Personen. Dabei ist eine unkoordinierte Kontraktion der einzelnen Muskelfasern offenbar die Ursache für *kleinste Verletzungen der Fasern selbst oder wenigstens des sie begleitenden Bindegewebes.* Für die letztere Auffassung spricht die Tatsache, daß bei ausgeprägtem Muskelkater im Urin eine *vermehrte Ausscheidung von Prolin und Hydroxyprolin* nachweisbar ist als Zeichen für eine gesteigerte Bindegewebstransformation im Sinne von Heilungsprozessen[15]. Jede Mikroverletzung ist vermutlich mit einem umschriebenen Ödem und reaktiven Spasmen der umgebenden Muskelfasern verbunden, was wiederum zu Versteifungen und Schmerzen der betroffenen Muskelgruppe führen muß.

Muskelquetschung

Durch eine Muskelquetschung kann es zu einer *fokalen Nekrose* kommen, in deren Nachbarschaft sich sogenannte *Kontraktionsknoten* aus kontrahierten Myofibrillen im angrenzenden Abschnitt der geschädigten Muskelfaser ausbilden. Der nekrotische Bezirk wird anschließend von „Entzündungszellen" infiltriert und phagozytiert.

Tabelle 4.2. Medikamentös bedingte Myopathien. (Aus Schröder 1982)

Erkrankung	Pharmaka	Klinische Symptome	Serumenzyme	Myoglo-binurie	Histopathologie
Fokale Myopathie	Intramuskuläre Injektion		Leicht erhöht		Fokale Nekrosen („Nadelmyopathie")
Muskelfibrose mit Kontrakturen	Pethidin (Opiate und andere Suchtmittel). Antibiotika	Indurationsnarbe und Kontraktur im injizierten Muskel	In der Regel normal	–	Ausgeprägte Fibrose und myopathische Veränderungen in der injizierten Region
Akute/subakute schmerzhafte proximale Myopathie	Clofibrat, E-Amino-kapronsäure, Emetin, Heroin, Alkohol	Muskelschmerz, Schlaffheit, proximale oder generalisierte Schwäche: Reflexe erhalten	Mäßig erhöht		Nekrosen, Regeneration
	Vincristin	Proximale Schmerzen, Atrophie, Schwäche; Reflexe fehlen	?	–	
	Hypokaliämie-auslösende Pharmaka: Diuretika, Purgativa, Süßholzextrakte, Carbenoxolon, Amphotericin B	Evtl. periodische Schwäche; Reflexe können vermindert sein oder fehlen	Mäßig erhöht	+/–	Vakuoläre Myopathie, Nekrosen/Regeneration
	Clofibrid, Isotherin, Danazol, Cimetidin, Metolazon, Bumetanid, Lithium, Zytotoxine	Myalgien, Muskelkrämpfe, Myokymien, Schwäche	?	?	?
Akute Rhabdomyolyse	Heroin, Amphetamin, Phencyclidin, Alkohol	Starke Muskelschmerzen, Schlaffheit, Schwellungen, schlaffe Tetraparese, Areflexie, starke Myoglobinurie, Niereninsuffizienz	Stark erhöht	+++	
Subakute/chronische Myopathie	Kortikosteroide	Vorwiegend proximale Muskelschwäche	Normal	–	Typ 2-Faseratrophie
Proximale Myopathie	Chloroquin Alkohol, Heroin, Perhexilin	Reflexe können ausgefallen sein aufgrund einer gleichzeitigen Neuropathie	Normal	–	Vakuoläre Myopathie Unspezifische myopathische Veränderungen
	Medikamente, die eine Hypokaliämie verursachen	Evtl. periodische Schwäche, Reflexe können abgeschwächt sein oder fehlen	Mäßig erhöht	+/–	Vakuoläre Myopathie, Nekrosen/Regeneration
Myasthenische Syndrome	Aminoglykoside, Polymyxine, Tetracycline, Succinylcholin, D-Penicillamin, Propranolol, Practolol Andere Beta-Blocker? Phenytoin, Chlorpromazin, Procainamid, Trimethadon	Postoperative Apnoe; okulo-bulbäre und Extremitätenparalyse Typische Myasthenia gravis Auslösung einer klassischen Myasthenia gravis	Normal	–	?
Polymyositis/ Dermatomyositis	D-Penicillamin	Proximale Muskelschmerzen, Schwäche, Hautveränderungen	Mäßig erhöht	–	Nekrosen, Regeneration, entzündliche Infiltrate
Myotonisches Syndrom	20,25-Diazacholesterin, Suxamethonium, Propranolol (u.a. Beta-Blocker?), 2,4-Dichlorphenoxyacetat	Myotonie	Normal	–	Einzelfasernekrosen u.a.
Maligne Hyperthermie	Suxamethonium, Halothane, Diethyläther, Zyklopropan, Chloroform, Methoxyfluran, Ketamin, Enfluran, Psychotropica	Rigidität, Hyperpyrexie, Azidose, Hyperkaliämie, disseminierte intravaskuläre Koagulation, Nierenversagen	Stark erhöht (leicht erhöht bei Risikopatienten)	+++	Nekrosen (verschiedenartige Anomalien bei Risikopatienten, z.B. „Central cores")

Nachdem in den ersten zwei Tagen die Hauptteile des nekrotischen Materials abtransportiert worden sind, finden sich Zeichen einer regenerativen Aktivität. Ein Teil der „Entzündungszellen" entsteht durch mitotische Teilung der Satellitenzellen an der Peripherie der Muskelfasern. Bereits drei bis vier Tage nach einer Verletzung sind in diesen Zellen verschiedene Stadien der Myofibrillenbildung zu erkennen.

In der Nachbarschaft der Läsionen erscheinen die Kerne der Muskelfasern vergrößert; sie zeichnen sich durch einen großen Nukleolus aus. Anhaltspunkte für eine Neubildung von Kernen im perinukleären Sarkoplasma bestehen nicht; bisher sind keine Mitosen der Muskelfaserkerne, sondern nur Mitosen der Satellitenzellen beobachtet worden[20]. Die aus den Satellitenzellen entstandenen Myoblasten vermehren sich weiter mitotisch und bilden innerhalb von drei bis vier Tagen nach der Verletzung durch Fusion vielkernige Myotuben, die sich wiederum durch Fusion der Plasmamembranen mit der geschädigten, präexistenten Muskelfaser verbinden[18,19,20].

Die *Vermehrung der Muskelfaserkerne* in den Sarkoplasmaknospen am Rand einer Schädigungszone ist durch Wanderung und nicht durch eine amitotische Kernvermehrung zu erklären; denn pro Millimeter finden sich schon normalerweise etwa 80 bis 90 Kerne in einer Muskelfaser; davon gehören etwa $\frac{1}{10}$ zu den Satellitenzellen[11].

Wenn die Ausdehnung der Nekrose nicht so groß ist, verbinden sich viele der auswachsenden Muskelknospen der einen Seite mit denen der anderen Seite der Lücke, so daß nach drei Wochen ein großer Teil der Verletzung ausgeheilt ist. Wenn die Kontaktführung durch die endomysialen Schläuche, d.h. durch die Basalmembranen mit dem umgebenden endomysialen Bindegewebe, gestört ist, resultiert eine beträchtliche Verletzung der regenerierenden Muskelfasern. Mehrere Sprosse können sich durch die Lücke hindurch mit der Gegenseite verbinden. Wenn solche Fasern reifen, entsteht der Eindruck einer Aufsplitterung in Tochterfasern. Die erfolgreichen Zweige der Muskelknospen füllen sich mit Myofibrillen, während erfolglose Zweige degenerative Veränderungen zeigen und vakuolisiert werden, Kernpyknosen aufweisen und resorbiert werden[1].

Nach sechs Wochen ist die mittlere Größe der neugebildeten Muskelfasern normal; doch ist die Abweichung der Faserdurchmesser vom Mittelwert erhöht, und zentrale Kerne sowie Aufsplitterungen und Verzweigungen bleiben als Zeichen einer vorausgegangenen Schädigung bestehen.

Muskelriß

Muskelrisse treten am häufigsten nach stärkeren Belastungen untrainierter Personen oder bei heftigen Kontraktionen bestimmter Muskeln auf (▷ Abb. 4.7 e u. f). Durch die Vorwölbung des Muskelbauches bei einem Riß in der darüber gelegenen Faszie und im

Epimysium können *Muskelhernien* auftreten, die sich als ein weicher elastischer Tumor unter der Haut bemerkbar machen[1].

Anämischer Muskelinfarkt

Ein Infarkt des Skelettmuskels allein, ohne Gangrän, ist ausgesprochen selten, vermutlich wegen der reichlichen Kollateralgefäßversorgung des Muskels[16]. *Klinisch* steht ein plötzlicher Schmerz und eine Schwellung des infarzierten Muskels im Vordergrund.

Mikroskopisch finden sich im ischämischen Herd nekrotische Muskelfasern mit zerfallenden Kernen und fragmentierten Myofibrillen. Auch die Kerne des Endomysiums gehen zugrunde, während das Bindegewebsgerüst aus Basalmembranen und kollagenen Fasern erhalten bleibt (▷ Abb. 4.7 c u. d). Auf die Nekrose folgt ein Ödem des endomysialen Gewebes und später eine Invasion durch eine große Zahl neutrophiler Leukozyten und einiger Histiozyten. Die Zellinfiltrate treten zuerst an der Grenze zwischen nekrotischem und normalem Muskel auf. Es folgt eine massive Phagozytose der kontraktilen Substanz der abgestorbenen Muskelfasern und eine Proliferation der Fibroblasten. Die neuen Muskelfasern wachsen entlang der endomysialen Schläuche vor und ersetzen die abgestorbenen in gleichem Maße wie diese aufgelöst und phagozytiert werden. Die longitudinale Wachstumsgeschwindigkeit der regenerierenden Fasern wird mit 1–1,5 mm pro Tag angegeben[1,11].

Claudicatio intermittens

In Muskelbiopsien aus den unteren Extremitäten von Patienten mit Claudicatio intermittens fanden sich vielfach hypertrophische, atrophische, nekrotische und phagozytierte Fasern sowie andere Formen mikroskopisch erkennbarer Faserdegenerationen nebeneinander. Der Schweregrad der pathologischen Veränderungen korrelierte mit dem klinischen Schweregrad der Claudicatio[21].

Volkmannsche ischämische Kontraktur

Die sogenannte Volkmannsche ischämische Kontraktur wird auf eine Unterbrechung der arteriellen Blutversorgung durch *enge Bandagen oder Schienen* zurückgeführt. Sie sei selten und träte nur bei 8 unter 21000 Frakturen auf[11]. Auch venöse Gefäßverschlüsse sind diskutiert worden[1]. Am häufigsten ist der M. tibialis anterior betroffen. Dieser Muskel ist allseitig von Knochen bzw. Faszien umschlossen. Man spricht daher auch von *Muskellogensyndrom* (▷ Abb. 4.7 c u. d).

Torticollis (Schiefhals)

Auch der Torticollis ist in seiner *kongenitalen Form* vermutlich auf einen arteriellen oder venösen Gefäßverschluß zurückzuführen mit Infarktnekrose des Muskels und späterer Fibrose. Doch gibt es zahlreiche andere Ursachen für die Entstehung eines Schiefhalses (Schonhaltung, Affektionen der Halswirbelsäule, Tumoren des Nervensystems, psychogener Schiefhals etc.)[17].

Literatur

1.–14. Weiterführende Literatur (▷ S. 420)
15. Abraham WA (1977) Factors in delayed muscle soreness. Med Sci Sports 9: 11–20
16. Banker BQ, Chester CS (1973) Infarction of thigh muscle in the diabetic patient. Neurology (Minneap) 23: 667–677
17. Boltshauser E (1976) Differentialdiagnose des Torticollis im Kindesalter. Schweiz med Wschr 106: 1261–1264
18. Reznik M (1970) Satellite cells, myoblasts, and skeletal muscle regeneration. In: Mauro A, Shafiq SA, Milhorat AT (eds) Intern Congr Series No 218. Excerpta Medica, Amsterdam pp 133–153
19. Schmalbruch H (1976) Muscle fibre splitting and regeneration in diseased human muscle. Neuropathol appl Neurobiol 2: 3–19
20. Shafiq SA (1970) Satellite cells and fiber nuclei in muscle regeneration. In: Mauro A, Shafiq SA, Milhorat AT (eds) Intern Congr Series No 218 Excerpta Medica, Amsterdam pp 122–132
21. Teräväinen H (1977) Striated muscle ultrastructure in intermittent claudication. Arch Path Lab Med 101: 230–235

Entzündliche Myopathien

Klassifikation

Unter den entzündlichen Erkrankungen der Skelettmuskulatur sind die *infektiösen,* durch Viren, Bakterien, Parasiten und andere Erreger bedingten von den wesentlich häufigeren, *offenkundig nichtinfektiösen,* im Rahmen von *Autoaggressionskrankheiten* oder *anderen immunogenetischen Erkrankungen* auftretenden Prozessen zu unterscheiden (Polymyositis und Dermatomyositis, interstitielle Myositiden bei Gefäß-Bindegewebserkrankungen, resp. Kollagenosen, fokale Myositis, Myositis orbitalis, eosinophile Myositis, Polymyalgia rheumatica u. a.). Außerdem sind seltene, *granulomatöse* Entzündungen und andere, mit entzündlichen Begleitphänomen einhergehende Erkrankungen *ungeklärter Ätiologie (proliferative Myositis)* abzugrenzen, die zumindest histopathologisch wohldefiniert sind[11].

Infektiöse Myositiden

Virusmyositiden

Neben zweifelsfrei durch Virusinfektionen ausgelösten Myositiden *(Bornholmsche Krankheit bzw.* Coxsackie-Virus-B-Infektion, *Influenzavirus-Myositis)* gibt es solche, bei denen zwar Viren oder virusähnliche Korpuskel elektronenmikroskopisch nachgewiesen worden sind, bei denen aber die Virusgenese der Myositis nicht erwiesen ist (*„Einschlußkörpermyositiden"*: Myositiden mit filamentösen Einschlüssen: Myxoviren[19,31]? Paramyxoviren[24]? – Myositiden mit granulären Einschlüssen: Papovaviren[15]? Picornaviren?)[25].

Bis heute ist bei den letzteren, fraglichen Viruskrankheiten kein Virus durch Isolation, Immunofluoreszenz, wiederholte Tierpassagen oder Gewebekulturen identifiziert worden[11].

Bakterielle Myositiden

Das normale Muskelgewebe ist gegenüber einer bakteriellen Infektion resistent, so daß *eitrige Myositiden selten* sind. Auch *hämatogene Abszesse* bei Septikämie bzw. durch septische Emboli sind im Muskel im Unterschied zu den Abszessen in zahlreichen anderen Organen *extrem selten*. Andererseits können sich durchaus eitrige Myositiden in der Nachbarschaft eines Dekubitus oder infizierter Wunden entwickeln. Spritzenabszesse sind in der Regel auf *Staphylokokken* oder *Streptokokken zurückzuführen*[1].

Morphologie

Mikroskopisch findet sich im akuten Stadium einer eitrigen Myositis ein Ödem mit zelliger Infiltration vor allem durch neutrophile Leukozyten. Später treten zunehmend mehr Lymphozyten und Plasmazellen hinzu, vereinzelt auch eosinophile Leukozyten, außerdem Makrophagen, proliferierende Fibroblasten und Kapillaren. Der entzündliche Prozeß kann sich phlegmonös als eitrige interstitielle Entzündung ausbreiten oder es kommt durch bindegewebige Kapselbildung zu einem Abszeß, der gegenüber dem benachbarten Muskelgewebe abgegrenzt ist.

Sonderformen

Als Sonderformen einer bakteriellen Myositis sind die *tuberkulöse,* die *lepromatöse* und *syphilitische Myositis* sowie die *Myositis bei Morbus Whipple* abzugrenzen.

Als weitere bakterielle, durch anaerobe Klostridien ausgelöste schwere Erkrankungen mit Beteiligung des Skelettmuskels sind neben *Gasbrand* (Clostridium perfringens, Novyi et septicum), der *Tetanus* (Clostridium tetani) und der *Botulismus* (Clostridium botulinum) zu nennen.

Das Toxin des *Clostridium tetani* wirkt wahrscheinlich vorwiegend auf die Vorderhörner des Rückenmarks, das Toxin des *Clostridium botulinum* auf die neuromuskuläre Endplatte (▷ S. 465).

Sowohl der Tetanus als auch der Botulismus sind aber im Unterschied zum Gasbrand nicht mit einer Myositis verbunden. Beide Erkrankungen sind auf Wirkungen des von den jeweiligen Klostridien unter anaeroben Bedingungen abgegebenen *Toxins* zurückzuführen.

Myositis durch Parasiten

Am häufigsten ist die durch einen Fadenwurm (Nematodenart), die *Trichinella spiralis*, verursachte *Trichinose*.

Trichinose

Epidemiologie
Erkrankungen an Trichinose sind in Deutschland selten geworden, seit auf Virchows Betreiben (1877) die *Trichinenschau* gesetzlich obligat geworden ist. Dennoch traten in diesem Jahrhundert etwa in jedem Dezennium eine kleinere oder größere Epidemie auf (etwa 23 Erkrankungen pro Jahr). Das Wildschwein stellt derzeit das größte Infektionsreservoir für die Menschen dar[38].

Ätiologie, Pathogenese
Die Trichinen werden durch rohes, geräuchertes oder gesalzenes (nicht aber durch gekochtes oder gebratenes) Fleisch oral übertragen. Im Magensaft lösen sich die Kapseln auf. Im Darm entwickeln sich innerhalb von 2 Tagen die geschlechtsreifen Würmer, wobei die Weibchen mit 3 bis 4 mm Länge größer sind als die 1,5 mm langen Männchen. Nach der Begattung dringt die Trichine in die Darmwand, von wo aus die Larven in die Chylusgefäße, in den Blutstrom und wieder in den Muskel gelangen. Weshalb die Trichinen bevorzugt in das Muskelgewebe eindringen, ist nicht geklärt[11].

Klinik
Die Inkubationszeit beträgt etwa 5 bis 31 Tage. Im Erkrankungsfall kommt es zu einem Rheumatismus-ähnlichen Muskelschmerz, Typhus-ähnlicher gastrointestinaler Symptomatik und anderen Symptomen. Etwa 30% der Erkrankungen verlaufen tödlich.

Morphologie
Die wichtigste Methode für die endgültige Diagnose ist der *histopathologische Nachweis* der eingedrungenen oder eingekapselten *Trichinella spiralis-Larven* im Skelettmuskel. Zusätzlich zu den üblichen histopathologischen Schnitten lassen sich auch Quetschpräparate vom Muskel verwenden. In der Regel sind Trichinenkonzentrationen von mehr als 1000/g Muskelgewebe tödlich[21].

Die Trichinen sind mikroskopisch an ihrer spiraligen Struktur gut zu erkennen. Sie werden von einer durch den Wirtsorganismus gebildeten Kapsel umhüllt, die im Verlaufe von Monaten verkalken kann. Dann sind die Trichinen bereits makroskopisch sichtbar. Um die Kapsel finden sich stellenweise geringfügige entzündliche Zellinfiltrate mit einzelnen Fremdkörperriesenzellen.

Beim Menschen bleibt die Larve lange Zeit am Leben; autoptisch sind lebende Larven noch 31 Jahre nach einer Infektion beobachtet worden.

Sonstige Muskel-Parasitosen

Gelegentlich kann es zu einem Befall des Muskels durch besondere Sporozoen kommen (Sarcosporidien); die Erkrankung wird als *Sarcosporidiose* bezeichnet. Sie weist Beziehungen zur Toxoplasmose auf. Auch die durch Trypanosomen auslösbare *Chagassche Krankheit* ist hier zu erwähnen[11].

Wahrscheinlich immunogenetische, „idiopathische" Myositiden

Zu dieser interessanten und häufigen Gruppe von Erkrankungen, die etwa *ein Drittel des üblichen muskelbioptischen Untersuchungsgutes* ausmacht, gehören einerseits die Polymyositis bzw. Dermatomyositis sowie die interstitiellen Myositiden, die bei verschiedenen Kollagenosen als muskuläre Begleiterkrankung auftreten können, und andererseits seltenere Erkrankungen, die als fokale Myositis, Myositis orbitalis, eosinophile Myositis und Polymyalgia rheumatica bezeichnet werden.

Polymyositis und Dermatomyositis

Definition

Die *Polymyositis* ist eine entzündliche Myopathie unbekannter Ätiologie, die als *Dermatomyositis* bezeichnet wird, sofern charakteristische Hautrötungen hinzukommen[17].

Diese Erkrankungen weisen Gemeinsamkeiten mit den Gefäß-Bindegewebskrankheiten (Kollagenosen) auf und werden daher in der Regel zu einer gemeinsamen Gruppe zusammengefaßt. Auffallend häufig soll eine Kombination mit malignen Neoplasmen vorkommen.

Ätiologie, Pathogenese
Zahlreiche Befunde sprechen dafür, daß bei vielen dieser Erkrankungen *gestörte Immunmechanismen*

eine Rolle spielen. Die Reaktion auf eine Behandlung mit Kortikosteroiden und Immunosuppressiva sowie der Zusammenhang mit Bindegewebserkrankungen sind Hinweise für diese Hypothese. Die experimentelle Reproduktion eines myositischen Prozesses mit Lymphozyteninfiltraten durch die Immunisierung mit heterologem Muskelgewebe zusammen mit Freundschem Adjuvans[22] und der Nachweis, daß Lymphozyten dieser Tiere[32] und von Patienten mit Polymyositis in Gewebekulturen Muskelgewebe zerstören[20,27], sowie die Übertragbarkeit dieser experimentell allergischen Polymyositis durch Lymphozyten aus dem Ductus thoracicus auf normale Ratten des gleichen Stammes sind direktere Anhaltspunkte dafür, daß ein *zellgebundener Immunmechanismus* zugrunde liegt.

Morphologie

Histopathologisch (Abb. 4.6a u. b) läßt sich in der Regel eine *interstitielle Myositis* einer *nicht-organspezifischen Autoimmunerkrankung* zuordnen, namentlich dem systemischen Lupus erythematodes, dem rheumatischen Fieber, der rheumatoiden Arthritis, der progressiven Sklerodermie, der Polyarteriitis nodosa und der Polymyopathie beim Sjögren-Syndrom. Diese interstitiellen Zellinfiltrate sind überwiegend perivaskuläre mononukleäre Zellinfiltrate (vorwiegend Lymphozyten und Plasmazellen), die nicht auf die benachbarten Muskelfasern übergreifen (Abb. 4.6b)[11].

Abzugrenzen sind folgende Formen:

- Im *Kindesalter,* aber auch im Erwachsenenalter, häufiger bei Frauen als bei Männern, gibt es eine *Dermatomyositis,* die muskelbioptisch durch ein abnormes Kapillarnetz mit aktiver Destruktion der Gefäße charakterisiert ist[15, 18]. Nahezu alle Fälle haben *elektronenmikroskopisch* nachweisbare „undulierende Tubuli" in den Endothelzellen. Im Kindesalter fällt häufig ein perifaszikuläres Muster der Muskelfaseratrophien[16] auf. Die Art und die herdförmige Verteilung der Muskelfaserschäden spricht dafür, daß es sich um *progressive Ischämieeffekte* handelt. Auch die bei älteren Patienten auftretende *Dermatomyositis bei malignen Tumorerkrankungen* soll hierher gehören.
- Eine *Polymyositis,* die nicht mit einer Verminderung der Zahl der Kapillaren verbunden ist und bei der in den Endothelien keine „undulierenden Tubuli" zu finden sind, ist durch eine Nekrose oder Regeneration von einzelnen Muskelfasern sowie mononukleäre Zellinfiltrate innerhalb der Faszikel (nicht perifaszikulär) charakterisiert (Abb. 4.6a)[18].

Demgegenüber finden sich bei der sogenannten
- *Einschlußkörpermyositis* entzündliche Infiltrate mit abnormen intranukleären und vor allem auch intrasarkoplasmatischen tubulär-filamentösen Einschlüssen (deren Spezifität als besonderes Myositiszeichen neuerdings zu bezweifeln ist) ohne einen Untergang von Kapillaren und ohne „undulierende Tubuli" in den Endothelien. Das Kapillarbett ist, wenn auch

nicht immer, vermehrt. Diese Form der Erkrankung ist in der Regel *langsam progressiv* und nicht mit malignen Neoplasmen korreliert. Das *männliche Geschlecht* ist bevorzugt erkrankt. *Hauptsymptom* ist die *Schwäche ohne Schmerzen.* Eine Dysphagie ist nur bei einzelnen Fällen beobachtet worden. Hautveränderungen oder andere Zeichen einer Gefäß-Bindegewebserkrankung oder immunologische Veränderungen kommen nicht vor[18].

Fokale Myositis

Unter dieser Bezeichnung wird eine klar von der Myositis ossificans und der proliferativen Myositis abgrenzbare klinisch-pathologische Krankheitseinheit bezeichnet, die durch einen *benignen entzündlichen Pseudotumor des Skelettmuskels* charakterisiert ist.

Histopathologisch finden sich lymphozytäre Infiltrate in den perimysialen und endomysialen Spalträumen, disseminierte Fasernekrosen und -regenerationen sowie eine interstitielle Fibrose. Der Prozeß bleibt *auf eine einzige Region begrenzt,* Zeichen einer Systemerkrankung werden nicht beobachtet. Makroskopisch können *Verwechslungen mit Tumoren* vorkommen. Der Prozeß rekurriert nicht. Die *Ätiologie* ist unklar[28,29].

Myositis orbitalis (Pseudotumor orbitae)

Der entzündliche Prozeß ist hier *selten auf die Muskeln begrenzt.* Meistens sind sämtliche Gewebeanteile der Orbita befallen, einschließlich des Fettgewebes, der Muskelhüllen, der extraokulären Nerven und des N. opticus, gelegentlich sogar die Sklera und die uvealen Anteile des Auges (▷ S. 372).

Histopathologisch kommt es darauf an, den gutartigen entzündlichen Pseudotumor von den nach eigenen Erfahrungen unter den Orbita-Tumoren keineswegs seltenen primären malignen Lymphomen der Orbita zu unterscheiden. Außerdem ist an die hyperthyreotische Ophthalmoplegie zu denken, die auch mit lymphatischen Zellinfiltraten in der Orbita einhergehen kann und pathogenetisch von der Myositis orbitalis wahrscheinlich schwer abgrenzbar ist.

Eosinophile Polymyositis

Ungewöhnlich zahlreiche Muskelfasernekrosen und regenerierende Fasern mit massenhaft eosinophilen Granulozyten (Abb. 4.7a u. b) finden sich gelegentlich ohne irgendeinen Hinweis auf eine parasitäre Erkrankung beim sogenannten *„hypereosinophilen Syndrom"*[11,34,35,36].

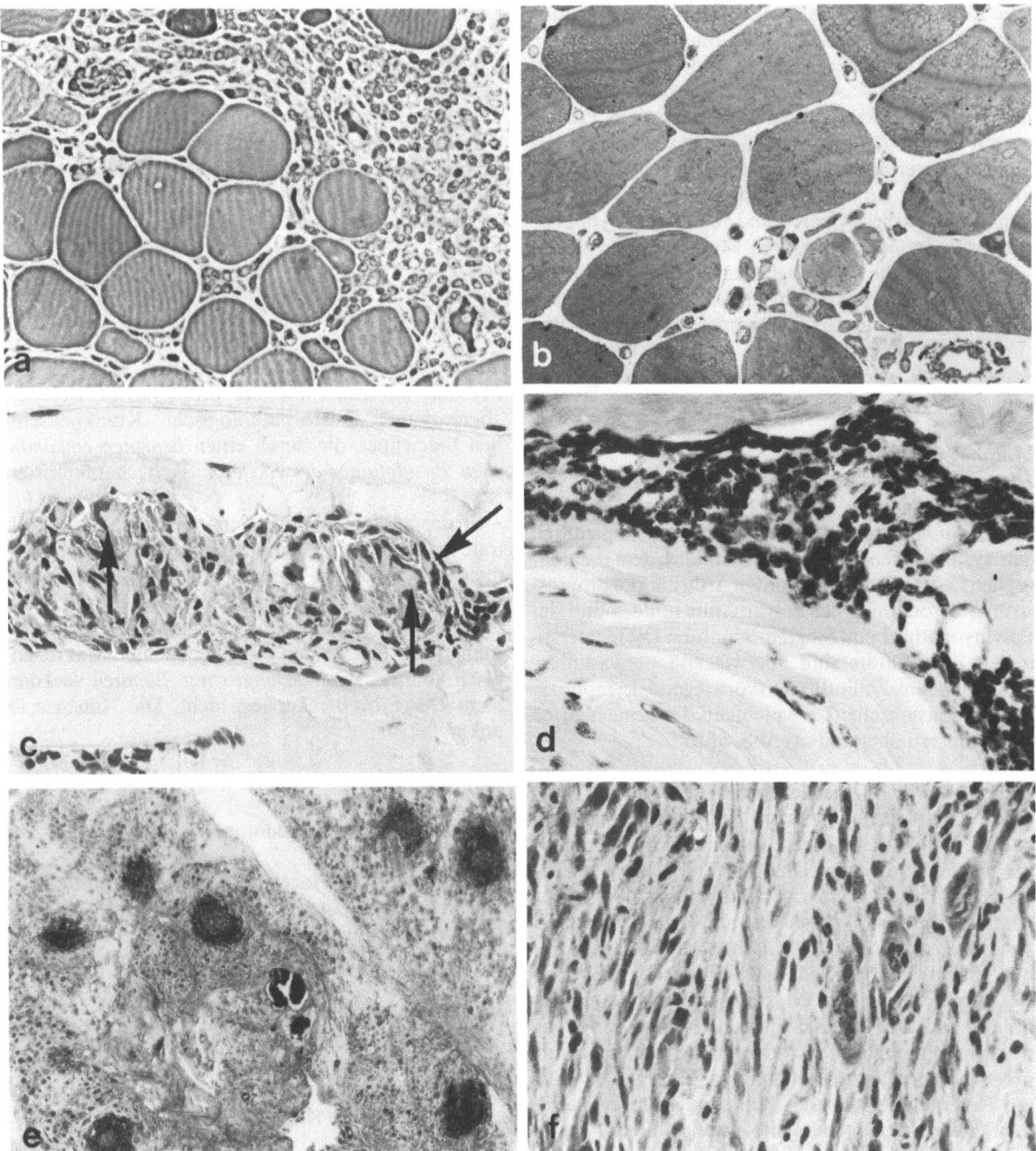

Abb. 4.6. a Dermatomyositis. M. biceps brachii eines 59-jährigen Mannes. Ausgeprägte perivaskuläre und endomysiale mononukleäre Zellinfiltrate mit Schädigung oder Atrophie einzelner benachbarter Muskelfasern. × 150. **b** Interstitielle Myositis bei systemischer Polyarthritis. M. quadriceps eines 66-jährigen Patienten. Spärliche perivaskuläre mononukleäre Zellinfiltrate, stellenweise auch zwischen den Muskelfasern. Letztere aber nur vereinzelt geschädigt. Perizyten des Gefäßes im Bild unten rechts z. T. pyknotisch. × 480. **c** Granulomatöse Myositis bei M. Boeck. Im Interstitium ein Granulom mit spärlichen Lymphozyten, einzelnen Plasmazellen und reichlich Epitheloidzellen. Mehrkernige Riesenzellen vom Langhans-Typ sind durch Pfeile gekennzeichnet. × 260. **d** Lymphoblastisches Lymphom. 5-jähriges Mädchen mit multiplen bläulichen subkutanen Her-

den und Muskelschmerzen. Interstitielle Infiltrate aus lymphoblastischen Zellelementen mit recht unterschiedlichen großen und verschieden dichten Kernen zwischen guterhaltenen Muskelfasern. × 340. **e** Hämangiom vom gemischten Typ mit kleinen und großen Gefäßen in der Oberschenkelmuskulatur eines 8½-jährigen Mädchens. Zwischen dissoziierten Muskelfasern unterschiedlich große Blutgefäße, reichlich Fettzellen und mehrere große Lymphfollikel. × 58. **f** Embryonales Rhabdomyosarkom in der Orbita eines 6-jährigen Jungen. Ausgeprägte Zellpolymorphie mit überwiegend länglichen oder spindelförmigen Zellen, oft in Zügen verschiedener Richtung angeordnet. Vereinzelt mehrkernige Tumorzellen. Querstreifung nur elektronenmikroskopisch nachweisbar. × 330

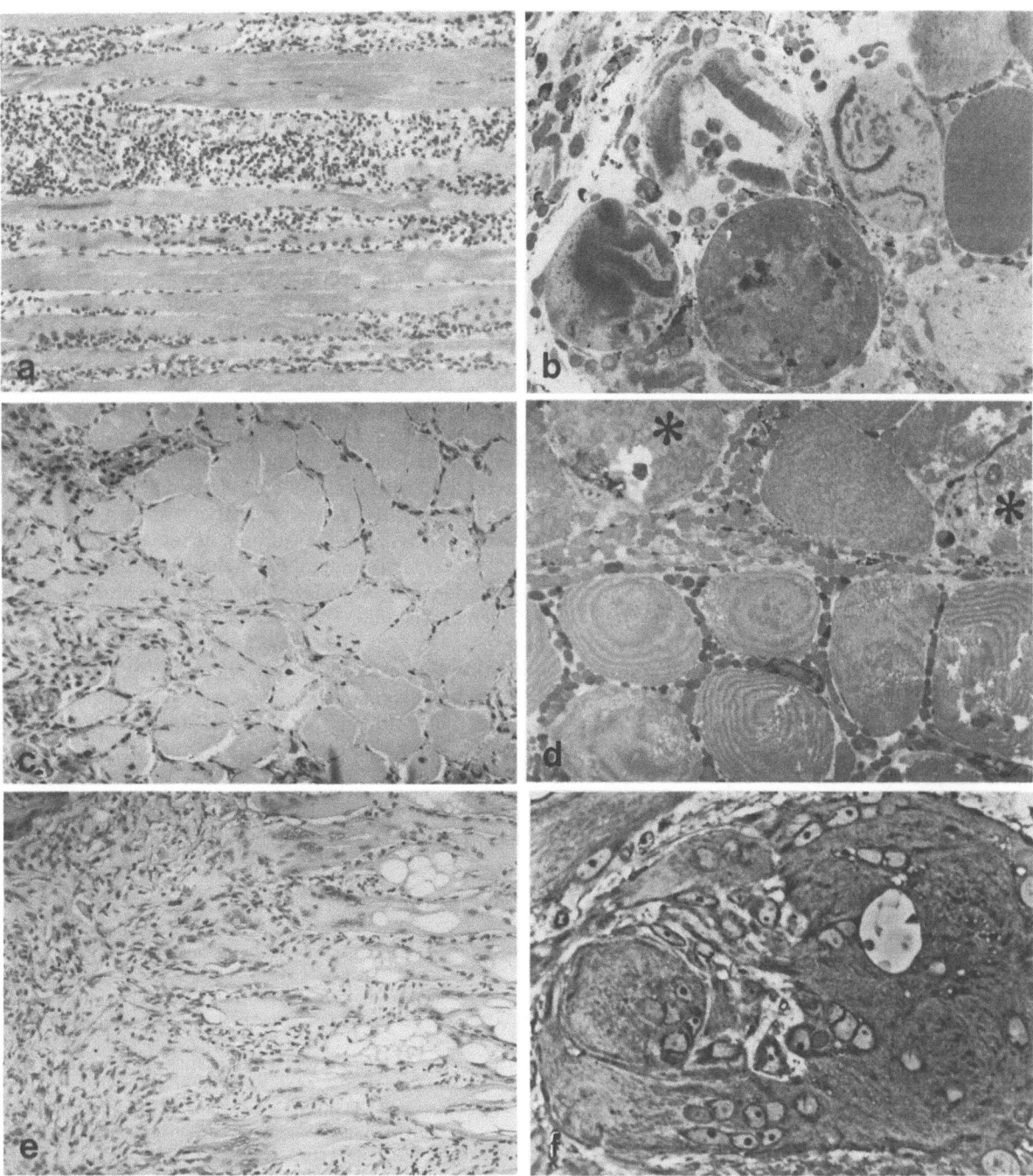

Abb. 4.7. a Eosinophile Myositis. Im Interstitium und auf die Muskelfasern übergreifend stellenweise massive granulozytäre Infiltrate, die ganz überwiegend aus Eosinophilen bestehen. × 230. **b** Gleicher Fall wie in *a*. Muskelfasern in verschiedenen Stadien der Nekrose und Infiltration mit eosinophilen Granulozyten. × 430. **c** Tibialis anterior-Syndrom. M. tibialis anterior eines 24-jährigen Mannes mit fraglicher Venenthrombose 16 Tage nach einem Trauma. Am Rand der Muskelnekrose Proliferation des endomysialen Bindegewebes mit zellreichen Kapillaren zwischen nekrotischen Muskelfasern. Die Kerne der letzteren aufgelöst oder entfärbt. Am Bildrand unten bereits myophagische

Reaktionen. HE × 128. **d** Gleicher Fall wie in *c*. Zwischen den nekrotischen Muskelfasern in einer hämorrhagischen Zone reichlich Erythrozyten. In zwei Fasern beginnende myophagische Reaktionen (∗). × 300. **e** Muskelriß im M. vastus lateralis eines 22-jährigen Mannes ca. 1 Monat nach einem Trauma. Frustran gegen eine Barriere von Granulationsgewebe regenerierende Muskelknospen mit zahlreichen Kernen und Vakuolen. HE × 104. **f** Gleicher Fall wie in *e*. Eine Muskelknospe mit zahlreichen Kernen, irregulär angeordneten Myofibrillen und einer Vakuole. × 416

Polymyalgia rheumatica

Dieses nosologisch unklare Krankheitsbild wird heute als ätiologisch ungeklärte entzündliche, gut auf Kortikoide ansprechende, gutartige, verschiedene Organe befallende Erkrankung des Präseniums und Seniums angesehen, die häufig mit einer klinisch inapparenten oder manifesten *Riesenzellarteriitis* (Arteriitis temporalis, entzündliches Aortenbogen-Syndrom) einhergeht[26].

Muskelbioptisch sind keine entzündlichen Gefäßveränderungen nachweisbar, doch kommen ausgeprägte perikapilläre Basalmembranverdickungen sowie eine selektive Typ 2 (2 B)-Faseratrophie vor[6,11].

Granulomatöse Myositiden

Grundsätzlich können alle granulomatösen Entzündungsprozesse auf den Muskel übergreifen; die *tuberkulöse, lepromatöse* und *syphilitische Myositis* wurden bereits bei den bakteriellen Myositiden erwähnt. Ebenso sind *Pilzgranulome* und eine Myositis bei *Morbus Whipple* zu nennen. Doch gibt es eine nicht durch bekannte Erreger ausgelöste granulomatöse Myositis, die durchaus und manchmal sogar bevorzugt den Muskel befällt: Das *Boecksche Sarkoid* (Sarkoidose; Boeck-Besnier-Schaumannsche Krankheit), auch als „benignes miliares Lupoid" oder „benigne Lymphogranulomatose" bezeichnet, ist charakterisiert durch die Bildung knötchenförmiger oder plaqueähnlicher Herde u.a. auch im Muskel. Die Sarkoidose des Muskels ist *relativ häufig,* doch kann sie *klinisch inapparent* auftreten. Die Läsionen sind spärlich verteilt, so daß *Serienschnitte* erforderlich sein können, um ein Granulom nachzuweisen. Neben asymptomatischen Formen und Formen mit tastbaren Knötchen gibt es Myopathien mit oder ohne Beteiligung anderer Organe. *Histopathologisch* bestehen die typischen Granulome aus gut abgegrenzten Knötchen mit Histiozyten und Epitheloidzellen, die von Bindegewebe umgeben sind. Eine Lymphozyteninfiltration ist in der Regel vorhanden, aber geringfügig. Langhanssche Riesenzellen sind häufig, aber Verkäsungsherde, wie sie bei der Tuberkulose gefunden werden, und Tuberkelbazillen sind nicht nachweisbar[30]. Die Granulome liegen im Bindegewebe des Muskels und verdrängen die Muskelfasern (Abb. 4.6 c). Degenerative Muskelfaserveränderungen sind nur gelegentlich nachweisbar.

Proliferative Myositis

Ähnlich der Fasciitis nodularis findet sich auch im Muskelgewebe ein ähnlicher Prozeß, der ein *tumorartiges Wachstumsmuster* aufweist[23,33]. Es finden sich

- *fibroblastenähnliche Zellelemente,* die meist spindelförmig gestaltet oder sternförmig verzweigt sind, und
- *charakteristische große Zellen,* einkernige oder doppel- bzw. mehrkernige *Riesenzellen* mit breitem, deutlich basophilen Zytoplasma und einem Kern, der bei relativ heller Chromatinstruktur einen meist prominenten Nukleolus aufweist *(„ganglioide Zellen").* Monströse Riesenzellen kommen nicht vor, Mitosen nur ganz vereinzelt. Auffällig sind *perivaskulär akzentuierte Lymphozyteninfiltrate,* die bei den verschiedenen Fällen in wechselnder Zahl auftreten. Die interzelluläre Grundsubstanz zeigt im PAS-Astrablau-Präparat eine deutliche Blaufärbung als Zeichen einer ausgeprägten *Schleimbildung.* Es sind sowohl neutrale als auch saure Mykopolysaccharide vermehrt. In der Peripherie ist gelegentlich eine *Zone osteoiden Gewebes* mit guter Differenzierung und organoidem Aufbau zu erkennen[11]. Eine histogenetische Ableitung der charakteristischen Zellen, insbesondere der Riesenzellen, aus Myoblasten ist bisher nur vermutungsweise möglich[37]. Andere Autoren nehmen einen fibroblastischen Ursprung an. Wie bei der nodulären Fasziitis werden auch *Myofibroblasten* als typische Zellkomponenten diskutiert[39].

Der Prozeß ist *gutartig* und kommt von selbst zum Stillstand. Wichtig ist vor allem die Abgrenzung gegenüber einem mehr oder weniger differenzierten Sarkom, das radikal operiert werden müßte. Pathogenetisch sollen Traumen eine Rolle spielen.

Literatur

1.–14. Weiterführende Literatur (▷ S. 420)

15. Banker BQ (1975) Dermatomyositis of childhood. Ultrastructural alterations of muscle and intramuscular blood vessels. J Neuropath exp Neurol 34: 46–75
16. Bäumli HP, Mumenthaler M (1977) The perifascicular atrophy factor. An aid in the histological diagnosis of polymyositis. J Neurol 214: 129–136
17. Bohan A, Peter JB (1975) Polymyositis and dermatomyositis. New Engl J Med 292: 344–347
18. Carpenter S, Karpati G, Heller I, Eisen A (1978) Inclusion body myositis: A distinct variety of idiopathic inflammatory myopathic. Neurology (Minneap) 28: 8–17
19. Chou SM (1967) Myxovirus-like structures in a case of chronic polymyositis. Science (NY) 158: 1453–1455
20. Currie S (1970) Destruction of muscle cultures by lymphocytes from cases of polymyositis. Acta neuropath (Berl) 15: 11–15
21. Davis MJ, Cilo M, Plaitakis A, Yahr MD (1976) Trichinosis: Severe myopathic involvement with recovery. Neurology (Minneap) 26: 37–40
22. Dawkins RL (1965) Experimental myositis associated with hypersensitivity to muscle. J Path Bact 90: 619–625
23. Enzinger FM, Dulcey F (1967) Proliferative myositis. Report of 33 cases. Cancer (Philad) 20: 2213
24. Fidzianska A (1973) Virus-like structures in muscle in chronic polymyositis. Acta neuropath (Berl) 23: 23–31
25. Fukuhara N (1979) Electron microscopical demonstration of nucleic acids in virus-like particles in the skeletal muscle of a traffic accident victim. Acta neuropath (Berl) 47: 55–59
26. Gerber N (1978) Polymyalgia rheumatica. Ein Teilaspekt der

Riesenzellarteriitis. Ergebn inn Med und Kinderheilk Springer, Berlin Heidelberg New York S 85–149

27. Haas C, Arnason GW (1974) Cell-mediated immunity in polymyositis. Creatine phosphokinase release from muscle cultures. Arch Neurol 31: 192–196

28. Heffner RR, Armbrustmacher VW, Earle KM (1977) Focal myositis. Cancer (Philad) 40: 301–306

29. Heffner RR, Barron SA (1980) Denervating changes in focal myositis, a benign inflammatory pseudotumor. Arch Path Lab Med 104: 261–264

30. Hewlett RH, Brownell (1975) Granulomatous myopathy: its relationship to sarcoidosis and polymyositis. J Neurol Neurosurg Psychiat 38: 1090–1099

31. Hughes JT, Esiri MM (1975) Ultrastructural studies in human polymyositis. J neurol Sci 25: 347–360

32. Kakulas BA (1966) Destruction of differentiated muscle cultures by sensitized lymphoid cells. J Path Bact 91: 495–503

33. Kern WH (1960) Proliferative myositis: a pseudosarcomatous reaction to injury. Arch Path 69: 209–216

34. Layzer RB, Shearn MA, Satya-Murti S (1977) Eosinophilic polymyositis. Ann Neurol 1: 65–71

35. Schröder JM, Stein GW, Schulz A (1982) Zur Feinstruktur der eosinophilen Myositis. In: Fortschritte der Myologie, B VI, S 30–37, Gutenbergdruckerei, Freiburg/Br (in Druck)

36. Stark RJ (1979) Eosinophilic polymyositis. Arch Neurol 36: 721–722

37. Stiller D, Katenkamp D (1975) The subcutaneous fascial analogue of myositis proliferans. Electron microscopic examination of two cases and comparison with myositis ossificans localisata. Virchow Arch path Anat Histol 368: 361–371

38. Stumpf J, Kaduk B, Undeutsch K, Landgraf H, Gofferje H (1978) Trichinose. Epidemiologie, Klinik und Diagnostik. Dtsch med. Wschr 103: 1556–1562

39. Wirman JA (1976) Nodular fasciitis, a lesion of myofibroblasts. Cancer (Philad) 38: 2378–2389

Amyloidosen

Die Skelettmuskulatur (und das periphere Nervengewebe) wird in der Regel nur von der *seltenen primären* und lediglich ausnahmsweise einmal von der *häufigeren sekundären Amyloidose* betroffen[15].

● Die *primäre* Amyloidose tritt familiär oder sporadisch auf; sie wird auch Paramyloidose genannt und tritt ohne vorausgehende oder begleitende Erkrankung auf. Sie befällt das mesodermale Gewebe, insbesondere das kardiovaskuläre System, die glatte und die quergestreifte Muskulatur sowie die Lymphknoten und Lungen.

● Demgegenüber geht der *sekundären* oder allgemeinen Amyloidose ein chronisch-entzündlicher Prozeß voraus. Sie befällt vor allem Leber, Milz, Nieren und Nebennieren. – Davon sind die mit multiplen Myelomen einhergehenden Amyloidosen abzugrenzen sowie die Amyloid-Tumoren.

Morphologie

Der wichtigste *histopathologische* Befund besteht in der generalisierten Ablagerung von Amyloid im interstitiellen Gewebe der Muskulatur. Das Ausmaß der Amyloidablagerungen variiert von Fall zu Fall und hängt auch von der Sorgfalt ab, mit der man danach sucht[1]. Der färberische Nachweis gelingt vor allem durch die Kongorotfärbung, die das Amyloid blaß-rot darstellt und im polarisierten Licht zu einem charakteristischen, pathognostischen grünlichen Farbwechsel (Dichroismus) führt. Das Amyloid ist *fleckförmig* oder *diffus* im retikulären und kollagenen Bindegewebe des Muskels abgelagert. Dadurch kommt es zu einer Dissoziation der Muskelfasern. Auch *knötchenförmige Amyloidmassen* können vorkommen. In den meisten Fällen ist die Ablagerung des Amyloids in den glatten Muskeln der Media kleiner Arterien, Arteriolen und kleiner Venen ausgeprägter als im endomysialen Bindegewebe.

Die Amyloidfibrillen zeigen eine charakteristische, elektronenmikroskopisch nachweisbare Feinstruktur: Amyloidfilamente mit einem Durchmesser von etwa 7,5 bis 8 nm, die aus Amyloidprotofibrillen (2,5 bis 3,5 nm breit) und Amyloidsubprotofibrillen (1 bis 1,5 nm breit) bestehen[16].

Literatur

1.–14. Weiterführende Literatur (▷ S. 420)

15. Glenner GG, Page DL (1976) Amyloid, amyloidosis, and amyloidogenesis. In: Richter GW, Epstein MA (eds) International review of experimental pathology. Academic Press New York pp 1–92

16. Shirahama T, Cohen AS (1967) High resolution electron microscopic analysis of the amyloid fibril. J Cell Biol 33: 679–798

Tumoren der Skelettmuskulatur

Unter den Muskeltumoren sind die Tumoren der Muskelzellen selbst von Tumoren des interstitiellen Binde-, Gefäß-, Fett- und Nervengewebes sowie von den Metastasen zu unterscheiden.

Obwohl die Skelettmuskulatur etwa 45% des Körpergewichtes ausmacht, ist die Zahl der vom quergestreiften Muskelgewebe selbst ausgehenden

Tumoren unverhältnismäßig gering. Unter 83 000 Biopsien wurden nur 30 Tumoren gezählt, die von der Skelettmuskulatur ausgegangen waren[24]. Andererseits zählen maligne Tumoren mit quergestreiften Muskelfasern (Rhabdomyosarkome), wenn man auch die hinzurechnet, die nicht in der Skelettmuskulatur entstehen, zu den häufigsten bösartigen Tumoren des mesenchymalen Gewebes im Alter unter 20 Jahren[19].

Tumoren der Muskelzellen

Unter den Tumoren der quergestreiften Muskelfasern lassen sich die seltenen *benignen Rhabdomyome* von den *malignen Rhabdomyosarkomen* unterscheiden. Ob auch die *Granularzelltumoren ("Granularzellmyoblastome")* hierher gehören, ist umstritten; möglicherweise handelt es sich um Abkömmlinge Schwannscher Zellen. Gleiches gilt für die *"malignen Granularzelltumoren"* und evtl. die *alveolären Weichteilsarkome*[19a].

Rhabdomyome
(ICD-0-DA M-8900/0)

Lokalisation
Die Rhabdomyome bilden eine *sehr seltene* Gruppe benigner Tumoren, die nur ausnahmsweise dort zu finden sind, wo man sie eigentlich erwartet, nämlich in der Skelettmuskulatur[1,18]. Sie können vorkommen in der Lippe, in der Zunge, im weichen Gaumen, in der Nackenmuskulatur und im Herzen, hier öfter im Rahmen der tuberösen Sklerose, sowie an Stellen, die zum Teil gar kein quergestreiftes Muskelgewebe enthalten, so in Blase, Niere, Hoden, Prostata, Vagina, wahrscheinlich im Uterus, im Gastro-Intestinaltrakt, im Oesophagus und im Nasen-Rachenraum. Außerdem sind sie gelegentlich in Teratomen zu finden.

Morphologie
Histopathologisch sind sie durch unterschiedlich gestaltete und verschieden große Zellen charakterisiert, die im Bereich differenzierter Areale Bündel parallel ausgerichteter oder verflochtener quergestreifter Muskelfasern enthalten[20,23,26].

Sonderform
Eine Sonderstellung nehmen die kongenitalen *Rhabdomyome des Herzens* ein, die als Mißbildungstumoren aufzufassen sind. Sie sind durch große Zellen mit vakuolisiertem Zytoplasma charakterisiert, die durch die Herauslösung umfangreicher Glykogenanhäufungen während der üblichen histologischen Bearbeitung entstehen. Quergestreifte Myofibrillen sind gelegentlich konzentrisch um den Kern herum oder zwischen den Vakuolen angeordnet *("Spinnenzellen")*[1].

Rhabdomyosarkome (▷ auch Bd. 3)
(ICD-0-DA M-8900/3)

Epidemiologie
Die Rhabdomyosarkome gelten als die *häufigsten bösartigen Tumoren der Weichteilgewebe von Kindern, Jugendlichen und jungen Erwachsenen*[19]. Eine Untersuchung an Kindern ergab eine doppelgipfelige Altersverteilung: Ein Gipfel kurz nach der Geburt und ein weiterer zwischen dem 15. und 19. Lebensjahr. Der erste Gipfel beruht vorwiegend auf Tumoren im Bereich des Kopfes, des Nackens und des Urogenitaltraktes; der Gipfel im späten Adoleszentenalter ist demgegenüber auf Tumoren der Hoden und benachbarter Strukturen zurückzuführen.

Die *Geschlechtsverteilung* beträgt bei Tumoren des Urogenitaltraktes 2,0 (M/F) und bei den Rhabdomyosarkomen im Kopf-Nackenbereich 1,2. An den Extremitäten scheint die Häufigkeit in Relation zur Muskelmasse zu stehen[25].

Klassifikation
Die Rhabdomyosarkome lassen sich in eine *embryonale*, *alveoläre* und *pleomorphe* Tumorform einteilen, wobei das *juvenile Rhabdomyosarkom* dem embryonalen und alveolären Typ und das *adulte* dem pleomorphen Rhabdomyosarkom entspricht.

Morphologie
Das makroskopische Erscheinungsbild der Rhabdomyosarkome ist uncharakteristisch und durch den anatomischen Sitz bestimmt. Sie wachsen diffus infiltrierend, haben auf der *Schnittfläche* eine grauweißliche Farbe und eine je nach Fasergehalt unterschiedlich feste *Konsistenz*. Submukös in Hohlorganen wachsende Tumoren, so z.B. im Urogenitaltrakt, im Gallengang, im Pharynx, in der Nasenhöhle, in der Orbita und im Hörkanal, können traubenförmig-polypös wachsen; das hat zu der Bezeichnung *botryoides Sarkom* geführt.

● *Juveniler Typ* (M-8920/3): Histopathologisch ist diese Form des Rhabdomyosarkoms durch ein alveoläres oder embryonales Wachstumsmuster gekennzeichnet (in Hohlorganen auch traubenförmig-polypös, „botryoid", wachsend). Die alveolären Rhabdomyosarkome bestehen aus *differenzierten Rhabdomyoblasten* und *multinukleären Riesenzellen* mit randständigen Kernen. Solide und medulläre Anteile eines undifferenzierten Tumors können malignen Lymphomen ähneln, was etwa bei der Hälfte der Fälle vorkommt. Charakteristisches diagnostisches Kennzeichen ist das *pseudoalveoläre Wachstumsmuster*. In der Mehrzahl der Fälle ist es vorhanden; doch gelegentlich wird es durch eine ausgedehnte *Fibrose* überlagert, die zu einem dichten schwammartigen Netzwerk hyalinisierter fibröser Gewebeteile führt. Ein solides Wachstumsmuster geht vermutlich dem pseudoalveolären voraus. Weniger charakteristisch, wenn auch wichtig für die Diagnose, ist das Vorkommen differenzierter Myoblasten mit einem fibrillären oder feingepunktelten, intensiv eosinophilen Zytoplasma. *Rhabdomyo-blasten mit klar erkennbarer Querstreifung sind nur bei einem Drittel der Fälle nachweisbar*[27].

● *Embryonales Rhabdomyosarkom* (M-8910/3): Demgegenüber sind die *embryonalen Rhabdomyosarkome* teils wenig, teilweise aber auch recht gut differenziert (▷ Abb. 4.6 f). Feinstrukturell finden sich undifferenzierte Zellen, die große Mengen an ungeordnet im Sarkoplasma liegenden Aktomyosin-Filamenten enthalten. Neben den reifen oder unreifen Rhabdomyoblasten-ähnlichen Zellen finden sich auch undifferenzierte mesenchymale Tumorzellen und Tumorzellen mit intermediären Filamenten. Feinstrukturelle Untersuchungen haben zu der Auffassung geführt, daß der Tumor aus undifferenzierten mesenchymalen Tumorzellen entsteht. Nur bei etwa einem Drittel der Tumoren ist lichtmikroskopisch eine Querstreifung erkennbar, doch können bei den übrigen Fällen *elektronenmikroskopisch* auch noch die Vorstufen der Myofibrillen in Gestalt einzelner Aktin- und Myosinfilamente nachweisbar sein[16, 21].

● *Adultes Rhabdomyosarkom* (M-8900/3): Im Gegensatz zu den anderen beiden Formen sind die *adulten Rhabdomyosarkome* eher pleomorph gestaltet. Es finden sich vor allem drei verschiedene Zellformen:

1. *abgerundete oder streifenförmige Zellen* mit 2 oder mehr, *tandemartig* hintereinander angeordneten Kernen;
2. *tennisschlägerförmige Zellen* mit einem einzelnen Kern am erweiterten Ende und einem zugespitzten Leib, der einen Ausläufer bildet; oder
3. *abgerundete kleinere Zellen* mit einem Kern oder größere Zellen mit mehreren Kernen. Das Zytoplasma ist eosinophil und kann in wechselnder Menge Myofibrillen enthalten. Wenn der Myofibrillennachweis nicht gelingt, ist die Diagnose nicht einfach[27].

Prognose

Der juvenile und adulte Typ des Rhabdomyosarkoms unterscheiden sich zwar im Hinblick auf die Lokalisation und das histologische Erscheinungsbild, kaum aber hinsichtlich der Malignität. Beide führen in der Regel zum Tod[27]. *Metastasen* kamen z.B. bei 94 von 110 beobachteten Fällen vor[19]. 74 der 94 Patienten sind während des ersten Jahres gestorben, meistens mit Metastasen in den regionalen Lymphknoten und in der Lunge. Der embryonale Typ des Rhabdomyosarkoms zeigt einen frühen Mortalitätsgipfel – besonders früh, wenn der Tumor im Bereich des Urogenitaltraktes auftritt (im Vergleich zur primären Lokalisation am Kopf und im Nacken). Die *mittlere Überlebenszeit* betrug 8¾ Monate.

Granularzelltumor
(ICD-0-DA M-9580/0)

Die Granularzelltumoren („Granularzellmyoblastom", Abrikossoff-Tumor) kommen nicht nur im Muskel vor, sondern auch in verschiedenen anderen Geweben: Haut, Schleimhäute, Verdauungskanal, Brust, Orbita, Larynx, Blase, Uterus, Vulva, Omentum, Retroperitoneum, Hypophysenstiel, ZNS und kleine Nerven[27]. 10% der Tumoren treten bei *Kindern* auf (in der Regel an der Brust, am Rücken und an den oberen Extremitäten). Bei 8 bis 10% der Patienten finden sich *multiple* Granularzelltumoren. Nur 2% sind maligne[19a].

Mikroskopisch zeichnen sie sich durch große Zellen mit kleinen Kernen aus (Abb. 4.8 a). Die Zellen werden einzeln oder in kleinen Gruppen von einem Retikulinfasergerüst umhüllt (Abb. 4.8 b). Im Zytoplasma finden sich reichlich Granula, die dem Tumor seinen Namen gegeben haben. Diese Granula sind z.T. azidophil und zeigen eine positive PAS-Reaktion.

Elektronenmikroskopisch erkennt man in diesen Zellen charakteristische granuläre, z.T. von Vakuolen umgebene Einschlüsse (Abb. 4.8 c), die sich von denen beim alveolären Weichteilsarkom unterscheiden (Abb. 4.8 d–f).

Alveoläres Weichteilsarkom
(ICD-0-DA M-9581/3)

Diese Tumoren, früher auch als „maligne Granularzelltumoren" bezeichnet, kommen an Stellen vor, wo auch die gutartigen Granularzelltumoren auftreten[27].

Lichtmikroskopisch unterscheiden sie sich gegenüber den letzteren u.a. durch ihre größeren Kerne. Ihr organoides Wachstum ähnelt dem in nichtchromaffinen Paragangliomen (Abb. 4.8 e). Die kleinen Gruppen abgerundeter Zellen werden von einem Gefäßbindegewebsgerüst umgeben, sie enthalten Granula, die teils azidophil, teils neutrophil oder amphophil reagieren. Sie sind PAS-positiv, aber gegenüber Diastase-Verdauung resistent. *Elektronenmikroskopisch* zeigen die Granula im Unterschied zu denen der benignen Granularzelltumoren parakristalline Strukturen mit parallel geschichteten Lamellen (Abb. 4.8 d–f). Diese Strukturen sind pathognomonisch für den Tumor. Die malignen Granularzelltumoren metastasieren leicht, insbesondere in das Zentralnervensystem[17].

Tumoren des interstitiellen Gewebes

Zu diesen Tumoren gehören Lipome, Liposarkome, Fibrome, Fibrosarkome, Myxome, myxoide Liposarkome, Neurinome, Neurofibrome, Angiome, Angiolipome, Synovialome, Ganglien, Desmoidtumoren u.a. Sie unterscheiden sich größtenteils nicht von den gleichnamigen Tumoren anderer Organe.

Hämangiome
(ICD-0-DA M-9120/0)

Gefäßgeschwülste treten jedoch besonders häufig auf, wobei ein *Typ mit kleinen Gefäßen,* einer *mit großen*

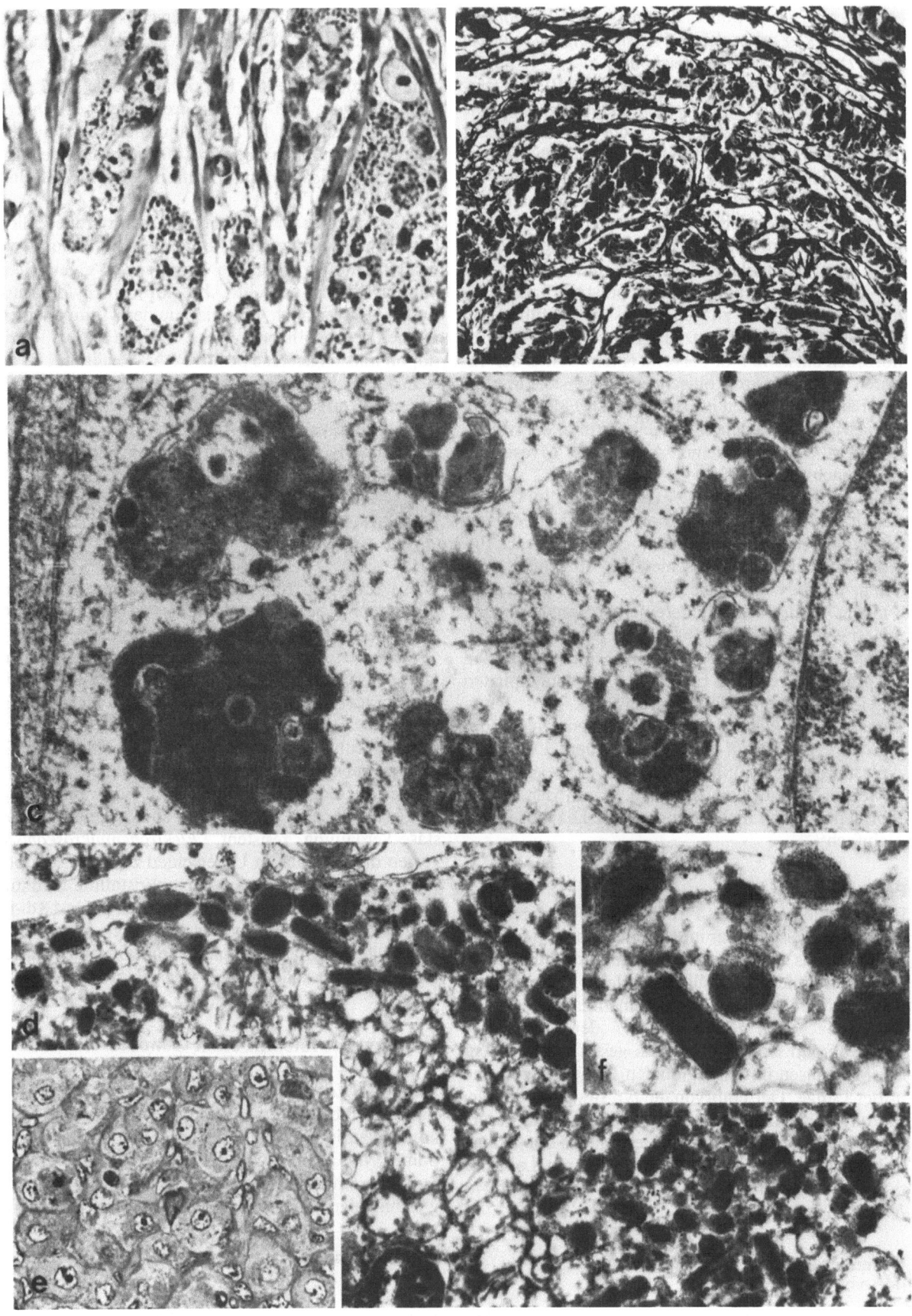

Gefäßen (▷ Abb. 4.6 e) und ein solcher vom *gemischten Typ* zu unterscheiden ist[15,22].

Desmoide
(ICD-0-DA M-8821/1)

Diese Tumoren ähneln hyperplastischem Narbengewebe, infiltrieren aber die Umgebung, insbesondere das benachbarte Muskelgewebe, so daß es nach Exzisionen leicht zu *Rezidiven* kommen kann. Sie *metastasieren aber nicht.* Durch Umwachsen wichtiger Nerven und Arterien kann es zu erheblichen Beschwerden kommen, so z. B. in der Achselhöhle oder in der Kniekehle. Sie kommen besonders häufig in der *Bauchwandmuskulatur von Frauen nach der Schwangerschaft* vor (zwei Drittel der Desmoide[1,19a,27]).

Metastasen
(ICD-0-DA M-8000/6)

Eigentümlicherweise metastasieren die meisten häufigen malignen Tumoren des menschlichen Körpers *nur sehr selten* in die Skelettmuskulatur. Unter 500 autoptisch untersuchten Krebspatienten fanden sich nur 4 Fälle mit Metastasen im Skelettmuskelgewebe[1].

Darunter befanden sich zwei Epidermoidkarzinome aus dem Kopf- und Nackenbereich sowie zwei Schilddrüsenkarzinome. Ob die pH-Änderungen im Muskel bzw. Milchsäureanreicherungen als Ursache dafür eine Rolle spielen, ist nicht geklärt.

Literatur

1.–14. Weiterführende Literatur (▷ S. 420)

15. Allen PW, Enzinger FM (1972) Hemangioma of skeletal muscle. An analysis of 89 cases. Cancer (Philad) 29: 8–22
16. Churg A, Ringus J (1978) Ultrastructural observations on the histogenesis of alveolar rhabdomyosarcoma. Cancer 41: 1355–1361
17. Dehner LP (1975) Pediatric surgical pathology. Mosby, Saint Louis p 882
18. Di Sant'Agnese PA, Knowles II DM (1980) Extracardiac rhabdomyoma: A clinicopathologic study and review of the literature. Cancer 46: 780–789
19. Enzinger FM, Shiraki M (1969) Alveolar rhabdomyosarcoma. – An analysis of 110 cases. Cancer (Philad) 24: 18–31
19a. Enzinger FM, Weiss SW (1983) Soft tissue tumors. C. V. Mosby, St. Louis Toronto London p 840
20. Gad A, Eusebi V (1975) Rhabdomyoma of the vagina. J Path Bact 115: 179–181
21. Kastendieck H, Böcker W, Hüsselmann H (1976) Zur Ultrastruktur und formalen Pathogenese des embryonalen Rhabdomyosarkoms. Z Krebsforsch 86: 55–68
22. Lin JJ, Lin F (1974) Two entities in angiolipoma. A study of 459 cases of lipoma with review of literature on infiltrating angiolipoma. Cancer (Philad) 34: 720–727
23. Marquart KH (1978) Intracristale lineare Einschlüsse in Mitochondrien menschlicher Rhabdomyomzellen. Virchows Arch Abt A 378: 133–141
24. McClemont JMF, Webb JN (1976) Tumours arising in skeletal muscle in adults. J Path 118: 113–120
25. Miller RW, Dalager NA (1974) Fatal rhabdomyosarcoma among children in the United States, 1960–1969. Cancer (Philad) 34: 1897–1900
26. Scrivner D, Meyer JS (1980) Mulitfocal recurrent adult rhabdomyoma. Cancer 46: 790–795
27. Stout AP, Lattes R (1967) Tumors of the soft tissues, Fasc 1, Atlas of Tumor Pathology, Armed Forces Institute of Pathology, Washington DC

Erkrankungen der motorischen Endplatte

Verschiedene Erkrankungen werden primär durch Störungen der neuromuskulären Überleitung bzw. Veränderungen an der motorischen Endplatte verursacht.

Klassifikation
Diese Erkrankungen lassen sich wie folgt einteilen (vgl.[25a]):

● *Autoimmunerkrankungen*
Myasthenia gravis
Lambert-Eaton-Syndrom

● *Kongenitale Erkrankungen*
Mangelhafte Azetylcholinsynthese
Mangel an Azetylcholinesterase

◁ ─────────────────────────────

Abb. 4.8. a Granularzelltumor in der Orbita eines 57-jährigen Mannes. Kleine Haufen oder Gruppen eng zusammenliegender zytoplasmareicher granulierter Zellen, die von reichlich Bindegewebe umgeben werden. × 830. **b** Gleicher Fall wie in *a.* Die Retikulinfaserimprägnation nach Gomori ergibt ein alveoläres Netz, das die meist in Gruppen zusammenliegenden Tumorzellen umhüllt. × 140. **c** Gleicher Fall wie in *a* und *b.* Im Zytoplasma der Tumorzellen reichlich pleomorphe Granula, die oft von einer Membran umgeben sind und ihrerseits wieder in unter- schiedlicher Dichte reichlich feingranulierte Substanzen enthalten. Zelloberfläche im Bild links, Kern rechts. (Mäßige Gewebserhaltung aufgrund initialer Formalinfixiation.) × 28000. **d** Alveoläres Weichteilsarkom in der Orbita eines 19-jährigen Mannes. Typische parakristalline Einschlüsse im Zytoplasma. Eine submikroskopische Granulierung wie in *c* ist in diesen Zelleinschlüssen nicht nachweisbar. Fixation wie in *c.* × 20000. **e** Lichtmikroskopischer Ausschnitt. × 460. **f** Stärkere Vergrößerung der parakristallinen Einschlüsse in *d.* × 29000

Langsamer Azetylcholinrezeptor-Ionen-Kanal
Mangel an Endplatten-Azetylcholinrezeptor mit
oder Myopathie
Unklassifizierte Erkrankungen

- **Toxisch bedingte Erkrankungen**

Im folgenden sollen nur die wichtigsten Erkrankungen der motorischen Endplatte besprochen werden (weitere Einzelheiten ▷ [9a,11,48]).

Einige nosologisch nicht der motorischen Endplatte zuzuordnende, pathogenetisch unklare Krankheitsbilder wie das *„stiff man"-Syndrom*[37], die *Neuromyotonie*[34, 35] (bzw. das *„Syndrom der kontinuierlichen Muskelfaseraktivität"*)[32] u. a., mit erhöhter Erregbarkeit der Motoneurone verbundene Krankheitsbilder[18,36], sollen in diesem Zusammenhang nur erwähnt werden.

Myasthenia gravis

Definition

Es handelt sich um eine spezifische Muskelkrankheit, die durch eine *abnorme Muskelschwäche* in willkürlich innervierten Muskeln *nach wiederholter Aktivierung und längerer Anspannung* gekennzeichnet ist; die Muskelkraft erholt sich in der Regel nach einer Zeit der Ruhe und Inaktivität und verminderter Muskelspannung.

Manche Autoren rechnen auch die positive Reaktion auf Anticholinesterasemittel (Prostigmin-Test) zur Definition[45].

Epidemiologie

Die *Prävalenzraten* liegen zwischen 1 : 10000 bis 1 : 50000. *Frauen* sind doppelt so häufig betroffen wie *Männer*. Genetische Faktoren stellen wahrscheinlich nur Risikofaktoren für Autoimmunerkrankungen dar[41]; im übrigen tritt die Myasthenia gravis sporadisch auf.

Eine seltene *neonatale Myasthenia gravis* wird offensichtlich durch Substanzen über die Plazenta übertragen[16], die bei durchschnittlich einem von sieben lebendgeborenen Kindern myasthenischer Mütter zu Symptomen führen.

Häufig haben die Patienten ein HL-A8-Antigen, das als Marker einer defekten Suppressorwirkung der T-Zellen gilt. Doch ist die Vererbung des HL-A8-Antigens keineswegs eine notwendige Voraussetzung zur Entwicklung einer Myasthenia gravis. Auf welche Weise eine derartige genetische Disposition zur Manifestation der Myasthenie führt, ist ungeklärt. Die Myasthenie ist unverhältnismäßig häufig mit anderen Erkrankungen kombiniert, die mit einer Störung im Immunsystem verbunden sind. Der *Thymus* ist histologisch in 80% der Fälle verändert, *bei 10% findet sich ein Thymom*[11,45].

Pathogenese

Pathogenetisch steht eine *Zerstörung des Azetylcholinrezeptors* als Folge einer Autoimmunreaktion im Vordergrund. Dabei soll die IgG-Bindung an den Rezeptor mit C3 die Aktivierungsphase der Komplementreaktionsfolge auslösen; die nachfolgende Aktivierung von C5 bis C9 würde dann die Schädigungsphase vervollständigen und die lytische Zerstörung der postsynaptischen Membran ingangsetzen[25,26,28, 42].

Wenn auch die Pathogenese der Myasthenia gravis durch das Modell der EAMG (s. u.) weitgehend aufgeklärt erscheint, ist die eigentliche Ursache, wie es zur Auslösung des krankmachenden Immunmechanismus kommt, ungeklärt.

Morphologie

Histopathologisch ist ein früher vielfach als nebensächlich erachteter Befund hervorzuheben: nämlich herdförmige lymphozytäre Infiltrate *(„Lymphorrhagien")*. Angesichts der heute gut fundierten immunologischen Hypothese zur Entstehung der Myasthenia gravis und angesichts der experimentellen Ergebnisse über einen Immunmechanismus, der bei der experimentellen Autoimmunmyasthenia gravis (EAMG) zur Zerstörung der Endplatten führt[29,38], erscheinen diese gelegentlich nachweisbaren Lymphorrhagien von besonderer Bedeutung.

Die für die klinischen Symptome wichtigsten Veränderungen betreffen die *motorische Endplatte*. Vor allem der muskuläre Abschnitt ist verändert: Die postsynaptische Region erscheint abnorm einfach; sekundäre synaptische Spalten sind nur spärlich vorhanden, flach, abnorm weit, oder sie fehlen ganz. Regenerierende Axone kommen gelegentlich vor. Der Durchmesser und die Zahl der synaptischen Vesikel pro Areal liegen im Normbereich[27].

Angesichts der Veränderungen an den motorischen Endplatten erscheint es verständlich, daß die Muskelfasern verschiedene Formen der Schädigung oder eine Denervationsatrophie sowie eine Typ 2-Faseratrophie aufweisen können.

Myasthenische Syndrome und symptomatische Myasthenien

Lambert-Eaton-Syndrom

Ein pseudomyasthenisch-myopathisches Syndrom, das in Zusammenhang vor allem mit einem *kleinzelligen Bronchialkarzinom* auftreten kann, wird als Lambert-Eaton-Syndrom bezeichnet[23]. Die Kardinalsymptome bestehen in einer Schwäche und vorzeitigen Ermüdbarkeit der proximalen Extremitätenmuskeln.

Die Erkrankung unterscheidet sich von der Myasthenia gravis nicht nur klinisch und elektromyographisch, sondern auch feinstrukturell: *Elektronenmikroskopisch* findet sich eine Hypertrophie anstelle einer Atrophie des postsynaptischen Faltenapparates mit einer starken Verlängerung der postsynaptischen Membran im Bereich der motorischen Endplatte[9a,27]. Druch Gefrierätzuntersuchungen haben Engel et al. (1983) elektronenmikroskopisch Alterationen der aktiven Bindungsstellen an der Nervenendigung nachweisen können. Diese werden, wie im Experiment bestätigt, durch zirkulierende Antikörper zumindest partiell zerstört.

Symptomatische Myasthenien

Sie können in Verbindung mit *verschiedenen Autoimmunerkrankungen* auftreten, so beim systemischen Lupus erythematodes, der Polymyositis und der Dermatomyositis. Eine ähnliche Muskelermüdbarkeit wie bei der Myasthenia gravis kann auch aus verschiedenen anderen prä- und postsynaptischen Gründen auftreten. Einige Patienten mit Erkrankungen der peripheren motorischen Neurone können ebenfalls eine myasthene Reaktion zeigen[46].

Das *Penicillamin*-induzierte myasthenische Syndrom tritt fast ausschließlich während der Behandlung von Autoimmunopathien in Erscheinung, insbesondere bei der rheumatoiden Arthritis[44]. Daher wird ein immunpharmakologischer Block des Azetylcholinrezeptors durch Penicillamin als Ursache der Erkrankung diskutiert. (Weitere Formen der Myasthenies[25a]).

Toxische und medikamentöse Störungen der neuromuskulären Überleitung

Verschiedene, z.T. extrem toxische Substanzen verursachen Störungen oder Schädigungen der neuromuskulären Überleitung. Dazu gehören 1. das Exotoxin des *Clostridium botulinum* und andere Gifte wie 2. das Zeckengift, 3. das Notoxin der australischen Tigerschlange, 4. das Gift einer Spinne, der „Schwarzen Witwe", sowie 5. Cholinesteraseinhibitoren.

Botulismus

Diese Krankheit beruht auf einer Intoxikation durch Nahrungsmittel, die das Toxin des anaerob wachsenden grampositiven Erregers, des *Clostridium botulinum,* enthalten. Die Erreger sind weltweit verbreitet; sie lassen sich in der Erde, gelegentlich auch in tierischen und menschlichen Fäzes nachweisen. Sie bilden Sporen, die Temperatur um 100 °C über mehrere Stunden tolerieren. Die verschiedenen *Toxintypen,* die während der Vermehrung und Autolyse der Keime freigesetzt werden, sind *thermolabile großmolekulare Proteine,* die durch Erhitzen auf 100 °C innerhalb von 10 Minuten zerstört werden.

Die *Latenzzeit* zwischen oraler Toxinaufnahme und Beginn der ersten neurologischen Symptome beträgt im allgemeinen 12 bis 36 Stunden, selten bis zu 14 Tagen. Die typischen neurologischen Symptome sind auf die Toxinwirkung einerseits an den motorischen Endplatten und andererseits an den Synapsen der efferenten parasympathischen Nerven zurückzuführen. In der Bundesrepublik Deutschland und Westberlin erkranken pro Jahr etwa 25–86 Personen an dieser seit 1961 meldepflichtigen Krankheit. Als häufigste Ursache kommt heute der Genuß von zu Hause unzureichend konservierten Lebensmitteln in Frage.

Mikroskopisch sind beim *Botulismus* nur im Experiment spezielle pathologische Veränderungen der Endplatte beobachtet worden, nicht aber beim Menschen[1,22].

Das Bild des *Säuglingsbotulismus* ist bisher fast ausschließlich in den U.S.A. beschrieben worden[40]. Plötzliche Todesfälle im Kindesalter haben im Zusammenhang mit gehäuftem Nachweis von Botulinustoxin in den Fäzes zu Vermutungen über Zusammenhänge mit dem *Clostridium botulinum* geführt[17].

> Das von den Erregern gebildete *Exotoxin* gehört zu den giftigsten Substanzen, die bekannt sind. Die *letale Dosis* für den Menschen liegt wahrscheinlich bei 1 µg.

Anhang: Tetanus

Anders als der Botulismus ist der *Tetanus* eine Infektionskrankheit, die durch das Toxin des Bazillus *Clostridium tetani* ausgelöst wird.

Das *klinische Bild* ist durch schmerzhafte Spasmen oder Krämpfe der quergestreiften Muskulatur gekennzeichnet. Die Erkrankung folgt meistens einer oft nur minimalen Verletzung, bei der Tetanus-Bazillen in die Wunde gelangen. Die Inkubationszeit beträgt 4 bis 20 Tage[24].

Mikroskopisch haben sich trotz des eindrucksvollen neurologischen Krankheitsbildes beim Menschen bisher nur spärliche Veränderungen im Bereich der *neuromuskulären Endplatte* nachweisen lassen[15]. Im Experiment kommt es jedoch zu ausgeprägten Veränderungen an den motorischen Endplatten, die an den langsamen Muskelfasern früher und stärker ausgeprägt sind als an den schnellen[21,22]. Die klinisch beobachteten Spasmen sind wahrscheinlich auf *spinale* Wirkungen des Exotoxins des Tetanus-Bazillus zurückzuführen, das *eines der wirksamsten löslichen Gifte* ist: *0,22 mg sind für den Menschen tödlich.*

Veränderungen an der motorischen Endplatte durch tierische Gifte

Besonders eindrucksvolle morphologische Veränderungen sind unter experimentellen Bedingungen an den motorischen Nervenendigungen als Folge der

Einwirkung des oft tödlichen *Giftes* einer Spinne, der *„Schwarzen Witwe',* beobachtet worden: Es kommt in den motorischen Nervenendigungen zu einem Verlust der synaptischen Vesikel[19]. Ähnlich ausführliche Untersuchungen über Veränderungen durch *Schlangengift*[30] und bei der *Zecken-Paralyse*[39] liegen bisher nicht vor; doch ist die Störung der neuromuskulären Überleitung offensichtlich der wichtigste Effekt dieser Toxine.

Cholinesteraseinhibitoren

Di-Isopropyl-Fluorophosphat (=DFP), Carbun, Paraoxon und Parathion führen zu segmentalen Muskelfasernekrosen, die dort lokalisiert sind, wo die Endplatten liegen[33].

Anhang: Veränderungen an den Muskelspindeln

Erkrankungen, die durch Alterationen der *Muskelspindeln* ausgelöst werden, sind bisher nicht bekannt, obwohl diese nach Auge und Ohr das komplizierteste Rezeptororgan darstellen[11]. Doch gibt es bei einigen Fällen mit *myotonischer Dystrophie* enorme Vermehrungen der intrafusalen Muskelfasern von normalerweise 1 bis 16 auf 150 pro Spindel[31,47]. Diese ausgeprägte Veränderung ist bisher bei keiner anderen Myopathie beschrieben worden, wenn auch experimentell Vermehrungen intrafusaler Muskelfasern durch eine Denervation, insbesondere auch durch wiederholte Denervationen hervorgerufen werden können, allerdings in weit geringerem Ausmaß[43].

Auch alle anderen Komponenten der Muskelspindeln können morphologische Veränderungen aufweisen und bei zahlreichen verschiedenen Erkrankungen in unterschiedlicher Ausprägung vorkommen. Doch befindet sich die Erforschung der feinstrukturellen Pathologie der Muskelspindeln wegen ihrer außerordentlichen Komplexität und wegen ihrer relativ schweren Auffindbarkeit noch in den Anfangsstadien.

Literatur

1.-14. Weiterführende Literatur (▷ S.420)

15. Agostini B, Noetzel H (1970) Morphological study of muscle fibres and motor end-plates in tetanus. In: Walton JN, Canal N, Scarlato G (eds) Muscle disease (Proceedings of an International Congress, Milan 1969). Intern Congr Series No 199. Excerpta Medica Amsterdam

16. Aharonov A, Abransky O, Tarrab-Hazdai R, Fuchs S (1975) Humoral antibodies to acetylcholine receptor in patients with myasthenia gravis. Lancet II: 340–342

17. Arnon SS, Midura TF, Damus K, Thompson B, Wood RM, Chin J (1979) Honey and other environmental risk factors for infant botulism. J Pediat 94: 282–283

18. Blank NK, Meerschaert JR, Rieder MJ (1974) Persistent motor neuron discharges of central origin present in the resting state. Neurology (Minneap) 24: 277–281

19. Ceccarelli B, Grohovaz F, Hurlbut WP, Iezzi N (1979) Freeze-fracture studies of frog neuromuscular junctions during intense release of neurotransmitter. I. Effects of black widow spider venom and Ca^{2+}-free solutions on the structure of the active zone. J Cell Biol 81: 163–177

20. Duchen LW (1973) The effects of tetanus toxin on the motor end-plates of the mouse. An electron microscopic study. J neurol Sci 19: 153–167

21. Duchen LW (1973) The local effects of tetanus toxin on the electron microscopic structure of skeletal muscle fibres of the mouse. J neurol Sci 19: 169–177

22. Duchen LW, Strich SJ (1968) The effects of botulinum toxin on the pattern of innervation of skeletal muscle in the mouse. Quart J exp Physiol 53: 84–89

23. Eaton LM, Lambert EH (1957) Electromyography and electric stimulation of nerves in diseases of motor unit. Amer J Physiol 163: 1117–1124

24. Edmundson RS, Flowers MW (1979) Intensive care in tetanus. Management, complications and mortality in 100 cases. Brit med J 1401

25. Engel AG, Lambert EH, Howard FM (1977) Immune complexes (IgG and C3) at the motor end-plate in myasthenia gravis. Ultrastructural and light microscopic localization and electrophysiologic correlations. Mayo Clin Proc 52: 267–280

25a. Engel AG, Lambert EH, Mulder et al. (1981) Recently recongnized congenital myasthenic syndromes. Ann NY Acad Sci 377: 614–639

26. Engel AG, Lindstrom JM, Lambert EH, Lennon VA (1977) Ultrastructural localization of the acetylcholine receptor in myasthenia gravis and in its experimental autoimmune model. Neurology (Minneap) 27: 307–315

27. Engel AG, Santa T (1971) Histometric analysis of the ultrastructure of the neuromuscular junction in myasthenia gravis and in the myasthenic syndrome. Ann NY Acad Sci 183: 46–63

28. Engel AG, Sakakibara H, Sahashi K, Lindstrom JM, Lambert EH, Lennon VA (1979) Passively transferred experimental autoimmune myasthenia gravis. Neurology (Minneap) 29: 179–188

29. Engel AG, Tsujihata M, Lambert EH et al. (1976) Experimental autoimmune myasthenia gravis: a segmental and quantitative study of the neuromuscular junction ultrastructure and electrophysiologic correlations. J Neuropathol exp Neurol 35: 569–587

30. Harris JB, Johnson MA, Karlsson E (1975) Pathological responses of rat skeletal muscle to a single subcutaneous injection of a toxin isolated from the venom of the Australian tiger snake, Notechis scutatus scutatus. Clin exp pharm Phys 2: 383–404

31. Heene R (1973) Histological and histochemical findings in muscle spindles in dystrophia myotonica. J neurol Sci 18: 369–372

32. Isaacs H (1967) Continuous muscle fiber activity in an Indian male with additional evidence of terminal motor fiber activity. J Neurol Neurosurg Psychiat 30: 126–131

33. Laskowski MB, Olson WH, Dettbarn WD (1977) Initial ultrastructural abnormalities at the motor end plate produced by a cholinesterase inhibitor. Exp Neurol 57: 13–33

34. Mertens HG, Ricker K (1968) Übererregbarkeit der Motoneurone beim „Stiff-man"-Syndrom. Klin Wschr 46: 33–42

35. Mertens HG, Zschocke S (1965) Neuromyotonie. Klin Wschr 43: 917–925

36. Mörl H, Dieterich HA (1980) Nächtliche Wadenkrämpfe – Ursachen und Behandlung. Med Klin 75: 264–267

37. Moersch FP, Woltman HW (1956) Progressive fluctuating muscular rigidity and spams („Stiff-man" Syndrome): Report of a case and some observations in 13 other cases. Proc Mayo Clin 31: 421–427

38. Patrick J, Lindstrom J (1973) Autoimmune response to acetylcholine receptor. Science 180: 871–872

39. Pearn JH (1977) Neuromuscular paralysis caused by tick envenomation. J neurol Sci 34: 37–42

40. Peuckert W (1980) Botulismus. Dtsch Ärztebl S 330

41. Robertson WC, Chun RWM, Kornguth SE (1980) Familial infantile myasthenia. Arch Neurol (Chic) 37: 117–119

42. Sahashi K, Engel AG, Lambert EH, Howard FM (1980) Ultrastructural localization of the terminal and lytic ninth complement component (C9) at the motor end-plate in myasthenia gravis. J Neuropath exp Neurol 39: 160–172
43. Schröder JM, Kemme PT, Scholz L (1979) The fine structure of denervated and reinnervated muscle spindles: Morphometric studies of intrafusal muscle fibers. Acta neuropath (Berl) 46: 95–106
44. Schumm F, Stöhr M (1978) Myasthene Syndrome unter Penicillamin-Therapie. Klin Wschr 56: 139–144
45. Simpson JA (1978) Myasthenia gravis: A personal view of pathogenesis and mechanism, part 1. Muscle & Nerve 1: 45–56
46. Simpson JA (1978) Myasthenia gravis: A personal view of pathogenesis and mechanism, part 2. Muscle & Nerve 1: 151–156
47. Stranock SD, Newsom Davis J (1978) Ultrastructure of the muscle spindle in dystrophia myotonica. I. The intrafusal muscle fibres. Neuropath appl Neurobiol 4: 393–406
48. Zacks SI (1973) The motor endplate. Krieger, Huntington NY 495 p

Neurogene Muskelveränderungen und -erkrankungen

Die Einflüsse des Nervensystems auf den Skelettmuskel sind vielfältig. *Heredodegenerative Erkrankungen* des peripheren und motorischen Neurons mit progressiver „spinaler" oder „neuraler" Muskelatrophie sind zu unterscheiden von *nicht-hereditären, traumatischen, entzündlichen u.a. Schädigungen* des peripheren motorischen Neurons. Auch Schädigungen des *peripheren und zentralen* Neurons oder *nur des zentralen* motorischen Neurons sowie des *extrapyramidalmotorischen Systems* bzw. *übergeordneter Zentren* der Tonusregulation bewirken Veränderungen im Muskel. Außerdem bleiben *Störungen der sensorischen Afferenz*, d.h. der peripheren und zentralen reflektorischen Kontrollmechanismen, nicht ohne Auswirkungen. Umgekehrt führen *Muskelfasernekrosen* und andere Veränderungen an den Muskelfasern selbst zu *Rückwirkungen auf das Nervensystem*, insbesondere auf die Nervenendigungen und die sogenannte *terminale* und *ultraterminale Innervation*. Schließlich kommt es bei *Regenerations- und Reinnervationsvorgängen* zu komplexen funktionellen und strukturellen *Wechselwirkungen zwischen Nervensystem und Muskel*, die noch nicht in allen Details aufgeklärt sind[11].

Spinale und bulbäre Muskelatrophien

Unter den Systematrophien[25] oder Systemdegenerationen des Nervensystems gibt es solche, die nahezu selektiv
• am peripheren (2.) motorischen Neuron (spinale und bulbäre Muskelatrophien)
• am ersten *und* zweiten motorischen Neuron (amyotrophische Lateralsklerose) oder
• am zweiten motorischen Neuron *und* an den Spinalganglienzellen („neurale" Muskelatrophien) angreifen.

Die Systematrophien des Nervensystems sind vielfach durch einen atrophisierenden Prozeß („Abiotrophie") mit *nukleo-distalem Beginn* charakterisiert, d.h. die Nervenzellen beginnen zuerst in ihrem am weitesten distal gelegenen Axonabschnitt zu degenerieren („*dying back*"-Phänomen). Einem derartigen, distal akzentuierten Degenerationsprozeß der Nervenzellen können eine ganze Reihe verschiedener Schädigungsmechanismen zugrunde liegen. Außerdem ist die nukleo-distale Degeneration und Atrophie der motorischen Vorderhornzellen oder anderer Neuronensysteme nicht die einzige Schädigungsform, die zu einem progressiven Ausfall von Axonen und Nervenzellen führt. Auch bevorzugte Schädigungen proximaler Axonabschnitte oder am Perikarion selbst sind zumindest experimentell nachgewiesen worden. Unter den „neuralen" Muskelatrophien sind zudem periphere Neuropathien (▷ S.472) zusammengefaßt, die entweder primär durch eine *neuronale* bzw. *axonale Schädigung* oder primär durch eine *demyelinisierende Schädigung der Markscheiden* (bei erhaltenen Axonen) charakterisiert sind[11].

Klassifikation, Prognose

Die verschiedenen Einteilungsversuche der neuronalen Systemerkrankungen mit Muskelatrophien richten sich
• nach *genetischen Gesichtspunkten* (dominant oder rezessiv erbliche Formen),
• nach der *Topographie* (okuläre, bulbäre, spinale, proximale und distale, peroneale und skapuloperoneale Muskelatrophien),
• nach der klinischen *Progredienz* (rasche, intermediäre und langsame Verlaufsformen) oder
• nach dem *Erkrankungsalter* (fetale, infantile, juvenile, adulte und Spätformen).
Ein Klassifikationsschema, das gleichzeitig Genetik, Topographie, Progredienz, Erkrankungsalter und Geschlecht berücksichtigt, gibt es bisher nicht. Der in der Tabelle 4.3 wiedergegebene Klassifikationsversuch[19] rückt genetische und topische Gesichtspunkte in den Vordergrund, berücksichtigt aber gleichzeitig

Tabelle 4.3. „Klinikogenetische" Klassifikation der spinalen Muskelatrophien. (Nach Emery 1971)

I. Proximale spinale Muskelatrophie	a) infantil	autosomal-rezessiv
	b) intermediär	autosomal-rezessiv (?)
	c) juvenil	autosomal-rezessiv autosomal-dominant
	d) adult	autosomal-rezessiv autosomal-dominant geschlechtsgebunden-rezessiv
II. Distale spinale Muskelatrophie ohne Sensibilitäts-ausfälle		autosomal-rezessiv autosomal-dominant
III. Progressive bulbäre und spinale Muskelatrophie	a) juvenil	autosomal-rezessiv autosomal-dominant
	b) adult (neue Kategorie)	autosomal-dominant autosomäl-rezessiv
IV. Skapuloperoneale spinale Muskelatrophie		autosomal-dominant autosomal-rezessiv (?) geschlechtsgebunden-rezessiv (?)
V. Fazioskapulohumerale spinale Muskelatrophie		autosomal-dominant autosomal-rezessiv (?)

das Erkrankungsalter und die Erkrankungsdauer (Progredienz).

Unter den spinalen Muskelatrophien sind vor allem die *infantile progressive spinale Muskelatrophie* (Werdnig-Hoffmannsche Krankheit) und die später auftretende und milder verlaufende *juvenile spinale Muskelatrophie* (Wohlfart-Kugelberg-Welander) zu unterscheiden.

Bei infantilem Beginn dauert die Erkrankung im Durchschnitt 10 Jahre, bei juvenilem Beginn 13 Jahre und beim Beginn im Erwachsenenalter 12 bis 13 Jahre; bei 8 bis 28% der Patienten dauerte die Erkrankung jedoch über 20 Jahre und bei 17 bis 28% weniger als 5 Jahre[11].

Infantile progressive spinale Muskelatrophie

Bei dieser Form der spinalen Muskelatrophie ist wahrscheinlich eine *frühe* von einer *spätinfantilen* (= intermediären) Manifestationsform zu unterscheiden. Es wird daher diskutiert, ob die Erkrankung genetisch und klinisch heterogen sein könnte[22]. Der Erbgang ist in der Regel *autosomal rezessiv;* über einzelne Familien mit *autosomal dominantem* Erbgang ist jedoch ebenfalls berichtet worden[6].

Mikroskopisch ist die Krankheit in fortgeschrittenen Stadien durch die Atrophie ganzer Muskelfaserbündel *(faszikuläre Atrophie)* gekennzeichnet, die umso ausgeprägter ist, je rascher die Krankheit fortschreitet (Abb. 4.9 a–c). Bei den langsamer verlaufenden Varianten findet man gut erhaltene Muskelfasern neben atrophischen[20].

Juvenile progressive spinale Muskelatrophie
(Typ Wohlfart-Kugelberg-Welander)

Hierbei finden sich oft nur *kleine Gruppen atrophischer Muskelfasern.* Außerdem kommt es bei den chronisch

verlaufenden Formen zu einer zunehmenden *Vermehrung des endomysialen Bindegewebes,* zu einer Unschärfe des faszikulären Atrophiemusters und zu strukturellen Veränderungen auch in den nichtatrophischen Muskelfasern. Darüber hinaus kommen ausgeprägte *Faserhypertrophien vor.* Bemerkenswert ist, daß die atrophischen Muskelfasern bei frühem Krankheitsbeginn und akutem Verlauf auf dem Querschnitt rund und nicht abgeflacht oder eingedellt erscheinen, wie es bei den chronischeren Verlaufsformen und späterem Erkrankungsbeginn der Fall ist. In der Regel sind die *Muskelfaserkerne* nicht zentralständig, sondern *randständig.* Die Entwicklung der Muskelfasern bleibt also nicht auf dem Stadium der Myotuben stehen, sondern schreitet wie die Myofibrillendifferenzierung fort, wenn auch die Dickenzunahme der Muskelfasern ausbleibt. Das durchschnittliche Faserkaliber der atrophischen Fasern liegt bei 5 bis 10 μm. Pyknotische Kernhaufen in atrophischen Fasern kommen mehr in chronisch verlaufenden Fällen vor, gelegentlich auch Core- und Targetfasern[11].

Histochemisch läßt sich gelegentlich eine *selektive Atrophie der Typ 1-Fasern oder der Typ 2-Fasern* nachweisen. In der Regel sind sowohl die Typ 1-Fasern als auch die Typ 2-Fasern betroffen. Die *hypertrophischen Fasern* sind häufig 3 bis 4mal so dick wie es normalerweise nach dem Alter der Patienten zu erwarten wäre. Histochemisch unterscheiden sich diese Riesenfasern von den normalen Muskelfasern: Nach der üblichen ATPase-Reaktion erscheinen sie hell, nach der Reaktion auf oxidative Enzyme oder auf Phosphorylase jedoch teils dunkel, teils hell. Vermutlich handelt es sich um *reinnervierte Fasern,* die kollateral von den überlebenden und aussprossenden Nervenfasern innerviert worden sind[6].

In *sehr frühen Stadien* der Erkrankung kann das typische Bild fehlen und nur eine *allgemeine Atrophie,*

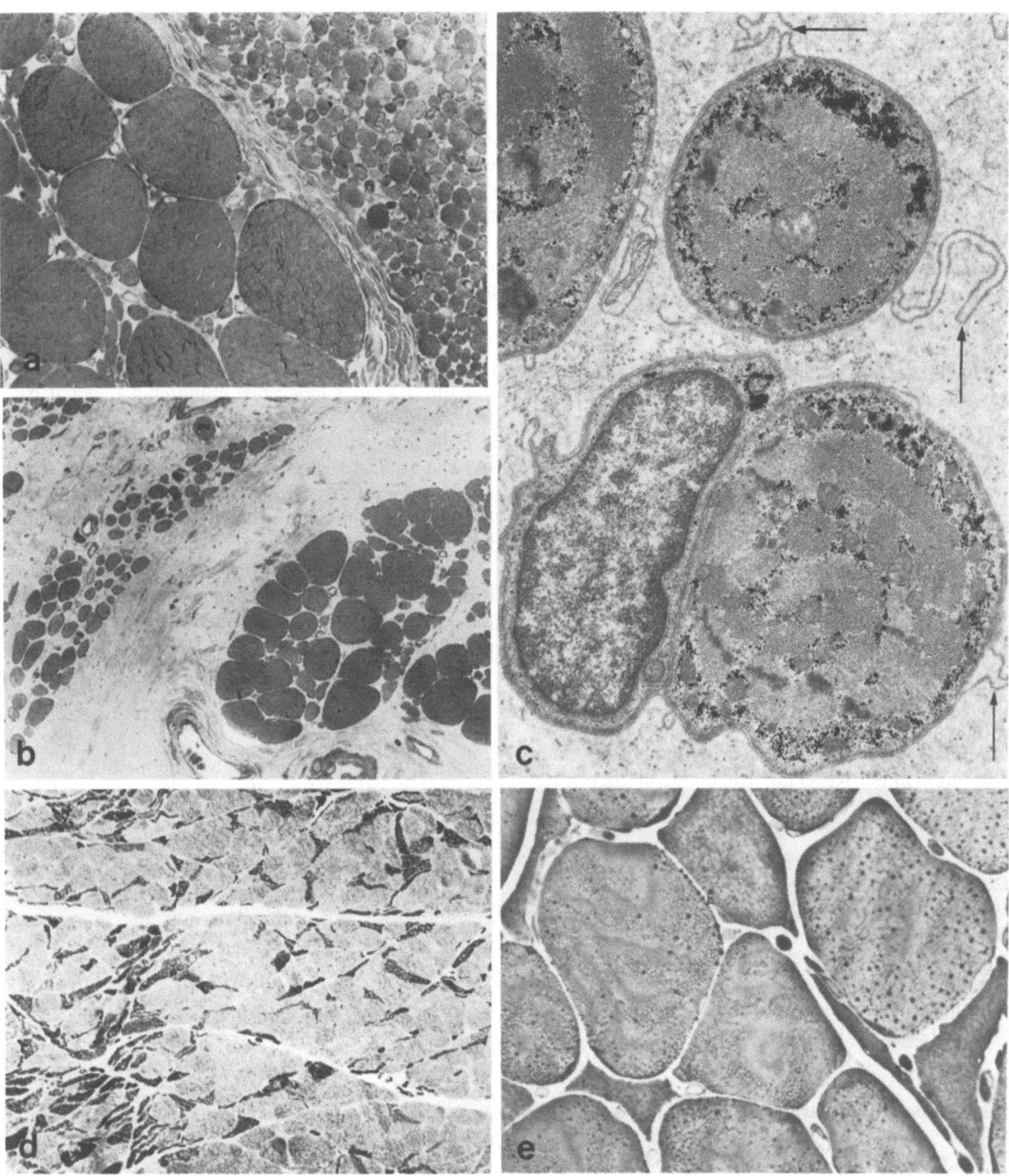

Abb. 4.9. a Infantile progressive spinale Muskelatrophie (Typ Werdnig-Hoffmann). M. vastus lateralis eines 12- und **b** M. gastrocnemius eines 5-Monate alten Jungen. Gruppenförmige oder faszikuläre Muskelfaseratrophie mit einzelnen atrophischen Fasern auch zwischen den erhaltenen oder hypertrophischen Fasern. In *b* ist das perimysiale Bindegewebe hochgradig vermehrt, in geringerem Maße auch das endomysiale („Myosklerose"). *a* und *b* × 300. **c** Gleicher Fall wie in *a*. Die Basalmembranen ragen faltenförmig über die Kontur der atrophischen Muskelfasern hinaus (Pfeile). Eine erhaltene Satellitenzelle (S) ist annähernd so groß wie die zugehörige atrophische Muskelfaser. Die Myofibrillen und Mitochondrien sind erheblich verkleinert, wenn auch bemerkenswert gut erhalten. Das Glykogen ist vor allem subsarkolemmal mäßiggradig vermehrt. × 10000. **d** Amyotrophische Lateralsklerose. M. deltoideus eines 64-jährigen Mannes. Nach der myofibrillären ATPase-Reaktion, pH 9,4, fällt die bevorzugte, fast vollständige Atrophie der Typ 2-Fasern auf. Doch sind auch zahlreiche Typ 1-Fasern atrophisch. Die atrophischen Fasern sind „netzförmig" verteilt. × 40. **e** Amyotrophische Lateralsklerose. M. deltoideus eines 52-jährigen Mannes. Im Bild 4 atrophische Fasern, die bemerkenswert stark abgeflacht oder angulär konfiguriert sind. Die starke Abflachung der Fasern, die überwiegende Einzelfaseratrophie und die fehlende Bindegewebsreaktion weisen auf eine rasche Progredienz hin. × 610

evtl. mit einer bevorzugten Atrophie der Typ 1-Fasern vorkommen[5].

Bei den *chronischen Verlaufsformen* findet sich oft eine *Fasertypengruppierung*, d.h. eine gruppenförmige Anordnung von Fasern des gleichen histochemischen Typs[23]. Ein zahlenmäßiges Überwiegen der Typ 2-Fasern kommt häufig vor. Riesenfasern, wie sie bei der akuten Verlaufsform auftreten, gehören nicht zum typischen Bild. Doch sind myofibrilläre Architekturstörungen wie zentrale Fibrillenveränderungen, Target-Fasern oder Fasern mit wirbelförmigen Fibrillenveränderungen ein häufiger Befund. Fasern mit zentral verlagerten Kernen und einzelne degenerierte Fasern sowie Aufsplitterungen sind gelegentlich zu beobachten. Doch stehen diese „myopathischen" Veränderungen keineswegs im Vordergrund.

> Es ist davor zu warnen, aus dem histopathologischen Bild Rückschlüsse auf den klinischen Schweregrad der Erkrankung und die *Prognose* der spinalen Muskelatrophien zu ziehen, da sich die Bilder von Areal zu Areal erheblich unterscheiden können.

Differentialdiagnostisch ist vor allem die Gliedergürtelform der Muskeldystrophie abzugrenzen. In den Fällen, bei denen die Unterscheidung schwierig ist, handelt es sich um chronische, relativ benigne Erkrankungen des Erwachsenen, bei denen die Unterscheidung in der Regel nur von akademischem Interesse ist. Außerdem sind Spätstadien der Poliomyelitis abzugrenzen (▷ Abb. 4.10e u. f).

Die *Pathogenese* dieser Systematrophien der motorischen Neurone ist bisher nicht geklärt[17,18,21]; doch soll primärer Angriffspunkt des pathogenen Agens bei Motoneuron-Erkrankungen der Zellkern sein. Es würde zu einer progressiven Hemmung der DNS-regulierten mRNS-Synthese kommen, wobei sich das Chromatin von einer metabolisch aktiven diffusen Form zu einer inaktiven Form kondensiert[24].

Progressive Bulbärparalyse

Das Krankheitsbild wird auch nach Fazio und Londe benannt, da sie die ersten familiären Fälle, wenn auch nicht die ersten Fälle überhaupt, beobachtet hatten. Die *infantile Form* ist wahrscheinlich *autosomal rezessiv erblich* und kommt nur *selten* vor. Die Mehrzahl der adulten Fälle tritt *sporadisch* auf, wenn auch Fälle mit dominantem und X-chromosomal rezessivem Erbgang beschrieben worden sind. Die Abgrenzung gegenüber der amyotrophischen Lateralsklerose ist bei den sporadischen Fällen schwierig[5].

Anhang 1: Möbius-Syndrom

Es handelt sich dabei nicht um eine Krankheitseinheit, sondern um eine Gruppe von Erkrankungen, die durch eine *kongenitale Diplegia facialis* und *bilaterale Abduzenslähmung* charakterisiert sind. Doch haben einige Autoren diese Definition erweitert und auch eine *kongenitale einseitige Fazialislähmung* in das Syndrom aufgenommen. Meist tritt das Syndrom *sporadisch* auf, doch sind auch *familiäre Fälle* mitgeteilt worden. Nach den spärlichen, bisher vorliegenden autoptischen Untersuchungsergebnissen lassen sich *vier Gruppen* differenzieren

- Fälle mit einer *Hypoplasie* oder *Atrophie der Hirnnervenkerne*
- Fälle mit einer *möglichen primären peripheren Nervenerkrankung*
- Fälle mit *fokalen Nekrosen im Hirnstamm* und
- Fälle, bei denen *keine Veränderungen im Hirnstamm oder an den Hirnnerven* zu beobachten waren. Letztere sind auf eine primär myopathische Grundkrankheit zurückzuführen[26].

Demnach handelt es sich bei dem Möbius-Syndrom um eine *heterogene Gruppe* kongenitaler neuromuskulärer Erkrankungen unterschiedlicher und oft ungeklärter Ätiologie.

Anhang 2: Anorektale Inkontinenz

Im äußeren M. sphincter ani, M. puborectalis und Levator ani fanden sich bei Patienten mit anorektaler Inkontinenz vielfach morphologische Anzeichen einer neurogenen Erkrankung[16]. Dabei bleibt zu klären, ob es sich um eine Systemdegeneration der entsprechenden motorischen Vorderhornzellen oder um eine Erkrankung der zugehörigen peripheren Nerven handelt.

Anhang 3: Abdominalmuskel-Aplasie

Die kongenitale Abdominalmuskel-Aplasie wird auch als *Fröhlich-* oder *Obrinsky-Syndrom, „Dörrpflaumenbauch"* oder *„prune belly syndrome"* bezeichnet. Dabei besteht eine vollständige oder partielle Aplasie der Bauchmuskulatur, insbesondere der lateralen Bauchmuskelgruppe, mit verschiedenen Anomalien im Urogenitalbereich. Die Ätiologie und Pathogenese ist nicht geklärt. Es besteht Androtropie. Neben einer spinalen Ursache wird eine kongenitale Myopathie als Ursache der Bauchmuskeldefekte diskutiert[15].

Literatur

1.–14. Weiterführende Literatur (▷ S. 420)
15. Afifi AK, Rebeiz J, Mire J, Andonian SJ, Der Kaloustian VM (1972) The myopathology of the prune belly syndrome. J neurol Sci 15: 153–165

16. Beersiek F, Parks AG, Swash M (1979) Pathogenesis of anorectal incontinence. A histometric study of the anal sphincter musculature. J neurol Sci 42: 111–127
17. Chou SM, Nonaka I (1978) Werdnig-Hoffmann disease: Proposal of a pathogenetic mechanism. Acta neuropath (Berl) 41: 45–54
18. Dahl DS, Peters HA (1975) Lipid disturbances associated with spinal muscular atrophy. Clinical, electromyographic, histochemical, and lipid studies. Arch Neurol 32: 195–203
19. Emery AE (1971) Review: The nosology of the spinal muscular atrophies. J med Genet 8: 481–495
20. Fidziańska A (1976) Morphological differences between the atrophied small muscle fibres in amyotrophic lateral sclerosis and Werdnig-Hoffmann disease. Acta neuropath (Berl) 34: 321–327
21. Ghatak NR (1978) Spinal roots in Werdnig-Hoffmann disease. Acta neuropath (Berl) 41: 1–7
22. Hausmanowa-Petrusewicz I, Zaremba J, Borkowska J (1979) Chronic form of childhood spinal muscular atrophy. Are the problems of its genetics really solved? J neurol Sci 43: 313–327
23. Jennekens FGI, Meijer AEFH, Bethlem J, Van Wijngaarden GK (1974) Fibre hybrids in type groups. An investigation of human muscle biopsies. J neurol Sci 23: 337–352
24. Mann DMA, Yates PO (1974) Motor neurone disease: the nature of the pathogenic mechanism. J Neurol Neurosurg Psychiat 37: 1036–1946
25. Spatz H (1938) Die „systematischen Atrophien". Eine wohlgekennzeichnete Gruppe der Erbkrankheiten des Nervensystems. Arch Psychiat 108: 1–18
26. Towfighi J, Marks K, Palmer E, Vannucci R (1979) Möbius syndrome. Neuropathologic observations. Acta neuropath (Berl) 48: 11–17

Muskelveränderungen bei Schädigungen, Erkrankungen und Reizungen peripherer Nerven. Inaktivitätsatrophie

Die Veränderungen im Muskel nach einer Denervation durch Unterbrechung der zugehörigen motorischen Nerven gelten allgemein als Musterbeispiel einer Atrophie schlechthin.

Komplizierter als nach einer einfachen Nervendurchschneidung sind die Veränderungen im Muskel bei einer chronischen peripheren Neuropathie. Denn ein Nebeneinander von Nervenfaserdegeneration und -regeneration, -demyelinisation und -remyelinisation kann im Laufe von Monaten und Jahren zu vielfältigen Veränderungen führen, die alle Komponenten des Muskels mehr oder weniger stark verändern[11].

Nervenverletzungen

Die wichtigste Veränderung nach einer Muskeldenervation durch eine Nervendurchschneidung besteht in der *Atrophie der Muskelfasern*, die zu einer erheblichen Reduktion des Gewichtes im denervierten Muskel führt.

Während des ersten Monats verringert sich das durchschnittliche *Faserkaliber* um ein Drittel, während des zweiten und dritten Monats um ungefähr 60% und nach acht Monaten um 70%, wenn man die Faserkaliber mit denen normaler Muskeln vergleicht. Der Gewichtsverlust im denervierten Muskel beträgt bei der Ratte schon nach drei Monaten 70 bis 80%[33]. Doch gibt es Speziesdifferenzen und Unterschiede in Abhängigkeit von der Art des untersuchten Muskels[34].

Die *Zahl der Muskelfasern* ändert sich nach der Denervation nur geringfügig, nach fünfzehn Monaten aber auf etwa die Hälfte der Faserzahl im Kontrollmuskel[21b].

Parallel zur Reduktion der Faserkaliber findet sich eine Verringerung des *Durchmessers der einzelnen Myofibrillen*. Aber auch die *Mitochondrien* verkleinern sich. Das *sarkoplasmatische Retikulum* erscheint allerdings zumindest relativ vermehrt. Die Verringerung der Myofibrillengröße resultiert aus einer Abspaltung einzelner Filamente an der Peripherie der Myofibrillen. Diese Filamente zerfallen dann in den intermyofibrillären Räumen, wobei im ersten Stadium der Atrophie ein „degenerativer autolytischer Prozeß" in den Fasern zu beobachten ist. Im zweiten längeren Stadium setzt dann die sogenannte „einfache" Atrophie ein[28]. Ein bestimmtes Faserkaliber von 3 bis 15 µm wird allerdings nicht unterschritten[11]. Sonstige degenerative Faserveränderungen bestehen in vakuoligen Veränderungen, selten einmal in einer vollständigen Degeneration mit Phagozytose und Kernpyknosen. Die Satellitenzellen vermehren sich als Reaktion auf eine Denervation[25].

Die Typ 2-Fasern atrophieren rascher als die Typ 1-Fasern[23]. In allen Fasertypen verringert sich nach der Denervation die Aktivität der Enzyme. Hinsichtlich der oxidativen Enzymaktivität sind die Fasertypenunterschiede schließlich fast vollständig aufgehoben; hinsichtlich der myofibrillären ATPase-Aktivität bleiben aber noch monatelang Unterschiede erhalten.

Eine *Reinnervation* des denervierten Muskels ist noch nach langen Zeiträumen möglich; doch scheint die bindegewebige Einscheidung der Muskelfasern nach etwa 2 Jahren soweit fortgeschritten zu sein, daß klinisch mit keiner sinnvollen Reinnervation, etwa durch eine Nerventransplantation, zu rechnen ist. Bei orthotoper Reinnervation ist im reinnervierten Muskel in der Regel eine Fasertypengruppierung nachweisbar, sofern eine komplette Nervendurchtrennung vorausgegangen ist[22]. Nach einer Nervenquetschung ist eine solche Gruppenbildung bestenfalls in angedeuteter Form nachweisbar.

Nach einer sogenannten *Kreuzinnervation*, d.h. wenn ein denervierter langsamer Muskel mit dem abgetrennten Nerven eines raschen Muskels reinnerviert wird, ändert sich der Muskelfasertyp in histochemischer, biochemischer und physiologischer Hinsicht im

Sinne des reinnervierenden Neurons[16,21b]. D.h. es kann zu einer Umwandlung der histochemischen Fasertypen kommen.

Eine *Fremdinnervation* eines Muskels mit intakter Innervation führt zu keiner funktionellen muskulären Verbindung, auch wenn die Nervenfasern in den Muskel einwachsen. Erst wenn der zum Muskel gehörende Nerv durchschnitten wird, bilden sich funktionelle Kontakte zwischen dem fremden Nerv und den Muskelfasern.

Von einer *kollateralen Reinnervation* spricht man, wenn aussprossende Axone von erhaltenen Nervenfasern benachbarte denervierte Muskelfasern reinnervieren.

Nicht-cholinerge Nervenfasern (des Sympathikus oder der Spinalganglien) führen nicht zu einer funktionsfähigen Innervation, resp. Reinnervation quergestreifter Skelettmuskelfasern[18].

Periphere Neuropathien

In der Klassifikation der neuromuskulären Erkrankungen von der „Research Group on Neuromuscular Diseases" (Walton, 1968) sind die kongenitalen oder genetisch determinierten metabolischen, traumatischen, toxischen entzündlichen, blastomatösen, neoplasmatischen und ätiologisch unklaren Erkrankungen der Spinalnerven und der peripheren Nerven in 195 Einzelpositionen aufgeschlüsselt. Dabei ist es wichtig zu wissen, daß eine schwere Polyneuropathie mit ausgedehnter, selektiver, segmentaler Demyelinisation bei weitgehend erhaltenen Axonen (z.B. eine hypertrophische Neuropathie) zumindest in frühen Stadien zu bemerkenswert geringen Strukturveränderungen am Muskel führt[11]. Insbesondere die akuten entzündlichen Polyneuritiden können mit ausgeprägten Funktionsstörungen ohne histopathologisch nachweisbare, eindeutig neurogene Muskelatrophien einhergehen.

Neuropathien vom axonalen oder neuronalen Typ

Unter *Neuropathien vom neuronalen Typ* sind die Erkrankungen der motorischen und sensorischen Neurone zu verstehen, bei denen das gesamte Neuron erkrankt ist: das Perikaryon mit dem Kern (der sog. Zelleib) sowie das Axon und die Dendriten. Allerdings manifestieren sich derartige Neuropathien evtl. zuerst distal am Axon, ohne daß morphologische Veränderungen am Perikaryon sichtbar wären (distal akzentuierte Neuropathien = „dying back"-Neuropathien). Letztere lassen sich dann auch als *Neuropathien vom axonalen Typ* klassifizieren. Andererseits gibt es Neuropathien vom axonalen Typ, die offensichtlich mit einer primären Erkrankung der Axone

selbst beginnen, bei denen später aber sekundär, „retrograd", Veränderungen am Perikaryon auftreten können (im Sinne der sog. primären Reizung). Außerdem führt eine segmentale Demyelinisation z.B. bei einer *Neuropathie vom demyelinisierenden Typ* zur Reduktion der Axonkaliber und im Verlauf zunehmend zur sekundären, Wallerschen Degeneration der distalen Axonabschnitte. Darüberhinaus gibt es sog. *sekundäre segmentale Demyelinisationen* als Folge einer axonalen Atrophie (vermutlich als Vorstufe der nachfolgenden axonalen oder neuronalen Degeneration), so daß eine primär demyelinisierende Neuropathie vorgetäuscht werden kann. Aufgrund der engen Wechselbeziehung zwischen Axonen und Schwannschen Zellen können die pathologischen Veränderungen schließlich recht kompliziert werden, so daß die Klassifikation einer Neuropathie in fortgeschrittenen Stadien ebenso schwierig wird wie die Interpretation der Muskelveränderungen. Man kann dann von einer *„Neuropathie vom gemischten Typ"* sprechen.

Muskelbioptisch findet sich bei *chronischen* Neuropathien vom axonalen oder neuronalen Typ ein Nebeneinander von typischen Denervations- und Reinnervationszeichen wie von reaktiven Veränderungen, die als „myopathisch" oder als „Begleitmyopathie"[27] gedeutet werden. Charakteristisch sind:

- *kleine Gruppen atrophischer Fasern,* die zumeist auf dem Querschnitt abgeflacht oder eckig (angulär; „angulated"), nicht rund, wie bei der infantilen spinalen Muskelatrophie, erscheinen (Abb. 4.10d, 4.11f u. h). Diese partiell oder vollständig atrophischen Fasern gehören zumeist sowohl dem Typ 1 als auch dem Typ 2 an, wenn auch der Typ 2 etwas stärker betroffen sein kann[6]. Der Grad der Muskelatrophie hängt von dem untersuchten Stadium des Prozesses ab. Gelegentlich ist eine netzförmige Verteilung der Muskelfaseratrophien zu finden, wie sie typischerweise bei der amyotrophischen Lateralsklerose vorkommt[11]. Bei Dreiviertel der Patienten besteht eine Hypertrophie der Typ 1-Fasern.
- eine *Fasertypengruppierung,* als Zeichen einer vorausgegangenen kollateralen Reinnervation denervierter Muskelfasern. Dabei müssen mehr als 50, mindestens aber 15 Fasern gleichen histochemischen Typs zusammenliegen[15,17,26,35]. In frühen Stadien findet sich u.U. ausschließlich eine Fasertypengruppierung (Abb. 4.10a u. b). In späten Stadien können neben kleinen auch große Gruppen atrophischer Fasern nachweisbar sein (Abb. 4.10c, 4.11e).
- *zentralständige Kerne* und *pyknotische Kernhaufen in vollständig atrophischen Fasern.*

Nur gelegentlich sind *Fasernekrosen, Myophagien* oder *regenerierende Fasern* nachweisbar, z.T. mit endomysialer Bindegewebsvermehrung. Typischerweise kommen auch *Target-* und *Targetoid-Fasern* vor[20,31] (Abb. 4.10c u. d, 4.11d), ebenso wirbelförmige Myofibrillenveränderungen und *„Mottenfraßherde"* in den Muskelfasern. Die hypertrophischen Fasern erschei-

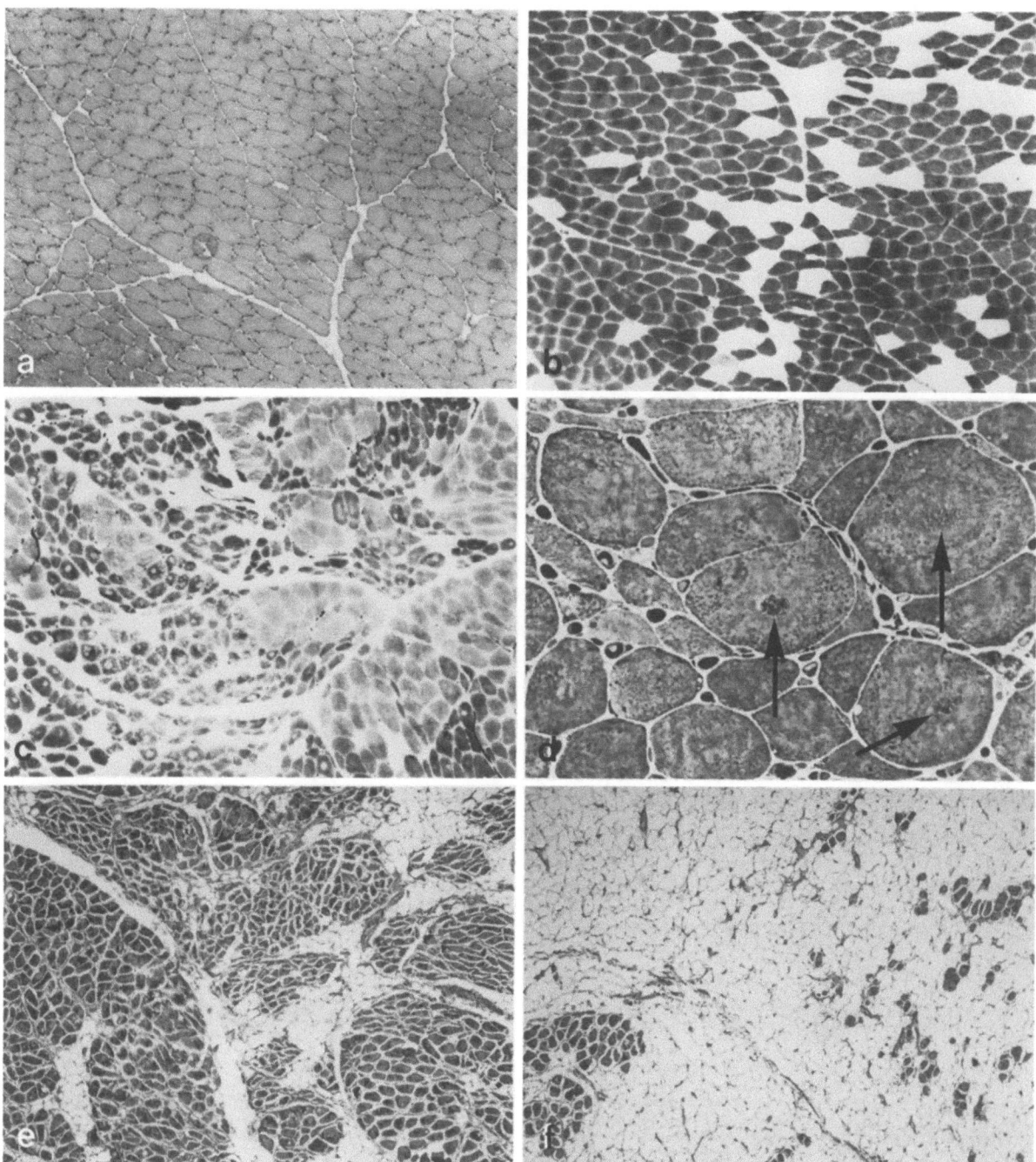

Abb. 4.10. a Frühes Stadium einer dominant erblichen neuralen Muskelatrophie (Typ Charcot-Marie-Tooth). M. peroneus eines 14-jährigen Jungen, bei dem die Muskelfasern im HE-Präparat bemerkenswert unauffällig erscheinen, von isolierten Haufen pyknotischer Kerne in vollständig atrophischen Muskelfasern abgesehen. × 370. **b** Die myofibrilläre ATPase-Reaktion nach Präinkubation bei pH 4,2 ergibt eine ausgeprägte zahlenmäßige Dominanz der Typ 1-Fasern mit herdförmiger Gruppierung der wenigen verbliebenen Typ 2-Fasern. × 40. **c** Ausgeprägte akute bis subakute neurogene Muskelatrophie bei hochgradiger, rasch progredienter alkoholischer Polyneuropathie. Es besteht eine auffällige Fasertypengruppierung, wobei Muskelfasern gleichen histochemischen Typs in größeren oder kleineren Gruppen unmittelbar nebeneinander liegen. Die Muskelfasern in einigen dieser Gruppen sind normal groß, andere nahezu vollständig

atrophisch. Viele dunkle Typ 1-Fasern weisen eine zentrale Aufhellung auf: Target-Fasern. Succinatdehydrogenase-Reaktion × 150. **d** Gleicher Fall wie in *c*. Kleine Gruppen atrophischer Fasern neben normal großen oder leicht hypertrophischen Fasern, einige mit zentralen myofibrillären Veränderungen im Sinne von Target-Fasern (Pfeile). Endomysiales Bindegewebe noch nicht vermehrt. Übergänge zwischen stark atrophischen und teilatrophischen Fasern als Zeichen der Progredienz. × 400. **e** Zustand nach Poliomyelitis im Kindesalter bei einer 34-jährigen Frau. Neben Feldern mit erhaltenen Muskelfasern Gruppen atrophischer Fasern. Dazwischen ist das Fettgewebe im Sinne einer Vakatwucherung vermehrt. × 260. **f** Gleicher Fall wie in *e*. In dieser Region sind nur noch spärliche Muskelfasergruppen erhalten. Der Rest des Muskelgewebes ist durch Fettgewebe ersetzt. × 260

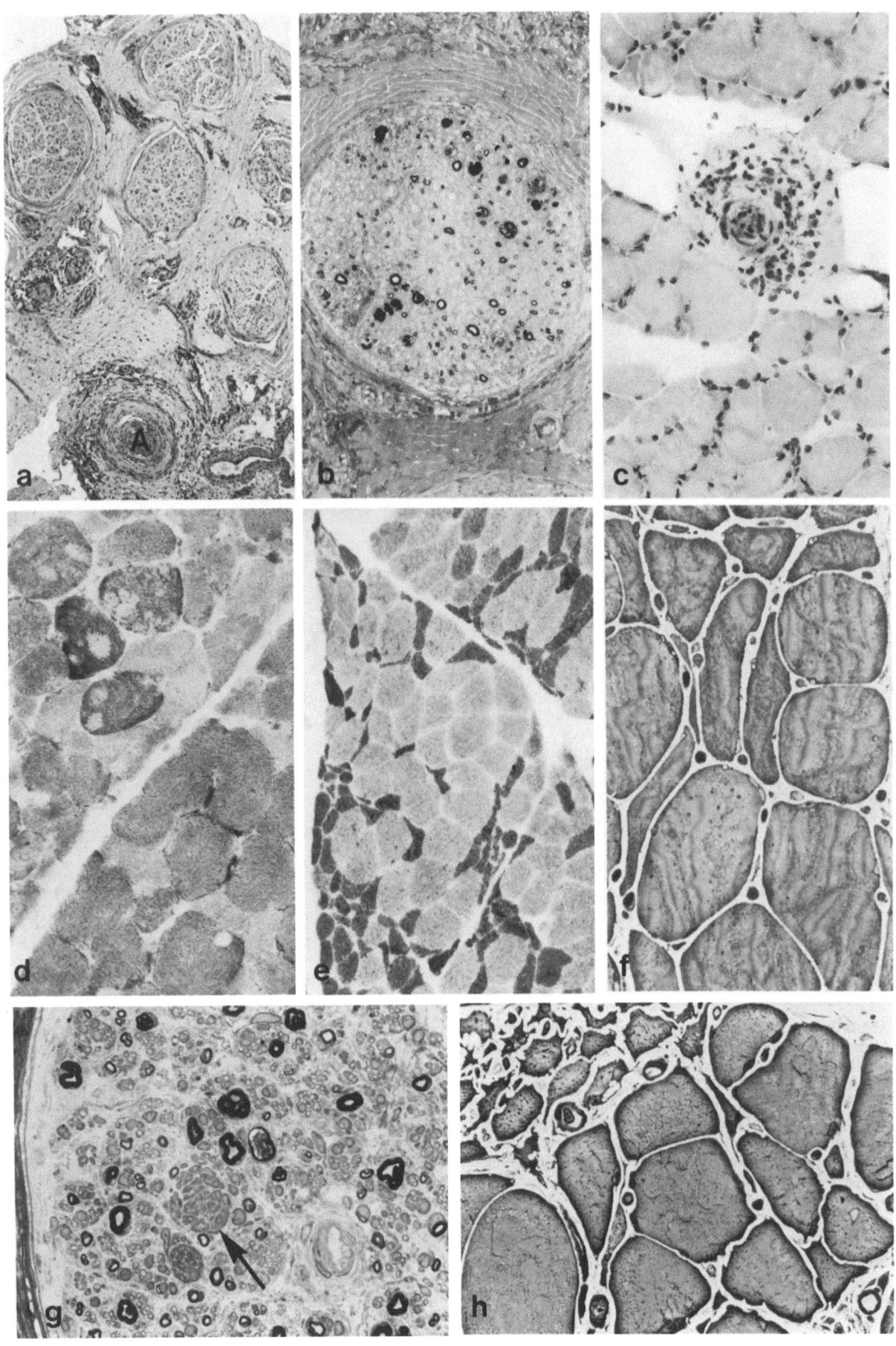

nen oft aufgespalten. Auch finden sich häufig *atrophische Fasern in enger Nachbarschaft von hypertrophischen Fasern*. In fortgeschrittenen Stadien fällt die Fett- und Bindegewebsvermehrung im Sinne einer Vakatwucherung auf, die von Fall zu Fall sehr unterschiedlich ausgeprägt sein kann.

Neuropathien vom demyelinisierenden Typ

Bei selektiv *demyelinisierenden Polyneuropathien*, namentlich bei der *hypertrophischen Neuropathie (Dejerine-Sottas)*, besteht zumindest in frühen Stadien eine auffällige Diskrepanz zwischen dem ausgeprägten Befund am peripheren Nerven und den relativ geringfügigen Veränderungen am Muskel: Hier finden sich nur vereinzelt kleine Gruppen atrophischer Fasern, gelegentlich einmal eine Targetfaser. Die Faserdurchmesser sind aber insgesamt auffällig schmächtig[11]. Später können die Axone bei wiederholter De- und Remyelinisation schließlich in zunehmender Zahl degenerieren, so daß es zur progressiven Denervationsatrophie der Muskelfasern, evtl. mit den Komplikationen einer kollateralen Reinnervation und Fasertypengruppierung als Vorstufe einer Atrophie größerer Gruppen und Felder von Muskelfasern kommen kann.

Elektrostimulation

Durch *kurzfristige* elektrische Reizung einzelner motorischen Nervenfasern *(indirekte Reizung)* läßt sich eine Reduktion des Glykogen- und Phosphorylasegehaltes der Muskelfasern induzieren, die u.a. zur Bestimmung der Zahl von Muskelfasern in einzelnen motorischen Einheiten verwendet worden ist[19].

Durch *langdauernde* Stimulation des intakten Nerven mit einer Reizfrequenz, die derjenigen in einem langsamen Muskel entspricht (10 Hz = 10 Impulse/s), läßt sich ein rascher Muskel in einen langsamen umwandeln[29,30].

Diese Transformation schließt nicht nur die physiologischen Parameter des Muskels ein, sondern auch die histochemischen, biochemischen und ultrastrukturellen Eigenschaften[29].

Auch durch eine *direkte Reizung* eines denervierten Muskels läßt sich bis zu einem gewissen Grade eine Umwandlung von Fasertypen bei entsprechender Reizfrequenz induzieren[11,24].

Training

Beim sportlichen Training sind die Auswirkungen einer *kurzfristigen raschen Belastung* oder Trainingsaktivität, etwa bei Sprintern, von denen einer *Dauerbelastung*, etwa bei Langläufern (Ausdauertraining), und von denen bei Gewichthebern (Kraftsporttraining) zu unterscheiden[21a]. Beim *Ausdauertraining* vergrößern sich die Mitochondrien. Die SDH-Aktivität sowie die Volumendichte der intrazellulären Triglyzeridtropfen nimmt zu. Demgegenüber kommt es beim *Krafttraining* zu einer selektiven Typ 2-Faserhypertrophie mit Verminderung der SDH-Aktivität.

Differentialdiagnose
Diese Form der Aktivitätshypertrophie ist zu unterscheiden von einer echten Hypertrophie der Muskeln *(Hypertrophia musculorum vera)*, deren Vorkommen allerdings umstritten ist, von einseitigen *Hypertrophien ganzer Körperhälften mit Muskelhypertrophie* sowie von der sogenannten *hypertrophischen branchialen Myopathie*, die durch eine selektive Vergrößerung der Kaumuskulatur gekennzeichnet ist *(idiopathische Masseterhypertrophie)*[11].

Inaktivitätsatrophie

In Abhängigkeit von der Art der Inaktivität sind die verschiedenen Muskelfasertypen in unterschiedlicher Weise betroffen. Bei mäßiger Beeinträchtigung der

◁
Abb.4.11. a–f Panarteriitis nodosa mit ausgeprägter Polyneuropathie und neurogener Muskelatrophie bei einem 56-jährigen Mann. **a** Im Epineurium des N.suralis zeigen zahlreiche Blutgefäße ausgeprägte perivaskuläre und auch in der Gefäßwand liegende mononukleäre Zellinfiltrate. Eine mittelgroße Arterie ist obliteriert (A). HE × 590. **b** Nervenfaszikel mit starker Reduktion der Zahl großer und kleiner markhaltiger Nervenfasern und mit vielen Markscheidenabbauprodukten. × 112. **c** M.gastrocnemius mit umschriebenen perivaskulären mononukleären Zellinfiltraten, die nicht auf das angrenzende Muskelgewebe übergreifen. Die Muskelfasern zeigen gruppenförmige Atrophien ohne Nekrosen oder myophagische Reaktionen. × 184. **d** Sukzinatdehydrogenase-Reaktion mit fleckförmigen Aufhellungen in einzelnen dunklen Typ 1-Muskelfasern. × 195. **e** Myofibrilläre ATPase-Reaktion nach Präinkubation bei pH 9,4. Die

dunklen Fasern (Typ 2) sind nahezu sämtlich atrophisch, nur vereinzelt auch die Typ 1-Fasern. Sowohl die hellen als auch die dunklen Fasern zeigen eine Fasertypengruppierung. × 112. **f** Die denervationsatrophischen Fasern liegen in kleinen Gruppen zusammen und sind oft stark abgeflacht (angulär konfiguriert). Das endomysiale Bindegewebe ist noch kaum vermehrt. × 460. **g** Refsumsche Krankheit. N.suralis mit ausgeprägter Reduktion der Zahl großer und kleiner markhaltiger Nervenfasern. Markscheidenabbauprodukte nur vereinzelt. Ausgeprägte Proliferation der Schwannschen Zellen, die stellenweise in größeren Haufen zusammenliegen (Pfeil). × 300. **h** Gleicher Fall wie in g. Ausgeprägte neurogene Muskelatrophie mit gruppenförmig angeordneten atrophischen Fasern, die von vermehrtem endomysialen Bindegewebe umgeben sind. × 150

Gehfähigkeit kommt es zu einer Atrophie der raschen Zuckungsfasern. Bei hochgradiger Bewegungseinschränkung (Immobilisation) findet sich sowohl eine Atrophie der raschen als auch der langsamen Zuckungsfasern. Bei schmerzhaften Kniegelenkserkrankungen fand sich demgegenüber eine isolierte Atrophie der langsamen Zuckungsfasern[32]. Diesen verschiedenen Atrophieformen liegt vermutlich eine Störung der Quantität und Qualität in der Aktivierung der entsprechenden motorischen Einheiten zugrunde.

Literatur

1.–14. Weiterführende Literatur (▷ S.420)

15. Black JT, Bhatt ,GP, Dejesus PV, Schotland DL, Rowland LP (1974) Diagnostic accuracy of clinical data, quantitative electromyography and histochemistry in neuromuscular disease. A study of 105 cases. J neurol Sci 21: 59–70
16. Buller AJ, Eccles JC, Eccles RM (1960) Interactions between motoneurones and muscles in respect of the characteristic speeds of their responses. J Physiol (Lond) 150: 417–439
17. Bundschu HD, Suchenwirth R (1973) Primäre und sekundäre Myopathien aus enzymhistologischer Sicht. Fortschr Neurol Psychiat 41: 419–449
18. Cohen MW, Weldon PR (1980) Localization of acetylcholine receptors and synaptic ultrastructure at nerve-muscle contacts in culture: Dependence on nerve type. J Cell Biol 86: 388–401
19. Edström L, Kugelberg E (1968) Histochemical composition distribution of fibres and fatiguability of single motor units. Anterior tibial muscle of the rat. J Neurol Neurosurg Psychiat 31: 424–433
20. Engel WK (1961) Muscle target fibers, a newly recognized sign of denervation. Nature (Lond) 191: 389
21a. Gollnick PD, Armstrong RB, Saltin B, Saubert IV, Sembrowich WL, Shepherd RE (1973) Effect of training on enzyme activity and fiber composition of human skeletal muscle. J appl Physiol 34: 107–111
21b. Gutmann E, Zelená J (1962) Morphological changes in the denervated muscle. In: Gutman E (eds) The denervated muscle. Publishing House of the Czechoslovak Academy of Sciences, Prague pp 57–102
22. Karpati G, Engel WK (1968) „Type grouping" in skeletal muscles after experimental reinnervation. Neurology (Minneap) 18: 447–455
23. Karpati G, Engel WK (1968) Correlative histochemical study of skeletal muscle after suprasegmental denervation, peripheral nerve section, and skeletal fixation. Neurology (Minneap) 18: 681–692
24. Lømo T, Westgaard RH, Engebretsen L (1980) Different stimulation patterns affect contractile properties of denervated rat soleus muscles. In: Pette D (eds) Pasticity of muscle. De Gruyter Berlin New York pp 297–309
25. McGeachie J, Allbrook D (1978) Cell proliferation in skeletal muscle following denervation or tenotomy. Cell Tiss Res 193: 259–267
26. Meltzer HY, Rastogi S, Ellison J (1976) Quantitative histochemical evaluation of normal human skeletal muscle. Neurology (Minneap) 26: 849–852
27. Mittelbach F (1966) Die Begleitmyopathie bei neurogenen Atrophien. 113. Heft aus d Gesamtgeb d Neurol u Psychiatr Springer Berlin Heidelberg New York
28. Pellegrino C, Franzini C (1963) An electron microscope study of denervation atrophy in red and white skeletal muscle fibers. J Cell Biol 17: 327–349
29. Rubinstein N, Mabuchi K, Pepe F, Salmons S, Gergely J, Sréter F (1978) Use of type-specific antimyosins to demonstrate the transformation of individual fibers in chronically stimulated rabbit fast muscles. J Cell Biol 79: 252–261
30. Salmons S, Vrbová G (1969) The influence of activity on some contractile characteristics of mammalian fast and slow muscle. J Physiol (Lond) 210: 535–549
31. Schotland DL (1969) An electron microscopic study of target fibers, target-like fibers and related abnormalities in human muscle. J Neuropath exp Neurol 28: 214–228
32. Staudte HW, Brussatis F (1977) Selective changes in size and distribution of fibre types in vastus muscle from cases of different knee joint affections. Z Rheumatol 36: 143–160
33. Stonnington HH, Engel AG (1973) Normal and denervated muscle. A morphometric study of fine structure. Neurology (Minneap) 23: 714–724
34. Sunderland S, Ray LJ (1950) Denervation changes in mammalian striated muscle. J Neurol Neurosurg Psychiat 13: 159–177
35. Tosi C, Jerusalem F (1976) Selektive Muskelfasertypenanomalien bei neuromuskulären Erkrankungen. Eine Analyse von 124 konsekutiven, histochemisch bearbeiteten Biopsien. J Neurol 214: 13–24
36. Walton JN (1968) Classification of the neuromuscular disorders. J neurol Sci 6: 165–177

Erkrankungen des zentralen und peripheren motorischen Neurons

Amyotrophische Lateralsklerose

Bei dieser Krankheit (im anglo-amerikanischen Sprachraum mißverständlich schlicht „motor neuron disease" genannt, obwohl dann auch die selektiven Erkrankungen der Vorderhornzellen, also ausschließlich des 2. motorischen Neurons, dazuzurechnen sind) ist sowohl das zentrale (1.) als auch das periphere (2.) motorische Neuron erkrankt, d. h. sowohl die motorischen Zellen im Cortex cerebri als auch im Hirnstamm und im Rückenmark.

Epidemiologie, Klinik
Die Erkrankung tritt in der Regel *sporadisch* auf. Seltene familiäre Formen, eine besondere Form, die mit Parkinsonismus und eine weitere, die mit Demenz kombiniert ist, müssen abgegrenzt werden[18]. Sofern vorwiegend die *zentralen* motorischen Neurone betroffen sind, wird das klinische Bild von der *Spastizität* und *Hyperreflexie* geprägt. Die Erkrankung der *peripheren* Neurone führt zur *Atrophie* und *Schwäche* der betroffenen Muskeln, die vielfach ausgeprägte *Faszikulationen* aufweisen.

Die Erkrankung beginnt am häufigsten zwischen dem 50. und 70. Lebensjahr. Doch können andere Lebensalterstufen betroffen sein.

Morphologie
Mikroskopisch bestehen, auch wenn klinisch noch keine Schwäche nachweisbar ist, nahezu regelmäßig in allen untersuchten Muskeln pathologische Verände-

rungen. Dazu gehört vor allem eine *Atrophie von Typ 1- und Typ 2-Fasern,* die auf dem Querschnitt stark abgeflacht sind und manchmal in charakteristischer, wenn auch unspezifischer Weise netzförmig zwischen den normal großen, erhaltenen Fasern angeordnet sein können (▷ Abb. 4.9 d)[6,26]. Im Unterschied zur infantilen spinalen Muskelatrophie sind die atrophischen Fasern vielfach irregulär konfiguriert (▷ Abb. 4.9 e); ihre Durchmesser liegen zwischen 6 und 18 µm[19]. *Hypertrophische Fasern* kommen ebenfalls häufig vor, wobei in frühen Stadien überwiegend Typ 1-Fasern hypertrophieren. Eine Fasertypengruppierung[19] gehört nicht zum charakteristischen Bild, wenn auch eine Anordnung der atrophischen Fasern in kleinen Gruppen charakteristisch ist[25,26].

Unter den *Kernveränderungen* fallen tigroide Formen auf. Zentral verlagerte Kerne sind nur selten nachweisbar. Degenerative und regenerative Veränderungen an den Muskelfasern kommen aber vor, myopathische Reaktionen oder Faserregenerationen schließen jedenfalls die Diagnose einer amyotrophischen Lateralsklerose nicht aus. Target- oder Targetoidfasern sind nur selten gehäuft nachweisbar, zumeist nur vereinzelt. Eine endomysiale Fibrose oder Gefäßreaktionen gehören nicht zum typischen Bild.

Die *Ursache* der amyotrophischen Lateralsklerose ist, wenn man einmal von den erblichen Ausnahmefällen absieht, nicht geklärt. Diskutiert werden u. a. endogene und exogene Toxine, insbesondere Aluminium[29], Viren und endogene biochemische Anomalien der Neurone, insbesondere Defekte der DNS-Repair-Mechanismen[27].

Prognose

Die *Prognose* ist ungünstig. Innerhalb von Monaten bis zu wenigen Jahren nach Beginn der Symptome führt die akute Form der Krankheit bei voller geistiger Klarheit der Patienten zum Tode. Die Inzidenz und Mortalität beträgt weltweit, von bestimmten Regionen im Westpazifik abgesehen, etwa 1 (0,8 bis 1,5) auf 100 000 Personen[21]. Nur bei einem Viertel der Fälle ist eine relativ benigne Variante zu beobachten[16].

Erkrankungen des zentralen motorischen Neurons

Das zentrale motorische Neuron kann bei zahlreichen verschiedenartigen Prozessen mehr oder weniger selektiv geschädigt sein, so z. B. nach Schlaganfällen und Traumen, bei Systematrophien (den verschiedenen Formen der spastischen Spinalparalyse) und ausgedehnteren kortikalen Prozessen.

Das Vorkommen eines Muskelschwundes in den betroffenen Extremitäten *hemiplegischer* Patienten ist seit langem bekannt.

Mikroskopisch läßt sich dabei anfangs eine überwiegende Typ 2-Faseratrophie nachweisen[15,17]. Da auch Target-Fasern vorkommen können, die als sicheres Denervationszeichen gelten, ist zu vermuten, daß später eine *transsynaptische* (transneuronale) *Degeneration* der distalen (peripheren) Motoneurone auftritt, nachdem die kortikospinalen Fasern degeneriert sind.

Pathogenetisch sind als Ursache der hemiplegischen Muskelatrophie verschiedene Faktoren zu berücksichtigen, so eine Inaktivität, außerdem Störungen der Blutversorgung, möglicherweise auch eine Atrophie sowie Störungen von seiten des Gyrus postcentralis, wo ein „trophisches" Zentrum für die Muskulatur lokalisiert sein soll[23].

Eine suprasegmentale *„Cordotomie",* d. h. eine Durchtrennung des Rückenmarks, führt im Experiment zu einer mäßiggradigen Atrophie beider histochemischer Fasertypen mit zusätzlichen „Myopathieähnlichen" Veränderungen[20].

Störungen der zentralen Tonusregulation

Hierzu gehören vor allem die *Parkinsonsche Krankheit,* resp. das *Parkinson-Syndrom* oder der *Parkinsonismus* (▷ S. 223). Außerdem sind hier verschiedene Tremorformen zu nennen sowie die Folgen der Dezerebellierung oder Deafferentierung sowie heredodegenerative und andere Erkrankungen der spinozerebellären Systeme, insbesondere auch Myoklonien und Myokymien.

Mikroskopisch findet sich beim Parkinsonismus neben einer Verringerung des mittleren Faserkalibers vor allem eine bevorzugte Atrophie der Typ 2-Fasern. Außerdem besteht eine geringe zahlenmäßige Dominanz der Typ 1-Fasern auf Kosten der Typ 2a-Fasern[17]. – Die meisten anderen genannten Störungen der Tonusregulation sind noch nicht hinreichend im Hinblick auf die Muskelveränderungen untersucht.

Psychosen

Ob eine wiederholt bei Psychosen, insbesondere von akut schizophrenen Patienten, beschriebene Myopathie in die Gruppe der Erkrankungen bzw. Störungen der zentralen Tonusregulation zu rechnen ist oder nicht, läßt sich gegenwärtig noch nicht entscheiden. Doch ließen sich wiederholt reichlich Nemaline-Körper und Atrophien der Typ 2-Fasern nachweisen, die zumindest auf eine zentrale, neurogene Entstehung sowohl der Typ 2-Faseratrophie als auch der Nemaline-Körper hinweisen[24].

Unklassifizierte neuromuskuläre Erkrankungen

Unter „unklassifizierten neuromuskulären Erkrankungen" kann man sowohl diejenigen verstehen, die vorläufig wegen unklarer Ätiologie, Pathogenese und Lokalisation nicht zu klassifizieren sind, als auch solche, die es noch in Zukunft zu erkennen oder abzugrenzen gilt. Für ersteres sei als Beispiel eine *„neuromuskuläre Krankheit mit granulär-hyalinen Kerneinschlüssen"* erwähnt, bei der pathognomonische Kerneinschlüsse eine Diagnose erlauben[11,28]. Nach klinischen Befunden ist aber nicht nur die Muskulatur, sondern auch das zentrale und periphere Nervensystem betroffen. Möglicherweise ist diese Erkrankung zu den Viruskrankheiten zu rechnen, wenn man der Interpretation feinstruktureller parakristalliner Strukturen in einzelnen hyalinen Kerneinschlüssen bei einer vermutlich etwas ähnlichen sporadischen Erkrankung Glauben schenkt[22]. Angesichts solcher und zahlreicher anderer unklassifizierbarer oder noch unklassifizierter Fälle der Literatur ist damit zu rechnen, daß in Zukunft noch viele Probleme der Nosologie und der Klassifikation zu lösen sind, bevor eine Rubrik „unklassifizierte Erkrankungen" ausgelassen werden kann.

Literatur

1.–14. Weiterführende Literatur (▷ S. 420)
15. Ashby P, Verrier M (1976) Neurophysiologic changes in hemiplegia. Neurology (Minneap) 26: 1145–1151
16. Brooke M (1977) A clinicians view of neuromuscular diseases. Williams & Wilkins, Baltimore p 240
17. Edström L (1970) Selective changes in the sizes of red and white muscle fibres in upper motor lesions and parkinsonism. J neurol Sci 11: 537–550
18. Emery AEH, Holloway S (1982) Familial motor neuron diseases. In LP Rowland (ed) Human Motor Neuron Diseases. Raven Press p 139–145
19. Fidziańska A (1976) Morphological differences between the atrophied small muscle fibres in amyotrophic lateral sclerosis and Werdnig-Hoffmann disease. Acta neuropath (Berl) 34: 321–327
20. Karpati G, Engel WK (1962) Correlative histochemical study of skeletal muscle after suprasegmental denervation, peripheral nerve section and skeletal fixation. Neurology (Minneap) 18, 681–692
21. Kurtzke JF (1982) Epidemiology of amyotrophic lateral sclerosis. In LP Rowland (ed) Human Motor Neuron Diseases, Raven Press New York p 281–302
22. Lindenberg R, Rubinstein LJ, Herman MM, Haydon GB (1968) A light and electron microscopy study of an unusal widespread nuclear inclusion body disease. A possible residuum of an old herpesvirus infection. Acta Neuropath (Berl) 10: 54–73
23. McComas AJ (1977) Neuromuscular function and disorders. Butterworths, London Boston p 364
24. Meltzer HY, McBride E, Poppei RW (1973) Rod (nemaline) bodies in the skeletal muscle of an acute schizophrenic patient. Neurology (Minneap) 23: 769–780
25. Patten BM, Zito G, Harati Y (1979) Histologic findings in motor neuron disease. Relation to clinically determined activity, duration, and severity of disease. Arch Neurol (Chic) 36: 560–564
26. Pongratz D (1976) Differentialdiagnose der Erkrankungen der Skelettmuskulatur anhand von Muskelbiopsien. Enzymhistochemische und histometrische Untersuchungen zur besonderen Vulnerabilität der Typ II-Faser. In: Scheid W, Wieck HH, Peters UH (Hrsg) Sammlung psychiatrischer und neurologischer Einzeldarstellungen. Thieme Stuttgart S 107
27. Rowland LP (1982) Human motor neuron diseases. Raven Press New York p 577
28. Schröder JM, Krämer KG, Hopf HC (1983) Über eine neuartige neuromuskuläre Krankheit mit granulär-hyalinen Kerneinschlüssen. In D Seitz (Hrsg) Verh Dtsch Ges Neurol, Bd 2, 56. Tagung. Springer, Berlin Heidelberg New York S 802–807
29. Yanagihara R (1982) Heavy metals and essential minerals in motor neuron disease. In LP Rowland (ed) Human Motor Neuron Diseases. Raven Press New York p 233–247

Kapitel 5
Angeborene Stoffwechselkrankheiten J. Peiffer und H. E. Schaefer

Inhaltsverzeichnis

Neuropathologischer Teil J. Peiffer

Weiterführende Literatur

1. Crome L, Stern J (1976) Inborn lysosomal enzyme deficiencies. In: Blackwood W, Corsellis JAN (eds) Greenfield's neuropathology, 3rd edn. Edward Arnold, London, p 500
2. DeDuve C (1963) The lysosome concept. In: DeReuck AV, Cameron MP (eds) CIBA foundation symposium on lysosomes. J & A Churchill, London, pp 1–35
3. Harzer K, Benz HU (1976) Sphingomyelinosen (Niemann-Picksche Erkrankung) In: Schettler G, Greten H, Schlierf G, Seidel D (Hrsg) Handbuch der inneren Medizin, Bd VII/4. Springer-Verlag, Berlin Heidelberg New York, p 525
4. McKusick VA (1968) Mendelian inheritance in man: Catalogs of autosomal dominant, recessive, and x-linked phenotypes, 2nd edn. Johns Hopkins, Baltimore
5. Stanbury JB, Wyngaarden JB, Fredrickson DS (1978) The metabolic basis of inherited disease. 4. Auflage. McGraw-Hill Comp, New York
6. Zeman W (1976) The neuronal ceroid-lipofuscinoses. In: Zimmerman HM (ed) Progress in neuropathology, vol III. Grune & Straton, New York San Francisco London, pp 203–223

Stoffwechselkrankheiten

Vorbemerkungen

In die Autorenschaft dieses Kapitels teilen sich der Neuropathologe und der Pathologe. Begründet wird dies dadurch, daß ein erheblicher Teil der zu behandelnden Krankheiten mit Schwerpunkt das Zentralnervensystem trifft, ein anderer eher die inneren Organe oder die Haut. Leider ist eine konsequente, den morphologischen oder biochemischen Kriterien folgende Klassifikation mit einer entsprechenden Aufteilung auf den einen oder anderen Autor nicht möglich, doch wird das Kapitel der Sphingolipidosen, Mukolipidosen und Leukodystrophien vom Neuropathologen, das der übrigen Stoffwechselkrankheiten vorwiegend vom Pathologen abgehandelt, wobei gegenseitige Zusammenarbeit die Berücksichtigung der jeweils anderen Gebiete sichert.

Allgemeines zu den pathophysiologischen Grundlagen und zur Häufigkeit lysosomaler Enzymopathien

Die Gruppe der zu behandelnden Krankheiten gehört überwiegend zu den hereditären Enzymopathien, die auch als „inborn errors of metabolism" (Garrod 1909)[68] bezeichnet werden. Es ist der Entdeckung der Lysosomen durch De Duve (1955)[2] zu verdanken, daß die bisher nur recht unbestimmt nach klinischen Kriterien abgegrenzte Gruppe der Stoffwechselkrankheiten nun biochemisch gegliedert werden konnte. Auch *wir folgen* hier *einer biochemischen und nicht einer morphologischen Gliederung* bei der Unterteilung in

- Lipidosen (Sphingolipidosen und Leukodystrophien)
- Mukopolysaccharidosen
- Mukolipidosen
- Lipoprotein-Stoffwechselstörungen
- Störungen des Stoffwechsels der Aminosäuren und der organischen Säuren.

Die *Forschungsentwicklung von Klinik über Morphologie zu Biochemie* hatte entsprechende Konsequenzen für die klinische Diagnostik: Am Anfang des Interesses standen *klinische Symptome* wie frühzeitige Erblindung, Hepatosplenomegalie oder Demenzen bei verschiedenen Manifestationsaltern. Es folgten erste *morphologische Differenzierungen* durch den Nachweis bestimmt gearteter Speicherungsvorgänge in bestimmten Parenchymzellen. Mit *histochemischen Methoden* gelang es dann, die Speichersubstanzen bereits in Gruppen zu gliedern oder mit spezifischen Färbungsmethoden einzelne Krankheiten so zu definieren, daß der Biochemiker mit z.T. gleichen Farbstoffen bzw. analogen Reaktionen die Speicherstoffe bestätigen konnte[97]. So konnte aus der bisher auf Grund klinischer wie morphologischer Kriterien bezeichneten Gruppe der degenerativen diffusen Hirnsklerosen die metachromatische Leukodystrophie als

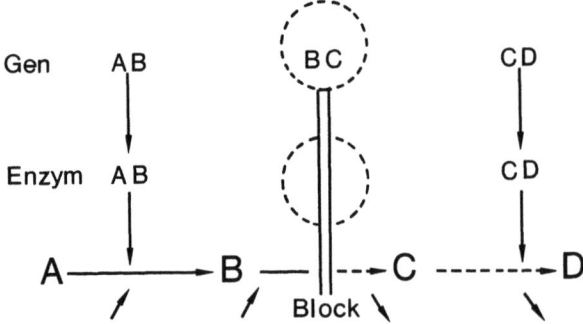

Abb. 5.1. Grundschema der Blockade der Reihe katabolischer Stoffwechselschritte (von A bis D) durch genetisch bedingten Defekt eines Enzyms. Dabei erfolgt ein Anstau der nicht-metabolisierbaren Stoffe vor dem Enzymblock, während hinter dem Block ein Defizit an Metaboliten vorliegt

Krankheitseinheit ausgegliedert und mit Hilfe der Biochemiker der Speicherstoff als Zerebrosidsulfat bestimmt werden[18,102].

Mit dem *Nachweis der biochemischen Natur der Speicherstoffe* oder bestimmter mit dem Urin ausgeschiedener Substanzen z.B. bei den Aminosäurestoffwechselstörungen war bereits ein entscheidender Schritt zur Differenzierung der Stoffwechselkrankheiten getan. In konsequenter Weise schloß sich der Versuch an, die Ursachen für die Speicherungsvorgänge zu klären.

Dem *Konzept der lysosomalen Stoffwechseldefekte*[2,95] folgend, gelang zunächst eine Klärung bestimmter Glykogenoseformen, dann der Nachweis einer ganzen Reihe von Enzymopathien, bei denen das für bestimmte Stoffwechselschritte notwendige Enzym in seiner Aktivität stark herabgesetzt war oder fehlte. In neuerer Zeit stellte sich heraus, daß der *Nachweis eines Enzymdefektes* allein vielfach noch keine ausreichende Klärung bringt, vielmehr die Untersuchung der Isoenzyme und der Polypeptid-Untereinheiten von Enzymen ebenso bedeutungsvoll ist wie die *Mitwirkung von Aktivatoren*, die – Proteine von geringem Molekulargewicht – für das Angreifen des jeweiligen Enzyms an dem Aktivator-Substratkomplex erforderlich sind[184,187,188].

Bei einzelnen Stoffwechselkrankheiten wie bei Gangliosidosen und der metachromatischen Leukodystrophie ist die Aufklärung des biochemischen Mechanismus bereits weit fortgeschritten, bei zahlreichen anderen Krankheiten ist der Klärungsprozeß noch bei den ersten der hier vorgestellten Untersuchungsschritten. Dies hat Konsequenzen für die Darstellung der Krankheiten in unserem Kapitel und für die Berechtigung, biochemisch geklärte Krankheiten gemeinsam mit noch weitgehend ungeklärten, aber wahrscheinlich den lysosomalen Enzymopathien zuzuordnenden Krankheiten abzuhandeln. Daher werden die morphologischen Methoden der Klärung neben den – hier allerdings nur sehr kurz abzuhandelnden – biochemischen Methoden auch dann genannt, wenn inzwischen im Prinzip die biochemische Methode

der morphologischen überlegen ist. In der Regel benötigen die *biochemischen Untersuchungsmethoden* aber einen *sehr aufwendigen Untersuchungsgang*. Sie sind außerdem auf sehr wenige und gerade in Deutschland *zu wenige Untersuchungsstätten* beschränkt, so daß trotz der Möglichkeit einer besseren, biochemisch gestützten Diagnostik die Diagnose vielfach nach wie vor morphologisch gestellt werden muß.

Pathochemische Grundprinzipien

Wirkung von Enzymdefekten

In einem Schema (Abb. 5.1) lassen sich die bei den Speicherkrankheiten auftretenden Stoffwechselstörungen so darstellen, daß für den Stoffwechselschritt von A nach B und von B nach C jeweils ein katabolisierendes Enzym AB bzw. BC verantwortlich ist. Ist durch einen genetischen Defekt das Enzym BC in seiner Aktivität stark abgeschwächt oder fehlt es, so kommt es zu einem Aufstau der nicht metabolisierbaren Substanz B, was sich manchmal noch bis A auswirkt. Die Substanz C ist nicht mehr oder nur in pathologisch geringen Mengen nachweisbar. Manchmal treten aber bei verwandten Substanzen – z.B. bei der Phenylketonurie – abnorme Werte andere Aminosäuren dadurch auf, daß wegen des Stoffanstaus und der mangelhaften Abbaumöglichkeit ungewöhnliche Stoffwechselnebenwege eröffnet werden.

Dieses Schema stellt die Verhältnisse allerdings allzu *vereinfacht* dar, denn Störungen der Enzymaktivitäten können nicht nur – wie erwähnt – durch *multiple Allele* an einem Genort, durch *Isoenzyme* von zwei Genorten her oder durch den *Defekt eines Aktivatorproteins* (z.B. bei der GM_2-Gangliosidose der Variante AB) genetisch bedingt sein. Die Aktivitäten werden vielmehr auch durch *translationale Störungen* variiert, die den Transfer vom Syntheseort im Golgi-Apparat über das endoplasmatische Retikulum in die Lysosomen beeinflussen, ebenso den Enzymtransport durch die Lysosomenwand hindurch. Dabei spielen *Komplexbildungen mit Erkennungsmarkern* ebenso eine Rolle wie *Oberflächenrezeptoren*. Wie das Beispiel der I-Cell-Disease (▷ S. 518) beweist –, sind dabei Mannose-6-Phosphatverbindungen bedeutungsvoll. Die Marker sind – möglicherweise neben anderen Teilen der Komplexbildung – einer wiederum störbaren *Rezyklisierung* unterworfen. Die Gegenwart der Aktivatorproteine scheint eine Voraussetzung des katabolen Enzymangriffs am Substrat zu sein. Im übrigen gilt normalerweise – wiederum vereinfachend – das Schema mit der *Gleichung: Synthese + Aufnahme von außen = Abbau + Aussonderung nach extrazellulär* (nach Philippart 1978) (Abb. 5.2).

Unter den durch Mutationen verursachten metabolischen Krankheiten können je nach Angriffsort und Wirkung unterschieden werden[185]

- der *Mangel eines speziellen Stoffwechselproduktes* (z.B. Hypoglykämie bei der von Gierkeschen Krankheit),
- *Regulationsstörungen* (z.B. erblicher Adenosin-Desaminase-Mangel mit Immuninsuffizienz),
- *Transportstörungen* (z.B. Zystinurie),
- *Rezeptorproteindefekte,*
- *Speicherkrankheiten*

Häufigkeit

Jede der hier abzuhandelnden Krankheiten ist selten. Genauere epidemiologische Untersuchungen, die eine Übersicht über die *Häufigkeit* erlauben würden, stoßen auf erhebliche Schwierigkeiten wegen des sehr unterschiedlichen Grads der diagnostischen Untersuchungsmöglichkeiten. Nur für wenige Bereiche – so z.B. für die aus Polen in die amerikanischen Nordoststaaten eingewanderte jüdische Bevölkerung oder für bestimmte Bevölkerungsgruppen in Nordskandinavien – liegen genauere Angaben über die Häufigkeit vor. *Die Zahl der in Frage kommenden Krankheiten mit angeborenen Enzymopathien* wurde von McKusick[4] vor wenigen Jahren bereits mit *etwa 2000* angegeben. Insgesamt ist der primäre biochemische Defekt allerdings nur in etwa 10% der Krankheiten geklärt[67].

Die *durchschnittliche Häufigkeit* beträgt *zwischen 1:2000 und 1:200000* bei starken Schwankungsbreiten unter den verschiedenen in Frage kommenden Krankheiten[91].

Bei einer Überschlagsrechnung, die die angeborenen Muskelkrankheiten, insbesondere die Duchennesche Form der progressiven Muskeldystrophie nicht berücksichtigt (sie werden auch in unserem Kapitel nicht berührt), ist heutzutage mit *etwa 50 bis 60 pränatal klärbaren neurometabolischen Enzymopathien* zu rechnen. Ihre durchschnittliche Häufigkeit liegt je bei 1:200000 Geburten. Dies bedeutet, daß auf 4000 Geburten ein Fall mit einer entsprechenden Krankheit kommt, daß also mit *300 neuen Fällen pro Jahr in der BRD* zu rechnen ist[91].

Man kann weiterhin unterstellen, daß *etwa die Hälfte* dieser Zahl *Erstkrankheiten in Risikofamilien* darstellt[91]. Galjaard[67] rechnet bei 1% aller lebend Geborenen mit einer heredogenerativen Enzymopathie. In den betroffenen Risikofamilien ist mit einem *Wiederholungsrisiko* von 25% bei den meist rezessiv vererbbaren Krankheiten zu rechnen. Soweit es sich um X-chromosomal vererbbare Krankheiten handelt, sind 50% der Söhne gefährdet. Derzeit sind *etwa 100 der Krankheiten biochemisch erfaßbar.*

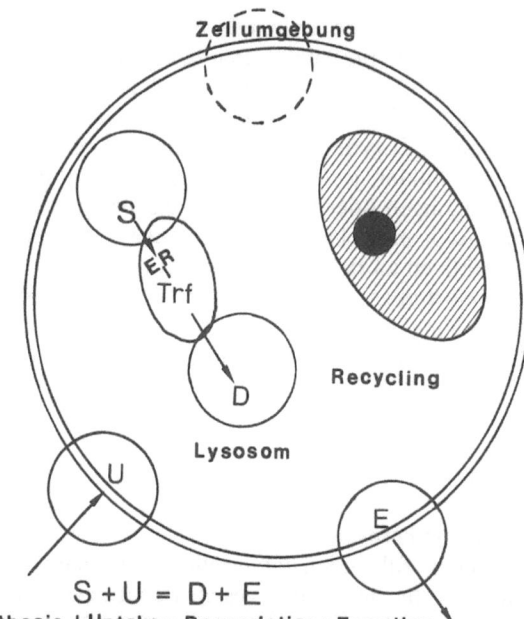

$$S + U = D + E$$
Synthesis + Uptake = Degradation + Excretion

Abb.5.2. Zellorte, von denen aus die normale Stoffwechselbilanz störbar ist. Einflußfaktoren sind die Stoffwechselsituation der Zellumgebung, der Durchtritt durch die Zellmembran von außen in das Zellinnere (U=uptake) die Ausschleusung von Metaboliten (E=Exkretion), die zellinterne Stoffsynthese in Golgiapparat und endoplasmatischem Retikulum (ER), der mit der Ausreifung von Enzymproteinen verbundene Transfer (Trf) im ER und zu den Lysosomen, die Erkennung an den Lysosomenmembranen, der Stoffabbau in den Lysosomen (D=Degradation) sowie schließlich die Wiederverwendbarkeit von Metaboliten (recycling). (Nach Philippart[173])

Für die *Genfrequenzen* wurden folgende Werte genannt:[168]	
Sichelzellanämie bei Schwarzen	1:25
Zystische Fibrose in Europa	1:50
Phenylketonurie in Europa	1:125
M. Gaucher bei Ashkenazy	1:50
M. Tay-Sachs bei Ashkenazy	1:30
N. Niemann-Pick Typ A	1:200
Metachromatische Leukodystrophie in Schweden	1:200
M. Krabbe in Schweden	1:230
Metachromatische Leukodystrophie in Deutschland[55]	1:100
MLD *Erkrankungsfrequenz*[55]	1:40000

Die aufwendige biochemische Methodik bringt es mit sich, daß an den Zentren mit entsprechenden Untersuchungsmöglichkeiten eine *starke Selektion des Untersuchungsgutes* je nach dem Interesse der regional zugehörigen Krankenhäuser bzw. niedergelassenen Ärzte besteht. Bei einer größeren nordschwedischen Untersuchung über die Ursachen schwerer geistiger Retardierung bei Kindern ergab sich eine prozentuale Verteilung in 36% Chromosomenaberrationen (darunter 32% Morbus Down), in 20% nicht eindeutig klärbare pränatale Schädigungen und je 10% bekannte pränatale Schädigungen (Infektion der Mutter o. ä.) sowie perinatale Schäden (Asphyxie, Blutungen). 7% entfielen auf mutante Gene, die zu lysosomalen Enzymopathien führten. 12% blieben ätiologisch unklar, je 3% entfielen auf postnatale Hirnschädigungen oder frühkindlich einsetzende Psychosen (Autismus). Unter einigermaßen vergleichbaren Kollektiven an belgischen, englischen und deutschen Untersuchungszentren fanden sich der M. Krabbe, die GM$_2$-Gangliosidosen, die metachromatische Leukodystrophie und die Zeroidlipofuszinose relativ am häufigsten[33,78,133].

Klinik

Konnatale Formen

Bei den im folgenden dargestellten Gruppen von gesicherten oder noch nicht gesicherten Enzymopathien entscheidet das *Erkrankungsalter* über die Entwicklung der klinischen Symptome. Ein relativ kleiner Teil beginnt mit der Symptomatologie bereits im *frühen Kindesalter* (so die *konnatale Form* der Pelizaeus-Merzbacherschen Krankheit), während die Mehrzahl der Krankheiten *spätinfantil* beginnt und innerhalb weniger Jahre zum Tode führt.

Spätinfantile Formen

Bei diesen *spätinfantilen Formen,* die gewöhnlich *zwischen dem 1. und 4. Lebensjahr* einsetzen, tritt zunächst ein *Stillstand der psychomotorischen Entwicklung* auf, dem sich ein langsam progredienter Abbau anschließt. Bereits erworbene Sprachfähigkeiten werden reduziert. Zunächst meist *schlaffe Lähmungen* gehen in *spastische Lähmungen* über. *Krämpfe,* Myoklonismen, Zeichen peripherer Nervenläsionen sowie eine *Optikusatrophie* schließen sich in der Regel an bis das Krankheitsbild in ein *Dezerebrationsstadium* übergeht, das nach wenigen Wochen oder Monaten zum Tode führt.

Juvenile Formen

Bei den *juvenilen Formen,* die nicht immer scharf von den spätinfantilen abgrenzbar sind, bei denen das Krankheitsbild aber erst um das *6. bis 14. Lebensjahr* einsetzt und gewöhnlich *protrahierter* verläuft, stehen ebenfalls die *progrediente Demenz* und die *Lähmungen* sowie *Krampfanfälle* und *Sehstörungen* im Vordergrund.

Adulte Formen

Sehr viel schwieriger ist die Diagnose bei den *adulten Verläufen,* die sowohl – wenn auch relativ selten – bei den GM$_2$-Gangliosidosen, der GM$_1$-Gangliosidose, der Fukosidose und der Globoidzelleukodystrophie als auch – relativ häufiger – bei der metachromatischen Leukodystrophie, bei der neuronalen Zeroidlipofuszinose, vorwiegend beim Refsum-Syndrom und

dem Morbus Fabry auftreten. Eine Reihe von Arbeiten befaßt sich mit dem Vorgehen bei der klinischen Diagnostik[165,176,204].

Prinzipien der morphologischen und biochemischen Diagnostik

Bei den unten näher gekennzeichneten Krankheiten, bei denen der biochemische Defekt bekannt ist, ist die eindeutig *sicherste diagnostische Methodik der Nachweis der verminderten oder der fehlenden Aktivität des jeweiligen Enzyms.*

Da die in Frage kommenden Enzyme lysosomal lokalisiert sind, ist der *Enzymdefekt prinzipiell an allen Körperzellen biochemisch nachweisbar,* doch ist die Ausbeute an den verschiedenen Organzellen sehr unterschiedlich, so daß in der Regel *periphere Leukozyten,* die mit bestimmten Dextranlösungen (Tabelle 5.1) aufgearbeitet werden, die *geeignetste Quelle für die Enzymbestimmung* sind. Nur bei der metachromatischen Leukodystrophie gelingt der Nachweis des Arylsulfatase-A-Defektes zumindestens im Sinne einer Screening-Untersuchung auch am Urin.

Von besonderer Bedeutung sind die biochemischen Untersuchungen im Hinblick auf die Heredität der in Frage kommenden Krankheiten bei der *Pränataldiagnostik.* Hierbei wird bei Familien, bei denen bereits ein Kind an möglichst weitgehend diagnostisch gesicherter neurometabolischen Krankheit erkrankte, in der *14. bis 16. Schwangerschaftswoche* eine Amniozen-

Tabelle 5.1. Leukozyten-Präparation

1. Von einer Lösung von 5 g Dextran (Mol.Gewicht ca 250000), 0,7 g Kochsalz, 50 mg Heparin in 100 ml H$_2$O soll 1 ml mit 4 ml frischen Venenblutes gemischt werden.

2. Sofort mit Glasstab kurz umrühren. 1 Std bei Raumtemperatur stehen lassen.

3. Den gebildeten Leukozyten-Plasma-Überstand vorsichtig mit Spritze oder Pipette abziehen. Die Erythrozyten-Säule verwerfen.

4. Den Überstand 10 min bei 2000 U/min in einer Laborzentrifuge zentrifugieren.

5. Den jetzt erhaltenen Überstand abkippen und aufheben. – Das Sediment, das die Leukozyten enthält, in 5 ml physiol. Kochsalzlösung aufschütteln. Nochmals zentrifugieren wie angegeben in Punkt 4).

6. Kochsalzüberstand abkippen und verwerfen. Das Leukozyten-Sediment mit 1 ml Aqua dest. versetzen.

7. Das „Leukozyten-Sediment mit Wasser" von 6) und den Plasmaüberstand von 5) einfrieren und gefroren mit Trockeneis an das Untersuchungslaboratorium schicken.
   Alternativ sollte Blut sofort nach Entnahme tiefgefroren und in diesem Zustand übersandt werden.
   Geeignete Versandgefäße: Am besten dickwandiger Styropor-Behälter oder Dewar-Gefäß; sonst einfache Thermosflasche.

tese ausgeführt. Die in der Amnionflüssigkeit schwimmenden vitalen Zellen werden kultiviert und dann enzymanalytisch untersucht. Hierbei ergeben sich deutliche Aktivitätsunterschiede zwischen normalen Kontrollpersonen und kranken Homozygoten sowie den heterozygoten Elternteilen. Bei einigen Krankheiten ist es allerdings *schwierig, Homozygote und Heterozygote voneinander zu differenzieren,* weil die Grenzwerte sich überlappen.

Der dann notwendig werdende Nachweis von *Isoenzymen, Enzymuntereinheiten* sowie von *Aktivatoren* macht die Pränataldiagnostik methodisch schwierig. Der Schluß auf das Vorliegen einer *Homozygotie* mit manifester Erkrankung ist biochemisch jedenfalls nur dann erlaubt, wenn beide Elternteile Enzymwerte im typischen Heterozygotenbereich aufweisen. Atypisch hohe und niedrige Enzymaktivitäten bei einem Elternteil müssen an *Poly-Heterozygotie* denken lassen. Ein Beispiel hierfür ist der Pseudo-ASA-Defekt[36,53], bei dem Aktivitätserniedrigungen im Bereich der Homozygoten der metachromatischen Leukodystrophie vorkommen, ohne daß eine solche Krankheit manifest würde. In solchen Fällen ist eine morphologische Zusatzuntersuchung z. B. durch *Nervenbiopsie* angezeigt[224].

Soweit möglich, sollte bei der metachromatischen Leukodystrophie biochemisch die Aufnahme- und Hydrolyse-Potenz kultivierter *Hautfibroblasten* in einem Medium geprüft werden, das markierte Sulfatide enthält. Mit diesem sogenannten *loading-Test* können Pseudo-ASA-Defizienzen von Homozygoten der metachromatischen Leukodystrophie differenziert werden[110]. Da dieser Beladungstest nicht – wie sonst in den Enzymanalytik üblich – mit der katabolischen Enzymwirkung am künstlichen Substrat arbeitet, sondern an lebenden Patienten-Kulturzellen und damit am natürlichen Substrat, differenziert er besser. So erlaubt er auch, unterschiedliche Enzymaktivitäten bei den infantilen, juvenilen und adulten Verläufen zu bestimmen und damit eine Erklärung für Spätmanifestationen zu geben. Sie zeigen höhere Restaktivitäten. Noch heute greifen auf diesem Gebiet klinische Diagnosefindung und Grundlagenforschung unmittelbar ineinander[67].

Wo biochemische Methoden aus technischen Gründen nicht anwendbar, entsprechende Untersuchungsstätten nicht verfügbar sind oder die wissenschaftliche Klärung der biochemischen Mechanismen noch nicht erfolgte, treten *morphologische Methoden* in ihr Recht: Bei fast allen mit Speicherungsvorgängen verbundenen Enzymopathien sind bevorzugt die *Nervenzellen* befallen.

Hirnbiopsien zur diagnostischen Sicherung sind allerdings nur noch bei ganz wenigen Krankheiten (Alexandersche Krankheit, Pelizaeus-Merzbachersche Krankheit, spongiöse Hirndystrophien) zu rechtfertigen, da beinahe bei allen übrigen Krankheiten *Haut- oder Nervenbiopsien,* gegebenenfalls auch *tiefe Rektumschleimhautbiopsien,* die den Plexus myentericus mitumfassen, ausreichen, um licht-, besser aber elektronenmikroskopisch die Stoffwechselstörungen erkennen zu können. An den *Nervenzellen des Plexus myentericus* – z. B. auch an einem durch Appendektomie oder tiefe Darmbiopsie gewonnenen Darmgewebe erkennbar – zeigen sich die Speicherungsvorgänge bereits lichtmikroskopisch deutlich. Am *peripheren Nerven* einschließlich der feinen Nerven innerhalb der Haut reichen lichtmikroskopische Untersuchungen gewöhnlich nicht aus, es sei denn, man kann durch eine lebhafte Autofluoreszenz wie bei der Zeroidlipofuszinose das Vorliegen dieser Krankheit wahrscheinlich machen. Auch dann wird aber die elektronenmikroskopische Bestimmung der Speichersubstanzen bzw. der Aufbaustörungen in den Markscheiden die Methode der Wahl sein.

Dies bedeutet, daß *bereits bei der Entnahme von Gewebe die optimalen Bedingungen der Diagnostik beachtet* werden sollten:

Biopsien sollten so vorgenommen werden, daß *ein Teil des entnommenen Gewebes* (auch dann, wenn im Augenblick biochemische Untersuchungsmöglichkeiten nicht bzw. noch nicht zur Verfügung stehen) *sofort tiefgefroren* und *bei mindestens – 30 Grad aufbewahrt* werden kann. Nur dadurch ist eine sichere Enzymdiagnostik auch noch zu einem späteren Zeitpunkt gewährleistet. Ein weiteres Gewebsstück sollte in *gepufferte Paraformaldehydlösung* eingebracht werden, um damit sowohl eine licht- wie eine elektronenmikroskopische Untersuchung unter ausreichenden Fixierungsbedingungen zu erlauben.

Die elektronenmikroskopischen Gewebsmuster (▷ Tabelle 5.4) bei den verschiedenen Krankheiten sind nicht im strengen Sinne spezifisch, lassen aber im Hinblick auf ihr Verteilungsmuster, ihre Häufigkeit und ihre Kombination der verschiedenen Elemente weitgehende diagnostische Schlüsse zu. Gerade die vergleichende biochemische und elektronenmikroskopische Untersuchung hat den Wert der elektronenmikroskopischen Untersuchung – auch an kultivierten Fibroblasten – gesichert[133,206].

Die folgende Darstellung einzelner *Krankheitsbilder* beschränkt sich auf die im mitteleuropäischen Raum vorwiegend vorkommenden Formen. Die Abb. 5.3 zeigt den grundlegenden biochemischen Aufbau der verschiedenen bei diesen Krankheiten beteiligten Speichersubstanzen und den für den Stoffwechseldefekt verantwortlichen Enzymmangel.

Speichersubstanzen, Nomenklatur der Speichererkrankungen

Die *zentrale Substanz,* auf die hin der Aufbau systematisch verläuft, ist *das Zeramid,* ein Aminoalkohol,

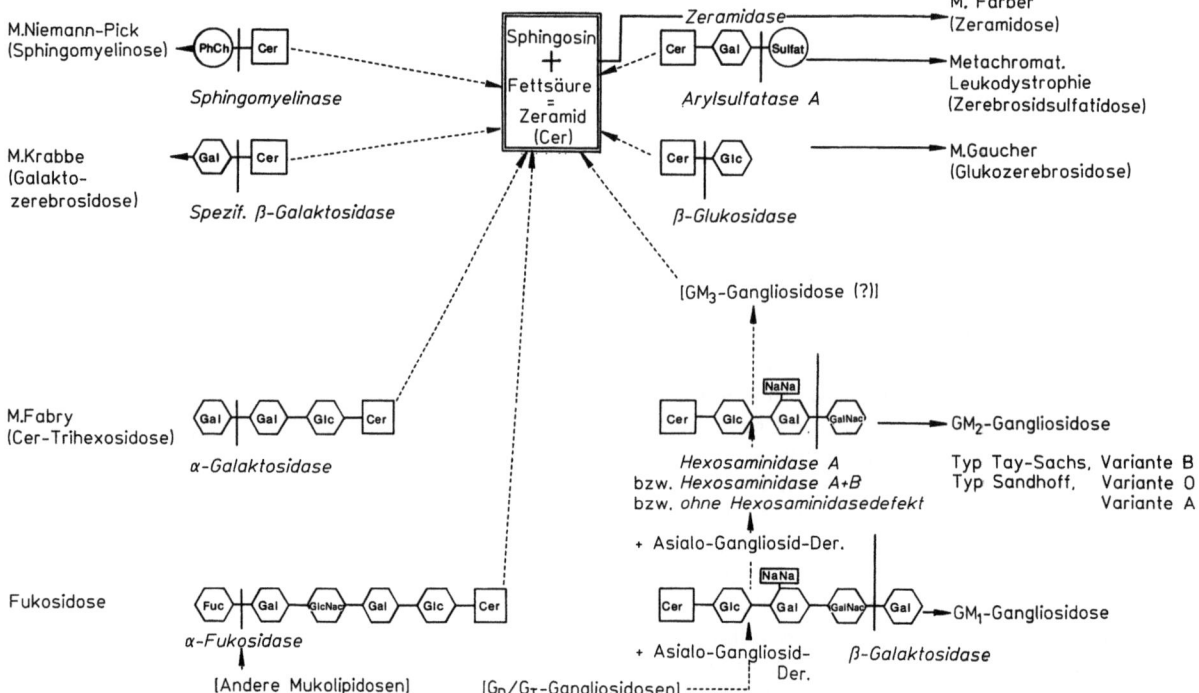

Abb. 5.3. Schema der zum Zeramid abbaubaren Speicherstoffe bei den Sphingolipidosen mit Darstellung der metabolischen Blockaden durch Enzymdefekte (I)

bei dem ein Wasserstoff der Aminogruppe durch einen Fettsäurerest ersetzt ist. Die Verbindung von Zeramid und Phosphocholin, also einem Phospholipid, ergibt das *Sphingomyelin,* den Speicherstoff der Niemann-Pickschen Krankheit. Bei den übrigen Lipidosen ist Zeramid mit Glukose oder Galaktose oder N-Azetyl-galaktosamin-haltigen Oligosacchariden verbunden. Das durch eine Schwefelsäuregruppe veresterte Galaktose – Zeramidmolekül stellt als *Zerebrosidsulfat* den Speicherstoff der metachromatischen Leukodystrophie dar.

Wie die Abbildung zeigt, läßt sich der Anstau der verschiedenen Speicherstoffe durch die Inaktivität der verschiedenen, in den Molekülen die endständigen Gruppen abbauenden Enzyme erklären.

Außer den Gangliosiden, die mit ihrem unterschiedlichen Aufbau aus verschiedenen Zuckergruppen, aus Galaktosamin- oder Sialo- (N-Azetylneuraminsäure = NANA)-Verbindungen die Hauptspeicherstoffe der Gangliosidosen bilden, kommen bei

sonst gleichem Molekülaufbau auch *Verbindungen ohne Neuraminsäurerest* vor. Die letztgenannten, Neuraminsäure-freien Verbindungen werden auch als *Asialo-Verbindungen* bezeichnet.

So erklären sich die unterschiedlichen *Kurzbezeichnungen:* G steht für Gangliosidose, M für Monosialo-, D für Disialo-, T für Trisialo-Verbindungen, während A die jeweils entsprechende Asialo-Verbindung bezeichnet.

Ein größeres Molekül ist das GM₁-Gangliosid bzw. GA₁-Asialogangliosid. Durch enzymatischen Abbau an der endständigen Gruppe verkleinert sich jeweils das Molekül über GM₂ bzw. GA₂ zu GM₃ bzw. GA₃. Nach dem im Zeramid enthaltenen *Sphingosin* (nach neuester Nomenklatur, die sich jedoch noch nicht durchgesetzt hat, jetzt *Sphinganin* genannt) wird diese ganze Gruppe der Lipidosen als *Sphingolipidosen* bezeichnet[198].

Leukodystrophien und Sphingolipidosen

Globoidzell-Leukodystrophie

Synonym
Krabbesche Krankheit

Epidemiologie, Klinik
Neben der Zeroidlipofuszinose und der metachromatischen Leukodystrophie handelt es sich um die *in Europa am häufigsten vorkommende Sphingolipidose.* Die Klassifikation als *lysosomale Enzymopathie* aus der Klasse der Spingolipidosen ergibt sich aus den biochemischen Grundlagen. Das Vorherrschen der Entmarkung rechtfertigt aber unter morphologischen Gesichtspunkten auch die Eingliederung unter die *Leukodystrophien.*

Die Krankheit beginnt im 3. bis 6. Lebensmonat und führt *nach 1 bis 2 Jahren zum Tode.*

Man kann den *Verlauf* in *3 Stadien* einteilen[80]:
- Im *ersten Stadium* sind eine allgemeine Übererregbarkeit, ungeklärte Fieberperioden, zunehmende Tonuserhöhungen der Extremitätenmuskeln und ein Stillstand der psychomotorischen Entwicklung zu beobachten. Die Liquor-Eiweißwerte sind bereits hier erhöht, deutlicher im *Stadium 2.* Man findet im Liquor eine Erhöhung von Albumin und Alpha-II-Globulin bei herabgesetzten Beta-I und Gamma-Globulinwerten[83].
- *Stadium 2:* Zunehmende Opisthotonusstellung, spastische Tonuserhöhung an den Beinen mit Überkreuzung der Beine sowie ein rascher geistiger Abbau charakterisieren das Stadium 2.
- *Stadium 3* schließt sich als „ausgebranntes" Stadium mit einer Dauer von wenigen Wochen bis Monaten an. Die Kinder sind nun *dezerebriert, blind und taub.* Es besteht keine Schädelvergrößerung. Die Nervenleitgeschwindigkeit an den peripheren Nerven ist herabgesetzt.

Selten kommt eine *später (2. bis 5. Lebensjahr) einsetzende Variante* vor[44], bei der der klinische Verlauf auch etwas protrahierter ist. Sie unterscheidet sich aber hinsichtlich des morphologischen Bildes und des biochemischen Befundes nicht vom typischen frühinfantilen Typ. Auffallend ist lediglich, daß hierbei die *peripheren Nerven nicht beteiligt* sein sollen.

Pathophysiologische und biochemische Grundlagen
Gesichert ist ein *Mangel an Galaktozerebrosid-Beta-Galaktosidase*[214,215] und – inkonstant und offenbar nur als Sekundärphänomen – eine *Herabsetzung der Aktivität der Sulfotransferase*[19].

Die Zerebrosidanreicherung im Gehirn beginnt mit der *Myelinisierung.* Daher treten erst hier die Folgeerscheinungen des Mangels an Zerebrosid-β-Galaktosidase ein. Durch die Unfähigkeit, Zerebrosid abzubauen, kommt es nach einer Hypothese von Suzuki und Suzuki[214,215] zunächst zur Entwicklung der für die Krabbesche Krankheit *typischen Globoidzellen.* Mit

zunehmender Proliferation dieser *mehrkernigen Zellen* wird die Oligodendroglia in ihrer Entwicklung und in der Ausbildung der Markscheiden gestört. Die Oligodendrogliazellen sterben schließlich ab, und dementsprechend kommt es nicht zur ausreichenden Bemarkung bzw. es erfolgt eine *ausgedehnte Entmarkung.* Die *toxische Wirkung auf die Zellen* wird auf die Anreicherung des Metaboliten *Psychosin* zurückgeführt[173,223].

Das einzige Körperorgan, das außer dem Gehirn in allerdings geringen Mengen Galaktozerebrosid enthält und metabolisiert, ist die *Niere.* Daher finden sich geringe Mengen histochemisch wie Globoidzellen reagierender Tröpfchen in den *Tubulus-Epithelzellen,* jedoch ohne Entwicklung der charakteristischen Globoidzellen. Bei elektronenoptischer Untersuchung fetalen Gewebes, das durch erbetenen Schwangerschaftsabbruch nach biochemischer Pränataldiagnose einer Krabbe-Homozygotie gewonnen wurde, zeigten sich Speicherkörper nur in dem bereits teilmyelinisierten Rückenmark[210].

> Der Enzymmangel mit einer Herabsetzung der Enzymaktivität auf weniger als 5% der Kontrollfälle ist nicht nur am Hirngewebe nachweisbar, sondern auch an *Leber-* und *Milzgewebe,* vor allem aber an *peripheren Leukozyten*[215] und an *kultivierten Fibroblasten.* Dies ermöglicht eine intravitale Diagnose der Krankheit ohne Notwendigkeit einer Hirn- oder Nervenbiopsie.

Morphologie
Makroskopisch ist das *Gehirn* vielfach etwas *verkleinert.* Seine Konsistenz ist relativ derb. Beim Aufschneiden erweist sich die *weiße Substanz* als *stark geschrumpft, graugetönt* und vielfach *gummiartig* umgewandelt (Abb. 5.4a). Verstärkt betroffen sind die *Parieto-Okzipitalregion* und die phylogenetisch jüngeren Regionen[215].

Mikroskopisch besteht eine *schwere Entmarkung* in den erwähnten Bereichen einschließlich des Kleinhirnmarkes und der Markstränge in Brücke, Medulla oblongata und Rückenmark. Am Gehirn sind die Fibrae arcuatae meistens relativ gut erhalten.

> Die mikroskopische Untersuchung zeigt *an den Gefäßen dichte Infiltrate aus stark PAS-positiven, zytoplasmareichen Zellen* von vielfach spindeliger oder abgerundeter Form (Abb. 5.4b). Neben diesen *Epitheloidzellen* finden sich die sogenannten *Globoidzellen, vielkernige Riesenzellen, deren Zytoplasma ebenfalls eine starke PAS-Positivität aufweist* (Abb. 5.4c u. d).

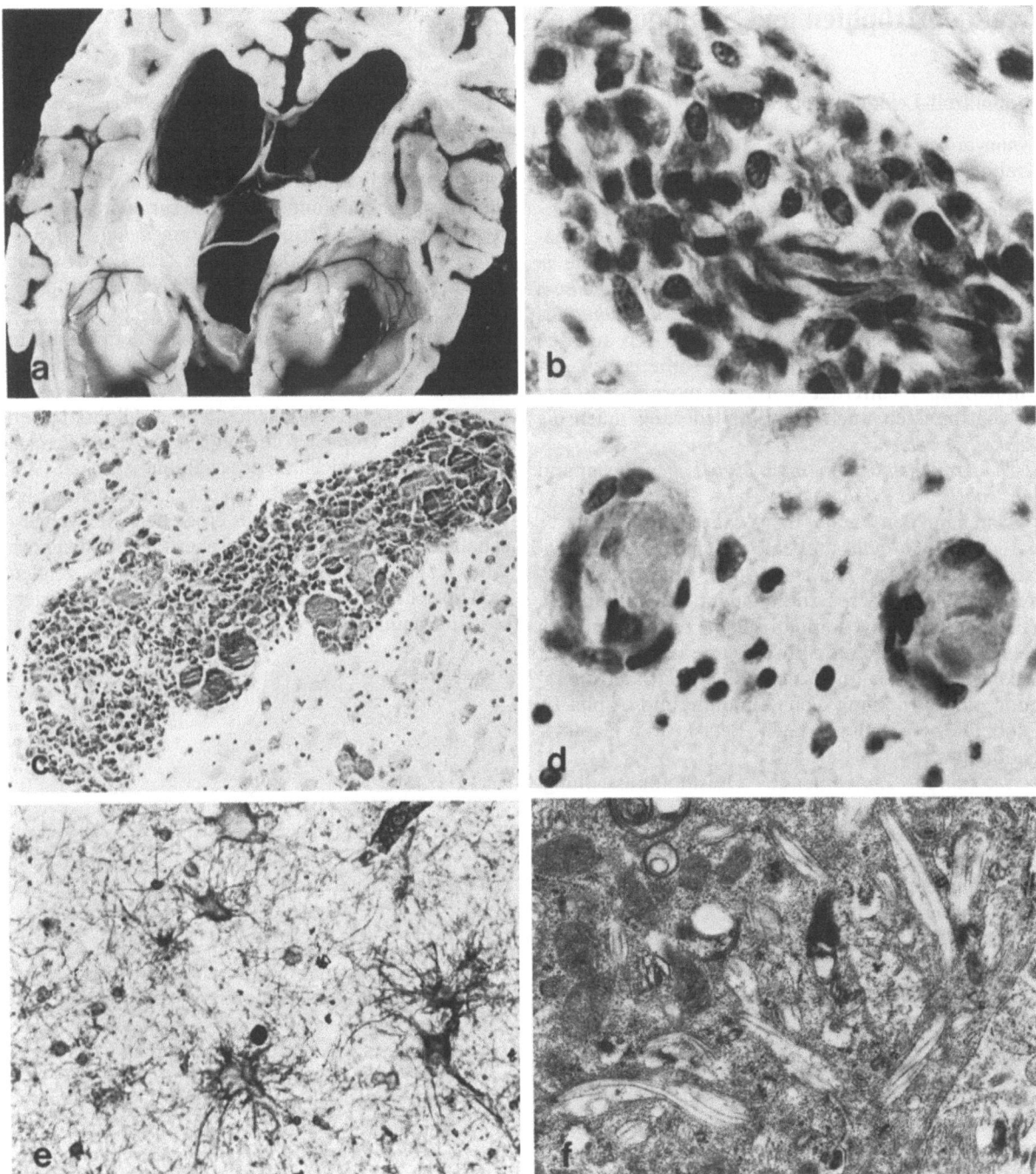

Abb. 5.4. a Globoidzell-Leukodystrophie (Morbus Krabbe) mit starker Markschrumpfung und entsprechendem Hydrocephalus e vacuo. **b** Globoidzell-Leukodystrophie mit Ansammlung PAS-positiver Histiozyten um die Markgefäße. **c** Globoidzell-Leukodystrophie mit perivaskulären Infiltraten aus PAS-positiven Histiozyten und mehrkernigen Globoidzellen. Lebhafte Wuche-rung zytoplasmareicher Astrozyten im angrenzenden, entmyelinisierten Marklager. **d** Globoidzellen bei Krabbescher Leukodystrophie. **e** Globoidzell-Leukodystrophie mit starker Fasergliose. **f** Globoidzell-Leukodystrophie mit charakteristischen intrazytoplasmatischen Einschlüssen

Bei *Fettfärbungen* ergibt sich eine nur mäßige Suda-nophilie. Dagegen ist *enzymhistochemisch* eine starke Aktivität der sauren Phosphatase nachweisbar. Auch die Beta-Glukuronidase-Aktivität ist erhöht, was bereits am Liquor nachweisbar ist, wodurch differential-diagnostisch eine Abgrenzung gegenüber der klinisch ähnlichen metachromatischen Leukodystrophie möglich sein soll[8].

Epitheloidzellen, vor allem aber die *Globoidzellen* (Abb. 5.4d), gelten als das *Charakteristikum der Krabbeschen* Krankheit. Immerhin ist aber ein Fall mit gesichertem Enzymdefekt beschrieben, bei dem keine

Globoidzellen nachweisbar waren[54]. Die histogenetische Deutung der Globoidzellen war lange Zeit kontrovers[158], doch hat sich inzwischen Übereinstimmung darüber ergeben, daß es sich um *Zellen mesodermalen Ursprungs* handelt, begründet durch das Fehlen des sauren Gliafibrillenproteins (eigene Untersuchungen mit Wowra), die Aktivität der Beta-Glukuronidase, durch für mesenchymale Zellen charakteristische elektronenmikroskopische Befunde (subplasmalemmale Verdichtungen[232]) sowie autoradiographische Untersuchungen über die Entstehung der Globoidzellen nach experimenteller Einbringung von Galaktozerebrosid[152].

Zu Grunde gehen nicht nur die Markscheiden, sondern *auch die Axone weisen Schädigungen auf.* Neben den periadventitiellen Epitheloidzellansammlungen und den Globoidzellen finden sich auch *faserbildende Astrozyten* in großer Zahl. In den Endstadien besteht eine intensive *Fasergliose. Entzündliche Infiltrate fehlen gewöhnlich.* Die Nervenzellen von Rinde und Stammganglien weisen nur geringgradige Lichtungen ihres Bestandes auf und sind nicht im Sinne von Speicherzellen umgewandelt. Die *Kleinhirnrinde* kann eine Purkinjezell- und Körnerzellichtung aufweisen.

Periphere Nerven

An *peripheren Nerven* besteht eine mäßiggradige Veränderung im Sinne einer segmentalen Entmarkung. Die Diagnose kann wahrscheinlich gemacht werden durch den *elektronenmikroskopischen Nachweis* von rundlichen oder gestreckten tubulären Strukturen (Abb. 5.4f) mit irregulären kristalloiden Bildungen oder auch twisted tubuli[1128]. *Globoidzellen* sind am peripheren Nerven allerdings *nicht erkennbar,* wohl aber die elektronenmikroskopischen Normabweichungen in Histiozyten und selten in Schwannschen Zellen[28]. Die *biochemische Diagnostik* an peripheren Leukozyten mit dem Nachweis der verminderten Enzymaktivität ist den morphologischen Methoden zur intravitalen Diagnostik an Spezifität eindeutig *überlegen.*

Metachromatische Leukodystrophie

Synonyma
Sulfatid-Lipidose; Morbus Scholz; diffuse Hirnsklerose

Epidemiologie
Wie bei allen Spingolipidosen und Leukodystrophien sind befriedigende Angaben über die *Häufigkeit* nicht vorhanden oder nur auf wenige Bevölkerungsgruppen beschränkt, die besonders günstige Bedingungen für epidemiologische Studien bieten. Eine auf Nordschweden beschränkte Studie nennt in Übereinstimmung mit Untersuchungen im eigenen Institut ein *Vorkommen von 1 : 40 000 Geburten*[78,79].

Klinik
Die metachromatische Leukodystrophie (ML) ist *eine der häufigsten Sphingolipidosen* und auch diejenige, deren Pathophysiologie am besten geklärt ist, so daß eine intravitale (auch pränatale) Diagnose meist ohne Schwierigkeiten gestellt werden kann.

Man unterscheidet eine *spätinfantile* und eine *adulte Form,* außerdem *juvenile Verlaufsformen,* die aber weniger gut abgrenzbar sind[87,144]. Zwischen der spätinfantilen und der adulten Form bestehen auch geringgradige morphologische Unterschiede, außerdem spricht das Vorkommen eines bestimmten Verlaufstypes innerhalb der gleichen Familie für *gesonderte genetische Bedingungen.*

* Der *spätinfantile Typ* ist häufiger und zeigt nach zunächst normaler frühkindlicher Entwicklung *zwischen dem 1. und 4. Lebensjahr* eine *zunehmende Muskelhypotonie* mit Abschwächung der Muskeleigenreflexe und einer zunehmenden Gang- und Standstörung.

In einem *zweiten Stadium* wird die Muskelhypotonie durch eine *spastische Para- oder Diplegie* abgelöst, außerdem durch eine zunehmende *Ataxie.*

Im Stadium 3 sind die spastischen Paresen stark ausgeprägt, außerdem treten *dysarthrische* und *aphasische Störungen* hinzu. Zunehmende *Dezerebrationen,* bulbäre und pseudobulbäre Störungen, *Optikusatrophien* und schließlich ein Stadium *völliger Dezerebration* führen zum Tod innerhalb weniger Jahre. In Einzelfällen kann die *Krankheitsdauer* auch beim spätinfantilen Typ 17 Jahre erreichen[81].

* *Adulter Typ:* Von einem adulten Typ sollte nur gesprochen werden, wenn die *Krankheitssymptome nach dem 21. Lebensjahr* einsetzen[144]. Das Krankheitsbild unterscheidet sich vom spätinfantilen Typ dadurch, daß *psychotische* und *psychoorganische Störungen* über Jahre hinweg das Bild bestimmen bis auch in zunehmendem Maße *ataktische* und *spastisch-paretische Störungen* hinzutreten. Es sind Krankheitsverläufe bis zu 42 Jahren beschrieben worden[217].

Eine ausgeprägte *Verlangsamung der Nervenleitgeschwindigkeit* ist für alle Typen der ML charakteristisch. Sie findet ihre Erklärung in der segmentalen Demyelinisierung (▷ S. 241). Auch EEG-Veränderungen sind ebenso wie eine Eiweißerhöhung im Liquor ausgeprägt.

> Das klinische Bild ist bestimmt durch die zentralnervösen Schädigungen und die Beteiligung des peripheren Nervensystems.

Demgegenüber treten die Funktionsstörungen seitens anderer Organe zurück, so durch die Teilnahme des *Gallenblasenepithels,* des *Inselapparates des Pankreas* und der *Tubulusepithelien der Nieren.*

Intravitale Diagnostik
Die *intravitale Diagnostik* ist in den letzten Jahren von morphologischen Methoden auf biochemische Me-

thoden übergegangen. Immerhin behält die *Suralis-Biopsie* ihren Wert vor allem in denjenigen Fällen, in denen nicht bei beiden Elternteilen typische Heterozygotenwerte der ASA bzw. CSS um 50% vorliegen, so daß Varianten der klassischen ML zu diskutieren sind und damit Unsicherheiten über den Homozygotenstatus eines Probanden bestehen[224].

Pathophysiologie, Biochemie
Die Bezeichnung ML leitet sich von der *metachromatischen Anfärbung der Speichersubstanzen* in den geschädigten Hirnregionen ab. Diese Farbeigenschaften ließen in Verbindung mit der Anwendung von Lipidlösungsmitteln das Vorliegen eines Zerebrosidsulfats wahrscheinlich sein[159,162]. Der Beweis dafür, daß bei der ML *Zerebrosidsulfate nicht abgebaut werden können* und damit gespeichert werden, wurde aber erst biochemisch durch Jatzkewitz und gleichzeitig, aber unabhängig davon, durch Austin geführt[15,102].

Als *Ursache* für diese Sulfatidanreicherung fand sich ein *angeborener Enzymdefekt der Zerebrosidsulfatase*[103] bzw. *der am künstlichen Substrat wirksamen Arylsulfatase A*[17,18]. Die Arylsulfatase A (ASA) ist in ihrer Aktivität gegenüber Kontrollen stark reduziert. Der Aktivitätsverlust läßt sich bereits im 24-Stunden-Urin, sicherer an *Leukozyten* oder an *Fibroblasten-Kulturzellen* nachweisen. Diese Nachweismethode ist besonders wichtig für die intravitale Diagnostik und speziell für die pränatale Diagnostik, wobei allerdings gewisse Schwierigkeiten in der Abgrenzung von Homozygoten gegenüber heterozygoten Eltern zu beachten sind[109].

In seltenen Fällen kommen bei klinisch gesunden Eltern von ML-Kranken, ja selbst bei ML-freien Familien abnorm niedrige, unter dem zu erwartenden Heterozygotenwert liegende Enzymaktivitäten vor, was für *multiple Allele* bzw. für *Polyheterozygotie* spricht (sogenannter *Pseudo-ASA-Defekt*)[53, 36].

Gesichert ist auch bei manifest ML-Kranken ein scheinbarer Heterozygotenstatus mit nur halbnormaler ASA-Aktivität und Enzymeigenschaften normaler Fibroblasten, verursacht durch einen *Aktivatordefekt*[84,208].

Wird bei der Pränatal-Diagnostik an einem Fetus ein pathologisch niedriger ASA-Wert festgestellt, so sollten daher jedenfalls auch beide Elternteile untersucht werden, um zwischen einem Homozygoten und einem Heterozygoten bei sogen. Pseudo-ASA-Defekt unterscheiden zu können. Außerdem sollte nicht nur die ASA am künstlichen Substrat, sondern die auf das natürliche Substrat wirkende Zerebrosid-Sulfatase-Aktivität geprüft werden, die sich in solchen atypischen Fällen als stark reduziert erweisen kann. Solche Befunde beweisen die Heterogenität der ML[116]. Eine solche Unterscheidung ist biochemisch möglich, wenn in der Fibroblastenkultur des Feten eine Zerebrosidsulfatid-Beladung erfolgt, wobei es außer bei Gesunden nur beim Pseudo-ASA-Defekt zum ausreichenden Sulfatidabbau kommt[110].

Die *Sulfatiderhöhung* ist bedeutungsvoll für die Entmarkung, da die Zerebrosidsulfate ein wesentlicher Bestandteil der Myelinmembranen sind. Außerdem spielen die Sulfatide wahrscheinlich eine Rolle in der Erhaltung des Ionen-Gleichgewichts[1]. Sie sind in Mikrosomen angereichert. Zwischen der Krankheitsdauer und dem Grad der Sulfatidspeicherung besteht allerdings keine Korrelation[103]. Die Frage der Korrelation zwischen Erkrankungsalter und dem Ausmaß der Enzym-Restaktivität war lange strittig. Der Beladungstest zur Funktionsprüfung der lysosomalen Enzyme an lebenden Patienten-Kulturzellen zeigt entsprechend unterschiedliche Restaktivitäten (▷ S.485). Offenbar liegen bei den verschiedenen Verlaufsformen verschiedene, z.T. postribosomal auftretende Modifikationen der ASA in multiplen molekularen Formen vor[58].

Zum Nachweis der Zerebrosidsulfatase-Aktivität gehört die *Beigabe eines Detergens*. Physiologischerweise ist in vivo ein Protein von niedrigem Molekulargewicht (21 500) als *Aktivator* wirksam[61,62]. Dieser Aktivator kommt wie das Enzym selbst in Lysosomen vor, wirkt aber vorwiegend auf das Substrat und nicht auf das Enzym selbst[185]. Bei einer seltenen Sonderform fehlt dieser Aktivator[61].

Aufgrund der jüngsten biochemischen und immungenetischen Untersuchungen kann die *Gruppe der metachromatischen Leukodystrophien* wie folgt *unterteilt* werden:

A) Allele Formen
  Spätinfantile ML ⎫
  Juvenile ML   ⎬   klassische Formen
  Adulte ML   ⎭
  Partialer ASA-Defekt
  Pseudo-ASA-Defekt

B) Nichtallele Formen
  Multipler Sulfatasedefekt
  Zerebrosid-Sulfatase-Aktivatordefekt[110a]

Morphologie
Makroskopisch sind die *ML-Gehirne* vielfach *kleiner* und derber als Normalgehirne. Auf den Frontalschnitten zeigt sich das *Mark entweder weiß-grau* und *diffus derb* verändert wie bei der Krabbeschen Krankheit oder – häufiger – eigenartig *gummiartig elastisch* mit wabenförmigen Einsenkungen im Markzentrum (Abb. 5.5a). An der Entmarkung nehmen auch das Kleinhirnmark sowie die weißen Substanzen im Hirnstamm und Rückenmark teil.

Untersuchungen am *peripheren Nerven* zeigen, daß hier das Bild einer *segmentalen Erkrankung* vorliegt[46]. Jede Schwannsche Zelle versorgt ein Segment des peripheren Nerven zwischen zwei Ranvierschen Knoten. Analoges gilt für die Oligodendrogliazelle im Zentralnervensystem.

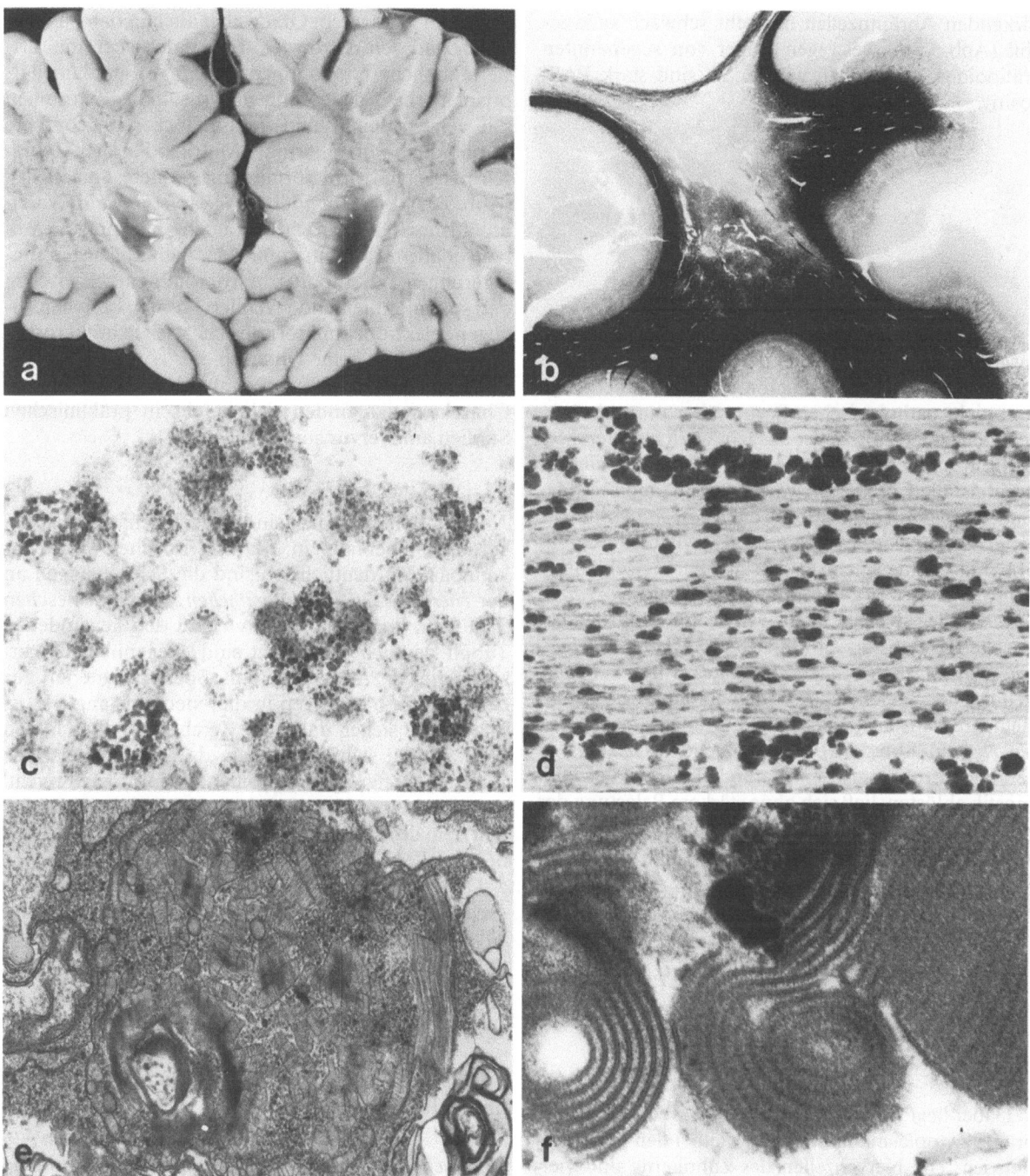

Abb. 5.5. a Schwere Markdestruktion mit Ventrikelerweiterung bei metachromatischer Leukodystrophie. **b** Metachromatische Leukodystrophie mit Entmarkung des zentralen Marklagers und Verschonung der Fibrae arcuatae. Markscheidenfärbung nach Schröder. **c** Metachromatische Leukodystrophie mit granulärer Speicherung von Zerebrosidsulfatiden im vollständig entmarkten tiefen Marklager. Essigsaure Kresylviolett-Färbung nach von Hirsch-Peiffer. **d** Metachromatische Leukodystrophie. Biopsie aus peripheren Nerven. Einlagerung metachromatischer Markscheidenzerfallsprodukte in Lipophagen. Essigsaure Kresylviolett-Färbung (von Hirsch-Peiffer). **e** Metachromatische Leukodystrophie mit tuffsteinähnlichen, lamellär-prismatischen Einlagerungen im Zytoplasma. **f** Metachromatische Leukodystrophie mit wirbelförmig angeordneten Lamellenstrukturen im Zytoplasma von Gliazellen

Der *Verteilungstyp* läßt bereits vom Morphologischen her daran denken, daß die Oligodendrogliazelle bzw. die Schwannsche Zelle der zentrale Wirkungsort des Enzymdefektes sind.

Mikroskopisch steht ganz im Vordergrund die schwere *Entmarkung,* die sich mit gewisser Verschonung der Fibrae arcuatae im *gesamten zentralen und peripheren Nervensystem* erkennen läßt (Abb. 5.5 b). Bei Anwendung der üblichen Fettfärbungen sind die sehr zahlreich anzutreffenden und vielfach granuliert

wirkenden Abräumzellen nur sehr schwach sudanophil (Abb. 5.5 c), weswegen früher von sogenannten
Prälipoiden gesprochen wurde. Sie sind stark PAS-
positiv.

Ihre *charakteristischen Farbeigenschaften*, die dieser Krankheit auch ihren Namen verschafft haben,
liegen in dem *Farbumschlag von basischen Anilinfarben in wäßriger Lösung* unter Vermeidung alkoholischer Lösungen *von blau-violett zu braun*[97].

Da diese *braune Metachromasie* in nicht so stark
ausgeprägten Fällen von dem weniger Geübten
schwer beurteilt werden kann und Farbübergänge
vom nicht pathologischen Purpur über purpurbräun-
liche Färbungen bis zu der ausgeprägten braunen Metachromasie vorkommen können, empfehlen sich in
Zweifelsfällen *Ergänzungsfärbungen* mit anderen Methoden. Dies gilt zunächst für die *polarisationsoptische
Untersuchung* am essigsauren Kresylviolett-Schnitt,
wobei sich eine leicht gelb-grüne Farbverschiebung
zeigt[46]. Sicherer ist die Färbung mit *Pseudoisozyanin-
Lösung*, die zu einer intensiven Rotfärbung der gespeicherten Substanzen führt[24]. Auch *fluoreszenzopti-
sche Untersuchungen*[98] sind ein gutes Mittel zur Darstellung der Speicherstoffe. Man erkennt diese braun
metachromatischen Speicherstoffe auch am *peripheren Nerven* (Abb. 5.5 d). Bevor biochemische Methoden die morphologischen Methoden intravitaler Diagnostik ablösten, ließ sich ohne stärkere Belastung der
Erkrankten die Metachromasie auch am *Pulpanerven
der Milchzähne* nachweisen.

Die *Speichersubstanzen* finden sich – im Gegensatz
zur Globoidzelleukodystrophie oder den orthochromatischen Leukodystrophien, dagegen in
Analogie zu anderen Lipidosen – *auch in den Nervenzellen* und zwar vorwiegend im Bereich der
Stammganglien und des Hirnstamms[159,162].

Dabei liegt allerdings in der Regel keine so ausgeprägte Zytoplasmablähung vor wie bei den reinen Lipidosen. Die Nervenzellen des Zahnkerns sind vielfach auch stark beteiligt im Gegensatz zu den
Purkinjezellen. Das Kleinhirn weist aber gelegentlich
deutliche Rindenatrophien zusätzlich zu der schweren
Markschädigung auf.

Nicht nur die Markscheiden und die Nervenzellen
des Gehirns sind geschädigt, vielmehr finden sich
auch Veränderungen bereits lichtmikroskopisch an
den *Axonen*. Außerdem besteht eine sehr intensive *Fasergliose* im Marklager.

Elektronenmikroskopisch lassen sich in den Markscheiden und besonders in der Umgebung der Mitochondrien recht charakteristische Zytoplasmaeinschlüsse nachweisen. Man sieht sie vorwiegend an
den Oligodendrogliazellen und den Schwannschen

Zellen, in geringerem Grade aber auch in den Nervenzellen und den Astrozyten. Es handelt sich um Tuffstein-ähnliche Formationen (Abb. 5.5 e), um lamellär-
prismatische Einlagerungen, lysosomale Zytosomen
mit verschiedener Feinstruktur, locker angeordnete
Membranen in feinkörniger Matrix oder auch Zebra-
Körper sowie wirbelförmig angeordnete Lamellen[213]
(Abb. 5.5 f). Bei dem adulten Verlaufstyp ist die Variabilität dieser Zelleinschlüsse noch ausgeprägter, wobei vor allem Kombinationen der pathologischen Einlagerungen mit Lipofuszin vorkommen[71]. Zwischen
den spätinfantilen und juvenilen Formen bestehen dagegen elektronenmikroskopisch wie lichtmikroskopisch praktisch keine Unterschiede[218].

Diese elektronenmikroskopisch nachweisbaren
Charakteristika finden sich bereits in präklinischen
Stadien am Nervus suralis[13,144].

Übrige Organe
An den *Körperorganen* sind metachromatische Ablagerungen ebenfalls in charakteristischer Weise erkennbar. Am deutlichsten sind die Schädigungen an
der *Niere*, wo die *Tubulusepithelien* an den Henleschen
Schleifen, den Sammelrohren und den gewundenen
Tubuli deutlich geschädigt sind. Gegenüber der ursprünglichen Annahme, daß Speichermaterial aus
dem Gehirn hämatogen in die Nieren gelangt sei, ist
inzwischen sicher, daß diese Zerebrosidsulfate in den
Nierentubuli selbst entstehen, da ihre biochemische
Zusammensetzung von der des Zerebrums abweicht.
Das Fettsäuremuster ist eindeutig zu unterscheiden
von dem des zerebralen Zerebrosidsulfat (z. B. 10-fach
höhere Werte der 22 : 0-Fettsäure).

Die Parenchymzellen des Inselapparates des *Pankreas*, die *Zellen der Gallenblasenwand*, *Leberparenchymzellen*, *Nebennieren*, *Ovarien* und *Testes* können
in allerdings deutlich geringerem Grade an dem Stoffwechselleiden teilnehmen.

Variante der metachromatischen Leukodystrophie
mit multiplem Sulfatasemangel

Eine *seltene Variante* der ML wurde in Verbindung
mit Zeichen der Mukopolysaccharidose *(Skelettveränderung)* beschrieben[16,144]. Die *peripheren Blutzellen*
enthalten große Granula entsprechend den *Alder-
Reilly-Körpern* der Mukopolysaccharidosen. Bei diesem ebenfalls spät infantil einsetzenden und sonst der
ML ähnelnden Krankheitsbild besteht nicht nur ein
Mangel an ASA, sondern auch an den *Arylsulfatasen B und C*[18,22]. Das Krankheitsbild wird den *Mukolipidosen* zugerechnet (▷ S. 516).

Während es sich bei der Krabbeschen Krankheit
und bei der metachromatischen Leukodystrophie um
nosologisch gut abgrenzbare und biochemisch weitgehend definierte Krankheiten handelt, gilt dies nicht
für die nun folgende Gruppe:

Tabelle 5.2. Entmarkungsformen

	Degenerativ-metabolische Prozesse		Entzündliche Prozesse
	Diffuse Entmarkung	Entmarkung mit erhaltenen Markinseln	Diffus-disseminierte Sklerose
Reine Formen	Einfache orthochromatische (sudanophile) Leukodystrophie – kongenital – spät-infantil – adult	Pelizaeus-Merzbacher – Gruppe – kongenital – klassische Form – adulte Form (schummerige Entmarkung) – Übergangsform	Diffus-disseminierter Typ (Übergangstyp) der Multiple Sklerose-Varianten (Poser und van Bogaert[176a]; Schilder[189a]; Neubürger[147b])
Kombinierte Formen	Ld. mit Verkalkung (Horanyi-Hechst and Meyer[101]) Ld. mit Mikrozephalie und Pachygyrie (Norman[163]) Ld. mit leptomeningealer Angiomatose (Divry and van Bogaert[50]) Pigmenttyp (van Bogaert und Nyssen[31]) Membranöse Lipodystrophie (Sourander[202a]; Hakola[84a]; Nasu[147a]) Dermato-Ld. mit neuroaxonaler Dystrophie (Matsuyama et al.[137a]) Ld. mit systematischen Atrophien (van Bogaert et al.[30a]) Adreno-Leukodystrophie	Cockaynesches Syndrom mit Verkalkungen	

Orthochromatische (sudanophile) Leukodystrophien

Auch für diese Gruppe (Tabelle 5.2: degenerativ-metabolische Prozesse) ist es zwar zu postulieren, daß ihre Grundlage in *angeborenen Enzymopathien* liegt, doch bestehen derzeit noch keine Anhaltspunkte für die genauere Art der Schädigung.

Definition

Leukodystrophie besagt, daß es sich um *metabolische Störungen im Umsatz der Markscheidenbestandteile* handelt. Die beiden vorangegangenen Krankheiten gingen mit eindeutigen *Entmarkungen* einher, d.h. ursprünglich vorhandene Markscheiden verfielen dem Untergang unter entsprechender Anreicherung von Zerfallsprodukten. Dieser Mechanismus gilt auch für eine Reihe der nun folgenden Leukodystrophien, doch spricht einiges dafür, daß zumindest die Formen der *Pelizaeus-Merzbacherschen Krankheit* keine Entmarkungskrankheiten im strengen Sinne sind, vielmehr Krankheiten der *Markscheidenbildung*. Insofern ist für diese Pelizaeus-Merzbachersche Krankheit eine Sonderstellung anzunehmen.

Wir behandeln sie hier vorweg:

Pelizaeus-Merzbachersche Krankheit

Synonyma
Aplasia axialis extracorticalis

Das unter diesem Namen zusammengefaßte Syndrom enthält *drei* unbestrittene *Erscheinungsformen*, den

- *klassischen* Typ von Merzbacher, den
- *konnatalen* Typ von Seitelberger und den
- *adulten* Typ von Löwenberg und Hill.

Eher umstritten ist es, inweiweit weitere Formen, so eine Übergangsform zwischen dem klassischen und dem konnatalen Typ oder das morphologische Substrat der *Cockayneschen Krankheit*, der Pelizaeus-Merzbacherschen Krankheit (PMK) zuzuordnen sind[160,164,235].

Klinik, Morphologie

Das *morphologisch Gemeinsame* bei den 3 Typen der PMK liegt in der ausgeprägten *Entmarkung*, die aber im Gegensatz zu den beiden früher erwähnten Leukodystrophien *etwas fleckig* ist, die Fibrae arcuatae wiederholt mit in den Entmarkungsprozeß einbezieht und gelegentlich *innerhalb der entmarkten Regionen erhaltene, nicht gefäßgebundene Markinseln* aufweist.

Es besteht eine deutliche Diskrepanz zwischen dem Grad der scheinbaren Entmarkung und dem nur sehr geringen Vorkommen von Myelinabbauprodukten. Dies hat bereits früh[234] daran denken lassen, ob hier nicht eher eine *Markbildungsstörung* vorliegt.

Klassischer Typ Pelizaeus-Merzbacher

Er beginnt mit den *klinischen Symptomen* im Laufe der frühen Kindheit und weist eine Krankheitsdauer bis zum 25. Lebensjahr auf. Das bereits oben geschilderte Bild des progressiven zerebralen Abbaus mit ataktischen Störungen, Sprachstörungen, extrapyramidal-motorischen und pyramidalen Störungen ist auch hier vorhanden. Es liegt eine wahrscheinlich geschlechtsgebunden-rezessive Vererbbarkeit mit bevorzugtem Befall der Männer vor[160].

Morphologisch ist die weiße Substanz bereits *makroskopisch* etwas verhärtet und eher grau getönt.

Mikroskopisch sind hierbei am deutlichsten die inmitten markfreier Bereiche der weißen Substanz gelegenen, wahllos verteilten und unscharf begrenzten Inseln mit erhaltener Bemarkung (Abb. 5.6a), die am besten bei speziellen Markscheidenfärbungen darstellbar sind.

Die *intrakortikalen Markfasern* sind an dem Prozeß ebenso beteiligt wie das *Mark des Kleinhirns* und des *Rückenmarks*.

Bemerkenswert ist, daß sowohl *Nervenzellen wie Axone relativ gut erhalten sind*. Insbesondere finden sich keinerlei Zeichen von Speicherungsprozessen in den Nervenzellen. Fettfärbungen ergeben *nur ganz vereinzelte Abräumzellen*. Sie sind sudanophil. Manchmal handelt es sich um feinste Tröpfchen, die auch in Astrozyten nachweisbar sind. Diese sind im Sinne einer *astrozytären Gliose* deutlich erkennbar, während die Oligodendroglia eher reduziert ist. *Kleinhirnatrophien* unter Einbeziehung der Körnerzellschicht wurden wiederholt beschrieben[193]. Auffallend ist außer den Markinseln auch das Vorkommen gelegentlicher locker angeordneter Bündel besser bemarkter Axone in der Rinde wie im Mark. Bei Anwendung polarisationsoptischer Untersuchungen sieht man auch in den nicht-bemarkten Regionen manchmal eine feine doppelbrechende Membran um die Axone.

Dieser Befund findet seine Entsprechung in *elektronenmikroskopischen Untersuchungen*, bei denen eine geringe Myelinisation der Axone nachgewiesen werden konnte, wenn auch mit atypischen Lamellendicken und deutlichen Veränderungen im Zytoplasma der Oligodendrozyten (sphärische lamellierte Vakuolen, zahlreiche Markballenbildungen und geschwollene Zytoplasmaschleifen[228]). Es besteht eine bemerkenswerte Übereinstimmung mit dem Bild bei der durch eine Bemarkungsstörung gekennzeichneten Mäuse-Mutante, der sogenannten *quaking mouse*.

Konnatale Form von Seitelberger

Sie zeigt bereits unmittelbar nach der Geburt Erscheinungen einer zerebralen Schädigung. Die übliche psychomotorische Entwicklung erfolgt nicht. Nystagmus und extrapyramidalmotorische Störungen, später spastische Kontrakturen bestimmen das Krankheitsbild, dem die Kinder gewöhnlich nach wenigen Monaten, längstens nach 6 bis 7 Jahren erliegen[160,193,225,230].

Morphologisch ist noch sehr viel deutlicher als beim klassischen Typ die *Bemarkungsstörung* nachweisbar. So gibt es Fälle, bei denen praktisch kaum eine Markscheide lichtmikroskopisch erkennbar ist, während andere Fälle[160] wenigstens gelegentliche kleine Markfaserbüschel erkennen lassen. Sehr auffallend ist, daß auch hierbei *nahezu keine Abbauprodukte von Markscheiden* erkennbar sind und die Axone relativ gut erhalten bleiben. *Kleinhirnrindenatrophien* vom Körnerzelltyp kommen allerdings vor. Die *Fasergliose* ist deutlich ausgeprägt.

Elektronenmikroskopische Untersuchungen ergeben auch hier, daß einige Markscheiden durchaus gebildet sind, diese aber unterschiedliche Perioden aufweisen, daß im übrigen auch eosinophile Zytoplasmaeinschlüsse vom Typ der Hiranokörper vorkommen können[221]. Das Bild entspricht weitgehend dem bei der sogenannten *Jimpy-mouse*, einer Mäusemutante mit Störungen der Markscheidenbildung.

Biochemisch ist eine deutliche *Herabsetzung des Sulfatidgehaltes* nachweisbar, außerdem ein *erhöhter Gewebswassergehalt*[220,230]. Cholesterolester sind – in Übereinstimmung mit den histologischen Befunden – nicht vorhanden, was wiederum gegen eine aktive Entmarkung spricht. Da derartige Markbildungsstörungen auch experimentell unter verschiedenen Bedingungen erzeugbar sind, wurde auch die Mitwirkung zirkulierender extrazerebraler metabolischer Stoffe in der Pathogenese der PMK diskutiert, ebenso ein möglicher Kupfermangel[220]. Die deutliche Familiarität auch dieser konnatalen Form entspricht einer *geschlechtsgebunden rezessiven* Vererbung. In der Aufstellung der bisher publizierten Fälle[193] überwiegt das *männliche Geschlecht* deutlich. Wie bei der klassischen Form kommen aber auch sporadisch weibliche Fälle vor.

Typ Löwenberg-Hill

Er stellt den *adulten Typ* der PMK dar. Die Krankheit setzte in dem Fall von Löwenberg und Hill wie bei eigenen Beobachtungen erst um das 42. Lebensjahr ein, wobei es nach etwa 10-jährigem Verlauf zum Tode führte. *Klinisch* überwiegen anfangs Krampfanfälle, ataktische Störungen, Sprachstörungen und eine Hyperreflexie sowie psychotische Störungen mit paranoiden Gedanken. Später treten die organischen Züge mit progredienter Demenz stärker in den Vordergrund. Es besteht eine dominante Vererbung unter Bevorzugung des weiblichen Geschlechtes[234].

Morphologisch ist im Vergleich mit den beiden vorgenannten Typen die Bemarkungsstörung nicht so stark ausgeprägt. Man sieht durchaus – vor allem in den Markzungen – *ausreichende Markanlagen*, doch bestehen eigenartig *schummerig-fleckförmige Entmar*-

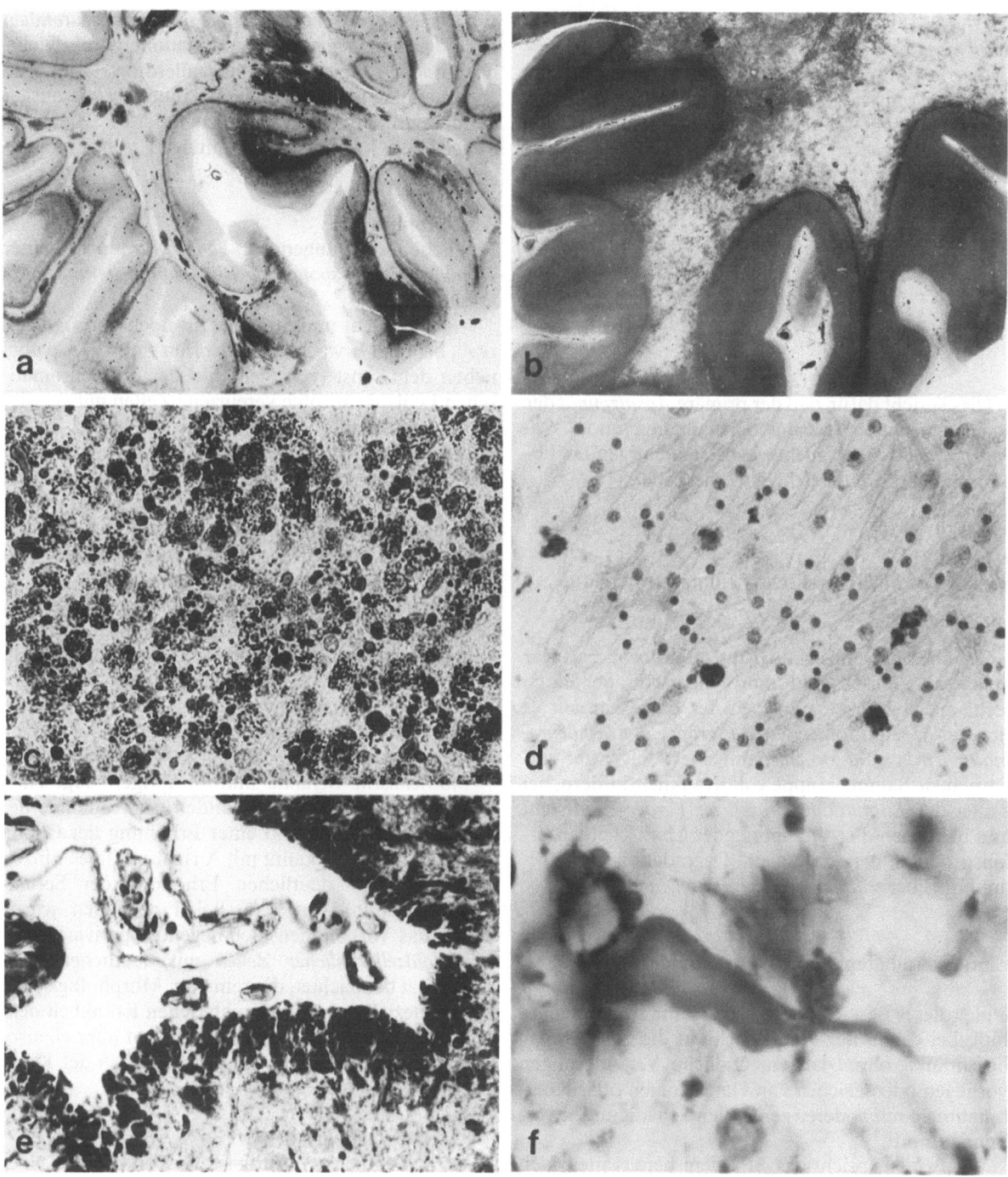

Abb. 5.6. a Pelizaeus-Merzbachersche Krankheit mit weitgehender Entmarkung bei erhaltenen Markinseln. **b** Adulte Form (Typ Löwenberg-Hill) der Pelizaeus-Merzbacherschen Krankheit mit schummeriger Entmarkung. **c** Orthochromatische Leukodystrophie mit dichtliegenden sudanophilen Lipophagen innerhalb des entmyelinisierten Marklagers. **d** Orthochromatische Leuko-dystrophie vom Pigmenttyp mit pigmenthaltigen Gliazellen innerhalb des entmarkten und fibrosierten Marklagers. Eisenreaktion. **e** Alexandersche Krankheit mit dichtliegenden Rosenthalschen Fasern subpial. **f** Alexandersche Krankheit mit Rosenthalscher Faser, die an einer Kapillare ansetzt (Holzer)

kungen (Abb. 5.6 b), die sich sowohl vom sonstigen Bild der orthochromatischen Leukodystrophien wie vom klassischen PMK-Typ und von der Multiplen Sklerose unterscheiden lassen[160]. Markscheidenabbauprodukte fehlen auch hier ebenso weitgehend wie entzündliche Infiltrate. Man erkennt polarisationsop-tisch vielfach noch schmale Markscheidenreste bereits lichtmikroskopisch auch innerhalb der entmarkt wirkenden Bereiche. Die *Axonschädigung* ist *ausgeprägter* als bei den beiden vorangegangenen Typen, so daß der von Seitelberger geschaffene Begriff einer myelino-axonalen Dissoziation[193] nicht für alle 3 Typen der PMK in gleicher Weise zutrifft. Die *Gliafaservermehrung* ist *im Verhältnis zur Entmarkung auffallend gering.* Man sieht gruppenförmige Aneinanderlagerungen·von relativ großen Gliazellkernen vom Typ der Alzheimer-II-Glia mit manchmal mehreren, prominenten Nukeolen. Elektronenmikroskopische Untersuchungen von diesem Typ der PMK liegen noch nicht vor.

> Die drei Typen der PMK weisen im Gegensatz zu allen übrigen Leukodystrophien eine *Verschonung des peripheren Nervensystems* auf, die sie deutlich von diesen unterscheiden läßt.

Dies spricht dafür, daß der primäre *Ansatzpunkt* der im einzelnen nicht bekannten Schädigung nur *die Oligodendrogliazelle* ist, nicht wie bei den übrigen Leukodystrophien auch die Schwannsche Zelle.

Sonstige orthochromatische Leukodystrophien

Gegenüber den hinsichtlich ihrer Pathogenese zwar unklaren, klinisch und morphologisch aber doch recht gut abgrenzbaren Typen der PMK handelt es sich bei der nun folgenden *Restgruppe der orthochromatischen Leukodystrophien* um eine weniger gut umschriebene Sammelgruppe von Krankheitsbildern, bei denen der *Entmarkungsprozeß im Vordergrund* steht und bei denen die Abräumung der Markscheidenzerfallsprodukte der „normalen" Degradation der Myelinlipide über *sudanophile Abräumzellen* entspricht.

Einfache sudanophile Leukodystrophie

Unter dieser Bezeichnung werden Fälle zusammengefaßt, bei denen der Prozeß sich auf die *Entmarkung* beschränkt, ohne daß entzündliche Veränderungen vorliegen oder Zeichen von Hamartomen oder Kombinationen mit anderen zerebralen Schädigungen vorhanden sind[164].

Klinisch entspricht das Bild dem bereits mehrfach bei den Leukodystrophien beschriebenen in deutlicher Abhängigkeit vom jeweiligen Erkrankungsalter und der Krankheitsdauer. Beide schwanken erheblich, wobei die *infantilen* Fälle zahlenmäßig überwiegen, durchaus aber auch *adulte* Fälle vorkommen.

Makroskopisch ist vielfach nur eine leichte diffuse Markverhärtung unter gewisser Verwischung der Rinden-Markgrenze nachweisbar.

Mikroskopisch überwiegen die *Entmarkungsvorgänge,* wobei *sudanophile Fettkörnchenzellen* in großer Menge nachweisbar sind (Abb. 5.6c). Wie auch alle übrigen orthochromatischen Leukodystrophien ist auch die einfache Ld. *nicht von Speicherungsvorgän*

gen an den Nervenzellen oder sonstigen neuronalen Schädigungen begleitet. Kombinationen mit Kleinhirnrindenatrophien kommen allerdings vor, sind aber nicht obligat. Manchmal kommt es zu ausgedehnteren, periventrikulär akzentuierten *Zystenbildungen* mit lokalen Ansammlungen von Lipophagen[12,180].

Sonderformen

Fragliche Beziehungen zur PMK wurden bei einer *Kombination mit spongiöser Rindenauflockerung* angenommen[115].

Als relativ gut umschrieben gilt noch der *Pigmenttyp*[31], bei dem Erwachsene betroffen sind[164, 174], wobei neben dem sonst typischen Bild der orthochromatischen Leukodystrophie vereinzelte Zellen mit vorwiegend perivaskulärer Anordnung zu sehen sind, die bereits bei basischen Anilinfarben durch ihre grünlichdunkle Farbe hervortreten und die eine deutliche *Eisenreaktion* geben (Abb. 5.6d). Die Natur dieser manchmal granulierten Zellen ist nicht klar. Sie sind *PAS-positiv.* Die erste Beschreibung dieser Form stammt von van Bogaert und Nyssen 1936[31].

Mehrere Fallbeschreibungen gibt es auch über *Kombinationen* der orthochromatischen Ld. *mit einer Angiomatose der Leptomeningen.* Die Erstbeschreibung ist Divry und van Bogaert (1946) zu verdanken[14,50]. Bei einem solchen Fall wurden erhöhte Mengen der Urinausscheidung an Alpha-Amino-n-Buttersäure gefunden.

Biochemische Befunde sind im übrigen, abgesehen von den unspezifischen Befunden der Abnahme der Markscheidenlipide und einer Erhöhung der Cholesterolester, nicht bekannt mit Ausnahme eines Einzelbefundes einer deutlichen Erhöhung der Serum-5-Hydroxyindol-Werte[42,135]. Bei Einzelfällen wurde ferner das Vorkommen dichtliegender perivaskulärer *epitheloidzell-ähnlicher Zellen* mit deutlicher PAS-Positivität beobachtet, die rein vom Morphologischen her an Beziehungen zur Krabbeschen Krankheit denken ließ. Typische Globoidzellen lagen aber ebensowenig vor wie die biochemischen Zeichen der Krabbeschen Krankheit[72].

Cockayne-Syndrom

In der Klassifikation strittig ist die Kombination einer orthochromatischen Leukodystrophie mit dem *Cokkayne-Syndrom.* Seitelberger[193] hat dieses Krankheitsbild als eine *Untergruppe der PMK* zugeordnet.

Das *Cockaynesche-Syndrom* umfaßt eine *familiäre Erkrankung* mit Minderwuchs, Prognathie, Hakennase, Verdickung der Schädelknochen, Kyphoskoliose, einer retinalen Pigmentation, Optikusatrophie, Taubheit und Demenz.

Morphologisch fand sich hierbei die Kombination einer eindeutigen orthochromatischen Ld. vom Typ der klassischen Pelizaeus-Merzbacherschen Krankheit mit Kalkniederschlägen in den Stammganglien, gelegentlich auch in der Großhirnrinde[101].

Es sind allerdings auch *atypische Ausprägungen* des Cockayne-Syndroms, z.B. mit einem fliehenden Kinn, beschrieben[134], bei denen der Entmarkungsprozeß von größeren Mengen von Abräumzellen, z.T. PAS-positiv und autofluoreszierend, begleitet wird.

Eine Sonderform bildet wahrscheinlich auch der von Norman beschriebene Typ der Kombination einer *orthochromatischen* Ld. mit *Mikrozephalie*[163].

Alexandersche Krankheit

Synonyma

Megalobarenzephalie; fibrinoide Leukodystrophie; dysmyelinogenetische Leukodystrophie;

Die Zugehörigkeit der Alexanderschen Krankheit zu den Leukodystrophien leitet sich von dem *Entmarkungsprozeß* ab, den die meisten dieser insgesamt aber *seltenen* Krankheitsfälle aufweisen. Im Vordergrund des morphologischen Bildes steht das Vorkommen sehr ausgeprägter *Rosenthalscher Fasern unter der Pia und um die Gefäßwände* herum. Die Krankheit beginnt im *Kindesalter* und führt nach wenigen Monaten, selten auch nach einigen Jahren, zum Tode.

Klinik

Das *klinische Bild* entspricht dem üblichen der diffusen Entmarkungskrankheiten. Das *klinische Charakteristikum* der Alexanderschen Krankheit, das sie in die differentialdiagnostischen Überlegungen gegenüber der infantilen spongiösen Dystrophie und der GM$_2$-Gangliosidose einbeziehen läßt, ist die *Schädelvergrößerung* der Kleinkinder, die nicht durch einen Hydrocephalus internus bedingt ist. Sie hatte auch zu der Bezeichnung Megalobarenzephalie Anlaß gegeben.

Morphologie

Makroskopisch besteht eine diffuse Markverhärtung, manchmal in Verbindung mit periventrikulär im zentralen Marklager gelegenen Zysten[161].

Bei den *mikroskopisch* nachweisbaren *Rosenthalschen Fasern* handelt es sich um wurmförmige Verdickungen von Astrozytenfortsätzen (Abb. 5.6e)[86], die bei Holzer-Färbungen gut darstellbar sind (Abb. 5.6f), aber auch bei der Klüver-Barrera-Technik oder mit der gekoppelten Tetrazoniumreaktion nach Danielli. Die Fasern sind PAS-negativ.

Elektronenmikroskopisch zeigten sich zwischen den Gliafibrillen Ablagerungen von dichten osmiophilen, amorphen Substanzen ohne Membranbegrenzung. Es lassen sich Fragmentationen und ein granulärer Zerfall der Gliafilamente nachweisen[190].

Auffallenderweise gibt es einige Beschreibungen des Vorkommens Rosenthalscher Fasern von ähnlicher Dichte wie bei der Alexanderschen Krankheit, aber ohne ausgeprägtere begleitende Entmarkung und sogar ohne jede klinische Symptomatologie[190]. Zumal Rosenthalsche Fasern auch ein Charakteristikum der piloiden Astrozytome sind (▷ S.255), außer-

dem gelegentlich in der Umgebung von Multiple Sklerose-Herden angetroffen werden können, ist ihr Vorkommen nicht ohne weiteres mit bestimmten Funktionsstörungen in Verbindung zu setzen wie überhaupt ihre Spezifität noch unklar ist. Immerhin ist das Krankheitsbild der Alexanderschen Krankheit aber so gut umschrieben, daß sie als nosologische Einheit in die Sammelgruppe der orthochromatischen Leukodystrophien eingeordnet werden kann, obwohl die Genese der Entmarkung hierbei noch unklar ist.

Biochemie

Biochemisch fand sich in der Rinde eine um das 25-fache *erhöhte Sialyllaktosylzeramid-(= GM$_3$-)Menge* sowie eine um etwa 5-fach vermehrte *GM$_2$-Menge,* während im Mark *Ganglioside* um das 3,4-fache, speziell das *GM$_2$* um das 6,2-fache erhöht waren. Nervenzellen und Axone ergaben aber keine Anhaltspunkte für Speicherungsvorgänge[161].

Adreno-Leukodystrophie

Synonyma

Addison-Schildersche Krankheit; Morbus Siemerling-Creutzfeldt

Klinik

Innerhalb von Jahren mit einem *rasch progredienten zerebralen Abbauprozeß* zum Tode führendes Leiden *vorwiegend bei 5- bis 10-jährigen Knaben,* vielfach mit mehreren Erkrankungen innerhalb einer Geschwisterreihe[145,177]. Von der diffus-disseminierten Variante der Multiplen Sklerose, der Schilderschen Krankheit, (▷ S.195) unterscheidet sich die Adreno-Leukodystrophie durch eine deutliche *Hautpigmentierung* und andere Zeichen einer *Nebennierenrindeninsuffizienz*[29]. In Einzelfällen fehlen aber klinische Zeichen einer Nebennierenrinden-Insuffizienz trotz pathologisch-anatomisch vorhandener Zellveränderungen in der NNR, was zu Schwierigkeiten bei der klinischen Diagnose führen kann.

Morphologie

Makro- und *mikroskopisch* ist eine *starke Nebennierenrinden-Atrophie* kennzeichnend. In der Zona fasciculata und reticularis, geringer in der Zona glomerulosa liegen *ballonierte Parenchymzellen,* die PAS-positive, sudanophile, doppelbrechende Zytoplasmaeinschlüsse enthalten wie sie sich deutlich auch in den Testes, in den Schwannschen Zellen und in den Gehirnmakrophagen finden.

Im Gehirn finden sich ein *diffuser Entmarkungsprozeß* unter Bevorzugung des Centrum semiovale und der hinteren Hirnpartien bei weitgehender *Verschonung der Fibrae arcuatae* (Abb. 5.7a), eine ausgeprägte *Sudanophilie* der auch PAS-positiven Abräumzellen, eine Vernarbung der Entmarkung durch *dichte Faser-*

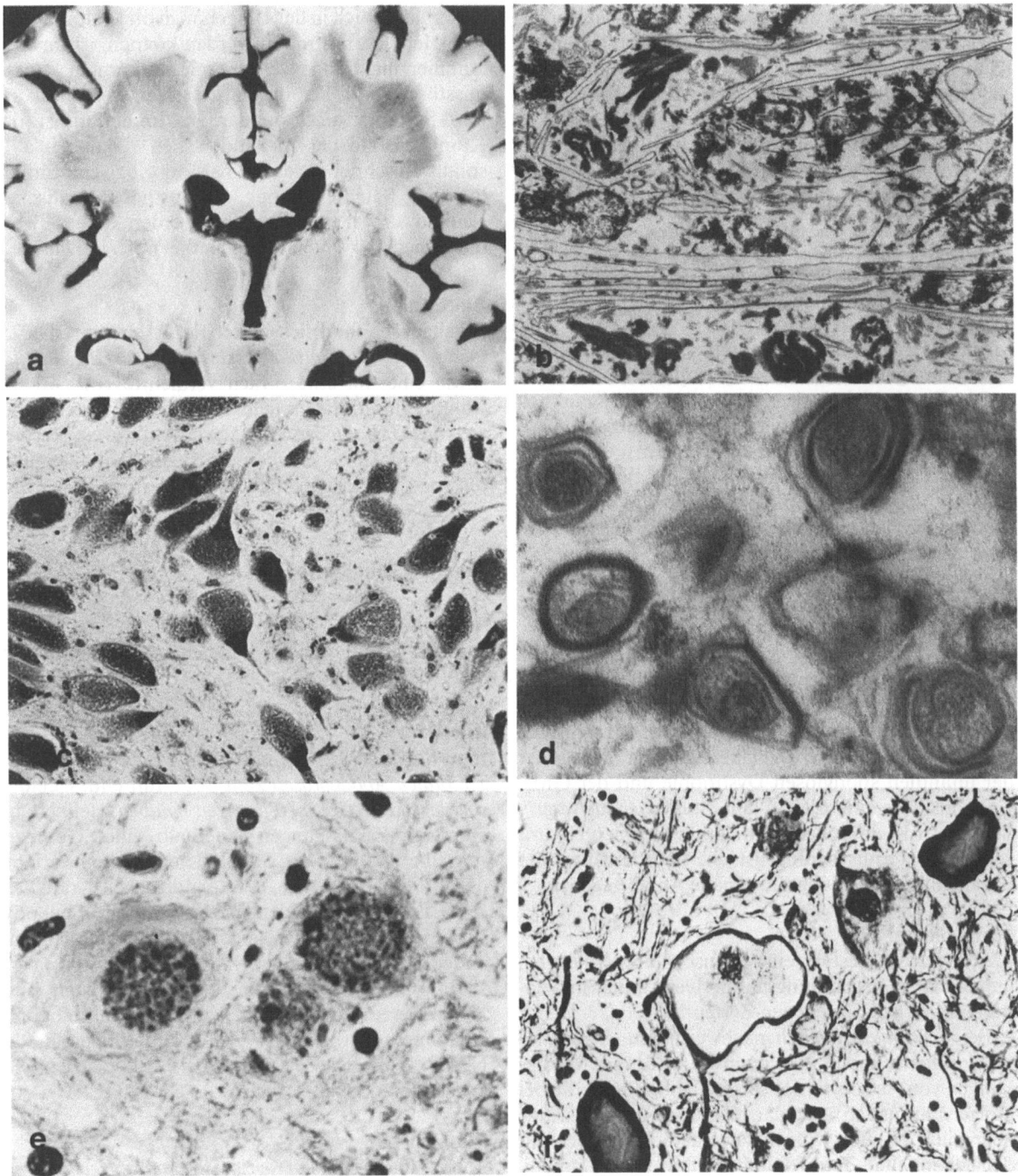

Abb. 5.7. a Adreno-Leukodystrophie mit dunkler Tönung des stark verhärteten, entmarkten zentralen Marklagers. **b** Adreno-Leukodystrophie mit typischen spießförmigen Zytoplasmaeinlagerungen. **c** Neuroviszerale Lipidose (Niemann-Pick-Typ C) mit starker Blähung der speichernden Nervenzellen. **d** Neurovis-zerale Lipidose (Niemann-Pick-Typ C) mit pleomorphen Zytoplasmaeinlagerungen. **e** Neuroviszerale Lipidose (Niemann-Pick-Typ C) mit granulären Axonschwellungen. **f** Neuroviszera-le Lipidose (Niemann-Pick-Typ C) mit neuroaxonal-dystrophi-schen Veränderungen

gliose. Gelegentlich sieht man in den Randgebieten neben einer massiven Astrozytenreaktion entzündli-che Gefäßwandinfiltrate. Ein Übergreifen auf Hirn-stamm, Brücke und Rückenmark kommt vor.

Elektronenmikroskopisch finden sich in Gliazellen, aber auch in Schwannschen Zellen der peripheren Nerven und in Parenchymzellen der Nebennierenrin-de *trilaminär aufgebaute, spießförmige Zytoplasma-einschlüsse* (Abb. 5.7b), außerdem dense-core-Partikel und gelegentlich Mikrofilamentbündel.

Biochemie

Biochemisch ließ sich im veresterten Mark-Cholesterol ein vermehrter Anteil langkettiger Fettsäuren (C 22 bis

C 26, vorwiegend C 25/26) nachweisen[141,143]. Der hier beim Abbau der langkettigen non-hydroxi-Fettsäuren zu erwartende Enzymdefekt ist noch nicht genau bestimmt.

Sonderformen
Als seltene Sonderform wurden Adrenoleukodystrophien auch bei *erwachsenen Frauen* beobachtet, gedeutet als Heterozygote[41]. Als eine besondere Erkrankungsform kommt beim Erwachsenen – nicht geschlechtsgebunden – eine *Adrenomyeloneuropathie* vor, die Entmarkungen in den Hintersträngen und Pyramidenbahnen des Rückenmarkes, in den spinozerebellaren Strängen und in den Lemnisci aufweist. Auch für diese Varianten konnte ein starker Anstieg langkettiger Fettsäuren gesichert werden[143]. Diskutiert wird ein *Defekt im Beta-Oxidationssystem* innerhalb der Peroxisomen[145].

Gangliosidosen

Speicherstoffe der Gangliosidosen (G.) sind die verschiedenen Ganglioside samt Asialo-Verbindungen (Abb. 5.8). Die Einteilung der Gangliosidosen (▷ Abb. 5.3) richtet sich nach dem jeweils gespeicherten Gangliosid. Die klinisch bedeutungsvollen G. sind die GM$_2$- und die GM$_1$-Gangliosidosen. Beide Formen werden hier zusammenhängend abgehandelt, obwohl die GM$_1$-Gangliosidose mit gleichem Recht in der Gruppe der Mukolipidosen behandelt werden könnte, sind bei ihr doch nicht nur Ganglioside gespeichert, sondern auch Mukopolysaccharide, was sich auch im klinischen Erscheinungsbild deutlich ausdrückt.

Ganglioside sind vor allem *Membranbestandteile.* Sie werden in den Zellmembranen durch Transferasen synthetisiert und auf einem noch nicht geklärten Weg in Lysosomen transportiert, wo sie dem Abbau durch lysosomale Enzyme unterworfen sind. Die hydrophilen Oligosaccharidketten der Ganglioside ragen von den Membranen aus in den Extrazellularraum vor. Wenn auch die genaue Funktion der Ganglioside noch nicht geklärt ist, so ist doch sicher, daß durch diese Ketten *Bindungsmöglichkeiten für Hormone und Toxine* geschaffen werden können[233].

Ganglioside finden sich vor allem in *neuronalen Elementen,* weswegen ein Defekt ihres Stoffwechsels sich in erster Linie am *ZNS* auswirkt. Bei gestörtem Gangliosid-Abbau kann der Anteil des GM$_2$ im Hirngewebe auf mehr als das 70-fache erhöht werden. Auch das GA$_2$ ist deutlich vermehrt. In geringem Umfang sind Ganglioside auch *Membranbestandteile in anderen Organen,* so daß bei entsprechender Stoffwechselstörung der biochemische, manchmal auch morphologische Nachweis der Stoffspeicherung auch an den *Parenchymzellen der Leber,* an der *Milz* oder am *Herzmuskel* möglich ist[198]. Die *Leukozyten* des peripheren Blutes ermöglichen durch das Vorhandensein der für den Gangliosid-Abbau notwendigen Enzyme die *intravitale Diagnostik.*

GM$_2$-Gangliosidosen

Synonym
Frühere, inzwischen überholte Bezeichnung: Amaurotische Idiotie

Klassifikation, Pathochemie
Unter dem Gesichtspunkt möglichst exakter intravitaler, vor allem pränataler Diagnostik ist die Beachtung der jeweilig jüngsten Forschungsergebnisse zur biochemischen Differenzierung notwendig. Die Feststellung der herabgesetzten oder fehlenden Aktivität der gesamten *lysosomalen Beta-Hexosaminidase* (EC3.2.1.30) oder der *Isoenzyme* ist hierbei wesentlich; von 3 Isoenzymen stellen 2, A und B, die Hauptisoenzyme dar, ein weiteres, S, ist weniger bedeutungsvoll[148,150]. Mit Methoden der Molekulargenetik ließ sich im Chromosom Nr.15 ein Bestimmungsort für das Strukturgen HEX A, im Chromosom Nr.5 für das Strukturgen HEX B nachweisen. Vom Genort ist eine Alpha- bzw. Betakette abhängig, die ihrerseits die Isoenzyme Hexosaminidase S, A und B laut Schema (Tabelle 5.3), beeinflußt.
- Bei der GM$_2$-Gangliosidose vom *Typ 1* (Synonyma: *Variante B; Tay-Sachssche Krankheit)* ist das Strukturgen HEX A mit der hiervon abhängigen Alphakette gestört, was sich in herabgesetzten Aktivitäten der Isoenzyme HEX A und HEX S äußert[26].
- Bei der GM$_2$-Gangliosidose vom *Typ 2* (Synonyma: *Variante O; Sandhoffsche Krankheit)* ist entsprechend der Genort HEX B mit der Betakette und den Isoenzymen HEX A und HEX B geschädigt.
- Bei einer *weiteren Untergruppe* der GM$_2$-Gangliosidosen, die mit eher erhöhten Aktivitäten der Enzyme Hexosaminidase A und B verbunden ist und die als *Variante AB* bezeichnet wird, ließ sich ein Mangel des für den Abbau notwendigen Aktivatorproteins bei normalen Enzymwerten nachweisen[104,148,153,186].
- Eine *juvenile GM$_2$-Gangliosidose (Bernheimer-Seitelberger)* weist höhere Enzym-Restaktivitäten auf. Es gibt verschiedene Varianten, die auf multiallele Muta-

Tabelle 5.3. Nach Nørby[148]

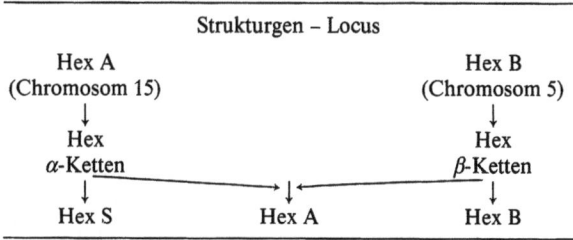

Strukturgen – Locus		
Hex A (Chromosom 15)		Hex B (Chromosom 5)
↓		↓
Hex α-Ketten		Hex β-Ketten
↓	↓	↓
Hex S	Hex A	Hex B

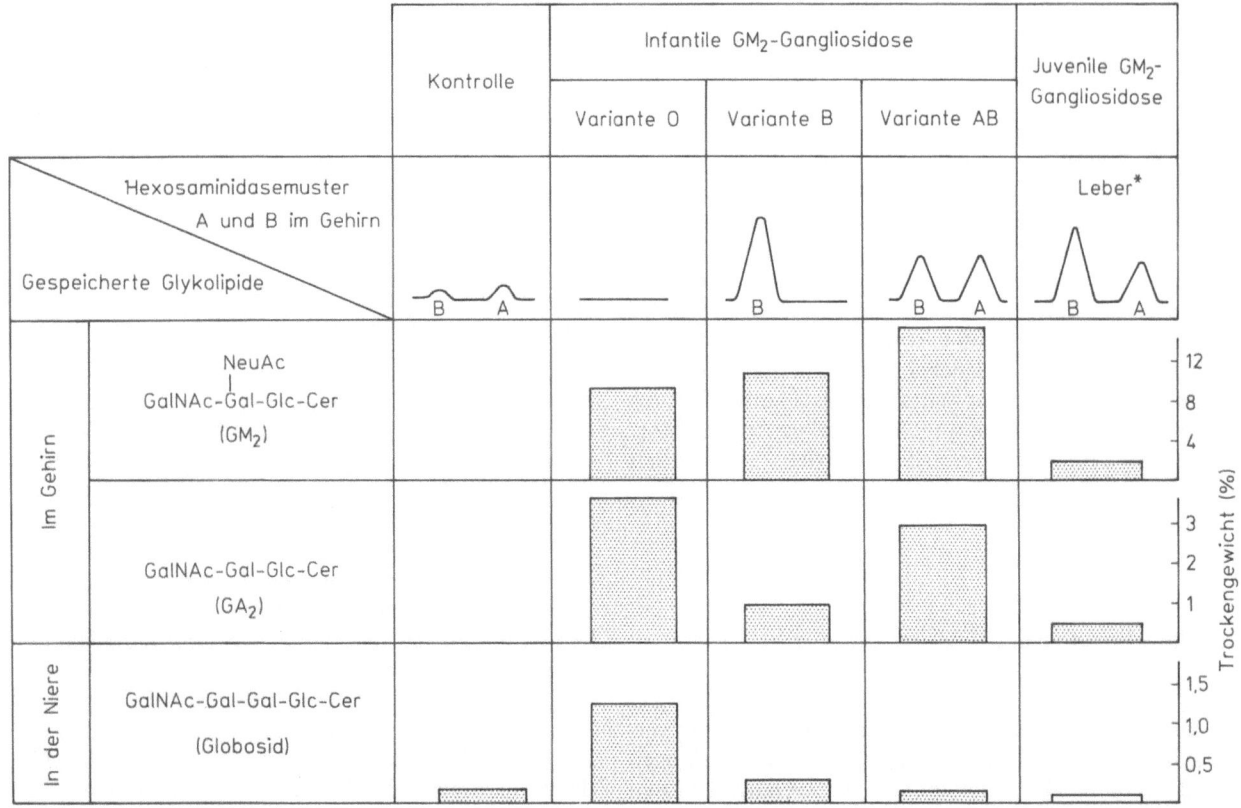

Abb. 5.8. Glykolipidspeicherung und Hexosaminidase-Muster bei Varianten der GM$_2$-Gangliosidosen. – Muster der Hexosaminidaseaktivitäten gegenüber chromogenem Substrat nach Auftrennung durch Elektrofokussierung in die Isoenzyme A und B (erste waagerechte Kolumne). Darunter: Den Aktivitätsmustern entsprechende Glykolipidmengen in % Trockengewicht.

GM$_2$ = Gangliosid GM$_2$ (auch Tay-Sachs-Gangliosid genannt); GA$_2$ = Asialogangliosid des GM$_2$ = GM$_2$-Rest ohne NeuAc.
* Der Spiegel der Hexosaminidase B ist normal, während die Aktivität der Hexosaminidase A nur 50% beträgt. (Nach H. Jatzkewitz und K. Sandhoff 1976)

tionen bzw. auf Polyheterozygotie weisen[150]. Die Aktivatorproteine sind offenbar substratspezifisch[128]. Die Verteilung der Speicherstoffe bei den verschiedenen Varianten ergibt sich aus der Abb. 5.8[104].

Epidemiologie, Klinik
Für den *europäischen Raum* wird für die GM$_2$-Gangliosidosen (GM$_2$-G) eine Häufigkeit von *1 : 50.000* Einwohnern angegeben[91]. Über die Zahl der heterozygoten Erbträger gibt es in unserem Raum keine ausreichenden Angaben. Dagegen fand sich unter der mit der Tay-Sachsschen Krankheit sehr stark belasteten Gruppe *ostpolnischer Juden* eine *Genüberträgerhäufigkeit von 1 : 30,* verglichen mit der nichtjüdischen weißen Bevölkerung New Yorks mit 1 : 300[105].
● *Infantile Form:* Die Krankheit zeigt ihre *ersten Symptome* in der *zweiten Hälfte des ersten Lebensjahres* mit einer *Erschwerung der Gehfähigkeit,* zunehmender Apathie, Muskelhypotonie, später auch *spastischen Lähmungen* sowie einem auffallend schreckhaften Zusammenzucken der Muskeln auf akustische Reize (ähnlich übrigens auch in den Endstadien anderer Li-

pidosen und der metachromatischen Leukodystrophie). *Sehstörungen* bis zur Blindheit schließen sich an, bedingt durch eine *Optikusatrophie* und durch Veränderungen der *Makularegion* des Augenhintergrundes, wo der *typische kirschrote Fleck* erscheint. In den späteren Stadien kommt es zu *Krampfanfällen* und schließlich *zur Dezerebration.* Der Tod tritt gewöhnlich nach 1 bis 2 Jahren des Krankheitsverlaufes auf. Diese *infantile Verlaufsform* ist charakteristisch für die *Tay-Sachssche Form.*
● *Juvenile und adulte Varianten.* Bei den *juvenilen* und *adulten Varianten (Typ III nach O'Brien)* ändert sich das klinische Bild dahingehend, daß die Verläufe protrahierter werden und bei den adulten Formen anfänglich psychotische Symptome vorkommen, im übrigen aber Krampfanfälle und Epilepsien das Bild bestimmen. Bei einem *adulten Fall der AB-Variante (Typ III nach Nørby*[148]*) (Aktivatordefekt* bei erhaltener Enzymaktivität) fand sich ein kommunizierender (sog. Normaldruck-)*Hydrozephalus,* zurückgeführt auf eine entsprechende Speicherdystrophie der Arachnoidalvilli[154]. Veränderungen im Sinne der Hurlerschen Krankheit fehlen.

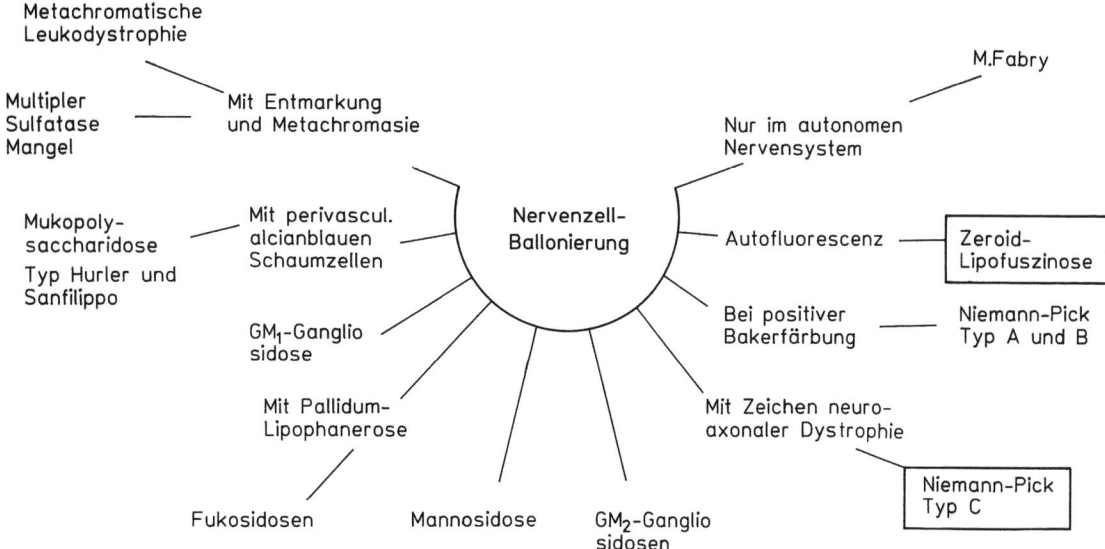

Abb. 5.9. Lichtmikroskopischer Leitfaden zur Differentialdiagnose von Krankheiten, die mit einer Ballonierung der Nervenzellen einhergehen

Morphologie

Makroskopisch können die GM$_2$-G.-Fälle ein *ungewöhnlich großes Gehirn* bieten (*Differentialdiagnose* der *Megalenzephalien*: Spongiöse Hirndystrophie, Morbus Alexander). Dies gilt aber nicht für alle Fälle; es kommen auch *atrophische Gehirne* mit klaffenden Furchen und verschmälerter Rinde vor, insbesondere bei Fällen mit Kleinhirnrindenatrophien sowie bei den juvenilen und adulten Fällen.

Mikroskopisch zeigen die GM$_2$-G. als typische Erkrankung der grauen Substanz eine intensive *Veränderung der Nervenzellen* in Form des sogenannten *Schafferschen Prozesses* (Abb. 5.7 c und Abb. 5.9): Bei Randverlagerung der Kerne ist das Zytoplasma extrem gebläht. Die Reste des endoplasmatischen Retikulums bzw. der sogenannten Nissl-Substanz finden sich sichelförmig schmal in der Nähe der Zellmembran. PAS-Reaktionen oder auch bereits Fettfärbungen zeigen, daß das *Zytoplasma der Nervenzellen* von *Speicherstoffen dicht erfüllt ist*. Entsprechend der lysosomalen Form der Speicherung besteht eine *hohe Aktivität der sauren Phosphatase*. Das *Marklager* kann sekundär eine diffuse, allerdings in der Regel nicht sehr schwere *Entmarkung* aufweisen, die jedenfalls nicht die Grade der Leukodystrophie zu erreichen pflegt.

Schwer geschädigt ist vielfach die *Kleinhirnrinde* mit einer Lichtung der Körnerzellen und einer Schädigung der Purkinjezellen, deren Zytoplasma ebenfalls Stoffspeicherungen zeigt. Innerhalb der Molekularschicht sind gelegentlich Dendritenauftreibungen der Purkinjezellen erkennbar.

Die Mitbeteiligung der Nervenzellen der *Retina* mit zunehmendem Nervenzelluntergang wie dies auch für die Großhirnrinde gilt, ist die Ursache für den *kirschroten Fleck*, der durch das immer stärkere Durchscheinen der Aderhaut bei entsprechender Retinaverdünnung bedingt ist. Der rote Fleck ist nicht spezifisch für die GM$_2$-G., sondern kommt gelegentlich auch bei anderen Sphingolipidosen einschließlich der metachromatischen Leukodystrophie vor ($\triangleright$ S. 489).

Beteiligt am Speicherungsprozeß sind auch die *Nervenzellen des peripheren autonomen Systems*, weswegen es gelingen kann, die Veränderungen an tiefen *Rektumbiopsien* nachzuweisen.

Elektronenmikroskopisch erweisen sich die geblähten Nervenzellen als dicht ausgefüllt durch *multilamelläre konzentrische Körperchen (Membranous cytoplasmic bodies = MCB)*. Wenn diese MCB auch *nicht als spezifisch* für die GM$_2$-G. zu bewerten sind, bilden sie in ihrer starken Häufung und ihrem Überwiegen einen sehr deutlichen Hinweis auf diese Lipidose (Tabelle 5.4). Da nicht nur die Perikarya, sondern auch die Axonendigungen Speicherungsvorgänge aufweisen, gelingt es manchmal, an *Muskelbiopsien* in den feinen Nervenendigungen das Speichermaterial nachzuweisen[191]. Folge dieser peripheren Schädigung kann eine *neurogene Muskelatrophie* sein.

Die *übrigen Körperorgane* zeigen lichtmikroskopisch praktisch keine Veränderungen, elektronenmikroskopisch lassen sich aber gelegentlich ebenfalls MCB's erkennen.

Bei der *GM$_2$-G. vom Typ II und III* ergeben sich hinsichtlich des klinischen Bildes und der Morphologie keine wesentlichen Unterschiede, doch ist *beim Typ II* eine *stärkere Beteiligung der inneren Organe* vorhanden. So kommt es zu einer entsprechenden Stoffspeicherung in der *Niere*, vor allem hinsichtlich des neuraminsäurefreien GA$_2$. Auch andere

Tabelle 5.4. Elektronenmikroskopische Grundmuster (A eher bei Mukolipidosen und MPS, B eher bei Sphingolipidosen)

A) Muster der hellen Vakuolen (in Fibrozyten, Parenchym-, meist auch Schwannzellen)

– mit feingranulärem oder fein-fibrillärem Inhalt	→Glykogenosen →Oligosaccharidosen →Mukolipidose IV
– mit dense bodies und lamellären Strukturen im Vakuoleninhalt, selten auch konzentrisch	→Fukosidose
– Vakuolen teilweise konfluierend	→Mukolipidose II
– zusätzlich mit Tuffstein-ähnlichen Strukturen	→Cherry-red-spot-myoclonus Syndrome
– zusätzlich mit stachetenförmigen Fibrillenbündeln	→Mannosidose
– zusätzlich MCB und pleomorphe Einschlüsse	→GM$_1$-Gangliosidose
– zusätzlich mit Zebrakörpern (NZ) und feingranulärem, membranösem Material	→Mukopolysaccharidosen

B) Muster der Membrankörper (meist in Axonen oder Nervenzellperikarya, aber vielfach auch in Schwannzellen)

MCB in dichter Lage	→GM$_2$-Gangliosidosen
Tuffsteinkörper und Grätenmuster	→Metachromatische Leukodystrophie
Tubuläre Streifenkörper aus verdrehten Membran-Doppellagen	→M. Gaucher
Spicula-ähnliche Einschlüsse, twisted tubuli, Kristalloide	→M. Krabbe
Multilamelläre, manchmal konzentrische Membrankörper, selten tubulär	→M. Fabry
Kurvilineare Strukturen, Fingerprintmuster mit Lipofuszin-Zeroidkomplexen	→Zeroidlipofuszinose
Rekti- und kurvilineare Strukturen, granuläres Material, Zebrakörper	→M. Farber
Polyglobulär mit wirbelförmigen, Zeroid-ähnlichen Membranstrukturen, intralysosomal, multilamellär und pleomorph	→Niemann-Pick A u. B
Membrangebundene Zytosomen mit konzentrischen Strukturen	→Niemann-Pick C
Spieß- oder bogenförmige Spalten ohne Membranbegrenzung mit Glykogengranula-Reihen	→Adeno-Leukodystrophie und -Myeloneuropathie

Glykolipide können vermehrt sein[52,186]. Die Markveränderungen sind ausgeprägter als beim Typ I. Deutlicher ist auch das *Vorkommen vakuolisierter Lymphozyten* sowie Histiozyten. Als besonders auffällig wurde eine *Vakuolisierung der pankreatischen Azinuszellen* beschrieben[52]. Die Megalenzephalie ist beschränkt auf den Typ I. Versuche der Korrelation zwischen den elektronenmikroskopisch festgestellten Zelleinschlüssen und der biochemischen Natur der Speicherstoffe zeigten, daß ⅓ des Trockengewichtes der MCB aus GM$_2$-Gangliosid besteht.

GM$_1$-Gangliosidose

Synonyma

Landingsche Krankheit; generalisierte Gangliosidose; Pseudo-Hurlersche Krankheit; Tay-Sachssche Krankheit mit viszeraler Beteiligung. Bezeichnungen z. T. inzwischen obsolet. Die Krankheit kann systematisch auch den Mukolipidosen zugeordnet werden (s. u.).

Pathochemie

Hauptspeicherstoff ist das GM$_1$-G. und sein Neuraminsäure-freies Derivat GA$_1$. Die Speicherung ist bedingt durch einen *Defekt der GM$_1$-Beta-Galaktosidase.* Eine gleichzeitige Speicherung Keratansulfatähnlichen Materials, von Oligosacchariden und Glykopeptiden ist dadurch erklärbar, daß diese Stoffe endständige Galaktosebindungen enthalten, die als betaglykosidische Verbindungen ebenfalls für ihren Abbau die Beta-Galaktosidase benötigen[187]. Dadurch kommt es nicht nur zu entsprechender GM$_1$-Speicherung in den Nervenzellen, sondern auch zur *Ablagerung von sauren Mukopolysacchariden, von Oligosacchariden und Glykopeptiden* in den *inneren Organen* mit entsprechenden Vergrößerungen von Leber und Milz und mit Knochenveränderungen. Auch Herzmuskel- und -klappenschäden kommen vor.

Klinik, Prognose

Es wird ein *infantiler Typ I* von einem *spätinfantilen bis juvenilen Typ II* (Synonym: *Berrysche Krankheit*) unterschieden.

● Der *Typ I* manifestiert sich bereits im *Säuglingsalter* mit einer Viszeromegalie, Zeichen der Dysostosis multiplex, eigentümlichen Gesichtszügen und einer progressiven Demenz mit motorischen Störungen ähnlich der GM$_2$-G. Der *Tod* tritt *gegen Ende des 2. Lebensjahres* ein. Etwas die Hälfte der Fälle zeigt den kirschroten Fleck am Augenhintergrund.

● Beim *Typ II* entwickeln die Kinder sich zunächst im ersten Lebensjahr normal, doch treten dann langsam *zunehmend ataktische Störungen, Muskelhypotonien,* schließlich *Krampfanfälle* und zunehmende *Spastik* auf. Der rote Fleck fehlt gewöhnlich. Der *Tod* erfolgt durchschnittlich *um das 10. Lebensjahr,* doch kommen eine Reihe von Varianten vor. Es besteht keine vermehrte Mukopolysaccharid-Ausscheidung im Urin, wodurch die GM$_1$-Gangliosidosen von den Polysaccharidosen unterscheidbar sind[150].

Biochemie

Auch bei der GM$_1$-Galaktosidase bestehen *Enzymuntereinheiten* von unterschiedlicher Hitzelabilität und unterschiedlichem pH-Optimum ihrer Aktivitäten. Außerdem wurde wie bei den für die GM$_2$-Gangliosidosen verantwortlichen Enzymen ein *Aktivatorprotein* nachgewiesen[128,129], das die Wirkung der Betagalaktosidase stimuliert. Mit Hybridisierungsuntersuchungen konnten 2 Genloci auf den Chromosomen 22 und 3 nachgewiesen werden[187].

Genetik

Beide Geschlechter sind bei der insgesamt *seltenen* Krankheit gleich betroffen. Es wird eine *autosomal rezessive Vererbung* angenommen. Eine besondere ethnische Bevorzugung besteht nicht, vielmehr wurden Einzelbeobachtungen praktisch aus allen Regionen bekannt.

Morphologie

Im *peripheren Blut* zeigen sich nicht selten *Lymphozyten* mit ausgeprägten *Zytoplasmavakuolen*. Die Vakuolen sind nicht osmiophil und elektronenmikroskopisch leer. Auch im *Knochenmark* können *vakuolisierte Histiozyten* nachgewiesen werden. *Schaumzellen* finden sich *in zahlreichen Körperorganen,* außerdem in den Zellen des Urinsediments.

> Die *viszerale Histiozytose* unterscheidet diese GM$_1$-Gangliosidosen von der GM$_2$-Gangliosidose. Die Stoffeinlagerungen sind PAS-positiv, schwach sudanophil und schwach metachromatisch (allerdings nicht braun wie bei der metachromatischen Leukodystrophie).

Ein Unterschied zu den übrigen Sphingolipidosen mit Ausnahme der Fabry'schen Krankheit besteht in der *Beteiligung der Epithelzellen der Glomerula.* Die extraneurale Speichersubstanz ist wasserlöslich.

Die *neuronale Lipidose* ähnelt stark der GM$_2$-Gangliosidose mit *Zellblähungen der Nervenzellen* und *elektronenmikroskopisch* nachweisbaren Einlagerungen von *membranösen konzentrischen Lamellenkörperchen.* Diese Veränderungen einschließlich der sekundären *Fasergliose* und der *Markscheidenabblassung* finden sich auch beim Typ II. Außer den MCB-Anreicherungen in den Nervenzellen finden sich *elektronenmikroskopisch* in Astrozyten auch pleomorphe Zytoplasmaeinschlüsse. In den übrigen Körperorganen sind MCB nur ganz selten nachweisbar, während die Zytoplasmavakuolen- wie in den Glomerulusepithelien - mit optisch leerem Inhalt oder auch mit Einlagerungen tubulärer Strukturen - wie an den Leber- und Milzhistiozyten - überwiegen.

Sphingomyelinosen

Hauptspeicherstoff bei dieser Gruppe ist das *Sphingomyelin*[65,112]. Die Speicherung ist bedingt durch einen *Mangel an der Sphingomyelin-Cholinhydrolase* (EC 3.1.4.12). Für die Sphingomyelinosen haben Crocker (1961)[43] bzw. Frederickson und Sloan (1972)[65] eine Einteilung mit den Gruppen A bis E geschaffen. Ihrer Einteilung liegt der klinische und morphologische Befund zugrunde, doch sind die neueren biochemischen Gesichtspunkte zu wenig berücksichtigt. Wir schließen uns daher der von Harzer und Benz (1976)[3] gegebenen *Einteilung* an, bei der nur der Typ A und B als sichere Sphingomyelinose gezählt werden.

- Der *Typ A* (synonym mit dem klassischen Typ der *Niemann-Pick'schen Krankheit*) setzt *infantil bis juvenil* ein und beteiligt das Zentralnervensystem. Er besitzt einen *Defekt der Sphingomyelinase.*
- Der *Typ B* weist den gleichen Enzymdefekt auf, beginnt ebenfalls *infantil* oder *juvenil,* gelegentlich auch adult, und verläuft *ohne Beteiligung des Zentralnervensystems.*
- Auf den *Typ C* nach Crocker werden wir gesondert eingehen, da er weder durch eine eindeutige pathologische Sphingomyelin-Speicherung noch durch einen postnatalen Sphingomyelinase-Defekt gekennzeichnet ist.
- Crockers *Typ D* entspricht einem lediglich in dem isolierten Areal der kanadischen Region Nova Scotia vorkommenden Krankheitsbild, bei dem Leberschädigungen im Vordergrund stehen, die Sphingomyelinvermehrung nur gering ist oder fehlt und die Sphingomyelinasewerte normal sind, bei dem aber eine erhebliche Cholesterolvermehrung in Leber und Milz vorkommt.

Die *adulte Form* des Crockerschen *Typs E* wird nicht als gesonderte Gruppe angesehen, vielmehr handelt es sich um *Varianten des Types D bzw. C.*

Typ A (Niemann-Picksche Krankheit)

Klinik

Die autosomal-rezessiv vererbbare Krankheit setzt in der *frühen Kindheit,* jedoch durchschnittlich später als die GM$_2$-Gangliosidose ein.

Im Vordergrund stehen die *schweren zentralnervösen Störungen,* denen sich aber im Gegensatz zur GM$_2$-Gangliosidose deutliche Zeichen einer *Visceromegalie sowie Schwellungen von Lymphknoten* zugesellen. Im Zytoplasma von *Lymphozyten* finden sich bereits lichtmikroskopisch *Vakuolen.* Deutlicher ist dieser Befund bei der Untersuchung des *Knochenmarkes,* das charakteristische Schaumzellen aufweist, wie sie in ähnlicher Weise in zahlreichen parenchymatösen Organen und in der Haut nachgewiesen werden können. Die Knochenbeteiligung beschränkt sich allerdings auf die Ansammlung dieser Schaumzellen mit gelegentlicher Verbreiterung der Markräume ohne sonstige schwerere Veränderungen wie bei der Gaucherschen Krankheit.

Zahlreiche Fälle weisen einen *kirschroten Fleck am Augenhintergrund* auf. Der Tod tritt nach 2 bis 3-jährigem Krankheitsverlauf, sehr selten auch nach längerer Krankheitsdauer ein.

Morphologie

Das Gehirn zeigt Veränderungen, die mit der GM$_2$-Gangliosidose vergleichbar sind: Wie dort bestehen ausgeprägte *Nervenzellballonierungen* (Abb. 5.9), ferner eine *Lichtung des Nervenzellbestandes* und eine

Fasergliose. Die *Speichersubstanzen* sind mit histochemischen Methoden (PAS-Reaktion, Baker-Reaktion für Sphingomyelin) darstellbar. Der Markscheidenverlust ist gewöhnlich geringer als bei den Gangliosidosen. *Schaumzellen* können auch vereinzelt in den Leptomeningen und intrazerebral an den Gefäßwandendothelien erkannt werden. Dies hängt damit zusammen, daß das retikulo-endotheliale System bei der Niemann-Pickschen Krankheit deutlich mitbetroffen ist. Das ZNS weist im übrigen eine *Kleinhirnrindenatrophie* auf. Die Purkinjezelldendriten sind ebenso wie die Perikarya an der Speicherung des Sphingomyelins beteiligt.

Elektronenmikroskopisch finden sich an den zentralnervösen Speicherzellen, ebenso aber auch an entsprechenden Speicherzellen der übrigen Organe *multilamelläre konzentrische Membrankörper* (MCB), darüberhinaus aber *pleomorphe Substanzen von wechselnder Osmiophilie* mit Übergängen in Zeroid-Lipopigmente.

In den *Leberzellen* finden sich größere, weitgehend leere Vakuolen. Das lysosomal nachweisbare Material ist z. T. dicht gepackt. Bei stärkeren Vergrößerungen sieht man innerhalb der Lysosomen an verknittertes Papier erinnernde lamelläre Strukturen, die bei noch stärkerer Vergrößerung aus multilamellären Strukturen bestehen. Die Leberschädigung ist bereits lichtmikroskopisch deutlich erkennbar, wobei die Sphingomyelineinlagerung die Hepatozyten und Makrophagen betrifft bei deutlicher Betonung der zentrolobären Partien des Leberparenchyms und freibleibenden Periportalfeldern. Daneben finden sich *Lipopigmente* von Zeroidcharakter mit deutlicher Autofluoreszenz und Sudanophilie in den *Makrophagen* und in den *Sinusuferzellen*[5]. Je intensiver der Speicherungsvorgang, umso schwächer die histochemischen Enzymreaktionen auf saure Phosphatase, Beta-Glukuronidase und Beta-Hexosaminidase.

Lunge, Nebennierenrinde, Lymphknoten zeigen vergleichbare Einlagerungen in feinvakuolären Schaumzellen.

Der Nachweis der Sphingomyelinase–Aktivitätserniedrigung erlaubt die *Pränataldiagnose* dieser Krankheit.

Morbus Niemann-Pick, Typ B

Klinik
Das Bild ist hierbei durch die *Milz- und Lebervergrößerung* und die Beteiligung des übrigen retikuloendothelialen Systems geprägt. Es kann zu einem *Minderwuchs* kommen.

Dagegen bestehen *keine Zeichen einer Schädigung des zentralen oder peripheren Nervensystems.* Auch der Augenhintergrund ist normal.

Wegen des Fehlens dieser Nervenschädigungen ist der *Krankheitsverlauf* sehr viel *protrahierter,* so daß der Tod erst um das 30. bis 50. Lebensjahr eintritt. Es können *Blutungsneigungen* und eine *Panzytopenie* auftreten.

Morphologie
Morphologisch entsprechen die Organveränderungen denjenigen des Typs A mit Ausnahme des freibleibenden Nervensystems.

Epidemiologie
Bei den Sphingomyelinosetypen ist – wie bei der GM$_2$-Gangliosidose – die aus *Ostpolen* stammende *jüdische Bevölkerung* in besonders hohem Maße betroffen. Es sind aber auch zahlreiche *sporadisch* auftretende, nicht an ethnische Gruppen gebundene Erkrankungen bekannt. Über die Häufigkeit der Krankheit und die Belastung mit Heterozygoten gibt es keine genauen Angaben.

Sonderformen
Varianten mit Auftreten des Krankheitsbildes in der Jugendzeit und mit dem Vorkommen einer *Ophthalmoplegie* sowie mit *meerblauen Histiozyten* wurde beschrieben, wobei sowohl eine Sphingomyelinspeicherung vorlag als auch eine Aktivitätsstörung der Sphingomyelinase, allerdings mit sehr unterschiedlichen Ausprägungen innerhalb der Homozygoten denselben befallenen Familie[22].

Neuroviszerale Lipidose

Synonym
Niemann Picksche Krankheit, Typ C

Wie oben erwähnt, sollte diese im Einzelnen *noch nicht aufgeklärte Krankheit nicht den Sphingomyelinosen zugerechnet* werden, ist doch die Sphingomyelinanreicherung im Gewebe nur sehr geringgradig ausgeprägt oder fehlend und der Sphingomyelinasegehalt postnatal nur unbedeutend erniedrigt, auch wenn die hydrophoben Eigenschaften und das Verhalten bei der Elektrofokussierung gering von der normalen Sphingomyelinase abweichen[38,146].

Klinik
Klinisch handelt es sich um einen langsamer als beim Niemann-Pick Typ A fortschreitenden zentralnervösen Abbauprozeß. Es besteht keine Bevorzugung der jüdischen Rasse. *Leber- und Milzvergrößerung* sind vielfach schon in den ersten Lebensmonaten sichtbar. Sie können allerdings auch geringfügig bleiben oder sich sogar wieder zurückbilden[3]. Im *Knochenmark* bestehen *Schaumzellen* ähnlich wie bei der NPK, ferner wie auch im *peripheren Blut* gelegentlich meeresblaue Phagozyten (Abb. 5.10a).

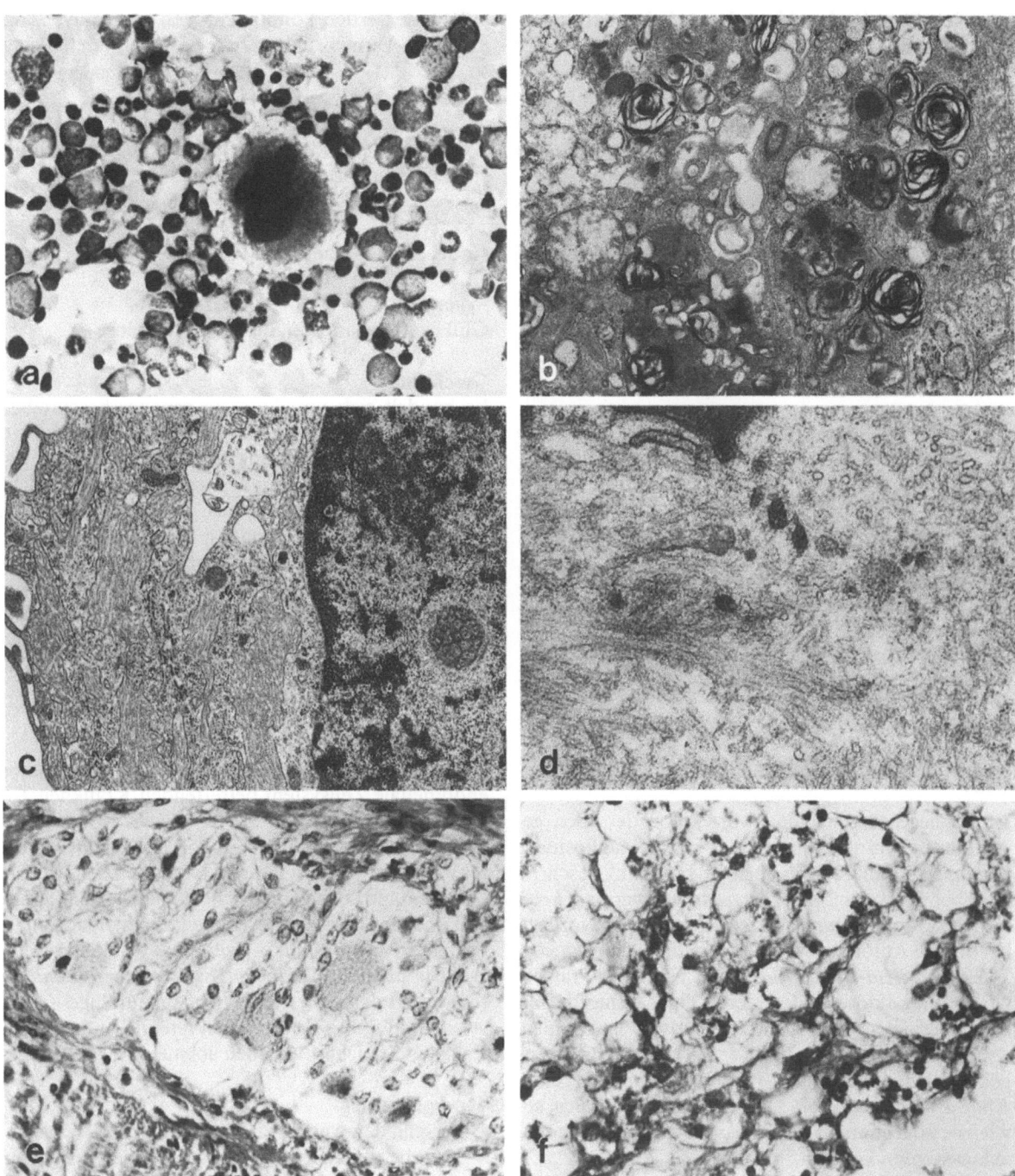

Abb. 5.10. a Grobvakuolär umgewandelte Speicherzelle bei neuroviszeraler Lipidose (Niemann-Pick-Typ C). Knochenmarkausstrich. **b** Neuroviszerale Lipidose (Niemann-Pick-Typ C). Pleomorphe und multilamilläre Körper im Zytoplasma von Histiozyten (Lymphknoten). **c** Morbus Gaucher mit Zytoplasmaeinschlüssen in einer Knochenmarkszelle. **d** Gauchersche

Krankheit. Knochenmarksbiopsie mit Einlagerungen tubulärer, zum Teil helikaler Strukturen. **e** Fabrysche Krankheit mit Lipidspeichernden geblähten Nervenzellen des Plexus myentericus (Darmbiopsie). **f** Mukopolysaccharidose Typ Hurler mit Schaumzelleinlagerungen. Die Mukopolysaccharide liegen im perivaskulären Raum intracerebraler Gefäße

Die *geistigen Abbauerscheinungen* treten erst gegen Ende der Kindheit auf, begleitet von *Krampfanfällen* unterschiedlichen Types. Durch die Milz-Histiocytose kommt es zu erhöhter Blutungsneigung. Etwa 30 bis 50% der Fälle weisen einen *kirschroten Fleck* am Augenhintergrund auf. Der *Tod* tritt mit 5 bis 15 Jahren auf[3].

Biochemie

Außer *geringgradigen Sphingomyelinvermehrungen in den inneren Organen* (relativ am ausgeprägtesten in der *Milz*, geringer in der *Leber*) ist eine Anreicherung von anderen Lipiden nachweisbar. Dazu gehören die *Lysobiphosphatidsäure*, ferner bei herdförmiger Verteilung vorwiegend innerhalb der Retikuloendothelialzellen *Phosphoglyzeride* und – als Sekundärphänomen gedeutet – *Cholesterol*[57].

Morphologie

Ähnlich wie bei der NPK finden sich zahlreiche *Schaumzellen in Leber, Milz, Lungen, Lymphknoten* und *anderen Organen und Geweben*.

Im *Zentralnervensystem* besteht mikroskopisch das Bild einer ausgeprägten neuronalen Speicherkrankheit mit *Nervenzellblähungen* ähnlich der GM$_2$-G. und der NPK (▷ Abb. 5.7 c). Entsprechend der fraglichen Sphingomyelinspeicherung ist die Bakersche histochemische Reaktion auf Phospholipide gewöhnlich negativ.

Eine Besonderheit der neuroviszeralen Lipidose besteht in der *Kombination einer neuronalen Speicherkrankheit mit dem Bild einer neuroaxonalen Dystrophie:* Man sieht bei Anwendung von Bodian-Präparaten mit Schwerpunkt im Bereich des Hirnstamms, der Brücken- und Medulla oblongata-Regionen, hier vor allem segmental, zahlreiche Axonschwellungen, z. T. in Form feingranulärer Veränderungen (▷ Abb. 5.7 e u. f; 5.10 b). *Dies unterscheidet diese Krankheit deutlich von den übrigen neuronalen Speicherkrankheiten.*

Neuroviszerale Speicherkrankheit

Unter dieser Bezeichnung wurde eine der eben geschilderten Krankheit sowie der GM$_1$-Gangliosidose ähnelnde familiäre Krankheit in Finnland beschrieben, bei der *keine Sphingomyelinerhöhung* und *keine Aktivitätsverminderung der Sphingomyelinase* vorliegt, bei der die Autoren aber einen *primären Defekt der lysosomalen Beta-Galaktosidase* mit einer Substratspezifität für Laktose und andere Oligosaccharide mit terminaler Beta-Galaktosidase-Bindung annehmen.

Morphologisch und *klinisch* entspricht das Bild weitgehend dem des Niemann-Pick Typ C, wobei bei einer *Knochenmarkspunktion* zahlreiche *Schaumzellen* sowie die sogenannten *meeresblauen Histiozyten* beobachtet werden konnten.

Elektronenmikroskopisch fanden sich in den Speicherzellen des Zentralnervensystems sowie der inneren Organe zahlreiche kleine, membrangebundene Zytosomen mit lose angeordneten konzentrischen membranösen Strukturen (▷ Abb. 5.7 d).

Das Vorkommen einer *vertikalen supranukleären Ophthalmoplegie* ließ, abgesehen von dem enzymatischen Befund, eine Zuordnung zur neurosviszeralen Lipidose vom Typ der NPK C nicht zu[82]. Gespeichert waren im Nervensystem *Laktosylzeramid* und einige niedere Ganglioside (GM$_3$ und GD$_3$) als Mono- bzw. Disialoderivate des Laktosylzeramids. In der Milz war Laktosylzeramid allerdings nicht gespeichert, so daß das Krankheitsbild nicht als Laktosylzeramidose

aufgefaßt werden konnte. Zeichen einer Glykosaminoglykan-Vermehrung in den Geweben fehlten ebenso wie das klinische Bild der Hurlerschen oder Hunterschen Krankheit. Dagegen war die Laktoseausscheidung um ein Mehrfaches vermehrt. Dieser Krankheitstyp bildet daher keine Mukolipidoseform (▷ S. 516) und ist *noch nicht genau klassifizierbar*.

Gauchersche Krankheit

Synonyma

Glukozerebrosidose; Glukosylzeramidose

Geschichte

Es handelt sich um die erste genauer beschriebene und in ihren pathophysiologischen Zusammenhängen aufgeklärte Speicherkrankheit. Das Leiden ist erstmals 1882 im Rahmen einer Dissertation von Gaucher beschrieben worden, der das pathologisch-anatomische Bild allerdings zunächst als epithelialen Milztumor mit disseminierter Organbeteiligung („De l'épitheliom primitif de la rate") fehldeutete. Erst Marchand (1907) entwickelte, bezogen auf den M. Gaucher (MG), den Begriff einer Speicherkrankheit. Die gespeicherte Substanz wurde 1934 von Aghion als identifiziert.

Pathochemie

Gespeichert wird bei dieser vorwiegend das retikuloendotheliale Zellsystem betreffenden Krankheit *Glukosylzeramid*, weil die *Zerebrosid-Beta-Glukosidase*, die die Glukose von dem Glukosylzeramid (Glukozerebrosid) abtrennt, in ihrer Aktivität defizient ist. Glukosylzeramid sowie eine Reihe von Trihexosylzeramiden und Gangliosiden, aus deren terminalem Katabolismus ebenfalls Glukosylzeramid resultiert, stellen *typische Membranlipide von Erythrozyten, Granulozyten und Thrombozyten* dar. Nicht abbaufähiges Glukosylzeramid fällt daher in jenen retikulo-endothelialen Zellen an, welche Blutzellen abbauen.

Typengliederung

Unterschieden werden *drei Verlaufstypen:*

• *Typ I* betrifft die vorwiegend bei *Erwachsenen* auftretende chronische Krankheit *ohne Beteiligung des Nervensystems,* der

• *Typ II* die bei *Kindern* einsetzende akute Form *mit nervöser Beteiligung* und der

• *Typ III* eine eher *juvenil* auftretende und protrahierter verlaufende Form *mit nervöser Beteiligung*[64].

Typ I = Chronische, nicht neuronopathische (adulte) Gauchersche Krankheit

Klinik

Beginn manchmal schon während der *Kindheit* bei sehr langsamem, protrahiertem Verlauf bis in das *mitt-*

lere Lebensalter. Keinerlei zentralnervöse Symptome. Im Vordergrund stehen die *Milzschwellung* und die etwas geringere Schwellung der *Leber* bei durch die Splenomegalie bedingte *mikrozytäre Anämie, Leukopenie* und *Thrombozytopenie* mit entsprechender *Blutungsneigung,* die das terminale Bild in der Regel bestimmt. Es besteht eine höhere Krankheitsinzidenz bei der *jüdischen Bevölkerung Ostpolens* wie bei der GM$_2$-Gangliosidose und der NPK. Familiäre und sporadische Fälle kommen aber auch bei der nichtjüdischen Bevölkerung nicht selten vor.

Genetisch überwiegt wie bei den Typen II und III der *autosomal-rezessive Vererbungstyp,* doch sind auch einzelne Familien mit *(pseudo-) dominanter Vererbung* beschrieben. Außer der Hepatosplenomegalie finden sich *Hautpigmentationen* und eine Neigung zu *Knochenschmerzen* und *Frakturen.* Röntgenologisch sind entsprechende Änderungen vor allem an den distalen Enden des Femurs sichtbar (Verbreiterung des Kortex, an Erlenmeyerkolben erinnernde Konfiguration). Die starke Vermehrung von *speichernden Schaumzellen im Knochenmark* kann – seltener – auch zu Erweiterungen der Knochenmarksräume und zu kleineren osteolytisch erscheinenden Schäden (anfangs Knochenschmerzen!) führen. Das übrige klinische Bild ist durch die massive Einlagerung der Speicherstoffe in die retikuloendothelialen Zellen der inneren Organe einschließlich der *Lunge (sekundäres Cor pulmonale)* bestimmt (Abb. 5.11 a–e).

Morphologie

Die morphologischen Veränderungen betreffen beim Typ I ausschließlich Zellen des makrophagozytär aktiven, retikuloendothelialen Systems: Dies sind in erster Linie die phagozytären Retikulumzellen des *Knochenmarks,* die *Histiozyten* der Markstränge in der *Milz* und die *von Kupfferschen Sternzellen* (nicht die Itozellen!) in der *Leber*[51].

Speicherzellen sind besonders intrakapillär auch in der *Lunge* beobachtet worden; es kann sich dabei um Zellembolien aus dem Knochenmark handeln, welche sich besonders in der späten Wachstumsphase des noch nicht voll konsolidierten Skeletts (Phase der Knochenschmerzen!) zu entwickeln scheinen und als Ursache für die geschilderten pulmonalen Komplikationen angesehen werden können.

Lichtmikroskopisch sind die 20 bis 30 um großen Speicherzellen durch einen teils exzentrisch gelegenen Kern und ein transparentes Zytoplasma gekennzeichnet, das eine an geknittertes Papier erinnernde, ungeordnet fibrilläre Struktur aufweist (Abb. 5.11 a). Solche „*Gaucherzellen*" reagieren dank ihres Gehaltes an Glukosylzeramid im *Gefrierschnitt* oder in nicht entfettend fixierten *Ausstrichen PAS-positiv.*

Gaucherzellen enthalten außerdem reichlich *Cholesterin,* das sich mit der primären Speichersubstanz assoziiert. Beide Substanzen sind infolge Extraktion nach Paraffineinbettung nicht mehr nachweisbar. Im *paraffineingebetteten Gewebe* sind mit der PAS-Reaktion nur noch *autofluoreszente Zeroidpartikel* als weiteres sekundäres Speichermaterial nachweisbar. Die meisten Gaucher-Zellen enthalten ferner diffus verteiltes *Siderinpigment.* Dieses Phänomen gibt der besonderen, eisenbindenden Eigenschaft dieser Zellen Ausdruck. Wie alle anderen Arten von retikuloendothelialen Speicherzellen weisen die Gaucher-Zellen eine *hohe Aktivität von saurer Phosphatase* auf.

Die Gaucher-Zellen entwickeln jedoch ein spezielles, tartratresistentes Isoenzym, das als solches histochemisch nachweisbar ist und auch an das Blutplasma abgegeben wird. *Enzymhistochemisch* läßt sich dieses *Isoenzym* auch schon in den *Blutmonozyten* nachweisen, welche als wahrscheinliche Vorläuferzellen der Gaucher-Zellen im Gewebe anzusehen sind.

Elektronenmikroskopisch entspricht diesem Bild das Vorkommen weiter tubulärer, längsgestreckter *Zytoplasmaeinschlüsse* mit Tubulusdurchmessern von 120 bis 750 A[71]. Diese weiten, z.T. helikalen Tubuli können in Gruppen membranumgrenzt auftreten (Abb. 5.10 c u. d; 5.11 e). Die Oberflächenstruktur der Speicherzellen zeigt bei elektronenmikroskopischen Rasteruntersuchungen zahlreiche Mikrovilli. Dies paßt gut zum Ursprung der Zellen aus dem retikuloendothelialen System. Die Zellen haben *Phagozytoseeigenschaft*[51] und weisen eine starke Aktivität der sauren Phosphatase auf. Entsprechende Speicherzellen, die von Glukozerebrosid erfüllt sind, sind in zahlreichen Organen nachweisbar, bevorzugt in der stark vergrößerten *Milz.* Auch die *Lymphknoten* weisen entsprechende Vergrößerungen durch die Schaumzellbildungen auf. Die *Nierenfunktion* kann in seltenen Fällen durch eine glomeruläre Beteiligung gestört sein. Häufiger ist eine *pathologische Leberparenchymfunktion.*

Bei *Pränataluntersuchungen* fand sich *biochemisch* ein Verhältnis der Aktivitäten von Glukozerebrosidase: N-Azetylglukosaminidase: Beta-Galaktosidase wie 1:390:105 gegenüber Normalwerten von 1:50:10. Bereits zwischen der 18. und 23. Schwangerschaftswoche fanden sich bei Untersuchung fetalen Gewebes Glukosylzeramidspeicherungen[92].

Typ II = Akute Form mit nervöser Beteiligung

Klinik

Bei dieser Krankheitsform treten *zentralnervöse Störungen bereits in der frühen Kindheit* neben den Zeichen der Hepatosplenomegalie auf. Es kommt innerhalb weniger Jahre zum Bild der *Dezerebration* mit entsprechender Demenz, mit Krampfanfällen und spastischen Paresen.

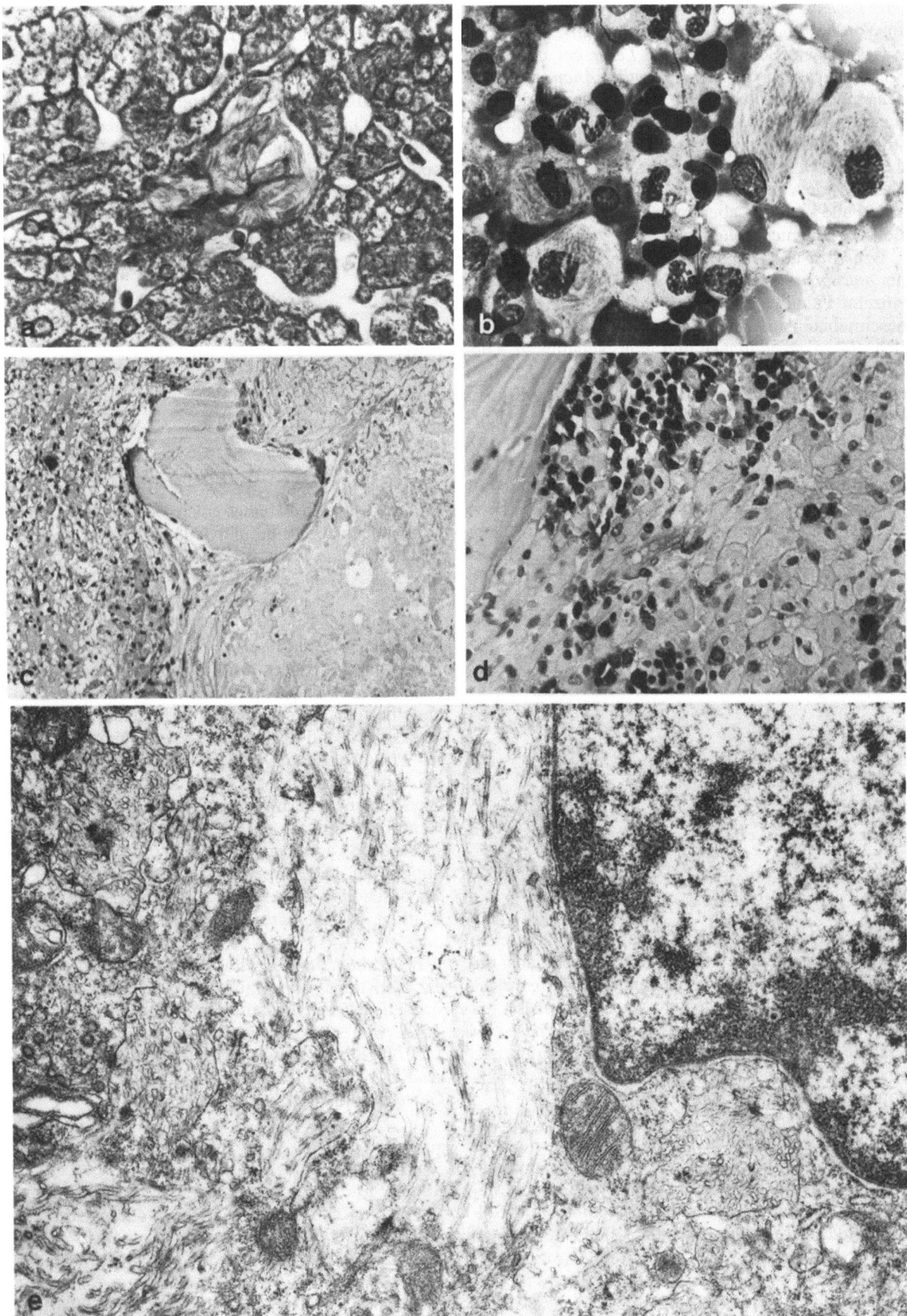

Morphologie

Die *Nervenzellblähung* erreicht nicht ganz die Ausmaße der GM$_2$-Gangliosidose oder der NPK, ist aber doch gerade bei den infantilen Fällen meist erkennbar, ebenso die Lichtung des Nervenzellbestandes. Man findet Speicherungsvorgänge darüberhinaus auch an den *Perithelzellen der intrazerebralen Gefäße*, am *Plexusgewebe* und an sonstigen Elementen, die Beziehungen zum endothelialen System bzw. den mononukleären Makrophagen haben.

Die bereits oben beschriebenen *elektronenmikroskopischen Charakteristika* finden sich auch an den Nervenzellen, darüberhinaus auch an peripheren Nerven, wo Schwannsche Zellen und in geringem Umfang auch Axone Zeichen der Glukozerebrosidspeicherung aufweisen[27].

Biochemie

Biochemisch ist die Residualaktivität der Glukozerebrosidase im Durchschnitt geringer als beim Typ I[92]. Es gibt allerdings im Einzelfall Abweichungen von dieser Regel mit relativ hohen Restaktivitäten beim Typ II und sehr geringgradigen Restaktivitäten beim Typ I[92].

Genetisch bestehen keine Mischungen zwischen den infantilen neuronopathischen und den nicht neuronopathischen adulten Formen. Biochemisch ist neben der kaum nachweisbaren Speicherung von Glukozerebrosiden im Gehirn ein erhöhter Anteil von GM$_2$ und GM$_3$ vorhanden, weswegen auch diskutiert wurde, ob nicht über das Glukozerebrosid hinaus auch die Ganglioside bei der infantilen Form in ihrem Metabolismus gestört sind[172].

Typ III = Protrahierte Form mit nervöser Beteiligung

Die *Eigenständigkeit* des Typs III mit dem protrahierten Verlauf, aber ebenfalls zentralnervöser Beteiligung ist *umstritten*[172]. Möglicherweise handelt es sich nur um eine *juvenile Variante des Typs II.*

Gaucher-ähnliche Zellen bei Blutkrankheiten

Sog. *„Gaucher-ähnliche Zellen"* können im Knochenmark bei *chronischer myeloischer Leukämie* beobachtet werden. Diese Zellen enthalten ebenfalls tartratresistente saure Phosphatase. Während aber echte Gaucher-Zellen dank ihres Cholesteringehaltes nur im unentfetteten Zustand (Gefrierschnitte) optisch anisotrop sind, weisen die Gaucher-ähnlichen Zellen im Paraffinschnitt besonders nach Giemsafärbung fibrillär angeordnete doppelbrechende Strukturen auf. *Elektronenmikroskopisch* enthalten Gaucher-ähnliche Zellen ähnlich große Speicherlysosomen wie echte Gaucher-Zellen, die jedoch kaum tubuläre, sondern eher filamentäre Substruktur besitzen.

Als Gaucher-ähnlich sind auch lipidspeichernde *Makrophagen in der Milz bei idiopathischer thrombozytopenischer Purpura* bezeichnet worden. Diese Zellen weisen jedoch ein eher vakuolär schaumzelliges Zytoplasma auf, das insofern nur eine entfernte Ähnlichkeit mit Gaucher-Zellen erreicht.

Fabrysche Krankheit

Synonyma

Glykosphingolipidose; Zeramidtrihexosidase-Mangel; Tri- und Dihexosylzeramidlipidose; Angiokeratoma corporis diffusum; hereditäre dystrophische Lipidose (letzte Bezeichnung nicht mehr zu verwenden)

Biochemie

Speicherstoff ist das *Galaktosyl-Galaktosyl-Glukosyl-Zeramid,* ein Trihexosylzeramid, in geringen Mengen auch ein Dihexosylzeramid. Bedingt ist die Stoffspeicherung durch eine *Aktivitätsminderung* bzw. ein *Fehlen einer α-Galaktosylhydrolase (α-Galaktosidase A)*[34,47].

Epidemiologie, Klinik

Die Krankheit ist *X-chromosomal vererbbar* und tritt im Vollbild nur bei Männern auf *(Hemizygote),* doch sind heterozygote Frauen bisweilen Träger von einzelnen, nur deutlich schwächer ausgeprägten Krankheitszeichen.

Im Vordergrund steht eine *Gefäßstörung mit z. T. ektatischer Erweiterung,* z. T. einer Verdickung und Verengung von Kapillaren, aber auch von Venen und Arterien. Die charakteristischen *Hautveränderungen,*

◁

Abb. 5.11. a Knochenmarkausstrich mit Morbus Gaucher mit zahlreichen Speicherzellen, die ein typisch streifig strukturiertes Zytoplasma aufweisen, Pappenheimfärbung, Endvergrößerung 800fach (Aufnahme Prof. Schaefer). **b** Leberbiopsie bei Morbus Gaucher mit typischen Speicherzellen in Bildmitte. Die Speicherzellen leiten sich von Sternzellen ab, Leberzellen nehmen nicht an der Speicherung teil. Luxol fast blue-Färbung, Endvergrößerung 320fach. (Aufnahme Prof. Schaefer). **c** Beckenkammbiopsie bei Morbus Gaucher bei einer 30jährigen Patientin. Die zytoplasmareichen Speicherzellen haben die granulopoetischen und erythropoetischen Zellformen bereits weitgehend auf paratrabekuläre Markareale (li. Bildhälfte) verdrängt. Das Zytoplasma granulopoetischer Zellformen ist durch die Naphtol-AS-D-Chlorazetatesterase-Reaktion (negative Reaktion in Gau-

cherzellen) dunkel angefärbt. Endvergrößerung 320fach. (Aufnahme Prof. Schaefer). **d** Beckenkammbiopsie bei Morbus Gaucher, 45jähriger Patient mit fortgeschrittener Verdrängung der Hämatopoiese durch Speicherzellen, welche ein tumorartiges Wachstum entwickelt haben (röntgenologisch: symmetrische Skelettosteolysen!) und fokal in Nekrose (re. Bildhälfte) übergegangen sind. Endvergrößerung 120fach. (Aufnahme Prof. Schaefer). **e** Elektronenmikroskopische Ausschnittsvergrößerung aus einer hepatischen Gaucher-Zelle. Das Zytoplasma wird von großflächigen, polygonal begrenzten Speicherlysosomen beherrscht, welche typische tubuläre Einschlüsse erkennen lassen, die in Bildmitte längs, re. oben und li. unten vorwiegend quer angeschnitten sind. Endvergrößerung 26 000fach. (Aufnahme Prof. Schaefer) die der Krankheit ihren Namen verschafft haben, sind allerdings nicht in allen Fällen nachweisbar. Immerhin finden sich diese *Teleangiektasien* im Bereich der *Haut* und der *Konjunktiven* bereits in der Kindheit. Sie verstärken sich aber im Laufe des Alterns. Abgesehen von der Erweiterung und den lokalen Blutungen um die Konjunktivalgefäße findet sich vielfach eine *Trübung der Kornea* oder eine Cornea verticillata. *Schmerzen im Bereich der Finger und Zehen,* die sehr heftig werden können, auch attackenförmig einsetzen und sich nach Arbeit oder Temperatursteigerung verstärken, sind häufig. Es besteht eine *Verminderung der Schweißsekretion.* Heftige *Durchfälle* und eine *Colitis ulcerosa* können die Krankheit begleiten.

In den *späteren Stadien* bilden venöse, kardiale, pulmonale und zerebrale Symptome die wesentlichen und das Schicksal des Patienten letztlich bestimmenden Krankheitszeichen, bedingt durch die schweren Gefäßwandveränderungen. Frühzeitige *Massenblutungen* und *Nekrosen im Hirngewebe* bestimmen vielfach das klinische Bild, verursacht durch eine ausgeprägte *Hypertonie.* Eine Proteinurie weist auf die schwere *Nierenerkrankung*[94], die häufig die Todesursache ist.

Morphologie

Bereits intravital ist die Speicherkrankheit durch *Haut- oder Rektumbiopsien* zu diagnostizieren (Abb. 5.10a).

Die *Hautgefäße* sind stark erweitert bei unterschiedlichen Durchmessern, vielfach mit thrombotischen Verschlüssen unterschiedlichen Alters. In den *Endothel- und Perithelzellen* sowie in den *glatten Muskelzellen der Gefäßwände,* in geringerem Grade auch in den histiozytären Elementen des Bindegewebes finden sich Einlagerungen *kristalliner Glykosphingolipide,* die eine *deutliche Doppelbrechung* aufweisen[100].

Ähnliche Speicherungsvorgänge finden sich in den *Epithelzellen der Kornea,* in dem Epithel der *Henleschen Schleifen* und der *distalen Nierentubuli,* später auch in den *proximalen Tubuli* und den *interstitiellen Histiozyten,* ferner in den Endothel- und Epithelzellen der *Glomerula* und der *Bowmanschen Kapsel.* Durch die Desquamation von Tubuluszellen können die Speicherstoffe auch in *Urinsedimentzellen* nachgewiesen werden. Auch eher unspezifische Nierenveränderungen mit schwerer Atherosklerose und Glomerulumatrophien sowie diffuse interstitielle Fibrosen wurden beschrieben[34].

Die speichernden Zellen sind vollgepropft mit unterschiedlich großen *Fettpfropfen.* Die kleinen intrazytoplasmatischen Lipidpartikelchen fusionieren vielfach zu *größeren Körpern* und sind nicht selten von einer *Einheitsmembran* umgeben. Es besteht eine starke Aktivität der sauren Phosphatase. Es sind sowohl Beziehungen zu Lysosomen als auch zu Mitochondrien beschrieben worden. Lamelläre Strukturen in paralleler oder konzentrischer Anordnung kommen mit einer Periodizität von 40 bis 98 Å vor. Tubuläre Strukturen sind selten.

Im Nervensystem ist vor allem das *autonome System betroffen.* So sieht man im Plexus myentericus der verschiedenen Darmabschnitte, aber auch innerhalb des Rückenmarks in den für die autonome Regulation zuständigen Kerngebieten, z. B. dem Nucleus intermedio-lateralis oder intermedio-ventralis des Sakralmarkes, intensive Blähungen der Nervenzellen mit Einlagerung entsprechender sudanophiler, stark doppelbrechender Substanzen.

Am *peripheren Nervensystem* beschränken die Stoffeinlagerungen sich auf im wesentlichen nur *elektronenmikroskopisch* nachweisbare pleomorphe Lipid-Einlagerungen in die Perineuralzellen markloser kleiner Nerven (Hautbiopsie!) bei Verschonung der Schwannschen Zellen[37]. Die dem autonomen System zuzuordnenden Hirnnervenkerngebiete der Medulla oblongata und Brücke, in geringem Grade auch die hypothalamischen Kerngebiete, Thalamus und Substantia reticularis nehmen ebenfalls an den Speicherungsvorgängen teil. Die Rinde ist kaum betroffen.

Stark ausgeprägt ist dagegen wieder die Lipideinlagerung in der *Hypophyse* und zwar sowohl im Vorder- als im Hinterlappen[100,193]. Die intra- und extrazerebralen Gefäße sind in ähnlicher Weise verändert wie die übrigen Gefäße des Organismus, wobei z. B. starke *Auftreibungen der Arteria basilaris* auftreten können, ebenso aber auch Gefäßthrombosierungen und Blutungen, zumal außer dem reinen Speicherprozeß, der die Gefäßwandzellen ähnlich wie die Herzmuskelzellen involviert, auch *als Folgen der Nierenschädigung* schwere hypertensive Angiopathien auftreten können, die ihrerseits zerebrale Symptome hervorrufen.

Therapiemöglichkeiten

Der Defekt der Alpha-Galaktosidase ist durch *Plasmainfusionen Gesunder* vorübergehend überbrückbar, so daß es wieder zu einem Aktivitätsanstieg des Enzyms kommt, jedoch nicht in einem Ausmaß, das einen längeren therapeutischen Effekt bewirken könnte. Dagegen wurden nach *Nierentransplantationen* längerdauernde klinische Besserungen beobachtet.

Farbersche Krankheit

Synonym: Zeramidose

Das *in früher Kindheit* einsetzende Krankheitsbild mit *Gelenkschwellungen,* auffallend *heiserem Schreien,* starker geistiger Retardierung und mit granulomatösen Veränderungen sowie periartikulären Schädigungen ist durch eine lokale Anreicherung von Zeramid gekennzeichnet.

Biochemisch besteht ein *Defekt der Zeramidase.*

Morphologisch sieht man in den speichernden Zellen im Bindegewebe sowie an den Gefäßwandzellen des ZNS *kurvilineare Strukturen* sowie *dense bodies* wie sie auch in Haut-Histiozyten bioptisch nachweisbar sind.

Die nur in einzelnen Fällen bekannte Krankheit ist hinsichtlich ihres morphologischen Befundes und ihrer biochemischen Grundlagen noch nicht völlig geklärt.

Erkrankungen des Glykosaminoglykan-Stoffwechsels

Zu dieser Stoffgruppe gehören in erster Linie die *Mukopolysaccharidosen,* ferner in weiterem Sinne die *Mukolipidosen, Fukosidosen* und andere Krankheiten, bei denen der Glykosaminoglykan-Stoffwechsel – zum Teil sekundär bei vorwiegendem Betroffensein des Oligosaccharid-Stoffwechsels – an der Krankheit beteiligt ist.

> Die eigentlichen Mukopolysaccharidosen unterscheiden sich von den übrigen durch eine abnorme Urinausscheidung von Mukopolysacchariden.

Der *Begriff der Mukopolysaccharide* (MPS) ist *identisch mit der neueren Bezeichnung Glykosaminoglykane.* Die Klassifikation der beteiligten Krankheitsgruppen ist – vor allem für den Bereich der Mukolipidosen – verwirrend, da *mehrere Nomenklatur-Vorschläge* nebeneinander laufen und eine Vereinheitlichung schon deswegen derzeit erschwert ist, weil noch ständig neue Befunde vor allem über die Natur der biochemischen Grundstörungen erhoben werden.

Mukopolysaccharidosen

Synonyma
Dysostosis multiplex; Chondroosteodystrophie; Polydystrophie; Osteochondrodystrophie; Gargoylismus

Biochemie
Hauptbetroffene dieser Stoffwechselstörungen sind das *Binde-, Knochen- und Knorpelgewebe* sowie bei einigen Formen das *Nervensystem.* Über die in der Regel mit dem Urin in anomaler Weise ausgeschiedenen und in ihrem normalen Abbau gestörten Stoffe orientiert die Tabelle 5.5, die auch die neueren Bezeichnungen den früher üblichen gegenüberstellt. Der jeweilige Enzymdefekt, der den Hauptkrankheiten zu Grunde liegt, ist in der Tabelle 5.6 dargestellt.

Die Glykosaminoglykane sind *Makromoleküle* aus aufeinanderfolgenden Einheiten von teils sulfatierten Hexosaminen und Hexuronsäuren. Soweit sie mit Eiweißmolekülen verknüpft sind, wird von *Proteoglykanen* gesprochen.

Die *MPS-Synthese* erfolgt vorwiegend *in der vesikulären Komponente des Golgi-Komplexes* der Zellen. Als besonders geeignetes Untersuchungsobjekt erwiesen sich die *Hautzell-Fibroblasten,* die in der Lage sind, MPS zu synthetisieren, zu sezernieren, wieder aufzunehmen, anzureichern und abzubauen[138]. Die pinozytotische Aufnahme radioaktiv markierter Proteoglykane ist im Gegensatz zu Kontrollen verlangsamt, der Abbau des aufgenommenen Materials vielfach deutlich gestört.

Die Tatsache, daß die in Kulturmedium gezüchteten Zellen einzelner MPS-Krankheitstypen in der Lage sind, aus dem Kulturmedium einen *Korrektivfaktor* zu entnehmen, der den Stoffwechseldefekt auszugleichen in der Lage ist, führte zur Entdeckung der spezifischen Enzymdefekte. Bei Kokultivation von Fibroblasten der Hurlerschen und der Hunterschen Form ergaben sich hierbei Phänomene einer Art Ausgleichstherapie in vitro. Mit Hilfe dieser Korrektivfaktoren (spezifische Enzyme) gelang es auch, die Heterogenität verschiedener MPS-Krankheitstypen und ihrer Varianten nachzuweisen.

Tabelle 5.5. Saure Mukopolysaccharide (Glykosamino-Glykurono-Glykane)

Kurz-bezeichnung	Neue Bezeichnung	Frühere Bezeichnung
DS	Dermatansulfat	Chondroitinsulfat B β-Heparin
HS	Heparansulfat	Heparitinsulfat
KS	Keratansulfat I/II	Korneales Keratosulfat (I) Skelett-Keratosulfat (II)
Ch4S	Chondroitin-4-Sulfat	Chondroitinsulfat A
Ch6S	Chondroitin-6-Sulfat	Chondroitinsulfat C
PrGl	Proteoglykan	Chondromukoprotein Protein-Polysaccharid-Komplex

Tabelle 5.6. Enzymdefekte bei Heparan- und Dermatan-Mukopolysaccharidosen. (Schema in Anlehnung an Crome und Stern)[1]

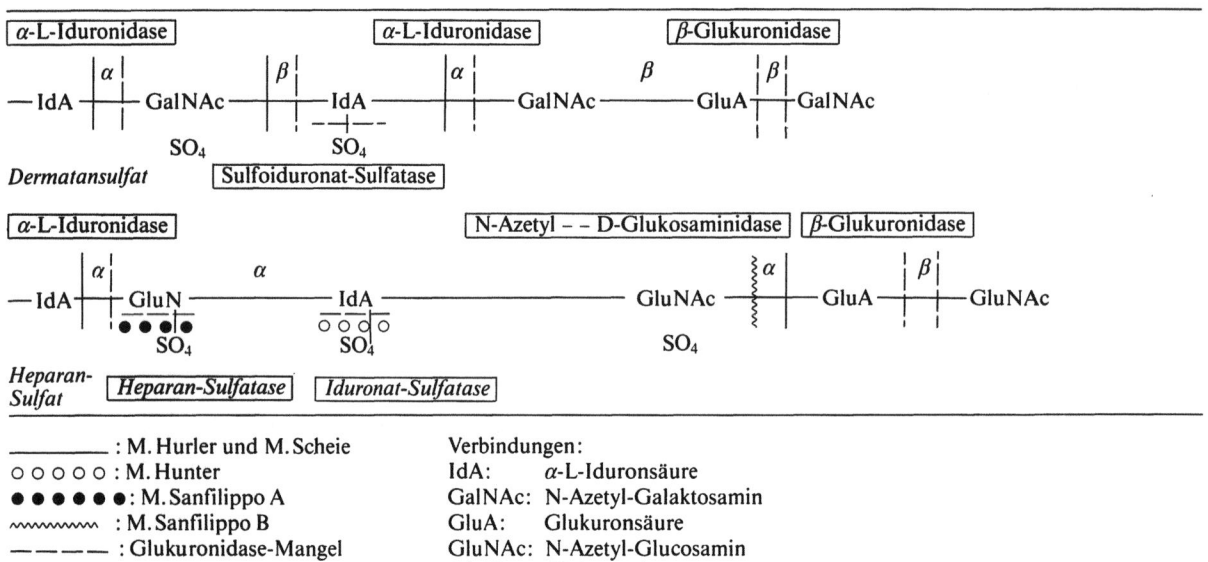

—————— : M. Hurler und M. Scheie
○ ○ ○ ○ ○ : M. Hunter
● ● ● ● ● : M. Sanfilippo A
⌇⌇⌇⌇⌇⌇ : M. Sanfilippo B
— — — — : Glukuronidase-Mangel

Verbindungen:
IdA: α-L-Iduronsäure
GalNAc: N-Azetyl-Galaktosamin
GluA: Glukuronsäure
GluNAc: N-Azetyl-Glucosamin
GluN: Glukosamin

Morbus Hurler

Klinik

Die *Hurlersche Krankheit* (MPS I bzw. IH) bildet mit ihrem *klinischen Bild* die charakteristische Ausformung einer MPSose: *Zwergwuchs, groteske Gesichtszüge*, ein *auffallend vorspringender Leib, Gelenkkontrakturen* und ein mittel- bis hochgradiger *Schwachsinn* charakterisieren diese Erkrankungsform. Der *Schädel* ist vielfach auffallend groß mit vorgewölbter Stirn. Dicke Lippen, große Zunge, breite Nase, dunkle, stumpfe Haare, ein ausgeprägter Gibbus, eine Hepatosplenomegalie, Rektumdiastasen, Nabel- und Leistenhernien sowie eine auffallend dicke Haut sind häufig. Ausgeprägt ist auch die *Trübung der Kornea*. Die Patienten sind vielfach taub.

Herzklappenfehler sind häufig vorhanden. In der Reihenfolge am stärksten betroffen sind Mitralis, Aortenklappe, Trikuspidalklappe und am wenigsten die Pulmonalklappen.

Neben der bereits erwähnten *Oligophrenie* kommen auch *spastische Lähmungen* vor. Sehr ausgeprägt sind die *röntgenologisch nachweisbaren Skelettveränderungen*, beginnend mit einer auffallend *ausgeweiteten, schuhförmigen Sella*, zurückgeführt auf häufige basale Arachnoidalzysten, ferner die *flachen, spatelförmigen Rippen* und die *hakenförmig verformten Wirbelkörper*.

Die *Glykosaminoglykan-Werte im Liquor* sind – wie auch bei der Hunterschen und Sanfilipposchen Form *erhöht*. Das geschilderte klinische Bild gilt im Prinzip auch für die übrigen MPS-Typen (Tabelle 5.7), wobei die Varianten sich vor allem auf die mehr oder weniger stark ausgeprägte Oligophrenie oder die Korneatrübung beziehen.

Epidemiologie

Häufigkeitsangaben sind wie bei den übrigen Stoffwechselkrankheiten nur unter Vorbehalten verwertbar. Aus dem *englischen Raum* wird für die Hurlersche Krankheit mit einer *Erkrankungshäufigkeit von 1 : 100 000* Einwohner gerechnet[138].

Morphologie

Bereits am peripheren Blutbild können die *Vakuolisierungen der großen Lymphozyten* (sog. *Hurlerzellen*) nachgewiesen werden. Die Einschlüsse sind z.T. *metachromatisch färbbar*. Dies gilt besonders für die neutrophilen Granulozyten (sog. *Alder-Reilly-Form*). Ähnliche Einschlüsse sind auch an den *Knochenmarkszellen* erkennbar. Am Bindegewebe fanden sich 700 Å-Perioden der Kollagenfasern.

Als Ursache der Herzfunktionsstörungen zeigt sich bei der Obduktion ein *stark vergrößertes Herz* mit *verdicktem Endokard*, z.T. nodulär, mit besonders starker Verdickung der Mitralklappen und der Chordae tendineae. Die Wand der *Koronararterien* ist ebenso wie dies für das Bindegewebe und die Gefäßwände der anderen Organe und des Zwischengewebes gilt, verdickt.

Deutlich vergrößert und in der Konsistenz erhöht sind auch *Leber* und *Milz*.

Ein Teil der *Speichersubstanzen* ist *in Formalinlösung löslich* und daher am histologischen Schnitt bei der üblichen Fixierung nicht mehr nachweisbar, wohl aber nach *Alkoholfixierung* und anderen Spezialfixierungen. Man erkennt mit *Alzianblau* anfärbbare, z.T. auch *PAS-positive* Einlagerungen in den Muskelzellen und dem interstitiellen Gewebe.

Tabelle 5.7. Glykosaminoglykan-Krankheiten (Mukopolysaccharidosen)

Typen Dorfmann- + Matalon 1972	McKusick 1978	Name Morbus	Urinausscheidung bzw. Speicherung	Enzymmangel	Skelett-anomalien	Kornea-trübung	ZNS-Beteiligung	Besonderheiten
I	I H	Hurler	DS + HS	a-L-Iduronidase	+ +	+ +	+ +	
	I H/S	Hurler-Schleie	DS + HS	a-L-Iduronidase	+ +	+	(+)	
II	II A	Hunter (schwere Verlaufsform)	DS + HS	Iduronid-2-Sulfat-Sulfatase	+ +	−/(+)	+	X-chromosomal Schwerhörigkeit + + meist kein Gibbus
	II B	Hunter (milde Form)	DS + HS		+	−	(+)	X-chromosomal
	III A	Sanfilippo A	HS	2 Deoxy-D-Glukosid-2-Sulfamat-Sulfatase	(+)	−	+ +	MPS-Urie kann fehlen
	III B	Sanfilippo B	HS	N-Azetyl-a-D-Glukosaminidase	(+)	−	+ +	Mitralklappenfehler sind beschrieben
–	–	Sanfilippo C	HS	Azetyl-CoA: α-Glukosaminid-N-Azetyltransferase	(+)	−	+ +	
IV	IV	Morquio A	KS	N-Azetyl-Galaktos-amin-6-Sulfat-Sulfatase	+ +	(+)	−	Bei älteren Patienten kann MPS-Urie fehlen
		Morquio B	KS	GM_1-β-Galaktosidase	+ +	(+)	−	
V	I S	Scheie	DS + HS	a-L-Iduronidase	+	+ +	−	Karpaltunnel-S.
	V	nicht zugeordnet						
VI	VI A	Maroteaux-Lamy (klassisch)	DS	Arylsulfatase B N-Azetylgalaktosamin 4-Sulfat-Sulfatase	+ +	+ +	−	Kyphose, Sternumpro-trusion
	VI B	Maroteaux-Lamy (mild)	DS	Arylsulfatase B	+	+	−	
	VII	β-Glukoroni-dase-Mangel	DS + HS	β-Glukuronidase	+	−	(+)	
	VIII	–	Keratan-Sulfat + HS	N-Azetylglukosamin-6-Sulfat-Sulfatase	+	−	+	

Der Schweregrad der Veränderungen ist vielfach erst bei den *elektronenmikroskopischen Untersuchungen* erkennbar, bei denen sich ausgedehnte *feine Vakuolisierungen des Zytoplasmas* zeigen. Im Inneren der Vakuolen liegen vielfach granuläre oder auch membranös aufgebaute Einschlüsse. Die Vakuolen sind in der Regel von Membranen umgeben, die allerdings aufgebrochen sein können. Bei dem granulären Material handelt es sich z.T. um feine Granula vom Typ des Alpha-Glykogens, die vielfach auch rosetten-förmig angeordnet sind (*lysosomale Speicherungsvorgänge* mit entsprechend ausgeprägter Reaktion der sauren Phosphatase). Die Vakuolisierung mit Bildung lamellierter, z.T. auch kristalloider Strukturen (letzteres bei der Sanfilipposchen Krankheit vor allem an den *Leberzellmitochondrien*) ist auch an *Schwannschen Zellen* nachweisbar, während die Axone nicht verändert sind.

Am *Zentralnervensystem* sind *makroskopisch* öfters bereits eine *verdickte Dura mater,* außerdem eine trübe und *ebenfalls verdickt erscheinende Leptomeninx* erkennbar. Die vielfach in ihrer Windungsbildung auf-

fallend *grob erscheinenden Gehirne* weisen im übrigen makroskopisch lediglich eine mäßige *Ventrikelerweiterung,* manchmal auch erweiterte Furchen auf. Die weiße Substanz kann von kleinen Zysten durchsetzt sein.

Bei der *mikroskopischen Untersuchung* zeigen sich die *Nervenzellen* ausgeprägt *balloniert* mit randständigem Kern und einer feinvakuoligen Auflockerung des Zytoplasmas ähnlich wie bei den Sphingolipidosen. Das gespeicherte Material ist *leicht sudanophil* und *deutlich PAS- sowie Alzianblau-positiv.*

Darüberhinaus sieht man – im Unterschied zu den Sphingolipidosen – *breite Schrumpfräume um die intrazerebralen Gefäße,* vor allem die Gefäße der weißen Substanz. Diese Schrumpfräume sind ausgefüllt von einem *Bindegewebsmaschenwerk,* zwischen dem *Schaumzellen* liegen, die z.T. sudanophil sind (▷ Abb. 5.10 f). Die Zwischenräume dieses bindegewebigen Maschenwerkes sind ebenfalls Alzianblau-positiv und enthalten in größeren Mengen MPS.

Die *Kleinhirnrinde* weist schwere Purkinjezell-Veränderungen auf, wobei die *Purkinjezelldendriten* in-

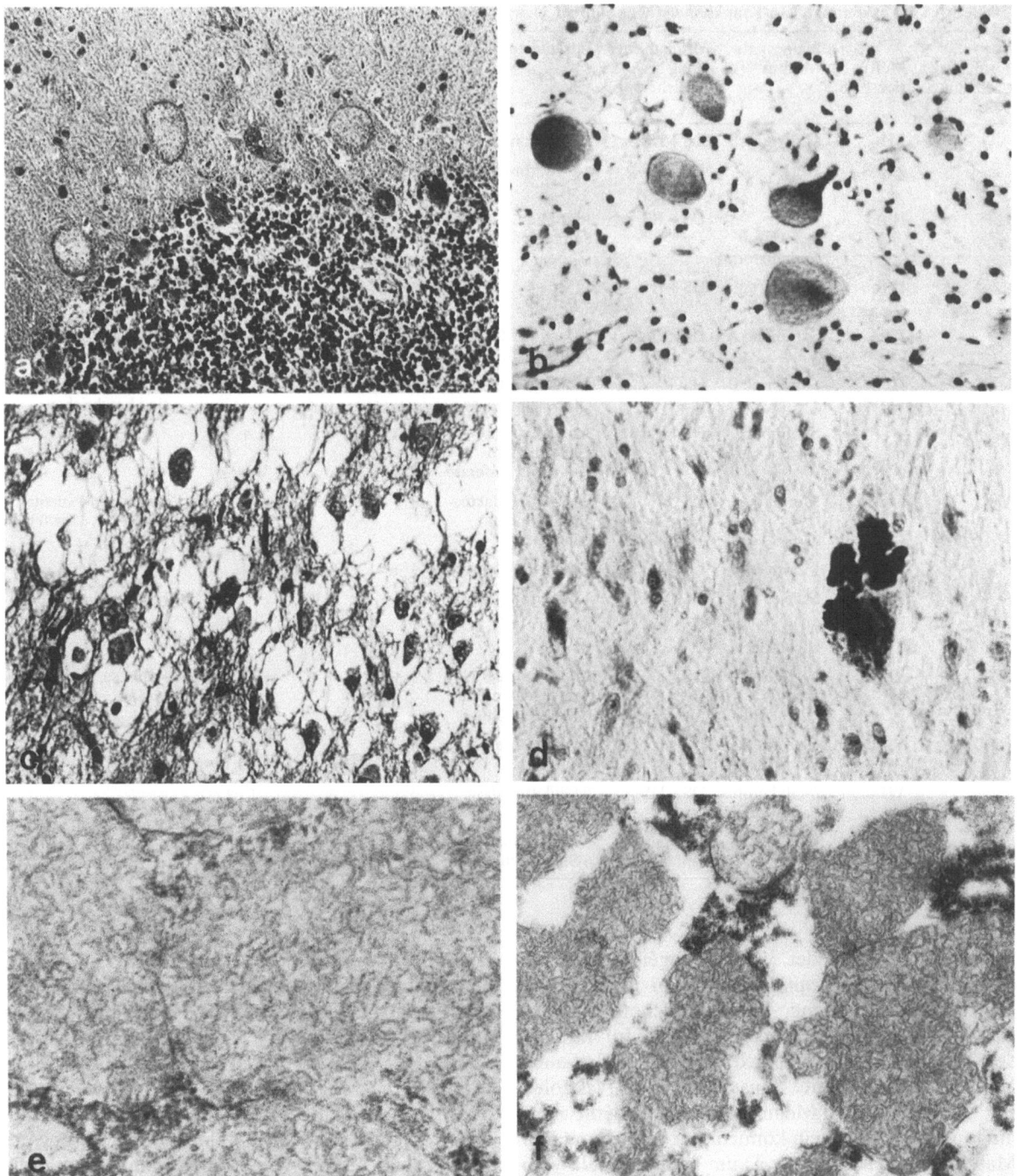

Abb. 5.12. a Dendritenauftreibung der Purkinjezellen bei Muko-polysaccharidose Typ Hurler. **b** Neuroviszerale Zeroidlipofuszi-nose mit ballonförmiger Auftreibung der Nervenzellen. **c** Neu-roviszerale Zeroidlipofuszinose mit spongiöser Rindenauflocke-rung. **d** Neuroviszerale Zeroidlipofuszinose mit Einlagerung von tiefdunkel gefärbten (HE) Pigmentkörpern in Nervenzellen (Thalamus) und starker Astrozytenproliferation. **e** u. **f** Kurvili-neare Strukturen bei neuroviszeraler Zeroidlipofuszinose

nerhalb der Molekularschicht starke Auftreibungen mit Einlagerung von Speichersubstanzen, Morgen-sternbildung und Hirschgeweihformen annehmen können (Abb. 5.12 a). Die Körnerzellschicht ist in ge-ringem Grade gelichtet. Im Unterschied zu den Va-kuolisierungen der Bindegewebszellen, die an den periadventitiellen Speicherzellen auch am Zentralner-vensystem sichtbar sind, weisen die *neuronalen Ele-mente andere Speicherformen* auf:

Elektronenmikroskopisch imponieren hier vor allem sogenannte *Zebrabodies*. Dies entspricht der Kombi-nation der MPS-Anreicherung mit Sphingolipid-, insbesondere Gangliosidspeicherungen unterschiedlicher Zusammensetzung. Markschädigungen und Fasergliosen treten gegenüber den neuronalen Veränderungen stark zurück.

> Die *intravitale morphologische Diagnostik* ist am *peripheren Nerven* oder auch an *tiefen Rektumbiopsien* möglich, ferner an *Leberbiopsien*. Bei elektronenmikroskopischen Untersuchungen können die entsprechenden Veränderungen an den Leberparenchymzellen und den Kupfferschen Sternzellen beobachtet werden.

Da schon das klinische Syndrom eine Erkrankung des MPS-Abbaus nahelegt, ist die zusätzliche Information durch die Biopsien allerdings gering, es sei denn, sie kann mit entsprechenden biochemischen Nachweismethoden verbunden werden, die eine Klärung des zu Grunde liegenden Enzymdefektes erlauben[203].

Morbus Hunter

Bei der *Hunterschen Form der MPS* liegt im Gegensatz zu allen anderen, autosomal rezessiv vererbbaren, MPS eine *x-chromosomal gebundene Vererbungsform* vor[147].

Die *zentralnervösen Schädigungen* sind geringer ausgeprägt als beim Hurlerschen Typ. Auch die *Korneatrübung*, die durch die Einlagerung vakuolisierter Zellen in die Kornea erklärbar ist, ist hier nur sehr geringgradig oder kann fehlen. Dagegen findet sich gelegentlich eine *Pigmentatrophie der Retina*. Abgesehen von der geringeren Neigung zur Entwicklung eines *Gibbus* entspricht das übrige klinische und morphologische Bild dem der Hurlerschen Form.

Es gelang, die zu Grunde liegende Störung bereits *pränatal biochemisch (Defekt der Sulfoiduronat-Sulfatase)* als auch *morphologisch* durch die ausgeprägten Zebrakörper und granulo-membranösen Strukturen nachzuweisen[140].

Bei *verstorbenen Kranken* findet sich im übrigen ein der Hurlerschen Krankheit ähnelndes Bild mit *ausgeprägter Beteiligung des ZNS* und Einlagerung von Zebrakörpern sowie zahlreichen MCB's in die Nervenzellen. Entsprechend sind die Veränderungen an den *Zellen der übrigen Körperorgane* mit der vom M. Hurler bekannten *Vakuolisierung* des Zytoplasmas. Insbesondere die *Hepatozyten* und die v. *Kupfferschen Sternzellen* sind in starkem Maße umgewandelt, was für bioptische Untersuchungen ein guter Hinweis ist. Bei dem im allgemeinen bereits charakteristischen klinischen Bild bedarf es allerdings gewöhnlich derartiger bioptischer Untersuchungen nicht, es sei denn, sie dienen auch der biochemischen Klärung des zu Grunde liegenden Defektes.

Sanfilippo-Syndrom

Es kommen 3 Formen vor:
- *Typ A* mit Defekt der Heparan-N-Sulfatase und
- *Typ B* mit Defekt der Alpha-N-Azetylglukosaminidase[60].
- Als *Typ C* wurden Fälle eingestuft, bei denen ein Defekt der Azetyl-CoA: α-Glukosaminid-N-Azetyltransferase nachgewiesen werden konnte[111].

Im Unterschied zum Hurler- und Hunter-Typ ist bei dieser MPS III die *Skelettveränderung geringer*, dagegen die *zentralnervöse Störung stark ausgeprägt*. Die Korneatrübungen fehlen entsprechend der geringeren Bindegewebsbeteiligung ebenfalls.

Morphologie

Die *Neuropathologie* zeigt dem klinischen Bild entsprechend stark ausgeprägte Veränderungen im Bereich der *gesamten grauen Substanz* nicht nur der *Rinde*, sondern auch der *Stammganglien*, der *Hirnnervenkerngebiete* und des *Rückenmarks*.

Elektronenmikroskopisch sind außer MCB's und Zebrakörpern auch amorphe elektronendichte Granula mit Beziehungen zum Lipofuszin erkennbar[121]. Das *Kleinhirn* kann verschont bleiben. Dagegen sind außer den rein neuronalen Veränderungen die auch bei den anderen MPS üblichen Vakuolisierungen des Zytoplasmas der *Perithelzellen*, der *Leptomeningealzellen*, z. T. auch der *Plexus chorioidei* und *Ependymzellen* vorhanden[69].

Scheie-Syndrom (MPS V)

Wie das Hurler-Syndrom weist auch dieses Syndrom einen *Defekt der Alpha-L-Iduronidase* auf. Bei *ausgeprägten Skelett- und Korneaveränderungen* ist die *zentralnervöse Beteiligung* hierbei *sehr geringgradig* oder fehlt, so daß es sich in gewisser Weise um ein Kontrastbild zur Sanfilippo-Form handelt. Durch die *schweren Skelettveränderungen* kann es allerdings zu sekundären Störungen peripherer Nerven kommen, ebenso häufig zum Karpaltunnelsyndrom[130].

Maroteaux-Lamy-Syndrom

Das Krankheitsbild kommt wiederum in *2 Formen* vor, die sich aber nur hinsichtlich ihrer klinischen Ausprägung unterscheiden. Der zu Grunde liegende *Defekt* betrifft die *Arylsulfatase B*[140]. Skelett- und Korneaveränderungen sind ausgeprägt, vor allem finden sich starke Kyphosierungen und eine Protrusion des Sternums. Die *zentralnervösen Schädigungen* sind dagegen geringgradig.

Morquiosches Syndrom (MPS IV)

Klassifikation

Das Syndrom tritt in 2 Formen auf:
- Beim *Typ A* gelang es, einen *Defekt der N-Azetyl-Galaktosamin-6-Sulfatase* nachzuweisen[49,121]. Ausge-

schieden wird Keratosulfat. Fibroblastenkulturen zeigten eine deutliche Erniedrigung der Enzyme im Leber- wie im Hirngewebe. Die Nervenzellen sind in geringem Grade geschwollen und enthalten lichtmikroskopisch nachweisbare PAS-positive Granula, die elektronenmikroskopisch dem früher geschilderten Befund der übrigen Typen entsprechen[120].

● Beim *Typ B* liegt ein *nicht kompletter GM₁-Beta-Galaktosidase-Mangel* vor[204].

Beta-Glukuronidase-Mangel

Von dieser Stoffwechselstörung, bei der Skelettmiß-bildungen, Hepatosplenomegalie und mentale Retar-dierung das klinische Bild bestimmen, sind bisher nur 2 Fälle bekanntgeworden[85]. Morphologische Untersu-chungen sind noch nicht vorhanden[200].

Für alle beschriebenen MPS-Typen gilt, daß es möglich ist, eine *intravitale Wahrscheinlichkeits-diagnose* an Hand von Blutbild- bzw. Knochen-marksveränderungen zu stellen[132], daß es ferner auch möglich ist, an Muskelbiopsien mit Hilfe elektronenmikroskopischer Untersuchungen die charakteristischen Zytoplasmavakuolisierungen und -einschlüsse nachzuweisen[130].

Mukolipidosen

Die Darstellung dieser Gruppe stößt deswegen auf Schwierigkeiten, weil die Nomenklatur ausgespro-chen verwirrend ist. Die Tabelle 5.8 soll eine Übersicht über die verschiedenen Klassifikationsversuche ge-ben, die insbesondere die Mukolipidosen und Sialido-sen in engerem Sinne betreffen. Gemeinsam ist den Mukolipidosen ein *klinisches Bild*, das *Ähnlichkeiten mit dem der MPSosen* aufweist, nur daß die Variatio-nen sowohl hinsichtlich der Skelettanomalien und der zentralnervösen Erscheinungen als auch hinsichtlich der biochemischen Grundlagen sehr viel größer sind. Die Tabelle 5.9 gibt eine Übersicht über die hier kurz behandelten wesentlichen Syndrome unter Angabe der Speicherstoffe und – soweit bekannt – des zu Grunde liegenden Enzymdefektes und der Haupt-symptome. Im Einzelnen ist zu den vielfach nicht ganz scharf umrissenen Krankheiten folgendes auszu-führen:

Cherry-red-spot + myoclonus-syndrome

Klinik
Dieses Syndrom, das in die deutsche Nomenklatur noch keinen Eingang gefunden hat, tritt vorwiegend im *Jugend- und Erwachsenenalter* auf. Es bestehen *kei-ne Hurler-ähnlichen Skelettanomalien.* Eine Oligo-

phrenie liegt ebenfalls nicht oder in nur geringgradi-ger Ausprägung vor. Dennoch bestehen neurologi-sche Symptome in Form *myoklonischer Krampfanfälle* in Verbindung mit dem *kirschroten Fleck am Augen-hintergrund,* die diesem Syndrom zu seinem Namen verholfen haben. Die bisherigen Fallbeschreibungen beziehen sich vor allem auf *Italiener*[151].

Biochemie
Meist besteht eine – wahrscheinlich sekundäre – *Her-absetzung der Aktivität der sauren Beta-Galaktosidase,* vor allem aber ein *Defekt* von *2 Formen der Alpha-Neuraminidase*[156], die sich einmal in kultivierten Fi-broblasten gegenüber einem Substrat wasserlöslicher Sialooligosaccharide äußert und die Ursache einer er-höhten Ausscheidung von Oligosacchariden mit 3-Resorzinol-positiver Neuraminsäure darstellt[175]. Eine weitere Neuraminidase ist im Hirngewebe nachweis-bar. Sie katabolisiert das G_DIa in normaler Weise[156]. Insofern ist die leichte Vermehrung Lipid- und Pro-tein-gebundener Sialsäure im Nervengewebe noch nicht ausreichend geklärt.

Morphologie
An Muskelbiopsien sieht man das Bild einer mäßiggra-digen *neurogenen Atrophie* mit schmalen, angulären Fasern bei Typ I- und II-Fasern. An Nervenbiopsien zeigt sich eine *segmentale Entmarkung* mit Zeichen der Remyelinisierung.

Elektronenmikroskopisch finden sich Vakuolisierun-gen innerhalb der Schwannschen Zellen, wobei in den Vakuolen kleine Mengen granulärer oder globulärer elektronendichte Strukturen, außerdem Membranag-gregationen nachweisbar sind[207]. Auch Tuffstein-ähnliche Einschlüsse und MCB wurden beschrieben.

GM₁-Gangliosidose

Die GM₁-Gangliosidose mit Anreicherung von GM₁ in den Nervenzellen und Keratansulfat in den Binde-gewebszellen wurde mit ihrem *Mangel der Beta-Galaktosidase* bereits im Kapitel über die Spingolipi-dosen beschrieben.

Mukolipidose I

Synonym
Lipomukopolysaccharidose[205]

Klinik
Die Krankheit geht mit *Hurler-ähnlichen Skelett- und Bindegewebsanomalien* einher. Es kann eine *infantile* von einer im wesentlichen in Japan bekannt geworde-nen *juvenilen Form* unterschieden werden. Es besteht eine *Oligophrenie* wechselnden Ausmaßes. Die Pa-tienten scheiden keine MPS im Urin aus. Es wurden aber deutliche Mengen von Sialyloligosacchariden im

Tabelle 5.8. Zum Nomenklaturvergleich der Mukolipidosen

Mukolipidose-Typen	Sialidose-Typologien		
	Pallmann u. Sandhoff[156]	Strecker u. Michalski[209]	O'Brien u. Warner[151]
Cherry-red-spot-myoclonus-syndrome	Typ I		Typ 1 (normomorph.)
GM₁-Gangliosidose			Typ 2 (dysmorph.)
Mukolipidose Typ I	Typ I (+ unzureichend geklärte Variante)	Typ B	– infantil – juvenil
Mukolipidose Typ II (I-Cell-Disease Typ 1)			
Mukolipidose Typ III (Pseudo-Hurler-Polydystrophie) (I-Cell-Disease Typ 2)	Typ II	Typ A	
Mukolipidose Typ IV			
Fukosidose Typ I			
Fukosidose Typ II			
Mannosidose			
Multipler Sulfatase-Mangel			

Tabelle 5.9. Übersicht über die Mukolipidosen

Krankheitsbezeichnung (Konkordanzschema ▷ Tabelle 5.8)	Speicherung	Enzymmangel	Skelett-anomalien	Kornea-trübung	Beteiligung des Nervensystems	Besonderheiten
Cherry-red-spot + Myokonus		α-Neuraminidase	–	–	(+)	Zytoplasma-Einschlüsse
GM₁-Gangliosidose	GM₁ + Keratansulfat	β-Galaktosidase	+	–	+ +	
Mukolipidose I	MPS-Lipid-komplexe	Sialidase	+	+	+ +	
Mukolipidose II[+]		β-N-Azetylhexos-aminidase; α-Galaktosidase, ASA, α-L-Iduronidase und andere lysosomale Hydrolasen in Fibroblasten (extrazellulär in Serum bzw. Kulturmedium erhöht!)	+	–	(+)	Gingiva-Hyperplasie; Frühe Manifestation
Mukolipidose III[+] (Pseudo-Hurler-Polydystrophie)			+	+	–/(+)	Herzklappenfehler
Mukolipidase IV	L-Hyaluronsäure		–	+	+	
Fukosidose I	Kohlenhydrat- u. Lipid-komplexe (Cer-Tetra- bzw. Pentahexoside, Fukose, Gal, Gluk.)	α-Fukosidase	–(+)	–	+ +	Kardiomegalie, NaCl im Schweiss ↗, Pallidum-Lipophanerose, Kombination mit Angiokeratoma corp. diff. (milder Verlauf)
Fukosidose II			–	–	+	
Mannosidose	Mannose + Glukosamine	α-Mannosidase	(+)	+	+ +	
Multipler Sulfatasemangel[+]	Zer-Sulfatid DS HS	Arylsulfatase A, B, C Sulfatasen der MPS	+	(+)	+ +	
Chondroitin-Sulfaturie			+	+	–	Ch-4-Sulfatausscheidung im Urin

+ Von McKusick et al. (1978)[138] zu den Mukopolysaccharidosen gezählt

Urin nachgewiesen, während eine entsprechende An-reicherung im Hirngewebe nicht besteht.

Biochemie
Es besteht ein *Mangel an Sialidase (α-Neuraminidase)* in kultivierten Fibroblasten ähnlich wie beim vorangegangenen Syndrom. Außerdem ist die saure Beta-Galaktosidase ebenfalls in ihrer Aktivität reduziert[156].

Morphologie
An den Nervenzellen des *Plexus myentericus* sind bereits bioptisch die *Zellballonierungen* nachweisbar, die *auch im übrigen Zentralnervensystem* vorliegen. *Leberparenchymzellen* und *v. Kupffersche Sternzellen* zeigen ein *vakuolisiertes Zytoplasma. Elektronenmikroskopisch* gleicht das Bild der Vakuolen mit den gelegentlichen intravakuolären Einschlüssen granulären oder auch multilamellären Typs dem bei allen Mukolipidosen anzutreffenden Muster.

Mukolipidose II

Synonym
I-Zell-Krankheit (I steht für Inclusion), Typ 1

Klinik
Bei dieser im *frühen Kindesalter* einsetzenden Krankheit sind *Skelettanomalien, Hepatosplenomegalie, Nabel- und Leistenhernien* in Verbindung mit dem ausgeprägten Bild der psychomotorischen Retardierung und der *Oligophrenie* recht charakteristisch, wenn gleichzeitig das ausgeprägte Bild der *Vakuolisierungen der Lymphozyten* des peripheren Blutbildes oder der *Knochenmarkszellen* festgestellt werden kann[125]. Im Urin werden Sialyl-Oligosaccharide in vermehrter Weise ausgeschieden, wenn auch weniger als bei der Mukolipidose I.

Biochemie
Es handelt sich insofern um eine von allen bisher beschriebenen Stoffwechselstörungen *abweichende* und in ihrem Mechanismus *nicht ausreichend geklärte Störung*, als in den Organgeweben wie in den kultivierten Fibroblasten eine deutliche Herabsetzung der Aktivität verschiedenster lysosomaler Enzyme, darunter auch insbesondere der Alpha-Neuraminidase besteht, dagegen im Kulturmedium ein gegenüber Kontrollen deutlich erhöhter Aktivitätsspiegel solcher lysosomaler Enzyme nachgewiesen werden kann[125,156]. Es wurde daher auch von einem *„Leck" der lysosomalen Enzyme* innerhalb der beteiligten Zellen gesprochen. Die Schwierigkeiten, die ausgeschleusten Enzyme aus dem Kulturmedium wieder in die Zellen aufzunehmen, beruhen offenbar auf einer *Störung der Erkennungsmarker (Mannose-6-Phosphat-enthaltende Kohlenhydratverbindungen)*, deren Funktion für die Endozytose notwendig ist (▷ Abb. 5.2). Die Störung der Zusammensetzung, Orientierung und Verfügbarkeit von Oligosaccharid-Gliedern der lysosomalen Hydrolasen ist offenbar der Primärdefekt[142,199].

An Leukozyten läßt sich der *Defekt* der *Alpha-Neuraminidase* und anderer Enzymaktivitäten nachweisen[209].

Morphologie
Am *Zentralnervensystem* sind keine Zellballonierungen vorhanden. Es besteht auch keine Vermehrung von Oligosialosacchariden im Hirngewebe[156]. Der dort nachweisbare Aktivitätsgrad der Alpha-Neuraminidase ist normentsprechend[178].

Schwere Veränderungen sind dagegen an den *übrigen Körperorganen* erkennbar in Form der schon bei den MPSosen geschilderten *Vakuolisierungen in den Zellen des retikulo-endothelialen Systems* sowie zahlreicher Parenchym- und Interstitialzellen in Leber, Niere und anderen parenchymatösen Organen.

Elektronenmikroskopisch finden sich hier außer den Vakuolen mit ihrer z.T. granulären, z.T. lamellären, manchmal auch stäbchenförmigen Einlagerung auch multilamelläre Körper nach Art der MCB[70].

Bereits an fetalen, durch *Amniozentese* gewonnenen Zellen lassen sich die Zytoplasmaeinschlüsse an den kultivierten *Hautfibroblasten* nachweisen[7].

Sie bestehen im übrigen im fetalen Gewebe in den *Kapillarendothelien der Haut*, der *Lunge* und an den *Glomerula* der Niere, hier besonders auch an den Epithelzellen der proximalen *Tubuli*. Auch an den *Leberzellen* sowie an einigen *Nerven- und Gliazellen* waren derartige Einschlüsse sichtbar[7].

Mukolipidose Typ III

Synonyma
Pseudo-Hurler-Polydystrophie; I-Zell-Krankheit, Typ 2

Diese Krankheit wird als abgeschwächte Form des Typs II verstanden. Sie verläuft klinisch leichter und protrahierter. Die Enzymaktivität ist nicht so stark reduziert und entsprechend ist die Stoffausscheidung im Urin ebenfalls geringer[156, 219].

Mukolipidose Typ IV

Bereits sehr früh besteht eine *Korneatrübung*. Manchmal ist auch eine *Optikustrophie* vorhanden. Skelettanomalien liegen nicht vor, dagegen eine *Oligophrenie*. Die Urinausscheidung von MPS ist geringgradig.

Biochemisch soll der Defekt eine Gangliosid-Sialidase betreffen[20].

Morphologisch erscheinen die Zellen des peripheren Blutes normal, während an den Knochenmarkszellen sudanophile Vakuolen in histiozytenähnlichen Zellen beobachtet werden konnten. Eine Ballonierung der Nervenzellen ist nur ganz vereinzelt erkennbar, doch sieht man autofluoreszierende, PAS-positive und Sudan-schwarz-färbbare Einlagerungen in das Zytoplasma von Nerven- und Gliazellen.

Elektronenmikroskopisch sind in den Vakuolen granuläre, z.T. auch multilamelläre Einlagerungen erkennbar. Hautfibroblasten zeigen entsprechende Veränderungen in der Kultur, verbunden mit einer biochemisch nachweisbaren Anreicherung von MPS und von GM$_3$ sowie GD$_3$[74].

Fukosidose

Die Krankheit kommt in 2, auch biochemisch unterschiedlichen Formen vor

Typ I

Klinik

Diese Form setzt *frühinfantil* mit dem Bild einer *ausgeprägten zentralnervösen Störung* mit spastischen Lähmungen und Übergang in ein Dezerebrationsbild ein, verbunden mit Hurler-ähnlichen *Skelettanomalien* und einer *Hepatomegalie*[35]. Es besteht eine *Kardiomegalie*[204]. Röntgenologisch sind die Schädelveränderungen einschließlich einer Hyperostose gut darstellbar.

Biochemie

Es besteht ein *Defekt der Alpha-Fukosidase.* Sowohl im *Hirngewebe* als auch in den *übrigen Körperorganen,* insbesondere in der *Leber,* wurden Fuko-Oligosaccharide und Fuko-Sphingolipide in abnormen Mengen festgestellt[35]. Betroffen sind bei den zentralnervösen Störungen vor allem die frühentwickelten Areale.

Morphologie

Die Schädigungen des *Zentralnervensystems* sind stark ausgeprägt. Mit den schweren Ballonierungen der Nervenzellen im Bereich der *Großhirnrinde,* aber auch an den *Hirnnervenkerngebieten* und dem *Rückenmark* ähnelt das Bild dem der Sphingolipidosen. Auch Gliazellvakuolisierungen im *Marklager* sind häufig. Es besteht eine *diffuse Markscheidenverarmung* in Verbindung mit einer dichten Pallidumgliose. Auffallend ist der Reichtum des Pallidums an *sudanophilen Schaumzellen* frei im Gewebe und angesammelt um die Gefäße[35].

An den übrigen Körperorganen sind ebenfalls starke Vakuolisierungen der Zellen sichtbar, an der *Leber* sowohl an den Parenchymzellen als auch an den Kupfferschen Sternzellen und den Gefäßendothelien. *Elektronenmikroskopisch* finden sich hier wie auch in den Schwannschen Zellen der peripheren Nerven[219,220] multilamelläre Einschlüsse mit vielfach konzentrischen Anordnungen, die gewisse Ähnlichkeiten mit den MCB aufweisen.

Typ II

Klinik

Diese Form tritt *spätinfantil oder juvenil* auf, wie der Typ I verbunden mit Skelettanomalien und einer Oligophrenie, bei allerdings *protrahierterem Krankheitsverlauf.* Die Besonderheit liegt in der möglichen *Kombination mit einem Angiokeratoma corporis diffusum*[35], das allerdings nicht alle dieser spätinfantilen Fälle betrifft[220].

Biochemie

Auch hierbei besteht ein *Defekt der Alpha-Fukosidase,* möglicherweise aber eines Isoenzyms[35], zumal die Patienten beider Fukosidosegruppen verschiedenen Blutgruppenklassen angehören.

Morphologie

Beide Typen entsprechen sich, wobei nur zusätzlich bei den mit dem Fabry-Syndrom gekoppelten Fällen noch Vakuolisierungen in den sezernierenden Schweißdrüsenzellen sowie Vakuolisierungen der Arterienendothelien (▷ S. 509) vorkommen. Beide Typen weisen erhöhte Natrium- und Chlor-Gehalte in der Tränenflüssigkeit und im Speichel auf.

Nur der Typ II zeigt elektronenmikroskopisch *in Hautbiopsien membrangebundene Vakuolen unterschiedlicher Größe* mit leerem oder granulärem bzw. flokkulärem Inhalt sowie Polysaccharidablagerungen in Endo- sowie Perithelien und Fibroblasten, außerdem in den ekkrinen Drüsen Zytosomen mit membranumgebenen Stapeln von Lamellenpaaren[118].

Mannosidose

Klinik

Bei dieser Krankheit ist das Hurlerbild zwar vorhanden, jedoch nur relativ geringgradig[212]. Bei den betroffenen Kindern bestehen eine *Hepatosplenomegalie,* eine geistige Retardierung mit Oligophrenie, eine Taubheit und eine Neigung zu häufigen interkurrenten Infektionen.

Biochemisch wurde ein *Defekt der Alpha-Mannosidose nachgewiesen.*

Morphologie

Schwere *Ballonierungen der Nervenzellen* sind im *gesamten Nervensystem* vorhanden. Die Vakuolen sind elektronenmikroskopisch z.T. optisch leer, z.T. enthalten sie stäbchenförmige Fibrillenbündel wie sie in ähnlicher Weise auch an den Leberparenchymzellen erkennbar sind. Im Gewebe sind Mannosidose-enthaltende Oligosaccharide gespeichert[212]. Ausgeprägt ist am Zentralnervensystem die *Kleinhirnatrophie,* wobei in den Purkinjezelldendriten Auftreibungen mit Einlagerungen der Speicherstoffe vorkommen. Die *Peri- und Endothelzellen der Hirngefäße* enthalten ebenso wie die *Astrozyten* ebenfalls entsprechende Stoffeinlagerungen in den vorwiegend elektronenmikroskopisch erkennbaren Zytoplasmavakuolen.

Multipler Sulfatasemangel

Die Krankheit wurde bereits im Zusammenhang mit der metachromatischen Leukodystrophie (▷ S. 489) behandelt. Bei dieser von Austin beschriebenen Form sind die *Arylsulfatasen A, B und C* sowie die *Sulfatasen der MPS* geschädigt und Sulfatide im Gehirn, Dermatan- und Heparansulfat in den übrigen Körperorganen angereichert[22].

Sonstige Stoffwechselstörungen

Es handelt sich bei den folgenden Krankheitsbildern um großenteils biochemisch noch ungeklärte und in ihrer Zuordnung offene Krankheitsbilder.

Zeroidlipofuszinose

Synonym
Battensche Krankheit
Diese Krankheitsgruppe mit ihren 4 *Untergliederungen,*
• *infantile* Form Haltia-Santavuori,
• *spätinfantile* Form Jansky-Bielschowsky,
• *juvenile* Form Batten-Spielmeyer-Vogt,
• *adulte* Form Kufs
wurde früher zur Gruppe der amaurotischen Idiotien gezählt. Es ist das Verdienst Zemans[6], die Gangliosidosen als Kerngruppe der amaurotischen Idiotien grundsätzlich von den Zeroidlipofuszinosen abgegrenzt zu haben.
Während die Stoffwechselstörungen der Gangliosidosen geklärt sind (▷ S. 499), ist der *biochemische Defekt,* der den Zeroidlipofuszinosen (CLF) zu Grunde liegt, *noch unzureichend geklärt.* Insofern ist ebenfalls noch nicht abschließend geklärt, ob es sich bei den 4 Untergruppen der CLF wirklich um Teile derselben Krankheit handelt oder ob nicht völlig verschiedene Krankheitsbilder vorliegen, die nur im morphologischen Aspekt Ähnlichkeiten aufweisen.

Klinik
Die genannten Untergruppen unterscheiden sich durch das Manifestationsalter:
• Bei der *infantilen* Erkrankung *(Synonym: Polyunsaturated fatty acid lipidosis*[216]) setzt eine sehr frühzeitige *Dezerebration* ein. Es besteht keine Pigmentdegeneration am Augenhintergrund, wohl aber ein sehr frühzeitiges Schädigungsmuster im Elektroretinogramm sowie im EEG[189].
• Beim *spätinfantilen und juvenilen Typ* steht die *langsam einsetzende Demenz* neben Krampfanfällen, einer Erblindung und einer *Pigmentdegeneration des Augenhintergrundes* im Vordergrund. Vor allem bei den juvenilen Formen ist das über mehrere Jahre langsam fortschreitende Krankheitsbild zunächst am ehesten an den Augenhintergrundveränderungen erkennbar. Vakuolisierungen der Lymphozyten und eine Hypergranulierung der neutrophilen Granulozyten kommen häufig vor.
• Die *adulte Kufssche Krankheit* unterscheidet sich stark von den früher einsetzenden Fällen. Lange Zeit kann das Bild einer *spinozerebellären Degeneration* oder einer *Multisystematrophie* mit ataktischen Störungen und ohne zerebrale Symptome vorherrschen. Erst in den 1 bis 2 Jahren dauernden Endstadien treten dann *Demenzsymptome* hinzu.

Biochemie
Die *biochemische Klärung* des Defektes ist noch nicht gelungen. Eine ursprünglich vermutete Defizienz der Myelo-Peroxidase ließ sich nicht verifizieren. Dagegen gibt es Anhaltspunkte dafür, daß für die Bildung der autofluoreszierenden Speicherstoffe, insbesondere der kurvilinearen Strukturen, *Polyisoprenole* mit verschiedenen Kettenlängen, speziell *Dolichol* und das *Vitamin-A-Derivat Retinoid,* eine zyklische Form eines Tetradehydroprenols, bedeutungsvoll sind. Sie werden synthetisiert und hydrolysiert durch spezifische Azyl-Transferasen und Polyprenol-Esterasen[231].
Für die in Finnland besonders häufige *infantile Form* wurde eine Erniedrigung der Rindenganglioside auf 10%, der Mark-Zerebroside auf 2 bis 3% gemessen, verbunden mit einer starken Verminderung der Ganglioside mit kurzen Kohlenhydratketten. Besonders auffällig war das Fettsäuremuster der Phosphoglyzeride mit einem Anstieg der 18:1 und 20:4 (n-6)-Fettsäuren in den Äthanolamin-Phosphoglyzeriden[216]. Wegen dieses von den übrigen Zeroidlipofuszinosen abweichenden Befundes wurde diese infantile Form auch als *polunsaturated fatty acid lipidosis* von diesen abgetrennt[216].

Morphologie

- Beim infantilen und spätinfantilen Typ ist eine ausgeprägte Rindenschädigung mit *Speicherung von Lipopigmenten in den Nervenzellen* der Rinde vorhanden (▷ Abb. 5.12b). Die Nervenzelldichte ist stark gemindert. Vor allem bei den spätinfantilen Formen kommen ausgeprägt *spongiös-dystrophische Veränderungen* in den mittleren Rindenschichten vor (▷ Abb. 5.12c).
- Der juvenile und adulte Typ zeigt derartige spongiöse Veränderungen nicht, wohl aber ebenfalls ausgeprägte *Ballonierungen der Nervenzellen mit Einlagerung von Speicherstoffen,* die bei der HE-Färbung manchmal dunkel gefärbt sind (▷ Abb. 5.12d) und die gut bei der Klüver-Barrera-Färbung oder bei Fettfärbungen erkennbar sind. Am sichersten ist ihr Nachweis durch die ausgeprägte *Autofluoreszenz.*

Schwierigkeiten bestehen differentialdiagnostisch allerdings insofern, als bei den adulten Fällen die Alterslipofuszinose in Rechnung gestellt werden muß. Von den präsenilen und senilen Atrophien unterscheidet sich die CLF aber, abgesehen vom Fehlen von Alzheimerschen Fibrillenveränderungen und senilen Drusen, durch die ausgeprägt globulären intrazytoplasmatischen Einlagerungen der Lipopigmente mit Schwerpunkt in Thalamus, hypothalamischen Kerngebieten und den Hirnnervenkerngebieten.

Elektronenmikroskopisch ist das Bild ebensowenig wie der lichtmikroskopische Befund spezifisch, aber in der Kombination der verschiedenen Muster doch für die Diagnose des Krankheitsbildes ausreichend. Man erkennt im Cytoplasma der Nervenzellen, darüberhinaus aber auch bei Biopsien innerhalb der Schwannschen Zellen, in Axonen, ferner an Muskelzellen und an den kleinen Nervenendigungen der Haut *Lipopigmentkomplexe,* die aus dem typischen Lipofuszin und aus Zeroid, vor allem aber aus *kurvilinearen Strukturen* (▷ Abb. 5.12e u. f) oder aus *Fingerprint-Mustern* zusammengesetzt sind[72]. Die Autofluoreszenz, die schon an Muskelbiopsien oder Hautbiopsien gut erkennbar ist, beweist zusammenm mit dem Vorkommen kurvilinearer Strukturen oder der Fingerprint-Muster das Vorliegen der CLF. Vor allem bei den spätinfantilen und juvenilen Formen kann eine ausgeprägte Kleinhirnrindenatrophie mit starker Betroffenheit der Purkinjezellen vorliegen. Innerhalb der Molekularschicht sieht man dann ausgeprägte Hirschgeweihbildungen der Purkinjezelldendriten mit Auftreibungen und Morgensternbildungen.

Refsumsche Krankheit

Synonyma

Phytansäurespeicherkrankheit; Heredopathia atactica polyneuritiformis; 3,7,11,15-tetramethylhexadecanoic acid lipidosis

Klinik, Prognose

Die *autosomal rezessiv* vererbbare (25%) Krankheit bietet ein charakteristisches klinisches Bild: Breitbeiniger Gang, Ataxie, Muskelschwächen und distale Muskelatrophien sowie Störungen der Oberflächen- und Tiefensensibilität, Areflexien, enge Pupillen, Konvergenzstörungen, Nachtblindheit, Hörverlust und röhrenförmiges Gesichtsfeld gehören zum Refsum-Syndrom. Der *Tod* tritt vielfach unerwartet plötzlich auf.

Unter den Symptomen sind *obligat* eine *Retinitis pigmentosa,* eine *chronische Polyneuropathie, Kleinhirnsymptome* und ein *erhöhter Liquorproteingehalt.*

Die übrigen Symptome sind *fakultativ* einschließlich der in 30% vorhandenen *Kataraktbildung,* der *Tachykardien* und der *Ichthyosis-ähnlichen Hautveränderungen* sowie den *Skelettanomalien* mit Metatarsalstörungen. Die Krankheit beginnt im Laufe der Kindheit. Der *Krankheitsverlauf* beträgt 20 bis 30 Jahre[179].

Pathogenese, Ätiologie

Die *Phytansäureoxidation* ist bei den Kranken *auf 3% der Norm herabgesetzt* durch einen entsprechenden *Enzymdefekt im Phytansäuremetabolismus.* Bei Heterozygoten ist die Aktivität auf 50% der Norm herabgesetzt, ohne daß es zu Überlappungen zwischen Heterozygoten und Gesunden kommt. Durch eine entsprechende Diät (Meiden von Pflanzengrün), die die Anreicherung der Phytansäuremetaboliten verhindert, gelingt es nicht nur, die Entwicklung der Krankheit zu hemmen, sondern auch Rückbildungen der klinischen Symptome zu erreichen.

Morphologie

Die *Nervenzellen* des *Pallidum* weisen eine starke Lipofuszinanreicherung auf. Die pathologische Lipidanreicherung findet sich auch in *Perizyten,* in *Arachnoidalzellen,* Parenchymzellen des *Plexus choroideus, Ependymzellen,* in *Leber- und Nierenparenchymzellen.* Leichte Entmarkungen können in den unteren Oliven nachweisbar sein. Im Vordergrund stehen Schädigungen im Bereich der Wurzeln und der peripheren Nerven mit dem Bild einer interstitiellen *hypertrophischen Neuropathie.* Es besteht hier eine *segmentale Entmarkung* mit starker Anreicherung von Zwiebelschalen-ähnlichen Figuren im Rahmen einer Schwannzellwucherung.

Elektronenmikroskopisch finden sich kristalloide Einlagerungen in den Mitochondrien.

Wilsonsche Krankheit*

Synonym

Hepatolentikuläre Degeneration

---

* ▷ auch Bd. 2 (Leber)

Klinik

Juvenil und *frühinfantil* einsetzendes Krankheitsbild, das unbehandelt *in 2 bis 10 Jahren zum Tode* führt. Im Vordergrund stehen *Hyperkinesen* sowie ein *Rigor der Extremitäten.* Charakteristisch ist der *Kayser-Fleischersche Ring* in der äußeren Zone der Kornea, bedingt *durch Kupfereinlagerungen in die Descemetsche Membran.* Häufig, jedoch keinesfalls regelmäßig besteht eine *feinknotige Leberzirrhose.* In den Frühstadien können fieberhafte Gelbsuchtattacken als Prodrome vorkommen. *In dieser Frühphase* besteht auch eher eine *Hepatosplenomegalie,* während in der *Spätphase Leberatrophien* häufiger sind. In Abhängigkeit von der Leberschädigung treten Aszites und das Bild der portalen Hypertension auf. Neben dem eher *grobschlägigen Tremor,* der Dysarthrie, der gelegentlichen Spastik vor allem der Gesichtsmuskulatur ist in den Endstadien auch eine mäßiggradige Demenz vorhanden.

Die Wilsonsche Krankheit ist *autosomal rezessiv* vererbbar.

Biochemischer Mechanismus

Es besteht eine abnorme Ablagerung von Kupfer in den Geweben, insbesondere in Leber und dem Striatum. Bedingt ist diese *Kupferstoffwechselstörung durch einen Mangel an Zöruloplasmin im Serum.* Zöruloplasmin ist ein blau gefärbtes Protein, das eine *Kupfer-α_2-Globulinverbindung* darstellt. Im Serum findet sich Kupfer bei der Wilsonschen Krankheit in 40 bis 60% in der Beta- und Gamma-Globulinfraktion (normal 26% in der Alpha-, 50% in der Beta-, 20% in der Gamma-Globulin Fraktion, 2 bis 5% in der Albuminfraktion). Die *Kupfer-Urin-Ausscheidung* ist mit 400 bis 600 Mikrogramm/d gegenüber der Norm (10 bis 100) stark erhöht. Begleitet wird diese Stoffwechselstörung durch eine *Aminoazidurie* (4- bis 6-fache Normwerte). Diese Aminoazidurie hat keine klare Beziehung zum Grad der Leberparenchymschädigung.

Die Deutung des Krankheitsbildes als Folge des genetisch bedingten Zöruloplasmin-Mangels befriedigt insofern nicht voll, als es *zahlreiche klinische Varianten* gibt, darunter Patienten mit *normalem Serum-Zöruloplasmin-Spiegel.* Es fehlen auch Korrelationen zwischen dem Ausmaß des Zöruloplasmin-Mangels und dem Grad der Kupferablagerung. Schließlich konnte ein erheblicher *Zöruloplasmin-Mangel* auch bei *Heterozygoten ohne klinische Symptome* nachgewiesen werden[23, 201].

Morphologie

Am *Gehirn* steht im Vordergrund eine Verschmälerung des Striatums, vor allem des Putamens. In diesem Kerngebiet, seltener und geringer ausgeprägt auch im Nucleus subthalamicus, im Thalamus oder im Nucleus ruber findet sich eine *spongiöse Gewebsauflockerung* in Verbindung mit einer starken Astrozytenvermehrung (Abb. 5.13 a). Es handelt sich dabei um *atypische Astrozyten,* einerseits vom Typ der Alzheimer II-Glia mit großem, wasserhellem Kern, andererseits vom Typ der Alzheimer I-Gliazellen, – vielfach mehrkernigen, atypisch großen Astrozyten (Abb. 5.13 b), deren Kern-DNS-verdoppelt ist[123]. Daneben werden außerhalb des Striatums in verschiedenen Regionen der Stammganglien auch *Opalskizellen* beobachtet. Es handelt sich hierbei um runde bis ovale, relativ große Astrocyten, die im Verhältnis zur Zellgröße einen auffallend kleinen, dunklen Kern haben. Das Zytoplasma ist manchmal feingranulär oder feinschaumig umgewandelt.

Die *Nervenzellen* der Großhirnrinde, des Nucleus dentatus, vor allem aber des Neostriatums sind diffus in unterschiedlicher Ausprägung rarefiziert. In Makrophagen des Striatums und des Nucleus subthalamicus finden sich feine bräunliche Granula, die diesen Kerngebieten auch makroskopisch ihre dunklere, bräunlichrötliche Färbung verleihen. Es handelt sich hierbei um kupferhaltige intrazytoplasmatische Ablagerungen. Darüberhinaus sind auch Lipo- und Siderophagen nachweisbar*.

Menkessche Krankheit

Synonyma

Trichopoliodystrophie; Kinky hair disease; X-chromosomales Kupfer-Malabsorptionssyndrom

Klinik

Das bei *Kleinkindern* auftretende, *x-chromosomal rezessiv* vererbliche Krankheitsbild äußert sich in Entwicklungsverzögerung, Schwachsinn, Krampfanfällen, Erblindung und *Besonderheiten der Behaarung.* Die Haare sind in sich verdreht und fein-spiralig *(pili torti,* Trichorrhexis nodosa). Der *Serum-Kupferspiegel* ist deutlich erniedrigt, ebenso der *Zöruloplasminspiegel.* Auch der *Kupfergehalt des Leber- und Hirngewebes* ist erniedrigt. Dagegen ist der Kupfergehalt im Urin und in der Amnionflüssigkeit deutlich erhöht, was für den pränatalen Krankheitsbeginn spricht.

Pathogenese

Es wird eine genetisch bedingte *Störung des Kupfertransports* und der *Kupferbindung* angenommen. In *Hautfibroblasten* wurde ein *erhöhter Kupfergehalt* festgestellt, was als genetischer Marker aufgefaßt wurde[73,76]. Störungen der intestinalen Absorption von Kupfer und ein erhöhter Kupfergehalt in der Darmwand waren Ausgangspunkt dieser Hypothese[45]. Die biosynthetische Aktivität von Protein und Kollagen erwies sich an Hautkollagen um 50 bis 70% reduziert.

Elektronenmikroskopisch findet sich eine reduzierte Zahl von Proteoglykangranula im Präkollagen des Knorpels[88].

---

* Leberveränderungen ▷ Bd. 2

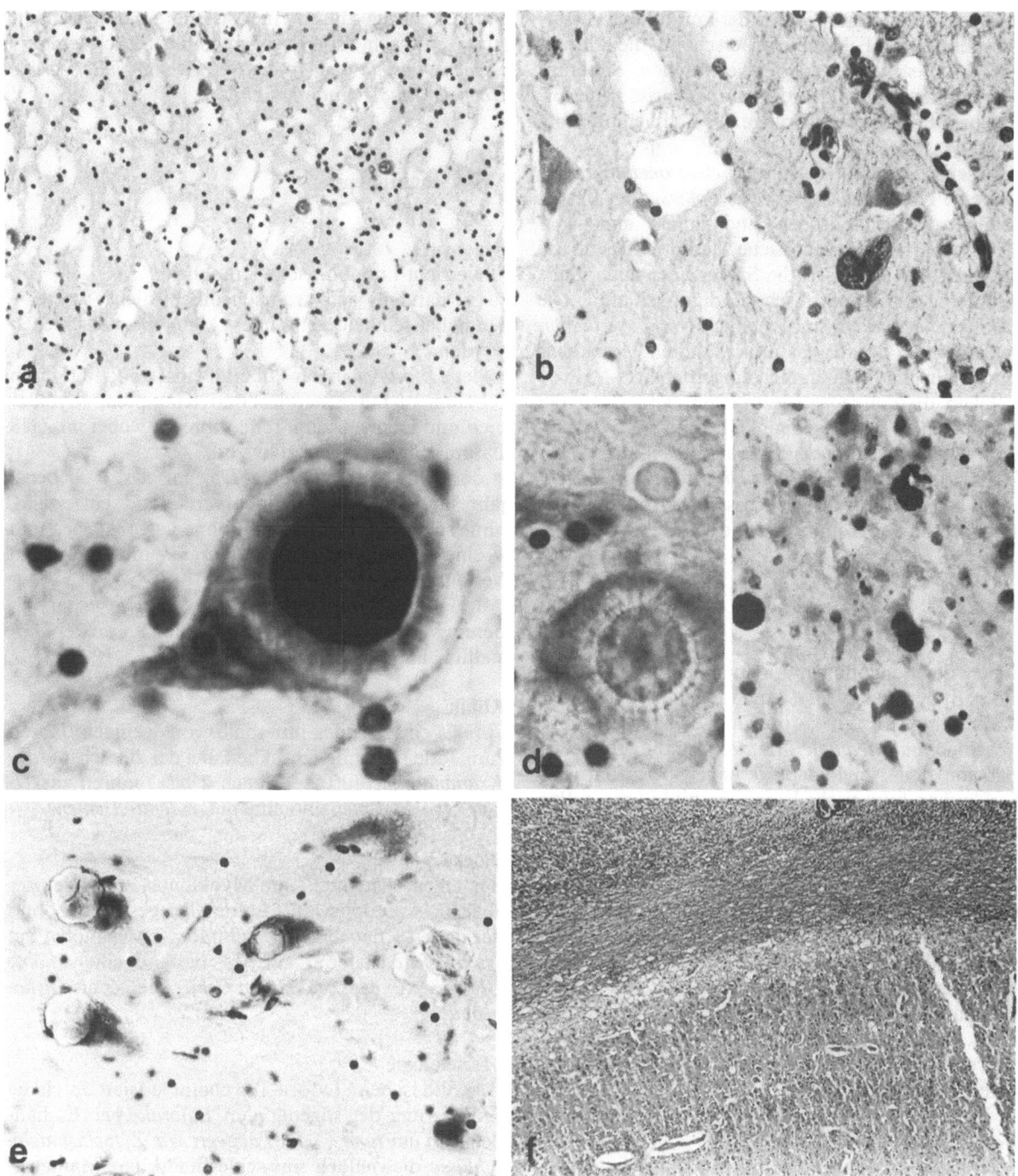

Abb. 5.13. a Wilsonsche Krankheit mit starkem Status spongiosus im Neostriatum. **b** Wilsonsche Krankheit mit atypischen Gliazellen im Thalamus. **c** Intraneuronaler Lafora-Körper bei Myoklonus-Epilepsie. **d** Myoklonus-Epilepsie mit leicht doppelbrechendem Strahlenkreuz in der Mantelzone des Lafora-Körperchens (links) und mit Best-positiven Glykogenkörpern unterschiedlicher Größe, die scheinbar frei im Neuropil liegen (rechts). **e** Myoklonus-Epilepsie mit intraneuronalen Stoffeinlagerungen, die Best-positiv sind. **f** Leuzinose (Ahorn-Sirup-Krankheit) mit spongiöser Gewebsauflockerung im Bereich der Rinden-Mark-Grenze

Morphologie

Die *Arterien* des gesamten Organismus weisen *vermehrte Schlängelungen und eine Elongation* auf, die bedingt ist durch Strukturanomalien der elastischen Membranen, die teils fragmentiert, teils verdoppelt und aufgesplittert sind[136].

Im Vordergrund stehen aber die *Hirnveränderungen:* Die Großhirnrinde kann das Bild einer *Mikropolygyrie* aufweisen. Makroskopisch findet sich im übrigen eine unterschiedlich stark ausgeprägte *Kleinhirnrindenatrophie. Mikroskopisch* sind am charakteristischsten diese Kleinhirnrindenveränderungen mit einer deutlichen Rarefizierung der Purkinje- und Körnerzellen. Bei HE-Färbungen erscheint die Grenze der Purkinjezellen eigenartig verwaschen. Silberimprägnationen zeigen, daß dies durch spitze, nadelförmige bis pfeilartige Vorsprünge der Zellmembran bedingt ist.

Diesen „Sprouts" entspricht *elektronenmikroskopisch eine große Zahl somatischer Spines*, die z.T. vergrößerten präsynaptischen Endigungen angelagert sind, wobei die postsynaptische Membran auffallend verdickt ist. Z.T. weisen die Spines aber auch keine Anlehnung an präsynaptische Endigungen auf[96]. Die *Purkinjezelldendriten* sind vielfach *stark verbreitert* und innerhalb der insgesamt verdünnten Molekularschicht Hirschgeweih-ähnlich aufgetrieben.

Neben diesem recht spezifischen Befund an der Kleinhirnrinde weisen einige Fälle schwere *Großhirn-Markdestruktionen und Rindennekrosen* auf. Diese Veränderungen sind wahrscheinlich die *Folge der Gefäßwandanomalien*. Insoweit bestehen Ähnlichkeiten mit dem Bild der Homozystinurie (▷ S. 526)[136].

Amyloidose

Neben der kongophilen Angiopathie sind zentrales und peripheres Nervensystem in seltenen Fällen auch Manifestationsort einer (primären Par-)Amyloidose. *Adventitia und Media der Arteriolen* sind dabei bevorzugt von den Amyloidablagerungen betroffen. Das hierfür charakteristische Krankheitsbild ist die in Portugal *familiär vorkommende Paramyloidose (Mittelmeerfieber)*.

Klinik
Die Krankheit äußert sich durch gastrointestinale Beschwerden, distale Parästhesien, später einsetzende Störungen der Temperatur-, Schmerz- und Berührungsempfindung sowie distal betonte Muskelatrophien. Die Krankheit setzt um das *30. bis 40. Lebensjahr* ein, zeigt keine Geschlechtsbevorzugung und dauert 7 bis 10 Jahre.

Morphologie
Im Vordergrund stehen Veränderungen am *peripheren Nervensystem*. Hier finden sich *plaqueförmige Amyloideinlagerungen im Endoneurium*, die sekundär die Markscheiden, seltener auch die Axone schädigen können. Flokkulär kommen sie im Perineurium vor, das unter Bevorzugung der Gefäßwände diffus durchsetzt sein kann. Die Amyloidfibrillen liegen *extrazellulär*.

Das *Zentralnervensystem* ist vor allem in den nicht mit einer Blut-Hirn-Schranke versehenen Arealen betroffen, nämlich am *Plexus chorioideus* und an den *zirkumventrikulären Organen*. Subpiale und subependymale Strukturen können ebenfalls von Amyloidablagerungen betroffen sein, ebenso die Leptomeningen.

Selten kann hierdurch eine vaskuläre Rindenschädigung verursacht sein. Das Amyloid ist durch seine *typischen Färbungseigenschaften (Kongophilie, grüne Doppelbrechung)* gut erkennbar.

Myoklonusepilepsie

Synonym
Unverricht-Lundborgsche Krankheit

Es handelt sich wahrscheinlich nicht um eine Krankheitseinheit. Zumindest können unterschieden werden

• der *Laforatyp*, in der Pubertät einsetzend und rasch progredient mit generalisierten Krämpfen, Myoklonien und Demenz zum Tode führend, wobei im ZNS Lafora-Körper anzutreffen sind,
• der *Unverricht-Lundborg-Typ*, um das 10. Lebensjahr langsamer und milder verlaufend einsetzend, ohne schwerere Demenz und ohne Laforakörper, und
• eine *autosomal-dominante Variante* mit atypischem Verlauf[149].

In Finnland kommt eine *adulte Sonderform* mit milderem Verlauf vor[124]. Wir beschränken uns in der Darstellung auf den *Laforatyp*.

Klinik
Juvenil einsetzende, innerhalb von wenigen Jahren zum Tode führende Krankheit, bei der zunächst *große Krampfanfälle* auftreten, nach 2 bis 3 Jahren zusätzlich *Myoklonismen* und eine *progrediente Demenz*.

Biochemie
Bei einem Patienten mit Myoklonus-Epilepsie, der aber nicht autoptisch als Lafora-Typ gesichert ist und der in den Knochenmarkslymphozyten Vakuolen mit granulärem Material aufwies, bestand eine *erhöhte Glykoproteinausscheidung im Urin*, gedeutet als *Glykopeptidose*[59].

Morphologie
Das Bild ist beim Lafora-Typ charakterisiert durch die Einlagerung der sogenannten *Laforakörper*. Es handelt sich um *runde, scharf abgegrenzte Zytoplasmaeinschlüsse*, die vielfach eine schlecht färbbare Mantelzone aufweisen, bei der bei schwacher Doppelbrechung konzentrisch-radiäre Strukturen sichtbar werden (Abb. 5.13 e u. d). Im Zentrum findet sich eine stärkere Doppelbrechung des „Kerns‘, vielfach unter dem Bild des Malteserkreuzes[195]. Die Einschlüsse sind stark *Best-positiv* und geben eine *Alzianblau-* sowie eine *schwache PAS-Reaktion*. Daneben trifft man in einigen Fällen auch auf ebenfalls Best-positive Körperchen, die als scheinbar freie Niederschläge von unterschiedlicher Größe im Neuropil liegen (Abb. 5.13 d) oder bei denen – soweit innerhalb des Perikaryons der Nervenzellen – der radiäre Strahlenkranz fehlen kann (Abb. 5.13 e).

Die Laforakörper finden sich in *Axonen* und *Dendriten der Nervenzellen* unter gewisser Bevorzugung der Großhirnrinde und des Kleinhirn-Zahnkerns. Die Zahl der Nervenzellen ist in den betroffenen Regionen reduziert, doch ist hierbei auch die Frage begleitender Krampfschädigungen zu berücksichtigen. Die Myoklonuskörper enthalten *saure MPS*.

Analoge Einlagerungen, allerdings nicht in Form typischer Laforakörper, sondern als unschärfer begrenzte, polymorphe *homogene Einschlüsse* sind auch in der *Skelett- und Herzmuskulatur,* sowie in Leberzellen beobachtet worden[90].

Adulte Polysaccharidose

Bei diesem erst in *mittlerem Lebensalter* einsetzenden Krankheitsbild, das mit einer *ausgeprägten Muskelschwäche*, mit *sensorischen Störungen* und einer *progressiven Demenz* einhergeht, sind wie bei der Myoklonusepilepsie *Einlagerungen* sichtbar, die Laforakörpern ähneln, aber im Gegensatz zu diesen wesentlich polymorpher sind und letztlich an Corpora amylacea erinnern. Im *Marklager* bestehen kleinzystische Neroseherde und Entmarkungen in Verbindung mit einer Minderung der Oligodendrozytenzahl. Die reaktiven Astrozyten weisen vielfach bizarre hyperchromatische Kerne auf. In den geschädigten und den ungeschädigt wirkenden Markregionen sieht man diese *Sphäroide* scheinbar frei liegen, manchmal mit einem dichteren inneren Kern bei weniger gefärbter Mantelzone. Die Sphäroide finden sich auch in Groß- und Kleinhirnrinde. In der Substantia nigra und im Nucleus gracilis sind sie besonders ausgeprägt, wobei die basophilen Sphäroide, die krankheitsspezifisch zu sein scheinen, von den eher eosinophilen neuroaxonalen Sphäroiden zu unterscheiden sind.

Analoge basophile Einlagerungen fanden sich auch in den *Myokardzellen*, in den *Hepatozyten*, in den *glatten Muskelzellen des Darms* und der *Gefäßwände*. Histochemisch sind die Sphäroide stark *PAS-positiv*. Sie reagieren im übrigen wie die Corpora amylacea.

Elektronenmikroskopisch enthalten sie granuläre und feinfilamentöse Strukturen. Das Hirngewebe weist einen erhöhten Gehalt an Polysacchariden auf, die dem *Aflopektin* entsprechen. Das *periphere Nervensystem* ist nur gering beteiligt. Die zu Grunde liegende Stoffwechselstörung ist noch nicht ausreichend geklärt[169].

Neuropathologische Schädigungen bei Störungen des Aminosäurestoffwechsels

Für eine Reihe von Krankheiten des Aminosäurestoffwechsels bietet die neuropathologische Untersuchung ein relativ einheitliches Bild, das nosologische Aufgliederungen in einzelne dieser biochemisch wohldefinierten Störungen nicht erlaubt.

Gemeinsam ist den hier zu behandelnden Krankheiten das *Einsetzen in frühem Kindesalter*, meist schon in den *ersten Lebenswochen*, mit Zeichen einer *schweren zerebralen Schädigung* bei allgemeiner Entwicklungsstörung, die sich auch in Form einer Trinkschwäche, einer Apathie und einer erhöhten Reizbarkeit äußern kann.

Je nach dem zu Grunde liegenden Aminosäurendefekt treten Ketosen oder dekompensierte Azidosen auf.

Die in Frage kommenden Krankheiten sind aus der Gruppe der Hyperglyzinämien die
- ketotische Hyperglyzinämie[9,183]
- nicht-ketotische Hyperglyzinämie[126,183,197]
- Methylmalonazidurie[127,166]

von den übrigen Aminosäurenstoffwechselstörungen die

- Phenylketonurie[66,113,131,139,155]
- Ahornsirupkrankheit (Valin-, Leuzin-, Isoleuzin-Stoffwechselstörung)[167], schließlich die
- Homozystinurie[75,89,170,182,191,222] und das
- Lowe-Syndrom[99,117,226]

Hinsichtlich der zu Grunde liegenden biochemischen Defekte und der Varianten der klinischen Diagnostik und der Möglichkeiten der diätetischen Therapie wird auf die entsprechende pädiatrische Literatur bzw. auf die biochemischen Grundlagenwerke verwiesen.

Morphologie

Neuropathologisch steht im Vordergrund der Schädigungen und als ein recht einheitlich alle genannten Krankheiten betreffendes Syndrom eine im allgemeinen nicht stark ausgeprägte *Markscheidenabblassung* in Verbindung mit einer Gliafaservermehrung im Bereich des ganzen Großhirn- und Kleinhirnmarklagers, vielfach auch im Bereich der Stränge des Rückenmarkes. Diese Markscheidenschädigung wird nicht als Zeichen einer Demyelinisierung wie bei einer Leukodystrophie aufgefaßt, sondern als Ausdruck einer *Markscheidenbildungsstörung*, die kausal mit dem gestörten Aminosäurenstoffwechsel zusammenhängt[131,167,183]. Neben der Dysmyelinisation finden sich *spongiöse Gewebsauflockerungen,* die eine gewisse Bevorzugung an den Grenzen der grauen und weißen Substanz innerhalb des Großhirns aufweisen (Abb. 5.13f), so also an der Rindenmarkgrenze der Stammganglien[9]. Die spongiösen Veränderungen können aber auch im Bereich des Hirnstamms und in den langen Bahnen der Medulla oblongata sowie des Rückenmarkes stark ausgeprägt sein[183].

• *Hyperglyzinämien* kommen in ketotischer und nicht-ketotischer Form im Zusammenhang mit Zerebralschäden vor. Bei der Propionazidämie und bei der Methylmalonazidämie – letztere therapeutisch durch B 12-Vitamingaben beeinflußbar – ist die Hyperglyzinämie mit einer Ketose verbunden. Die Glyzinspiegel sind im Serum, nicht dagegen im Liquor und Gehirn erhöht. Die Erhöhung ist bedingt durch die Zerfallsprodukte verzweigtkettiger Aminosäuren. Bei der nicht-ketotischen Hyperglyzinämie ist Glyzin im Liquor und im Gehirn deutlich erhöht. Die Erhöhung findet eine Erklärung durch eine starke Herabsetzung oder ein Fehlen der Aktivität des Glyzinabbauenden Enzyms. Die Glyzinanreicherung fand sich vor allem im Putamen und Pallidum sowie in der Kleinhirnrinde[48].

Bei der

• *nicht-ketotischen Hyperglyzinämie* und bei der
• *Ahornsirupkrankheit* ist das Kleinhirnmarklager besonders ausgeprägt von den spongiösen Veränderungen betroffen. Sudanophile Fettkörnchenzellen als Hinweis auf einen Markscheidenabbauprozeß sind ausgesprochen selten und beschränken sich im wesentlichen auf das Bild der Myelinisationsglia mit ihrem physiologisch hohen Gehalt an feinsten Fettröpfchen. Auch insofern entspricht der Befund nicht dem einer Leukodystrophie. Die neuronalen Elemente sind in der Regel relativ gut erhalten, abgesehen von Lichtungen des Körnerzellbestandes bei der
• *Methylmalonazidurie*[166]. Die Dysmyelinisierungsvorgänge bevorzugen die entwicklungsgeschichtlich jungen Systeme. Die spongiösen Veränderungen sind

vielfach stark ausgeprägt auch im Tractus opticus und in den Sehnerven selbst. *Elektronenmikroskopisch* wurden bei der

• *Phenylketonurie* zebrakörperähnliche Einlagerungen in Oligodendrogliazellen beobachtet[155]. Sie sind komplexer als die im Perikaryon von Nervenzellen vorkommenden Zebrakörper bei den Mukopolysaccharidosen.

Beim

• *Lowe-Syndrom* (Entwicklungsverzögerung, Katarakt oder Glaukom, tubuläre Nephropathie, Aminoazidurie) sind im Gegensatz zu den übrigen Aminosäurenstoffwechselstörungen bei elektronenmikroskopischer Untersuchung des *Nervus suralis* Veränderungen an Axonen und in geringerem Grade auch an den Markscheiden erkennbar, die als *dying-back-Phänomen* gedeutet wurden[59]. Darüberhinaus wurden Fälle mit Mikropoly- und Pachygyrien sowie mit dem Bild einer sudanophilen diffusen Entmarkungskrankheit beschrieben[114, 226].

Homozystinurie

Da diese angeborene Stoffwechselkrankheit im allgemein-pathologischen Teil (▷ S. 536) ausführlich abgehandelt wird, soll hier nur kurz auf die *neuropathologischen Aspekte* hingewiesen werden.

Die Homozystinurie ist neuropathologisch wegen der möglichen Fehldeutung als zirkulatorisch bzw. thromboembolisch bedingter Perinatalschaden von Bedeutung. Im Vordergrund steht die starke Thromboseneigung.

Morphologie
Das ZNS weist oft schwere, unsystematisch verteilte *Nekrosenarben* auf, die durch unsystematisch verteilte Thrombosen unterschiedlichen Organisationsgrads und -alters bedingt sind. Es sind sowohl leptomeningeale als auch intrazerebrale Gefäße vorwiegend venösen Charakters betroffen[75,107,170,12,190,222].

Endogene Psychosen

Neuroradiologische Befunde

Bereits mit pneumenzephalographischen Methoden war bei bestimmten Schizophrenieformen mit remissionslos mindestens drei Jahre bestehenden Symptomen eine Ventrikelerweiterung festgestellt worden[97a]. Diese Befunde fanden durch computertomographische Untersuchungen teils keine Bestätigung[68a, 104a, 146a], teils wurden aber auch im CT *Erweiterungen* speziell *des*

3. Ventrikels festgestellt. Sie betrafen vor allem Patienten mit sognannten negativen (bzw. minus −) Symptomen wie einer affektiven Abflachung, Denkstörungen oder einer dementiellen Entwicklung[10a, 73].

Erweiterungen des dritten Ventrikels wurden hierbei auch bereits vor Einsetzen einer Therapie beschrieben[228a]. Dies ist insofern bedeutsam, als die Frage morphologischer oder auch biochemischer Befunde bei endogenen Psychosen meist deswegen nicht eindeutig beantwortet werden kann, weil nicht entschieden werden kann, ob Abweichungen von Kontrollbefunden Folge der Psychose oder der eingeleiteten medikamentösen Behandlung sind.

Neuropathologische und neurochemische Befunde

Schon die Schule von O. und C. Vogt hatte auf neuronale Veränderungen im Thalamus[218a], im Pallidum und Striatum hingewiesen[99a,207b,223a]. Die damaligen Untersuchungen waren methodisch umstritten und fanden keine allgemeine Anerkennung. Erst über den Weg der Erforschung der Psychopharmaka-, insbesondere der Neuroleptikawirkungen ergaben sich neue Ansätze zu einer neuropathologische Erforschung der endogenen Psychosen. Methodisch am Anfang standen die fluoreszenzoptischen Untersuchungen zum Katecholaminstoffwechsel, mit deren Hilfe aber noch kein eindeutiger Befund beim Vergleich der Gehirne chronisch Schizophrener und Nicht-Schizophrener gefunden werden konnte[153a]. Mitteilungen über eine Lichtung des Nervenzellbestandes in der Großhirnrinde[42a] oder über *Ansammlungen granulären und vesikulären Materials an den Axon-Oligodendroglia-Berührungsflächen*[141b] blieben Einzelbeobachtungen ohne allgemeinen Widerhall. Ähnliches gilt für die Diskussion über *Fasergliosen um den Aquaedukt* und in den periventrikulären Strukturen des Zwischenhirns[207b], für Spekulationen über eine mögliche *slow virus-Infektion*[220a] oder auch über die Bedeutung von *Hirnasymmetrien* mit Funktionsstörungen der linken Hemisphäre[141a] speziell des linken Frontallappens[147a]. Der letztgenannte Befund fand allerdings eine interessante Bestätigung durch Messungen der Änderungen der lokalen Hirndurchblutung während der Lösung standardisierter Aufgaben[101a].

Bedeutungsvoller erscheinen Untersuchungen über die Rolle limbischer Einflüsse auf die in das limbische System integrierten Anteile des Striatum (Nucleus accumbens, Tuberculum olfactorium, Nucleus striae terminalis)[207a]. Dieses *limbische Striatum* ist ebenso wie das Neostriatum (Caudatum und Putamen) gewissermaßen eine *Filterstation zwischen dem Input aus Neokortex und limbischer Rinde* einerseits *sowie dem Hirnstamm und Hypothalamus* andererseits. Hierbei spielen dopaminerge und serotoninerge Nervenendigungen eine wesentliche Rolle. *Serotonin und Katecholamine wirken an den zentralen Synapsen gegensinnig.* Die Erfahrungen mit der Reserpin-Therapie der Schizophrenien führte bald zu der *Hypothese, daß bei der Schizophrenie eine Übererregbarkeit des dopaminergen Systems* besteht, – gewissermaßen das funktionelle Gegenstück zum Parkinsonismus als Folge einer Verarmung an dopaminergen Impulsen im Striatum. Der *medikamentöse Parkinsonismus,* der während der neuroleptischen Behandlung von Psychosen auftritt, ist Ausdruck dieser polaren Verhältnisse[39]. Dem gesteigerten Dopamin-turnover bei schizophrenen Patienten wurde eine herabgesetzte Serotoninfunktion an die Seite gestellt und damit einer Dopaminhypothese eine Indolaminhypothese[131a].

Bei der *Dopamin-Hypothese* wird von einer gesteigerten präsynaptischen dopaminergen Aktivität, einer insuffizienten Inaktivierung der Überträgersubstanz und einer gesteigerten Empfindlichkeit dopaminerger D 2-Rezeptoren ausgegangen[179a]. Diese D 2-Rezeptoren wurden bei Schizophrenen neuropathologisch untersucht und mit Kontrollfällen verglichen. Im Striatum, insbesondere *im Nucleus accumbens,* wurde hierbei eine *erhöhte Rezeptorendichte* nachgewiesen, sofern Schizophrene mit Langzeit-Neuroleptika behandelt worden waren[179a]. Die *Überempfindlichkeit solcher D 2-Rezeptoren* nach Langzeit-Neuroleptika-Behandlung wurde auch als *Ursache der Spät-Dyskinesien* aufgefaßt[179b].

Neben der Bedeutung katecholaminerger und – vor allem – dopaminerger Rezeptoren[40] sowie des Serotonins wurden auch Gammaaminobuttersäure (GABA)[171,181] und Noradrenalin in Verbindung mit der Psychoseentstehung gebracht[25,108]. *Im Liquor* ist der *GABA-Spiegel* bei chronisch Schizophrenen unabhängig von der Therapie signifikant *erhöht*[137].

Die neuroradiologische Erfahrung, wonach nur bei einem Teil der Schizophrenien mit Ventrikelerweiterungen zu rechnen ist, und wonach vor allem Fälle mit negativer Symptomatik (Sprachverarmung, emotionale Abflachung) pathologische Befunde aufweisen, führte zu der *Hypothese zweier prinzipiell verschiedener Schizophreniesyndrome*[44a]. Die erhöhte Zahl von Dopaminrezeptoren (bezogen auf Spiroperidol-Bindung) fand sich signifikant nur bei der Gruppe mit positiven klinischen Symptomen (Halluzinationen)[44a].

Anhaltspunkte für einen abnormen Noradrenalin (NE)-Stoffwechsel ergaben sich auf Grund erniedrigter Liquor- und Urinwerte des Noradrenalinmetaboliten 3-Methoxy-4-Hydroxyphenylglykol bei Depressiven.

Morphologisch werden zwei NE-Systeme angenommen, von denen das eine als dorsales Bündel im Locus coeruleus entspringt und den Kortex beeinflußt, während das andere, ventrale Bündel von verschiedenen pontinen und medullären Neuronengruppen ausgeht und den Hypothalamus, den Nucleus amygdalae und andere subkortikale Areale innerviert. Normalerweise wirken die Neurone des dorsalen Bündels hemmend auf die 5-HT-Neurone, die des ventralen Bündels dagegen stimulierend. Die Dopamin-Neurone werden andererseits durch das dorsale Bündel stimuliert, durch das ventrale gehemmt. Störungen beider NE-wirksamer Bündel können damit das Gleichgewicht der vier Zügel ändern und damit affektive Störungen begründen. Schäden im Locus coeruleus reduzieren Aufmerksamkeit und Spontanbewegung, außerdem die Aktivität der dopaminergen Neurone bei gesteigerter Aktivität der 5-HT-Neurone (5-HIAA-Anstieg). Gegenläufig wirken Schäden im ventralen Bündel.

Die NE-Abgabe ist u. a. abhängig von präsynaptischen Rezeptoren in den Nervenendigungen, zur Gruppe der α^2-Adrenorezeptoren gehörig. Ihre Stimulierung, z. B. durch Clonidin, vermindert die NE-Abgabe. Depression wäre verbunden mit einer erhöhten Empfindlichkeit der NE-Rezeptoren im Gehirn. Antagonistisch wiederum wirken die 5-HT-Neurone der Raphe, so daß deren Schädigung zur Gleichgewichtsverlagerung zugunsten der NE- und Dopamin-Neurone führt[119].

Morphologisch wurde auch ein reziprokes Verhalten des *Melaningehaltes* in der Substantia nigra und im Locus coeruleus beschrieben mit starkem Absinken des Nigra-Melaningehaltes bei Katatonen und erhöhten Werten im Locus coeruleus[106]. Dieser als Ausdruck einer Dopaminüberfunktion gedeutete Befund bedarf der Bestätigung und Ergänzung.

Neben den Katecholaminen bzw. Indolaminen wurden auch Neuropeptide, insbesondere *Endorphine* in Verbindung mit endogenen Psychosen gebracht. Begründet wurde dies z. B. mit erhöhten Konzentrationen endogener Neuropeptide im Liquor Schizophrener[217a]

Es bestehen begründete Hoffnungen, daß mittels verfeinerter Methoden der Transmitterdarstellung auch von Seiten der Morphologie in Zukunft mehr Licht in dieses dunkle Feld wahrscheinlich metabolischer Störungen gebracht werden kann.

Literatur

1.–6. Weiterführende Literatur (▷ S. 481)
7. Abe K, Matsuda I, Arashima S, Mitsuyama T, Oka Y, Ishikawa M (1976) Ultrastructural studies in fetal I-cell disease. Pediat Res 10: 669–676
8. Allen NE, Shuttleworth C, Clendenon NR, Gordon WA (1969) Cerebrospinal fluid β-glucuronidase activity in the diagnosis of Krabbe's leucodystrophy. Int Congr Series, no 193, Excerpta Med, Amsterdam, p 181
9. Anderson JM (1969) Spongy degeneration in the white matter of the central nervous system in the newborn: pathological findings in three infants, one with hyperglycinaemia. J Neurol Neurosurg Psychiat 32: 328–337
10. Anderson PJ, Popper H (1960) Changes in hepatic structure in Wilson's disease. Am J Path 36: 483–497
10a. Andreasen NC, Olsen SA, Dennert JW, Smith MR (1982) Ventricular enlargement in schizophrenia: Relationship to positive and negative symptoms. Am J Psychiat 139: 297–302
11. Andrews JM, Cancilla P (1970) Cytoplasmic inclusions in human globoid cell leukodystrophy. Arch Path 89: 53
12. Anzil AP, Gessaga E (1972) Late-life cavitating dystrophy of the cerebral and cerebellar white matter. Europ Neurol 7: 79–94
13. Argyrakis A, Pilz H, Goebel HH, Müller D (1977) Ultrastructural findings of peripheral nerve in a preclinical case of adult metachromatic leukodystrophy. J Neuropath Exp Neurol 36: 693–711
14. Arseni C, Nereantiu F, Nicolescu P (1973) The infantile form of diffuse sclerosis with meningeal angiomatosis. Neurology 23: 1297–1301
15. Austin JH (1958) Observations in metachromatic leucoencephalopathy. Trans Amer Neurol Ass 149–152

* 16. Austin JH (1978) Mental retardation, metachromatic leucodystrophy (sulfatide lipidosis, metachromatic leucoencephalopathy) In: Carter CH (ed) Medical aspects of mental retardation. Charles C Thomas, Springfield, p 768
17. Austin J, Armstrong D, Bischel M (1966) Patterns of sulphatase deficiency in four patients with metachromatic leucodystrophy (MLD); histochemical and biochemical correlations. J Neuropath Exp Neurol 25: 139–143
18. Austin JH, Balasubramanian AS, Pattabiraman TN, Saraswathi S, Basu DK, Bachhawat BK (1963) A controlled study of enzymic activities in three human disorders of glycolipid metabolism. J Neurochem 10: 805–816
19. Austin J, Suzuki K, Armstrong D, Brady R, Bachhawat BK, Schlenker J, Stumpf D (1970) Studies in globoid (Krabbe) leucodystrophy (GLD). V. Controlled enzymic studies in ten human cases. Arch Neurol 23: 502
20. Bach G, Zeigler M, Schaap T, Kohn G (1979) Mucolipidosis type IV ganglioside sialidase deficiency. Biochem Biophys Res Commun 90: 1341–1347
21. Barbeau A, Melancon S, Butterworth RF, Filla A, Izumi K, Ngo TT (1978) Pyruvate dehydrogenase complex in Friedreich's ataxia. In: Kark RAP, Rosenberg RN, Schut LJ (eds) Advances in neurology, vol 21. Raven Press, New York, pp 203–217
* 22. Basner R, Figura K von, Glössl J, Klein U, Kresse H, Mlekusch W (1979) Multiple deficiency of mucopolysaccharide sulfatases in mucosulfatidosis. Pediat Res 13: 1316–1318
23. Bearn AG (1972) Wilson's disease. In: (5) pp 1033–1050
24. Benz HU, Harzer K (1974) Metachromatic reaction of pseudoisocyanine with sulfatides in metachromatic leudodystrophy (MLD). Acta Neuropath 27: 177–180
25. Bergsma D, Goldstein AL (1978) (eds) Neurochemical and immunologic components in schizophrenia. Alan R Liss Inc, New York
26. Beutler E, Kuhl W (1975) Subunit structure of human hexosaminidase verified: Interconvertibility of hexosaminidase isozymes. Nature 258: 262–264
27. Bischoff A, Reutter FW, Wegman T (1967) Erkrankung des peripheren Nervensystems beim Morbus Gaucher. Schweiz med Wschr 97: 1139–1146
28. Bischoff A, Ulrich J (1969) Peripheral neuropathy in globoid cell leukodystrophy (Krabbe's disease): Ultrastructural and histochemical findings. Brain 92: 861
* 29. Blaw ME (1970) Melanodermic type leukodystrophy. In: Vinken PJ, Bruyn GW (eds) Handbook of clinical neurology, vol 10. North-Holland Publ Comp, Amsterdam, pp 128–133
30. Böttiger LE, Möllerberg H (1959) Increased copper content of hypertrophic myocardium. Acta med Scand 165: 413–416
30a. Bogaert L van, Edgar GWF, Karcher D (1961) Type orthochromatique (a substance soudanophile) diffus de la leucodystrophie familiale. Acta Neuropath 1: 289–307
31. Bogaert L van, Nyssen R (1936) Le type tardif de la leucodystrophie progressive familiale. Rev Neurol 65: 21–45
32. Bogaert L van, Scherer HJ, Epstein E (1937) Une forme cerebrale de la cholesterinose generalisée. Masson, Paris.
* 33. Boltshauser E, Wilson J (1976) Value of brain biopsy in neurodegenerative disease in childhood. Arch. Dis Childh 51: 264–268
34. Brady RO, Gal AE, Bradley RM, Martensson E, Warshaw AL, Laster L (1967) Enzymatic defect in Fabry's disease: Ceramide trihexosidase deficiency. N Engl J Med 276: 1163
35. Bugiani O, Borrone C (1975) Fucosidosis: A neuropathological study. In: Loeb C (ed) Italian society of neurology. Proceedings of Italian-Scandinavian Neurological Joint Meeting, Genova, Dec 3. Rivista Patologia Nervosa e Mentale, Firenze, Italien, pp 23–31
36. Butterworth J, Broadhead DM, Keay AJ (1978) Low arylsulphatase A activity in a family without metachromatic leukodystrophy. Clin Genet 14: 213–218
37. Cable WJL, Dvorak AM, Osage JE, Kolodny EH (1982) Fabry

disease: Significance of ultrastructural localization of lipid inclusions in dermal nerves. Neurology 32: 347–353

38. Callahan JW, Jones CS, Shankaran P, Gerrie J (1981) Sphingomyelinases and Niemann-Pick disease type C. In: Callahan JW, Lowden JA (eds) Lysosomes and lysosomal storage diseases. Raven Press, New York, p 205

39. Carlsson A (1976) Some aspects of dopamine in the basal ganglia. In: Yahr MD (ed) The basal ganglia. Raven Press, New York, pp 181–203

40. Carlsson A (1977) Does dopamine play a role in schizophrenia? Psychol Med 7: 585–597

41. Chazot G, Sassolas G, Kopp N, Trillet M, Schott B (1979) Adrénomyéloneuropathie: Forme adulte d'adrenoleucodystrophie. Rev Neurol 135: 211–220

42. Coleman M, Hart PN, Randall J, Lee J, Hijada D, Bratenahl CG (1977) Serotonin levels in the blood and central nervous system of a patient with sudanophilic leukodystrophy. Neuropädiat 8: 459–466

42 a. Colon EJ (1972) Quantitative cytoarchitectonics of the human cerebral cortex in schizophrenic dementia. Acta Neuropath 20: 1–10

43. Crocker AC (1961) The cerebral defect in Tay-Sachs disease and Niemann-Pick disease. J Neurochem 7: 69

44. Crome L, Hanefeld F, Patrick D, Wilson J (1973) Late onset globoid cell leucodystrophy. Brain 96: 841–848

44 a. Crow TJ (1982) Two syndromes in schizophrenia? TINS 5: 351–354

45. Danks DM, Campbell PE, Stevens BJ, Mayne V, Cartwright E (1972) Menkes's kinky hair syndrome. An inherited defect in copper absorption with widespread effects. Pediatrics 50: 188–201

46. Dayan AD (1967) Peripheral neuropathy of metachromatic leucodystrophy: Observations on segmental demyelination and remyelination and the intracellular distribution of sulphatide. J Neurol Neurosurg Psychiat 30: 311

* 47. Desnick RJ, Klionsky B, Sweeley CC (1968) Fabry's disease (α-galactosidase A deficiency). In: Stanbury JB, Wyngaarden JB, Fredrickson DS (eds) The metabolic basis of inherited disease, 4th edn. McGraw-Hill Book Company, New York, p 810

48. Diezel PB, Martin K (1966) Hyperglycinämie (Glycinose) mit familiärer idiopathischer Hyperglycinurie. Dtsch Med Wschr 91: 2249–2254

49. DiFerrante N, Ginsberg LC, Donnelly PV, DiFerrante D, Caskey CT (1978) Deficiencies of glucosamine-6-sulphate or galactosamine-6-sulphate sulfatases responsible for different mucopolysaccharidoses. Science 199: 79–81

50. Divry P, Bogaert L van (1946) Une maladie familiale caractérisée par une angiomatose diffuse corticoméningée noncalcifiante et une demyélinisation progressive de la substance blanche. J Neurol Neurosurg Psychiat 9: 41–45

51. Djaldetti M, Fishman P, Bessler H (1979) The surface ultrastructure of Gaucher cells. Am J Clin Path 71: 146–150

52. Dolman CL, Chang E, Duke RJ (1973) Pathologic findings in Sandhoff disease. Arch Path 96: 272–275

53. Dubois G, Harzer K, Baumann N (1977) Very low arylsulfatase A and cerebroside sulfatase activities in leukocytes of healthy members of metachromatic leukodystrophy family. Am J Hum Genet 29: 191–194

54. Dunn HG, Dolman CL, Farrell DF, Tischler B, Hasinoff C, Woolf LI (1976) Krabbe's leukodystrophy without globoid cells. Neurology 26: 1035–1041

55. Eibl KH (1977) Serienbestimmungen der Arylsulfatase A bei 214 Blutspendern mit der Frage der Erfassung heterozygoter Überträger der metachromatischen Leukodystrophie. Inaug. Diss., Tübingen

56. Elleder M, Jirasek A (1981) Histochemical and ultrastructural study of Gaucher cells. Acta Neuropath Suppl VII: 208–210

57. Elleder M, Smid F, Harzer K, Cihula J (1980) Niemann-Pick disease. Virch Arch path Anat Histol 385: 215–231

58. Farrell DF, MacMartin MP, Clark AF (1979) Multiple molecular forms of arylsulfatase A in different forms of metachromatic leukodystrophy (MLD). Neurology 29: 16–20

59. Federico A, Guazzi G, Fruschelli C (1981) Glycopeptidosis: A new inherited disorder of glycoconjugate metabolism affecting the central nervous system. J Inher Metab Dis 4: 141–142

60. Figura K von, Kresse H (1976) Sanfilippo disease type B: Presence of material cross reacting with antibodies against α-N-acetyl-glucosaminidase. Eur J Biochem 6: 581–588

61. Fischer G, Jatzkewitz H (1977) The activator of cerebroside sulphatase. Biochem Biophys Acta 481: 561–572

62. Fischer G, Jatzkewitz H (1978) The activator of cerebroside sulphatase. A model of the activation. Biochem Biophys Acta 528: 69–76

*63. Fredrickson DS, Ferrans VJ (1978) Acid cholesteryl ester hydrolase deficiency (Wolman's disease and cholesteryl ester storage disease). In: Stanbury JB, Wyngaarden JB, Fredrickson DS (eds) The metabolic basis of inherited disease, 4th edn. McGraw-Hill Book Company, New York, p 670

* 64. Fredrickson DS, Sloan HR (1972) Glucosyl ceramide lipidoses: Gaucher's disease. In: Stanbury JB, Wyngaarden JB, Fredrickson DS (eds) The metabolic basis of inherited disease, 3rd edn. MacGraw-Hill Company, New York, p 730

* 65. Fredrickson DS, Sloan JR (1972) Sphingomyelin lipidoses: Niemann-Pick disease. In: Stanbury JB, Wyngaarden JB, Fredrickson DS (eds) The metabolic basis of inherited disease 3rd edn. McGraw-Hill Book Company, New York, p 783

66. Friedman PA, Kaufman S, Kang ES (1972) Nature of the molecular defect in phenylketonuria and hyperphenylalaninaemia. Nature 240: 157–159

67. Galjaard H (1976) Genetische Heterogenität angeborener Stoffwechselstörungen. Münch med Wschr 118: 615–618

68. Garrod AE (1908) Inborn errors of metabolism (Croonian Lectures). Lancet 2: 1, 73, 142, 214

68 a. Gattaz WF, Kasper S, Kohlmeyer K, Beckmann H (1981) Die kraniale Computertomographie in der Schizophrenieforschung. Fortschr Neurol Psychiat 49: 286–291

69. Ghatak NR, Fleming DF, Hinman A (1977) Neuropathology of Sanfilippo syndrome. Ann Neurol 2: 161–166

70. Gilbert EF, Dawson G, Zu Rhein GM, Opitz JM, Spranger JW (1973) I-cell disease, mucolipidosis II. Z Kinderheilk 114: 259–292

71. Goebel HH, Argyrakis A, Shimokawa K, Seidel D, Heipertz R (1980) Adult metachromatic leukodystrophy. IV. Ultrastructural studies on the central and peripheral nervous system. Eur Neurol 19: 294–307

72. Goebel HH, Zeman W, Pilz H (1975) Significance of muscle biopsies in neuronal ceroid-lipofuscinoses. J Neurol Neurosurg Psychiat 38: 985–993

73. Goka TJ, Stevenson RE, Hefferan PM, Howell RR (1976) Menkes disease: A biochemical abnormality in cultured human fibroblasts. Proc Nat Acad Sci 73: 604–606

73 a. Gross G, Huber G, Schüttler R (1982) Computerized tomography studies on schizophrenic diseases. Arch Psychiat Nervenkr 231: 519–526

74. Goutieres F, Arsenio-Nunes ML, Aicardi J (1979) Mucolipidosis IV. Neuropädiat 10: 321–332

75. Gröbe H, Müller KM (1978) Homozystinurie. Dtsch Ärztebl 43: 2485–2493

76. Grover WD, Johnson WG, Henkin RI (1979) Clinical and biochemical aspects of trichopoliodystrophy. Ann Neurol 5: 65–71

77. Gullotta F, Heyer R, Tropitzsch G, Hormes R, Citoler P (1970) Ungewöhnliche orthochromatische Leukodystrophie bei drei Geschwistern. Neuropädiat 2: 173–186

78. Gustavson KH, Hagberg B (1971) The incidence and genetics of metachromatic leucodystrophy in Northern Sweden. Acta Paediat Scand 60: 585–590

79. Gustavson KH, Hagberg B, Hagberg G, Sars K (1977) Severe mental retardation in a Swedish county. II. Etiologic and patho-

genetic aspects of children born 1959–1970. Neuropädiat 8: 293–304

80. Hagberg B (1963) The clinical diagnosis of Krabbe's infantile leucodystrophy. Acta Paediat Scand 52: 213

81. Hagberg B (1963) Clinical symptoms, signs and tests in metachromatic leucodystrophy. In: Folchi-Pi J, Bauer H (eds) Brain lipids and lipoproteins and the leucodystrophies. Elsevier, Amsterdam, pp 134–146

82. Hagberg B, Haltia M, Sourander P, Svennerholm L, Vanier MT, Ljunggren CG (1977) Neurovisceral storage disorder simulating Niemann-Pick disease. Neuropädiat 9: 59–73

83. Hagberg B, Sourander P, Svennerholm L (1963) Diagnosis of Krabbe's infantile leukodystrophy. J Neurol Neurosurg Psychiat 26: 195

84. Hahn AF, Gordon BA, Gilbert JJ, Hinton GG (1981) The AB-variant of metachromatic leukodystrophy (postulated activator protein deficiency). Acta Neuropath 55: 281–287

84a. Hakola HPA, Järvi OH, Sourander P (1970) Osteodysplasia polycystica hereditaria combined with sclerosing leucoencephalopathy, a new entity of the dementia praesenilis group. Acta Neurol Scand, Suppl 43: 79–80

85. Hall CW, Cantz M, Neufeld EF (1973) A β-glucuronidase deficiency mucopolysaccharidosis: studies in cultures fibroblasts. Arch Biochem Biophys 155: 32–38

86. Hallervorden J (1961) Die Markscheidenentwicklung und die Rosenthalschen Fasern. Tsch Z Nervenheilk 181: 547–580

87. Haltia T, Palo J, Haltia M, Icén A (1980) Juvenile metachromatic leukodystrophy. Arch Neurol 37: 42–46

88. Hara K, Oohira A, Nogami H, Watanabe K, Miyazaki S (1979) Kinky hair disease. Biochemical histochemical, and ultrastructural studies. Pediat Res 13: 1222–1226

89. Harker LA, Slichter SJ, Scott CR, Ross R (1974) Homocystinemia. N Engl J Med 291: 537–543

90. Harriman DGF, Millar JHD (1955) Progressive familial myoclonic epilepsy in three families: Its clinical features and pathological basis. Brain 78: 325–349

91. Harzer K (1979) Erkennung unheilbarer, erblicher Stoffwechselkrankheiten vor der Geburt. Med Welt 30: 1810–1816

92. Harzer K (1980) Enzymic diagnosis in 27 cases with Gaucher's disease. Clin Chim Acta 106: 9–15

93. Harzer K (1980) Pränataldiagnostik erblicher Stoffwechselkrankheiten. Monatskurse Ärztl Fortbildung 30: 102–106

94. Henry EW, Rally R (1963) The renal lesion in angiokeratoma corporis diffusum (Fabry's disease). Canad Med Ass J 89: 206

* 95. Hers HG (1965) Inborn lysosomal diseases. Gastroenterol 48: 625–633

96. Hirano A, Llena JF, French JH, Ghatak NR (1977) Fine structure of the cerebellar cortex in Menkes kinky-hair disease. Arch Neurol 34: 52–56

97. Hirsch Th v, Peiffer J (1955) Über histologische Methoden in der Differentialdiagnose von Leukodystrophien und Lipoidosen. Arch Psychiat Z Neurol 194: 88–104

97a. Huber G (1957) Pneumencephalographische und psychopathologische Bilder bei endogenen Psychosen. Springer, Berlin Göttingen Heidelberg

98. Holländer H (1964) Über metachromatische Leukodystrophie. II. Relation zwischen Erkrankungsalter und Verlaufsdauer. Arch Psychiat Nervenkr 205: 300–305

99. Hooft C, Valcke R, Herpol J, Bogaert L v., Guazzi GC (1966) Neurologie et neuropathologie du syndrome de Lowe. J Neurol Sci 3: 353–373

99a. Hopf A (1952) Über histopathologische Veränderungen im Pallidum und Striatum bei Schizophrenie. In: Proceedings of the International Congress of Neuropathology. Vol 3. Rosenberg & Sellier, Turin pp 629–635

*100. Hopkins AP (1977) Fabry's disease (ceramide trihexosidase deficiency). In: Goldensohn ES, Appel SH (eds) Scientific approaches to clinical neurology. Lea & Febiger, Philadelphia, pp 1395–1398

101. Horanyi-Hechst B, Meyer A (1939) Diffuse sclerosis with preserved myelin islands: A pathological report of a case with a note on cerebral involvement in Raynaud's disease. J Ment Sci 85: 22–28

101a. Ingvar DH, Franzen G (1974) Abnormalities of cerebral blood flow distribution in patients with chronic schizophrenia. Acta Psychiat Scand 50: 425

102. Jatzkewitz H (1958) Zwei Typen von Cerebrosid-Schwefelsäureestern als sog. „Prälipoide" und Speichersubstanzen bei der Leukodystrophie, Typ Scholz (metachromatische Form der diffusen Sklerose). Hoppe-Seylers Z Physiol Chem 311: 279–282

103. Jatzkewitz H, Mehl E (1969) Cerebroside-sulphatase and arylsulphatase A deficiency in metachromatic leukodystrophy (ML). J Neurochem 16: 19–28

*104. Jatzkewitz H, Sandhoff K (1976) Sphingolipidspeicherkrankheiten als Beispiel einer molekularen Neuropathologie. Arch Psychiat Nervenkr 221: 213–225

104a. Jernigan TL, Zatz LM, Moses JA, Berger PA (1982) Computed tomography in schizophrenics and normal volunteers. Arch Gen Psychiat 39: 765–770

105. Kaback MM, Hirsch P, Roy C, Greenwald S, Kirk M (1978) Gene frequencies for Tay-Sachs (TSD) and Sandhoff's disease (SD) in Jewish and non-Jewish populations. Pediat Res 12: 452

106. Kaiya H (1980) Neuromelanin, neuroleptics and schizophrenia. Neuropsychobiol 6: 241–248

107. Kanwar YS, Manaligod JR, Wong PWK (1976) Morphologic studies in a patient with homocystinuria due to 5,10-methylenetetrahydrofolate reductase deficiency. Pediat Res 10: 598–609

108. Kety SS (1978) Keynote address: Schizophrenia: The challenge and the prospects of biologic research. In: Bergsma D, Goldstein AL (eds) Neurochemical and immunologic components in schizophrenia. Alan R Liss Inc, New York, pp 5–15

109. Kihara H, Parter MT, Fluharty AL, Scott ML, Flor de la SD, Trammell JL, Nakamura RN (1973) Metachromatic leukodystrophy: Ambiguity of heterozygote identification. Am J Ment Defic 77: 389–394

110. Kihara H, Ho CK, Fluharty AL, Tsay KK, Harlage PL (1980) Prenatal diagnosis of metachromatic leukodystrophy in a family with pseudo arylsulfatase A deficiency by the cerebroside sulfate loading test. Pediat Res 14: 224–227

110a. Kihara H (1982) Genetic heterogeneity in metachromatic leukodystrophy. Am J Hum Genet 34: 171–181

111. Klein U, Kresse H, Figura K v (1978) Sanfilippo syndrome type C: deficiency of acetyl-CoA: α-glucosaminide N-acetyltransferase in skin fibroblasts. Proc Natl Acad Sci USA 75: 5185–5189

112. Klenk E (1939–40) Beiträge zur Chemie der Lipoidosen. Niemann-Pick'sche Krankheit und amaurotische Idiotie. Hoppe Seyler Z Physiol Chem 262: 128

113. Knox WE (1972) Phenylketonuria. In: (5) pp 266–295

114. Kohn R, Mundel G (1969) Cerebro-hepato-renal syndrome. Helv Paediat Acta 24: 352–360

115. Kolkmann FW, Rana BN, Nützenadel W (1971) Zur Frage der Beziehungen zwischen Morbus Canavan (infantile spongiöse Neurodystrophie van Bogaert-Bertrand) und Pelizaeus-Merzbacherscher Krankheit. Neuropädiat 3: 305–324

116. Kolodny EH, Raghavan S, Spielvogel C, Gajewski A, Lacson AC, Jungalwala FB, Lott IT, Dulaney JT (1979) Genetic heterogeneity in aryl sulfatase A (ASA) deficiency. Neurology 29: 576

117. Kornfeld M, Snyder RD, MacGee J, Appenzeller O (1975) The oculo-cerebral-renal syndrome of Lowe. Arch Neurol 32: 103–107

118. Kornfeld M, Snyder RD, Wenger DA (1977) Fucosidosis with angiokeratoma. Arch Path Lab Med 101: 478–485

119. Kostowski W (1981) Brain noradrenaline, depression and antidepressant drugs: facts and hypothesis. TIPS 2: 314

120. Koto A, Horwitz AL, Suzuki K, Tiffany CW, Suzuki K (1978) The morquio syndrome: Neuropathology and biochemistry. Ann Neurol 4: 26–36

121. Kriel RL, Hauser WA, Sung JH, Posalaky Z (1978) Neuroanatomical and electroencephalographic correlations in Sanfilippo syndrome, type A. Arch Neurol 35: 838–843

122. Lake BD, Patrick AD (1970) Wolman's disease: Deficiency of E 600 resistant acid esterase activity with storage of lipids in lysosomes. Pediat 76: 263

123. Lapham LW (1972) Cytologic and cytochemical studies of neuroglia. Part 1: a study of the problem of amitosis in reactive protoplasmatic astrocytes. Am J Path 41: 1–21

124. Leino E, Partanen J, Helkala EL, Riekkinen PJ (1982) Clinical stages of progressive myoclonus epilepsy in adult patients. Acta Neurol Scand 65: 19–29

125. Leroy JG, Spranger J, Feingold M, Opitz JM, Crocker AC (1971) I-cell disease; a clinical picture. J Pediat 79: 360

126. Leupold D, Przyrembel H, Heymer D, Hilgarth R, Krüger C, Peiffer J, Bremer HJ (1974) Nichtketotische Hyperglycinämie. Z Kinderheilk 116: 95–114

127. Leupold D (1977) Methylmalonacidurie. Klin Wschr 55: 57–63

128. Li YT, Li SC (1981) Protein activators for the enzymic hydrolysis of G_M1- and G_M2-gangliosides. In: Callahan JW, Lowden JA (eds) Lysosomes and lysosomal storage diseases. Raven Press, New York, p 173

129. Li YT, Mazotta MY, Wan CC, Orth R, Li SC (1973) Hydrolysis of Tay-Sachs ganglioside by β-hexosaminidase A of human liver and urine. J Biol Chem 248: 7512–7515

130. Luderschmidt C, Schill WB, Burg D, Figura K v, Hübner G, Pongratz D (1979) Mucopolysaccharidose I–S (Morbus Scheie). Dtsch Med Wschr 104: 1482–1487

131. Malamud N (1966) Neuropathology of phenylketonuria. J Neuropath Exp Neurol 25: 254–268

131a. Mandell AJ, Knapp S (1978) Current research in the indoleamine hypothesis of affective disorders. In: Usdin E, Mandell AJ (eds) Biochemistry of mental disorders. Marcel Dekker, Inc., New York Basel p 61–81

132. Markesbery WR, Robinson RO, Falace PV, F rye MD (1980) Mucopolysaccharidoses: Ultrastructure of leukocyte inclusions. Ann Neurol 8: 332–336

133. Martin JJ, Ceuterick C (1978) Morphological study of skin biopsy specimens: A contribution to the diagnosis of metabolic disorders with involvement of the nervous system. J Neurol Neurosurg Psychiat 41: 232–248

134. Martin JJ, Deberdt R, Philippart M, Acker KJ van, Hooft C (1971) Peculiar dysmorphic syndrome with orthochromatic leucodystrophy. Acta Neuropath 18: 224–233

135. Martin LJJ, Guazzi GC, Lowenthal A, Maniewski J (1968) Dégénérescence tapéto-retinienne, surdité, myoclonies, démence, épilepsie avec présence d'acide α-amino-n-butyrique en excès. Contribution à l'etude des angiomatoses leptoméningées avet leucodystrophie soudanophile et abiotrophies complexes. J Neurol Sci 6: 217–236

136. Martin JJ, Flament-Durand J, Farriaux JP, Buyssens N, Ketelbant-Balasse P, Jansen C (1978) Menkes kinky-hair disease. A report on its pathology. Acta Neuropath 42: 25–32

137. MacCarthy BW, Gomes UR, Neethling AC, Shanley BC, Taljaard JJF, Potgieter L, Roux JT (1981) γ-Aminobutyric acid concentration in cerebrospinal fluid in schizophrenia. J Neurochem 36: 1406–1408

137a. Matsuyama H, Watanabe I, Mihm MC, Richardson EP (1978) Dermatoleukodystrophy with neuroaxonal spheroids. Arch Neurol 35: 329–336

*138. McKusick VA, Neufeld EF, Kelly TE (1978) The mucopolysaccharide storage diseases. In: Stanbury JB, Wyngaarden JB, Fredrickson DS (eds) The metabolic basis of inherited disease, 4th edn. McGraw-Hill Book Company, New York, pp 1282–1307

139. Meier C, Lütschg J, Vassella F, Bischoff A (1975) Progressive neural muscular atrophy in a case of phenylketonuria. Develop Med Child Neurol 17: 625–630

140. Meier C, Wiesmann U, Herschkowitz N, Bischoff A (1979) Morphological observations in the nervous system of prenatal mucopolysaccharidosis II (M. Hunter). Acta Neuropath 48: 139–143

141. Menkes JH, Corbo LM (1977) Adrenoleukodystrophy. Accumulation of cholesterol esters with very long chain fatty acids. Neurology 27: 928–932

*141a. Merrin EL (1981) Schizophrenia and brain asymmetry. J Nerv Ment Dis 169: 405–416

141b. Miyakawa T, Sumiyoshi S, Deshimaru M, Suzuki T, Tomonari H, Yasuoko F, Tatetsu S (1972) Electron microscopic study on schizophrenia. Acta Neuropath 20: 67–77

142. Miller AL, Freeze HH, Kress BC (1981) I-cell disease. In: Callahan JW, Lowden JA (eds) Lysosomes and lysosomal storage diseases. Raven Press, New York, p 271

143. Molzer B, Bernheimer H, Budka H, Pilz P, Toifl K (1981) Accumulation of very long chain fatty acids is common to 3 variants of adrenoleukodystrophy (ALD). J Neurol Sci 51: 301–310

144. Moser HW, Dulaney JT (1978) Sulfatide lipidosis: Metachromatic leukodystrophy. In: Stanbury JB, Wyngaarden JB, Fredrickson DS (eds) The metabolic basis of inherited disease, 4th edn. MacGraw-Hill Book Company, New York, pp 688–729

145. Moser HW, Moser AB, Kawamura N, Migeon B, O'Neull BP, Fenselau C, Kishimoto Y (1980) Adrenoleukodystrophy: Studies of the phenotype, genetics and biochemistry. Johns Hopkins Med J 147: 217–224

146. Müller H, Harzer K (1980) Partial purification of acid sphingomyelinase from normal and pathological (M. Niemann-Pick type C) human brain. J Neurochem 34: 446–448

147. Nagashima K, Endo H, Sakakibara K, Konishi Y, Miyachi K, Wey JJ, Suzuki Y, Onisawa J (1976) Morphological and biochemical studies of a case of mucopolysaccharidosis II (Hunter's syndrome). Acta Path Jap 26: 115–132

147a. Nasu T, Tsukahara Y, Terayama K (1973) A lipid metabolic disease – „Membranous lipodystrophy" – An autopsy case demonstrating numerous peculiar membrane-structures composed of compound lipid in bone and bone marrow and various adipose tissue. Acta Pathol Jpn 23: 539–558

147b. Neubürger K (1921) Histologisches zur Frage der diffusen Hirnsklerose. Z Neurol 73: 336–352

147c. Newlin DB, Carpenter B, Golden CJ (1981) Hemispheric asymmetries in schizophrenia. Biol Psychiat 16: 561

148. Nørby S (1980) Nomenclature of GM2-gangliosidoses. Clin Genet 17: 320–322

149. Norio R, Koskiniemi M (1979) Progressive myoclonus epilepsy: genetic and nosological aspects with special references to 107 Finnish patients. Clin Genet 15: 382–398

*150. O'Brien JS (1978) The gangliosidoses. In: Stanbury JB, Wyngaarden JB, Fredrickson DS (eds) The metabolic basis of inherited disease, 4th edn. McGraw-Hill Book company, New York, p 841

*151. O'Brien JS, Warner TG (1980) Sialidosis: delineation of subtypes by neuraminidase assay. Clin Genet 17: 35–38

152. Oehmichen M, Grüninger H (1974) Zur Entstehung von mehrkernigen Riesenzellen bei der experimentell-induzierten und spontanen Krabbeschen Krankheit. Beitr Path 153: 111–132

153. Okada S, O'Brien J (1969) Tay-Sachs disease: generalized absence of a beta-D-N-acetylhexosaminidase component. Science 165: 698

153a. Olson L (1974) Post-mortem fluorescence histochemistry of monoamine neuron systems in the human brain: A new approach in the search for a neuropathology of schizophrenia. J Psychiat Res 11: 199–203

154. O'Neill B, Butler AB, Young E, Falk PM, Bass NH (1978) Adultonset G_M2 gangliosidosis. Neurology 28: 1117–1123

155. Oteruelo FT (1976) „PKU bodies": Characteristic inclusions in the brain in phenylketonuria. Acta Neuropath 36: 295–305

156. Pallmann B, Sandhoff K, Berra B, Miyatake T (1980) Sialidase in brain and fibroblasts in three patients with different types of sialidosis. In: Svennerholm L, Mandel P, Dreyfus H, Urban PF

(eds) Structure and function of gangliosides. Plenum Press, New York, pp 401–414

157. Paterson MC, Smith PJ (1979) Ataxia telangiectasia: Louis-Bar. An inherited human disorder involving hypersensitivity to ionizing radiation and related DNA-damaging chemicals. Ann Rev Genet 13: 291–318

158. Peiffer J (1957) Zur formalen Genese der Globoidzellen bei der diffusen Sklerose vom Typus Krabbe. Arch Psychiat Z Neurol 195: 446–465

159. Peiffer J (1959) Über die metachromatischen Leukodystrophien (Typ Scholz). Arch Psychiat 199: 386

*160. Peiffer J, Zerbin-Rüdin E (1963) Zur Variationsbreite der Pelizaeus-Merzbacherschen Krankheit. Acta Neuropath 3: 87–107

161. Peiffer J (1968) Alexander's disease – really a leucodystrophy? Path Europ 3: 305–312

*162. Peiffer J (1970) Metachromatic leucodystrophy. In: Vinken PJ, Bruyn GW (eds) Handbook of clinical neurology, vol 10. North-Holland Publishing Company, Amsterdam, pp 43–66

*163. Peiffer J (1970) Familial type of leucodystrophy with microcephaly and pachygyria (Norman type). In: Vinken PJ, Bruyn GW (eds) Handbook of clinical neurology, vol 10. North-Holland Publishing Company, Amsterdam, pp 103–104

*164. Peiffer J (1970) The pure leucodystrophic forms of orthochromatic leucodystrophies (simple type, pigment type). In: Vinken PJ, Bruyn GW (eds) Handbook of clinical neurology, vol 10. North-Holland Publishing Company, Amsterdam, pp 105–119

*165. Peiffer J (1972) Stoffwechselkrankheiten des Gehirns. Dtsch Ärztebl 69: 2931–2941

166. Peiffer J, Bierich J, Bremer HJ (1974) Methylmalonazidurie, eine therapierbare Ursache spongiöser Hirndystrophie. Zbl allg Path 118: 541

167. Peiffer J, Solcher H (1965) Zur Morphologie der Ahornsirupkrankheit. Exc Med Intern Congress Series no 100. Proceedings of the Vth International Congress of Neuropathology, Zürich, Sept 1965, p 164

168. Pentchev PG, Barranger JA (1978) Sphingolipidoses: molecular manifestations and biochemical strategies. J Lipid Res 19: 401–409

169. Peress NS, DiMauro S, Roxburgh VA (1979) Adult polysaccharidosis. Arch Neurol 36: 840–845

170. Perry TL, Hansen S, Bar HP, MacDougall L (1966) Homocystinuria: Excretion of a new sulfur-containing amino acid in urine. Science 152: 776–778

171. Perry TL, Kish SJ, Buchanan J, Hansen S (1979 b) Gammaaminobutyric acid deficiency in brain of schizophrenic patients. Lancet 1: 237–239

172. Peters SP, Lee RE, Glew RH (1977) Gaucher's disease, a review. Medicine 56: 425–442

173. Phillipart M (1978) Clinical and biochemical pathophysiology of ataxia in the sphingolipidoses. In: Kark RAP, Rosenberg RN, Schut LJ (eds) The inherited ataxias: Biochemical, viral and pathological studies, chap 9. Raven Press, New York, pp 131–149

174. Pietrini V, Tagliavini F, Pilleri G, Trabattoni CR, Lechi A (1979) Orthochromatic leukodystrophy with pigmented glial cells. Acta Neurol Scand 59: 140–147

*175. Pilz H, Figura K von, Goebel HH (1979) Deficiency of arylsulfatase B in 2 brothers aged 40 and 38 years (Maroteaux-Lamy syndrome, type B). Ann Neurol 6: 315–325

*176. Pilz H, Heipertz R, Seidel D (1979) Diagnostisches Vorgehen bei Patienten mit Verdacht auf Vorliegen einer spätmanifesten Sphingolipidose oder verwandten Krankheit und neurologisch-psychiatrischer Symptomatik. Nervenarzt 50: 749–761

176 a. Poser ChM, van Bogaert L (1956) Natural history and evolution of the concept of Schilder's diffuse sclerosis. Acta Psychiat Neurol Scand 31: 285–331

177. Powers JM, Schaumburg HH (1974) Adreno-leukodystrophy (sexlinked Schilder's disease). Am J Path 76: 481–500

178. Rapola J, Autio S, Aula P, Nanto V (1974) Lymphocytic inclusions in I-cell disease. J Pediat 85: 88–90

*179. Refsum S (1978) Heredopathia atactica polyneuritiformis. In: Sobue I (ed) Spinocerebellar degenerations. University of Tokio Press, Tokio, pp 313

179 a. Reynolds GP, Riederer P, Jellinger K, Gabriel E (1981) Dopamine receptors and schizophrenia: The neuroleptic drug problem, Neuropharmacol 20: 1319

179 b. Riederer P, Jellinger K (1982) Biochemie und morphologische Aspekte der Schizophrenie. Schwerpunktmed 5: 32

180. Rizzuto N, Pennelli N, Giordano R (1976) Sudanophilic leucodystrophy. Acta Neuropath 34: 267–271

181. Roberts E (1972) An hypothesis suggesting that there is a defect in the GABA system in schizophrenia. Neurosci Res Progr Bull 10: 468–480

182. Rohe KM, Bierther M (1977) Die Homocystinurie – eine seltene Stoffwechselkrankheit. Wehrmed Monatsschr, Heft 12, S 353–367

183. Rushton DI (1968) Spongy degeneration of the white matter of the central nervous system associated with hyperglycinuria. J Clin Path 21: 456–462

184. Sandhoff K (1969) Variation of β-N-acetylhexosaminidase-pattern in Tay-Sachs disease. FEBS Letters 4: 351

185. Sandhoff K (1982) Molekulare Grundlagen der Entstehung angeborener Stoffwechselstörungen. Verhdlg Dtsch Ges Pathologie (in press)

186. Sandhoff K, Andreae U, Jatzkewitz H (1968) Deficient hexosaminidase activity in an exceptional case of Tay-Sachs disease with additional storage of kidney globoside in visceral organs. Path Europ 3: 278

*187. Sandhoff K, Christomanou H (1979) Biochemistry and genetics of gangliosidoses. Hum Genet 50: 107–143

188. Sandhoff K, Conzelmann E (1979) Activation of lysosomal hydrolysis of complex glycolipids by non-enzymic proteins. Trends Biochem Sci Oct 1979

189. Santavuori P, Haltia M, Rapola J, Raitta C (1973) Infantile type of so-called neuronal ceroid-lipofuscinosis. Part 1. A clinical study of 15 patients. J Neurol Sci 18: 257–267

189 a. Schilder P (1912) Zur Kenntnis der sogenannten diffusen Sklerose. (Über Encephalitis periaxialis diffusa). Z Neurol 10: 1–60

190. Schlote W (1966) Rosenthalsche „Fasern" und Spongioblasten im Zentralnervensystem. Beitr Path 133: 461–480

191. Schmidt H, Lutz P (1971) Homocystinurie in Mitteleuropa. Dtsch Med Wschr 45: 1737–1744

192. Schmitt HP, Berlet H, Volk B (1979) Peripheral intraaxonal storage in Tay-Sachs' disease (G_{M2}-gangliosidosis type 1) J Neurol Sci 44: 115–124

193. Scriba K (1950) Zur Pathogenese des Angiokeratoma corporis diffusum Fabry mit cardio-vasorenalem Symptomenkomplex. Verh Dtsch Ges Path 34: 221

*194. Seitelberger F (1970) Pelizaeus-Merzbacher disease. In: Vinken PJ, Bruyn GW (eds) Handbook of clinical neurology, vol 10. North-Holland Publishing Company, Amsterdam, pp 150–202

*195. Seitelberger F, Jacob H, Peiffer J, Colmant HJ (1964) Die Myoklonuskörperkrankheit. Fortsch Neurol Psychiat 32: 305–345

196. Setoguchi T, Salen G, Tint GS, Mosbach EH (1974) A biochemical abnormality in cerebrotendinous xanthomatosis. Impairment of bile acid biosynthesis associated with incomplete degradation of the cholesterol side chain. J Clin Invest 53: 1393–1401

197. Shuman RM, Leech RW, Scott CR (1978) The neuropathology of the nonketotic and ketotic hyperglycinemias: Three cases. Neurology 28: 139–146

*198. Sloan HR, Fredrickson DS (1972) G_{M2}-gangliosidoses: Tay-Sachs disease. In: Stanbury JB, Wyngaarden JB, Fredrickson DS (eds) The metabolic basis of inherited disease, 3rd edn. McGraw-Hill Book Company, New York, p 615

199. Sly WS, Natowicz M, Gonzalez-Noriega A, Grubb JH, Fischer HD (1981) The role of the mannose-6-phosphate recognition

marker and its receptor in the uptake and intracellular transport of lysosomal enzymes. In: Callahan JW, Lowden JA (eds) Lysosomes and lysosomal storage diseases. Raven Press, New York, p 131

200. Sly WS, Quinton B, McAllister Wh, Rimoin DL (1973) β-Glucuronidase deficiency: Report of clinical, radiologic, and biochemical features of new mucopolysaccharidosis. J Pediat 82: 249–257

201. Smith WT (1976) Intoxications, poisons and related disorders. In: Blackwood W, Corsellis JAN (eds) Greenfield's neuropathology, 3rd edn. Edward Arnold, London, pp 148–193

202. Soffer D, Horoupian DS (1979) Rosenthal fibers formation in the central nervous system its relation to Alexander's disease. Acta Neuropath 47: 81–84

202a. Sourander P (1970) A new entity of phakomatosis: B. Brain lesions (Sclerosing leukoencephalopathy). Acta Path Microbiol Scand, Suppl 215: 44

203. Spranger J (1976) Klinik und Therapie neurometabolischer Störungen. Nervenarzt 47: 4–11

204. Spranger JW (1977) Invited editorial comment: Beta galactosidase and the morquio syndrome Am J Med Genet 1: 207–209

205. Spranger J, Wiedemann HR, Tolksdorf M, Graucob E, Caesar R (1968) Lipomucopolysaccharidosis: A new storage disease. Z Kinderheilk 103: 285–306

206. Spycher MA (1980) Electron microscopy: A method for the diagnosis of inherited metabolic storage diseases. Path Res Pract 167: 118–135

207. Steinman L, Tharp BR, Dorfman LJ, Forno LS, Sogg RL, Kelts KA, O'Brien JS (1980) Peripheral neuropathy in the cherryred spot-myoclonus syndrome (sialidosis type I). Ann Neurol 450–456

*207a. Stevens JR (1973) An anatomy of schizophrenia? Arch Gen Psychiat 29: 177–189

*207b. Stevens JR (1982) Neuropathology of schizophrenia. Arch Gen Psychiat 39: 1131–1139

208. Stevens RL, Fluharty AL, Kihara H, Kaback MM, Shapiro LJ, Marsh B, Sandhoff K, Fischer G (1981) Cerebroside sulfatase activator deficiency induced metachromatic leukodystrophy. Am J Hum Genet 33: 900–906

209. Strecker G, Michalski JC (1978) Biochemical basis of six different types of sialidosis. FEBS Letters 85: 20–24

210. Suchlandt G, Schlote W, Harzer K (1982) Ultrastrukturelle Befunde bei 9 Feten nach praenataler Diagnose von Neurolipidosen. Arch Psychiat (im Druck)

211. Sung JH (1979) Autonomic neurons affected by lipid storage in the spinal cord in Fabry's disease: Distribution of autonomic neurons in the sacral cord. J Neuropath Exp Neurol 38: 87–98

212. Sung JH, Hayano M, Desnick RJ (1977) Mannosidosis: Pathology of the nervous system. J Neuropath Exp Neurol 36: 807–820

213. Suzuki K, Suzuki K, Chen GC (1967) Isolation and chemical characterization of metachromatic granules from a brain with metachromatic leukodystrophy. J Neuropath Exp Neurol 26: 537

214. Suzuki K, Suzuki Y (1970) Globoid cell leucodystrophy (Krabbe's disease): Deficiency of galactocerebroside β-galactosidase. Proc Nat Acad Sci 66: 302

215. Suzuki K, Suzuki Y (1978) Galactosylceramide lipidosis: Globoid cell leucodystrophy (Krabbe's disease). In: Stanbury JB, Wyngaarden JB, Fredrickson DS (eds) The metabolic basis of inherited disease, 4th edn. McGraw-Hill Book Company, New York, p 747

216. Svennerholm L, Hagberg B, Haltia M, Sourander P, Vanier MT (1975) Polyunsaturated fatty acid lipidosis. Acta Paediatr Scand 64: 489–496

217. Tagliavini F, Pietrini V, Pilleri G, Trabattoni G, Lechi A (1979) Adult metachromatic leucodystrophy: Clinicopathological report of two familial cases with slow course. Neuropath App Neurobiol 5: 233–243

217a. Terenius L, Wahlström A, Lindström L, Widerlöv E (1976) Increased CSF levels of endorphines in chronic psychosis. Neurosci Lett 3: 157

218. Thomas PK, King RHM, Kocen RS, Brett EM (1977) Comparative ultrastructural observations on peripheral nerve abnormalities in the late infantile, juvenile and late onset forms of metachromatic leucodystrophy. Acta Neuropath 39: 237–245

218a. Treff WM (1971) Über pathomorphologische Befunde bei der Schizophrenie. In: Huber G (Hrsg) Ätiologie der Schizophrenien. Schattauer, Stuttgart New York S 221–232

219. Troost J, Staal GEJ, Willemse J, Heijden van der MCM (1977) Fucosidosis. I. Clinical and enzymological studies. Neuropädiat 8: 155–162

220. Troost J, Straks W, Willemse J (1977) Fucosidosis. II. Ultrastructure. Neuropädiat 8: 163–171

220a. Tyrrell DAJ (1981) Schizophrenia and virus infection. TINS 4: VII–IX

221. Ulrich J, Herschkowitz N (1977) Seitelberger's connatal form of Pelizaeus-Merzbacher disease. Acta Neuropath 40: 129–136

222. Valle D, Pai GS, Thomas GH, Pyeritz RE (1980) Homocystinuria due to cystathionine β-synthase deficiency: Clinical manifestations and therapy. Johns Hopkins Med J 146: 110–117

223. Vanier MT, Svennerholm L (1975) Chemical pathology of Krabbe's disease. III. Ceramid-hexosides and gangliosides of brain. Acta Paediat Scand 64: 641–648

223a. Vogt C, Vogt O (1949) Biologische Grundanschauungen. Zugleich eine Basis für die Kritik anatomischer Hirnveränderungen bei Schizophrenen. Ärztl Forsch 3: 121

224. Vos AJM, Joosten EMG, Gabreels-Festen AAWM, Gabreels FJM, Notermans SLH, Lamers KJB (1982) The diagnostic value of sural nerve biopsy in metachromatic leucodystrophy and other conditions with low leucocyte arylsulphatase A activities. Neuropediat 13: 42–47

225. Vuia O (1978) Congenital Pelizaeus-Merzbacher disease (Seitelberger type), malformation and cystic degeneration of the central nervous system. Neuropädiat 9: 172–184

226. Vuia O, Hager H, Rupp H, Koch F (1973) The neuropathology of a peculiar form of cerebro-renal syndrome in a child. Neuropädiat 4: 322–337

227. Wallis K, Gross M, Kohn R, Zaidman J (1971) A case of Wolman's disease. Helv Paediat Acta 26: 98–111

228. Watanabe I, Patel V, Goebel HH, Siakotos AN, Zeman W, DeMyer W, Dyer J (1973) Early lesion of Pelizaeus-Merzbacher disease: Electron microscopic and biochemical study. J Neuropath Exp Neurol 32: 313–333

228a. Weinberger DR, DeLisi LE, Perman GP, Targum S, Wyatt RJ (1982) Computed tomography in schizophreniform disorder and other acute psychiatric disorders. Arch Gen Psychiat 39: 778–783

229. Wenger DA, Barth G, Githens JH (1977) Nine cases of sphingomyelin lipidosis, a new variant in Spanish-American children. Am J Dis Child 131: 955–961

230. Witter B, Debuch H, Klein H (1980) Lipid investigation of central and peripheral nervous system in connatal Pelizaeus-Merzbacher's disease. J Neurochem 34: 957–962

231. Wolfe LS, Ng Ying Kin NMK, Baker RR (1981) Batten disease and related disorders: New findings on the chemistry of the storage material. In: Callahan JW, Lowden JA (eds) Lysosomes and lysosomal storage diseases. Raven Press, New York, p 315

232. Yajima K, Fletcher TF, Suzuki K (1977) Sub-plasmalemmal linear density: A common structure in globoid cells and mesenchymal cells. Acta Neuropath 39: 195–200

233. Yamakawa T, Nagai Y (1978) Glycolipids at the cell surface and their biological functions. Trends in Biol Sci 3: 128–131

234. Zeman W, Demyer W, Falls HF (1964) Pelizaeus-Merzbacher disease. J Neuropath Exp Neurol 23: 334–354

235. Zerbin-Rüdin E, Peiffer J (1964) Ein genetischer Beitrag zur Frage der Spätform der Pelizaeus-Merzbacherschen Krankheit. Humangenet 1: 107–122

Allgemein-pathologischer Teil   H. E. Schaefer

Weiterführende Literatur

1. Baar HS, Bickel H (1952) Morbid anatomy, histology and pathogenesis of Lignac-Fanconi disease (cystine storage with aminoaciduria). Acta Paediat 42: (suppl 90): 171
2. Cusworth DC, Dent CE (1969) Homocystinuria. Brit Med Bull 25: 42
3. Hodgkinson A, Zarembski PM (1968) Oxalic acid metabolism in man. A review. Calcif Tiss Res 2: 115
4. La Du BN (1978) Alcaptonuria. In: Stanbury JB, Wyngaarden JB, Fredrickson DS (eds) The metabolic basis of inherited disease, 4th edn. McGraw-Hill, New York p 268
5. Nyhan WL (ed) (1974) Heritable disorders of amino acid metabolism: Patterns of clinical expression and genetic variation. Wiley, New York
6. Mudd SH, Levy HL (1978) Disorders of transsulfuration. In: Stanbury JB, Wyngaarden JB, Fredrickson DS (eds) The metabolic basis of inherited disease, 4th edn. McGraw-Hill, New York, p 458
7. Scriver CR (1969) Inborn errors of amino-acid metabolism. Brit Med Bull 25: 35
8. Schneider JA, Schulman JD (1983) Cystinosis. In: Stanbury JB, Wyngaarden JB, Fredrickson DS, Goldstein JL, Brown MS (eds) The metabolic basis of inherited disease, 5th edn. McGraw-Hill, New York, p 1844
9. Thier, SO, Segal S (1978) Cystinuria. In: Stanbury JB, Wyngaarden JB, Fredrickson DS (eds) The metabolic basis of inherited disease, 4th edn. McGraw-Hill, New York, p 1578
10. Williams HE, Smith LH (1978) Primary hyperoxaluria. In: Stanbury JB, Wyngaarden JB, Fredrickson DS (eds) The metabolic basis of inherited disease, 4th edn. McGraw-Hill, New York, p 182

Angeborene Störungen des Stoffwechsels der Aminosäuren und der Oxalsäure

Alkaptonurie – Ochronose

Entdeckung, Definition

Medizinhistorisch betrachtet kann in der *Alkaptonurie* die am längsten bekannte, angeborene Störung des Aminosäurestoffwechsels erblickt werden. Das Leiden ist 1858 zuerst von Boedeker[19] beschrieben worden. Boedeker hatte beobachtet, daß der dunkel gefärbte Urin eines Patienten im alkalischen Bereich reduzierende Eigenschaften hat, und prägte die Bezeichnung *„Alkapton",* zusammengesetzt aus dem arabischen Begriff „Alkali" und dem griechischen Wort „kaptein", um auszudrücken, daß die im Urin angereicherte Substanz im alkalischen Milieu Sauerstoff begierig verschluckt. Die erbliche Natur der Alkaptonurie ist von Garrod[45] herausgestellt worden, welcher gerade an diesem Beispiel 1909 das Konzept der „Inborn Errors of Metabolism" entwickelt hat.

Unabhängig davon hat Virchow 1866[100] das pathologisch-anatomische Bild der von ihm so genannten *Ochronose* bei einem 67jährigen Mann beschrieben, dessen Bindegewebe und Knorpel durch eine generalisierte braun-blaue Verfärbung aufgefallen war. Der Begriff „Ochronose" ist von dem mehr ockerfarbenen Ton des Pigmentes abgeleitet, wie er sich mikroskopisch an ungefärbten Präparaten darbietet. Erst 1902 hat Albrecht[13] die *Identität von Ochronose und Alkaptonurie* demonstriert.

Metabolische Grundlagen

Beim oxidativen Abbau von Phenylalalin und Tyrosin entsteht als Zwischenprodukt die von Wolkow und Baumann 1891 aus dem Urin von Alkaptonurie-Patienten isolierte *Homogentisinsäure.* Diese 2,5-Dihydroxyphenylessigsäure wird normalerweise durch die *Homogentisinsäureoxidase* zu Maleylazetessigsäure und schließlich zu Fumarsäure und Azetessigsäure abgebaut. *Bei der Alkaptonurie fehlt dieses oxidative Ferment.* Aus diesem katabolen Block resultiert eine Anreicherung von Homogentisinsäure, welche durch eine Cu^{++}-haltige *Polyphenoloxidase* zu einem braun gefärbten Pigment abgebaut wird, das chemisch und histochemisch große Verwandtschaft zeigt mit dem vom DOPA abgeleiteten Melanin. Die sog. Homogentisinsäure-Polyphenoloxidase kommt in der Haut und im Knorpel vor.

Das aus dieser Oxidation resultierende Pigment wird in bestimmten *Bindegewebsstrukturen,* insbesondere im *Knorpel,* abgelagert und ruft so das Phänomen der Ochronose hervor[107].

Außerdem wird Homogentisinsäure im *Urin* ausgeschieden. Der homogentisinsäurehaltige Urin verfärbt sich durch Oxidation rasch braun (Abb. 5.17). Das Ausmaß der Verfärbung hängt vom pH-Wert und von diätetischen Voraussetzungen ab. Bei primär saurem Urin kann die Farbreaktion erst durch Zugabe von Laugen provoziert werden. Eine Ausscheidung von Vitamin C kann die Verfärbung unterdrücken.

Das Phänomen der Alkaptonurie erscheint wenige Tage nach der Geburt. Häufig macht eine *Verfärbung von Windeln,* welche mit alkalischen Seifen gewaschen worden sind, zuerst auf den Defekt aufmerksam. Auch die über schwitzenden Körperabschnitten getragene, weiße Leibwäsche kann sich braun verfärben, da Homogentisinsäure offenbar auch über den *Schweiß* ausgeschieden wird.

Häufigkeit, Genetik

Das Krankheitsbild wird mit überwiegender Wahrscheinlichkeit *autosomal rezessiv* vererbt. Eine gewisse Unsicherheit bei der Beurteilung des Erbganges resultiert aus dem Umstande, daß bisher *heterozygote Merkmalsträger* biochemisch oder pathologisch-

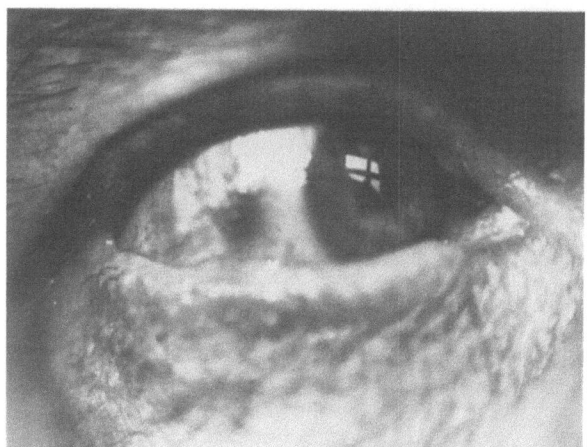

Abb. 5.14. Pinguecula ochronotica

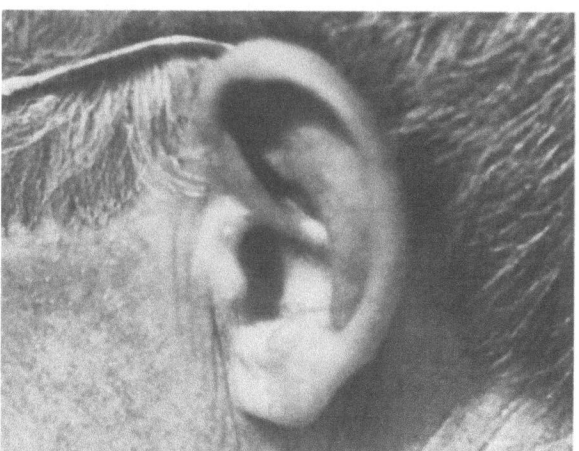

Abb. 5.15. Ochronose mit Pigmenteinlagerung im Ohrknorpel, welche zu einer durch die Haut schimmernden Dunkelverfärbung besonders der oberen Hälfte der Ohrmuschel geführt hat

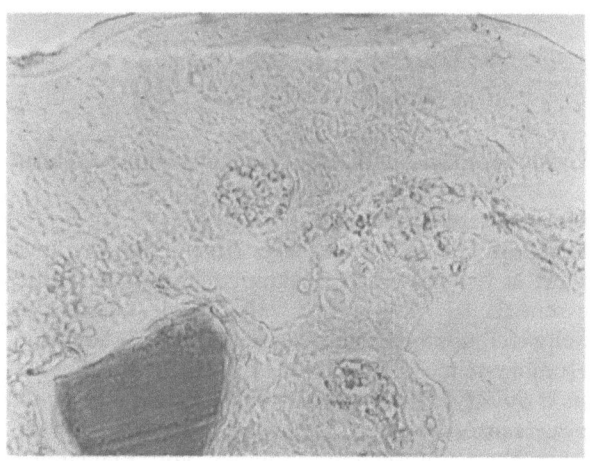

Abb. 5.16. Ungefärbter Paraffinschnitt einer Konjunktivalbiopsie bei Pinguecula ochronotica. Dunkle Eigenfarbe der Stromaablagerung in der unteren Bildhälfte. Konjunktivales Plattenepithel bildet die obere Begrenzung des Gewebsstückes

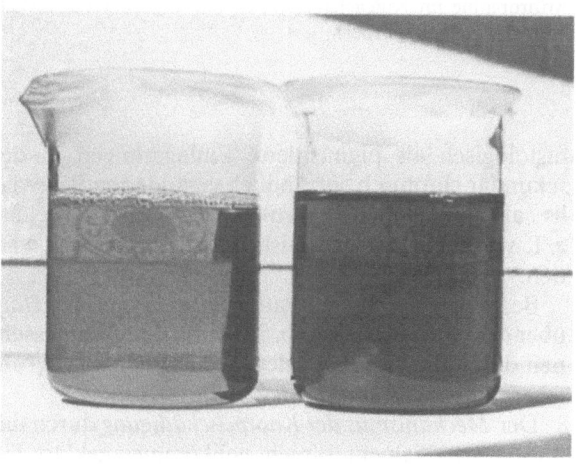

Abb. 5.17. Urinproben bei Alkaptonurie etwa eine Stunde nach Miktion: Dunkelverfärbung nach Alkalizusatz

anatomisch *nicht identifizierbar* sind. Ein gelegentlich vermuteter dominanter Erbgang beruht wahrscheinlich auf einer Fehlinterpretation bei Inzuchtfamilien mit komplexen Verwandtschaftsbeziehungen.

In einer nordirischen Studie wird die *Häufigkeit* der Alkaptonurie auf 3 bis 5/1 000 000 geschätzt.

Klinische und pathologisch-anatomische Manifestation

Klinisch relevante Krankheitssymptome sind auf die pathologischen *Pigmentablagerungen im Bindegewebe* zurückzuführen. Diese Pigmentierung betrifft generalisiert den Gelenkknorpel, den Rippenknorpel, das Larynx-Gerüst, die Ohrknorpel und das Trommelfell.

• *Gelenke:* Die Ablagerungen nehmen mit fortschreitendem Lebensalter zu und führen im mittleren Erwachsenenalter zu degenerativen Veränderungen der Gelenkknorpel (Abb. 5.15 u. 5.18). Die daraus resultierende *Arthrose* betrifft in erster Linie die *Zwischenwirbelgelenke* sowie die *großen Gelenke des Skeletts* (Hüfte, Kniegelenk), während im Gegensatz zur rheumatischen Arthritis kleine Gelenke kaum degenerativ verändert sind (Abb. 5.19). Die Zwischenwirbelscheiben erscheinen röntgenologisch verschmälert. Zwischenwirbelscheiben und Gelenkknorpel verkalken. Die degenerative Chondarthrose besonders der Hüften und der Kniegelenke kann zu *erheblichen Bewegungseinschränkungen* führen. Auch in diesen Gelenken setzt eine *Verkalkung* des Knorpels ein, welche auf den *Bandapparat* übergreifen kann. Von den tief schwarzbraun gefärbten Gelenkflächen können sich *freie Gelenkkörper* ablösen und lassen sich z. T.

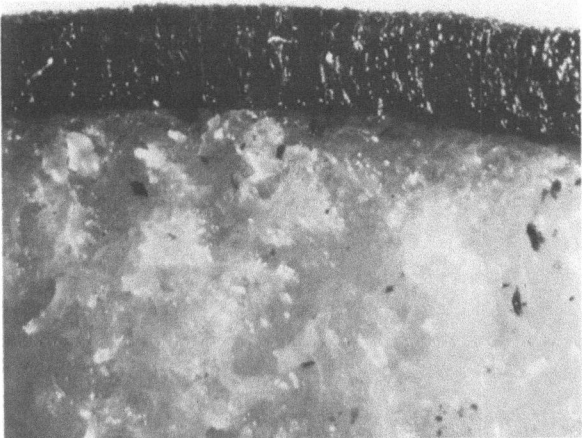

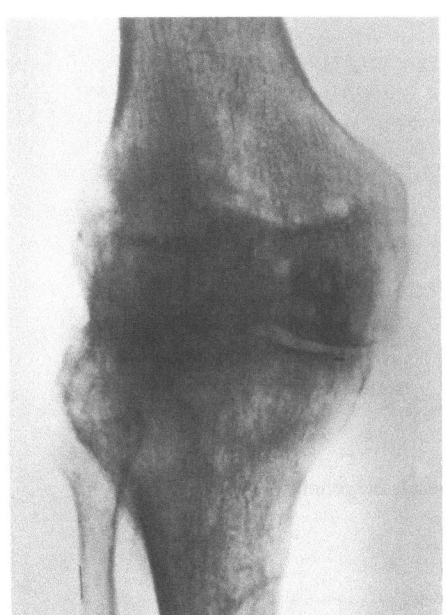

Abb.5.18. Ochronotische Arthropathie: Nahaufsicht durch einen Querschnitt des Hüftgelenkkopfes mit intensiver Pigmentierung der Knorpelschicht

Abb.5.19. Röntgenaufnahme einer destruktiven ochronotischen ▷ Arthropathie im Kniegelenksbereich mit angedeuteter Verkalkung des Gelenkknorpels

histologisch als pigmentierte Einlagerungen in der sekundär chronisch entzündlich veränderten Synovialis als pigmentierte Partikel nachweisen, welche z. T. von mehrkernigen Histiozyten *phagozytiert* werden.

Besonders bei älteren Patienten erscheint die *Haut* über der Ohrmuschel (Abb. 5.16) und den Achillessehnen durch die darunter gelegenen Pigmentablagerungen schmutzig braunschwarz verfärbt.

Der *Mechanismus der Knorpelschädigung* durch das abgelagerte Pigment ist nicht vollkommen geklärt. Ultrastrukturelle Indizien sprechen für eine *primäre degenerative Störung der Chondrozyten*[63].

Die aus dieser Pigmentarthrose resultierenden *Schmerzzustände* und *Bewegungseinschränkungen* können jenseits des 50. Lebensjahres erhebliche Ausmaße erreichen. Wegen des besonders starken Befalles der großen, proximalen Beingelenke können solche Patienten typischerweise *Treppen nur rückwärts absteigen*.

● *Skleren:* In charakteristischer Weise ist das ochronotische Pigment bei Erwachsenen symmetrisch im Bereiche der *Skleren* abgelagert. Und zwar treten etwa im Bereiche der Insertion der Rektusmuskulatur, temporal von der Cornea gelegen, auf dem Äquator bulbi leicht erhabene, schwarzbraun gefärbte Flecken auf, welche gewissermaßen *pigmentierten Pingueculae* entsprechen und gelegentlich mit melaninbildenden Tumoren verwechselt werden (Abb. 5.14 u. 5.16).

● *Herzklappen:* Pigmentablagerungen sind weiterhin im Bereiche der *Herzklappen* sowie in arteriosklerotischen Wandläsionen beobachtet worden, ohne daß bisher ein eindeutiger kausaler Zusammenhang mit konkomitierenden Herz- oder Gefäßleiden herzustellen wäre.

Zystathionin-β-Synthetase-Mangel-Homozystinurie

Biochemische Grundlagen

Der Stoffwechselweg der sog. *Transsulfuration* überführt in verschiedenen Reaktionsschritten den in der essentiellen Aminosäure *Methionin* enthaltenen Schwefel über S-Adenosyl-Methionin, S-Adenosyl-Homozystein, Zysthathionin, Zystein in das *Endprodukt Sulfat*. In dieser Reaktionskette stellt das *Homozystein* insofern einen *Knotenpunkt* dar, als Homozystein alternativ auch im Rahmen von Remethylierungsreaktionen wiederum in Methionin transformiert werden kann.

Die Umwandlung von Homozystein in Zystathionin wird durch das Enzym *Zystathionin-β-Synthetase* katalysiert (Homozystein + Serin → Zystathionin + H_2O). Die Zystathionin-β-Synthetase hat ein Molekulargewicht von 250000 Dalton und stellt ein Tetramer aus 2 unterschiedlichen Monomeren ($\alpha 2 \beta 2$) dar, welches als essentiellen Bestandteil *Pyridoxalphosphat* enthält. Bei einem Mangel an Zystathionin-β-Synthetase können die dem Homozystein nachgeordneten Schwefelaminosäuren nicht mehr gebildet werden, so daß Zystein bei diesen Patienten den Charakter einer essentiellen Aminosäure annimmt.

Wegen der nach der Stufe des Homozysteins unterbrochenen Transsulfurationskette steigt die Konzentration von Homozystein und einiger anderer schwefelhaltiger Stoffwechselprodukte an[128]. So ist der *Mangel an Zystathionin-β-Synthetase* durch einen meßbaren Anstieg sowohl von *Methionin als auch von Homozystein* im Blutserum gekennzeichnet. Beide Aminosäuren werden vermehrt im Urin ausgeschieden, Homozystein vorwiegend in der oxidierten Form als Homozystin.

Normalerweise wird Homozystein vollständig von den Nierentubuli reabsorbiert. Das Erscheinen von *Homozystin* (oxidierte Form des Homozysteins) im Urin stellt daher *in jedem Fall ein pathologisches Phänomen* dar, welches aber nicht notwendigerweise auf einem Defekt der Zystathionin-β-Synthetase beruht.

So kann alternativ eine Homozystinurie bzw. Homozysteinämie auf einer genetisch bedingten *Störung der Remethylierung von Homozystein zu Methionin* beruhen. Auf genetischer Grundlage kann dieser Stoffwechselweg bei solchen Patienten gestört sein, welche unfähig sind, *Adenosylkobalamin* zu bilden und anzusammeln, bei verminderter *5,10-Methylentetrahydrofolat-Reduktase-Aktivität* oder bei der seltenen *Imerslund-Krankheit* (genetische Anomalie der Rezeptoren der Ileumschleimhaut für den B$_{12}$-intrinsic factor-Komplex). In diesen Fällen werden Homozysteinämie und Homozystinurie allerdings *nicht* von einer Methioninämie begleitet. Übrigens kann die Zystathionin-β-Synthetase gemeinsam mit anderen Pyridoxalphosphat-abhängigen Enzymen durch die *Medikation von 6-Azauridintriazetat* mit der Folge einer Homozystinurie gehemmt werden.

Insofern ist das Symptom einer Homozystinurie isoliert betrachtet nicht beweisend für das hereditäre Krankheitsbild eines Zystathionin-β-Synthetasemangels.

Diagnose, Genetik, Häufigkeit
Die ersten Fälle einer Homozystinurie sind 1962 bei der systematischen Untersuchung geistig behinderter Kinder in Nordirland bei zwei Schwestern von Carson und Neill[25] sowie bei einem weiteren behinderten Kind in Wisconsin von Gerritsen, Vaghn und Waisman[48] berichtet worden. Nur 2 Jahre später ist der dem Leiden zugrundeliegende *Defekt der Zystathionin-β-Synthetase* an bioptischem *Lebergewebe* durch Mudd et al. (1964)[75] aufgedeckt worden. Zum biochemischen Nachweis des Enzymdefektes haben sich außer Lebergewebe *Kulturen von Hautfibroblasten* oder durch Phythämagglutinin *stimulierte Blutlymphozyten* als geeignet erwiesen.

Als grobe Suchmethode empfiehlt sich die *Zyanid-Nitroprussid-Reaktion,* mit welcher im Urin verschiedene Disulfide, außer Homozystin allerdings auch Zystin, durch eine *rote Farbreaktion* nachgewiesen werden können: 1 ml einer 5%igen, wäßrigen Lösung von KCN wird mit 1 ml Urin versetzt und nach einer Reaktionszeit von 5 min werden 3 bis 5 Tropfen einer 5%igen wäßrigen Lösung von Na-Nitroprussid zugefügt; im positiven Falle tritt die rote Farbreaktion unverzüglich ein.

Der *exakte quantitative und qualitative Nachweis* von Methionin und Homozystein im Blut bzw. von Homozystin und Methionin im Urin ist mit *chromatographischen Techniken* möglich.

Die Homozystinurie infolge Defektes der Zystathionin-β-Synthetase stellt ein *autosomal rezessiv vererbliches* Leiden dar[70,71]. Heterozygote Merkmalsträger können an einer etwa um 50% verminderten Aktivität von Zystathionin-β-Synthetase identifiziert werden, erscheinen klinisch jedoch gesund.

Bisher sind *mehr als 300 Fälle* von Homozystinurie infolge hereditären Defektes der Zystathionin-β-Synthetase in *panethnischer Verteilung* bekannt geworden. Zur *Inzidenz* des Leidens liegen Schätzungen vor, welche größenordnungsmäßig *zwischen 1:10000 und 1:500* schwanken. McKusick gibt einen wahrscheinlich realistischen Wert von *1:45000* an[70,71].

Klinisches und pathologisch-anatomisches Erscheinungsbild
Das Krankheitsbild der Homozystinurie ist durch eine außerordentlich hohe *Variabilität seiner Manifestationsarten* gekennzeichnet. Der von Fall zu Fall sehr unterschiedliche Schweregrad der Erkrankung sowie das durchaus wechselnde Manifestationsalter finden ihre Erklärung wahrscheinlich in *unterschiedlichen Mutationstypen*[41], welche mit mehr oder weniger großen Restaktivitäten des Mutantenenzyms verbunden sind. Diese *genetische Heterogenität* äußert sich auch in dem Umstande, daß neben einer Methioninarmen Diät die Gabe von Pyridoxin (Vitamin B$_6$) bei einem Teil der Patienten günstige Effekte zeigt. Die ursprünglich entdeckten, bereits im frühen Kindesalter manifesten Fälle waren wegen Gedeihstörungen sowie durch unterschiedliche Formen einer *geistigen Behinderung* aufgefallen.
- *Augenveränderungen:* Ein häufiges, vorwiegend zwischen dem 3. und 10. Lebensjahr eintretendes Symptom stellt eine *Linsenluxation*[105] nach Ruptur von Zonulafasern dar. Diese Fasern, die die Linse mit dem Corpus ciliare verbinden, sind verdickt und unterscheiden sich insofern von den eher dünnen und verlängerten Fasern beim Marfan-Syndrom. Bei anteriorer Verlagerung der Linse kann ein *Glaukom* resultieren. Aus der Lockerung der Linse können weiterhin Iridodonese, Astigmatismus und Myopie resultieren.
- *Skelettveränderungen:* In vielen (jugendlich manifesten) Fällen werden eine starke *Osteoporose* mit Fischwirbelbildung, *Skoliose,* Erweiterung der Femur- und Tibiakondylen sowie Genu valgum und Pes cavus beschrieben. Die langen Röhrenknochen erscheinen im Sinne einer *Dolichostenomelie* verlängert und dünn, wobei eine Arachnodaktylie allerdings nur selten beschrieben wird. In einigen Fällen werden *hoher Gaumenbogen, Zusammenrücken und Vorstehen der Oberkieferzähne* sowie *Trichterbrust* beschrieben.

Die *kausalen pathophysiologischen Beziehungen,* die zwischen dem Enzymdefekt mit konsekutiver Homozysteinämie und Methioninämie, den allgemeinen Entwicklungsstörungen und den *Defekten des Skeletts* in Zusammenhang stehen, erscheinen nicht vollkommen aufgeklärt. Zumindest eine Teilerklärung kann in einer *gestörten Vernetzung des Kollagens und Elastins* über Aldehydgruppen gesucht werden[54,59,61]. Es bestehen Hinweise, daß das Homozystein in dieser Hinsicht ähnliche Störungen auslösen kann wie das strukturverwandte D-Penizillamin (β-β-Dimethylzystein). Übereinstimmend hiermit ist eine *vermehrte Löslichkeit des Hautkollagens* einiger Patienten mit klassischer Homozystinurie beschrieben worden. Auch die Neigung zur *Hernienbildung* dieser Patienten kann auf die verminderten mechanischen Qualitäten mangelhaft vernetzten Kollagens bezogen werden.

● *Zentralnervöse Veränderungen:* Die wahrscheinlich wegen der Selektion des ursprünglich beobachteten Krankengutes im Vordergrund stehenden zentralnervösen Störungen stellen *häufige, aber nicht obligate Symptome* dar. Im Falle *frühkindlicher Manifestation* äußern sich während der ersten beiden Lebensjahre häufig *Störungen der neuromotorischen sowie psychosozialen Entwicklung.* Die Fähigkeit zum Gehen wird oft erst nach dem 2. Lebensjahr entwickelt, wobei ein *Watschelgang (Charlie Chaplin-Gang)* auffällt. Bei etwa 100% der Fälle können im Kindesalter *Krampfanfälle* mit Beginn im Kleinkindesalter beobachtet werden. In anderen Fällen sind *schizophrenieartige Gemütsleiden* beobachtet worden. Schließlich können besonders im Erwachsenenalter unterschiedlichste neurologische Störungen aus zerebrovaskulären, thrombotischen *Gefäßverschlüssen* resultieren. Der Intelligenzquotient kann erniedrigt sein.

● *Kardiovaskuläre Veränderungen:* Zu den wesentlichsten, die Lebenszeit begrenzenden Erscheinungen rechnet eine pathologische, insbesondere arterielle Thromboseneigung[51], deren Erstmanifestation sowohl in das Kindes- als auch Erwachsenenalter datieren. Phasen *arterieller Thrombosen* können besonders durch operative Eingriffe ausgelöst werden, weswegen beispielsweise vor einer operativen Entfernung der luxierten Linse gewarnt wird. Thrombosen und Embolien können in den verschiedensten auch kleinen arteriellen Gefäßen mit der Folge von frühzeitigen koronaren Verschlußerscheinungen bis hin zu *Herzinfarkten* sowie von Nieren-, Lungen- und Hirninfarkten bei Kindern und jungen Erwachsenen auftreten.

In individuell wechselndem Umfange werden auch *venöse Thrombosen* beobachtet. Hiermit steht eine Erythembildung besonders im Bereiche der Unterschenkel nach Art einer *Livedo reticularis* bei mindestens 50% der Patienten in Zusammenhang.

Die ungewöhnliche Thromboseneigung wird zumindest teilweise auf eine *toxische Wirkung* der erhöhten Konzentration von Homozystein (und Methionin?) zurückgeführt, welche eine oft flächenhafte *Desquamation von Gefäßendothelien* mit anschließender Thrombosewirkung bewirkt. Auf diesen primären Prozeß folgt eine *arterioskleroseartige Intimafibrosierung,* wie sie zum Teil schon im Kindesalter bei erblicher Homozystinurie oder im Tierversuch nach chro-

nischer Homozystein-Applikation beobachtet worden ist. Weiterhin werden eine *Aufsplitterung elastischer Fasern* besonders im Bereiche der Elastica interna, eine *Fibrosierung der Media* sowie eine *Atrophie glatter Muskelzellen der Media* beschrieben.

Inwieweit die Thromboseneigung auch mit einer primären Funktionsstörung der Thrombozyten im Sinne einer gesteigerten Adhäsivität der Plättchen in Zusammenhang steht, ist nicht eindeutig geklärt[68,69].

● *Sonstige Befunde:* An Homozystinurie erkrankte Männer sind *fortpflanzungsfähig.* Bei Frauen kommen häufig *Aborte* vor.

Zystinurie

Definition, Entdeckung

Die Zystinurie stellt ein erbliches Leiden dar, welches durch eine *pathologisch gesteigerte Zystinausscheidung* im Urin (mehr als 250 mg/g Kreatinin) sowie auch der dibasischen Aminosäuren Lysin, Ornithin und Arginin mit Bildung von *Zystinsteinen* gekennzeichnet ist.

Die ersten Harnblasen-Zystinsteine wurden 1810 von Wollaston[104] untersucht und zunächst als Sauerstoffverbindung ("cystic oxide") beschrieben. Berzelius[15] prägte 1833 den Begriff „Zystin" in der Vorstellung, es handele sich um eine besondere, von der Harnblase gebildete Steinsubstanz. Die chemische Struktur des Zystins als schwefelhaltige Aminosäure wurde 1902 von Friedmann[44] aufgeklärt.

Metabolische Grundlagen

Die Zystinurie beruht auf einer *Störung der Transportfunktion proximaler Tubulusepithelien.* In diesem Bereiche ist die Reabsorption der *dibasischen Aminosäuren Zystin, Lysin, Ornithin und Arginin* gestört[34]. Während die daraus resultierende Aminoazidurie von Lysin, Ornithin und Arginin wegen deren guter Löslichkeit folgenlos ist, neigt das *schlecht lösliche Zystin zur Kristallisation* im Bereiche der Harnwege mit möglicher Steinbildung.

Da die Zystin-Clearance bei homozygoten Merkmalsträgern der Zystinurie häufig die glomeruläre Filtrationsrate überschreitet, scheint zusätzlich eine *pathologische Zystinsekretion aus Tubulusepithelien* am Zustandekommen der Zystinurie beteiligt zu sein[31].

Entsprechende Transportdefekte werden regelmäßig auch in den resorptiven *Enterozyten der Dünndarmschleimhaut* beobachtet. Infolge dieser *selektiven Malabsorption* werden die betroffenen Aminosäuren von der Darmflora dekarboxyliert. Die resultierenden Stoffwechselprodukte Kadaverin, Putreszin und andere können daher vermehrt im Urin zystinurischer Patienten auftreten[66,98]. Daß die Malabsorption essentieller Aminosäuren (Lysin) bei Zystinuriepatienten nicht mit entsprechenden Mangelerscheinungen verbunden ist, wird darauf zurückgeführt, daß Lysin auf dem Wege der Absorption von Oligopeptiden ausreichend aufgenommen werden kann.

Der in den Dünndarmepithelien und den renalen Tubulusepithelien zu beobachtende *Transportdefekt* ist *komplexer Natur* und betrifft offenbar Mechanismen, welche für Zystin einerseits und die übrigen dibasischen Aminosäuren andererseits von differenter Bedeutung sind[84,90a]. Daher sind *selten auch isolierte Zystinurien* (d.h. ohne begleitende Lysinurie usw.) beim Menschen und häufiger beim Hunde bobachtet worden[20].

Häufigkeit, Genetik

Die Zystinurie stellt mit einer *durchschnittlichen Häufigkeit von etwa 1/7000* eine der häufigsten, genetisch bedingten Stoffwechselkrankheiten dar[64b]. Bei israelischen Juden libyschen Ursprungs wird eine besonders hohe Häufigkeit von 1/2500 berichtet[102]. Bei systematischer Untersuchung Neugeborener ist in England sogar eine Frequenz von 1/2000 festgestellt worden[106b].

Das Leiden wird überwiegend *autosomal rezessiv* vererbt. Allerdings ist eine partielle Penetranz fakultativ auch bei Heterozygoten beobachtet worden. Dieser bei einigen Familien also inkomplett rezessive Erbgang wird darauf zurückgeführt, daß der *Zystinurie 3 unterschiedliche Funktionsanomalien* zugrundeliegen, welche biochemisch vor allem an Dünndarmbiopsien definierbar sind[83].

● Die Dünndarmepithelien des *homozygoten Types I* zeigen einen totalen Transportausfall gegenüber Zystin, Lysin und Arginin;

● bei *Typ II* wird Lysin nicht, Zystin in reduziertem Umfange transportiert;

● beim *Typ III* besteht eine variable, partielle Behinderung des Transportes von Zystin und Lysin.

Während heterozygote Merkmalsträger des Types I keine Aminoazidurie aufweisen, ist die Ausscheidung von Zystin und Lysin bei den Heterozygoten der Typen II und III meßbar gesteigert. Wahrscheinlich geht der Typ III aus einer Paarung heterozygoter Merkmalsträger der Typen I und II hervor[73].

Klinisches und pathologisch-anatomisches Erscheinungsbild

Alle Krankheitserscheinungen der Zystinurie lassen sich auf die besonders im sauren Milieu schlechte Löslichkeit des Zystins zurückführen. Im Urinsediment homozygoter Patienten lassen sich regelmäßig charakteristische, *hexagonale Kristalltafeln* beobachten, welche optisch anisotrop sind (Abb. 5.20). Diese *Kristallurie* kann mit Steinbildung im Nierenbecken oder in der Harnblase verbunden sein. Die damit in Verbindung stehenden Krankheitserscheinungen *(Koliken, aufsteigende Infektionen)* sind bei Männern meistens stärker ausgeprägt als bei Frauen, da die anatomischen Verhältnisse des männlichen Genitaltraktes offenbar die Steinbildung begünstigen. Krankheits-

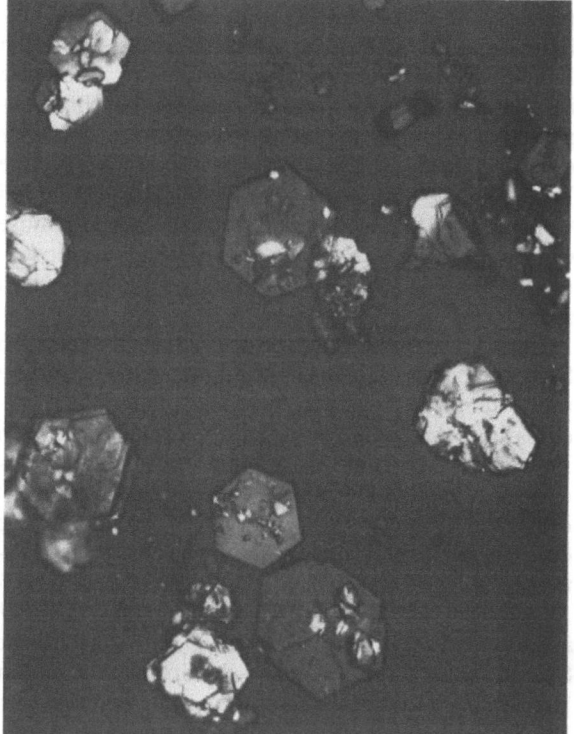

Abb. 5.20. Von der Oberfläche eines Zystinsteins abgeschabte Zystinkristalle bei Zystinurie mit Zystolithiasis. Vorwiegend hexagonale Kristalltafeln mit partieller Doppelbrechung in Abhängigkeit von der Orientierung der einzelnen Kristalle zur optischen Achse

erscheinungen werden bei homozygoten Patienten am häufigsten in der *2. und 3. Lebensdekade* beobachtet. Allerdings ist der Termin der *Erstmanifestation* variabel und kann sowohl im *Kleinkindes-* als auch im *Greisenalter* gelegen sein.

Die in der Harnblase und/oder beidseitig in den Nierenbecken auftretenden *Zystinsteine* haben eine gelbgraue Farbe, eine fein aufgerauhte Oberfläche und sind rund und polyzyklisch begrenzt. Im Nierenbecken können sie nach Art von Ausgußsteinen entwickelt sein. Wegen ihres hohen Schwefelgehaltes sind sie im Röntgenbild schattengebend[81].

In der Regel neigen die betroffenen Patienten wegen ihres rezidivierenden Steinleidens zu chronischen Infekten der Harnwege mit *Pyelonephritis* und Entwicklung eines Bluthochdrucks. Diese Folgen der Cystinurie wirken sich lebensbegrenzend aus.

Nephropathische Zystinose (Abderhalden-Lignac-Fanconi-de Toni-Debré-Syndrom)

Entdeckung, Definition, biochemische Grundlagen

Die infantile Form einer Zystinose ist erstmals 1903 von Abderhalden[12] bei einem mit 21 Monaten verstorbenen Kind beschrieben worden, bei welchem Ablagerungen von Zystinkristallen in Leber und Milz auffielen. Der grundsätzliche Unterschied zwischen den Krankheitsbildern der Zystinurie und der Zystinose ist allerdings in dieser und in späteren Beschreibungen einer „familiären Zystindiathese" noch nicht klar erkannt worden. Dies gilt insbesondere für die Beschreibung von Lignac[65] aus dem Jahre 1924, bei welcher zwar die typischen Symptome der Zystinose erwähnt werden, gleichzeitig aber ureterale Zystinsteine ähnlich wie bei der Zystinurie gefunden worden sind.

Eine Kombination der für die Zystinose typischen Symptome wie Glykosurie, Albuminurie, Azidose und Vitamin-D-resistente, hypophosphatämische Rachitis sind später als syndromales Krankheitsbild von Fanconi[38-40], de Toni[97] und Debré[33] beschrieben worden, aber erst 1937 haben Bäumer[16] und Weppler[17] durch den Nachweis von Zystinkristallen im Gewebe eines ursprünglich von Fanconi beschriebenen Patienten zeigen können, daß das sog. *renale Fanconi-Syndrom mit der nephropathischen Zystinose identisch* ist. Es darf jedoch nicht übersehen werden, daß die Symptomatik eines Fanconi-Syndroms zumindest partiell auch durch *andere Erbleiden*[8] bedingt sein kann, so durch die Wilsonsche Krankheit, hereditäre Fruktoseintoleranz[74] Galaktosämie[46], Tyrosinämie Typ I[23], okulozerebro-renales Lowe-Syndrom[67], sonstige Formen der familiären Nephrose[28,58], Schwermetallvergiftung (Kadmium), oder durch eine Reihe erworbener Nephropathien. Insofern ist der Begriff des renalen Fanconi-Syndroms (besonders bei Fortlassung der Autorennamen Abderhalden und Lignac) nur bedingt als Synonym zum Begriff der nephropathischen Zystinose zu verwenden.

> Die Zystinose ist durch eine *intrazelluläre Speicherung von Zystin* in den verschiedensten Organen mit Ausnahme der Muskulatur und des zentralen Nervensystems ausgezeichnet.

Während Zystin *normalerweise nur im extrazellulären Flüssigkeitskompartiment* vorhanden ist und intrazellulär überwiegend in seiner reduzierten Form als Cystein auftritt, enthalten die speichernden Zellen bei Zystinose fast ausschließlich Zystin. Die Ursache dieses Defektes, beziehungsweise das primär abnorme Genprodukt, sind bisher nicht identifiziert.

Die intrazelluläre Zystinanreicherung verursacht wahrscheinlich durch die *Verschiebung des Redox-Gleichgewichtes zur oxidativen Seite* eine *Inhibierung solcher Enzymsysteme, welche Sulfhydrylgruppen erfordern*. Für die sekundären Stoffwechseldefekte entscheidend ist die meist nach Ablauf des ersten Lebenshalbjahres manifest werdende funktionelle und morphologische Schädigung der proximalen Tubulusepithelien sowie später auch der *Glomerula* der Niere. Aus einer verminderten tubulären Rückresorption re-

sultiert eine *Polyurie* mit pathologischer Ausscheidung von Aminosäuren, sonstigen organischen Säuren, Glukose, Bikarbonat, Phosphat, Natrium und Kalium. Im Gegensatz zur Zystinurie werden nicht nur dibasische Aminosäuren, sondern *unselektiv* meist 10 oder mehr verschiedene Aminosäuren, darunter auch Zystin, im Urin nachweisbar. Aus den starken Wasserverlusten resultieren *Polydypsie* und Perioden der *Exsikkose* mit *Fieberschüben*. Die Phosphatverluste sowie die tubuläre Schädigung stellen die Grundlage einer *Rachitis* dar, die mit üblichen Vitamin D-Dosen nicht zu beeinflussen ist. Die für den weiteren Verlauf charakteristische *Wachstumshemmung* resultiert weiterhin aus der häufig vorhandenen Proteinurie mit Ausscheidung des sog. tubulären Proteins sowie auch aus einer sich später entwickelnden *Hypothyreose* im Zusammenhang mit Zystinablagerungen in der Schilddrüse[28].

Die betroffenen Kinder *versterben* meist vor dem 10. Lebensjahr an den Folgen des progressiven *Nierenversagens* mit Entwicklung einer *Urämie*. Wegen der zuletzt abnehmenden glomerulären Filtrationsrate können in den späten Stadien die Symptome der Polyurie sowie der renalen Mineralverluste in den Hintergrund treten.

Erbgang

Alle Formen der nephropathischen Zystinose werden *autosomal rezessiv* vererbt. Heterozygote Merkmalsträger sind klinisch gesund, lassen sich jedoch anhand ihres gesteigerten intrazellulären Zystin-Gehaltes identifizieren. Das *Manifestationsalter* der Erkrankung sowie die Progressionsgeschwindigkeit des Leidens kann jedoch bei den betroffenen Familien individuell verschieden ausgeprägt sein.

Dies gilt insbesondere für die sog. *intermediäre oder adoleszente Zystinose,* bei welcher die Symptome eines oft inkompletten Fanconi-Syndroms erst in der späteren Kindheit oder Adoleszenz manifest werden und langsamer fortschreiten[11,50,56,80,91,108].

Pathologisch-anatomisches Erscheinungsbild

● *Haut- und Haarfarbe:* An nephropathischer Zystinose leidende Kinder zeichnen sich meist durch eine *Haut- und Haarfarbe* aus, die *deutlich heller ist als diejenige der Eltern*. Obwohl aus Kuweit auch dunkelhaarige Fälle bekannt geworden sein sollen, zeichnen sich europäische Zystinosekinder durch mehr oder weniger *hellblondes Haar* aus.
● *Organe des RES:* Das auffälligste mikroskopische Charakteristikum stellt eine intrazellulär kristalline Ablagerung von *Zystin besonders in retikulo-endothelialen Zellen* des *Knochenmarkes* (Abb. 5.22 u. 5.26), der *Lymphknoten*, der *Milz* und der *Leber* dar. Obwohl Zystin im neutralen pH-Bereich zu den relativ schwer löslichen Aminosäuren zählt, gehen die Kristalle bei üblicher Formalin-Fixierung meist in Lösung und hinterlassen dann in den speichernden Zellen leicht zu übersehende, kleine Kristallücken. Auch die zum

Teil empfohlene *Fixation in absolutem Alkohol* führt insofern nur zu einer *teilweisen Konservierung der Kristalle,* als diese bei nachfolgenden Färbungen in wäßrigen Medien zumindest teilweise in Lösung gehen können.

Am besten lassen sich die Zystinkristalle in *ungefärbten und unfixierten Tupfpräparaten* (Knochenmark oder Milz) sowie in *ungefärbten Gefrierschnitten* nachweisen (Abb. 5.21).

Dabei lassen sich *3 verschiedene Kristallformen* unterscheiden: Charakteristisch sind *hexagonale* Kristalltafeln neben *pseudokubischen* Kristallen (mit Unterentwicklung von jeweils 2 Kristallflächen des Hexagons) sowie sehr dünne *Kristallnadeln.* Die nadelförmigen und pseudokubischen Kristalle verhalten sich optisch anisotrop, während die Doppelbrechung in den hexagonalen Kristalltafeln fehlt oder gering entwickelt ist, wenn diese sehr flachen Kristalle mit ihrer zentralen Achse mehr oder weniger parallel zur optischen Achse des mikroskopischen Strahlenganges orientiert sind[1,18].

Elektronenmikroskopisch lassen sich die Kristalle *intralysosomal* lokalisieren[57,76] und werden von einer elektronendichten lysosomalen Matrix umgeben. Das übrige Zytoplasma der Zystinspeichernden Zellen ist gegenüber den umgebenden, nicht speichernden Zellen meist durch eine stark vermehrte *Osmiophilie* ausgezeichnet (Abb. 5.26)[91,92].

● *Niere und ableitende Harnwege:* In der Niere lassen sich lichtmikroskopisch Zystinkristalle vorwiegend in *interstitiellen Histiozyten* nachweisen (Abb. 5.23). Elektronenmikroskopisch sind sie auch in den proximalen *Tubulusepithelien,* in *Podozyten* und in *mesangialen Zellen* beobachtet worden. Mit fortschreitendem Leiden zeigt besonders das Epithel der *proximalen Tubuli* Zeichen einer progressiven *Degeneration* und *Atrophie,* wobei sich dieser Tubulusabschnitt im Zusammenhang mit einer zunehmenden interstitiellen Fibrose *schwanenhalsartig deformiert*[96]. Im Bereiche der Glomerula kommt es zunächst zu einer Fusion der Fußfortsätze der Podozyten sowie zu einer Bildung *podozytärer Riesenzellen*[91,92]. In späteren Stadien entwickelt sich eine fortschreitende, in völlige Obliteration übergehende *glomeruläre Sklerose* (Abb. 5.24)[29,93,99, 101].

Im Gegensatz zur Zystinurie treten *in der Regel* bei der Zystinose *keine Zystinsteine* in den ableitenden Harnwegen auf. Dies hängt mit der bei Zystinose eher geringen Zystinkonzentration im polyurischen Harn zusammen.

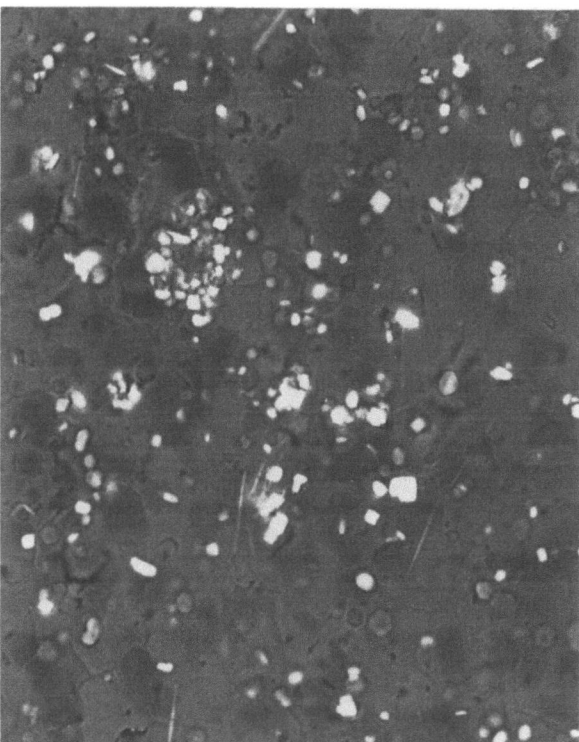

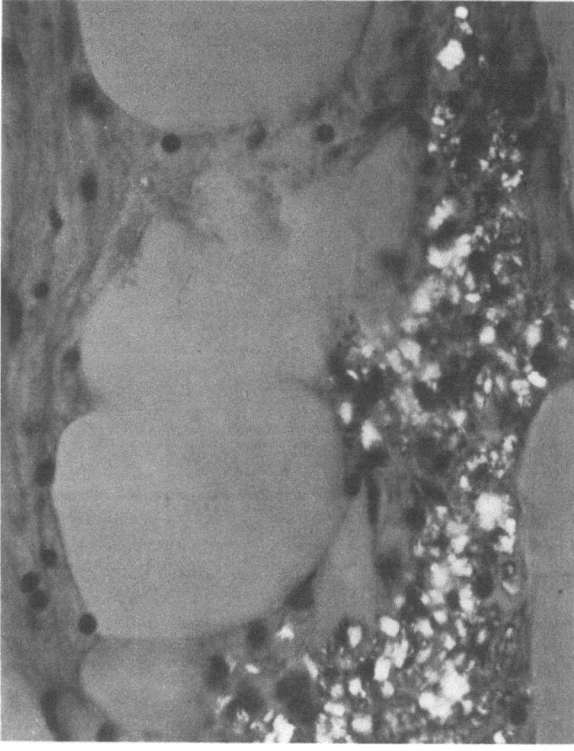

Abb. 5.21. Ungefärbtes Tupfpräparat der Milz im polarisierten Licht beim infantilen Typ der Zystinose: Intensive Doppelbrechung der pseudokubischen und nadelförmigen Kristallformen, fehlende oder schwachausgeprägte Anisotropie der hexagonalen Kristalltafeln

Abb. 5.22. Ausgeprägte Zystinspeicherung in phagozytären Retikulumzellen des Knochenmarkes im polarisierten Licht bei infantiler Zystinose

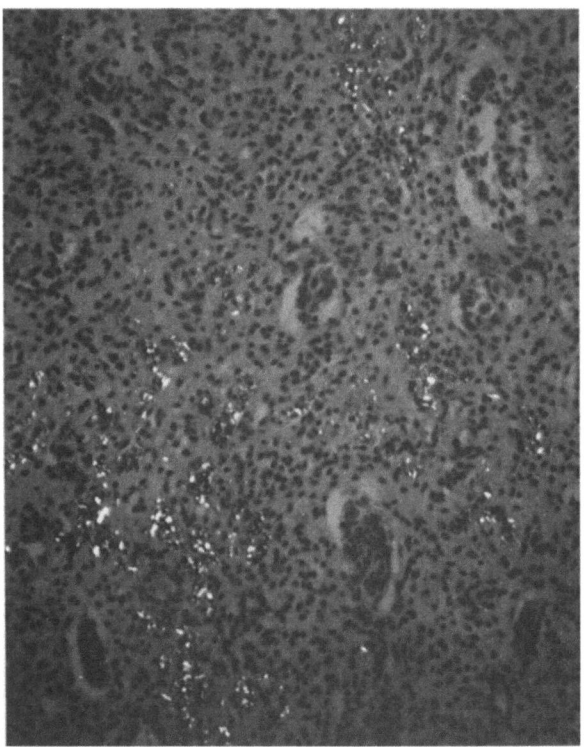

Abb. 5.23. Vorwiegend interstitiell in Makrophagen augeprägte Ablagerung von doppelbrechenden Zystinkristallen im Nierenmark bei infantiler Zystinose

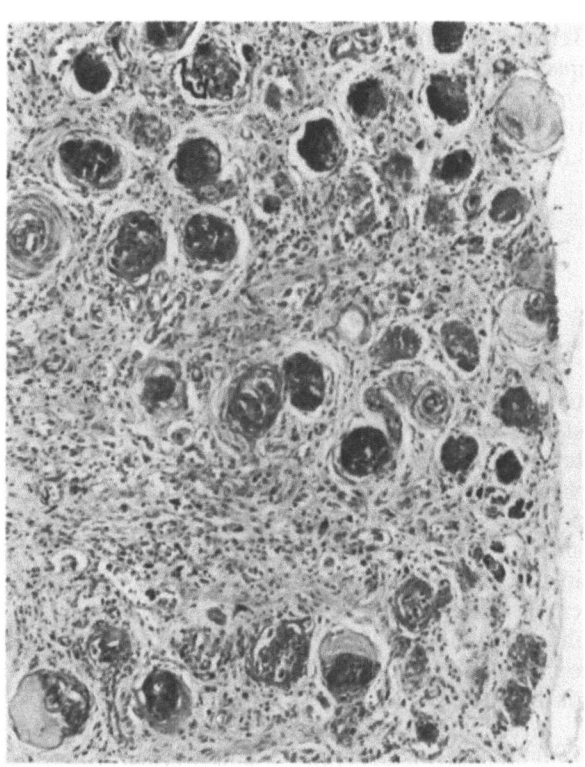

Abb. 5.24. Terminale Schrumpfniere bei infantiler Zystinose mit glomerulärer Sklerosierung und interstitieller Fibrose

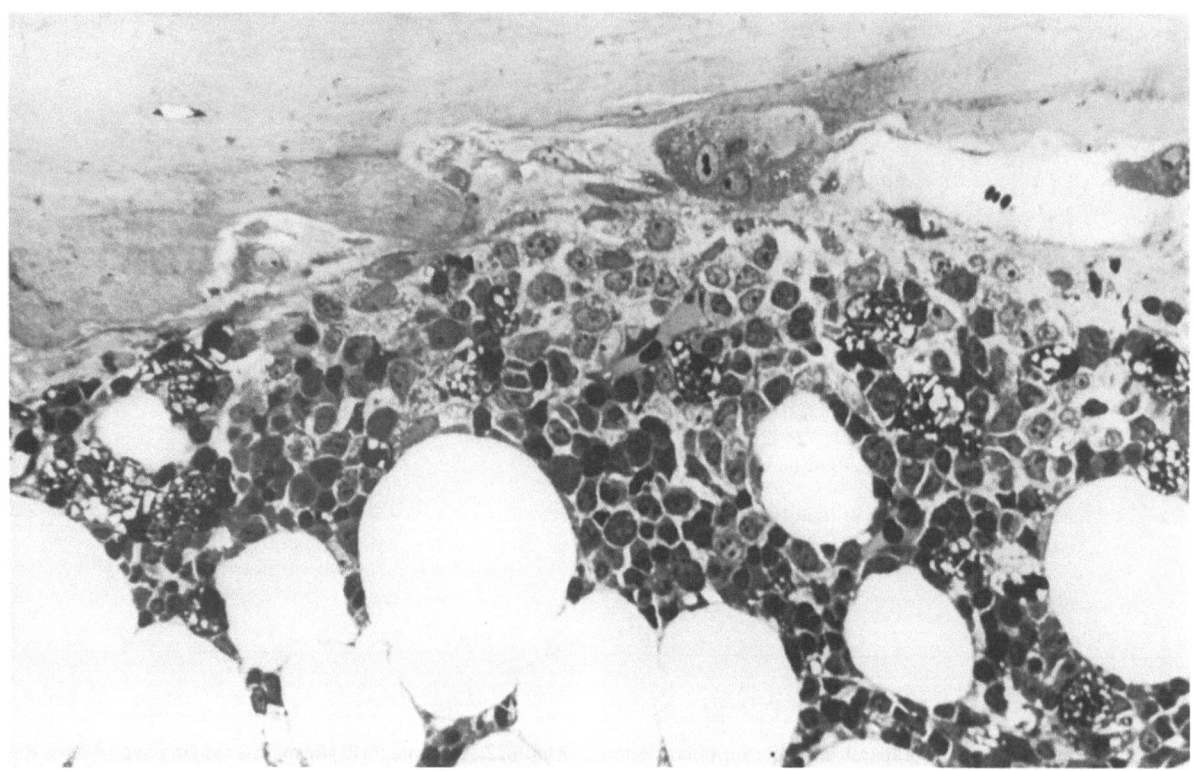

Abb. 5.25. Adoleszente Zystinose mit Zystinkristallablagerungen in den phagozytären Retikulumzellen des Knochenmarkes und Osteoklastenaktivierung (obere Bildhälfte) im Rahmen der sekundären renalen Osteopathie. Beckenkammbiopsie, Mallory-Färbung nach Epon-Einbettung

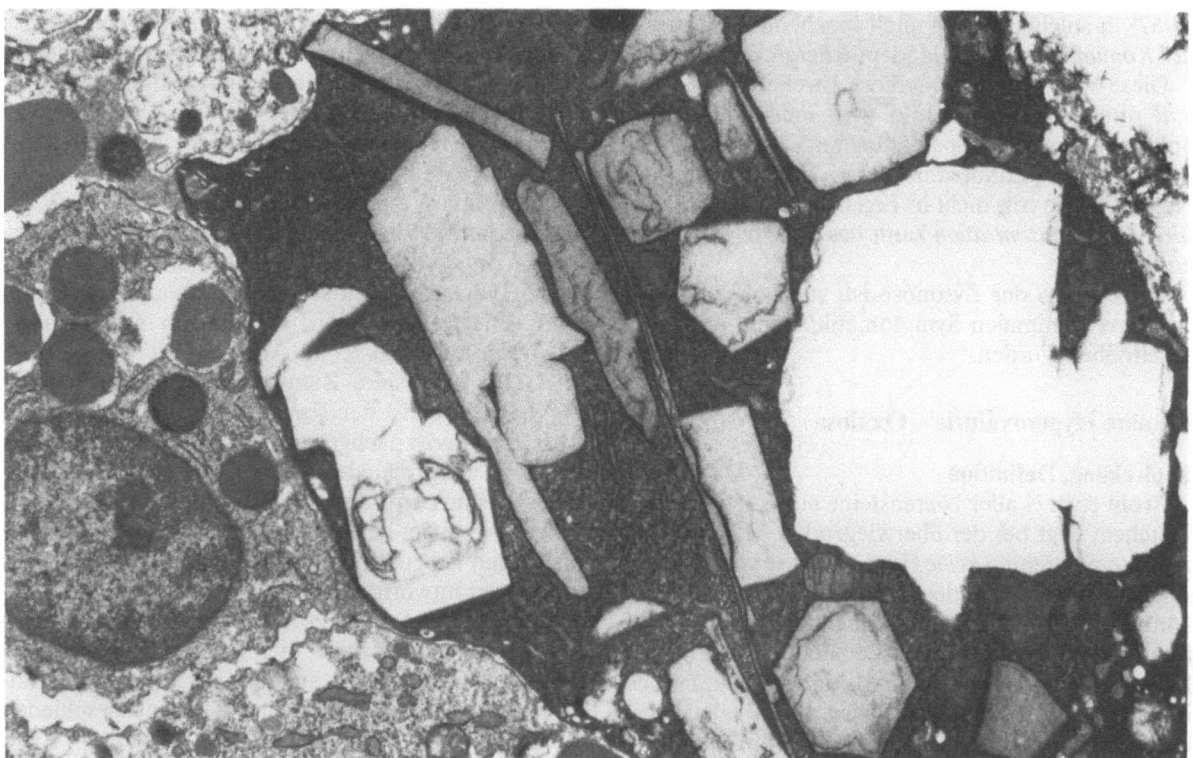

Abb. 5.26. Speicherung von Zystinkristallen bei adoleszenter Zystinose in einer phagozytären Retikulumzelle des Knochenmarkes: Das Zytoplasma der speichenden Zelle zeichnet sich elektronenoptisch durch eine stark ausgeprägte diffuse Osmiophilie aus. Die teils hexagonalen, teils pseudokubischen, teils auch na- delförmigen Kristalle sind intralysosomal lokalisiert und werden von einer teils sichtbaren, besonders elektronendichten lysosomalen Matrix (s. Kristall in der linken oberen Bildhälfte) umgeben

Ausnahmsweise sind allerdings auch bei nephropathischer Zystinose Nierenbecken- und Harnleitersteine oder Zystininkrustationen in entzündlich veränderten Abschnitten des Urothels zu beobachten.

In *Nierentransplantaten,* die in etlichen Fällen mit vorübergehender Besserung des Krankheitsbildes übertragen worden sind, haben sich im weiteren Verlauf *ebenfalls* eine *glomeruläre Sklerose* und *interstitieller Fibrose* ohne epitheliale Zystinablagerungen entwickelt. In solchen Nierentransplantaten sind *Zystin-Kristalle* in mesangialen und interstitiellen Zellen beobachtet worden, welche dem Monozyten-Makrophagen-System des Empfängers zuzurechnen sind[8].

• *Auge:* Im Bereiche des Auges treten diagnostisch bedeutsame Ablagerungen von Zystin-Kristallen regelmäßig und in einem frühen Krankheitsstadium in der *Kornea* und der *Konjunktiva* auf und lassen sich hier als *iridisierende Kristalleinlagerungen* mit der Spaltlampe erkennen[21]. Das Maximum der Ablagerungen betrifft den zentralen Teil der Kornea. Die Kristalle treten sowohl im Stroma als auch in den Keratozyten auf. Zystinablagerungen betreffen weiterhin vor allem den peripheren temporalen Abschnitt der *Retina.* Dieser Prozeß geht mit einer fleckförmigen Depigmentierung einher. Die kornealen Zystinablagerungen erklären die mit fortschreitendem Leiden

deutlich ausgeprägte Photophobie. Weitergehende Störungen der Sehfunktion treten nicht ein[42,43,62,106a].
• *Leukozyten:* Biochemisch läßt sich bei der infantilen Zystinose ein gegenüber der Norm auf das *80fache vermehrter Zystingehalt in Leukozyten* bestimmen, während er bei den obligat heterozygoten Merkmalsträgern nur das 5 bis 6fache der Norm erreicht. Trotz dieser diagnostisch bedeutsamen Zystinansammlung in den Leukozyten homozygoter Patienten (vor allem sind Monozyten und Granulozyten betroffen) ist in diesen Zellen *licht- und elektronenmikroskopisch* eine *kristalline Zystinspeicherung nicht oder nur ausnahmsweise* nachweisbar[86,88].

Benigne Zystinose (adulter Typ, Bürki-Rohner-Cogan-Syndrom)

Bürki und Rohner[22] haben 1955 erstmals über den zufällig erhobenen Befund einer *kornealen Kristallablagerung* bei einer 50jährigen Frau berichtet, welche morphologisch derjenigen entsprach, wie sie zuvor bei infantiler Zystinose beobachtet worden war. Bei dieser *klinisch weitgehend gesunden* Patientin ließ sich eine *minimale Aminoazidurie* mit begleitender Zystinausscheidung nachweisen. Später haben Cogan et al.[30]

(1957) in solchen Fällen auch biochemisch *Zystin in der Konjunktiva* eindeutig identifizieren können.

Diese sog. benigne Zystinose ist ebenfalls *autosomal rezessiv* vererblich und wird meist zufällig bei ophthalmologischen Spaltlampenuntersuchungen entdeckt. Eine Retinopathie oder klinisch relevante Nephropathie tritt nicht in Erscheinung. Die *leukozytäre Zystinkonzentration* kann das 30fache der Norm erreichen.

Diese Form der Zystinose ist, wahrscheinlich wegen ihrer minimalen Symptomatik, bisher nur selten beschrieben worden.

Primäre Hyperoxalurie – Oxalose

Entdeckung, Definition
Obwohl etwa ⅔ aller Nierensteine aus Kalziumoxalat bestehen, liegt bei der überwiegenden Mehrzahl solcher Steinpatienten *keine* Hyperoxalurie vor[3]. Obwohl solche Nierensteinleiden familiär gehäuft auftreten können, geht solche Steinbildung in der Regel auf offenbar erbliche, aber nicht eindeutig identifizierte Faktoren zurück, welche eine primäre Steindiathese initiieren. Die relative Häufigkeit von Oxalatsteinen beruht auf dem Umstand, daß schon normalerweise im Urin häufig eine übersättigte Konzentration von Kalziumoxalat besteht. Eine Ausfällung von Kalziumoxalatkristallen aus derart übersättigten Lösungen wird durch eine Vielzahl von *Kristallisationsinhibitoren* verhindert.

Die primäre Hyperoxalurie ist nicht als einfache Oxalatsteindiathese, sondern als Stoffwechseldefekt definiert, welcher zu einer exzessiv gesteigerten Oxalatsynthese mit Hyperoxalurie und Oxalatablagerungen im Gewebe (Oxalose) führt.

Das Krankheitsbild einer primären, von üblichen Steinleiden abzugrenzenden *Hyperoxalurie* ist erstmals von Lepoutre 1925[64a] und ausführlicher 1950 von Davis et al.[32] in seinen klinischen Erscheinungsformen dargestellt worden. Das Leiden beginnt meist in *früher Kindheit* und kann schon um das 12. Lebensjahr zum tödlichen *Nierenversagen* führen. In seltenen Fällen ist eine spätere Manifestation mit einem längeren Überleben bis in das Erwachsenenalter hinein beobachtet worden[14,37,53,55].

Metabolische Grundlagen
Bei weitgehend identischem, klinischen und pathologisch-anatomischen Erscheinungsbild lassen sich biochemisch *zwei verschiedene Störungen* des Stoffwechsels unterscheiden, die beide zu einer gesteigerten Oxalsäureausscheidung führen.
- Der *häufigere Typ I* ist zunächst dadurch gekennzeichnet, daß neben der Oxalsäure vermehrt *Glyoxylsäure und Glykolsäure im Urin* erscheinen. *Glyoxylsäure* resultiert aus der oxidativen Desaminierung der Aminosäure Glyzin durch Glyzinoxidase in Anwesenheit von Flavin-Adenin-Dinukleotid unter Freisetzung von H_2O_2. *Glyoxylat* kann durch weitere Oxidation unmittelbar in Oxalat umgewandelt werden, das als solches nicht weiter metabolisierbar ist und im Urin ausgeschieden werden muß. Im Falle einer Anreicherung von Glyoxylsäure kann diese außerdem zu *Glykolsäure* reduziert werden, welche dann ebenfalls im Urin erscheint.

Die primäre Anreicherung von Glyoxylsäure bei Hyperoxalurie I beruht auf der *Verhinderung eines alternativen Stoffwechselweges*, über welchen Glyoxylat in α-Hydroxyl-β-Ketoadipat umgewandelt werden kann. Die Reaktion wird von einer *α-Ketoglutarat: Glyoxylat-Karboligase* in Anwesenheit von Mg^{++} und TPP katalysiert. Zumindest bei einem Teil der Typ I-Patienten ist der *Defekt dieses Enzyms in Leber, Milz und Nieren* nachgewiesen worden. – Ein Teil des im Urin ausgeschiedenen Oxalates entstammt dem Katabolismus von Askorbinsäure. Dieser Stoffwechselweg ist bei der hereditären Hyperoxalurie nach den bisherigen Erkenntnissen nicht verändert oder für das Leiden verantwortlich[10].
- Der *wesentlich seltenere Typ II* ist durch eine Hyperoxalurie gekennzeichnet, bei welcher *nicht Glyoxylsäure oder Glykolsäure*, sondern ein abnormer Metabolit, die *L-Glyzerinsäure*, im Urin ausgeschieden wird[103].

Dieses Produkt resultiert aus dem *primären Defekt einer D-Glyzerinsäure-Dehydrogenase*, welcher in Leukozyten nachweisbar ist. Dieses Enzym fehlt fast vollständig bei homozygoten Merkmalsträgern, während obligat heterozygote, klinisch gesunde Individuen eine verminderte Fermentaktivität aufweisen. Das defekte Enzym katalysiert normalerweise die reversible Reduktion von Hydroxypyruvat zu D-Glyzerat. Im Falle des Enzymdefektes entwickelt sich eine Anreicherung von Hydroxypyruvat als Abbauprodukt der Aminosäure Serin. Das wegen des D-Glyzerinsäure-Dehydrogenase-Defektes akkumulierende Hydroxypyruvat wird wahrscheinlich zu L-Glyzerat oxidiert, ein Vorgang der in einer gekoppelten Reaktion die Oxidation von Glyoxylat zu Oxalat durch Milchsäuredehydrogenase stimuliert.

Erbgang
Während bei der seltenen Hyperoxalurie *Typ II* durch die eindeutige Identifizierbarkeit heterozygoter Merkmalsträger der *autosomal rezessive Erbgang* als *sicher* angesehen werden kann, ist dieser Vererbungsmodus für den *Typ I* auf Grund der bisherigen Familienanalysen *zwar wahrscheinlich, aber nicht bewiesen*, zumal eine Identifizierung heterozygoter Merkmalsträger bisher nicht erfolgt ist.

Kliniko-pathologisches Erscheinungsbild
- *Niere:* Die primäre Hyperoxalurie äußert sich in vielen Fällen primär durch ausgeprägte und rekurrierende *Nephrolithiasis* mit Koliken und Hämaturien. Bei Knaben sind urethrale Verschlüsse durch Steinbildungen beobachtet worden. Die Nephrolithiasis kann von chronischer Pyelonephritis begleitet sein.

Die fortschreitende *renale Insuffizienz* mit tubulärer Azidose beruht auf der *intrarenalen Ausfällung von Kalziumoxalat* in Form *sphärischer Kristalldrusen* innerhalb der Tubuli contorti sowie auch in der Bowmanschen Kapsel. Die intratubulären Kristallablagerungen führen zur *Ausweitung des tubulären Systems* sowie zu *Drucknekrosen* des benachbarten Epithels (Abb. 5.27).

Im weiteren Verlauf entwickelt sich eine periglomerulär akzentuierte *interstitielle Fibrose* (Abb. 5.28). Mit fortschreitender Kristallbildung entwickelt sich eine *nephrokalzinotische Schrumpfniere,* welche mit einer erheblichen Konsistenzvermehrung des Organs, einer meist feinen Granulierung der Oberfläche und einem festen Anhaften der Capsula fibrosa an der Nierenoberfläche verbunden ist. Die fortgeschrittene Nephrokalzinose ist röntgenologisch durch ein typisches Schattenbild nachweisbar.

• *Gefäßsystem:* Solche, als *Oxalose* bezeichneten Ablagerungen von Kalziumoxalat im Gewebe können in den verschiedensten extrarenalen Organen auftreten, wobei häufig die *Media von Arterien,* aber auch *Venenwände* betroffen sein können (Abb. 5.30). Final sind Ablagerungen insbesondere im *Myokard* (sog. Oxalose-Myokarditis)[79] beobachtet worden (Abb. 5.29). In einigen Fällen hat sich zu Lebzeiten ein kompletter atrioventrikulärer Block entwickelt.

• *Knochenmark:* Regelmäßig treten Kalziumoxalatablagerungen im *Knochenmark* auf, die bei fortschreitender renaler Insuffizienz und insbesondere bei solchen Patienten, die mit Hämodialyse behandelt worden sind, mit einer *renalen Osteopathie* kombiniert sein können (Abb. 5.33). Im Knochenmark sind die Kristalle von mehrkernigen Riesenzellen umgeben, die histochemisch alle Merkmale von Osteoklasten mit hoher Aktivität der tartratresistenten sauren Phosphatase aufweisen (Abb. 5.34). Kalziumoxalatablagerungen im Gelenkknorpel lösen bei einem Teil der Patienten Symptome einer akuten Arthritis aus.

• *Hoden:* Charakteristisch sind Kalziumoxalatabla-

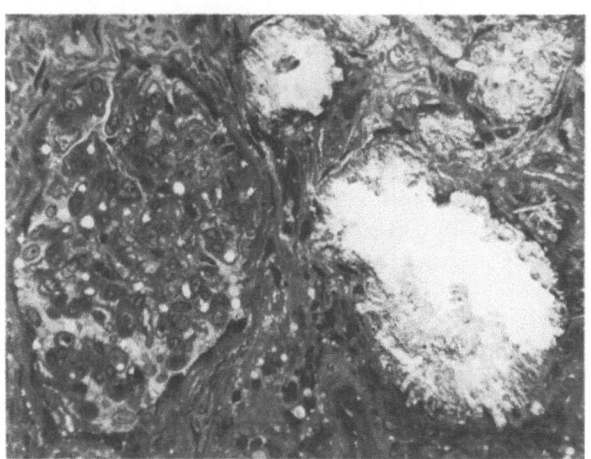

Abb. 5.27. Nierenbiopsie bei primärer Oxalose mit ausgedehnten Kristalldrusen im periglomerulären, deutlich fibrotisch veränderten Bereich

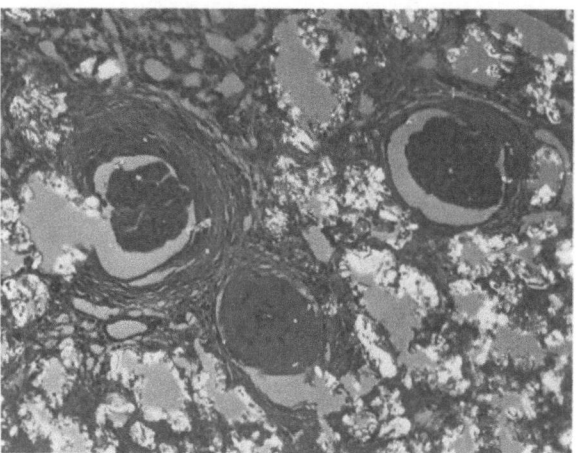

Abb. 5.28. Obduktionspräparat einer terminalen primären Nierenoxalose mit ausgedehnten, doppelbrechenden Kristallablagerungen und periglomerulär akzentuierter Fibrose

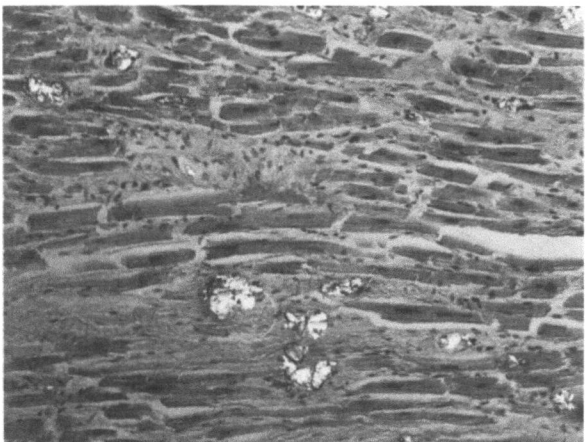

Abb. 5.29. Sogenannte Oxalosemyokarditis mit interstitieller Fibrose und disseminierten, doppelbrechenden Kristallablagerungen

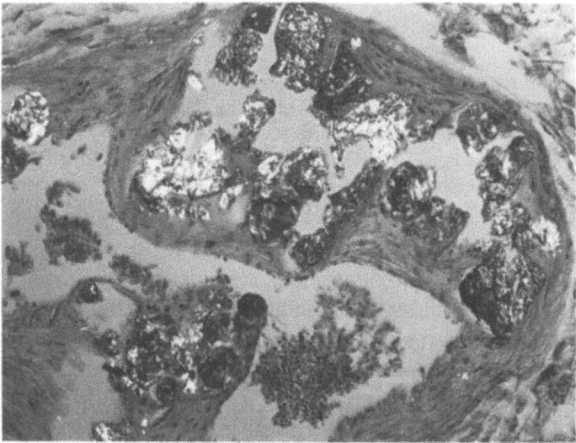

Abb. 5.30. Primäre Oxalose mit doppelbrechenden Kristallablagerungen in einer Venenwand

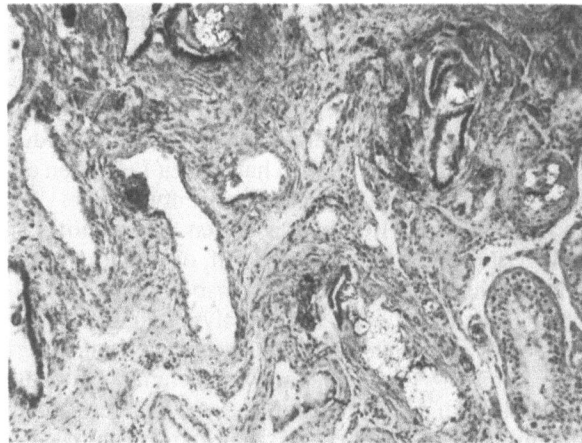

Abb. 5.31. Primäre Oxalose mit fokalen doppelbrechenden Oxalatablagerungen im Hoden (Rete testis)

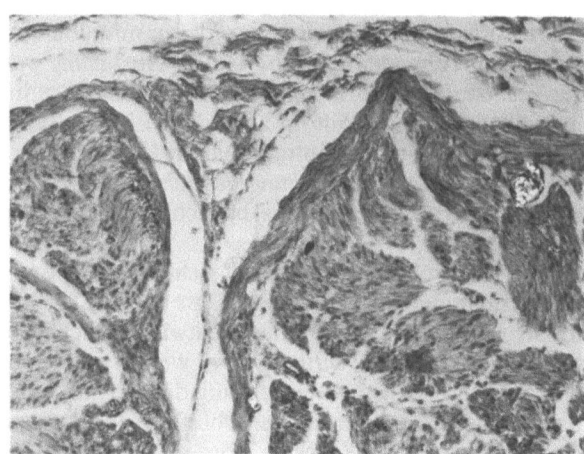

Abb. 5.32. Primäre Oxalose mit Oxalatablagerungen im Nervus ichiadicus

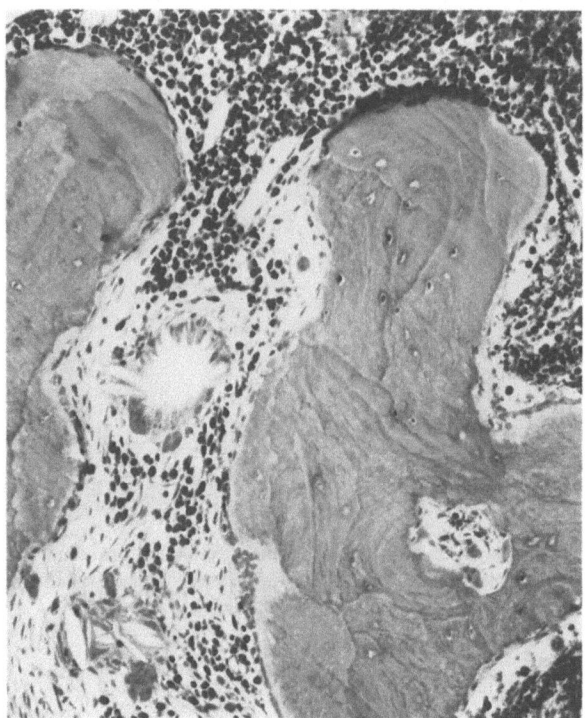

Abb. 5.33. Primäre Oxalose im Stadium der renalen Insuffizienz mit renaler Osteopathie und intramedullären, von Riesenzellen umgebenden Kristallablagerungen: Kristalle gelöst nach Entkalkung

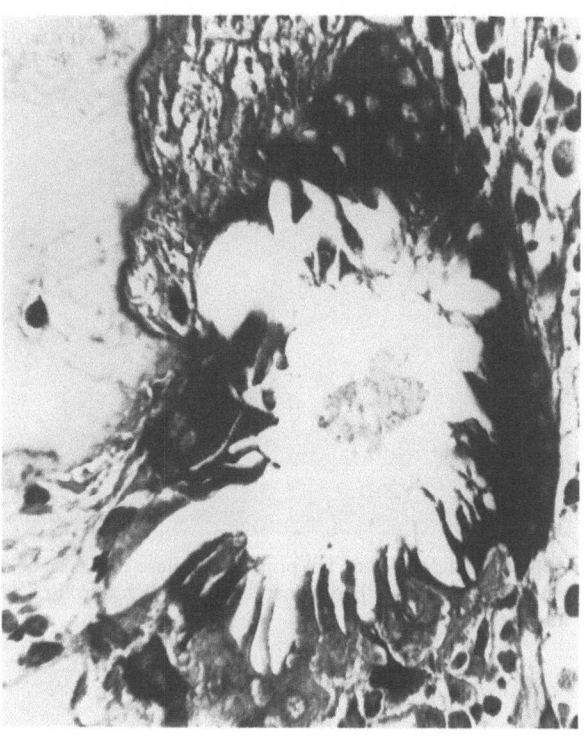

Abb. 5.34. Gleicher Fall wie Abb. 5.33, positive Reaktion der für Osteoklasten typischen tartratresistenten sauren Phosphatase (Dunkelfärbung) in der eine gelöste Kristalldruse umgebenden Riesenzelle

gerungen in den Hoden (Abb. 5.31) und treten prädilektiv auch in Zonen einer chronisch fibrosierenden oder granulierenden Entzündung in Erscheinung.

• *Nervensystem:* Bei einem besonders rasch verlaufenden Fall sind ausgedehnte Oxalatablagerungen auch im *Zentralnervensystem* beschrieben worden[89]. In einem weiteren Fall konnte eine *periphere Neuropathie* durch intraaxonale Kristallablagerungen erklärt werden[72]. Regelmäßig treten Oxalatablagerungen im *Perineurium* auf (Abb. 5.32).

Besonders ältere Kristallabscheidungen sind durch die drusenartige Anordnung der unregelmäßig rosettenförmig gruppierten, doppelbrechenden Kristallnadeln charakterisiert (Abb. 5.35 u. 5.36). Ähnlich wie Kalziumkarbonat oder Phosphate geben sie eine *positive von Kossa-Reaktion,* färben sich im Gegensatz zu Karbonaten oder Phosphaten jedoch *nicht mit Hämatoxylin* an. Kalziumoxalatkristalle sind unlöslich in konzentrierten Laugen oder in Eisessig, gehen jedoch unter Einwirkung von konzentrierter Salzsäure oder

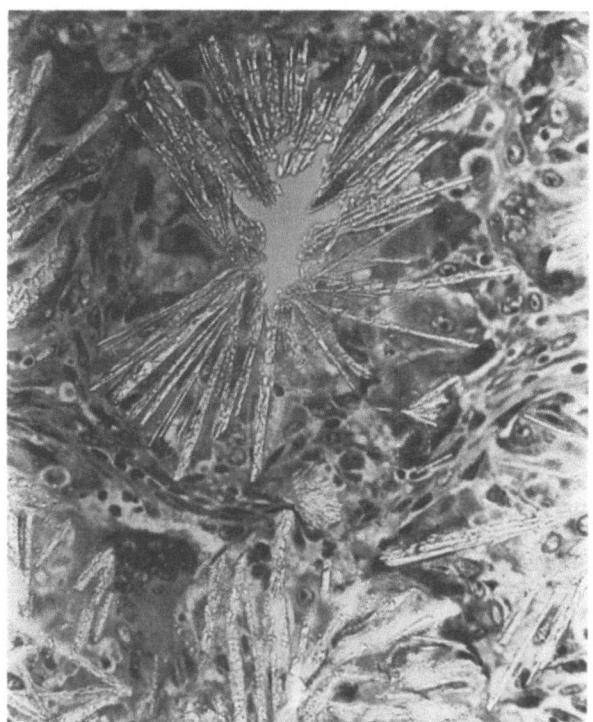

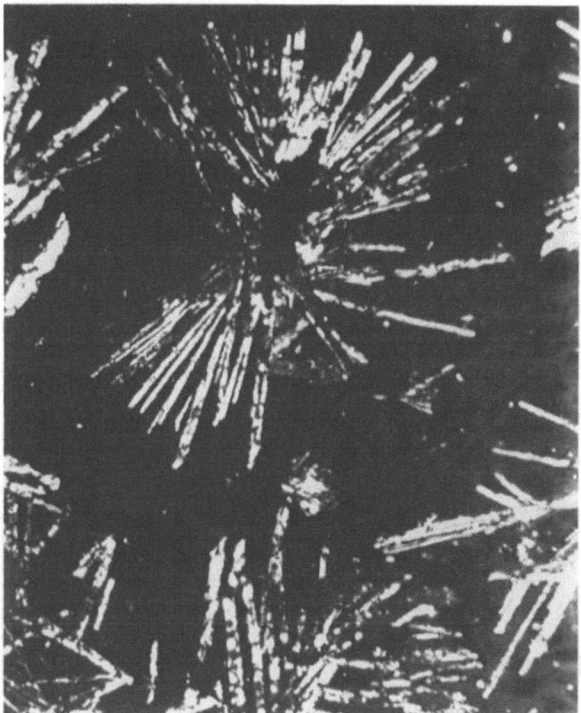

Abb. 5.35. Gleicher Fall wie Abb. 5.33, Knochenmarkbiopsie unentkalkt in Epon eingebettet mit strahlenförmig angeordneten Oxalatkristallen, die von Riesenzellen des osteoklastischen Typs umgeben werden

Abb. 5.36. Doppelbrechung der in Abb. 5.35 dargestellten Oxalatkristalle im Knochenmark bei primärer Oxalose

Schwefelsäure in Lösung. Im letzteren Falle bilden sich sekundär nadelförmige Gipskristalle. Übrigens wird Kalziumoxalat auch im neutralen Bereich durch EDTA (Äthylendiaminotetraessigsäure) gelöst, weswegen in entsprechend entkalkten Knochenbiopsien nur noch die leeren Kristallücken in einer allerdings charakteristisch rosettenförmigen Anordnung übrig bleiben. Als *relativ verläßlicher histochemischer Test* wird die *Veraschung kristallhaltiger Paraffinschnitte* bei 450°C (30 min) empfohlen, wobei Kalziumoxalat in Kalziumkarbonat umgewandelt wird, welches bei Einwirkung von Schwefelsäure Kohlensäurebläschen unter dem Mikroskop sichtbar freisetzt[60]. Relative Spezifität ist der *Pizzolato-Reaktion* beizumessen[90b].

Erworbene Formen der Oxalose bzw. Hyperoxalurie

• *Alimentäre Ursachen:* Über *pflanzliche Nahrung* (z. B. Spinat, Pilze) können erhebliche Oxalatmengen in den Darm gelangen. Auch wenn solche Oxalate in einer primär löslichen Form (z. B. Kaliumoxalat) vorliegen, so werden sie doch nur in sehr geringem Umfange resorbiert, da die Kalziumkonzentration im Darm genügend hoch ist, um die weitgehende Ausfällung unlöslichen Kalziumoxalates zu gewährleisten.
• *Darmerkrankungen:* Bei Patienten mit chronisch entzündlichen *Darmerkrankungen (Morbus Crohn)* sowie insbesondere nach *jejunalen Bypass-Operatio-*

nen oder bei *Malabsorption von Fettsäuren* ist jedoch eine erhebliche Oxalatabsorption aus dem Darm mit Entwicklung einer Hyperoxalurie beobachtet worden[26,35, 36,94,95]. Dies wird damit in Zusammenhang gebracht, daß die in diesen Fällen vermehrt auftretenden Fettsäuren Kalzium binden *(Kalziumseifen)*, welches dann nicht mehr zur Bindung und Ausfällung des mit der Nahrung zugeführten Oxalates beitragen kann.
• *Intoxikationen:* Abgesehen von ausgesprochenen *Vergiftungen* durch extreme Oxalatzufuhr sind Hyperoxalurien auch nach Einnahme von *Äthylen-Glykol*[77] oder extremer *Überladung mit Askorbinsäuren* beobachtet worden. Beide Substanzen stellen metabolische Vorläufer von Oxalat (▷ S. 543) dar.
• *Xylit-Infusionen:* Schließlich sind schwere Formen vorwiegend das zentrale Nervensystem betreffender Oxalosen nach Infusion *Xylit-haltiger Lösungen*[27] zur parenteralen Ernährung beschrieben worden. In diesen Fällen treten Oxalatablagerungen in den Wandungen kleinerer Arterien auf, können eine akut entzündliche Reaktion mit Störung der Blut-Hirnschranke und ein schweres Hirnödem auslösen[87].
• *Niereninsuffizienz:* Auch die kleineren tubulären Oxalatablagerungen bei unterschiedlichsten Formen der Niereninsuffizienz sind in den Rahmen sekundärer Formen der Oxalose einzuordnen.
• *Vorkommen in Schilddrüsenkolloid:* Schließlich sei darauf hingewiesen, daß Oxalatkristalle mit dem Alter

zunehmend im *Schilddrüsenkolloid* auftreten können, ohne daß dieses Phänomen als Hinweis auf eine primäre oder sekundäre Form der Hyperoxalurie oder allgemeinen Oxalose gewertet werden darf [82,85].

Literatur

1.–10. Weiterführende Literatur (▷ S. 534)

11. Aaron K, Goldman H, Scriver CR (1971) Cystinosis; new observations: I. Adolescent (type III) form. 2. Correction of phenotypes in vitro with dithiothreitol. In: Carson NAJ, Raine DN (eds) Inherited disorders of sulphur metabolism. Curchill and Livingstone, Edinburgh, p 150

12. Abderhalden F (1903) Familiäre Cystindiathese. Z Physiol Chem 38: 557

13. Albrecht H (1902) Über Ochronose. Z Heilk 23: 366

14. Aponte GE, Fetter TR (1954) Familial idiopathic oxalate nephrocalcinois. Am J Clin Pathol 24: 1363

15. Berzelius JJ (1833) Calculus urinaries. Traite Chem 7: 424

16. Beumer H (1937) Über die Cystinkrankheit. Mschr Kinderheilk 68: 251

17. Beumer H, Wepler W (1937) Über die Cystinkrankheit der ersten Lebenszeit. Klin Wschr 16: 8

18. Bickel H, Baar HS, Astley R, Douglas AA, Finch E, Harris H, Harvey CC, Hickmans EM, Philpott MG, Smallwood WC, Smellie JM, Teall CG (1952) Cystine storage disease with aminoaciduria and dwarfism (Lignac-Fanconi disease). Acta Paediatr 42 suppl 90: 1

19. Boedeker C (1859) Über das Alcapton; ein neuer Beitrag zur Frage: Welche Stoffe des Harns können Kupferreduction bewirken? Z Rat Med 7: 130

20. Brodehl J, Gallissen K, Kowalewski S (1967) Isolated cystinuria (without lysine-ornithine-argininuria) in a family with hypocalcemic tetany. Klin Wschr 45: 38

21. Bürki VE (1941) Über die Cystinkrankheit im Kleinkindesalter unter besonderer Berücksichtigung des Augenbefundes. Ophthalmologica 101: 257

22. Bürki VE, Rohner M (1955) Ein seltener Fall von kristalliner Hornhautdegeneration. Ophthalmologica 129: 211

23. Buist NRM, Kennaway NG, Fellman JH (1974) Disorders of tyrosine metabolism, in: Nyhan WL (ed) Heritable Disorders of Amino Acid Metabolism. Wiley, New York, p 160

24. Burke EC, Holley KE, Stickler GB (1973) Familial nephrotic syndrome with nephrocalcinosis and tubular dysfunction. J Pediatr 82: 202

25. Carson NAJ, Neill DW (1962) Metabolic abnormalities detected in a survey of mentally backward individuals in Northern Ireland. Arch Dis Child 37: 505

26. Chadwick VS, Modha K, Dowlinf RH (1972) Pathogenesis of secondary hyperoxaluria in ileal resection. Gut 13: 840

27. Chalmers RA, Lawson AH, Hauschildt S, Watts RWE (1975) The urinary excretion of glycolic acid and threonic acid by xylitol-infused patients and their relationship to the possible role of ‚active glycolaldehyde' in the transketolase reaction. Biochem Soc Trans 3: 518

28. Chan AM, Lynch MJG, Bailey JD, Ezrin C, Fraser D (1970) Hypothyroidism in cystinosis: a clinical endocrinologic and histologic study involving sixteen patients with cystinosis. Am J Med 48: 678

29. Clay RD, Darmady EM, Hawkins M (1953) The nature of the renal lesions in Fanconi syndrome. J Pathol and Bacteriol 65: 551

30. Cogan DG, Kuwabara T, Kinoshita J, Sheehan L, Merola L (1957) Cystinosis in an adult. JAMA 164: 394

31. Crawhill JC, Scowen EF, Thompson CJ, Watts RWE (1967) The renal clearance of amino acids in cystinuria. J Clin Invest 46: 1162

32. Davis JS, Klinberg WG, Stowell RE (1950) Nephrolithiasis and nephrocalcinosis with calcium oxalate crystals in kidneys and bones. J Pediatr 36: 323

33. Debré R, Marie J, Clétet F, Messimy R (1934) Rachitisme tardif coexistent avec une néphrite chronique et une glycosurie. Arch Méd Enf 37: 597

34. Dent CE, Senior B, Walshe JM (1954) The pathogenesis of cystinuria. II. Polarographic studies of the metabolism of sulphur-containing aminacids. J Clin Invest 33: 1216

35. Dowling RH, Rose GA, Sutor DJ (1971) Hyperoxaluria and renal calculi in ileal disease. Lancet I: 1103

36. Earnest DL, Johnson G, Williams HE, Admirand WH (1974) Hyperoxaluria in patients with ileal resection: An abnormality in dietary oxalate absorption. Gastroenterology 66: 1114

37. Edwards DL (1957) Idiopathic familial oxalosis. Arch Pathol 64: 546

38. Fanconi G (1931) Die nicht diabetischen Glykosurien und Hyperglykämien des älteren Kindes. Jahrb Kinderheilk 133: 257

39. Fanconi G (1936) Der nephrotisch-glykosurische Zwergwuchs mit hypophosphatämischer Rachitis. Dtsch Med Wschr 62: 1169

40. Fanconi G, Bickel H (1949) Die chronische Aminoacidurie (Aminosäurediabetes oder nephrotisch-glukosurischer Zwergwuchs) bei der Glykogenose und der Cystinkrankheit. Helv. paediat. Acta 4: 359

41. Fowler B, Kraus J, Packman S, Rosenberg LE (1978) Homocystinuria. Evidence of three distinct classes of cystathionine β-synthase mutants in cultured fibroblasts. J Clin Invest 61: 645

42. Francois J, Hanssens M, Coppieters R, Evens L (1972) Cystinosis: A clinical and histopathologic study. Am J Ophthalmol 73: 643

43. Frazier PD, Wong VG (1968) Cystinosis: Histologic and crystallographic examination of crystals in eye tissue. Arch Ophthalmol Chicago 80: 87

44. Friedman E (1902) Der Kreislauf des Schwefels in der organischen Natur. Ergebn Physiol 1: 15

45. Garrod AE (1909) Inborn Errors of Metabolism. Frowde, Hodder, Stoughton, London

46. Garty R, Cooper M, Tabachnik E (1974) The Fanconi syndrome associated with hepatic glycogenosis and abnormal metabolism of galactose. J Pediatr 85: 821

47. Gaul G, Sturman JA, Schaffner F (1974) Homocystinuria due to cystathionine synthase deficiency: Enzymatic and ultrastructural studies. J Pediatr 84: 381

48. Gerritsen T, Vaughn JG, Waisman HA (1962) The identification of homocystine in the urine. Biochem Biophys Res Commun 9: 493

49. Gibson JB, Carson NAJ, Neil DW (1964) Pathological findings in homocystinuria. J Clin Pathol 17: 427

50. Goldman H, Scriver CR, Aaron K, Delvin E, Canlos Z (1971) Adolescent cystinosis: Comparisons with infantile and adult forms. Pediatrics 47: 979

51. Gröbe H, von Bassewitz DB (1972) Thromboembolische Komplikationen und Thrombocytenanomalien bei Homocystinurie. Z Kinderheilk 112: 309

52. Gröbe H (1973) Homocystinurie: klinisches Bild, Behandlung und Ergebnisse bei acht Patienten. Dtsch Med Wochenschr 98: 1313

53. Hall EG, Scowen EF, Watts RWE (1960) Clinical manifestations of primary hyperoxaluria. Arch Dis Child 35: 108

54. Harris ED, Sjoerdsma A (1966) Collagen profile in various clinical conditions. Lancet II: 707

55. Hockaday TDR, Clayton JE, Frederick EW, Smith LH (1964) Primary hyperoxaluria. Medicine 43: 315

56. Hooft C, Carton D, de Schrijver F, Delbeke MJ, Samijn W, Kint J (1971) Juvenile cystinosis in two siblings. In: Carson NAJ,

Raine DN (eds) Inherited Disorders of Sulphur Metabolism. Churchill and Livingstone, Edinburgh, p 141

57. Hummeler K, Zajac BA, Genel M, Holtzapple PG, Segal S (1970) Human cystinosis: Intracellular deposition of cystine. Science 168: 859

58. Hunt DD, Stearns G, McKinley JB, Froning E, Hicks P, Bonfiglio M (1966) Long-term study of family with Fanconi syndrome without cystinosis (deToni-Debré-Fanconi syndrome). Am J Med 40: 492

59. Jackson SH (1973) The reaction of homocysteine with aldehyde: An explanation of the collagen defects in homocystinuria. Clin Chim Acta 45: 215

60. Johnson FA (1956) A method for demonstrating calcium oxalate in tissue sections. J Histochem Cytochem 4: 404

61. Kang AH, Trelstad RL (1973) A collagen defect in homocystinuria. J Clin Invest 52: 2571

62. Kenyon KR, Sensenbrenner JA (1974) Electron microscopy of cornea and conjunctiva in childhood cystinosis. Am J Ophthalmol 78: 68

63. Kutty MK, Igbal QM, Teh E-C (1974) Ochronotic arthropathy. Arch Pathol 98: 55

64a. Lepoutre C (1925) Calculs multiples chez un enfant. Infiltration du parenchymé rénal par des cristaux. J Urol 20: 820

64b. Levy C (1973) Genetic screening. In: Herns H, Hirschhorn K (eds) Progress in human genetics, vol 4. Plenum Press, New York, p 1

65. Lignac GOE (1924) Über Störung des Cystinstoffwechsels bei Kindern. Dtsch Arch Klin Med 145: 139

66. Loewy A, Neuberg C (1904) Über Cystinurie. Z Physiol Chem 43: 338

67. Lowe GU, Terrey M, Machlachlan EA (1952) Organic aciduria, decreased renal ammonia production, hydrophthalmos, and mental retardation: Clinical entity. Am J Dis Child 83: 164

68. McCully KS, Ragsdale BD (1970) Production of arteriosclerosis by homocysteinemia. Am J Pathol 61: 1

69. McCully (1971) Homocysteine metabolism in survey, growth and arteriosclerosis. Nature 231: 391

70. McKusick VA, Hall JG, Char F (1971) The clinical and genetic characteristics of homocystinuria. In: Carson NAJ, Raine DN (eds) Inherited Disorders of Sulphur Metabolism. Churchill, Livingstone, London

71. McKusick VA (1972) Heritable Disorders of Connective Tissue. 4th ed. Mosby, St. Louis, p 224

72. Moorhead PJ, Cooper DJ, Timberley WR (1975) Progressive peripheral neuropathy in patient with primary hyperoxaluria. Br Med J 2: 312

73. Morin CL, Thompson MW, Jackson SH, Sass-Kortsak A (1971) Biochemical and genetic studies in cystinuria: Observations on double heterozygotes of genotype I/II. J Clin Invest 50: 1961

74. Morris RC, Ueki L, Loh D, Eanes RZ, McLin P (1967) Absence of renal fructose-1-phosphatase aldolase activity in hereditary fructose intolerance. Nature 214: 920

75. Mudd SH, Finkelstein JD, Irreverre F, Laster L (1964) Homocystinuria: An enzymatic defect. Science 143: 1443

76. Patrick AD, Lake BD (1968) Cystinosis: electron microscopic evidence of lysosomal storage of cystine in lymph node. J Clin Pathol 21: 571

77. Parry MF, Wallach R (1974) Ethylene glycol poisoning. Am J Med 57: 143

78. von Petrykowski W (1968) Zur Frühdiagnose und Pathogenese der Homocystinurie. Dtsch Med Wochenschr 93: 1877

79. Pikula B, Plamenac P, Curcić B, Nikulin A (1973) Myocarditis caused by primary oxalosis in a 4-year-old child. Virchows Arch (Pathol Anat) 358: 99

80. Pittman G, Deodhar S, Schulman JD, Lando JB (1971) Nephropathic cystinosis in a young adult – report of a case. Lab Invest 24: 442

81. Renander A (1941) The roentgen density of the cystine calculus. Acta Radiol Suppl 41

82. Rentzschke R-D (1974) Anisotrope Kristalle im Kolloid der menschlichen Schilddrüse. Inauguraldissertation Köln

83. Rosenberg LE, Downing S, Durant JL, Segal S (1966) Cystinuria: Biochemical evidence for three genetically distinct diseases. J Clin Invest 45: 365

84. Rosenberg LE, Crawhall JC, Segal S (1967) Intestinal transport of cystine and cysteine in man: Evidence for separate mechanism. J Clin Invest 46: 30

85. Schaefer HE, Rentzschke RD (1977) Das alters- und funktionsabhängige Vorkommen von Calciumoxalatkristallen im Schilddrüsenkolloid. Licht- und elektronenmikroskopische Untersuchungen. Verhandl Dtsch Ges Path 59: 410 Zbl Allg Path 120: 115

86. Schneider JA, Bradley K, Seegmiller JE (1967) Increased cystine in leukocytes from individuals homozygous for cystinosis. Science 157: 1321

87. Schröder R, Féaux de Lacroix W, Franzen U, Klein PJ, Müller W (1974) Therapiebedingte Form einer reno-cerebralen Oxalose? Acta Neuropathol 27: 181

88. Schulman JD, Wong VG, Kuwabara T, Bradley KH, Seegmiller JE (1970) Intracellular cystine contents of leukocyte populations in cystinosis. Arch Intern Med 125: 660

89. Scowen EF, Stansfield AG, Watts RWE (1959) Oxalosis and primary hyperoxaluria. J Pathol Bact 77: 195

90a. Silbernagl S, Deetjen P (1972) The tubular reabsorption of L-cysteine: A common transport system with L-arginine or not? Pfluegers Arch 337: 277

90b. Silver VL, Price JL (1969) Demonstration of calcium oxalate crystals in plant tissues by the Pizzolato ($AgNO_3 \cdot H_2O_2$) method. Stain Techn 44: 257

91. Spear GS, Slusser RJ, Schulman JD, Alexander F (1971) Polykaryocytosis of the visceral glomerular epithelium in cystinosis with description of an unusual clinical variant. Johns Hopkins Med J 129: 83

92. Spear GS, Slusser RJ, Tousimis AJ, Taylor CG (1971) Cystinosis. An ultrastructural and electron-probe study of the kidney with unusal findings

93. Spear GS (1974) Pathology of the kidney in cystinosis. In: Sommers SC (ed) Pathology Annual. Appelton-Century-Crofts, New York p 81

94. Smith LH, Fromm H, Hofman AF (1972) Acquired hyperoxaluria, nephrolithiasis and intestinal disease: Description of a syndrome. N Engl J Med 286: 1371

95. Stauffer JQ, Humphreys MH, Weir GJ (1973) Acquired hyperoxaluria with regional enteritis after ileal resection: Role of dietary oxalate. Ann Intern Med 79: 383

96. Teree TM, Friedman AB, Kest LM, Fetterman GH (1970) Cystinosis and proximal tubular nephropathy in siblings: Progressive development of the physiological and anatomical lesion. Am J Dis Child 119: 481

97. deToni G (1933) Remarks on the relations between renal ricktes (renal dwarfism) and renal diabetes. Acts Paediat 16: 479

98. von Udranszky L, Baumann E (1889) Über das Vorkommen von Diaminen, sogenannten Ptomainen, bei Cystinurie. Z Physiol Chem 13: 562

99. Ullrich K, Gospos C, Böhm N, Riede UN (1976) Zystinose. Beitr Path 158: 296

100. Virchow R (1866) Ein Fall von allgemeiner Ochronose der Knorpel und knorpelähnlichen Theile. Arch Pathol Anat 37: 212

101. Waldherr R, Manz F, Hagge H (1982) Nierenveränderungen bei infantiler und adoleszenter (nephropathischer) Cystinose. Verhandl Dtsch Ges Path 66: 297

102. Weinberger A, Sperling O, Rabinowitz M, Brosh S, Adam A, De Vries A (1974) High frequency of cystinuria among Jews of Libyan origin. HumHered 24: 568

103. Williams HE, Smith LH jr (1968) L-Glyceric aciduria: A new genetic variant of primary oxaluria. N Engl J Med 278: 233

104. Wollaston WH (1810) On cystic oxide: A new species of urinary calculus. Trans R Soc London 100: 223
105. Wollensak J (1966) Homocystinurie und Linsenektopie. Albrecht von Graefes Arch Klin Ophthalmol 169: 357
106a. Wong VG, Lietman PS, Seegmiller JE (1967) Alterations of pigment epithelium in cystinosis. Arch Ophthalmol (Chicago) 77: 361
106b. Woolf LI (1967) Large-scale screeninggfor metabolic disease in the newborn in Great Britain. In: Anderson JA, Swaiman KF

(eds) Phenylketonuria and allied metabolic disorders, U.S. Department of Health Education and Welfare (Children's Bureau), Washington, p 50
107. Zannoni VG, Lomtevas N, Goldfinger S (1969) Oxidation of homogentisic acid to ochronotic pigment in connective tissue. Biochim Biophys Acta 177: 94
108. Zimmermann TJ, Hood CI, Gasset AR (1974) „Adolescent" cystinosis: A case presentation and review of the recent literatures. Arch Ophthalmol (Chicago) 92: 265

Angeborene Störungen des Lipoproteinstoffwechsels

Weiterführende Literatur

1. Assmann G (1982) Lipidstoffwechsel und Atherosklerose, Schattauer-Verlag, Stuttgart
2. Eisenberg S (1983) Lipoproteins and lipoprotein metabolism. A dynamic evaluation of the plasma fat transport system. Klin Wschr 61: 119–132
3. Fredrickson DS, Ferens VJ (1978) Acid cholesterol ester hydrolase deficiency (Wolman's disease, cholesteryl ester storage disease). In: The metabolic basis of inherited disease, Stanbury JB, Wyngaarden JB, Fredrickson DS (eds) Mc Graw-Hill, New York, pp 670–687
4. Fredrickson DS, Goldstein JL, Brown MS (1978) The familial hyperlipoproteinemias. In: The metabolic basis of inherited disease, Stanbury JB, Wyngaarden JB, Fredrickson DS (eds) Mc Graw-Hill, New York, pp 604–655
5. Gjone E, Norum KR, Glomset JA (1978) Cholesterol Acyltransferase Deficiency. In: The metabolic basis of inherited disease, Stanbury JB, Wyngaarden JB, Fredrickson DS (eds) Mc Graw-Hill New York, pp 589–603
6. Herbert PN, Gotto AM, Fredrickson DS (1978) Familial lipoprotein deficiency (abetalipoproteinemia, hypobetalipoproteinemia, and Tangier disease). In: The metabolic basis of inherited disease, Stanbury JB, Wyngaarden JB, Fredrickson DS (eds) Mc Graw-Hill, New York, pp 544–588

Struktur und Funktion der Lipoproteine

Allgemeine Funktion

Der intrazelluläre und interzelluläre *Transport von Lipiden* ist weitgehend an *Lipoproteine* gebunden. Nur kurzkettige Fettsäuren können sich an Albumin assoziieren, so daß in dieser Form in geringem Umfange auch ein Lipidtransport außerhalb des Systems der Lipoproteine möglich ist. Lipoproteine stellen makromolekulare Komplexe aus polaren und apolaren Lipiden sowie aus Apolipoproteinen dar. Die *Apolipoproteine* haben eine *dreifache Funktion:*

• Innerhalb des makromolekularen Verbandes erfüllt ein Teil der Apolipoproteine insofern *Strukturfunktionen,* als solche Apolipoproteine meist über α-helikale Abschnitte des Moleküls zur hydrophoben Interaktion mit dem hydrophoben Anteil polarer Lipide in der Lage sind. Mit ihrem hydrophilen Anteil sind die Apolipoproteine ebenso wie die polaren Lipide zur Oberfläche des Molekülkomplexes hin orientiert. Diese äußere Schicht von polaren Lipiden und Apolipoproteinen umschließt die im Kern des Lipoproteinkomplexes angesammelten apolaren Lipide (Triglyzeride und Cholesterinester), welche auf diese Weise in feinpartikulärer Form, gewissermaßen emulgiert, im Blutplasma „gelöst" sind.

• Der *gezielte interzelluläre Fetttransport* wird einerseits von der Größe der Lipoproteine, andererseits von der spezifischen Interaktion mit Lipoproteinrezeptoren gesteuert. Solche an Zelloberflächen lokalisierte *Lipoproteinrezeptoren,* welche gewissermaßen die Rolle des Pförtners im Rahmen der Rezeptor-vermittelten Endozytose spielen, erkennen ganz bestimmte Apolipoproteine. Solche Apo-Lipoproteine (Apo B und Apo E) machen also Lipoproteine für spezifische Zellrezeptoren erkennbar.

• Einige Apolipoproteine (Apo A-I, Apo C-I und Apo C-II[94]) stellen *Kofaktoren für hydrolytische Enzyme* dar, die am Abbau der Lipoproteine oder an der Interkonversion von Lipoproteinbestandteilen beteiligt sind.

Lipoproteinklassen

Entsprechend ihrer unterschiedlichen Zusammensetzung, Ladungseigenschaften und Molekülgröße lassen sich im wesentlichen *vier Lipoproteinklassen* unterscheiden.

Die *Dichte* der verschiedenen Lipoproteine hängt vom relativen Anteil der eher leichten Lipide und eher schweren Proteine an ihrer Zusammensetzung ab. Lipoproteine mit einem hohen Gehalt an Apolipoproteinen haben eine hohe, solche mit einem hohen Lipidanteil eine niedrige Dichte. Demnach können Lipoproteine in Abhängigkeit von ihrer Dichte in der *Ultrazentrifuge* an einem Dichtegradienten aus verschieden hoch konzentrierten Lösungen von Kaliumbromid aufgetrennt werden.

Wegen der unterschiedlichen *Überschußladung* und Molekülgröße lassen sich die Lipoproteinklassen weiterhin im elektrischen Feld durch *Elektrophorese* trennen und charakterisieren. Die *Größenbestimmung* der Lipoproteinmoleküle ist elektronenmikroskopisch mit dem Verfahren der *Negativfärbung* möglich (Abb. 5.37a–d).

Schließlich lassen sich gewisse Lipoproteinklassen aufgrund des Vorhandenseins spezieller Apolipoproteine (z. B. Apo B) mit *Fällmitteln* aggregieren und so aus ihrer Lösung entfernen.

Aufgrund solcher Kriterien lassen sich folgende Lipoproteinklassen unterscheiden:

● **Chylomikronen**
Chylomikronen werden als 800 bis 10000 Å große Partikel im Rahmen der enteralen Fettresorption von den *Enterozyten* der Dünndarmschleimhaut gebildet, an die lateralen Interzellularspalten des Dünndarmepithels abgegeben, in die *Chylusgefäße* und schließlich in die *Blutzirkulation* eingeschleust[101]. Wegen ihrer besonderen Größe können Chylomikronen normalerweise die Blutzirkulation nicht verlassen.

Chylomikronen werden jedoch mit einer Halbwertzeit von wenigen Minuten intravasal durch die an den Endotheloberflächen besonders des Muskel- und Fettgewebes lokalisierte *Lipoproteinlipase* unter schrittweiser Verkleinerung der Partikel zu sog. *Chylomikronen-Remnants* abgebaut. Die von Korn[57] entdeckte Lipoproteinlipase wird von Fettzellen und anderen Bindegewebszellen gebildet[44] und ist an der Oberfläche von Endothelien intravasal lokalisiert. Treten Chylomikronen mit solchen Endotheloberflächen in Kontakt, so kann durch die Lipoproteinlipase die primäre Esterbindung von Triglyzeriden gespalten werden[72]. Die *freigesetzte Fettsäure* wird zunächst in die Blutzirkulation entlassen, während die resultierenden *Diglyzeride* durch laterale Diffusion von der Endotheloberfläche her in die Gefäßwand eindringen und schließlich in den Perikapillarraum gelangen[94]. Aus dieser Position können die Diglyzeride von Fettzellen oder anderen Zellen aufgenommen werden, wobei gleichzeitig eine weitere Spaltung zu *Monoglyzeriden* und *freien Fettsäuren* erfolgt. Dabei entstehen zunächst durch Isomerisierung *Glyzerin-1-Ester*, welche für die Lipoproteinlipase angreifbar sind. Aus ihrer Position an der Endotheloberfläche kann *Lipoproteinlipase* leicht durch geringe Heparin-Konzentration verdrängt werden und ist dann im sog. Postheparinplasma als zirkulierendes Enzym biochemisch nachweisbar. Diese Lipoproteinlipase unterscheidet sich u. a. von einer ähnlich wirksamen, alkalischen Lipase in der Leber durch ihre Hemmbarkeit durch hohe Kochsalzkonzentrationen (1 M NaCl).

Die aus diesem Chylomikronenabbau resultierenden Restkörper, sog. *Remnants,* werden von der Leber katabolisiert[60].

> Chylomikronen bestehen zu ca. 99% aus Lipiden und zu 1% aus Apolipoproteinen.

Wegen dieses hohen Lipidanteils, der sich übrigens zu ca. 90% aus Triglyzeriden zusammensetzt, haben die Chylomikronen die geringste Dichte von d < 0,95 und steigen im ruhig stehenden Blutplasma spontan unter Bildung einer *Rahmschicht* zur Oberfläche auf (sog. Aufrahmen). Chylomikronen bleiben u. a. wegen der besonderen Größe ihres Molekülverbandes bei der Papierelektrophorese an der Auftragungsstelle liegen.

● **VLDL (very low density lipoprotein = Lipoprotein sehr geringer Dichte)**
VLDL wird von den *Hepatozyten* gebildet und enthält dementsprechend endogen synthetisierte Lipide. VLDL hat elektronenmikroskopisch einen Durchmesser von 300 bis 700 Å. Papierelektrophoretisch wandert VLDL in Prä-β-Position.

> Die geringe Dichte des VLDL (d > 0,95, < 1,006) resultiert aus dem *relativ hohen Lipidanteil (um 90%)*. Die Lipide setzen sich zu etwa 60% aus Triglyzeriden, 12 bis 14% Cholesterinestern, 6 bis 8% Cholesterin und 12 bis 18% Phospholipiden zusammen. Der Apolipoproteinanteil liegt bei 5 bis 10%.

Schon aus der recht variablen Molekulargröße geht hervor, daß VLDL eine *eher inhomogene Population* von Lipoproteinmolekülen darstellt. *Kleinere Moleküle* dieses Types können die Blutzirkulation über *endotheliale Transportvesikeln* verlassen und mit Lipoproteinrezeptoren extravasaler Zellen in Interaktion treten. Die *größeren VLDL-Partikel* werden jedoch analog der Chylomikronenlipolyse partiell durch die intravasale *Lipoproteinlipase* katabolisiert. Hieraus resultiert *IDL*, eine kurzlebige Lipoproteinklasse intermediärer Dichte (d > 1,006, < 1,019), welche in einer normalerweise nur geringen (nach Cholesterininfütterung ansteigenden) Konzentration im Plasma vorliegt.

● **LDL (low density lipoprotein = Lipoprotein geringer Dichte)**
LDL resultiert aus dem weiteren Abbau von IDL.

> Ein *Lipidanteil von etwa 75%* und ein *Apolipoproteinanteil von etwa 25%* bedingen eine Dichte von d > 1,019, < 1063.

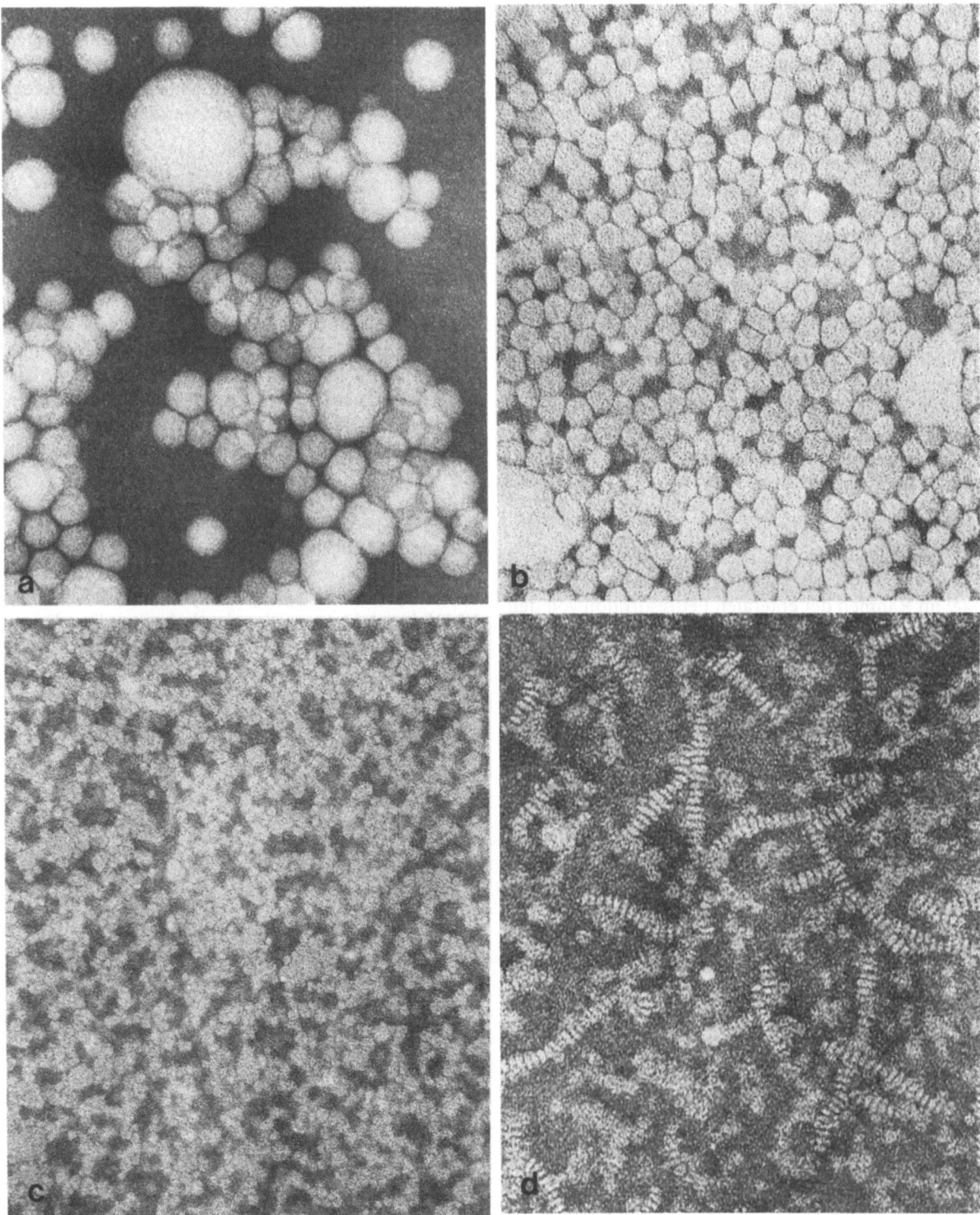

Abb.5.37. a Elektronenmikroskopische Negativfärbung von VLDL. Vergrößerung: 270000fach. **b** Elektronenmikroskopische Negativfärbung von LDL. Vergrößerung: 270000fach. **c** Elektronenmikroskopische Negativfärbung von HDL. Vergrößerung: 270000fach. **d** Elektronenmikroskopische Negativfärbung abnormer, diskusförmiger Lipoprotein-Partikel in geldrollenförmiger Anordnung, künstlich hergestellt (Prof. W.Stoffel/ Köln) aus Apolipoprotein A-I, Sphingomyelin und hochungesättigtem Lezithin in einer molaren Relation von 1/55/46. Jedes Partikel enthält vier Moleküle Apo A–I. Analoge, diskusförmige Strukturen werden in der HDL-Fraktion bei LCAT-Defekt beobachtet. Vergrößerung: 270000fach

In der Papierelektrophorese wandert LDL in β-Position (sog. *β-Lipoprotein*). Die Lipide des LDL bestehen größenordnungsmäßig nur zu 10% aus Triglyzeriden, zu 20 bis 25% aus Phospholipiden, zu 5 bis 10% aus Cholesterin und zu 35 bis 40% aus Cholesterinestern. Damit stellt LDL die *Lipoproteinklasse mit dem höchsten Anteil an Cholesterinestern und Cholesterin* dar. Aufgrund seiner relativ geringen Molekülgröße von 200 bis 250 Å kann LDL über den Weg der endothelialen Transportvesikeln die Blutbahn ungehindert verlassen und in den Interstitialraum eintreten.

So wird LDL beispielsweise im *Interstitium der Arterienwand* in einer der Blutkonzentration proportionalen Konzentration angetroffen. Ein in diesem Gewebskompartiment *behinderter Saftstrom* mit *sekundärer Degradation von LDL* bedingt eine *Anreicherung cholesterinreicher Lipide* in der Arterienwand, welche über die Zwischenstufen einer Phagozytose cholesterinreicher LDL-Residuen mit nachfolgendem Zerfall cholesterinübersättigter Makrophagen den Prozeß der *Atherosklerose* inszenieren. Ein langfristiger Anstieg der LDL-Konzentration bedingt daher ein *Atheroskleroserisiko*[1].

Der Abbau der LDL erfolgt überwiegend über die Bindung an LDL-Rezeptoren (▷ S. 553) mit anschließender rezeptorvermittelter Endozytose und intrazellulärem Katabolismus[14,38].

● HDL (high density lipoprotein = Lipoprotein hoher Dichte)

HDL weist eine elektronenmikroskopische Molekülgröße von 80 bis 120 Å auf und erscheint wegen seiner raschen Wanderungsgeschwindigkeit elektrophoretisch in α-Position (sog. *α-Lipoprotein*).

Die relativ hohe Dichte (d > 1,063, < 1,21) resultiert aus einem hohen, bis zu 50% betragenden Anteil an Apolipoproteinen. Der restliche, etwa 50% betragende Lipidanteil setzt sich zu 20 bis 30% aus Phospholipiden, 3 bis 6% aus Triglyzeriden, 14 bis 18% aus Cholesterinestern und 3 bis 5% aus unverestertem Cholesterin zusammen.

HDL scheint teilweise in der *Leber* gebildet zu werden[43]. Überwiegend entsteht HDL jedoch im Rahmen der *Lipolyse von Chylomikronen,* an deren Oberfläche sich als Folge des schrittweisen lipolytischen Abbaues Phospholipid und Apolipoproteine anreichern und unter Aufnahme von später zu veresterndem Cholesterin als naszierendes HDL ablösen[32,84,98, 99]. Durch diese Fähigkeit, Cholesterin bei der Neubildung von HDL-Partikeln zu inkorporieren, wird dem HDL eine wichtige, wenn auch in allen Einzelheiten noch nicht abschließend geklärte Funktion bei der *Eliminierung*

von Cholesterin zugeschrieben. Da Cholesterin nur in Gallesäuren oder Steroidhormone umgebaut, sonst aber von den meisten Körperzellen nicht katabolisiert werden kann, muß jeglicher Cholesterinüberschuß zur Leber transportiert werden, um dort über die Gallesäuresekretion eliminiert zu werden. Auf diesem Transportweg scheint HDL insofern eine wichtige Trägerfunktion zu spielen, als Cholesterin über den sog. *Cholesterinester-Transferkomplex* aus peripheren Körperzellen aufgenommen und an Chylomikronen-Remnants oder das VLDL-LDL-System weitergegeben werden kann. Remnants und cholesterinreiches LDL werden schließlich von speziellen Apo E-[106] bzw. Apo B, E-Rezeptoren der Leber erkannt[51].

Wegen der Schlüsselfunktion, die HDL in dem in manchen Punkten noch hypothetischen Cholesterinester-Transferkomplex ausübt, kommt einer hohen HDL-Konzentration eine *protektive Wirkung gegenüber einer Atherosklerose-Entstehung* zu.

Mit Ausnahme der Tangier-Krankheit (▷ S. 572) sind jedenfalls niedrige HDL-Konzentrationen besonders dann mit einem erhöhten Arterioskleroserisiko verbunden, wenn gleichzeitig eine LDL-Vermehrung besteht. Körperliches Training sowie Zustände, die mit einer gesteigerten Chylomikronenlipolyse verbunden sind, bedingen im allgemeinen einen Anstieg der HDL-Konzentration. Die möglichen Funktionen, welche Lipoproteine *außerhalb des Bereiches des Fettstoffwechsels* erfüllen, sind noch wenig geklärt. Für das HDL in diesem Zusammenhang bemerkenswert ist dessen Fähigkeit, *SAA, das im Serum zirkulierende Vorläuferprotein des sekundären Amyloids (AA), zu binden* und wahrscheinlich an den Ort seiner endgültigen Ablagerung zu *transportieren.*

Klassen und Funktionen der Apolipoproteine

Die *Apolipoproteine* lassen sich in fünf, mit den Anfangsbuchstaben des Alphabetes bezeichneten Klassen einteilen. Die

Apolipoproteine A (A-I, A-II und A-IV)
kommen ausschließlich im HDL vor. Lediglich die im Chylus anzutreffenden Chylomikronen tragen zunächst noch Apo A-I, welches im Rahmen der intravasalen Lipolyse rasch an das sich neubildende HDL abgegeben wird[58,99]. Apo A wird im *Darm*[32,50], A-I und A-II wahrscheinlich auch in der *Leber* synthetisiert.

Während die Funktion von A-IV unbekannt ist, stellen *A-I und II Strukturproteine* dar, die insbesondere mit den Phospholipiden an der Moleküloberfläche verbunden sind. Apo-I stellt darüber hinaus einen wichtigen Kofaktor für die *Lezithin : Cholesterinazyltransferase (LCAT)* dar. Dieses in der Leber gebildete Enzym übernimmt eine wichtige Funktion bei der Neubildung von HDL aus Chylomikronen. Bei diesem Prozeß lösen sich Apo A-I, Phospholipide und unverestertes Cholesterin enthaltende, diskusförmige Partikel aus der Oberfläche der im Abbau befindlichen Chylomikronen ab. Die endgültige, sphärische Konfiguration können diese diskusförmigen Partikel erst einnehmen, wenn LCAT ungesättigte Fettsäuren aus Lezithin (unter Bildung von Lysolezithin) auf das zu veresternde Cholesterin überträgt. Das veresterte Cholesterin kann nun die Oberfläche der Disci verlassen. Die neu gebildeten apolaren Cholesterinester sammeln sich im Zentrum (Core) der HDL-Moleküle an, die nun ihre endgültige, sphärische Gestalt annehmen.

Typischerweise wird beim *familiären LCAT-Defekt* sowie bei dem *durch chronische alkoholische Leberschädigung zu beobachtenden sekundären LCAT-Mangel* eine Persistenz solcher diskoidaler Partikel beobachtet, welche durch Ultrazentrifugation im HDL-Dichtebereich angereichert werden können. Diese diskusförmigen HDL-Vorstufen neigen in konzentriertem Zustand zu einer *geldrollenartigen Assoziation* im negativ gefärbten elektronenmikroskopischen Präparat[99]. Partikel dieses Types können auch in vitro aus den entsprechenden Bestandteilen (Apo A-I, Sphingomyelin, Cholesterin, Phospholipide) künstlich hergestellt werden (Abb. 5.37 d).

Apolipoproteine B

Die *Apolipoproteine B* sind ausschließlich in Chylomikronen, VLDL, LDL und IDL enthalten. Ihr Vorkommen ist daher an die elektrophoretisch in β- bzw. prä-β-Position wandernden Lipoproteine gebunden. Im Rahmen der Bildung von Chylomikronen in resorptiven Enterozyten und von VLDL in Leberzellen wird das Apo B *in der Leber* und *in der Dünndarmschleimhaut synthetisiert.*

Das *hepatogene* Apo B (Apo B-100) unterscheidet sich durch ein höheres Molukulargewicht (549 000 Dalton) von der in den *Enterozyten* gebildeten Form (Apo B-48) mit einem Molekulargewicht von 265 000 Dalton[55].

Diese beiden unterschiedlichen Apo B-Formen unterliegen offenbar auch einer getrennten genetischen Kontrolle. So ist eine sog. *normotriglyzeridämische A-betalipoproteinämie* bekannt, bei welcher zwar VLDL, IDL und LDL fehlen, Apo B-100 also offenbar nicht gebildet wird, der Fetttransport über Chylomikronen jedoch intakt bleibt. Andererseits ist im Falle der *A-betalipoproteinämie* vom Type des Bassen-Kornzweig-Syndroms (▷ S.567) ein offenbar genetisch bedingter Defekt sowohl der Apo B-100 (VLDL, IDL und LDL) als auch der Apo B-48 (Chylomikronen) enthaltenden Lipoproteine auf genetischer Grundlage zu beobachten.

Apo B erfüllt *drei Funktionen:*
• Es ermöglicht den *intrazellulären Lipoproteintransport* am Orte der Neusynthese, also von Chylomikronen in den Enterozyten und von LDL in den Hepatozyten;
• es erfüllt die Funktion eines *Strukturproteins* in der β-Lipoproteinklasse (Chylomikronen, VLDL, IDL und LDL),
• und es dient gemeinsam mit dem Apo E als *Erkennungsmerkmal* für den Apo B, E- bzw. LDL-Rezeptor.

Apolipoproteine C

Die *Apolipoproteine C* (Apo C-I, Apo C-II und Apo C-III) entstehen mit dem VLDL in der *Leber* und werden sekundär auf Chylomikronen und HDL übertragen. Apo C-I und II aktivieren die Fettgewebslipoproteinlipase. Die Funktion von Apo C-III ist nicht geklärt.

Apolipoprotein D

Dieses Apolipoprotein, zum Teil auch als *Apo A-III* bezeichnet, ist nur teilweise an Lipoproteinmoleküle gebunden und tritt zu etwa 35% auch in lipoproteinfreiem Serum auf. Gemeinsam mit Apo A-I und LCAT spielt Apo D eine Rolle im *Cholesterinester-Transferkomplex* (▷ S.552).

Apolipoprotein E

Das *Apolipoprotein E* wird in der *Leber* gebildet und kommt im VLDL und seinen Abbauprodukten IDL und LDL vor. Apo E tritt in Form eines Komplexes mit Apo A-II weiterhin in einer *Unterklasse des HDL, dem sog. HDL₁* auf. *HDL₁* bildet sich vermehrt nach gesteigerter Cholesterinaufnahme und ist wegen seines besonders hohen Cholesteringehaltes auch als HDL_c bezeichnet worden[81].

Apo E stellt (gemeinsam mit Apo B) das *Erkennungsmerkmal für den sog. LDL- bzw. Apo B, E-Rezeptor* dar[69]. Außerdem existiert in der Leber ein spezieller Apo E-Rezeptor, welcher insbesondere jene Chylomikronenremnants bindet[106], welche sekundär mit Apo E ausgestattet werden. Die Interaktion von Rezeptor und Apo E ist von einem relativ hohen Arginingehalt dieses Apolipoproteins abhängig. Es sind jedoch *Isoformen des Apo E* bekannt, bei welchen Arginin in unterschiedlichem Ausmaße durch Zystein ersetzt ist. Mit zunehmenden Austausch von Arginin durch Zystein erfährt die Rezeptorinteraktion eine mehr oder weniger ausgeprägte Störung, welche am stärksten bei der familiären Hyperlipoproteinämie Typ III manifest wird.

Der *Genotyp E-2/E-2 (E^d/E^d)* liegt in unserer Bevölkerung in einer Häufigkeit von 1% vor. Diese *Apo E-2-Homozygotie* geht mit einem verlangsamten Abbau von VLDL einher, und bildet die *Voraussetzung für die familiäre Hyperlipoproteinämie Typ III* (▷ S.559).

63% der Bevölkerung zeigen den normalen Genotyp E-3/E-3 (E^n/E^n) mit einem hohen Arginin-Gehalt des Apo E, die restlichen Genotypen verteilen sich in der Reihenfolge ihrer Häufigkeit wie folgt: 20% E-3/E-4 (E^n/E^4), 11% E-3/E-2 (E^n/E^d), 3% E-2/E-4 (E^d/E^4) und 2% E-4/E-4 (E^4/E^4)[1,103]. Die nosologische Einordnung der heterozygoten Merkmalsträger des zysteinreichen Apoproteins E-3/E-2 und E-2/E-4 ist nicht eindeutig geklärt.

LDL-Rezeptor und Cholesterinhomoiostase

Die Funktion und u. U. pathogenetische Bedeutung des *LDL-Rezeptors* (Apo B, E-Rezeptors) ist durch die grundlegenden Untersuchungen der Arbeitsgruppe um Goldstein und Brown erst in den letzten Jahren aufgeklärt worden[13,14,38,40].

Das intrazellulär gebildete Rezeptorprotein tritt an die Zelloberfläche und konzentriert sich dank seiner Bindungsfähigkeit an Clathrin im Bereich der *„coated pits"*, die nach Bindung des durch den Rezeptor erkannten Lipoproteins als *„coated vesicles"* internalisiert und in Lysosomen eingeschleust werden. *Intralysosomal* werden die Apolipoproteine abgebaut und die Lipide einer sauren Hydrolyse unterworfen. Das zuvor freigesetzte Rezeptormolekül rezirkuliert zur Oberfläche und kann in einem erneuten endozytotischen Zyklus utilisiert werden.

Dieser Prozeß übt eine regulatorische Funktion auf die zelluläre *Cholesterin-Homöostase* aus[13]: Bei genügend hoher Cholesterin-Konzentration wird einerseits die Neubildung von LDL-Rezeptoren eingestellt; andererseits die zelleigene Cholesterinbiosynthese durch Hemmung des entsprechenden Schlüsselenzyms, der 3-Hydroxy-3-Methylglutaryl-CoA-Reduktase (HMG-CoA-Reduktase) gehemmt[12]. Das aus der sauren Hydrolyse stammende Cholesterin wird durch Aktivierung der (analog dem extrazellulären LCAT wirksamen) Azyl-CoA:Cholesterinazyltransferase (ACAT) vorwiegend mit Ölsäure verestert und eventuell in dieser Form intrazellulär gespeichert[39].

Eine Störung dieses besonders *die intrazelluläre Cholesterinkonzentration regulierenden Steuerkreises* ist auf verschiedenen Stufen beobachtet worden:
• Eine *Beeinträchtigung der LDL-Rezeptoren-Funktion* geht mit dem Krankheitsbild der *familiären Hypercholesterinämie* (▷ S. 562) einher;
• ein *Mangel an saurer Lipase,* welche für die Hydrolyse der durch rezeptorvermittelte Endozytose aufgenommenen Lipide verantwortlich ist, liegt der *Wolmanschen Krankheit* sowie der *Cholesterinesterspeicherkrankheit* (▷ S. 576, 577) zugrunde.

LDL-Rezeptoren vermögen alle Apo B- und Apo E-haltigen Lipoproteine zu binden, also in erster Linie LDL und die im Interzellularraum vorkommenden kleinen Formen von VLDL-Molekülen. Dabei bindet ein LDL-Molekül vier Rezeptormoleküle. HDL_1 kann über sein Apolipoprotein E ebenfalls vom LDL-Rezeptoren gebunden werden und insofern mit LDL in Konkurrenz treten. In diesem Falle bindet HDL_1 nur ein Rezeptormolekül[81]. LDL-Rezeptoren sind in höchster Konzentration auf der Oberfläche der Steroidhormone synthetisierenden Corpus luteum-Zellen und der Nebennierenrinden-Zellen nachgewiesen worden[59]. Sie kommen in geringerer Dichte auch auf anderen Zellen, insbesondere auf Hepatozyten, Fibroblasten, glatten Muskelzellen und Lymphozyten vor. Übrigens scheint die immunologische Stimulierbarkeit von Lymphozyten bei Sättigung ihrer LDL-Rezeptoren durch Lipoproteine unterdrückt zu sein. So könnte das Ausbleiben einer ungewünschten blastären bzw. mitogenen Stimulation von intravasalen Blutlymphozyten mit der relativ hohen VLDL-Konzentration im Blute erklärt werden[108].

Wie bereits erwähnt, kommt in der *Leber zusätzlich ein Apo-E-Rezeptor* vor, dem als wesentliche Funktion die Bindung und Internalisation von HDL_1 und von Chylomikronen-Remnants zugewiesen wird[51,106].

Allgemeine Typisierung von Hyperlipoproteinämien

Sowohl die *erworbenen* als auch die *hereditären* Hyperlipoproteinämien zeichnen sich, abgesehen von einem unterschiedlichen Spektrum pathologisch-anatomischer Erscheinungen, durch ein unterschiedliches Muster der jeweils im Serum vermehrt auftretenden Hyperlipoproteinarten aus.

Hypertriglyzeridämien sind in der Regel durch eine Vermehrung der triglyzeridreichen Lipoproteine, also von *Chylomikronen oder VLDL* bedingt, während *Hypercholesterinämien* eher auf eine Vermehrung der cholesterinreichen Lipoproteine, also vor allem des *LDL* zurückzuführen sind.

Die von Fredrickson vorgeschlagene Typisierung versucht eine orientierende Einteilung der verschiedenen Muster vermehrter Lipoproteine im Serum aufgrund einfach bestimmbarer Kriterien[4,31]. Die *fünf verschiedenen Phänotypen* dieses Schemas lassen sich teilweise schon durch die makroskopische Betrachtung des Nüchternserums nach einer aufrechtstehenden Lagerung eines Teströhrchens über Nacht im Kühlschrank beurteilen *(Kühlschranktest).* Bei dieser Prozedur steigen *Chylomikronen* infolge ihrer geringen Dichte zur Oberfläche auf und sind an der Bildung einer weißen Rahmschicht erkennbar. *VLDL* rahmt nicht auf, erzeugt aber abhängig von der jeweiligen Konzentration eine mehr oder weniger deutliche, im Extrem milchige Trübung. Bei einer isolierten Vermehrung von *LDL* oder *HDL* dagegen bleibt das Serum klar, da der Partikeldurchmesser dieser Lipoproteine kleiner ist als die Wellenlänge des sichtbaren Lichtes und deshalb keine Streuung auslösen kann.

Eine Vermehrung von HDL oder LDL ist daher nur durch eine quantitative Bestimmung dieser Lipoproteine in der Ultrazentrifuge oder semiquantitativ mit Hilfe der Elektrophorese möglich. Eine Vermehrung von HDL und/oder LDL wird sich allerdings auch chemisch-analytisch in einem vermehrten Cholesteringehalt des Serums äußern. Im einzelnen sind die fünf Phänotypen nach Fredrickson wie folgt definiert[1,4,10]:

- *Typ I:* Da *Chylomikronen isoliert vermehrt* sind (normalerweise fehlen Chylomikronen wegen ihrer kurzen physiologischen Halbwertzeit im Nüchternserum vollkommen!), bildet sich eine *weiße Rahmschicht im Kühlschranktest,* während der *Unterstand (wie beim Normalserum) klar* bleibt. Die *Cholesterinkonzentration* ist kleiner als 260 mg/dl, während die *Triglyzeridkonzentration* im Serum meist über 1000 mg/dl erhöht ist. Die nicht der Klasse der Chylomikronen angehörenden Lipoproteine (VLDL, LDL und HDL) sind normal oder eher erniedrigt.
- *Typ IIa:* Da *LDL isoliert vermehrt* ist, bleibt das *Nüchternserum im Kühlschrank klar* und täuscht insofern einen Normalbefund vor. Die Vermehrung von LDL äußert sich analytisch in einem *vermehrten Cholesteringehalt des Serums* (über 300 mg/dl). Wegen des anteilmäßig eher geringen Triglyzeridgehaltes des LDL liegen *Triglyzeride im Normalbereich* oder können erniedrigt sein.
- *Typ IIb:* Da *außer LDL auch VLDL vermehrt* ist, erscheint das *Serum im Kühlschrank mehr oder weniger trübe,* ohne daß sich eine Rahmschicht bildet. Wie beim Typ IIa ist die *Cholesterinkonzentration erhöht* (über 300 mg/dl). Zusätzlich sind abhängig von der individuellen Vermehrung von VLDL auch *Triglyzeride mäßig vermehrt* (150 bis 300 mg/dl).
- *Typ III:* Bei dieser Hyperlipoproteinämie tritt ein *cholesterinreiches,* dem *VLDL* entsprechendes, jedoch partiell modifiziertes Lipoprotein vermehrt auf, welches elektrophoretisch etwas langsamer wandert als normales VLDL, so daß die normalerweise getrennten β-(LDL) und Prä-β-(VLDL)Bande im Pherogramm fusionieren. Im *Kühlschranktest* zeigt das Serum eine *meist intensive Trübung,* eine *schmale Rahmschicht* kann angedeutet sein. Sowohl *Cholesterin* (350 bis 500 mg/dl) als auch *Triglyzeride* (350 bis 500 mg/dl) sind *vermehrt.*
- *Typ IV:* Dieser Typ ist durch eine *starke Vermehrung von VLDL* gekennzeichnet, welches elektrophoretisch im Gegensatz zu Typ III ein normales Wanderungsverhalten zeigt. Das *Serum* ist *trübe bis milchig, Triglyzeride* sind stark (200 bis 1000 mg/dl), *Cholesterin* dagegen kaum (meist unter 260 mg/dl) *vermehrt.*
- *Typ V:* Ähnlich wie beim Typ I sind die Chylomikronen vermehrt *(Chylomikronenpersistenz),* zusätzlich aber auch *VLDL vermehrt.* Im *Kühlschrank* bildet sich daher eine *breite Rahmschicht,* der *Unterstand* bleibt wegen der VLDL-Vermehrung im Gegensatz zu Typ I jedoch *trübe. Triglyzeride* sind stark vermehrt (mehr

als 1000 mg/dl). Außerdem besteht meist eine *Cholesterinvermehrung* (mehr als 300 mg/dl).

Normales Nüchternserum erscheint vor und nach dem Kühlschranktest klar, die Cholesterinkonzentration liegt unter 200 mg/dl und die Triglyzerid-Konzentration ist kleiner als 150 mg/dl. Diese Werte sind allerdings nur als grobe Anhaltspunkte zu betrachten, da die Normalwertbereiche u.a. auch altersabhängig sind.

Die verschiedenen Formen der familiären Hyperlipoproteinämien sind teilweise durch das Auftreten der oben angeführten Hyperlipoproteinämietypen charakterisiert. Allerdings muß beachtet werden, daß die jeweiligen genetisch bedingten Hyperlipoproteinämien auch *durch nicht hereditäre Krankheitszustände phänokopiert* werden können. Außerdem kann sowohl bei den *primären,* also genetisch bedingten Hyperlipoproteinämietypen als auch bei den *sekundären* Formen ein *Typwandel* beispielsweise auf dem Boden veränderter diätetischer Bedingungen eintreten. Die Bestimmung der Lipoproteintypen nach Fredrickson hat als Ordnungsprinzip bei der Erforschung primärer und sekundärer Hyperlipoproteinämien eine bedeutende Rolle gespielt. Aus diesem Grunde finden die fünf Phänotypen als semiologische oder synonyme Begrifflichkeiten z.T. auch heute noch Anwendung bei der Bezeichnung der familiären oder erworbenen Hyperlipoproteintypen. In der neueren Entwicklung tritt allerdings der sog. Lipoprotein-Phänotyp als nomenklatorisches Ordnungsprinzip insoweit in den Hintergrund als die kausalgenetischen Zusammenhänge, auf denen Hyperlipoproteinämien beruhen, einer Aufklärung entgegengehen und dann in die Nomenklatur einfließen.

Hereditäre Hyper- und Dyslipoproteinämien

Vorbemerkungen

Typische, auf Hyperlipoproteinämien hinweisende Phänomene wie Xanthombildungen in der Haut oder vorzeitig auftretende Formen der Atherosklerose haben bereits in der älteren pathologisch-anatomischen Literatur Beachtung gefunden[23,27,66,73,80,100]. Eine kausalgenetisch orientierte und damit auch diagnostisch relevante Einteilung dieser Phänomene ist erst durch die jüngsten biochemischen Fortschritte der Lipoproteinchemie ermöglicht worden.

Es zeigt sich zunehmend, daß die familiär auftretenden Hyperlipoproteinämien *keineswegs zu den seltenen Erbkrankheiten* rechnen. Die Kenntnis dieser Leiden ist wegen ihrer *teilweise engen Beziehung zur Atherosklerose* bzw. *zur koronaren Herzkrankheit* von großer Bedeutung.

Hyperlipoproteinämien können bedingt sein durch *Strukturgendefekte* mit der Konsequenz abnorm aufgebauter Apolipoproteine, durch *Störungen zellulärer Lipoproteinrezeptoren* oder auch durch einen *extrazellulär oder intrazellulär behinderten Katabolismus (Enzymdefekte)*.

Es sei betont, daß nicht alle dieser angeborenen Defekte von Geburt an mit einer Hyperlipoproteinämie verbunden sein müssen. Besonders am Beispiel der familiären Hyperlipoproteinämie Typ III wird deutlich, daß die Manifestation des Leidens zwar vom Vorhandensein eines genetisch bedingten Defektes (Apo E-2-Homozygotie) abhängig ist, die Expression der Hyperlipoproteinämie jedoch von *zusätzlichen diätetischen oder endogenen Faktoren* abhängt. Dieser Umstand bringt es mit sich, daß mit einem solchen Erbleiden behaftete Merkmalsträger zunächst gesund erscheinen können. Bei solchen Konstellationen entlarven häufig erst subtile Familienforschungen scheinbar zufällig auftretende Formen vorzeitiger Atherosklerosen als Erbleiden.

Gerade diese, von zusätzlichen Manifestationsfaktoren abhängige Formen *genetisch bedingter* Hyperlipoproteinämien können durch *Beachtung diätetischer Maßnahmen günstig beeinflußt* werden. Ihre frühzeitig diagnostische Aufklärung stellt daher eine wichtige Aufgabe ärztlichen Handelns dar.

Familiäre Hyperchylomikronämie (Typ I) – Lipoproteinlipase-Mangel

Entdeckung, Biochemie

1932 ist von Bürger und Grütz erstmals über eine hepatosplenomegale Lipoidose mit xanthomatösen Veränderungen in Haut und Schleimhaut berichtet worden[15]. Dieses Krankheitsbild ist durch eine vom Fettgehalt der Nahrung abhängige, insofern schwankende, u.U. extreme *Hypertriglyzeridämie* gekennzeichnet, die auf einen *verzögerten Chylomikronenabbau* zurückzuführen ist. So ist im Kühlschranktest auch noch im Nüchternserum mindestens 24 bis 48 Std nach einer Fettmahlzeit eine Rahmschicht nachweisbar. Insgesamt besteht die Konstellation einer *Hyperlipoproteinämie Typ I* (▷ S. 554). Die verzögerte Chylomikronen-Clearance ist auf einen *Defekt der Lipoproteinlipase* zurückzuführen[45]. Dieser Defekt ist biochemisch entweder im Postheparin-Plasma oder auch in Fettgewebsbiopsien nachweisbar.

Erbgang, Epidemiologie

Der familiäre Lipoproteinlipase-Mangel rechnet mit einer *Häufigkeit von kleiner als 1/100 000* zu den *seltenen* Hyperlipoproteinämien. Aus den bisherigen Familienstudien ergibt sich ein *autosomal rezessiver* Erbgang[1,4].

Klinik, Morphologie

Das Krankheitsbild wird meist *vor dem 10. Lebensjahr manifest* und äußert sich außer der nahrungsabhängig meist stark ausgeprägten Hyperlipoproteinämie Typ I in krisenhaft auftretenden *Oberbauchschmerzen,* die in den Rücken ausstrahlen können und meist postprandial in Abhängigkeit von der jeweiligen Fettbelastung aufzutreten pflegen. Diese Koliken können mit einem *Amylaseanstieg* einhergehen und sind gelegentlich auch mit *Fieber und Leukozytosen* verbunden. Nicht selten entwickelt sich eine *rezidivierende Pankreatitis,* die in einigen Fällen im mittleren Erwachsenenalter zum Tode geführt hat.

● *Leber, Milz:* Mit fortschreitendem Leiden stellt sich eine *Hepatosplenomegalie* ein, welche zumindest teilweise auf die retikuloendotheliale Phagozytose der nicht auf üblichem Wege abzubauenden Chylomikronen zurückzuführen ist[24,25,75]. So werden besonders in der Milz *histiozytäre Schaumzellansammlungen* beobachtet, die Triglyzeride enthalten und später zunehmend auch Zeroid entwickeln, das einigen dieser Histiozyten in der Giemsa-Färbung die Eigenschaften sogenannter *meerblauer Histiozyten* verleiht[24]. Schaumzellen treten auch im *Knochenmark* auf. Die Vergrößerung der Milz geht im allgemeinen nicht mit einem Hyperspleniesyndrom einher, auch besteht meist keine hämolytische Anämie.

● *Haut:* Etwa in 50% der Fälle entwickeln sich in der Haut charakteristische *eruptive Xanthome,* sofern die Triglyzeridkonzentration im Blut eine kritische Grenze von etwa 2000 mg/dl überschreitet. Diese rasch aufschießenden Xanthome entwickeln sich *papelartig* vorwiegend an Hautstellen, die einem gewissen *Druck* ausgesetzt sind (z. B. *Gürtelregion, Gesäß*). Die weißlich gelb gefärbten Papeln stehen auf einem erythematösen Grund und können insbesondere nach Einhaltung einer fettarmen Diät innerhalb von Wochen schwinden. *Histologisch* bestehen solche Xanthome aus *histiozytären Schaumzellen,* die sich zunächst im Stroma des Papillarkörpers entwickeln. In sehr frühen Läsionen lassen sich sudanophile *Chylomikronenemboli in Kapillargefäßen* beobachten. Aus solchen Mikroemboli gehen chylöse Extravasate hervor, die dann zu einer Aktivierung von Histiozyten Anlaß geben, welche sich unter Phagozytose von Chylomikronen zu Schaumzellen umwandeln.

Entsprechende Ereignisse können auch in verschiedenen anderen Gefäßbereichen beobachtet werden und treten in gleicher Manifestationsart bei der phänotypisch verwandten Hyperlipoproteinämie Typ V in Erscheinung (Abb. 5.38).

● *Auge:* Die Anreicherung von Chylomikronen im Blut ist beim Patienten auch ophthalmoskopisch als *Lipaemia retinalis* zu erkennen, welche sich in einer starken Zunahme der Lichtreflexe retinaler Gefäßstrukturen äußert.

● *Arterien:* Trotz dieser starken und chronisch rezidivierenden Vermehrung von Fettsubstanzen im Blut ist eine vorzeitig auftretende Atherosklerose bei Patienten mit familiärem Lipoproteinlipase-Mangel wahrscheinlich deshalb nicht beobachtet worden, weil die Konzentration der cholesterinreichen Lipoproteine (LDL) normal oder sogar vermindert ist.

Differentialdiagnose

Ausgeprägte Hyperchylomikronämien können auf erworbener Basis bei verschiedenen *Dysglobulinämien, Plasmozytomen mit Paraproteinämie,* bei *Lupus erythematodes visceralis* sowie bei schlecht eingestelltem insulinbedürftigem *Diabetes* beobachtet werden[4,34,35]. Im Gegensatz zu den primären Diabetikern zeigen Patienten mit Lipoproteinlipasemangel dagegen eine normale Glukosetoleranz. Weiterhin muß der familiäre Lipoproteinlipase-Mangel von der *familiären Hyperlipoproteinämie Typ V* abgegrenzt werden, welche ebenfalls mit einer Hyperchylomikronämie und analogen Symptomen einhergeht.

Übrigens ist in seltenen Fällen eine familiär auftretende Hyperchylomikronämie auf dem Boden einer *Defizienz von Apolipoprotein C-II* beobachtet worden. Dieses Apolipoprotein stellt einen wichtigen Aktivator für die Lipoproteinlipase dar. Die Patienten mit einem *familiären Apo C-II-Mangel* zeigen ähnliche abdominale Komplikationen, wie sie von der familiären Lipoproteinlipasedefizienz her bekannt sind und neigen zur rezidivierenden Pankreatitis. In den wenigen bisher berichteten Fällen ist allerdings eine *Xanthombildung nicht beobachtet* worden[11,20,107].

Familiäre Hyperlipoproteinämie Typ V

Epidemiologie, Klinik

Ähnlich wie die familiäre Hyperlipoproteinämie Typ I rechnet die familiäre Hyperlipoproteinämie Typ V mit einer *Inzidenz von 1/5000* zu den *eher seltenen* Formen. Wesentlichstes Merkmal dieser Hyperlipoproteinämie ist ebenfalls eine *Hyperchylomikronämie* mit *verzögerter Chylomikronen-Clearance.* Die damit verbundenen Symptome entsprechen den vom Typ I her bekannten: *abdominale Schmerzzustände, Hepatosplenomegalie, Schaumzellen* besonders in Milz und Knochenmark (Abb. 5.38 b, 5.39 a u. b), Entwicklung von *eruptiven Xanthomen* (Abb. 5.38 a, c, d; 5.39 a u. b) und Bedrohung durch *rezidivierende Pankreatitis.*

Differentialdiagnose gegenüber Typ I

Der Typ V unterscheidet sich jedoch vom Typ I durch die begleitende *Erhöhung der VLDL-Konzentration* sowie einem eher etwas *erhöhten Serumcholesterinspiegel.* Vor allem liegt das Alter der *Erstmanifestation nicht im Kindes-, sondern im Erwachsenenalter* jenseits des 20. und 30. Lebensjahres. Häufig entwickelt sich eine *Adipositas.*

Neuere Verlaufskontrollen haben im Gegensatz zu früheren Angaben erkennen lassen, daß das *Atheroskleroserisiko mit koronarer Herzkrankheit* bei der Hyperlipoproteinämie Typ V im Gegensatz zum Typ I *deutlich erhöht ist*[47,70].

Auffällig sind weiterhin eine *eingeschränkte Glukosetoleranz* sowie eine Neigung zur *Hyperurikämie.* Außerdem sind bei einigen Patienten *Sensibilitätsstörungen* bzw. Parästhesien auf pathogenetisch ungeklärter Grundlage beobachtet worden. Im Gegensatz zum Typ I ist die *Lipoproteinlipase-Aktivität* meist normal[60].

Biochemie, Erbgang

Die biochemische Grundlage der familiären Hyperlipoproteinämie Typ V ist ebensowenig geklärt wie der genaue Erbgang. Die *erbgenetischen Untersuchungen* sind insofern erschwert, als das Ausmaß der Manifestation vom Lebensalter und von Diäteinflüssen abhängig ist. So kann die Hyperchylomikronämie bei fettarmer Ernährung schwinden, so daß der Hyperlipoproteinämie-Typ V sich wegen der persistierenden VLDL-Vermehrung *in einen Typ IV umwandelt.* Schließlich können Patienten mit vorübergehendem Typ IV unter Einfluß von Alkohol, Östrogenen (Kontrazeptiva) oder erneut fettreicher Ernährung einen Typ V entwickeln.

Symptomatische Formen

Nicht familiäre Phänotypen einer Hyperlipoproteinämie *Typ V* können bei insulinabhängigem *Diabetes mellitus,* bei *Glykogenspeicherkrankheit Typ Gierke,* bei *nephrotischen Syndromen* sowie auch bei *Alkoholismus* beobachtet werden.

Familiäre Hypertriglyzeridämie (Typ IV)

Epidemiologie, Klinik

Die in einer Häufigkeit von 2 bis 3/1000 zu beobachtende familiäre Hypertriglyzeridämie ist durch die Entwicklung einer *Hyperlipoproteinämie Typ IV,* also durch eine isolierte Vermehrung von VLDL charakterisiert.

Das Leiden wird meist erst im *Erwachsenenalter manifest* und unterliegt einem *autosomal dominanten Erbgang* mit variabler Penetranz. In vielen Fällen entwickelt sich ein *Diabetes mellitus* mit Insulinresistenz und *Hyperinsulinämie.* Diese Stoffwechselstörung kann jedoch fehlen und kommt insofern nicht als alleinige Ursache in Betracht. Patienten mit diesem Hyperlipoproteinämietyp neigen weiterhin zur *Adipositas* und zur *Hyperurikämie.*

Verlauf

Bei besonders fettreicher Ernährung, Alkoholismus, Einnahme von Kontrazeptiva sowie Hypothyreodismus kann sich die Konstellation einer *Hyperlipoproteinämie Typ V mit Chylomikronenpersistenz* entwickeln. Im Gegensatz zur *primären familiären Hyperlipoproteinämie Typ I* (Lipoproteinlipasemangel) oder zur *familiären Hyperlipoproteinämie Typ V* entwickeln sich bei solchen Patienten jedoch meist keine eruptiven Xanthome oder Pankreatitiden. Patienten mit familiärer Hypertriglyzeridämie haben ein wahrscheinlich nur mäßiggradig gesteigertes Atheroskleroserisiko.

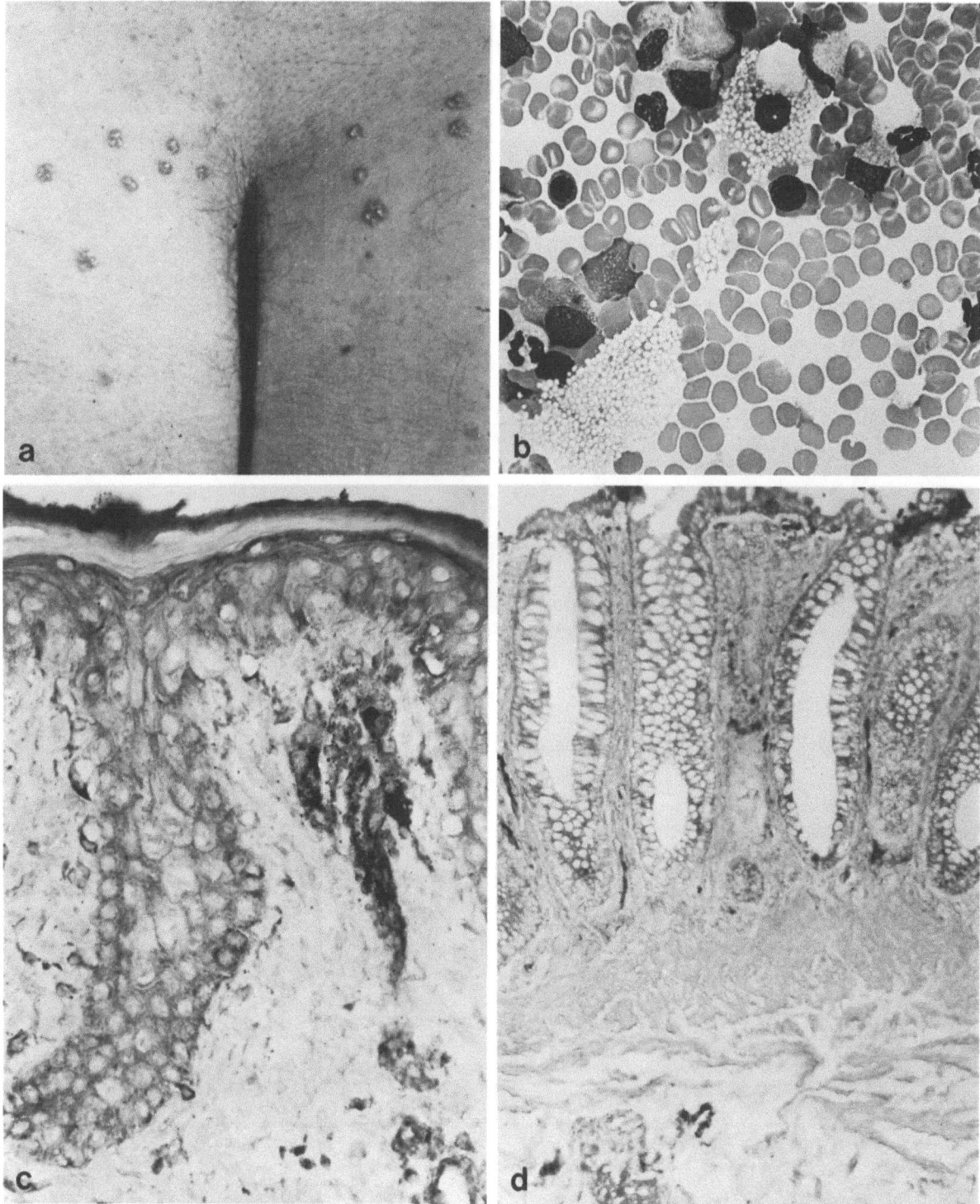

Abb.5.38a–d. Familiäre Hyperlipoproteinämie Typ V. **a** Eruptive Xanthome über dem Gesäß. **b** Verfettete, histiozytäre Schaumzellen im Sternalmarkausstrich. **c** Initiales eruptives Hautxanthom mit beginnender Lipidspeicherung in der Umgebung eines Kapillargefäßes des Stratum papillare. Gefrierschnitt, Sudanschwarzfärbung. **d** Stase von Chylomikronen in submukösen und intramukösen Kapillargefäßen. Gefrierschnitt einer Biopsie der Rektumschleimhaut, Sudanschwarzfärbung

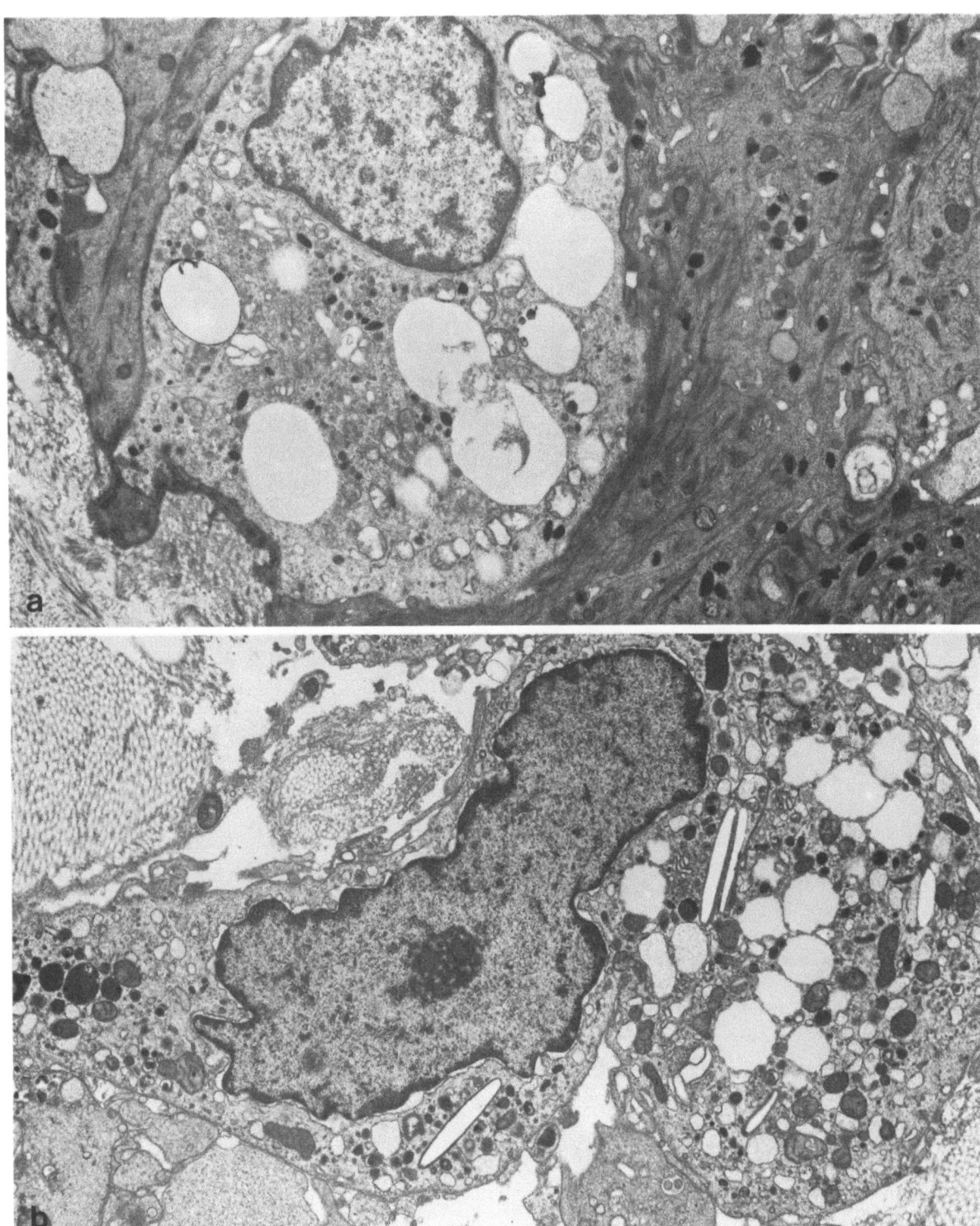

Abb. 5.39 a u. b. Familiäre Hyperlipoproteinämie Typ V. **a** Vakuoläre Fettspeicherung in einem basal, intraepidermal gelegenen Melanozyten. Elektronenmikroskopische Vergrößerung: 10000fach. **b** Histiozytäre Schaumzellen aus einem eruptiven Xanthom der Haut. Neben vakuolären Lipidablagerungen kommen einzelne wetzsteinförmige Cholesterinkristalle intralysosomal zur Darstellung. Letztere sind als Endprodukt eines intralysosomalen Abbaues von Lipiden anzusehen, die ursprünglich aus einer Phagozytose von Chylomikronen und VLDL stammen. Elektronenmikroskopische Vergrößerung: 10000fach

Symptomatische Formen
Nicht familiäre, *erworbene Formen der Hypertriglyzeridämie* mit Hyperlipoproteinämie des Phänotypes IV können bei *primärem Diabetes mellitus, Alkoholismus, Niereninsuffizienz* bzw. *nephrotischem Syndrom, Glykogenspeicherkrankheit Typ Gierke* sowie bei *Paraproteinämien* beobachtet werden.

Familiäre Hyperlipoproteinämie Typ III und Dysbetalipoproteinämie

Entdeckung, Biochemie
Eine familiär auftretende Hyperlipoproteinämie des Types III ist 1967 erstmals von Fredrickson et al. beschrieben worden[31]. Im weiteren hat sich gezeigt, daß bei dieser Hyperlipoproteinämie eine *Vermehrung von VLDL vorliegt,* welches sich vom normalen VLDL durch eine etwas höhere Dichte, einen geringeren mittleren Durchmesser seiner Partikel (etwa 350 Å anstatt 400 Å) sowie durch ein abnormes elektrophoretisches Wanderungsverhalten unterscheidet. Während normales VLDL im Prä-β-Bereich wandert, ist die Wanderungsgeschwindigkeit des abnormen VLDL bei Hyperlipoproteinämie Typ III etwas verzögert, so daß die Prä-β-Bande (VLDL) mit der β-Bande (LDL) in der Papierelektrophorese mehr oder weniger verschmilzt[46,103]. Aus diesem Grunde ist auch von „Broad-β-Disease" oder von „primärer Dysbetalipoproteinämie" gesprochen worden. Das abnorme VLDL bei familiärer Hyperlipoproteinämie Typ III wird auch als „β-VLDL" oder „floating β-Lipoprotein" bezeichnet.

Dieser sog. Dysbetalipoproteinämie liegt ein *Strukturgendefekt* zugrunde, der die Aminosäuresequenz des Apolipoproteins E betrifft (▷ S.553), u.zw. ist in dem argininreichen Apo E Arginin teilweise durch Zystein ersetzt[103,105]. Dieses sog. *Apo E-2* unterscheidet sich vom normalen Genotyp Apo E-3 oder einem weiteren Genotyp Apo E-4 durch eine *verminderte Bindungsaffinität gegenüber dem LDL-Rezeptor* (Apo-B-E-Rezeptor) und/oder dem *Apo-E-Rezeptor der Leber.* Infolgedessen können VLDL-Remnants (oder auch Chylomikronen-Remnants) von den entsprechenden Rezeptoren nicht richtig erkannt werden und akkumulieren im Blutplasma. Dieser Vorgang ist mit einer *progressiven Anreicherung von Cholesterin in diesen abnormen VLDL-Partikeln* verbunden. Im Gegensatz zu einer gewöhnlichen, z.B. durch stark kohlenhydratreiche Kost induzierten VLDL-Vermehrung oder zur familiären Hypertriglyzeridämie sind daher im Blut nicht nur *Triglyzeride,* sondern auch *Cholesterin vermehrt.*

Experimentell kann mit entsprechenden pathologisch-anatomischen Konsequenzen ein ähnlich cholesterinreiches und elektrophoretisch abnormes VLDL durch *Cholesterinfütterung* induziert werden. Da sowohl die primäre als auch die experimentelle Dysbetalipoproteinämie mit einem *hohen Athero*skleroserisiko verbunden ist, kommt der Erforschung der familiären Hyperlipoproteinämie Typ III nicht zuletzt eine grundsätzliche Bedeutung zu bei der kausalgenetischen Aufklärung der Atherosklerose.

Erbgang, Manifestationsfaktoren, Epidemiologie
Die *Apo-E-2-Homozygotie,* welche die obligate Grundlage für die Manifestation einer familiären Hyperlipoproteinämie Typ III darstellt, zeigt in unserer Bevölkerung mit einer *Frequenz 1/50* eine an sich *hohe Inzidenz.* Bei diesen Patienten weist das VLDL also ein abnormes elektrophoretisches Wanderungsverhalten im Sinne einer *Dysbetalipoproteinämie* auf, ohne daß notwendigerweise eine wesentliche quantitative Vermehrung im Sinne einer *manifesten* Hyperlipoproteinämie Typ III gegeben wäre.

Die Inzidenz der *manifesten Hyperlipoproteinämie Typ III* ist mit einer Rate von *1/5000* wesentlich niedriger als die Häufigkeit der Apo-E-2-Homozygotie. Diese Diskrepanz erklärt sich aus dem Umstande, daß die Apo-E-2-Homozygotie zwar mit dem Phänomen der Dysbetalipoproteinämie einhergehen kann, in den meisten Fällen jedoch einen zwar abnormen, bilanzmäßig aber noch kompensierten VLDL-Katabolismus ohne wesentliche Akkumulation zeigt.

Erst zusätzliche *Manifestationsfaktoren* lösen unter der Voraussetzung einer Apo-E-2-Homozygotie bzw. Dysbetalipoproteinämie eine Hyperlipoproteinämie Typ III aus:

• Auf *erworbener* Grundlage kann es sich dabei um eine *Überernährung,* eine *diabetische Stoffwechsellage, Schilddrüsenunterfunktion* oder *Östrogenmangel* handeln.
• Auf *genetischer* Grundlage kann die *Koinzidenz einer familiären Hypercholesterinämie* (▷ S.562) oder einer *familiären Hypertriglyzeridämie* zur Expression der Hyperlipoproteinämie Typ III in unterschiedlichsten Varianten führen. Aus diesem Grunde werden in Familien mit gehäufter Apo-E-2-Homozygotie nicht nur klassische Formen der Hyperlipoproteinämie Typ III, sondern auch aus den jeweiligen pathogenetischen Kombinationen resultierende Varianten der Hyperlipoproteinämie beobachtet.

Ob die *Apo-E-2-Heterozygotie* oder die *Apo-E-4-Homozygotie* mit einem erhöhten Atheroskleroserisiko oder sonstigen pathologischen Konsequenzen verbunden ist, läßt sich gegenwärtig noch nicht abschätzen.

Klinik, Morphologie
Das *Manifestationsalter* der familiären Hyperlipoproteinämie Typ III ist u.a. davon abhängig, ob die notwendigerweise zur Apo-E-2-Homozygotie hinzutretenden Manifestationsfaktoren genetischer oder erworbener Art sind. Im ersten Fall kann sich das Leiden bereits im *Kindesalter* manifestieren. Häufiger

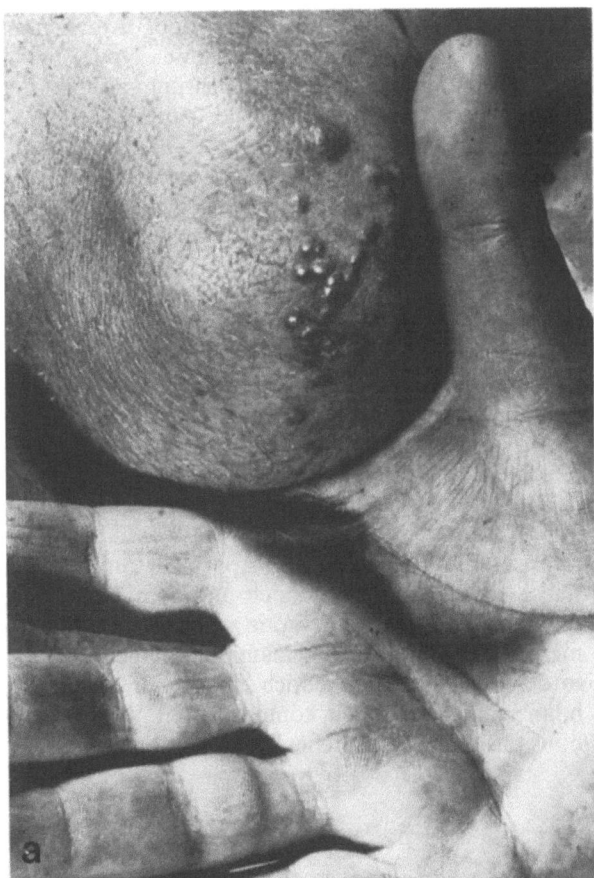

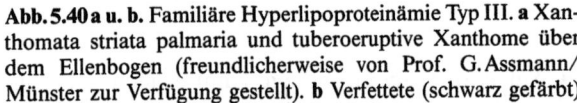

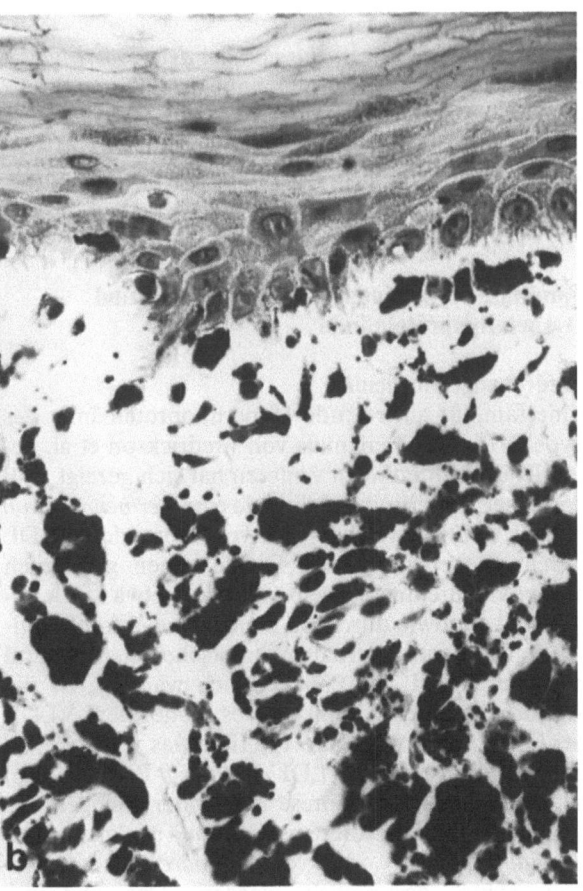

Abb. 5.40 a u. b. Familiäre Hyperlipoproteinämie Typ III. **a** Xanthomata striata palmaria und tuberoeruptive Xanthome über dem Ellenbogen (freundlicherweise von Prof. G. Assmann/Münster zur Verfügung gestellt). **b** Verfettete (schwarz gefärbt) Histiozyten und Fibroblasten subepidermal im Bereiche eines Xanthoma striatum palmare. Biopsie aus der Handinnenfläche, OBS-Färbung[91b]

wird die Hyperlipoproteinämie mit ihren Folgen allerdings erst im *Erwachsenenalter zwischen 20 und 60 Jahren* manifest, da in den meisten Fällen erworbene Faktoren, besonders eine hyperkalorische Ernährung, auslösend wirksam sind. Aus diesem Grunde sprechen diese Erwachsenenformen im allgemeinen auch gut auf gegengerichtete diätetische Maßnahmen an.

● *Haut, Sehnen:* Zu den auffälligsten, äußerlich sichtbaren Merkmalen der manifesten Hyperlipoproteinämie Typ III zählen *Xanthombildungen* in charakteristischer Verteilung. Über den *Ellenbogen* (Abb. 5.40 a) und *Knien* treten tuberöse bzw. *tuberoeruptive Xanthome* auf, die zum Teil (frischere Läsionen) von einem erythematösen Hof umgeben sind. Tuberös ausgeprägte Xanthome treten auch *periostal* über der *Tuberositas tibiae* auf und sind in *Sehnen* (Strecksehnen der Hände, Archillessehne) beobachtet worden. Neben *planaren Xanthomen* an anderen Orten des Integuments sind nicht erhabene Xanthome in der Handinnenfläche besonders charakteristisch, die wegen ihrer Bindung an die Beugefalte der Palma manus als *Xanthomata (Xanthochromia) striata palmaria* (palmaris) bezeichnet worden sind[82,83]. In solchen Xantho-

men (Abb. 5.40 a u. b) treten verfettete, teils *schaumzellig transformierte Zellen* auf, die teilweise (tuberöse Xanthome) einem *histiozytären Typ* entsprechen. Besonders in den palmaren Xanthomen handelt es sich aber häufig auch um *verfettete Fibroblasten* der subepidermalen Kutis (Abb. 5.40 b). Besonders in frühen Läsionen lassen sich extrazellulär *perivaskulär lokalisierte Lipidablagerungen* besonders in der Umgebung kleiner Kapillaren des Papillarkörpers nachweisen. Diese manschettenförmig die Kapillargefäße umgebenden, minimalen Fettablagerungen lassen sich auch in *intraepidermalen Melanozyten* nachweisen.

Als für die Hyperlipoproteinämie Typ III weniger charakteristisch und nur fakultativ auftretend sind *Xanthelasmen* und korneale Arkusbildungen zu erwähnen.

● *Milz, Knochenmark:* In *Milz und Knochenmark* treten histiozytäre *Schaumzellen* auf, die sich morphologisch nicht eindeutig von jenen Schaumzellen unterscheiden lassen, wie sie von anderen Hyperlipoproteinämien her (Hyperlipoproteinämie Typ I oder V) bekannt sind. Da diese Schaumzellen offenbar aus der Phagozytose des relativ cholesterinreichen β-VLDL resultieren, zeigen die gespeicherten Lipide *meist* eine *deutliche Doppelbrechung.* In solchen Makrophagen kann sich *Zeroid* bilden; solche Zellen stellen sich in der Giemsa-Färbung als sog. *meerblaue Histiozyten* dar[49,85].

> • *Arterien, Herz:* Die familiäre Hyperlipoproteinämie Typ III ist mit einem *deutlich gesteigerten Atheroskleroserisiko* verbunden. Dieses äußert sich einerseits in einer vorzeitig auftretenden *koronaren Herzkrankheit* mit hoher Infarktinzidenz. Weiterhin wird aber auch über eine *Arteriosklerose vom peripheren Verschlußtyp* berichtet, die sich in einer Claudicatio intermittens äußert.

Zerebrovaskuläre Durchblutungsstörungen auf arteriosklerotischer Grundlage scheinen seltener zu sein. Die Koronarsklerose bei Hyperlipoproteinämie Typ III geht mit typischen Plaquebildungen einher, in denen sich Histiozyten ansammeln, welche das subintimal akkumulierende, cholesterinreiche VLDL phagozytieren und bei Überschreitung ihrer Speicherungskapazität unter Bildung eines Nekrosezentrums zugrundegehen.

Entsprechende Speicherzellen sind bei makroskopisch unveränderter Haut beobachtet worden. Gelegentlich ist eine Fettspeicherung bei Obduktionen auch unter dem *Endokard* des linken Vorhofes sowie im Bereiche der Mitralis beobachtet worden[49,71,85].

Zumindest bei den tierexperimentell induzierten Dysbetalipoproteinämien mit sekundärer Arteriosklerose stellen sich außerdem ausgeprägte Lipidablagerungen in den *glatten Muskelzellen der peripheren Arterienabschnitte* dar, die wahrscheinlich die für die Hyperlipoproteinämie Typ III typische, peripher verschließende Form der Arteriosklerose induzieren.

Differentialdiagnose

Sekundäre Formen der Hyperlipoproteinämie Typ III sind bei *Hypothyreoidismus* und *Lupus erythematodes visceralis* beobachtet worden. Xanthomata striata palmaria sind bei *Paraproteinämien* beobachtet worden. Die erbliche Natur der Hyperlipoproteinämie Typ III ist entweder durch entsprechende Familienanalysen oder durch den biochemischen Nachweis der Apo-E-2-Homozygotie zu führen.

Familiäre Hypercholesterinämie (Typ II – Hyperlipoproteinämie) – LDL-Rezeptordefekt

Entdeckung, Biochemie

Das familiär gehäufte Auftreten von Xanthomen im Zusammenhang mit begleitender, vorzeitiger Arteriosklerose hat bereits um die Jahrhundertwende die Aufmerksamkeit zahlreicher Autoren[23,27,66,80] gefunden und ist erbgenetisch später von Thannhauser[100] und Muller[73] genauer analysiert worden. Dem Leiden

liegt eine meist isolierte *Vermehrung von LDL* im Sinne einer Hyperlipoproteinämie Typ II a, seltener II b (▷ S. 556) mit entsprechend massiver Erhöhung des Serumcholesterins auf Werte von mehr als 300 mg/dl zugrunde.

Wie die bahnbrechenden Untersuchungen von Goldstein und Brown[4,41] gezeigt haben, beruht diese LDL-Vermehrung auf einer *Behinderung der rezeptorvermittelten Endozytose.* Inzwischen sind drei verschiedene Formen von *LDL-Rezeptordefekten* bekannt geworden:
• Im Falle von R^{b^0} zeigt der Rezeptor keinerlei Bindungsaktivität.
• Der Zustand R^{b-} ist durch Rezeptoren mit noch meßbarer, aber stark verminderter LDL-Bindungsaffinität ausgewiesen.
• Im Falle R^{b+^0} wird LDL an den Oberflächenrezeptor normal gebunden, aber nicht internalisiert.

Die Ausprägungsform der Hypercholesterinämie wird in den betroffenen Familien von der Art des jeweiligen Rezeptordefektes beeinflußt.

Aufgrund des LDL-Rezeptordefektes akkumuliert LDL im Blut (▷ Abb. 5.42 a) und kann nur verzögert über einen nicht rezeptorvermittelten Weg von solchen Zellen aufgenommen werden, die normalerweise nur einen kleinen Teil des LDL verstoffwechseln und üblicherweise auch nicht mit einem LDL-Rezeptor ausgestattet sind[16]. Hierzu rechnen insbesondere Zellen des retikuloendothelialen Systems. Da die *LDL-Rezeptorzellen* – hierzu zählen beispielhaft die *Blutlymphozyten, Fibroblasten* und *glatten Muskelzellen* – wegen des Ausfalles der LDL-Rezeptoren nicht oder nur vermindert Cholesterin aus der LDL-Endozytose beziehen können, wird der Cholesterinbedarf von diesen Zellen durch Eigensynthese gedeckt (▷ S. 553). Da die steuernden Einflüsse des LDL-Rezeptormechanismus nicht oder nur eingeschränkt wirksam sind, resultiert bilanzmäßig bei Patienten mit LDL-Rezeptordefekt eine *zunehmende Vermehrung von Cholesterin,* welches nicht nur aus der *Nahrung,* sondern wesentlich auch aus der *zelleigenen Neosynthese* stammt.

Erbgang, Epidemiologie

Die familiäre Hypercholesterinämie rechnet zu den *häufigen Formen* genetisch bedingter Hyperlipoproteinämien. *Autosomal dominant* vererbt wird sie in einer Frequenz von *1/500* beobachtet. Die besonders schwer erkrankten *homozygoten* Merkmalsträger sind entsprechend seltener *(1/1 000 000).*

> Trotz der großen Häufigkeit der *familiären* Hypercholesterinämie darf nicht außer acht gelassen werden, daß *weitaus die meisten Fälle* mit dem Phänotyp einer Hyperlipoproteinämie Typ II a *erworbener Natur* sind und sich auf dem Boden *anderer Grunderkrankungen* entwickeln können: *Paraproteinämien* (Plasmozytom, lymphoplasmozytäres

Immunozytom); *akute, intermittierende Porphyrie; Cushing-Syndrom; Hepatom; nephrotische Syndrome* und *Hypothyreoidismus.*

Aus ähnlichen Ursachen können auch erworbene Hyperlipoproteinämien vom *Typ IIb* (LDL- und VLDL-Vermehrung) beobachtet werden.

Die *Diagnose* einer *familiären Form* der Hypercholesterinämie ist demnach entweder abhängig vom *Nachweis eines familiären Auftretens der pathologischen LDL-Vermehrung* oder vom *biochemischen Nachweis eines LDL-Rezeptordefektes,* wie er insbesondere an Hautfibroblasten oder an Blutlymphozyten in vitro oder pränatal auch an Amnionzellen möglich ist.

Klinik, Morphologie

● *Haut, Auge:* Zu den auffälligsten, äußerlich sichtbaren Merkmalen zählt die Entwicklung von *Xanthomen,* welche überwiegend als sog. tuberöse, buttergelb gefärbte Knoten über den Ellenbogen, Kniegelenken und dorsal zwischen den Fingergrundgelenken entwickelt sind (Abb. 5.41 a–d). Charakteristisch ist weiterhin ein *Arcus senilis.* Diese Symptome pflegen bei Erwachsenen *um das 20. Lebensjahr* aufzutreten, während die Hypercholesterinämie mit der LDL-Vermehrung bereits nach der Geburt entwickelt ist.

Die in solchen Xanthomen zu beobachtenden Speicherzellen akkumulieren *Cholesterinester* überwiegend teils *intralysosomal* (Abb. 5.42 d), teils in freien, nicht membrangebundenen *Vesikeln*[17]. Letzteres gilt insbesondere für solche Schaumzellen, die sich von *Fibroblasten* oder *glatten Muskelzellen* (Abb. 5.42 c) ableiten, während *histiozytäre Makrophagen* (Milz, Leber, Knochenmark, Intima atherosklerotischer Gefäße) zu einer intralysosomalen Speicherung neigen, wobei elektronenmikroskopisch die gespeicherten Lipide von einer dreischichtigen Einheitsmembran und einer lysosomalen Matrix umgeben sind (Abb. 5.42 c u. d).

Wahrscheinlich im Zusammenhang mit der *gelenknahen Xanthombildung* können *Gelenkschmerzen* auftreten, welche wegen der meist begleitend ausgeprägten Beschleunigung der Blutsenkungsgeschwindigkeit als rheumatische Erkrankung fehlgedeutet werden können.

● *Arterien, Herz:* Von lebensbegrenzender Bedeutung ist die *vorzeitige Atherosklerose,* die mit *Angina pectoris,* rezidivierenden *Myokardinfarkten* oder *plötzlichem Herztod im 4. oder 5. Dezennium* einhergeht.

Die Gefäßveränderungen treten bei *männlichen heterozygoten* Merkmalsträgern etwas früher auf als bei *Frauen.* Dieser Geschlechtsunterschied verwischt sich bei der schwereren Form der assoziierten Atherosklerose *homozygoter* Merkmalsträger.

Als direkte Folge der LDL-Vermehrung, die mit einem entsprechenden Konzentrationsanstieg dieses cholesterinreichen Lipoproteins im Interstitium der Arterienwände verbunden ist, entstehen ausgeprägte *atheromatöse Plaquebildungen* in der *Aorta* und in den *Koronargefäßen* infolge einer Lipidspeicherung durch Makrophagen in der subendothelialen Intimaschicht. Diese Makrophagen speichern Lipide vorwiegend *intralysosomal,* ein Vorgang der sich nicht wesentlich von demjenigen der „normalen" Atherosklerose unterscheidet. Als Besonderheit zeigt die Atherosklerose bei familiärer Hypercholesterinämie jedoch auch eine ausgeprägte Lipidspeicherung in den *glatten Muskelzellen der inneren Mediaschicht.* Diese Lipidspeicherung erfolgt meist extralysosomal in nicht membrangebundenen Vesikeln (Abb. 5.42 c). Diese Vorgänge führen zu einer hochgradigen Stenose besonders der Koronargefäße.

Als Besonderheit entwickelt sich eine stark ausgeprägte Aortensklerose unmittelbar am Abgang unter Einbeziehung der Aortenklappen, so daß sich besonders bei den homozygoten Merkmalsträgern eine *atherosklerotisch bedingte Aortenstenose* entwickeln kann, die wegen der begleitenden Gelenkbeschwerden als postrheumatisches Vitium fehlgedeutet werden kann[97]. Atherosklerose-analoge Lipidablagerungen werden weiterhin in der Mitralis unter Umständen mit der Konsequenz einer Mitralinsuffizienz beobachtet. Auch eine Beteiligung der großen Pulmonalarterien ist nicht ungewöhnlich[36].

Bei den seltenen *homozygoten Merkmalsträgern* können alle diese Symptome, insbesondere Xanthome, bereits im *frühen Kindesalter* auftreten. Diese Patienten versterben meist vor dem 30. Lebensjahr an den Folgen der koronaren Herzkrankheit. In einem Fall ist ein *Herzinfarkt bereits im Alter von 18 Monaten* berichtet worden.

Differentialdiagnose

Die Möglichkeit *erworbener Formen* einer Hyperlipoproteinämie Typ II mit mehr oder weniger stark ausgeprägter Hypercholesterinämie hat bereits Erwähnung gefunden. Einige der typischen Symptome einer Hyperlipoproteinämie können isoliert auch bei *normolipämischen Personen* beobachtet werden. Dies gilt insbesondere für den sog. *Arcus senilis,* der gelegentlich familiär gehäuft bereits im jugendlichen Erwachsenenalter und relativ häufig bei gesunden Schwarzen zu beobachten ist[68]. Auch *Xanthelasmen* können auf erblicher Grundlage ohne begleitende Anomalien der Blutlipide auftreten.

Tendinöse Xanthome sind für die familiäre Hypercholesterinämie insofern signifikant, als sie bei anderen Formen familiärer oder erworbener Hyperlipoproteinämien im allgemeinen nicht auftreten. Allerdings finden sich tendinöse Xanthome typischerweise auch bei Patienten mit *zerebraler tendinöser Xanthomatose*[79]. Dieses *autosomal rezessive* Leiden beruht nicht auf einer LDL-Vermehrung und ist klinisch durch

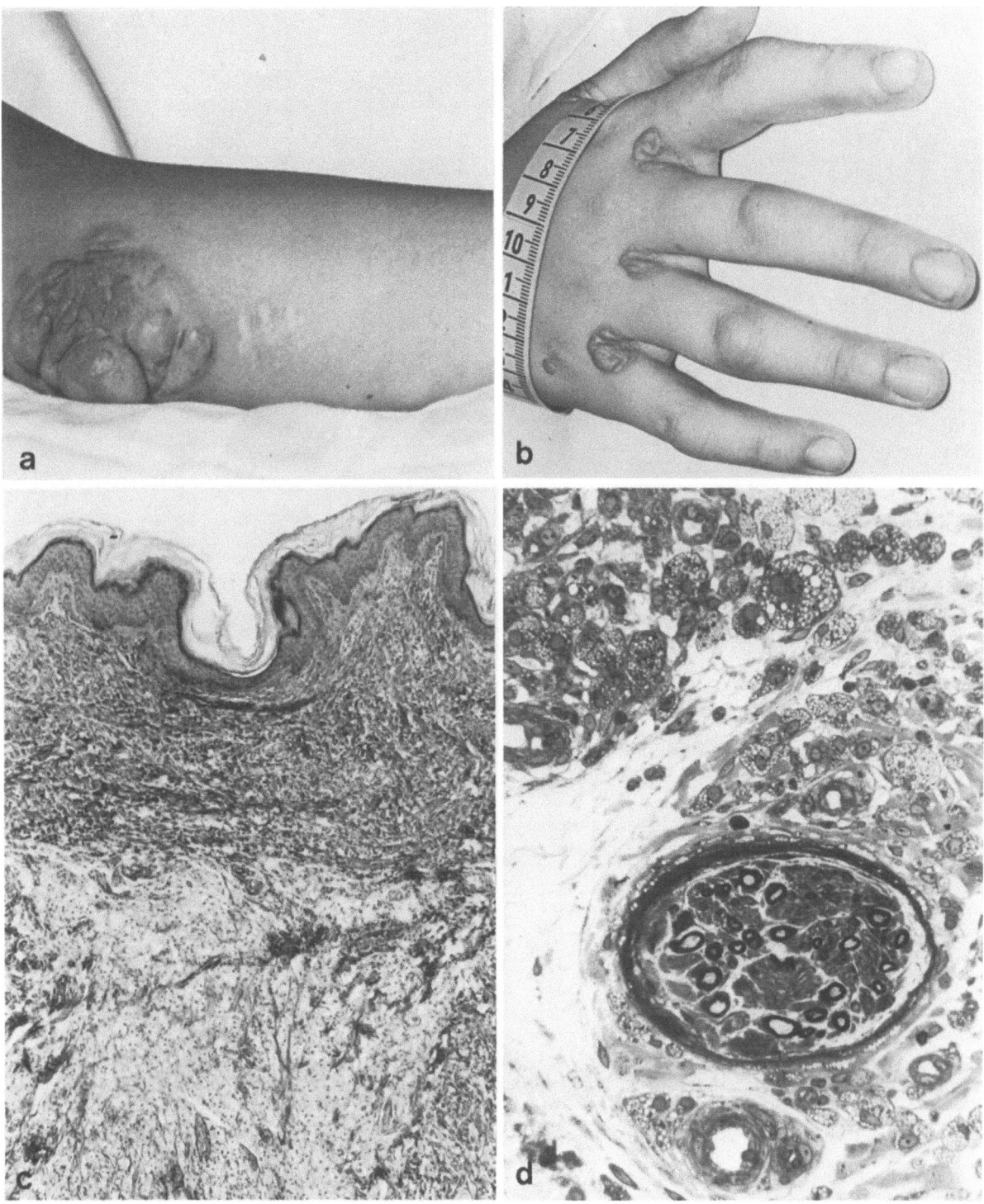

Abb. 5.41a–d. Familiäre Hypercholesterinämie. **a** Tuberöse Xanthome über dem Ellenbogen (Abb. freundlicherweise von Prof. W. Stoffel/Köln zur Verfügung gestellt). **b** Tuberöse Xanthome im Interdigitalbereich (Abb. freundlicherweise von Prof. W. Stoffel/Köln zur Verfügung gestellt). **c** Tuberöses Xanthom mit typischer Ansammlung verfetteter Schaumzellen in der tie-fen Kutis und Subkutis. **d** Ausschnittsvergrößerung aus einem tuberösen Xanthom. Während Fibroblasten der äußeren Nervenscheide (untere Bildhälfte) sowie Histiozyten an der plurivakuolären Verfettung beteiligt sind, fehlt eine intranervale Lipidspeicherung. Semidünnschnitt nach Epon-Einbettung, Mallory-Färbung

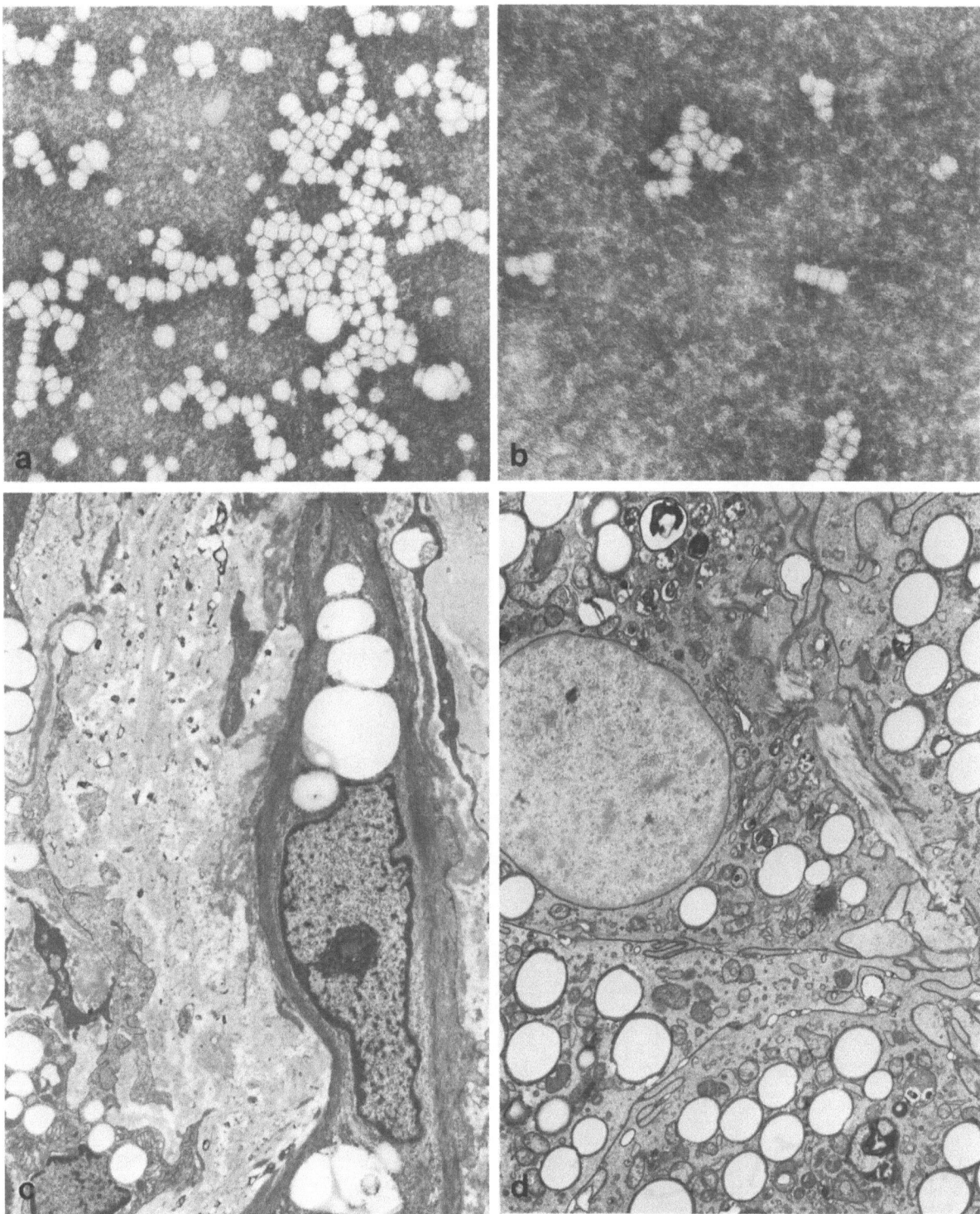

Abb. 5.42 a–d. Familiäre Hypercholesterinämie. **a** Die elektronenmikroskopische Negativ-Färbung des nativen Blutserums läßt eine massenhafte Vermehrung von LDL-Partikeln erkennen (▷ Abb. b). Vergrößerung: 150000fach. **b** Elektronenmikroskopische Negativfärbung vom Nativ-Serum einer Normalperson: Im Gegensatz zur familiären Hypercholesterinämie (▷ Abb. a) stellen sich nur wenige LDL-Partikeln dar. Vergrößerung: 150000fach. **c** Die Aortenbiopsie eines heterozygoten Merkmalsträgers läßt eine massive Verfettung glatter Muskelzellen erkennen. Die Lipidvesikeln sind nicht membrangebunden. Elektronenmikroskopische Vergrößerung: 5400fach. **d** Histiozytäre Schaumzellen aus einem tuberösen Xanthom eines homozygoten Merkmalsträger enthalten überwiegend intralysosomal gelegene, membranbegrenzte Lipidablagerungen. Elektronenmikroskopische Vergrößerung: 5400fach

die besondere Symptomatik von *Katarakten* und *zerebralen Störungen* ausgezeichnet.

Familiäre kombinierte Hyperlipoproteinämie

Diese an sich *häufigste Form einer wahrscheinlich autosomal dominant vererbten Hyperlipoproteinämie* ist erst 1972 bekannt geworden[37,86]. Die Besonderheit dieses Leidens besteht darin, daß *innerhalb betroffener Familien gemischt Hyperlipoproteinämien der Typen IIa, IIb und IV* vorkommen. Im Falle der Ausprägung eines Types II ist das Ausmaß der LDL- bzw. Cholesterinvermehrung allerdings geringer ausgeprägt als bei der familiären Hypercholesterinämie. Auch ist ein Wechsel der Typen bei betroffenen Personen von IV nach IIb oder von IV zu V möglich.

Je nach Art der vorherrschenden Lipoproteinvermehrung (LDL oder VLDL) können *Xanthome* unterschiedlicher Ausprägung manifest werden. *Tendinöse Xanthome* werden jedoch meist nicht beobachtet. Im Gegensatz zur familiären Hypercholesterinämie entwickelt sich die Hyperlipoproteinämie bei den betroffenen Familienmitgliedern erst im *frühen Erwachsenenalter* (3. oder 4. Dezennium).

Patienten mit familiärer kombinierter Hyperlipidämie tragen ein *hohes Arterioskleroserisiko*. Die Tragweite dieses Risikos und die Häufigkeit dieser familiären Form der Hyperlipidämie geht am besten aus der Seattle-Studie hervor, welche gezeigt hat, daß 11% aller Patienten, die im Alter unter 60 Jahren einen Herzinfarkt überlebt haben, aus Familien mit familiärer kombinierter Hyperlipidämie stammen[37].

Die genaue *biochemische Grundlage* dieser möglicherweise *polygen* bedingten Anomalie ist nicht geklärt. Zumindest ein Teil der Phänomene kann allerdings auf eine *gesteigerte VLDL-Synthese der Leber* bezogen werden. Auch scheinen in diesen Familien eine *gestörte Glukosetoleranz, Hyperinsulinämie* und *Adipositas* gehäuft zu sein.

Familiärer Lezithin: Cholesterin-Azyltransferase-Mangel (LCAT-Mangel)

Entdeckung, Biochemie

Dieses Leiden ist 1966 bei einer 33jährigen Norwegerin entdeckt worden, die Symptome einer *kornealen Trübung*, einer *Nephrose mit Proteinurie*, einer *Hyperlipämie* und mäßiggradigen *Anämie* bot. Spätere Untersuchungen haben bei dieser Patientin und bei weiteren norwegischen Merkmalsträgern sowie bei sporadischen Fällen im übrigen Europa als grundlegenden Defekt einen *Mangel der Lezithin: Cholesterin-Azyltransferase* (LCAT) erkennen lassen[5].

LCAT stellt ein Enzym im Blutplasma dar, welches unter Bildung von Lysolezithin *ungesättigte Fettsäuren von Lezithin auf Cholesterin überträgt*. LCAT wird durch das Apolipoprotein A-I bei dieser Veresterungsreaktion aktiviert. Fehlt dieses Enzym, so ist u.a. die Bildung von HDL auf dem Wege der Interkonversion aus Chylomikronen behindert. Aus diesem Grunde ist beim LCAT-Mangel der *HDL-Spiegel extrem erniedrigt*. Während die Konzentration von unverestertem Cholesterin meist erhöht ist, liegt die Konzentration von verestertem Cholesterin extrem niedrig. Weiterhin sind Triglyzeride und Phospholipide meist in Verbindung mit einer VLDL-Zunahme vermehrt. Der LCAT-Mangel erklärt unmittelbar eine *verminderte Lysolezithinkonzentration*.

Die *Lipoproteine zeigen ultrastrukturelle Anomalien.* In der LDL-Fraktion kommen abnorm große (bis zu 1000 Å) Partikel vor. Ferner werden neben den üblichen sphärischen Formen auch abgeflachte oder diskusartige Strukturen beobachtet. Die stark reduzierte HDL-Fraktion weist ebenfalls eine gesteigerte Größenvariabilität auf. Typisch sind *diskusförmige Partikel*, welche in negativ gefärbten Präparaten zu einer *geldrollenartigen Lagerung* tendieren[102]. Derartige Partikel können auch künstlich aus Apolipoprotein A-I, Sphingomyelin und Phosphatidylcholin gebildet werden (▷ Abb. 5.37d) und wandeln sich bei Anwesenheit von Lezithin und aktivem LCAT unter Veresterung von Cholesterin in sphärische Partikel um. Diskuspartikel ähnlicher Konfiguration treten im Blut als sog. *Lipoprotein LpX* auch bei sekundärem LCAT-Mangel im Rahmen einer obstruktiven Cholestase auf.

Da freies und verestertes Cholesterin zwischen den Lipoproteinen des Blutplasmas und den Zellmembranen ausgetauscht werden, weisen auch die *Membranen* von Endothelzellen und Blutzellen einen abnorm hohen Gehalt an unverestertem Cholesterin (und Phospholipiden) auf. Diese *fehlerhafte Lipidkomposition* betrifft wahrscheinlich auch intrazytoplasmatische Membransysteme und stellt eine unmittelbare Erklärung für eine Reihe pathologisch-anatomischer Veränderungen dar.

Epidemiologie, Erbgang

Da es sich um eine „junge" Krankheit handelt, ist die Zahl der bisher publizierten Fälle noch begrenzt, nimmt aber laufend zu. In Norwegen, wo der LCAT-Mangel zuerst beschrieben worden ist, wird regional begrenzt eine relativ hohe *Genfrequenz von 2%* angenommen. Der Defekt ist *autosomal-rezessiv* vererblich. Heterozygote Merkmalsträger zeigen keinerlei Veränderungen. Vergleichende Studien unter Berücksichtigung der verschiedenen Haptoglobintypen machen wahrscheinlich, daß das *Haptoglobin- und LCAT-Gen benachbart* auf dem langen Arm des Chromosoms 16 lokalisiert sind.

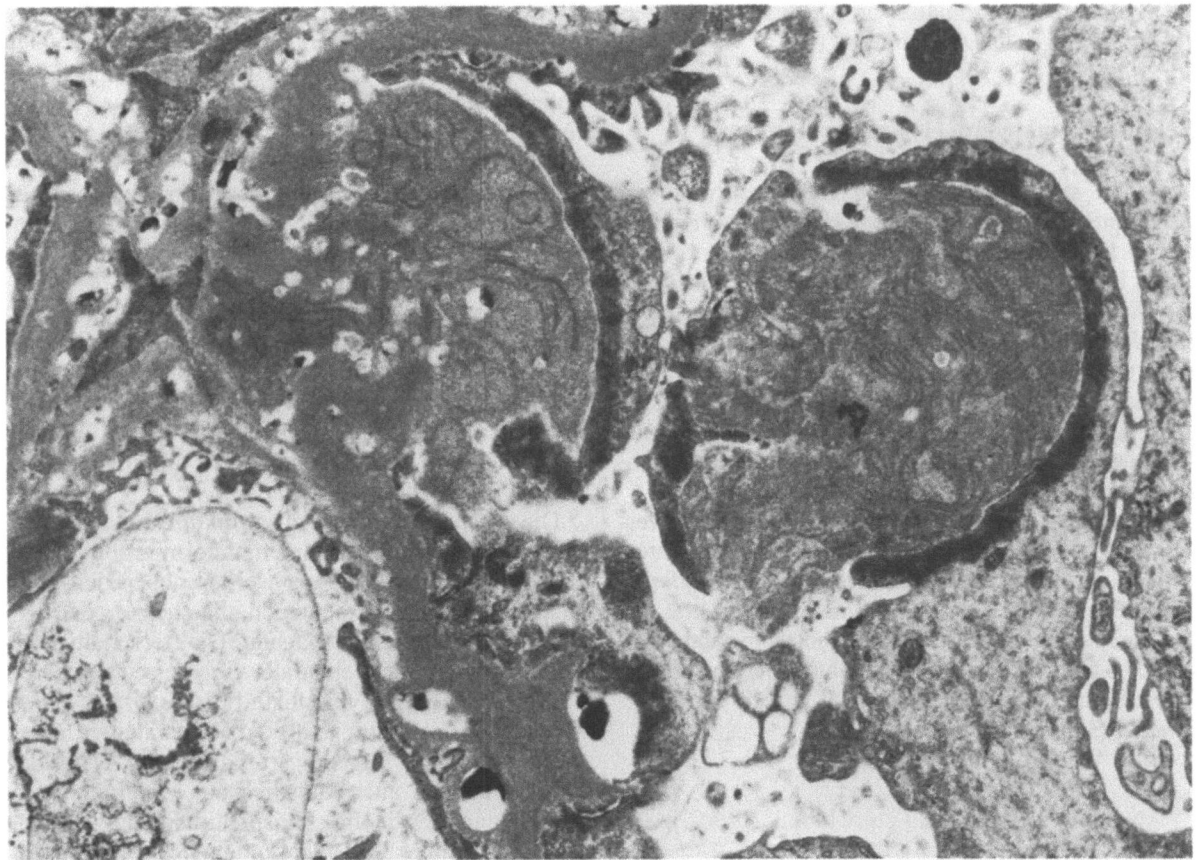

Abb. 5.43. LCAT-Defekt: elektronenmikroskopische Aufnahme aus einem Nierenglomerulum (freundlicherweise von PD Dr. Mihatsch/Basel zur Verfügung gestellt) mit globulösen, teils subendothelialen, teils subpodozytären Ablagerungen, die eine typisch wurmförmig gewundene Innenstruktur aufweisen und mit Defekten der Basalmembran verbunden sind. Vergrößerungen: 12000fach

Klinik, Morphologie

• *Auge:* Bereits in früher Kindheit ist eine fleckig-wolkige *Trübung der Kornea* zu beobachten, welche sich zum Limbus hin verdichtet, so daß eine gewisse Ähnlichkeit mit einem Arcus senilis besteht.

• *Blut, Knochenmark:* Offenbar aufgrund der wegen überhöhten Cholesteringehaltes veränderten Membraneigenschaften zeigen die *Erythrozyten eine verkürzte Lebenszeit.* Die hämolytische Tendenz wird durch die Erythropoese mangelhaft kompensiert, so daß sich eine meist mäßiggrade, *normochrome Anämie* (um 10 g/dl) entwickeln kann. In Blutausstrichen stellen sich typischerweise *Schießscheibenerythrozyten* dar.

Im *Knochenmark* und in der nicht wesentlich vergrößerten *Milz* treten *Schaumzellen* auf, die teilweise nach Art von sog. *meerblauen Histiozyten* lipochromes Pigment gespeichert haben, welches elektronenmikroskopisch als dichtes, unregelmäßig konzentrisch geschichtetes Material imponiert.

• *Arterien:* Bei den meisten Patienten hat sich etwa in der *vierten Lebensdekade* eine vorzeitige allgemeine, z. T. *verkalkende Arteriosklerose* entwickelt. Die arterosklerotischen Plaques sind durch einen besonders hohen Gehalt an unverestertem Cholesterin ausge-

zeichnet. Weiterhin ist der Anteil ungesättigter Fettsäuren an dem insgesamt verminderten Cholesterinestern im Vergleich zu den Plaque-Lipiden „normaler" Atheromherde vermindert.

• *Niere:* Patienten mit LCAT-Defizienz können bis etwa zur vierten Lebensdekade ein normal leistungsfähiges Leben führen. Es bestehen keine zerebralen Defekte. Lebensbegrenzenden Charakter haben jedoch die *renalen Komplikationen.* Von wenigen Ausnahmen abgesehen stellt sich bereits im Kindesalter eine zunächst geringgradige *Albuminurie* in einer Größenordnung von 1 mg Protein/ml Urin ein. Unter Zunahme dieser Symptomatik und Entwicklung einer Niereninsuffizienz mit *renalem Hypertonus* kann sich jedoch in der fünften Dekade relativ rasch ein *renales Versagen* entwickeln. Diese Erscheinungen sind einerseits auf eine zunehmende *Arteriolosklerose* auch im Bereich der Nieren zurückzuführen.

Weiterhin weisen die *Glomerula* Veränderungen auf, welche primär offenbar durch *Endotheldefekte* ausgelöst werden. Im Bereiche der Basalmembran und subendothelial treten elektronendichte *Ablagerungen* mit einer z. T. komplexen Innenstruktur auf (Abb. 5.43). Typisch sind weiterhin *mesangiale Schaumzellen.* Diese Vorgänge leiten zu einer Verödung und *Sklerosierung* glomerulärer Kapillarschlingen über. In wenigen Fällen sind vorübergehend erfolgreiche *Nierentransplantationen* durchgeführt worden[5].

Abetalipoproteinämie – Bassen-Kornzweig-Syndrom

Entdeckung, Biochemie
1950 haben Bassen und Kornzweig[8] erstmals das kombinierte Auftreten einer atypischen *Retinitis pigmentosa,* den Symptomen einer *Friedreichschen Ataxie* und stechapfelförmig deformierter Erythrozyten *(Akanthozytose)* in Verbindung mit Zöliakie-artiger *Malabsorption* beschrieben. Ab 1960 haben mehrere Autorengruppen gezeigt, daß dieses Krankheitsbild auf einer vollkommenen Abwesenheit jener Plasmalipoproteine beruht, welche als essentiellen Bestandteil das *Apolipoprotein B* enthalten[6,53]. Neben den bei der Fettresorption in der Dünndarmschleimhaut gebildeten Chylomikronen sind dies das in der Leber gebildete VLDL sowie das aus dem Abbau des VLDL resultierende LDL. Der Begriff einer *Abetalipoproteinämie* spielt auf das elektrophoretische Wanderungsverhalten von LDL und VLDL in β- bzw. Prä-β-Position an.

Erbgang, Epidemiologie
Das Leiden ist bisher panethnisch bei über *40 Patienten* beschrieben worden. Der Erbgang erfolgt *autosomal rezessiv.* *Heterozygote* Merkmalsträger sind weder klinisch noch histologisch identifizierbar. Übrigens unterscheidet sich das phänotypische Erscheinungsbild der Abetalipoproteinämie nicht von demjenigen homozygoter Merkmalsträger der familiären Hypobetalipoproteinämie, welche durch einen autosomal dominanten Erbgang des heterozygot manifesten Leidens unterschieden ist ($\triangleright$ S. 572).

Klinik, Morphologie
• *Hepatogastrointestinale Störungen:* Die Dünndarmschleimhaut weist im Gegensatz zur Zöliakie eine *normale Zottenarchitektur* auf. Lichtmikroskopisch fällt jedoch eine von der Zottenbasis zur Zottenspitze hin zunehmende *Vakuolisierung der resorptiven Enterozyten* auf, die durch eine Verfettung dieser Zellen auch im Nüchternzustand bedingt ist (Abb. 5.44a u. b). Elektronenmikroskopisch lassen sich in diesen Zellen unterschiedlich große, elektronentransparente *Fettvakuolen* nachweisen, die keine deutliche Beziehung zu endoplasmatischen Retikulumzellen oder zum Golgiapparat aufweisen (Abb. 5.46).

Während bei der normalen Fettresorption die in den Dünndarmepithelzellen reesterifizierten Fettsäuren, im Bereiche des endoplasmatischen Retikulums mit den Apolipoproteinen E, B (und A) versehen, in Golgi-Vesikeln eingeschleust werden und als Chylomikronen aus den lateralen Flächen der Zylinderepithelien zunächst in die interepithelialen Zellspalten

und von dort in die Chylusgefäße ausgeschleust werden, ist dieser Vorgang bei der Abetalipoproteinämie spätestens beim Übertritt vom endoplasmatischen Retikulum in den Golgi-Apparat blockiert. Diese Blockade beruht wahrscheinlich auf einer *gestörten Bildung von Apolipoprotein B.* Jedenfalls wird in den Enterozyten zunehmend Fett, das zu größeren, irregulär strukturierten Zysten zusammenfließt, retiniert, ohne daß Chylomikronen in die Interzellularspalten oder Chylusgefäße austreten (Abb. 5.46). An den Zottenspitzen werden schließlich hochgradig verfettete Enterozyten in das Darmlumen abgegeben.

Diese besondere Form der Malabsorption von Fett erklärt die schon im frühen Lebensalter auftretenden *Diarrhöen* besonders nach Fettbelastung.

Da die *Verdauung im Darmlumen normal* verläuft, werden im Gegensatz zu anderen Fettresorptionsstörungen (Mukoviszidose, andere Formen der Pankreasinsuffizienz) *keine Fettröpfchen bei der mikroskopischen Untersuchung des Stuhles* beobachtet. Es handelt sich also um eine *Malabsorption infolge gestörten Fetttransportes auf dem Niveau der Dünndarmepithelien mit völliger Blockade der Chylomikronenbildung.*

Infolgedessen ist auch die Resorption der fettlöslichen Vitamine E und K gestört. Die Aufnahme von Vitamin D ist dagegen nicht beeinträchtigt, da zunächst die Fettaufnahme aus dem Darmlumen in das Dünndarmepithel funktioniert und der weitere Transport unabhängig von Chylomikronen an ein α_2-Globulin gebunden erfolgt.

Die *Hepatozyten* weisen eine den Enterozyten *analoge Form der Verfettung* auf: Die normalerweise in den Leberzellen biosynthetisierten Lipide werden im endoplasmatischen Retikulum mit den notwendigen Apolipoproteinen, insbesondere vom Typ B, versehen und über Golgi-Vesikeln als VLDL an das Blutplasma abgeben. Die Störung dieses normalen Transportweges äußert sich elektronenmikroskopisch in einer *strotzenden Erweiterung des Ergastoplasmas* besonders azinusperipherer Hepatozyten. Diese dilatierten Zisternen enthalten retinierte VLDL-Partikel (Abb. 5.45a u. b). Daneben kommt eine *uncharakteristisch großtropfige Verfettung von Leberzellen* vor, welche auch lichtmikroskopisch sichtbar ist. *Fetthaltige Itozellen* sind vermehrt (Abb. 5.44d, 5.45a). Nur ausnahmsweise ist ein Übergang dieser Leberverfettung in eine *Fibrosierung* und *kleinknotige Zirrhose* beobachtet worden[76].

Wegen dieser primären Bildungsstörung von Lipoproteinen in Leber und Dünndarmschleimhaut fehlen postprandial Chylomikronen ebenso wie die in der Leber gebildeten Lipoproteine VLDL und LDL im Blutplasma vollständig. Dementsprechend sind *Triglyzeride* und *Cholesterin* im Blutplasma *extrem erniedrigt.*

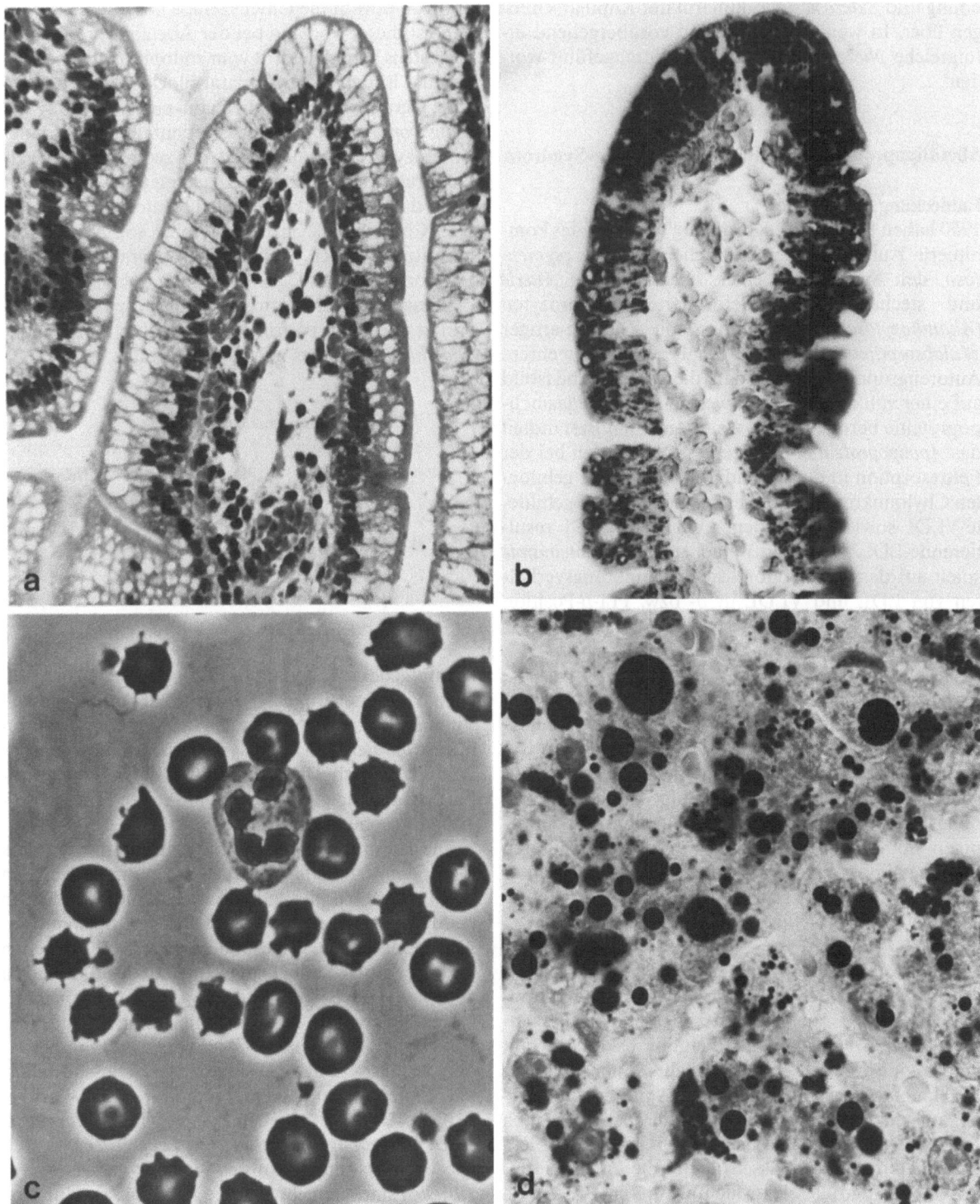

Abb. 5.44 a–d. Familiäre Abetalipoproteinämie. **a** Auch im Nüchternzustand weisen die Enterozyten eine vakuoläre Fettspeicherung auf, welche aus der Retention defekter Chylomikronen stammt. HE-Färbung. **b** Dünndarmbiopsie im Nüchternzustand mit massiver Fettspeicherung (schwarz gefärbt) in Enterozyten. Fehlender Übertritt von Chylomikronen in die intravillösen Chylusgefäße. OBS-Färbung[91b]. **c** Blutausstrich mit typischen Akanthozyten. Pappenheim-Färbung, Phasenkontrastaufnahme. **d** Leberbiopsie mit vorwiegend feintropfiger Verfettung von Hepatozyten und Darstellung von sichelförmig angeordneten Ito-Zellen mit dichter gelagerten, kleinen Lipidtröpfchen. OBS-Färbung[91b]

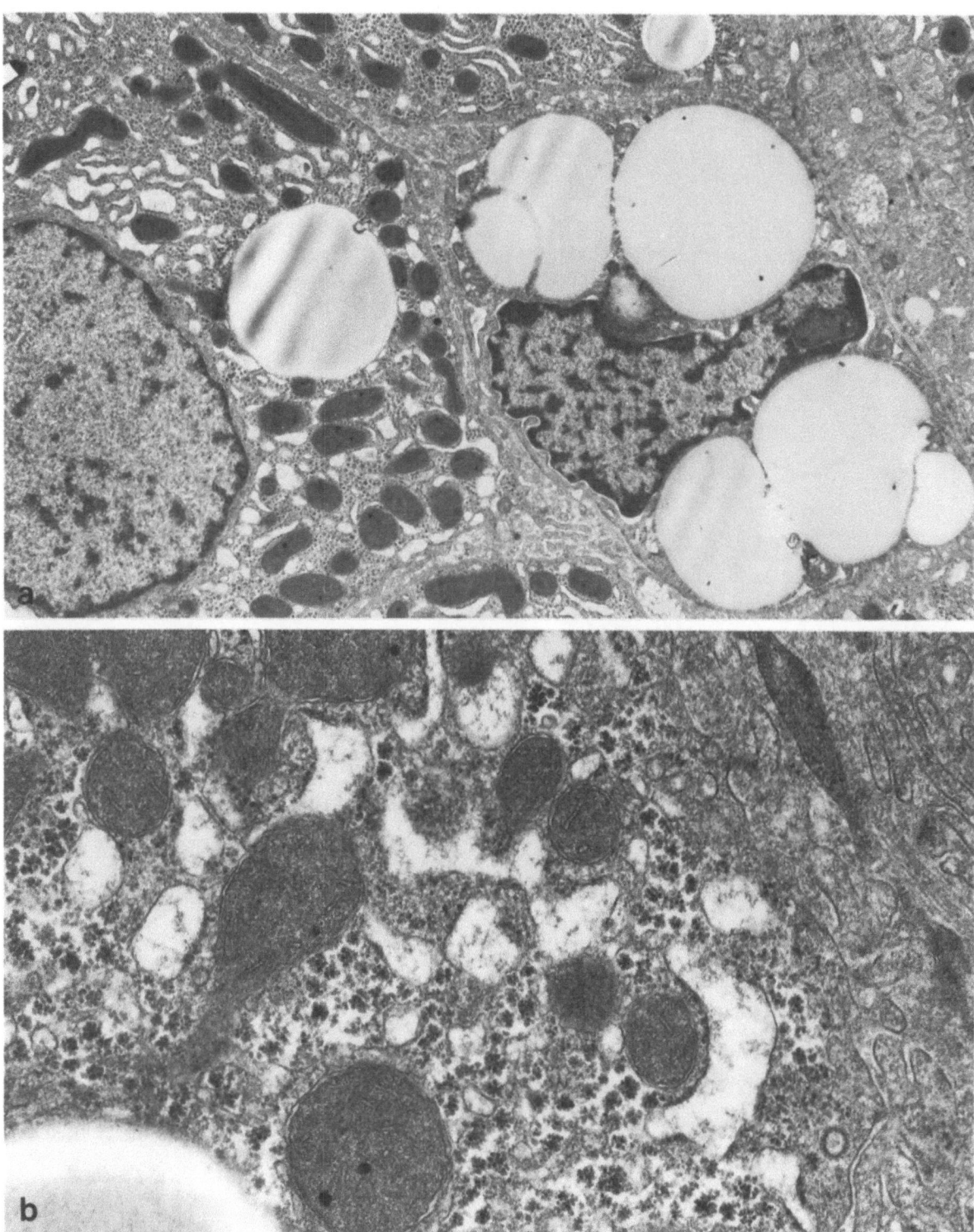

Abb. 5.45 a u. b. Familiäre Abetalipoproteinämie. **a** Elektronenmikroskopische Aufnahme einer Leberbiopsie: Hepatozyt mit solitärer Fettvakuole in der li. Bildhälfte und charakteristischer Erweiterung ergastoplasmatischer Zisternen (▷ Abb. b). Ito-Zelle mit typischen Fettvakuolen in der re. Bildhälfte. Vergrößerung: 10000fach. **b** Elektronenmikroskopische Ausschnittsvergrößerung aus einem azinusperipheren Hepatozyten. Neben Mitochondrien und Glykogenrosetten stellen sich erweiterte ergastoplasmatische Zisternen dar, in deren Lumina als Ausdruck einer VLDL-Retention polyzyklisch begrenzte, transparente Aussparungen zu erkennen sind. Vergrößerung: 45000fach

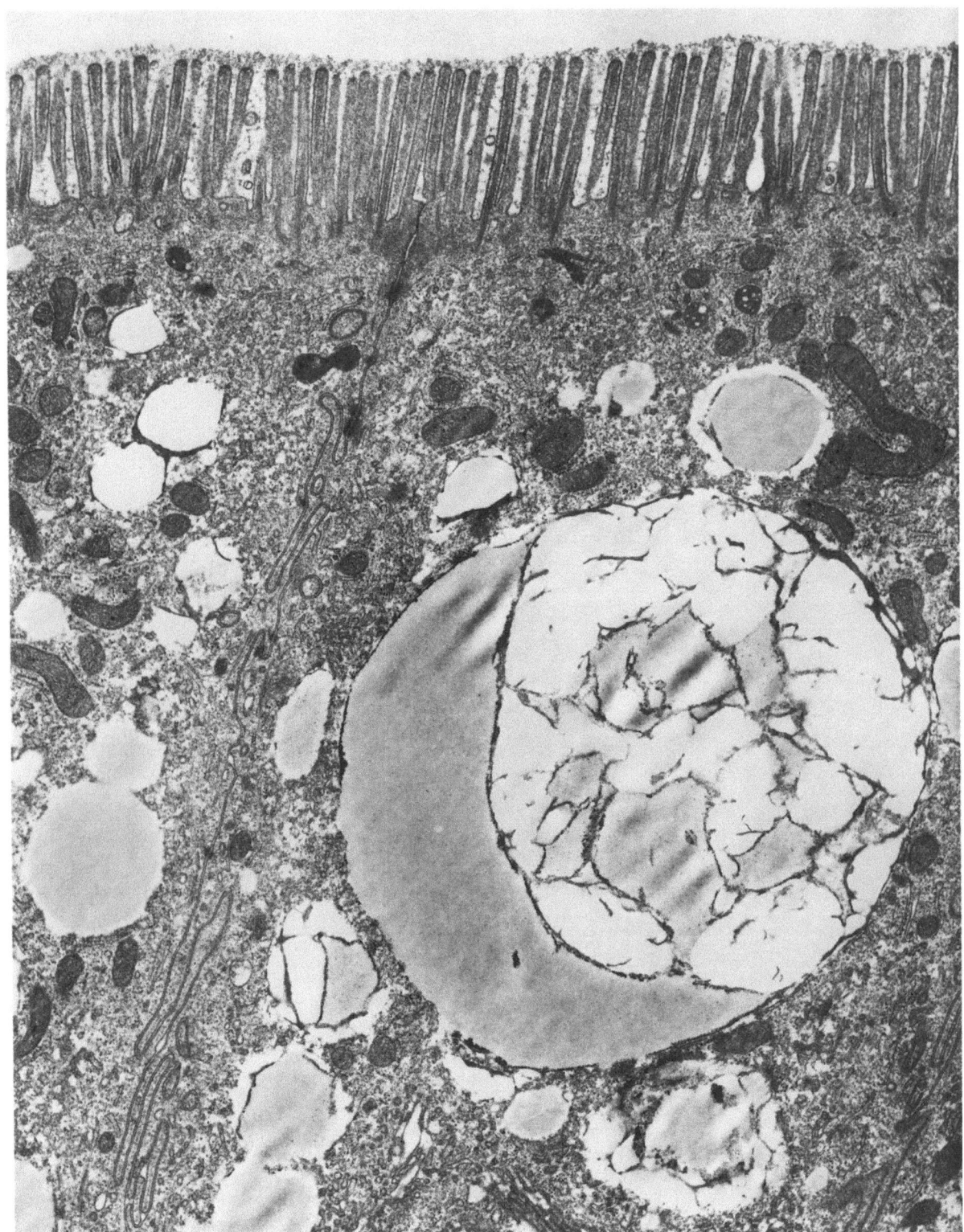

Abb. 5.46. Familiäre Abetalipoproteinämie. Elektronenmikroskopische Aufnahme eines Enterozyten mit charakteristischer Retention unregelmäßig konfluierender Lipidvakuolen in einer nüchtern gewonnenen Biopsie. Fehlender Übertritt von Chylomikronen in den Interzellularraum. Vergrößerung: 18000fach

● *Hämatologische Störungen:* Infolge der beeinträchtigten Resorption von Vitamin K ist die *Synthese der Vitamin K-abhängigen Gerinnungsfaktoren* (z. B. Prothrombin) meist meßbar *vermindert*, wenngleich eine hämorrhagische Diathese kaum manifest wird.

Die auffällige und pathognomonische *stechapfelförmige Deformität der Erythrozyten* (Abb. 5.44 c) beruht auf einer komplexen Störung der Lipidkomposition der Erythrozytenmembran, welche insbesondere an Sphingomyelin verarmt ist; sie steht wahrscheinlich mit dem Fehlen von LDL im Blutplasma, das normalerweise den größten Anteil des Plasma-Sphingomyelins transportiert, in Zusammenhang.

Im *Knochenmark* werden die *Erythrozyten zunächst in normaler bikonkaver Form gebildet,* um dann in der *Blutzirkulation* durch die Entwicklung hornartiger Fortsätze in *Akanthozyten* überzugehen. Die Entwicklung dieser relativ starren Fortsätze vereitelt die normalerweise gegebene Fähigkeit bikonkaver Erythrozyten zur Geldrollenbildung. Aus diesem Grunde ist einerseits die *Blutsenkungsgeschwindigkeit extrem verzögert;* andererseits ist die *Lebensdauer dieser abnormen Erythrozyten vermindert.* In einigen Fällen sind transfusionsbedürftige *korpuskulär hämolytische Anämien* mit entsprechender kompensatorischer erythropoietischer Hyperplasie im Knochenmark beobachtet worden.

● *Veränderungen des Nervensystems:* Die sich von den ersten Lebensjahren an entwickelnden und später nach Art einer *Friedreichschen Ataxie* fortschreitenden neurologischen Symptome lassen sich in erster Linie aus einer Degeneration jener besonders markreichen, *sensorischen Nervenfasern* erklären, welche von den Spinalganglien aus über die medial gelegenen Abschnitte der hinteren Wurzeln in das Rückenmark eintreten. Die Degeneration betrifft weiterhin den *Tractus spinocerebellaris.* Autoptisch ist in Einzelfällen eine *Reduktion von Purkinje-Zellen im Kleinhirn* beschrieben worden.

In der *Retina* treten im jugendlichen oder erwachsenen Alter Degenerationen der Zapfen und insbesondere Stäbchen mit assoziiertem Pigmentschwund im Pigmentepithel im Sinne einer *Retinitis pigmentosa* auf. Die resultierenden, individuell sehr unterschiedlich ausgeprägten Sehstörungen werden teilweise von einer *Nachtblindheit* eingeleitet.

Die Ursache dieser Veränderungen ist nicht eindeutig geklärt. Einerseits scheint der durch Malabsorption bedingte *Mangel an den Vitaminen E und A* von pathogenetischer Bedeutung zu sein. Andererseits ist aber auch LDL wesentlich für die Aufrechterhaltung der normalen Struktur und Funktion komplexer lipidreicher Zellstrukturen, wie sie im Falle der Zäpfchen und Stäbchen der Retina und der in dieser Hinsicht offenbar besonders empfindlichen Markscheiden der hinteren Wurzeln und der sensorischen, spinozerebralen Bahnen gegeben sind.

● *Skelettveränderungen:* Auf Grund der neurologischen Störungen werden auch bei der Abetalipopro-

teinämie Folgeerscheinungen beobachtet, wie sie von anderen Formen der spinozerebellaren Degeneration her bekannt sind. In diesem Zusammenhang sind die Bildung einer *Kyphoskoliose,* einer *Lordose* sowie eines *Pes cavus* bzw. *equinovarus* zu erwähnen.

● *Veränderungen am Herzen:* Klinisch bzw. autoptisch sind *Vergrößerungen des Herzens, Herzgeräusche* sowie inkonstant *interstitielle, perikardiale und epikardiale Fibrosen* beschrieben worden. Häufiger wird eine verstärkte *Lipofuszinpigmentierung* erwähnt, die möglicherweise auf den *Vitamin-E-Mangel* zurückzuführen ist. Mit diesen Veränderungen assoziierte *Rhythmusstörungen* können sich lebensbegrenzend auswirken.

Familiäre Hypobetalipoproteinämie

Dieses Leiden ist 1960 erstmals von Salt et al.[87a] in England und 1966 von van Buchem et al.[15a] in den Niederlanden beschrieben worden. Inzwischen sind aus Europa und Nordamerika *mehr als 60 Beobachtungen* mitgeteilt worden. Im Gegensatz zur Abetalipoproteinämie ist die Hypobetalipoproteinämie *autosomal dominant* vererblich. Allerdings weisen die heterozygoten Merkmalsträger im Vergleich zur homozygot manifesten Abetalipoproteinämie keine wesentlichen oder vergleichsweise milde Symptome auf, die durch eine *Fettintoleranz mit Steatorrhoen* bis hin zu Erbrechen nach Fettbelastung besonders im Kindesalter gekennzeichnet sind. Die Konzentration von *Plasmacholesterin* liegt meist unter 100 mg/dl, diejenige der *Triglyzeride* unter 50 mg/dl.

In den resorptiven *Enterozyten* läßt sich eine *mäßiggradige Fettspeicherung* auch im Nüchternzustand nachweisen. Chylomikronen treten bei den heterozygoten Merkmalsträgern verzögert in den Chylusgefäßen und im Blut auf. Die übrigen, von den Abetalipoproteinämien her bekannten Stigmata fehlen bei den heterozygoten Merkmalsträgern. So werden *Akanthozyten meist nicht beobachtet.* Aus dem extrem erniedrigten LDL-Spiegel resultiert ein *vermindertes Atheroskleroserisiko mit erhöhter Lebenserwartung*[1]

Die in den betroffenen Familien vereinzelt beobachteten *homozygoten* Merkmalsträger der Hypobetalipoproteinämie unterscheiden sich bezüglich ihres vollständigen Fehlens von Chylomikronen, VLDL, LDL und Apo-Lipoprotein B mit extremer Erniedrigung der Plasmacholesterin- und Triglyzerid-Spiegel nicht von den an Abetalipoproteinämie erkrankten Personen. Auch treten bei den homozygoten Merkmalsträgern Akanthozyten im Blut auf. Insofern ist die Differentialdiagnose zwischen Abetalipoproteinämie und homozygoter Hypobetalipoproteinämie nur unter Berücksichtigung der Familienanamnese eindeutig möglich.

Trotz des übereinstimmenden Schweregrades der meßbaren Lipoproteindefizienz im Blutplasma sind jedoch die *neurologischen Symptome* bei den homozygoten Merkmalsträgern der Hypobetalipoproteinämie eher diskret ausgeprägt. Eine Retinitis pigmentosa ist inkonstant beobachtet worden. Die individuell wechselnden, eher diskret neurologischen Ausfallserscheinungen sind offenbar nur teilweise auf das Grundleiden zu beziehen. Auch entwickeln sich im allgemeinen keine Haltungsanomalien des Skeletts.

Tangier-Krankheit – Analphalipoproteinämie

Entdeckung, Epidemiologie, Erbgang
Dieses Leiden ist 1960 von Fredrickson in einer auf der Tangier-Insel (Chesapeakbay, Virginia, USA) lebenden Familie entdeckt worden[28]. Bei 2 Kindern waren *vergrößerte, gelb gefärbte Tonsillen* aufgefallen. In Tonsillektomiepräparaten entsprach diesem Befund histologisch eine Durchsetzung der Kapsel und der perifollikulären Zone mit *Schaumzellen,* die vorwiegend *Cholesterinoleat* enthielten[30]. Seither sind *mindestens 30 Fälle* dieses *autosomal rezessiv* vererblichen Leidens in den USA[22,26,30], Großbritannien[54], Neuseeland, Australien, der Schweiz[64], Polen und Deutschland[5,7,104] beschrieben worden.

Biochemie
Diese Speicherkrankheit beruht nicht auf dem Defekt einer lysosomalen Hydrolase, sondern auf der fast kompletten *Defizienz der Lipoproteine hoher Dichte (HDL)*[48]. Der Name „Analphalipoproteinämie" leitet sich von der normalen elektrophoretischen Darstellung des HDL in alpha-Position ab. Bei der Tangierkrankheit zeigt das *Apolipoprotein A-I* ein funktionell abnormes Verhalten, das offenbar verhindert, daß das komplette HDL-Makromolekül aus hepatozytärer Biosynthese bzw. durch Interkonversion aus Chylomikronen gebildet werden kann. Bei den homozygoten Merkmalsträgern der Tangierkrankheit fehlt HDL fast vollständig. Wegen des normalerweise hohen Cholesteringehaltes dieser Lipoproteinfraktion ist das *Gesamtcholesterin im Blutplasma* auf Werte von < 100 mg/dl *erniedrigt.* Dem HDL-Mangel liegt eine *Defizienz des Hauptapolipoproteins des HDL, Apo A-I,* zugrunde. Nach den bisherigen Erkenntnissen verläuft die Synthese von Apo A-I in Hepatozyten und Enterozyten zunächst normal. Als unmittelbares, translationales Bildungsprodukt verfügt Apo-I über eine Prä-Pro-Peptidsequenz. Im Rahmen des intrazellulären Transportes wird zunächst die Prä-Sequenz abgespalten[42]. Die letzte posttranslationale Transformation, die proteolytische Eliminierung der Pro-Sequenz, ist bei der Tangierkrankheit aufgrund eines noch nicht geklärten enzymatischen (?) Defektes gestört, so daß *kein funktionsfähiges Apo A-I* zur HDL-Bildung zur Verfügung steht[33,109].
Eine wesentliche Funktion des HDL ist im Abtransport von Cholesterin in veresterter Form, insbesondere aus Makrophagen aber auch aus anderen Zellen mit Cholesterinüberschuß im Rahmen des Cholesterintransferkomplexes (▷ S. 552), zu erblicken. Da abgesehen von den Organen mit Steroidhor-

monsynthese die meisten Zellarten nicht zum Abbau von Cholesterin in der Lage sind, kann eine nennenswerte Eliminierung überschüssigen Cholesterins nur über die Gallensäurebiosynthese bzw. Gallensekretion erfolgen. Dieser Ausscheidungsweg ist bei der Tangier-Krankheit auf der Etappe des Cholesterintransportes durch HDL gestört[7,48].

Klinik
Die klinische Symptomatik äußert sich in eher diskreter Form. Im Nüchternserum fallen, abgesehen vom *Fehlen des HDL,* meist eine *Hypertriglyzeridämie* infolge verzögerten Chylomikronenabbaues sowie eine VLDL-Vermehrung auf.

Die besonders bei Kindern und Adoleszenten beobachtete *Tonsillenhyperplasie mit intensiver Gelbfärbung* hat den Charakter eines *Leitsymptoms.*

Im Erwachsenenalter kann sich eine gewisse *Splenomegalie,* verbunden mit geringgradiger *normochromer Anämie,* entwickeln. Die Spaltlampenuntersuchung deckt eine *Opaleszenz der Hornhaut* auf. Inkonstant sind bei Erwachsenen *herabgesetzte Sehnenreflexe, muskuläre Atrophie, Ptose, Par- und Dysästhesien* der peripheren Extremitäten beobachtet worden. Diese *neurologischen Ausfallserscheinungen* sind individuell unterschiedlich ausgeprägt und können mit fortschreitendem Alter erheblich zunehmen.
In einigen Fällen ist die Schmerzempfindlichkeit der Haut derart stark herabgesetzt, daß die Entnahme von Hautbiopsien ohne Anästhesie toleriert wird[21,22,54].

Morphologie
Pathologisch-anatomisch ist die Tangier-Krankheit durch eine ausgesprochen selektive Form der Zellverfettung mit *Ablagerung vorwiegend von Cholesterinoleat* geprägt. Unter dem Bilde der schaumzelligen Transformation sind in erster Linie phagozytäre Retikulumzellen im *Knochenmark* (Abb. 5.47 c), in der *Milz* und ferner *Makrophagen* betroffen, wie sie im Rahmen *entzündlicher Reaktionen* und auch in Begleitung physiologischer lymphoplasmozytärer Gewebsreaktionen zu beobachten sind.

Dieses Prinzip erklärt die Ansammlung histiozytärer Schaumzellen in den *Tonsillen* (Abb. 5.47 a), im entzündlich veränderten Stroma bei *endozervikaler Ektopie* (Abb. 5.48 b)[89], in entzündlich veränderten *Portalfeldern der Leber* (Abb. 5.47 b) und besonders in der *Kolonschleimhaut* (Abb. 5.47 d), welche koloskopisch eine buttergelbe Färbung mit rotbrauner Tüpfelung (= intramuköse Lymphknötchen nach Art der *Zeichnung eines Leopardenfelles)* zeigt[7,64]. Auffällig ist ferner eine *exquisite Verfettung von Nävuszellen* (Abb. 5.48 a)[88,90].

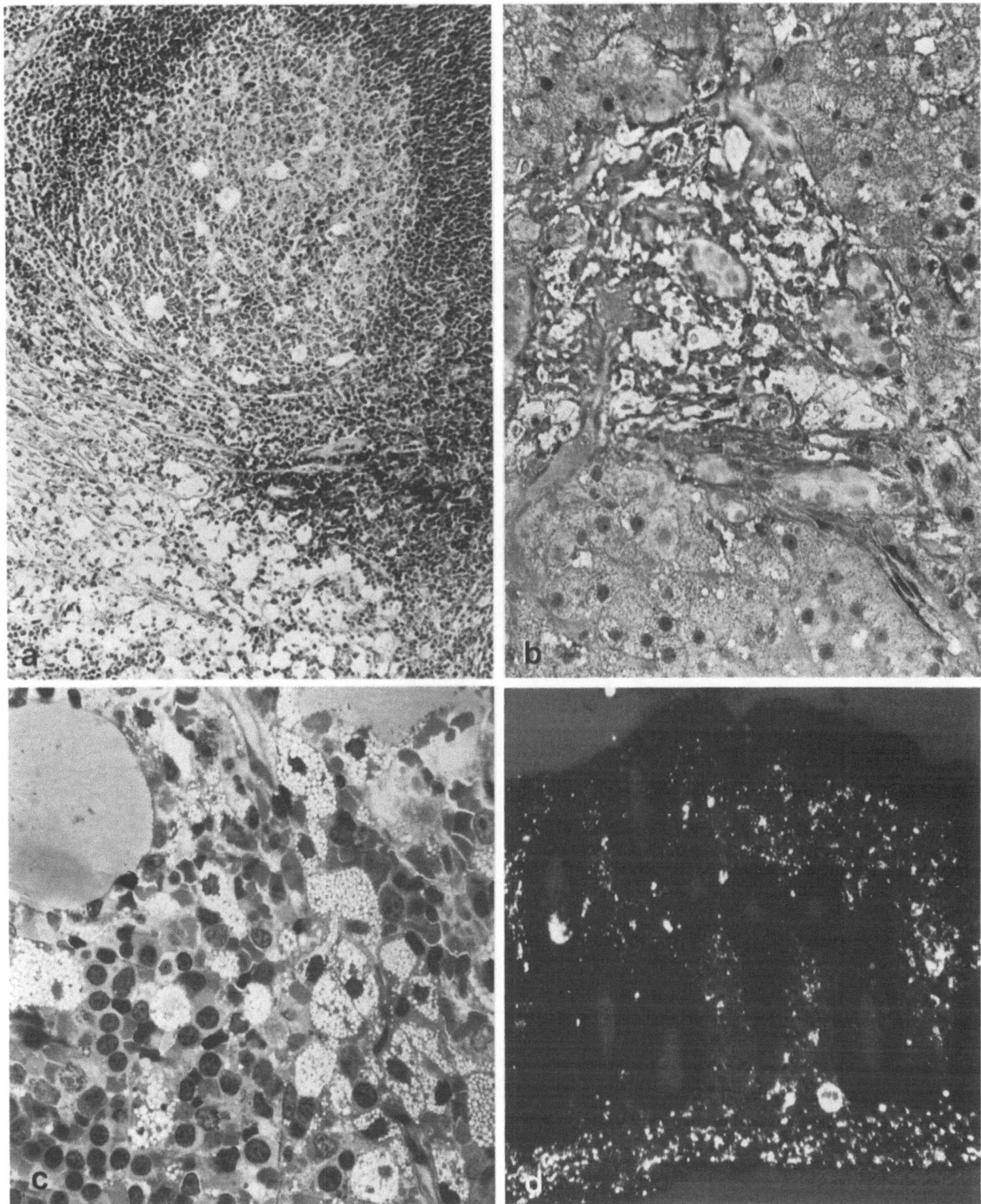

Abb. 5.47 a–d. Tangier-Krankheit. **a** Perifollikuläre Schaumzellen (untere Bildhälfte) in einer Tonsille. **b** Lebergewebe mit mäßiggradig fibrosiertem Portalfeld mit zahlreichen Schaumzellen. **c** Zahlreiche retikulohistiozytäre Schaumzellen im Knochenmark. Nach Behandlung mit OsO₄ zeigt nur das Fett in einer Fettzelle (li. obere Bildhälfte) eine Dunkeltönung, während die Lipide in den Schaumzellen wegen des hohen Sättigungsgrades des vorwiegend abgelagerten Cholesterinoleates durch Osmiumsäure kaum dunkel getönt werden. Epon-Einbettung nach Osmierung, Mallory-Färbung. **d** Ablagerung von doppelbrechendem Cholesterinoleat in histiozytären Schaumzellen sowie in der Muscularis mucosae einer Rektumbiopsie. Gefrierschnitt

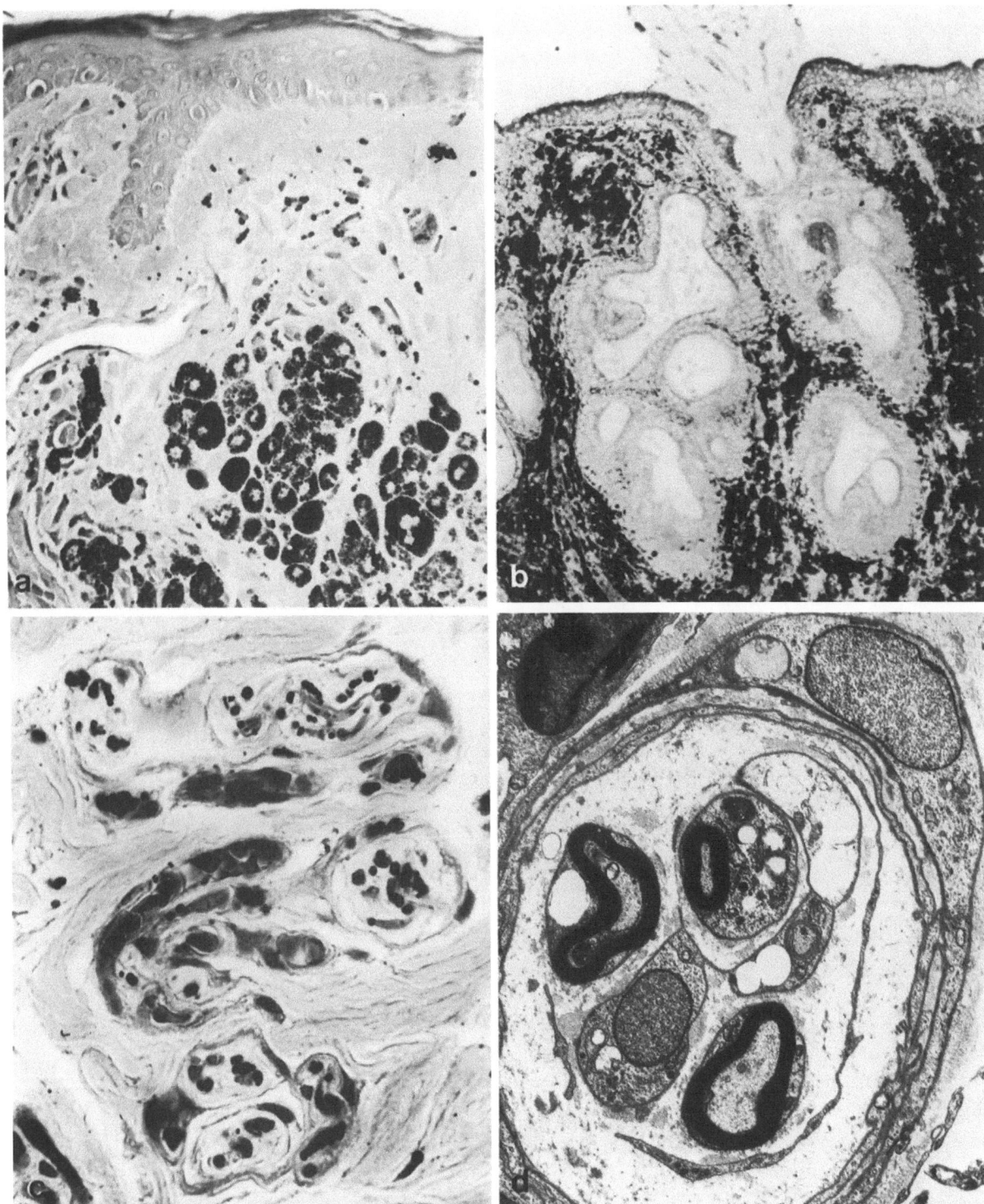

Abb. 5.48 a–d. Tangier-Krankheit. **a** Verfettete Nävus-Zellen (schwarz gefärbt). OBS-Färbung[91b]. **b** Biopsie aus einer endozervikalen Ektopie mit schaumzelliger Verfettung des Stromas. Gefrierschnitt, Sudan-Schwarz-Färbung. **c** Verfettung (schwarz ge- färbt), von Schwannzellen in einem kleinen Hautnerven. OBS-Färbung[91b]. **d** Vakuoläre Fettablagerung in Schwannzellen in einem kleinen Hautnerven. Elektronenmikroskopische Vergrö- ßerung: 4000fach

Die in Histiozyten abgelagerten Lipide stammen teilweise aus einer *Zellrestphagozytose* und sind dementsprechend elektronenmikroskopisch, von einer trilaminaren Einheitsmembran umgeben, intralysosomal gelegen. Ältere Speicherlysosomen enthalten neben *Zeroid* auch *solide Cholesterinkristalle*. Solche stab- oder tafelförmigen Kristalle lassen sich polarisationsoptisch von der malteserkreuzförmigen Doppelbrechung der flüssigen Cholesterinestertröpfchen unterscheiden. Zusätzlich läßt sich ein abweichender Speichertyp in Makrophagen, vorherrschend aber in *Schwannschen Zellen* (Abb. 5.48 c u. d), glatten Muskelzellen der Muscularis mucosae coli und in Fibroblasten aus superfizialen Schichten der Gingiva und Kutis nachweisen. In diesen Zellen finden sich überwiegend nicht membrangebundene *Cholesterinestertröpfchen frei im Zytoplasma* gelegen. Dieser Speichertyp ist bei Tangier-Patienten auch in Nävuszellnävi, teils in Assoziation mit Melanosomen zu beobachten.

Durch diese *partiell extralysosomale Cholesterinesterspeicherung* unterscheidet sich die Tangier-Krankheit sowohl von der Wolmanschen (▷ S. 576) als auch von der Cholesterinesterspeicher-Krankheit (▷ S. 577) mit ihren *obligat intralysosomalen* Lipidablagerungen.

Die bisherigen patho-biochemischen Erkenntnisse erklären nicht die *selektive Verfettung bestimmter glatter Muskelzellen* (z.B. Muscularis mucosae coli), während die glatten Muskelzellen kleiner Arterien nicht betroffen sind. Die fehlende Verfettung glatter Gefäßmuskelzellen korreliert gut mit der in Anbetracht des vollständigen Fehlens von HDL überraschenden Erfahrung, daß die Tangierkrankheit *nicht mit einem gesteigerten Arterioskleroserisiko* verbunden ist.

Heterozygote Merkmalsträger sind bis auf deutlich subnormale HDL-Werte klinisch unauffällig. Eine pathologische Verfettung ist bisher nur in Form lichtmikroskopisch kaum wahrnehmbarer Cholesterinkristallablagerungen in einzelnen Makrophagen der Kolonschleimhaut beobachtet worden.

Strukturvarianten des Apolipoproteins A-I – Kombinierte Apo-I/C-III-Defizienz

Während der Tangier-Krankheit also eine wahrscheinlich *post*translationale Störung des Apolipoproteins A-I zugrunde liegt, sind sporadisch auch Fälle einer *translationalen Fehlsynthese von Apo A-I* (Apo A-I-Polymorphismus, z.B.: Apo A-I Marburg, Milano und Münster) bekannt geworden[1].

Von hohem klinischen und theoretischen Interesse ist in diesem Zusammenhang ein kürzlich entdeckter *kombinierter Defekt von Apo A-I und Apo C-III*[36,74,87].

Homozygote Merkmalsträger dieser Anomalie entwickeln *Haut- und Sehnenxanthome*, eine *Hornhauttrübung* und eben jene *vorzeitige Koronarsklerose*, welche aufgrund des HDL-Mangels bei der Tangierkrankheit zwar postuliert, aber nie zuverlässig beobachtet worden ist. Da der kombinierte Apo A-I/C-III-Defekt erst seit 1982 bekannt ist, fehlen Daten über seine Häufigkeit. Insbesondere bleibt zu klären, ob nicht auch der heterozygote Defektzustand ein Atheroskleroserisiko bedeutet.

Am Beispiel des kombinierten Apo A-I/C-III-Defektes ist nachgewiesen worden, daß die beiden betroffenen Apolipoproteine von einem identischen oder benachbarten Gen kodiert werden[56].

Wolmansche Krankheit und Cholesterinesterspeicherkrankheit

Diesen beiden Leiden liegt als *allele Mutante ein Defekt jener sauren Esterase* bzw. *Lipase zugrunde*, welche die über rezeptorvermittelte Endozytose von LDL von der Zelle aufgenommenen Lipide (Triglyzeride und Cholesterinester) zunächst intralysosomal hydrolysiert[3,19,65]. Insofern kann dieser Hydrolasedefekt im weiteren Sinne den Störungen des Lipoproteinstoffwechsels zugeordnet werden. Das von der Defizienz betroffene Enzym ist z.B. in Blutlymphozyten histochemisch nachweisbar, weswegen die Diagnose auf rein morphologischer Grundlage leicht möglich ist[77,91]. Beide Leiden unterscheiden sich durch *unterschiedlichen Schweregrad der Erscheinungsbilder* und durch ein *differentes Manifestationsalter*.

Wolmansche Krankheit

Entdeckung, Epidemiologie, Erbgang
Dieses *autosomal rezessive* Leiden wurde 1956 von Abramof, Schorr und Wolman[7a] als *„generalisierte Xanthomatose mit verkalkten Nebennieren"* bzw. von Wolman (1964)[107a] später unter der Bezeichnung *„primäre familiäre Xanthomatose mit Nebennierenverkalkung"* bei jüdischen Kindern beschrieben, deren Vorfahren aus dem Iran und Irak stammten. Inzwischen sind *mehr als 20 weitere Fälle* aus Nordamerika, Westeuropa und Japan berichtet worden. Retrospektiv sind wahrscheinlich auch gewisse Berichte über atypische „Formen Niemann-Pickscher Erkrankungen" dem Morbus Wolman zuzuordnen[3].

Klinik
Die ersten Symptome wiederholten *Erbrechens, fettigwäßriger Stühle,* einer zunehmenden *Hepatosplenomegalie* mit enormer Blähung des Abdomens und *progressiver, schwerer Anämie* setzen in den ersten Lebensmonaten ein. Zunächst bestehen keine neurologi-

schen Ausfallerscheinungen. Etwa ab der 9. Woche verschlechtert sich die körperliche Aktivität parallel zu der auf Malabsorption zurückzuführenden Gedeihstörung. In dieser Phase sind auch *gesteigerte Sehnenreflexe*, z. T. mit positivem Babinskischen Zeichen, Opistotonus und Fersenklonus, beobachtet worden.

Die Kinder *versterben zwischen dem 3. und 6. Monat*, selten sind längere Verläufe (14 Monate) berichtet worden[67].

Biochemie

Sowohl der Wolmanschen als auch der anschließend zu besprechenden Cholesterinesterspeicherkrankheit liegt der *Defekt einer sauren lysosomalen Hydrolase* zugrunde, welche ein relativ breites Substratspektrum aufweist und neben *Triglyzeriden* vor allem *Cholesterinester* hydrolysiert.

Neben der Gruppe der extralysosomalen neutralen bzw. alkalischen Lipasen, welche z. B. beim Chylomikronenabbau Triglyzeride hydrolysieren, verfügen die meisten, wenn nicht alle Körperzellen in Lysosomen über eine saure Cholesterinesterase mit Lipaseaktivität, welche jene Lipide spaltet, die über die rezeptorvermittelte Endozytose von LDL und VLDL aufgenommen werden (▷ S.553). Der Defekt dieses Enzyms bedingt eine intralysosomale Ansammlung von Triglyzeriden, vor allem aber von Cholesterinestern.

Morphologie

● *Phagozyten:* Von der daraus resultierenden Lipidspeicherung sind in erster Linie *phagozytäre Retikulumzellen der Milz*, des *Knochenmarkes*, Makrophagen in der *Dünndarmschleimhaut*, sowie die *von Kupfferschen Sternzellen* betroffen, die sich zu *Schaumzellen* mit optisch anisotropen Vakuolen transformieren. Histiozytäre Speicherzellen werden auch in *Lymphknoten* und im *Thymus* angetroffen. Durch die Ansammlung solcher Schaumzellen nimmt die Dünndarmschleimhaut und teilweise auch die Serosaoberfläche dieses Darmabschnittes eine fleckig gelbe Farbe an. Ferner zeigen die *Hepatozyten eine stark ausgeprägte plurivakuoläre Lipidspeicherung*.
● *Nebenniere:* Da die Auswirkungen des Enzymdefektes mit der physiologischen Involution der *embryonalen Nebennierenrinde* interferiert, entwickeln sich nekrobiotische Veränderungen der Zona reticularis und inneren Fasciculata mit Ölzysten und fleckförmigen *Verkalkungen,* die auch röntgenologisch darstellbar sind.

Die Zona glomerulosa und äußere Fasciculata zeigen einen gesteigerten Lipidgehalt. Insgesamt sind die Nebennieren vergrößert. Im Bereiche des *Nervensystems* ist eine ausgeprägte *Lipidspeicherung der Ganglienzellen* des Auerbachschen und Meißnerschen Plexus bemerkenswert.

● *Mesenchymzellen:* In feinvakuolärer Form äußert sich die Lipidspeicherung auch in *Fibroblasten,* glatten und quergestreiften Muskelzellen *(Myokard)* und insbesondere in *Lymphozyten.* Die *Blutlymphozyten* enthalten in üblichen panoptisch gefärbten Ausstrichen leicht zu übersehende, kleine Vakuolen, welche – in nativen Zellen sichtbar – Cholesterinester mit Doppelbrechung vom Malteserkreuztyp enthalten. Diese Vakuolen entsprechen vergrößerten *Gallschen Körperchen,* welche schon normalerweise geringe Lipidmengen, saure Phosphatase und (vorzugsweise bei T-Lymphozyten) saure Esterase enthalten. Das letztgenannte Enzym ist im Gegensatz zu den Esterasen des neutralen Types durch Fluorid oder Organophosphate (z. B. E 600) nicht hemmbar und läßt sich mit den Substraten α-Naphthyl-azetat oder α-Naphthyl-butyrat bei geeigneter Fixierung histochemisch leicht darstellen.

Diese für Lymphozyten typische saure Esterase fehlt bei der Wolmanschen Krankheit vollkommen, so daß das Leiden mit einer einfachen histochemischen Reaktion an Blutausstrichen zu diagnostizieren ist.

Elektronenoptisch zeigen auch die *Blutmonozyten* eine intralysosomale Lipidspeicherung, freilich ohne größere Vakuolenbildung. Im Gegensatz zu Lymphozyten enthalten Monozyten überwiegend einen anderen, in der äußeren Zellmembran lokalisierten, durch Fluoride oder Organophosphate hemmbaren Esterasetyp, der bei der Wolmanschen Krankheit nicht defekt ist.

In allen von dem Speicherungsprozeß betroffenen Zellen *akkumulieren Lipide intralysosomal* und werden dementsprechend von einer trilaminalen Einheitsmembran umschlossen. Dadurch unterscheidet sich dieser Speichertyp von demjenigen der Tangier-Krankheit (▷ S.572), bei der zwar ebenfalls vorwiegend Cholesterinester, jedoch häufig (besonders in nicht histiozytären Zellen) in Form von membranlosen Vakuolen abgelagert werden. Bei der Wolmanschen Krankheit erscheint der *Inhalt der Speicherlysosomen homogen, submembranär auch osmiophil.* In Zusammenhang mit einer biochemisch nachgewiesenen Autooxidation – ein Teil des Cholesterins liegt in atypisch oxidierter Form vor – können besonders histiozytäre Speicherzellen zusätzlich *Zeroid* enthalten.

Cholesterinester-Speicherkrankheit

Entdeckung, Epidemiologie, Erbgang

1963 hat Fredrickson[29] erstmals ein zunächst als *„hepatische"* später als *„familiäre" Cholesterinester-Speicherkrankheit"* bezeichnetes Leiden beschrieben[3], das in der frankophonen Literatur auch als *„Polycorie cholestérolique"* bezeichnet worden ist[62,63]. Es handelt sich

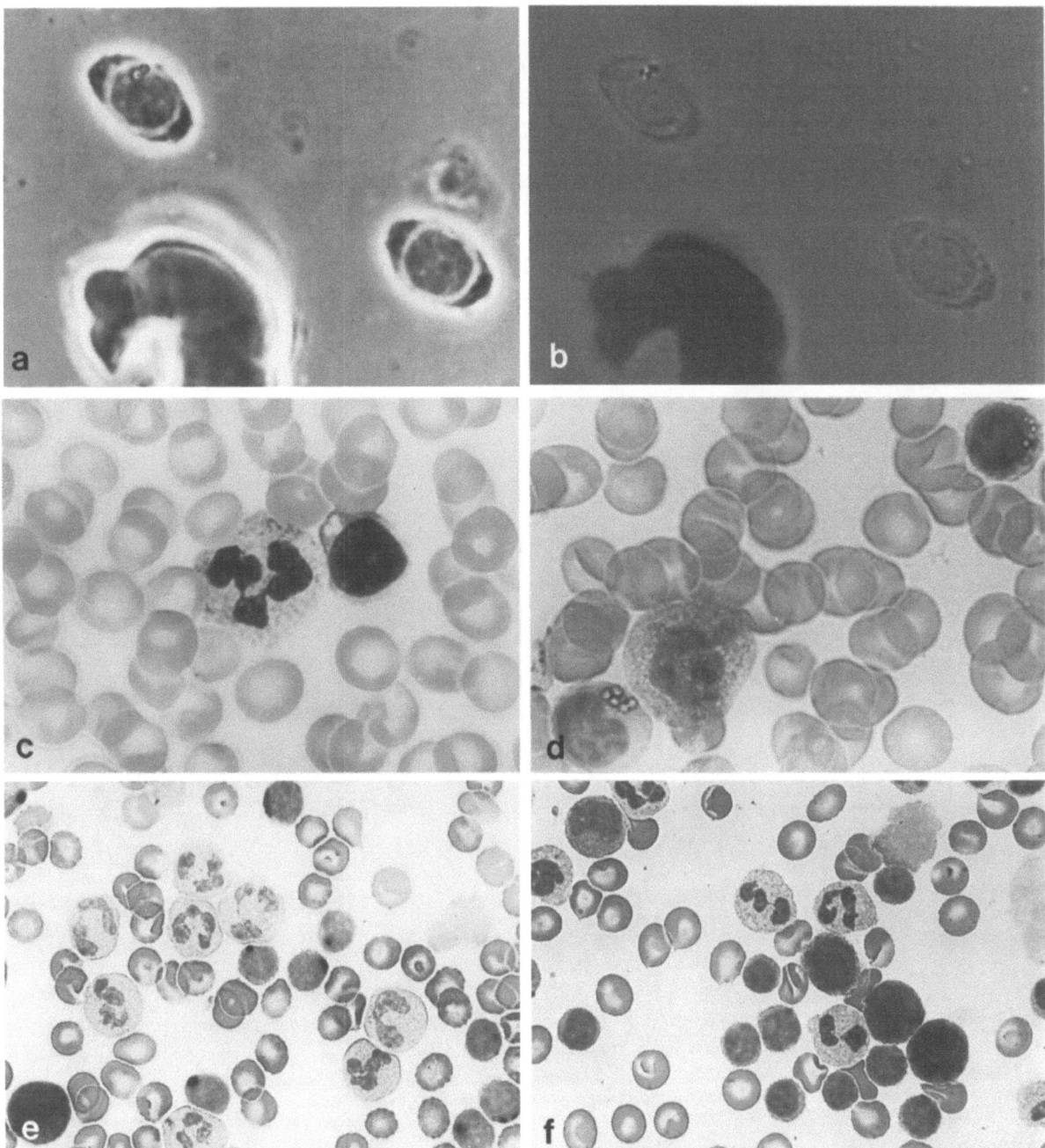

Abb. 5.49 a–f. Cholesterinesterspeicherkrankheit. **a** Native Blutlymphozyten mit verfetteten Gall'schen Körperchen (li. obere Bildhälfte). Phasenkontrastaufnahme (▷ Abb. b). **b** Doppelbrechende (Malteserkreuz!), Cholesterinester speichernde Gall'sche Körperchen in einem nativen Blutlymphozyten. Polarisationsoptische Aufnahme (▷ Abb. a). **c** Speichervakuolen in einem Blutlymphozyten. Pappenheim-Färbung. **d** Speichervakuolen in Blutlymphozyten mit umgebender saurer Phosphataseaktivität (dunkel gefärbte Vakuolenränder!). Histochemischer

Nachweis der sauren Phosphatase. **e** Histochemischer Nachweis der sauren Esterase im Leukozytenkonzentrat einer Normalperson: typische, punktförmige Anfärbung der Gall'schen Körperchen in Lymphozyten, diffuse Reaktion in einem Monozyten (li. untere Bildhälfte). **f** Fehlende Aktivität saurer Esterase in den Gall'schen Körperchen der Lymphozyten (▷ Abb. e), nur gering abgeschwächte diffuse Reaktion in Monozyten (re. Bildhälfte)

um eine wahrscheinlich *autosomal rezessive,* gelegentlich auch pseudo-dominante Enzymopathie[9,18,65,96], die als allele Mutante des Wolmanschen Esterasedefektes (▷ S. 576) aufgefaßt wird, jedoch einen mehr benignen Verlauf zeigt und z. T. überhaupt erst im Erwachsenenalter diagnostiziert wird.

Bislang sind *höchstens 20 Fälle* beschrieben worden. Diese scheinbare Seltenheit mag aber darauf beruhen, daß dieses noch nicht lange bekannte Leiden in seinen milderen Verlaufsformen seltener erkannt oder als Glykogenose vom Typ Gierke fehlgedeutet worden ist.

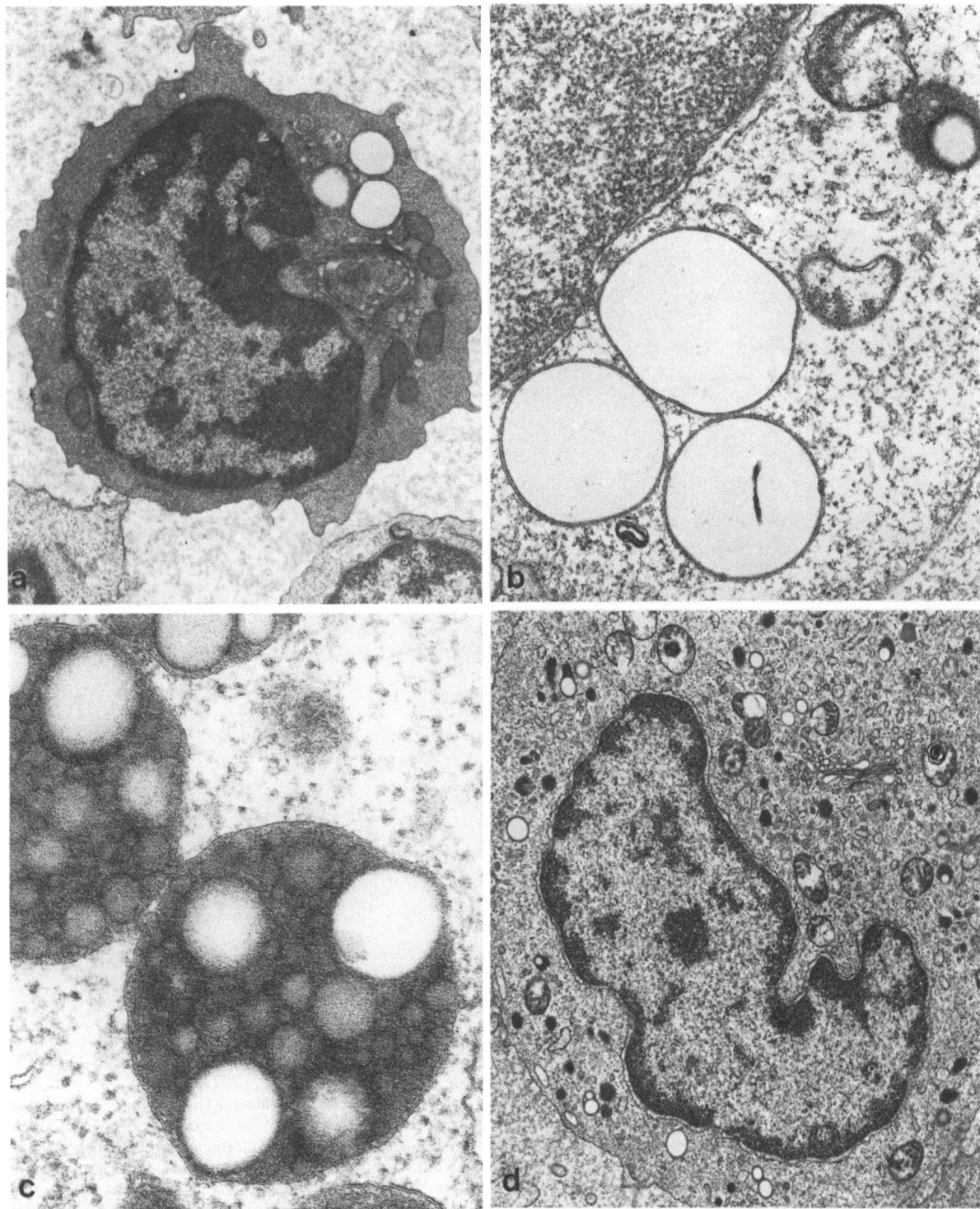

Abb. 5.50 a–d. Cholesterinesterspeicherkrankheit. **a** Vakuolär lipidspeichernde Lysosomen (Gall'sche Körperchen) in einem Blutlymphozyten. Elektronenmikroskopische Vergrößerung: 16 000fach. **b** Ausschnittsvergrößerung aus einem Blutlymphozyten mit lipidspeichernden, vakuolär deformierten Lysosomen. Elektronenmikroskopische Vergrößerung: 40 000fach. **c** Lipidspeichernde Lysosomen eines Lymphozyten, mit sekundärer Zeroidbildung (dichte Matrix). Deutliche Darstellung der trilaminaren äußeren Einheitsmembran. Elektronenmikroskopische Vergrößerung: 100 000fach. **d** Auch Monozyten zeigen eine im Vergleich zu Lymphozyten nur mikrovakuolär angedeutete intralysosomale Lipidspeicherung (▷ Abb. a). Elektronenmikroskopische Vergrößerung: 13 000fach

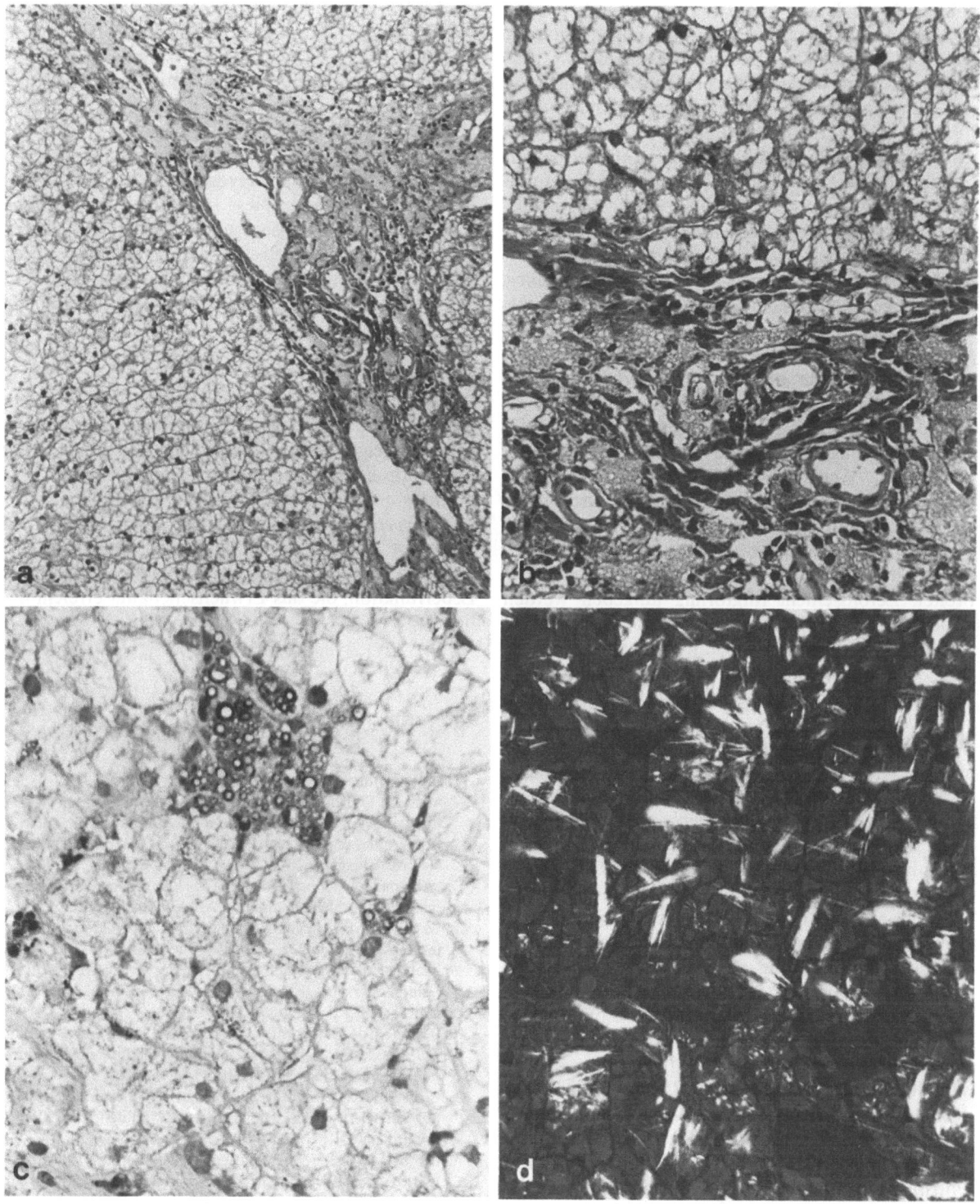

Abb. 5.51 a–d. Cholesterinesterspeicherkrankheit. **a** Septale Fibrose mit zahlreichen histiozytären Schaumzellen in den verbreiterten Portalfeldern. Ballonierung der Hepatozyten infolge feinsttropfiger Verfettung. van Gieson-Färbung. **b** Ausschnittvergrößerung aus Abb. a mit periportalen, histiozytären Schaumzellen und ballonierender feintropfiger Verfettung von Hepatozyten. **c** Neben ballonierten, feintropfig verfetteten Hepatozyten treten intraazinär Gruppen histiozytärer Zellen auf, die offenbar im Rahmen einer Resorption zugrunde gegangener Hepatozyten sudanophiles Zeroid (dunkel gefärbt) gespeichert haben, welches sich ringförmig kleineren Lipidvakuolen anlagert. Ölrotfärbung, Paraffinschnitt. **d** Kristallin doppelbrechende Cholesterinester in Hepatozyten. Die jeweilige Kristallform ist variabel und hängt von der Umgebungstemperatur ab (oberhalb 37 °C gehen die Kristalle in einen flüssigen Zustand über). Gefrierschnitt, polarisationsoptische Aufnahme

Klinik, Morphologie

• *Leber:* Im Vordergrund steht eine meist schon im frühen Kindesalter auftretende *Hepatomegalie,* welche histologisch als einfache Fettleber verkannt werden kann, jedoch auf einen *plurivakuolären Verfettungstyp* (Abb. 5.51 a–d) mit überwiegender Cholesterinesterspeicherung zurückzuführen ist. Daher lassen Gefrierschnitte von Leberbiopsien eine intensive Doppelbrechung in Leberzellen (Abb. 5.51 d) erkennen. Wegen der geringen Größe dieser Speichervakuolen erscheinen die *Hepatozyten* lichtmikroskopisch eher *balloniert,* woraus eine gewisse Ähnlichkeit mit glykogenspeichernden Zellen resultiert *(Verwechslungsmöglichkeit mit der Glykogenose Typ Gierke!).* Ähnlich wie bei der Fettleber können zugrundegehende Leberzellen eine *mesenchymal entzündliche Reaktion* mit Übergang in *retikuläre Fibrose* oder *septale Zirrhose* auslösen. In solchen Fällen treten zeroidhaltige Makrophagen periportal und herdförmig intralobulär auf. Wegen des auch in diesen Histiozyten und in Sternzellen wirksamen Lipasedefektes akkumuliert innerhalb der zeroidhaltigen Phagolysosomen Fettsubstanz, woraus *charakteristische Speichervakuolen* resultieren, welche außen von einer mehr oder breiten Zeroidschicht ringförmig umgeben werden (Abb. 5.51 c)[61,62,63,78,93].

• *Milz, Blut, Knochenmark:* Entsprechende, *histiozytäre Schaumzellen* kommen auch in *Milz* und *Knochenmark* vor sowie gelegentlich in der *Dünndarmschleimhaut.*

Im *Blut* zeigen *Lymphozyten und Monozyten* identische licht- und elektronenoptische Veränderungen (Abb. 5.49 a–5.50 d) wie bei der Wolmanschen Erkrankung (▷ S. 576). Die *saure Lymphozytenesterase*[91] erweist sich histochemisch als weitgehend defekt. Allerdings ist bei einigen Fällen eine gewisse Restaktivität beobachtet worden. Das sowohl bei der Wolmanschen als auch bei der Cholesterinesterspeicherkrankheit defekte Enzym entspricht jener sauren Esterase, welche in punktförmig paranukleärer Lokalisation typischerweise in T-Lymphozyten vorkommt (Abb. 5.49 e u. f). Dort ist die saure Esterase in besonderen Lysosomen, den *Gallschen Körperchen* lokalisiert, welche von Gall bereits 1932 in nativen Lymphozyten beschrieben worden sind und im Lichte der heutigen Kenntnis gewissermaßen als „Magen" der Lymphozyten angesehen werden können, in dem Lipoproteine abgebaut werden[91]. Da die gleichen Lysosomen saure Phosphatase enthalten, stellen sich die *esterasedefekten Gallschen Körperchen histochemisch* als optisch anisotrope, an Cholesterinestern reiche *Lipidvakuolen* dar, welche *außen* von einem *saure Phosphatase-positiven Saum* umgeben werden (Abb. 5.49 a–d).

• *Nebenniere:* Nur ausnahmsweise ist röntgenologisch eine Nebennierenrindenverkalkung beobachtet worden[9].

• *Arterien:* Die Cholesterinesterspeicherkrankheit ist meist mit einer *Hypercholesterinämie* bei Vermehrung der Lipoproteine VLDL und LDL verbunden, während HDL vermindert ist. Diese teils dem Typ II entsprechende Hyperlipidämie ist auf eine überschießende zelluläre Cholesterinsynthese zurückgeführt worden: Da die rezeptorabhängige Aufnahme von Cholesterinester aus LDL auf der Stufe der lysosomalen Hydrolase stagniert, fehlt jene negative Rückkopplung, welche das Schlüsselenzym der zellulären Cholesterinsynthese, die Hydroxy-methylglutaryl-Co-A-Reduktase, steuert. Diese *atherogene Faktorenkonstellation* mag gemeinsam mit dem auch die glatten Gefäßmuskelzellen betreffenden Defekt der sauren Esterase die Grundlage bilden für die in einigen Fällen histologisch beobachtete *vorzeitige Arteriosklerose*[3,9].

Verlauf, Prognose

Sichere Angaben zur Lebenserwartung sind nicht möglich, da das Leiden eine individuell variable Ausprägung zeigt. Während einerseits Todesfälle unter dem Bilde einer *akuten, ikterisch febrilen Komplikation* mit *hämorrhagischer Diathese* oder zunehmender *portaler Hypertension* im Kindesalter in einigen Familien registriert worden sind, überwiegen Fälle mit *eher benignen Verlaufsformen* bei wenig beeinträchtigter Leberfunktion, die das Erwachsenenalter erreicht haben.

Literatur

1.–6. Weiterführende Literatur (▷ S. 550)

7. Assmann G, Schaefer HE (1980) Possible mechanism of lipid storage in Tangier disease. In: Gotto AM, Smith LC, Allen B (eds) Atherosclerosis V, Springer-Verlag, Berlin Heidelberg New York pp 666–670

7a. Abramow A, Schorr S, Wolman M (1956) Generalized xanthomatosis with calcified adrenals. AMAJ Dis Child 91: 282

8. Bassen F, Kornzweig AL (1950) Malformation of the erythrocytes in a case of atypical retinitis pigmentosa. Blood 5: 381–387

9. Beaudet AL, Ferry GD, Nichols BL, Roseberg HS (1977) Cholesterol ester storage disease: Clinical biochemical, and pathological studies. J Pediatr 90: 910–913

10. Beaumont JL, Carlson LA, Cooper GR, Fejfar Z, Fredrickson DS, Strasser T (1971) Classification of hyperlipidemias and hyperlipoproteinemias. Bull WHO 43: 891

11. Breckenridge WC, Little JA, Steiner G, Chow A, Poapst M (1978) Hypertriglyceridemia associated with deficiency of apolipoprotein C-II. N Engl J Med 298: 1265

12. Brown MS, Dana SE, Goldstein JL (1974) Regulation of 3-hydroxy-3-methylglutaryl coenzyme A reductase activity in cultured human fibroblasts: Comparison of cells from a normal subject and from patient with homozygous familial hypercholesterolemia. J Biol Chem 249: 789

13. Brown MS, Faust JR, Goldstein JL (1975) Role of low density lipoprotein receptor in regulating the content of free and esterified cholesterol in human fibroblasts

14. Brown MS, Goldstein JL (1975) Regulation of the activity of the low density lipoprotein receptor in human fibroblasts. Cell 6: 307

15. Bürger M, Grütz O (1932) Über hepatosplenomegale Lipoidose mit xanthomatösen Veränderungen in Haut und Schleimhaut. Arch Derm Syph (Berlin) 166: 542

15a. van Buchem FSP, Pol G, de Gier J, Böttcher CJF, Pries C (1966) Congenital β-lipoprotein deficiency. Amer J Med 40: 794

16. Buja LM, Kovanen PT, Bilheimer DW (1979) Cellular pathology of homozygous familial hypercholesterolemia. Amer J Path 97: 327

17. Bulkley BH, Buja LM, Ferrans VJ, Bulkley GB, Roberts WC (1975) Tuberous xanthoma in homozygous type II hyperlipoproteinemia. Arch Pathol 99: 293

18. Burke JA, Schubert WK (1972) Deficient activity of hepatic acid lipase in cholesterol ester storage disease. Science 176: 309–310

19. Cortner JA, Coates PM, Swoboda E, Schnatz JD (1976) Genetic variation of lysosomal acid lipase. Pediat Res 10: 927–932

20. Cox DW, Breckenridge WC, Little JA (1978) Inheritance of apolipoprotein C-II deficiency with hypertriglyceridemia and pancreatitis. N Engl J Med 299: 1421

21. Dyck PJ, Ellefson RD, Yao JK, Herbert PN (1978) Adultonset of Tangier disease: 1. Morphometric and pathologic studies suggesting delayed degradation of neutral lipids after fiber degeneration. J Neuropathol exper Neurol 37: 119–137

22. Engel WK, Dorman JD, Levy RI, Fredrickson DS (1967) Neuropathy in Tangier disease. alpha-lipoprotein deficiency as familial recurrent neuropathy and intestinal lipid storage. Arch Neurol 17: 1–9

23. Fagge CH (1872) General xanthelasma or vitiligoidea. Trans Pathol Soc (London) 24: 242

24. Ferrans VJ, Buja LM, Roberts WC, Fredrickson DS (1971) The spleen in type I hyperlipoproteinemia. Histochemical, biochemical, microfluorometric and electron microscopic observations. Amer J Path 64: 67–96

25. Ferrans VJ, Roberts WC, Levy RI, Fredrickson DS (1973) Chylomicrons and the formation of foam cells in type I hyperlipoproteinemia. Amer J Path 70: 253–262

26. Ferrans VJ, Fredrickson DS (1975) The pathology of Tangier disease. A light and electron microscopic study. Amer J Path 78: 101–128

27. Fox TC (1879) A case of xanthelasma multiplex. Lancet 2: 688

28. Fredrickson DS, Altrocchi PH, Aioli LV, de Witt S, Goodman HC (1961) Tangier disease. Combined clinical staff conference at the national institutes of health. Ann intern Med 55: 1016–1031

29. Fredrickson DS (1963) Newly recognized disorders of cholesterol metabolism. Ann intern Med 58: 718

30. Fredrickson DS (1964) The inheritance of high density lipoprotein deficiency (Tangier disease). J Clin Invest 43: 228

31. Fredrickson DS, Levy RJ, Lees RS (1967) Fat transport in lipoproteins – an integrated approach to mechanisms and disorders. New Engl J Med 276: 32, 94, 148, 215, 273

32. Glickman RM, Green PHR (1977) The intestine as a source of apolipoprotein A-I. Proc Nat Acad Sci USA 74: 2569

33. Glickman RM, Green PHR, Lees RS (1978) Intestinal synthesis of apoprotein A-I: Normals and Tangier disease. Clin Res 26: 497 A

34. Glueck CJ, Kaplan AP, Levy RI, Greten H, Gralnick H, Fredrickson DS (1969) A new mechanism of exogenous hyperglyceridemia. Ann Intern Med 71: 1051

35. Glueck CJ, Levy RI, Glueck HI, Gralnick H, Greten H, Fredrickson DS (1969) Acquired type I hyperlipoproteinemia with systemic lupus erythematosus, dysglobulinemia and heparin resistance. Am J Med 47: 318

36. Goldstein JL (1972) The cardiac manifestations of the homozygous and heterozygous forms of familial type II hyperbetalipoproteinemia. Birth Defect 8: 202

37. Goldstein JL, Schrott HG, Hazzard WR, Bierman EL, Motulsky AG (1973) Hyperlipidemia in coronary heart disease. II Genetic analysis of lipid levels in 176 families and delineation of a new inherited disorder, combined hyperlipidemia. J Clin Invest 52: 1544

38. Goldstein JL, Brown MS (1974) Binding and degradation of low density lipoproteins by cultured human fibroblasts: comparison of cells from a normal subject and from a patient with homozygous familial hypercholesterinemia. J Biol Chem 249: 5153–5162

39. Goldstein IL, Dana SE, Brown MS (1974) Esterification of low density lipoprotein cholesterol in human fibroblasts and its absence in homozygous familial hypercholesterolemia. Proc Natl Acad Sci USA 71: 4288

40. Goldstein JL, Anderson RGW, Brown MS (1979) Coated pits, coated vesicles and rezeptor-mediated endocytosis. Nature 278: 679

41. Goldstein JL, Brown MS (1979) The LDL receptor locus and the genetics of familial hypercholesterolemia. Ann Rev Genet 13: 259

42. Gordon JI, Smith DP, Andy R, Alpers DH, Schonfeld G, Straus AW (1982) The primary translation product of rat intestinal apolipoprotein A-I mRNA is an unusual präprotein. J Biol Chem 257: 971–978

43. Hamilton RL, Williams MC, Fielding CJ, Havel RJ (1976) Discoidal bilayer structure of nascent high density lipoproteins from perfused rat liver. J Clin Invest 58: 667–680

44. Hamosh M, Clary TR, Chernick SS, Scow RO (1970) Lipoproteinlipase activity of adipose and mammary tissue and plasma triglyceride in pregnant and lactating rats. Biochim Biophys Acta 210: 473

45. Havel RJ, Gordon RS (1960) Idiopathic hyperlipemia: Metabolic studies in an affected family. J Clin Invest 39: 1777

46. Havel RJ, Kane JP (1973) Primary dysbetalipoproteinemia: Preponderance of a specific apoprotein species in triglyceride-rich lipoproteins. Proc Natl Acad Sci USA 70: 2015

47. Heckers H, Öhler G (1975) Typ V – Hyperlipoproteinämie. Med Welt 26: 1766

48. Herbert P, Forte T, Heinen RJ, Fredrickson DS (1978) Tangier disease. One explanation of lipid storage. New Engl J Med 299: 519–521

49. Holimon JL, Wassermann AJ (1971) Autopsy findings in the type III hyperlipoproteinemia. Arch Path 92: 415

50. Hopf U, Assmann G, Schaefer HE (1979) Demonstration of human apolipoprotein A in isolated mucosal cells from small intestine and isolated hepatocytes. Gut 20: 219

51. Hui DY, Innerarity TL, Mahley RW (1981) Lipoprotein binding to canine hepatic membranes: Metabolically distinct apo-E and apo-B, E receptors. J Biol Chem 256: 5646

52. Huth K, Kracht J, Schönborn W, Fuhrmann W (1970) Tangier-Krankheit (Hyp- -Lipoproteinämie) Dtsch Med Wschr 95: 2357–2361

53. Isselbacher UJ, Scheig R, Plotkin GR, Caulfield JB (1964) Congenital β-lipoprotein deficiency: an hereditary disorder involving a defect in the absorption and transport of lipids

54. Kocen RS, Loyd JK, Lascelles PT, Fosbrooke AS, Williams D (1967) Familial alpha-lipoprotein deficiency (Tangier disease) with neurological abnormalities. Lancet I: 1341–1345

55. Kane JP, Hardman DA, Paulus HE (1980) Heterogeneity of apolipoprotein B: Isolation of a new species from human chylomicrons. Proc Natl Acad Sci USA 77: 2465

56. Karathanasis SK, Norum RA, Zannis VI, Breslow JL (1983) An inherited polymorphism in human apolipoprotein A-I gene locus related to the development of atherosclerosis. Nature 301: 718–720

57. Korn ED (1955) Clearing factor, a heparin-activated lipoprotein lipase. I. Isolation and characterization of the enzyme from normal rat heart. J Biol Chem 215: 1

58. Kostner G, Holasek A (1972) Characterization and quantitation of the apolipoproteins from human chylomicrons. Biochemistry 11: 1217

59. Kovanen PT, Basu SK, Goldstein JL, Brown MS (1979) Low density lipoprotein rezeptors in bovine adrenal cortex. II Low density lipoprotein binding to membranes prepared from fresh tissue. Endrocrinology 104: 610

60. Krauss RM, Windmüller HG, Levy RJ, Fredrickson DS (1973) Selective measurement of two different triglyceride lipase activities in rat postheparin plasma. J Lipid Res 14: 286

61. Künnert B, Cossel L, Keller E (1979) Zur Diagnostik und Morphologie der Leber bei Cholesterolester-Speicherkrankheit. Zbl Allg Path Anat 123: 71–84

62. Lageron A, Caroli J, Stralin H, Babier P (1967) Polycorie cholestérolique de l'adulte. I. Étude clinique, électronique, histochimique. Presse Méd 75: 2785–2790

63. Lageron A (1978) Histioenzymologie de la polycorie cholestérolique. A propos de 5 cas. Méd Chir Dig 7: 155–159

64. Laissue J, Kummer H, Hodler J (1968) Speicherzellen bei an-alpha₁-Lipoproteinämie. Virchows Arch Abt A 344: 119–124

65. Lake BD (1971) Histochemical detection of the enzyme deficiency in blood films in Wolman's disease. J Clin Path 24: 617–620

66. Lehzen G, Knauss K (1889) Über Xanthoma multiplex planum, tuberosum, mollusciforme. Arch Pathol Anat Physiol 116: 85

67. Lough J, Fawcett J, Wiegenberg B (1970) Wolman's disease. An electron microscopic, histochemical and biochemical study. Arch Path 89: 103–110

68. Mac Araeg PVJ jr, Lasagna L, Snyder B (1967) Arcus not so senilis. Ann Int Med 68: 345

69. Mahley RW, Hui DY, Innerarity TL, Weisgraber KH (1981) Two independent lipoprotein receptors on hepatic membranes of the dog, swine and man: The apo-B, E and apo-E receptors. J Clin Invest 68: 1197

70. Middelhoff G, Mordasini R, Zebe H, Greten H (1978) Koronare Herzkrankheit bei Patienten mit Hyperlipoproteinämie Typ V. Klin Wschr 56: 457

71. Morganroth J, Levy RI, Fredrickson DS (1975) The biochemical, clinical, and genetic features of type III hyperlipoproteinemia. Ann intern Med 82: 158

72. Morley NH, Kuksis A, Buchnea D, Myher JJ (1975) Hydrolysis of diacylglycerols by lipoprotein lipase. J Biol Chem 250: 3414

73. Muller C (1938) Xanthomata, hypercholesterolemia, and angina pectoris. Acta Med Scand (Suppl) 89: 75

74. Norum RA, Lakier JB, Goldstein S, Angel A, Goldberg RB, Bogorad DD, Alanpovic P, Noffze DK, Dolphin PJ, Edelglass J (1982) Familial deficiency of apolipoproteins A-I and C-III and precocious coronary-artery disease. New Engl J Med 306: 1513–1519

75. Parker F, Odland G (1969) Electron microscopic similarities between experimantal xanthomas and human eruptive xanthomas. J Invest Dermatol 52: 136

76. Partin JS, Partin JC, Schubert WK, McAdams AJ (1974) Liver ultrastructure in abetalipoproteinemia: Evolution of micronodular cirrhosis. Gastroenterology 67: 107–118

77. Patrick AD, Lake BD (1969) Deficiency of an acid lipase in Wolman's disease. Nature 222: 1067–1068

78. Pfeifer U, Jeschke R (1980) Cholesterylester – Speicherkrankheit. Bericht über vier Fälle. Virchows Arch B Cell Path 33: 17–34

79. Philippart M, van Bogärt L (1969) Cholestanolosis (cerebrotendinous xanthomatosis). Arch Neurol 21: 603

80. Pingus F, Pick L (1908) Zur Struktur und Genese der symptomatischen Xanthome. Dtsch Med Wochenschr 34: 1426

81. Pitas RE, Innerarity TL, Arnold KS, Mahley RW (1979) Rate and equilibrium constants for binding of apo-E HDL_c and low density lipoproteins to human fibroblasts: Evidence for multiple receptor binding of apo-E HDL_c. Proc Natl Acad Sci USA 76: 2311

82. Polano MK, Bäs H, Hulsmans AM (1969) Xanthomata in primary hyperlipoproteinemia. Arch Dermatol 100: 387

83. Polano MK (1974) Xanthomatosis and hyperlipoproteinemia. Dermatologica 149: 1

84. Redgrave TG, Small DM (1979) Quantitation of the transfer of surface phospholipid of chylomicrons to the high density lipoprotein fraction during the catabolism of chylomicrons in the rat. J Clin Invest 64: 162

85. Roberts WC, Levy RI, Fredrickson DS (1976) Hyperlipoproteinämie – a review of the five types with first report of necropsy findings in type III. Arch Path 90: 46

86. Rose HG, Kranz P, Weinstock M, Juliano J, Haft JI (1972) Inheritance of combined hyperlipoproteinämie: Evidence for a new lipoprotein phenotype. Am J Med 54: 148

87. Schaefer EJ, Heaton WH, Wetzel MG, Brewer HB (1982) Plasma apolipoprotein A-1 absence associated with a marked reduction of high density lipoproteins and premature coronary artery disease. Arteriosclerosis 2: 16–26

87a. Salt HB, Wolff OH, Lloyd JK, Fosbrooke AS, Hubble DV (1960) On having no beta-lipoprotein: A new syndrome comprising abetalipoproteinemia, acanthocytosis, and steatorrhö. Lancet II, 325

88. Schaefer HE, Assmann G, Gheorghiu Th (1976) Licht- und elektronenmikroskopische Untersuchungen zur Tangier-Krankheit (sog. An-alpha-Lipoproteinämie). Verh Dtsch Ges Path 60: 473

89. Schaefer HE, Assmann G (1977) Die Manifestation der Tangier-Krankheit (sog. An-alpha-Lipoproteinämie) an der Portio vaginalis uteri. Verhandl Dtsch Ges Path 61: 401

90. Schaefer HE, Assmann G (1979) Cholesteatosis naevi naevocellularis – ein bisher unbekanntes Phänomen bei der Tangier-Krankheit. Verh Dtsch Ges Path 63: 708

91a. Schaefer HE, Assmann G (1980) Bedeutung der Makrophagen für die Genese der Arteriosklerose. Münchener Med Wschr 122 (Suppl 5): 228

91b. Schaefer HE (1982) Der Nachweis apolarer Lipide am paraffin-eingebetteten Gewebe unter besonderer Berücksichtigung der pathologischen Verfettung bei der Tangier-Krankheit und anderer Dyslipoproteinämien. Acta Histochem Suppl XXV: 119–128

92. Schaefer HE, Assmann G (1983) Das Verhalten lymphozytärer Lysosomen bei der Cholesterinester-Speicherkrankheit (CESK). Acta Histochem Suppl XXVI: 135

93. Schiff L, Schubert WK, McAdams AJ, Spiegel EL, O'Donnell JF (1968) Hepatic cholesterol ester storage disease, a familial disorder. I. Clinical aspects. Amer J Med 44: 538–546

94. Scow RO, Blanchette-Mackie EJ, Smith LC (1976) Role of capillary endothelium in the clearance of chylomicrons from blood: A model for lipid transport by lateral diffusion in cell membranes. Circ Res 39: 149

95. Skogen B, Börresen AL, Natvig JB, Berg K, Michaelsen TE, (1979) High-density lipoprotein as carrier for amyloid-related protein SAA in rabbit serum. Scand I Immunol 10: 30–45

96. Sloan HR, Fredrickson DS (1972) Enzyme deficiency in cholesterylester storage disease. J Clin Invest 51: 1923–1926

97. Stanley P, Chartrand C, Davignon A (1965) Acquired aortic stenosis in a twelve-year-old girl with xanthomatosis. N Engl J Med 273: 1378

98. Tall AR, Green PHR, Glickman RM, Riley JW (1977) Metabolic fate of chylomicron phospholipids and apoproteins in the rat. J Clin Invest 64: 977

99. Tall AR, Small DM, (1978) Plasma high-density lipoproteins. New Engl J Med 299: 1232–1236

100. Thannhauser SJ, Magendantz H (1938) The different clinical groups of xanthomatous diseases: A clinical physiological study of 22 cases. Ann Intern Med 11: 1662

101. Tytgot GN, Rubin CE, Saunders DR (1971) Synthesis and transport of lipoprotein particles by intestinal absorptive cells in man. J Clin Invest 50: 2065

102. Utermann G, Menzel H-J, Langer KH (1974) On the polypeptide composition of an abnormal high density lipoprotein (LP-E) occuring in LCAT-deficient plasma. FEBS Lett 45: 29

103. Utermann G, Jäckle M, Menzel H-J (1975) Familial hyperlipoproteinemia type III: Deficiency of a specific apolipoprotein

(apo E-III) in the very low density lipoproteins. FEBS Lett. 56: 352

104. Vivell O, Gusek W, Greten H, Hannemann Th (1976) „Hypalphalipoproteinämie" (Tangiersche Krankheit). Klin Pädiat 188: 82–87

105. Weisgraber KH, Rall SC, Mahley RW (1981) Human E apoprotein heterogeneity: Cystine-arginine interchanges in the amino acid sequence of the apo-E isoforms. J Biol Chem 256: 9077

106. Windler E, Chao Y-S, Havel RJ (1980) Regulation of the hepatic uptake of triglyceride-rich lipoproteins in the rat. J Biol Chem 255: 8303

107. Yamamura T, Sudo H, Ishikawa K, Yamamoto A (1979) Familial type I hyperlipoproteinemia caused by apolipoprotein C-II deficiency. Atherosclerosis 34: 53

107a. Wolman M, Sterk VV, Gath S, Frenkel M (1961) Primary familial xanthomatosis with involvement and calcification of the adrenals: Report of two more cases in siblings of a previously described infant. Pediatrics 28: 742

108. Yi PI, Beck G, Zucker S (1981) Membrane receptors for very low density lipoprotein (VLDL) inhibitor of lymphocyte proliferation. Blood 57: 1055–1064

109. Zannis VI, Lees AM, Lees RS, Breslow JL (1982) Abnormal apoprotein A-I isoprotein composition in patients with Tangier disease. J Biol Chem 257: 4978–4986

Sachverzeichnis

Halbfett gedruckte Zahlen verweisen auf die Seite, auf der der Begriff im Text schwerpunktmäßig erläutert ist.
Kursiv gedruckte Zahlen verweisen auf Abbildungsseiten.

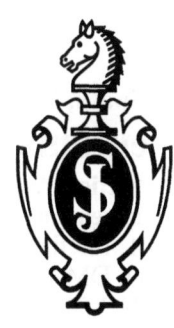

Clinical Neuropathology

By R.O.Weller, M.Swash, D.L.McLellan,
C.L.Scholtz
1983. 209 figures. XVII, 329 pages
Cloth DM 100,-
ISBN 3-540-11685-0

H.-G.Boenninghaus
Hals-Nasen-Ohrenheilkunde

Für Medizinstudenten
Gegliedert nach dem 1979 erschienenen Gegen-
standskatalog 3
Im Anhang 280 Prüfungsfragen
6., überarbeitete Auflage. 1983. (Heidelberger
Taschenbücher, Band 76)
DM 29,80
ISBN 3-540-12355-5

M.Mumenthaler
Didaktischer Atlas
der klinischen Neurologie

1982. 365 Abbildungen. X, 139 Seiten
Gebunden DM 118,-
ISBN 3-540-11279-0

K.Poeck
Neurologie

Ein Lehrbuch für Studierende und Ärzte
6., völlig neubearbeitete Auflage. 1982.
DM 48,-
ISBN 3-540-11537-4

R.Tölle
Psychiatrie

Kinder- und jugenpsychiatrische Bearbeitung von
R.Lempp
6., neuverfaßte und erweiterte Auflage. 1982
DM 48,-
ISBN 3-540-11687-7

M.Swash, M.S.Schwartz
Neuromuskular Diseases

**A Practical Approach to Diagnosis and
Management**
1981. 167 figures. XXII, 316 pages
Cloth DM 110,-
ISBN 3-540-10548-4

W.Leydhecker
Augenheilkunde

**Mit einem Repetitorium und einer Sammlung von
Examensfragen für Studenten**
21., in allen Teilen überarbeitete Auflage. 1982.
DM 58,-
ISBN 3-540-11638-9

D.Vaughan, T.Asbury
Ophthalmologie

Diagnose und Therapie in der Praxis
Ein Lehrbuch für Studenten, Assistenten und
Ärzte
Übersetzt, bearbeitet und herausgegeben von
H.König, H.B.Gassmann
Unter Mitarbeit von B.Gloor, D.Klein,
R.Sundmacher
1983. Gebunden DM 98,-
ISBN 3-540-12769-0

J.G.Chusid
Funktionelle Neurologie

**Anatomische, diagnostische und klinische Grund-
lagen**
Mit Berücksichtigung des Gegenstandskataloges
Übersetzt, bearbeitet und ergänzt von
K.H.Mauritz, A.Mauritz
1978. DM 64,-
ISBN 3-540-08610-2

Springer-Verlag
Berlin
Heidelberg
New York
Tokyo

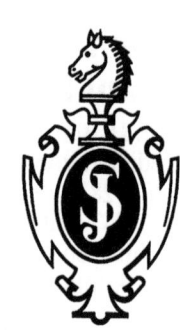